Condutas
em Pediatria

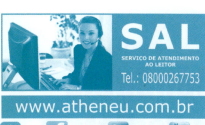

Condutas em Pediatria

Editoras

Marisa Márcia Mussi-Pinhata
Virgínia Paes Leme Ferriani

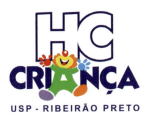
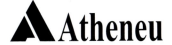
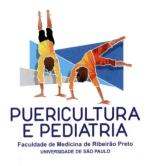

EDITORA ATHENEU

São Paulo — *Rua Avanhandava, 126 – 8° andar*
Tel.: (11)2858-8750
E-mail: atheneu@atheneu.com.br

Rio de Janeiro — *Rua Bambina, 74*
Tel.: (21)3094-1295
E-mail: atheneu@atheneu.com.br

PRODUÇÃO EDITORIAL/CAPA: Equipe Atheneu
DIAGRAMAÇÃO: Know-How Editorial
LOGOMARCA FMRPUSP: A logomarca do Departamento de Puericultura e Pediatria – FMRP-USP é inspirada na obra *Meninos Brincando* (Cândido Portinari, 1955, FCO: 2012, CR: 3454, Pintura a óleo sobre tela, 60 × 72,5 cm, reprodução autorizada por João Cândido Portinari, detentor dos direitos autorais). Cândido Portinari, artista nascido na região de Ribeirão Preto – SP, retratou a infância como poucos, tema que marcou sua rica obra. Com profusão de cores e corpos infantis em movimento, a marca demonstra a disposição do Departamento de Puericultura e Pediatria em valorizar a qualidade de vida na infância, a humanização do estudo científico e a compreensão abrangente dos objetivos para uma melhor ciência.

CIP-BRASIL. CATALOGAÇÃO NA PUBLICAÇÃO
SINDICATO NACIONAL DOS EDITORES DE LIVROS, RJ

C753

Condutas em pediatria / editoras Marisa Márcia Mussi-Pinhata, Virgínia Paes Leme Ferriani, ... [et al.]. – 1. ed. – Rio de Janeiro : Atheneu, 2019.

Inclui bibliografia e índice
ISBN 978-85-388-1045-2

1. Pediatria. I. Mussi-Pinhata, Marisa Márcia. II. Ferriani, Virgínia Paes Leme. III. Moreira, Adriana S. Barone.

19-59550

CDD: 618.92
CDU: 616-053.2

Leandra Felix da Cruz – Bibliotecária – CRB-7/6135
30/08/2019   10/09/2019

MUSSI-PINHATA, M. M.; FERRIANI, V. P. L.

Condutas em Pediatria

© *Direitos reservados à EDITORA ATHENEU – São Paulo, Rio de Janeiro, 2019*

Editoras

■ Marisa Márcia Mussi-Pinhata

Professora Titular do Departamento de Puericultura e Pediatria da Faculdade de Medicina de Ribeirão Preto da Universidade de São Paulo (FMRPUSP).

■ Virgínia Paes Leme Ferriani

Professora Titular do Departamento de Puericultura e Pediatria da Faculdade de Medicina de Ribeirão Preto da Universidade de São Paulo (FMRPUSP). Chefe da Divisão de Reumatologia Pediátrica.

Colaboradores

■ **Adriana S. Barone Moreira**

Mestre pela Escola de Bioengenharia de São Carlos (EESC) e Faculdade de Medicina de Ribeirão Preto da Universidade de São Paulo (FMRPUSP). Fisioterapeuta do Hospital das Clínicas da FMRPUSP.

■ **Alan Eckeli**

Professor de Neurologia e Medicina do Sono da Faculdade de Medicina de Ribeirão Preto da Universidade de São Paulo (FMRPUSP). Membro Titular da Academia Brasileira de Neurologia (ABN). Especialista em Medicina do Sono.

■ **Albin Eugênio Augustin**

Responsável pela Disciplina de Pneumologia Pediátrica do Departamento de Pediatria e Puericultura do Hospital das Clínicas da Faculdade de Medicina de Ribeirão Preto da Universidade de São Paulo (HCFMRPUSP). Graduado pela Faculdade de Medicina – *Campus* de Botucatu, da Universidade Estadual Paulista "Júlio de Mesquita Filho" (Unesp/FMB). Especialista em Pediatria e em Pneumologia Pediátrica pela Sociedade Brasileira de Pediatria (SBP).

■ **Ana Carina Stelko-Pereira**

Psicóloga pela Universidade Federal do Paraná (UFPR). Especialista em Terapia Analítico--Comportamental (Paradigma). Mestre em Educação Especial pela Universidade Federal de São Carlos (UFSCar). Doutora em Psicologia pela UFSCar. Professora do Programa de Pós--Graduação em Saúde Coletiva da Universidade Federal do Ceará (UFC).

■ **Ana Carolina Japur de Sá Rosa e Silva**

Ginecologista. Professora-Associada do Departamento de Ginecologia e Obstetrícia da Faculdade de Medicina de Ribeirão Preto da Universidade de São Paulo (FMRPUSP). Especialista em Reprodução Humana. Vice-Coordenadora da Comissão Nacional de Ginecologia Endócrina da Federação Brasileira de Ginecologia e Obstetrícia (FEBRASGO). Coordenadora do Ambulatório de Ginecologia Endócrina do Hospital das Clínicas da FMRPUSP.

■ **Ana Claudia Mattiello-Sverzut**

Fisioterapeuta. Professora-Doutora do Departamento de Ciências da Saúde da Faculdade de Medicina de Ribeirão Preto da Universidade de São Paulo (FMRPUSP).

■ **Ana Gabriela de Oliveira Nicolela**

Médica-Assistente do Serviço de Gastrenterologia e Hepatologia Pediátricas do Hospital das Clínicas da Faculdade de Medicina de Ribeirão Preto da Universidade de São Paulo (HCFMRPUSP).

■ **Ana Luiza Leite Morais**

Hematologista e Hemoterapeuta Pediátrica. Assistente do Hemocentro de Ribeirão Preto, do Hospital das Clínicas da Faculdade de Medicina de Ribeirão Preto da Universidade de São Paulo (HCFMRPUSP).

■ **Ana Maria Ferreira Roselino**

Professora-Associada Nível 3 da Divisão de Dermatologia do Departamento de Clínica Médica da Faculdade de Medicina de Ribeirão Preto da Universidade de São Paulo (FMRPUSP). Responsável pelos Ambulatórios de Dermatoses Autoimunes e Bolhosas, e de Dermatoses Granulomatosas do Hospital das Clínicas na Divisão de Dermatologia do Departamento de Clínica Médica da FMRPUSP.

■ Ana Paula Andrade Hamad
Professora-Doutora de Neurologia Infantil do Departamento de Neurociências e Ciências do Comportamento da Faculdade de Medicina de Ribeirão Preto da Universidade de São Paulo (FMRPUSP). Especialista em Neurofisiologia – Eletroencefalograma.

■ Antonio Augusto Velasco e Cruz
Professor Titular do Departamento de Oftalmologia, Otorrinolaringologia e Cirurgia de Cabeça e Pescoço Faculdade de Medicina de Ribeirão Preto da Universidade de São Paulo (FMRPUSP).

■ Aparecida Yulie Yamamoto
Doutora em Pediatria. Médica-Assistente e Pesquisadora do Departamento de Puericultura e Pediatria da Faculdade de Medicina de Ribeirão Preto da Universidade de São Paulo (FMRPUSP).

■ Ariadne Beatriz Silvério
Médica-Assistente da Divisão de Infectologia Pediátrica do Hospital das Clínicas da Faculdade de Medicina de Ribeirão Preto da Universidade de São Paulo (HCFMRPUSP). Médica Infectologia Pediátrica da Prefeitura de Ribeirão Preto. Médica Emergencialista pelo Serviço de Atendimento Móvel de Urgência – SAMU. Formada pelo Centro Universitário Barão de Mauá (CBM). Residência em Pediatria pelo Hospital Municipal Menino Jesus. Residência em Infectopediatria pelo HCFMRPUSP. Mestranda em Saúde Pública do HCFMRPUSP.

■ Cacilda da Silva Souza
Professora-Associada da Divisão de Dermatologia do Departamento de Clínica Médica da Faculdade de Medicina de Ribeirão Preto da Universidade de São Paulo (FMRPUSP). Responsável pelos Ambulatórios de Psoríase e de Tumores do Hospital das Clínicas da Divisão de Dermatologia do Departamento de Clínica Médica da FMRPUSP.

■ Camila de Giacomo Carneiro
Professora-Doutora da Faculdade de Medicina de Ribeirão Preto da Universidade de São Paulo (FMRPUSP). Responsável pelo Ambulatório de Otoneurologia do Hospital das Clínicas da FMRPUSP.

■ Camila de Moraes
Professora-Doutora da Escola de Educação Física e Esporte de Ribeirão Preto da Universidade de São Paulo (EEFERPUSP).

■ Carla Iraí Ferreira
Graduação em Nutrição pela Universidade de Ribeirão Preto (UNAERP). Mestre em Saúde da Criança e do Adolescente pela Faculdade de Medicina da Universidade de São Paulo (FMUSP).

■ Carlos Alberto Scrideli
Professor-Associado de Departamento de Puericultura e Pediatria da Faculdade de Medicina de Ribeirão Preto da Universidade de São Paulo (FMRPUSP). Coordenador do Setor de Cancerologia e Hematologia Pediátrica.

■ Carlos Eduardo Martinelli Júnior
Professor-Associado do Departamento de Puericultura e Pediatria da Faculdade de Medicina de Ribeirão Preto da Universidade de São Paulo (FMRPUSP).

■ Carlos Grandi
Professor Aposentado do Departamento de Pediatria da Faculdade de Medicina da Universidade de Buenos Aires, Argentina (UBA).

■ Carolina de Almeida Coelho
Graduação em Nutrição e Metabolismo pela Faculdade de Medicina de Ribeirão Preto da Universidade de São Paulo (FMRPUSP). Aprimoramento – Especialização em Nutrição pela FMRP-USP. Pós-Graduação *stricto sensu* em Alimentos Funcionais, Fitoterapia e Suplementação pela Faculdade de Medicina de São José do Rio Preto (FAMERP). Mestrado em Saúde da Criança e do Adolescente pela FMRPUSP. Doutoranda em Saúde da Criança e do Adolescente pela FMRPUSP.

■ Carolina Sales Vieira
Professora-Associada do Departamento de Ginecologia e Obstetrícia da Faculdade de Medicina de Ribeirão Preto da Universidade de São Paulo (FMRPUSP). Chefe do Setor de Anticoncepção do Departamento de Ginecologia e Obstetrícia da FMRPUSP. Mestrado e Doutorado em Ginecologia e Obstetrícia pela FMRPUSP. Pós-Doutorado em Contracepção pelo Population Council, Nova York (EUA).

Colaboradores

Carolina Sponchiado Miura
Médica-Colaboradora da Divisão de Otorrinolaringologia Pediátrica do Hospital das Clínicas de Ribeirão Preto.

Christine Mae Morello Abbud
Mestre e Doutora em Oftalmologia pela Faculdade de Medicina de Ribeirão Preto da Universidade de São Paulo (FMRPUSP). Chefe do Setor de Estrabismo do Departamento de Oftalmologia, Otorrinolaringologia e Cirurgia de Cabeça e Pescoço da FMRPUSP.

Conrado Milani Coutinho
Médico-Assistente do Hospital das Clínicas da Faculdade de Medicina de Ribeirão Preto da Universidade de São Paulo (HCFMRPUSP). Mestre e Doutor em Tocoginecologia pela Faculdade de Medicina de Ribeirão Preto da Universidade de São Paulo (FMRPUSP).

Cristina Vianna
Médica-Colaboradora em Pesquisa do Hospital das Clínicas da Faculdade de Medicina de Ribeirão Preto da Universidade de São Paulo (HCFMRPUSP).

Daniel Augusto Maranho
Médico Ortopedista. Mestre e Doutor em Medicina pela FMRP-USP. Pós-Doutorado em Cirurgia Ortopédica no Boston Children's Hospital-Harvard Medical School, EUA.

Daniel Salgado Küpper
Mestre e Doutor em Otorrinolaringologia.

Edgard Ferro Collares
Graduação em Medicina pela Faculdade de Medicina de Ribeirão Preto da Universidade de São Paulo (FMRPUSP). Residência em Pediatria no Hospital das Clínicas da Faculdade de Medicina de Ribeirão Preto da Universidade de São Paulo (HCFMRPUSP). Mestrado em Metabolismo e Nutrição pela FMRPUSP. Docente do Departamento de Ginecologia, Obstetrícia e Pediatria da FMRPUSP. Doutorado em Ciências Biológicas pela FMRPUSP. Pós-Doutorado pela Universitat Autònoma de Barcelona, Espanha (UAB). Livre-Docência em Pediatria pela FMRPUSP. Docente do Departamento de Pediatria da Faculdade de Medicina da Universidade Estadual de Campinas (Unicamp). Professor Titular Aposentado de Pediatria pela Unicamp. Professor Colaborador Voluntário de Pediatria na Faculdade de Ciências Médicas da Unicamp. Professor Emérito da Unicamp.

Eduardo Melani Rocha
Professor Titular e Chefe do Departamento de Oftalmologia, Otorrinolaringologia e Cirurgia de Cabeça e Pescoço da Faculdade de Medicina de Ribeirão Preto da Universidade de São Paulo (FMRPUSP).

Eduardo Tanaka Massuda
Professor-Doutor do Departamento de Oftalmologia, Otorrinolaringologia e Cirurgia de Cabeça e Pescoço da Faculdade de Medicina de Ribeirão Preto da Universidade de São Paulo (FMRPUSP).

Edwin Tamashiro
Professor-Doutor do Departamento de Oftalmologia, Otorrinolaringologia e Cirurgia de Cabeça e Pescoço da Faculdade de Medicina de Ribeirão Preto da Universidade de São Paulo (FMRPUSP).

Elaine Mara Lourenço
Médica-Assistente da Equipe de Nefrologia Pediátrica do Hospital das Clínicas da Faculdade de Medicina de Ribeirão Preto da Universidade de São Paulo (HCFMRPUSP).

Elvis Terci Valera
Médico-Assistente do Departamento de Puericultura e Pediatria na área de Oncologia Pediátrica. Pós-Doutorado em Neuro-Oncologia Pediátrica pela Universidade McGill – Canadá.

Enzo Ricardo Russo
Especialista em Pediatria pela Sociedade Brasileira de Pediatria (SBP). Especialista em Nefrologia Pediátrica pela Sociedade Brasileira de Nefrologia (SBN). Médico-Assistente do Serviço de Nefrologia Pediátrica do Hospital das Clínicas da Faculdade de Medicina de Ribeirão Preto da Universidade de São Paulo (FMRPUSP). Doutorando em Saúde da Criança e do Adolescente pela FMRPUSP.

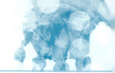

Fabiana Cardoso Pereira Valera
Professora-Associada pela Divisão de Otorrinolaringologia do Departamento de Oftalmologia, Otorrinolaringologia e Cirurgia de Cabeça e Pescoço da Faculdade de Medicina de Ribeirão Preto da Universidade de São Paulo (FMRPUSP). Livre-Docência em Otorrinolaringologia pela FMRPUSP. Pós-Doutorado pela FMRPUSP e pela Universidade de Montréal.

Fabio Carmona
Graduação em Medicina pela Universidade Federal de Mato Grosso (UFMT). Residência Médica em Pediatria e em Medicina Intensiva Pediátrica pelo Hospital das Clínicas da Faculdade de Medicina de Ribeirão Preto da Universidade de São Paulo (HCFMRPUSP). Especialista em Pediatria e em Terapia Intensiva Pediátrica pela Sociedade Brasileira de Pediatria (SBP) e pela Associação de Medicina Intensiva Brasileira (AMIB). Mestre e Doutor em Saúde da Criança e do Adolescente pela Faculdade de Medicina de Ribeirão Preto da Universidade de São Paulo (FMRPUSP). Pós-Doutor em Terapia Intensiva Cardiológica Pediátrica pelo Children's Hospital Boston, Harvard Medical School. Professor-Doutor no Departamento de Puericultura e Pediatria da FMRPUSP.

Fábio Antonio Perecim Volpe
Cirurgião Pediátrico Especialista pela Associação Brasileira de Cirurgia Pediátrica (CIPE). Doutor pela Universidade de São Paulo (USP). Diretor Técnico de Saúde I no HC Criança e Preceptor do Programa de Residência Médica em Cirurgia Pediátrica do Hospital das Clínicas da Faculdade de Medicina de Ribeirão Preto da Universidade de São Paulo (HCFMRPUSP). Médico-Assistente da Divisão de Cirurgia Pediátrica e Coordenador do Programa de Manejo de Cólon e Reabilitação Intestinal do HCFMRPUSP.

Fabíola Dach
Professora de Neurologia da Faculdade de Medicina de Ribeirão Preto da Universidade de São Paulo (FMRPUSP). Docente Responsável pelos Ambulatórios de Cefaleia do Adulto, Cefaleia da Infância e Adolescência, de Dor Neuropática e de Neurologia Geral do Hospital das Clínicas da Faculdade de Medicina de Ribeirão Preto da Universidade de São Paulo (HCFMRPUSP).

Fernanda André Martins Cruz Perecin
Médica-Assistente do Hospital das Clínicas na Divisão de Dermatologia do Departamento de Clínica Médica da Faculdade de Medicina de Ribeirão Preto da Universidade de São Paulo (FMRPUSP). Responsável pelo Ambulatório de Unhas e Cabelos do Hospital das Clínicas na Divisão de Dermatologia do Departamento de Clínica Médica da FMRPUSP.

Fernanda Eugênia Santos Calgaro Morgantetti
Graduada em Medicina pela Faculdade Evangélica do Paraná (Fepar). Residência em Pediatria pelo Hospital das Clínicas da Faculdade de Medicina de Ribeirão Preto da Universidade de São Paulo (HCFMRPUSP). Especialista em Pediatria pela Sociedade Brasileira de Pediatria (SBP).

Fernanda Tomé Sturzbecher
Graduação em Medicina pela Faculdade de Medicina de Ribeirão Preto da Universidade de São Paulo (FMRPUSP). Especialização em Pediatria (área de atuação em Infectologia Pediátrica) no Hospital das Clínicas da FMRPUSP. Doutora em Medicina pela FMRPUSP, no Programa de Saúde da Criança e do Adolescente.

Fernando Amaral
Graduação pela Faculdade de Medicina de Petrópolis (FMP). Especialização em Cardiologia Pediátrica pelo National Heart Hospital (Londres). Mestrado em Cardiologia pela Universidade Estadual do Rio de Janeiro (UERJ). Doutorado em Educação Médica pela Faculdade de Medicina de Ribeirão Preto da Universidade de São Paulo (FMRPUSP). Responsável pelo Ambulatório de Cardiopatia Congênita no Adulto do Hospital das Clínicas da FMRPUSP.

Flávia Augusta Attié de Castro
Graduação pela Faculdade de Medicina de Ribeirão Preto da Universidade de São Paulo (FMRPUSP). Residência Médica em Oftalmologia no Hospital das Clínicas da Faculdade de Medicina de Ribeirão Preto da Universidade de São Paulo (HCFMRPUSP). Doutorado pela FMRPUSP. Médica do HCFMRPUSP. Coordenadora do Setor de Urgência da Oftalmologia do HCFMRPUSP.

Flávia Menegari Querido
Psicóloga pela Faculdade de Filosofia, Ciências e Letras de Ribeirão Preto da Universidade de São Paulo (FFCLRPUSP). Aprimoramento em Saúde Mental pelo Programa de Aprimoramento Profissional do Hospital das Clínicas da Faculdade de Medicina de Ribeirão Preto da Universidade de São Paulo (HCFMRPUSP). Psicóloga do Serviço de Psicologia Hospitalar Pediátrica do HCFMRPUSP.

■ Flávio de Oliveira Pileggi

Médico-Assistente da Divisão de Cirurgia Pediátrica do Hospital das Clínicas da Faculdade de Medicina de Ribeirão Preto da Universidade de São Paulo (HCFMRPUSP). Membro da Sociedade Brasileira de Cirurgia Pediátrica (CIPE). Professor do Curso de Medicina do Centro Universitário Barão de Mauá (CBM).

■ Francisco Hugo Rodrigues Gomes

Médico-Assistente do Serviço de Reumatologia Pediátrica do Hospital das Clínicas da Faculdade de Medicina de Ribeirão Preto da Universidade de São Paulo (HCFMRPUSP). Especialista em Reumatologia Pediátrica pela Sociedade Brasileira de Pediatria (SBP). Especialista em Imunologia Pediátrica pela SBP.

■ Geórgia de Araujo Pacheco

Graduação em Medicina pela Universidade Federal de Alagoas (UFAL). Residência Médica em Pediatria e Nefrologia Pediátrica pela Faculdade de Medicina de Ribeirão Preto da Universidade de São Paulo (FMRPUSP).

■ Geraldo Duarte

Professor Titular do Departamento de Ginecologia e Obstetrícia da Faculdade de Medicina de Ribeirão Preto da Universidade de São Paulo (FMRPUSP). Coordenador da Divisão de Obstetrícia do Hospital das Clínicas da Faculdade de Medicina de Ribeirão Preto da Universidade de São Paulo (HCFMRPUSP).

■ Harley Edson Amaral Bicas

Professor Titular Sênior do Departamento de Oftalmologia, Otorrinolaringologia e Cirurgia de Cabeça e Pescoço da Faculdade de Medicina de Ribeirão Preto da Universidade de São Paulo (FMRPUSP).

■ Heidi Haueisen Sander

Neurologista pela Academia Brasileira de Neurologia (ABN). Neurofisiologista Clínica pela Sociedade Brasileira de Neurofisiologia Clínica (SBNC). Especialista em Medicina do Sono pela Associação Brasileira de Sono (ABSono). Mestre em Neurologia pela Faculdade de Medicina de Ribeirão Preto da Universidade de São Paulo (FMRPUSP). Doutora em Neurologia pela FMRPUSP.

■ Heloísa Bettiol

Professora-Associada do Departamento de Puericultura e Pediatria da Faculdade de Medicina de Ribeirão Preto da Universidade de São Paulo (FMRPUSP).

■ Hugo Tourinho Filho

Professor-Associado da Escola de Educação Física e Esporte de Ribeirão Preto da Universidade de São Paulo (EEFERPUSP).

■ Ieda Regina Lopes Del Ciampo

Professora-Adjunta do Curso de Medicina (área de Saúde da Criança e do Adolescente) da Universidade Federal de São Carlos (UFSCar). Mestre e Doutora em Ciências da Saúde da Criança e do Adolescente pela Faculdade de Medicina de Ribeirão Preto da Universidade de São Paulo (FMRPUSP). Médica-Assistente Aposentada Colaboradora do Hospital das Clínicas da Faculdade de Medicina de Ribeirão Preto da Universidade de São Paulo (HCFMRPUSP) do Setor de Gastroenterologia, Hepatologia Pediátrica e Nutrição. Membro do Departamento de Gastroenterologia Pediátrica da Sociedade de Pediatria (SBP).

■ Inalda Facincani

Médica-Assistente do Hospital das Clínicas da Faculdade de Medicina de Ribeirão Preto da Universidade de São Paulo (HCFMRPUSP). Responsável pela área de Nefrologia Pediátrica. Docente Colaboradora da Fundação de Apoio ao Ensino Pesquisa e Assistência (FAEPA) do HCFMRPUSP.

■ Inez Tomita

Pediatra Assistente do Hospital das Clínicas da Faculdade de Medicina de Ribeirão Preto da Universidade de São Paulo (HCFMRPUSP).

■ Ivan Coelho Machado

Graduação em Medicina pela Universidade Federal de Uberlândia (UFU). Residência Médica em Pediatria pela Universidade Federal de São Paulo (UNIFESP). Residência Médica em Nefrologia Pediátrica pela Faculdade de Medicina de Ribeirão Preto da Universidade de São Paulo (FMRPUSP). Médico-Assistente do Serviço de Nefrologia Infantil do Hospital das Clínicas da Faculdade de Medicina de Ribeirão Preto da Universidade de São Paulo (HCFMRPUSP).

Ivan Savioli Ferraz
Pediatra. Professor-Doutor do Departamento de Puericultura e Pediatria da Faculdade de Medicina de Ribeirão Preto da Universidade de São Paulo (FMRPUSP).

Jacqueline Pontes Monteiro
Mestre em Ciências Nutricionais pela Universidade Estadual Paulista *Campus* Araraquara (UNESP). Doutorado em Patologia Clínica pela Faculdade de Medicina do Triângulo Mineiro (FMTM). Pós-Doutorado em Roteômica pela Universidade Técnica de Munique – Alemanha. Pós-Doutorado em Nutrigenômica pela Food and Drug Administration (FDA), Arkansas, EUA.

Jayter Silva de Paula
Professor-Associado do Departamento de Oftalmologia, Otorrinolaringologia e Cirurgia de Cabeça e Pescoço da Faculdade de Medicina de Ribeirão Preto da Universidade de São Paulo (FMRPUSP). Livre-Docente em Oftalmologia. Professor-Visitante da Duke University.

João Carlos Simão
Doutor em Clínica Médica pela Faculdade de Medicina de Ribeirão Preto da Universidade de São Paulo (FMRPUSP). Médico-Assistente do Hospital das Clínicas na Divisão de Dermatologia do Departamento de Clínica Médica da FMRPUSP. Responsável pelos Ambulatórios de Dermatologia Geral e Pediátrica, Genodermatoses, Unhas e Cabelos, e de *Laser* e Cosmiatria do Hospital das Clínicas na Divisão de Dermatologia do Departamento de Clínica Médica da FMRPUSP.

João Marcello Fontes Furtado
Professor-Doutor do Departamento de Oftalmologia, Otorrinolaringologia e Cirurgia de Cabeça e Pescoço da Faculdade de Medicina de Ribeirão Preto da Universidade de São Paulo (FMRPUSP).

Jorge Alberto Martins Pentiado Júnior
Chefe do Serviço de Neurologia do Hospital do Câncer de Barretos. Docente do Curso de Medicina da Faculdade de Ciências da Saúde de Barretos (FACISB). Ex-Médico Assistente do Grupo de Cefaleia/Dor e da Enfermaria de Neurologia Geral do Hospital das Clínicas da Faculdade de Medicina de Ribeirão Preto da Universidade de São Paulo (HCFMRPUSP).

Jorge Elias Júnior
Professor-Associado da Divisão de Radiologia e Diagnóstico por Imagem do Departamento de Clínica Médica da Faculdade de Medicina de Ribeirão Preto da Universidade de São Paulo (FMRPUSP).

Jorgete Maria e Silva
Graduação em Medicina pela Universidade Federal Fluminense (UFF). Doutorado e Mestrado em Pediatria pela Faculdade de Medicina de Ribeirão Preto da Universidade de São Paulo (FMRPUSP). Pós-Doutorado no Departamento de Medicina Social da FMRPUSP. Especialização em Imunopneumoalergia Infantil pela Universidade Estadual de Campinas (Unicamp). Responsável Técnica pelo Núcleo de Vigilância Epidemiológica Hospitalar do Hospital das Clínicas da Faculdade de Medicina de Ribeirão Preto da Universidade de São Paulo (HCFMRPUSP). Médica-Assistente dos Ambulatórios de Imunoalergia Infantil do HCFMRPUSP.

José Eduardo Bernardes
Médico-Assistente de Hematologia Pediátrica do Hospital das Clínicas da Faculdade de Medicina de Ribeirão Preto da Universidade de São Paulo (HCFMRPUSP).

Kelly Luisa Cintra
Cardiologista Pediátrica com Residência Médica pelo Hospital das Clínicas da Faculdade de Medicina de Ribeirão Preto da Universidade de São Paulo (HCFMRPUSP). Residência Médica em Pediatria pelo SUS-SP pela Santa Casa de Misericórdia de Franca. Graduação em Medicina pela Faculdade de Medicina de Pouso Alegre-MG.

Larissa Ferreira Panazzolo Oliveira
Mestra em Ciências pela Faculdade de Medicina de Ribeirão Preto da Universidade de São Paulo (FMRPUSP). Médica Pediatra formada pela Faculdade de Medicina de São José do Rio Preto (FAMERP). Especialista em Pediatria pela Sociedade Brasileira de Pediatria (SBP). Complementação Especializada em Alergia e Imunologia Pediátrica pela FMRPUSP.

■ Colaboradores

■ Larissa Rodrigues Chagas

Graduação em Medicina pela Universidade Federal da Paraíba (UFPB). Residência Médica em Pediatria pela Faculdade de Medicina de Ribeirão Preto da Universidade de São Paulo (FMRPUSP). Residência Médica em Nefrologia Pediátrica pela FMRPUSP. *Observer Fellowship* em Nefrologia Pediátrica pelo Boston Children's Hospital – Harvard University, EUA.

■ Larissa Solange Moreira Paterlini

Mestranda na área de Distúrbios de Aprendizagem pela Faculdade de Medicina de Ribeirão Preto da Universidade de São Paulo (FMRPUSP). Médica colaboradora do ambulatório de distúrbios de aprendizagem do Hospital das Clínicas da Faculdade de Medicina de Ribeirão Preto da Universidade de São Paulo (HCFMRPUSP). Residência de Neurologia Infantil pelo HCFMRPUSP. Residência em Pediatria pela Fundação Hospitalar do Estado de Minas Gerais (FHEMIG).

■ Leila Azevedo de Almeida

Neurologista e Neurofisiologista. Especialista em Medicina do Sono pela Associação Médica Brasileira (AMB). Doutora em Neurologia pela Universidade de São Paulo (USP). Médica-Assistente do Hospital das Clínicas da Faculdade de Medicina de Ribeirão Preto da Universidade de São Paulo (HCFMRPUSP).

■ Lidia Alice Gomes Monteiro Marin Torres

Mestre e Doutora em Pediatria pela Faculdade de Medicina de Ribeirão Preto da Universidade de São Paulo (FMRPUSP). Fundadora e Colaboradora do Serviço de Pneumologia Pediátrica do Hospital das Clínicas da FMRPUSP. Chefe do Serviço de Pediatria e da Residência de Pediatria do Hospital Santa Casa de Misericórdia de Ribeirão Preto (SCMRP).

■ Lívia Carvalho Galvão

Professora-Doutora Aposentada do Departamento de Pediatria e Puericultura da Faculdade de Medicina de Ribeirão Preto da Universidade de São Paulo (FMRPUSP).

■ Lourenço Sbragia Neto

Professor-Associado III de Cirurgia Pediátrica do Departamento de Cirurgia e Anatomia da Faculdade de Medicina de Ribeirão Preto da Universidade de São Paulo (FMRPUSP).

■ Lucia Alves da Silva Lara

Ginecologista e Obstetra. Mestre e Doutora pela Universidade de São Paulo (USP). Especialista em Ginecologia e Obstetrícia (área de atuação em Sexologia) pela Federação Brasileira das Associações de Ginecologia e Obstetrícia (FEBRASGO). Presidente da Comissão Nacional Especializada de Sexologia da FEBRASGO. Coordenadora do Ambulatório de Estudos em Sexualidade Humana do Departamento de Ginecologia e Obstetrícia da Faculdade de Medicina de Ribeirão Preto da Universidade de São Paulo (FMRPUSP).

■ Lúcia Cavalcante de Albuquerque Williams

Psicóloga e Professora Titular do Departamento de Psicologia da Universidade Federal de São Carlos (UFSCar). Doutorado em Psicologia pela Universidade de São Paulo (USP). Mestrado pela Universidade de Manitoba (Canadá).

■ Luciana Martins de Carvalho

Graduação em Medicina pela Universidade Federal do Triângulo Mineiro (UFTM). Residência Médica de Pediatria, com terceiro ano opcional em Imunologia, Alergia e Reumatologia Pediátrica pelo Hospital das Clínicas da Faculdade de Medicina de Ribeirão Preto da Universidade de São Paulo (HCFMRPUSP). Especialista em Pediatria com Habilitação em Reumatologia Pediátrica. Doutora em Medicina (Pediatria) pela Universidade de São Paulo (USP). Docente Colaboradora da Divisão de Reumatologia Pediátrica do HCFMRPUSP.

■ Luisa Karla de Paula Arruda

Professora Titular do Departamento de Clínica Médica da Faculdade de Medicina de Ribeirão Preto da Universidade de São Paulo (FMRPUSP).

■ Luis Antonio Gorla Marcomini

Professor-Adjunto do Departamento de Medicina (Centro de Ciências Biológicas e da Saúde) da Universidade Federal de São Carlos (UFSCar).

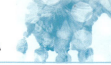

■ **Luis Eduardo Arantes de Almeida**
Médico-Assistente III do Hospital das Clínicas da Faculdade de Medicina de Ribeirão Preto da Universidade de São Paulo (HCFMRPUSP). Professor-Adjunto de Medicina do Centro Universitário Barão de Mauá (CBM).

■ **Luiz Antonio Del Ciampo**
Mestre e Doutor em Pediatria pela Universidade de São Paulo (USP). Nutrólogo pela Associação Brasileira de Nutrologia (Abran). Docente do Departamento de Puericultura e Pediatria da Faculdade de Medicina de Ribeirão Preto da Universidade de São Paulo (FMRPUSP).

■ **Luiz Gonzaga Tone**
Professor Titular do Departamento de Puericultura e Pediatria da Faculdade de Medicina de Ribeirão Preto da Universidade de São Paulo (FMRPUSP). Coordenador do Laboratório de Pediatria do Hospital das Clínicas da Faculdade de Medicina de Ribeirão Preto da Universidade de São Paulo (HCFMRPUSP).

■ **Marcelo Jordão da Silva**
Mestre em Medicina. Doutor em Ciências Médicas pela Universidade Estadual de Campinas (Unicamp) e pela Faculdade de Medicina de Ribeirão Preto da Universidade de São Paulo (FMRPUSP). Pós-Doutorado em Oftalmologia pela FMRPUSP. MBA em Gestão da Saúde pela Universidade de São Paulo (USP).

■ **Márcia de Lima Isaac**
Mestre e Doutora em Pediatria. Médica-Assistente do Setor de Infectologia Pediátrica do Hospital das Clínicas da Faculdade de Medicina de Ribeirão Preto da Universidade de São Paulo (HCFMRPUSP).

■ **Marco Andrey Cipriani Frade**
Professor-Associado de Dermatologia do Departamento da Clínica Médica da Faculdade de Medicina de Ribeirão Preto da Universidade de São Paulo (FMRPUSP).

■ **Marcos Felipe Silva de Sá**
Professor Titular do Departamento de Ginecologia e Obstetrícia da Faculdade de Medicina de Ribeirão Preto da Universidade de São Paulo (FMRPUSP) – Setor de Reprodução Humana.

■ **Maria Avanise Yumi Minami**
Médica-Assistente do Departamento de Neurociência e Ciência do Comportamento – Disciplina de Neurologia Pediátrica. Mestre em Neurologia pela Faculdade de Medicina de Ribeirão Preto da Universidade de São Paulo (FMRPUSP).

■ **Maria Beatriz Martins Linhares**
Psicóloga Especialista em Psicologia Experimental pelo Instituto de Psicologia da Universidade de São Paulo (USP). Professora-Associada do Departamento de Neurociências e Ciências do Comportamento da Faculdade de Medicina de Ribeirão Preto da Universidade de São Paulo (FMRPUSP). Chefe do Serviço de Psicologia Pediátrica do Hospital das Clínicas da FMRPUSP.

■ **Maria Célia Cervi**
Professora-Doutora do Departamento de Puericultura e Pediatria da Faculdade de Medicina de Ribeirão Preto da Universidade de São Paulo (FMRPUSP). Coordenadora da Divisão de Infectologia Pediátrica do Hospital das Clínicas da FMRPUSP.

■ **Maria Clara Zanon Zotin**
Médica-Assistente de Radiologia e Diagnóstico por Imagem do Centro de Ciências das Imagens e Física Médica (CCIFM) do Hospital das Clínicas da Faculdade de Medicina de Ribeirão Preto da Universidade de São Paulo (HCFMRPUSP).

■ **Maria de Fátima G. S. Tazima**
Professora-Doutora em Cirurgia. Docente da Divisão de Cirurgia Pediátrica do Hospital das Clínicas da Faculdade de Medicina de Ribeirão Preto da Universidade de São Paulo (HCFMRPUSP).

■ **Maria Eduarda Pontes Cunha de Castro**
Mestre em Ciências pela Faculdade de Medicina de Ribeirão Preto da Universidade de São Paulo (FMRPUSP). Especialista em Alergia e Imunologia pela Associação Brasileira de Alergia e Imunologia (Asbai). Professora Auxiliar de Pediatria da Universidade Federal de Sergipe (UFS). Professora Auxiliar da Universidade Tiradentes (UNIT).

Colaboradores

■ Maria Fernanda Ferrari Balthazar Jacob

Especialista em Pediatria pela Sociedade Brasileira de Pediatria (SBP). Pós-Graduação em Neonatologia pelo Instituto de Ensino e Pesquisa do Hospital Israelita Albert Einstein (HIAE). Cardiologista Pediátrica e Médica Assistente da Cardiologia Pediátrica do Hospital das Clínicas da Faculdade de Medicina de Ribeirão Preto da Universidade de São Paulo (HCFMRPUSP).

■ Maria Inez Machado Fernandes

Professora-Associada do Departamento de Puericultura e Pediatria da Faculdade de Medicina de Ribeirão Preto da Universidade de São Paulo (FMRPUSP). Especialista em Pediatria e em Gastroenterologia Pediátrica pela Sociedade Brasileira de Pediatria (SBP).

■ Mariana Arruda Silva

Graduação em Nutrição pela Universidade Federal de Goiás (UFG). Aprimoramento em Nutrição Hospitalar pela Faculdade de Medicina de Ribeirão Preto da Universidade de São Paulo (FMRPUSP). Mestrado em Clínica Cirúrgica pela FMRPUSP.

■ Mariana Paes Leme Ferriani

Médica-Assistente do Serviço de Alergia e Imunologia do Hospital das Clínicas da Faculdade de Medicina de Ribeirão Preto da Universidade de São Paulo (HCFMRPUSP). Doutora em Ciências pela Faculdade de Medicina da Universidade de São Paulo. Especialista em Alergia e Imunologia pela Associação Brasileira de Alergia e Imunologia (ASBAI). Título de Pediatra pela Sociedade Brasileira de Pediatria (SBP).

■ Mariana T. A. Sarti de Paula

Especialista em Pediatria pela Sociedade Brasileira de Pediatria (SBP). Especialista em Endocrinologia Pediátrica pela SBP. Doutorado em Endocrinologia Pediátrica pelo Programa de Pós-Graduação Saúde da Criança e do Adolescente da Faculdade de Medicina de Ribeirão Preto da Universidade de São Paulo (FMRPUSP).

■ Mariane Nunes de Nadai

Médica-Assistente do Setor de Reprodução Humana do Departamento de Ginecologia e Obstetrícia do Hospital das Clínicas da Faculdade de Medicina de Ribeirão Preto da Universidade de São Paulo (HCFMRPUSP).

■ Maristella Bergamo dos Reis

Oncologista Pediátrica. Médica Assistente do Serviço de Onco-Hematoterapia do Hospital das Clínicas da Faculdade de Medicina de Ribeirão Preto da Universidade de São Paulo (HCFMRPUSP). Mestre em Saúde da Criança e do Adolescente pela FMRPUSP.

■ Mateus Andrade

Especialista em Pediatria pela Sociedade Brasileira de Pediatria (SBP). Portador de Título em área de atuação em Gastroenterologia e Hepatologia Infantil. Médico Assistente da Divisão de Gastroenterologia e Hepatologia Pediátrica do Hospital das Clínicas da Faculdade de Medicina de Ribeirão Preto da Universidade de São Paulo (HCFMRPUSP).

■ Miguel Angelo Hyppolito

Livre-Docente. Professor-Associado da Faculdade de Medicina de Ribeirão Preto da Universidade de São Paulo (FMRPUSP). Coordenador do Programa de Saúde Auditiva e Implante Coclear do Hospital das Clínicas da Faculdade de Medicina de Ribeirão Preto da Universidade de São Paulo (HCFMRPUSP). Presidente da Comissão de Graduação da FMRPUSP. Membro Titular do Conselho de Graduação e da Câmara do Currículo e do Vestibular da Universidade de São Paulo (USP).

■ Milena Simões Freitas e Silva

Fellowship em uveíte pelo Hospital das Clínicas da Faculdade de Medicina de Ribeirão Preto da Universidade de São Paulo (HCFMRPUSP). Residência Médica em Oftalmologia pelo Hospital das Clínicas da Universidade Federal de Pernambuco (HCUFPE). Especialista em Oftalmologia pelo Conselho Brasileiro de Oftalmologia (CBO).

■ Mônica Freire Stecchini

Graduação pela Faculdade de Medicina de Ribeirão Preto da Universidade de São Paulo (FMRPUSP). Residência Médica pelo Hospital das Clínicas da FMRPUSP. Especialista em Pediatria pela Sociedade Brasileira de Pediatria e em Endocrinologia Pediátrica pela Sociedade Brasileira de Endocrinologia e Metabologia (SBP/SBEM). Médica-Assistente do HC Criança da FMRPUSP. Doutoranda do Programa de Pós-Graduação em Saúde da Criança e do Adolescente pela FMRPUSP.

■ **Myriam de Lima Isaac**
Professora-Associada do Departamento de Oftalmologia, Otorrinolaringologia e Cirurgia de Cabeça e Pescoço da Faculdade de Medicina de Ribeirão Preto da Universidade de São Paulo (FMRPUSP). Especialista em Pediatria e em Otorrinolaringologia.

■ **Nelson Macedo Liporaci**
Especialista em Neurologia Infantil pelo Hospital das Clínicas da Faculdade de Medicina de Ribeirão Preto da Universidade de São Paulo (HCFMRPUSP). Médico-Assistente do HCFMRPUSP.

■ **Paloma Pegolo de Albuquerque**
Psicóloga e Professora-Adjunta do Departamento de Psicologia da Universidade Federal do Triângulo Mineiro (UFTM). Doutora em Psicologia e Mestre em Educação Especial pela Universidade Federal de São Carlos (UFSCar).

■ **Patrícia Pereira dos Santos Melli**
Mestre e Doutora em Tocoginecologia pela Faculdade de Medicina de Ribeirão Preto da Universidade de São Paulo (FMRPUSP). Médica-Assistente do Departamento de Ginecologia e Obstetrícia da FMRPUSP.

■ **Patrícia Schiavotello Stefanelli**
Médica-Assistente na área de Alergia e Imunologia Pediátrica do Departamento de Puericultura e Pediatria da Faculdade de Medicina de Ribeirão Preto da Universidade de São Paulo (FMRPUSP).

■ **Patrícia Volpon Santos Atique**
Mestre em Saúde da Criança e do Adolescente pela Universidade de São Paulo (USP). Mestre em Saúde da Criança e do Adolescente pela USP. Médica-Assistente do Serviço de Endocrinologia Pediátrica do Hospital das Clínicas da Faculdade de Medicina de Ribeirão Preto da Universidade de São Paulo (HCFMRPUSP).

■ **Paula Danielle Santa Maria de Albuquerque de Andrade**
Alergologista e Imunologista Adulto e Pediátrica. Membro Titular da Associação Brasileira de Alergia e Imunologia (ASBAI). Especialista em Alergia e Imunologia Pediátrica pela Sociedade Brasileira de Pediatria (SBP). Residência Médica em Pediatria Hospital das Clínicas da Faculdade de Medicina de Ribeirão Preto da Universidade de São Paulo. Residência Médica em Alergia e Imunologia pela Hospital das Clínicas da Faculdade de Medicina de Ribeirão Preto da Universidade de São Paulo. Doutoranda em Saúde da Criança e do Adolescente pela Faculdade de Medicina de Ribeirão Preto da Universidade de São Paulo (FMRPUSP).

■ **Paulo Henrique Manso**
Professor-Doutor do Departamento de Pediatria da Faculdade de Medicina de Ribeirão Preto da Universidade de São Paulo (FMRPUSP). Coordenador de Cardiologia Pediátrica do Hospital das Clínicas da FMRPUSP.

■ **Pérsio Roxo-Júnior**
Professor do Departamento de Puericultura e Pediatria da Faculdade de Medicina de Ribeirão Preto da Universidade de São Paulo (FMRPUSP). Coordenador do Serviço de Imunologia e Alergia Pediátrica do Hospital das Clínicas da FMRPUSP. Presidente do Departamento Científico de Alergia e Imunologia da Sociedade Brasileira de Pediatria (SBP).

■ **Raphael Del Roio Liberatore Júnior**
Professor-Associado do Departamento de Puericultura e Pediatria da Faculdade de Medicina de Ribeirão Preto da Universidade de São Paulo (FMRPUSP).

■ **Regina Sawamura**
Professora-Doutora do Departamento de Puericultura e Pediatria da Faculdade de Medicina de Ribeirão Preto da Universidade de São Paulo (FMRPUSP). Coordenadora da Divisão de Gastroenterologia e Hepatologia Pediátrica.

■ **Renata Nahas Cardili**
Doutora em Clínica Médica pela Faculdade de Medicina de Ribeirão Preto da Universidade de São Paulo (FMRPUSP). Médica-Assistente do Hospital das Clínicas na Divisão de Dermatologia do Departamento de Clínica Médica da FMRPUSP. Responsável pelos Ambulatórios de Alergia e de Fototerapia do Hospital das Clínicas na Divisão de Dermatologia do Departamento de Clínica Médica da FMRPUSP.

Colaboradores

Renato Augusto Zorzo

Professor-Assistente vinculado à área de Saúde da Criança e do Adolescente do Departamento de Medicina da Universidade Federal de São Carlos (UFSCar). Graduação em Medicina pela Universidade Federal do Triângulo Mineiro (UFTM). Residência em Pediatria no Hospital das Clínicas da Faculdade de Medicina de Ribeirão Preto da Universidade de São Paulo (HCFMRPUSP). Especialização em Nutrologia pela Faculdade de Ciências Médicas da Santa Casa de São Paulo e pela Associação Brasileira de Nutrologia (FCMSCSP/Abran). Mestrado pela FMRPUSP.

Ricardo Defavery

Médico-Assistente do Departamento de Puericultura e Pediatria da Faculdade de Medicina de Ribeirão Preto da Universidade de São Paulo (FMRPUSP). Mestre e Doutor em Medicina pela FMRPUSP.

Roberta Garcia Salomão

Graduação em Nutrição pela Universidade Federal de Alfenas (UNIFAL). Aperfeiçoamento em Terapia Nutricional pela Faculdade de Medicina de Ribeirão Preto da Universidade de São Paulo (FMRPUSP). Doutoranda em Direito em Saúde da Criança e do Adolescente pela FMRPUSP.

Roberto Bueno Filho

Doutor em Clínica Médica pela Faculdade de Medicina de Ribeirão Preto da Universidade de São Paulo (FMRPUSP). Médico-Assistente do Hospital das Clínicas na Divisão de Dermatologia do Departamento de Clínica Médica da FMRPUSP. Preceptor do Programa de Residência Médica em Dermatologia no Hospital das Clínicas na Divisão de Dermatologia do Departamento de Clínica Médica da FMRPUSP.

Roberto Satler Cetlin

Médico Neurologista Assistente do Ambulatório de Cefaleias e Algias Craniofaciais do Hospital das Clínicas da Faculdade de Medicina de Ribeirão Preto da Universidade de São Paulo (HCFMRPUSP).

Rodrigo José Custódio

Graduação em Medicina pela Faculdade de Medicina de Ribeirão de Preto da Universidade de São Paulo (FMRPUSP). Mestre e Doutor pelo programa de Pós-Graduação em Saúde da Criança e do Adolescente da FMRPUSP. Médico-Assistente da Divisão de Endocrinologia Pediátrica do Departamento de Puericultura e Pediatria no Hospital das Clínicas da Faculdade de Medicina de Ribeirão Preto da Universidade de São Paulo (HCFMRPUSP). Docente do Curso de Medicina do Centro Universitário Barão de Mauá (CBM).

Rosa Helena Monteiro Bigélli

Médica-Assistente do Departamento de Pediatria e Puericultura – Serviço de Gastroenterologia, Hepatologia e Nutrição do Hospital das Clínicas da Faculdade de Medicina de Ribeirão Preto da Universidade de São Paulo (HCFMRPUSP). Mestre em Pediatria pela Faculdade de Medicina de Ribeirão Preto da Universidade de São Paulo (FMRPUSP).

Rosália Antunes Foschini

Médica-Assistente da Oftalmologia do Hospital das Clínicas da Faculdade de Medicina de Ribeirão Preto da Universidade de São Paulo (HCFMRPUSP). Doutorado em Oftalmologia pela FMRPUSP.

Rosana Maria dos Reis

Professora-Associada do Departamento de Ginecologia e Obstetrícia da Faculdade de Medicina de Ribeirão Preto da Universidade de São Paulo (FMRPUSP). Membro do Setor de Reprodução Humana. Coordenadora do Ambulatório de Ginecologia Infantopuberal do Hospital das Clínicas da Faculdade de Medicina de Ribeirão Preto da Universidade de São Paulo (HCFMRPUSP). Delegada Regional da Sociedade Brasileira de Obstetrícia e Ginecologia da Infância e Adolescência (SOGIA).

Rui Alberto Ferriani

Professor Titular de Ginecologia e Obstetrícia da Faculdade de Medicina de Ribeirão Preto da Universidade de São Paulo (FMRPUSP). Chefe do Setor de Reprodução Humana do Hospital das Clínicas da FMRPUSP.

Sara Reis Teixeira

Médica-Assistente de Radiologia e de Diagnóstico por Imagem do Centro de Ciências das Imagens e Física Médica do Hospital das Clínicas da Faculdade de Medicina de Ribeirão Preto da Universidade de São Paulo (HCFMRPUSP).

■ Seila Israel do Prado
Médica-Assistente da Disciplina de Infectologia Pediátrica do Departamento de Puericultura e Pediatria e da Comissão de Controle de Infecção Hospitalar do Hospital das Clínicas da Faculdade de Medicina de Ribeirão Preto da Universidade de São Paulo (HCFMRPUSP). Especialista em Pediatria com área de atuação em Infectologia Pediátrica pela Sociedade Brasileira de Pediatria (SBP) e Sociedade Brasileira de Infectologia (SBI).

■ Sheila Andrade de Paula Cecchetti
Médica-Assistente da Faculdade de Medicina de Ribeirão Preto da Universidade de São Paulo (FMRPUSP). Doutora pela FMRPUSP.

■ Sidney Julio de Faria e Sousa
Chefe do Setor de Córnea de Doenças Oculares Externas do Hospital das Clínicas da Faculdade de Medicina de Ribeirão Preto da Universidade de São Paulo (HCFMRPUSP). Professor-Associado do Departamento de Oftalmologia, Otorrinolaringologia e Cirurgia de Cabeça e Pescoço da FMRPUSP.

■ Silvana Maria Quintana
Professora-Associada do Departamento de Ginecologia e Obstetrícia da Faculdade de Medicina de Ribeirão Preto da Universidade de São Paulo (FMRPUSP). *Research Fellow* na Weill Cornell Medicine. Responsável pelo Ambulatório de Moléstias Infectocontagiosas em Ginecologia do Hospital das Clínicas da FMRPUSP.

■ Sonir Roberto Rauber Antonini
Graduação pela Universidade Federal de Santa Maria (UFSM). Residência Médica pela Faculdade de Medicina de Ribeirão Preto da Universidade de São Paulo (FMRPUSP). Especialista em Pediatria pela Sociedade Brasileira de Pediatria e em Endocrinologia Pediátrica pela Sociedade Brasileira de Endocrinologia e Metabologia (SBP/SBEM). Mestrado e Doutorado no Programa de Pós-Graduação em Saúde da Criança e do Adolescente pela FMRPUSP. Pós-Doutorado na Universidade de Montreal – Canadá. Professor Titular do Departamento de Puericultura e Pediatria da FMRPUSP.

■ Soraya Lopes Sader Milani
Endocrinologista Pediátrica. Doutorado pelo Departamento de Puericultura e Pediatria da Faculdade de Medicina de Ribeirão Preto da Universidade de São Paulo (FMRPUSP). Médica-Assistente do Hospital das Clínicas da FMRPUSP. Responsável pelo Ambulatório de Doenças Osteometabólicas Pediátricas.

■ Tamiris Trevisan de Barros
Graduação em Nutrição e Metabolismo pela Faculdade de Medicina de Ribeirão Preto da Universidade de São Paulo (FMRPUSP). Especialização em Nutrição em Pediatria pelo Hospital das Clínicas da FMRPUSP. Mestranda em Saúde da Criança e do Adolescente.

■ Tarcisio José da Silva Junior
Graduação em Medicina pela Universidade Federal de Juiz de Fora (UFJF). Especialista em Pediatria com Residência Médica no Hospital das Clínicas da Faculdade de Medicina de Ribeirão Preto da Universidade de São Paulo (HCFMRPUSP). Especialista em Cardiologia Pediátrica com Residência Médica no HCFMRPUSP.

■ Thereza Cristina Pereira Lunardi
Mestre em Educação e Saúde pela Universidade de Ribeirão Preto (UNAERP). Especialista em Nutrição Parental e Enteral pela Sociedade Brasileira de Nutrição Parenteral e Enteral (SBNPE). Especialista em Nutrição Clínica pela Associação Brasileira de Nutrição (Asbran). Pós-Graduação em Nutrição Clínica da Gestação ao Envelhecimento pela UNAERP. Responsável Técnica do Serviço de Alimentação e Nutrição da Unidade de Emergência da Faculdade de Medicina de Ribeirão Preto da Universidade de São Paulo (FMRPUSP).

■ Ullissis Pádua de Menezes
Médico Especialista em Alergia e Imunologia pela Associação Brasileira de Alergia e Imunologia (ASBAI). Médico Especialista em Alergia e Imunologia Pediátrica. Médico-Assistente em Alergia e Imunologia Pediátrica pela Faculdade de Medicina de Ribeirão Preto da Universidade de São Paulo (FMRPUSP).

■ Valéria Laguna Salomão Ambrósio
Mestrado em Fármacos e Medicamentos pela Faculdade de Medicina de Ribeirão Preto da Universidade de São Paulo (FMRPUSP). Aperfeiçoamento em Terapia Nutricional pela FMRPUSP.

■ Vanessa Scaranti

Nefrologista Pediátrica pelo Hospital das Clínicas da Faculdade de Medicina de Ribeirão Preto da Universidade de São Paulo (HCFMRPUSP). Especialista em Pediatria pela Sociedade Brasileira de Pediatria (SBP). Pediatra pelo HCFMRPUSP. Médica pela Faculdade de Medicina da Pontifícia Universidade Católica de Campinas (PUCCamp).

■ Virgínia Paes Leme Ferriani

Professora Titular do Departamento de Puericultura e Pediatria da Faculdade de Medicina de Ribeirão Preto da Universidade de São Paulo (FMRPUSP). Chefe da Divisão de Reumatologia Pediátrica.

■ Viviane Cunha Cardoso

Professora-Doutora do Departamento de Puericultura e Pediatria da Faculdade de Medicina de Ribeirão Preto da Universidade de São Paulo (FMRPUSP).

■ Vivian Marques Miguel Suen

Médica Nutróloga, Mestre e Doutora e Professora-Doutora do Departamento de Clínica Médica da Faculdade de Medicina de Ribeirão Preto da Universidade de São Paulo (FMRPUSP).

■ Wilian Silva Queiroz

Graduação em Medicina pela Faculdade de Medicina de Ribeirão Preto da Universidade de São Paulo (FMRPUSP). Residência em Oftalmologia pelo Hospital das Clínicas da Faculdade de Medicina de Ribeirão Preto da Universidade de São Paulo (HCFMRPUSP). Especialista pelo Conselho Brasileiro de Oftalmologia (CBO) e pela Associação Médica Brasileira (AMB). Mestrado em Oftalmologia pelo Departamento de Oftalmologia/Otorrinolaringologia e Cirurgia de Cabeça e Pescoço da FMRPUSP. Membro do Grupo de Trabalho do Protocolo do Reflexo Vermelho (Teste do Olhinho) do Estado de São Paulo. Médico do Instituto da Visão de Ribeirão Preto.

■ Wilma Terezinha Anselmo Lima

Professora Titular do Departamento de Oftalmologia, Otorrinolaringologia e Cirurgia de Cabeça e Pescoço da Faculdade de Medicina de Ribeirão Preto da Universidade de São Paulo (FMRPUSP). Coordenadora do Centro do Respirador Bucal da Otorrinolaringologia da FMRPUSP.

Dedicatória

Dedicamos este livro ao Professor-Doutor Salim Moysés Jorge, idealizador do projeto, aos esforços coordenados dos membros da administração do Hospital das Clínicas de Ribeirão Preto da Faculdade de Medicina de Ribeirão Preto da Universidade de São Paulo, do Governo do Estado de São Paulo e da sociedade civil, para a concretização do nosso tão sonhado HC Criança do Hospital das Clínicas da Faculdade de Medicina de Ribeirão Preto da Universidade de São Paulo. Com ele, estamos enriquecendo em qualidade a missão do nosso Departamento de Puericultura e Pediatria, ao promover a saúde da criança e do adolescente por diferentes meios, atuando na comunidade e na academia com liderança, ética, e sob preceitos científicos e humanísticos.

Agradecimentos

Nossos agradecimentos aos autores dos capítulos,
que dedicaram o seu precioso tempo e experiência
à composição de nosso livro.

Prefácio

O livro *Condutas em Pediatria* apresenta, em seu primeiro capítulo, a *Mudança no perfil epidemiológico das doenças na criança e no adolescente*, a velocidade com que se modificam os desafios a que estão expostos os profissionais da saúde que se propõem a cuidar do ser humano nesse período de vida. Os procedimentos necessários para enfrentar esses desafios são contemplados nos diferentes capítulos do livro, que, independentemente do grau de complexidade e sofisticação do atendimento prestado, trazem propostas lastreadas na qualificação dos autores dos capítulos apresentados, que ocupam cargos de Profissionais-Assistentes ou Professores-Doutores a Professores Titulares na Faculdade de Medicina de Ribeirão Preto da Universidade de São Paulo, de outras unidades do *campus* da USP de Ribeirão Preto ou demais universidades do País. São profissionais pertencentes a sociedades científicas brasileiras das especialidades em que atuam, nas quais se destacam pelas lideranças na prática e produção de conhecimento. Na sua maioria, tem Pós-Doutoramento em serviços no exterior, com os quais consolidaram expressivo intercâmbio técnico-científico.

Em seu conteúdo, os textos trazem informações confiáveis e seguras sobre aspectos epidemiológicos, etiopatogênicos, fisiopatológicos, diagnóstico clínico e laboratorial, tratamento precoce eficaz, com propósitos de diminuição de danos, reabilitação e reinserção social, quando necessários.

Médicos Pediatras ou não, Nutricionistas, Biólogos, Farmacêuticos, Biomédicos, Fisioterapeutas, Terapeutas Ocupacionais, Educadores Físicos, Fonoaudiólogos, Profissionais de Enfermagem, Odontólogos, Psicólogos e Psiquiatras, na fase de Graduação, Pós-Graduação ou no exercício da profissão, encontrarão, nos diferentes capítulos deste livro, informações úteis para atuar individualmente ou como membros de uma equipe multidisciplinar.

É necessário que cumprimentemos as editoras do livro e os demais colaboradores pela excelência dos conceitos didaticamente aqui apresentados. Os textos desta publicação repercutirão de modo marcante e significativo na atenção à Saúde da Criança e do Adolescente, seus familiares e suas comunidades.

Salim Moysés Jorge

Professor Titular Aposentado do Departamento de Puericultura e Pediatria da Faculdade de Medicina de Ribeirão Preto da Universidade de São Paulo (FMRPUSP), onde exerceu atividades docentes de ensino, pesquisa e extensão de serviços à comunidade. Pós-Doutorado no Serviço de Neonatologia do Royal Hospital for Sick Children – Glasgow University – Escócia. Ex-Participante da Coordenação do Serviço de Neonatologia do Hospital das Clínicas da Faculdade de Medicina de Ribeirão Preto da Universidade de São Paulo (HCFMRPUSP).

Apresentação

Este livro nasceu e floresceu da necessidade de dar acesso a temas não usualmente abordados em obras dessa natureza ao pediatra, que passará a ser formado em consonância com o programa atualizado e ampliado de residência em Pediatria, com três anos de duração, e que incorporará o novo Currículo Mundial da Pediatria (Global Pediatric Education Consortium – GEPEC), que vem sendo divulgado e adotado por vários países, incluindo o Brasil. Além da valorização de habilidades pediátricas básicas, atitudes e comportamentos, o novo pediatra deverá receber treinamento qualificado e possuir conhecimentos e conteúdos atualizados no sentido de assegurar assistência integral e competente à saúde, da infância à adolescência.

Nesse sentido, ao planejar que o pediatra possa atuar de modo mais amplo do que é praticado atualmente e ser capaz de resolver a grande maioria dos problemas que afeta crianças e adolescentes, há que se considerar as transições demográficas, sociais, econômicas, dietéticas e epidemiológicas que vêm ocorrendo nos últimos 25 anos e identificar os problemas mais prevalentes nos cenários de sua atuação para adequarmos o contexto de sua formação.

Vindo ao encontro dessas necessidades, procuramos abordar neste livro, de maneira aprofundada e inserindo casos clínicos típicos para facilitar a aprendizagem, tópicos atuais sobre nutrição, crescimento, imunizações, exercício físico e esporte, aprendizado, *bullying*, sexualidade, obesidade, abuso de anabolizantes, acidentes, exames complementares, entre outros, além de abordar também tradicionais temas pediátricos, como imunologia, alergia, infectologia, endocrinologia, gastroenterologia, hematologia, pneumologia, nefrologia, reumatologia e cardiologia. Para fundamentar a atuação do pediatra em condições frequentes, agregamos aspectos básicos das especialidades de oncologia, dermatologia, oftalmologia, cirurgia, ginecologia infantopuberal, neurologia, ortopedia e otorrinolaringologia.

Os autores que colaboraram com esta obra possuem experiência profissional e ampla formação acadêmica, o que os torna aptos a não somente apresentar o tema, mas também a abordá-lo de maneira crítica e objetiva.

Desejamos que o livro seja uma fonte rica de conhecimentos que respalde a formação e a prática de estudantes e profissionais envolvidos nos cuidados da saúde da criança e do adolescente, motivando-os a almejar a integralidade e qualidade na sua profissão.

Sumário

Seção I – Temas Gerais
Coordenadora da Seção: Marisa Márcia Mussi-Pinhata

1. Mudança no perfil epidemiológico das doenças na criança e no adolescente, 3
- *Ivan Savioli Ferraz*

2. Prevenção das doenças do adulto e do idoso (na infância e na adolescência) na perspectiva da origem desenvolvimentista da saúde e da doença, 11
- *Heloísa Bettiol* ■ *Carlos Grandi* ■ *Viviane Cunha Cardoso*

3. Desafios da alimentação da criança e do adolescente: abordagem nutricional prática em um serviço ambulatorial, 17
- *Jacqueline Pontes Monteiro* ■ *Carla Iraí Ferreira* ■ *Mariana Arruda Silva* ■ *Carolina de Almeida Coelho*
- *Thereza Cristina Pereira Lunardi* ■ *Valéria Laguna Salomão Ambrósio* ■ *Tamiris Trevisan de Barros*
- *Roberta Garcia Salomão* ■ *Raphael Del Roio Liberatore Júnior*

4. Imunizações, 33
- *Maria Célia Cervi* ■ *Ariadne Beatriz Silvério* ■ *Ivan Savioli Ferraz*

5. Crescimento e suas alterações: baixa estatura, 43
- *Luis Eduardo Arantes de Almeida* ■ *Carlos Eduardo Martinelli Júnior* ■ *Inez Tomita* ■ *Heloísa Bettiol*

6. Distúrbios de aprendizagem, 51
- *Larissa Solange Moreira Paterlini* ■ *Ana Paula Andrade Hamad* ■ *Nelson Macedo Liporaci*

7. Crianças, adolescentes e exercício físico: aspectos metabólicos e funcionais, 57
- *Hugo Tourinho Filho* ■ *Camila de Moraes* ■ *Raphael Del Roio Liberatore Júnior*
- *Carlos Eduardo Martinelli Júnior*

8. Esporte na vida da criança e do adolescente: *overuse* e *overtraining*, 63
- *Ana Claudia Mattiello-Sverzut*

9. Sexualidade na adolescência, 69
- *Lucia Alves da Silva Lara*

10. Repercussões do *bullying* para a saúde de crianças e adolescentes, 75
- *Lúcia Cavalcante de Albuquerque Williams* ■ *Paloma Pegolo de Albuquerque* ■ *Ana Carina Stelko-Pereira*

11. Obesidade, 81
- *Luis Eduardo Arantes de Almeida* ■ *Patrícia Volpon Santos Atique*

12. Uso e abuso de suplementos, vitaminas, termogênicos e anabolizantes, 89
- *Rodrigo José Custódio* ■ *Carlos Eduardo Martinelli Júnior* ■ *Luiz Antonio Del Ciampo*

13. Acidentes na infância e na adolescência, 97
- *Luiz Antonio Del Ciampo*

14. Prevenção, avaliação e tratamento da dor pediátrica, 101
- *Fabio Carmona* ■ *Maria Beatriz Martins Linhares*

15. Interpretação do hemograma e diagnóstico de agentes causadores de infecções virais na era molecular, 115

   15.1. Interpretação do hemograma, 115
- *José Eduardo Bernardes*

   15.2. Diagnóstico de agentes causadores de infecções virais na era molecular, 121
- *Aparecida Yulie Yamamoto*

16. Métodos de imagem mais frequentemente utilizados em pediatria, 129
- *Sara Reis Teixeira* ■ *Maria Clara Zanon Zotin* ■ *Jorge Elias Júnior*

Seção II – Infectologia
Coordenadora da Seção: Maria Célia Cervi

17. Criança com febre, 141
- *Seila Israel do Prado* ■ *Maria Célia Cervi*

18. Doenças exantemáticas, 149
- *Maria Célia Cervi*

19. Síndromes respiratórias agudas infecciosas, 157
- *Seila Israel do Prado* ■ *Maria Célia Cervi*

20. Criança com linfadenopatia, 165
- *Márcia de Lima Isaac* ■ *Maria Célia Cervi*

21. Infecções sexualmente transmissíveis, 171
- *Fernanda Tomé Sturzbecher* ■ *Conrado Milani Coutinho*

22. Uso racional de antimicrobianos na prática pediátrica, 185
- *Seila Israel do Prado* ■ *Maria Célia Cervi*

Seção III – Problemas Cirúrgicos mais Comuns na Criança
Coordenador da Seção: Fábio Antonio Perecim Volpe

23. Alarme cirúrgico do recém-nascido, 193
- *Fábio Antonio Perecim Volpe* ■ *Flávio de Oliveira Pileggi* ■ *Maria de Fátima G. S. Tazima* ■ *Lourenço Sbragia Neto*

24. Afecções cirúrgicas na criança e no adolescente, 197
- *Fábio Antonio Perecim Volpe* ■ *Flávio de Oliveira Pileggi* ■ *Maria de Fátima G. S. Tazima* ■ *Lourenço Sbragia Neto*

25. Afecções cirúrgicas da região inguinoscrotal e fimose, 201
- *Maria de Fátima G. S. Tazima* ■ *Flávio de Oliveira Pileggi* ■ *Fábio Antonio Perecim Volpe* ■ *Lourenço Sbragia Neto*

■ Sumário

26. Anomalia anorretal, 209
■ *Fábio Antonio Perecim Volpe* ■ *Flávio de Oliveira Pileggi* ■ *Maria de Fátima G. S. Tazima* ■ *Lourenço Sbragia Neto*

27. Defeitos de fechamento da parede abdominal, gastrosquise e onfalocele, 213
■ *Lourenço Sbragia Neto* ■ *Fábio Antonio Perecim Volpe*

Seção IV – Dermatologia
Coordenadora de Seção: Ana Maria Ferreira Roselino

28. Exame dermatológico, 219
■ *Renata Nahas Cardili* ■ *Ana Maria Ferreira Roselino*

29. Diagnóstico diferencial das lesões elementares da pele: apresentação de casos clínicos, 223
29.1. Lesões maculares vasculares, 223
■ *Ana Maria Ferreira Roselino*
29.2. Lesões hipocrômicas, 224
■ *Ana Maria Ferreira Roselino*
29.3. Lesões papulosas, 225
■ *Roberto Bueno Filho*
29.4. Dermatoses eritemato-descamativas, 229
■ *Cacilda da Silva Souza*
29.5. Lesões de conteúdo líquido (vesicobolhosas), 232
■ *Ana Maria Ferreira Roselino*
29.6. Lesões ulceradas, 235
■ *Marco Andrey Cipriani Frade* ■ *Ana Maria Ferreira Roselino*
29.7 Unhas e cabelos, 238
■ *João Carlos Simão* ■ *Fernanda André Martins Cruz Perecin*

Seção V – Ginecologia Infantopuberal
Coordenadora de Seção: Rosana Maria dos Reis

30. Anamnese e exame físico ginecológico na infância e na adolescência, 247
■ *Ana Carolina Japur de Sá Rosa e Silva* ■ *Marcos Felipe Silva de Sá*

31. Distúrbios menstruais, 255
■ *Rosana Maria dos Reis* ■ *Rui Alberto Ferriani*

32. Anticoncepção em adolescentes, 265
■ *Mariane Nunes de Nadai* ■ *Carolina Sales Vieira*

33. Vulvovaginites na infância, 273
■ *Silvana Maria Quintana* ■ *Patrícia Pereira dos Santos Melli* ■ *Geraldo Duarte*

Seção VI – Neurologia
Coordenadora da Seção: Ana Paula Andrade Hamad

34. Crise febril e epilepsias na infância, 279
■ *Maria Avanise Yumi Minami* ■ *Ana Paula Andrade Hamad*

35. Cefaleia na infância, 285

■ *Fabíola Dach* ■ *Roberto Satler Cetlin* ■ *Jorge Alberto Martins Pentiado Júnior*

36. Transtornos do sono na infância, 293

■ *Alan Eckeli* ■ *Heidi Haueisen Sander*

Seção VII – Otorrinolaringologia
Coordenadora de Seção: Wilma Terezinha Anselmo Lima

37. Distúrbios da audição e da fala, 305

■ *Miguel Angelo Hyppolito* ■ *Eduardo Tanaka Massuda* ■ *Myriam de Lima Isaac*

38. Faringotonsilites, 311

■ *Edwin Tamashiro* ■ *Fabiana Cardoso Pereira Valera* ■ *Carolina Sponchiado Miura*
■ *Wilma Terezinha Anselmo Lima*

39. Apneia do sono na criança, 319

■ *Carolina Sponchiado Miura* ■ *Leila Azevedo de Almeida* ■ *Daniel Salgado Küpper*
■ *Wilma Terezinha Anselmo Lima* ■ *Fabiana Cardoso Pereira Valera*

40. Otites e suas complicações, 325

■ *Miguel Angelo Hyppolito* ■ *Eduardo Tanaka Massuda* ■ *Myriam de Lima Isaac*
■ *Camila de Giacomo Carneiro*

41. Rinossinusites agudas e suas complicações orbitárias, 335

■ *Wilma Terezinha Anselmo Lima* ■ *Edwin Tamashiro* ■ *Fabiana Cardoso Pereira Valera*

Seção VIII – Oftalmologia
Coordenador de Seção: Eduardo Melani Rocha

42. Dificuldade para enxergar, 345

    42.1. Desenvolvimento da visão e ambliopia, 345

        ■ *Rosália Antunes Foschini*

    42.2. Epidemiologia clínica dos erros de refração e diretrizes do tratamento, 347

        ■ *Jayter Silva de Paula* ■ *Rosália Antunes Foschini*

    42.3. Propedêutica da visão e do estrabismo, 349

        ■ *Christine Mae Morello Abbud* ■ *Harley Edson Amaral Bicas*

    42.4. Prevenção da cegueira e reabilitação visual na infância, 355

        ■ *João Marcello Fontes Furtado* ■ *Rosália Antunes Foschini*

43. Sinais e sintomas oculares e suas correlações clínicas, 359

    43.1 Alterações nas pálpebras (hordéolo, pediculose e ptose), 359

        ■ *Antonio Augusto Velasco e Cruz* ■ *Flávia Augusta Attié de Castro* ■ *Sheila Andrade de Paula Cecchetti*

    43.2. Doenças inflamatórias oculares e seus diferenciais, 362

        43.2.1 Celulites orbitárias, 362

            ■ *Sheila Andrade de Paula Cecchetti* ■ *Flávia Augusta Attié de Castro*
            ■ *Antonio Augusto Velasco e Cruz*

■ Sumário

43.2.2. Epífora na criança, 367
- ■ *Sheila Andrade de Paula Cecchetti* ■ *Flávia Augusta Attié de Castro*
- ■ *Antonio Augusto Velasco e Cruz*

43.3. Conjuntivites (oftalmia neonatal, infecciosas, alérgicas), 369
- ■ *Sidney Julio de Faria e Sousa* ■ *Cristina Vianna*

43.4. Ceratoconjuntivites, 373
- ■ *Sidney Julio de Faria e Sousa* ■ *Luis Antonio Gorla Marcomini*

43.5. Malformações oculares mais frequentes, 376
- ■ *Wilian Silva Queiroz* ■ *Eduardo Melani Rocha* ■ *Marcelo Jordão da Silva* ■ *Jayter Silva de Paula*

43.6. Infecções e inflamações intraoculares congênitas e da infância, 381
- ■ *Milena Simões Freitas e Silva* ■ *João Marcello Fontes Furtado*

43.6.1. Uveíte por artrite idiopática juvenil, 383
- ■ *Milena Simões Freitas e Silva* ■ *João Marcello Fontes Furtado*

43.6.2. Infecções oculares congênitas, 385
- ■ *Milena Simões Freitas e Silva* ■ *João Marcello Fontes Furtado*

Seção IX – Reumatologia Pediátrica
Coordenadora de Seção: Virgínia Paes Leme Ferriani

44. Avaliação do sistema musculoesquelético na infância e na adolescência, 389
- ■ *Francisco Hugo Rodrigues Gomes* ■ *Luciana Martins de Carvalho*

45. Dores em membros, 397
- ■ *Luciana Martins de Carvalho* ■ *Francisco Hugo Rodrigues Gomes* ■ *Adriana S. Barone Moreira*
- ■ *Flávia Menegari Querido*

46. Vasculite por IgA (púrpura de Henoch-Schonlein) e doença de Kawasaki, 407
- ■ *Luciana Martins de Carvalho* ■ *Virgínia Paes Leme Ferriani*

Seção X – Imunologia e Alergia
Coordenador de Seção: Pérsio Roxo-Júnior

47. Criança com infecção recorrente: quando pensar em imunodeficiências primárias, 419
- ■ *Larissa Ferreira Panazzolo Oliveira* ■ *Pérsio Roxo-Júnior*

48. Asma, 427
- ■ *Jorgete Maria e Silva* ■ *Pérsio Roxo-Júnior*

49. Dermatite atópica, 435
- ■ *Paula Danielle Santa Maria de Albuquerque de Andrade* ■ *Carla Iraí Ferreira* ■ *Pérsio Roxo-Júnior*

50. Urticária e angioedema, 441
- ■ *Luisa Karla de Paula Arruda* ■ *Mariana Paes Leme Ferriani*

51. Rinites alérgicas e não alérgicas, 451
- ■ *Ullissis Pádua de Menezes* ■ *Wilma Terezinha Anselmo Lima*

52. Anafilaxia, 463
- ■ *Maria Eduarda Pontes Cunha de Castro* ■ *Patrícia Schiavotello Stefanelli*

Seção XI – Endocrinologia

Coordenadores da Seção: Raphael Del Roio Liberatore Júnior ■ Sonir Roberto Rauber Antonini
■ Carlos Eduardo Martinelli Júnior

53. Triagem neonatal para hipotireoidismo e hiperplasia adrenal, 473
■ *Mônica Freire Stecchini* ■ *Sonir Roberto Rauber Antonini*

54. Puberdade precoce central e periférica, 487
■ *Mônica Freire Stecchini* ■ *Mariana T. A. Sarti de Paula* ■ *Carlos Eduardo Martinelli Júnior*
■ *Sonir Roberto Rauber Antonini*

55. *Diabetes mellitus* e descompensação diabética, 497
■ *Patrícia Volpon Santos Atique* ■ *Rodrigo José Custódio* ■ *Raphael Del Roio Liberatore Júnior*

56. Dislipidemia, 503
■ *Renato Augusto Zorzo* ■ *Vivian Marques Miguel Suen* ■ *Raphael Del Roio Liberatore Júnior*

57. Hiperinsulinismo congênito, 507
■ *Raphael Del Roio Liberatore Júnior*

58. Osteopenia e osteoporose, 511
Soraya Lopes Sader Milani ■ *Carlos Eduardo Martinelli Júnior*

Seção XII – Gastrenterologia e Hepatologia

Coordenadoras da Seção: Maria Inez Machado Fernandes ■ Regina Sawamura

59. Síndromes diarreicas: manejos clínico e laboratorial, 519
■ *Maria Inez Machado Fernandes* ■ *Lívia Carvalho Galvão* ■ *Regina Sawamura* ■ *Edgard Ferro Collares*

60. Doença celíaca, 533
■ *Regina Sawamura* ■ *Lívia Carvalho Galvão* ■ *Maria Inez Machado Fernandes*

61. Fibrose cística, 541
■ *Ieda Regina Lopes Del Ciampo* ■ *Lidia Alice Gomes Monteiro Marin Torres*

62. Alergia alimentar, 551
■ *Ieda Regina Lopes Del Ciampo* ■ *Patrícia Schiavotello Stefanelli*

63. Doença péptica e refluxo gastresofágico, 559
■ *Ana Gabriela de Oliveira Nicolela* ■ *Mateus Andrade*

64. Constipação intestinal, 567
■ *Rosa Helena Monteiro Bigélli* ■ *Maria Inez Machado Fernandes* ■ *Regina Sawamura*

65. Diagnóstico diferencial da colestase na criança e no adolescente, 575
■ *Regina Sawamura*

Seção XIII – Pneumologia

Coordenadora de Seção: Lidia Alice Gomes Monteiro Marin Torres

66. Tosse crônica, 589
■ *Lidia Alice Gomes Monteiro Marin Torres* ■ *Albin Eugênio Augustin*

■ Sumário

67. Bronquiolite viral aguda, 595
■ *Albin Eugênio Augustin*

68. Pneumonias, 597
■ *Lidia Alice Gomes Monteiro Marin Torres* ■ *Albin Eugênio Augustin*

69. Tuberculose, 601
■ *Jorgete Maria e Silva*

Seção XIV – Cardiologia
Coordenador de Seção: Paulo Henrique Manso

70. Sopro cardíaco na criança e avaliação para atividades físicas, 613
■ *Fernando Amaral* ■ *Paulo Henrique Manso*

71. Arritmias cardíacas em pediatria, 619
■ *Kelly Luisa Cintra* ■ *Paulo Henrique Manso*

72. Cardiopatias congênitas, 627
■ *Maria Fernanda Ferrari Balthazar Jacob* ■ *Tarcisio José da Silva Junior*

73. Hipertensão arterial, 639
■ *Ivan Coelho Machado* ■ *Paulo Henrique Manso* ■ *Vanessa Scaranti*

Seção XV – Hematologia e Oncologia
Coordenadores de Seção: Carlos Alberto Scrideli ■ Luiz Gonzaga Tone

74. Diagnóstico diferencial das anemias, 655
■ *Ana Luiza Leite Morais* ■ *Carlos Alberto Scrideli*

75. Diagnóstico diferencial das coagulopatias, 661
■ *Ana Luiza Leite Morais* ■ *Carlos Alberto Scrideli*

76. Leucemias agudas na infância e na adolescência, 667
■ *Carlos Alberto Scrideli* ■ *Luiz Gonzaga Tone*

77. Tumores sólidos mais comuns, 675
    77.1. Tumores do sistema nervoso central em crianças e adolescentes, 675
       ■ *Elvis Terci Valera* ■ *Maristella Bergamo dos Reis*
    77.2. Tumores abdominais malignos mais frequentes na infância, 680
       ■ *Maristella Bergamo dos Reis* ■ *Elvis Terci Valera*
    77.3. Sarcomas de partes moles, 682
       ■ *Ricardo Defavery*

Seção XVI – Nefrologia
Coordenadora de Seção: Inalda Facincani

78. Infecção do trato urinário na infância, 689
■ *Inalda Facincani* ■ *Larissa Rodrigues Chagas*

79. Síndrome nefrótica na infância, 699
- *Enzo Ricardo Russo* ■ *Ivan Coelho Machado* ■ *Inalda Facincani*

80. Glomerulonefrite aguda pós-estreptocócica, 707
- *Elaine Mara Lourenço*

81. Síndrome hemolítico-urêmica, 713
- *Fernanda Eugênia Santos Calgaro Morgantetti* ■ *Geórgia de Araujo Pacheco*

Seção XVII – Ortopedia
Coordenador de Seção: Daniel Augusto Maranho

82. Alterações do alinhamento dos pés e joelhos, 721
- *Daniel Augusto Maranho*

83. Crianças e adolescentes que mancam, 729
- *Daniel Augusto Maranho*

84. Infecções osteoarticulares, 735
- *Daniel Augusto Maranho*

85. Apofisites e osteocondroses, 741
- *Daniel Augusto Maranho*

Índice Remissivo, 747

Seção I
Temas Gerais

Coordenadora da Seção: Marisa Márcia Mussi-Pinhata

Mudança no perfil epidemiológico das doenças na criança e no adolescente

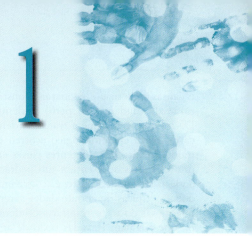

■ Ivan Savioli Ferraz

■ Introdução

Na maioria dos países do mundo é observada uma mudança no perfil epidemiológico do ser humano. Esse fenômeno começou a ser notado no final do século XIX nos países desenvolvidos e alcançou aqueles mais pobres nas últimas décadas. Esse processo, conhecido como "transição epidemiológica", é caracterizado por três características principais. A primeira delas é o aumento da importância dos agravos à saúde não transmissíveis e dos traumas em substituição às doenças infecciosas como principais causas de morbidade e mortalidade no homem; a segunda é caracterizada pelo deslocamento da carga de morbidade e mortalidade dos grupos mais jovens aos grupos mais idosos. Finalmente, a terceira das características é a mudança de uma situação em que predomina a mortalidade para outra na qual a morbidade é dominante[1].

Concomitantemente à mudança do perfil epidemiológico da população, observou-se uma outra mudança: a transição demográfica. Esse fenômeno, caracterizado pelas baixas taxas de fecundidade e de mortalidade, teve como consequência o aumento da esperança de vida ao nascer e o envelhecimento da população. Compreende-se que a transição demográfica precede e é causa da transição epidemiológica[2,3].

Desse modo, nas suas origens e nos seus cernes, as transições epidemiológica e demográfica compreendem um conjunto complexo de fatores biológicos, econômicos e sociais sendo que um processo não pode ser compreendido sem a abordagem do outro.

■ Transição demográfica

Acometido por epidemias e escassez de alimentos de forma periódica, a população mundial, antes do início do século XIX, apresentava elevadas taxas de mortalidade e, também, de natalidade, mesmo nos países mais desenvolvidos. Como consequência, o crescimento da população era muito lento e a esperança de vida ao nascer, baixa. Por volta de 1800, em média, uma mulher tinha seis filhos com expectativa de vida ao nascer de 27 anos[4].

Nas primeiras décadas do século XIX, com os progressos resultantes da Revolução Industrial, essa situação começou a mudar. Antes mesmo do reconhecimento do papel dos micro-organismos como causadores das doenças infecciosas, algumas medidas, hoje consideradas comuns, melhoraram o padrão de vida das populações dos países mais desenvolvidos, como o fornecimento de água "limpa" e a criação de sistemas de esgotos; assim, as taxas de mortalidade começaram a cair.

No final da segunda metade do século XIX, a crescente industrialização resultou em um aumento da urbanização, do nível educacional da população e da participação da mulher no mercado de trabalho que, aliadas a uma visão menos fatalista da mortalidade infantil, levou a uma diminuição das taxas de natalidade[5,6]. Nesta fase, nos países industrializados, a esperança de vida ao nascer se eleva, alcançando em torno de 50 anos e a taxa de fertilidade diminui para uma média de dois filhos por mulher[4-8].

Durante a primeira metade do século XX, o processo de diminuição das taxas de mortalidade e de natalidade se acentuam. Como responsáveis por esses fenômenos estão a melhora do estado nutricional da população e a diminuição das mortes por doenças infecciosas, sendo esta última secundária ao aperfeiçoamento das condições sanitárias e à difusão do uso das primeiras vacinas, associados aos avanços citados anteriormente em consequência da industrialização e urbanização. Por conseguinte, o crescimento populacional diminui e a constituição populacional dos países desenvolvidos começa a se alterar. Inicia-se, então, um processo de envelhecimento da população[9], que se acentua nas décadas seguintes, principalmente pela contínua redução das taxas de natalidade[10].

Os países em desenvolvimento como o Brasil começam a observar o processo de transição demográfica de modo mais acentuado apenas a partir das últimas décadas do século XX[11], ainda que, em velocidades distintas em diferentes regiões[5].

■ Transição epidemiológica

Como decorrência da transição demográfica, observou-se uma mudança no perfil epidemiológico em várias partes do globo. Nos últimos 25 anos, verificou-se uma elevação da importância da morbidade e da mortalidade das doenças crônicas não transmissíveis em detrimento das doenças infecciosas, carências nutricionais e causas maternas e neonatais. O rápido declínio das taxas de mortalidade destas últimas causas (doenças infecciosas, carências nutricionais e causas maternas e neonatais) constituiu-se na principal razão da mudança do perfil epidemiológico no mundo. Da mesma forma que a transição demográfica, a mudança do perfil epidemiológico ocorreu e vem ocorrendo de modo distinto nos diferentes países em desenvolvimento; muitos destes apresentam um padrão "misto" de morbidade e mortalidade, isto é, convivem em seu meio com doenças típicas de comunidades carentes (p. ex., doenças infecciosas do trato respiratório inferior), ao mesmo tempo que possuem elevadas taxas de agravos característicos de países com economias mais pujantes (p. ex., doenças cardiovasculares)[12,13].

■ Transição nutricional

Em paralelo às mudanças demográficas e epidemiológicas, o mundo começou a observar outro tipo de transformação nas últimas décadas: a transição nutricional. Esse processo é caracterizado pela modificação do perfil dietético e nutricional de uma população, produzindo uma substituição dos casos de desnutrição por deficiência proteico-energética pelos de sobrepeso e obesidade[14]. Além disso, esse processo também é caracterizado pelo aumento dos casos de doenças crônicas não transmissíveis ligadas, muitas vezes, a um padrão dietético inadequado, como a hipertensão e outros agravos cardio e cerebrovasculares, *diabetes mellitus* tipo 2, gota e certos tipos de câncer. Além das alterações dos padrões dietéticos da população, a transição nutricional pode ser explicada por algumas mudanças dos padrões comportamentais e de hábitos de vida, como sedentarismo, tabagismo e abuso do álcool[15].

A elevação das taxas de sobrepeso e obesidade começaram a ser notadas nos anos 1980 nos países desenvolvidos; desde então, os valores cresceram de forma permanente. Entretanto, observa-se há alguns anos uma desaceleração do incremento das taxas de sobrepeso e obesidade nestes países[16].

Fruto da melhora econômica e do processo de urbanização – que resultou na elevação do consumo de alimentos industrializados, muitas vezes com altas concentrações de calorias, mas pobres em nutrientes –, os países em desenvolvimento testemunharam um aumento nas taxas de sobrepeso e obesidade dentro de seus limites geográficos a partir da década de 1990, valores estes que continuam a crescer até os dias de hoje; entretanto, vale salientar que as taxas de sobrepeso e obesidade nos países em desenvolvimento ainda são menores que as taxas nos desenvolvidos[16,17].

Outro fator adicional que parece contribuir para o aumento do número de indivíduos portadores de sobrepeso e obesidade nos países em desenvolvimento é a elevada taxa de recém-nascidos com baixo peso. Evidências mostram que crianças expostas a restrições nutricionais durante a vida intrauterina possuem um risco aumentado em desenvolver sobrepeso e obesidade na vida pós-natal[15,17].

Um quarto de todas as mortes ocorridas no mundo em 2013 foram atribuídas às doenças isquêmicas do coração e afecções cerebrovasculares[13]. Levando-se em consideração que o excesso de peso (especialmente quando acompanhado de distúrbios comumente observados nestas situações, como hipertensão, alterações do metabolismo da glicose e hipercolesterolemia) se constitui em um fator de risco elevado para o desenvolvimento de doenças coronarianas e acidentes vasculares cerebrais, pode-se inferir a importância da transição nutricional para a saúde pública em todo o mundo[18].

Apesar das crescentes proporções de sobrepeso e obesidade, muitos países em desenvolvimento ainda convivem com taxas de desnutrição consideradas elevadas. Além disso, altas prevalências de deficiência de micronutrientes, mesmo em indivíduos com sobrepeso e obesidade, são observadas nestes países[17]. Desta maneira, infere-se que a transição nutricional nos países em desenvolvimento ainda se encontra nos estágios iniciais desse processo.

■ Efeitos da transição epidemiológica na saúde da criança e do adolescente

• Mortalidade entre crianças e adolescentes

O processo de transição epidemiológica apresenta alguns aspectos peculiares em relação às crianças e adolescentes. Nas faixas etárias mais jovens, as quais, em geral, possuem maior vulnerabilidade aos agravos à saúde, ainda predominam doenças ligadas à pobreza e as más condições de vida. De forma abrangente, infere-se que a transição epidemiológica ainda se apresenta em seus estágios iniciais entre os indivíduos mais jovens no mundo, uma vez que, a maior proporção das pessoas nesta faixa etária encontra-se nos países mais pobres.

Em termos globais, observou-se uma importante redução da mortalidade entre crianças e adolescentes nas últimas décadas. Entretanto, as características desta redução se apresentaram de forma diversa entre as faixas etárias que compõem este grupo. A redução nas taxas de mortalidade entre crianças (entre 0 e < 10 anos de idade) foi mais acentuada do que nos adolescentes (≥ 10 e < 20 anos de idade). Além disso, a intensidade de redução também se apresentou de maneira distinta entre os vários países. Como exemplo, no período de 1990 a 2013, enquanto o Brasil apresentou uma queda anual média da mortalidade de 4,72% nesta faixa etária, Camarões, no continente africano, teve uma redução de 1,44%[19].

De modo geral, as três mais importantes causas de morte entre crianças e adolescentes no mundo em 2013 foram as infecções do trato respiratório inferior, as complicações da prematuridade e a malária. Contudo, como veremos a seguir, esse conjunto de doenças tem importância distinta nas diferentes faixas etárias e nos diversos países estudados[19].

Apesar de concentrarem mais de 80% das mortes entre crianças e adolescentes em 2013 no mundo, observou-se uma grande redução da mortalidade entre indivíduos menores de 6 anos de idade nas últimas duas décadas (em torno de 50%). Neste grupo etário, as doenças infecciosas continuam sendo causa importante de mortalidade. No mesmo ano, no grupo de crianças abaixo de 6 anos de idade (excetuando-se o período neonatal), quase metade das mortes foi causada por três doenças: infecções do trato respiratório inferior (tendo o pneumococo como o principal agente etiológico), malária e episódios diarreicos (estes, principalmente causados pelo rotavírus). As causas não transmissíveis foram responsáveis por quase um quarto das mortes nesse grupo etário em 2013. Nesse mesmo ano, no período neonatal, as principais causas de mortalidade foram a encefalopatia, a septicemia, as anomalias congênitas e as infecções do trato respiratório inferior[13].

No grupo de crianças entre 5 e 9 anos de idade, os episódios diarreicos, as infecções do trato respiratório inferior e os acidentes de trânsito foram as causas mais comuns de morte no ano de 2013. No mesmo ano, os acidentes de trânsito, a síndrome da imunodeficiência adquirida (AIDS) e as lesões autoinfligidas constituíram-se nas três principais causas de morte entre os adolescentes no mundo. Ao contrário das tendências observadas entre as principais causas de morte, é digno de nota ressaltar que as taxas de mortalidade secundárias aos acidentes de trânsito entre adolescentes permaneceram estáveis ou até mesmo se elevaram nos países em desenvolvimento[19].

Mais uma vez, ressalta-se que as principais causas de morte entre crianças e adolescentes apresentam características peculiares nos diferentes países. No geral, enquanto as anomalias congênitas, as complicações da prematuridade e as causas externas predominam nos países desenvolvidos, as doenças infecciosas ainda representam uma parcela importante como causa de morte naqueles em desenvolvimento. Além disso, ao contrário de todas as outras faixas etárias, as mortes por AIDS entre adolescentes se elevaram no período compreendido entre 1990 e 2013[19].

■ Morbidade entre crianças e adolescentes

Antes de abordarmos sobre a morbidade entre crianças e adolescentes, será necessário discorrer brevemente sobre o conceito de "carga da doença". Este conceito tem sido cada vez mais utilizado no lugar da prevalência em epidemiologia por fornecer uma ideia mais adequada da influência (prejuízo) à qualidade de vida do indivíduo causada por determinadas doenças. Por exemplo, enquanto os episódios de resfriado comum são mais prevalentes do que os de psicose, estes apresentam uma "carga" maior do que a primeira, especialmente em relação à vida produtiva do indivíduo.

De modo bem simplificado, um dos indicadores mais usados para se determinar a carga da doença é aquele que visa mensurar os anos de vida perdidos ajustados pela incapacidade, também conhecido como DALY – *Disability Adjusted Life of Years*. O DALY é obtido pela soma de dois outros indicadores: os anos de vida perdidos por morte prematura (indicador também conhecido como YLL – *Years of Life Lost*) e os anos vividos com incapacidade (indicador também conhecido como YLD – *Years Lived with Disability*). Para o cálculo destes dois últimos indicadores utiliza-se como parâmetros os valores da esperança de vida do Japão (país com a maior expectativa de vida no mundo); esta padronização permite uma adequada comparação com outros estudos nesta área[1]. Além disso, para a estimativa do YLD, utiliza-se um coeficiente para se "ajustar" a prevalência à incapacidade de cada grupo de doenças. Este coeficiente varia do valor zero (menos incapacitante, por exemplo, pequena perda de peso) até um (mais incapacitante, por exemplo, demência)[20].

A anemia ferropriva, seguida das doenças de pele, foi a principal causa dos anos vividos com incapacidade (YLD) entre crianças e adolescentes em 2013. Enquanto as crianças menores de 5 anos de idade apresentaram 80% das mortes entre crianças e adolescentes, os indivíduos com idades entre 10 e 19 anos representaram 60% dos anos vividos com incapacidade na faixa etária pediátrica. A explicação para este fato é que, enquanto a anemia ferropriva acomete tanto as crianças quanto os adolescentes (em especial os indivíduos do sexo feminino devido as perdas menstruais), os agravos à saúde mental (desordens de conduta, transtornos depressivos e de ansiedade) são mais prevalentes nos indivíduos com mais de 10 anos de idade[19].

Ainda em 2013, as infecções do trato respiratório inferior, as complicações da prematuridade e a malária foram as principais causas de DALY nas pessoas com idades compreendidas entre 0 e 19 anos; observa-se que, não coincidentemente, estas doenças se apresentaram como as três principais causas de mortalidade neste grupo etário. Tal fenômeno é explicado pela elevada carga que estas enfermidades possuem e que acometem, principalmente, os grupos etários mais jovens (que possuem maiores taxas de mortalidade). Entretanto, deve-se salientar que no período compreendido entre 1990 e 2013, houve uma redução significativa das DALY entre as principais causas de doenças considerando crianças e adolescentes em todo o mundo[19].

A importante redução nas taxas de mortalidade e nos indicadores de morbidade entre crianças e adolescentes na maior parte do mundo apontam para uma melhora na assistência e nas intervenções em saúde pública de uma maneira mais ampla e não apenas direcionadas para determinados agravos à saúde. Contudo, pode-se observar que há ainda muito a se fazer uma vez que grande parte das mortes entre crianças e adolescentes são perfeitamente evitáveis[19].

■ Transição demográfica e epidemiológica no Brasil

No Brasil, o processo de transição demográfica começa a ser observado na década de 1940 quando as taxas de mortalidade diminuem como consequência, principalmente, da redução das mortes causadas por doenças infectoparasitárias[21]; entretanto, as taxas de natalidade permaneciam elevadas. A partir deste período inicia-se um rápido processo de urbanização do país. Como consequências, mudam o modo de vida da população e alteram-se as relações trabalhistas, incluindo-se aí a maior participação da mulher no mercado de trabalho[3]. A partir da década de 1970, as taxas de natalidade começam a diminuir e o processo de transição demográfica inicia-se no país. Em 2010, a porcentagem de pessoas com mais de 60 anos de idade no país era de 10,8% da população, mais que o dobro da observada em 1970 (5,2%); em contrapartida, 41,7% da população brasileira tinha menos de 15 anos de idade em 1970 e em 2010, 24,1%[22]. A esperança de vida ao nascer passa de 53,5 anos em 1970 para 73,5 anos em 2010. De forma análoga ao observar em escala mundial nos países em desenvolvimento, a transição demográfica brasileira não ocorreu no mesmo ritmo em todo o território, sendo que as regiões Sul e Sudeste apresentam uma população mais envelhecida em relação as demais regiões[22].

Consequentemente à transição demográfica, o Brasil apresentou uma mudança em seu perfil epidemiológico nas últimas décadas. Os agravos de natureza crônica e não transmissíveis à saúde passaram a apresentar relevância no perfil de morbidade e mortalidade brasileiros. Em 2009, quase 70% das mortes ocorridas no país advieram de doenças não transmissíveis, sendo que, dentre essas, as causas cardiovasculares representaram a maior porcentagem[23].

Além da transição demográfica, outros importantes motivos permitiram uma melhora no panorama epidemiológico do Brasil, como a diminuição das desigualdades econômicas, o acesso universal das crianças à escola, o maior controle sobre as propagandas de cigarros, bebidas alcoólicas e de alimentos infantis (incluindo os substitutos do leite materno). Neste quesito, outro fator de relevância foi o surgimento do Sistema Único de Saúde (SUS), o qual proporcionou acesso quase universal da população aos serviços de saúde. Em 2008, 93% dos brasileiros que buscaram atendimento no SUS obtiveram assistência e uma maior participação popular em sua gestão. Vale a pena ressaltar que, nas últimas décadas, verificou-se um aumento do número de vagas nas universidades para a formação de recursos humanos na área da saúde, tanto no âmbito da graduação quanto no da pós-graduação; dentre uma das várias consequências deste fenômeno, observou-se a expansão da pesquisa científica, o que permitiu reduzir a dependência tecnológica do país de produtos estrangeiros na área da saúde[24]. De maneira adicional, a drástica redução nas mortes causadas por doenças infecciosas nas últimas décadas, secundárias a políticas públicas de controle de algumas doenças transmissíveis e o abrangente Programa Nacional de Imunizações (PNI), também contribuíram para a mudança do padrão epidemiológico no Brasil[27].

Como foi verificado em vários países em desenvolvimento, apesar da transição epidemiológica observada nas últimas décadas, o Brasil ainda enfrenta doenças com características de comunidades pobres, especialmente nas regiões Norte e Nordeste. Por exemplo, em 2010, o país notificou 41.167 casos de esquistossomose, 332.329 de malária e 22.397 de leishmaniose tegumentar americana. Desde a década de 1980, o país viu ressurgir em seu território a dengue e mais de um milhão de casos da doença foram notificados em 2010[23,26]. E em 2014, disseminados pelo mesmo vetor da dengue, o mosquito *Aedes aegypti*, o Brasil viu irromper – e de forma epidêmica – mais duas doenças inéditas no país: a febre causada pelo vírus Chikungunya e a doença causada pelo vírus zika[27,28].

■ Transição nutricional brasileira

Acompanhando a tendência global, o Brasil também vem apresentando a sua transição nutricional. Enquanto a prevalência de crianças menores de 5 anos de idade com déficit de peso para idade diminuiu cerca de dez vezes em menos de quatro décadas[29], o país, de forma similar a vários países do mundo, observou um dramático incremento em seus índices de sobrepeso e obesidade em todas as faixas etárias. Nesse mesmo período, as taxas de sobrepeso e obesidade na faixa etária pediátrica aumentaram em mais

de cinco vezes. Estima-se que 24,3% dos indivíduos do sexo feminino e 22,1% dos do sexo masculino menores de 20 anos de idade sejam portadores de excesso de peso no Brasil atualmente; além disso, estima-se que mais de 50% dos indivíduos com excesso de peso em todo o mundo vivam em dez países, entre eles, o Brasil[16].

As razões para esse quadro no Brasil parecem não diferirem do restante do mundo. A urbanização, o sedentarismo e o elevado consumo de alimentos ricos em calorias, porém pobres em nutrientes, estão entre algumas das razões que ajudam a explicar o aumento das prevalências de sobrepeso e obesidade no país[30,31].

■ Efeitos da transição epidemiológica entre crianças e adolescentes brasileiros

Assim como a maior parte dos países em desenvolvimento, o Brasil apresentou uma dramática redução da mortalidade entre crianças e adolescentes nas últimas décadas.

Com relação à mortalidade infantil (número de crianças que morrem antes de completar 1 ano de idade), o país apresentou uma taxa de 13,82/1.000 nascidos vivos em 2015, valor este quase 90% menor daquela observada no início da década de 1970, quando se iniciou a transição demográfica no país. Deve ser ressaltado que, assim como todo o processo de mudança no perfil epidemiológico, este movimento não foi homogêneo em todo o país, havendo, ainda, grandes diferenças entre as regiões brasileiras. Em 2010, segundo o Instituto Brasileiro de Geografia e Estatística (IBGE), a mortalidade infantil no Nordeste brasileiro era exatamente o dobro da do Sudeste (33,2 e 16,6/1.000 nascidos vivos, respectivamente[32]).

As anomalias congênitas, as complicações do parto prematuro e os acidentes de trânsito foram as principais causas de morte em números absolutos entre indivíduos de 0 e 19 anos de idade no Brasil em 2013. Desse modo, percebe-se que este perfil de mortalidade se aproxima ao dos países desenvolvidos. Apenas para efeito de comparação, as três causas de morte citadas anteriormente também se apresentaram entre as principais fontes de mortalidade no Reino Unido e nos Estados Unidos no mesmo ano[19].

Ao analisarmos de forma minuciosa as taxas de mortalidade entre crianças e adolescentes, percebe-se que, atualmente, o Brasil também convive com doenças de comunidades carentes. Em 2013, mais de 3 mil mortes (quase 4% do total dessa ocorrência na faixa etária) foram verificadas em indivíduos entre 0 e 19 anos de idade secundárias a complicações de episódios diarreicos e da desnutrição proteico-energética. Constata-se assim que a transição epidemiológica ainda está em decurso entre crianças e adolescentes brasileiros, fenômeno este comumente observado em países em desenvolvimento[19].

As causas de mortalidade diferem entre os distintos grupos etários que compreendem a infância e a adolescência. Quase 70% das mortes entre crianças e adolescentes no Brasil ocorrem em indivíduos menores de 5 anos de idade. Especificamente, nesta faixa etária observa-se que as três principais causas de mortalidade no ano de 2013 foram as complicações do parto prematuro, as anomalias congênitas e a sepse neonatal. Quando se considera somente as causas entre aquelas relacionadas ao período neonatal (complicações do parto prematuro, encefalopatia, sepse e "outras" causas neonatais), observa-se que estas foram responsáveis por quase 50% das mortes em crianças menores de 5 anos de idade no Brasil em 2013. Mais uma vez, quando se verifica a descrição de mortalidade das principais causas entre crianças menores de 5 anos de idade, percebe-se uma semelhança em relação aos países considerados desenvolvidos. Em contrapartida, como observado em outra parte do texto, as crianças brasileiras desta faixa etária também morrem em consequência de doenças evitáveis, como as provenientes de doenças diarreicas e da desnutrição proteico-energética – agravos característicos de comunidades carentes[19].

Em 2013, aproximadamente 5% das mortes entre crianças e adolescentes brasileiros ocorreram em indivíduos entre 5 e 9 anos de idade. Aqui já se começa a notar a importância das lesões não intencionais ("acidentes") nas taxas de mortalidade, visto que os acidentes de trânsito e os afogamentos constituem-se nas duas mais relevantes causas de óbito nesta faixa etária[19].

Um pouco mais de um quarto das mortes entre crianças e adolescentes brasileiros ocorreram em indivíduos entre 10 e 19 anos de idade em 2013. Nesta faixa etária, a relevância das causas externas para as taxas de mortalidade se acentua. Quase 10 mil adolescentes perderam as suas vidas em acidentes de trânsito, lesões autoinfligidas, afogamentos e homicídios no Brasil em 2013, o que corresponde a pouco mais de 40% das mortes neste grupo[19].

Com relação à morbidade, assim como se observa em escala mundial, as principais causas dos anos vividos com incapacidade (YLD) se sobrepõem entre os mais jovens e as faixas etárias mais velhas. A anemia por deficiência de ferro e as hemoglobinopatias estão entre as principais causas de anos vividos com incapacidade entre 0 e 9 anos de idade. Entre as crianças menores de 5 anos de idade, as doenças relacionadas aos "órgãos do sentido", como os erros de refração e a perda da audição, constitui-se em outra fonte importante de YLD; já nas crianças entre 5 e 9 anos de idade, as afecções de pele representam importante causa de anos vividos com incapacidade[19].

Se os indivíduos com idade entre 10 e 19 anos concentraram um pouco mais de um quarto das mortes no ano de 2013 no Brasil, os adolescentes foram responsáveis por quase 70% dos anos de vida vividos com incapacidade. As afecções da pele (em especial, a acne), as hemoglobinopatias e as anormalidades psiquiátricas (em especial, transtornos de conduta, depressivos e de ansiedade) representaram parcela importante da morbidade nesta faixa etária[19].

As doenças não transmissíveis, as anomalias congênitas, as complicações da prematuridade e de outras desordens do período neonatal e as doenças mentais (incluindo aquelas causadas por abuso de substâncias psicoativas) constituíram-se nas principais causas de anos de vida perdidos ajustados pela incapacidade (DALY) entre crianças e adolescentes no Brasil em 2013[19]. Porém, analisando-se de forma mais detalhada, verifica-se que existem padrões distintos dentro das diferentes faixas etárias que compõem o grupo de crianças e de adolescentes. Entre os menores de 5 anos de idade, as causas relacionadas à prematuridade/outras complicações do período neonatal e anomalias congênitas constituíram-se nas principais causas de DALY. A anemia por deficiência de ferro, as desordens mentais/abuso de substância psicoativas e as doenças não transmissíveis são responsáveis pelas principais causas de DALY em crianças com idades entre 5 e 9 anos. Entre os adolescentes, as doenças não transmissíveis, as desordens mentais/abuso de substâncias psicoativas e os acidentes de trânsito foram as principais de DALY; entretanto, vale ressaltar uma diferença observada em relação aos gêneros em indivíduos entre 10 e 19 anos de idade: a elevada importância da violência interpessoal no sexo masculino como causa de DALY. O Brasil, ao lado de Venezuela e Colômbia, possuem as maiores diferenças entre os sexos no que tange às DALY causadas pela violência interpessoal em adolescentes em todo mundo[19].

■ Consequências da transição epidemiológica na saúde de crianças e adolescentes no Brasil

A transição epidemiológica observada no Brasil exige mudanças que não se limitam apenas no que se refere à assistência à saúde das crianças e adolescentes, mas também na formação dos profissionais da área da saúde, na pesquisa e na administração de recursos[33].

As doenças crônicas não transmissíveis exigem um acompanhamento em longo prazo (muitas vezes, por toda a vida); entretanto, o sistema de saúde brasileiro está estruturado para, principalmente, o atendimento de afecções agudas e de consultas episódicas.

Nesse contexto, torna-se ainda mais importante o papel da atenção primária à saúde, principalmente no que se refere à prevenção dos agravos crônicos à saúde não transmissíveis. A prevenção pode se desenvolver em dois níveis: a primária e a secundária. A prevenção primária ocorre quando se atua para remover, quando possível, as causas da doença; a secundária dá-se com o esforço para a detecção e tratamento precoce do problema, evitando a evolução para sequelas graves dessas enfermidades.

Os níveis de atenção secundária e terciária à saúde também terão importante papel na assistência das crianças e adolescentes portadoras de doenças crônicas não transmissíveis, tendo em vista a elevação do número de casos destas e do aumento da expectativa de vida desses indivíduos. Para responder às novas demandas geradas pela transição epidemiológica, os três níveis de atenção à saúde necessitarão não só de maior integração entre si, como também, dentro dos mesmos níveis de atuação[34].

Além disso, a formação de recursos humanos para a assistência desse novo quadro epidemiológico no Brasil constitui-se em grande desafio pois, se por um lado é observado uma elevação da carga da doença causada pelas doenças crônicas não transmissíveis entre crianças e adolescentes, por outro lado, o país ainda convive com doenças características de comunidades pobres.

A mesma consideração pode ser feita em relação aos recursos para financiar a assistência à saúde no Brasil. Em virtude das transições demográfica e epidemiológica, de maneira similar do que é observado em muitos países, o Brasil enfrenta grandes desafios no financiamento do seu sistema de saúde. O envelhecimento da população e a consequente elevação das doenças crônicas não transmissíveis exigem provisão de recursos em longo prazo – especialmente no que se refere aos gastos com a constante introdução de fármacos e novas tecnologias[23] –, ao mesmo tempo em que é necessário combater doenças características de comunidades pobres, geralmente de natureza infecciosa.

■ Considerações finais

A transição demográfica e suas consequências epidemiológicas provocaram o envelhecimento da população e o aumento da importância das doenças crônicas não transmissíveis como causa de morbidade em grande parte da população em todo mundo. Esses processos trouxeram novos desafios para o entendimento e o manejo do atual panorama da assistência à saúde da criança e do adolescente em todo mundo. Tal cenário é ainda mais complexo nos países em desenvolvimento que, ao iniciarem estes processos mais tardiamente, ainda lidam com agravos característicos de comunidades mais carentes, ao lado das doenças crônicas não transmissíveis.

Esta nova realidade nos cenários de morbidade e de mortalidade em grande parte do mundo exigirá mudanças nos paradigmas da assistência, na formação de recursos humanos, nas pesquisas e na aplicação de recursos destinados à saúde nas próximas décadas.

■ Referências bibliográficas

1. Schramm JMA, Oliveira AF, Leite IC, Valente JG, Gadelha AMJ, Portela MC, Campos MR. Transição epidemiológica e o estudo de carga de doença no Brasil. Ciênc. Saúde Colet. 2004;9(4):897-908.
2. Duarte EC, Barreto SM. Transição demográfica e epidemiológica: a epidemiologia e serviços de saúde revisita e atualiza o tema. Epidemiol Serv. Saúde. 2012;21(4):529-32.
3. Nasri F. O envelhecimento populacional no Brasil. São Paulo, Einstein. 2008;6(Supl 1):S4-S6.
4. Lee R. The demographic transition: three centuries of fundamental change. J Econ Perspect. 2003;17(4):167-90.
5. Bloom DE, Canning D. Global demographic change: dimensions and economic significance. NBER Work Pap Ser (working paper 10817). National Bureau of Economic Research; 2004.
6. Yunes J. A dinâmica populacional dos países desenvolvidos e subdesenvolvidos. Rev. Saúde Públ. 1971;5:129-50.
7. Johnson DG. Population, food, and knowledge. Am Econ ver. 2000;90(1):1-14.
8. Kinsella KG. Changes in life expectancy 1900-1990. Am J Clin Nutr. 1992;55:1996S-1202S.
9. WHO Scientific Group on the Epidemiology of Aging. The use of Epidemiology in the study of the elderly. World Health Organization (Technical Report Series 706). World Health Organization, Geneva; 1984.
10. Kinsella K, Phillips DR. Global Aging: the challenge of success. Popul Bull. 2005;60(1):5-42.
11. Lloyd-Sherlock P. Population ageing in developed and developing regions: implications for health policy. Soc Sci Med. 2000;51:887-95.
12. GBD 2013 DALYs and HALE Collaborators. Global, regional, and national disability-adjusted life years (DALYs) for 306 diseases and injuries and healthy life expectancy (HALE) for 188 countries, 1990-2013: quantifying the epidemiological transition. Lancet. 2015;386:2145-91.

13. GBD 2013 Mortality and Causes of Death Collaborators. Global, regional, and national age-sex specific all-cause and cause-specific mortality for 240 causes of death, 1990-2013: a systematic analysis for the Global Burden of Disease Study 2013. Lancet. 2015;385(9963):117-71.
14. Batista Filho M, Rissin A. A transição nutricional no Brasil: tendências regionais e temporais. Cad. Saúde Pública. 2003;19(Sup1):S181-S191.
15. Amuna P, Zotor FB. Epidemiological and nutrition transition in developing countries: impact on human health and development. Proceedings of the Nutrition Society. 2008;67:82-90.
16. Ng M, Fleming T, Robinson M, Thomson B, Graetz N, Margono C, Mullany EC, Biryukov S, Abbafati C, Abera SF, Abraham JP, Abu-Rmeileh NM, Achoki T, Albuhairan FS, Alemu ZA, Alfonso R, Ali MK, Ali R, Guzman NA, Ammar W, Anwari P, Banerjee A, Barquera S, Basu S, Bennett DA, Bhutta Z, Blore J, Cabral N, Nonato IC, Chang JC, Chowdhury R, Courville KJ, Criqui MH, Cundiff DK, Dabhadkar KC, Dandona L, Davis A, Dayama A, Dharmaratne SD, Ding EL, Durrani AM, Esteghamati A, Farzadfar F, Fay DF, Feigin VL, Flaxman A, Forouzanfar MH, Goto A, Green MA, Gupta R, Hafezi-Nejad N, Hankey GI, Harewood HC, Havmoeller R, S, Hernandez L, Husseini A, Idrisov BT, Ikeda N, Islami F, Jahangir E, Jassal SK, Jee SH, Jeffreys M, Jonas JB, Kabagambe EK, Khalifa SE, Kengne AP, Khader YS, Khang YH, D, Kimokoti RW, Kinge JM, Kokubo Y, Kosen S, Kwan G, Lai T, Leinsalu M, Li Y, Liang X, Liu S, Logroscino G, Lotufo PA, Lu Y, Ma J, Mainoo NK, Mensah GA, Merriman TR, Mokdad AH, Moschandreas J, Naghavi M, Naheed A, Nand D, Narayan KM, Nelson EL, Neuhouser ML, Nisar MI, Ohkubo T, Oti SO, Pedroza A, Prabhakaran D, Roy N, Sampson U, Seo H, Sepanlou SG, Shibuya K, Shiri R, Shiue I, Singh GM, Singh JA, Skirbekk V, Stapelberg NJ, Sturua L, Sykes BL, Tobias M, Tran BX, Trasande L, Toyoshima H, Van de Vijver S, Vasankari TJ, Veerman JL, Velasquez-Melendez G, Vlassov VV, Vollset SE, Vos T, Wang C, Wang X, Weiderpass E, Werdecker A, Wright JL, Yang YC, Yatsuya H, Yoon J, Yoon SJ, Zhao Y, Zhou M, Zhu S, Lopez AD, Murray CJ, Gakidou E. Global, regional and national prevalence of overweight and obesity in children and adults 1980-2013: A systematic analysis for the Global Burden of Disease Study 2013. Lancet. 2014;384(9945):766-81.
17. Popkin BM, Adair LS, Ng SW. NOW AND THEN: The global nutrition transition: the pandemic of obesity in developing countries. Nutr ver. 2012;70(1): 3-21.
18. The Global Burden of Metabolic Risk Factors for Chronic Diseases Collaboration (BMI Mediated Effects). Metabolic mediators of the eff ects of body-mass index, overweight, and obesity on coronary heart disease and stroke: a pooled analysis of 97 prospective cohorts with1·8 million participants. Lancet. 2014;383:970-83.
19. Global Burden of Disease Pediatrics Collaboration. Global and national burden of diseases and injuries among children and adolescents between 1990 and 2013. JAMA Pediatr. 2016;170(3): 267-87.
20. Murray CJL, Lopez AD. The global burden of disease. (Global Burden of Disease and Injuries Series). World Health Organization; 1996.
21. Prata PR. A Transição Epidemiológica no Brasil. Cad Saúde Publ. 1992;8(2):168-75.
22. Vasconcelos AMN, Gomes MMF. Transição demográfica: a experiência brasileira. Epidemiol Serv Saúde. 2012;21(4):539-48.
23. Saúde nas Américas. Publicação Científica e Técnica n. 636. Organização Pan-americana de Saúde/Organização Mundial da Saúde; 2012.
24. Victora CG, Barreto ML, Leal MC, Monteiro CA, Schmidt MI, Paim J, Bastos FI, Almeida C, Bahia L, Travassos C, Reichenheim M, Barros FC, and the Lancet Brazil Series Working Group.

Health conditions and health-policy innovations in Brazil: the way forward. Lancet. 2011;377:2042-53.

25. Barreto ML, Teixeira MG, Bastos FI, Ximenes RAA, Barata RB, Rodrigues LC. Successes and failures in the control of infectious diseases in Brazil: social and environmental context, policies,interventions, and research needs. Lancet. 2011;377:1877-89.

26. Braga IA, Valle D. Aedes aegypti: histórico do controle no Brasil. Epidemiol Serv Saúde. 2007;16(2):113-8.

27. Honório NA, Câmara DCP, Calvet GA, Brasil P. Chikungunya: an arbovirus infection in the process of establishment and expansion in Brazil. Cad. Saúde Pública. 2015;31(5):1-3.

28. Luz KG, Santos GIV, Vieira RM. Febre pelo vírus Zika. Epidemiol Serv Saúde. 2015;24(4):785-788.

29. Nilson EAF, Silva ACF. Evolução da desnutrição infantil no Brasil e o alcance da meta dos objetivos de desenvolvimento do milênio. In: Saúde Brasil 2009: Uma análise da situação da saúde e da agenda nacional e internacional de prioridades em saúde. Secretaria de Vigilância em Saúde/Ministério da Saúde. Brasil. 2010;p.339-61.

30. Dalcastagné G, Ranucci JMA, Nascimento MA, Liberali R. A influência dos pais no estilo de vida dos filhos e sua relação com a obesidade infantil. RBONE. 2008;2(7):44-52.

31. Oliveira CL, Fisberg M. Obesidade na infância e adolescência – uma verdadeira epidemia (editorial). Arq Bras Endocrinol Metab. 2003;47(2):107-8.

32. Francisco WCE. "Mortalidade infantil no Brasil"; Brasil Escola. [Acesso em 26 de maio de 2016]. Disponível em: http://brasilescola.uol.com.br/brasil/mortalidade-infantil-no-brasil.-htm.

33. Goldani MZ, Mosca PRF, Portella AK, Silveira PP, Silva CH. O impacto da transição demográfico-epidemiológica na saúde da criança e do adolescente do Brasil. Rev HCPA. 2012;32(1):49-57.

34. Goulart FAA. Doenças crônicas não transmissíveis: estratégias de controle e desafios e para os sistemas de saúde. Organização Pan-americana da Saúde/Ministério da Saúde do Brasil. Brasília; 2011.

Prevenção das doenças do adulto e do idoso (na infância e na adolescência) na perspectiva da origem desenvolvimentista da saúde e da doença

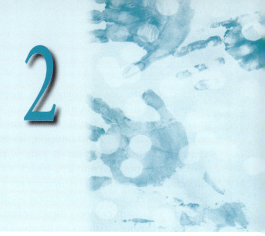

■ Heloísa Bettiol ■ Carlos Grandi ■ Viviane Cunha Cardoso

■ Introdução

Na última década, algumas doenças crônicas não transmissíveis (DCNT) e infecções do trato respiratório inferior foram as mais importantes causas de morte no mundo, segundo a Organização Mundial da Saúde (OMS). Os dados revelam que das 56,4 milhões de mortes registradas no mundo em 2015, dez causas foram responsáveis por mais da metade (54%) dos óbitos. As quatro causas principais foram doença cardíaca isquêmica, acidente vascular cerebral, infecção respiratória baixa e doença pulmonar obstrutiva crônica[1]. As razões globais de morte diferem de acordo com a situação socioeconômica dos países. Enquanto nos países de renda alta, 7 em cada 10 mortes estão entre as pessoas com idades entre 70 anos ou mais e ocorrem predominantemente por DCNT, apenas 1 em cada 100 mortes ocorre em crianças com menos de 15 anos; nos países de baixa renda, 4 em cada 10 mortes ocorre entre menores de 15 anos e apenas 2 em cada 10 mortes acontecem em idosos com 70 anos ou mais. As DCNT causaram 70% das mortes no mundo, variando de 37% em países de baixa renda e 88% em países de alta renda em 2015. Todas, exceto uma das dez principais causas de morte em países de alta renda, foram as DCNT. Entretanto, em termos de número absoluto de mortes, 78% dos óbitos por DCNT no mundo ocorreram em países de baixa e média renda[1].

Por isso, a comunidade científica tem buscado caminhos que conduzam a ações concretas e efetivas na prevenção de doenças crônicas do adulto, e inúmeras pesquisas têm sido desenvolvidas no sentido de desvendar os fatores relacionados a essas doenças para permitir o desenvolvimento de programas governamentais de saúde voltados para a sua prevenção, detecção precoce e tratamentos apropriados.

■ Evidências dos efeitos tardios às exposições precoces ao longo da vida

• Primórdios

É comum que a predisposição para doenças cardiovasculares seja associadas ao tabagismo (quadro que apresenta maior incidência de bronquite crônica e carcinoma broncogênico) ou mesmo à situações de estresse, níveis de colesterol elevado, obesidade, hipertensão, diabetes ou sedentarismo. Com base nisso, tende-se a concluir que fatores comportamentais, associados ao estilo de vida do adulto, fornecem as bases para o modelo etiológico prevalente das doenças crônicas de adultos – os "fatores de risco". Até o momento, este enfoque tem servido de base para os programas governamentais de saúde definirem estratégias que encorajam os adultos a adotarem estilos de vida mais saudáveis[2]. No entanto, evidências científicas revelam que é possível não serem as mudanças de hábito e o estilo de vida os únicos fatores responsáveis por esse aumento na vulnerabilidade às doenças cardiovasculares observada nas últimas décadas.

Segundo Hanson[3], embora Hipócrates já tenha afirmado que a condição de saúde da criança no útero depende da condição de saúde de sua mãe, apenas em 1930 houve um registro mais próximo do conceito de que a vida antes do nascimento tem impacto profundo na saúde em outras fases da vida, quando as más condições de vida na infância foram relacionadas com mortalidade adulta. Em sua revisão sobre o tema, Hanson[3] mostra que as tais más condições de vida na infância e adolescência são fatores de risco para doença cardíaca arteriosclerótica, observando essa relação mesmo quando o ambiente adulto não era pobre, o que reforça a importância do ambiente pré-natal nessa associação.

Dörner e colaboradores[4] foram os primeiros a usar o termo "programação" na descrição dos efeitos do ambiente intrauterino na saúde em fases posteriores da vida. Lucas revisitou o conceito de "programação", usando-o para descrever o processo pelo qual um estímulo ou uma agressão, quando aplicados num período crítico ou sensível do desenvolvimento, exerceria um impacto em longo prazo ou de caráter duradouro sobre a estrutura ou função de tecidos, órgãos ou sistemas do corpo[5]. Em 1986, o trabalho pioneiro de Barker & Osmond[6] mostrou a associação entre mortalidade infantil, nutrição na infância e doença isquêmica do coração na Inglaterra e País de Gales.

Barker, ao analisar a distribuição das taxas de mortalidade infantil na Inglaterra e País de Gales no começo do século XX, verificou que as áreas de maior índice de mortalidade infantil nesse momento coincidiam com as áreas de maior índice de mortalidade por doenças cardiovasculares 60 a 70 anos depois[6]. Onde havia maior concentração de mortalidade infantil no início do século, também havia maior concentração de mortalidade por doenças cardiovasculares. A partir dessas observações, inferiu que nas regiões onde a mortalidade infantil era maior, ou seja, nas áreas mais pobres, os sobreviventes tiveram influências adversas no seu ambiente intrauterino, levando a restrição do seu crescimento nessa fase da vida, e também no período lactente, por viverem em piores condições nessa fase da vida. Essas condições resultaram em crianças com baixo peso ao nascer ou com baixo ganho ponderal nos primeiros anos de vida, aumentando diretamente a susceptibilidade a doenças cardiovasculares no futuro. Desta forma, Barker associou baixo peso ao nascer com doença cardiovascular, gerando a hipótese de que a subnutrição no período fetal mudaria permanentemente a estrutura corpórea, a fisiologia e o metabolismo, predispondo o indivíduo a doenças cardiovasculares e acidente vascular cerebral (hipótese de Barker)[6].

Assim, com essa e mais outras evidências, Barker propôs que o modelo de doença degenerativa predominante até então, com base na interação entre genes e fatores ambientais adversos na vida adulta, necessitaria ser substituído por um novo modelo[6]. Seria necessária uma visão retrospectiva da história das pessoas para que as bases para o desenvolvimento das DCNT do adulto fossem estabelecidas, e não apenas atribuir ao estilo atual de vida do adulto e seus fatores de risco como condições fundamentais para tais doenças.

• Modelos explicativos

Outro modelo explicativo para as influências precoces no desenvolvimento tardio de doenças crônicas do adulto foi denominado *The life course approach*[2]. Os autores sugerem que o risco de doenças crônicas e de morte estaria aumentado com o acúmulo gradual de exposições ou agressões ao longo da vida, seja por doenças, seja por condições ambientais desfavoráveis, seja por hábitos de vida inadequados. Dessa maneira, como exemplo, a interação entre peso de nascimento e obesidade aumentaria a susceptibilidade ao *diabetes mellitus* tipo 2 e doença cardiovascular, e ainda, que baixo peso ao nascer estaria relacionado à doença cardiovascular no adulto[7].

A epidemiologia do *life course approach* para as doenças crônicas é definida como o estudo de efeitos em longo prazo no risco de doenças crônicas representadas por exposições ocorridas durante a gestação, a infância, a adolescência, a juventude e a vida adulta. Inclui o estudo de caminhos biológicos, comportamentais e psicossociais que operam ao longo do curso da vida do indivíduo, assim como através de gerações para influenciar o desenvolvimento de DCNT[2,8].

Esse modelo envolve os conceitos de "período crítico" e "período sensível" para o desenvolvimento de doenças, que muitas vezes são usados sem distinção em epidemiologia. Nesse modelo, um período crítico é definido como uma janela de tempo limitada, em que uma exposição pode ter efeitos adversos ou de proteção para o desenvolvimento e a evolução da doença subsequente. Fora dessa janela, esse mecanismo de desenvolvimento para mediar a exposição e o risco de doença não está mais disponível. Já um período sensível é um período de tempo quando uma exposição tem efeito mais forte sobre o desenvolvimento e, portanto, do risco de causar doença, do que seria em outros momentos; em outras palavras, a mesma exposição fora desse período de tempo pode ainda ser associada a risco aumentado, mas essa associação é mais fraca do que durante o período sensível. Em termos epidemiológicos, ambos os períodos críticos e sensíveis podem ser entendidos como interações entre exposição e tempo qualitativamente diferentes. Períodos críticos podem ser mais evidentes em relação ao risco de DCNT associados com mecanismos de desenvolvimento em subsistemas biológicos, enquanto períodos sensíveis são mais comuns de serem observados no desenvolvimento do comportamento. É bem conhecida a facilidade que crianças têm de aprender um novo idioma, e a dificuldade encontrada pelos adultos[8].

A hipótese de que o feto que cresce em um ambiente uterino pobre em nutrientes adota uma série de estratégias para aumentar a chance de sobrevivência após o nascimento, em um ambiente que ofereça condições nutricionais similares às que tinha no período intrauterino, foi desenvolvida por Hales e Barker[9] a partir do conceito de *Thrifty Phenotype* ou "fenótipo econômico", proposto por Neel[10], há mais de 50 anos, para inicialmente explicar a etiologia do *diabetes mellitus* tipo 2. O objetivo dessa "estratégia" é a preservação de órgãos nobres como o cérebro, em detrimento de outros tecidos como o muscular e o pâncreas endócrino. Assim, com a subnutrição fetal haveria, para poupar o cérebro, desvio do fluxo sanguíneo para a cabeça enquanto simultaneamente ocorreria redução do fluxo sanguíneo para o fígado, pâncreas e rins, provocando redução na secreção de hormônios como o *insulina-like growth fator* (IGF-1), o hormônio do crescimento e a insulina, e desencadeando outras mudanças endócrinas que predispõem a doenças cardiovasculares e o *diabetes mellitus* tipo 2 na vida adulta[6].

Esse mecanismo garante a sobrevivência no ambiente intrauterino pobre do ponto de vista nutricional, mas teria consequências deletérias quando a criança encontra, no ambiente extrauterino, condições nutricionais diferentes do que tinha dentro do útero. Nessa situação, a incompatibilidade entre o meio intrauterino adverso e o extrauterino abundante faz que a alteração na programação normal que garantiu a sobrevivência dentro do útero passe a representar dificuldade de adaptação metabólica para sobreviver no meio externo com abundância de nutrientes, o que leva ao aparecimento de doenças em fases mais tardias da vida[11].

Dessa maneira, os estudos mostraram que o termo "origem fetal das doenças do adulto" era inapropriado para explicar o fenômeno em toda sua extensão, visto que ficava claro que os efeitos precoces se manifestavam não só no período fetal, mas também ao longo de todo o processo de desenvolvimento, desde o embrião, passando pela infância e adolescência até a vida adulta. Os mecanismos biológicos subjacentes, que foram demonstrados em estudos em animais, poderiam ter uma variedade de implicações inclusive evolucionárias, que poderiam favorecer respostas adaptativas promotoras de saúde, bem como respostas mal adaptativas que levariam a potenciais doenças. Assim, o termo "origem desenvolvimentista da saúde e da doença" (DOHaD), do inglês *developmental origins of health and disease*, foi adotado a partir de 2001[3].

• Impacto da desnutrição intrauterina sobre os tecidos fetais

O período intrauterino seria crítico, pois as divisões celulares ocorrem de forma muito rápida. Se por questões relacionadas à má nutrição materna, deficiência placentária, infecções e outras doenças, a desnutrição fetal fosse instalada, ocorreria, como uma adaptação fetal, a diminuição das divisões celulares, principalmente nos tecidos que estariam passando por períodos de intensas mitoses, provocando, assim, a diminuição da massa tecidual dos órgãos[6], mecanismo que mudaria a programação original de forma permanente. Portanto, redução de tecido na parede vascular e no rim predisporia ao desenvolvimento futuro de hipertensão arterial; a redução das células beta do pâncreas favoreceria inicialmente resistência à insulina com evolução para *diabetes mellitus* tipo 2; o mau funcionamento hepático, com redução do tamanho do fígado e comprometimento do funcionamento celular levaria à hiperlipidemia. Todos esses fatores, associados à obesidade, são precursores de doenças cardiovasculares e derrame cerebral[6].

Baixo peso para a altura materna, baixo ganho ponderal na gestação ou mesmo baixo peso pré-gestacional são preditores do nascimento de crianças com baixo peso, cujo mais funesto desfecho é o alto índice de mortalidade[12], mas não o único; essas crianças apresentam alto risco de prejuízo no desenvolvimento cognitivo, desempenho educacional e comprometimento da saúde mental, além das DCNT já mencionadas.

• Outras exposições com implicações para padrões de doenças posteriores

Se o fenótipo econômico traria vantagens em curto prazo para a sobrevivência em ambiente de escassez, seria prejudicial sob condições de excesso de energia e falta de exercício, como observado em países industrializados[9]. Evidências recentes de estudos da área básica, clínica e epidemiológica indicam que o baixo peso ao nascer por si só tem baixa sensibilidade de representação do ambiente pré-natal, na verdade captura apenas provações bastante extremas[13]. Segundo Gluckman e Hanson[11], os estudos propõem que uma miríade de exposições, mesmo dentro do padrão de desenvolvimento normal, pode induzir mudanças sutis que não se refletem no peso ao nascer, mas ainda têm implicações importantes para padrões de doenças posteriores[11]. Desse modo, ocorrem respostas adaptativas preditivas, que não conferem benefício imediato, mas preparam o feto para o ambiente que o aguarda no exterior, antecipando as condições ambientais com base na experiência durante o desenvolvimento intrauterino[11].

Por conseguinte, se o ambiente que recepciona o recém-nascido é semelhante ao ambiente em que o feto se desenvolveu e prevalece ao longo do tempo, as respostas adaptativas preditivas serão favoráveis; contudo, se o ambiente externo for "incompatível" (*mismatch*) com o ambiente predito durante o desenvolvimento, e se mantiver dessa maneira ao longo do tempo, as adaptações podem ser desfavoráveis em longo prazo, favorecendo doenças crônicas[11].

Esse fato pode estar envolvido na origem das doenças crônicas do adulto e no aumento da incidência da obesidade e da intolerância à glicose em países em desenvolvimento, onde as condições socioeconômicas têm mudado de forma muito rápida e a oferta de alimentos pode passar de escassa a abundante em pouco tempo. As mudanças metabólicas, endócrinas e teciduais adaptativas resultam no nascimento de crianças com tamanho e peso reduzidos, como adaptação à subnutrição na vida fetal, sendo benéficas se a nutrição após o nascimento permanece no mesmo patamar. Se a nutrição pós-natal for abundante, essas mudanças que favoreceram a adaptação às condições intrauterinas adversas tornam-se agora mal adaptadas à supernutrição, levando ao desenvolvimento anormal, alteração no metabolismo da insulina e glicose e obesidade[14]. Meninos nascidos com restrição do crescimento intrauterino e que desenvolveram excesso de peso na idade escolar apresentaram índice de massa corporal significativamente mais elevada do que os nascidos de peso normal e que não eram obesos na idade escolar[15].

O mecanismo que apoia essa plasticidade no desenvolvimento é proporcionado por mudanças epigenéticas que afetam a expressão genética. Excesso ou deficiência de nutrientes, hormônios e outras substâncias podem desencadear mudanças na estrutura de histonas ou metilação no DNA, que por sua vez suprimem ou aumentam a expressão de genes e modificam a atividade de RNA não codificantes na modulação da expressão gênica, sem provocar mudanças na estrutura básica do DNA[16]. Ou seja, mais do que os desafios extremos que podem ser enfrentados no início da vida pós-natal, a "incompatibilidade" ou "desajuste" entre o ambiente intrauterino e o ambiente externo é que seria essencial para provocar as respostas adaptativas preditivas que tornam prejudicial um fenótipo em particular[13].

Ainda assim, é preocupante a ideia de que alterações epigenéticas podem ser transmitidas de uma geração para outra. Meninas que foram desnutridas na vida intrauterina e se desenvolvem em ambiente extrauterino abundante podem desenvolver obesidade na infância e adolescência, tornando-se adultas obesas que, ao engravidar, podem desenvolver diabetes gestacional. Estudos evidenciam que obesidade materna e excesso de ganho de peso na gestação favorecem obesidade e distúrbios metabólicos nos filhos, perpetuando e expandindo o risco de doenças para as futuras gerações[17].

• "Primeiros mil dias" de vida

Todos esses aspectos considerados no conceito da origem desenvolvimentista da saúde e da doença vão ao encontro do conceito da importância dos primeiros mil dias de vida, que vai da concepção até os 2 anos de idade, desenvolvido a partir de evidências científicas apresentadas em uma série sobre desnutrição materna e infantil publicada pelo Lancet em 2008[18]. Esse período seria uma "janela de oportunidades" para prevenção de agravos, por meio da nutrição e crescimento adequados durante todo esse período, evitando interferência no capital humano futuro, que inclui, entre outros aspectos, altura final, inteligência e escolaridade, renda, produtividade econômica e desempenho reprodutivo. A priorização de políticas públicas que garantam o fornecimento de nutrientes adequados e alimentação saudável durante este período crucial asseguraria que todas as crianças tivessem uma base inicial para o capital humano ideal, um fator chave na saúde em longo prazo.

- **Transmissão transgeracional da obesidade**

Um aspecto que tem sido pouco considerado na prática clínica, mas com implicações em curto e em longo prazo para a saúde de mães e filhos, é a aplicação do conceito da origem desenvolvimentista da saúde e da doença na obstetrícia e na medicina reprodutiva[19]. Além da desnutrição materna e o ganho de peso insuficiente na gestação, o excesso de peso pré-concepcional e o ganho excessivo de peso podem ter repercussões em longo prazo no concepto. O risco de obesidade nos filhos de mães com obesidade pré-concepcional aumenta[20], e filhos de mães obesas têm mais risco de doença cardiovascular e morte prematura, mesmo após ajuste para fatores de confusão[21]. Reversão parcial do fenótipo da prole induzido por obesidade materna poderia contribuir para quebrar o ciclo de transmissão transgeracional da obesidade[19].

- **Cesariana e obesidade em crianças e adultos jovens**

Outra questão que tem tomado proporções epidêmicas no mundo todo, e particularmente no Brasil, é a cesariana, e seu aumento tem ocorrido em paralelo com o aumento da obesidade. Associação entre cesárea e obesidade em adultos jovens e também em crianças[22] foi observada em Ribeirão Preto, no Estado de São Paulo, mesmo após controle de fatores de confusão. Até mesmo em um local com baixa frequência de obesidade em crianças, como em São Luís, capital do Maranhão, a cesárea esteve associada a maior índice de massa corporal aos 7 e 8 anos de idade, quando comparada com crianças nascidas de parto vaginal[22]. Evidências sugerem que a microflora bacteriana intestinal pode estar implicada nessas associações, uma vez que cesárea está associada a atraso na aquisição de bifidobactérias pela falta de contato da criança com a microflora vaginal materna. Assim, alterações no desenvolvimento e na composição da microflora intestinal (microflora hipótese) estariam associadas a mudanças no metabolismo e na estocagem de energia pelo hospedeiro, favorecendo obesidade[23].

■ Implicações do conceito DOHaD para prevenção dos agravos tardios

Embora o problema de saúde pública representado pelas DCNT seja preocupação de longa data do Ministério da Saúde do Brasil, o Plano de ações estratégicas para o enfrentamento das doenças crônicas não transmissíveis no Brasil, 2011-2022[24], lançado em 2011, demonstra que essas ações se baseiam no enfrentamento dos fatores de risco classicamente relacionados ao estilo de vida. O documento enfatiza a organização da vigilância de DCNT para conhecer sua distribuição, magnitude e seus fatores de risco para apoiar políticas públicas de promoção de saúde; propõe ações para priorizar alimentação saudável (incluindo estímulo ao aleitamento materno e introdução adequada da alimentação complementar), estimular atividade física, prevenir o uso de tabaco e álcool, expandir a atenção básica para acompanhamento longitudinal dos portadores de DCNT, expandir a atenção farmacêutica para a distribuição gratuita de medicamentos para hipertensão e diabetes e ampliação de exames preventivos para os cânceres da mama e do colo do útero.

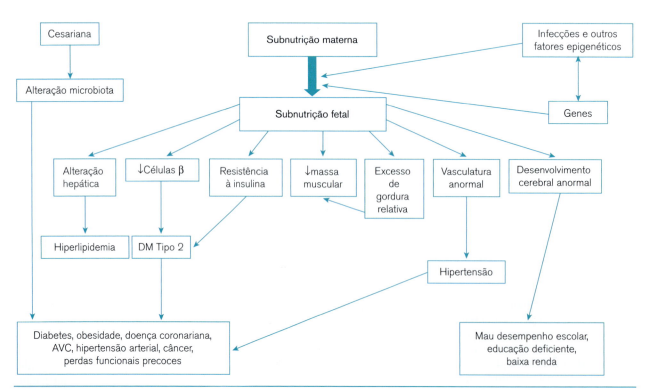

FIGURA 2.1. Resumo da teoria das exposições precoces ao longo da vida como mecanismo potencial para o desenvolvimento das DCNT.

Legenda: DM: *diabetes mellitus*. AVC: acidente vascular cerebral.
Fonte: Elaborada pela autoria.

A teoria da origem desenvolvimentista da saúde e da doença postula que agravos precoces na vida, principalmente nutricionais, além das DCNT já mencionadas, podem levar a outras consequências tão distintas no futuro, como artrite na vida adulta, observada em adultos submetidos à fome na infância, na China[25]; melhor aptidão cardiorrespiratória em adultos que tiveram adequado crescimento na infância[26]; vários tipos de câncer (p. ex., mamário, de próstata e de tireoide) devido a influências hormonais na gestação e na puberdade, como o eixo IGF-1/GH[27].

Recentemente, Painter[19] considerou que há situações clínicas em que os princípios do DOHaD poderiam ser aplicados na tomada de decisões. Em pediatria, a puericultura é reconhecida como a medicina preventiva da criança, e esse conceito poderia ser estendido dentro da perspectiva do DOHaD para a adoção de medidas que permitam que o futuro adulto seja longevo e saudável. Assim sendo, além das ações propostas para o enfrentamento das DCNT que envolvem mudanças no estilo de vida do adulto e são de indiscutível importância, sob o paradigma do DOHaD é necessário que todas as formas de má nutrição (por falta ou excesso) sejam enfrentadas com uma agenda preventiva centrada nos primeiros mil dias de vida, uma vez que há crescente evidência de que peso, dieta e atividade física são estabelecidos ou mesmo "programados" precocemente na vida[13].

■ Aspectos éticos

Além de envolver todas as medidas já postuladas para o atendimento individual desde o pré-natal até aquelas preconizadas nos programas de puericultura, é importante dar atenção também para os aspectos éticos que envolvem essas abordagens. Silveira e colaboradores[28] chamam atenção para o fato de que o determinismo que tende a emergir do conceito de "programação" pode "condenar" indivíduos com certas características a um futuro predeterminado, menosprezando sua capacidade de fazer escolhas para sua própria saúde, sem considerar a influência de outros fatores, principalmente socioeconômicos; também pode levar a se atribuir "culpa" às mães, no sentido de que não souberam fazer escolhas saudáveis para o bem estar de seus filhos.

É importante o investimento em políticas públicas para o início da vida, principalmente nas populações menos favorecidas, que apresentam os maiores encargos de DCNT, sobretudo mulheres e meninas, que representam os pontos de alavancagem mais poderosos para quebrar os ciclos viciosos de prejuízo no desenvolvimento.

Uma medida que poderia ter impacto positivo por atuar em um fator precoce envolvido com a origem da obesidade é na indicação da operação cesariana. Sabe-se que no Brasil, onde a proporção de cesáreas é superior a 50% dos nascimentos, grande parte das pacientes não têm indicação médica explícita. Recentemente, o Ministério da Saúde divulgou diretrizes para a realização de operação cesariana no país, discutindo as principais indicações clínicas e orientando sobre os direitos das mulheres na escolha da via de parto. Na perspectiva do DOHaD, as mulheres devem ser orientadas tanto sobre os riscos e benefícios imediatos dessa cirurgia como sobre os possíveis efeitos em longo prazo para seu filho, podendo fazer uma escolha consciente e bem orientada. Na hipótese de se optar por cesárea eletiva, esta nunca deve ser feita antes de 39 semanas de gestação[29].

Estudos em modelos animais mostram influência da nutrição materna no desenvolvimento do embrião no período pré-implantação no útero, e sugerem possível influência da nutrição materna na reserva ovariana da prole, que pode ter efeito intergeracional na fertilidade e efeito do ambiente intrauterino no desenvolvimento placentário, levando a alterações de peso, forma e tamanho da placenta com implicações no aparecimento de DCNT na prole. Com base nesses achados, alguns autores advogam que ginecologistas e obstetras têm importante oportunidade e também responsabilidade em focalizar o diagnóstico e as intervenções nas fases mais precoces da gestação para otimizar o cuidado periconcepcional e pré-natal visando proteger o concepto de consequências adversas para sua saúde em longo prazo[30].

■ Considerações finais

O rápido aumento das DCNT e suas consequências observadas na morbidade e mortalidade das populações, principalmente nos países de baixa e média renda, e que não pode ser completamente explicado pela urbanização e sua associação com fatores de risco tradicionais – como consumo de tabaco e de álcool, dieta pobre e inatividade física –, merece ser estudado e enfrentado segundo o entendimento do conceito da origem desenvolvimentista da saúde e da doença. Esse conceito postula que agravos ambientais na vida precoce podem contribuir para consequências em longo prazo no ciclo vital e no capital humano, em especial nesses países que ainda convivem com pobreza, má nutrição, saneamento básico deficiente e infecções.

■ Referências bibliográficas

1. WHO. WHO | Top 10 causes of death. 2017. [Acesso 2018 abr 4]. Disponível em: http://www.who.int/gho/mortality_burden_disease/causes_death/top_10/en/.
2. Kuh D, Ben-Shlomo Y. A life course approach to chronic disease epidemiology: tracing the origins of ill-health from early to adult life. Oxford University Press; 1997. 336p.
3. Hanson M. The birth and future health of DOHaD. J Dev Orig Health Dis. 2015;6(5):434-7.
4. Dörner G, Rodekamp E, Plagemann A. Maternal deprivation and overnutrition in early postnatal life and their primary prevention: historical reminiscence of an "ecological" experiment in Germany. Hum Ontog. 2008;2(2):51-9.
5. Lucas A. Role of nutritional programming in determining adult morbidity. Arch Dis Child. 1994;71(4):288-90.
6. Barker DJP. Mothers, babies and health in later life. 2nd.ed. Edinburgh, Churchill Livingstone. 1998;1-217.
7. Frankel S, Elwood P, Sweetnam P, Yarnell J, Davey Smith G. Birthweight, body-mass index in middle age, and incident coronary heart disease. Lancet. 1996;348(9040):1478-80.
8. Ben-Shlomo Y, Kuh D. A life course approach to chronic disease epidemiology: conceptual models, empirical challenges and interdisciplinary perspectives. Int J Epidemiol. 2002; 31(2):285-93.
9. Hales CN, Barker DJP. The thrifty phenotype hypothesis: Type 2 diabetes. Br Med Bull. 2001;60(1):5-20.
10. Neel J V. Diabetes mellitus: a thrifty genotype rendered detrimental by "progress"? Am J Hum Genet. 1962;14:353-62.
11. Gluckman PD, Hanson MA. Mismatch. The Lifestyle Diseases Timebomb, 1st.ed. Oxford, Oxford University Press. 2006;1-285.

12. Kramer MS, Olivier M, McLean FH, Dougherty GE, Willis DM, Usher RH. Determinants of fetal growth and body proportionality. Pediatrics. 1990;86(1):18-26.

13. Uauy R, Kain J, Corvalan C. How can the Developmental Origins of Health and Disease (DOHaD) Hypothesis Contribute to Improving Health in Developing Countries? Am J Clin Nutr. 2011;94:1759S-64S.

14. Popkin B, Richards M, Adair L. Stunting is associated with child obesity: dynamic relationships. In: Johnston FE, Zemel B, Eveleth PB. Human growth in context. Smith-Gordon; 1999. 321-330p.

15. Bettiol H, Sabbag Filho D, Haeffner LSB, Barbieri M a, Silva a a M, Portela a et al. Do intrauterine growth restriction and overweight at primary school age increase the risk of elevated body mass index in young adults? Braz J Med Biol Res. 2007;40(9):1237-43.

16. Gluckman PD, Hanson MA, Buklijas T, Low FM, Beedle AS. Epigenetic mechanisms that underpin metabolic and cardiovascular diseases. Nat Rev Endocrinol. 2009;5(7):401-8.

17. Fraser A, Tilling K, MacDonald-Wallis C, Sattar N, Brion MJ, Benfield L et al. Association of maternal weight gain in pregnancy with offspring obesity and metabolic and vascular traits in childhood. Circulation. 2010;121(23):2557-64.

18. Bhutta ZA, Ahmed T, Black RE, Cousens S, Dewey K, Giugliani E et al. What works? Interventions for maternal and child undernutrition and survival. Lancet. 2008;371(9610):417-40.

19. Painter RC. Applying developmental programming to clinical obstetrics: My ward round. J Dev Orig Health Dis. 2015;6(5):407-14.

20. Gaillard R, Steegers EAP, Duijts L, Felix JF, Hofman A, Franco OH et al. Childhood cardiometabolic outcomes of maternal obesity during pregnancy: The generation r study. Hypertension. 2014;63(4):683-91.

21. Reynolds RM, Allan KM, Raja EA, Bhattacharya S, McNeill G, Hannaford PC et al. Maternal obesity during pregnancy and premature mortality from cardiovascular event in adult offspring: Follow-up of 1 323 275 person years. BMJ. 2013;347(7921):1-10.

22. Goldani MZ, Barbieri MA, Da Silva AAM, Gutierrez MRP, Bettiol H, Goldani HAS. Cesarean section and increased body mass index in school children: Two cohort studies from distinct socioeconomic background areas in Brazil. Nutr J. 2013;12(1):1-7.

23. Cani PD, Delzenne NM. Interplay between obesity and associated metabolic disorders: new insights into the gut microbiota. Curr Opin Pharmacol. 2009;9(6):737-43.

24. BRASIL. Ministério da Saúde. Secretaria de Vigilância em Saúde. Departamento de Análise de Situação de Saúde. Plano de ações estratégicas para o enfrentamenteo das Doenças Crônicas Não Transmissíveis (DCNT) no Brasil 2011-2022. Vol. 1, PhD Proposal. 2011. 160p.

25. Xu X, Liu L, Xie W, Zhang Y, Zeng H, Zhang F et al. Increase in the prevalence of arthritis in adulthood among adults exposed to Chinese famine of 1959 to 1961 during childhood: A cross-sectional survey. Med (United States). 2017;96(13).

26. Salonen MK, Kajantie E, Osmond C, Forsén T, Ylihärsilä H, Paile-Hyvärinen M et al. Developmental origins of physical fitness: The Helsinki birth Cohort study. PLoS One. 2011;6(7):1-7.

27. Podlutsky A, Valcarcel-Ares MN, Yancey K, Podlutskaya V, Nagykaldi E, Gautam T et al. The GH/IGF-1 axis in a critical period early in life determines cellular DNA repair capacity by altering transcriptional regulation of DNA repair-related genes: implications for the developmental origins of cancer. GeroScience. 2017;39(2):147-60.

28. Silveira PP, Portella AK, Goldani MZ, Barbieri MA. Developmental origins of health and disease (DOHaD). J Pediatr (Rio J). 2007;83(6):494-504.

29. BRASIL. Ministério da Saúde. Secretaria de Atenção à Saúde. Portaria n. 306 Aprova as diretrizes de atenção à gestante: a operação cesariana. 2016. 87p.

30. Kermack AJ, Van Rijn BB, Houghton FD, Calder PC, Cameron IT, Macklon NS. The "Developmental Origins" Hypothesis: Relevance to the obstetrician and gynecologist. J Dev Orig Health Dis. 2015;6(5):415-24.ml

Desafios da alimentação da criança e do adolescente: abordagem nutricional prática em um serviço ambulatorial

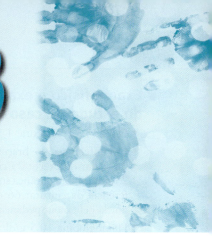

- Jacqueline Pontes Monteiro ■ Carla Iraí Ferreira ■ Mariana Arruda Silva ■ Carolina de Almeida Coelho
- Thereza Cristina Pereira Lunardi ■ Valéria Laguna Salomão Ambrósio ■ Tamiris Trevisan de Barros
- Roberta Garcia Salomão ■ Raphael Del Roio Liberatore Júnior

■ Introdução

• O pediatra e o desafio do aconselhamento nutricional

Cresce o consumo de alimentos que proporcionam energia em crianças brasileiras, mas também as prevalências de inadequações no consumo de micronutrientes. A prevalência de inadequação de micronutrientes pode variar de 0,4 a 65% para ferro, 20 a 59,5% para vitamina A, 20 a 99,4% para zinco, 12,6 a 48,9% para cálcio e 9,6 a 96,6% para vitamina C[6]. O consumo de, pelo menos, cinco porções diárias (aproximadamente 500 g/dia) de frutas e verduras, aumenta significativamente a ingestão e as concentrações plasmáticas de micronutrientes[23].

A promoção de hábitos alimentares saudáveis por meio de práticas educativas se faz importante para maior conscientização da população sobre alimentação e qualidade de vida, a fim de evitar o avanço da obesidade e suas complicações.

O objetivo deste capítulo é descrever métodos de avaliação do estado nutricional e um protocolo prático de atendimento e aconselhamento nutricional, para prevenir e combater o excesso de peso e a deficiência de micronutrientes em crianças e adolescentes, utilizados em um sistema ambulatorial no Hospital das Clínicas da Faculdade de Medicina de Ribeirão Preto.

CASOS CLÍNICOS

Como o pediatra deve avaliar e orientar a criança descrita a seguir?

Paciente ACFL, sexo masculino, 9 anos e 3 meses, branco; levado ao HC pela mãe para avaliação e aconselhamento nutricional. Anamnese prévia mostrou que a família se enquadrava na categoria B2 (R$ 2.013/mês) de classificação econômica, segundo dados de 2008 da Associação Brasileira de Empresas de Pesquisa (ABEP), e a criança apresentava apetite preservado (quatro refeições por dia, excluindo café da manhã e incluindo dois almoços, um lanche da tarde e um jantar). Hábito intestinal e urinário adequados. Realizava atividade física duas vezes por semana, na escola, durante 50 minutos (educação física; pouco ativo) e permanecia mais de 4 4 horas em frente à televisão, diariamente. Dormia 6 horas por noite (hábito de ir para cama após às 24h), com relatos esporádicos de consumo de salgadinhos no meio da madrugada. Pela anamnese alimentar (avaliação qualitativa), a criança apresentava baixo consumo de frutas, verduras, produtos lácteos e carne, e alto consumo de sacarose, gorduras, embutidos e salgadinhos, com fácil acesso à padaria. A criança relatava cansaço e sonolência durante o dia. Antecedentes familiares: pais obesos e mãe com *diabetes mellitus* tipo 2; avó materna diabética tipo 1 e com dislipidemia, falecida por infarto agudo do miocárdio. HMA: criança levada ao ambulatório do HC para tratar anemia e receber aconselhamento nutricional.

Nesse contexto, é importante que o pediatra extraia informações, que serão alvo do protocolo de atendimento, da história clínica do paciente. O Quadro 3.1 resume as informações a serem coletadas.

QUADRO 3.1. Informações relevantes a serem obtidas pela equipe no atendimento ambulatorial.

Antropometria e classificação	• Fatores de risco para doenças crônicas (pressão arterial; níveis de glicose e de insulina; níveis de leptina; lipidograma etc.).	• Doenças crônicas associadas à obesidade (*diabetes mellitus* tipo 2; doenças cardiovasculares etc.).
IMC e classificação	• Efeitos adversos (distúrbios alimentares; hábito de fumar, hábito de beber etc.).	• Mudanças de comportamento nos últimos 3 meses, bem como a contextualização desse comportamento no ambiente social e cultural familiar. • Fatores psicossociais (autoestima, imagem corporal, depressão, ansiedade).
Composição corporal em gordura e massa corporal magra	• Meio ambiente: acesso a *junk foods*, parques, padaria, restaurantes; horas em frente à TV, computador, celular.	• Grau de conhecimento da criança e dos pais em relação às doenças crônicas.
Taxa de crescimento	• Práticas de atividade física (frequência, duração, intensidade, comportamento sedentário).	• Hábitos e escolhas alimentares.

Fonte: Elaborado pela autoria.

Exame físico e exames laboratoriais do estudo de caso

- Peso: 35 kg; estatura: 1,35 m; 19,20 kg/m².
- Circunferência do braço: 30,22 cm; circunferência muscular do braço: 23 cm; dobra cutânea tricipital: 23 mm; dobra cutânea subescapular: 20 mm; circunferência da cintura: 66 cm; porcentagem de massa gorda pela bioimpedância: 29%.
- Hemoglobina 10,5 g/dl; hematócrito 33%; ferritina sérica 6 mcg/L; ferro sérico 6 mmol/dl; albumina 4,0 g/dl; glicemia 105 mg/dl; Hb A1c 6%; insulina basal 24 UI/ml; colesterol 215 mg/dl; LDL 140 mg/dl; TG 180 mg/dl; HDL 33 mg/dl; PCR 0,7 mg/dl; T3 total 130 mg/dl; T4 total 8 mcg/dl.

O Quadro 3.2 indica referências para parâmetros de classificação do estado nutricional por idade e o Quadro 3.3 apresenta a classificação dos índices antropométricos.

A classificação do estado nutricional é o primeiro passo da investigação nutricional. O papel do índice de massa corporal (IMC) para o diagnóstico do estado nutricional está bem estabelecido. Em pediatria, as referências de IMC para descrever sobrepeso e obesidade variam com a idade[5,7] e as medidas adequadas de peso e estatura são parte fundamental do exame físico geral. O reconhecimento precoce do ganho de peso faz da antropometria um importante componente de cada consulta ambulatorial[9]. Na prática clínica[12,20,21], o IMC é recomendado como o melhor indicador de sobrepeso e obesidade em crianças e adolescentes, apesar de apresentar limitação em não discriminar a composição de massa gorda e magra. Os índices "peso por idade" e "estatura por idade" também podem ser utilizados, apesar de não serem tão sensíveis quanto o IMC.

QUADRO 3.2. Parâmetros fundamentais de classificação do estado nutricional por idade.

Idade (anos)	Parâmetros de classificação do estado nutricional	Referência
0 a 5 anos incompletos	• Peso para idade • Peso para estatura • IMC para idade • Estatura para idade	• Curvas de crescimento[46]
5 a 10 anos incompletos	• Peso para idade • IMC para idade • Estatura para idade	• Curvas de crescimento[47]
10 a 19 anos	• IMC para idade • Estatura para idade	• Curvas de crescimento[47]

Fonte: Protocolos do Sistema de Vigilância Alimentar e Nutricional – SISVAN na assistência à saúde[4].

- Plotando dados do caso clínico nos gráficos da Organização Mundial da Saúde

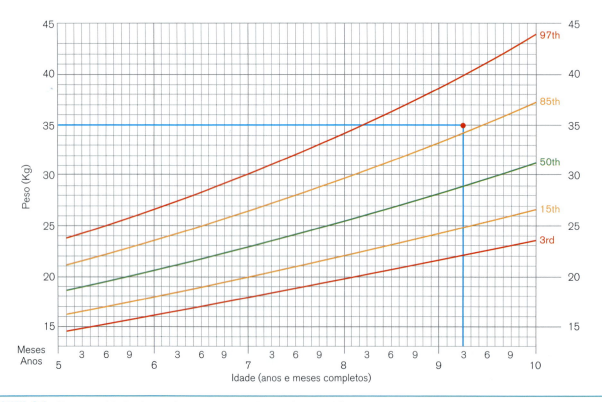

FIGURA 3.1. Peso por idade de meninos entre 5 e 10 anos (percentis).
Fonte: WHO, 2007.

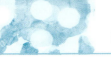

3 ▪ Desafios da alimentação da criança e do adolescente: abordagem nutricional prática...

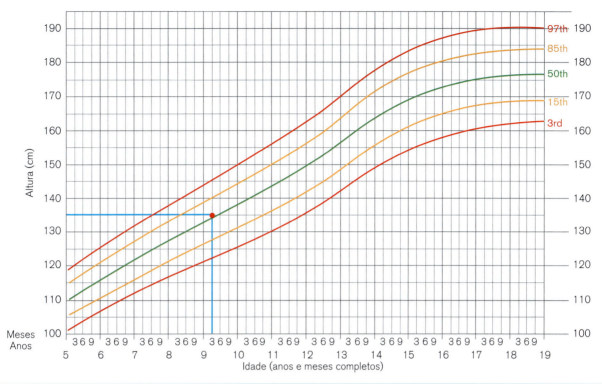

FIGURA 3.2. Altura por idade de meninos entre 5 e 19 anos (percentis).
Fonte: WHO, 2007.

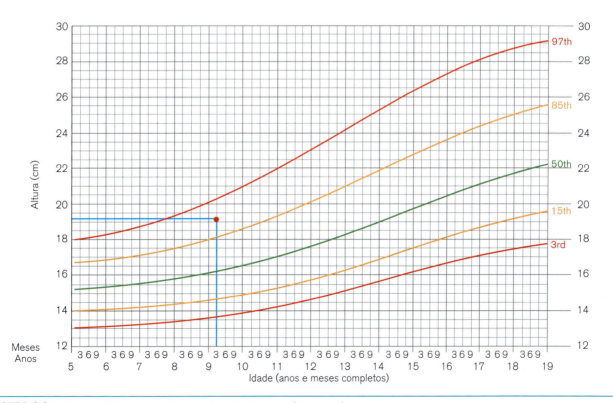

FIGURA 3.3. IMC por idade de meninos entre 5 e 19 anos (percentis).
Fonte: WHO, 2007.

CONDUTAS EM PEDIATRIA

QUADRO 3.3. Classificação dos índices antropométricos.

Valores críticos		Crianças entre 0 e 5 anos incompletos				Crianças entre 5 e 10 anos incompletos		
		Peso para idade	Peso para estatura	IMC para idade	Estatura para idade	Peso para idade	IMC para idade	Estatura para idade
< Percentil 0,1	< Escore-z −3	Muito baixo peso para a idade	Magreza acentuada	Magreza acentuada	Muito baixa estatura para a idade	Muito baixo peso para a idade	Magreza acentuada	Muito baixa estatura para a idade
≥ Percentil 0,1 e < Percentil percentil 3	≥ Escore-z −3 e < escore-z −2	Baixo peso para a idade	Magreza	Magreza	Baixa estatura para a idade	Baixo peso para a idade	Magreza	Baixa estatura para a idade
≥ Percentil 3 e < percentil 15	≥ Escore-z −2 e < escore-z −1	Peso adequado para a idade	Eutrofia	Eutrofia	Estatura adequada para a idade[2]	Peso adequado para a idade	Eutrofia	Estatura adequada para a idade[2]
≥ Percentil 15 e ≤ percentil 85	≥ Escore-z −1 e ≤ escore-z +1							
> Percentil 85 e ≤ percentil 97	> Escore-z +1 e ≤ escore-z +2		Risco de sobrepeso	Risco de sobrepeso			Sobrepeso	
> Percentil 15 e ≤ percentil 99,9	> Escore-z +2 e ≤ escore-z +3	Peso elevado para a idade[1]	Sobrepeso	Sobrepeso		Peso elevado para a idade[1]	Obesidade	
> Percentil 99,9	> Escore-z +3		Obesidade	Obesidade			Obesidade grave	

[1] Criança com classificação de peso elevada para a idade pode ter problemas de crescimento; no entanto, esse não é o índice antropométrico mais recomendado para a avaliação do excesso de peso em crianças. Essa situação deve ser avaliada pela interpretação dos índices de "peso-para-estatura" ou "IMC-para-idade".
[2] Criança classificada com estatura para idade acima do percentil 99,9 (escore-z + 3) é muito alta, mas raramente corresponde a um problema. Contudo, alguns casos correspondem a desordens endócrinas e tumores. Em caso de suspeitas dessas situações, a criança deve ser referenciada para um atendimento especializado.
Fonte: OMS, 2006.

■ Resultado da avaliação antropométrica do estudo de caso conforme a Organização Mundial da Saúde

- IMC compatível com sobrepeso.
- Peso por idade adequados.
- Estatura por idade adequadas.

O pediatra deve também considerar medidas alternativas para melhorar a estimativa da adiposidade e/ou fornecer melhores preditores da saúde-doença e do risco de doenças crônicas. Dentre essas medidas, as circunferências abdominal ou da cintura explicam de 60 a 87% da variação da gordura corporal[22,24,26], e também se constituem em um melhor preditor para o risco metabólico e de doenças crônicas, quando comparadas ao IMC – pois identificam melhor os indivíduos em risco à saúde pelo aumento da gordura corporal –, além de incluírem indivíduos com adiposidade central, intolerância à glicose, hiperinsulinemia, ou seja, com maior risco para desenvolver *diabetes mellitus* tipo 2[22,24,26].

As Tabelas 3.1 e 3.2 e o Quadro 3.4 descrevem os critérios de classificação, o local adequado para aferição da medida e, segundo McCarthy e colaboradores[32] e Freedman e colaboradores[13], os percentis da circunferência da cintura por idade e sexo.

TABELA 3.1. Distribuição, em percentis, da circunferência da cintura por idade e sexo.

Sexo	Idade	Percentis						
		5	10	25	50	75	90	95
Meninos	5 +	46,8	47,7	49,3	51,3	53,5	55,6	57,0
	6 +	47,2	48,2	50,7	52,2	54,6	57,1	58,7
	7 +	47,9	48,9	50,9	53,3	56,1	58,8	60,7
	8 +	48,7	49,9	52,1	54,7	57,8	60,9	62,9
	9 +	49,7	51,0	53,4	56,4	59,7	63,2	65,4
	10 +	50,8	52,3	55,0	58,2	61,9	65,6	67,9

(Continua)

3 ■ Desafios da alimentação da criança e do adolescente: abordagem nutricional prática...

(Continuação)

TABELA 3.1. Distribuição, em percentis, da circunferência da cintura por idade e sexo.

Sexo	Idade	Percentis						
		5	10	25	50	75	90	95
Meninos	11 +	51,9	53,6	56,6	60,2	64,1	67,9	70,4
	12 +	53,1	55,0	58,4	62,3	66,4	70,4	72,9
	13 +	54,8	56,9	60,4	64,6	69,0	73,1	75,7
	14 +	56,9	59,2	62,6	67,0	71,6	76,1	78,9
	15 +	59,0	61,1	64,8	69,3	74,2	79,0	82,0
	16 +	61,2	63,3	67,0	71,6	76,7	81,8	85,2
Meninas	5 +	45,4	46,3	48,1	50,3	52,8	55,4	57,2
	6 +	46,3	47,3	49,2	51,5	54,2	57,0	58,9
	7 +	47,4	48,4	50,3	52,7	55,6	58,7	60,8
	8 +	48,5	49,6	51,5	54,1	57,1	60,4	62,7
	9 +	49,5	50,6	52,7	55,3	58,5	62,0	64,5
	10 +	50,7	51,8	53,9	56,7	60,0	63,6	66,2
	11 +	52,0	53,2	55,4	58,2	61,6	65,4	68,1
	12 +	53,6	54,8	57,1	60,0	63,5	67,3	70,5
	13 +	55,2	56,4	58,7	61,7	65,3	69,1	71,8
	14 +	56,5	57,8	60,2	63,2	66,8	70,6	73,2
	15 +	57,6	58,9	61,3	64,4	67,9	71,7	74,3
	16 +	58,4	59,8	62,2	65,3	68,6	72,6	75,1

Fonte: Adaptada de McCarthy e colaboradores[32].

TABELA 3.2. Distribuição, em percentis, da circunferência da cintura por idade e sexo.

Idade (anos)	Brancos						Negros					
	Meninos			Meninas			Meninos			Meninas		
	Percentil			Percentil			Percentil			Percentil		
	n	50	90	n	50	90	n	50	90	n	50	90
5	28	52	59	34	51	57	36	52	56	34	52	56
6	44	54	61	60	53	60	42	54	60	52	53	59
7	54	55	61	55	54	64	53	56	61	52	56	67
8	95	59	75	75	58	73	54	58	67	54	58	65
9	53	62	77	84	60	73	53	60	74	56	61	78
10	72	64	88	67	63	75	53	64	79	49	62	79
11	97	68	90	95	66	83	58	64	79	67	67	87
12	102	70	89	89	67	83	60	68	87	73	67	84
13	82	77	95	78	69	94	49	68	87	64	67	81
14	88	73	99	54	69	96	62	72	85	51	68	92
15	58	73	99	58	69	88	44	72	81	54	72	85
16	41	77	97	58	68	93	41	75	91	34	75	90
17	22	79	90	42	66	86	31	78	101	35	71	105

Fonte: Freedman e colaboradores[13].

QUADRO 3.4. Circunferência da cintura.

Circunferências abdominal ou da cintura*	Freedman e colaboradores[13]**	> P90	Risco de doenças cardiovasculares
	McCarthy e colaboradores[32]	< P5	Subnutrição.
		≥ P5 e < P15	Risco de subnutrição.
		≥ P15 e < P85	Eutrofia.
		≥ P85 e ≤ P95***	Risco de obesidade.
		> P95***	Obesidade.

* Dado obtido através da medida da linha da cintura, no ponto médio entre a última costela e a crista ilíaca, segundo Sociedade Brasileira de Pediatria[42]; ** As tabelas propostas por Freedman e colaboradores[13] são as recomendadas pela Sociedade Brasileira de Pediatria[42]. Estudo que comparou os critérios de Freedman e colaboradores[13], Taylor e colaboradores[43], McCarthy e colaboradores[32] e Moreno e colaboradores[34] para avaliar a classificação da circunferência da cintura em adolescentes, e concluiu que a referência de McCarthy e colaboradores[32] é mais adequada para avaliações populacionais – como preditora de excesso de gordura corporal –, por ser mais sensível; e a referência de Freedman e colaboradores[13] é mais adequada para uso clínico/ambulatorial – como indicativo de alterações bioquímicas –, mas de baixa sensibilidade[37]. Já outro trabalho comparou as referências de Freedman e colaboradores[13] e de Taylor e colaboradores[43] na avaliação da circunferência abdominal como indicador de parâmetros clínicos e laboratoriais ligados à obesidade infanto-juvenil, e concluiu que a referência de Freedman e colaboradores[13] mostrou-se mais adequada para uso clínico[1]; *** Esses parâmetros devem ser avaliados em associação a indicadores do estado nutricional, pois não necessariamente P85 e P95 representam sobrepeso e obesidade, respectivamente[32].
Fonte: Amancio e Juzwiak (2009)[32].

■ Resultado da classificação da circunferência da cintura do estudo de caso

Nosso paciente apresentou 66 cm de circunferência da cintura. Pela classificação de Freedman o valor está entre P50 e P90 (adequado), porém, pela classificação de McCarthy, a criança está acima do percentil 95, compatível com obesidade. Esse resultado contraditório sugere a necessidade de utilização de outras ferramentas de avaliação, como dobras e bioimpedância, para complementar o resultado.

Conforme apresentado na Tabela 3.1, o diagnóstico da composição corporal (porcentagem de gordura e massa magra) em pacientes com excesso de peso é uma medida importante, uma vez que as medidas da massa corporal total e do IMC são imprecisas.

A classificação de gordura de acordo com o IMC superestima a gordura corporal em indivíduos ativos e subestima a gordura corporal em indivíduos sedentários e obesos, em certas condições clínicas[19,28,38]. Para minimizar esse viés de medida são utilizadas ferramentas de mensuração da composição corporal. O tópico a seguir, apresenta classificações da composição corporal utilizando medidas das dobras tricipital e subescapular e da bioimpedância elétrica.

■ Avaliação nutricional: composição corporal

A composição corporal pode ser avaliada por meio do somatório das dobras cutâneas tricipital e subescapular ou por bioimpedância elétrica. As medidas das dobras cutâneas devem ser obtidas por profissional capacitado, de acordo com a técnica descrita por Lohman e colaboradores[27].

No Quadro 3.5 constam as equações de predição utilizadas para o somatório das dobras cutâneas tricipital e subescapular, pelo qual é possível se obter a porcentagem de gordura corporal de indivíduos entre 8 e 18 anos.

• Resultado da composição corporal pela interpretação das dobras cutâneas do caso clínico

A criança apresentava somatória das dobras de 43 mm (> P95 – Tabela 3.5) e se encontrava na fase pré-púbere, portanto, com porcentagem de gordura 35,54%, conforme fórmulas do Quadro 3.5. O Quadro 3.6 e a Tabela 3.3 mostram que essa porcentagem é muito alta e compatível com excesso de gordura.

QUADRO 3.5. Equações antropométricas para determinação da porcentagem de gordura corporal utilizando a soma das dobras cutâneas tricipital e subescapular, em ambos os sexos, por estadiamento puberal.

Homens (raça branca):
- Pré-púberes: 1,21 (tricipital + subescapular) – 0,008 (tricipital + subescapular)^2 – 1,7
- Púberes: 1,21 (tricipital + subescapular) – 0,008 (tricipital + subescapular)^2 – 3,4
- Pós-púberes: 1,21 (tricipital + subescapular) – 0,088 (tricipital + subescapular)^2 – 5,5

Homens (raça negra):
- Pré-púberes: 1,21 (tricipital + subescapular) – 0,008 (tricipital + subescapular)^2 – 3,2
- Púberes: 1,21 (tricipital + subescapular) – 0,008 (tricipital + subescapular)^2 – 5,2
- Pós-púberes: 1,21 (tricipital + subescapular) – 0,088 (tricipital + subescapular)^2 – 6,8

Todas as mulheres:
- 1,33 (tricipital + subescapular) – 0,013 (tricipital + subescapular)^2 – 2,5
- Se a soma das duas dobras for maior que 35 mm:
- Homens: 0,783 (tricipital + subescapular) + 1,6
- Mulheres: 0,546 (tricipital + subescapular) + 9,7

Observação:
- Tríceps: mm
- Subescapular: mm
- Pré-púberes: estágios 1 e 2 de Tanner
- Púberes: estágio 3 de Tanner
- Pós-púberes: estágios 4 e 5 de Tanner

Fonte: Slaughter e colaboradores[41].

QUADRO 3.6. Interpretação do percentual de gordura corporal obtido pelo somatório de dobras.

Classificação do percentual de gordura corporal	Sexo masculino (7 a 17 anos)	Sexo feminino (7 a 17 anos)
Excessivamente baixo	0 a 6%	0 a 12%
Baixo	6,01 a 10%	12,01 a 15%
Adequado	10,01 a 20%	15,01 a 25%
Moderadamente alto	20,01 a 25%	25,01 a 30%
Alto	25,01 a 31%	30,01 a 36%
Excessivamente alto	≥ 31%	≥ 36,01%

Fonte: Lohman e colaboradores[27].

McCarthy e colaboradores[31] também definem pontos de corte para o percentual de gordura (Tabela 3.3).

TABELA 3.3. Distribuição, em percentis, do percentual de gordura corporal por idade e sexo.

Anos	\multicolumn{9}{c}{Percentis*}
	2	9	25	50	75	85	91	95	98
\multicolumn{10}{c}{Meninos}
5	12,2	13,1	14,2	15,6	17,4	18,6	19,8	21,4	23,6
6	12,4	13,3	14,5	16,0	18,0	19,5	20,9	22,7	25,3
7	12,6	13,6	14,9	16,5	18,8	20,4	22,0	24,1	27,2
8	12,7	13,8	15,2	17,0	19,5	21,3	23,1	25,5	29,1
9	12,8	14,0	15,5	17,5	21,2	22,2	24,2	26,8	31,0
10	12,8	14,1	15,7	17,8	20,7	22,8	25,0	27,9	32,4
11	12,6	13,9	15,4	17,7	20,8	23,0	25,3	28,3	32,9
12	12,1	13,4	15,1	17,4	20,4	22,7	25,0	27,9	32,2
13	11,5	12,8	14,5	16,8	19,8	22,0	24,2	27,0	31,0
14	10,9	12,3	14,0	16,2	19,2	21,3	23,3	25,9	29,5
15	10,4	11,8	13,6	15,8	18,7	20,7	22,6	25,0	28,2
16	10,1	11,5	13,3	15,5	18,4	20,3	22,1	24,3	27,2
17	9,8	11,3	13,1	15,4	18,3	20,1	21,8	23,9	26,5
18	9,6	11,2	13,1	15,4	18,3	20,1	21,7	23,6	25,9
\multicolumn{10}{c}{Meninas}
5	13,8	15,0	16,4	18,0	20,1	21,5	22,8	24,3	26,3
6	14,4	15,7	17,2	19,1	21,5	23,0	24,5	26,2	28,4
7	14,9	16,3	18,1	20,2	22,8	24,5	26,1	28,0	30,5
8	15,3	16,9	18,9	21,2	24,1	26,0	27,7	29,7	32,4
9	15,7	17,5	19,6	22,1	25,2	27,2	29,0	31,2	33,9
10	16,0	17,9	20,1	22,8	26,0	28,2	30,1	32,2	35,0
11	16,1	18,1	20,4	23,3	26,6	28,8	30,7	32,8	35,6
12	16,1	18,2	20,7	23,5	27,0	29,1	31,0	33,1	35,8
13	16,1	18,3	20,8	23,8	27,2	29,4	31,2	33,3	25,9
14	16,0	18,3	20,9	24,0	27,5	29,6	31,5	33,6	36,1
15	15,7	18,2	21,0	24,1	27,7	29,9	31,7	33,8	36,3
16	15,5	18,1	21,0	24,3	27,9	30,1	32,0	34,1	36,5
17	15,1	17,9	21,6	24,4	28,2	30,4	32,3	34,4	36,8
18	14,7	17,7	21,0	24,6	28,5	30,8	32,7	34,8	37,2

* Os percentis 2, 85 e 95 definem os pontos de corte para redução de gordura corporal, excesso de gordura corporal e obesidade, respectivamente.
Fonte: McCarthy e colaboradores[31].

TABELA 3.4. Percentis da soma das dobras cutâneas tricipital e subescapular (mm) em crianças e adolescentes por idade e sexo.

Idade (anos)	Masculino					Feminino				
	P5	P15	P50	P85	P95	P5	P15	P50	P85	P95
1	11,0	12,5	16,5	21,0	24,0	10,5	12,0	16,5	21,0	25,0
2	10,0	12,0	15,5	20,0	24,0	11,0	12,5	16,0	21,5	25,5
3	10,5	12,0	14,5	19,0	23,0	10,5	12,0	16,0	20,5	25,0
4	9,5	11,0	14,0	18,0	21,5	10,0	12,0	15,5	20,5	24,5
5	9,0	10,0	13,0	18,0	22,0	10,0	11,5	15,0	21,0	28,5
6	8,0	10,0	13,0	18,0	28,0	10,0	11,0	15,5	21,0	28,0
7	8,5	9,5	13,0	19,5	26,6	10,0	12,0	16,0	23,0	32,5
8	8,5	10,0	13,5	20,0	30,5	10,5	12,0	17,0	28,5	41,5
9	8,5	10,0	14,0	24,0	34,0	11,0	12,5	19,0	30,0	48,9
10	9,0	11,0	15,5	27,0	42,0	12,0	13,0	20,0	34,5	51,0
11	9,0	11,0	16,5	33,0	53,5	12,0	14,5	22,0	37,0	55,0
12	9,0	11,0	17,0	34,0	53,0	13,0	15,0	23,0	37,0	57,0
13	8,5	11,0	15,0	29,0	48,0	12,5	15,5	24,5	43,0	56,5
14	9,0	11,0	15,0	27,0	45,0	14,5	17,5	26,0	44,5	62,0
15	10,0	11,0	15,0	27,0	43,0	15,0	18,0	26,5	42,5	62,5
16	10,0	12,0	16,0	27,5	44,0	17,5	21,5	30,0	47,0	69,5
17	10,0	12,0	16,0	27,0	41,0	16,5	20,0	31,0	49,0	67,4

Fonte: Frisancho[14].

A impedância bioelétrica não é adequada para pacientes com alterações metabólicas, distúrbio de hidratação ou estado crítico, doença degenerativa, quadro inflamatório e para indivíduos em crescimento[30]; também não é conveniente empregá-la em crianças com idade inferior a 6 anos e em condições nutricionais extremas como caquexia. Na obesidade, embora seu uso seja questionável, é uma ferramenta útil, se a avaliação é seriada[35,44]. O Quadro 3.7 apresenta a distribuição em percentis do percentual de gordura corporal por idade e sexo, aferida por meio de impedância bioelétrica para indivíduos entre 5 e 18 anos, conforme sugere McCarthy e colaboradores[31].

QUADRO 3.7. Interpretação do percentual de gordura corporal obtido pela impedância bioelétrica.

Percentual de gordura corporal*	Classificação
< P2	Redução de gordura corporal
≥ P2 e < P85	Normalidade
≥ P85 e ≤ P95	Excesso de gordura corporal
> P95	Obesidade

* Percentis identificados na tabela proposta por McCarthy e colaboradores[31].

- **Resultado da composição corporal pela interpretação da bioimpedância do caso clínico**

A criança apresentava uma porcentagem de gordura corporal de 29%. Para interpretarmos tal situação podemos considerar os dados da Tabela 3.3 e do Quadro 3.7. Dessa forma, classificamos a criança entre P95 e P98, portanto, compatível com obesidade. Observe que embora o IMC tenha classificado a criança como sobrepeso, as medidas das dobras e da bioimpedância foram mais sensíveis em detectar a extensão do excesso de gordura.

Independentemente do modo de aferição da composição corporal é importante que seja realizada a avaliação seriada do paciente, ou seja, a comparação de medidas sucessivas do mesmo indivíduo para que possa analisar sua evolução ao longo do tempo.

■ Avaliação nutricional: avaliação da história alimentar e variáveis correlacionadas

A transição epidemiológica pela qual o Brasil vem passando, incluindo a globalização, é responsável por mudanças no padrão dietético da população que precisam ser

3 ▪ Desafios da alimentação da criança e do adolescente: abordagem nutricional prática...

identificadas o mais precocemente possível. Uma avaliação superficial dos dados de ingestão não acrescenta dados suficientes para o sucesso da abordagem nutricional. Portanto, há necessidade do uso de ferramentas apropriadas e aplicadas por profissional habilitado, como o nutricionista, que deve evoluir em prontuário todos os dados de ingestão alimentar, fornecendo assim para o pediatra informações importantes para sua avaliação. Atualmente, os dados de ingestão alimentar disponíveis são mensurados por meio de diferentes métodos, com diferentes fontes de erros e diferentes fontes de dados. O questionário de frequência alimentar (FFQ) é um instrumento muito utilizado na avaliação da ingestão nutricional. Entretanto, repetidos registros alimentares (RRA) ou repetidos recordatórios de 24 horas (R24-h) são frequentemente usados como métodos referência para a validação relativa dos FFQ[36]. Independentemente do método escolhido, outras informações direta ou indiretamente relacionadas à ingestão alimentar devem ser obtidas no atendimento ambulatorial, como as citadas nos Quadros 3.8 e 3.9.

QUADRO 3.8. Crianças entre 2 e 10 anos (pré-escolar e escolar).

Informações importantes a serem coletadas:
- Identificação do cuidador.
- Duração do aleitamento materno desmame, abrupto ou precoce e introdução da alimentação complementar.
- Intercorrências (doenças, internações, entre outras).
- Hábito urinário e intestinal.
- Atividade física curricular, extracurricular e nos períodos de lazer.
- Tempo gasto com televisão, *videogames* e computador.
- Hábito de sono.
- Antecedentes familiares (obesidade, diabetes etc.).
- Quem define os alimentos a serem adquiridos e prepara as refeições na casa.
- Utilização de estratégias inadequadas (uso do alimento como recompensa ou punição, orientação para a criança esvaziar o prato, permanência diante da televisão e brincadeiras que possam distrair a criança).
- Escolaridade e período escolar (se consome merenda escolar).
- Ingestão hídrica.

Instrumentos de coleta de ingestão alimentar recomendados:
- R24-h.
- Registro alimentar de 3 dias (1 dia do final de semana e 2 dias durante a semana).
- Questionário de frequência alimentar:
  – 2 a 5 anos: questionário de frequência alimentar para crianças, segundo Colucci e colaboradores[8].
  – 5 a 10 anos: questionário quantitativo de frequência alimentar para crianças de 5 a 10 anos, segundo Fumagalli e colaboradores[15].

Fonte: Barbosa e Neves[3]; Sociedade Brasileira de Pediatria[42]; Colucci e colaboradores[8]; Fumagalli e colaboradores[15]; Amancio e colaboradores[2].

QUADRO 3.9. Adolescentes entre 10 e 19 anos.

Informações importantes a serem coletadas:
- Duração do aleitamento materno, desmame abrupto ou precoce e introdução da alimentação complementar.
- Antecedentes familiares (obesidade, diabetes etc.).
- Intercorrências (doenças, internações, entre outras).
- Hábito urinário e intestinal.
- Verificação do estadiamento puberal.
- Atividade física curricular, extracurricular e nos períodos de lazer.
- Tempo gasto com televisão, *videogames* e computador.
- Hábito de sono.
- Percepção da imagem corporal.
- Consumo de álcool, anabolizantes, suplementos, tabaco e drogas ilícitas.
- Quem define os alimentos a serem adquiridos e prepara as refeições na casa.
- Escolaridade e período escolar (se consome merenda escolar).
- Ingestão hídrica.

Instrumentos de coleta de ingestão alimentar recomendados:
- R24-h.
- Registro alimentar de 3 dias (1 dia do final de semana e 2 dias durante a semana).
- Questionário semiquantitativo de frequência alimentar para adolescentes, segundo Slater e colaboradores[40].

Fonte: Barbosa e Neves[3]; Sociedade Brasileira de Pediatria[42]; Slater e colaboradores[40]; Amancio e colaboradores[2].

Observação sobre a coleta da ingestão alimentar

Para auxiliar na aplicação do questionário quantitativo de frequência alimentar para crianças entre 5 e 10 anos[15], do R24-h, da dieta habitual e do registro alimentar de 3 dias, podemos utilizar o álbum fotográfico "Consumo alimentar – Visualizando porções", proposto por Monteiro e colaboradores[33], que contém fotos com diferentes tamanhos de porções de alimentos e bebidas da população brasileira.

Questionários "qualitativos" de frequência alimentar são complementares às ferramentas R24-h, dieta habitual, registro alimentar e questionários "quantitativos" de frequência alimentar. A Tabela 3.5 apresenta uma sugestão de alimentos usuais consumidos pela população brasileira em um questionário "qualitativo" de frequência alimentar de fácil aplicação[18].

Avaliação nutricional: avaliação socioeconômica

QUADRO 3.10. Avaliação socioeconômica resumida.

Coletar informações a respeito de:
- Condições de moradia (água potável, saneamento, coleta de lixo, energia elétrica).
- Número de pessoas na moradia.
- Renda, ocupação e escolaridade do cuidador.
- Disponibilidade domiciliar de alimentos e eletrodomésticos.

Fonte: Barbosa e Neves[3].

Resultado da avaliação qualitativa da história alimentar do caso clínico

A nossa criança apresentou, conforme dados colhidos pelo questionário da Tabela 3.5, um padrão alimentar compatível com baixo consumo de frutas, verduras, produtos lácteos e carne, e alto consumo de sacarose, gorduras, embutidos e salgadinhos, evidenciando uma alimentação com necessidades de muitas adequações nutricionais a serem feitas por profissional habilitado, como o nutricionista.

Avaliação nutricional bioquímica

Objetiva basicamente rastrear as complicações metabólicas de maior prevalência em crianças e adolescentes com diagnóstico de excesso de peso. Desse modo, orienta-se a coleta dos seguintes exames laboratoriais:

- glicemia de jejum;
- colesterol total e frações;
- triglicérides;
- enzimas hepáticas;
- ácido úrico;
- hemograma completo.

Se alterados, os exames devem ser repetidos a cada 6 meses ou anualmente, se o grau de obesidade não se alterar. Em caso de alteração do hemograma compatível com anemia, exames como ferritina, capacidade latente ou total de ligação do ferro e ferro sérico devem ser solicitados.

TABELA 3.5. Sugestão de questionário de frequência alimentar e monitoramento da ingestão dos alimentos.

Frequência alimentar	Atendimento 1	Atendimento 2	Atendimento 3
Suco artificial	1 2 3 4 5 6 7 – D S M	1 2 3 4 5 6 7 – D S M	1 2 3 4 5 6 7 – D S M
Refrigerante	1 2 3 4 5 6 7 – D S M	1 2 3 4 5 6 7 – D S M	1 2 3 4 5 6 7 – D S M
Fritura	1 2 3 4 5 6 7 – D S M	1 2 3 4 5 6 7 – D S M	1 2 3 4 5 6 7 – D S M
Doces	1 2 3 4 5 6 7 – D S M	1 2 3 4 5 6 7 – D S M	1 2 3 4 5 6 7 – D S M
Chocolate	1 2 3 4 5 6 7 – D S M	1 2 3 4 5 6 7 – D S M	1 2 3 4 5 6 7 – D S M
Biscoito recheado	1 2 3 4 5 6 7 – D S M	1 2 3 4 5 6 7 – D S M	1 2 3 4 5 6 7 – D S M
Biscoito água e sal	1 2 3 4 5 6 7 – D S M	1 2 3 4 5 6 7 – D S M	1 2 3 4 5 6 7 – D S M
Salgado	1 2 3 4 5 6 7 – D S M	1 2 3 4 5 6 7 – D S M	1 2 3 4 5 6 7 – D S M
Junk food	1 2 3 4 5 6 7 – D S M	1 2 3 4 5 6 7 – D S M	1 2 3 4 5 6 7 – D S M
Massas	1 2 3 4 5 6 7 – D S M	1 2 3 4 5 6 7 – D S M	1 2 3 4 5 6 7 – D S M
Leite/derivados	1 2 3 4 5 6 7 – D S M	1 2 3 4 5 6 7 – D S M	1 2 3 4 5 6 7 – D S M
Fruta	1 2 3 4 5 6 7 – D S M	1 2 3 4 5 6 7 – D S M	1 2 3 4 5 6 7 – D S M
Verdura	1 2 3 4 5 6 7 – D S M	1 2 3 4 5 6 7 – D S M	1 2 3 4 5 6 7 – D S M
Legume	1 2 3 4 5 6 7 – D S M	1 2 3 4 5 6 7 – D S M	1 2 3 4 5 6 7 – D S M
Arroz	1 2 3 4 5 6 7 – D S M	1 2 3 4 5 6 7 – D S M	1 2 3 4 5 6 7 – D S M
Feijão	1 2 3 4 5 6 7 – D S M	1 2 3 4 5 6 7 – D S M	1 2 3 4 5 6 7 – D S M
Carne	1 2 3 4 5 6 7 – D S M	1 2 3 4 5 6 7 – D S M	1 2 3 4 5 6 7 – D S M
Tubérculos	1 2 3 4 5 6 7 – D S M	1 2 3 4 5 6 7 – D S M	1 2 3 4 5 6 7 – D S M
Açúcar	1 2 3 4 5 6 7 – D S M	1 2 3 4 5 6 7 – D S M	1 2 3 4 5 6 7 – D S M

Legenda: D: Diariamente. S: Semanalmente. M: Mensalmente.
Fonte: Elaborada pela autoria.

3 ▪ Desafios da alimentação da criança e do adolescente: abordagem nutricional prática...

27

• Resultado da avaliação dos exames bioquímicos do caso clínico

Depleção de ferro com anemia estágio 3, síntese proteica preservada, discreta hiperglicemia com Hb A1c no limite e resistência insulínica, dislipidemia importante, proteína C reativa compatível com inflamação da obesidade e sem alterações de hormônios tireoidianos.

▪ Estratégias de intervenção

O Quadro 3.11 apresenta medidas que devem ser consideradas nos protocolos de atendimento ambulatorial e melhoram o perfil nutricional de crianças e adolescentes, a saber:

- **Medidas de incentivos:** informar e motivar indivíduos a adotarem estilo de vida saudáveis; abordagem menos prescritiva e mais participativa.

- **Medidas de suporte:** facilitar e manter o acesso a opções mais saudáveis entre crianças e adolescentes já motivados.

- **Medidas de proteção:** evitar a exposição de indivíduos a fatores que estimulem hábitos não saudáveis.

O Quadro 3.12 descreve atividades de educação nutricional práticas que poderão ser adotadas em atendimento individual ou em grupo por nutricionistas e pediatras, para prevenir e combater o excesso de peso e a deficiência de micronutrientes em crianças e adolescentes. São listadas técnicas de abordagem nutricional bem como metas a serem alcançadas para cada encontro. O objetivo é que cada indivíduo participe de um atendimento individual de caso novo e de oito encontros em grupos de educação nutricional.

QUADRO 3.11. Tratamento e prevenção da obesidade: programa multiestratégico com base na comunidade.

• Equipe multiprofissional coerente e falando a mesma linguagem.	• A equipe deve elaborar estratégias no sentido de encorajar a modificação de comportamento para redução do sedentarismo.	• Implementar programa para toda a família e não apenas para a criança.
• Cuidado deve ser tomado a fim de evitar práticas de emagrecimentos não saudáveis, como dietas da moda e prática de fumar.	• Trabalhar estratégias para a faixa etária entre 0 e 5 anos. O rápido ganho de peso nos primeiros 6 meses de vida da criança é fator de risco para sobrepeso (estimular o aleitamento materno exclusivo até os 6 meses).	• Evitar restrições energéticas e incentivar práticas de alimentação saudável, sempre com abordagem participativa.
• Orientações direcionadas aos aspectos culturais e sociais da criança e da sua família no contexto da comunidade em que vive. • Programa de terapia psicossocial familiar.	• Encorajar a implementação de programas escolares com duração, frequência e intensidade suficientes para aumentar a atividade física (150 a 300 minutos por semana; atividade intensa por pelo menos 50% do tempo dedicado às aulas de educação física; escolas devem fornecer ambiente adequado, p. ex., *playgrounds*, e organizar atividades físicas durante os intervalos; encorajar atividades extraclasses para incentivar atividade física).	• Implementar programas específicos para cada gênero.

Fontes: Flynn e colaboradores[11]; Fisberg e colaboradores[10]; Martin e colaboradores[29].

QUADRO 3.12. Atividades de educação nutricional com a criança e o responsável legal.

Número do encontro e atividade	Meta
E1 – "Jogo do semáforo" Material: • Papelão em formato de semáforo. • Imagens de alimentos. • Bola de isopor (opcional). Para definir a ordem que cada criança deve falar e para dar uma melhor dinâmica ao grupo, a técnica de rodar cantando "batata-quente" pode ser utilizada. Nesse caso, coloca-se as imagens de alimentos dentro da bola de isopor. À medida que rodamos a bola, usando a técnica da batata quente, um paciente será o escolhido da vez. Esse indivíduo retira da bola uma ou mais imagens de alimentos, aloca-o(s) na cor do semáforo que achar mais apropriada para o(s) mesmo(s) – cor verde para alimentos saudáveis; cor amarela para atenção ao consumir; e vermelha para alimentos que não devem ser consumidos com frequência –, e explica o porquê de sua escolha. O condutor deve brevemente comentar a escolha e esclarecer dúvidas acerca daquele alimento, encorajando os outros pacientes a participarem da discussão. Objetivo: fomentar orientações dadas pela equipe anteriormente e discutir sobre a qualidade dos alimentos e sua importância para a manutenção da saúde.	• – A criança e o responsável legal definem quais serão os 3 alimentos do grupo frutas e os 3 do grupo verdura/legume que serão introduzidos gradativamente para serem consumidos diariamente (para crianças entre 1 e 3 anos são 4 porções de frutas).

(Continua)

CONDUTAS EM PEDIATRIA

(Continuação)

QUADRO 3.12. Atividades de educação nutricional com a criança e o responsável legal.

Número do encontro e atividade	Meta
E2 – "Verdadeiro ou falso das gordurinhas" Material: • Figuras de alimentos fontes de lipídeos (saturados, insaturados e gorduras trans). • Cartões com afirmativas no verso sobre os tipos de gordura. • Cartões pequenos em formato de "gordurinha" para representar pontuação. O condutor do jogo inicia com uma breve explicação sobre os tipos de gordura existentes e seus alimentos fontes, usando as figuras dos alimentos para facilitar o entendimento. A seguir, os participantes são separados em dois grupos. O condutor lê as afirmativas escritas nos versos dos cartões e um participante de um dos grupos deve responder se a afirmação é verdadeira ou falsa. Quando errarem a resposta, ganham uma "gordurinha". As afirmativas devem ser direcionadas a cada grupo de forma intercalada. O grupo que juntar mais "gordurinhas" perde o jogo. Objetivo: instruir sobre os diferentes tipos de gordura presentes nos alimentos, seus benefícios e malefícios. Frisar a importância de evitar alimentos ricos em ácidos graxos trans e saturados e sobre a necessidade de consumir regularmente fontes de ácidos graxos mono e poli-insaturados.	• Verificar cumprimento da meta proposta no encontro 1. • Reduzir a quantidade de frituras por semana (máximo entre 1e 2 vezes por semana) e a quantidade de óleo por pessoa por mês. • Introduzir mais uma porção de verdura/legume/fruta no hábito alimentar até alcançar, pelo menos, 3 porções de frutas e 3 porções de verdura/legume diárias. (Para crianças entre 1 e 3 anos são 4 porções de frutas.)
E3 – "Jogo do bem-estar" Material: • Tabuleiro contendo casas com diferentes tipos de estabelecimentos relacionados à venda de alimentos (p. ex., sorveteria, pizzaria, casa de sucos etc.) e à prática de atividade física (p. ex., parque, piscina, quadra de futebol etc.), além de casas com ponto de interrogação. • Peões de diferentes cores. • Cartões com desenhos de personagens em três estados nutricionais: eutrófico, sobrepeso e obeso. • Cartões de sorte ou revés relacionados de forma positiva ou negativa a hábitos alimentares e à atividade física. • Dado. • Fichas ilustradas com "+ 1 kg" e "− 1 kg". Cada participante recebe um peão e um personagem, iniciando pelo estado nutricional "sobrepeso". Um participante por vez deve jogar o dado e andar o número de casas sorteado. Se cair em uma casa de venda de alimentos não saudáveis, o participante ganha uma ficha "+ 1 kg", se cair em uma casa de venda de alimentos saudáveis ou de prática de atividade física, o participante ganha uma ficha "−1 kg". Ao cair em uma casa com ponto de interrogação, o participante deve pegar ao acaso um cartão de sorte ou revés. Se a frase escrita no cartão estiver relacionada a hábitos saudáveis (p. ex.: "Hoje você andou de bicicleta durante a tarde toda e quando chegou em casa comeu uma fruta. Perdeu 1 kg"), ganha uma ficha "− 1 kg"; se a carta sorteada estiver relacionada a hábitos não saudáveis (p. ex.: "Você não comeu verduras e legumes no almoço. Ganhou 1 kg"), o participante ganha uma ficha "+ 1 kg". Ao juntar quatro fichas "+ 1 kg" ou quatro fichas "− 1 kg", o participante troca o estado nutricional do seu personagem. Ganha o jogo quem alcançar o estado nutricional eutrófico primeiro. Ao final do jogo é importante que o condutor ressalte a aquisição de hábitos saudáveis para melhora da qualidade de vida, e que a perda de peso é uma consequência disso. Objetivo: incentivar hábitos saudáveis no dia a dia de cada indivíduo, visando melhora na qualidade de vida e a prevenção de doenças crônicas não transmissíveis.	• Encontrar alternativas para reduzir o sedentarismo no cotidiano e incentivar a prática de atividade física regularmente. • Introduzir mais uma porção de verdura/legume/fruta no hábito alimentar até alcançar, pelo menos 3 porções de frutas e 3 porções de verdura/legume diárias. (Para crianças entre 1 e 3 anos são 4 porções de frutas.)

(Continua)

QUADRO 3.12. Atividades de educação nutricional com a criança e o responsável legal.

(Continuação)

Número do encontro e atividade	Meta
E4 – Dinâmica "supermercado" Material: • Figuras e/ou embalagens de alimentos. • Cestas ou caixas para colocar os alimentos. • Placas de papelão ou cartolina contendo o nome das seis refeições diárias (exemplo: café da manhã, lanche da manhã, almoço, lanche da tarde, jantar e lanche da noite). Dividir os participantes em dois grupos. As figuras de alimentos devem estar dispostas em uma bancada ao alcance dos participantes, representando o supermercado. Cada grupo terá 3 minutos para escolher os alimentos do supermercado, usando a cesta ou caixa para colocá-los durante a "compra", com o objetivo de compor as refeições de um dia inteiro. Em seguida, cada grupo deve distribuir os alimentos escolhidos entre as refeições diárias. Vence o jogo o grupo que montar o dia alimentar mais saudável. Para isso, o condutor deve avaliar o fracionamento alimentar (se alguma refeição foi deixada "em branco"), o número de porções de frutas, verduras, legumes, laticínios e alimentos proteicos e a presença excessiva de produtos industrializados, doces e alimentos gordurosos. Para concluir, o condutor deve comentar possíveis modificações para alcançar um dia alimentação saudável. Objetivo: incentivar o fracionamento alimentar e a substituição de alimentos com alta densidade energética ou ultra processados por alimentos *in natura*.	• Evitar a aquisição de alimentos e bebidas com alta densidade energética e ultra processados nas compras da casa, reduzindo assim sua disponibilidade na rotina da família. • Realizar ao menos cinco refeições diárias. • Introduzir mais 1 porção de verdura/legume/fruta no hábito alimentar até alcançar, pelo menos 3 porções de frutas e 3 porções de verdura/legume diárias. (Para crianças entre 1 e 3 anos são 4 porções de frutas.)
E5 – Dinâmica "açúcar escondido" Material: • Rótulos de produtos industrializados ricos em carboidrato simples (p. ex.: achocolatado, refrigerante, suco artificial, bolacha recheada, barrinha de cereal etc.). Pequenos potes fechados contendo a quantidade de açúcar referente à porção usual dos produtos exibidos (vide rótulo). • Figuras de alimentos considerados mais saudáveis (p. ex.: frutas, bolachas integrais, oleaginosas, suco natural). Os participantes devem tentar adivinhar qual pote se refere a qual alimento. Em seguida, o condutor deve relacioná-los corretamente e iniciar uma discussão acerca das informações contidas nos rótulos e sobre a frequência de consumo de tais alimentos. Ao final da discussão, o condutor pode apresentar as figuras dos alimentos considerados saudáveis como possíveis substitutos. Objetivo: alertar sobre a quantidade de carboidrato simples contida em alimentos industrializados e apresentar opções menos prejudiciais à saúde.	• Reduzir o consumo de alimentos ricos em carboidrato simples para um máximo de 2 vezes por semana. • Introduzir mais 1 porção de verdura/legume/fruta no hábito alimentar até alcançar, pelo menos 3 porções de frutas e 3 porções de verdura/legume diárias. (Para crianças entre 1 e 3 anos são 4 porções de frutas.)
E6 – "Bingo dos alimentos" Material: • Cartelas quadriculadas contendo diferentes imagens de alimentos (as cartelas devem ser diferentes entre si). • Feijões para marcar a cartela. • Cartões contendo frases de "o que é, o que é?" relacionadas aos alimentos presentes nas cartelas. As cartelas devem ser distribuídas entre os participantes, de forma que cada um fique com uma. O condutor deve ler as frases nos cartões, por exemplo: "o que é, o que é: é rica em vitamina C, e seu consumo ajuda na proteção contra infecções". Os indivíduos devem tentar acertar qual o alimento referido e marcá-lo em sua cartela se o mesmo estiver presente. Vence o jogo quem primeiro completar a cartela e ganha uma fruta como prêmio. Objetivo: explanar sobre os alimentos que compõem as cartelas, instruindo sobre alimentos saudáveis e os que trazem risco à saúde.	• Introduzir mais 1 porção de verdura/legume/fruta no hábito alimentar até alcançar, pelo menos 3 porções de frutas e 3 porções de verdura/legume diárias. (Para crianças entre 1 e 3 anos são 4 porções de frutas.)

(Continua)

(Continuação)

QUADRO 3.12. Atividades de educação nutricional com a criança e o responsável legal.

Número do encontro e atividade	Meta
E7 – "Meu prato saudável" Material: • Pratos descartáveis. • Figuras de alimentos. Cada participante deve montar o prato com as figuras de alimentos disponíveis semelhante à alimentação usual durante o almoço. Em seguida o condutor deve comentar as escolhas e discutir possibilidades saudáveis, encorajando os pacientes e responsáveis a opinar e a expor dúvidas. Objetivo: conferir o aprendizado do grupo e fomentar a importância de uma refeição nutricionalmente balanceada.	• Praticarem as recomendações em casa. • Introduzir mais 1 porção de verdura/legume/fruta no hábito alimentar até alcançar, pelo menos 3 porções de frutas e 3 porções de verdura/legume diárias. (Para crianças entre 1 e 3 anos são 4 porções de frutas.)
E8 – Encerramento Resumo de todo o aprendizado e troca de experiências entre os pacientes e os responsáveis.	• Entrega de certificado e avaliação da composição corporal, IMC, circunferência da cintura.

Fonte: Elaborado pela autoria.

■ Referências bibliográficas

1. Almeida CA, Pinho AP, Ricco RG, Elias CP. Abdominal circumference as an indicator of clinical and laboratory parameters associated with obesity in children and adolescents: comparison between two reference tables. J. Pediatr. 2007;83(2):181-185.

2. Amancio OGM, Juzwiak CR, Oliveira FLC. Avaliação nutricional. In: Guia de nutrição clínica na infância e na adolescência. Palma D, Oliveira FLC, Escrivão MAMS. Barueri, SP: Manole; 2009.

3. Barbosa JM, Neves CMAF. Obesidade. In: Barbosa JM, Neves CMAF, Araújo LL, Silva EMC. Guia ambulatorial de nutrição materno-infantil. Rio de Janeiro: Med Book. 2013;137-146p.

4. Brasil. Ministério da Saúde. Protocolos do Sistema de Vigilância Alimentar e Nutricional – SISVAN na assistência à saúde. Brasília, 2008.

5. Caprio S, Daniels SR, Drewnowski A, et al. Influence of race, ethnicity, and culture on childhood obesity: implications for prevention and treatment: a consensus statement of Shaping America's Health and the Obesity Society. Diabetes Care. 2008; 31:2211-21.

6. Carvalho CA, Fonsêca PCA, Priore SE, Franceschini SCC, Novaes JF. Consumo alimentar e adequação nutricional em crianças brasileiras: revisão sistemática. Rev Paul Pediatr. 2015; 33(2):211-21.

7. Choudhary AK, Donnelly LF, Racadio JM, Strife JL. Diseases associated with childhood obesity. AJR Am J Roentgenol. 2007;188:1118-30.

8. Colucci ACA, Philippi ST, Slater B. Desenvolvimento de um questionário de frequência alimentar para avaliação do consumo alimentar de crianças de 2 a 5 anos de idade. Rev. Bras. Epidemiol. 2004;7(4):393-401.

9. Daniels SR, Arnett DK, Eckel RH, Gidding SS, Hayman LL, Kumanyika S, Robinson TN, Scott BJ, St Jeor S, Williams CL. Overweight in children and adolescents: pathophysiology, consequences, prevention, and treatment. Circulation. 2005;111(15):1999-2012.

10. Fisberg M, Maximino P, Kain J, Kovalskys I. Obesogenic environment – intervention opportunities. J Pediatr (Rio J). 2016.

11. Flynn, McNeil DA, Maloff B, Mutasingwa D, Wu M, Ford C, Tough SC. Reducing obesity and related chronic disease risk in children and youth: a synthesis of evidence with 'best practice' recommendations. Obesity reviews. 2006;7(1):7-66.

12. Freedman DS, Ogden CL, Berenson GS, Horlick M. Body mass index and body fatness in childhood. Curr Opin Clin Nutr Metab Care. 2005;8(6):618-623.

13. Freedman DS, Serdula MK, Srinivasan SR, Berenson GS. Relation of circumference and skinfold thicknesses to lipid and insulin concentrations in children and adolescents: the Bogalusa Heart Study. Am J Clin Nutr. 1999; 69:308-17.

14. Frisancho AR. Anthropometric Standards for the assessment of growth and nutritional status. Ann Arbor: University of Michigan Press; 1990. 189p.

15. Fumagalli F, Monteiro JP, Sartorelli DS, Vieira MNCM, Bianchi MLP. Validation of a food frequency questionnaire for assessing dietary nutrients in Brazilian children 5 to 10 years of age. Nutrition. 2008;24:427-432.

16. Fundação Instituto Brasileiro de Geografia e Estatística (IBGE). Estudo Nacional da Despesa Familiar 1974/1975: consumo alimentar – antropometria. Rio de Janeiro; 1977.

17. Fundação Instituto Brasileiro de Geografia e Estatística (IBGE). Pesquisa de orçamentos familiares 1996-1997: Antropometria e estado nutricional de crianças, adolescentes e adultos no Brasil. Brasília, DF; 1998.

18. Fundação Instituto Brasileiro de Geografia e Estatística (IBGE). Pesquisa de orçamentos familiares 2008-2009: Antropometria e estado nutricional de crianças, adolescentes e adultos no Brasil. Rio de Janeiro; 2010.

19. Heymsfield SB, Wang Z, Baumgartner RN, Ross R. Human body composition: Advances in models and methods. Annu Rev Nutr. 1997;17(1):527-58.

20. Himes JH. Challenges of accurately measuring and using BMI and other indicators of obesity in children. Pediatrics. 2009;124(1):S3-S22.

21. Himes JH, Dietz WH. Guidelines for overweight in adolescent preventive services: recommendations from an expert committee. The Expert Committee on Clinical Guidelines for Overweight in Adolescent Preventive Services. Am J Clin Nutr. 1994;59:307-16.

22. Janssen I, Heymsfield SB, Allison DB, Kotler DP, Ross R. Body mass index and waist circumference independently contribute to the prediction of nonabdominal, abdominal subcutaneous and visceral fat. Am J Clin Nutr. 2002;75:683-8.

23. Järvi A, Karlström B, Vessby B, Becker W. Increased intake of fruits and vegetables in overweight subjects: effects on body weight, body composition, metabolic risk factors and dietary intake. British Journal of Nutrition. 2016; 115(10):1760-8.

24. Lean ME, Han TS, Deurenberg P. Predicting body composition by densitometry from simple anthropometric measurements. Am J Clin Nutr. 1996;63:4-14.

25. Lean ME, Han TS, Morrison CE. Waist circumference as a measure for indicating need for weight management. BMJ. 1995;311: 158-61.

26. Lear SA, Humphries KH, Kohli S, Birmingham CL. The use of BMI and waist circumference as surrogates of body fat differs by ethnicity. Obesity (Silver Spring). 2007;15:2817-24.

27. Lohman, TG; Roche, AF; Martorell, R. Anthropometric standardization reference manual. Champaign: Human Kinetics Books; 1998.

28. Lutoslawska G, Malara M, Tomaszewski P, Mazurek K, Czajkowska A, Kêska A et al. Relationship between the percentage of body fat and surrogate indices of fatness in male and female Polish active and sedentary students. J Physiol Anthropol. 2014;33(1):10.

29. Martin A, Saunders DH, Shenkin SD, Sproule J. Lifestyle intervention for improving school achievement in overweight or obese children and adolescents. Cochrane Database of Systematic Reviews 2014. 2014;3:CD009728.

30. Mattar, R. Avaliação da composição corporal por bioimpedância: uma nova perspectiva. Âmbito Med Desport. 1995;11:22-4.

31. McCarthy HD, Cole TJ, Fry T, Jebb AS; Prentice, AM. Body fat reference curves for children. International Journal of Obesity. 2006;30:598-602.

32. McCarthy HD, Jarrett KV, Crawley HF. The development of waist circumference percentiles in British children aged 5.0-16.9 y. Eur J Clin Nutr. 2001; 55(10):902-7.

33. Monteiro JP. Consumo alimentar – Visualizando porções. Rio de Janeiro, Guanabara Koogan; 2007. 80p.

34. Moreno LA et al. Body fat distribution reference standards in Spanish adolescents: the AVENA Study. Int J Obes. 2007;31:1.798-805.

35. Palma, D; Oliveira, FLC; Escrivão, MAMS. Guia de nutrição clínica na infância e na adolescência. Barueri, SP: Manole; 2009.

36. Pauwels S, Doperé I, Huybrechts I, Godderis L, Koppen G, Vansant G. Validation of a food-frequency questionnaire assessment of methyl-group donors using estimated diet records and plasma biomarkers: the method of triads. Int J Food Sci Nutr. 2014;7486(6):1-6.

37. Pereira PF et al. Circunferência da cintura como indicador de gordura corporal e alterações metabólicas em adolescentes: comparação entre quatro referências. Rev. Assoc. Med. Bras. 2010;56(6):665-9.

38. Prado CM, Wells JC, Smith SR, Stephan BC, Siervo M. Sarcopenic obesity: A critical appraisal of the current evidence. Clin Nutr. 2012;31(5):583-601.

39. Protocolos do Sistema de Vigilância Alimentar e Nutricional – SISVAN na assistência à saúde. Adaptado de *Organización Mundial de la Salud. Curso de Capacitación sobre la evaluación del crecimiento del niño. Versión 1 – Novembre* 2006. Genebra, OMS, 2006.

40. Slater B, Fisberg RM, Philippi, ST; Latorre, MRO. Validation of a semi-quantitative adolescent food frequency questionnaire applied at a public school in São Paulo, Brazil. Eur J Clin Nutr. 2003;57:629-35.

41. Slaughter MH, Lohman TG, Boileau RA, Horswill CA, Stillman RJ, Van Loan MD, Bemben DA. Skinfold equations for estimation of body fatness in children and youth. Hum Biol. 1988; 60(5):709-23.

42. Sociedade Brasileira de Pediatria. Departamento de Nutrologia. Avaliação nutricional da criança e do adolescente – Manual de orientação. São Paulo; 2009.

43. Taylor RW, Jones IE, Williams SM, Goulding A. Evaluation of waist circumference, waist-to-hip ratio, and the conicity index as screening tools for high trunk fat mass, as measured by dual-energy X-ray absorptiometry, in children aged 3-19 y. Am J Clin Nutr. 2000;72:490-5.

44. Weffort VRS, Lopes LA. Avaliação Antropométrica e Nutricional. In: Weffort VRS, Lamounier JA. Nutrição em Pediatria: De Neonatologia à Adolescência. Barueri: Manole; 2009. 83-105p.

45. WHO. Obesity: Preventing and Managing the Global Epidemic. Report of a WHO Consultation. Genebra; 2000.

46. WHO: Multicentre Growth Reference Study Group. WHO Child Growth Standards (0 to <5 years): Length/Height-for-Age, Weight-for-Age, Weight-for-Length, Weight-for-Height and Body Mass Index-for-Age: Methods and Development. Geneva, WHO, 2006.

47. WHO: Multicentre Growth Reference Study Group. WHO Child Growth Standards (5 to 19 years): Length/Height-for-Age, Weight-for-Age, and Body Mass Index-for-Age: Methods and Development. Geneva, WHO, 2007.

Imunizações

4

■ Maria Célia Cervi ■ Ariadne Beatriz Silvério ■ Ivan Savioli Ferraz

■ Introdução

Imunizar é o ato de resguardar um indivíduo susceptível a doenças, por meio da ativação de células imunes, os linfócitos T, produzindo uma resposta protetora que pode ser humoral ou celular. Esse tipo de imunidade pode durar por muitos anos ou por toda vida e é chamada de imunização ativa. Existe ainda a imunização passiva que é quando fornecemos anticorpos prontos, as chamadas imunoglobulinas, para uma determinada doença.

As orientações sobre as imunizações são fornecidas pelo Ministério da Saúde por meio dos calendários vacinais, e também existem manuais explicando sobre cada vacina e seus efeitos fornecidos pelos Centros de Referência para Imunobiológicos Especiais (CRIE).

O calendário vacinal é dinâmico e sofre alterações de acordo com a situação epidemiológica e a disposição de imunobiológico adequado, além da faixa etária de maior risco; por esse motivo, é atualizado constantemente.

Para definição do calendário vacinal, além da epidemiologia, leva-se em consideração particularidades de alguns grupos específicos, como os indígenas, as gestantes e os idosos, que necessitam do seu próprio calendário vacinal. Esse calendário está disponível no site do Ministério da Saúde.

A Tabela 4.1 apresenta o calendário vacinal preconizado pelo Ministério da Saúde do Brasil, atualmente; mas há também outros calendários recomendados pelas Sociedades Brasileira de Pediatria (SBP) e de Imunizações (SBIm). O da SBP é apresentado na Tabela 4.2.

Há diferenças entre os calendários recomendados pelo Ministério da Saúde e pelas sociedades médicas, pois estas têm como objetivo principal a proteção individual, enquanto o Calendário Nacional normatiza as indicações pela rede do Sistema Único de Saúde (SUS) em todas salas de vacinas das unidades de saúde, e tem objetivos amplos de impacto epidemiológicos e individual. Geralmente, em unidades privadas de vacinação (clínicas de vacinas) são também oferecidos imunobiológicos não disponíveis no Programa Nacional de Imunização (PNI), mas recomendados por essas sociedades, havendo necessidade da prescrição médica. O PNI visa manter coberturas altas em todo território continental de nosso país, demandando recursos financeiros para produção e aquisição de produtos.

Como estratégia complementar à proteção individual, o PNI mantém CRIE em todas as capitais estaduais, em geral, ligados e coordenados por hospitais universitários para indicar, complementar e estudar indicações de proteção individual a segmentos populacionais especiais, como indivíduos imunocomprometidos. Também, esses centros são responsáveis por notificar e acompanhar efeitos adversos e novas indicações de imunobiológicos.

A seguir, serão feitos comentários sobre diferentes vacinas que compõem esses calendários.

TABELA 4.1. Calendário vacinal preconizado pelo Ministério da Saúde.

Idade	BCG	Hepatite B	Penta	DTP/ DTPa	VIP/ VOP	Rotavírus	Pneumocócica 10-valente	Meningocócica C	Febre amarela	Hepatite A	Tríplice viral	Tetra viral	Varicela	Influenza	HPV	Dupla adulto- (dT)	Pneumocócica 23-valente
Ao nascer	Dose única	Nascimento															
2 meses			1ª dose		1ª dose-VIP	1ª dose	1ª dose										
3 meses								1ª dose									
4 meses			2ª dose		2ª dose-VIP	2ª dose	2ª dose										
5 meses								2ª dose									
6 meses			3ª dose		3ª dose-VIP									Dose anual****			
9 meses									Dose única								
12 meses							Reforço	Reforço			1ª dose						
15 meses				1º reforço-DTP	1º reforço VOP					1ª dose		Dose única					
4 anos				2º reforço-DTP	2º reforço VOP								1 dose				
9 a 19 anos		3 doses*						Dose única ou reforço	1 dose*		2 doses*				2 doses	Reforço a cada 10 anos	1 dose*
20 a 59 anos		3 doses*							1 dose*		1 dose até 49 anos*, **					Reforço a cada 10 anos	1 dose*
60 anos ou mais		3 doses*							Dose única*							Reforço a cada 10 anos	Reforço
Gestante		3 doses*		1 a cada gestação, a partir de 20 semanas***										1 dose		3 doses*	

* A depender da situação vacinal; ** Duas doses de 20 a 29 anos; *** Até puerpério (45 dias após o parto); **** Até os 5 anos, sendo a primeira tomada dividida em duas doses com intervalo de 30 dias.
Fonte: Adaptada do Calendário nacional de vacinação do Portal do Ministério da Saúde, vigente em 2018[8].

TABELA 4.2. Calendário vacinal recomendado pela Sociedade Brasileira de Pediatria.

Vacinas	Idade												
	Ao nascer	2 meses	3 meses	4 meses	5 meses	6 meses	9 meses	12 meses	15 meses	18 meses	4 a 6 anos	11 anos	14 anos
BCG	x												
Hepatite B	x	x		x		x							
DTP/DTPa		x		x		x			x		x		
dT/dTpa													x
Hib		x		x		x			x				
VIP/VOP		x		x		x			x		x		
Pneumocócica conjugada		x		x		x		x					
Meningocócica C e A, C, W e Y conjugadas			x		x			x				x	x
Meningo B recombinante			x		x		x	x					
Rotavírus		x		x									
Influenza						x	x						
SCR/Varicela/SCRV								x	x				
Hepatite A								x		x			
Febre amarela	A partir dos 9 meses de idade												
HPV	Meninas e meninos a partir dos 9 anos de idade												
Dengue	A partir de 9 anos de idade com infecção prévia (soropositivo para dengue)												

Fonte: Adaptada do Calendário de vacinação da Sociedade Brasileira de Pediatria, vigente em novembro de 2018[9].

■ Bacilo de Calmette e Guérin (BCG)

Vacina administrada em dose única de 0,1 ml, via intradérmica, de preferência, nas primeiras horas após o nascimento; porém, não deve ser realizada, caso a criança tenha peso inferior a 2.000 g. É produzida a partir de cepas atenuadas de *Mycobacterium bovis*.

Esta vacina é indicada para prevenir as formas graves da tuberculose (miliar e meníngea). Disponibilizada rotineiramente para as crianças até 4 anos,11 meses e 29 dias não vacinadas previamente.

A lesão vacinal, normalmente, tem a seguinte evolução: entre 3 e 4 semanas surge uma nodulação no local, entre 4 e 5 semanas o nódulo evolui para uma pústula, que em seguida transforma-se em úlcera entre 4 e 10 mm de diâmetro e, finalmente, entre 6 e 12 semanas, evolui para crosta.

Nos pacientes expostos à infecção materna ou infectados pelo HIV devemos seguir as seguintes recomendações:

- Filhos de mãe infectadas pelo HIV podem receber, precocemente, até os 6 meses de idade desde que assintomáticos e em acompanhamento para excluir a infecção perinatal. Em situação de maior risco de infecção pelo HIV, na qual a mãe não tenha feito a profilaxia antirretroviral adequadamente durante a gestação ou quando a criança for prematura, deve-se aguardar a exclusão da infecção pelo HIV para realizar a vacina.
- Crianças entre 18 meses e 4 anos, 11 meses e 29 dias, não vacinadas, receberão a vacina após sorologia HIV negativa.
- Crianças e adolescentes infectados pelo HIV não devem ser vacinados, mesmo que assintomáticos.

■ Hepatite B (HepB)

Vacina administrada em quatro doses pelo atual esquema, sendo a primeira dose ao nascimento, de preferência nas primeiras 24 horas de vida, e as outras com 2, 4 e 6 meses de vida, em conjunto com a vacina pentavalente. A vacina da hepatite B é recombinante, ou seja, constituída de partículas não infecciosas de antígeno de superfície da Hepatite B (HBsAg) altamente purificadas. A dose a ser aplicada é 0,5 ml em crianças até 19 anos e 1 ml em adultos, via intramuscular.

É indicada para gestante de qualquer faixa etária e idade gestacional, para a população entre 1 e 49 anos, para indivíduos integrantes de grupos vulneráveis, como os indígenas, os trabalhadores da área da saúde, os presidiários, os usuários de drogas, os caminhoneiros, os profissionais do sexo e os coletores de lixo.

Em recém-nascidos de mães portadoras de hepatite B devem ser administradas tanto a vacina quanto a imunoglobulina hiperimune contra o vírus da hepatite B, cada uma em um grupo muscular diferente.

■ Pentavalente (DPTHibHepB)

Cinco componentes são combinados nesta vacina: difteria, coqueluche, tétano, *Haemophilus influenzae* tipo B e hepatite B. É composta pela combinação de toxoides purificados de difteria e tétano e suspensão celular inativada de *Bordetella pertussis* (células inteiras). Esses três últimos componentes compunham a DPT, antiga vacina tríplice contra difteria, coqueluche e tétano. Depois, foi combinada com a vacina de oligossacarídeos conjugados de *Haemophilus influenzae* tipo B (conjugada), passando a constituir a vacina tetravalente. E, como última combinação com a vacina com antígeno de superfície da hepatite B (recombinante), completou o quinto componente da vacina pentavalente atual. Existem, ainda, outros produtos em rede privada de vacinas como penta + VIP completando seis componentes da vacina hexavalente, que permite diminuir o número de injeções, mas que na rede SUS restringe uso apenas para os pacientes com distúrbios de coagulação.

Atualmente, a vacina pentavalente é realizada aos 2, 4 e 6 meses de vida. Ela é encontrada na forma de suspensão líquida a ser aplicada 0,5 ml, via intramuscular profunda, e deve ser administrada em crianças até 7 anos de idade.

Essa vacina é contraindicada nas crianças que tenham apresentado, após aplicação de dose anterior, efeitos adversos que possam ser atribuídos ao componente pertussis de célula inteira, ou seja, qualquer das seguintes manifestações: febre elevada (temperatura $\geq$ 39 °C) dentro de 48 horas após a vacinação (e não devida a outras causas identificáveis); convulsões até 72 horas após administração da vacina; colapso circulatório, com estado tipo choque ou com episódio hipotônico-hiporresponsivo (EHH), até 48 horas após a administração de vacina prévia; encefalopatia nos primeiros 7 dias após a vacinação prévia.

Nas situações de eventos adversos graves deve-se preencher ficha de notificação e solicitar vacina DTPa (acelular) para as doses subsequentes.

■ Difteria, tétano e pertussis acelular

São duas as vacinas: DTPa e dTpa. Ambas contêm componentes dos toxoides purificados de difteria e tétano e suspensão acelular do pertussis.

A DTPa é indicada para crianças até 5 anos de idade, quando a vacina pentavalente estiver contraindicada, no mesmo esquema dessa. A dose é de 0,5 ml, via intramuscular. Já a dTpa é indicada para maiores de 7 anos e nas gestantes. Nestas últimas, a fim de prevenir o tétano neonatal e conferir uma proteção indireta para o bebê nos primeiros meses de vida contra a coqueluche. Também aplicada na dose de 0,5 ml, via intramuscular.

■ Difteria e tétano adulto (dT)

Vacina adsorvida que associa os toxoides diftérico e tetânico, a ser aplicada 0,5 ml, via intramuscular profunda. É realizada nos maiores de 7 anos de idade para reforço ou naqueles com esquema incompleto ou não vacinados do seguinte modo:

- **Com esquema vacinal completo:** reforço a cada 10 anos.
- **Com esquema incompleto:** completar o esquema.

- **Sem comprovação vacinal:** realizar 3 doses (intervalo de 60 dias entre elas, mínimo de 30 dias).

Esta é uma vacina que pode ser realizada em gestante, em qualquer fase da gestação.

■ Vacina *Haemophilus influenzae* tipo B (Hib)

Vacina produzida com polissacarídeo capsular purificado do *Haemophilus influenzae* tipo B, conjugado com a proteína tetânica.

A dose a ser aplicada é de 0,5 ml, via subcutânea ou intramuscular. É contraindicada em crianças menores de 2 meses de idade. O esquema a ser seguido em menores de 6 meses é de três doses (com 2, 4 e 6 meses), com intervalo de 2 meses entre elas. Entre 6 meses e 12 meses realiza-se esquema de duas doses. Para crianças imunocompetentes entre 1 e 5 anos de idade, o esquema preconizado é a dose única. Para aquelas crianças imunocomprometidas nessa idade, recomendam-se duas doses da vacina.

Normalmente, é realizada em conjunto com a vacina pentavalente, porém, se houver contraindicação dessa formulação, administram-se as vacinas de forma separada: DTPa + hepatite B + Hib.

■ Poliomielite (vacina inativada poliomelite [VIP] e vacina oral poliomielite [VOP])

A VIP é a vacina inativada da poliomielite, trivalente injetável e composta pelos vírus da poliomielite tipos 1, 2 e 3 inativados. Devem ser aplicadas 0,5 ml, via intramuscular.

A vacina é realizada com 2, 4 e 6 meses de idade, e em situações de risco epidemiológico pode ser feita com intervalo de 30 dias entre as doses.

Em crianças nascidas de mulheres com comprometimento imunológico (p. ex., mãe infectada pelo HIV), o esquema de reforço deve ser feito somente com VIP. As crianças imunodeprimidas e as gestantes que necessitem completar esquema para poliomielite também devem receber VIP.

A VOP é uma vacina trivalente ou bivalente, composta por vírus poliomielite atenuado, produzida em cultivo celular seriado com vírus tipo 1, 2 e 3, ou, como atualmente indicada pelo vírus tipo 1 e 3, pela baixa circulação do vírus poliomielite tipo 2.

Atualmente, é utilizada para realizar os dois reforços aos 15 meses e aos 4 anos de idade. A dose preconizada é de 2 gotas, via oral, devendo-se repetir a dose caso a criança regurgite, cuspa ou vomite após a administração da vacina. É contraindicado o uso da VOP (vírus atenuado) em pacientes com imunodeficiência humoral ou celular e/ou contactantes domiciliares de pacientes com imunodepressão (HIV, câncer e com uso tratamentos imunossupressores, transplantados de medula óssea), em pacientes internados ou com histórico de paralisia flácida após dose anterior.

Os indivíduos com mais de 5 anos sem comprovação vacinal deverão receber três doses da VOP, com intervalo de 60 dias entre elas ou, no mínimo, de 30 dias. Para aque-les com esquema vacinal incompleto, este deve ser completado. Ainda, uma dose de reforço vacinal está indicada para aqueles já vacinados com três ou mais doses, sendo a última há mais de 12 meses, quando forem viajar para região com indicação de vacinação na presença de circulação do poliovírus.

■ Rotavírus humano atenuada

Constituída por um sorotipo do rotavírus humano da cepa RIX4414, conferindo proteção às gastroenterites causadas pelo rotavírus G1, oferece proteção cruzada contra os outros sorotipos (G2, G3, G4 e G9).

Administra-se o volume de 1,5 ml, via oral, e a dose não deve ser repetida, caso a criança regurgite, cuspa ou vomite. O esquema é feito com duas doses, com 2 e 4 meses de vida. A primeira dose pode ser feita a partir de 1 mês e 15 dias até 3 meses e 15 dias de vida, e a segunda dose pode ser administrada a partir de 3 meses e 15 dias até 7 meses e 29 dias. Importante: manter intervalo de 30 dias entre as doses, e não realizar a segunda dose, se a primeira não tiver sido feita.

Contraindicada na presença de imunossupressão grave, no uso de corticosteroides em doses imunossupressoras ou de quimioterápicos, também não pode ser administrada em crianças com invaginação intestinal ou com malformação congênita do trato gastrintestinal.

Na rede privada é oferecida a vacina pentavalente contra rotavírus (G1, G2, G3, G4 e P1A8), realizada em três doses, com 2, 4 e 6 meses, devendo-se sempre respeitar os limites de idade. Após início de um esquema, este nunca deve ser trocado por outro.

■ Pneumocócica 10-valente

Contém polissacarídeos capsulares bacterianos purificados do Streptococcus pneumoniae equivalentes a 10 sorotipos (1, 4, 5, 6B, 7F, 9V, 14, 18C, 19F e 23F), sendo indicada para prevenir infecções invasivas pelo pneumococo.

É uma vacina administrada entre 2 e 4 meses de idade, com um reforço aos 12 meses, considerando intervalo de 6 meses após o esquema básico. Para crianças entre 12 e 23 meses, sem comprovação vacinal, indica-se única dose. A dose é aplicada no volume de 0,5 ml, via intramuscular profunda. É fornecida até os 4 anos, 11 meses e 29 dias.

■ Pneumocócica 23-valente

Constituída de suspensão de antígenos polissacarídicos purificados, não conjugados, com 23 sorotipos de pneumococo: 1, 2, 3, 4, 5, 6B, 7F, 8, 9N, 9V, 10 A, 11 A, 12F, 14, 15B, 17F, 18C, 19A, 19F, 20, 22F, 23F e 33F.

É indicada contra infecções invasivas na população indígena, nos maiores de 60 anos e naqueles com condições clínicas especiais que denotem maior susceptibilidade, e contraindicada em menores de 2 anos.

O esquema atual é de duas doses, com intervalo de 5 anos entre elas. A dose a ser aplicada é de 0,5 ml, de preferência, via intramuscular, mas pode ser administrada via subcutânea.

■ Vacinação contra meningite meningocócica

O esquema de vacinação contra a meningite bacteriana utilizado no Brasil, inicialmente, incluiu a vacina meningocócica C conjugada apenas para crianças menores de 2 anos, não tendo havido impacto precoce em grupos etários não vacinados. Desse modo, se consideradas todas as regiões e faixas etárias, o sorogrupo C permanece sendo o principal sorogrupo causador de doença meningocócica no Brasil. Entretanto, ao analisarmos as taxas de incidência por idade, observamos um predomínio do sorogrupo B em menores de 5 anos, com presença do sorogrupo W em diversos grupos etários, particularmente na região Sul do país, chegando a representar, em 2017, mais de 20% dos casos em alguns Estados. Como detalhado a seguir, há diferentes vacinas contra a meningite meningocócica.

• Meningocócica C

Constituída por polissacarídeos capsulares purificados da Neisseria meningitidis C, deve ser aplicada 0,5 ml, via intramuscular. O esquema a ser feito é de duas doses com 3 e 5 meses de vida e um reforço com 12 meses, podendo ser administrada até os 4 anos, 11 meses e 29 dias. Crianças entre 12 meses e 4 anos, 11 meses e 29 dias, sem comprovação vacinal, recebem apenas uma dose.

• Meningocócica A, C, W e Y

Vacina conjugada constituída de dois frascos, sendo um deles com pó liofilizado de oligossacarídeos do meningococo do subgrupo A, e o outro frasco com oligossacarídeos dos outros subgrupos (C, W135 e Y), na forma líquida, aplicada 0,5 ml, via intramuscular. Esta vacina é recomendada na rede privada, a partir de 2 anos de idade, em dose única, complementando esquema indicado pelo SUS, no sentido de ampliar a cobertura a outros sorogrupos. Ela também pode ser utilizada como esquema básico desde faixas etárias menores 2 anos; porém, por ser produto de maior custo, ainda não é oferecida pelo SUS ou pelos CRIE.

• Meningocócica B

Vacina adsorvida recombinante na forma de suspensão injetável, recomendada a partir dos 2 meses de idade, com dose 0,5 ml, por via intramuscular.

De acordo com os dados epidemiológicos inicias descritos anteriormente, essa vacina está, atualmente, disponível apenas na rede particular devido ao seu alto custo. No entanto, o calendário do SUS nos próximos anos poderá ser modificado de acordo com as mudanças epidemiológicas.

O esquema proposto é de três doses, para os menores de 6 meses, com intervalo de 2 meses entre as doses, e após os 6 meses de vida, duas doses com intervalo de 2 meses entre elas.

■ Influenza

Composta por partículas de cepas inativadas do *Myxovirus influenzae*, cultivados em ovos embrionados de galinha, a composição e a concentração de antígenos de hemaglutinina são definidas a cada ano em função de dados epidemiológicos que apontam o tipo e a cepa do vírus circulantes no ano anterior e nos hemisférios norte e sul.

Há duas composições como trivalente: de duas cepas influenza A e uma cepa do B – comumente usada de forma geral –, no qual o Brasil tem produzido, mas também adquirido alguns produtos, por não ter autonomia integral na produção. Desde 2017, a Organização Mundial de Saúde (OMS) tem recomendado a vacina contra influenza quadrivalente (2 FLU A + 2 FLU B), pela elevação na circulação de influenza B.

A vacina é oferecida anualmente para grupos selecionados de indivíduos susceptíveis, como crianças a partir dos 6 meses de vida até os 5 anos de idade, gestantes, portadores de doenças crônicas ou condições clínicas especiais.

As doses, a serem aplicadas via intramuscular, são mostradas na Tabela 4.3.

TABELA 4.3. Esquema de dose e volume de aplicação da vacina contra o vírus da Influenza.

Idade	Número de doses	Volume (ml)	Intervalo mínimo
6 meses a 2 anos	2	0,25	3 semanas
3 a 8 anos	2	0,5	3 semanas
a partir de 9 anos	1	0,5	

Fonte: Calendário nacional de vacinação do Portal do Ministério da Saúde, vigente em 2018[8].

■ Febre amarela

Composta de vírus vivos atenuados derivados da linhagem 17DD, deve ser aplicada na dose 0,5 ml, via subcutânea, sendo indicada a partir de 9 meses de vida, em dose única. Está também indicada para prevenir a doença em residentes ou viajantes que se desloquem para as áreas de recomendação de vacinação e países com risco da doença.

É contraindicada para gestantes, mulheres amamentando até os 6 meses de vida da criança e idosos com mais de 60 anos que nunca receberam a vacina. Avaliar a necessidade da vacinação em imunossuprimidos. Nos menores de 2 anos não administrar em conjunto com tríplice viral, tetraviral ou varicela.

■ Tríplice viral (SCR)

Contra sarampo, caxumba e rubéola é composta por vírus vivos atenuados das cepas Wistar RA 27/3 do vírus da rubéola, Schwarz do sarampo e RIT 4385, derivada de Jeryl Lynn da caxumba. É aplicada no volume de 0,5 ml, via subcutânea.

O atual esquema é realizado com uma dose aos 12 meses de vida. No entanto, são necessárias duas doses para adequado poder imunizante, que no esquema atual se completa com a vacina tetraviral.

Não se deve administrar essa vacina em gestantes. Mulheres em idade fértil devem aguardar pelo menos um mês para engravidar, após serem vacinadas. Em indivíduos acima de 15 meses, sem vacinação comprovada, deve-se administrar duas doses com intervalo de 30 dias entre elas.

Em situações de bloqueio vacinal nos menores de 12 meses, pode ser administrada uma dose entre 6 e 11 meses, porém não alterando o calendário vacinal posterior.

■ Tetraviral (SCRV)

Composta por vírus vivos atenuados das cepas Schwarz do sarampo, RIT 4385 derivada de Jeryl Lynn da caxumba, RA 27/3 do vírus da rubéola e OKA da varicela, essa vacina dever ser realizada como reforço da tríplice viral aos 15 meses de idade.

A dose deve ser de 0,5 ml, via subcutânea, só podendo ser administrada após uma dose anterior de tríplice viral. Não deve ser utilizada em surtos de varicela, quando é preconizado administrar a vacina contra o vírus da varicela isoladamente.

■ Varicela

Vacina de vírus varicela-zoster vivo atenuado, proveniente da cepa OKA. A primeira dose contra varicela a ser administrada com 15 meses está contida na vacina tetraviral. Atualmente, é aplicada uma segunda dose da vacina contra varicela isolada aos 4 anos.

Para a profilaxia pós-exposição (bloqueio após exposição) pode ser administrada uma dose a partir dos 9 meses, mantendo-se o esquema habitual. A dose recomendada é de 0,5 ml, via subcutânea.

■ Hepatite A

Composta pelo vírus da hepatite A inativado, é aplicada na dose de 0,5 ml, via intramuscular.

De acordo com o atual calendário é realizada dose única aos 12 meses, mas todas as crianças podem recebê-la até 1 ano, 11 meses e 29 dias. Pode ser indicada para bloqueio em situações de surtos em comunidades fechadas.

■ Papiloma vírus humano (HPV)

Vacina quadrivalente recombinante inativada constituída por proteínas L1 do papilomavírus humano 6, 11, 16 e 18, aplicada na dose de 0,5 ml, via intramuscular.

É indicada para meninas entre 9 e 14 anos de idade e meninos entre 11 e 14 anos e não há contraindicação para as jovens com imunodepressão, porém, deve-se evitar o uso durante a gestação. O esquema em uso no Brasil preconiza duas doses, com intervalo de 6 meses entre elas.

Para indivíduos vivendo com HIV/AIDS, a vacina é indicada dos 9 aos 26 anos, em três doses (0, 2 e 6 meses).

Na rede privada essa vacina é liberada a partir dos 9 anos de idade para ambos os sexos, sendo propostas duas doses com intervalo de 6 meses para os indivíduos de 9 a 14 anos, e três doses para os indivíduos maiores de 15 anos,

seguindo o intervalo de 2 meses entre a primeira e a segunda dose, e de 4 meses entre a segunda e a terceira dose, conforme esquema usado no desenvolvimento da vacina.

■ Dengue

Vacina recombinante com cepa Y do vírus da febre amarela atenuada contra os sorotipos 1, 2, 3 e 4 da dengue, com dose de 0,5 ml, via subcutânea, no esquema de três doses, com intervalo de 6 meses entre elas, liberada a partir dos 9 até 45 anos de idade. Ainda é aplicada apenas na rede privada, pois há outras vacinas em desenvolvimento que podem ter maior eficácia.

A OMS recomenda apenas nos indivíduos que já tiveram infecção prévia pelo vírus da dengue (soropositivos). É contraindicada em gestantes, mulheres amamentando e portadores de imunodeficiências. Também está contraindicado administrá-la em conjunto com outras vacinas do calendário.

■ Vacina contra raiva

A vacina é produzida no Brasil, em culturas de células, evitando efeitos adversos, com cepas do vírus Pasteur (PV) ou Pittman-Moore (PM) inativados.

Esta vacina tem indicação na profilaxia da raiva humana nos seguintes casos:

- **Pré-exposição:** nos indivíduos que pelas atividades exercidas estão frequentemente expostos ao risco de infecção.

  Recomenda-se usar a via intradérmica, realizando-se três doses, nos dias 0, 7 e 28. Após vacinação deve ser verificada a comprovação sorológica da presença de títulos protetores de anticorpos (superiores a 0,5 UI/ml). Se esses títulos não forem atingidos ou comprovados, repete-se mais uma dose da vacina, refazendo-se a quantificação dos anticorpos 14 dias após.

- **Pós-exposição:** indivíduos que sofreram mordedura, arranhadura ou lambedura (ver Tabela 4.4, na pós-exposição) de cão ou gato.

  Quando indicada a vacinação (Tabela 4.4), realizam-se quatro doses nos dias 0, 3, 7 e 14, via intramuscular, e também quatro doses, nos dias 0, 3, 7 e 28, via intradérmica.

- **Reexposição:** em indivíduos que já tenham recebido profilaxia anteriormente.

  As doses de vacina anteriormente recebidas serão consideradas. Assim, se o indivíduo realizou esquema completo há menos de 90 dias, não há necessidade de retratamento. Se a reexposição ocorrer após 90 dias, duas doses adicionais de vacina são recomendadas (dias 0 e 3). No caso de esquema antirrábico incompleto antes de 90 dias, deve-se apenas completar as doses, e após os 90 dias, deve-se seguir o esquema proposto na Tabela 4.4. O volume a ser administrado varia de 0,1 ml, via intradérmica, e de 0,5 a 1,0 ml, via intramuscular.

TABELA 4.4. Recomendações para profilaxia contra raiva.

Tipo de exposição	Condições do animal agressor		
	• Cão ou gato sem suspeita de raiva.	• Cão ou gato clinicamente suspeito de raiva.	• Cão ou gato raivoso, desaparecido ou morto.
Contato indireto	• Lave com água e sabão e não trate.	• Lave com água e sabão e não trate.	• Lave com água e sabão e não trate.
Acidente leve	• Lave com água e sabão. Observe o animal por 10 dias. Se o animal morrer, desaparecer ou tornar raivoso, administre quatro doses da vacina.	• Lave com água e sabão. Faça duas doses de vacina (dias 0 e 3) e observe o animal por 10 dias, se descartada a suspeita, suspenda esquema profilático. Se o animal morrer, desaparecer ou se tornar raivoso, administre as outras duas doses da vacina.	• Lave com água e sabão. Inicie o esquema com quatro doses.
Acidente grave	• Lave com água e sabão. Faça duas doses (dias 0 e 3) e observe o animal por 10 dias. Descartada a suspeita, suspenda esquema profilático. Se o animal morrer, desaparecer ou se tornar raivoso, administre as outras duas doses da vacina.	• Lave com água e sabão. Faça duas doses (dias 0 e 3) e observe o animal por 10 dias. Descartada suspeita, suspenda esquema profilático. Se o animal morrer, desaparecer ou tornar raivoso, administre as outras duas doses da vacina.	• Lave com água e sabão. Inicie o esquema com quatro doses e soro.

Fonte:. Esquema para profilaxia da raiva humana com vacina de cultivo celular. Brasil. Ministério da Saúde. Secretaria de Vigilância em Saúde. s.l; s.n; jan. 2010. Cartazcolor. 46 x 64 cm. Disponível em: http://portalarquivos2.saude.gov.br/images/pdf/2018/abril/30/Esquema-de-profilaxia-da-raiva-humana.pdf.

■ Considerações finais

A vacinação é uma das maiores conquistas da saúde pública e atua ativamente no controle de doenças transmissíveis, a fim de evitá-las e até mesmo erradicá-las, como foi com a varíola.

No decorrer da história, podemos notar o avanço das técnicas e a produção de novas vacinas, desde Edward Jenner, que em 1796, pôde, por meio da observação da varíola bovina, fabricar a primeira vacina contra a varíola humana. Assim, devemos à vacinação inegáveis benefícios para a melhoria da medicina atual.

CASOS CLÍNICOS

A seguir, são apresentadas indicações para vacinação de algumas crianças que passaram por consulta médica, bem como suas respectivas justificativas, de acordo com seus históricos e condições de saúde próprias ou de familiares.

1. Criança de 15 meses apresentando "resfriado, com o nariz escorrendo e tossindo muito, mas sem febre".

   Indicações: aplicar todas as vacinas programadas para a idade da criança. Afecções comuns da infância, como os resfriados, não se constituem em contraindicações.

2. Criança hígida com 15 meses, mãe não apresenta queixas de saúde em relação ao seu filho. Tem um irmão de 5 anos de idade que está em tratamento de leucemia linfoide aguda há 1 mês.

   Indicações: devem ser aplicadas as vacinas DPT, VIP, tetra viral e contra a hepatite A. Contactantes de pacientes imunodeprimidos "não" devem receber a vacina VOPb.

3. Criança com 4 anos, portadora de epilepsia e em uso de fenobarbital, apresentou um episódio de crise convulsiva há 7 dias.

   Indicações: devem ser aplicadas as vacinas DT, VOPb e contra a varicela. Pacientes com doença neurológica em atividade "não" devem receber o componente pertussis da vacina DPT (nem mesmo a forma acelular). Outra alternativa seria aguardar o controle das crises convulsivas e, então, aplicar a vacina DPT (ou, preferencialmente, a DPaT).

4. Paciente com 9 meses, a mãe acha que está "resfriada". A criança está bem e não há anormalidades no exame físico e com a seguinte situação vacinal:

   - ■ nascimento: hepatite B;
   - ■ 1 mês: BCG;
   - ■ 2 meses: pentavalente + rotavírus + pneumococo 10-valente + VIP;
   - ■ 3 meses: meningococo C.

   Indicações: devem ser aplicadas as vacinas pentavalente, pneumococo 10-valente, VIP, meningococo C, febre amarela e influenza. Não há intervalo máximo entre a aplicação das doses das vacinas, apenas intervalo mínimo). Exceção: a segunda dose da vacina contra o rotavírus só pode ser administrada até os 7 meses e 29 dias; com 11 meses de idade administrar as vacinas pentavalente e VIP.

5. Minutos após receber as vacinas dos 4 meses de idade, criança apresentou início súbito de hipotonia e hiporresponsividade, associados à alteração da coloração da pele (cianose dos lábios). Hoje, aos 6 meses de idade, está bem/assintomática e sem alterações ao exame físico.

   Indicações: devem ser aplicadas as vacinas DTPa*, VIP e contra influenza (esta, no período de circulação do vírus da Influenza), além das versões monovalentes das vacinas contra a hepatite B e Haemophilus influenzae tipo B. Crianças que apresentaram choque hipotônico-hiporresponsivo após a aplicação da vacina pentavalente de "células inteiras" devem receber, nas doses posteriores, o componente pertussis na sua forma acelular.

- Para se evitar a aplicação de várias injeções, pode ser usada a vacina DTPa-Hib (tetra bacteriana) – com a versão monovalente da vacina contra hepatite B –, ou ainda a pentavalente acelular.

6. Criança de 12 meses em boas condições e sem anormalidades ao exame físico. Está recebendo vacina contra a raiva porque foi mordida por um cachorro desconhecido há 1 semana. O cartão de vacinas mostra a seguinte situação:

- nascimento: hepatite B;
- 1 mês: BCG;
- 2 meses: pentavalente + rotavírus + pneumococo 10-valente + VIP (vacina inativada contra a poliomielite);
- 3 meses: meningococo C;
- 4 meses: pentavalente + rotavírus + pneumococo 10-valente + VIP;
- 5 meses: meningococo C;
- 6 meses: pentavalente + VIP (vacina inativada contra a poliomielite) + influenza;
- 7 meses: influenza.
- Indicações: devem ser aplicadas as vacinas contra febre amarela **ou** SCR, além da meningococo C e pneumococo 10-valente. Crianças menores de 2 anos de idade **não** devem receber as vacinas contra febre amarela e SCR simultaneamente devido a uma possível interferência na resposta imunológica a esses produtos farmacêuticos. Deve-se aguardar um intervalo de, pelo menos, 4 semanas entre as doses. Finalmente, a vacinação contra a raiva não está contraindica com a aplicação das demais vacinas.

7. Criança de 12 meses, mãe relata que há 1 mês a criança ficou toda "empolada" (urticária), após comer um bolo que continha ovo. O histórico vacinal mostra:

- nascimento: BCG + hepatite B;
- 2 meses: pentavalente + VIP + rotavírus + pneumo-10;
- 3 meses: meningo C
- 4 meses: pentavalente + VIP + rotavírus + pneumo-10;
- 5 meses: meningo C;
- 6 meses: pentavalente + VIP;
- 8 meses: influenza.

Indicações: essa criança poderia receber hoje as vacinas febre amarela + meningo C + pneumo-10 +i, pois, apenas as reações anafiláticas após a ingestão de ovo constituem-se em contraindicações à aplicação da vacina contra febre amarela e influenza.

■ Referências bibliográficas

1. Sato HK, Sáfadi MAP, Kfouri RA; Marques SR. Imunizações em Pediatria – Série atualizações pediátricas. São Paulo, Atheneu; 2013.
2. Brasil. Ministério da Saúde. Secretaria de Vigilância em Saúde. Departamento de Vigilância das Doenças Transmissíveis. Manual de Normas e Procedimentos para Vacinação/Ministério da Saúde, Secretaria de Vigilância em Saúde, Departamento de Vigilância das Doenças Transmissíveis. Ministério da Saúde, Brasília; 2014.
3. Brasil. Ministério da Saúde. Secretaria de Vigilância em Saúde. Departamento de Vigilância das Doenças Transmissíveis. Manual dos centros de referência para imunobiológicos especiais/Ministério da Saúde, Secretaria de Vigilância em Saúde, Departamento de Vigilância das Doenças Transmissíveis. 4.ed. Ministério da Saúde, Brasília; 2014.
4. Brasil. Ministério da Saúde. Normas técnicas de profilaxia da raiva humana. Revisada. Ministério da Saúde, Brasília; 2014. [Acesso 2018 jun. 20]. Disponível em: http://portalarquivos.saude.gov.br/images/pdf/2015/outubro/19/Normas-tecnicas-profilaxia-raiva.pdf.
5. Brasil. Ministério da Saúde. Secretaria de Atenção à Saúde. Febre amarela: guia para profissionais de saúde/Ministério da Saúde, Secretaria de Atenção à Saúde. Ministério da Saúde, Brasília; 2018.
6. São Paulo. Secretaria de Estado da Saúde. Disponível em: http://portal.saude.sp.gov.br/resources/cve-centro-de-vigilancia-epidemiologica/areas-de-vigilancia/imunizacao/doc/calendario_vacinacao_set2018.pdf.
7. Sociedade Brasileira de Imunizações (SBIm). Disponível em: https://sbim.org.br/images/calendarios/calend-sbim-crianca.pdf./https://sbim.org.br/images/calendarios/calend-sbim-prematuro.pdf.
8. Portal do Ministério da Saúde. Calendário nacional de vacinação, nov 2018. Disponível em: http://portalarquivos2.saude.gov.br/images/pdf/2018/julho/11/Calendario-de-Vacinacao-2018.pdf.
9. Sociedade Brasileira de Pediatria (SBP). Departamento de Imunizações e Departamento de Infectologia. Calendário de vacinação da SBP 2018. n. 9, ago 2018. Disponível em: http://www.sbp.com.br/fileadmin/user_upload/21273e-DocCient-Calendario_Vacinacao_2018-final2.pdf.

Crescimento e suas alterações: baixa estatura

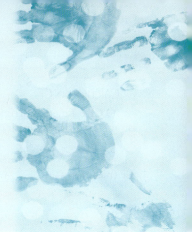

Luis Eduardo Arantes de Almeida ■ Carlos Eduardo Martinelli Júnior ■ Inez Tomita ■ Heloísa Bettiol

■ Introdução

Baixa estatura (BE) é definida como qualquer estatura menor ou igual a –2 desvios-padrão (DP) da média populacional, e alta estatura (AE) aquela superior ou igual a +2 desvios-padrão, sendo estatura normal as que estão dentro desse intervalo. Como a estatura por idade tem distribuição normal, esses limites correspondem aproximadamente aos percentis 3 (P3) e 97 (P97)[1].

Quanto mais a estatura estiver acima ou abaixo desses limites, maior a chance de se encontrar situações patológicas. Três por cento de crianças perfeitamente normais situam-se abaixo do terceiro percentil para a estatura. Mas as que se situam abaixo de 3 desvios-padrão terão enorme possibilidade de ter doenças[2].

No estudo do crescimento, as curvas de velocidade (VC) têm maior sensibilidade para detectar problemas, pois há possibilidade de 80% de ocorrer doença quando a velocidade estiver abaixo do percentil 10, e 95% de chance quando estiver abaixo do P3. Entretanto, VC acima do percentil 10, em pacientes com estatura abaixo do P3, não significa garantia de crescimento normal[3].

O monitoramento do crescimento das crianças com BE tem como objetivo separar as portadoras de doenças das variantes normais, evitando tratamentos medicamentosos desnecessários.

A investigação da BE ou da estatura normal, mas muito afastada da estatura alvo dada pelo canal familiar, são similares e envolvem:

• História clínica

Detecta sintomas de doenças crônicas atuais ou pregressas, particularmente as de comprometimento sistêmico grave, como hormonais, renais, hepáticas, hematológicas, cardíacas, neurológicas, genéticas etc.; obtém informações sobre as condições e duração da gestação, peso e comprimento ao nascer, intercorrências perinatais, alimentação nos primeiros anos de vida, uso crônico de medicamentos, principalmente corticosteroides; consegue medidas prévias de peso e estatura para a avaliação do canal de crescimento e da velocidade de crescimento; investiga histórico familiar de baixa estatura ou de doenças com repercussões sobre o crescimento, incluindo ambiente psicológico.

• Exame físico e antropometria

Deve-se atentar para possíveis sinais das doenças mencionadas anteriormente e para a presença de dimorfismos, já que as síndromes genéticas constituem grupo importante de causa de baixa estatura.

O estadiamento puberal é indispensável na avaliação do crescimento, pois sinaliza o momento em que o estirão deverá ocorrer ou em que fase do estadiamento a criança está.

As medidas utilizadas na avaliação da criança com BE são peso, comprimento ou estatura, estatura sentada, perímetro craniano, envergadura. As medidas dos segmentos corporais auxiliam no diagnóstico diferencial, principalmente quando há suspeita de displasias ósseas. O segmento superior equivale à estatura sentada e o segmento inferior é encontrando subtraindo-se da estatura o valor do segmento superior. Valores normais da relação segmento superior/inferior variam com a idade. Crianças com maior razão segmento superior/inferior em geral têm o crescimento da extremidade diminuído em relação ao crescimento do tronco, entretanto ambas podem estar alteradas. Em contrapartida, o crescimento do tronco é menos afetado do que as extremidades, quando se tem anormalmente baixa proporção. A envergadura dos braços é outro indicador do crescimento das extremidades e usualmente é um pouco menor do que a estatura. Anormalidade na proporção dos segmentos que ocasiona baixa estatura desproporcionada é mais encontrada em doenças ósseas e síndromes genéticas, e proporções normais são mais frequentemente observadas em doenças endócrinas crônicas.

• Avaliação do potencial genético de crescimento

A partir dos 2 anos de idade é possível avaliar o potencial genético de crescimento por meio do canal familiar (CF), traçando-se uma trajetória imaginária a partir da estatura atual, seguindo paralela aos percentis da curva de referência, até atingir a estatura adulta. Se a estatura adulta estiver dentro do canal familiar, a estatura da criança está de acordo com seu potencial genético.

Cálculo do CF

O CF é a média corrigida da estatura dos cônjuges mais ou menos 2 desvios-padrão e obtém-se assim:

$$CF\ (meninas) = \frac{(Altura\ do\ pai - 13\ cm) + (Altura\ da\ mãe)}{2} \pm 9\ cm$$

$$CF\ (meninos) = \frac{(Altura\ do\ pai) + (Altura\ da\ mãe + 13\ cm)}{2} \pm 10\ cm$$

A constante "13" representa a diferença em centímetros que os homens têm a mais que as mulheres ao final do crescimento, decorrentes dos 2 anos de atraso no desenvolvimento puberal dos meninos em relação às meninas, numa fase que as meninas crescem em média 5,5 cm por ano. Isso daria 5,5 cm × 2 anos = 11 cm. Além disso, no estirão, os meninos crescem 2 cm mais que as meninas, chegando-se então ao número 13. Deve-se somar ou subtrair 13 cm de um dos cônjuges para "igualar" sua altura à do cônjuge que tenha o mesmo sexo do propósito.

O CF informa que todos os filhos daqueles cônjuges terão chance de 95% de se situarem dentro dos limites calculados. Só é bom referencial quando utilizado no período de 2 a 3 anos de idade até 9 a 10 anos de idade.

Atenção especial deve ser reservada a CF muito baixo, em que a estatura média parental (média do canal) encontra-se abaixo do P3, pois pode sinalizar um CF anormal; ou situações em que um dos pais mostra estatura muito abaixo do P3[4].

■ Avaliação da maturação

A maturação pode ser avaliada por meio da diferença entre a idade óssea (IO) e a idade cronológica (IC). Se maior ou menor que 2 desvios-padrão, ela estará avançada ou atrasada, respectivamente. Os valores dos desvios-padrão variam com a idade e estão disponíveis no Atlas de Greulich-Pyle.

A IO se correlaciona mais com o início da puberdade do que a IC; daí sua importância no estudo do crescimento, pois os atrasos puberais não patológicos podem trazer expectativa de estatura final mais alta, a depender do CF.

A partir do início da puberdade, o estadiamento puberal fornece informações adicionais sobre o ritmo de maturação. Usamos a classificação de Marshall & Tanner[5,6].

■ Avaliação da velocidade de crescimento

Pode ser obtida a partir do acompanhamento da criança, com intervalos regulares, e é o principal indicador de doenças. Quando a velocidade cair abaixo do percentil 10, deve-se suspeitar de doença, sobretudo, se abaixo do P3. Nesses casos, é urgente que se esclareça o diagnóstico o mais rapidamente possível.

■ Exames laboratoriais

Se a história e/ou exame físico levarem à suspeita de doenças, ou na presença de velocidade de crescimento anormal, ou se o canal de crescimento não estiver de acordo com o potencial genético, alguns exames podem ser necessários para auxiliar no esclarecimento diagnóstico: cariótipo (principalmente nas meninas, para afastar Síndrome de Turner), investigação de má-absorção (dosagem de anticorpos antigliadina e antiendomísio, teste da d-xilose, gordura fecal, hidrogênio expirado), investigação de erros inatos do metabolismo e análise molecular (em casos específicos), avaliação das funções renais, hepática e pancreática, escanometria óssea etc. Dosagem de IGF-1 (fator de crescimento insulina símile 1), da função tireoidiana e realização de testes para avaliação da secreção do hormônio de crescimento (GH) constituem os passos seguintes, se a investigação anterior apresentar resultados normais, considerando-se a possibilidade de doenças específicas do eixo GH-IGF. Tomografia computadorizada ou ressonância magnética de região hipotalâmica-hipofisária serão realizadas quando indicadas.

■ Causas de baixa estatura

As causas de baixa estatura podem ser divididas em dois grandes grupos: (1) causas genéticas, no qual além das síndromes genéticas podemos incluir as variantes da normalidade (abordadas a seguir) e, (2) deficiência de IGF-1 (Figura 5.1). Esse grupo engloba todas as demais etiologias, incluindo desnutrição, doenças, crônicas, doenças endócrinas etc., uma vez que alteração da bioatividade ou biodisponibilidade do IGF-1 constitui a via final comum em todas elas.

■ Classificação das variantes normais de baixa estatura

No Ambulatório de Problemas de Crescimento de Desenvolvimento do Hospital das Clínicas da Faculdade de Medicina de Ribeirão Preto da Universidade de São Paulo utilizamos a seguinte classificação:

• Variantes normais

São crianças que não apresentam sintomas de doenças crônicas atuais ou pregressas e o exame físico é normal. O crescimento situa-se logo abaixo do percentil 3 e mantém-se estável ao longo dos anos, portanto com velocidade de crescimento normal. Vários nomes têm sido atribuídos a esses casos: baixa estatura idiopática, baixa estatura constitucional, variante normal da baixa estatura, baixa estatura normal. Neste texto serão considerados três grupos de acordo com os fatores genéticos que determinam a baixa estatura.

• Baixa estatura familiar

Esse diagnóstico é feito quando a criança tem percentil de estatura para idade menor que 3, a estatura é apropriada para seu canal familiar ou potencial genético e não tem idade óssea atrasada. A criança é baixa porque os pais ou outros parentes próximos são baixos. O início da puberdade e o estirão puberal ocorrem na idade cronológica normal e a estatura final termina dentro do canal familiar. O tratamento é expectante e os pais devem ser orientados quanto ao padrão normal e genético do crescimento da criança.

5 ▪ Crescimento e suas alterações: baixa estatura

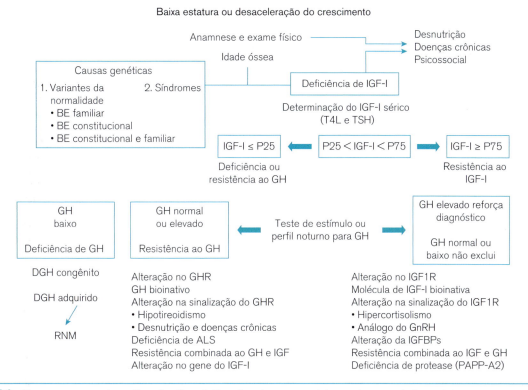

FIGURA 5.1. Fluxograma para investigação diagnóstica de crianças e adolescentes com baixa estatura.
Fonte: Elaborada pela autoria.

- **Baixa estatura constitucional**

Causa muito comum atendida em clínicas de problemas de crescimento, o diagnóstico é feito quando a criança tem estatura abaixo do P3, IO atrasada, VC normal e a sua altura está projetada abaixo do CF antes da puberdade. Essas crianças nascem com tamanho normal, crescem normalmente por alguns meses e depois ocorre uma desaceleração do crescimento até que aos 2 anos ficam abaixo do percentil 3. O amadurecimento esquelético decresce de modo paralelo e há atraso do início da puberdade, atraso do estirão de crescimento e, consequentemente, continuam a crescer quando seus pares já não estão mais crescendo. O estirão do crescimento pode ser mais lento ou mais amplo, permitindo que se atinja o canal familiar. Muitas vezes há história familiar de atraso do desenvolvimento puberal, o que reforça a importância da anamnese. O acompanhamento periódico dessas crianças, mostrando aos familiares que o crescimento está se desenvolvendo adequadamente, é de suma importância para diminuir a tensão que se instala no núcleo familiar.

- **Baixa estatura constitucional com componente familiar**

Quando a criança tem estatura menor que P3, seguindo em direção ao CF que se situa parcial ou totalmente abaixo do P3, com idade óssea atrasada, comumente levando ao atraso puberal. A estatura final termina dentro do canal familiar. Aqui também o acompanhamento clínico com orientações sobre a normalidade da situação é a melhor conduta.

▪ **Síndromes genéticas**

Um grande número de síndromes genéticas, resultantes de alterações cromossômicas ou gênicas (Síndrome de Turner, Silver-Russel, Noonan, Rubinstein Taybi, Dubowtiz, Bloom, Johanson-Blizzard, Seckel, Cornélia de Lange, Willians etc.)[7], apresenta deficiência de crescimento pôndero-estatural que pode ter início no período intrauterino ou após o nascimento. A presença de deficiência de crescimento precoce (até os 2 anos de idade) sem causa ambiental aparente, acompanhada ou não de atraso no desenvolvimento neuromotor, deve despertar a suspeita de síndromes genéticas e o exame físico deve ser minucioso em busca de dismorfismos e desproporções. Das citadas anteriormente as mais frequentes são:

- **Síndrome de Turner**

Meninas com cariótipo 45X (ou mosaicismos), geralmente com baixa estatura (nem sempre encontrada), e disgenesia gonadal que levará a ausência de puberdade, pode apresentar vários outros dismorfismos, como pescoço alado, cabelo em tridentes na nuca, tórax em "escudo", valgismo cubital, encurtamento do quarto metacarpo, manchas hipercrômicas, unhas hiperconvexas. Podem ocorrer também alterações cardíacas (coarctação da aorta), renais (rins em ferradura e duplicação ureteral), tireoidite autoimune e déficit de hormônio de crescimento (GH).

Aproximadamente metade das meninas com síndrome de Turner é 45X; os outros casos são mosaicos ou têm estrutura anormal do cromossomo X. O fenótipo pode variar muito e esse diagnóstico deve ser suspeitado em toda menina com baixa estatura.

• Síndrome de Noonan

Anormalidade gênica que ocorre em ambos os sexos, em que o paciente tem características clínicas da síndrome de Turner. A síndrome de Noonan apresenta fácies típica (epicanto, ptose palpebral e hipertelorismo ocular), fenda palpebral oblíqua para baixo, implantação baixa do cabelo e das orelhas, às vezes malformadas, palato ogival, micrognatia, tórax em "escudo", pectus excavatum, hipertelorismo mamário, cardiopatia congênita (geralmente estenose pulmonar), cubitus valgus, clinodactilia. Anomalias renais e retardo mental podem ocorrer.

• Síndrome de Silver Russell

Apresenta crescimento intrauterino deficiente e se mantém abaixo do percentil 3 até a vida adulta. Pode apresentar clinodactilia do quinto dedo das mãos, fácies triangular com fronte saliente, esclera azulada, comissura labial voltada para baixo, macrocefalia aparente (desproporção cranioface), assimetria de hemicorpo. A idade óssea pode estar atrasada e não é comum o retardo mental.

• Osteocondrodisplasias

Geralmente apresentam desproporção tronco-membros, dependendo do segmento corporal acometido por deformidades. Na acondroplasia ocorrem membros curtos, lordose lombar acentuada, macrocefalia. Na hipocondroplasia os membros também são curtos, mas a baixa estatura pode ser menos acentuada. O diagnóstico é feito clínica-radiologicamente, a partir dos tipos de deformidades presentes.

• Doenças de depósito

Deficiência do crescimento e baixa estatura estão presentes em várias doenças de depósito, particularmente as que permitem vida mais longa para a criança (síndromes de Hurler, Scheie, Hunter, Sanfilipo, Morquio, Maroteaux-Lamy e outras). Retardo do desenvolvimento neuromotor, hepatoesplenomegalia e acometimento de outros órgãos são achados comuns nessas doenças. O diagnóstico é feito por meio das alterações físicas e laboratoriais específicas.

■ Doenças congênitas desencadeadas por agentes ambientais

Álcool é o agente mais importante e causa deficiência do crescimento intrauterino, que se mantém no período pós-natal, retardo do desenvolvimento neuromotor, microcefalia, microftalmia, lábio superior fino, filtro nasal apagado. Outros agentes que podem causar atrasos do crescimento são a hidantoína, trimetadiona, aminopterina, metotrexate, PKU materno (altos níveis de fenilalanina materna de mães portadoras de fenilcetonúria).

■ Desnutrição proteico-calórica

Associada à inadequada ingesta ou má-absorção de proteínas, calorias, macro e micronutrientes. A deficiência de crescimento associada à falta de alimento adequado é resultante também de vários outros fatores que normalmente estão presentes quando as condições socioeconômicas são desfavoráveis, como as infecções de vias aéreas e diarreias agudas de repetição. Quanto mais precoce, mais duradoura e grave for a desnutrição, menor a chance de recuperação do crescimento e, por isso, a incidência de baixa estatura na vida adulta é maior em países pobres.

A restrição do crescimento pode ocorrer em doença inflamatória do intestino, caso da doença celíaca e da mucovicidose. As causas dessa restrição são também multifatoriais, como desnutrição, baixa ingesta de proteínas, má-absorção de gordura, anemia crônica e insensibilidade ao GH.

■ Doenças endócrinas

Como citado anteriormente, todas as doenças crônicas, inclusive as endócrinas, afetam o crescimento, mediante diminuição absoluta (das concentrações) ou relativa (ação) do IGF-1. Cursam com baixa velocidade de crescimento a partir da instalação da doença com concomitante desaceleração da maturação, levando à baixa estatura, se não diagnosticadas a tempo.

• Hipotireoidismo

A baixa estatura ocorre tanto no hipotireoidismo congênito quanto no adquirido, quando não tratados. No hipotireoidismo congênito primário (defeito na glândula tireoide) o comprometimento maior é no desenvolvimento neurológico e menos no crescimento intrauterino. Em geral é decorrente de ectopia ou agenesia da glândula tireoide ou defeitos na síntese da tiroxina. Quando de causa central (hipotireoidismo secundário ou terciário) o hipotireoidismo congênito é em geral diagnosticado pelo crescimento pobre e baixa estatura. Nesses casos, não há comprometimento neurológico significativo.

O hipotireoidismo adquirido primário (p. ex., tireoidite autoimune de Hashimoto) ou secundário (p. ex., falência hipofisária) causam baixa estatura e baixa velocidade de crescimento; porém podem levar muito tempo para serem detectadas. Interessante notar que o hipotireoidismo pode ter como única expressão clínica a baixa estatura. O atraso da idade óssea depende do tempo de doença, sendo maior o atraso nos casos de demora diagnóstica.

Além das dosagens de T4 livre e total (baixas) e de TSH (altas) procura-se a presença de anticorpos dirigidos contra a tireoide. A reposição hormonal acarreta aceleração do crescimento e da maturação óssea (*catch up*).

• Déficit isolado de hormônio de crescimento (DGH)

Baixa estatura por DGH não é comum. Diferenciar crianças com deficiência parcial de GH de crianças baixas sem deficiência de GH permanece um desafio. A DGH congênita idiopática é a causa mais comum de deficiência isolada de GH, mas a DGH pode ocorrer devido a tumores da região hipotalâmica-hipofisária (craniofaringioma), malformação (displasia do septo ótico), traumas, lesão cirúrgica, irradiação, doenças inflamatórias (meningite) etc. Nesses casos, em geral, associados à deficiência de mais hormônios hipofisários caracterizando situações de hipopituitarismo anterior ou mesmo pan-hipopituitarismos (quando, além da deficiência de todos os hormônios produzidos na hipófise anterior, ocorre também deficiência do hormônio antidiurético e consequentemente *diabete insipidus*). A suspeita diagnóstica é mais forte quando há associação de achados clínicos, como baixa velocidade de crescimento (em geral abaixo do percentil 3) e atraso da IO, peso e comprimento ao nascer normais com desaceleração do crescimento mais evidente depois dos 2 ou 3 anos de idade (ou quando se instala a causa adquirida); hipoglicemia no período neonatal; fronte proeminente; fácies pequenas com traços delicados (fácies de querubim; atraso da dentição; tonalidade alta da voz; distribuição centrípeta de gordura corporal; pênis geralmente pequeno na infância (quando associado a deficiência de LH e FSH); e atraso puberal. Concentrações séricas baixas de IGF-I determinam a necessidade de avaliação das concentrações de GH mediante testes de estímulo farmacológicos ou perfil noturno com coletas seriadas a cada 20 minutos durante 12 horas. Concentrações séricas de GH abaixo das esperadas confirmam o diagnóstico[8-10].

• Insensibilidade ao GH

Concentrações séricas reduzidas de IGF-I podem ser devido a estados de insensibilidade ao GH. Essa insensibilidade pode ser primária (síndrome de Laron), em que ocorre deficiência nos receptores de GH (GHR), ou devido a defeitos na transmissão do sinal do GHR. Pode ser também secundária, devido a anticorpos que inibam a ação do GH, desnutrição e doenças crônicas sistêmicas em geral. Deficiência da síntese de IGF-1 devido a deleção do gene do IGF-I, deficiência do receptor tipo 1 de IGF-1 (IGF1R) ou defeito na transmissão do sinal do IGF1R podem também ocorrer. Fluxograma para investigação pode ser visto na Figura 5.2[8,11].

• Hipercortisolismo

Hipercortisolismo endógeno ou exógeno está associado à desaceleração do crescimento podendo levar a BE. O excesso de glicocorticosteoide compromete intensamente o crescimento por interferir na ação dos IGF, impedindo a transmissão do sinal do IGF1R. A desaceleração do crescimento constitui-se num dos principais sinais clínicos no diagnóstico diferencial entre hipercortisolismo e obesidade primária[12].

■ Baixa estatura psicossocial

Caracterizada por pouco crescimento, atraso de maturação óssea, sexual e emocional em situações de estresse emocional. Pode estar associado a situações de abuso ou negligência, mas também pode ser observado em situações de nascimento de irmãos, separação dos pais, ingresso na escola, perda de entes queridos etc. O diagnóstico é obtido pela história clínica. A investigação do eixo GH-IGF é em geral normal, mas supressão do eixo pode também ser observada caracterizando deficiência de GH transitória. Removendo a criança do ambiente agressivo ou removendo o fator estressante ela poderá retornar aos padrões normais do crescimento[13].

■ Baixa estatura idiopática

Definida como baixa estatura na infância, sem causa definida, pode apresentar velocidade de crescimento normal. Pode ou não ser familiar e estar associada ou não a atraso puberal[14]. Acredita-se que alguns desses pacientes apresentem estados de anormalidade do eixo GH-IGF ainda não diagnosticados pelos métodos investigativos atuais, e a terapêutica com hormônio de crescimento (GH) é preconizada. O tratamento com GH pode trazer implementos de 3 a 7,1 cm na estatura final[15].

Bloqueio puberal com análogo do hormônio liberador de gonadotrofina (GnRH) associado ao uso de GH pode ser considerado em situações específicas para ambos os sexos, desde que a idade óssea não seja igual ou superior a 12 anos, para que não haja comprometimento do estirão puberal. Nesses casos, o uso do GH deve ser mantido até estatura final, mesmo após interrupção do bloqueio puberal[16]. Também em associação com o GH, no sexo masculino, o uso de inibidor de aromatase pode ser considerado em pacientes púberes como forma de retardar o avanço da idade óssea; entretanto, a hipervirilização consequente ao aumento das concentrações de testosterona e os possíveis efeitos colaterais, como alterações na morfologia vertebral, devem ser ponderados[14,17]. Em todas essas tentativas terapêuticas devem ser avaliados os riscos em relação aos benefícios eventuais[14,18]. Em situações em que o atraso puberal trouxer consequências emocionais o uso de esteroides sexuais por curto período de tempo pode ser eventualmente considerado.

A evolução dos métodos diagnósticos tem contribuído para que mais e mais casos anteriormente classificados como BE idiopática ou variantes da normalidade sejam reclassificados. Alguns têm sido caracterizados como deficiência ou insensibilidade parcial ao GH/IGF-I[8,14,19], e mutações nos genes que codificam fatores de regulação da condrogênese na placa de crescimento têm sido identificadas como causa de baixa ou alta estatura[20].

■ Considerações finais

Pacientes com baixa estatura podem não ser reconhecidos, se medidas antropométricas rotineiras e precisas não forem realizadas. Avaliação precisa do crescimento requer medições confiáveis e correto uso de referências. Isso pode ser feito em ambulatório de cuidados primários.

Quando se avaliam crianças com baixa estatura, dados prévios de crescimento, história alimentar, história do nascimento, altura dos pais e história do desenvolvimento puberal dos pais são extremamente importantes. Se o diagnóstico da causa não for feito pela história e exame físico, exames laboratoriais individualizados para cada paciente podem determiná-lo. Algumas crianças necessitam de testes especializados, como cariótipo ou provas de estímulo para liberação de GH. A terapêutica para baixa estatura depende da etiologia.

CASO CLÍNICO

Menino, 8 anos e 2 meses, natural e procedente de Pontal, São Paulo, zona urbana, estudante.

- QD: "Cresce pouco".
- HMA: mãe afirma que a criança sempre cresceu pouco e é menor que crianças de mesma idade. Nega ter apresentado problemas de saúde; alimenta-se bem.
- Antecedentes pessoais: gestação sem intercorrências, parto normal a termo, peso 3.100 g, comprimento 49 cm. Aleitamento materno exclusivo até 6 meses e desmame aos 2 anos. Nega cirurgias ou doenças prévias. Desenvolvimento neuromotor adequado. Frequenta 2º ano do Ensino Fundamental, com bom rendimento.
- Antecedentes familiares: mãe com 28 anos, saudável, peso 53.200 g, estatura 155 cm, menarca com 13 anos e 4 meses. Pai com 30 anos, saudável, estatura 163 cm. Nega problemas de crescimento na família.
- Exame físico: peso 17.500 g, estatura 116 cm, PC 49 cm, estatura sentada 63 cm.

Bom estado geral, ativo, corado, face triangular. Assimetria discreta em tórax anterior, clinodactilia de quinto quirodáctilos, sem encurtamento de falanges, sem desproporção entre segmentos corporais. Genitália masculina sem fimose, G1P1.

- Exames realizados:
  - Idade óssea (IO) com leitura pelo método de Greulich-Pyle:
    - Idade cronológica (IC): 8 anos e 9 meses; IO: 7 anos (com atraso).
    - IC: 11 anos; IO: 9 anos (com atraso).
    - IC: 13 anos 2 meses; IO: 11 anos e 6 meses (com atraso).
    - IC: 15 anos; IO: 13 anos (com atraso).
    - IC: 16 anos 1 mês; IO: 14 anos (com atraso).
    - IC: 18 anos 1 mês; IO: 17 anos (sem atraso).
  - Dosagens hormonais aos 14 anos por desaceleração da velocidade de crescimento:
    - IGF-1: 117 (entre percentis 3 e 10 para idade).
    - TSH: 1,09; T4: 1,1 (normais).
    - Repetiu IGF-1 com 15 anos: 204 (percentil 25 para idade).

Avaliado no Ambulatório de Genética Médica devido às dismorfias descritas no exame físico, descartada hipótese de síndrome de Silver Russell ou outras síndromes genéticas.

- Evolução: apresentou trajetória de crescimento no percentil 3, dentro do canal familiar, com atraso de idade óssea até os 16 anos. Após os 12 anos afastou-se da curva devido ao início mais tardio da puberdade (13 anos e 7 meses) e do estirão (15 anos), mas ao final deste ultrapassou o percentil 3, terminado o crescimento próximo ao centro do canal familiar, sem baixa estatura.
- Diagnóstico: baixa estatura constitucional com componente familiar.

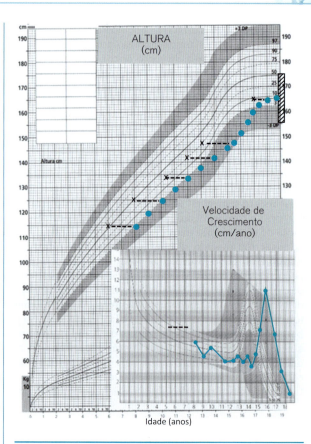

FIGURA 5.2. Curva de crescimento (altura por idade) e de velocidade de crescimento (cm/ano). As aferições de idade óssea estão marcadas por "X". A área hachurada corresponde ao canal familiar.

Fonte: Tanner e Whitehouse[21].

■ Referências bibliográficas

1. Marcondes E. Abordagem da criança com baixa estatura. In: Marcondes E, Yassuhiro O, Costa Vaz FA, Ramos JLA, organizadores. Pediatria básica: Pediatria geral e neonatal. 9.ed. São Paulo, Sarvier; 2006. p.755-60.
2. Tanner JM. Métodos auxológicos no diagnóstico diferencial da baixa estatura. Anais Nestlé. 1985;41/2:1-16.
3. Cowell CT. Short stature. In: Brook CGD. Clinical Paediatric Endocrinology. 3rd Ed. London: Blackwell Science Ltd; 1995. p.136-72.
4. Barbieri MA, Gutierrez MR, Bettiol H, Tomita I, Almeida LEA. Crescimento e estado nutricional. Avaliação da baixa estatura. In: Santoro JR. Ecologia e Desenvolvimento Humano. Ribeirão Preto, FUNPEC Editora; 2008. p.133-83.
5. Marshall WA, Tanner JM. Variations in pattern of pubertal changes in girls. Arch Dis Child. 1969;44:291-303.
6. Marshall WA, Tanner JM. Variations in the paterns of puberal changes in boys. Arch Dis Child. 1970;45:213-23.
7. Jones KL. Smith padrões reconhecíveis de malformações congênitas [revisão técnica Márcia Gonçalves Ribeiro; tradução Carlos André Oighenstein...et al.]. Rio de Janeiro, Elsevier; 2007.
8. Martinelli Jr CE, Oliveira CRP, Brito AV, Costa FO, Silva PRC, Serpa MG, Aguiar-Oliveira MH. Diagnóstico da Deficiência de Hormônio de Crescimento, a Rigor de IGF-1. Arq Bras Endocrinol Metab. 2002;46:27-33.
9. Souza AHO, Salvatori R, Martinelli Jr. CE, Carvalho WMO, Menezes CA, Barreto ESA et al. Hormônio do crescimento ou somatotrófico: novas perspectivas na deficiência isolada de GH a partir da descrição da mutação no gene do receptor do

GHRH nos indivíduos da cidade de Itabaianinha, Brasil. Arq Bras Endocrinol Metab. 2004;48:406-13.

10. Murray PG, Dattani MT, Clayton PE. Controversies in the diagnosis and management of growth hormone deficiency in childhood and adolescence. Arch Dis Child. 2016;101:96-100.

11. Martinelli Jr CE, Custódio RJ, Aguiar-Oliveira MH. Fisiologia do eixo GH-sistema IGF. Arq Bras Endocrinol Metab. 2008;52:717-25.

12. Martinelli Jr CE, Palhares HMC. Tratamento com hrGH da baixa estatura induzida pelo uso crônico de glicocorticóide em crianças. Arq Bras Endocrinol Metab. 2008;52:809-17.

13. Tanner JM. Foetus into Man. Cambridge, Harvard University Press; 1990.

14. Cohen P, Rogol AD, Deal CL, Saenger P, Reiter EO, Ross JL et al. Consensus Statement on the Diagnosis and Treatment of Children with Idiopathic Short Stature: A Summary of the Growth Hormone Research Society, the Lawson Wilkins Pediatric Endocrine Society, and the European Society for Paediatric Endocrinology Workshop. J Clin Endocrinol Metab. 2008;93:4210-17.

15. Allen DB, Cuttler L. Short Stature in Childhood – Challenges and Choices. N Engl J Med. 2013;368:1220-8.

16. van Gool SA, Kamp GA, Visser-van Balen H, Mul D, Waelkens JJ, Jansen M et al. Final height outcome after three years of growth hormone and gonadotropin-releasing hormone agonist treatment in short adolescents with relatively early puberty. J Clin Endocrinol Metab. 2007;92:1402-8.

17. McGrath N, O'Grady MJ. Aromatase inhibitors for short stature in male children and adolescents. Cochrane Database Syst Rev. 2015;8(10):CD010888.

18. Ranke MB. Treatment of children and adolescents with idiopathic short stature. Nat Rev Endocrinol. 2013;9:325-34.

19. Cardoso DF, Martinelli Jr. CE, Campos VC, Gomes ES, Rocha IES, Oliveira CRP et al. Comparison between the growth response to growth hormone (GH) therapy in children with partial GH insensitivity or mild GH deficiency. Arq Bras Endocrinol Metab. 2014;58:23-9.

20. Baron J, Sävendahl L, Luca F, Dauber A, Phillip M, Wit JM et al. Short and tall stature: a new paradigm emerges. Nat Rev Endocrinol. 2015;11:735-46.

21. Tanner JM, Whitehouse RH. Archives of Disease in Childhood. 1976;51:170.

Distúrbios de aprendizagem

■ Larissa Solange Moreira Paterlini   ■ Ana Paula Andrade Hamad   ■ Nelson Macedo Liporaci

CASO CLÍNICO

Menino, 10 anos, avaliado por queixa de dificuldade escolar desde os 6 anos.

Ausência de antecedentes gestacionais e perinatais significativos. Antecedentes médicos: aos 5 anos apresentou perfuração de tímpano direito e aos 6 recebeu diagnóstico de síndrome de apneia obstrutiva do sono com indicação de tratamento cirúrgico (adenoidectomia), com melhora da qualidade de sono. Ausência de sintomas metabólicos e neurológicos, incluindo crises de ausência. Atingiu marcos do desenvolvimento neuropsicomotor adequadamente.

- Antecedente familiar: mãe com 45 anos, Ensino Médio completo, auxiliar administrativo. Pai com 46 anos, Ensino Fundamental incompleto, histórico de comportamento hiperativo, desatento e dificuldade e abandono escolar; é autônomo, marceneiro. Irmão com 13 anos, sem queixa comportamental ou escolar.
- História da moléstia atual: desde a idade pré-escolar criança apresentava comportamento agitado, exemplificado por dificuldade em se manter numa mesma atividade, movimentos exacerbados, como correr, pular, subir em móveis, com manuseio excessivo e inapropriado de brinquedos, frequentemente danificando-os. Tal comportamento era percebido em casa e na escola, mais acentuado aos 8 anos, quando ainda não estava alfabetizado; escrevia apenas o primeiro nome, sem saber identificar todas letras e algarismos; foi considerada então a retenção do ano escolar. A família optou por troca de escola, com outra proposta pedagógica, com menos alunos em sala de aula e educação mais individualizada. A criança alcançava progressos na aprendizagem, porém sempre em déficit em relação à média da turma, com necessidade de reforço escolar e extraclasse. A queixa de agitação foi se amenizando sem intervenções, mantendo dificuldade para esperar sua vez, terminar atividades, transmitir recados e organizar-se, aparentando não prestar atenção às aulas e às atividades cotidianas. Sentia-se excluído da turma, com recusa a frequentar atividades recreativas escolares e com dificuldade em estabelecer vínculos de amizade. Não realizava outras atividades esportivas ou artísticas fora do ambiente acadêmico.

- Exame físico geral: sem alterações.
- Exame neurológico: fala excessiva prolixo, distraído, cometendo erros aleatórios aos comandos durante avaliação.
- Exame neurológico evolutivo: adequado para idade.
- Leitura pausada em sílabas, lenta, com dificuldade de compreensão, erros ortográficos e disgrafia. Dificuldade com cálculos simples.
- Aspectos de comportamento adaptativo: comunicação e socialização abaixo do esperado para idade. Autonomia: adequado.
- Questionário TDAH: SNAP IV (Swanson, Nolan e Pelham-IV) respondidos por professores e pais pontuam para desatenção.
- Relatório escolar: criança cooperativa, inquieta, desatenta e com dificuldade de aprendizagem e socialização.
- Hipóteses diagnósticas: (1) Transtorno de aprendizagem; (2) transtorno de déficit de atenção e hiperatividade (TDAH).
- Conduta diagnóstica: avaliação interdisciplinar e exames complementares (audiometria e teste de processamento auditivo).
- Neuropsicologia: Wisconsin (WCST): flexibilidade cognitiva prejudicada; teste das trilhas A e B (Capovilla): atenção alternada prejudicada; WISC IV: médio com subtestes de memória operacional e velocidade de processamento alterados.
- Psicopedagoga: leitura lentificada, não compreende o que lê. É distraído. Realiza cálculos matemáticos simples, porém comete erros por desatenção. Teste de desempenho escolar (TDE): leitura/escrita/matemática inferior.
- Fonoaudiologia: nomeação rápida, consciência e memória fonológica prejudicada. Observada distração durante os testes. Audiometria: sem alterações. Teste de processamento auditivo: memória fonológica alterada e dificuldade em atenção aos estímulos auditivos.

As avaliações interdisciplinares corroboram com diagnóstico de TDAH. Iniciado tratamento medicamentoso com metilfenidato e encaminhado para intervenção de psicoterapia e psicopedagogia.

■ Processo de aprendizagem

Processo que ocorre no sistema nervoso central (SNC) decorrente de modificações estruturais e funcionais, que viabilizam a aquisição de habilidades sucessivas, possibilitando a melhor adaptação do indivíduo ao meio. Ocorre ao longo de toda vida, particularmente na infância. O substrato anatômico e funcional desse processo tem início no período fetal, a partir de conexões simples entre neurônios. À medida que o SNC recebe novos estímulos, externos ou internos, essas conexões se modificam até formarem as redes neurais, que, a partir do terceiro trimestre de gestação, apresentam-se melhor estruturadas com o desenvolvimento da mielinização. Ao longo das etapas do aprendizado, cada experiência vivenciada, associada a fatores genéticos pré-determinados, reforça a estimulação da sinaptogênese e dessas vias córtico-corticais, cada vez mais complexas, permitindo a aquisição de novas destrezas, que podem ser acompanhados através de marcos neuropsicomotores[1-3].

A neuroplasticidade, capacidade de mudar a excitabilidade neuronal e consequentemente provocar mudanças anatomofuncionais, exerce importante papel na regulação dessas redes, principalmente nos primeiros anos de vida, quando seu maior potencial é atingido. Esse é o fundamento da estimulação precoce, principalmente nos casos em que redes de conectividade foram desorganizadas por injúria[2].

A maturação do SNC é lenta e segue um percurso hierárquico determinado pelo grau de evolução ontogênica, com estruturas mais primitivas, como medula, tronco cerebral, cerebelo e áreas primárias do córtex cerebral, desenvolvendo-se primeiramente. As funções correspondentes a essas áreas serão, portanto, precocemente adquiridas, fazendo que nos primeiros meses de vida as manifestações neurológicas da criança sejam orquestradas por áreas mais primárias, evidenciadas através dos reflexos primitivos, de poucos movimentos voluntários e de uma interação ainda rudimentar. Habilidades motoras, competências socioafetivas, linguagem e comunicação vão sendo adquiridas nos meses seguintes.

A maturação de áreas corticais associativas permite a conquista de funções corticais superiores, como gnosias, praxias, linguagem, atenção, memória e funções executivas, que são adquiridas ao longo do desenvolvimento[1].

Gnosia é a capacidade de síntese dos impulsos sensitivos/sensoriais, resultando no reconhecimento do estímulo[4], o que permite à criança reconhecer objetos, cores, faces e posteriormente números, letras e noções de lateralidade. Praxias são atos motores voluntários, de complexidade variável, aprendidos com um fim determinado e que, por repetição, se automatizam[4]. Essa função é frequentemente evidenciada na criança, já que quase tudo é aprendido, repetido, até que se automatize. A linguagem, inicialmente primitiva, conquista recursos com o amadurecimento de áreas superiores, que permitem comunicação mais elaborada, conseguindo assim expressar necessidades, desejos, sentimentos e informações. Atenção e memória são recursos complexos interligados à motivação e afetividade, dada à interconectividade entre áreas corticais específicas e extracorticais, incluindo os sistemas reticular e límbico. Funções executivas são atribuições cognitivas, como planejamento, organização de tempo, flexibilidade, memória de trabalho, inibições de impulsos, persistência ao alvo – substratos para definição de estratégia e resolução de problemas.

■ Distúrbios de aprendizagem

A aquisição das habilidades corticais são pré-requisitos para aprendizagem da leitura, da escrita, da interpretação, da argumentação, do cálculo e do raciocínio lógico[1,3]. Portanto, para a aprendizagem escolar adequada faz-se necessário que esses processos ocorram sem qualquer interferência, seja extrínseca ou intrínseca ao indivíduo.

Entende-se por interferências extrínsecas aquelas que não são inerentes à criança, como inadequação pedagógica, incapacitação de professores, condições socioeconômico-culturais adversas, baixa escolaridade dos pais, ambiente familiar desfavorável[1].

Já é bem estabelecido que fatores ambientais relacionados a escola, como condições estruturais com salas de aula com ambiente seguro, confortável e tranquilo, condições pedagógicas com método adequado para cada idade, com material didático de qualidade e corpo docente qualificado, motivado e dedicado são fundamentais para adequado aproveitamento escolar[1,5,6].

Diferentes estudos mostram que a baixa escolaridade dos pais, principalmente da mãe, e o baixo nível socio-econômico-cultural estão significativamente associados ao maior fracasso escolar da criança, haja visto o menor envolvimento e estímulo à vida acadêmica[1,5,6].

As influências intrínsecas podem ser secundárias, decorrentes de condições próprias da criança, como problemas psicoemocionais, presença de necessidades especiais (esferas motoras ou sensoriais), desnutrição e doenças crônicas. Doenças crônicas neurológicas podem cursar com deficiência intelectual, atraso ou involução do desenvolvimento, dentre outras manifestações, dificuldade de acompanhar as demandas acadêmicas.

Sintomas de insegurança, ansiedade, baixa autoestima são frequentemente observados na faixa etária infanto-juvenil e têm estreita associação com baixo rendimento escolar. Além disso, são sinalizadores, como preditores de transtornos psiquiátricos, depressão, fobias, transtorno de humor e transtorno opositor desafiador. As condições psiquiátricas nas crianças muitas vezes não são percebidas, uma vez que os sinais e sintomas são sutis. O quadro depressivo na infância, por exemplo, pode se manifestar por somatização de quadros orgânicos, desinteresse por brincar, se alimentar ou mesmo de ir à escola.

As deficiências motoras e sensoriais são condições que podem limitar a capacidade de exploração do ambiente e por consequência restringir a aquisição das habilidades necessárias para aprendizado escolar adequado. Por vezes passam despercebidas ao longo da infância, atrasando diagnósticos e práticas de educação inclusiva.

As doenças crônicas podem interferir no rendimento escolar pela própria condição de debilidade da doença ou do tratamento, como as nefropatias, cardiopatias, pneumopatias e doenças imunoalérgicas. Os quadros endocrinológicos, como hipotireoidismo, merecem destaque particular por afetar mais diretamente o comportamento e o perfil cognitivo. Distúrbios do sono, seja de causa neurológica, seja otorrinolaringológica, seja psiquiátrica, estão associados a dificuldades de aprendizagem. Os campos de estudos de sono e aprendizado são promissores, mas ainda incipientes; muitas vezes essa associação é subvalorizada, com os transtornos pouco diagnosticados[7].

A desnutrição, condição preocupante em países em desenvolvimento, tem associação direta com dificuldade escolar, já evidenciada em vários estudos, podendo até, em casos mais extremos, causar deficiência intelectual.

Frequentemente, na prática neurológica, recebemos crianças com queixa de dificuldade escolar, quando em verdade apresentam déficit cognitivo, que pode ser evidenciado, muitas vezes, através de comportamentos adaptativos aquém daqueles esperados para a idade, alterações no exame neurológico evolutivo ou mesmo no exame neurológico tradicional, sugerindo uma doença neurológica de base que explique essa condição[3].

Com essa finalidade, cabe ao especialista verificar as informações relacionadas a antecedentes gestacionais, perinatais, médicos, nutricionais, psicoemocionais, sensoriais, marcos do neurodesenvolvimento, gnosias, praxias, comunicação, socialização e atenção. Esses dados semiológicos, aliados a achados de exame físico, podem direcionar à investigação de doenças neurológicas, que cursam com atraso de desenvolvimento, por conseguinte, com dificuldade ou transtorno escolar secundário. As exposições tóxicas e metabólicas, infecciosas e vasculares durante as fases pré e perinatais, podem ser pouco expressivas durante a fase neonatal e os primeiros meses de vida, mas afetar o desenvolvimento e o aprendizado. Doenças genéticas, como as síndromes X-frágil, Turner e Williams, podem se manifestar por espectro variável de atraso psicomotor e dificuldades de aprendizagem, inclusive específicas da matemática[8].

As epilepsias idade dependentes, como a epilepsia ausência da infância, pode ter seu diagnóstico tardio, mimetizando quadro de desatenção e dificuldade de rendimento na escola. As encefalopatias epilépticas e quadros degenerativos de ordem genética/metabólica podem acometer crianças em curso adequado de desenvolvimento, quando começam a involuir sob o aspecto neurológico, com invariável acometimento de funções corticais superiores, representado inicialmente através de queixas escolares. A adrenolecodistrofia é uma doença que ilustra essa condição, com quadro inaugural de progressiva dificuldade de aprendizagem, seguida por involução neurológica global. Insultos agudos ou subagudos, como os vasculares ou neoplásicos, em crianças maiores e adolescentes, podem causar déficits neurológicos específicos, como a síndrome de Gerstman (transtorno neurológico raro, que acomete o giro angular do hemisfério cerebral dominante, caracterizado por disgrafia, discalculia, agnosia e desorientação direita e esquerda adquiridos[8,9]).

Ainda discriminando as interferências ao processo de aprendizagem têm-se as condições intrínsecas primárias, também chamadas de transtorno de aprendizagem, que cursam com alterações neurobiológicas que impedem o desenvolvimento adequado de alguma etapa do processo de aprendizagem.

■ Transtornos de aprendizagem

Nesses transtornos a dificuldade para adquirir habilidades acadêmicas fundamentais é persistente e com início nos primeiros anos de escolarização formal. Em crianças e adolescentes, entende-se como persistência um limitado progresso na aprendizagem, ou seja, dificuldade de alcançar o mesmo nível dos colegas durante pelo menos 6 meses, apesar de ter sido proporcionada ajuda adicional em casa ou na escola[10].

• Transtorno específico de aprendizagem

Condição neurobiológica, mais comum em meninos, com íntima interação de fatores genéticos, epigenéticos e ambientais que interferem na capacidade cortical de perceber ou processar informações verbais ou não verbais com eficiência e exatidão[1,11].

Esse comprometimento afeta as habilidades acadêmicas fundamentais podendo ser predominantemente relacionado à leitura, o mais comum, evidenciado por leitura de palavras e pseudopalavras de forma imprecisa ou incompleta, com trocas ou com velocidade lentificada, dificuldades em soletrar e de compreender o que foi lido. Tal comprometimento pode também estar relacionado à escrita, quando se observa a grafia incorreta das palavras, seja acrescentando, seja substituindo, seja omitindo vogais ou consoantes, ou quando há dificuldade em se expressar na escrita de forma a ser compreendido, sem clareza de ideias, com erros de gramática, pontuação e organização do texto. Pode ainda estar predominantemente relacionado à dificuldade de identificar números, conceituar e compreender as operações matemáticas, exigindo grande esforço para fazer cálculos simples, por vezes utilizando recursos como contagem de dedos ou traços[10,12].

O "Manual de Diagnóstico e Estatísticas de Doenças Mentais", 5ª edição (*Diagnostic and Statistical Manual of Mental Disorders* – DSM 5), considera que essas três condições podem coexistir, devendo o profissional especificar quais os prejuízos evidenciados no transtorno de específico de aprendizagem. Dificuldades em outras matérias como história, ciências, estudos sociais são considerados como dificuldades de aprendizagem de habilidades acadêmicas subjacentes[10].

Os transtornos podem ser classificados de acordo com o comprometimento na funcionalidade acadêmica: leve (alguma dificuldade em um ou dois domínios acadêmicos, porém passível de compensação se propiciados adaptações ou serviços de apoio adequados); moderada (dificuldades acentuadas em um ou mais domínios acadêmicos, de modo que é improvável que o indivíduo se torne proficiente sem ensino intensivo e especializado); grave (dificuldades graves em vários domínios acadêmicos, de modo que é improvável que o indivíduo aprenda sem um ensino individualizado e especializado contínuo)[10].

A criança com transtorno específico de aprendizagem pode ser rotulada como desatenta devido à falta de interesse, ao se esquivar de tarefas acadêmicas ou apresentar capacidade limitada. Contudo, essa aparente distração, diferentemente da descrita no contexto do TDAH, não acarreta prejuízos fora do contexto acadêmico[10].

• TDAH e hiperatividade

TDAH é um distúrbio neurobiológico, de forte hereditariedade, caracterizado por déficit de atenção e/ou hiperatividade-impulsividade em intensidade desproporcional à esperada para idade. Segundo DSM-5, para o diagnóstico, os sinais e sintomas devem ser persistentes, iniciarem-se antes dos 12 anos de idade e ter significativa interferência no funcionamento social, acadêmico e/ou profissional[10,13].

Dentre os critérios para desatenção estão situações em que a criança frequentemente não presta atenção em detalhes, comete erros por descuido, distrai-se facilmente por estímulos externos, parece não escutar quando é chamado, perde pertences, tem dificuldade para se organizar, é esquecida em relação a atividades cotidianas, tem dificuldade de manter a atenção em tarefas ou atividades lúdicas, evita, não gosta ou reluta em se envolver em tarefas que exijam esforço mental prolongado e não segue instruções até o fim[10].

As queixas de hiperatividade e impulsividade são evidenciadas na criança que, frequentemente, tem dificuldade de se manter em um só lugar, se remexe, batuca as mãos ou os pés, se contorce na cadeira, levanta-se da cadeira em situações em que se espera que permaneça sentada, corre ou sobe nas coisas em situações em que isso é inapropriado, interrompe conversas, se antecipa e deixa escapar uma resposta antes que a pergunta tenha sido concluída, é incapaz de brincar ou se envolver em atividades de lazer calmamente e fala excessivamente[10].

A apresentação pode ser combinada quando a criança apresenta tanto características de desatenção quanto de hiperatividade/impulsividade. Frequentemente, essa condição está associada a comorbidades como depressão, ansiedade, transtorno opositor desafiador e transtorno de conduta[10,13].

• Transtorno de desenvolvimento da coordenação

Caracterizado pela inadequada aquisição e execução das habilidades motoras coordenadas, significativamente abaixo do esperado para idade cronológica. Interferência deve ser persistente nas atividades cotidianas e ter início no período do desenvolvimento. A criança apresenta lentidão e baixo desempenho em atividades motoras, como pegar um objeto, usar tesouras ou facas, escrever à mão, andar de bicicleta ou praticar esportes, sendo geralmente rotulada como desajeitada[10].

■ Diagnóstico

Visando um diagnóstico mais preciso e seguro é indispensável uma avaliação abrangente considerando a história pessoal, social e familiar do indivíduo correlacionado com detalhada queixa de dificuldade de aprendizagem e seus impactos no funcionamento acadêmico e social. Para tanto, a troca de informações entre as áreas médica, neuropsicológica, fonoaudiológica, terapia ocupacional e pedagógica torna-se fundamental para uma conduta terapêutica mais assertiva[1,3,6].

Na área médica, o pediatra deve colaborar com a visão geral da criança com relatos do desenvolvimento, da integridade de vias sensoriais, história nutricional, familiar, escolar, socioambiental, aspectos do sono e inventário de doenças. Esse especialista, habilitado para uma visão global da criança, habitualmente é responsável pelo primeiro atendimento, precisando, portanto, estar atento a todos os fatores associados à dificuldade escolar. Outras especialidades médicas podem auxiliar nos diagnósticos, na dependência de queixas pontuais, com destaque para as atuações do psiquiatra, do oftalmologista, do otorrinolaringologista, do endocrinologista e do geneticista. O neurologista deve estar voltado para a observação das queixas escolares e comportamentais, bem como para impressões gerais do desenvolvimento e das funções corticais superiores. O exame neurológico evolutivo avalia equilíbrios estático e dinâmico, coordenações apendicular e de tronco-membros, sensibilidade/gnosias, persistência motora e linguagem. Possibilita identificar se a idade cronológica e a idade de maturação do sistema nervoso são coincidentes, evidenciando se a criança possui as condições neurológicas mínimas para a aprendizagem escolar. Questionários dirigidos, escalas e instrumentos de avaliações e trocas de informações diretas ou indiretas com a escola e com equipes envolvidas na avaliação são fundamentais para o direcionamento dos casos. A avaliação neurológica geral direciona a investigação para diagnóstico de transtornos de aprendizagem secundários, por vezes com necessidade de investigação complementar, com exames de imagem, neurofisiologia, bioquímica e genético-molecular.

A importância da interdisciplinaridade no diagnóstico de distúrbios de aprendizagem pode ser observada com a participação essencial de outros profissionais, como o psicólogo que deve analisar quantitativa e qualitativamente o funcionamento intelectual e afetivo-comportamental da criança; o fonoaudiólogo que deve avaliar memória fonológica, visuoespacial, discriminação auditiva, consciência fonológica, sintática e semântica, acesso lexical além contribuir com exames complementares, quando necessário, como audiometria e processamento auditivo. O terapeuta ocupacional realiza avaliação do desempenho motor, da coordenação e da capacidade de processamento sensorial e, por fim, o pedagogo que deve avaliar os potenciais e defasagens acadêmicas correspondentes ao esperado para cada idade.

■ Intervenção

A identificação precoce das causas da dificuldade escolar e o início imediato da intervenção são essenciais para redução do impacto na vida pessoal e estudantil da criança.

São escassos os dados estatísticos sobre os distúrbios de aprendizagem, uma vez que não há uma determinação precisa de quais ou quantos são os fatores que podem interferir no processo de aprendizagem. No entanto, sabe-se que esses distúrbios são responsáveis por baixo desempenho acadêmico e altas taxas de abandono escolar. Segundo estudos realizados em 2013, foram registradas no Brasil taxas de 8,1% de evasão, correspondente a 1.674.056 alunos do Ensino Médio; o cenário é mais grave na região Norte do país, onde esse índice é 13,4%[14].

Atrasos na identificação e intervenção podem ter consequências funcionais negativas ao longo da vida, associado a baixa autoestima, baixa escolaridade, altos índices de subemprego, desemprego, marginalização e violência.

Diante de potenciais riscos ao indivíduo e a sociedade, busca-se maior esclarecimento e conhecimento entre os profissionais da saúde e educação para maior conscientização a respeito dos distúrbios de aprendizagem, bem como identificação e intervenção adequadas e precoces.

A indicação de intervenção está na dependência das causas identificadas, devendo cada caso ser avaliado com individualidade, respeitando as características pessoais da criança, bem como seu contexto sócio-econômico-cultural.

■ Referências bibliográficas

1. Rotta NT, Ohlweiler L, Riesgo RS. Transtornos da aprendizagem: abordagem neurobiológica e multidisciplinar. 2.ed. Porto Alegre, Artmed; 2016. p.93-110.
2. Huttenlocher PR. Neural Plasticity: the effects of environment on the development of the cerebral cortex, 1a. Ed. Harvard University Press, London. 2002;04-09.
3. Lefèvre BH. Neuropsicologia infantil. São Paulo: Sarvier. 1989; 05-57.
4. Campbell, WW. DeJong: O exame neurológico. Rio de Janeiro, Guanabara Koogan; 2014. p.62-93.
5. Pennington BF. Diagnósticos de distúrbios de aprendizagem. São Paulo, Pioneira; 1997.
6. Fonseca V. Dificuldades de aprendizagem: abordagem neuropsicológica e psicopedagógica ao insucesso escolar. 4.ed. Lisboa, Ancora; 2008. p.119-161.
7. Joffily SB, Joffily L, Andraus NM. O estado de sono no processo de aprendizagem. Ciências & Cognição. 2014;19(3):531-43.
8. Swaiman KF, Ashwal S, Ferriero DM. Swaiman´s Pediatric Neurology: principles and practice. 4th ed. Elservier. 2006;p.507-70,1.171-80.
9. Werneck LC. Síndrome de Gerstmann de desenvolvimento associada a neoplasia cerebelar. Arq Neuropsiquiatria. 1975;33,64-74.
10. American Psychiatric Association. Diagnostic and Statistical Manual of Mental Disorders 5thed. American Psychiatric Plublishing, Washington DC. 2013. p.59-74.
11. Norton ES, Beach SD, Gabrieli JDE. Neurobiology of Dyslexia. Current Opinion in Neurobiology. 2015. p.73–78.
12. Buttner GHM. Learning Disabilities: Debates on definitions, causes, subtypes, and responses. International Journal Disability. 2011;58(1):75-87.
13. Tosto MG, Momi SK, Asherson P, Malki K. A systematic review of attention deficit hyperactivity disorder (ADHD) and mathematical ability: current findings and future implications. BMC Medicine. 2015;13:204-218.
14. Brasil: Todos pela Educação. De Olho nas Metas 2014. [Acesso 2016 abr 13]. Disponível em: www.todospelaeducacao.org.br.

Crianças, adolescentes e exercício físico: aspectos metabólicos e funcionais

7

■ Hugo Tourinho Filho ■ Camila de Moraes
■ Raphael Del Roio Liberatore Júnior
■ Carlos Eduardo Martinelli Júnior

■ Introdução

As crianças, tanto funcional quanto estruturalmente, não são semelhantes aos adultos. Em pessoas adultas tem-se assumido que as alterações que, eventualmente, possam ocorrer, caracterizam-se como uma resposta ao processo de adaptação do estresse imposto pelo esforço físico. Entretanto, em se tratando de crianças e adolescentes, as modificações que presumivelmente ocorrem até que atinjam o estágio de maturidade podem ser tão grandes ou maiores que as próprias adaptações resultantes de um programa de atividade física.

Embora ainda não se tenham explicações adequadas para inúmeros questionamentos relacionados com os efeitos da prática da atividade física envolvendo integrantes da população jovem, verifica-se que, nos últimos anos, grande quantidade de informações vem sendo acumuladas com referência ao assunto. Certamente, as lacunas existentes têm relação com o fato de alguns programas de atividade física induzirem modificações morfológicas e funcionais na mesma direção que é esperado para o próprio processo de maturação biológica.

Nesse sentido, parece ser fundamental, em estudos realizados com crianças e adolescentes, que se diferenciem os efeitos da prática regular de exercícios físicos dos possíveis efeitos provocados pela ação do crescimento, desenvolvimento e maturação sobre as variáveis analisadas.

■ Aptidão aeróbia na criança e no adolescente

Além das modificações dimensionais, o período pubertário é também assinalado por modificações fisiológicas importantes, as quais afetam os sistemas orgânicos de maneira geral e, como tal, tendem a refletir-se na capacidade de esforço.

A potência aeróbia máxima, isto é, o máximo volume de oxigênio que o indivíduo é capaz de consumir em um nível muscular, por unidade de tempo, aumenta ao longo da segunda infância, acompanhando o crescimento das dimensões corporais[7]. Até 12 anos, as curvas de crescimento do consumo de oxigênio não apresentam diferenças significativas de perfil entre os sexos, embora os rapazes obtenham valores superiores desde 5 anos de idade.

A diferenciação sexual instala-se, porém, após os 14 anos, idade em que as garotas atingem um platô, ao passo que os rapazes continuam a apresentar valores crescentes até os 18 anos[17].

Estudos têm mostrado que o consumo de oxigênio em homens, quando expresso em mililitros de oxigênio por minuto por quilograma de peso corporal (ml/kg.min), é virtualmente independentemente da idade dentro da faixa etária de 8 a 18 anos; já, entre as mulheres, é até mais alto na fase pré-púbere que durante a fase púbere ou pós-púbere[5,15].

Para se medir os efeitos fisiológicos do treinamento aeróbio em crianças e adolescentes, o consumo máximo de oxigênio ($VO_{2máx}$) é uma variável indispensável na avaliação da potência aeróbia. Normalmente, as crianças possuem um consumo de oxigênio consideravelmente alto, com valores variando entre 48 e 58 ml/kg.min bem acima de 42 ml/kg.min, o que indica um bom nível de condicionamento físico em adultos[18].

Indivíduos classificados como pré-púberes de elite atlética apresentam um consumo máximo de oxigênio de 15 a 20% maior que o consumo máximo de seus companheiros não atletas. Essas diferenças não são muito grandes se, por exemplo, compara-se o $VO_{2máx}$ de corredores de elite adultos com indivíduos sedentários, o qual pode ser até 100% maior[19].

Considerando a alta potência aeróbia de crianças, por que, então, elas não dominam a corrida de média e longa distância?

Um fator bastante interessante apontado como explicação para o comportamento evolutivo em relação ao desempenho em testes de corrida de média e longa distâncias envolve o que se tem denominado de "economia de corrida", originalmente *running economy,* que leva em consideração a relação entre trabalho produzido e energia consumida.

Seguindo essa linha de raciocínio, Bar-Or[7] observou que, entre moças e rapazes de 5 a 17 anos de idade, o consumo de oxigênio necessário para correr ou caminhar numa mesma velocidade decresce com a idade em ambos os sexos; porém, ocorre de forma mais acentuada entre os rapazes.

Ainda nesse estudo, o pesquisador pôde observar que, deslocando-se a 10 km/h, o consumo de oxigênio de uma criança aos 5 anos foi, em média, 8 ml/kg.min maior que o de um adolescente de 17 anos de idade. Dessa forma, considerando 40 ml/kg.min como o valor esperado para o consumo máximo de oxigênio nessa faixa etária, adolescentes podem realizar a mesma tarefa motora com economia de, aproximadamente, 20% no consumo de oxigênio em comparação com as crianças. Portanto, talvez a menor economia de corrida observada entre as crianças mais jovens possa explicar o fato de o desempenho em testes de média e longa duração ficar tão distante daquele verificado na adolescência, considerando que ambos, crianças e adolescentes, apresentam valores de consumo máximo de oxigênio bastante semelhantes.

Reforçando essa ideia Morgan, Martin, Krahenbuhl[20] alertam para a possibilidade do menor gasto energético na realização de uma corrida ou caminhada entre os adolescentes em relação às crianças não ser unicamente consequência das diferenças observadas em seus respectivos metabolismos. Nesse cenário, destaca-se a maneira menos econômica de se locomover das crianças, tendo em vista a necessidade de uma frequência de passadas mais elevada em razão do menor comprimento de suas pernas.

Com relação à treinabilidade da potência aeróbia, em adultos, quanto mais jovem o indivíduo, mais treinável é sua performance aeróbia; tal relação com a idade já não pode ser encontrada em crianças e adolescentes[21]. Em jovens adultos, um aumento de 10 e 20% no consumo máximo de oxigênio é um resultado comum, se seguido de um programa de exercício aeróbio de duração de 2 a 4 meses.

Diversos estudos têm sugerido que, quando o consumo máximo de oxigênio por quilograma de peso corporal é feito para refletir a potência aeróbia máxima, pré-púberes são menos treináveis que seus equivalentes mais maturados. As razões sugeridas para tão baixa treinabilidade consistem que crianças são ativas mesmo quando não fazem parte de um programa de treinamento organizado, dessa maneira, um programa adiciona pouco à sua aptidão[21].

Em contrapartida, em uma revisão apresentada por Rowland[19], pode-se observar uma longa lista de estudos em que foi demonstrado que o consumo máximo de oxigênio de crianças realmente aumentou com o treinamento. O autor concluiu que, quando o regime de treinamento aeróbio é realizado conforme a orientação estabelecida para adultos, pré-púberes são treináveis.

Tanto os estudos que não mostraram um aumento do $VO_{2máx}$ quanto os estudos que tiveram um aumento dessa variável apresentaram queda de frequência cardíaca submáxima. Assim, de acordo com esses dados, haveria uma melhora da potência aeróbia nas crianças apenas após um prolongado e adequado programa de treinamento aeróbio.

Apesar da dificuldade em se determinar a treinabilidade da resistência aeróbia de crianças e adolescentes, o treinamento aeróbio, ao contrário da resistência anaeróbia lática, quando realizado com intensidade, frequência e duração adequada, é fundamental dentro de um programa de atividade física direcionado para crianças e adolescentes, principalmente ao levar-se em consideração a preocupação de prevenção primária e a promoção da saúde dos jovens.

Propor atividades físicas adequadas para crianças e adolescentes é contribuir, sobremaneira, para a formação de uma população adulta mais ativa e, consequentemente, mais saudável.

■ Rendimento anaeróbio na criança e no adolescente

Tendo como base as evidências científicas acumuladas até hoje, parece razoável sugerir que a capacidade anaeróbia lática significativamente inferior das crianças em relação aos adolescentes e adultos está ligada a menores estoques de glicogênio muscular, menor atividade das enzimas fosforilase, fosfofrutoquinase (PFK) e lactato desidrogenase (LDH) e a níveis mais baixos de testosterona. Como consequência, há uma menor ação desse hormônio sobre a musculatura esquelética e, por fim, uma menor capacidade de recrutamento das unidades motoras em condições de performance máxima[2,5,7,11,12,14-16].

Por meio dos estudos realizados sobre o comportamento do rendimento anaeróbio lático de crianças e adolescentes, fica evidente que esse tipo de exigência motora deva ser visto com extrema precaução ao se elaborar programas de exercícios, principalmente com relação aos pré-púberes que não se encontram ainda preparados metabólica e funcionalmente para essa intensidade de atividade física.

No entanto, atividades que envolvam o sistema ATP/CP, utilizado, predominantemente, nas atividades intensas de curtíssima duração (até 10 s) não apresentam nenhum tipo de limitação e podem ser utilizados nos programas de exercícios para crianças. Uma das principais atividades que envolvem esse processo de ressíntese de ATP e é muito bem aceito por crianças são os jogos nas suas mais diversas variações.

■ Considerações práticas: planejando o programa de exercícios físicos ao longo da infância e da adolescência

Desde o momento que uma criança inicia um programa de exercícios físicos, com o intuito de enriquecer seu repertório motor ou atingir melhoras em seu rendimento esportivo, é interessante organizar um planejamento (periodização) dessas atividades em longo prazo.

Na Figura 7.1, encontram-se os períodos de treinamento divididos em gerais e especiais e as etapas que crianças e adolescentes devem passar em seus programas de treinamento e/ou exercícios físicos.

O objetivo primário do período geral é construir uma base em que possa efetivamente desenvolver capacidades motoras complexas, que resultem em uma transição para a fase especializada. Trata-se do momento mais apropriado para as crianças experimentarem o maior número de vivências motoras a fim de enriquecer o seu repertório motor.

Já na fase especializada há dois estágios: a especialização e o alto desempenho. Nessa fase, os adolescentes devem escolher em que esporte/evento e posição gostariam de jogar. Uma vez especializados, os adolescentes podem aumentar a intensidade e o volume do programa de treinamento progressivamente, o que pode resultar em um alto desempenho.

Embora a Figura 7.1 apresente as idades associadas a cada estágio, acredita-se ser importante ressaltar que esse modelo pode mudar bastante dependendo do esporte analisado. Em esportes como a ginástica artística feminina e os saltos ornamentais, a idade para cada estágio pode ser reduzida de 2 a 4 anos[22].

É de fundamental importância também levar em consideração a maturação de cada atleta e ajustar o programa de treinamento e os programas competitivos adequadamente.

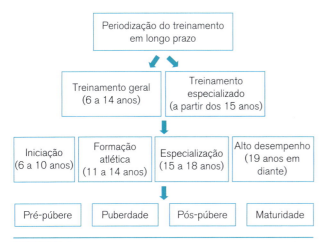

FIGURA 7.1. Organograma da periodização do treinamento esportivo em longo prazo.
Fonte: Bompa (2002).

■ Treinamento geral – Diretrizes

• Iniciação (6 a 10 anos)

Durante a infância, em consequência do rápido desenvolvimento do sistema nervoso central (SNC) é necessário que ocorra uma ampla e adequada variação de estímulos ambientais que favoreçam, assim, o desenvolvimento motor, cognitivo e afetivo-social. Nessa fase, crianças precisam ser expostas as mais variadas experiências motoras que lhes permitam enriquecer o seu repertório motor, ou seja, formar sua biblioteca motora.

Quanto maior o repertório motor, maior será a capacidade de aprender e executar novos padrões de movimento. A criança ficará mais preparada nas fases seguintes (adolescência e fase adulta), nas quais aprenderá movimentos mais complexos e os realizará com maior precisão, fato que no caso da formação de atletas aumentará as chances de obtenção do alto rendimento.

- No estágio inicial de desenvolvimento as crianças devem participar de programas de exercícios de baixa intensidade com esforços intermitentes, pois a maior parte delas não é capaz de suportar demandas físicas e psicológicas de um treinamento com alta intensidade organizado para competições.
- Enfatize o desenvolvimento multilateral, que inclui: corrida, saltos, os atos de aparar, lançar, rebater, equilibrar e rolar.
- Dê a criança tempo suficiente para um desenvolvimento adequado das habilidades e um tempo igual para que joguem e participem das atividades.
- Reforce positivamente a atitude de crianças que são responsáveis e autodisciplinadas.
- Encoraje as crianças no desenvolvimento da flexibilidade, coordenação e equilíbrio.
- Selecione o número adequado de repetições para cada habilidade e encoraje as crianças a desempenharem a técnica adequada.
- Modifique o equipamento e o ambiente de jogo para um nível apropriado.
- Estruture exercícios, jogos e atividades de maneira que as crianças tenham participação ativa.
- Promova o aprendizado experimental dando às crianças a oportunidade de construir seus próprios jogos, exercícios e atividades. Encoraje-as a serem criativas e utilizarem a imaginação.
- Simplifique as regras, caso contrário não desenvolverão o autocontrole, o que terá um efeito negativo sobre a autoestima e o desejo de continuar participando.
- Guie as crianças em jogos que as introduzam estratégias e técnicas básicas. Durante o jogo deve-se propor situações que demonstrem a importância do trabalho em equipe e a posição de jogo.
- Enfatize a importância da ética e do jogo honesto.
- Encoraje as crianças a participarem de exercícios que desenvolvam a concentração.
- Ofereça oportunidades para que meninos e meninas participem juntos.
- Certifique-se que o esporte seja uma brincadeira para todas as crianças.

• Formação atlética (11 a 14 anos)

Durante os períodos da primeira e da segunda infâncias, garotos e garotas desenvolvem-se de maneira bastante similar, havendo poucas diferenças na estatura, no peso, no tamanho do coração e nos pulmões ou na composição corporal. Quando, porém, se inicia a segunda década da vida, ocorrem dramáticas mudanças, não somente nas mensurações de crescimento, mas, também, na maturação sexual.

O início da puberdade marca a transição da infância para a fase adulta, no entanto, quando esse processo se inicia e o que marca o seu início ainda não está claro. O que se sabe é que o tempo do processo é altamente variável e que pode iniciar cedo, entre 8 e 9 anos, ou mais tarde, entre 13 e 15 anos, para garotas e garotos, respectivamente.

Está claro, assim, que a sequência geral de eventos que marcam a puberdade é muito mais previsível que as datas específicas em que eles ocorrerão. Nesse sentido, conhecer os eventos que marcam a puberdade e aceitar a variabilidade individual em que eles ocorrem é de suma importância para o profissional que irá planejar os programas de atividade física voltados para essa população específica.

- É apropriado elevar moderadamente a intensidade do treinamento durante o desenvolvimento da formação atlética, embora a maior parte dos jovens ainda seja vulnerável a lesões e danos emocionais.

- A ênfase ainda deve estar no desenvolvimento das habilidades e capacidades motoras e não apenas no desempenho ou na vitória.
- Alguns adolescentes podem ter um rápido estirão de crescimento, o que explica a falta de coordenação para a realização de alguns exercícios.
- Projete exercícios que introduzam os jovens às bases fundamentais da tática e da estratégia. Os exercícios devem reforçar o desenvolvimento das habilidades.
- Auxilie os adolescentes no refino e na automatização de habilidades básicas aprendidas durante o estágio de iniciação e ensine habilidades que são um pouco mais complexas.
- Enfatize a melhoria da flexibilidade, coordenação e equilíbrio.
- Enfatize a ética e o jogo honesto durante as sessões de treinamento e as competições.
- Evite colocar jovens atletas em situações potencialmente humilhantes.
- Introduzam os jovens em exercícios que desenvolvam a força geral.
- Continue desenvolvendo a capacidade aeróbia. Atletas que tenham uma base sólida de resistência poderão suportar, de maneira mais eficiente, as exigências do treinamento e das competições durante o estágio de especialização.
- Introduza aos adolescentes exercícios mais complexos para melhorar a concentração.
- Inicie os adolescentes num treinamento anaeróbio moderado. Isso auxiliará na adaptação ao treinamento anaeróbio de alta intensidade, que tem grande importância na maior parte dos esportes durante o desenvolvimento do estágio de especialização. Dê mais ênfase ao sistema de fosfagênios que ao sistema glicolítico.
- Evite competições que promovam um estresse demasiado sobre as estruturas anatômicas do organismo (p. ex., salto triplo).
- Encoraje os adolescentes a desenvolverem estratégias para autorregulação e visualização.
- Apresente aos adolescentes uma variedade de situações competitivas de cunho recreativo. Isso irá auxiliá-los na aplicação de várias técnicas e táticas.
- Jovens atletas adoram competir, porém não enfatize a vitória.
- Estruture as competições para reforçar o desenvolvimento da habilidade (p. ex., lançamento do dardo). Dê mais valor na acuidade e na técnica que na distância em que se pode lançar o dardo.

■ Treinamento especializado – Diretrizes

• Especialização (15 a 18 anos)

- A maior parte dos atletas desse estágio pode tolerar grandes cargas de treinamento e competição, no entanto, deve-se monitorar de perto o volume e a intensidade do treinamento para assegurar-se de que os atletas realmente melhorem seus resultados com poucas ou nenhuma lesão.
- Monitore o desenvolvimento dos atletas criteriosamente.
- Fiscalize a melhoria progressiva nas capacidades motoras dominantes para o esporte.
- Eleve o volume do treinamento dos exercícios específicos para facilitar a melhoria do desempenho (preparação efetiva para a competição).
- Eleve a intensidade do treinamento mais rapidamente que o volume; o treinamento deve simular as ações durante a competição.
- Envolva os atletas no processo de decisão, sempre que possível.
- Encoraje os atletas a aprenderem os aspectos teóricos do treinamento.
- Enfatize os exercícios com a musculatura que os atletas utilizam primariamente ao desempenharem uma habilidade técnica específica. O desenvolvimento da força deve ser iniciado a fim de refletir as necessidades específicas do esporte.
- Atletas que treinam com peso podem começar a realizar exercícios que requerem poucas repetições e cargas altas.
- Mantenha o desenvolvimento da capacidade aeróbia e particularmente para aqueles envolvidos em esportes relacionados a resistência,
- Eleve progressivamente o volume e a intensidade do treinamento anaeróbio. Os atletas já são capazes de suportar melhor a acidose metabólica.
- Melhore e aperfeiçoe as técnicas do esporte. Os atletas devem realizar habilidades técnicas difíceis durante as sessões de treinamento, incorporando-as em exercícios táticos específicos e aplicando-as no treinamento.
- Melhore a tática individual e coletiva. Incorpore jogos específicos nas sessões de treinamento tático que sejam interessantes, desafiadores, estimulantes, e que requeiram decisões rápidas.
- Eleve o número de competições progressivamente de maneira que, ao final desse estágio, os jovens atletas estejam competindo tão frequentemente quanto um atleta adulto.
- Guie os atletas no treinamento mental, estruturando exercícios que desenvolvam a concentração, o pensamento positivo, a autorregulação, a visualização e a motivação para melhorar o desempenho específico do esporte.
- Nesse estágio a fadiga é um produto normal do treinamento com alta intensidade, mas os atletas não devem atingir a exaustão.
- Na especialização, embora a vitória passe a ser progressivamente importante, jamais se deve superestimar esse aspecto.

■ Considerações finais

Por fim, atletas são seres humanos com sentimentos, desejos, necessidades e sonhos, e não máquinas de *performance* esportiva! Por esse motivo, os jovens devem aprender com o esporte que não são perfeitos e que vão errar muitas vezes. Eles não deveriam ter receio de agir por medo de errar. É preciso ensiná-los a ter iniciativa, agir e ousar sabendo que errar é inevitável. Os erros os tornam mais fortes, se forem aceitos de maneira apropriada.

E as crianças? Ah! As crianças podem e devem jogar imaginando ser o Neymar, o Lionel Messi ou o Cristiano Ronaldo. Elas têm todo o direito de sonharem ser um astro numa partida de futebol, basquete, vôlei, tênis ou outro esporte qualquer, pois isso faz parte do lúdico que enriquece a infância. Porém, é "incorreto" pensar que todas as crianças que se dedicam ao esporte vão atingir altos níveis de rendimento.

Em sua maioria, elas se beneficiarão pelo simples fato de estarem envolvidas com a prática esportiva: sentem alegria, fazem amigos e aprendem as habilidades dos esportes praticados, o que as ajudará ao longo de toda a sua vida. Enfim, "toda criança tem o direito de não ser campeã".

■ Referências bibliográficas

1. Malina R, Bouchard C, Bar-Or O. Crescimento, maturação e atividade física. 2.ed. São Paulo, Phorte Editora; 2009.
2. Boisseau N, Delamarche P. Metabolic and hormonal responses to exercise in children and adolescents. Sports Medicine. 2000; 30(6):405-422.
3. Eriksson BO. Muscle metabolism in children – a review. Acta Pediatric Scand. 1980;283[suppl]:20-27.
4. Paterson DH, Cunningham DA, Bumstead LA. Recovery O2 and blood lactic acid: longitudinal analysis in boys aged 11-15. European Journal Appl. Physiol. 1986;55:93-99.
5. Imbar O, Bar-Or O. Anaerobic characteristics in male children and adolescents. Medicine and Science in Sports and Exercise. 1986;18(3):264-269.
6. Fellmann N, Bedu M, Spielvogel H, Falgairette G, Van Praagh E, Jarrige JF, Coudert J. Anaerobic metabolism during pubertal development at hight altitude. Journal Appl. Physiol. 1988;64:1.382-1.386.
7. Bar-Or O. Pediatric sports medicine for the practitioner. New York, Springer Verlag; 1983.
8. Sobral F. Adolescente atleta. Lisboa, Livros Horizonte; 1988.

9. Eriksson BO, Karlsson J, Saltin B. Muscle metabolism during exercise in pubertal boys. Acta Pediatric Scand. 1971;217 [suppl]:154-157.
10. Tanaka H, Shindo. Running velocity at blood lactate threshold of boys aged 6-15 years compared with untrained and trained young males. International Journal Sports Med. 1985;6(2):90-94.
11. Eriksson BO, Gollnick PD, Saltin B. Muscle metabolism and enzyme activities after training in boys 11-13 years old. Acta Physiol. Scand. 1973;87:485-497.
12. Fournier M, Ricci J, Taylor AW, Ferguson RJ, Montpetit RR, Chaitman BR. Skeletal muscle adaptation in adolescent boys: sprint and endurance training and detraining. Medicine and Science in Sports and Exercise. 1982;14(6):453-456.
13. Krotkiewski M, Kral JG, Karlsson J. Effects of castration and testosterone substitution on body composition and muscle metabolism in rats. Acta Physiol. Scand. 1980;109:233-237.
14. Butler GE, Walker RF, Walker RV, Teague P, Fahmy RD, Ratcliffe SG. Salivary testosterone levels and the progress of puberty in the normal boy. Clinical Endocrinology. 1989; 30: 587-596.
15. Naughton G, Farpour-Lambert NJ, Carlson J. et al. Physiological issues surrounding the performance of adolescents athletes. Sports Medicine. 2000;30(5):309-325.
16. Tourinho Filho H. Crianças, adolescentes e treinamento esportivo: aspectos maturacionais e funcionais. In: Tourinho Filho, H. Treinamento esportivo: interfaces com a fisiologia do esporte. Passo Fundo, UPF Editora; 2007.
17. Mirwald RL, Bailey DA, Cameron M, Rasmussen PL. Longitudinal comparison of aerobic power on active and inactive boys aged 7 to 10 years. Annals of Human Biology. 1981;8(5):405-414.
18. Stanganelli LCR. Mudanças no VO2 max e limiar anaeróbico em crianças pré-púberes ocorridas após treinamento de resistência aeróbia. Curitiba, Festur. 1991;3(2):42-45.
19. Rowland TW. Aerobic response to endurance training in prepubescent children: a critical analysis. Medicine and Science in Sports and Exercise. 1985;5:439-496.
20. Morgan DW, Martin PE, Krahenbuhl GS. Factors affecting running economy. Sports Medicine. 1989;7(5):310-330.
21. Bar-Or O. Trainability of the prepubescent child. The Physician and Sports Medicine. 1989;17(5):65-82.
22. Bompa T. Periodização – Teoria e metodologia do treinamento. São Paulo, Phorte Editora; 2002.

Esporte na vida da criança e do adolescente: *overuse* e *overtraining*

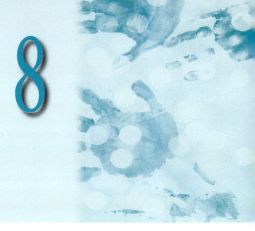

8

■ Ana Claudia Mattiello-Sverzut

■ Introdução

• Atividade física e treinamento

Conhecer a nomenclatura utilizada na prática desportiva pode favorecer a compreensão da clínica apresentada por seu paciente. Em 1985, Caspersen, Powell e Christenson definiram o conceito de atividade física, exercício e condicionamento físico. Atividade física representa uma combinação de movimentos corporais que resulta em gasto energético[8]. Exercício é uma atividade física cujos movimentos são planejados, estruturados e repetitivos, e tem como objetivo aumentar ou manter o condicionamento físico. Condicionamento físico é a "habilidade de conduzir tarefas diárias com vigor e em alerta, sem sofrer fadiga, com ampla energia para atividades de lazer e para atender emergências imprevistas"[26]. Atualmente, condicionamento físico pode ser definido como a capacidade funcional relativa do coração, pulmão e músculos responderem a uma demanda de exercícios específicos, como corrida ou ciclismo[9].

Nos dias atuais, os níveis de atividade física desenvolvida por crianças e adolescentes, como caminhar até a escola ou mesmo durante a execução de brincadeiras recreacionais entre amigos, está em crítica redução. Crianças e adolescentes têm usado seu tempo para assistir televisão e para jogos de videogame, tornando-se cada vez mais sedentários. Como consequência, os tecidos envolvidos no suporte de carga (ossos, cartilagens, ligamentos e músculos esqueléticos) sofrem cada vez menos impacto, favorecendo as respostas de lesão por pequenas cargas de estresse mecânico.

Sob a ótica da prática clínica, o nível de atividade física de crianças e adolescentes pode ser avaliado, de maneira semiquantitativa, por meio do Questionário Internacional de Atividade Física (IPAQ), cuja versão foi adaptada e validada à população brasileira (www.celafiscs.com.br). Esse questionário possui a versão curta e a versão longa. A versão curta é respondida rapidamente pelo indivíduo avaliado (ou por seu cuidador). Essa versão busca informações sobre treinamento moderado ou vigoroso ao longo do dia e/ou da semana. Tais informações são contextualizadas a partir do esforço respiratório: atividades vigorosas pedem "respirar 'muito' mais forte que o normal" e moderadas pedem "respirar um pouco mais forte que o normal". As respostas irão indicar o nível de atividade cujo escore pode variar: (1) sedentário; (2) insuficiente ativo; (3) ativo; e (4) muito ativo. Para o escore "ativo", é necessário "Realização de exercícios vigorosos 3 dias ou mais por semana/20 minutos por sessão, ou realização de atividades moderadas ou caminhadas 5 dias ou mais por semana/30 minutos por sessão, ou realização de caminhada mais atividade moderada, mais atividade vigorosa 5 dias ou mais por semana (somando 150 minutos por semana)"; em contrapartida, é considerado "insuficiente ativo" quando "realização de atividade física por pelo menos 10 minutos por semana".

Em 2015 e 2016, estudo coordenado por Mattiello-Sverzut, evidenciou que, numa amostra de 110 crianças e adolescentes saudáveis, entre 6 e 15 anos, 50,9% dos meninos foram classificados como insuficientemente ativos; 20% como muito ativos; 16,3% como ativos; e 12,7% como sedentários. Para as meninas, 56,3% foram classificadas como insuficientemente ativas; 23,6% como ativas; 14,5% como sedentárias; e 5,4% como muito ativas (manuscrito em preparação).

■ *Overuse* e *overtraining* – Conceitos

Em medicina esportiva, as lesões crônicas induzidas por sobrecarga ou estresse fisiológico sobre os tecidos, sem tempo suficiente para recuperação, caracterizam *overuse*[1]. Elas representam até 50% de todas as lesões observadas em crianças e adolescentes que praticam esportes[2]. *Overtraining* caracteriza a falta de tempo de recuperação antes da sessão de treinamento seguinte e pode vir associar-se à síndrome que leva o mesmo nome, síndrome de *overtraining*, muito bem descrita para atletas adultos e pouco explorada no meio pediátrico[3]. Essa síndrome pode ser definida como "séries de mudanças psicológicas, fisiológicas e hormonais que resultam em diminuição do desempenho no esporte"[4]. A criança atleta pode apresentar falta de entusiasmo para a prática do esporte ou para competição e dificuldade em completar as rotinas habituais do esporte.

Os mecanismos de trauma por *overuse*, normalmente, estão associados a dois tipos históricos: (1) tecidos saudáveis que sofrem episódios repetitivos de microtraumas; (2) tecidos já danificados que sofrem imposição frequente e crescente de força, mesmo que de pequena magnitude. A ausência de conhecimento acerca dos mecanismos envolvidos nesse processo dificulta o estabelecimento de estratégias eficientes de intervenção.

■ Fatores de risco

A probabilidade para o desenvolvimento de lesões por *overuse* é aumentada quando existem fatores de risco[5], que podem ser subdivididos em intrínsecos e extrínsecos. Dentre os fatores intrínsecos podem ser citados gênero, estado maturacional, índice de massa corporal, fatores biomecânicos, variações anatômicas e outros. Já fatores extrínsecos podem ser métodos de treinamento, equipamentos utilizados e caraterísticas do próprio ambiente de treinamento.

• Fatores intrínsecos

O sistema esquelético é originado via tecido cartilaginoso. Dessa etapa à forma mais desenvolvida, existem modificações celulares e teciduais importantes que cursam com o crescimento da criança. Porém, a configuração óssea não se modifica para alcançar a forma adulta; somente haverá crescimento longitudinal e transversal. Assim, numa situação em que são observadas alterações no formato ósseo, este deve ter sua causa associada às situações patológicas, como exacerbação na compressão, tensão ou torção atípicas. Na criança, as forças torcionais são aquelas que podem criar deformidades ósseas significativas, o pode modificar as estratégias funcionais, como na marcha e na bipedestação. Os músculos e suas distribuições espaciais contribuem para as forças torcionais fisiológicas. Um importante exemplo é a tíbia que tem 5 graus de torção medial ao nascimento. Com o desenvolvimento essa torção pode alcançar 18 a 47° para lateral. As alterações torcionais patológicas podem determinar anteversão, torção tibial, femoral e fibular, geno valgo ou varo, pé plano ou valgo. Crianças que não experimentam movimentos normais, força muscular, descarga de peso, têm risco de sofrer osteopenia e osteoporose[6]. A influência do estado maturacional no contexto clínico, frente ao esporte, é melhor abordada na revisão de DiFiori e colaboradores[7]. Quanto à relação entre gênero e *overuse*, maiores detalhes são apresentados na sequência deste capítulo com os esportes mais prevalentes.

• Fatores extrínsecos

Hogan e Gross[1] identificaram três situações clínicas que parecem favorecer as lesões por *overuse*. Na primeira situação, caracterizam o atleta que busca aumentar rapidamente a carga de treinamento após um período de inatividade ou atividade física incipiente. Nesta, o organismo não consegue responder de maneira apropriada à demanda de amortecimento exigida e, como consequência, os tecidos corporais sofrem lesões intensas, como fraturas por estresse. A segunda situação descreve atletas que buscam participar de nível atlético acima daquele estabelecido por suas próprias habilidades individuais, ou seja, há um descompasso entre a demanda física e a aptidão inerente do sujeito. A terceira, e última situação, é aquela que indica consistente participação do sujeito num nível atlético excepcionalmente alto. Neste grupo, podem ser identificados fatos como participação em treinamentos contínuos sem intervalo de repouso ou especialização em um único esporte ao longo de muitos anos.

■ Lesões mais frequentes

A Academia Americana de Pediatria, em 2000, apontou as lesões mais frequentes induzidas por atividade física inadequada e sobrecarga. São elas: fraturas, escolioses, espondiloses, espondilolisteses, tendinites e osteocondroses[10]. Estados Unidos e Canadá desenvolveram estudo para avaliar o número de lesões induzidas por esporte em pacientes com idades entre 6 e 18 anos[11]. Dados desse estudo registraram 360 lesões e, desse número, os autores observaram que 54,4% das lesões relacionavam-se ao *overuse*. Como destacado anteriormente, em qualquer idade, o estresse repetitivo aplicado sobre o sistema musculoesquelético do atleta pode resultar em lesões por *overuse*. Especificamente em crianças e adolescentes, o processo de crescimento torna-se fator complicador. As estruturas dos ossos longos seguem epífise, fise, metáfise e diáfise (Figura 8.1).

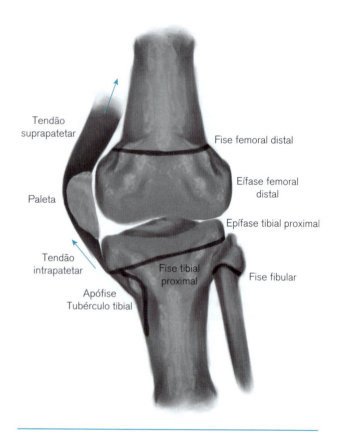

FIGURA 8.1. Representação esquematizada parcial do complexo osteoarticular do joelho em crescimento, com destaque anatômico à localização das fises, epífises e apófise.
Fonte: Adaptada de Caine, DiFiori e Maffutti[25].

A cartilagem epifisária é composta por um mosaico de placas de crescimento, onde são encontradas epífises (extremidades ósseas recobertas por cartilagem), apófises (ou tubérculos) e fises (cartilagem crescimento). Os artigos de revisão que relacionam temas como criança e adolescente/esportes/lesões induzidas por esporte descrevem que as fises (onde ocorre o crescimento dos ossos longos) e as apófises (que fazem a ligação da unidade musculotendínea ao osso) são as estruturas mais envolvidas nas lesões[5,12-14]. As epífises podem ser caracterizadas como de tração ou de compressão. As epífises de tração, que compreendem as apófises, estão sujeitas às forças de tensão miotendíneas. As epífises de compressão são situadas na região distal dos ossos longos e estão sujeitas a distúrbios de ossificação nas placas de crescimento. Diferenças nas taxas de crescimento entre epífises e apófises e entre osso e músculo são fatores de risco para lesões apofisárias do tipo traumática por tração excessiva, denominadas osteocondroses apofisárias. Há descrição de microsisalhamento, reações de inflamação e reparação e ossificação ectópica[14]. Em ginastas e jogadores de tênis podem ser encontradas osteocondroses fiseais, que acometem a placa de crescimento distal do rádio, desencadeando defeitos de mineralização na área de ossificação. Em contrapartida, a osteocondrose epifisiária apresenta fator etiológico polêmico. De maneira sucinta, são destacadas as formas deformante e dissecante com associações diretas à origem vascular e à origem traumática, respectivamente. Segundo Launay, a dor causada por osteocondrose apofisária é facilmente localizada pela criança, enquanto é mais difícil identificar dor por osteocondrose epifisária e fiseal[14].

■ Diagnóstico

A dor mecânica é o principal sinal de lesão por *overuse*. Segundo Brenner[15], ela pode ser dividida em quatro estágios:

- **Estágio 1**: dor após atividade física.
- **Estágio 2**: dor durante a atividade física, sem impacto sobre a função (o sujeito pode continuar participando da atividade).
- **Estágio 3**: dor durante atividade física, que perdura ao longo do dia e tem impacto na função (o sujeito necessita reduzir ou parar a atividade).
- **Estágio 4**: dor durante toda atividade física, mesmo nas funções musculoesqueléticas básicas.

Para analisar sinais de *overuse*, é importante que o pediatra clínico tenha conhecimento sobre as atividades esportivas e as condições sob as quais o exercício é executado por seu paciente. Dor, fadiga e performance reduzida devem suscitar investigação mais profunda. Algumas perguntas básicas podem ajudar o clínico nessa etapa:

- O nível de desenvolvimento motor da criança está apropriado para a habilidade ou o gesto esportivo praticado?
- A idade cronológica da criança está apropriada para seu grupo de treinamento?
- Há motivação da criança para a prática esportiva (ou essa motivação é familiar)?
- Quantas modalidades esportivas são executadas pela criança?
- Quantas horas por dia e/ou horas por semana a criança praticada essa(s) atividade(s)?
- Os equipamentos e acessórios utilizados pela criança estão de acordo com a idade dela e o local de treinamento?
- O local de treinamento/infraestrutura é apropriado para receber crianças e adolescentes para aquele esporte, especificamente?
- O treinador está atualizado sobre aquela técnica esportiva e sua aplicabilidade, minimizando prejuízos, à criança e ao adolescente?

O exame clínico pediátrico deve avaliar flexibilidade articular, tônus e força muscular. Nesse conjunto de dados, podem ser observados encurtamentos articulares patológicos e pouca complacência muscular que comprometem a função articular/muscular e o gesto esportivo. Hipermobilidade articular favorecerá compressão articular, e de estruturas subjacentes, que se encontram em fase de crescimento e desenvolvimento. O clínico também deve localizar e reproduzir, no paciente, o gesto doloroso buscando associá-lo a disfunção muscular, tendínea, ligamentar ou osteoarticular.

Os exames de imagens são úteis quando o relato de dor é unilateral ou quando há relato de dor noturna ou do tipo inflamatória. Devem-se descartar dores de origem inflamatória, infecciosa ou mesmo tumoral das dores por osteocondroses. Numa situação eventual de osteocondrose, é sugerido compartilhar o caso do paciente com um colega da área ortopédica para melhor precisar o diagnóstico clínico e para acionar a equipe multiprofissional (fisioterapeuta e treinador físico).

O tratamento preventivo é a melhor escolha e deve focar na busca individualizada da melhor intensidade, frequência e diversificação de estímulos. O aperfeiçoamento em um único esporte deve ocorrer mais tardiamente, a partir dos 15 anos, quando o sistema musculoesquelético já está preparado para receber a carga de estresse induzida pelo treinamento profissional.

As lesões musculoesqueléticas mais comuns e observadas em crianças e adolescentes atletas são apresentadas a seguir. O conhecimento das lesões mais comuns, pelo médico pediatra, pode repercutir positivamente sobre o atleta, minimizando o tempo entre diagnóstico, tratamento e retorno à participação desportiva.

■ Lesões frequentes em membros superiores

Tenistas, nadadores, jogadores de vôlei e ginastas podem desenvolver epifisite proximal do úmero. Essa lesão ocorre em atletas devido a tração e estresse em torque rotacional durante atividades aéreas e de arremesso. O exame físico pode indicar desconforto nas regiões proximal e lateral do úmero e o paciente vai relatar dor frente à execução desse movimento. É também indicado estabelecer comparação com o lado não afetado (sob a ótica clínica e nos exames de imagens). É comum ocorrer em atletas entre 11 e 16 anos, associando-se ao estirão de crescimento[13]. O tratamento sugerido é repouso e fisioterapia até que haja redução da dor, que pode demorar até 3 meses. Posteriormente, fisioterapeuta e treinador devem focar na prevenção de lesões recorrentes.

Jovens atletas podem apresentar instabilidade do ombro, cuja causa pode ser traumática ou secundária a frouxidão capsular. Os esportes que mais se relacionam à instabilidade multidirecional do ombro são vôlei, natação, beisebol e tênis[13]. O paciente experimenta dor crônica e, geralmente, bilateral, de início insidioso. Na condição de hipermobilidade, a cápsula articular é frouxa e o lábio articular é estreito. Ligamentos e músculos não conseguem estabilizar a articulação. Os sintomas podem melhorar ou piorar com a frequência, duração e intensidade da atividade de treinamento. Subluxação e luxação do úmero são menos frequentes, embora possam ocorrer. A associação entre instabilidade posterior e inferior confirmam diagnóstico de instabilidade multidirecional do ombro[16]. O sinal do sulco ajuda a definir a instabilidade inferior. O tratamento sugerido é repouso, fisioterapia e anti-inflamatórios. O retorno às atividades esportivas deve ocorrer paulatinamente.

Na articulação do cotovelo, o epicôndilo medial pode ser alvo de lesão, principalmente para tenistas e outros esportes que desenvolvem atividades de apanhar e arremessar bola[13]. Apofisite do epicôndilo medial representa uma lesão comum que ocorre devido a tração da fise. Nesta, o mecanismo de lesão envolve compressão lateral do cotovelo e tração medial, criando uma dinâmica repetida de estresse em valgo associada aos movimentos de arremesso. É uma condição frequente entre 9 e 12 anos, fase que antecede o fechamento da apófise medial do cotovelo. Após essa etapa, ou seja, em adolescentes mais velhos, outras estruturas passam a ser sobrecarregadas, desencadeando tendinite de flexores e pronadores e estiramento do ligamento colateral medial. O atleta irá descrever dor insidiosa na região medial do cotovelo que aparece no movimento do arremesso. Amplitude de movimento e força podem tornar-se prejudicadas pela dor. É sugerido realizar radiografia para descartar fraturas, irregularidades na placa de crescimento, tumores e infecções. Esse exame pode indicar estruturas normais ou alargamento da apófise, e até mesmo avulsão. Comparação da imagem com cotovelo contralateral irá ajudar o diagnóstico. O tratamento deverá focar na restrição ao movimento, fisioterapia e anti-inflamatórios[13,14].

Ginastas desenvolvem atividades que requerem excessiva descarga de peso em cotovelos hiperextendidos, gerando forças axiais e rotacionais sobre as físes distais do rádio, o que desencadeia vulnerabilidade às cartilagens de crescimentos. Portanto, 25 a 40% dos ginastas geralmente apresentam epifisite distal do rádio[17]. Nesses casos, é importante fazer uma boa anamnese para identificar excessos na rotina de treinamento e manifestação dolorosa (se acontece quando o atleta inicia a atividade no dia, se melhora com repouso ou piora com aumento da intensidade treinamento). O exame clínico indicará desconforto ao longo da físes radial, dor à hiperextensão do cotovelo e ao suporte de carga (realizar apoio das palmas das mãos sobre a maca com cotovelos em completa extensão). Avaliação radiográfica poderá indicar estresse fiseal do rádio, com características de microtrauma (alargamento, esclerose e calcificação da físe radial). Os sintomas clínicos estão relacionados aos estágios de trauma, podendo em última instância, haver comprometimento do crescimento radial longitudinal em relação ao ulnar[13]. O tratamento envolve repouso, redução das atividades de desencadeiam hiperextensão cotovelo e descarga de peso e fisioterapia. Em situações mais graves, é recomendado uso de "braces". O tempo de reclusão pode variar entre 3 e 6 semanas.

■ Lesões frequentes em membros inferiores

As lesões mais frequentes por *overuse,* que acometem a pelves e os quadris, envolvem estruturas biomecânicas vulneráveis ao rápido crescimento, como físes, apófises e tecidos moles associados. As estruturas intra-articulares são pouco acometidas[18]. Muitas apófises pélvicas podem estar envolvidas nesse processo, pois há múltiplas inserções musculares nesses locais. São destacadas: espinhas ilíacas anterosuperior, anteroinferior e tuberosidade isquiática. Também é comum destacarem o trocanter maior e trocanter menor do fêmur. Movimentos repetitivos induzidos pelo esporte com pivoteio e movimentos balísticos estão relacionados a essas enfermidades. Os esportes mais frequentemente envolvidos são futebol, skate, dança, corrida, ginástica olímpica, mas outros esportes também podem ocasionar apofisite pélvica[13,14,19]. O atleta pode relatar facilmente o local de dor e a lesão é confirmada pela palpação e por atividades musculares contrarresistência ou alongamento passivo. Um exame clínico complexo deverá incluir análise da marcha e testes físicos desenvolvidos em diferentes decúbitos (supino, prono, lateral), sentado e em pé[20]. Teste específicos poderão indicar com maior precisão se a origem da dor é intra ou extra-articular. O exame radiográfico de pélvis e quadril, na maioria das vezes, aparece normal, dificultando o diagnóstico. De outra maneira, essas imagens descartam outras enfermidades como fraturas e avulsão da apófise, principalmente quando o caso não é resolvido com repouso (completo ou com descarga parcial de peso), fisioterapia e uso de anti-inflamatórios. Imagens obtidas por ressonância magnética também não acrescentam muita informação para o diagnóstico clínico. O paciente poderá retornar à prática esportiva quando houver redução significativa da dor e, principalmente, quando essa não mais manifestar-se após episódios de curto treinamento físico.

As lesões que acometem os tecidos moles como de origem miofacial ou distensões se resolvem entre 4 e 6 semanas e devem indicar melhora gradativa, tipo passo a passo. Lesões que persistem a esse período devem ser melhor investigadas por seus clínicos. O complexo biomecânico que envolve quadril e pelves torna, muitas vezes, o diagnóstico clínico um desafio para os profissionais da saúde. Detalhes podem ser identificados no artigo científico de revisão publicado por Giordano[20].

Tendinite da banda iliotibial é uma enfermidade frequentemente observada em corredores. Com movimento de flexão e extensão da coxa, a banda iliotibial desliza anterior e posteriormente, passando e sendo friccionada pelo trocanter maior e, às vezes, a própria bursa trocantérica torna-se inflamada. O atleta irá referir dor lateral na coxa e joelho associados à corrida. À palpação poderá ser observada dor na região trocantérica quando há bursite, e desconforto na região do côndilo lateral do joelho[13,19]. O teste de Ober é frequentemente positivo, indicando encurtamento da banda iliotibial. É indicado que o clínico identifique alterações ósseas estruturais como varo de joelho, desvio lateral da pélvis, alterações no comprimento dos membros, torção tibial, pronação excessiva dos pés e/ou pé cavo. O tratamento deverá amenizar estados dolorosos e, se possível, redução da anormalidade biomecânica. O tratamento fisioterapêutico também é indicado.

A dor anterior do joelho representa a queixa musculoesquelética mais comum relatada por atletas crianças e adolescentes. Cerca de 54% deles experimentam, por ano, dor no joelho, que pode ser classificada como síndrome patelofemoral, tendinopatia patelar, doença de Osgood-Schlatter ou doença de Sinding-Larsen-Johansson[21]. A mais frequente é a síndrome patelofemoral, também conhecida como condromalácia patelar ou joelho de corredor. A causa da dor patelofemoral é multifatorial e inclui problemas biomecânicos, desempenho muscular(es) alterado(s) e *overuse*. Dentre os problemas biomecânicos, isolados ou combinados, podem ser destacados mal-alinhamento patelar, hipermobilidade patelar, anteversão quadril (que aumenta o ângulo Q) e torsão tibial[22]. Paciente vai relatar dor abaixo e ao redor da patela, senso de crepitação, principalmente quando descer escadas. Poderá haver edema local ao exame clínico. O sinal positivo de compressão confirmará a síndrome patelofemoral. Como nas demais lesões por *oversuse*, é indicado repouso e fisioterapia. O(s) fator(es) causal(is) deverá(ão) ser melhor investigado(s) pela equipe clínica, e a conduta terapêutica poderá incluir restrições esportivas definitivas.

A tendinopatia patelar, também conhecida como *jumper's knee*, representa uma morbidade de caráter degenerativo, cuja causa está associada à microtraumas e *overuse* do tendão patelar em atividades de corrida e salto[23]. É comumente relatada por atletas que participam de basquete, vôlei, futebol e saltadores de curta e longa distâncias. O histórico relatado pelo paciente indica dor insidiosa na região anterior do joelho, agravada pela atividade esportiva e por sentar-se durante período prolongado. Também podem relatar aumento da carga de esforço nas últimas semanas. Ao exame descrevem dor à palpação e pode haver edema local. O exame radiográfico pode indicar calcificação pontual do tendão, fato que ajuda a descartar as doenças anteriores. Análise por ultrassonografia também favorece esse diagnóstico. Por representar uma enfermidade degenerativa (é a tendência da literatura atual), deve ser acompanhada pela equipe de reabilitação durante um período prolongado de tempo. A indicação de anti-inflamatórios é controversa, já que sua etiopatogenia está mais voltada para sobrecarga mecânica[13].

Como destacado anteriormente, crianças e adolescentes que praticam esportes como basquete, vôlei, futebol e ginástica olímpica apresentam dor anterior no joelho devido apofisite do tubérculo tibial, também conhecida como doença de Osgood-Schlatter[13,14,19]. Nessa doença, a apofisite do tubérculo tibial ocorre devido a tração excessiva do tendão patelar. Os episódios repetitivos de microtrauma associam-se a inflamação e dor. Alguns autores descrevem que essa enfermidade é frequentemente observada em atletas com idade entre 10 e 15 anos[13]; outro, indica entre 8 e 14 anos[21]. Ao exame clínico, observa-se edema local, dor e proeminência do tubérculo tibial. A extensão do joelho contrarresistida pelo examinador reproduz a dor anterior. O exame de imagem do tipo radiográfico não é necessário para confirmar a morbidade. O tratamento é conservador: repouso, anti-inflamatórios e fisioterapia. A utilização de dispositivos exógenos (*bracing*), que auxilia a fixação patelar, é muitas vezes bem tolerada pelo paciente e favorece a recuperação. Há também casos que os sintomas se resolvem espontaneamente.

Atletas saltadores que manifestam dor anterior do joelho podem apresentar apofisite do polo inferior da patela (uma forma similar à descrição da doença de Osgood-Schlatter). Tal lesão ocorre em atletas com idade entre 9 e 12 anos e é decorrente da tração da porção proximal junto à inserção do tendão patelar, que pode evoluir para calcificação e ossificação dessa junção[21], sendo denominada doença de Sinding-Larsen-Johansson. O paciente relata dor à palpação inferior da patela em situações de salto, corrida e ao ajoelhar-se. O diagnóstico é eminentemente clínico, embora o exame radiográfico possa descartar outras disfunções. O tratamento segue a descrição sugerida na doença de Osgood-Schlatter.

A tração repetitiva do tendão do calcâneo favorece o desenvolvimento da apofisite do calcâneo, que caracteriza a doença de Sever[13,14,19]. Essa enfermidade é adquirida mediante a combinação de movimentos como correr e saltar associado ao movimento de flexão plantar. É frequentemente observada em atletas com idade entre 10 e 12 anos que participam de esportes como futebol, basquete, tênis, ginástica e dança. O envolvimento bilateral dos calcâneos não é infrequente. Ao exame clínico, o paciente refere dor na face posterior do calcâneo, tendão de Aquiles e da apófise do calcâneo. O tendão de Aquiles pode apresentar-se edemaciado. Ao caminhar, o paciente pode demonstrar preferência pelo apoio em antepé. O exame radiográfico poderá indicar irregularidade e esclerose da apófise, mas outras enfermidades devem ser descartadas, como fraturas, tendinites, fasciítes, cistos e tumores. Assim como as demais lesões por *overuse*, o tratamento indicado para essa enfermidade é repouso, uso de anti-inflamatórios e fisioterapia e, posteriormente, modificações do gesto esportivo.

Esportes que estão relacionados aos movimentos de corte podem favorecer o desenvolvimento da apofisite do quinto metatarso, ou doença de Iselin[13,14]. Corredores e saltadores também podem apresentar essa enfermidade. Crianças entre 7 e 10 anos podem apresentar queixa de dor e inchaço na face lateral do pé, confirmada pela palpação local. O movimento forçado em flexão plantar e inversão favorece a tração do músculo fibular curto, inserido na referida estrutura óssea. Também têm sido relatadas anormalidades na marcha e na descarga de peso sobre os membros inferiores. A imagem radiográfica indicará alargamento, fragmentação e espessamento da apófise. O tratamento deverá focar na restrição às atividades de impacto, uso de anti-inflamatórios e fisioterapia. Os sintomas devem melhorar entre 3 e 6 semanas. O retorno às atividades esportivas deverá ser gradual, com ajustes na biomecânica de execução das tarefas, para evitar recidivas.

■ Lesões na coluna vertebral

Na coluna vertebral, as lesões mais frequentemente relatadas pela literatura são as espondilolises. Elas acometem predominantemente ginastas olímpicos e atletas do vôlei, principalmente do sexo feminino[23]. Segundo Standaert e Herring, 11% da população de ginastas desenvolve essa enfermidade por hiperextensão repetitiva da coluna[24]. Atletas de vôlei também podem apresentar espondilolises, sendo mais frequentes na região lombar, em nível L5. A dor pode ser insidiosa ou aguda e melhora com o repouso. Os atletas referem meses de desconforto no local da lesão previamente à busca por diagnóstico médico. O teste da cegonha pode indicar irritação local, porém o exame de imagem radiográfico (plano anteroposterior e lateral) poderá favorecer o diagnóstico. O tratamento sugerido é repouso e fisioterapia até que os sintomas tenham desaparecido. Esse processo poderá perdurar por até 6 meses[23]. O acompanhamento por um colega ortopedista também é importante.

■ Considerações finais

Na população pediátrica, as lesões induzidas por *overuse* em atletas podem torna-se um problema sério, pois as estruturas osteomioarticulares estão em franco desenvolvimento. A habilidade de identificar a enfermidade e tratá-la precocemente poderá minimizar estados crônicos e debilitantes, muitas vezes observados na vida adulta. Essa mesma habilidade poderá favorecer a educação e a prevenção de lesões por *overuse* nas gerações que estão iniciando atividades esportivas.

■ Referências bibliográficas

1. Hogan KA, Gross RH. Overuse Injuries in Pediatric Athletes. Orthop Clin North Am. 2003;34(3):405-4015.
2. Dalton SE. Overuse injuries in adolescent athletes. Sports Med. 1992;13:58-70.
3. Brenner JS, Council on sports medicine and fitness. Overuse injuries, overtraining and burnout in child and adolescent athletes. Pediatrics. 119(6):1.242-1.245.
4. Small E. Chronic musculoskeletal pain in young athletes. Pediatr Clin North Am. 2002;49:655-62.
5. Paterno MV, Taylor-Haas JA, Myer GD, Hewett TE. Prevention of Overuse Sports Injuries in the Young Athlete. Orthop Clin N Ann. 2013;44:553-64.
6. Gajdosik RL. Musculoskeletal development and adaptation. In: Physical Therapy for children. Editores: Susan K. Campbell, Robert J. Palisano, Darl W. Vamder Linden. 3rd Edition. Ed Saunders; 2006, cap. 6, p. 21.
7. Difiori JP, Benjamin HJ, Brenner J, Gregory A, Jayanthi N, Landry GL, Luke A. Overuse and bournout in youth sports: a position statement from the Americam Medical Society for sports medicine. Clin J Sports Med. 2014;24(1):3-20.
8. Caspersen CJ, Powell KE, Christenson GM. Physical Activity, Exercise, and Physical Fitness: Definitions and Distinctions for Health-Related Research. Public Health Rep. 1985;100(2):126-31.
9. American College of Sports Medicine. Disponível em: www.acsm.org/docs/fit-society-page/2010-spring-fspn_fitness-assessment-injury-prevention.pdf?sfvrsn=0.
10. Committee on Sports Medicine and Fitness. Intensive training and sports specialization in young athletes. Intensive training and sports specialization in young athletes. American Academy of Pediatrics. Pediatrics. 2000;106:154-57.
11. Luke A, Lazaro RM, Bergeron MF, Keyser L, Benjamin H, Brenner J, D'Hemecourt P, Grady M, Philpott J, Smith A. Sports-related in youth athletes: is overscheduling a risk factor? Clin J Sports Med. 2011;21(4):307-14.
12. McLeod TCV, Decoster LC, Loud KJ, Micheli LJ, Parker JT, Sandrey MA, White C. National Athletic Trainers' Association Position Statement: Prevention of Pediatric Overuse Injuries. J Athlet Training. 2011;46(2):206-20.
13. Hoang QB, Mortazavi M. Pediatric Overuse Injuries in Sports. Advances in Pediatrics. 2102;59:359-83.
14. Launay F. Sports-releated overuse injuries in children. Orthopaedics & Traumatology: Surgery & Reaserch. 2015;101: S139-S147.
15. Brenner JS. Overuse Injuries, Overtranning and Burnout in Children and Adolescent Athletes. Pediatrics. 2007;109:1. 242-45.
16. Neer CS, Foster CR. Inferior capsular shift for involuntary inferior and multidirectional instability of the shoulder. A preliminary report. J Bone Joint Surg Am. 1980;62(6):897-908.
17. Dobyns JH, Gahel GT. Gymnas´t wrist. Hand. 1991;6: 493-505.
18. Giodano BD. Assessment and Treatment of Hip Pain in the Adolescent Athlete. Pediatr Clin N Am. 2014;61:1.137-54.
19. Mcmahon PJ. Current: medicina do esporte: diagnóstico e tratamento. São Paulo, McGraw-Hill e Artmed Editora; 2011. p. 228; 235.
20. Giordano BD. Assessment and treatment of hip pain in the adolescente athlete. Pediatr Clin N Am. 2014;61:1.137-54.
21. Yen YI-M. Assessment and Treatment of Knee Pain in the Child and Adolescent Athlete. Pediatr Clin N Am. 2014;61:1.155-73.
22. Heinke B, Mullner J. Common Issues Encountered in Adolescent Sports Medicine. Guide to completing the preparticipation physical evaluation. Prim Care Clin Office Pract. 2014;41:539-58.
23. Leadbetter WB. Cell-matrix response in tendo injury. Clin Sports Med. 1992;11:533-78.
24. Standaert CJ, Herring SA. Spondylolysis: a critical review. Br J Sports Med. 2000;34:415-22.
25. Caine D, DiFiori J, Maffutti N. Physeal injuries in children's and youth sports: reasons for concern? Br J Sports Med. 2006; 40(9):749-60.
26. President's Council on Physical Fitness and Sports: Physical Fitness Research Digest. Series 1, n. 1. Washington, DC, 1971. Esta definição está contida, inclusive entre aspas, no artigo: Public Health Rep. 1985 Mar-Apr;100(2):126-31. Physical activity, exercise, and physical fitness: definitions and distinctions for health-relatedresearch. Caspersen CJ, Powell KE, Christenson GM. (p. 128, subitem Physical Fitness).

Sexualidade na adolescência 9

■ Lucia Alves da Silva Lara

■ Introdução

A sexualidade é definida como a energia que motiva a busca do amor, o contato e a intimidade, e se expressa na forma de sentir e na maneira com que as pessoas interagem com os outros. Trata-se da expressão do modo de ser do indivíduo, que é edificada por um conjunto de caracteres biológicos e psíquicos, sendo influenciada pelo convívio social e familiar, pelo contexto econômico, político e cultural da pessoa, e por aspectos históricos, religiosos e espirituais[23]. A sexualidade existe mesmo em pessoas que se classificam como assexuadas, por não sentirem atração sexual – condição que ocorre em 1% da população[24].

O comportamento sexual é apenas um aspecto da expressão da sexualidade, e resulta do sentido que a pessoa dá aos estímulos que recebeu do seu ambiente, podendo ser afetivo, negligente, neutro ou de violência. Este capítulo propõe discutir a expressão sexual dos adolescentes e os aspectos da orientação sexual, bem como a transexualidade. Serão também discutidas as ações dos profissionais de saúde para orientação dos pais e dos adolescentes quanto a expressão sexual adequada nessa fase. O Quadro 9.1 ilustra uma situação clínica comum no consultório médico; ao longo do texto será descrita a abordagem médica mais adequada para a condição apresentada.

QUADRO 9.1. Condição clínica comum relacionada com a expressão da sexualidade na adolescência.

- Mãe acompanha sua filha adolescente de 14 anos na consulta pediátrica ou ginecológica referindo que a menina é muito rebelde, tem baixo rendimento escolar, falta às aulas com frequência, e chega tarde da noite em casa, apesar dos castigos que recebe por essa conduta. A mãe conta que a adolescente está namorando há 3 meses com um rapaz de 23 anos, e está preocupada com a possibilidade da filha fazer "coisa errada". Conta ainda que a viu beijando uma amiga na boca. A menina está sentada em silêncio diante do médico, retirando pontas do cabelo, com a cabeça baixa a maior parte da entrevista, sem responder as perguntas do médico.

■ Sexualidade e expressão sexual na adolescência

A adolescência é um período crucial de predefinição do comportamento sexual do adulto. Nessa fase, acentuam-se as mudanças neurocerebrais pela ação dos esteroides sexuais, que atuam no sentido de promover o desenvolvimento estrutural de áreas específicas do cérebro, como a amígdala, envolvidas no comportamento sexual[11]. No menino, a testosterona promove o aparecimento dos caracteres sexuais secundários, o crescimento dos testículos e do pênis, torna a voz mais grave, induz a espermatogênese e promove o pensamento sexual exacerbando o interesse por sexo[4]. Na menina, o estrogênio provoca profundas mudanças na aparência corporal pelo desenvolvimento das mamas e distribuição ginecoide da gordura nos quadris, nádegas e coxas[5]; nela, ainda, os androgênios modulam o comportamento sexual e também promovem o desejo sexual. A interação afetivo-sexual e o sexo exacerbam nessa fase e as vivências sexuais ocorrem nos mais diversos formatos: homoafetivos, heteroafetivos, ambos ou diferentes.

A adolescência é um período de incertezas e fobias quanto a aparência do corpo e a orientação sexual, e é um momento de busca dos adolescentes por elementos que possam caracterizar a masculinidade ou a feminilidade. Entretanto, não existem características, atitudes ou práticas da pessoa que possam predizer ou assegurar comportamentos tipicamente femininos ou masculinos[9]. Com frequência, os adolescentes são atormentados pela incerteza quanto a sua orientação sexual, que tem como referencial a heterossexualidade compulsória, moldada por um contexto sociocultural rígido, classificando-os como normal ou desviante. Isso predispõe os adolescentes a discriminação social e parental, maior incidência de doenças mentais, distorção da autoimagem, baixa autoestima[17], comportamentos de risco, e outros sentimentos negativos relacionados ao estigma.

• Orientação sexual

Orientação sexual (OS) reporta ao ser que é objeto de desejo da pessoa e caracteriza-se pela atração física, emocional e espiritual por pessoas do mesmo sexo, do sexo oposto ou por ambos os sexos. O padrão polarizado da OS na heterossexualidade, homossexualidade e bissexualidade tem sofrido duras críticas por não contemplar, inteiramente, a universalidade de possibilidades das pessoas. A OS oscila da atração absoluta pelo sexo oposto até a inexistência de atração sexual (assexualidade), que também é classificada como OS[10], e não constitui um aspecto patológico. A teoria

Queer emergiu em fevereiro de 1990, e insurge contra esse padrão polarizado ao assumir a existência de uma multiplicidade de entidades sexuais que estamos vendo hoje.

A educação heteronormativa se inicia desde antes do nascimento da criança quando os pais lhes impõem o nome, as cores, as roupas e os brinquedos para reforçar o sexo do nascimento, o que implica no não reconhecimento da possibilidade de a criança ter uma orientação sexual diferente da esperada. Em um estudo com 640 mães de crianças entre 3 e 6 anos de idade, o autor perguntou se elas já tinham pensado na possibilidade de sua criança ser hompsexual. Setenta e quatro por cento delas nunca tinham pensado nessa possibilidade e, as que pensaram, foi porque seus filhos homens gostavam de brincar com bonecas ou se vestirem como as irmãs; isso indica que a maioria das mães interpretam seus filhos como heterossexuais[16].

Essas normas predeterminadas do que constitui o ser masculino ou feminino favorecem a homofobia social e a internalizada do adolescente, que sofre com as incertezas em relação a sua OS, o que contribui para aumentar a incidência de ansiedade e depressão e tentativas de suicídio, desenvolvendo nessa população comportamentos de risco, como abuso de álcool, tabaco, fumo e drogas ilícitas.

A OS não é uma opção da pessoa, sendo uma condição predeterminada, e pode ser observada na expressão do comportamento no final da infância e na adolescência. Existem evidências de que a exposição pré-natal à testosterona pode influenciar a OS na vida adulta[12].

As vivências sexuais transitórias com pessoas do mesmo sexo não servem de subsídio para classificar a OS. Um estudo recente investigou experiências sexuais em adolescentes e verificou que 1 em cada 10 homens e 1 em cada 4 mulheres tiveram alguma experiência homossexual, interesse homossexual ou identidade com homossexualidade, sendo a atividade homoerótica muito mais ameaçadora e conflitante para homens do que para as mulheres. As práticas homoafetivas são, então, comuns entre os adolescentes, muitas vezes para reproduzir o comportamento sexual dos colegas, independentemente de eles terem um comportamento adequado ou desviante[8].

• Identidade de gênero

Identidade de gênero (IG) refere-se ao senso que a pessoa tem de si mesma, como homem ou mulher. Há indícios que a formação da identidade do gênero masculino possa ter associação com a ação da testosterona nos centros do dimorfismo sexual no Sistema Nervoso Central[3]. Após o nascimento, a partir do momento que a criança assume a sua identidade, ela passa a imitar as pessoas do gênero ao qual ela se identifica, e busca brinquedos, brincadeiras e atividades lúdicas nos grupos que refletem a sua identidade de gênero.

A disforia/incongruência de gênero (DIG) refere-se às pessoas transexuais que apresentam, como principal característica, a incongruência entre o corpo e a mente. O transexual masculino é a pessoa que nasceu com um corpo feminino, mas se identifica com o gênero masculino, e o transexual feminino nasceu com o corpo masculino e identifica-se com o gênero feminino. A prevalência estimada para a DIG é de um nascimento de uma mulher trans a cada 11.900 homens e de um homem trans a cada 30.400 mulheres. A etiologia é desconhecida, mas, em experimentos com animais, a testosterona está implicada no processo de masculinização do cérebro[3]. Um indício dessa ação da testosterona em humanos é a identidade de gênero feminina em pessoas XY com insensibilidade androgênica. Nelas, os receptores não respondem aos androgênios e o resultado é a formação da identidade de gênero feminino.

A DIG pode se manifestar precocemente na infância, mas menos de 15% das crianças com características transexuais serão pessoas trans na vida adulta, ao passo que grande parte delas se tornam homossexuais, sendo outras congruentes e heterossexuais. A transexualidade é expressa na maneira da pessoa se vestir e no discurso gestual e verbal que são indicadores importantes da identidade de gênero. Mas é preciso ressaltar que as crianças podem apresentar atitudes e brincadeiras do gênero oposto sem que isso configure a transexualidade; daí a necessidade de observar crianças e adolescentes até a sua definição da identidade de gênero para que seja prestado a elas um cuidado adequado a sua saúde física e mental.

Em alguns países europeus, quando a criança manifesta forte evidencia de DIG é realizado o bloqueio do eixo hipotálamo-hipófise-gonadal para impedir o surgimento dos caracteres sexuais secundários[20], sem prejuízo para o desenvolvimento psíquico para essas crianças.

■ Iniciação sexual na adolescência

A Organização Mundial de Saúde (OMS) considera iniciação sexual precoce a ocorrência de relações sexuais pênis-vagina com idade igual ou inferior a 15 anos[6]. Há evidencias recentes sobre o benefício de postergar a iniciação sexual para além dos 16 anos[15], uma vez que as relações sexuais precoces estão associadas a agravos à saúde física e mental para as meninas. A iniciação sexual com 14 anos ou menos está associada ao menor uso de método anticoncepcional na primeira relação sexual, a demora para iniciar a contracepção e ao uso irregular do anticoncepcional. É conhecido que mais de um terço das adolescentes não utiliza método anticoncepcional na primeira relação sexual, e o uso de preservativo é pouco frequente nas relações subsequentes. Ademais, o uso de preservativos reduz na medida em que aumenta o número de parceiros, o que constitui um risco adicional para infecções sexualmente transmissíveis (IST) e aumento da prevalência de lesões precursoras do câncer do colo uterino. A sexarca precoce está relacionada com o aumento das taxas de gravidez indesejada ou não planejada[19], aumento de sintomas depressivos, distorção da autoimagem, déficit de atenção, maior tendência ao comportamento agressivo e delinquente, e dificuldades nas relações interpessoais, principalmente nas meninas que tiveram a relação por pressão do parceiro. Os parceiros mais velhos tendem a forçar a iniciação sexual e a menina cede a pressão, o que favorece o arrependimento. A sexarca precoce está também associada ao hábito de fumar e ao maior consumo de álcool e drogas ilícitas, bem como ao maior número de parceiros.

Condições econômicas menos favorecidas e ausência de religiosidade, baixo nível escolar, falta de educação sexual nas escolas estão também associadas ao maior risco para iniciação sexual precoce. Adolescentes que vivem em lares

9 ■ Sexualidade na adolescência

conflituosos, com pais separados, ou quando o pai é ausente e a mãe tem namorado[25], tem mais risco para sexarca precoce.

Nos meninos a iniciação sexual ocorre com mais frequência antes dos 15 anos e eles têm maior predisposição para múltiplas parceiras, se comparado às meninas. Uma revisão de estudos com adolescentes que vivem em condições socioeconômicas e culturais menos favorecidas evidencia que mais da metade dos meninos são sexualmente ativos antes dos 16 anos, e 76% deles tinha contato sexual com múltiplas parcerias[1]. Ao contrário do que ocorre com as meninas, a iniciação sexual precoce empodera os meninos e lhes confere maior popularidade e melhor reputação entre os colegas. Esse aspecto tem importantes implicações na prática clínica.

■ Fatores protetores contra a iniciação sexual precoce

Em termos populacionais, três são as ações reconhecidas como potencialmente protetoras contra a iniciação sexual precoce: 1) monitoramento dos pais; 2) educação sexual nas escolas; e 3) religiosidade.

Na adolescência a educação sexual oferecida pelos pais e o monitoramento deles contribuem para postergar a iniciação sexual. O desenvolvimento puberal e o aguçamento do interesse sexual constituem a janela de oportunidade para os pais iniciarem uma conversa aberta com os filhos sobre questões sexuais. No entanto, os pais tendem a realçar mais as consequências sociais, e para a saúde, da relação sexual para as meninas. As mensagens parentais restritivas sobre sexo favorecem atitudes sexuais mais permissivas nos adolescentes[18]. Isso implica um grande percentual de adolescentes entre 13 e 17 anos com iniciação sexual sem antes discutir com os pais sobre sintomas de IST, controle da natalidade e uso de preservativos. Outros fatores como ambiente familiar tranquilo, mãe proativa nas decisões familiares, relação assertiva e colaborativa entre os pais e o adolescente são condições que interagem para postergar a sexarca.

Os adolescentes classificam as escolas como uma fonte importante de informação sobre o tema sexualidade, mas essa fonte tem sido subutilizada, principalmente no Brasil, que não oferece, sistematicamente, uma disciplina de educação sexual. Os professores têm papel importante na redução do comportamento sexual de risco e contribuem para postergar a iniciação sexual de adolescentes quando discutem o tema na em sala de aula, sendo mais eficaz que a educação sexual oferecida pelos pais. As fontes de informação sobre sexo, preferidas pelos adolescentes, são os educadores e os profissionais de saúde, por serem considerados por eles, mais experientes e confiáveis[13]. As orientações sobre os benefícios da abstinência sexual e o treinamento para o uso do preservativo são medidas eficazes para postergar qualquer tipo de relação sexual (sexo oral, vaginal ou anal), e reduzir o sexo desprotegido. Tais medidas, efetivamente, culminaram com maior prevalência de abstinência sexual.

A religiosidade é um importante fator protetor contra a iniciação sexual precoce, e constitui um forte preditor de valores sexuais para adolescentes. A crença religiosa, ações comunitárias e a participação em cultos religiosos são associados a iniciação sexual mais tardia[14].

■ Abordagem médica da sexualidade do adolescente

O modelo para a assistência a saúde sexual do adolescente implica na observância de que o sexo tem finalidade reprodutiva e prazerosa. A literatura evidencia que a reprodução precisa ser prevenida e desestimulada na adolescência devido aos agravos relacionados a gravidez neste período[14]. Mas a vivência prazerosa do sexo é o que, de fato, estimula os adolescentes para as práticas sexuais nesta fase. Tal comportamento precisa ser monitorado, a fim de prevenir a iniciação sexual precoce e desprotegida, o aumento o risco de gravidez não planejada, as IST, a depressão e os arrependimentos[15].

O Ministério da Saúde assegura ao médico o direito de atender uma adolescente sem a presença dos pais ou responsáveis, se ela assim o desejar, a menos que haja comportamentos de riscos relevantes, risco de morte para a adolescente e para terceiros, casos de violência sexual, ideação suicida, informação de homicídios por parte do adolescente, quando o sigilo poderá ser quebrado. O cuidado médico visa prover os pais com dados sobre a construção da sexualidade saudável, informar a importância da expressão sexual na perspectiva do prazer e oferecer medidas de prevenção dos agravos já mencionados anteriormente. (Quadro 9.2).

É importante orientar os pais sobre a necessidade de falar abertamente sobre sexo com os adolescentes e fazê-lo de maneira não coerciva ou inibitiva. Para isso, é necessário oferecer medidas educativas (Quadro 9.2) aos pais, uma vez que o desconhecimento sobre as questões sexuais e o embaraço que permeia o tema são barreiras que os impedem de abordar as questões sexuais com seus filhos.

QUADRO 9.2. Ações médicas educativas sobre saúde sexual para pais e adolescentes.

Ações educativas para os pais e adolescentes	Evidência
• Esclarecer sobre a anatomia da genitália, medidas higiênicas, tipos de hímen, possibilidade de dor e sangramento na primeira relação, assegurar o direito ao autoerotismo e esclarecer sobre as fases da resposta sexual desejo/excitação, orgasmo.	• É importante reconhecer a expressão sexual como fonte lícita de prazer que pode ser vivenciada através do autoerotismo ou compartilhada com outra pessoa[15].
• Informar sobre a idade preferencial da sexarca, em torno dos 16 anos.	• Sexarca com menos de 16 anos está associada a maior risco para a saúde física e mental do adolescente[15].
• Informar sobre higiene genital, depilação parcial da vulva, lavagem de roupas íntimas.	• Uso preferencial de sabão líquido com pH mais ácido (entre 4.5 e 5.5)[15].

(Continua)

(Continuação)

QUADRO 9.2. Ações médicas educativas sobre saúde sexual para pais e adolescentes.

Ações educativas para os pais e adolescentes	Evidência
• Intermediação na comunicação do binômio pais-adolescentes sobre temas sexuais visando influenciar na decisão do adolescente sobre a melhor idade da primeira relação sexual.	• Em geral, as adolescentes preferem a mãe para obter informações sobre esse tema[13].
• Informar os pais sobre a importância da educação não coerciva visando restringir a iniciação sexual.	• Os adolescentes precisam ser respeitados em suas escolhas sexuais e reprodutivas quando apresentam desenvolvimento psicoemocional e cognitivo adequados.
• Informações sobre orientação sexual aos pais e adolescentes podem reduzir a homofobia e prevenir a discriminação. • Informar o adolescente sobre riscos de relacionamentos transitórios.	• Os relacionamentos sexuais transitórios com múltiplos parceiros são comuns entre meninas com iniciação sexual precoce[1] e estão associados ao aumento da incidência de lesões precursoras do câncer.
• Detalhar sobre o uso adequado do preservativo e de método anticoncepcional eficaz, com ênfase aos métodos de longa duração.	• Meninas que iniciam precocemente o anticoncepcional tem maior probabilidade de fazerem o uso consistente do contraceptivo[21].
• Informar sobre segurança dos anticoncepcionais hormonais.	• O anticoncepcional combinado para menores de 18 anos não afeta a estatura, o peso corporal e as evidências de que podem afetar a densidade mineral óssea são fracas e não comprovadas[22].

Fonte: Elaborado pela autoria.

■ Considerações finais

No caso clínico apresentado no Quadro 9.1, a adolescente certamente se beneficiará de maior privacidade com o(a) médico(a), que deverá avisar a mãe sobre os benefícios de uma entrevista privada com a adolescente. O exame ginecológico, caso seja necessário, precisa ser com o consentimento da menina e com a presença da mãe, da cuidadora ou de uma assistente.

As medidas educativas sobre a expressão adequada da sexualidade na perspectiva da saúde sexual e do prazer precisam ser oferecidas, assim como a informação sobre as consequências da iniciação sexual precoce e as práticas sexuais de risco. Informar que as vivências sexuais homossexuais transitórias não são determinantes da orientação sexual. É fundamental oferecer um método anticoncepcional, de preferência, de longa duração e informar sobre a necessidade do uso de preservativo para prevenção de IST.

Ao considerar a periculosidade da iniciação sexual precoce (gravidez indesejada ou não planejada, danos psíqui-

cos e contágio por IST/AIDS), faz-se necessário desenvolver programas que sejam efetivos para postergar essa prática. Os programas de prevenção primária devem capacitar as adolescentes para tomar decisões informadas e autônomas sobre iniciação sexual. Isso porque a experiência sexual na adolescência é, muitas vezes, motivada por pressão externa (amigas, insistência do parceiro) e por determinadas circunstâncias (excitação sexual, álcool, drogas) que reduzem o controle da adolescente sobre as decisões em relação ao sexo. A redução das taxas de gravidez e IST em adolescentes requer abordagem multidisciplinar nos programas de prevenção. A escola e os pais são parceiros fundamentais no âmbito dos programas de educação sexual.

■ Referências bibliográficas

1. Allen CF, Edwards P, Gennari F, Francis C, Caffe S, Boisson E, Jones S, Jack N. Evidence on delay in sexual initiation, multiple partnerships and condom use among young people: review of Caribbean HIV behavioural studies. West Indian Med. 2013;J62(4):292-98.
2. Asubiaro OY, Fatusi AO. Differential effects of religiosity on sexual initiation among Nigerian in-school adolescents. Int J Adolesc Med Health. 2014;26(1):93-100.
3. Bao AM, Swaab DF. Sexual differentiation of the human brain: relation to gender identity, sexual orientation and neuropsychiatric disorders. Front Neuroendocrinol. 2011;32(2):214-26.
4. Caruso S, Agnello C, Malandrino C, Lo Presti L, Cicero C, Cianci S. Do hormones influence women's sex? Sexual activity over the menstrual cycle. J Sex Med. 2014;11(1):211-21.
5. Colvin CW, Abdullatif H. Anatomy of female puberty: The clinical relevance of developmental changes in the reproductive system. Clin Anat. 2013;26(1):115-29.
6. Currie C, Gabhainn SN, Godeau E, Roberts C, Smith R, Currie D, Picket W, Richter M, Morgan A, BV. Inequalities in young people's health: health behaviour in school-aged children. 2008.
7. International Report from the 2005/2006 Survey. HBSC International Report from the 2005/2006 Survey. CAHRU. Scotland, World Health Organization.
8. Epstein M, Bailey JA, Manhart LE, Hill KG, Hawkins JD. Sexual risk behavior in young adulthood: broadening the scope beyond early sexual initiation. J Sex Res. 2014;51(7):721-30.
9. Fernandez J, Quiroga MA, Del Olmo I, Rodriguez A. [Masculinity and femininity scales: current state of the art]. Psicothema. 2007;19(3):357-65.
10. Gupta K. What Does Asexuality Teach Us About Sexual Disinterest? Recommendations for Health Professionals Based on a Qualitative Study with Asexually-Identified People. J Sex Marital Ther. 2015.
11. Herting MM, Gautam P, Spielberg JM, Kan E, Dahl RE, Sowell ER. The role of testosterone and estradiol in brain volume changes across adolescence: a longitudinal structural MRI study. Hum Brain Mapp. 2014;35(11):5.633-45.
12. Hines M. Prenatal endocrine influences on sexual orientation and on sexually differentiated childhood behavior. Front Neuroendocrinol. 2011;32(2):170-82.
13. Kennedy EC, Bulu S, Harris J, Humphreys D, Malverus J, Gray NJ. "These issues aren't talked about at home": a qualitative study of the sexual and reproductive health information preferences of adolescents in Vanuatu. BMC Public Health, 2014;14:770.
14. Kirbas A, Gulerman HC, Daglar K. Pregnancy in Adolescence: Is It an Obstetrical Risk? J Pediatr Adolesc Gynecol. 2016.
15. Lara LA, Abdo CH. Age at initial sexual intercourse and health of adolescent girls. J Pediatr Adolesc Gynecol. 2015.
16. Martin KA. Normalizing Heterosexuality: Mothers' Assumptions, Talk, and Strategies with Young Children. American Sociological Review. 2009;74:190-207.

17. Mereish EH, Poteat VP. A relational model of sexual minority mental and physical health: The negative effects of shame on relationships, loneliness, and health. J Couns Psychol. 2015;62(3):425-37.

18. Negy C, Velezmoro R, Reig-Ferrer A, Smith-Castro V, Livia J. Parental Influence on Their Adult Children's Sexual Values: A Multi-National Comparison Between the United States, Spain, Costa Rica, and Peru. Arch Sex Behav. 2016;45(2):477-89.

19. Olesen TB, Jensen KE, Nygard M, Tryggvadottir L, Sparen P, Hansen BT, Liaw KL, Kjaer SK. Young age at first intercourse and risk-taking behaviours-a study of nearly 65 000 women in four Nordic countries. Eur J Public Health. 2012;22(2):220-24.

20. Rosenthal SM. Approach to the patient: transgender youth: endocrine considerations. J Clin Endocrinol Metab. 2014;99(12): 4.379-89.

21. True K, Bajos N, Bohet A, Moreau C. Timing of contraceptive initiation and association with future sexual and reproductive outcomes. Hum Reprod. 2014;29(8):1.651-58.

22. Warholm L, Petersen KR, Ravn P. Combined oral contraceptives influence on weight, body composition, height, and bone mineral density in girls younger than 18 years: a systematic review. Eur J Contracept Reprod Health Care. 2012;17(4):245-53.

23. WHO. Defining sexual health: Report of a technical consultation on sexual health. Sexual Health Documents Siries W. Press. Geneva, Switzerland; 2006:30.

24. Yule MA, Brotto LA, Gorzalka BB. A validated measure of no sexual attraction: the Asexuality Identification Scale. Psychol Assess, 2015;27(1):148-60.

25. Zito RC, De Coster S. Family Structure, Maternal Dating, and Sexual Debut: Extending the Conceptualization of Instability. J Youth Adolesc. 2016.

Repercussões do *bullying* para a saúde de crianças e adolescentes

10

■ Lúcia Cavalcante de Albuquerque Williams ■ Paloma Pegolo de Albuquerque ■ Ana Carina Stelko-Pereira

■ Introdução

O enfrentamento do *bullying* vem sendo entendido cada vez mais como um problema crucial no âmbito da educação e da saúde. Sendo a escola uma das principais instituições sociais que busca ensinar conhecimentos consolidados por gerações anteriores e repassar valores que permitam a vivência harmônica em grupo, prevenir o *bullying* passou a ser fundamental ao sistema de ensino. Paralelamente, à medida que as pesquisas mostram os efeitos deletérios do *bullying* para a saúde geral e a saúde mental dos envolvidos em curto, médio e longo prazos, surge o interesse em aprofundar o conhecimento e atuar preventivamente nos campos da medicina (notadamente pediatria e psiquiatria), psicologia e áreas afins.

■ Definição e características de *bullying*

A definição mais aceita de *bullying* inclui três características: agressão "intencional" e "repetida entre pares" na qual há um "desequilíbrio de poder entre o agressor e a vítima". O psicólogo sueco Dan Olweus foi pioneiro em realizar pesquisas sobre *bullying*, defendendo que o fenômeno pressupõe o uso do poder com o intuito de controlar os pares[1]. O *bullying* é um fenômeno complexo, podendo englobar diversas categorias de agressões, como a: "física": empurrar, bater, chutar; "verbal": ameaçar, xingar; "relacional": exclusão de atividades, propagação de rumores e mentiras (atos que rompem o relacionamento entre pares); e "sexual": envolvendo condutas e comentários de natureza sexual. Atualmente, tem-se a categoria *cyberbullying* na qual são cometidas agressões por meio da internet e outras tecnologias, como computadores e celulares[2].

É errôneo pensar o *bullying* como um fenômeno binário que comporta apenas vítimas e agressores. Na verdade há muitos papéis envolvidos em tal problema, sendo os principais: a) o "agressor" ou "autor" que inicia atos de agressão; b) os "seguidores do agressor" que podem ajudá-lo e incentivá-lo com aplausos e/ou rindo das agressões); c) os "expectadores" ou "testemunhas" que podem ser omissos ou fazer o contrário, ajudando, por exemplo, a vítima ao buscar ajuda; d) a "vítima" ou "alvo" da agressão que é sistematicamente assediada pelo agressor; e) finalmente a combinação de papéis, como um indivíduo que alterna ser "vítima" e "autor" de *bullying*, ou ainda aquele que inicia sua trajetória como vítima, passando, posteriormente, a ser exclusivamente autor. Tais papéis, portanto, não são rígidos, podendo haver intercâmbio entre eles.

É difícil estimar a prevalência do *bullying*, pois ainda não há consenso entre pesquisadores sobre sua definição e, consequentemente, sobre o modo de mensurá-lo. Além disso, a não existência do termo em todas as línguas dificulta estudos globais – o termo *bullying* foi incorporado no Brasil apenas no Dicionário Aurélio, em 2010. No entanto, apesar das diferenças entre as pesquisas, os índices mundiais mostram-se altos. Um dos estudos mais recentes envolvendo 44 países europeus e da América do Norte analisou exclusivamente agressões físicas e virtuais com estudantes entre 11, 13 e 15 anos, indicando que 12% dos meninos e 10% das meninas foram vítimas de *bullying* físico no último ano, enquanto 11% dos meninos e 6% das meninas assumiram autoria de *bullying* físico e 3% relataram sofrer *cyberbullying*[3].

Pesquisas brasileiras demonstram que o fenômeno está presente de forma prevalente em nossas escolas. Em uma parceria entre os Ministérios da Saúde, Planejamento, Orçamento e Gestão e o Instituto Brasileiro de Geografia e Estatística (IBGE), em 2012, foi realizada a segunda versão da Pesquisa Nacional de Saúde do Escolar (PeNSE) que, a partir de amostra estratificada, monitorou a saúde dos estudantes do 9º ano do Ensino Fundamental. Este estudo teve cerca de 109 mil estudantes como respondentes de escolas públicas e particulares provenientes de áreas urbanas e rurais de todas as regiões brasileiras. Notou-se que 8% dos alunos deixaram de ir à escola porque não se sentiam seguros, e 10,6% dos estudantes da escola pública disseram ter sido seriamente feridos em ambiente escolar contra 8,8% da escola privada. Mais especificamente quanto ao *bullying*, 7,2% disseram ter sofrido humilhações sempre ou quase sempre por parte de colegas e 20% afirmaram que nos 30 dias anteriores à pesquisa haviam praticado *bullying* com os colegas[4].

Os autores de *bullying* geralmente se caracterizam por ter maior força física do que a vítima, comportamento impulsivo e agressivo, necessidade de dominar os colegas, sentir pouca empatia pelos outros, baixa tolerância à frustração, tendência a desafiar autoridades e alto poder de influência sobre o grupo. Os agressores podem, também, apresentar baixo rendimento ou evasão escolar, comportamento antissocial, problemas com o sistema legal, abuso de substâncias e histórico de violência na família[5-8].

As vítimas podem ser divididas entre "passivas", que costumam ser mais ansiosas, quietas e submissas em relação a outras crianças; e "provocativas", que geralmente apresentam comportamento ansioso, irritadiço e tentam se vingar. Elas costumam ter baixo *status* entre os colegas, sendo rejeitadas e até isoladas pelo grupo[5].

Um aspecto essencial acerca do *bullying* refere-se à vulnerabilidade da vítima, já que ela pode apresentar diferenças em relação ao agressor, que podem ser usadas para justificar as agressões. São comuns diferenças de poder em função de idade, estatura física, habilidades sociais (assertivo *versus* tímido), *status* social e etnia, orientação sexual, vestuário, características físicas marcantes etc. Alguns alvos fáceis do *bullying,* que requerem atenção especial, são crianças e adolescentes obesos, com ginecomastia ou qualquer tipo de deficiência e, sobretudo, homossexuais, bissexuais e transsexuais.

Puhl, Peterson e Luedicke[8], por exemplo, afirmam que crianças acima do peso apresentam maior risco de sofrerem vitimização escolar. Na pesquisa realizada por tais autores, com 361 adolescentes norte-americanos entre 14 e 18 anos, que estavam acima do peso, 64% dos participantes reportaram vitimização escolar devido ao sobrepeso.

Esses jovens apontaram xingamentos, vitimização relacional, *cyberbullying* e agressão física, com o risco para a vitimização se intensificar de acordo com o aumento do peso dos jovens. Dentre os participantes, 78% relatou que a vitimização durou 1 ano e 36% apontou a duração de 5 anos. A maior parte deles, 92%, indicou vitimização por pares; no entanto, 27% dos jovens informaram que eram vitimizados também por professores.

No que se refere ao gênero, a literatura mostra que existe uma tendência geral dos estudantes do sexo masculino sofrerem e praticarem mais *bullying* que as estudantes[3]; no entanto, a prevalência por gênero tende a diminuir com a idade. Os tipos de *bullying* vivenciados entre meninos e meninas também se mostram diferentes: garotas reportam mais problemas de relacionamento, exclusão e *bullying* verbal do que físico[9].

É importante destacar que o grupo "autor-vítima" de *bullying* é o que apresenta maior déficit em habilidades sociais, mais rejeição por pares, maiores índices de depressão e ansiedade e maior chance de se envolver em outros comportamentos de risco, como abuso de substâncias[5]. Por esses motivos, a categoria dupla de autoria e vitimização de *bullying* tem mais fatores de risco e, assim, pior prognóstico clínico, se não houver intervenções adequadas.

■ Efeitos do *bullying* para a saúde

O *bullying* leva a diversas consequências e efeitos, tanto imediatos como tardios, que dependem da frequência e intensidade do assédio, bem como das características da vítima. Dentre consequências comuns, encontram-se dificuldades de relacionamento interpessoal e dificuldades emocionais, como medo, ansiedade, solidão, rebaixamento da autoestima, ideação suicida ou tentativas de suicídio[10]. Podem ocorrer, também, problemas relacionados ao con-

texto escolar, como desempenho acadêmico empobrecido e comportamentos de evitar ou se evadir da escola. São comuns, ainda, comportamentos agressivos, envolvimento com atividades ilícitas ou graves delitos como o porte de arma ou abuso de substâncias[6]; e em casos extremos até homicídio[9].

De fato, um histórico de envolvimento prévio com *bullying* tem sido marcante em diversos casos graves de atiradores em escola, como no caso de Eric Harris e Dylan Klebold que cometeram o massacre na escola Columbine, nos Estados Unidos, em 1999, matando 12 alunos e um educador e ferindo 23 estudantes antes de se suicidarem; ou mesmo como no Brasil, no caso de Edmar Aparecido Freitas que em 2003, na cidade de Taiúva, interior do Estado de São Paulo, feriu gravemente seis alunos (um deles ficaria paraplégico), uma educadora e um funcionário e se matou em seguida; e Wellington Menezes de Oliveira que em Realengo, Rio de Janeiro, em 2011, entrou armado na sua ex-escola matando 12 estudantes (10 eram meninas, seu principal alvo), feriu outras 12 vítimas gravemente e, ao ser baleado pela polícia, se suicidou.

No que se refere, especificamente, aos efeitos para a saúde física, o *bullying* pode causar um impacto pela apresentação de sintomas como problemas de sono e sintomas psicossomáticos (dores de cabeça, dores de estômago, enurese, tonturas e dores musculares). Em um estudo de metanálise, Gini e Pozzoli[11] verificaram associação entre vitimização por *bullying* e apresentação de sintomas somáticos, de modo que crianças que sofreram *bullying* tiveram pelo menos duas vezes mais chance de desenvolver tais problemas somáticos. Gini e Pozzoli[12] observaram, contudo, que embora a vitimização por *bullying* tivesse uma associação positiva e forte com a apresentação de queixas somáticas, o suporte dos pares era uma variável que mediava essa associação, atenuando os efeitos da vitimização.

O *bullying* causa principalmente danos à saúde mental, havendo uma relação entre ele e diversos sintomas e transtornos psiquiátricos. Pesquisas mostram que a vivência de *bullying* na vida escolar pode estar associada à depressão na adolescência[10] e na vida adulta, já que os que sofreram *bullying* por um período de tempo maior ou numa alta frequência têm maior risco para o desenvolvimento do transtorno. Na pesquisa realizada por Fekkes, Pijpers e Verloove-Vanhorick[13], na Holanda, com 2.766 alunos do Ensino Fundamental, de idades entre 9 e 12 anos, percebeu-se que os estudantes considerados vítimas de *bullying* apresentavam maior probabilidade de desenvolver depressão e sintomas psicossomáticos.

De acordo com Kelleher e colaboradores[14] foram encontradas associações significativas entre sintomas psicóticos na adolescência e envolvimento em *bullying*. Isso ocorre porque o estresse grave em idades iniciais pode resultar em desregulação das catecolaminas e disfunção do eixo hipotalâmico-pituitária-adrenal, predispondo assim o indivíduo a transtornos mentais[14]. Um acontecimento traumático na infância pode produzir alterações funcionais e anatômicas em áreas cerebrais, modificando sistemas relacionados à memória e afetividade, entre outros, produzindo, assim, maior vulnerabilidade ao transtorno de estresse pós-traumático (TEPT), especialmente se a vitimização for frequente e persistente.

Foram realizados estudos retrospectivos no Brasil com 691 estudantes universitários[15] e 7,8% dos participantes apontaram sintomas de TEPT após terem vivenciado suas piores experiências escolares (ou seja, as experiências mais impactantes pelas quais passaram), no Ensino Fundamental ou Médio. Foram descritos eventos graves de violência verbal, física, sexual e relacional (atos que rompem o relacionamento entre pares, como exclusão de atividades, a propagação de rumores e mentiras); e situações que presenciaram um evento negativo e disciplina injusta (comportamentos de autoridades escolares considerados injustos pelos estudantes). Os participantes da pesquisa relataram ter apresentado também, após suas piores experiências escolares, outros sintomas, como depressão, desesperança, sintomas somáticos, hipervigilância, dificuldades cognitivas e rememoração do evento traumático. Ao analisarmos, posteriormente, as variáveis relevantes para predizer TEPT em tais universitários[16] constatamos que, quanto maior o grau de incômodo ou sofrimento sentido após a pior experiência escolar, maior a duração da mesma, maior é a idade do estudante, e quanto mais episódios de vitimização verbal ou relacional sofrida (ou seja, quanto mais violência psicológica o aluno tiver sofrido), maior a possibilidade de apresentação de sintomas clínicos significativos de TEPT.

■ Como enfrentar e prevenir o *bullying*

Todos os efeitos do *bullying* sobre a saúde mostram que esse é um fenômeno importante não apenas para os educadores, mas deveria ser considerado um problema de saúde pública internacional, uma vez que é comum e atinge muitas crianças e adolescentes do mundo todo[11]. Devido a isso, os autores americanos Lyznicky, Mccaffree e Robinowitz[17] afirmam que médicos e profissionais de saúde têm um papel importante no tratamento e no combate ao *bullying*. Tal papel se inicia na identificação de pacientes de risco, perguntando sobre a vivência de *bullying* a crianças e adolescentes com problemas psicossomáticos, com problemas na escola, uso de álcool/droga e/ou ideação suicida. É necessária uma atenção especial, pois é improvável que a criança traga queixas de *bullying* aos pediatras. Deve ocorrer ainda a detecção precoce de comportamentos antissociais que podem estar relacionados a futuros atos de *bullying*.

No mesmo sentido, Luukkonen, Räsanen, Hako e Riala[18] afirmam que os adolescentes com envolvimento em *bullying* poderiam ser beneficiados se passassem por uma avaliação psiquiátrica. Eles realizaram um estudo na Finlândia com 580 adolescentes institucionalizados, de idades entre 12 e 17 anos, e perceberam que ser vítima de *bullying* estava associado à ocorrência de problemas de comportamento internalizantes (como depressão e ansiedade), e em contraste, o agressor estava relacionado a problemas externalizantes (como agressão e impulsividade).

Assim, médicos e notadamente pediatras poderiam também encaminhar pacientes para avaliações de comorbidades psiquiátricas. No caso das vítimas, deve-se avaliar a possibilidade de transtorno de ansiedade generalizado, depressão e pânico. Para Gini e Pozzoli[11], os pediatras devem, ainda, ajudar os pais a observarem os sinais de vitimização por *bullying*, investindo em ações preventivas, como o desenvolvimento de habilidades sociais e assertividade em crianças.

Algumas perguntas simples para a criança ou adolescente podem ser esclarecedoras, como: "Alguma vez já zoaram com você na escola? Por que razão? Você tem apelidos? O que você faz quando isso acontece? Já contou para algum adulto? O que aconteceu? Os colegas zoam também com outras crianças ou apenas com você? No recreio você brinca só ou com outras crianças?".

Quando suspeitar de envolvimento em *bullying* relembre que raramente a criança ou adolescente traz uma queixa sobre o episódio constrangedor, sendo preciso agir como detetive, perguntado se ele(ela) gosta da escola, o que faz no recreio, com quem brinca ou passa o tempo, pedindo para descrever qual foi o melhor dia que já teve na escola, e qual o pior...

Além do trabalho do pediatra junto às vítimas de *bullying* é fundamental que se dê igual atenção à criança ou adolescente que é o autor de *bullying*. O pediatra Aramis Lopes-Neto[9] foi responsável pela primeira publicação brasileira sobre o *bullying*, ressaltando que médicos devem investigar situações em que o aluno é autor dos episódios. Tal autor afirmou ser importante que se questione a vida acadêmica e o convívio social do paciente na escola, encaminhando-o para uma avaliação psiquiátrica e/ou psicológica nos casos em que se apresentam sinais de transtorno de conduta, informando a família sobre o *bullying* e suas consequências, e incentivando os pais a buscar a escola para auxiliar na resolução do problema.

É preciso lembrar, também, que um aluno com comportamento agressivo na escola tem considerável probabilidade de os pais estarem oferecendo modelos inadequados ou violentos à criança. Por exemplo, realizamos um estudo para verificar possíveis associações de *bullying* com a violência intrafamiliar (tanto a exposição à violência por parceiros íntimos ou, no caso, violência conjugal da parte dos pais, como a violência dos pais contra a criança ou o adolescente), aplicando um questionário a 239 estudantes do Ensino Fundamental entre 11 e 15 anos de idade[7]. Apenas para citar alguns exemplos, a probabilidade de um aluno ser alvo e autor de *bullying* quando sofria violência física "leve" por parte do pai foi 4,1 maior do que a daqueles alunos cujos pais não praticavam tal tipo de violência. Quando a violência física utilizada pelo pai era "moderada", a probabilidade de ser alvo/autor de *bullying* aumentava para 7, chegando o *odds ratio* ser 8,5 maior no caso de violência física "grave" do pai contra a criança/adolescente.

Assim, quando o pediatra suspeitar que o aluno possa ser autor de *bullying*, ou ainda quando houver suspeita de que o aluno possa estar exposto à violência em casa, além de cumprir os requisitos legais do Estatuto da Criança e do Adolescente (ECA) e do Ministério da Saúde sobre a notificação do caso, é preciso encaminhar tais pais para a Rede de Proteção e serviços de saúde (como atendimento psicológico), que poderiam auxiliá-los a interagir de forma não violenta.

Com relação à prevenção primária, Liberal, Aires, Aires e Osório[19] apontam que deve ocorrer a promoção de saúde nas escolas brasileiras, preservando a segurança dos alunos, ao evitar situações de violência e de acidentes a estes. Para tanto, os autores argumentam que as escolas devem ter os seguintes objetivos:

"(...) (1) fomentar a saúde e o aprendizado em todos os momentos; (2) integrar profissionais de saúde, educação, pais, alunos e membros da comunidade, no esforço de transformar a escola em um ambiente saudável; (3) implementar práticas que respeitem o bem estar e a dignidade individuais, reconhecendo seus esforços, intenções e realizações pessoais; (4) promover atividade física e assegurar serviços de saúde, ou seja, implementar políticas que garantam o bem-estar individual e coletivo, oferecendo oportunidades de crescimento e desenvolvimento em um ambiente saudável e com a participação dos setores da saúde e educação, da família e da comunidade". (p. S158)

No mesmo sentido, Lopes-Neto[9] defende que os pediatras sejam consultores em escolas, órgãos públicos e associações comunitárias esclarecendo sobre o *bullying* e seus efeitos negativos e a possibilidade de prevenção ao problema. As intervenções preventivas devem ocorrer de forma contínua, com a participação de diversos profissionais, devendo ser adaptadas conforme as características de cada escola. Em geral, se faz necessário intervenções amplas, duradouras e sistêmicas que foquem no treinamento de habilidades sociais, em técnicas de resolução de conflitos sociais e no manejo da raiva[1].

Por fim, é preciso ressaltar que o *bullying* faz parte de um fenômeno maior, que se refere à violência escolar, a qual é entendida não apenas como vitimização de alunos, mas a violência bidirecional entre funcionários da escola e alunos e entre funcionários e pais de alunos[20]. A violência escolar é pano de fundo para o *bullying*, já que em instituições nas quais há um clima escolar apropriado, com limites e regras claras e justas aos alunos, situações corriqueiras de confiança, cordialidade e amizade entre funcionários e alunos ou há utilização de recursos pedagógicos motivadores aos estudantes, a tendência é ocorrer significativamente menos situações de *bullying*.

Em conclusão, médicos, em particular, pediatras, têm um papel fundamental na prevenção de *bullying*, identificando as crianças e os adolescentes envolvidos no problema, ressaltando aos familiares a importância de intervenção e na divulgação de projetos para escolas, comunidades e governo para a prevenção do problema. Somente com a participação dos médicos em uma equipe interdisciplinar, em que haja um trabalho integrado com diversos profissionais da saúde (como psicólogos, enfermeiros, terapeutas ocupacionais), e educadores é que serão somados esforços para que as crianças e os adolescentes possam crescer num ambiente escolar prazeroso, saudável e realmente educativo.

■ Dois casos para reflexão

O *bullying* é uma queixa comum nos consultórios de psicologia, não só em crianças e adolescentes, mas em adultos que, trazendo inicialmente queixa de depressão, baixa autoestima ou outros problemas interpessoais, relatam, posteriormente, um histórico prévio de vitimização por *bullying* na escola.

Narraremos, assim, primeiro, o caso de uma pessoa que não conhecemos pessoalmente. Ela escreveu um e-mail para a primeira autora apenas para "desabafar", quando tomou conhecimento, pela mídia, que estávamos iniciando um estudo sobre efeitos em longo prazo do *bullying*.

"Tenho 42 anos e sou professora universitária em uma universidade pública do Nordeste. Muitos dos episódios de *bullying* que sofri e palavras que ouvi ecoam até hoje na minha cabeça. Com muito esforço consegui dar a volta por cima, mas quando me lembro do passado dói profundamente. Na minha infância eu era obesa e isso era motivo de contínuas ofensas verbais – me chamavam de "gorda" e de "branquela". Para compensar eu era uma das melhores alunas, mas não adiantava. Eu queria ser magra porque assim iriam me aceitar. Na adolescência fui bulímica e me empanturrei de laxantes. Não adiantou! O episódio mais marcante de *bullying* que sofri foi assim: um dia, descendo as escadas da escola, ouvi alguém gritar (era uma voz masculina): 'baleia não desce escada, rola!'. A partir daí, apenas me recordo que alguém me empurrou, caí escada abaixo e bati a cabeça. Ouvia gargalhadas. Felizmente, apenas um 'galo' apareceu. Não vou mentir, ao relatar aqui estas duas ocasiões, me sinto mal como se revivesse o acontecido".

A sensação de reviver o acontecido é um dos indicadores de que o *bullying* traumatiza, deixando cicatrizes ao longo do tempo.

O outro caso foi trazido pela segunda autora deste capítulo. Ela atendeu, clinicamente, no Laboratório de Análise e Prevenção da Violência (Laprev), um estudante universitário que, ao narrar *bullying* homofóbico ao longo de vários anos no Ensino Fundamental e no Ensino Médio, teve que interromper o relato diversas vezes, pois tinha taquicardia e sudorese ao relembrar episódios graves de vitimização, sendo aquela a primeira vez que relatava a outra pessoa os episódios os quais foi vítima. O estudante reportou também sentir frequentemente vontade de chorar, sentir tonturas, falta de ar, tremores e dores de estômago, evitando pensar e falar sobre o *bullying* para não reviver as sensações ruins que tinha na época. Além disso, apresentava baixa autoestima e dificuldades de relacionamento interpessoal, evitando relacionamentos próximos, como amizades e relacionamentos amorosos. Os principais sintomas apresentados por ele na infância e adolescência foram timidez, isolamento social, medo dos colegas, sentimento de inferioridade, vergonha das agressões sofridas e uma tentativa de suicídio, demonstrando sintomas de TEPT e indicando que a violência sofrida teve grande impacto em sua saúde mental.

■ Considerações finais

Para finalizar, afirmamos que nossa atuação clínica e em pesquisa nos reforçam a constatação de que não podemos ter escolas com um clima tóxico para a saúde, sendo a prevenção de *bullying* e de outros tipos de violência escolar um imperativo.

■ Referências bibliográficas

1. Olweus D. School bullying: Development and some important challenges. Annual Review of Clinical Psychology. 2013;9:751-780.

2. Williams LCA, Stelko-Pereira, AC. Por fora bela viola: pesquisa e intervenção sobre cyberbullying. In: Abreu CN, Eisenstein E., Estefenon SGB. Vivendo esse mundo digital: impactos na saúde, na educação e nos comportamentos sociais. Porto Alegre, Artmed; 2013. p.49-59.

3. Organização Mundial da Saúde. Health behaviour in school-aged children (HBSC) study: international report from the 2013/2014survey. Denmark: Organização Mundial da Saúde; 2016. Disponível em: http://www.euro.who.int/__data/assets/pdf_file/0003/303438/HSBC-No.7-Growing-up-unequal-FULL-REPORT.pdf?ua=1.

4. Ministério da Saúde, Ministério do Planejamento, Orçamento e Gestão, Instituto Brasileiro de Geografia e Estatística. Pesquisa Nacional de Saúde do Escolar. Rio de Janeiro; 2012. Disponível em: http://biblioteca.ibge.gov.br/visualizacao/livros/liv64436.pdf.

5. Cook CR, Williams KR, Guerra NG, Kim TE, Sadek S. Predictors of bullying and victimization in childhood and adolescence: A meta-analytic investigation. School Psychology Quarterly. 2010;25(2):65-83.

6. Valdebenito S, Ttofi M, Eisner M. Prevalence rates of drug use among school bullies and victims: A systematic review and meta-analysis of cross-sectional studies. Aggression and Violent Behavior, 23(Issue null): 137-146, 2015. doi:10.1016/j.avb.2015.05.004.

7. Pinheiro FMF, Williams, LCA. Violência intrafamiliar e intimidação entre colegas no Ensino Fundamental. Cadernos de Pesquisa. 2009;39(138):995-1018.

8. Puhl RM, Peterson JL, Luedicke J. Weight-based victimization: Bullying experiences of weight loss treatment–seeking youth. Pediatrics. 2013;131(1):e1-e9.

9. Lopes-Neto, AA. Bullying – Comportamento agressivo entre estudantes. Jornal de Pediatria. 2005;81(5):164-172.

10. Reijntjes A, Kamphuisb JH, Prinziea P, Telchc MJ. Peer victimization and internalizing problems in children: A meta-analysis of longitudinal studies. Child Abuse & Neglect 34:244-252, 2010.doi:10.1016/j.chiabu.2009.07.009.

11. Gini G, Pozzoli T. Bullied children and psychosomatic problems: A meta-analysis. Pediatrics. 2013;132:720-729.

12. Gini G, Pozzoli T. Association between bullying and psychosomaticproblems: a meta-analysis. Pediatrics. 2009;123(3): 1059=-1065.

13. Feeks M, Pijpers FIM, Verloove-Vanhorick SP. Bullying behavior and associations with psychosomatic complaints and depression in victims. The Journal of Pediatrics. 2004;144(1):17-22.

14. Kelleher I, Harley M, Lynch F, Arseneault L, Fitzpatrick C, Cannon, M. Associations between childhood trauma, bullying and psychotic symptoms among a scholl-based adolescent sample. The British Journal of Psychiatry. 2008;193:378-382.

15. Albuquerque PP, Williams LCA. Impact of the Worst School Experiences in Students: A Retrospective Study on Trauma. Paideia. 2015a;25(62): 343-35.

16. Albuquerque PP, Williams LCA. Predictor variables of PTSD symptoms in school victimization: A retrospective study with College students. Journal of Aggression, Maltreatment and Trauma, 24(10), 1067-1085, 2015b.DOI: 10.1080/10926771.2015.1079281

17. Lyznicky JM, Mccaffree MA, Robinowitz CB. Childhood Bullying: Implications for Physicians. American Family Physician. 2004;70(9):1723-1728.

18. Luukkonen A, Rasanen P, Hakko H, Riala, K. Bullying behavior in relation to psychiatric disorders and physical health among adolescents: A clinical cohort of 508 underage impatient adolescents in Northern Finland. Psychiatry Research. 2010;178(1):166-170.

19. Liberal EF, Aires RT, Aires MT, Osório, AC de A. Escola segura. Jornal de Pediatria. 2005;81(5 supl.):S155-S163.

20. Stelko-Pereira AC, Williams LCA. Reflexões sobre o conceito de violência escolar e a busca por uma definição abrangente. Revista Temas em Psicologia. 2010;18(1):45-55.

Obesidade 11

■ Luis Eduardo Arantes de Almeida ■ Patrícia Volpon Santos Atique

■ Introdução

Obesidade pode ser conceituada como acúmulo de tecido adiposo em excesso, sendo na maioria das vezes causada por interação de fatores genéticos, ambientais e comportamentais que irão levar a balanço energético positivo com possíveis complicações na qualidade de vida em curto, médio e longo prazos.

O controle do balanço energético envolve cerca de 400 genes responsáveis pela síntese de peptídeos e proteínas que regularão a fome, a saciedade e o aumento ou a diminuição do gasto energético. Esses elementos agem nos sistemas nervoso central, digestório, imunológico e adiposo.

Essa multiplicidade de vias metabólicas envolvidas no balanço energético torna extremamente difíceis abordagens medicamentosas, dando-se ênfase maior à prevenção, à mudança de hábitos alimentares e ao aumento da atividade física.

Numa época que não haviam sido domesticados os animais e os vegetais, e que não se possuíam instrumentos de caça e pesca, os hominídeos primitivos eram essencialmente coletores, e sobreviviam aqueles que conseguiam acumular mais reservas de gordura e otimizar sua utilização pela seleção de um genoma "poupador", que até hoje interfere na regulação metabólica aumentando ou diminuindo a fome e o gasto energético.

Procura-se saber atualmente quais os pesos relativos do componente genético e do ambiente na obesidade. Pode-se incorporar hábitos familiares de ingerir grandes quantidades de comida que levem indivíduos não predispostos à obesidade, mas também pode ser evitada obesidade em doenças genéticas obesogênicas, por meio de medidas dietéticas e incremento de atividade física.

■ Aspectos biológicos

O genoma regulador do balanço energético codifica grande número de peptídeos e proteínas intimamente associadas. Podemos ordená-los, de acordo com a ação e o local de produção, em: orexígenos originários do Sistema Nervoso Central (SNC), anorexígenos originários no SNC, originários do sistema digestório, originários do tecido adiposo (adipocinas) e originários dos músculos.

• Orexígenos originários do SNC

- **Neuropeptídeo Y (NPY):** potente estimulador da ingesta alimentar, produzido no hipotálamo. Tem sua secreção inibida pela leptina.

- **Hormônio concentrador de melanina (MCH):** também potente orexígeno, possui função oposta ao hormônio estimulador do melanócito (MSH), que é anorexígeno.

- **Orexinas A e B (hipocretinas):** agem no controle da homeostase e comportamento alimentar, aumentando a fome.

- **Proteína relacionada ao gene agouti (AGRP):** similar à proteína que controla a cor da pelagem em ratos, é potente antagonista dos receptores das melanocortinas (MC3 e MC4). Eleva-se na obesidade e é potente orexígeno.

• Anorexígenos originários no SNC

- **Pró-ópio-melanocortina (PoMC):** age unindo-se aos receptores da melanocortina 3 e 4, inibindo a ação da AGRP, sendo, então, anorexígenas.

- **Melanorcortinas de 1 a 5 (MC1-5):** neuropeptídios derivados do PoMC pela ação do pró-hormônio convertase 1 (PHC1) que originam os hormônios adrenocorticotróficos (ACTH) e os alfa, beta e gama, hormônios estimuladores de melanócitos (alfa e gama MSH). O sistema das melanocortinas engloba ainda dois antagonistas endogenamente expressos: a proteína agouti e a proteína relacionada com a agouti (AgRP).

- **Hormônio estimulador do melanócito alfa (alfa MSH):** atua sobre os receptores 3 e 4 da melanocortina (MC3R e MC4R) inibindo a ingestão alimentar e aumentando o dispêndio energético. Sua síntese é estimulada pela leptina e pelo sono adequado.

- **Pró-hormônio convertase 1 (PC-1):** clivam o PoMC em hormônio adrenocorticotrófico (ACTH), a pró-insulina em insulina e o precursor do hormônio liberador de gonadotrofina em hormônio liberador de gonadotrofina (GnRH).

- Transcrito regulado por anfetamina e cocaína (CaRT) anorexígeno.

- **Hormônio liberador de corticotrofina (CRH):** ocorre no hipotálamo e age liberando o ACTH e aumentando a síntese do PoMC e do MSH. O CRH apresenta papel fundamental na fisiologia dos distúrbios relacionados à depressão e ansiedade e é também anorexígeno.

- **Hormônio liberador da tireotrofina (TRH):** induz a hipófise a liberar o hormônio estimulante da tireoide (TSH). No jejum ocorre uma diminuição da atividade do TSH, que influencia na concentração da leptina, fazendo que a saciedade ocorra mais rapidamente.

- **Homólogo da *Drosophila melanogaster single-minded* (SIM-1):** gene implicado na regulação hipotalâmica do peso corporal. Sua haploinsuficiência causa severa obesidade de início precoce devido ao bloqueio da ativação das MC3R e MC4R.

• Originários do sistema digestório

- **Colecistoquinina (CCK):** secretada por células duodenais frente à presença de alimentos, principalmente os ricos em gorduras e proteínas, inibe o esvaziamento gástrico, levando à sensação de saciedade ao final da refeição.

- **Grelina (G):** secretada no estômago. Seus níveis aumentam antes das refeições e diminuem rapidamente ao final delas. É um potente estimulador do apetite por aumentar a expressão do NPY e do AgRP no hipotálamo. Está aumentada na Síndrome de Prader-Willi, o que ajuda a explicar a hiperfagia dos portadores.

- **Peptídeo YY (PYY):** potente anorexígeno secretado no íleo terminal e no intestino grosso, após ingestão alimentar.

- **Enterostatina:** peptídeo derivado da procopolipase que reduz a ingesta alimentar.

- ***Gastric Inhibitory Polipeptide 1* (GP1):** incretina secretada no duodeno, retarda o esvaziamento gástrico, aumentando a saciedade.

- ***Glucagon Like Peptide 1* (GLP 1):** incretina secretada no íleo terminal, aumenta síntese de insulina, diminui a de glucagon, além de retardar o esvaziamento gástrico e aumentar a saciedade.

• Originários do tecido adiposo (adipocinas)

- **Leptina (L):** do grego *leptos*, que significa magro, é codificada pelo gene da obesidade (Ob) e secretada nos adipócitos. Estimula os neuropeptídeos anorexígenos PoMC e CaRT e aumentam o gasto energético por vias simpáticas; também inibem a expressão do NPY e do AgRP, que são orexígenos e redutores do gasto energético. A leptina aumenta com o jejum prolongado.

- **Adiponectina (A):** diminui com o aumento da gordura corporal. Regula a glicemia e o catabolismo gorduroso, tendo papel na diminuição da síndrome metabólica e no aumento da sensibilidade à insulina. Tem ação similar à da leptina.

- **Resistina (R):** tem papel no aumento da resistência à insulina por aumento da glicogênese hepática e está aumentada na obesidade, podendo ser um elo importante entre o aumento da gordura visceral e o *diabetes mellitus* tipo 2.

- **Interleucina 1-6 (IL1-6):** produzidas por leucócitos no tecido adiposo, pode ter papel na regulação do apetite. Inibe a lipase lipoproteica, aumentando triglicérides circulantes. Aumentada na obesidade e diminui com a perda de peso.

- **Fator de necrose tumoral alfa (FNT alfa):** citocina pró-inflamatória que aumenta a resistência à insulina por inativação de suas vias de sinalização, diminuindo a expressão do transportador de glicose 4 (GLUT4). Diminui a síntese da lipase lipoproteica, com aumento consequente de triglicérides, sendo uma das causas da resistência à insulina na obesidade.

- **Fatores do complemento B, C3 e adipsina (fator D):** foram as primeiras adipocinas identificadas. Intervêm na síntese e armazenamento de triglicérides por aumento na atividade da lipase lipoproteica. Os níveis de adipsina encontram-se diminuídos no jejum e aumentam com a ingestão alimentar.

- **Inibidor de ativação do plasminogênio (PAI 1):** tem sua produção no tecido adiposo estimulada pela insulina e seu aumento correlaciona-se com o aumento da gordura visceral. Também tem ação antifibrinolítica associando-se a infarto agudo do miocárdio e trombose venosa profunda.

- **Receptores da angiotensina 2 (AG2):** diferenciam o pré-adipócito e induzem a lipogênese, com papel importante na regulação do peso corporal, estando aumentada na obesidade, hipertensão e aterosclerose.

- **Angiotensinogênio:** produzidos no tecido adiposo é regulada pelo estado nutricional, sendo o tônus vascular e o equilíbrio hidroeletrolítico.

- **Aldosterona:** ajuda na regulação da termogênese e aumenta a leptina.

- **Visfatina:** ação insulino-mimética por meio da ativação do receptor 2 da insulina.

- **Proteína quimioatrativa de monócitos e macrófagos (MCP1):** aumentam a infiltração de macrófagos no tecido adiposo, secretando FNT alfa e IL 6, que contribuem para a RI e DM.

• Originários dos músculos

- **Irisina:** miosina que aumenta com a atividade física e eleva o gasto energético, diminuindo a obesidade.

- **Peptídeos natriuréticos (ANP):** aumentam com estresse cardíaco e perda de peso e estão inibidos na obesidade e na RI.

■ Diagnóstico da obesidade

Embora não seja o ideal, o índice de massa corporal (IMC) é o padrão reconhecido internacionalmente para a definição de sobrepeso e obesidade na infância.

Utiliza-se as curvas da Organização Mundial de Saúde (OMS) como as padrão para o diagnóstico, sendo considerado sobrepeso IMC entre o percentil 85 e 94, e obesidade acima do percentil 95.

Em indivíduos que não são anormalmente baixos ou altos, um IMC aumentado sugere teor de gordura anormalmente elevado. No entanto, um IMC normal nem sempre exclui a presença de aumento da gordura corporal ou aumento do risco de comorbidades associadas à obesidade.

Muita investigação tem-se centrado sobre o uso da circunferência da cintura ou a relação "cintura-altura" como um marcador de obesidade, bem como um marcador adicional para resistência insulínica. Essa abordagem tem a vantagem de considerar a distribuição de gordura corporal e o maior risco cardiovascular associado à gordura visceral.

Crianças e adolescentes com desaceleração da velocidade de crescimento e ganho ponderal merecem avaliação laboratorial para causas endócrinas. Deficiência de GH, hipotireoidismo, síndrome de Cushing pseudo-hipoparatireoidismo estão associados ao aumento do IMC, estatura e velocidade de crescimento reduzidos (estes dois últimos índices, geralmente, estão aumentados na obesidade exógena).

Crianças com obesidade de início muito precoce e atraso do desenvolvimento neuropsicomotor devem ser avaliadas por geneticista.

■ Comorbidades associadas à obesidade

As comorbidades relacionadas a obesidade infantil também devem ser avaliadas no diagnóstico. Evidências mostram hipertrigliceridemia, aumento de LDL, redução de HDL, glicemia de jejum alterada e hipertensão como fatores preditivos de doença cardiovascular e *diabetes mellitus* tipo 2 em adultos jovens. Logo, o diagnóstico e a intervenção precoces são fundamentais para prevenção de doenças e complicações futuras.

Ao se diagnosticar obesidade infantil, deve-se investigar fatores de risco para tal, como diabetes gestacional, recém-nascido pequeno ou grande para a idade gestacional, história familiar de obesidade, ganho de peso materno durante a gestação, tempo de aleitamento materno exclusivo e consanguinidade.

Deve-se, também, pesquisar sinais e sintomas de apneia do sono, poliúria e polidipsia, acne, hirsutismo e irregularidade menstrual em meninas púberes ou uso de antipsicóticos que cursam com ganho de peso (risperidona, quetiapina, olanzapina).

Os exames laboratoriais de pesquisa para as principais comorbidades relacionadas a obesidade são:

- Glicemia de jejum e teste de tolerância a glicose oral (GTT).
- Lipidograma completo (jejum de 12 a 14 horas).
- Transaminase glutâmico-oxalacética (TGO).

Para diagnóstico das comorbidades, utiliza-se os seguintes critérios:

- **Glicemia de jejum alterada:** valores entre 100 e 125 mg/dl. Glicemia no GTT entre 140 e 199 mg/dl: tolerância diminuída da glicose. Glicemia de jejum acima de 126 mg/dl e/ou glicemia no tempo 120 minutos do GTT acima de 200 mg/dl em pacientes sin-

tomáticos: *diabetes mellitus* (nos pacientes assintomáticos, repetir exames para confirmação diagnóstica).

- **Triglicérides:** ≥ 110 mg/dl (percentil 75): limítrofe. ≥ 160 mg/dl (percentil 90): aumentado.
- **LDL colesterol:** ≥ 110 mg/dl (percentil 75): limítrofe. ≥ 130 mg/dl (percentil 90): aumentado.
- **Colesterol Total:** ≥ 150 mg/dl (percentil 75): limítrofe. ≥ 170 mg/dl (percentil 90): aumentado.
- **HDL colesterol:** ≤ 40 mg/dl (percentil 40): limítrofe. ≤ 35 mg/dl (percentil 10): baixo.
- **Hipertensão:** pressão arterial acima do percentil 90 para idade, sexo e estatura.
- **Esteatohepatite não alcoólica:** TGO 2 desvios-padrão acima dos valores de referência desvios padrões.

Outros exames podem ser pertinentes:

- **Investigação de apneia do sono:** polissonografia, eletrocardiograma, ecocardiograma.

  Sinais e sintomas de síndrome de ovários policísticos: testosterona, sulfato de dehidroepiandosterona, hormônio luteinizante (LH), hormônio folículo-estimulante (FSH).

- **Dosagem de insulina de jejum:** teste opcional para quantificar resistência insulínica pelo cálculo do modelo de avaliação da homeostase da resistência à insulina (HOMA-IR) ou quando a insulina de jejum é mais que 2 DP acima da média para o laboratório fazendo o teste. Há evidências crescentes para a associação de resistência insulínica com o desenvolvimento de DM2 em crianças e adolescentes. O padrão de ouro para diagnóstico de resistência insulínica na população pediátrica é o clamp euglicêmico, porém, por ser trabalhoso e caro, não é recomendado para o uso clínico.

Outras comorbidades associadas à obesidade são: doença do refluxo gastroesofágico, cálculos biliares, constipação intestinal, hipotireoidismo, pseudotumor cerebral, osteomielite, epifisiólise, acantose nigricans, lesões piogênicas de pele, ansiedade, depressão e psicoses.

■ Classificação da obesidade

De modo geral, pode-se classificar a obesidade como primária (exógena) ou secundária (endógena), embora esse conceito esteja sendo revisto, dada a grande interação causal que pode ocorrer.

Em geral, na obesidade dita primária, os acometidos e seus familiares são altos e não ocorre rebaixamento mental. A idade óssea é avançada e não se detectam dimorfismos importantes ao exame físico. Na obesidade secundária, os familiares não costumam ser obesos, com baixa estatura, geralmente, com retardo mental, idade óssea atrasada em relação à cronológica e ocorrem dimorfismos ao exame físico.

A obesidade secundária pode se relacionar a várias formas de apresentação, a saber: monogênicas não sindrômicas da obesidade, sindrômicas associadas à obesidade, poligênicas da obesidade comum, variantes decorrentes de polimorfismo de um único nucleotídeo (do inglês *single nucleotide polymorfims* – SNP) e variantes genômicas estruturais associadas à obesidade.

- **Formas monogênicas não sindrômicas da obesidade**

Geralmente de início precoce, são raras e graves, decorrentes de mutações em genes envolvidos no controle da ingesta e regulação metabólica. São os genes que codificam:
- Leptina e seu receptor.
- Propriomelanocortina (PoMC).
- Receptor da melanocortina 4 (MC4R).
- Pró-hormônio convertase subtisilinakexina tipo 1(PSCK1).
- Homologo do gene mind da Drosphila 1 (SIM 1).
- Fator neurotrófico derivado do cérebro (BDNF), relacionado com balanço energético.
- Receptor neutrófilo da tirosina quinase tipo 2 (NTRK2).
- Algumas mutações raras do MC3R, que causam hiperfagia e obesidade de início precoce (antes dos 6 anos) e aparecem, muitas vezes, também na obesidade primária (exógena).

- **Formas sindrômicas associadas à obesidade**

Quando a obesidade ocorre em razão de outros sintomas ou dimorfismos ou rebaixamento mental:
- **Prader-Willi:** deleção do cromossomo 15 paterno (15q11-13). Pacientes nascem com depressão respiratória, são hipotônicos e inapetentes no primeiro ano, apresentam deficiência mental, baixa estatura, hiperfagia, obesidade progressiva e baixa estatura e hipogonadismo.
- **Bardet Biedl:** causada por mutações em pelo menos 14 genes chamados BBS. Ocorre distrofia retiniana, polidactilia, alterações renais, hiperfagia que leva a obesidade, hipogonadismo e retardo mental leve a moderado; com frequentes casos de *diabetes mellitus*, hipertensão e dislipidemias.
- **Pseudo-hipoparatireoidismo tipo 1 (osteodistrofia hereditária de Albright):** causada por mutação do gene que codifica uma proteína do receptor do paratormônio. Cursa com hipocalcemia, obesidade, baixa estatura, calcificações subcutâneas, retardo mental leve ou ausente e obesidade.
- **Rohhadnet** (do acrônimo inglês *Rapid-onset Obesity with Hypothalamic dysfunction and neuro endocrine tumor*): cursa com hiperfagia, obesidade, hipoventilção alveolar, desregulação autonômica térmica e tumores neuroendócrinos associados. É muito rara.
- **Alstron:** decorre da falta de expressão do gene ALMS1. É outra rara doença que se apresenta com cegueira progressiva, obesidade precoce, *diabetes mellitus* e surdez.
- **Cohen:** rara doença de herança autossômica recessiva resultante de mutações no gene COH1. Cursa com dimorfismos, hipotonia, retardo mental, miopia, retinopatia, neutropenia e obesidade.
- **Momo** (do acrônimo macrossomia, obesidade, macrocefalia e alterações ópticas): também muito rara, cursa com retardo mental.

- **Variantes genômicas estruturais associadas à obesidade**

As variações decorrentes de perdas ou duplicações de segmentos de cromossomos são chamadas variantes estruturais ou *copy number variants* (CNV); definidas como variação entre indivíduos, no número de cópias por deleção, inserção ou duplicação de algum gene, normalmente estão associadas a obesidade e retardo mentais graves. A identificação dos possíveis genes implicados utiliza o *genome-wide associations study* (GWAS), que mostra localizações genômicas mais acuradas para genes ligados à obesidade. Como exemplo:
- **Deleção do gene 16p 11-2:** apresenta hiperfagia e obesidade severas, autismo, alterações da linguagem, resistência insulínica e mutações no MC4R.
- **Deleção do gene 11p 13 que codifica a BDNF:** encontrado no córtex e no hipocampo. Causa a síndrome WAGRO (acrônimo de tumor de Wilms, aniridia, alterações genitourinárias, retardo mental e obesidade).
- Deleção próxima do gene regulador do crescimento neuronal-1 (NEGR1).
- Deleção do gene do receptor ligado à proteína C (GPRC1).
- Duplicação do gene LY86.

Essas três últimas alterações são ligadas ao aumento de IMC e à razão cintura-quadril.

- **Variantes decorrentes de SNP**

Essas variantes foram também detectadas pelo GWAS, ao se verificar quais das milhares de variações simples da adenina, timina, citosina e guanina poderiam estar relacionadas. Das dezenas de polimorfismos relacionados com a obesidade, citaremos:
- Gene *perilipin* (PLIM): age na regulação da lipólise nos adipócitos pelas catecolaminas interferindo no peso corporal e obesidade.
- Gene adrenérgico receptor beta 3 (ADRB3): codifica proteína que regula termogênese e lipólise. É um dos genes mais estudados nas variações genéticas da obesidade.
- Gene adrenérgico receptor beta 2 (ADRB2): modula mudanças de peso decorrentes de dietas.
- Gene fator de transcrição AP2-beta (TFAP2B): envolvido no acúmulo de lipídeos
- Gene receptor da citotoxicidade natural 3 (NCR3).
- Gene similar da lisofosfolipase 1 (LYPLAL 1).
- Gene da apolipoproteína E (APOE).

- **Formas poligênicas da obesidade comum**

Também detectadas pelo GWAS, após testagem de milhares de genes candidatos, poucos foram associados consistentemente à obesidade:
- **Gene *fat mass and obesity associated protein* (FTO):** algumas variantes predispõem ao *diabetes mellitus* tipo 2 e a obesidade.

- **Gene glutamato descarboxilase 2 (GAD2):** seus polimorfismos foram associados a obesidade grave.
- **Gene do transportador do triptofano (SLC6A14):** envolvido na regulação do apetite.
- **Gene ectonucleotídeo pirofosfatase-fosfodiesterase 1 (ENPP1):** relacionado a atividade da insulina.
- **Gene da prohormonioconvertase 1 (PCSK1):** possui mutações associadas à obesidade monogênica e contribui também na poligênica.
- **Gene do fator neurotrófico derivado do cérebro (BDNF):** sua haploinsuficiência está relacionada também as formas monogênicas.
- **Gene *insulin induced 2* (INSIG2):** associado à obesidade grave.
- **Gene *peroxisome-proliferator-activated receptor* (PPAR gama 2):** envolvido na diferenciação dos adipócitos. Mutações nesse gene são associadas a obesidade.
- **Gene do retinoaldeido:** pode suprimir adipogênese por inibição do PPAR gama.

■ Tratamento da obesidade

O estabelecimento de metas e o tratamento de pacientes pediátricos deve ser individualizado, já que estes pacientes podem apresentar-se em diferentes fases de crescimento. O primeiro objetivo é restaurar o equilíbrio entre o consumo e o gasto de energia para que ocorra estabilização do peso. Como as crianças e os adolescentes estão em crescimento, a manutenção do peso diminui o Z-escore do IMC permitindo, assim, reverter e prevenir em curto e longo prazos as comorbidades.

Os benefícios da mudança de estilo de vida são melhores alcançados quando a reeducação alimentar e o programa de exercícios estão associados a orientação aos familiares e mudança de hábitos e comportamentos. Diagnóstico e tratamento de transtornos psiquiátricos e alimentares, comuns em pacientes obesos, são importantes também para o sucesso do tratamento.

• Dieta

Considerando que a criança e o adolescente estão em "fase de crescimento", o uso de dietas muito restritas em calorias totais pode atrapalhar o crescimento, a mineralização óssea, interromper menstruação em adolescentes e levar a deficiências vitamínicas de macro e micronutrientes.

A promoção de uma dieta saudável, com redução de carboidratos simples e ingestão de bebidas açucaradas, mostrou ser eficaz na redução do risco de *diabetes mellitus* tipo 2 em crianças e adolescentes.

Logo, sugere-se dieta balanceada, com fracionamento adequado, contendo cerca de 45 a 50% de carboidratos complexos, 20 a 25% de proteínas e 10 a 20% de gorduras. Pratos coloridos, estímulo ao consumo de verduras, legumes e frutas frescas, e redução do consumo de industrializados e *fast-food* deve ser preconizado também.

Sugestões de modificações alimentares:

- Eliminar todas as bebidas açucaradas (inclusive sucos) e substituí-las por água, bebidas não calóricas e leite semi ou desnatado.
- Reduzir calorias ingeridas suficiente para gerar um balanço energético negativo (gasto maior do que a ingesta).
- Reduzir a ingesta de gorduras saturadas, salgadinhos industrializados, alimentos de alto índice glicêmico (p. ex., balas, chicletes, doces, pão, arroz branco e massas) e tubérculos ricos em amido (p. ex., batata).
- Criar uma dieta rica em frutas, vegetais, cereais integrais, castanhas, fibras, carnes magras, peixes e derivados do leite com baixos índices de gordura.

• Atividade física

A inatividade física pode ocorrer por falta de predisposição genética ou pelo temor de expor o corpo em atividades esportivas ou recreativas, pela insegurança que limita jogos, brincadeiras e caminhadas nas ruas das cidades. Isso também se deve pela migração para TV, jogos eletrônicos, mídias sociais, além dos facilitadores de atividades, como controles eletrônicos, vidros elétricos, elevadores, escadas rolantes, extensões telefônicas etc.

O sedentarismo decorrente disso aumenta os riscos de obesidade na infância e predispõe ao risco aumentado de doenças cardiovasculares, ao passo que o exercício, em combinação com restrição na ingesta calórica e de gorduras, reduz a taxa de progressão para diabetes em adultos com intolerância à glicose e diminui a morbidade e mortalidade cardiovasculares. Os benefícios do exercício são mediados, pelo menos em parte, por reduções na gordura total e visceral e aumento da massa corporal magra, a qual aumenta o gasto energético de repouso. O exercício melhora a sensibilidade dos tecidos à insulina; reduz a glicemia de jejum e pós-prandial, bem como as concentrações de ácidos graxos livres, LDL e triglicérides; e aumenta os níveis de HDL no plasma.

As evidências disponíveis sugerem que o exercício pode beneficiar crianças obesas e reduzir os riscos de doença metabólica e complicações cardiovasculares.

Um estudo randomizado com 79 crianças obesas (idade entre 7 e 11 anos) demonstrou que 4 meses de treinamento de exercício (40 minutos de atividade, 5 dias por semana) reduziu 5% de gordura e diminuiu 10% a insulina em jejum e 17% os triglicérides, mesmo na ausência de intervenção dietética.

Porém, os benefícios da atividade física são revertidos rapidamente se o exercício não é mantido. É fundamental começar o exercício regular antes que a criança se torne obeso mórbido e funcionalmente imóvel.

As estratégias que estimulam a redução de comportamentos sedentários e o aumento da atividade física são muito importantes.

Algumas sugestões de exercícios:

- Exercícios devem ser divertidos, adequados para cada idade e ajustados para o nível de condicionamento de cada criança e suas habilidades.
- Envolver fortalecimento muscular (exercícios resistidos) para aumentar o gasto energético basal.

- Aumentar frequência, intensidade e duração com o tempo.
- Restringir comportamentos sedentários, como tempo de tela com TV, videogames e navegação na internet).

• Tratamento medicamentoso

Caso a mudança do estilo de vida mostre-se falha na redução do IMC, o especialista deve avaliar a extensão e a magnitude de comorbidades e pode considerar abordagens terapêuticas mais intensivas, incluindo farmacoterapia. Intervenções farmacológicas atuais são projetadas para aumentar o gasto energético (estimulantes), suprimir a ingestão calórica (anorexígenos), limitar a absorção de nutrientes e/ou modular a produção e/ou ação da insulina.

Estimulantes

A utilização de estimulantes metabólicos para o tratamento da obesidade tem um histórico conturbado. Muitas drogas antiobesidade, uma vez consideradas seguras e eficazes – como hormônio da tireoide, dinitrofenol, anfetamina, fenfluramina, dexfenfluramina, fenilpropanolamina e efedrina–, foram abandonadas pelo perigo inerente que oferecem e, em alguns casos, complicações com risco de vida.

Um ensaio único breve com adolescentes, comparou cafeína associada a efedrina, no método placebo, com a dieta moderadamente hipocalórica, mostrou que embora os sujeitos tratados com o fármaco perderam mais peso, efeitos adversos como agitação, taquicardia, insônia, alterações de humor, foram mais frequentes. Logo, estes agentes não podem ser recomendados.

Agentes anorexígenos

Atualmente, o único agente anorexígeno aprovado para uso em adolescentes obesos (com idade superior a 16 anos) é a sibutramina, um inibidor não seletivo de recaptação neuronal da serotonina, noradrenalina e dopamina. Em combinação com restrição calórica e mudança de estilo de vida, incluindo mudanças de hábitos de toda família, estudo utilizando sibutramina mostrou redução de 8,5 no IMC em 6,8% de 43 adolescentes obesos, durante um período inicial de 6 meses; contra 5,4 de redução no IMC em 4% de 39 pacientes tratados com placebo no mesmo período. Não houve perda de peso adicional durante os 6 meses de terapia subsequente. Níveis de insulina basal diminuíram e índices de HDL subiram no grupo tratado. No entanto, 19 dos 43 participantes tratados apresentaram hipertensão leve e taquicardia, necessitando de redução na dose da sibutramina, e cinco pacientes apresentaram hipertensão mantida, exigindo suspensão da droga.

Outras complicações potencialmente graves incluem insônia, ansiedade, dor de cabeça e depressão.

Anorexígenos devem complementar, não substituir, uma dieta e programa de exercícios. Os fármacos têm efeitos modestos sobre o total de peso corporal, e a administração deste medicamento não é recomendada para duração superior a 2 anos.

O tratamento com leptina foi administrado em crianças com deficiência de leptina de causa genética resultando em redução de peso dramática; o que não foi visto em pacientes sem deficiência de leptina.

Drogas que limitam a absorção de nutrientes

O orlistat é o fármaco que inibe a lipase pancreática e, assim, aumenta as perdas fecais de triglicérides. Esse medicamento diminui o peso corporal, bem como o colesterol total e o LDL e reduz o risco de DM2 em adultos com tolerância à glicose diminuída. Atualmente, está aprovado pelo FDA (Food and Drug Administration) em crianças com idade superior a 12 anos. Em adolescentes obesos, a combinação de orlistat com mudança de estilo de vida promoveu redução entre 4,4 e 4,6 kg, com diminuição em média de 1,9 kg/m^2 no IMC, durante um período de teste de 3 meses. Efeitos colaterais são toleráveis, desde que o paciente reduza a ingestão de gordura, mas níveis de vitamina A, D e E podem diminuir mesmo com uso de polivitamínicos. Elevadas taxas de abandono relatadas em estudos sugerem que a restrição de gordura em longo prazo é algo problemático para os adolescentes, bem como os efeitos indesejáveis, como diarreia e flatulência.

Sensibilizadores de insulina

A síntese e o armazenamento de triglicérides no tecido adiposo são estimulados por insulina. Assim, a hiperinsulinemia pode contribuir para o armazenamento de gordura e limitar a mobilização dela. Ao reduzir as concentrações de insulina no jejum ou pós-prandial, pode haver perda de peso consequente. Nessa classe de medicamentos, apenas o tratamento com metformina resulta em perda de peso. A metformina é uma classe de hipoglicemiante oral cuja ação é o aumento da absorção de glicose hepática, diminuição da gliconeogênese e redução da produção de glicose hepática. As principais vantagens da metformina incluem a diminuição da ingestão de alimentos (efeito anorexígeno), perda de peso, diminuição das reservas de gordura (essencialmente a visceral) e melhora do perfil lipídico.

Dois estudos randomizados, duplo-cego, controlados, com uso de metformina em adolescentes obesos com resistência à insulina, tolerância à glicose normal e história familiar positiva de *diabetes mellitus* tipo 2, mostraram redução de 3,6% no IMC, mesmo na ausência de intervenção dietética. A metformina é geralmente bem tolerada, apesar de muitos pacientes referirem desconforto abdominal transitório, evitáveis se o paciente tomar a medicação com alimentos. A acidose láctica é rara em pacientes pediátricos, mas a metformina não deve ser administrada para crianças com doenças cardíacas, hepáticas, renais ou gastrintestinais. Alguns estudos sugerem que a metformina pode ser útil no tratamento de esteatose hepática; porém, ela não é aprovada pelo FDA para o tratamento da obesidade infantil.

Octreotide

Trata-se de um fármaco que se liga ao receptor da somatostatina, reduzindo a secreção de insulina dependente de glicose. Num estudo duplo-cego, controlado por placebo em crianças com obesidade hipotalâmica, a octreotide reduziu as respostas secretoras de insulina e as taxas de ganho de peso e o IMC. O custo da medicação e os seus efeitos colaterais (desconforto gastrintestinal, cálculos biliares, supressão de GH e disfunção cardíaca), limitam o seu uso em pacientes com obesidade hipotalâmica.

• Cirurgia bariátrica

O sucesso da perda de peso em longo prazo, em indivíduos com obesidade grave, costuma ser, em geral, frustrante. Medidas mais agressivas, como cirurgia bariátrica, podem ser indicadas em indivíduos selecionados com obesidade extrema e comorbidades graves. As abordagens cirúrgicas comumente usadas são banda gástrica e o *bypass* gástrico em Y de Roux. A banda gástrica pode causar dilatação do esôfago e acalasia e, portanto, agravar o refluxo gastresofágico. Outras complicações potenciais incluem mau posicionamento ou mau funcionamento, ruptura do balão e infecção. Complicações do *bypass* incluem anemia por deficiência de ferro (50%); ácido fólico, tiamina ou deficiências de cálcio (pelo menos 30%); colecistite (20%); infecções de feridas e deiscência (10%); obstrução do estômago (5 a 10%); atelectasia e pneumonia (12%); e hérnia incisional (10%).

Outras possíveis complicações incluem vazamentos na junção da anastomose, dilatação gástrica e síndrome de dumping. Entre as complicações mais graves está a embolia pulmonar potencialmente fatal. A mortalidade para *bypass* pode variar de 1 a 5%. Há, relativamente, poucos ensaios cirúrgicos publicados sobre adolescentes; os resultados parecem semelhantes aos da cirurgia bariátrica realizados em adultos, porém mais estudos são necessários para avaliar a segurança e a efetividade da cirurgia nesta faixa etária.

■ Considerações finais

Como devem ser as indicações de mudança de estilo de vida, farmacoterapia e cirurgia no tratamento da obesidade em crianças e adolescentes?

Mudança de estilo de vida (reeducação alimentar, prática de exercícios e mudança comportamental) é a intervenção indicada para todas as crianças e adolescentes com sobrepeso e obesidade, e deverá ser mantida, mesmo se medidas mais agressivas forem adotadas.

Farmacoterapia pode ser considerada para a obesidade com complicações (intolerância à glicose, hipertensão, dislipidemia, apneia do sono) em crianças peripuberais ou adolescentes que não respondem a pelo menos uma experiência de 6 meses da intervenção no estilo de vida supervisionado, apesar de boa adesão às recomendações dietéticas e à prática regular de exercícios. Dada a sua eficácia no tratamento de adolescentes obesos resistentes à insulina, seu histórico de segurança e seus efeitos anorexígenos, com consequente perda de peso, a metformina é medicamento considerado por muitos autores como escolha para o tratamento de adolescentes obesos com grave resistência à insulina ou intolerância à glicose.

Agentes anorexígenos, como sibutramina, não devem ser administrados para crianças pré-púberes. Os inibidores da absorção de nutrientes, como orlistat, não são bem tolerados por muitas crianças obesas, mas poderão ser aplicados com sucesso em pacientes selecionados, altamente motivados.

A cirurgia bariátrica deve ser reservada para o tratamento de adolescentes com obesidade extrema (geralmente definida como IMC entre 35 e 40, com comorbidades estabelecidas) cujas outras abordagens de tratamento falharam. Contraindicações para a cirurgia bariátrica incluem abuso de substâncias e/ou doenças psiquiátricas, incluindo distúrbios alimentares graves.

Quem deve receber avaliação em serviço terciário?

Na maioria dos casos, o profissional de atendimento primário da Unidade Básica de Saúde (UBS) deve ser responsável pelo seguimento das crianças com excesso de peso. Aconselhamento dietético incluindo a eliminação de todas as bebidas açucaradas, uso de baixo teor de gordura, aumento da ingestão de frutas e vegetais, redução do consumo de *fast-food* e aconselhamento sobre a necessidade de exercício diário.

Consultas semanais para pesagem, acompanhamento nutricional e sequência em programas de atividades para crianças com sobrepeso e obesidade também estão no plano da assistência primária.

Os pacientes que devem ser encaminhados ao especialista, no serviço terciário, devem ser as crianças que têm ganho de peso rápido e com crescimento anormalmente baixo, crianças com características sindrômicas, déficits neurológicos e aqueles com transtornos alimentares.

■ Referências bibliográficas

1. Escrivâo MAMS, Liberatore Jr.RDR, Silva RRF. Obesidade no paciente pediátrico. São Paulo: Atheneu; 2013.
2. Obesidade na infância e adolescência – Manual de orientação/ Sociedade Brasileira de Pediatria. Departamento Científico de Nutrologia. 2.ed. São Paulo: SBP; 2012.
3. F. Phan-Hug et al. Best practice & Research Clinical Endocrinoly & Metabolism. 2012;26:133-143.
4. Luglio HF, Sulistydningrum DC, Susilowati R. The role of genes involved in lipolysis on weight loss program in overweight and obese individuals. J.Clin. Biochem. Nutr.2015 (september); vol. 57, n. 2:91-97.
5. Doo M, Kim Y. Obesity: interactions of genome and nutrients intake. Rev Nutr. Food Sci. 2015;20(1):1-7.
6. Pathogenesis of obesity Author George A Bray, MD Section Editor F Xavier Pi-Sunyer, MD, MPH Deputy Editor Kathryn A Martin, MD UptoDate (ver como citar).
7. Definition; epidemiology; and etiology of obesity in children and adolescents Author William J Klish, MD Section Editors Kathleen J Motil, MD, PhD Mitchell Geffner, MD Deputy Editor Alison G Hoppin, MD UptoDate (ver como citar).
8. M.P.R.F., Silveira PF,Werlang ICR, Goldani MZ Obesity and Genetics. Revista HCPA. 2012;32(3):318-331. Disponível em: http://seer.ufrgs.br/hcpa.
9. Walley AJ, Asher JE, Froguel P. The genetic contribution to-non-syndromic obesity. Nat Rev Genet. 2009;10:431-42.
10. August G P, Caprio S, Fennoy I, Freemark M, Kaufman FR, Lustig RH, Montori V.M. Prevention and treatment of pediatric obesity: An Endocrine Society clinical practice guideline based on expert opinion. Journal of Clinical Endocrinology and Metabolism. 2008;93(12):4576-4599.
11. Rubin CM. Management of pediatric overweight/obesity: A survey of primary care providers. Is it time for a clinical alternative? Child Obes. 2011;7:400-408.

12. Mazur A, Matusik P, Revert K et al. Childhood obesity: Knowledge, attitudes, and practices of European pediatric care providers. Pediatrics. 2013;132:e100-e108.

13. Barlow SE. Expert Committee. Expert committee recommendations regarding the prevention, assessment, and treatment of child and adolescent overweight and obesity: Summary report. Pediatrics. 2007;120(Suppl. 4):S164-S192.

14. Estrada E, Eneli I, Hampl S et al. Children's Hospital Association Consensus Statements for Comorbidities of Childhood Obesity. Childhood Obesity. 2014;10(4):304-317. Krebs Nancy F et al. "Assessment of child and adolescent overweight and obesity". Pediatrics. 2007; 120(4):S193-S228.

15. August GP et al. "Prevention and treatment of pediatric obesity: an endocrine society clinical practice guideline based on expert opinion". The Journal of Clinical Endocrinology & Metabolism. 2008;93(12):4576-4599.

16. Gidding SS et al. "Dietary recommendations for children and adolescents a guide for practitioners: consensus statement from the American Heart Association." Circulation. 2005; 112(13): 2061-2075. Speiser, Phyllis W. et al. "Childhood obesity." The Journal of Clinical Endocrinology & Metabolism. 2005;90(3):1871-1887.

17. Rodrigues AM, Suplicy HL, Radominski RB. Controle neuroendocrine do peso corporal; implicações na genese da obesidade. Arq. Bras. endocrinol metab. 2003;(47)4.

Uso e abuso de suplementos, vitaminas, termogênicos e anabolizantes

12

■ Rodrigo José Custódio ■ Carlos Eduardo Martinelli Júnior ■ Luiz Antonio Del Ciampo

■ Introdução

Alguns atletas profissionais usam medicamentos e substâncias (*performance enhancing drugs* – PED) para melhorarem seus desempenhos em competições importantes de carreiras. Entretanto, com razoável frequência, vários deles são identificados, em exames, como usuários de substâncias não permitidas nas suas modalidades. Tal prática chamada de *doping* é noticiada com grande ênfase pelos meios de comunicação, principalmente quando o atleta envolvido é popular e obteve importantes resultados.

Entretanto, atualmente, a maioria dos usuários de PED é, na realidade, composta por atletas amadores ou praticantes de esportes com finalidade recreativa. Tais indivíduos recorrem a essa prática com o objetivo de melhorar a força física e a aparência corporal e não necessariamente para melhorarem seus desempenhos esportivos. Nesse contexto, há uma sensação errônea entre os usuários de que o uso de PED é seguro e que seus eventuais efeitos adversos são contornáveis; de fato, há poucas evidências e análises controladas sobre o assunto.

A variedade de classes de medicamentos utilizados é ampla. Os hormônios, com destaque para os androgênios, são preferidos para fins anabólicos. Entretanto, também fazem parte das possíveis PED: gonadotrofina coriônica humana (hCG), hormônio de crescimento (GH), *insulin-like growth factor I* (IGF-I), insulina, glicocorticoides, hormônio tireoidiano e eritropoetina. Paralelamente, outras drogas são empregadas para evitar/amenizar os efeitos colaterais desses hormônios ou ampliar seus efeitos desejáveis, como moduladores dos receptores de androgênios, bloqueadores de estrogênios (tamoxifeno) e inibidores de aromatase (letrozol, anatrozol); além de agonistas beta-adrenérgicos, especialmente o clenbuterol ao qual se atribui possíveis efeitos anabólicos.

Apesar de ter se tornado um problema de saúde pública, a utilização de PED carece de análises controladas devido a diversos fatores. Fora da vigilância sob os atletas profissionais, o uso de testes para a detecção de PED é praticamente inexistente. Além da limitação ética de estudos controlados, o uso de PED, geralmente, não é de conhecimento dos pais, professores e médicos, o que torna mais difícil o acesso aos dados dos usuários. Em função do início relativamente recente do uso de PED, a população que utilizou ou utiliza esses medicamentos ainda não alcançou os 50 anos de idade, em que se supõe que efeitos colaterais, principalmente cardiovasculares, poderão estar presentes.

■ Androgênios – Epidemiologia

Os androgênios compõem a classe de PED mais popular e utilizada. Estima-se que somente nos Estados Unidos há aproximadamente 3 milhões de usuários de PED e, apesar disso, a atenção das políticas de saúde pública dispensada aos usuários de PED é ainda restrita. O uso dos androgênios tornou-se um problema de saúde pública em todo mundo com prevalência durante a vida de 3,3% (6,4% em homens e 1,6% em mulheres).

Nos Estados Unidos, 2% dos estudantes do Ensino Médio relataram ter usado androgênios nos últimos 12 meses. A idade em que se inicia o uso varia entre 22 e 24 anos, sendo incomum o uso antes dos 15 aos 18 anos. Estima-se que 3,2% dos estudantes já usaram androgênios sem prescrição médica pelo menos uma vez em suas vidas. Ademais, houve aumento na década de 1990 (de 2,7 para 5%) e, subsequente declínio (de 5 para 3,2%), com prevalência maior em meninos (4%) que em meninas (2,2%), durante a vida.

Há grande variação de consumo da substância quando comparadas diversas regiões do mundo, sendo a maior prevalência no Oriente Médio, onde o índice é de até 22%. Nos soldados britânicos, observou-se o uso de testosterona em 4,2, e outros androgênios em 1,1%. Da mesma forma, em militares norte-americanos, o uso de substâncias anabólicas foi reportado em 1,4%. O uso de androgênios parece ser menor na China, Japão e Coreia, onde o corpo com relevos musculares nos homens parece não ser tão valorizado.

A taxa de utilização de androgênios em atletas com finalidades recreativas é de 18,4%, enquanto em profissionais é de 13,3%, portanto, maior entre não profissionais. Dados apontaram que 4 entre 5 usuários de androgênios eram atletas não profissionais. No Brasil, verificou-se que a prevalência do uso de androgênios entre 18 e 24 anos de idade foi de 3,8% (8,1 em homens e 0,4% em mulheres). Nos menores de 18 anos, a prevalência geral foi de 0,1%.

Dentre norte-americanos, os androgênios mais comumente usados são a testosterona, a trembolona e a boldenona (esse último de uso exclusivamente veterinário).

Segundo a World Anti-Doping Agency, as substâncias mais frequentemente detectadas em atletas de elite são a testosterona, o estanozolol e a nandrolona. As modalidades em que há maior detecção são fisiculturismo, levantamento de peso, boxe e *kick boxing*.

■ Androgênios – Farmacologia

Virtualmente, todos os androgênios produzidos (uso humano ou veterinário) têm sido utilizados PED.

Os ésteres de testosterona incluem o enantato e o cipionato habitualmente utilizados, em forma de injeções, para reposição em pacientes hipogonádicos. A eficácia do uso da testosterona para aumentar a massa muscular foi observada em algumas análises. Homens que utilizaram doses suprafisiológicas de testosterona apresentaram aumento de força e massa muscular. No entanto, nas mesmas doses de testosterona, o aumento obtido nesses parâmetros foi maior nos homens que, ao mesmo tempo, associaram exercícios físicos com essa finalidade. Além disso, parece haver relação entre a dose de testosterona utilizada, as concentrações séricas alcançadas de testosterona e o aumento de força.

Os esteroides androgênicos são sintéticos, e podem ser usados via oral (estanozolol) ou parenteral (nandrolona). Já os precursores de androgênios incluem a androstenediona e a dehidroepiandrosterona (DHEA).

Androstenediona é a mais popular dessas substâncias sendo amplamente comercializada como suplemento nutricional sem necessidade de prescrição médica. Tal prática foi abolida nos Estados Unidos em 2004, quando a androstenediona foi classificada como substância controlada devido aos riscos à saúde. Além de não proporcionar aumento nas concentrações de testosterona, o uso da androstenediona parece ter efeitos anabólicos inferiores aos da própria testosterona, e seus efeitos na força muscular também parecem não ser significativos.

Encontrada como suplemento nutricional, a DHEA é utilizada por fisiculturistas para aumentar a força muscular. O efeito androgênico da DHEA é restrito apesar da conversão em testosterona ocorrer principalmente em mulheres, não em homens. Análises controladas com placebo não identificaram diferenças na massa muscular com o uso desse androgênio. Entretanto, outro estudo mostrou aumento da força nos joelhos e na região lombar em homens que usaram DHEA.

Moduladores seletivos de receptores de androgênios são moléculas desenvolvidas para atuar em determinados tecidos, como músculo e osso. Essas moléculas são capazes de interagir com receptores de androgênios amplificando seus efeitos. O resultado do seu uso seria melhorar a força muscular e reduzir a osteoporose evitando os efeitos androgênicos não desejados sobre outros tecidos, como a virilização em mulheres e o aumento do risco de doenças prostáticas em homens. Ainda não foi permitido o uso desses medicamentos em humanos, entretanto, seu uso é provável, dadas as características próprias dos indivíduos usuários de anabolizantes.

Com o objetivo de aumentar as concentrações ou potencializar os efeitos da testosterona endógena, existem outras classes de medicamentos que incluem a hCG, os inibidores de estrogênios (tamoxifeno, raloxifeno) e os inibidores de aromatase.

A hCG é capaz de se ligar a receptores de hormônio luteinizante (LH) das células de Leydig dos testículos estimulando-as a produzir testosterona. O uso exógeno de hCG é de difícil detecção e seus efeitos colaterais mais comuns são ginecomastia e edema.

■ Androgênios – Efeitos colaterais e complicações

O uso abusivo de androgênios resulta em efeitos colaterais e complicações. Nos indivíduos com objetivo de aumentar a força muscular e modificar a aparência física, o uso inadequado e os efeitos colaterais são extremamente frequentes.

É popular o conhecimento de que essas substâncias podem prejudicar o sistema cardiovascular. Há séries de estudos que apontam a relação entre cardiomiopatias, infartos miocárdicos, distúrbios de condução e acidentes vasculares cerebrais e o uso abusivo de androgênios. No entanto, os efeitos de altas doses de androgênios sobre a função cardíaca ainda não são completamente conhecidos. O uso de doses suprafisiológicas de andrógenos pode reduzir concentrações de HDL e aumentar o LDL, contribuindo para o agravamento das doenças cardiovasculares.

Alguns estudos também mostraram a ativação do sistema de hemostasia. No entanto, o reflexo desse achado sobre o risco de eventos trombóticos não foi verificado. Além disso, a testosterona é capaz de aumentar a eritropoiese, sendo a eritrocitose um efeito colateral observado em pacientes em reposição hormonal.

Irritabilidade, agressividade, hiperatividade, autoconfiança exacerbada, comportamento precipitado e sintomas psicóticos podem ser observados em indivíduos em uso abusivo de androgênios. Podem também estar presentes sintomas depressivos, como humor deprimido, perda de interesse por atividades habituais, anorexia e perda de libido e, em situações extremas, tendência ao suicídio. Esses transtornos do humor e comportamento agressivo são mais frequentes entre homens que relataram o uso de androgênios. No entanto, análises nas quais doses suprafisiológicas de testosterona foram usadas, houve mínimo relato de anormalidades psicológicas; porém, nesses estudos, as doses utilizadas foram menores que aquelas habitualmente usadas por atletas. Comportamentos violentos (brigas) parecem ter relação com o uso de androgênios; assim como a presença de sintomas parece ser dose-dependente. Entretanto, não há como prever o surgimento de sintomas psiquiátricos em função do uso de androgênios.

Ademais, há relação entre o uso de androgênios sem orientação médica e o tabagismo, o uso de substâncias ilícitas, o uso de álcool e o ato de dirigir após ingestão de bebida alcoólica. Atletas em uso de androgênios geralmente aumentam a carga de exercícios aos quais são submetidos com o objetivo de potencializar os seus efeitos anabólicos. Por isso, é comum a presença de dores musculares que levam à utilização de opioides. A dependência de opioides é alta entre usuários de androgênios. Sob outro ponto de vista, um estudo verificou que entre os usuários de opioides havia 25% de homens que usavam androgênios.

Os efeitos androgênicos típicos (acne, regressão temporal, hirsutismo e clitoromegalia) podem ser observados em mulheres. Alterações na voz também são presentes e, geralmente, são de caráter irreversível. Redução do volume mamário, amenorreia e oligomenorreia podem estar presentes. Outro efeito dermatológico não desejado em ambos os gêneros são as estrias.

Nos homens, todos os androgênios atuam sobre o eixo hipotálamo-hipófise-testículos reduzindo a produção endógena de testosterona e esperma. O uso crônico de androgênios pode levar à redução do volume testicular, redução da espermatogênese e grave redução da fertilidade. Mesmo após a suspensão do uso, a supressão do eixo pode se estender ocasionando hipogonadismo. Apesar do desconhecimento da prevalência do hipogonadismo pós-uso de androgênios, as alterações da fertilidade masculina são, geralmente, reversíveis e a contagem de espermatozoides tende a estar normal depois de um período de 4 meses após a interrupção do uso. No entanto, sintomas relacionados ao hipogonadismo, como depressão, fatiga e perda de libido, podem estar presentes com duração variável entre semanas, meses e até anos. Há estudos que indicam que a função testicular verificada pelas concentrações de testosterona pode nunca mais retornar ao normal.

A ginecomastia pode estar presente devido à conversão da testosterona em estradiol dada a ativação da enzima aromatase. Vale lembrar que a 5-di-hidrotestosterona e alguns androgênios sintéticos não são convertidos e não levam à ginecomastia.

Complicações infecciosas do uso de androgênios incluem artrites sépticas, abscessos nos locais de injeção, HIV e hepatites B e C nos indivíduos que compartilham seringas. A relação entre a hiperplasia prostática benigna e o câncer de próstata e o uso de androgênios em altas doses ainda não foi claramente demonstrada.

Ruptura de tendões pode ter seu risco aumentado em halterofilistas que usam androgênios. Principalmente em levantadores de peso altamente competitivos, a rabdomiólise é outro efeito adverso, que em alguns casos, evolui com aumento de creatinafosfoquinase (CPK), miogloginúria e insuficiência renal aguda. Em crianças e adolescentes, o fechamento prematuro de epífises ósseas também pode ocorrer.

Os efeitos adversos no fígado são observados principalmente no uso oral de androgênios. Enzimas hepáticas elevadas e icterícia colestática podem ser observadas nessa modalidade de uso. O aumento na incidência de hepatoma também tem sido descrito, entretanto a relação causal ainda é discutível. Parece haver relação entre o uso de androgênios e outros tumores (leiomiossarcoma intratesticular e carcinoma de células renais); no entanto, não há evidências da relação com tumores de próstata.

Os usuários que apresentam maior risco de sofrerem efeitos adversos são aqueles que desenvolvem dependência do uso de androgênios. Aproximadamente um terço dos usuários pode tornar-se dependente, sendo a maioria homens. Estima-se que 1 milhão de homens foram ou são dependentes de androgênios. O desenvolvimento da dependência pode estar relacionado a distúrbios da imagem corporal. Geralmente, os indivíduos que iniciam o uso de androgênios desenvolvem dimorfia muscular, distúrbio no qual o indivíduo desenvolve grave preocupação com a imagem corporal e, principalmente, com o aspecto muscular. Outra via de dependência é a neuroendócrina na qual ocorre a supressão do eixo gonadal durante o uso dos androgênios. Apesar das manobras usadas para evitar o hipogonadismo pós-uso de androgênios, a doença pode se manifestar, principalmente, quando associada ao uso da substância precocemente.

Alguns estudos sugerem efeitos neurotóxicos de doses suprafisiológicas de androgênios. Homens praticantes de levantamento de peso que usaram androgênios, apresentaram redução da capacidade de memória visuoespacial, a qual era relacionada à dose utilizada.

■ GH – Epidemiologia

Atualmente, estima-se que houve considerável aumento no uso do GH em decorrência da oferta no mercado informal por preços mais acessíveis.

O uso do GH parece estar relacionado à prática de esportes por atletas de destaque no basquetebol, na natação e no ciclismo. Até 2% dos soldados britânicos relataram o uso do GH. Além disso, aproximadamente 5% dos estudantes relataram o uso da substância nos Estados Unidos. Outras análises indicam que até 25% dos usuários de androgênios também usam GH. A popularidade do uso desse hormônio pode ser ainda maior entre atletas profissionais em função da dificuldade da sua detecção em exames *antidoping*. Apesar desses dados, a real prevalência do uso é pouco conhecida devido à maneira velada que habitualmente envolve o uso inadequado.

O uso do GH por atletas profissionais foi proibido pelo Comitê Olímpico Internacional (COI) em 1989. No entanto, estima-se que sua utilização, com essa finalidade, tenha se iniciado dez anos antes do seu uso clínico em adultos com deficiência de GH.

■ GH – Ações

O GH é secretado pela adenohipófise em crianças e adultos e, neste último grupo, dentre as suas inúmeras funções, apresenta ações lipolíticas e anabólicas que resultam em redução do acúmulo de gordura e ganho de massa magra. Parte dessas ações contribui na manutenção da composição corporal e saúde do sistema cardiovascular. Em longo prazo, adultos com produção deficiente de GH, e que não o reponham, podem cursar perda de massa óssea, redução da força e da capacidade aeróbica; sendo assim, seu uso poderia melhorar o desempenho físico.

O GH apresenta diversos efeitos sobre o metabolismo proteico, aumenta a força muscular, a oferta de nutrientes e oxigênio para os músculos em exercício. Outra ação desejável do GH, nesse sentido, é a modulação da termorregulação e a melhora do desempenho cardiovascular. Alguns estudos, entretanto, indicam que a administração de GH proporcionou aumento da massa magra, porém não houve aumento da força ou da resistência dos indivíduos testados. Além disso, o uso do hormônio pode aumentar principalmente a síntese de colágeno, mas sem incremento das proteínas musculares. Vários estudos não verificaram diferenças entre indivíduos que usaram GH combinado com exercícios físicos e aqueles que somente realizaram atividade física. Nas poucas análises em que houve algum ganho de resistência ou capacidade física, esse efeito não durou mais que 6 semanas depois da interrupção do uso do GH. Apesar das evidências, o conjunto de efeitos potenciais do GH tem levado atletas profissionais ou recreativos à utilização inadequada desse hormônio. Além disso, a significância clínica dos potenciais efeitos anabólicos do GH ainda é incerta, mesmo quando doses suprafisiológicas são usadas. Na realidade, os resultados da utilização exagerada de GH apontam para o quadro oposto, tal qual observado nas fases mais avançadas da acromegalia. Contudo, a documentação adequada desses casos ainda não ocorreu.

GH – Efeitos adversos

Similar à epidemiologia, há poucos estudos controlados sobre os efeitos adversos do GH. Muitas informações são relatos anedóticos, não controlados e permeados pelo uso de outras PED (principalmente androgênios).

Os efeitos colaterais do uso de GH são conhecidos a partir de alguns estudos placebo-controlados em indivíduos sadios e análises em pacientes com acromegalia, nos quais o excesso de GH pode ter ocorrido por anos. Edema, hipertensão arterial sistêmica, *diabetes mellitus*, cefaleia, cardiomiopatia, insuficiência cardíaca, sudorese excessiva, pele áspera, artralgias e síndrome do túnel do carpo são efeitos adversos do uso de GH. Além disso, apneia do sono, resistência insulínica, neuropatias; e, paradoxalmente, fatiga, dor muscular pós-atividade física são efeitos indesejados relacionados ao uso do GH. Em função do estímulo ao crescimento celular, em pacientes acromegálicos há aumento no risco de neoplasias benignas e malignas em região colorretal, na tireoide, na próstata, no endométrio, no colo uterino e nas mamas. Dessa forma, há aumento da mortalidade nos indivíduos com excesso de GH.

Ademais, deve ser ressaltado que o uso de GH obtido de cadáveres é relacionado à Doença de Creutzfeldt-Jakob, dado que esse tipo de GH pode ser comercializado extraoficialmente. Similar aos androgênios, fisioculturistas que usam GH têm risco aumentado do uso de outras substâncias, como opioides e cocaína.

Insulina e IGF-I

As mesmas dificuldades de acesso às informações sobre o uso de GH fora da prescrição médica ocorrem com a insulina. Entretanto, a dificuldade é ainda maior dado seu baixo custo e a facilidade de obtenção da insulina. Esses fatores aumentam ainda mais o grau de incerteza sobre os dados, tornando-os imprecisos e com base em relatos anedóticos. Em um dos poucos estudos existentes, somente em uma pequena parte de um grupo de homens usuários de androgênios, observou-se o uso concomitante de insulina precedido de grande ingestão de açúcar.

A insulina tornou-se um potencial PED em função dos seus efeitos anabólicos, pois aumenta o transporte de glicose e aminoácidos para o tecido muscular esquelético. Em contrapartida, a inibição da liberação de ácidos graxos livres e o aumento da lipogênese que resultam em ganho de peso (também em massa gorda) podem prejudicar atletas em diversas modalidades esportivas.

Dentre as diversas apresentações de insulina, parece haver predileção entre os usuários pelos análogos de insulina de ação ultrarrápida. Essa medicação é mais cara que as insulinas, no entanto, o uso da insulina regular não deve ser subestimado.

Geralmente, o uso da insulina por atletas competitivos ou recreativos ocorre após um treino habitual com a finalidade de melhorar a recuperação pós-treino. A hipoglicemia é um efeito adverso agudo previsto e a ingestão de glicose pode ser necessária para evitá-lo. Efeitos mais graves incluem coma e morte.

O uso de IGF-I como PED parece ser menos frequente. Infere-se que o uso do IGF-I deva ter efeitos semelhantes ao uso do GH, no entanto há poucas análises que abordam essa modalidade de uso do IGF-I. Os eventuais efeitos do IGF-I no desempenho físico ainda são pouco conhecidos. No entanto, um dos efeitos primários relatados é o estímulo à proliferação celular e a inibição da apoptose, o que se relaciona com carcinogênese. Portanto, teoricamente, o abuso do IGF-I apresenta potencial aumento do risco de câncer.

Há duas apresentações utilizadas: somente IGF-I, e outra, na qual há a combinação entre IGF-I e IGFBP-3. Além de proporcionar meia-vida mais longa, os efeitos colaterais da combinação IGF-I/IGFBP-3 parecem ser menos frequentes. A hipoglicemia pode ser um efeito colateral agudo indesejado no uso do IGF-I.

Glicocorticoides

Desempenham efeitos sobre o metabolismo intermediário de glicose, aminoácidos e lipídeos. Além disso, promovem a anti-inflamação e a analgesia, e, em função disso, é proibido durante competições esportivas. Entretanto, não há evidências de melhora no desempenho esportivo durante seu uso.

Hiperglicemia, retenção de fluidos e mudanças de humor são efeitos adversos verificados no uso desses medicamentos. Na utilização crônica dos glicocorticoides, os sinais e sintomas de Síndrome de Cushing (hipertensão, estrias, acúmulo centrípeto de gordura, fraqueza muscular, osteoporose, *diabetes mellitus* e sintomas psiquiátricos) podem ser encontrados. Pode haver, também, supressão do eixo hipotálamo-hipófise-adrenal, fato que aumenta o risco de desenvolvimento de insuficiência adrenal aguda.

Eritropoietina

Hormônio que estimula de forma dose-dependente a eritropoiese, resultando num aumento de até 12% na hemoglobina e até 19% no hematócrito. Devido ao aumento na capacidade do sangue em transportar de oxigênio, há melhora no desempenho esportivo. Nesse sentido, treinamento em altitudes entre 2.000 e 2.500 metros também proporciona aumento na quantidade de eritrócitos sem aumento do volume sanguíneo, o que melhora o desempenho em atividades ao nível do mar.

12 ▪ Uso e abuso de suplementos, vitaminas, termogênicos e anabolizantes

Ciclistas profissionais são comumente identificados como usuários de eritropoietina. Reações nos locais de aplicação, cefaleia, náusea, artralgias, tonturas, reações alérgicas e anafiláticas são efeitos adversos relacionados ao uso abusivo de eritropoietina. Devido ao aumento da viscosidade sanguínea, aumento na capacidade de coagulação e reação plaquetária, há aumento no risco de trombose, infarto do miocárdio e acidente vascular cerebral. Indivíduos que usam eritropoietina podem desenvolver autoanticorpos contra o hormônio e anemia por aplasia de células vermelhas. A inibição de apoptose, o aumento de oxigenação tecidual e a angiogênese podem, em tese, favorecer a progressão e a agressividade de neoplasias.

▪ Suplementos e termogênicos

• Suplementos

Por definição, são vitaminas ou minerais, isolados ou combinados, que não ultrapassem 100% da ingestão diária recomendada. Possuem ação fisiológica, nutricional, farmacológica, psicológica e biomecânica e são utilizados, via oral, com a finalidade de complementar uma determinada deficiência dietética. Atualmente, no mercado, existem mais de 50 mil produtos denominados "suplemento", com formulações cada vez mais sofisticadas. São utilizados com objetivos de modificar a imagem corporal (redução de gordura, aumento da massa muscular), melhorar o desempenho físico e a performance atlética, minimizar os efeitos do sedentarismo, da falta de sono e da dieta inadequada. Seu público-alvo são adolescentes e adultos jovens do sexo masculino que, pressionados pela mídia, têm recorrido cada vez mais a essas substâncias no intuito de conquistar admiração e aceitação pelos seus pares. Na maioria das vezes, são consumidos sem recomendação especializada ou autoadministrados, o que eleva os riscos à saúde, geralmente ignorados. Deve ser ressaltado que muitos desses produtos não passam por estudos controlados ou rigorosos, podem ter origem duvidosa, não têm sua pureza e qualidade controladas, bem como eficácia e segurança não totalmente comprovadas. Isso tem proporcionado um grande número de artigos destinados a divulgar seus efeitos colaterais e os riscos à saúde dos usuários.

Os principais efeitos dos suplementos são a estimulação do sistema nervoso central, aumento da concentração, melhora do desempenho físico, melhora do tempo de reação, aumento da força muscular e redução da fadiga. Vários outros efeitos colaterais também merecem ser destacados principalmente a intolerância ao calor, arritmias cardíacas, discinesias, convulsões, alucinações, agitação, náuseas, vômitos, desconforto gastrintestinal, cefaleia, fadiga rebote, agitação e dependência – que variam de intensidade de acordo com a quantidade e o tempo de uso –, sinergismo entre substâncias e características individuais.

As principais substâncias utilizadas como suplementos são: aminoácidos, proteínas, vitaminas, oligoelementos, creatina e carnitina, cujas características são apresentadas a seguir.

- **Aminoácidos:** geralmente utilizados em combinação com carboidratos, após atividade física, favorecem o aumento da massa muscular por meio do incremento da síntese proteica e redução da taxa de degradação das proteínas. Também agem no aumento do volume celular e na inibição da fadiga em nível central. Os principais aminoácidos consumidos como suplementos são arginina, glutamina, isoleucina, leucina, lisina, ornitina e valina.

- **Proteínas:** os principais suplementos proteicos utilizados são o soro de leite e a albumina. O soro do leite – de alto valor nutricional, contendo aminoácidos essenciais e de cadeia ramificada, grande concentração de cálcio e peptídeos bioativos do soro –, tem rápida absorção intestinal de seus aminoácidos, agindo sobre a liberação de hormônios anabólicos cujos efeitos são aumento da síntese proteica muscular, redução da gordura corporal, aumento da concentração da insulina plasmática e redução da ação dos agentes oxidantes na musculatura esquelética. Já a albumina, obtida da clara do ovo, também muito utilizada, pode apresentar efeitos colaterais como aumento na produção de ureia, interferência na densidade mineral óssea, cólicas abdominais, diarreia e risco de desidratação. Há um caso descrito na literatura de colestase aguda por uso de quantidades excessivas de suplementos proteicos.

- **Vitaminas e os diversos oligoelementos:** geralmente são utilizados em associação com outras substâncias, principalmente com o objetivo de repor as perdas causadas por atividades físicas excessivas. Podem causar efeitos colaterais quando utilizados por tempo prolongado e em doses excessivas.

- **Creatina:** (N-aminoiminometil-N-metilglicina) é um composto guanidínico produzido no fígado, nos rins e no pâncreas a partir dos aminoácidos metionina, glicina e arginina; também pode ser encontrada na carne e nos peixes e é estocada principalmente nos músculos esqueléticos sob a forma de fosfocreatina. Apresenta como efeitos a ação anticatabólica, aumento da massa magra e da força muscular, ação antioxidante – aumentando a oferta energética aos músculos em condições anaeróbicas e potencializando os exercícios nos primeiros 15 segundos –, além da redução da sensação de fadiga. Pode aumentar a utilização do cálcio pelas fibras musculares aumentando a contratilidade. É lentamente degradada em creatinina e eliminada pela urina. Seus principais efeitos colaterais são desconforto gastrintestinal, câimbras, ganho de peso, proteinúria, dano renal agudo, retenção de água, colestase e aumento da pressão arterial.

- **Carnitina:** encontrada em alimentos como leite e seus derivados e carne vermelha, é sintetizada no fígado, nos rins e no cérebro a partir da metionina e da lisina, estocando-se na musculatura esquelética. Suas principais ações relacionam-se a geração de energia, aumento da resistência muscular à fadiga, aumento do fluxo sanguíneo para os músculos e aumento da utilização de ácidos graxos para obtenção de energia. Pode agravar a função renal em nefropatas.

- *Energy drinks:* embora não sejam utilizadas como suplementos, essas bebidas ocupam lugar de destaque nessa temática, pois geralmente são compostas por várias substâncias que isoladamente podem não ser danosas ao organismo, mas quando combinadas tornam-se potencialmente lesivas. São utilizadas para melhorar a performance atlética, compensar horas de sono insuficientes, aumentar a vigília ou apenas para acompanhar outras bebidas, o que as tornam mais perigosas em virtude de mascarar os efeitos do álcool sobre o organismo. Seus principais efeitos colaterais podem ser aumento da pressão arterial, aumento da agregação plaquetária e danos à função endotelial.

• Termogênicos

Substâncias termogênicas são aquelas que elevam a queima calórica, aumentam a lipólise e auxiliam na perda de peso. O processo de termogênese é a produção de calor por meio de energia liberada de reações químicas, controlada pelo sistema nervoso simpático, promovendo a liberação de hormônios. Compostos classificados como ergogênicos fornecem substâncias que fisiologicamente não fazem parte da demanda nutricional do organismo. As substâncias termogênicas mais utilizadas são cafeína, efedrina, sinefrina, capsaicina, betahidroximetilbutirato, chá verde e ácido clorogênico.

- **Cafeína:** (1,3,7-trimetilxantina) encontrada em diversos alimentos como café, chá, chocolate e guaraná. Possui receptores em vários tecidos e age como estimulante do sistema nervoso central e do aumento da taxa metabólica, mediante a inibição da quebra do AMP cíclico, que é excitante para as células. Suas principais ações: estimula a lipólise com aumento de suprimento de gordura para os músculos, melhorando a função neuromuscular e prolongando o tempo de exercício, melhora na contratilidade dos músculos esqueléticos e cardíaco, ameniza a sensação de fadiga, estimula o humor e a vigília, aumenta o uso dos ácidos graxos, aumenta a disponibilidade de cálcio para os músculos, estimula a atividade da adrenalina, diminui a sensibilidade à dor e reduz o metabolismo da glicose. Tem como efeitos adversos: tremores, agitação, insônia, irritabilidade, tensão muscular, cefaleia, taquipneia, irritação gastrintestinal, náuseas, vômitos, dispepsia, aumento da diurese, fadiga, discinesia facial, taquicardia, hipertensão arterial, palpitações, hiperestesias, distração mental, depressão, ansiedade e sensação de pânico.

- **Efedrina:** agente simpatomimético, atua como termogênico, com aumento da taxa metabólica e aumento da temperatura corporal, auxiliando a queima de gordura e o gasto calórico. Age ainda como estimulante do sistema cardiovascular e do sistema nervoso central, aumentando a síntese de AMP cíclico. Apresenta os seguintes efeitos colaterais: tremores, ansiedade, insônia, náuseas, palpitações, taquicardia, disúria, cefaleia, irritabilidade, dispepsia, xerostomia, cálculos renais, aumento da pressão arterial, infarto agudo do miocárdio, acidente vascular cerebral, aneurisma de coronárias, convulsões, complicações em diabéticos e renais crônicos, rabdomiólise e morte súbita. Pode ter seus efeitos potencializados quando utilizada em associação com salicilatos.

- **Sinefrina:** obtida da laranja azeda (Citrus aurantium), apresenta propriedades simpatomiméticas com efeitos semelhantes aos da epinefrina, podendo aumentar a lise de gorduras, facilitar a recaptação celular de glicose pelas células musculares, aumentar a glicogenólise, a glicólise, a neoglicogênese e a recaptação de oxigênio. Pode apresentar sinergismo com cafeína e efedrina. Os principais efeitos colaterais são aumento da pressão arterial, infarto agudo do miocárdio, acidente vascular cerebral, síncope, convulsões e fibrilação ventricular.

- **Capsaicina:** (trans-8-metil-N-vanilil-6-nonenamida) substância derivada de plantas do gênero Capsicum (pimentas), com propriedades para aumentar a concentração de catecolaminas, estimulam a mobilização de substratos energéticos através da lipólise e glicogenólise, reduzindo o apetite. Seus principais efeitos colaterais são dor abdominal, náuseas, vômitos e diarreia.

- **Betahidroximetilbutirato:** derivado da leucina, pode agir no aumento da massa corporal magra, da força muscular e na inibição da degradação proteica. O uso não é recomendado dado seu efeito anticatabólico que pode causar dano muscular.

- **Chá verde:** (Camelia sinesis) contém elevadas concentrações de componentes polifenólicos como EGCG (epigallocatecinagalato), EGC (epigalocatecina), ECG (epicatecinagalato) e EC (epicatecina), que estimulam o organismo, a termogênese e a oxidação de gorduras. Seu principal efeito colateral é a hepatotoxicidade.

- **Ácido clorogênico:** derivado do grão de café verde, atua na elevação do metabolismo energético, aumentando a tolerância à glicose e reduzindo os níveis de lipídeos no sangue.

CASO CLÍNICO

Adolescente de 17 anos comparece à consulta médica queixando-se da presença de mamas. Refere que notou o surgimento de brotos mamários bilateralmente há 6 meses, com crescimento mais acentuado nos primeiros 2 meses. Após esse período, houve estabilização do volume das mamas. No momento, sente-se envergonhado em função da aparência do tórax, evitando a sua exposição. Refere desejo intenso de cirurgia plástica para a correção da ginecomastia. Nega o uso de medicamentos ou doenças crônicas. Refere crescimento normal e bom desempenho escolar (cursa 3° ano do Ensino Médio). Refere ter boa saúde e está praticando musculação há 7 meses em academia. Refere aumento do volume testicular aos 11 anos e 6 meses e pelos pubianos aos 12 anos. A puberdade evoluiu satisfatoriamente e, atualmente, refere que sua genitália é parecida com a genitália adulta.

- Antecedentes pessoais: nasceu por parto cesárea (opção materna), pesando 3.200 kg e medindo 51 cm. Refere que chorou logo ao nascimento e teve alta hospitalar com 48 horas. Nega intercorrências neonatais. Refere que se sentou com 6 meses de idade e andou sem apoio aos 11 meses. Refere que foi amamentado exclusivamente até os 6 meses de idade e, após, houve

- introdução de alimentos de acordo com orientação do pediatra. Nega doenças prévias ou cirurgias.
- Antecedentes familiares: mãe tem 39 anos, hígida. Pai tem 40 anos, hígido. Negam consanguinidade. Estatura da mãe: 1,65 m; estatura do pai: 1,75 m; estatura alvo: 1,635 m. Canal familiar = Estatura alvo = 1,765 m. Canal familiar = 1,665-1,865 m.
- Exame físico: estatura: 1,75 m (P50); IMC: 21,1 kg/m² (entre P50 e P85); peso: 67,4 kg.
- Bom estado geral, corado, hidratado, afebril.
- Envergadura: 1,76 m; relação segmento superior/segmento inferior: 0,9.
- Aparência corporal: hercúleo, com relevos musculares visíveis em membros superiores, tronco e membros inferiores. Apresenta voz grave.
- Pele: presença de acne e comedões em face; presença de barba; presença de pelos pelo tórax e axilas.
- Palpação de tireoide: ausência de bócio ou nódulos.
- Precórdio: ritmo cardíaco regular com 2 bulhas normofonéticas, sem sopros. FC: 76 batimentos por minuto; pressão arterial: 110 x 76 mmHg.
- Tórax: presença de ginecomastia subareolar bilateral, palpação concêntrica, indolor, sem descarga mamilar ou alteração da pele sobrejacente.
- Abdome: plano, normotenso, sem visceromegalias ou massas palpáveis. Ruídos hidroaéreos presentes e normoativos.
- Genitália: masculina típica, com implantação uretral em glande, comprimento peniano: 12 cm. Pelos pubianos P5, testículos tópicos, simétricos, sem massas palpáveis. Volume testicular 6 ml bilateralmente.

• Comentário sobre o caso

Paciente adolescente com queixa de ginecomastia que surgiu, provavelmente, ao final da puberdade. Na anamnese, não houve antecedentes de doenças crônicas que poderiam justificar a queixa. Deve ser lembrado que doenças hepáticas e doenças renais podem ser causas de ginecomastia.

A puberdade se iniciou em idade habitual, pois, normalmente, meninos apresentam sinais de puberdade entre 9 e 14 anos; além disso, segundo o paciente, houve evolução normal do processo puberal. Tais dados tornam menos prováveis as presenças de hipogonadismos (adquiridos ou congênitos).

A ginecomastia puberal é a causa mais comum desse distúrbio nessa faixa etária. No entanto, geralmente aparece entre o início da puberdade e o estádio G3 (segundo Tanner). Há também coincidência importante entre o estirão puberal e a presença da ginecomastia. Há desaparecimento espontâneo em 6 meses a 2 anos depois do aparecimento, no entanto adolescentes que apresentam volumes mamários exagerados podem manter a ginecomastia após os 20 anos de idade. O paciente em questão indica o surgimento da ginecomastia mais tardiamente

O paciente negou o uso de medicamentos. Cabe dizer que há uma grande variedade de fármacos relacionados à ginecomastia. Portanto, na anamnese, é extremamente importante explorar ao máximo essa hipótese, pois ela é a segunda causa mais comum de ginecomastia nessa faixa etária.

Não há queixas na anamnese nem alterações no exame físico de que sugiram doença tireoidiana. Em situações de hipertireoidismo, pode haver ginecomastia.

O exame físico mostra um paciente com estatura, peso e IMC normais. É comum a dificuldade diagnóstica perante um quadro suspeito de ginecomastia quando o paciente também é obeso. As situações de lipomastia são comuns e devem ser distinguidas da ginecomastia. No exame físico, a palpação da região anterior da axila pode ajudar nessa tarefa. Nas lipomastias, ambos os tecidos são frouxos e de consistência parecida com o tecido gorduroso. Na ginecomastia, a palpação subareolar é firme e diferente da região anterior da axila. No entanto, dada a conversão periférica de androgênios em estrogênios, a obesidade é causa de ginecomastia.

As proporções corporais estão normais, dado que diminui a possibilidade (mas não exclui) de hipogonadismo.

Ainda no exame físico, constatam-se também sinais claros de virilização (musculatura, distribuição de pelos, voz), contudo o exame físico da genitália evidencia pênis bem formado e de tamanho adequado; distribuição habitual de pelos para um adulto e testículos de volume reduzido bilateralmente. O volume testicular adulto é, no mínimo, de 15 ml. Apesar de incomum nessa faixa etária, a situação apresentada (paciente bem virilizado e sem outros achados importantes com testículos de volume reduzido), impõe-se a hipótese de fontes exógenas de esteroides. O uso pode ser deliberado, ou seja, com a intenção de melhorar a *performance* física ou modificar a aparência corporal. Tal fato pode ser questionado junto ao paciente e, quando não ficar claro o uso dessas substâncias, a confirmação pode ser realizada mediante dosagem de gonadotrofinas e androgênios. Uma vez confirmado o diagnóstico, o paciente deve ser orientado sobre os riscos contidos nessa prática. É importante ressaltar que o uso de suplementos dietéticos deve ser pesquisado também, pois podem conter esteroides e, por isso, serem causas de ginecomastia.

■ Referências bibliográficas

1. Pope HG, Wood RI, Rogol A et al. Adverse health consequences of performance-enhancing drugs: an Endocrine Society scientific statement. Endocr Rev. 2014;35(3):341-75.
2. Sagoe D, Molde H, Andreassen CS. The global epidemiology of anaboli-androgenic steroid use: a meta-analysis and meta-regression analysis. Ann Epidemiol. 2014;24(5):383-98.
3. Storer TW, Magliano L, Woodhouse L et al. Testosterone dose-dependently increases maximal voluntary strength and leg power, but not affect fatigability or specific tension J Clin Endocrinol Metab. 2003;88(4):1478-85.
4. Kanayama G, Pope HG Jr. Illicit use of androgens and other hormones: recent advances. Curr Opin Endocrinol Diabetes Obes. 2012;19(3):211-9.
5. Dodge T, Hoagland MF. The use of anabolic androgenic steroids and polypharmacy: a review of the literature. Drug Alcohol Depend. 2011;114(2-3):100-9.
6. Kanayama G, Cohane GH, Weiss RD, Pope HG. Past anabolic-androgenic steroid use among men admitted for substance abuse treatment: an under-recognized problem? J Clin Psychiatry. 2003;64(2):156-60.

7. De Micheli D, Formigoni MLO. Drug use by Brazilian students: associations with family, psychosocial, health, demographic and behavioral characteristics. Addiction. 2004;99(5):570e8.

8. Andrade AG, Duarte PdoC, Barroso LP, Nishimura R, Alberghini DG, Oliveira LG. Use of alcohol and other drugs among Brazilian college students: effects of gender and age. Rev Bras Psiquiatr. 2012;34(3): 294e305.

9. Holt RI, Sönksen PH. Growth hormone, IGF-I and insulin and their abuse in sport. Br J Pharmacol. 2008;154(3):542-56.

10. Hursel R, Westerterp-Plantenga MS. Thermogenic ingredientes and body weight regulation. Int J Obesity. 2010;34(4):659-69.

11. Vaughan RA, Conn CA, Mermier CM. Effects of commercially available dietary supplements on resting energy expenditure: a brief report. ISRN Nutrition. 2014;1:1-7.

12. Alves C, Lima RVB. Dietary supplement use by adolescents. J Pediatr (Rio J). 2009;85:287-94.

13. Tremblay A, Arquin H, Panahi S. Capsaicinoids: a spicy solution to the management of obesity? Int J Obes 2015;21: doi: 10.1038/ijo.2015.253. [Epub ahead of print].

14. Liddle DG, Connor DJ. Nutritional supplements and ergogenic AIDS. Prim Care Clin Office Pract. 2013;40:487-505.

15. Zheng EX, Navarro VJ. Liver injury from herbal, dietary, and dietary supplements: a review. Journal of Clinical and Translational Hepatology. 2015;3:93-8.

16. Stohs SJ, Badmaev V. A review of natural stimulant and non-stimulant thermogenic agents. Phytothetrapy research 2016; Feb 9. doi: 10.1002/ptr.5583. [Epub ahead of print].

17. Applegate EA, Grivetti LE. Search for the competitive edge: a history of dietary fads and supplements. Journal of Nutricion. 1997;127:S869 873.

18. Sharma SK, Vij AS, Sharma M. Mechanisms and clinical uses of capsaicin. European Journal of Pharmacology. 2013;720:55-62.

19. Gurley BJ, Steelman SC, Thomas SL. Multi-ingredient, Caffeine-containing Dietary Supplements: History, Safety, and Efficacy. Clinical Therapeutics. 2015;37:275-301.

20. Viana C, Zemolin GM, Muller LS, Dal Molin TR, Seiffert H, Carvalho LM. Liquid chromatographic determination of caffeine and adrenergic stimulants in food supplements sold in Brazil e-commerce for weight loss and physical fitness. Food Additives & Contaminants. 2016;33:1-9.

21. Câmara LC, Dias RMR. Suplementação de creatina: efeitos ergogênicos e terapêuticos. São Paulo, Rev Med. 2009;88:94-102.

Acidentes na infância e na adolescência 13

■ Luiz Antonio Del Ciampo

■ Introdução

Uma das mais relevantes ações de promoção de saúde, que fazem parte dos programas de saúde pública, em especial de puericultura, é a prevenção de acidentes que se traduz em altíssima relação custo-benefício, visto que o processo educativo desencadeado com as orientações antecipatórias repercute imensamente na redução dos coeficientes de morbidade e de mortalidade. Epidemiologicamente, os acidentes são considerados um problema de saúde pública em todo o mundo, pois trata-se de um evento inesperado, que pode ou não ser previsível, e se constituem como importante causa de morbidade, incapacidade permanente e morte entre crianças e adolescentes[1,2].

Nos últimos anos, a literatura tem dado muita atenção à terminologia "acidente" – que para muitas pessoas remete a questões relacionadas a "fatalidade, "coisa do destino" e, até mesmo, "vontade divina –, o que tem dificultado as ações direcionadas à sua prevenção, pois são tidas como inevitáveis e, portanto, sem possibilidade de ação. Atualmente tem sido utilizada a expressão "lesão não intencional" para definir o evento que outrora era designado como acidente, cujo estudo sob o ponto de vista epidemiológico tem auxiliado sobremaneira nos programas que visam reduzir a incidência desse agravo à saúde[3-5].

Acidente ou lesão não intencional podem ser definidos como "um evento independente da vontade humana, causado por uma força exterior que atua rapidamente sobre o indivíduo e que se manifesta por um dano corporal e/ou mental"[7]. Os danos são causados por ação de energia mecânica, química, elétrica, térmica ou irradiada que se transfere ao acidentado, cujas intensidades excedem o limiar de tolerância fisiológica, ou que acarretam a falta de um ou mais elementos vitais, como o oxigênio. Simplificadamente, os acidentes/lesões não intencionais podem ser compreendidos como uma interação desfavorável entre um agente etiológico e um hospedeiro susceptível, ocorrendo em determinado ambiente e em momento definido[7,8]. Para facilitar o processo didático deste texto, as lesões não intencionais continuarão a ser denominadas como "acidentes".

De acordo com a Organização Mundial da Saúde (OMS), diariamente, em todo o mundo, cerca de 2 mil crianças morrem e dezenas de milhares tornam-se permanentemente incapacitadas por causa de acidentes que poderiam ser evitados[9]. No Brasil, segundo o Ministério da Saúde, no ano de 2012, morreram 3.142 crianças, mais de 75 mil necessitaram hospitalização e cerca de 12 mil ficaram com sequelas permanentes[10]. Sob os pontos de vista social e econômico, tais estatísticas não conseguem, ainda, refletir os enormes problemas associados à qualidade de vida e despesas com os serviços de atendimento à saúde.

Os acidentes podem ser desencadeados por diversos fatores que atuam isoladamente ou em conjunto, culminando com a transferência de alguma forma de energia ao hospedeiro. Esses fatores podem ser classificados de acordo com a idade da criança (com seus principais aspectos de crescimento, desenvolvimento físico e emocional), características ambientais físicas (domésticas, escola, locais públicos etc.) e condições socioculturais. No que diz respeito às crianças é necessário reconhecer que elas apresentam características próprias que as tornam mais susceptíveis aos acidentes, já que passam por várias etapas de desenvolvimento neuropsicomotor até atingirem a vida adulta. A imaturidade física, neurológica e emocional que limita suas habilidades físicas e cognitivas, a curiosidade e o desejo de experimentação, a incapacidade para prever e evitar situações de perigo, a motivação para imitar e repetir comportamentos, a impaciência, além de particularidades anatômicas – como pequena estatura, menor massa corporal, pele mais fina que a do adulto, grande superfície corporal, desproporção crânio-corporal com centro de gravidade na altura do tórax e pequeno diâmetro das vias aéreas superiores –, são fatores predisponentes aos acidentes.

O ambiente físico, sempre dimensionado para o bem-estar do adulto, obriga a criança adaptar-se a ele. Além disso, o baixo nível educacional dos adultos e cuidadores, o grande número de pessoas residentes ou frequentadores da mesma moradia e a vigilância inadequada a que são submetidas as crianças, são outros elementos que devem ser considerados na gênese dos acidentes[11-13].

Os principais fatores relacionados aos acidentes podem ser subdivididos em:[12,13]

- **Humanos:**
  a. **Sexo masculino:** meninos geralmente são mais extrovertidos, desenvolvem atividades mais dinâmicas e vigorosas, tendem a ser mais exigidos socialmente e são menos controlados pelos adultos.

b. **Idade acima de 1 ano:** a partir dessa idade a criança consegue se deslocar sozinha (anda com ou sem apoio), amplia seu espaço social e escapa da vigilância do adulto.

c. **Idade dos pais ou cuidadores:** quanto mais velhos os supervisores, maiores dificuldades apresentam em lidar com aspectos relacionados à segurança e à educação das crianças;

d. **Família numerosa:** a atenção e a vigilância desempenhada pelos adultos devem ser compartilhadas com mais crianças e não é raro encontrar uma criança mais velha cuidando de uma mais nova.

e. **Sobrecarga de atividades físicas ou mentais:** crianças que são muito exigidas durante o dia com diversas atividades, intelectuais ou físicas, tendem a sofrer acidentes no final da tarde e noite, principalmente devido ao cansaço e à desatenção.

f. **Doenças físicas ou emocionais:** fatores que alterem o equilíbrio dinâmico da criança (disposição para atividades, atenção e interesse) predispõem à ocorrência de acidentes.

• Sociais e ambientais:

a. **Nível socioeconômico:** residir em casas pequenas com pouco espaço físico por morador, falta de espaços adequados para lazer e pais ou cuidadores sem qualificação profissional compõem parte do perfil das populações, principalmente, de países subdesenvolvidos que apresentam grande incidência de acidentes em todas as faixas etárias.

b. **Nível educacional:** o baixo grau de instrução dos pais ou cuidadores, com dificuldades de acesso a informações acerca de acidentes e sua prevenção, contribuem para a pequena capacidade de avaliar os riscos no ambiente e modificar situações incorporadas ao cotidiano;

c. **Dificuldades de acesso aos serviços de saúde:** tanto para atendimento aos acidentados quanto para usufruir dos programas de prevenção a dificuldade de acesso aos serviços de saúde contribui negativamente para a adoção de medidas protetivas.

Os estudos têm mostrado que, aproximadamente, metade dos acidentes ocorre em casa, 30% em locais públicos, 10% no trânsito (urbano e rodovias) e 10% nos locais de trabalho. No ambiente doméstico podem ser destacadas algumas dependências de maior risco, quais sejam: o quintal/jardim, onde geralmente se desenvolvem as atividades de lazer, criação de animais de estimação, práticas desportivas e/ou servem como oficina de trabalho para a família; a cozinha, onde são encontrados fogão, gás, eletrodomésticos, objetos cortantes e pontiagudos e produtos de limpeza; a sala, com móveis e objetos de decoração, normalmente, o local para reuniões familiares, para as refeições, o lazer noturno e o recebimento de visitas[18,19].

Desse modo, o ambiente doméstico, cada vez mais refém do desenvolvimento tecnológico, torna-se perigoso para as crianças, visto que o progresso direcionado para o conforto principalmente dos adultos, com *design* de mobiliário e aparelhos eletrônicos, nem sempre está associado com as devidas orientações e medidas de segurança.

A escola e a rua também são outros locais com elevado número de acidentes devido à presença de crianças geralmente na faixa etária pré-escolar e escolar, que têm seu campo social ampliado, desenvolvem atividades diversificadas e estão sujeitas às influências externas.

■ Características de quem sofre acidentes

A criança possui características próprias e evolui conforme um padrão neuropsicomotor bem definido. Desde a completa imaturidade física e mental do recém-nascido até o final da adolescência a aquisição de habilidades e conhecimentos vai gradativamente propiciando reconhecer e adotar atitudes preventivas, o que acaba modificando o perfil de morbidade. Desse modo, é importante destacar que é possível correlacionar as diferentes etapas de desenvolvimento neuropsicomotor conforme as faixas etárias e compreender como e porque ocorrem os acidentes.

• **Recém-nascido:** completamente dependente dos adultos, imaturo e incapaz de controlar impulsos e emoções tem predisposição de sofrer queimaduras (água de banho, mamadeira com leite excessivamente aquecido, banho de sol prolongado), asfixia (por leite, talco ou pequenos objetos), intoxicação medicamentosa (geralmente causada por medicamentos utilizados por iniciativa dos cuidadores ou prescritos sem as devidas orientações de utilização), quedas (do colo, carrinho) e afogamento (banho).

• **Lactente:** já capaz de maior movimentação voluntária (rola, senta, engatinha, anda) associada à fase oral do desenvolvimento da personalidade geralmente, é muito estimulado pelo ambiente. Os principais acidentes que ocorrem com o lactente são queda, intoxicação, queimadura, choque contra estrutura rígida, corte, aspiração ou ingestão de corpo estranho, afogamento, choque elétrico, atropelamento, contato com animais peçonhentos, mordeduras caninas.

• **Pré-escolar:** com desenvolvimento neuromotor mais evoluído, tem seu ambiente social ampliado e tende a ser menos dependente dos adultos que também, naturalmente, vão reduzindo a vigilância sobre a criança. Como características dessa fase observa-se o ainda quase completo desconhecimento do perigo, curiosidade, necessidade de explorar, pequena capacidade de prever riscos e imitação de comportamentos, o que o contribui para os mesmos tipos de acidentes comuns aos lactentes.

• **Escolar:** embora ainda sujeito às influências externas e inadequada vigilância por parte dos adultos, seu grau de desenvolvimento cognitivo permite que sejam incorporados à sua educação o aprendizado de autocuidados e ações preventivas. Mesmo assim, alguns tipos principais de acidentes verificados nessa faixa etária são queda, atropelamento, afogamento e ataque de animais peçonhentos.

- **Adolescente:** conquanto o desenvolvimento motor seja adequado, o adolescente se destaca por características próprias de sua personalidade, como inexperiência, necessidade de autoafirmação, espírito desafiador e aventureiro associado à sensação de invulnerabilidade, sendo motivado a adotar comportamentos de risco associado ao consumo de drogas e álcool. Nessa fase da vida destacam-se os acidentes de trânsito, em atividades esportivas e o manejo de armas.

■ Características da criança mais predisposta a sofrer acidentes

Embora os acidentes possam ocorrer em qualquer idade, existem algumas características que são mais facilmente encontradas entre as crianças que mais se acidentam, quais sejam: sexo masculino, acima de 1 ano de idade, sobrecarga de atividades diárias na escola e em casa, pertencente a uma família numerosa e de baixo nível socioeconômico e educacional, com pais mais idosos ou separados e serem portadoras de doença física ou mental[20-21].

■ Como prevenir os acidentes

Devido à sua endemicidade os acidentes requerem ações preventivas atualizadas e permanentes tanto individualmente quanto de toda a sociedade. Com o conhecimento das características do hospedeiro, das condições ambientais e das situações predisponentes é possível elaborar programas de prevenção direcionados especificamente às diferentes faixas etárias e seus riscos. Nesse contexto, destaca-se o pediatra como especialista no conhecimento das particularidades do desenvolvimento da criança, de seu ambiente familiar, hábitos e atitudes, orientando sobre os princípios básicos de segurança e prevenção de acidentes, transmitidos durante as consultas médicas, principalmente, ao longo de um seguimento rotineiro de puericultura.

As ações preventivas podem ser desenvolvidas considerando-se três níveis de atuação:

a. **Primária (a fim de evitar que os acidentes ocorram):** por meio de orientações antecipatórias, conhecendo as características da família e do ambiente.

b. **Secundária (reduzir a magnitude dos danos causados pelos acidentes):** procurando utilizar equipamentos de proteção (p.ex., capacete para ciclistas).

c. **Terciária (diminuir a frequência e a gravidade dos danos causados pelos acidentes):** com tratamento rápido, eficiente e, em alguns casos, reabilitador, para os quais devem ser somados esforços e conhecimentos de tecnologia, educação, engenharia, legislação e controle do ambiente.

A OMS, por meio de seu Relatório Mundial sobre Prevenção de Lesões Acidentais na Criança, indica as principais medidas a serem tomadas no sentido de prevenir lesões não intencionais[21]:

a. **Impedir/reduzir a criação do risco:** proibir a fabricação e a venda de produtos inseguros, ocluir tomadas elétricas, travar armas.

b. **Reduzir a quantidade de energia contida no risco:** diminuir a velocidade de brinquedos e veículos, reduzir temperatura de água no banho.

c. **Impedir o acesso ao risco:** manter medicamentos e produtos químicos fora do alcance da criança, não utilizar fogos de artifício.

d. **Modificar a fonte de risco:** utilizar cintos de segurança e equipamentos de retenção em veículos.

e. **Separar a fonte de energia do hospedeiro:** delimitar faixas para pedestres e veículos, ciclovias.

f. **Utilizar barreiras entre a energia e o hospedeiro:** proteção em piscinas, grades em janelas e escadas.

g. **Modificar a superfície de contato:** chão mais macio em *playgrounds*, proteger quinas de móveis e paredes.

h. **Fortalecer a estrutura que recebe a energia:** boa nutrição, fortalecimento da musculatura para os atletas.

i. **Combater os danos causados pela energia:** providenciar primeiros socorros imediatos.

j. **Tratar e reabilitar o acidentado:** fisioterapia, cirurgias reconstrutivas, reintegração social.

■ Principais medidas para prevenção de acidentes de acordo com a faixa etária[23,24]

- **Primeiro ano de vida:** não deixar a criança mamar sozinha; não dormir na mesma cama com outras pessoas; não deixar em local alto e sem proteção contra quedas; evitar contato com objetos pequenos, pontiagudos, com superfícies cortantes, medicamentos, bebidas alcoólicas e produtos químicos; não deixar baldes ou bacias com água em locais acessíveis; não utilizar andadores; evitar contato com animais; adultos devem evitar aproximação de fogão ou substâncias quentes, se estiverem com a criança no colo; evitar acesso a objetos pesados, desmontáveis ou móveis; ocluir tomadas elétricas; utilizar grades de proteção em janelas, varandas e escadas; utilizar bebê conforto para transporte da criança em veículos; utilizar coletes ou boias em ambientes com piscina, praia, rio.

- **Pré-escolar (associadas às orientações para a faixa etária anterior, também devem ser observados):** limitar acesso a cozinha, banheiros, lavanderias e piscinas; utilizar as bocas traseiras do fogão com os cabos das panelas voltados para dentro; usar fixadores antiderrapantes em tapetes; utilizar equipamentos adequados para o transporte em veículos; quando andar na calçada, sempre segurar a mão de um adulto e ocupar o lado interno da via.

- **Escolar:** todas as medidas anteriores adequadas ao grau de aprendizado sobre autocuidados, além de propiciar ambiente seguro em casa, na escola e na rua; ensinar a se proteger e a cuidar de si mesma, e nunca deixar de manter supervisão.

■ Considerações finais

Independentemente da idade da criança, sempre será necessário que os adultos identifiquem as situações de risco e ofereçam proteção a elas, garantindo segurança e conforto em todos os ambientes, evitando que a negligência nesses cuidados possa expor as crianças em perigo frente a todas as adversidades que aparecem no seu dia a dia.

■ Referências bibliográficas

1. Del Ciampo LA. Estudo dos acidentes na infância na área de Vila Lobato – Ribeirão Preto (SP). Tese de doutoramento. Faculdade de Medicina de Ribeirão Preto da Universidade de São Paulo; 1994.
2. Del Ciampo LA, Ricco RG. Acidentes na Infância. Pediatria. São Paulo. 1996;18:193-7.
3. Yeargin S. Leading Causes of Fatal and Nonfatal Unintentional Injury for Children and Teens and the Role of Lifestyle Clinicians: A Commentary. Am J Lifestyle Med. 2018;13:26-29.
4. Ishikawa T, Mâsse LC, Brussoni M. Changes in parents percei-ved injury risk after a medically-attended injury to their child. Prev Med Rep. 2018;13:146-152.
5. Zagel AL, Cutler GJ, Linabery AM, Spaulding AB, Kharbanda AB. Unintentional Injuries in Primary and Secondary Schools in the United States, 2001-2013. J Sch Health. 2019;89:38-47.
6. Alonge O, Hyder AA. Reducing the global burden of chil-dhood unintentional injuries. Arch Dis Child 99:62-9, 2014.
7. Gardner HG. Office-based counseling for unintentional injury prevention. Pediatrics 2007;119:202-206.
8. Norton K, Kobusingye O. Injuries. N Engl J Med. 2013;68:1723-30.
9. McCarthy A, Curtis K, Holland AJA. Paediatric trau-ma systems and their impact on the health outcomes of se-verely injured children: an integrative review. Injury2016/Jan/7.pii:S0020-1383(15)00849-9.doi:10.1016/j.in-jury.2015.12.028. [Epub ahead of print].
10. Waiselfisz JJ. Mapa da violência 2012. Crianças e adolescentes no Brasil. Centro de Estudos Latinoamericanos. Rio de Janeiro; 2012.
11. Kendrick D, Mulvaney Ca, Ye L. Parenting interventions for the prevention of unintentional injuries in childhood. Cochrane Database Syst Rev. 2012;9:CD005014.
12. Einboden R, Rudge T, Varcoe C. Producing children in the 21st century: a critical discourse analysis of the science and techniques of monitoring early child development. Health. 2013;17:549-66.
13. Bhuvaneswari B, Lingam L. Unintentional injuries among chil-dren in resource poor settings: where do the fingers point? Arch Dis Child. 2012;97:35-8.
14. Brussoni M, Brunelle S, Pike I, Sandseter EBH, Herrington S, Turner H. Can child injury prevention include healthy risk promotion? Inj Prev. 2015;21:344-7.
15. Haycock-Stuart E. Reducing child accidents: lessons from down under. Prof Care Mother Child. 1998;8:161-3.
16. Brussoni M, Olsen LL, Pike I. Risk play and children's safe-ty: balancing priorities for optimal child development. Int J Environ Res Public Health. 2012;9:3134-8.
17. Nauta J, Martin-Diener E, Martin BW, van Mechelen W, Verhagen E. Injury risk during different physical activity beha-viours in children: a systematic review with bias assessment. Sports Med. 2015;45:327-36.
18. Powell EC, Tanz RR. Adjusting our view of injury risck: the bur-den of nonfatal injuries in infancy. Pediatrics. 2002;110:792-6.
19. Theurer WM, Bhavsar AK. Prevention of unintentional chil-dhood injury. Am Fam Physician. 2013;87:502-9.
20. Pless I. On preventing all injuries. Inj Prev. 2012;18:285-6.
21. Omaki E, Rizzutti N, Shields W, Zhu J, McDonald E, Stevens MW. A systematic review of technology-based interventions for unintentional injury prevention education and behavior chan-ge. Inj Prev. 2016 Jan 19. pii: injuryprev-2015-041740. doi: 10.1136/injuryprev-2015-041740. [Epub ahead of print].
22. Penden M. World report on child injury prevention. Switzerland: WHO Press, 2008. [Acesso 2016 jan 13]. Disponível em: http://www.ncbi.nlm.nih.gov/pubmed/26269872.
23. Imamura JH, Troster EJ, Oliveira CAC. What types of uninten-tional injuries kill our children? Do infants die of the same types of injuries? A systematic review. Clinics. 2012;67:1107-16.
24. Nguyen Thanh V, Clément J, Thélot B, Richard JB, Lamboy B, Arwidson P. Effective interventions to prevent child injuries: a review of the literature. Santè Publique. 2015;27:481-9.

Prevenção, avaliação e tratamento da dor pediátrica 14

■ Fabio Carmona ■ Maria Beatriz Martins Linhares

■ Introdução

A dor consiste em um problema mundial relevante na área da saúde, como destacado pela Organização Mundial da Saúde (OMS) e pela International Association for the Study of Pain (IASP). Estudos sobre avaliação e manejo da dor em diferentes contextos de instituições hospitalares, tanto de países desenvolvidos quanto em desenvolvimento, demostraram que a dor é pouco avaliada, subnotificada, mal documentada nos prontuários médicos e, consequentemente, subtratada[1].

Os sinais e os sintomas de dor precisam ser identificados e devidamente avaliados e tratados, assim como estratégias de prevenção de dor devem ser implementadas, especialmente em populações vulneráveis, como as formadas por neonatos, latentes e crianças. A dor é um fenômeno multidimensional, que é influenciado por diferentes fatores biológicos, psicológicos, sociais e culturais. Trata-se de uma experiência subjetiva, mas que pode ser mensurada objetivamente por meio de questionários e escalas de auto ou heterorrelato, e/ou por meio de observação de sinais de alterações biocomportamentais de reatividade e recuperação. Em situação de dor, o organismo apresenta respostas fisiológicas e comportamentais de ativação, como um sistema de "alarme", para reação e proteção dele, caracterizando um papel adaptativo para o organismo.

Com base nos direitos humanos, em geral, e no Estatuto da Criança e do Adolescente (ECA) e na Política de Humanização do Sistema Único de Saúde, em particular, as crianças precisam ser protegidas na sua trajetória de desenvolvimento. Nesse sentido, não devem ser expostas a adversidades e estressores, especialmente nas fases iniciais do seu desenvolvimento, pois tais fatores podem causar sofrimento psíquico e afetar o processo de desenvolvimento em diferentes áreas, a saber: cerebral, cognitiva, afetiva e comportamental.

O objetivo deste capítulo é abordar a temática sobre dor em neonatos, lactentes, crianças e adolescentes, considerando os aspectos conceituais e operacionais, visando a implementação de práticas orientadas para manejo adequado da dor. Para tanto, serão abordados os seguintes aspectos: a definição de dor e suas principais dimensões e contextos; os impactos da dor no desenvolvimento de crianças; as formas de avaliação de dor aguda em neonatos, lactentes, crianças e adolescentes; as principais estratégias de intervenção não farmacológica para dor aguda e de intervenção farmacológica para alívio da dor em contextos de tratamento clínico ou cirúrgico.

■ Dor: definição, tipos e contextos

A princípio, deve-se partir da definição de dor proposta e recomendada pela IASP[2]: "a dor é uma sensação ou experiência emocional desagradável associada a um dano tecidual ou descrita em termos de tal dano". A dor aguda cessa após a remoção do estímulo doloroso, enquanto a dor crônica envolve um processo patológico crônico nas estruturas somáticas ou um dano ao sistema nervoso central ou periférico. Deve-se ter uma atenção especial aos grupos de indivíduos que não podem se expressar verbalmente, devido à idade, aos que possuem deficiência cognitiva e aos que apresentam problemas de comunicação.

A dor pode ser do tipo aguda, crônica ou recorrente. A dor aguda é de curta duração e está diretamente relacionada a danos ou agressões nos tecidos, desaparecendo quando termina o estímulo doloroso. A dor crônica, diferentemente da aguda, é mais grave e evolui de modo persistente, por pelo menos 3 meses, em decorrência de uma doença de base, ou de modo recorrente, que se caracteriza por surtos com duração, intensidade e frequência diversificados, separados por períodos assintomáticos. Sua intensidade deve ser suficiente para interferir nas atividades de vida diária da criança. As dores podem estar associadas a enfermidades (p. ex., neoplasias, migrânea ou artrite rematoide), intervenções cirúrgicas ou procedimentos clínicos (punções, aspirações, inserção de cateter ou intubação traqueal).

■ Dimensões de dor

A dor engloba dimensões do tipo sensorial-discriminativa, cognitiva-avaliativa e afetiva-motivacional e apresenta as seguintes características: intensidade, localização, duração, ritmo e qualidade afetiva.

■ Especificidades da dor em crianças

A dor em crianças é uma experiência estressora em seu desenvolvimento e, portanto, deve ser levada em conta a associação com variáveis psicológicas, afetivas, cognitivas e comportamentais, assim como os efeitos potenciais negativos no seu desenvolvimento[3]. Destaca-se que a dor pode associar-se, cognitivamente, à memória da experiência dolorosa e à aprendizagem por condicionamento reflexo e operante, e, afetivamente, a medo, estresse e ansiedade. Esses aspectos psicológicos podem gerar nas crianças a sensação de impotência e falta de controle da situação, o que amplifica a percepção da dor e chega à percepção de dor catastrófica. As dores crônicas, por sua vez, podem associar-se a sintomas de depressão por sensação de desamparo, falta de controle e falência de repertório comportamental para reverter a situação estressora.

A dor pediátrica deve ser contextualizada tanto pelas características do contexto médico da enfermidade ou das condições do tratamento, quanto pelas caracterísiticas pessoais do seu desenvolvimento (idade cronológica, idade mental), do contexto das experiências prévias de dor, das características dos familiares (sensibilidade, empatia, conhecimentos e atitudes dos pais, percepção e atribuição de significado às experiências de dor, história de dor na família) e dos profissionais cuidadores (sensibilidade, empatia, conhecimentos e atitudes, percepção e atribuição de

significado às experiências de dor, disposição para a ação de avaliação e manejo da dor) [4,5].

■ Avaliação de dor

A avaliação de dor em crianças deve utilizar instrumentos e medidas que tenham boas qualidades psicométricas (validade, sensibilidade, especificidade, padronização, entre outras) e que sejam bem estabelecidos com base na literatura científica da área. Existe um consenso internacional, segundo o Pediatric Initiative on Methods, Measurement, and Pain Assessment in Clinical Trials (PedIMMPACT), que traz recomendações da avaliação da dor pediátrica, de acordo com a idade da criança e do tipo de dor (aguda, crônica e recorrente)[6,7]. A avaliação de dor pode envolver medidas com base em observação comportamental ou em relatos (autorrelato das crianças ou heterorrelato, em geral realizados pelos cuidadores da família ou por profissionais da área da saúde).

Os principais instrumentos para avaliação de dor em neonatos e bebês, com boas qualidades psicométricas, estão relacionados no Quadro 14.1.

QUADRO 14.1. Instrumentos de avaliação de dor, utilizados por meio de observação sistemática, recomendados para neonatos e bebês.

Nome do instrumento	Idade	Tipo de dor medida	Dimensões	Escore de dor
NFCS (Neonatal Facial Coding System[8])	RN pré-termo ou a termo até 12 meses	Dor aguda-procedural	Intensidade de dor • Comportamental: movimentos faciais (protuberância da sobrancelha, olhos apertados, sulco nasolabial aprofundado, lábios abertos, boca esticada no sentido vertical ou horizontal e língua tensa).	≥ 3
NIPS (Neonatal Infant Pain Scale[9])	RN até 12 meses	Dor aguda-procedural	Presença de dor • Biocomportamental: movimento de face, choro, padrão respiratório, atividade motora de braços e pernas e estado de sono-vigília.	4 a 7
PIPP-R (Premature Infant Pain Profile[10])	RN pré-termo (28 a 36 semanas de idade gestacional)	Dor aguda-procedural	Intensidade de dor • Comportamental: movimentos faciais (protuberância da sobrancelha, olhos apertados e sulco nasolabial). • Fisiológico: frequência cardíaca e saturação de oxigênio. • Contexto: idade gestacional e estado de sono e vigília.	> 6 (dor moderada) > 12 (dor intensa)
COMFORT-R[11]	0 a 18 anos	Dor em pacientes em estado crítico, sob tratamento intensivo, com restrições na expressão. Comportamental, em condições de ventilação mecânica e contenção física. Crianças sedadas ventiladas ou não.	Presença de dor e nível de sedação • Estados de alerta, calma e agitação, respiração, movimentos físicos, mudanças na pressão arterial e frequência cardíaca, tônus muscular e tensão facial.	− 8 a 16 (nível de sedação excessivo) − 17 a 26 (adequado) − 27 a 40 (insuficiente)

Fonte: Elaborado pela autoria.

Os principais instrumentos para avaliação de dor em crianças das fases pré-escolar e escolar estão listados no Quadro 14.2.

QUADRO 14.2. Instrumentos de avaliação de dor recomendados para crianças.

Nome do instrumento	Idade	Tipo de dor medida	Dimensões	Escore de dor
Fichas de dor (Poker Chip Tool/Pieces of Hurt Tool)[12]	> 2 anos	Dor aguda: procedural e pós-operatória	Intensidade de dor	• Escore de 1 a 10; quanto maior escore, mais dor.
Escala Faces de Dor Revisada (FPS-R) (Faces Pain Scale-Revised[13])	4 a 18 anos	Dor aguda: procedural e pós-operatória	Intensidade de dor	• Escala ordinal crescente, cuja pontuação varia de 0 (não dor) a 10 (dor forte).
Escala Visual Analógica (VAS) (Visual Analogic Scale[14])	≥ 3 anos	Dor aguda: procedural e pós-operatória	Intensidade de dor	• Linha de 100 mm, em que a criança deve indicar um ponto estimado de dor. • Linha com duas âncoras: – 0: sem dor; – 100: pior dor/insuportável/inimaginável
Escala de Face, Pernas Atividade, Choro e Conslolabilidade FLACC (Face, Legs, Activity, Cry and Consolability[15])	2 meses a 18 anos	Dor aguda: procedural e pós-operatória	Intensidade de dor	• Face 1: 0 • Face 2: 2 • Face 3: 4 • Face 4: 6 • Face 5: 8 • Face 6: 10 • 0 a 2 (dor leve) • 4 a 6 (dor moderada) • 8 a 10 (dor intensa)

Fonte: Elaborado pela autoria.

Destaca-se que a avaliação de dor não tem um fim em si mesma, pois seus objetivos principais são detectar a presença de dor, medir a sua gravidade ou intensidade, estimar o potencial de impacto da dor na criança, ajudar na tomada de decisão clínica, do que deve ser feito para aliviar a dor, e avaliar tanto a efetividade quanto os efeitos colaterais do tipo de manejo de dor escolhido e implementado.

palmente em contexto de procedimentos para coleta de exames e tratamento médico. A escolha da INF vai depender da idade da criança, de suas condições clínicas e do contexto em que serão implementadas. As intervenções não farmacológicas podem trazer grande benefício pela sua eficácia comprovada, além de apresentarem baixo risco para os pacientes e baixo custo operacional.

■ Intervenções não farmacológicas

As intervenções não farmacológicas (INF) são utilizadas em situações para alívio ou prevenção de dor, princi-

• INF em neonatos e lactentes

As intervenções não farmacológicas mais eficazes para o alívio de dor em neonatos e lactentes[16] estão listadas no Quadro 14.3.

QUADRO 14.3. Tipos de intervenção não farmacológica em neonatos e lactentes.

Tipo de intervenção não farmacológica	Descrição
Contato pele a pele	O posicionamento do bebê clinicamente estável no colo da mãe, no contato pele a pele, permite aquecer o bebê, facilitar o aleitamento materno, sensibilizar a mãe para o vínculo mãe-bebê e aliviar a dor.
Amamentação e leite humano	O leite humano, além dos reconhecidos benefícios nutricionais e afetivos para o bebê, também pode ser uma potente intervenção para alívio de dor, tanto na forma do aleitamento materno quanto oferecido por sonda nasogástrica.
Sucção não nutritiva	A sucção não nutritiva, associada à estimulação oral, além de aliviar a dor, pode contribuir para aumentar a taxa de amamentação em neonatos pré-termo na alta hospitalar, aos 3 e aos 6 meses de idade corrigida, em comparação com um grupo controle não estimulado.
Toque facilitador (facilitated tucking)	O toque palmar de contenção do bebê traz conforto e alivia a dor.
Enrolamento (swadling)	O enrolamento do corpo do bebê em cueiro ou manta, mantendo os braços junto ao tronco, promove o alívio da dor.

Fonte: Elaborado pela autoria.

• INF em crianças

As intervenções não farmacológicas são eficazes para prevenção e alívio de dor em crianças preparando-as para os procedimentos e enfrentamento da dor. As técnicas mais eficazes são distração, relaxamento, preparação psicológica e ensaio comportamental[17,18]. A "distração" é uma técnica que direciona o foco da atenção para situações não relacionadas ao procedimento doloroso. O "relaxamento" permite o controle respiratório associado ao relaxamento progressivo de músculos. A "preparação psicológica" trata do fornecimento de informações antecipatórias sobre as etapas do procedimento e/ou sensações por ele evocadas. O "ensaio comportamental", ou "modelação", oferece a demonstração e/ou simulação do procedimento por outra criança ou um adulto, mostrando comportamentos de enfrentamento positivo da situação.

As intervençoes não farmacológicas visam: a) oferecer informações claras sobre a doença, procedimento e tratamento ao qual a criança será submetida; b) oferecer informações preparatórias sobre procedimentos (informações básicas, simples, claras e honestas para que a criança possa compreendê-las); c) oferecer modelos (observação de vídeos nos quais outras crianças estão sendo submetidas ao mesmo procedimento ao qual a criança será submetida); d) realizar o treino de relaxamento (controle da respiração, relaxamento muscular – que favorecem a modificação de respostas fisiológicas –, que acompanham o estado de ansiedade e medo); e) promover a realização de exercícios (a realização de atividades físicas nos dias que antecedem procedimentos dolorosos deixa a criança mais relaxada e menos preocupada; consequentemente, o nível de ansiedade e medo é reduzido); f) proceder à dessensibilização sistemática (exposição progressiva ao estímulo estressor na medida em que criança possa criar recursos para lidar com a situação); g) oferecer a oportunidade do ensaio comportamental (possibilitar a criança administrar procedimentos, usando instrumentos médicos reais ou de brinquedo, à medida que treina estratégias de enfrentamento da dor, como o teatro de antecipação da situação (simulação); h) distrair a criança para focos de atenção mais prazerosos e agradáveis.

Destaca-se que a distração é uma técnica eficaz de prevenção e alívio de dor, de fácil aplicação e de baixo custo, que pode ser desenvolvida utilizando-se materiais lúdicos (ler, ouvir estórias ou jogar) ou da própria imaginação da criança. A distração é um recurso cognitivo que procura direcionar a atenção da criança para fora do contexto aversivo do procedimento doloroso, reduzindo suas reações de medo e ansiedade[19].

■ Substâncias adocicadas: sacarose

Desde 2000, a solução de sacarose é a intervenção de alívio de dor recomendada pela Academia Americana de Pediatria e Sociedade Pediátrica Canadense (American Academy of Pediatrics) para o alívio da dor aguda em neonatos durante procedimentos de rotina da Unidade de Tratamento Intensivo Neonatal[20]. A sacarose libera opioides endógenos e tem efeito analgésico[21] atuando no alívio da dor aguda, como pode ser observado nos sinais comportamentais e fisiológicos (atividade facial, choro, frequência cardíaca e saturação de oxigênio). Deve-se salientar que tanto a sacarose quanto outras substâncias adocicadas, como glucose, frutose e lactose, têm efeito analgésico semelhante.

• Protocolo do uso da sacarose em Centros de Tratamento e Terapia Intensiva e Enfermarias de Pediatria para manejo da dor aguda em bebês até 18 meses

A solução de sacarose administrada via oral é recomendada para alívio de dor aguda de curta duração, durante procedimentos de rotina, na internação de neonatos e lactentes. O mecanismo de ação da sacarose oral ocorre pela liberação de opioides endógenos, e o seu efeito analgésico dura de 5 a 7 minutos. Não existem evidências sobre efeitos adversos da sacarose, em longo prazo, usada como estratégia para manejo de dor aguda. Portanto, as recomendações sobre dosagem e volumes máximos permitidos devem ser rigorosamente respeitadas para que o uso seja realizado com segurança, com base nas evidências científicas até o presente momento.

Indicações

O uso da sacarose oral é indicado para bebês nascidos pré-termo e a termo, da fase neonatal até 18 meses de idade. A sacarose oral pode ser utilizada para o manejo da dor durante a realização dos seguintes procedimentos: punção para coleta de sangue, punção lombar, inserção de cateter venoso, realização e remoção de curativo, injeção intramuscular, subcutânea ou endovenosa, exame oftalmológico, higiene de traqueostomia, lavagem intestinal, fixação e remoção de eletrodos, intubação traqueal, aspiração do tubo traqueal e introdução de sonda oro/nasogástrica. A sacarose oral pode ser utilizada como coadjuvante a analgésicos e anestésicos de uso tópico durante a realização de inserção de dreno pleural, terapia com *laser* e exame de retinopatia da prematuridade. A sacarose não é recomendada para o manejo de dor contínua, estresse, agitação e desconforto.

Como administrar a sacarose oral

Checar as contraindicações e/ou os fatores de risco que necessitam de avaliação médica; preparar o bebê para o procedimento utilizando estratégias não farmacológicas de conforto; preparar a dose de sacarose oral a ser utilizada; a sacarose deve ser administrada, via oral, na parte anterior da língua; administrar a sacarose 2 minutos antes do procedimento doloroso; o efeito analgésico da sacarose pode durar de 5 a 7 minutos, a partir do momento da administração; começar com a quantidade recomendada e, caso o procedimento se prolongue por mais de 7 minutos, pode-se repetir a dosagem; seguir a recomendação da dosagem para o paciente e descartar a seringa após o uso; consultar a equipe médica se a sacarose oral for ineficaz ou se a quantidade máxima diária recomendada for atingida.

Dosagem e concentração

- **Bebês nascidos pré-termo até chegar a idade do termo (40 semanas de idade pós-concepcional):** 0,5 ml/kg de sacarose a 25% até 1 ml (dose máxima diária: 10 doses)[22,23].

14 ▪ Prevenção, avaliação e tratamento da dor pediátrica

- **Bebês do termo (40 semanas de idade pós-concepcional) até 12 meses de idade cronológica:** 1 ml de sacarose a 25%.
- **Bebês de 12 a 18 meses de idade cronológica:** 2 ml de sacarose a 25%.

Contraindicações

Intolerância à sacarose ou à frutose, má-absorção de glicose-galactose e bebês com hipotonicidade muscular.

Cuidados com os bebês de risco

- **Bebês pré-termo:** a administração da sacarose oral deve ser realizada na dosagem recomendada, não excedendo a dosagem máxima diária de 10 doses.
- **Bebês com suspeita de enterocolite necrosante, com fístula traqueoesofágica, sem funcionalidade oral ou reflexo de deglutição:** devem ter avaliação e aprovação médica antes da administração da sacarose oral; nesses casos, a sacarose pode ser administrada com a ajuda de um *swab* dentro da boca do bebê.
- **Bebês com hipoglicemia ou hiperglicemia:** necessitam também de aprovação médica para o uso da sacarose oral.
- **Bebês cujas mães fizeram uso de metadona:** podem ter alteração do sistema de opioides endógenos, resultando na falta de um efeito analgésico da sacarose oral nos primeiros dias ou semanas de idade pós-natal. É importante avaliar a eficácia da sacarose oral nestes casos e utilizar outras estratégias de manejo da dor aguda até que o sistema de opioides endógenos se normalize.
- **Intubação endotraqueal:** a sacarose pode ser aplicada diretamente dentro da boca do bebê usando um *swab* para evitar o engasgo.

Documentação

A administração da sacarose oral exige prescrição e documentação para que dose máxima diária recomendada não seja excedida. É aconselhável a documentação da avaliação de dor do paciente antes e após a administração da sacarose oral a fim de avaliar a sua eficácia.

Orientações aos pais

Os pais devem ser orientados sobre o uso da sacarose oral para o manejo da dor aguda em bebês. É importante informá-los que o uso da sacarose oral não é recomendado para confortar os bebês, não se trata de "água com açúcar", e não deve ser utilizada em casa. Trata-se de uma substância de uso exclusivo para alívio de dor.

▪ Intervenções farmacológicas

O tratamento da dor em crianças deve seguir as seguintes recomendações: (a) usar uma estratégia em três níveis em lactentes, crianças e adolescentes[1], e em cinco níveis para recém--nascidos; (b) administrar drogas em intervalos regulares; (c) usar a via de administração adequada; e (d) individualizar o tratamento para cada paciente. Os principais medicamentos utilizados no controle da dor pediátrica encontram-se descritos em detalhes nas tabelas no final deste capítulo.

Definições importantes:

- **Dor:** experiência desagradável de caráter sensorial ou emocional associada à lesão tecidual real ou potencial.
- **Sedação:** amplo espectro de condições que se caracterizam pela diminuição do estado de consciência.
- **Analgesia:** ausência ou supressão da dor.

• Escolha do agente

A escolha do agente a ser utilizado deve considerar o alvo terapêutico, pois nem todos os sedativos promovem analgesia, e há analgésicos que não promovem sedação. Assim, é fundamental avaliar as necessidades do paciente, considerando o procedimento que será realizado, o cenário clínico e as condições fisiológicas do paciente, assegurando que todos os que forem submetidos a procedimentos dolorosos recebam medicação analgésica. É importante também considerar as variações individuais na resposta aos agentes sedativos e analgésicos, e a presença de anormalidades subjacentes, especialmente hepáticas ou renais, que possam comprometer o metabolismo e/ou a excreção das drogas.

• Prevenção da dor para procedimentos

Os procedimentos dolorosos podem ser classificados de acordo com a intensidade prevista da dor, em três categorias, conforme a seguir.

- **Dor leve:** coleta de sangue capilar, curativo, punção venosa ou arterial, injeção subcutânea ou intramuscular, remoção de cateter venoso, inserção de sonda gástrica, cateterização vesical, extubação traqueal.
- **Dor moderada:** punção venosa central, punção lombar, drenagem de abcessos ou hematomas, aspirado de medula óssea, infiltração articular.
- **Dor intensa:** intubação traqueal[2], drenagem pleural, paracentese, toracocentese, punção venosa central.

A realização desses procedimentos sem o uso de estratégias para prevenção da dor é considerada inaceitável, salvo em situação de urgência ou emergência.

• Prevenção da dor pós-operatória

A dor pós-operatória deve ser sempre prevenida e tratada, pois pode trazer consequências danosas para o paciente em curto e longo prazos. Como recomendações gerais: (a) o cirurgião deve fazer infiltração extensa com anestésico local durante o procedimento; (b) usar cateteres peridurais ou PCA (*patient-controlled analgesia*), quando indicados; e (c) usar estratégias não farmacológicas e sacarose sempre que for possível. O manejo farmacológico pós-operatório deve

---

[1] A OMS recomenda uma abordagem em dois níveis para crianças, para que a administração de opioides não seja tardia, quando indicada. Neste protocolo, optamos por manter a divisão clássica em

três níveis, para lactentes, crianças e adolescentes, para corresponder à classificação da dor em leve, moderada ou intensa, porém já inserindo opioides no segundo nível.

[2] Seguir preferencialmente os procedimentos de sequência rápida de intubação do PALS (Pediatric Advanced Life Support).

ser feito de rotina, conforme a abordagem escalonada, que será apresentada a seguir.

• Protocolo de anestesia tópica

Produto
EMLA® (lidocaína 2,5% + prilocaína 2,5%).

Indicações
- Punção venosa ou arterial para coleta de exame de sangue (exceto realização isolada de glicosimetria e coleta de teste do pezinho) em pacientes que não estejam recebendo infusão contínua de medicamento anestésico ou sedativo.
- Punção de acesso venoso periférico em pacientes que não estejam recebendo infusão contínua de medicamento anestésico ou sedativo.
- Realização das punções anteriormente citadas em pacientes recebendo infusão contínua de medicamento anestésico ou sedativo, mas que apresentem sinais clínicos de dor durante os procedimentos.

Contraindicações
- Paciente recebendo infusão contínua de medicamento contínuo anestésico ou sedativo em doses altas.
- Paciente que recebeu *bolus* de sedação ou anestésico via endovenosa por outro motivo antes da realização da punção.
- Situações de urgência ou emergência.
- Procedimentos com potencial para dor moderada ou intensa.

Técnica de aplicação
Aplicar uma camada de 2 mm do creme na área onde será efetuada a punção (área máxima de 10 cm² e quantidade máxima de 1,0 g). A utilização da bandagem oclusiva para preservar a área onde o creme foi aplicado é opcional, levando em conta o risco de remoção acidental do creme pelo paciente. Aguardar por pelo menos 20 minutos para a realização da punção. Realizar a remoção do creme e assepsia local antes do procedimento, conforme as orientações da Comissão de Controle de Infecção Hospitalar (CCIH). Para pacientes com dificuldade de coleta de exames ou de acesso venoso, considerar a aplicação do creme em dois ou mais sítios diferentes de punção.

Dosagem
- **0 a 2 meses:** máximo de 1 g e/ou 10 cm².
- **3 a 11 meses:** máximo de 2 g e/ou 20 cm².
- **Acima de 1 ano:** máximo de 10 g.

Observações
O medicamento deverá constar na prescrição médica de cada paciente que tenha indicação de uso. No caso de algum membro da equipe médica aplicar o medicamento, deverá avisar a equipe de enfermagem para que não ocorra remoção do anestésico antes do procedimento.

• Tratamento farmacológico escalonado da dor de acordo com a intensidade aferida ou antecipada

A abordagem escalonada deve ser utilizada em todos os casos para prevenção e controle da dor. Em linhas gerais, quando se passa para um nível superior, deve-se adicionar as intervenções, e não substituí-las. A decisão de passar para um nível superior deve ser embasada em uma avaliação objetiva da dor, através de uma escala, conforme os protocolos já estabelecidos. A abordagem escalonada para recém-nascidos, lactentes, crianças e adolescentes está apresentada na Figura 14.1. O protocolo completo de prevenção, avaliação e tratamento da dor está resumido no Quadro 14.4 e nas tabelas que constam no final deste capítulo.

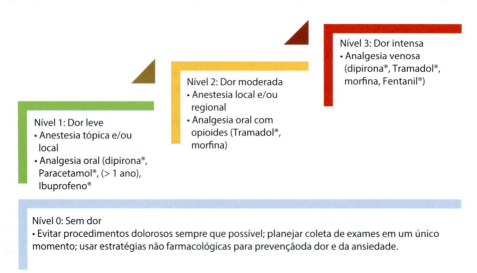

FIGURA 14.1. Abordagem não farmacológica e farmacológica da dor em recém-nascidos, lactentes, crianças e adolescentes, escalonada de acordo com a intensidade aferida ou prevista da dor.
Fonte: Adaptada de Bott[24] e Witt[25].

14 ▪ Prevenção, avaliação e tratamento da dor pediátrica

QUADRO 14.4. Protocolo escalonado de prevenção, avaliação e tratamento da dor pediátrica aguda.

	Nível 0: sem dor	Nível 1: dor leve	Nível 2: dor moderada	Nível 3: dor intensa
Procedimentos potencialmente dolorosos	–	Coleta de sangue capilar, curativo, punção venosa ou arterial, injeção subcutânea ou intramuscular, remoção de cateter venoso, sodagem gástrica, cateterização vesical, extubação traqueal.	Drenagem de abcessos ou hematomas, paracentese, toracocentese, infiltração articular, estados pós-operatórios.	Intubação traqueal, drenagem pleural, punção venosa central, aspirado de medula óssea, punção lombar.
Prevenção da dor	• Estratégias não farmacológicas para redução de ansiedade e estresse. • Minimizar procedimentos dolorosos.	• Estratégias não farmacológicas (sucção não nutritiva, amamentação no seio materno, contato pele a pele). • Sacarose oral (se < 1 ano). • Anestesia tópica* e/ou local.	As anteriores, mais: • Analgesia oral (60 minutos antes: dipirona, paracetamol, ibuprofeno, cetoprofeno [> 1 ano], tramadol, morfina). • Se pós-operatório, manter analgesia oral de horário por 24 a 48 horas, depois s/n.	As anteriores, mais: • Preparo de material de urgência e monitorização. • Sedação venosa (midazolam, ketamina, clonidina, propofol). • Analgesia venosa (dipirona, cetoprofeno [> 1 ano], tramadol, morfina, fentanil).
Avaliação da dor				
Qualificam presença de dor NIPS (0 a 12 meses)	0 a 3		4 a 7	
Qualificam presença de dor NFCS (0 a 18 meses)	0 a 2		3 a 8	
Qualificam intensidade da dor FLACC-R (2 meses a 8 anos)	0	1 a 3	4 a 6	7 a 10
Qualificam intensidade da dor FACES FPS-R (4 anos a 18 anos)	0: face 1	2: face 2	4: face 3	6: face 4	8: face 5	10: face 6
Avalia nível de sedação COMFORT (0 a 18 anos)	Excessivo 8 a 16	Adequado 17 a 26	Insuficiente 27 a 40	
Tratamento farmacológico da dor	–	• Anestesia tópica*** e/ou local. • Analgesia oral (dipirona, paracetamol, ibuprofeno, cetoprofeno).	• As anteriores, mais: • Anestesia regional. • Analgesia oral com opioides (tramadol, morfina).	• As anteriores, mais: • Analgesia venosa (dipirona, tramadol, morfina, fentanil).

* Deve ser aplicada 60 minutos antes do procedimento doloroso; ** Pode ser realizada com EMLA®, que é o nome comercial de uma emulsão tópica de lidocaína e prilocaína (2,5% de cada), ou com Dermomax®, que é o nome comercial de um creme contendo lidocaína lipossomal (4%). Devem ser usadas com cautela em recém-nascidos pré-termo; ** Detalhes sobre aplicação das escalas são apresentados no texto; *** Detalhes sobre aplicação das escalas são apresentados no texto.
Fonte: Elaborado pela autoria.

▪ Situações especiais

• Cateter peridural

Pacientes com cateter peridural recebem infusão contínua ou intermitente de opioides (morfina ou fentanil) ou de anestésicos locais (bupivacaína ou ropivacaína). Se for necessário associar outro medicamento, escolher mecanismos de ação diferentes para evitar sinergismo e potencialização de efeitos adversos.

• Manejo da dor oncológica

Crianças e adolescentes em tratamento oncológico muito frequentemente enfrentam dor de intensidades variáveis e nos diversos momentos da terapia. A dor, nesses pacientes, pode ser crônica, e pode estar relacionada à própria neoplasia, ao tratamento utilizado, a complicações da terapia ou da evolução da doença, e à terminalidade. Nas situações de dores relacionadas a compressão nervosa e radiculopatias, pode-se associar corticosteroides e antidepressivos tricíclicos no manejo farmacológico. Pacientes em uso crônico de opioides (especialmente morfina) frequentemente apresentam efeitos secundários de difícil manejo, como constipações intestinal, retenção urinária e prurido. Além do tratamento sintomático, o intercâmbio entre diversos tipos de opioides, que se ligam a diferentes receptores para a ação analgésica (p. ex., a substituição da morfina por metadona), pode auxiliar no controle destes efeitos secundários. Vias não dolorosas e de fácil utilização para analgesia nas dores intensas (p. ex., fentanil transdérmico) podem permitir o controle da dor no ambiente domiciliar. A associação de outras drogas como gabapentina e oxicodona também são auxiliares importantes do controle da dor nas situações de terminalidade. Bombas de infusão em cateter peridural também podem ser utilizadas em ambiente domiciliar. O trabalho em conjunto e discussões com a equipe de anestesia, no controle da dor intensa de pacientes oncológicos, é importante para o manejo adequado de situações específicas e de alta complexidade.

■ Considerações finais

Apesar de haver avanços científicos na área de dor pediátrica, estudos ainda mostram lacunas na transferência de evidências científicas para a prática clínica, o que compromete a melhora do atendimento dispensado a neonatos, lactentes, crianças e adolescentes na avaliação e no manejo adequado da dor. Estudos de *audits* em hospitais, nos âmbitos nacional e internacional, são unânimes em mostrar a necessidade de se ter políticas institucionais hospitalares de proteção à criança contra as experiências de dor.

No sentido de estabelecer políticas no âmbito institucional, uma contribuição importante advém do programa Child Kind, que é uma iniciativa semelhante ao modelo de certificação "Baby Friendly" (Hospital Amigo da Criança), aplicada especificamente à prevenção e alívio da dor pediátrica. Esta iniciativa conta com o apoio da IASP e do Special Interest Group on Pain Childhood, e será endossada por organizações internacionais de saúde, como a OMS. Os princípios da Child Kind Initiative foram estabelecidos na Declaração de Bellagio, elaborada por *experts* na área, durante uma conferência realizada em 2008. De acordo com Schechter e Finley[26], os critérios para uma instituição ter a certificação "Child Kind" são os seguintes: (a) desenvolvimento de política institucional de combate à dor; (b) educação continuada de profissionais de saúde em avaliação e manejo da dor; (c) avaliação da dor com base em evidências; (d) implementação de protocolos de prevenção e tratamento da dor com base em evidências científicas; (e) avaliação institucional continuada.

Portanto, é preciso encorajar nos profissionais de saúde as mudanças na prática clínica de avaliação e manejo de dor na população pediátrica para acompanhar o ritmo acelerado de produção de evidências científicas nesta área, a fim de atender ao princípio de proteção a crianças, especialmente nas fases inciais de desenvolvimento.

■ Referências bibliográficas

1. Linhares MBM, Doca FN, Martinez FE, Carlotti AP, Cassiano RG, Pfeifer LI, Funayama CA, Rossi LR Finley GA. Pediatric pain: prevalence, assessment, and management in a teaching hospital. Braz J Med Biol Res. 2012;45(12):1287-94.

2. IASP – International Association for Study of pain 2008. Definition of pain; Pain Terminology; Curriculum on Pain for Students in Psychology. [acessado 2009 maio 20]. Disponível em: www.iasp-pain.org.

3. Valeri BO, Holsti L, Linhares MBM. Neonatal pain and developmental outcomes in children born preterm: a systematic review. Clin J Pain. 2015;31(4):355-62.

4. Chambers C The role of Family factors in Peditaric Pain. In PJ McGrath & GA Finley (EDs) Pediatric pain: Biological and social context. Progress in pain research management. Seatle, IASP Press. 2003;26:99-130.

5. Craig KD, Ridell, RRP Social influences, culture, and ethnicity. In PJ McGrath & GA Finley (EDs) Pediatric pain: Biological and social context. Progress in pain research management. Seatle, IASP Press. 2003; 26:159-182.

6. Dworkin RH, Turk DC, Farrar JT, Haythornthwaite JA Jensen MP Katz NP et al. Core outcome measures for chronic pain clinical trials: IMMPACT recommendations. Pain. 2005;113(1-2):9-19.

7. McGrath PJ, Walco GA, Turk DC Dworkin RH Brown MT Davidson K et al. Core outcome domains and measures for pediatric acute and chronic/recurrent pain clinical trials: PedIMMPACT recommendations. J Pain. 2008;9(9):771-783.

8. Grunau RE, Craig KD. Pain expression in neonates: facial action and cry. Pain. 1987;28(3):395-410.

9. Lawrence J, Alcock D, McGrath, Kay J, MacMurray SB, Dulberg C. The development of a tool to assess neonatal pain. Neonatal Network-The Journal of Neonatal Nursing. 1993;12(6):59-66.

10. Stevens BJ, Gibbins S, Yamada J, Dionne K, Lee G, Johnston C, Taddio A. The premature infant pain profile-revised (PIPP-R): initial validation and feasibility. Clin J Pain. 2014;30(3):238-243.

11. Ambuel B, Hamlett KW, Marx CM, Blumer JL. Assessing distress in pediatric intensive care environments: The COMFORT scale. J Ped Psych. 1992;17(1):95-109.

12. Hester NO, Foster R, Kristensen K. Measurement of pain in children: generalizability and validity of the pain ladder and poker chip tool. In DC Tyler & EJ Crane (Eds.). Advances in pain research and therapy: New York Raven. 1990;15:79-84.

13. Bieri JE, Reeve R, Champion GD, Addicoat L Ziegler J. The faces pain scale for the assessment of the severity of pain experienced by children: development initial validation and preliminar investigations for ratio scale properties. Pain. 1990;41(2):139-150.

14. Freyd M. The graphic rating sacale. J Edu Psychol. 1923;43: 83-102.

15. Manworren RC, Hynan LS. Clinical validation of FLACC: preverbal patient pain scale. Ped Nurs. 2003;29(2):140-146.

16. Cignacco E, Hamers JP, Stoffel L, van Lingen RA, Gessler P, McDougall J Nelle M. The efficacy of non-pharmacological intereventions in the management of procedural pain in preterm and term neonates. A systematic literature review. Eur J Pain. 2007;11(2):139-152.

17. Linhares MBM & Doca FNP. Dor em neonatos e crianças: avaliação e intervenções não-faramacológicas. Temas em Psicologia. 2010;18(2):207-325.

18. Uman LS, Birnie KA, Noel M, Parker J, Chambers CT, McGrath, Kisely. Psychological interventions for needle-related procedural pain and distress in children adn adolescentes. Cochrane Database of Systematic Reviews. 2013;10. Art. No.: CD005179. DOI: 10.1002/14651858.CD005179.pub3.

19. Oliveira N, Santos JL, Linhares MBM Audiovisual distraction for pain relief in paediatric inpatients: a crossover study. Eur J Pain 2016 doi: 10.1002/ejp.915. [Epub ahead of print Jul 26.]

20. Stevens B, Yamada, J, Ohlsson, A, Halliburton S, Shorkey A. Sucrose for analgesia in newborn infants undergoing painful procedures. Cochrane Database of Systematic Reviews. 2016;7. Art. No.: CD001069. DOI10.1002/14651858.CD001069. pub5.

21. Ramenghi L, Evans D, Levene M. "Sucrose analgesia": Absorp tive mechanism or taste perception? Archives of Disease Child and Fetal Neonatal. 1999;80(2):146-147.

22. Gaspardo CM, Miyase CI, Chimello JT, Martinez FE, Martins Linhares MB. Is pain relief equally efficacious and free of side effects with repeated doses of oral sucrose in preterm neonates? Pain [Internet]. 2008 Jul;137(1):16-25.

23. Johnston CC, Filion F, Snider L, Majnemer A, Limperopoulos C, Walker C-D, et al. Routine sucrose analgesia during the first week of life in neonates younger than 31 weeks' postconceptional age. Pediatrics [Internet]. 2002 Sep;110(3):523-8.

24. Bott R. WHO Guidelines on the pharmocological treatment of persisting pain in children with medical illnesses. Igarss. 2014;(1):1-5.

25. Witt N, Coynor S, Edwards C, Bradshaw H. A Guide to Pain Assessment and Management in the Neonate. Curr Emerg Hosp Med Rep [Internet]. Springer US. 2016;4(1):1-10.

26. Schechter N, Finley GA The ChildKind Initiative: A program to reduce pain in child health facilities worldwide 2008. [Recuperado 2010 maio 24]. Disponível em: http://www.childkindinternational.org/ChildKind_International/Resources.html.

27. Matsuno AK, Carlotti APCP. Sedação, analgesia e bloqueio neuromuscular. In: Carlotti APCP, Carmona F, editors. Rotinas em Terapia Intensiva Pediátrica. 2.ed. São Paulo, Blucher; 2015. p.21-43.

Anexo: tabelas de referência de drogas

TABELA A14.1. Benzodiazepínicos.

Medicamentos	Propriedades	Doses	Metabolismo	Efeitos colaterais
Diazepam® Amp. 10 mg/2 ml Comp. 5 mg Comp. 10 mg	Meia-vida longa: 12 a 24 horas Sedação prolongada.	EV: 0,1 a 0,2 mg/kg Pico de ação: 3 a 4 min Retal/VO: 0,5 mg/kg Pico de ação: 1 hora Evitar via IM (absorção errática).	Eliminação hepática	Bradicardia, hipotensão arterial, depressão respiratória, ataxia, confusão, depressão, incontinência urinária, erupção cutânea, trombose venosa, flebite local, boca seca.
Lorazepam® Comp. 2 mg Apresentação EV não disponível no Brasil.	Duração de ação: 2 a 6 horas	VO: 0,05-0,1 mg/kg/dose Pico de ação: 2 horas Máximo: 4 mg/dose ou 8 mg/12 horas ou 0,1 mg/kg/12 horas (o que for menor).	Eliminação hepática e renal	Hipo/hipertensão, taqui/bradicardia, depressão respiratória, fraqueza, depressão, agitação, histeria, psicose, alterações visuais, urticária e prurido.
Midazolam® Amp. 15 mg/3 ml Amp. 5 mg/5 ml Amp. 50 mg/ 10 ml	3 a 4 vezes mais potente que o Diazepam® Ação rápida e meia-vida curta (2 a 4 horas) Infusão contínua para efeito mais consistente.	VO: 0,5 a 0,7 mg/kg Pico de ação: 30 min Retal: 1 mg/kg Pico de ação: 20 a 30 min Intranasal/sublingual: 0,2 a 0,4 mg/kg Pico de ação: 10 min EV: 0,05 a 0,5 mg/kg. Pico de ação: 3 a 5 min EV contínuo: 0,1 a 0,5 mg/kg/hora IM: 0,2-0,5 mg/kg Pico de ação: 30 min	Eliminação renal	Taquicardia, estímulo vasovagal, hipotensão arterial, broncoespasmo, laringoespasmo, apneia, hipoventilação, salivação, erupção cutânea, prurido, sensação de queimação ou resfriamento no local da injeção. Reações paradoxais em 1 a 15% das crianças: choro inconsolável, agitação, hiperexcitabilidade, inquietação, desorientação.
Antagonista: flumazenil® Amp. 0,5 mg/5 ml	Antagonista dos benzodiazepínicos Reversão de sedação e depressão respiratória, induzidas por benzodiazepínicos.	0,01 mg/kg EV em *bolus*; repetir, se necessário, em intervalos de 1 a 3 min, até a dose máxima: ≤ 20 kg: 0,05 mg/kg de dose total (equivalente a 5 doses de 0,01 mg/kg) > 20 kg: 0,2 mg/dose (dose total máxima de 1 mg).		Náuseas, vômitos, zumbidos, cefaleia, visão borrada, convulsões, ansiedade e labilidade emocional. Utilização com cautela em lesão cerebral recente, intoxicação por múltiplas drogas, benzodiazepínicos utilizados como anticonvulsivantes, início do tratamento com drogas antiepiléticas. Início de ação em 2 min. Pico de ação entre 6 e 0 min, persistindo por pelo menos 1 hora. Meia-vida curta. Risco de ressedação (doses repetidas podem ser necessárias).

Legenda: EV: via endovenosa. IM: via intramuscular. VO: via oral.
Fonte: Adaptada de Matsuno e Carlotti[27].

TABELA A14.2. Analgésicos dissociativos.

Medicamentos	Propriedades	Doses	Metabolismo	Efeitos colaterais
Ketamina® Frasco 500 mg/10 ml	Sedação, analgesia e amnésia. Broncodilatador. Medicamento de escolha para intubação e sedação de pacientes asmáticos. Efeito limitado na mecânica respiratória. Preserva estabilidade cardiovascular. Alternativa na depressão miocárdica por benzodiazepínicos ou opiodes. Uso associado a benzodiazepínicos em procedimentos invasivos (causa menos depressão respiratória).	EV: 0,5 a 2 mg/kg em *bolus* (em 1 min). Pico de ação: 1 min Duração: 10 a 15 min EV contínuo: 0,5 a 2 mg/kg/h. IM: 2 a 6 mg/kg Retal: 6 a 10 mg/kg Pico de ação retal e IM: 5 a 20 min VO: 6 a 10 mg/kg Intranasal: 6 mg/kg	Eliminação hepática	Bradicardia, hipotensão arterial, depressão respiratória, ataxia, confusão, depressão, incontinência urinária, erupção cutânea, trombose venosa, flebite local, boca seca.

Legenda: EV: via endovenosa. IM: via intramuscular. VO: via oral.
Fonte: Adaptada de Matsuno e Carlotti[27].

TABELA A14.3. Agonistas dos receptores α2-adrenérgicos.

Fármacos	Propriedades	Doses	Metabolismo	Efeitos colaterais
Clonidina® Amp. 150 mcg/ml	Efeito sedativo, analgésico e ansiolítico. Não causa depressão respiratória significativa. Útil nos casos de síndrome de abstinência por opioide e/ou benzodiazepínicos. Alternativa para pacientes tolerantes a opioide ou com dificuldade de sedação (p. ex., síndrome de Down).	VO: 1 a 5 mcg/kg/dose a cada 8 horas EV contínuo: 0,2 a 2 mcg/kg/hora	Metabolismo hepático com excreção renal	Tonturas, enjoo, boca seca, desmaios e constipação. Hipotensão arterial e bradicardia, devido à redução do tônus simpático e ao aumento do tônus vagal. Efeito rebote (hipertensão arterial, taquicardia e agitação), se suspensão abrupta após uso prolongado (> 5 dias).
Dexmedetomidina® Frasco 100 mcg/ml	Efeito sedativo, analgésico e ansiolítico. Não causa depressão respiratória significativa. Útil nos casos de síndrome de abstinência por opiode e/ou benzodiazepínicos. Alternativa para pacientes tolerantes a opioide ou com dificuldade de sedação (p. ex., síndrome de Down). Comparada à clonidina, possui maior especificidade para receptores α2 que α1-adrenérgicos e meia-vida mais curta (2 a 3 horas *versus* 8 a 12 horas).	EV contínuo: 0,2 a 2 mcg/kg/hora Início de ação: 30 min	Metabolismo hepático com excreção renal	Tonturas, enjoo, boca seca, desmaios e constipação. Hipotensão arterial e bradicardia, devido à redução do tônus simpático e ao aumento do tônus vagal. Efeito rebote (hipertensão arterial, taquicardia e agitação), se suspensão abrupta após uso prolongado (> 5 dias).

Legenda: EV: via endovenosa. VO: via oral.
Fonte: Adaptada de Matsuno e Carlotti[27].

14 ▪ Anexo: tabelas de referência de drogas

TABELA A14.4. Opioides.

Medicamentos	Propriedades	Doses	Metabolismo	Efeitos colaterais
Morfina Amp. 10 mg/ml Comp. 10 mg Solução 10 mg/ml	Ação lenta. Longa duração. Venodilatação.	EV, SC e IM: 0,05 a 0,2 mg/kg a cada 2 a 4 horas Máximo: 15 mg VO: 0,2 a 0,5 mg/kg a cada 4 a 6 horas EV contínuo: 10 a 40 mcg/kg/hora Início de ação: EV 1 min IM 5 min SC até 30 min VO até 60 min	Metabolismo hepático e renal	Liberação de histamina, hipotensão e prurido; espasmo no trato biliar e aumento da pressão do ducto biliar comum, depressão do reflexo de tosse, diminuição do fluxo sanguíneo cerebral, da taxa metabólica cerebral e da pressão intracraniana, miose, bradicardia, rigidez muscular de tronco (injeção rápida), convulsões em recém-nascidos e em altas doses, náuseas, vômitos, retenção urinária, íleo e efeito prolongado em insuficiência renal.
Fentanil® Frasco 500 mcg/10 ml Amp. 100 mcg/2 ml	100 vezes mais potente que a morfina. Não provoca liberação de histamina. Maior volume de distribuição e menor meia-vida que a morfina.	EV: 0,5 a 2 mcg/kg. Início de ação: < 1 min Duração: 30 a 60 min EV contínuo: 1 a 5 mcg/kg/hora	Metabolismo hepático	Miose, bradicardia, rigidez muscular de tronco e de glote com injeção rápida, hipotensão, apneia, convulsões, visão borrada, náuseas, vômitos, retardo do esvaziamento gástrico, constipação intestinal, retenção urinária aguda, depressão respiratória, principalmente quando associado a outros sedativos e em crianças abaixo de 3 meses.
Meperidina® Amp. 100 mg/2 ml	Narcótico sintético. Início de ação mais rápido e duração de ação semelhante à morfina. Potência 1/10 da morfina. Metabólito: normoperidina, com efeitos no SNC, com tremores e convulsões. Uso restrito em pediatria e dor crônica.	EV: 1 a 2 mg/kg. Início de ação: < 1 min Pico de ação: 20 min EV contínuo: 0,2 a 0,4 mg/kg/hora IM: 1 a 3 mg/kg Pico de ação: 50 min	Metabolismo hepático	Hipotensão, parada cardíaca, depressão respiratória, laringoespasmo, euforia, convulsões, obstipação, espasmo do trato biliar, rigidez da parede torácica, urticária e prurido.
Metadona® Amp. 10 mg/ml Comp. 5 mg Comp. 10 mg	Potência igual à da morfina. Meia-vida longa: 12-24 h. Usada no tratamento de síndrome de abstinência por opioides.	EV ou VO: 0,05 a 0,1 mg/kg/dose a cada 4 a 12 horas Início de ação: 10 a 20 min Duração: 6 a 12 horas	Metabolismo hepático e excreção renal	Liberação de histamina: Taquicardia, hipotensão arterial, sudorese. Constipação, depressão respiratória, confusão mental.
Codeína® Gotas 20 mg/ml	Derivado opiode usado para alívio da dor leve a moderada, comumente utilizado em pós-operatório de pediatria, em combinação com acetaminofen.	IM ou SC: 0,5 mg/kg ou 15 mg/m² a cada 4 a 6 horas Pico de ação: 30 a 60 min Equivalência: 120 mg (IM) 200 mg (VO) = 10 mg de morfina	Metabolismo predominante renal Através da desmetilação hepática é transformada em morfina	Constipação, sonolência, depressão respiratória, broncoespasmo, reações alérgicas, liberação de histamina, edema e laringoespasmo, náuseas, vômitos, convulsões, alucinações e rigidez muscular. Contraindicações: hiperssecreção brônquica, colite pseudomembranosa, dependência de drogas, hipertensão intracraniana, arritmias cardíacas, cirurgia recente do trato urinário ou intestinal. Não recomendado para crianças prematuras ou recém-nascidas.

(Continua)

(Continuação)

TABELA A14.4. Opioides.

Medicamentos	Propriedades	Doses	Metabolismo	Efeitos colaterais
Tramadol® Amp. 100 mg/2 ml Cápsula 50 mg	Analgésico potente de ação central. Atuação semelhante às endorfinas e encefalinas. Usado no tratamento das dores intensas agudas, subagudas ou crônicas.	VO/EV/SC/IM/Retal: 5 mg/kg/dia a cada 6 a 8 horas Máximo 400 mg/dia. Início de ação: VO 20 a 30 min Duração de ação: 3 a 7 horas Administração EV deve ser lenta (em 30 a 60 min).	Metabolismo hepático e excreção renal	Sudorese, tonturas, náuseas, vômitos, sonolência, convulsões.
Antagonista: Naloxona® Amp. 0,4 mg/1 ml	Antagonista dos opioides. Reverter efeitos colaterais dos opioides, incluindo depressão respiratória, hipotensão e hipoperfusão.	Reversão parcial dos efeitos opioides: 0,01 mg/kg/dose EV. Reversão total dos efeitos opioides: 0,1 mg/kg/dose (máximo 2 mg/dose). Meia-vida curta. Risco de ressedação (doses repetidas podem ser necessárias).		Náuseas, ansiedade, estimulação simpática. Pode precipitar dor intensa em pós-operatório imediato. Risco de convulsões ou síndrome de abstinência se administrado a recém-nascidos de mães usuárias de opioides.

Legenda: EV: via endovenosa. IM: via intramuscular. VO: via oral. SC: via subcutânea. SNC: Sistema nervoso central.
Fonte: Adaptada de Matsuno e Carlotti[27].

TABELA A14.5. Anti-inflamatórios não hormonais (ou não esteroidais) e outros analgésicos.

Medicamentos	Propriedades	Doses	Metabolismo	Efeitos colaterais
Cetoprofeno® Amp. 100 mg Caps. 50 mg Comp. revestido 100 mg Gotas 20 mg/ml (20 gotas)	Analgésico, antipirético e anti-inflamatório.	1 mg/kg/dose a cada 8 a 12 hora Máximo: 300 mg/dia. EV: diluição do frasco-ampola 1 mg/ml e infusão lenta, em 20 min	Metabolismo hepático e excreção renal	Desconforto gastrintestinal, dor epigástrica, náusea, vômitos, constipação e diarreia. Ulceração gastroduodenal, hemorragia digestiva e perfuração intestinal. Reações de hipersensibilidade (erupção cutânea, exantema, prurido, exacerbação de urticária crônica, crise asmática, angioedema e choque anafilático). Vertigem, tonturas, sonolência, cefaleia, distúrbios do humor, parestesias e convulsões. Síndrome de Stevens-Johnson e síndrome de Lyell. Visão borrada. Anemia e leucopenia. Agravamento de insuficiência renal pré-existente.
Ibuprofeno® Gotas 50 mg/ml (10 gotas) Comp. 200 mg	Analgésico, antipirético e anti-inflamatório	VO: 5 a 10 mg/kg/dose a cada 6 a 8 horas Máximo: 40 mg/kg/dia ou 2,4 g/dia. Início de ação: 15 a 30 min Duração: 4 a 6 horas	Metabolismo hepático	Náusea, vômito, dor epigástrica, desconforto abdominal, diarreia, constipação intestinal, hemorragia digestiva, ulceração. Reações de hipersensibilidade (erupção cutânea, angioedema, broncoespasmo), ambliopia tóxica, elevação significativa da transaminase no soro, retenção hídrica, edema, hipertensão arterial, inibição da agregação plaquetária, linfopenia, anemia hemolítica, agranulocitose, trombocitopenia, tontura, depressão, insônia e insuficiência renal em pacientes desidratados. Pode aumentar o nível sérico de digoxina. Não utilizar em pacientes com comprometimento da função renal. Uso cauteloso em pacientes com disfunção hepática, comprometimento cardíaco ou hipertensão.

(Continua)

TABELA A14.5. Anti-inflamatórios não hormonais (ou não esteroidais) e outros analgésicos.

Medicamentos	Propriedades	Doses	Metabolismo	Efeitos colaterais
Paracetamol Gotas 200 mg/ml (15 gotas) Comp. 500 mg Comp. 750 mg Suspensão oral 100 mg/ml	Analgésico e antipirético	VO: 10 a 15 mg/kg/dose a cada 4 a 6 horas Máximo: 60 a 90 mg/kg/dia ou 4 g/dia. Início de ação: 30 min Duração: 4 a 6 horas	Metabolismo hepático	Hepatotoxicidade relacionada a altas doses. Reação de hipersensibilidade (erupções cutâneas, urticária, eritema pigmentar fixo, broncoespasmo, angioedema e choque anafilático). Discrasias sanguíneas (agranulocitose, anemia hemolítica, neutropenia, leucopenia, pancitopenia e trombocitopenia). Hipoglicemia, hematúria.
Dipirona® Gotas 500 mg/ml (20 gotas) Solução oral 50 mg/ml Comp. 500 mg Comp. 1 g Amp. 500 mg/2 ml	Analgésico e antipirético	10-15 mg/kg/dose VO ou EV a cada 4 a 6 horas Máximo: 4 g/dia. Início de ação: 30 a 60 min Duração: 4 horas	Metabolismo hepático e excreção renal	Reações anafiláticas/anafilactoides (prurido, urticária, angioedema, broncoespasmo, arritmias cardíacas e choque circulatório). Síndrome de Stevens-Johnson ou síndrome de Lyell. Hipotensão arterial isolada ou transitória. Leucopenia e, em casos muito raros, agranulocitose ou trombocitopenia. Nefrite intersticial aguda e insuficiência renal aguda. Redução dos níveis plasmáticos de ciclosporina.

Legenda: EV: via endovenosa. VO: via oral. BAV: bloqueio atrioventricular.
Fonte: Adaptada de Matsuno e Carlotti[27].

TABELA A14.6. Anestésicos locais.

Medicamento	Propriedades	Doses	Metabolismo	Efeitos colaterais
Lidocaína®	Anestésica	Infiltração SC: 0,25 a 0,5 mg/kg/dose Dose máxima: 4,5 mg/kg/dose Não repetir antes de 2 horas	Metabolismo hepático	Excitação ou depressão do SNC, hipotensão, bradicardia, depressão respiratória, broncoespasmo, náusea, vômito, metemoglobinemia em doses muito elevadas. Contraindicações: BAV, bloqueio sinoatrial, uso concomitante de antiarrítmicos classe I (quinidina, flecainida, procainamida), ou amiodarona, e síndrome de Wolf-Parkinson-White.

Legenda: SC: via subcutânea. SNC: Sistema nervoso central. BAV: bloqueio atrioventricular.
Fonte: Adaptada de Matsuno e Carlotti[27].

Interpretação do hemograma e diagnóstico de agentes causadores de infecções virais na era molecular

15.1 – Interpretação do hemograma

■ José Eduardo Bernardes

■ Introdução

O exame hematológico (hemograma) está entre os exames subsidiários mais solicitados pelo pediatra na sua prática clínica diária. Ele fornece informações quantitativas sobre os elementos celulares do sangue (eritrócitos, leucócitos e plaquetas) e também relevantes informações qualitativas, por meio da análise do esfregaço de sangue periférico.

Como todas as ferramentas em medicina, deve-se solicitá-lo de maneira seletiva e racional quando se suspeita, principalmente, de doenças hematológicas ou infecciosas, ou para monitorização da resposta a alguns tratamentos.

Recomenda-se ao pediatra que visite ou obtenha referências sobre o laboratório de análises clínicas que o atende (suas instalações, equipamentos e pessoal técnico, além do certificado de algum programa de controle de qualidade) visando maior confiabilidade nos resultados de exames fornecidos.

A contagem das células do sangue e dos índices hematimétricos é obtida por contadores eletrônicos modernos que geralmente utilizam métodos de impedância elétrica, nos quais o fluxo das células é dirigido para uma microabertura com dois eletrodos de cada lado, gerando um campo eletrônico, onde ela é detectada e registrada sequencialmente.

Atualmente, não se aceitam as obsoletas contagens manuais obtidas pelas antigas câmaras de contagem de Neubauer por meio de métodos de diluição.

Apesar da precisão dos contadores eletrônicos, o olho humano continua sendo imprescindível para detectar grande parte das alterações morfológicas das células do sangue por meio da análise do esfregaço do sangue periférico.

A hematopoese (realizada na medula óssea) é a sequência de produção das células hematológicas, a partir de células-tronco pluripotentes, que se dividem e se diferenciam, formando as células maduras que circulam pelo sangue periférico (Figura 15.1.1).

■ Série vermelha

A principal função das hemácias é o transporte de oxigênio para os tecidos, através da hemoglobina.

O estudo laboratorial da série vermelha, chamado eritrograma, é composto de vários testes que serão comentados a seguir.

• Contagem de eritrócitos

O número de eritrócitos por milímetro cúbico (mm^3) nos fornece uma estimativa indireta do conteúdo de hemoglobina (Hb) no sangue.

• Hemoglobina

Ferroproteína situada no interior dos eritrócitos encarregada do transporte de oxigênio para os tecidos.

O teor total de hemoglobina no sangue depende da quantidade de eritrócitos e da concentração de hemoglobina contida neles.

Algumas situações clínicas podem levar ao aumento dos níveis de hemoglobina, como a desidratação, a hiperlipidemia e os grandes leucocitoses. Outras, como a hiper-hidratação (diluição), podem diminuir a taxa de hemoglobina.

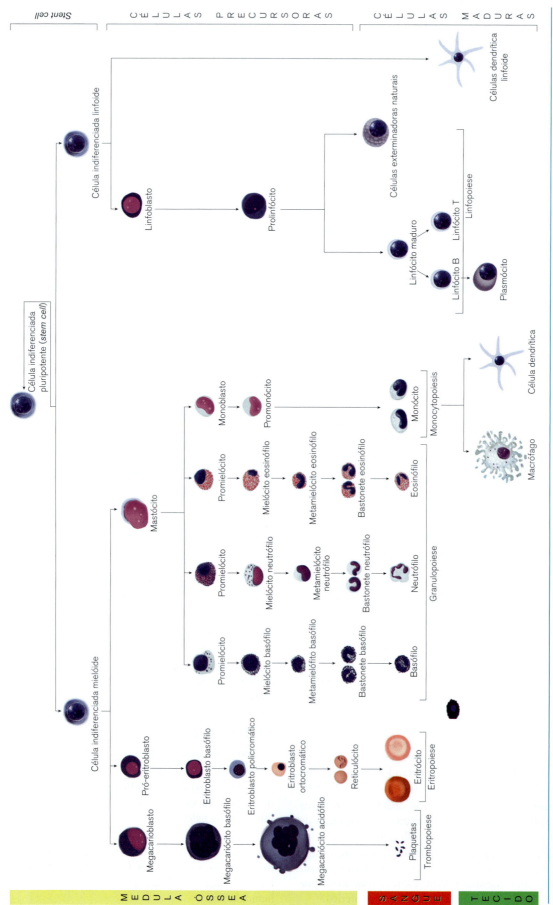

FIGURA 15.1.1. Hematopoese em humanos.
Fonte: Wikipédia[8].

15.1 ■ Interpretação do hemograma

A determinação dos níveis de hemoglobina é mais sensível e precisa que a contagem de eritrócitos e o hematócrito para detecção de anemia.

Expressa-se em gramas por decilitro (g/dl).

• Hematócrito

Porcentagem de massa em relação ao volume original de sangue após centrifugação. Em outras palavras, é o volume ocupado pelos eritrócitos em relação à quantidade de plasma.

Expressa-se em porcentagem (%).

• Reticulócitos

Forma intermediária entre o eritrócito maduro e seus precursores eritroblásticos. Já perderam o núcleo, mas conservam alguns microssomos e ribossomos por um a dois dias. São melhores observados por coloração supravital com azul de cresil.

No esfregaço de sangue periférico (coloração de Leishman ou Wright) apresentam coloração azul-acinzentada, em contraste com a cor vermelho-alaranjada dos eritrócitos maduros. Nessas colorações, são denominados hemácias policromatófilas.

Podem também apresentar pontilhado basófilo (agregados de ribossomos citoplasmáticos de distribuição uniforme em partes do eritrócito).

A contagem dos reticulócitos reflete a produção dos eritrócitos pela medula óssea. Como possuem volume corpuscular médio (VCM) maior que os eritrócitos maduros, em casos de reticulocitose pode haver aumento do VCM e anisocitose (comentados a seguir).

As causas do aumento de reticulócitos são anemias hemolíticas, sangramento agudo e resposta ao tratamento de anemias por deficiência de ferro, vitamina B-12 ou ácido-fólico. As causas de diminuição de reticulócitos são anemias por diminuição de produção e eritropoese ineficaz.

Os valores de referência para o número de reticulócitos são $55 \pm 10 \times 10^9/l$ (0,5-1,5%).

Deve-se salientar que os valores das medidas referentes aos eritrócitos em crianças possuem suas próprias curvas, não devendo, portanto, considerar os valores de adultos para o diagnóstico de anemia nesta faixa etária (Tabela 15.1.1).

TABELA 15.1.1. Valores normais da série vermelha na idade pediátrica.

Idade	Hb (g/dl)	Hto (%)	Ret (%)
Recém-nascido	14,0 a 19,0	42 a 60	1
1 mês	10,2 a 18,2	29 a 41	1
6 meses	10,1 a 12,9	34 a 40	1
1 ano	10,7 a 13,1	35 a 42	1
5 anos	10,7 a 14,7	35 a 42	1
6 a 11 anos	11,8 a 14,6	35 a 47	1
12 a 15 anos	11,7 a 16,0	35 a 48	1

Fonte: Adaptada de Díaz de Heredia e Bastida[3].

• Índices eritrocitários de Wintrobe

Obtidos a partir dos níveis de eritrócitos, hemoglobina e hematócrito.

- **VCM (volume corpuscular médio):** obtido através da divisão do Hto pela Hb × 1.000. É expressado em fentolitros (fl). Por esse índice, as hemácias podem ser normocíticas (VCM = 80-100); microcíticas (VCM < 80) e macrocíticas (VCM > 100).
- **HCM (hemoglobina corpuscular média):** estima a quantidade de hemoglobina, em média, no eritrócito. Obtida pela divisão da hemoglobina pelo glóbulo vermelho. É expressado em picogramas (pg). O valor normal (normocromia) varia de 26 a 34 pg. Por conseguinte, teremos hipocromia (HCM < 26) e hipercromia (HCM > 34).
- **CHCM (concentração de hemoglobina corpuscular média):** indica a concentração média de Hb no eritrócito. Não depende apenas do tamanho da célula. É obtido pela divisão da Hb pelo Hto. Valor de referência entre 32 e 36%.

O Quadro15.1.1 lista as principais patologias encontradas nos diferentes índices hematimétricos.

QUADRO 15.1.1. Principais patologias encontradas nos diferentes índices hematimétricos.

Índices hematimétricos	Principais patologias
Macrocitose (↑ VCM)	• Deficiência de ácido fólico e vitamina B₁₂ (anemias megaloblásticas); alcoolismo; grandes reticulocitoses (anemia hemolítica ou sangramento agudo); SMD; hipotireoidismo; doença hepática crônica. Observa-se que os recém-nascidos, habitualmente, apresentam macrocitose, fisiologicamente.
Microcitose e hipocromia (↓ VCM e ↓ HCM)	• Deficiência crônica de ferro; talassemia menor; anemia sideroblástica; esferocitose hereditária (microcitose mais evidente); doenças crônicas (uremia, infecções crônicas, colagenoses). • Podem ser normocíticas; intoxicação pelo chumbo.
Normocitose e normocromia	• Anemias por diminuição de produção (aplasia de medula óssea, anemia de Fanconi, anemia de Blackfan-Diamond). • Podem ser macrocíticas; infiltração medular (leucemias); anemias hemolíticas (sem grandes reticulocitoses); infecções crônicas; nefropatias crônicas; anemias de doenças malignas em geral.
Aumento de CHCM	• Esferocitose; Hb livre no plasma (hemólise intravascular).
Diminuição de CHCM	• Deficiência crônica de ferro; anemias sideroblásticas; anemias das doenças crônicas.

Legenda: SMD: síndrome mielodisplásica. CHCM: concentração de hemoglobina corpuscular média. VCM: volume corpuscular médio. HCM: hemoglobina corpuscular média.
Fonte: Elaborado pela autoria.

- **Outros índices calculados pelos contadores eletrônicos**
  - **DRW** (*red cell distribuition width*): indica anisocitose (variação do tamanho médio das hemácias).

    Valor de referência: entre 12 e 14% (nas talassemias é maior que 15%).
  - **HDW** (*hemoglobin concentration distribution width*): indica dispersão ou distribuição da Hb nos eritrócitos. É expressado em g/l, com valores normais de 27 ± 5 g/l.

    Demonstra-se alterado quando há dupla população de hemácias (pacientes transfundidos) ou anemia ferropriva em tratamento.

- **Eritroblastos**

  Normalmente, os precursores dos eritrócitos maduros (eritroblastos) não circulam. A sua presença no sangue periférico pode significar aumento de produção (como nas anemias hemolíticas) ou infiltração da medula óssea (leucemias, mielofibrose, metástase carcinomatosa), principalmente quando acompanhada de formas jovens de leucócitos (reação leucoeritroblástica).

  Quando o número de eritroblastos for elevado, deve-se descontá-lo da contagem total de leucócitos fornecida pelo aparelho, já que a maioria dos contadores eletrônicos conta como leucócitos totais todas as células nucleadas do sangue, incluindo os eritroblastos.

■ Análise morfológica do sangue periférico

Essa análise nos permite, além de confirmar alterações no tamanho e na concentração de Hb aferidas nas contagens globais, observar as alterações na forma dos eritrócitos (poiquilocitose), a presença de inclusões citoplasmáticas e a disposição das células no esfregaço; itens que podem ser cruciais para o encaminhamento diagnóstico. O Quadro 15.1.2 mostra as principais alterações encontradas e suas causas mais frequentes.

QUADRO 15.1.2. Principais alterações morfológicas encontradas e suas causas mais frequentes.

Alteração	Principais causas
Esferócitos	Esferocitose hereditária; anemia hemolítica autoimune; pós-esplenectomia; queimados.
Eliptócitos	Eliptocitose hereditária; anemia megaloblástica; talassemias.
Estomatócitos	Estomatocitose hereditária; cirrose hepática; hepatite alcóolica.
Dacriócitos	Mielofibrose; anemia megaloblástica.
Esquizócitos	PTT; SHU; carcinomas; uremia; CIVD; hemangiomas; grandes queimados; prótese valvar.
Hemácias falciformes	Anemia falciforme e síndromes falcêmicas.
Equinócitos	Deficiência de piruvato quinase; hepatopatia; queimadura; IRC.
Acantócitos	Acantocitose hereditária; hipobetalipoproteinemia; pós-esplenectomia; hepatopatia grave; mielodisplasia.
Hemácias em alvo	Hemoglobinopatia; doença hepática grave.
Hemácias empilhadas (Rouleaux)	Infecções; doenças malignas; doenças crônicas com aumento de gamaglobulinas.
Aglutinação	Doença por crioaglutinina.
Corpúsculo de Heinz	Hemoglobinas instáveis; deficiência de G6PD; talassemias.
Corpúsculo de Howell-Jolly	Esplenectomia.

Legenda: PPT: pielostomía percutánea transitória. SHU: síndrome hemolítico urêmico. CIVD: coagulação intravascular disseminada. IRC: insuficiência renal crônica.
Fonte: Adaptado de Borque[7].

■ Série branca

Os leucócitos são células nucleadas presentes no sangue, componentes do sistema imune, cuja função é a defesa do organismo frente às agressões do meio externo. Constituídos pelos fagócitos, os leucócitos são compostos pelos granulócitos (neutrófilos, eosinófilos e basófilos) e monócitos, além dos linfócitos e plasmócitos; e produzidos na medula óssea com meia-vida e funções diferentes.

Os valores normais de leucócitos variam entre 4 e 11 × 10^9/l. Valores superiores a 11 × 10^9/l são chamados leucocitose, e valores inferiores a 4 × 10^9/l, leucopenia.

É importante notar que existe uma linfocitose fisiológica no lactente e pré-escolar que tende a desaparecer a partir dos 8 anos de idade, quando a porcentagem de neutrófilos vai aumentando e a de linfócitos diminuindo até chegar a contagem própria de adultos (Tabela 15.1.2).

O recém-nascido apresenta leucocitose (em função de neutrofilia) com diminuição progressiva a partir do terceiro dia de vida. Além disso, a contagem de neutrófilos e linfócitos do recém-nascido têm relação com a zona de punção. Os valores arteriais são 75% daqueles obtidos por punção venosa ou capilar.

Algumas famílias descendentes de raça negra podem ter individualmente de 0,6 a 0,8 × 10^9/l menos leucócitos que os padrões normais (habitualmente sem repercussão clínica).

Uma reação leucemoide acontece quando encontramos contagem de leucócitos maior que 50 × 10^9/l. Geralmente, se dá em função de neutrofilia, com algumas formas jovens, sem blastos. Ela pode acompanhar algumas infecções bacterianas, mononucleose infecciosa, a recuperação de uma agranulomatose ou o uso de fatores estimulantes de colônias de granulócitos (G-CSF ou GM-CSF).

15.1 ▪ Interpretação do hemograma

TABELA 15.1.2. Valores de normalidade dos principais parâmetros da série branca.

Idade	Leucócitos Média	Leucócitos Intervalo	Neutrófilos Média	Neutrófilos Intervalo	Linfócitos Média	Linfócitos Intervalo	Monócitos Média	Eosinófilos Media
Recém a nascido	18,0	9,0 a 30,0	4,0	2,0 a 6,0	4,2	2,0 a 7,3	1,1	0,4
2 semanas	12,0	5,0 a 21,0	3,6	1,8 a 5,4	4,2	2,0 a 7,3	0,9	0,4
6 meses	11,9	6,0 a 17,5	3,8	1,0 a 8,5	4,2	2,0 a 7,3	0,6	0,3
1 ano	11,4	6,0 a 17,5	3,5	1,5 a 8,5	7,0	4,0 a 10,5	0,6	0,3
4 anos	9,1	5,5 a 15,5	3,8	1,5 a 8,5	4,5	2,0 a 8,0	0,5	0,3
8 anos	8,3	4,5 a 13,5	4,4	1,5 a 8,0	3,3	1,5 a 6,8	0,4	0,2
10 anos	8,1	4,5 a 13,5	4,4	1,8 a 8,0	3,1	1,5 a 6,5	0,4	0,2
Adulto	7,4	4,5 a 11,0	4,4	1,8 a 7,7	2,5	1,0 a 4,8	0,3	0,2

Fonte: Adaptada de Dallman[2].

- **Neutrófilos**

Produzidos na medula óssea, possuem vida média entre 6 e 7 horas; atravessam a parede vascular e vão para os tecidos, onde sobrevivem entre 4 e 5 dias.

O aumento do número de bastonetes ou a presença de neutrófilos jovens em circulação (metamielócitos, mielócitos, promielócitos ou mieloblastos) é chamado desvio à esquerda e, geralmente, reflete uma infecção bacteriana.

Se a granulação citoplasmática é proeminente, chamamos granulação tóxica, e igualmente costuma indicar infecção.

Os pleocariócitos são neutrófilos hipersegmentados e geralmente acompanham as anemias megaloblásticas. A ausência de segmentação, denominada anomalia nuclear de Pelger-Huët, pode ser genética ou acompanhar algumas patologias hematológicas. A agranulocitose é a ausência de neutrófilos no sangue periférico e reflete uma parada de produção.

A contagem de neutrófilos reflete apenas os neutrófilos circulantes, não incluindo aqueles do "pool marginado" (cerca de 50%).

A neutrofilia pode ser aguda (por redistribuição no sangue periférico e mobilização dos depósitos na medula óssea) ou crônica (por aumento de produção); e de causa reacional (secundária a estímulo fisiológico ou patológicos) ou primária (geralmente nas doenças mieloproliferativas).

A neutropenia é considerada moderada quando os níveis variam entre 0,5 e $1 \times 10^9/l$, e grave quando a quantidade de neutrófilos é menor que $0,5 \times 10^9/l$. Na agranulocitose, geralmente, temos níveis menores que $0,2 \times 10^9/l$ (Quadro 15.1.3).

- **Linfócitos**

Produzidos na medula óssea, podem migrar para os tecidos e retornar à circulação (recirculação). Sobrevivem por vários meses.

QUADRO 15.1.3. Neutrofilia *versus* neutropenia.

Neutrofilia	Neutropenia
• Infecção: geralmente bacteriana • Inflamação: aparelho respiratório, doença inflamatória intestinal, IAM • Hemorragia aguda • Corticosteroides, adrenalina • Exercícios • Cirurgia • Estresse • Queimaduras • Crise asmática • Linfoma de Hodgkin • Extremo baixo peso ao nascimento	• Congênitas: Kostman, familiar benigna • Infecções: varicela, EBV, CMV, parvovírus, rubéola, HAV, HBV • Medicamentos: carbamazepina, ranitidina, dipirona • LES • Neonatal autoimune e aloimune

Legenda: IAM: infarto agudo do miocárdio. EBV: vírus Epstein-Barr. CMV: citomegalovírus. HAV: vírus da hepatite A. HBV: vírus da hepatite B. LES: lúpus eritematoso sistêmico.
Fonte: Adaptado de Díaz de Heredia e Bastida[3].

Os diferentes tipos de linfócitos (B, T, NK) são indistinguíveis no exame do sangue periférico. Apenas os LGL (*large granular lymphocyte*) são, em geral, mais facilmente identificados por sua morfologia característica.

Os linfócitos atípicos são células em regra de maior tamanho, citoplasma basofílico e núcleo volumoso. São linfócitos maduros (células reacionais de aspecto imaturo) que se multiplicam após contato com antígenos específicos.

O Quadro 15.1.4 evidencia algumas das principais condições associadas à linfocitose e linfopenia. Uma linfocitose exagerada, sem causa aparente, principalmente se acompanhada de alteração de outras séries hematológicas, indica obrigatoriamente a avaliação do hematologista.

QUADRO 15.1.4. Linfocitose *versus* linfopenia.

	Linfocitose		Linfopenia
Intensa	• EBV, CMV, Cocksackie vírus • Toxoplasmose, Pertussis	Congênitas	• Imunodeficiências
Moderada	• Parotidite, varicela, • TB, brucelose, febre tifoide • Infecções bacterianas subagudas • Doenças autoimunes • Tireotoxicose • Alguns medicamentos • Picadas de insetos	Adquiridas	• Hepatites, herpes, influenza, HIV, algumas doenças autoimunes, medicamentos imunossupressores GAT, GAL, antiCD20, corticosteroides

Legenda: EBV: vírus Epstein-Barr. CMV: citomegalovírus.
Fonte: Adaptado de Díaz de Heredia e Bastida[3].

• Eosinófilos

Produzidos na medula óssea, circulam por cerca de 18 horas e migram para os tecidos.

A eosinofilia (contagem superior a 5% dos leucócitos) pode ser encontrada nas doenças alérgicas (asma brônquica, rinite, dermatite atópica); infecções parasitárias; algumas drogas; vasculites; doenças dermatológicas (pênfigo, herpes); doença inflamatória intestinal; linfoma de Hodgkin; doenças mieloproliferativas crônicas e na rara leucemia eosinofílica.

A ausência de eosinófilos, em geral sem significado clínico, pode acompanhar as infecções bacterianas agudas e a febre tifoide.

• Monócitos

Produzidos na medula óssea, circulam entre 20 e 40 horas, migram para os tecidos (macrófagos), onde sobrevivem por vários meses.

A monocitose é comumente vista na aplasia de medula óssea; recuperação medular após quimioterapia; mononucleose infecciosa; leishmaniose e micobactérias.

As leucemias mieloides agudas do tipo M4 e M5 (monoblastos) e a leucemia mielomonocítica juvenil exibem aumento dessas formas.

• Basófilos

Produzidos na medula óssea. Trata-se do granulócito menos frequente em circulação, com vida-média curta.

A basofilia pode surgir nas reações de hipersensibilidade a algumas drogas ou alimentos; na urticária aguda; algumas infecções virais; nas doenças mieloproliferativas crônicas.

Pelo pequeno número circulante a monocitopenia e a basopenia não têm significado clínico.

■ Série plaquetária

As plaquetas são pequenos fragmentos celulares anucleados, derivados dos megacariócitos, responsáveis pela hemostasia primária, por meio da agregação e adesividade celulares. Produzidas na medula óssea, elas têm vida-média entre 7 e 11 dias.

Os valores normais variam de 150 a 450×10^9/l, sendo normais cifras de até 500×10^9/l em crianças.

A plaquetopenia e a plaquetose podem decorrer de várias situações clínicas (Quadro15.1.5).

QUADRO 15.1.5. Causas de trombocitopenia e trombocitose.

Trombocitopenia	Trombocitose
• Vírus: parvovírus, HIV, EBV, hepatites, sarampo • Bacterianas • Protozoários (leishmaniose, toxoplasmose) • Tóxicos e fármacos (heparina e anticoagulantes) • Autoimune: colagenoses, PTI • Leucemias • Enfermidades hereditárias: Bernard-Soulier, Wiskott-Aldrich, May-Hegglin, síndrome da ausência do rádio	• Vírus • Anemia ferropriva • Neoplasias: hepatoblastoma, neuroblastoma, doenças mieloproliferativas crônicas • Trombocitemia essencial • Esplenectomizados • Após hemorragia intensa • Fase de recuperação da aplasia • Síndrome nefrótica • Doença de Kawasaki • Artrite reumatoide • Síndrome de Cushing

Legenda: HIV: vírus da imunodeficiência humana. EBV: vírus Epstein--Barr. PTI: púrpura trombocitopenica imune.
Fonte: Adaptado de Melo[5].

Os contadores eletrônicos fornecem principalmente dois índices plaquetários de importância clínica:

- **VPM (volume plaquetário médio), com valores normais de 7-11 fl.**

  O aumento do VPM pode ser visto em recuperação de trombocitopenia (plaquetas jovens); PTI; Síndrome de Bernard-Soulier; anormalia de May-Hegglin; trombocitopenia familiar.

  A diminuição do VPM é comum na Síndrome de Wiskott-Aldrich.

- **PDW (índice de dispersão das plaquetas) com valores normais de $45 \pm 20\%$.**

  O aumento do PDW pode ser encontrado nas trombocitopenias em recuperação; trombocitose; algumas hemopatias.

A observação plaquetária ao microscópio é importante, pois poderá confirmar o resultado aferido pelos contadores eletrônicos, já que podemos ter na contagem falsa plaquetopenia (pseudotrombocitopenia), que acontece quando a coleta é difícil (formando agregados plaquetários) ou com agregação espontânea das plaquetas após contato do sangue com o EDTA (nesse caso, para resultado mais fiel, pode-se coletar o sangue com heparina ou citrato).

Ademais, permite também detectar alterações no tamanho e na forma das plaquetas (cinzas, degranuladas ou dismórficas), que podem indicar alterações na função ou produção independentemente de ter contagem normal.

■ Alterações simultâneas das várias séries

A pancitopenia é a diminuição simultânea das três séries hematopoéticas no sangue periférico. Pode ser de causa central, como aplasia, radiação ionizante, tóxicos, vírus, invasão medular (como nas leucemias – a metástase em medula óssea é rara na infância), ou de causa periférica, como nas doenças autoimunes (síndrome de Evans) e hiperesplenismo.

Para o diagnóstico da pancitopenia sempre será necessária a avaliação de um hematologista.

■ Considerações finais

Em resumo, reforçamos que o hemograma deve sempre ser avaliado como um "todo" (não olhar, por exemplo, somente a série vermelha em caso de anemia), devendo-se também dar importância às alterações qualitativas observadas pelo analista.

A análise conjunta pode, em muitos casos, indicar o provável diagnóstico.

■ Referências bibliográficas

1. Bain BJ. Diagnosis from the blood smear. N Engl J Med. 2005;353:498.
2. Dallman PR. Developmental Changes in Number in leukocytes. En: Rudolph A, editor. Rudolph's Pediatrics. 19th ed. New York: Appleton & Lange; 1991. p.1142-3.
3. Díaz de Heredia C, Bastida P. Interpretación del hemograma pediátrico. An Pediatr Contin. 2004; 2(5): 291-6.
4. Guinea de Castro JM. Interpretación del hemograma en pediatría.
5. Melo M, Murciano T. Interpretación del hemograma y pruebas de coagulación. Pediatr Integral. 2012; XVI(5):413.e1-413.e6
6. Sanchez de Toledo J, Ortega JJ. Manual práctico de Hematología y Oncología Pediátricas. Madrid, Ergon; 2010.
7. Borque JR. interpretración del hemograma pediátrico. Servicio de Pediatría. Hospital del Mar. 2013. Disponível em: http://www.parcdesalutmar.cat/mar/interpretacion%20_hemograma_2013.pdf.
8. Hematopoiese. In: Wikipédia, a enciclopédia livre. Flórida: Wikimedia Foundation, 2019. [Acesso 2019 jun. 4]. Disponível em: https://pt.wikipedia.org/w/index.php?title=Hematopoiese&oldid=55398276.

15.2 – Diagnóstico de agentes causadores de infecções virais na era molecular

■ Aparecida Yulie Yamamoto

■ Introdução

Nas últimas décadas, avanço substancial tem sido observado na confirmação de diferentes etiologias em um grande número de infecções virais na infância. A possibilidade da detecção e quantificação de ácidos nucleicos virais (DNA ou RNA) em diferentes amostras clínicas tem melhorado a nossa compreensão sobre como utilizar esta ferramenta no diagnóstico e monitorização de diferentes infecções virais. Esses métodos estão cada vez mais integrados na rotina diagnóstica de uma ampla variedade de quadros infecciosos, especialmente em um grupo selecionado de pacientes, como recém-nascidos e crianças imunocomprometidas.

Os pediatras precisam ser capazes de interpretar os resultados e conhecer as limitações das técnicas moleculares diagnósticas. A rápida adaptação das tecnologias moleculares no campo da microbiologia, aplicada na era atual, tem mostrado uma grande influência no manejo e no impacto do controle das doenças infecciosas. O emprego das técnicas moleculares, como a reação de PCR, definida como a amplificação gênica em cadeia da polimerase, com base na sequência do ácido nucleico de interesse, consiste na metodologia molecular mais comumente utilizada na rotina diagnóstica, tanto na modalidade qualitativa (detecção) ou quantitativa (detecção e determinação da carga viral). A PCR qualitativa tem permitido a detecção rápida e direta de diferentes agentes infecciosos em diferentes fluidos corporais e a sua modalidade quantitativa tem permitido a quantificação viral em um determinado momento da infecção.

A reação de amplificação gênica em cadeia da polimerase utiliza um conjunto de reagentes e a enzima polimerase termoestável em uma reação *in vitro* com a finalidade de sintetizar milhões de cópias do ácido nucleico alvo, durante um processo de ciclos térmicos, quando uma cadeia de DNA ou RNA é duplicada várias vezes. Por meio de um par de iniciadores, que é complementar a uma sequência do gene de interesse, uma nova cadeia idêntica, de tamanho variável, é sintetizada, com base no desenho dos iniciadores. Os ciclos térmicos repetidos, justificando o nome de reação em cadeia, permitem a geração de quantidades exponenciais de DNA. Na amplificação de RNA viral, como, o vírus da Zika, o HIV, o vírus da Influenza, o enterovírus e outros vírus RNA, uma etapa inicial de transcrição reversa é realizada para gerar o DNA complementar ou cDNA, a partir do RNA de interesse.

Com relação à modalidade quantitativa, uma variedade de métodos moleculares tem sido empregada para quantificação absoluta ou relativa dos ácidos nucleicos virais, sendo a mais comumente utilizada a PCR (proteína C-reativa) em tempo real por metodologia TaqMan. A reação em tempo real tem revolucionado a detecção direta dos patógenos em amostras clínicas. Essa tecnologia incorpora o uso de corantes fluorescentes na reação de amplificação e utiliza a emissão óptica que monitoriza a emissão de fluorescência no final de cada ciclo térmico, com monitorização contínua da amplificação do gene de interesse, diferentemente da PCR qualitativa. Com o auxílio de um software específico que analisa e interpreta a cinética da reação em tempo real, e um termociclador acoplado a um fluorômetro, as curvas mostradas na Figura 15.2.1 são geradas.

A interpretação dos resultados da PCR em tempo real requer uma compreensão da Figura 15.2.1. O ciclo no qual a fluorescência cruza e aumenta acima da fluorescência inespecífica, é denominado ciclo *threshold* ou Ct. O Ct, definido na reação da figura como 0,03, é usado para definição do resultado de uma amostra como positivo ou negativo e permite a quantificação do ácido nucleico de interesse.

A quantificação do ácido nucleico viral ou mais comumente denominada carga viral é estimada a partir da interpolação logarítmica do Ct de cada produto amplificado em uma curva padrão, que é formada pela plotagem logarítmica dos valores do Ct *versus* as concentrações dadas por diluições decimais de amostras, com quantificações de DNA previamente conhecidas, geralmente plasmídios com insertos do DNA viral de interesse.

O termo carga viral foi proposto inicialmente por Jonas Salk, em um relato que mostrava como a quantificação do HIV no sangue poderia ser reduzida pela melhora na resposta imunológica do paciente infectado por esse vírus. Embora a carga viral ou a quantificação do ácido nucleico viral, mais comumente no sangue, tenha sido classicamente utilizada nas infecções pelo HIV, esse termo, atualmente, tem sido amplamente difundido para outras infecções virais.

O resultado da carga viral é geralmente expresso como o número de cópias de ácido nucleico viral por ml de sangue ou outro fluido corporal. Com o objetivo de permitir a comparação dos valores entre *kits* comerciais utilizados em diferentes laboratórios, a carga viral pode ser expressa em ml, conforme Unidades Internacionais (UI).

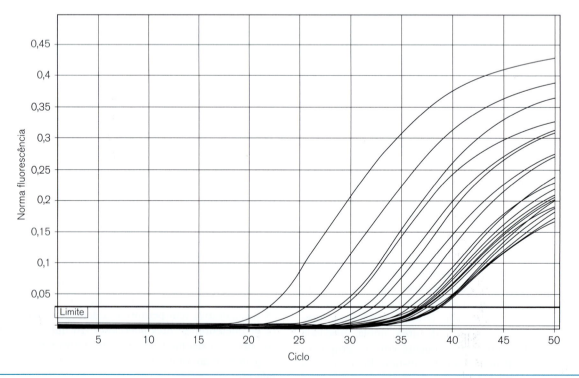

FIGURA 15.2.1. Curvas de amplificação geradas na PCR em tempo real para CMV (fluorescência *versus* número de ciclos), realizada no Laboratório de Virologia Clínica do Hospital das Clínicas de Ribeirão Preto da Universidade de São Paulo (HCFMRPUSP). A linha horizontal indica a linha basal ou *threshold*. O ciclo no qual a fluorescência atinge a fase exponencial é denominado Ct.

Fonte: Elaborada pela autoria, com base nas técnicas laboratoriais realizadas no laboratório da HCFMRPUSP.

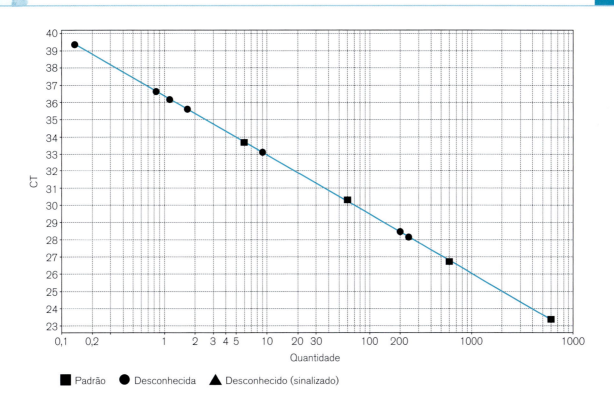

FIGURA 15.2.2. Curva padrão gerada pela plotagem logarítmica dos valores do Ct *versus* concentrações dadas por diluições decimais de quatro padrões, com diluições decimais de DNA previamente conhecidas (plasmídios com insertos do DNA viral de interesse).
Fonte: Elaborada pela autoria, com base nas técnicas laboratoriais realizadas no laboratório da HCFMRPUSP.

A carga viral tem possibilitado a estimativa da dinâmica ou da velocidade de replicação viral, a monitorização da resposta ao tratamento com medicamentos antivirais, bem como a determinação da persistência de alguns agentes virais em tecidos e fluídos corporais nos períodos de recorrência ou reativação de determinados agentes virais, como os vírus da herpes, em um indivíduo previamente imune. As variações na carga viral geralmente são referidas como log na base 10. As interpretações das cargas do DNA viral precisam ser correlacionadas com o local de obtenção da amostra (sangue, liquor, urina, biopsia) e com a situação clínica do paciente.

Este capítulo objetiva discutir as aplicações clínicas da PCR qualitativa e/ou quantitativa em algumas infecções de etiologia viral, selecionando quatro situações clínicas em que os resultados da PCR contribuem para a tomada de decisão com relação ao tratamento e influenciam na evolução da infecção viral assintomática ou da doença estabelecida com presença de manifestações clínicas.

■ Aplicações clínicas da PCR qualitativa e quantitativa

1) Diferenciação da etiologia viral da bacteriana, como nos quadros de meningoencefalites. Em fluidos corporais como o liquor, em que os agentes virais geralmente não são detectados facilmente, a detecção do DNA viral por PCR qualitativa tem alto valor preditivo positivo, possibilitando a confirmação do diagnóstico de meningite viral, como mostra o caso clínico a seguir.

CASO CLÍNICO 1

Lactente com 3 meses de idade, com quadro de febre há 1 dia e irritabilidade. Foi avaliada na Unidade Básica de origem, sendo evidenciado discreto abaulamento de fontanela e encaminhado para avaliação na Unidade de Emergência do HCFMRP. Ao exame de entrada, apresentava-se em bom estado geral, febril, com presença de lesões puntiformes, hiperemiadas, sugestivas de picada de insetos na face. Apresentava ainda petéquias na face e membros inferiores, não sendo evidenciado abaulamento de fontanela. O hemograma mostrava HB: 10,5; HT: 33; GB: 16.000/mm³; bastões: 9% segmentados, 40% linfócitos, 49% monócitos, 2 plaquetas 372.000/mm³. Foi indicada punção liquórica que resultou em: proteinorraquia 112,9 mg%; glicorraquia: 42 mg%; cloreto: 111 mMol/l. Celularidade não foi realizada. Com base na presença de petéquias, nas características do hemograma e devido à proteinorraquia elevada, foi iniciado ceftriaxone 100 mg/kg/dia, via endovenosa. No terceiro dia após o início do quadro, a criança evoluiu com exantema maculopapular acometendo tronco, membros e face, com duração de 2 dias. A febre desapareceu após 1 dia do início do quadro. Cultura do liquor, Gram e hemocultura com resultados negativos. O resultado da detecção do DNA viral por PCR qualitativa no liquor foi positivo para herpes vírus humano tipo 6 e negativo para enterovírus, herpes simplex (HSV) tipo 1 e 2 e adenovírus.

Com a detecção de um agente viral no liquor dessa criança e o aparecimento de lesões cutâneas sugestivas de exantema súbito por HHV-6, a antibioticoterapia foi suspensa no quarto dia de tratamento.

2) Identificação da ocorrência de reativação viral em pacientes infectados por agentes virais que, após a infecção primária, persistem latentes em alguns órgãos e tecidos, como o citomegalovírus (CMV), com posterior reativação em situações de imunossupressão. Nessas situações, a amostra clínica ideal para buscar o ácido nucleico viral é o sangue, considerando que a viremia é o marcador de infecção ativa por CMV.

A PCR quantitativa auxilia na tomada de decisão do tratamento específico com base em duas estratégias, sendo a primeira na doença estabelecida, como mostra o caso clínico 2. A outra estratégia consiste no tratamento precoce ou preemptivo, iniciado em infecções ativas assintomáticas por CMV como forma de prevenir a evolução para doença, como mostra a Figura 15.2.3. A doença pelo CMV é definida pela detecção do vírus no órgão-alvo com manifestações clínicas, como pneumonite, esofagite, alteração gastrintestinal ou o síndrome viral, caracterizado por febre, mialgia, elevação de enzimas hepáticas e plaquetopenia.

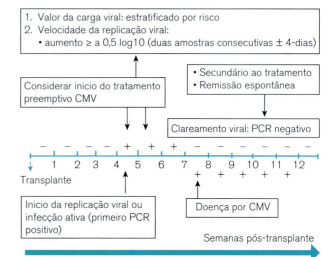

FIGURA 15.2.3. Monitorização semanal da quantificação do DNA do CMV para tratamento precoce ou preemptivo de infecções assintomáticas ou DNAemia em pacientes no período pós-transplante.
Legenda: CMV: citomegalovírus. PCR: proteína C-reativa.
Fonte: Elaborada pela autoria, com base nas técnicas laboratoriais realizadas no laboratório da HCFMRPUSP.

TABELA 15.2.1. Monitorização dos valores das quantificações do DNA do CMV (expresso em log10) no plasma e na secreção traqueal.

Carga viral cópias/ml	Log10	Data	Amostra clínica	Evolução
3.641	3,56	02/03/2016	Plasma	Sem tratamento
		06/03/2016		Piora respiratória
		07/03/2016		Início do ganciclovir EV
12.100	4,08	15/03/2016	Plasma	Ganciclovir EV
274.500	5,43	15/03/2016	Secreção traqueal	Ganciclovir EV
2.255	3,35	29/03/2016	Plasma	Suspenso ganciclovir EV
17.171	4,23	14/04/2016	Plasma	Reiniciado ganciclovir EV
7.040	3,84	25/04/2016	Plasma	Ganciclovir EV
		02/05/2016		Suspenso ganciclovir e reiniciado valganciclovir VO de 12 em 12 horas
Negativo		27/05/2016		Valganciclovir 12 em 12 horas
		02/06/2016		Suspenso valganciclovir
2.457	3,39	24/10/2016		Sem tratamento
1.492	3,17	08/12/2016		Sem tratamento
		13/12/2016		Valganciclovir 12 em 12 horas
424	2,17	10/01/2016		Valganciclovir 12 em 12 horas
Negativo		17/01/1017		Valganciclovir 12 em 12 horas
Negativo		24/01/2017		Valganciclovir 24 em 24 horas
Negativo		07/02/2017		Valganciclovir 24 em 24 horas
Negativo		21/02/2017		Valganciclovir 24 em 24 horas

Legenda: EV: via endovenosa; VO: via oral.
Fonte: Elaborada pela autoria.

O caso clínico 2 mostra a aplicação da PCR no diagnóstico de pneumonite provável por CMV.

CASO CLÍNICO 2

Lactente com 3 meses de idade foi atendido na Unidade de Emergência com história de desconforto respiratório e cianose labial. Mãe referia que a criança apresentava "cansaço" e irritabilidade desde o nascimento, mas com piora há 2 meses, quando foram detectados anemia e esplenomegalia, associadas ao quadro respiratório. Antecedentes: nasceu com 37 semanas e 5 dias, de parto cesárea, Apgar 9 e 10, peso 3.520 g, comprimento 49 cm e PC 32 cm. Ao exame físico estava taquidispneico, com frequência respiratória de 65 incursões respiratórias/min., com saturação de 85%. Ausência de ruídos adventícios na ausculta pulmonar. Fígado palpável a 3 cm do rebordo costal direito e baço palpável a 1 cm da reborda costal esquerda. Radiografia e tomografia de tórax evidenciaram alterações com padrão de vidro fosco. Ecocardiograma sem alterações. Sorologias para HIV, sífilis, toxoplasmose, hepatites B e C, HTLV I/II negativas. Elisa IgG para CMV positivo. Iniciado sulfametoxazol + trimetoprim e metilprednisolona devido à suspeita clínica de pneumocistose. PCR no sangue para parvovírus negativo e positivo para CMV. A Tabela 15.2.1 mostra a cinética das cargas virais do CMV pela PCR em tempo real e a evolução em diferentes momentos após a instituição do tratamento com ganciclovir.

Considerando os resultados das cargas virais dessa criança, existem muitas evidências de comprometimento do sistema imunológico. Essas evidências consistem nos episódios repetidos de reativação viral caracterizados pelo aumento da carga viral após a suspensão do ganciclovir, necessitando do reinício do antiviral e profilaxia. Embora o término do tratamento com ganciclovir seja idealmente realizado após dois resultados negativos, no caso dessa criança, foi suspenso duas vezes com base apenas na diminuição da carga viral. No terceiro episódio de reativação viral, o tratamento foi realizado com valganciclovir, via oral, que foi mantido até o clareamento viral. Após a descontinuidade desse medicamento, foi observado novo reaparecimento da viremia, sendo necessário o uso de profilaxia para manter a viremia indetectável. Associado à persistência da viremia, a criança apresentou acometimento pulmonar, caracterizada por taquidispneia e hipoxemia, com alterações radiológicas compatíveis com pneumonite viral. A detecção do CMV no lavado broncoalveolar contribuiu para o diagnóstico de pneumonite por CMV, doença órgão-alvo característica de infecção por CMV em pacientes imunocomprometidos. A probabilidade do diagnóstico de pneumonite por CMV aumenta com cargas virais altas, como ocorreu com essa criança (5,43 log10 cópias/ml). Embora a detecção do CMV no trato respiratório possa ocorrer em infecções assintomáticas por CMV, o resultado negativo da PCR no lavado broncoalveolar tem alto valor preditivo negativo.

A estratégia de tratamento precoce ou preemptivo de infecções assintomáticas ou DNAemia, com o objetivo de evitar a progressão para doença por CMV, é mostrada Figura 15.2.3. Essa estratégia é comumente utilizada em pacientes no período pós-transplante. A monitorização semanal da quantificação do DNA do CMV possibilita detectar as mudanças na carga viral ao longo do tempo e avaliar a velocidade da replicação viral, bem como a evolução para remissão espontânea da viremia.

O grande questionamento nessas situações é a definição de um valor de corte da carga viral no primeiro PCR positivo que melhor discrimine os pacientes com maior risco de desenvolver a doença pelo CMV. Esses valores de corte são variáveis, dependendo dos fatores de risco dos pacientes submetidos a transplantes e da época em que houve a positivação do primeiro PCR. Embora o nível da carga viral esteja associado ao desenvolvimento da doença, sendo maior o risco quanto maior a carga viral, a velocidade de replicação viral ou aumento da DNAemia em amostras consecutivas tem um valor preditivo melhor, quando comparado a um único valor, especialmente com cargas virais baixas ($\leq$ 3 log10 cópias/ml). Dessa maneira, o tratamento precoce pode ser iniciado após a documentação do aumento da replicação viral em duas determinações pela PCR ($\geq$ 0,5 log10 cópias/ml) realizada em duas amostras de sangue coletadas em dias diferentes, com intervalo entre 4 e 5 dias.

3) Papel da PCR no diagnóstico diferencial de infecções congênitas no período imediatamente após o parto, objetivando o início do tratamento antiviral precoce, quando indicado, e buscando minimizar potenciais alterações tardias.

A identificação precoce da etiologia da infecção congênita contribui para o prognóstico e a conduta terapêutica; no entanto, a possibilidade de confirmar a etiologia, com base na detecção do vírus em fluidos corporais do recém-nascido na rotina diagnóstica, muitas vezes não é possível para alguns vírus, como mostrado no Quadro 15.2.1.

QUADRO 15.2.1. Papel da PCR no diagnóstico de diferentes agentes virais causadores de infecção congênita.

Agentes	IgM	Persistência IgG	Detecção do genoma viral por PCR
CMV	++	–	+++++
Rubéola	+++	–	+++
HSV 1 e 2	+	–	+++++
Parvovírus B19	+++	–	++++
Enterovírus	+	–	++++
HHV-6	+	–	++++
Varicela-zóster	+	–	++++
Vírus da Zika	+++	Não conhecido.	Não conhecido.

Fonte: +++++: confirma o diagnóstico.
Fonte: Elaborado pela autoria.

As infecções congênitas por CMV e as infecções neonatais pelo HSV tipo 1 e 2 são exemplos mais comuns em que os ensaios de PCR são essenciais para o diagnóstico. A detecção do CMV na urina coletada nos primeiros 15 dias de vida confirma o diagnóstico de infecção congênita por

CMV e a sua ausência exclui esse diagnóstico, considerando que 100% das crianças excretam o vírus na urina. A partir da terceira semana de vida, a detecção do CMV na urina poderá ser em decorrência de infecção perinatal, aquela adquirida no momento do parto, pelo contato com secreções genitais maternas, ou mais comumente, transmitida pelo leite materno. A detecção do CMV por PCR permite a diferenciação da infecção congênita daquela adquirida após o nascimento; essa diferenciação é importante para tomada de condutas com relação à necessidade de investigação do acometimento neurológico e auditivo da criança.

Com relação às infecções neonatais pelo HSV tipo 1 e 2, as recomendações atuais do manuseio de uma criança exposta ao vírus no período neonatal podem ser realizadas somente em instituições que dispõem de ensaios de PCR para estes vírus; caso contrário, o tratamento geralmente é instituído de forma empírica, dificultando o manuseio mais seguro. Dessa maneira, frente a uma criança com suspeita clínica de herpes neonatal ou com exposição a lesões genitais maternas ativas no momento do parto, antes do início da terapia antiviral e no período máximo de 24 horas após a exposição, diferentes amostras contendo fluidos biológicos devem ser obtidas para detecção do DNA viral, como *swabs* das bases das lesões vesiculares ou áreas suspeitas e de áreas de superfície (mucosas conjuntivais, cavidade oral e mucosa retal), sangue e LCR. A detecção do HSV 1 ou 2 em um ou mais destes fluidos, confirma o diagnóstico de herpes neonatal, possibilitando determinar a duração do tratamento, dependendo da detecção do vírus no liquor.

Ao contrário da infecção congênita por CMV e das infecções neonatais pelo HSV, o diagnóstico da infecção congênita pelo vírus da Zika tem se mostrado um desafio quando a PCR é utilizada. A detecção do vírus no sangue ou outro fluido corporal pode ser difícil no momento do parto, tanto em recém-nascidos que foram infectados no período intrauterino, como em mães que adquiriram a infecção nos primeiros meses de gestação. Nesses casos, o papel da PCR ainda não está definido, pois o clareamento viral no sangue pode ter ocorrido no período intrauterino e não ser mais detectável no nascimento. Adicionalmente, o tempo de persistência da excreção do vírus da Zika na saliva e na urina ainda não é conhecido. A detecção do vírus por PCR no nascimento, confirma o diagnóstico, mas a sua ausência não o exclui. Dessa maneira, na infecção congênita por vírus da Zika, os testes sorológicos pela presença de IgM sérico podem ser a melhor alternativa no diagnóstico dessas infecções. O papel da PCR no diagnóstico de diferentes agentes virais causadores de infecção congênita é mostrado no Quadro 15.2.4.

■ Considerações finais

Muitas questões ainda precisam ser respondidas sobre a aplicação da PCR na detecção de agentes infecciosos em amostras clínicas. As respostas a essas questões podem melhorar a interpretação dos resultados da PCR em uma determinada situação clínica, como por quanto tempo o DNA de um determinado vírus persiste nos tecidos após a resolução da doença ou durante o tratamento antiviral, e como a PCR pode diferenciar entre colonização, infec-

ção aguda, infecção latente, infecção ativa e recorrência da infecção. Tomando como exemplo o CMV, a viremia ou DNAemia geralmente está presente na infecção primária por este vírus em crianças e adultos imunocompetentes; em contrapartida, em pacientes imunocomprometidos a detecção do DNA viral pode ser indicativa de infecção primária ou recorrência por reativação viral ou reinfecção com novas cepas virais. Em imunocompetentes, a recorrência da infecção por CMV é caracterizada por excreção localizada e assintomática em fluidos corporais, como saliva e urina, por períodos variáveis de tempo, sem repercussão clínica. Portanto, a detecção do CMV nesses sítios corporais, especialmente a urina que é comumente solicitada, pode ser resultado da infecção primária ou reativação viral, sendo capaz não ter nenhuma correlação clínica. A detecção na urina tem significado de confirmação da infecção e/ou doença por CMV somente em crianças ao nascer.

Devido à alta sensibilidade dos testes moleculares, a interpretação precisa ser criteriosa para evitar tratamentos desnecessários com drogas antivirais ou superestimar o diagnóstico em algumas situações clínicas, nas quais a presença de um determinado agente etiológico em algum fluido corporal não necessariamente indica a causa da doença. A avaliação de outro teste laboratorial deve ser considerada em uma determinada situação clínica, como a detecção de antígenos circulantes ou métodos não virológicos pela detecção de anticorpos específicos para uma determinada infecção. Os métodos sorológicos que consistem na detecção de anticorpos IgM e IgG específicos são de pouca utilidade no diagnóstico de reativações de agentes virais latentes, como os vírus da herpes. A presença de IgG reflete apenas o estado imunológico àquela infecção, não diferenciando a infecção ativa. O melhor exemplo é a infecção por CMV, em que a detecção qualitativa do DNA viral, sem a quantificação do genoma viral, não contribui para definição da infecção ativa. A quantificação do ácido nucleico viral define o grau da replicação viral em amostras seriadas de sangue, permitindo avaliar o aumento da carga viral e predizer o risco de evolução para doença e a necessidade de terapêutica específica. Dessa maneira, dentre os vírus da herpes a PCR tem se mostrado uma ferramenta indispensável e muito rotineiramente utilizada no diagnóstico e monitorização do CMV. A alta prevalência de indivíduos soropositivos para o CMV na população brasileira, que já tiveram a infecção primária antes de serem submetidos à imunossupressão, torna esta infecção viral a mais comum na prática clínica para aplicação dos métodos moleculares, especialmente recém-nascidos, crianças com imunodeficiências ou submetidos a transplantes.

■ Referências bibliográficas

1. Watzinger F, Ebner K, Lion T. Detection and monitoring of virus infections by real-time PCR. Molecular Aspects of Medicine. 2006;27:254-298.
2. Gullett JC, Nolte FS. Quantitative Nucleic Acid Amplification. Methods for Viral Infections. Mini-reviews. Clinical Chemistry. 2015;61:172-78.
3. Greatorex J, Ellington MJ, Köser CU et al. New methods for identifying infectious diseases. British Medical Bulletin. 2014;112:27-35.

4. Tan SK, Burgener EB, Waggoner JJ et al. Molecular and culture-Based Bronchoalveolar Lavage Fluid Testing for the Diagnosis of cytomegalovirus pneumonitis. Open Forum Infectious Diseases. 2016;3:ofv212.

5. Forbes BA. Introducing a Molecular Test Into the Clinical Microbiology Laboratory. Arch Pathol Lab Med. 2003;127: 1106-1111.

6. Atkinson C, Emery VC. Cytomegalovirus quantification: Where to next in optimising patient management? Journal of Clinical Virology. 2011;51:219-224.

7. Lodding IP, Sengeløv H, da Cunha-Bang C et al. On behalf of the MATCH Programme Study Group. Clinical Application of Variation in Replication Kinetics During Episodes of Post-transplant Cytomegalovirus Infections. EBioMedicine. 2015;2:699-705.

8. Tan ST, Waggoner JJ, Pinsky BA. Cytomegalovirus Load at Treatment Initiation is Predictive of Time to Resolution of Viremia and Duration of Therapy in Hematopoietic Cell Transplant Recipients. Clin Virol 2015;69:179-183.

9. Kotton CN, Kumar D, Caliendo AM et al. Updated International Consensus Guidelines on the Management of Cytomegalovirus in Solid-Organ Transplantation. Transplantation. 2013;96:333-360.

10. Ljungman P, Boeckh M, Hirsch HH et al. Definitions of Cytomegalovirus Infection and Disease. Clinical Infectious Diseases. 2017;64:87-91.

11. Ford-Jones EL. An approach to the diagnosis of congenital infections. Paediatr Child Health. 1999;4:109-112.

Métodos de imagem mais frequentemente utilizados em pediatria

16

■ Sara Reis Teixeira ■ Maria Clara Zanon Zotin ■ Jorge Elias Júnior

■ Introdução

Desde a descoberta do raio X em 1895, por Wilhelm Conrad Röntgen, e seu uso na prática médica, o diagnóstico por imagem evoluiu de uma técnica única para um campo em que podemos escolher diversas modalidades, dentre elas: radiografias (RX), fluoroscopia, tomografia computadorizada (TC), ultrassonografia (US), ressonância magnética (RM), tomografia por emissão pósitrons (PET), angiografia por subtração digital, imagens híbridas como PET-RM e PET-CT e imagem por medicina nuclear. Apesar da rotina diária pediátrica ser principalmente com base no uso de US e RX, estes nem sempre são suficientes, e, muitas vezes, os demais métodos de imagem são necessários para a boa prática médica. Não é possível conceber um capítulo de diagnóstico por imagem em pediatria sem antes mencionar os efeitos da radiação ionizante. Este capítulo também tratará da escolha dos exames frente aos principais quadros clínicos pediátricos, segundo literatura científica atual. Sabemos que o conhecimento científico está em constante atualização, portanto, não pretendemos restringir ou ditar regras imutáveis para o uso de métodos de imagem em pediatria. Pretendemos apenas familiarizar o leitor e servir como guia para o uso do diverso arsenal disponível em radiologia e diagnóstico por imagem.

■ Exposição à radiação ionizante

Existem fontes de radiação ionizante natural como cósmica ou gama e fontes de radiação do meio ambiente criadas pelo homem. Dentre estas, a exposição à radiação ionizante por procedimentos médicos é responsável por cerca de até 48% do total, sendo a TC e procedimentos de medicina nuclear os principais responsáveis por esses números, seguidos dos procedimentos sob fluoroscopia[1]. Exames médicos como RX simples ou contrastada, TC, medicina nuclear, e procedimentos guiados por fluoroscopia, como angiografia cardíacas, periféricas ou cerebrais, são produtores de radiação ionizante. Já US e RM são isentos desse de tipo de radiação.

Os efeitos biológicos da radiação ionizante levam a alterações do DNA celular que podem ser rapidamente reparadas ou causar mutações pontuais e translocações genéticas[2]. Os efeitos deletérios da radiação ionizante podem ser determinísticos, ou seja, aqueles que surgem a partir de um determinado limiar de dose geralmente altas, tanto piores quanto maior a dose, como queda de cabelos, queimaduras, ulcerações na pele, diarreia, anemia e inflamações teciduais. Já a indução do aparecimento de câncer acredita-se que seja derivada de um efeito estocástico, ou seja, pode ocorrer com exposição a qualquer dose de radiação e aumenta com o aumento da dose e o tempo de exposição.

Os efeitos nocivos da radiação ionizante também estão relacionados à dose e à idade de exposição. Um organismo em rápido desenvolvimento como de crianças e fetos apresenta cerca de 2 a 10 vezes mais susceptibilidade à carcinogênese induzida por radiação ionizante. Doll e colaboradores[3] mostraram que há um excesso absoluto de risco de câncer de 6% por unidade Gy em fetos expostos a RX obstétrica. Crianças e adolescentes que realizaram TC apresentaram uma taxa de incidência de câncer 24% maior comparada à taxa dos não expostos após uma média de 9,5 anos de acompanhamento. Essa taxa era ainda maior quando se dividiam os grupos por faixa etária, chegando a 35% no grupo entre 1 e 4 anos[4].

Existem controversas em relação ao excesso de risco relativo de câncer em pessoas expostas a baixas doses de radiação ionizante, porém, até o momento, não se conhece o limiar de dose, ou seja, a exposição a qualquer dose de radiação ionizante é potencialmente nociva. Os efeitos nocivos da radiação ionizante em humanos são cumulativos durante a vida. A maior expectativa de vida das crianças e, portanto, maior tempo para manifestar alterações relacionadas à exposição à radiação ionizante, e a maior sensibilidade a uma mesma dose efetiva fazem que um exame como TC em crianças aumente significativamente o risco do desenvolvimento de câncer nessa população[5].

Indubitavelmente, o benefício da realização de um exame de imagem em uma situação específica supre significativamente seus riscos[6]. Seguindo os princípios "As Low As Reasonable Achievable" (ALARA)[7], "tão baixo quanto exequível", não existe dose de radiação ionizante inócua, portanto, deve-se tentar reduzir a dose de radiação ionizante ao máximo e, consequentemente, o risco de desenvolvimento de câncer como um todo e por paciente. Práticas de radioproteção devem ser difundidas e empregadas rotineiramente pelas equipes multidisciplinares, incluindo técnicos e tecnólogos, médicos pediatras, radiologistas, agências reguladoras nacionais e internacionais e indústria[9,10].

Os princípios básicos de radioproteção são:

- **Princípio da justificação:** vigilância sobre os exames que utilizam radiação ionizante. O exame é realmente necessário?

- **Princípio da otimização:** escolher a melhor modalidade de imagem. O exame pode ser substituído por outro sem uso de radiação?

- **Princípio da limitação da dose individual:** prescrição do melhor protocolo e fatores técnicos relacionados ao exame. Para cada tipo de exame é possível reduzir a dose de radiação utilizando-se os recursos técnicos disponíveis, como seleção adequada do tempo de exposição em uma radiografia, uso de reconstruções iterativas, estudos com fase única por TC, e dedicados apenas para a área de interesse.

O objetivo final é um exame diagnóstico com a menor dose de radiação ionizante possível. Evitando-se um exame ou substituindo-o por outro como US ou RM, a dose de radiação ionizante efetiva para o paciente é igual a zero.

A radiologia diagnóstica é uma ferramenta muito útil no manejo dos pacientes pediátricos; porém, esses pacientes são mais sensíveis à radiação ionizante. Devemos considerar que nem sempre mais é melhor[6]. Cabe a nós, prescritores e realizadores de exames de imagem, decidir como, quando e qual o melhor método diagnóstico que irá trazer maior benefício no atendimento nossas crianças (Quadro 16.1). Em casos de dúvida em relação ao melhor método de imagem para determinada situação clínica, é essencial a colaboração e discussão entre as equipes de pediatria e radiologia, para garantir a melhor assistência e maior segurança ao paciente.

QUADRO 16.1. Procedimentos para melhorar o atendimento aos pacientes pediátricos.

Médico radiologista*	Médico referente**
• Conscientizar-nos da necessidade de se reduzir a dose de radiação em pacientes pediátricos.	• Solicitar o exame quando houver um benefício claro.
• Comprometer-nos a fazer uma mudança na prática diária, trabalhando em equipe com tecnólogos, físicos, médicos referentes e os pais para a redução da dose da radiação.	• Evitar repetição de exames desnecessários e redundantes conhecendo estudos prévios solicitados por terceiros ou realizados em outros serviços, disponibilizando resultados para consultas subsequentes e verificando o intervalo adequado para a obtenção de imagens evolutivas.
• Rever os protocolos e adaptar os protocolos de TC para crianças, de acordo com o peso e o tamanho delas.	• Conscientizar-nos de que exames não substituem uma avaliação clínica rigorosa.
• Utilizar protocolos de fase única na TC	• Fornecer informações necessárias e suficientes ao especialista em diagnóstico por imagem para um resultado mais acurado.
• Examinar apenas a área de interesse.	• Considerar métodos que não empreguem radiação ionizante.

Fontes: *Adaptado de campanha Image Gently®[10] e **adaptado de Oliveira e colaboradores[9].

■ Métodos de imagem em pediatria

QUADRO 16.2. Principais métodos de imagem em pediatria*.

Modalidade	Radiação	Vantagens	Desvantagens
Utilizam raios X (RX, RXC, fluoroscopia), exceto TC	✪	• Relativo baixo custo • Investigação inicial • Avaliação panorâmica • Disponível	• Baixo contraste de tecidos moles. • Resolução espacial em único plano
Ultrassonografia (US)	0	• Relativo baixo custo • Portabilidade dos aparelhos • Imagem em tempo real • Avaliação de fluxo pelo modo *Doppler* • Guiar procedimentos • Disponível • Alto contraste tecidual	• Aquisição de imagens e interpretação operador dependentes • Limitada avaliação de estruturas profundas e cobertas por osso ou gás
Tomografia computadorizada (TC)	✪✪✪	• Reconstruções multiplanares • Exame rápido	• Relativo alto custo
Ressonância magnética (RM)	0	• Alto contraste tecidual • Multiplanar • Possibilidade de inúmeras técnicas em um mesmo exame que permitem avaliação anatômica qualitativa e quantitativa de um processo patológico	• Relativo alto custo • Claustrofobia • Tempo relativamente longo de exame, por vezes necessitando sedação • Atenção para objetos metálicos • Baixa disponibilidade
Medicina nuclear (MN)	✪✪	• Maior sensibilidade para detectar lesões multifocais ou que alterem a dinâmica óssea.	• Detalhe anatômico ruim, sendo muitas vezes necessário correlação com outros métodos de imagem • Baixa disponibilidade • Relativo alto custo
Tomografia por emissão de pósitrons (PET)/ imagens híbridas (PET-CT, PET-RM)	✪✪✪	• Avaliação do metabolismo celular. • Avaliação de lesões multifocais. • Fusão de anatomia e estudo metabólico.	• Alto custo. • Baixa disponibilidade • Tempo longo de exame, por vezes necessitando de sedação

Legenda: RXC: radiografias contrastadas; radiação ionizante. ✪: baixa. ✪✪: moderada. ✪✪✪: alta. 0: zero.
Fonte: Adaptado de Harned e Strain[17].

• Radiografia simples e contrastada

Apesar dos inúmeros avanços tecnológicos em diagnóstico por imagem, a radiologia convencional ainda é o método de investigação inicial na maioria dos cenários clínicos. Para se ter ideia, para cada US realizada temos aproximadamente 4,5 RX, uma TC 10,1 RX e uma RM 8,4 RX, mesmo em um hospital terciário de referência[11]. A RX é um exame de baixo custo, que pode ser realizado no leito, amplamente disponível nos sistemas de saúde, e proporciona uma visão panorâmica da região a ser estudada, com baixa dose de radiação ionizante. Porém, apresenta baixo contraste para diferenciação de tecidos moles e resolução espacial em único plano.

O raio X é basicamente uma onda eletromagnética gerada a partir de elétrons acelerados em um cátodo que incidem sobre um alvo (ânodo). Para que seja perceptível aos olhos humanos, os raios X incidentes em um anteparo, no nosso caso, o paciente, são atenuados em graus diferentes. A resultante da interação entre os raios X e o paciente sensibiliza um filme formando uma imagem com alto contraste em escala cinza. O que vemos na RX são diferentes densidades em tons de cinza das diversas estruturas do corpo humano que atenuaram os feixes de raio X, sendo as densidades básicas radiográficas metal, cálcio, água, gordura e ar (Figura 16.1). O princípio de formação de imagens em fluoroscopia é semelhante diferindo no tipo de reação e componente que irá interagir com os raios X. A mais recente evolução tecnológica da RX é a aquisição de imagens digitais, que permitem pós-processamento e correção de eventuais falhas na aquisição primária.

Uma das particularidades do exame pediátrico refere-se à movimentação ou não colaboração da criança durante a realização dos exames diagnósticos. O posicionamento deve ser rigoroso, sendo muitas vezes, necessária a imobilização do paciente (com fitas, velcros, pranchas, sacos de areia etc.) ou a utilização de dispositivos como cadeiras específicas para se adquirir uma imagem em ortostase de lactentes. O jejum, quando necessário, não deve exceder o intervalo entre as refeições da criança. A aquisição das imagens deve seguir os princípios ALARA, com parâmetros para a menor dose de radiação possível, inclusive redução do tempo de fluoroscópia em estudos contrastados. Vale lembrar que não há contraindicações para realização de RX sem uso de contraste. Para melhorar a visibilização das diferentes estruturas do corpo humano com densidades semelhantes pode-se utilizar meios de contraste. Os meios de contraste mais comumente utilizados em radiografias contrastadas (RXC) são de alta densidade – ou seja, radiopacos –, e podem ser hidrossolúveis ou insolúveis[12]. Os contrastes que contêm bário são basicamente utilizados para estudo do trato digestório; os iodados para injeção parenteral, exames do trato urinário, como uretrocistografia, e situações específicas do trato digestório, como nos pacientes com risco de extravasamento para cavidade peritoneal (Figura 16.2). Infelizmente, não existe o meio de contraste ideal e os efeitos colaterais não desejáveis podem ocorrer, como insuficiência renal com o uso de contraste iodado. Cabe à equipe estar atenta à indicação do melhor meio de contraste para determinada situação clínica e estar apta ao atendimento dos pacientes em casos de reações adversas[12].

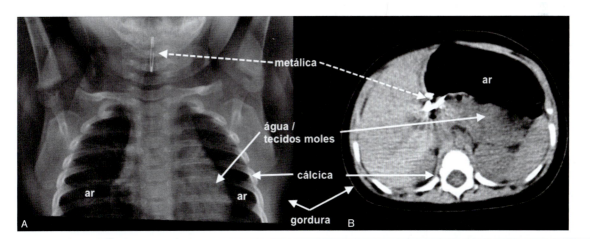

FIGURA 16.1. Exemplos de densidades básicas na RX simples e TC em exames de uma menina de 2 anos e 6 meses que engoliu um alfinete. A RX simples em AP do tórax (1A) mostra o alfinete no esôfago cervical. Duas horas após o alfinete estar no estômago, como visto na TC (1B). A densidade metálica é representada pelo alfinete (setas tracejadas); a densidade cálcica pelos arcos costais e demais estruturas ósseas da caixa torácica em 1A e corpo vertebral em 1B; a densidade de água/partes moles está representada pelo coração em 1A e conteúdo gástrico em 1B; a densidade de gordura pelo tecido subcutâneo e a densidade de ar pelos pulmões em 1A e ar no estômago em 1B.
Fonte: Acervo da autoria.

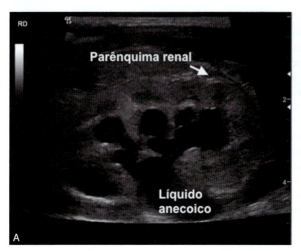 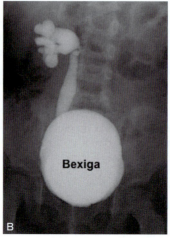 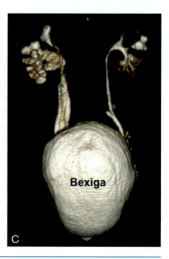

FIGURA 16.2. Menina de 4 anos com infecção do trato urinário de repetição. Os exames de imagem foram consistentes com duplicidade do sistema coletor à direita. US renal (2A) mostra dilatação do sistema coletor do rim direito, mais evidente no terço médio e inferior. O líquido de estase no sistema coletor é anecoico e o córtex renal ecogênico. Uretrocistografia miccional (2B) mostrou refluxo vesicoureteral de alto grau à direita, com amputação do grupo calicial superior, um dos sinais de duplicidade do sistema coletor. UroRM (2C) com reconstrução em máxima intensidade de projeção melhor define a duplicidade do sistema coletor à direita. À esquerda, ausência de dilatação.
Fonte: Acervo da autoria.

- ### Ultrassonografia

Um dos métodos de imagem mais utilizados em todo mundo, a US vem sendo cada dia mais utilizada como instrumento fundamental da investigação diagnóstica e terapêutica. Trata-se de um método de imagem portátil, versátil, podendo ser realizado à beira do leito ou no ambiente de emergência, de relativo baixo custo e sem efeitos indesejáveis da radiação ionizante ou efeitos adversos dentro do uso diagnóstico. Além disso, pode fornecer imagens em diferentes planos, adquiridas em tempo real, permitindo, inclusive, a avaliação do fluxo vascular e do estudo hemodinâmico não invasivo por meio do estudo *Doppler*. Devido a essas características, a US é considerada um método de imagem essencial e de escolha em diversas situações clínicas pediátricas. Como desvantagens estão a técnica, a qualidade das imagens e a interpretação do exame que são essencialmente operador dependentes, com limitação para avaliação de estruturas muito profundas e impossibilidade de se identificar estruturas superpostas por obstáculos ósseos ou gás.

A evolução do conhecimento da acústica permitiu o desenvolvimento da US como método de imagem conhecido atualmente. Em linhas gerais, um transdutor com cristais piezelétricos transforma energia elétrica em ondas sonoras de alta frequência que são transmitidas para o corpo e propagam pelos tecidos. Parte dessas ondas é refletida ou refratada e captada pelo mesmo transdutor, sendo reconvertida em energia elétrica, que será posteriormente transformada em imagem. Portanto, a US é um método de imagem isento de radiação ionizante.

Os termos utilizados para se descrever as imagens ultrassonográficas são resultados da interação do som com o tecido. Portanto, uma imagem é avaliada de acordo com sua ecogenicidade. Hiperecogênicas são aquelas que os ecos são altos em tons de cinza claro ou brancas; hipoecogênicas são aquelas formadas por ecos de baixa intensidade em tons de cinza escuro; anecogênicas são as estruturas sem ecos e que permitem a passagem do som, correspondem a estruturas líquidas ou císticas como a vesícula biliar, vasos sanguíneos, bexiga e coleções (Figura 16.2).

Uma gama de potenciais usos da US na investigação diagnóstica e na terapêutica vem sendo objeto de estudo nos últimos anos. Novas tecnologias que já são utilizadas na prática clínica, como imagens tridimensionais, elastografia, meios de contraste em US e a inclusão da US, em procedimentos intervencionistas, ampliam ainda mais o leque de possibilidades e potenciais usos da US na prática médica.

- ### Tomografia computadorizada

Em pediatria, a TC é um exame utilizado em grande escala e com número crescente nas últimas décadas. É um excelente método de diagnóstico por imagem quando utilizado segundo uma indicação clínica pertinente e com protocolos adequados para as crianças. Porém, apesar das controvérsias relativas ao câncer induzido por radiação ionizante pela utilização de métodos de diagnóstico por imagem, assume-se que qualquer dose de radiação é potencialmente nociva. Medidas preventivas e precauções devem sempre ser tomadas para minimizar esse possível dano ao paciente pediátrico.

A formação de imagens da TC também se baseia na geração de raios X gerados por uma fonte que gira ao redor do paciente e com detectores opostos diametralmente. A introdução da TC na prática clínica data da década de 1970 e, desde então, avanços tecnológicos permitiram a evolução do exame de aquisição única e demorada para uma aquisição volumétrica rápida em segundos em aparelhos multidetectores. Com aparelhos multidetectores de 16, 64, 128 e 320 canais é possível o estudo anatômico detalhado do corpo humano, com reconstruções tridimensionais multiplanares, estudos angiográficos e inclusive cardíaco[13]. A qualidade do exame e o tempo de realização dependerão, dentre outros fatores, do número de fileira de detectores, tanto melhor quanto maior este número.

Além da alta resolução espacial, a necessidade de sedação é pequena, já que é um exame rápido quando realizado em aparelhos mais modernos[14]. A desvantagem é que o custo é relativamente mais alto, além da dose de radiação ionizante. Porém, seguindo-se os princípios de justificação, otimização e limitação de dose pode-se retirar o máximo proveito do exame.

Semelhante à imagem de RX, na imagem de TC também visualizamos as atenuações diversas de cada estrutura do corpo humano. Os coeficientes de atenuação na TC são medidos em Unidades Hounsfield (UH), em uma escala em que o valor 0 é atribuído à água e –1.000 ao ar. Os demais tecidos apresentam coeficientes de atenuação intermediários a estes valores ou até mais baixos que a água, como a gordura (Figura 16.1).

Meios de contraste endovenosos podem ser necessários e o meio de contraste mais recomendado é o iodado não iônico de baixa osmolaridade[12]. Reações adversas com o uso de meios de contraste iodados não iônicos são raras, com prevalência de até 3,4%, com reações graves como choque e parada cardiorrespiratória variando entre 0,04 a 0,22%[15]. Em crianças, reações adversas ao meio de contraste são mais raras e aumentam com a faixa etária. Não existem recomendações específicas para a prevenção de reações adversas na faixa etária pediátrica, portanto, utilizamos as recomendações para adultos assumindo que as reações adversas sejam semelhantes nessas duas populações. A pré-medicação só é indicada em pacientes considerados de alto risco para reações alérgicas graves, como história de reações graves a meios de contraste iodado previamente, asma brônquica grave com exacerbação e reações alérgicas a pelo menos duas categorias de substâncias. Utilizam-se prednisona e difenildramina para esse fim[12]. Para a redução de nefrotoxicidade, além de se utilizar a menor dose possível de contraste em todos pacientes, naqueles com fatores de risco, como uso de medicamentos nefrotóxicos, proteinúria, doença renal com *clearance* reduzido e *diabetes mellitus*, recomenda-se evitar o uso de meio de contraste, se possível, e manter a hidratação adequada do paciente[12].

• **Ressonância magnética**

A formação de imagem em RM baseia-se em princípios físicos complexos e extensos, além do escopo deste capítulo. Resumidamente, com o paciente dentro do magneto (aparelho), os átomos de hidrogênio do corpo são alinhados em relação ao campo magnético. Ondas de radiofrequência são emitidas com o intuito de desalinhar esses átomos que, posteriormente, retornam à sua condição de equilíbrio e retransmitem a energia absorvida por meio de ondas de radiofrequência[9]. Essas ondas são captadas por uma antena e processadas, formando, assim, a imagem. As imagens de RM são descritas como imagens de sinal intermediário, baixo (hipointensas) ou alto (hiperintensas) (Figura 16.3). No processo de aquisição e formação de imagens, a máquina faz muitos ruídos, por isso preconiza-se o uso de protetores auriculares.

Quanto à segurança, o exame de RM não apresenta efeitos biológicos nocivos quando realizado em aparelhos utilizados na rotina clínica com campos de até 3,0 Tesla. A RM fornece informações precisas e altamente necessárias no manejo de pacientes pediátricos, sendo indicada e segura, inclusive, para avaliação de fetos e recém-nascidos.

A RM é um método de imagem extremamente versátil, com várias técnicas disponíveis para avaliação em determinado cenário clínico. Como se fossem vários exames em apenas um aparelho. Além da avaliação anatômica, é possível fazer uma angiografia detalhada, quantificar a deposição de substâncias em determinado órgão, como quantificar a gordura hepática, avaliar a perfusão de tumores, avaliar o conteúdo bioquímico e celularidade de tecidos, com o uso de técnicas de espectroscopia e difusão[16], avaliar em tempo real o movimento pélvico aos esforços, peristaltismo intestinal e ciclo cardíaco. Ou seja, é um método que preenche o vazio do estudo puramente anatômico e traz para este campo a avaliação funcional.

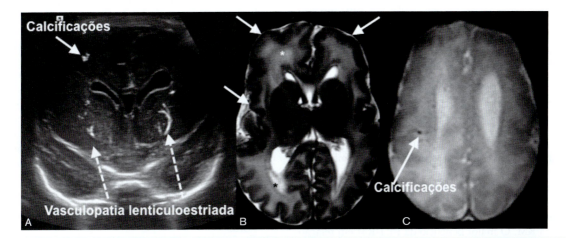

FIGURA 16.3. Avaliação do sistema nervoso central de um recém-nascido com sorologias positivas para infecção por citomegalovírus. Corte coronal de US transfontanelar no nível dos polos temporais (3A) mostra sinais de infecção congênita, como ventriculomegalia assimétrica, maior à esquerda, calcificações parenquimatosas e vasculopatia lenticuloestriada. RM cerebral, com sequências ponderadas em T2 (3B) e T2 gradiente eco (3C) no plano axial do encéfalo, mostra sinais de anomalia do desenvolvimento cortical com polimicrogiria (setas) e anomalias de substância branca (*) que apresentam hipersinal em T2, além das calcificações e ventriculomegalia.
Fonte: Acervo da autoria.

O exame de RM pode durar cerca de 20 a 90 minutos, o que torna um desafio na avaliação de pacientes pediátricos. Além disso, pequenos movimentos podem degradar a imagem reduzindo a sua acurácia. Procedimentos como sedação consciente, uso de técnicas de distração para crianças como DVDs dentro do aparelho, músicas e treinamento prévio com simuladores podem reduzir com eficácia a ansiedade gerada pelo exame e o número de sedações[17,18]. Outra desvantagem do exame, é o relativo alto custo e menor disponibilidade em unidades de saúde. Uso de marca-passo cardíaco e a presença de implantes com materiais que interajam com o campo magnético são as contraindicações para a realização do exame.

Em situações específicas, o uso de contraste paramagnético endovenoso pode ser necessário e os mais utilizados são os meios de contraste à base de sais de gadolínio. Efeitos adversos são raros, porém podem causar importante morbidade, levando ao desenvolvimento da fibrose nefrogênica sistêmica. Os meios de contraste à base de gadolínio são contraindicados em pacientes com taxa de filtração glomerular estimada menor que 30 ml/min, com insuficiência renal aguda, em diálise, recém-nascidos e gestantes[19]. Recentemente, foi descrito, ainda, depósito de meios de contraste à base de gadolínio em tecido neural dos núcleos da base e núcleo denteado no cerebelo, porém o significado clínico ainda é desconhecido. Portanto, deve-se sempre ponderar o risco-benefício do uso do meio de contraste endovenoso em crianças.

• Medicina nuclear, PET e imagens híbridas

Exames de imagem por medicina nuclear são empregados em diversos cenários clínicos pediátricos. A maioria dos exames é realizada com radiofármacos marcados com tecnécio-99m, porém, outros radioisótopos podem ser utilizados, como o MIBG-^{123}I. A cintilografia pode ser utilizada para avaliação de doenças hepáticas como atresia de vias biliares, doenças urológicas ou renais para se estimar função renal e cintilografia óssea em osteomielite, estadiamento oncológico e trauma com fraturas ocultas[9]. Um grande salto no diagnóstico por imagem utilizando-se medicina nuclear deu-se com o advento da PET associada à TC ou RM, ou seja, imagem híbrida PET-CT ou PET-RM.

A PET permite a avaliação qualitativa e quantitativa do metabolismo celular. O radiotraçador mais comumente utilizado é um análogo da glicose, o 2-deoxi-2-[^{18}F] fluoro-D-glicose (FDG). Em crianças, a PET foi inicialmente utilizada na década de 1990, principalmente para estadiar neoplasias malignas[20]. Mais recentemente, a combinação da PET com TC (PET-TC) permitiu melhor caracterizar as áreas hipercaptantes do radiofármaco e, assim, aumentar a acurácia do estadiamento oncológico[21]. Outra modalidade de imagem híbrida é a PET-RM, uma combinação do PET com a RM. O maior benefício da PET-RM em relação ao PET-TC é a acentuada redução da radiação ionizante, nula no componente de RM do exame híbrido. Além disso, comparando-se RM com TC, a RM apresenta um maior contraste tecidual e resolução espacial, e por ser um exame multiparamétrico, permite ainda o uso de técnicas quantitativas funcionais como a difusão associadas à avaliação metabólica do PET[22].

Desvantagens dos exames de medicina nuclear PET e híbridos são o uso de radiação ionizante, alto custo e a baixa disponibilidade dos aparelhos nos centros de saúde, principalmente estes últimos. Além disso, os exames podem ser demorados, muitas vezes com necessidade de sedação da criança. Os exames de medicina nuclear devem ser realizados respeitando-se os conceitos ALARA, com o intuito de se reduzir a dose de radiação ionizante recebida pelo paciente.

■ Principais aplicações práticas dos métodos de imagem em pediatria

• Segundo regiões

Sistema nervoso central (SNC)

De modo geral, doenças pediátricas que acometem o encéfalo e a medula espinhal do recém-nascido e lactente são melhor avaliadas, inicialmente, por US (Figura 16.3). A RM é o padrão ouro em qualquer faixa etária, podendo-se realizar TC em casos selecionados ou quando a RM não estiver disponível.

Pescoço

Alterações cervicais pediátricas devem inicialmente ser avaliadas por US, como linfadenite inflamatória/infecciosa, parotidite e inflamação de outras glândulas salivares. Patologias avançadas ou neoplasias, que exijam estadiamento, são melhor avaliadas por RM. Deve-se evitar a TC nesses casos não só devido aos riscos inerentes à radiação, mas também devido à não superioridade do método em relação à US e RM.

Abdome e pelve

Do mesmo modo, devido a melhor definição tissular e de contraste, o método de imagem preferencialmente utilizado para o estudo de patologias pélvicas e abdominais e, inicialmente, a US. Em casos de suspeitas clínicas específicas, como malformações geniturinárias ou do tubo digestivo, o estudo radiográfico contrastado (uretrocistografia, orificiografia, esofagograma, seriografia esôfago, estômago e duodeno, trânsito intestinal e enema opaco) pode contribuir muito, sendo frequentemente necessário na investigação inicial. Estadiamento de neoplasias abdominais é feito com TC ou RM, sendo a RM preferível, quando disponível, devido ao alto contraste tecidual, isenção de radiação ionizante e possibilidade de ser utilizada como biomarcador[23,24].

Tórax

Patologias torácicas pediátricas podem ser inicialmente avaliadas pelos métodos radiográficos. US pode ser útil e é superior na caracterização de derrames pleurais, além de guiar procedimentos intervencionistas. Patologias mediastinais, malformações cardiovasculares e pulmonares, bem como doenças pulmonares intersticiais, são melhor avaliadas pela TC.

Tecidos moles

Formações expansivas superficiais, de provável origem cutânea, subcutânea ou muscular, são melhor avaliadas por US ou RM.

Membros

Em casos de alterações de membros, os métodos de investigação por imagem mais indicados são RX (essencial para avaliar a possibilidade de origem óssea e caracterizar possíveis reações periosteais), a US (apresenta melhor definição tissular que a RX, permite avaliação de ventres musculares, tendões, cartilagens e ligamentos, porém oferece avaliação óssea restrita) e a RM (permite estudo articular detalhado, é o melhor método para o estadiamento de neoplasias ósseas e musculares, permite o estudo da medula óssea identificando processos infiltrativos e neoplásicos).

- **Segundo doenças mais comuns**

Criança com suspeita de pneumonia

A RX é recomendada para o diagnóstico inicial e de possíveis complicações de pneumonia, como pneumatoceles e abscessos. Porém, na presença de sinais clínicos de falha terapêutica, como febre prolongada e dor torácica, exames como US e TC podem ser necessários. A US pode melhor caracterizar o derrame pleural, marcar toracocentese e detectar possíveis abscessos e pneumatoceles no parênquima hepatizado[25]. A US no tórax serve ainda para avaliar o mediastino em recém-nascidos e lactentes, principalmente para se diferenciar o timo de uma massa mediastinal ou possível aumento da área cardíaca[25]. Em casos de pneumonia complicada, a TC é principalmente utilizada para melhor avaliação do parênquima pulmonar definindo melhor um possível abscesso ou área de pneumonia necrosante. Serve ainda para casos de pneumonias de repetição, definição de lesões pulmonares identificadas na RX inicial, caracterizando adequadamente malformações congênitas, paciente com fibrose cística, bronquiectasias, doença pulmonar difusa e bronquiolite obliterante[26].

Criança com suspeita de rinossinusite

Segundo a Sociedade Brasileira de Otorrinolaringologia, o diagnóstico de rinossinusite aguda é dado por história clínica e exame físico, não sendo, portanto, necessário nenhum exame de imagem[27]. RX são dispensáveis nos casos agudos, e na doença crônica não fornece informações úteis para o manejo do paciente, já que não mostra adequadamente as estruturas da cavidade nasal e seios paranasais. A RX não deve ser utilizada em crianças abaixo de 5 anos e seu uso em crianças acima de 5 anos é controverso[27,28]. A TC é considerada o exame de imagem padrão-ouro para a avaliação de rinossinusites de difícil resposta ao tratamento, doença crônica ou recorrente, presença de complicações como ou para o planejamento cirúrgico. Na suspeita de complicações intracranianas, como abscessos ou coleções durais, e presença de massas na face, a RM está indicada[28].

Criança com dor abdominal

Dor abdominal é uma queixa muito comum em crianças. As causas são diversas, podendo ser de curso benigno e autolimitadas, como as gastrenterites e constipações intestinais, ou de tratamento cirúrgico, como apendicite. O exame físico e história clínica podem não ser suficientes para o diagnóstico, principalmente em crianças menores e que ainda não se comunicam adequadamente. Os métodos de imagem, portanto, tornam-se um importante aliado na busca da elucidação diagnóstica, especialmente no contexto de abdome agudo.

A avaliação por imagem inicia-se geralmente com US com *Doppler*. A US com *Doppler* pode mostrar o diagnóstico definitivo com alta acurácia como em casos de apendicite, pielonefrite aguda ou intussuscepção intestinal ou mesmo afastar causas cirúrgicas de dor abdominal em crianças[29]. RX simples estão indicadas e são mais sensíveis em suspeita de perfuração de vísceras ocas ou obstrução intestinal. Em casos de suboclusão intestinal alta em recém-nascidos e lactentes com suspeita de volvo do intestino médio, RXC do estômago, esôfago e duodeno são úteis para mostrar o segmento obstruído e possível má rotação intestinal. RXC do cólon (enema) podem ser terapêuticas, além de diagnósticas, em casos de obstruções intestinais baixas por íleo meconial ou intussuscepção. Apesar da radiação ionizante a qual será exposta a criança, a TC é importante para resolver dúvidas diagnósticas quando a US e/ou RX e RXC não forem suficientes, aumentando assim a acurácia diagnóstica e permitindo a instituição precoce do tratamento[30].

Criança com infecção do trato urinário (ITU)

ITU é a causa grave mais frequente de infecção bacteriana na infância, chegando a afetar cerca de 2% dos meninos e 7% das meninas com até 7 anos[28]. Controversas existem acerca da melhor maneira da investigação dos pacientes e identificação dos principais fatores de risco para o desenvolvimento de cicatriz renal. Os principais objetivos dos métodos de imagem são detectar pielonefrite na fase aguda, identificar cicatrizes renais, detectar anomalias morfológicas e anatômicas predisponentes à ITU, como hidronefrose ou refluxovesicoureteral, avaliar possível disfunção vesical e podem ainda ser utilizados no controle evolutivo do paciente. Nesse contexto, US renal e de vias urinárias é o primeiro exame a ser solicitado, e pode ainda ser utilizada para monitorizar o crescimento renal[28,31]. Uretrocistografia miccional não é indicada rotineiramente após a primeira ITU em crianças, sendo reservada após alterações encontradas na US, como hidronefrose, cicatrizes, sinais de refluxo vesicoureteral de alto grau, uropatias obstrutivas, malformações, ITU febril recorrente ou quadros clínicos atípicos[31]. Cintilografia renal com tecnécio marcado com ácido dimercaptossuccínico (Tc^{99m}-DMSA) ou com o uso de diuréticos é recomendada após alterações no exame ultrassonográfico e, principalmente, para avaliação de pielonefrite aguda, avaliação da função renal e possíveis cicatrizes[28]. UroRM é um método de imagem com capacidade para se estimar a taxa de filtração glomerular, perfusão e excreção renal, além da acurada avaliação anatômica e ausência de radiação ionizante. Entretanto, apesar de ser comparável à cintilografia, em relação à avaliação funcional, mas com melhor definição anatômica e diferenciação entre cicatriz renal e foco de pielonefrite, ainda é um método pouco acessível e o exame é de longa duração. A UroRM está principalmente indicada em situações específicas, como nos casos de hidronefrose e anomalias complexas do trato genituri-nário[32] (Figura 16.2).

Criança com massa cervical

Estima-se que cerca de 75% das massas cervicais em crianças e adolescentes sejam causadas por adenopatias inflamatórias ou infecciosas. As demais são devidas a lesões congênitas e/ou vasculares, e cerca de menos de 5% das massas cervicais na faixa etária pediátrica são malignas[33]. US com *Doppler* é o método de imagem inicialmente utilizado e muitas vezes suficiente. Com essa técnica, é possível avaliar as dimensões das lesões, sua localização, natureza (cística, sólida, mista) e vascularização. Ainda, a US auxilia nas punções e biópsias cervicais. Para lesões profundas e que requerem tratamento cirúrgico, a TC pode ser útil. Porém, devido à ausência de radiação ionizante e alto contraste tecidual, a RM pode melhor caracterizar as lesões e está indicada principalmente para avaliação da extensão de malformações vasculares e tumores[34].

Criança com cefaleia

Queixa comum da infância, cerca de 58,4% das crianças e adolescentes já experimentaram pelo menos um episódio de cefaleia de curta duração durante a vida[35]. As causas de cefaleia variam desde cefaleias agudas, cefaleias primárias e crônicas, como migrânea, secundárias a hipertensão intracraniana ou neoplasias. As indicações dos exames de imagem variam com o quadro clínico. Em casos de migrânea típica ou cefaleia primária sem outros achados clínico-laboratoriais, investigação por imagem não é necessária. Pacientes com sinais de hipertensão intracraniana, suspeita de meningite ou abscessos devem ser avaliados com TC ou RM, lembrando-se que a RM é o exame de escolha para avaliação do SNC.

Criança com dor e/ou claudicação de membros

Trata-se de um dilema diagnóstico. Em linhas gerais, a investigação inicial por imagem do sistema musculoesquelético é realizada por RX do membro em questão. Fraturas, alinhamentos articulares, lesões ósseas focais osteolíticas ou expansivas, alterações de densidade e de morfologia óssea podem ser detectadas por RX[28]. Em casos de suspeita de infecção ou processo inflamatório, US é um método de alta acurácia para se detectar derrame com ou sem espessamento sinovial, possíveis coleções regionais ou ainda massas de partes moles palpáveis. Por ser um método rápido, de alto contraste tecidual e largamente disponível, a US serve ainda para a avaliação de tendões, ligamentos e possíveis lesões musculares. Na persistência de sintomas de processo infeccioso, falha terapêutica e/ou programação cirúrgica, é apropriada a avaliação com RM, método que pode melhor identificar possíveis coleções profundas, extensão do acometimento óssea e de tecidos moles da infecção e avaliação articular. Caso não haja disponibilidade ou na presença de contraindicações à RM, pode-se utilizar a cintilografia com Tc^{99m} ou TC^{28}.

Criança politraumatizada

No Brasil, segundo dados do Sistema de Informações sobre Mortalidade (SIM), do Ministério da Saúde, politraumatismo com outras causas externas são a principal causa de morbimortalidade em crianças entre 5 e 19 anos, e na faixa etária menor que 5 anos perde apenas para afecções do período perinatal. Na criança vítima de politraumatismo e instável, US FAST (*focused assessment with sonography for trauma*) ou FAST estendido com avaliação torácica e RX simples de tórax, coluna cervical e pelve estão indicados. Após a estabilidade hemodinâmica e controle de vias aéreas, a TC do crânio, cervical, tórax e abdome faz parte da avaliação secundária[36].

■ Considerações finais

Em resumo, os métodos de exame, inclusive os que utilizam radiação ionizante, são de grande utilidade na prática clínica pediátrica. Embora novas tecnologias tenham surgido substituindo alguns tipos de exames e reduzindo a utilização de outros, a radiologia convencional e a US são consideradas ainda a base do diagnóstico por imagem em pediatria. Métodos mais avançados como TC e RM são de grande valia em situações clínicas específicas. Atenção deve ser dada à utilização racional dos métodos de imagem que empregam radiação ionizante. Uma equipe multidisciplinar engajada em promover o conhecimento dos riscos da radiação ionizante e otimizar as técnicas para se amenizar esses riscos para o paciente pediátrico é fundamental. Em casos de dúvida em relação ao melhor método de imagem para determinada situação clínica, é essencial a colaboração e a discussão entre as equipes de pediatria e radiologia, para garantir a melhor assistência e maior segurança à criança.

■ Referências bibliográficas

1. Mettler FA, Thomadsen BR, Bhargavan M, Gilley DB, Gray JE, Lipoti J a, et al. Medical radiation exposure in the U.S. in 2006: preliminary results. Health Phys. 2008;95(5):502-7.
2. Nouailhetas Y, Eduardo C, Almeida B De. Radiações Ionizantes e a vida. Comissão Nacional de Energia Nuclear, 2008. (1º jul. 2016). Disponível em: http://www.cnen.gov.br/ensino/apostilas/rad_ion.pdf.
3. Doll R, Wakeford R. Risk of childhood cancer from fetal irradiation. Br J Radiol. 1997;70:130-9.
4. Mathews JD, Forsythe A V., Brady Z, Butler MW, Goergen SK, Byrnes GB et al. Cancer risk in 60 000 people exposed to computed tomography scans in childhood or adolescence: data linkage study of 11 million Australians. BMJ. 2013;346:2360-2378.
5. Brenner DJ, Elliston CD, Hall EJ, Berdon WE. Estimated Risks of Radiation-Induced Fatal Cancer from Pediatric CT. Am J Roentgenol. 2001;176(2):289-96.
6. Goske MJ, Applegate KE, Boylan J, Butler PF, Callahan MJ, Coley BD et al. The "Image Gently" campaign: Increasing CT radiation dose awareness through a national education and awareness program. Pediatr Radiol. 2008;38(3):265-9.
7. Slovis TL. The ALARA concept in pediatric CT: myth or reality? Radiology. 2202; 223(1):5-6.
8. Oliveira LAN, Suzuki L, Rocha SMS, Valente M. Diagnóstico por imagem. São Paulo, Manole; 2012.
9. Campanha internacional Image Gently – The Alliance for Radiation Safety in Pediatric Imaging. Disponível em: www.imagegently.org (01 Jul. 2016).
10. Sistema Eletrônico de Radiologia. Centro de Ciências das Imagens e Física Médica (CCIFM) – Hospital das Clínicas da Faculdade de Medicina de Ribeirão Preto da Universidade de São Paulo (HCFMRP-USP). Número de exames realizados no período ano 2014 (05 Mar 2015).

11. Oliveira LAN. Assistência à Vida em Radiologia: guia teórico e prático. 1ª ed. São Paulo, Colégio Brasileiro de Radiologia e Diagnóstico por Imagem CBR; 1–268, 2009.

12. Cody DD, Mahesh M. Technologic Advances in Multidetector CT with a Focus on Cardiac Imaging. RadioGraphics 27(6):1829–37, 2007.

13. Pappas JN, Donnelly LF, Frush DP. Reduced Frequency of Sedation of Young Children with Multisection Helical CT. Radiology 215(3):897–9, 2000.

14. Katayama H, Yamaguchi K, Kozuka T, Takashima T, Seez P, Matsuura K. Adverse reactions to ionic and nonionic contrast media. A report from the Japanese Committee on the Safety of Contrast Media. Radiology 175(3):621–8, 1990

15. Practice parameters. American College of Radiology ACR Appropriateness Criteria®. Disponível na Internet: http://www.acr.org/Quality-Safety/Standards-Guidelines/Practice-Guidelines-by-Modality (15 Abr. 2016).

16. Harned II RK, Strain JD. MRI-compatible audio/visual system: impact on pediatric sedation. Pediatr Radiol 31(4):247–50, 2001.

17. Viggiano MP, Giganti F, Rossi A, Di Feo D, Vagnoli L, Calcagno G, et al. Impact of psychological interventions on reducing anxiety, fear and the need for sedation in children undergoing magnetic resonance imaging. Pediatr Rep 7(1):5682–4, 2015.

18. ESUR guidelines on contrast media version 8.1. European Society of Urogenital Radiology. 2012. Disponível na Internet: http://www.esur.org/guidelines/pt/index.php#i (01 Jul. 2016).

19. Wegner EA, Barrington SF, Kingston JE, Robinson RO, Ferner RE, Taj M, et al. The impact of PET scanning on management of paediatric oncology patients. Eur J Nucl Med Mol Imaging 32(1):23–30, 2005.

20. Bar-Sever Z, Keidar Z, Ben-Barak A, Bar-Shalom R, Postovsky S, Guralnik L, et al. The incremental value of 18F-FDG PET/CT in paediatric malignancies. Eur J Nucl Med Mol Imaging 34(5):630–7, 2007.

21. Teixeira SR, Martinez-Rios C, Hu L, Bangert BA. Clinical Applications of Pediatric Positron Emission Tomography-Magnetic Resonance Imaging. Semin Roentgenol 49(4):353–66, 2014.

22. Padhani AR, Liu G, Koh DM, Chenevert TL, Thoeny HC, Takahara T, et al. Diffusion-weighted magnetic resonance imaging as a cancer biomarker: consensus and recommendations. Neoplasia. 11(2):102–25, 2009.

23. Szychot E, Apps J, Pritchard-Jones K. Wilms' tumor: biology, diagnosis and treatment. Transl Pediatr 3(1):12–24, 2014.

24. Coley BD. Chest Sonography in Children: Current Indications, Techniques, and Imaging Findings. Radiol Clin North Am 49(5):825–46, 2011.

25. García-Peña P, Watson TA, Owens CM. Helical Multidetector Chest CT. In: Pediatric Chest Imaging, 3rd ed. Springer Heidelberg, New York Dordrecht London: 5–110, 2014.

26. Sakano E, Weckx L, Sennes L. Diagnóstico e Tratamento da Rinossinusite. Sociedade Brasileira de Otorrinolaringologia. 1–7, 2001. Disponível na Internet: http://diretrizes.amb.org.br/_BibliotecaAntiga/rinossinusite.pdf (01 Jul. 2016).

27. American College of Radiology ACR Appropriateness Criteria®. Disponível na Internet: https://acsearch.acr.org/list (01 Jul. 2016).

28. Kim JS. Acute Abdominal Pain in Children. Pediatr Gastroenterol Hepatol Nutr 16(4):219–24, 2013.

29. Sivit CJ. Controversies in emergency radiology: acute appendicitis in children. The case for CT. Emerg Radiol 10(5):238–40, 2004.

30. Urinary Tract Infection: Clinical Practice Guideline for the Diagnosis and Management of the Initial UTI in Febrile Infants and Children 2 to 24 Months. Pediatrics 1;128(3):595–610, 2011.

31. Dickerson EC, Dillman JR, Smith EA, DiPietro MA, Lebowitz RL, Darge K. Pediatric MR Urography: Indications, Techniques, and Approach to Review. RadioGraphics 35(4):1208, 2015.

32. Crespo AN, Cesar R. Massas Cervicais em Crianças. In: V Manual de Otorrinolaringologia Pediátrica da IAPO. Guarulhos, Lis Gráfica e Editora Ltda; 2016. P.115-21, 2016. Disponível em: http://www.iapo.org.br/manuals/v_manual_br_22.pdf.

33. Meuwly J-Y, Lepori D, Theumann N, Schnyder P, Etechami G, Hohlfeld J, et al. Multimodality Imaging Evaluation of the Pediatric Neck: Techniques and Spectrum of Findings. RadioGraphics. 2005;25(4):931-48.

34. Abu-Arafeh I, Razak S, Sivaraman B, Graham C. Prevalence of headache and migraine in children and adolescents: a systematic review of population-based studies. Dev Med Child Neurol. 2010; 52(12):1088-97.

35. Miele V, Di Giampietro I, Ianniello S, Pinto F, Trinci M. Diagnostic imaging in pediatric polytrauma management. Radiol Med. 2015;120(1):33-49.

Seção II
Infectologia

Coordenadora da Seção: Maria Célia Cervi

Criança com febre 17

■ Seila Israel do Prado ■ Maria Célia Cervi

CASO CLÍNICO

Lactente com 2 meses de idade, sexo masculino, previamente saudável; levado a consulta médica devido ao quadro de febre de 38,9 °C há 2 dias, cerca de quatro picos por dia, sem nenhum outro sintoma associado, exceto leve amolecimento das fezes e prostração durante a febre.

- Exame físico: sem alterações.
- Exames complementares:
  - Hemograma (hemoglobina: 9,2 g/dl; leucócitos: 19.800 com 18% de bastões).
  - Urina rotina (colhida por sonda) campo tomado por leucócitos e bacteriúria intensa.
  - Proteína C-reativa (PCR) 18,9 mg/dl (valor normal até 0,5 mg/dl).
- Diagnóstico: febre sem sinais localizatórios (FSSL) por provável infecção urinária.
- Tratamento: antibioticoterapia empírica até resultado da urocultura.

■ Introdução

Febre é a elevação da temperatura corporal em resposta a um estímulo patológico que pode ser infeccioso ou não. É um dos principais motivos de consulta pediátrica de urgência e causa de grande preocupação para os pais.

A temperatura corporal central normal é 37 °C, variando de 0,6 a 1,1 °C nas 24 horas do dia, sendo mais baixa na madrugada e início da manhã e maior no final do dia. Os lactentes entre 3 meses e 3 anos têm a temperatura basal até 0,3 °C mais elevada que as crianças maiores e adultos devido ao seu metabolismo mais ativo.

A temperatura varia nos diversos locais de aferição, sendo a temperatura retal a que mais se aproxima da temperatura central. Em nosso meio a temperatura axilar é a mais realizada e, apesar de ser mais prática e segura, tem menor acurácia. Devemos ficar atentos, pois a maior parte da literatura sobre febre baseia-se em artigos norte-americanos, em que é aferida a temperatura retal com definição de febre como temperatura maior ou igual a 38 °C, enquanto pela medida da temperatura axilar considera-se febre a temperatura a partir de 37,4 °C (Tabela 17.1).

TABELA 17.1. Valores normais de temperatura e definição de febre de acordo com o sítio de aferição.

Sítio de aferição	Temperatura normal	Febre
Axilar	34,7 a 36,4 °C	≥ 37,4 °C
Oral	35,5 a 36,6 °C	≥ 37,6 °C
Retal	36,6 a 37,0 °C	≥ 38,0 °C

Fonte: Adaptada de El-Radhi e Barry[11].

■ Fisiopatologia da febre

A febre é quase sempre associada à presença de infecção, mas reações inflamatórias, neoplasias e trauma também podem produzi-la. As exo e endotoxinas produzidas pelos microrganismos e os produtos das reações inflamatórias, conhecidos como pirógenos exógenos, estimulam a produção dos pirógenos endógenos (interleucinas 1 e 6 e interferon) pelos monócitos, macrófagos e células endoteliais. Essas citocinas induzem a produção de Prostaglandina E2, que atua no centro termorregulador do hipotálamo, elevando o ponto de ajuste da temperatura corporal. A partir daí o organismo lança mão de processos para aumentar a produção de calor (aumento do metabolismo celular, tremores involuntários) e reduzir a sua perda (vasoconstrição periférica). Quando a produção de citocinas cessa, o limiar térmico do centro termorregulador volta ao normal e o organismo começa o processo de perda de calor através de sudorese e da vasodilatação periférica (Figura 17.1).

A hipertermia é a elevação da temperatura corporal não produzida por alteração do limiar do centro termorregulador do hipotálamo. Ela ocorre quando a produção de calor excede seus mecanismos de dissipação, por exemplo, na exposição prolongada às temperaturas ambientais elevadas, exercícios físicos intensos ou doenças que impedem a sudorese. Na hipertermia, ao contrário da febre, as extremidades estão quentes e não respondem ao uso de antitérmicos.

A febre é temida pelos pais e profissionais de saúde principalmente pelo risco de convulsões febris, mas também pode descompensar doenças cardíacas ou pulmonares graves preexistentes devido ao aumento da demanda metabólica. Em contrapartida, a febre é benéfica ao organismo, pois reduz a multiplicação de vírus e bactérias, aumenta a produção de citocinas, estimula a fagocitose e ativa os linfócitos T e B.

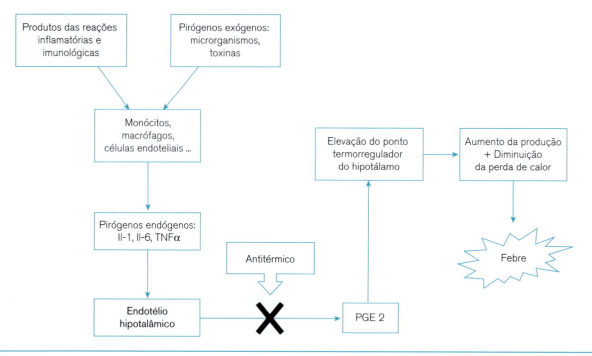

FIGURA 17.1. Fisiopatologia da febre.
Fonte: Elaborada pela autoria.

■ Febre sem sinais localizatórios (FSSL)

Febre com até 7 dias de duração em que não é encontrada uma etiologia após anamnese detalhada e exame físico minucioso.

Na grande maioria das vezes, a FSSL faz parte do pródromo de um processo infeccioso, cuja etiologia é definida após algumas horas ou poucos dias, sendo quase sempre uma infecção viral autolimitada. Em raras ocasiões, a febre pode ser o primeiro sintoma de infecção bacteriana grave, cujo risco é maior nas crianças menores de 3 meses de idade (6 a 10%) e ainda maior em recém-nascidos (12%).

Nos últimos 15 anos, após a introdução das vacinas contra o *H. influenzae* tipo B e pneumococo, houve grande mudança no manejo da FSSL em virtude da queda na incidência de bacteremia oculta e meningite por estes agentes. Desde então, a infecção do trato urinário (ITU) é a principal infecção bacteriana grave nos lactentes febris.

■ Avaliação da criança com FSSL

Quando nos deparamos com uma criança com febre, a grande questão é definir quando se trata de um quadro benigno ou de uma infecção bacteriana grave. Uma avaliação inicial, com anamnese detalhada e exame físico completo identificam quais crianças apresentam risco de infecção bacteriana grave e requerem avaliação laboratorial. Devem ser avaliadas laboratorialmente as crianças abaixo de 3 meses de idade, os pacientes toxemiados de qualquer idade e aqueles com fatores de risco para doença infecciosa grave (imunodeficiências, corticoterapia prolongada, desnutrição, portadores de doenças crônicas debilitantes) (Quadros 17.1 e 17.2).

QUADRO 17.1. Avaliação clínica da criança com FSSL.

Anamnese

- Idade.
- Intensidade e duração de febre.
- Presença de comorbidades.
- Nível de atividade e humor, presença de letargia.
- Ingestão de líquidos e alimentos.
- Diurese.
- Sintomas associados: respiratórios, vômitos, diarreia, exantemas, lesões cutâneas.
- História vacinal, inclusive vacinas recentes.
- Contato com pessoas doentes ou viagens.
- Medicações em uso

Exame físico geral

- Temperatura
- Frequência cardíaca, frequência respiratória, pressão arterial e perfusão
- Oximetria de pulso
- Estado de hidratação
- Sinais de toxemia. A presença de toxemia tem forte correlação com o risco de infecção grave, mas só deve ser avaliada após a febre ceder. Os principais sinais de toxemia são: ausência de interação com o meio, letargia ou irritabilidade intensas, palidez ou cianose, taquicardia, hiper ou hipoventilação e perfusão periférica lentificada.

Investigação do foco da febre

- Exame físico minucioso: ausculta respiratória e cardíaca, sinais meníngeos.
- Focos menores: otite média, faringite, sinusite, lesões de pele e partes moles.
- "Sinais virais": coriza, sibilância, estridor, lesões de gengivoestomatite, exantemas.

Fonte: Elaborado pela autoria.

QUADRO 17.2. Avaliação laboratorial da criança com FSSL.

Hemograma completo
- Pode haver leucopenia em caso de infecções graves e/ou em recém-nascidos e lactentes jovens.

Hemocultura
- Pode haver resultado falso negativo em caso de uso prévio de antimicrobianos.
- Coletar com técnica asséptica para não contaminar a amostra.
- Sempre que possível, coletar duas amostras.

Urina rotina e urocultura
- Em crianças incontinentes a coleta deve ser feita com um método que evite a contaminação da amostra: sondagem vesical ou punção suprapúbica. A coleta por saco coletor tem alta taxa de falso positivo e só é útil quando o resultado é negativo, excluindo o diagnóstico de ITU.

Proteína C-reativa (PCR)
- Proteína de fase aguda sintetizada pelo fígado em resposta a citocinas pró-inflamatórias, detectada a partir de 12 horas do início da febre. Não é específica para infecção bacteriana, pois também aumenta na vigência de trauma, doenças inflamatórias, pós-operatório e em até 25% das infecções virais. Sua maior utilidade é seu alto valor preditivo negativo.

Radiografia de tórax
- Não é necessário em toda criança com FSSL, pois a probabilidade de uma radiografia alterada em uma criança sem sintomas respiratórios é de cerca de 1%. Além disso, a presença de velamento isoladamente não nos permite definir se a infecção é viral ou bacteriana.
Indicação de radiografia de tórax em crianças com febre:
- Taquipneia.
- Sinais de desconforto respiratório: saturação < 95% em ar ambiente, retrações, gemência ou batimentos de asas nasais.
- Presença de estertores e/ou redução assimétrica do murmúrio vesicular.
- Temperatura > 39,5 °C e leucócitos > 20.000/mm³ em crianças menores de 5 anos (risco de pneumonia oculta).

Liquor

Indicação de Liquor em crianças com FSSL.
É obrigatório em:
- Recém-nascidos com sepse tardia ou crises convulsivas.
- Lactentes toxemiados sem foco definido.
- Suspeita clínica de meningite.
- Convulsão febril em lactentes menores de 6 meses.

Deve ser fortemente considerado em:
- Lactentes febris entre 1 e 3 meses que não aparentam estar bem e/ou apresentam hemograma sugestivo de infecção bacteriana (leucócitos < 5.000 ou ≥ 15.000/mm³).
- Convulsão febril complexa em lactentes menores de 1 ano.

Deve ser considerado em:
- Convulsão febril simples em crianças entre 6 e 12 meses não vacinadas contra pneumococo e *H. influenzae* B ou que estejam recebendo antibióticos.

É desnecessário em crianças maiores na ausência de sinais ou sintomas sugestivos de meningite.

Fonte: Elaborado pela autoria.

Na avaliação da criança com FSSL devemos responder as seguintes perguntas (Figura 17.2):
- A criança tem alguma comorbidade significativa?
- A criança está toxemiada?
- Qual é a idade da criança?
- A criança tem vacinação completa?

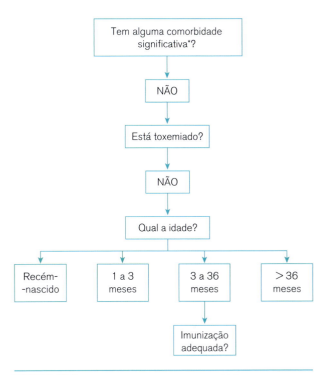

FIGURA 17.2. Avaliação da criança com FSSL.
* Imunodeficiência, doença falciforme, neoplasia, desnutrição etc.
Fonte: Elaborada pela autoria.

a) **Pacientes com comorbidades:** independentemente da idade, a criança portadora de comorbidades deve ser hospitalizada e investigada com:
- Hemograma, PCR, hemocultura, urina rotina e urocultura.
- Liquor quando indicado (Quadro 17.2).
- Radiografia de tórax em caso de sintomas respiratórios.
- Coprocultura em caso de fezes com muco ou sangue.

b) **Crianças toxemiadas:** independentemente da idade, a criança com sinais de toxemia deve ser hospitalizada, submetida a investigação laboratorial, como as crianças com comorbidades (ver anteriormente), e receber antibioticoterapia empírica logo após a coleta das culturas.

Sugestões de antibioticoterapia empírica no paciente toxemiado
- Suspeita de infecção por pneumococo (exceto meningite): penicilina cristalina.
- Suspeita de meningite bacteriana: ceftriaxone.
- Possível ITU: amoxacilina + clavulanato ou ceftriaxone.
- Possível infecção do trato gastrintestinal: ceftriaxone ou gentamicina com ou sem metronidazol.
- Infecção de pele e partes moles ou osteoarticular: oxacilina, cefalotina ou clindamicina.

- Pacientes com múltiplas internações e/ou institucionalizados: avaliar individualmente considerando cobertura para germes resistentes com *P. aeruginosa* e *S. aureus* resistente a oxacilina.
- Pacientes imunodeprimidos: considerar cobertura para os germes mais comuns em cada tipo de imunodeficiência.

c) **Avaliação de acordo com a faixa etária:**

- Recém-nascidos: além de ser o grupo de maior risco para infecção bacteriana grave, tanto a anamnese quanto o exame físico fornecem poucas informações. Assim, os recém-nascidos devem ser investigados laboratorialmente, independentemente da duração ou intensidade da febre.

  Devem ser realizados os seguintes exames: hemograma, hemocultura, PCR e sódio sérico; urina rotina e urocultura; liquor; radiografia de tórax, em caso de sintomas respiratórios.

- Após a coleta dos exames têm-se duas opções:
  - Iniciar antibioticoterapia empírica enquanto aguarda o resultado das culturas (nesse caso, coletar liquor antes de iniciar o antibiótico).
  - Manter em observação hospitalar sem antibiótico até o resultado das culturas.

- Opções de antibioticoterapia empírica no recém-nascido: ampicilina + gentamicina. Na suspeita de meningite, substituir a gentamicina por cefotaxima.

  Uma causa comum de "febre" no recém-nascido é a hipernatremia, situação habitual nas primeiras semanas de vida, especialmente no caso de mães primigestas, parto cesárea, erro de técnica de amamentação, ambientes quentes ou oferta de leite muito concentrado. O recém-nascido encontra-se irritado, com baixo ganho ponderal, diurese reduzida e concentrada, e icterícia prolongada.

- Lactentes entre 1 e 3 meses: nesse grupo de crianças, as principais infecções bacterianas graves são ITU, bacteremia e meningite, que podem ser causadas tanto pelos agentes do período neonatal, como pelas bactérias que causam infecção em lactentes.

  Neste grupo etário, a presença de uma infecção viral reduz, mas não exclui a possibilidade de uma infecção bacteriana associada. Assim, lactentes entre 1 e 3 meses que aparentam não estar bem, devem ser investigados para a presença de infecção bacteriana, mesmo quando apresentam sinais de infecção viral. A avaliação laboratorial inicial dos lactentes entre 1 e 3 meses consta de (Figura 17.3):

- Hemograma, PCR e urina rotina.
- Hemocultura e urocultura (opcionais em um primeiro momento, podem ser dispensados em crianças com bom estado geral e/ou suspeita de infecção viral).
- Radiografia de tórax em caso de sintomas respiratórios.
- Coprocultura, se fezes com muco ou sangue.

Caso os exames estejam normais, a criança pode ser acompanhada ambulatorialmente, com orientação aos pais de observar sinais de gravidade, sendo obrigatório um retorno para reavaliação entre 24 e 48 horas ou antes, em caso de piora clínica. Caso os pais não sejam confiáveis, manter o lactente em observação hospitalar por 24 horas sem iniciar antibióticos.

Caso o hemograma seja alterado (leucócitos ≥ 15.000 ou ≤ 5.000, bastões ≥ 1.500, formas jovens/totais ≥ 0,2), mas a urina rotina normal, a criança deve ser hospitalizada e a investigação ampliada com coleta de hemocultura, urocultura e Liquor, se ainda não tiverem sido coletados. Também está indicado iniciar antibioticoterapia empírica até os resultados das culturas ou identificação do foco.

Caso a urina rotina apresente piúria e/ou bacteriúria, independentemente do resultado do hemograma, deve-se coletar urocultura e iniciar tratamento para ITU.

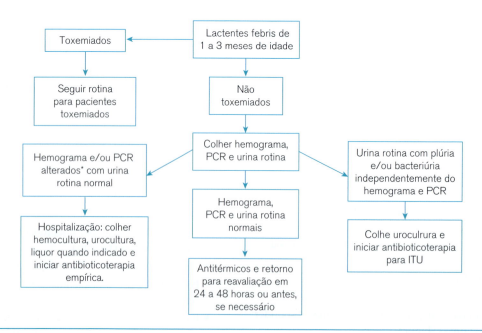

FIGURA 17.3. Manejo da FSSL em lactentes entre 1 e 3 meses de idade.
* Leucócitos ≥ 15.000 ou ≤ 5.000; bastões ≥ 1.500; formas jovens/totais ≥ 0,2.
Fonte: Elaborada pela autoria.

- Lactentes entre 3 e 36 meses: antes da introdução das vacinas, entre 2 e 4% das crianças nessa faixa etária tinham bacteremia oculta. Atualmente, essa incidência é de 0,25 e 0,7%. Nessas crianças, uma boa aparência reduz significativamente o risco de infecção bacteriana e um exame físico bem feito, quase sempre aponta a etiologia da febre. A ITU é a principal infecção bacteriana nessa faixa etária, porém, bastante rara em meninos após o 1º ano de vida.

  Para tais crianças, a indicação de avaliação laboratorial depende dos achados da anamnese e do exame físico, presença de toxemia ou comorbidades, temperatura axilar e se a criança recebeu ou não pelo menos duas doses das vacinas contra o pneumococo e *H. influenzae* tipo B.

  As crianças "não toxemiadas" e "sem comorbidades", que apresentam temperatura axilar < 38,3 °C, a princípio, podem ser apenas observadas sem a realização de exames complementares. Caso a febre persista sem foco definido por mais de 3 dias, a criança deve ser reavaliada, especialmente para a possibilidade de ITU.

  As crianças com temperatura axilar ≥ 38,3 °C, que tenham recebido pelo menos duas doses das vacinas contra o pneumococo e *H. influenzae* tipo B, apresentam risco muito baixo de bacteremia oculta; assim, devem ser investigadas apenas para ITU. Caso essas crianças com temperatura axilar "≥ 38,3 °C não sejam vacinadas" ou tenham alguma comorbidade, coletar também hemograma. Se o hemograma apresentar "leucócitos ≥ 15.000 ou neutrófilos ≥ 10.000", completar investigação com hemocultura e urocultura (Figura 17.4).

- Crianças maiores de 3 anos: nesse grupo, o foco da infecção frequentemente é identificado durante a anamnese e o exame físico. Sendo assim, para crianças acima de 3 anos não toxemiadas e sem comorbidades, não está indicada investigação laboratorial em casos de FSSL. Orientar apenas o uso de antitérmicos, observação domiciliar com reavaliação, caso haja piora clínica ou aparecimento de novos sintomas.

■ Febre de origem indeterminada (FOI)

Febre com duração maior ou igual a 8 dias na criança (ou maior do que 2 a 3 semanas em adolescentes e adultos), cuja história clínica, exame físico e exames laboratoriais iniciais não apontam uma etiologia definida.

Diferentemente dos adultos, a principal causa de FOI nas crianças são as infecções, muitas vezes em apresentações incomuns. A maioria dos episódios de FOI na infância são benignos e autolimitados, não se chegando a diagnóstico algum em cerca de 10 a 20% das vezes (Figura 17.5) e (Quadro 17.3).

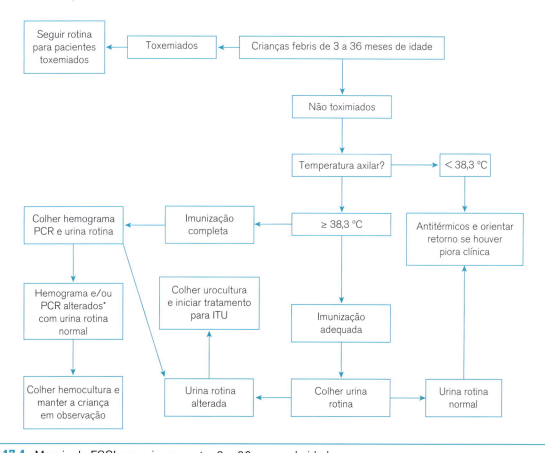

FIGURA 17.4. Manejo da FSSL em crianças entre 3 e 36 meses de idade.
* Leucócitos ≥ 15.000 ou neutrófilos ≥ 10.000.
Fonte: Elaborada pela autoria.

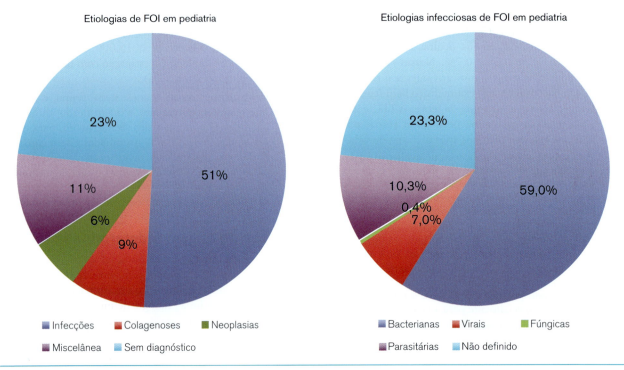

FIGURA 17.5. Etiologias de FOI e etiologias infecciosas de FOI em pediatria.
Fonte: Elaborada pela autoria.

A FOI e a FSSL têm causas e manejo clínico distintos, já que os quadros de FOI não requerem avaliação de urgência nem antibioticoterapia empírica, permitindo conduta expectante e investigação ambulatorial na maioria dos casos (Quadros 17.3 e 17.4). Uma criança com FOI deve ser hospitalizada apenas em caso de mau estado geral, falha em se chegar ao diagnóstico ambulatorialmente e/ou necessidade de se acelerar a investigação diagnóstica ou na suspeita de febre factícia, quando se deseja documentar a veracidade dos sintomas.

Deve-se evitar ao máximo a instituição de tratamentos empíricos nos quadros de FOI, especialmente a introdução precipitada de antibioticoterapia empírica, que pode mascarar um quadro infeccioso e atrasar ainda mais o diagnóstico.

QUADRO 17.3. Principais causas de febre de origem indeterminada em pediatria.

Infecções sistêmicas	Infecções localizadas	Colagenoses	Neoplasias	Miscelânea
• Brucelose • Doença da arranhadura do gato (*Bartonella henselae*) • Endocardite bacteriana • Fungos: paracoccidioidomicose, histoplasmose • Leishmaniose visceral (calazar) • Leptospirose • Malária • Salmonelose • Toxoplasmose • Tuberculose • Vírus: EBV, CMV, HIV, HHV6, hepatites, enterovírus, adenovírus etc.	• Infecções das vias aéreas superiores (mastoidite, rinossinusite, adenoidite) • Infecções osteoarticulares (osteomielite, artrite, espondilodiscites) • Abscessos intra-abdominais • Larva migrans visceral (*Toxocara canis*)	• Artrite idiopática juvenil • Lúpus eritematoso sistêmico • Poliarterite nodosa	• Leucemias • Linfomas • Neuroblastoma • Hepatoma • Sarcomas	• Disfunção do sistema nervoso central (SNC) com alteração do centro termorregulador • *Diabetes insipidus* • Febre secundária a medicamentos • Febre factícia • Doença de Kawasaki • Imunodeficiências • Doença de Kikuchi-Fujimoto • Hiperostose cortical infantil (Doença de Caffey) • Doença inflamatória intestinal • Tireotoxicose • Disautonomia familiar (síndrome de Riley Day)

Fonte: Elaborado pela autoria.

17 ■ Criança com febre

QUADRO 17.4. Avaliação clínica da criança com febre de origem indeterminada.

Anamnese

- Duração, intensidade e padrão da febre. Como foi aferida? A febre foi confirmada por mais de uma pessoa? Como a criança fica durante a febre? Tem sudorese associada? Resposta da febre ao antitérmico.
- Solicitar que a família faça uma curva térmica.

Sintomas associados

- Hiperemia conjuntival.
- Descarga/congestão nasal.
- Dores ósseas ou em membros, edemas articulares.
- Sintomas gastrintestinais.
- Exantemas ou outras lesões de pele.

Exposições

- Contato com pessoas doentes, especialmente tossidores crônicos.
- Contato com animais, picada de carrapato.
- Viagens recentes.
- Consumo de carne crua ou frutos do mar.
- Ingestão de terra.
- Uso de medicações.
- Cirurgias realizadas e traumas recentes.

Exame físico completo

- Exame físico minucioso e seriado, uma vez que novos achados podem surgir no decorrer dos dias.

Fonte: Elaborado pela autoria.

QUADRO 17.5. Avaliação laboratorial da criança com febre de origem indeterminada.

Exames complementares iniciais

- Hemograma com diferencial e contagem de plaquetas.
- PCR e velocidade de hemossedimentação.
- Hemoculturas (pelo menos duas amostras colhidas em momentos diferentes).
- Urina rotina e urocultura.
- Radiografia de tórax.
- Teste de PPD.
- Eletrólitos, ureia, creatinina, enzimas hepáticas.
- Sorologia para HIV.

Exames adicionais devem ser solicitados de acordo com dados da história e do exame físico ou alterações nos exames laboratoriais iniciais

- Cultura de fezes.
- Mielograma.
- Sorologias: sífilis, histoplasmose, Epstein-Barr vírus, citomegalovírus, toxoplasmose, brucelose, paracoccidioidomicose, doença da arranhadura do gato, toxocaríase.
- Fator antinúcleo.
- Dosagem de imunoglobulinas.
- Dosagem de TSH.
- Exames de imagem: ultrassonografia ou tomografia de abdome, ecocardiograma, tomografia de mastoide, cintilografia óssea.
- Biópsias (linfonodo, fígado etc.).
- Outros: exame oftalmológico (fundo de olho, exame com lâmpada de fenda).

Fonte: Elaborado pela autoria.

■ Referências bibliográficas

1. Abdurrahman K, Ergul N, Kaya SY, Kilic F, Yilmaz MH, Besirli K et al. The Management and the Diagnosis of Fever of Unknown Origin. Expert Rev Anti Infect Ther. 2013;11(8):805-15.
2. American Academy of Pediatrics Clinical Practice Guideline – Febrile Seizures: Guideline for the Neurodiagnostic Evaluation of the Child With a Simple Febrile Seizure. Pediatrics. 2011;127(2):389-94.
3. American Academy of Pediatrics, Steering Committee on Quality Improvement and Management, Subcommittee on Urinary Tract Infection. Urinary tract infection: Clinical practice guideline for the diagnosis and management of the initial UTI in febrile infants and children 2 to 24 months. Pediatrics. 2011;128(3):595-610.
4. Avner JR. Acute Fever. Pediatr. Rev. 2009;30:5-13.
5. Baker MD, Avner JR. The febrile infant: What´s new? Clin Pediatr Emerg Med. 2008;9:213-20.

6. Baraff LJ. Editorial: Clinical policy for children younger than three years presenting to the emergency department with fever. Ann Emerg Med. 2003;42:546-49.

7. Baraff LJ. Management of infants and young children with fever without source. Pediatr Ann. 2008;37(10):673-9.

8. Bramson RT, Meyer TL, Silbiger ML, Blickman JG, Halpern E.The Futility of the Chest Radiograph in the Febrile Infant Without Respiratory Symptoms Pediatrics. 1993;92;524-6.

9. Byington CL, Enriquez FR, Hoff C, Tuohy R, Taggart EW, Hillyard DR et al. Serious bacterial infections in febrile infants 1 to 90 days old with and without viral infections. Pediatrics. 2004;113(6):1662-6.

10. Chow A, Robinson JL. Fever of unknown origin in children: a systematic review. World J Pediatr. 2001;7(1):5-10.

11. El-Radhi ASM, Barry W. Thermometry in paediatric practice. Arch Dis Child. 2006;91:351-6.

12. El-Radhi ASM. Fever management: Evidence vs current practice. World J Clin Pediatr. 2012;1(4):29-33.

13. Ishimine P. Fever Without Source in Children 0 to 36 Months of Age Pediatr Clin N Am. 2006;53(2):167-94.

14. Jhaveri R, Byington CL, Klein JO, Shapiro ED. Management of the non-toxic-appearing acutely febrile child: a 21st century approach. J Pediatr. 2011;159(2):181-5.

15. Kimia AA, Capraro AJ, Hummel D, Johnston P, Harper MB. Utility of Lumbar Puncture for First Simple Febrile Seizure among Children 6 to 18 Months of Age. Pediatrics. 2009;123;6-12.

16. Machado BM, Cardoso DM, de Paulis M, Escobar AMU, Gilio AE. Febre sem sinais localizatórios: avaliação de um protocolo de atendimento. J Pediatr (Rio J). 2009;85(5):426-32.

17. National Institute for Health and Clinical Excellence, Centre for Clinical Practice. Review of clinical guideline CG160: Feverish illness in children: assessment and initial management in children younger than 5 years. [Accessed 2015 Jul 6]. Available from: https://www.nice.org.uk/guidance/cg160/resources/guidance-feverish-illness-in-children-pdf.

18. Srdjan P, Minic A, Djuric P, Micic D, Kuzmanovic M, Sarjanovic L et al. Fever of unknown origin in 185 paediatric patients: A single-centre experience. Acta Pædiatrica. 2006;95:463-66.

Doenças exantemáticas 18

■ Maria Célia Cervi

■ Introdução

As doenças exantemáticas foram descritas no século XVII como se fossem uma única doença, e como ocorriam em surtos em crianças, foram, assim, consideradas contagiosas. As doenças exantemáticas clássicas da infância, como sarampo, rubéola, eritema infeccioso e exantema súbito (ou roséola), são na sua maioria de etiologia viral e não há tratamento antiviral específico. Já a escarlatina, que é causada por uma bactéria, o estreptococo, tem tratamento específico com penicilina.

Para muitas doenças exantemáticas virais já foram desenvolvidas vacinas, mas ainda hoje ocorrem surtos de algumas dessas doenças devido à globalização, à existência de grandes aglomerados urbanos, mudanças climáticas com aquecimento global e viagens transcontinentais que possibilitam o trânsito de pessoas provenientes de regiões com diferentes situações epidemiológicas e socioeconômicas.

Doenças exantemáticas clássicas são doenças infecciosas febris que apresentam curso clínico constituído por período inicial com sintomas inespecíficos gerais: período prodrómico, seguido do período exantemático; período de estado, com manifestações cutâneas de diferentes características que evoluem de formas clínicas diferentes. Podem ter achados semiológicos complementares distintos, como sintomas de vias áreas superiores, linfoadenomegalias, hepatomegalia, esplenomegalia, e sinais de acometimento de órgão específico, como meningite, miocardite, hepatite, diarreia, nefrite, artrite, entre outros. No período de convalescença há ainda manifestações variadas da resolução do processo inflamatório vascular dérmico e sistêmico com sinais de recuperação.

No curso clínico de doença exantemática viral pode também ocorrer uma complicação bacteriana, decorrente da quebra da barreira cutânea e/ou mucosa. Nesse caso, o manejo precoce poderá mudar a evolução da criança, já que as complicações bacterianas, em geral, levam a maior morbimortalidade.

Entre os diagnósticos diferenciais das doenças exantemáticas estão várias doenças infecciosas febris de etiologia viral ou bacteriana, em que a presença de exantemas ocorre de forma esporádica – não como manifestação principal da doença –, por alguma característica da interação agente-hospedeiro. Além disso, outras síndromes com manifestações cutâneas e até febris são comuns na infância, desencadeadas por reações a medicamentos ou a componentes usados em alimentos, como conservantes, corantes e flavorizantes, denominadas reações de hipersensibilidade a medicamentos (farmacodermias).

Outros diagnósticos diferenciais são as síndromes inflamatórias desencadeadas por mecanismos imunológicos, como a doença de Kawasaki, que será abordada em outro capítulo.

■ Quadro clínico geral das doenças exantemáticas

O espectro clínico das doenças infecciosas depende da carga do agente e sua patogenicidade, da imunidade do hospedeiro, da fase do desenvolvimento imunológico e ainda da forma como ocorreu a exposição, ou o meio da transmissão do agente. Assim, a interação dos fatores determina a ocorrência.

Na história clínica dos pacientes com doenças exantemáticas clássicas, o tempo entre a exposição do caso índice a outro caso de doença febril exantemática é denominado "período de incubação" do agente patogênico. A história de viagens, as vacinas e o uso de medicamentos devem ser observados como possíveis fatores que colaboram o diagnóstico.

O "período prodrômico" é definido pela presença de sintomas inespecíficos que antecedem o exantema, como febre, quadros respiratórios inespecíficos e linfoadenopatias generalizadas que não são específicos de doenças, exceto se houver o sinal patognômonico do enantema de Koplic do sarampo, que antecede o exantema em 1 a 2 dias.

No "período exantemático" as características do exantema quanto ao seu início, morfologia, localização, distribuição, evolução ou progressão, involução e recorrência, além da evolução dos sintomas do período inicial, são muito úteis no diagnóstico. Os exantemas são caracterizados por manifestação eruptiva aguda, com duração variável. Se o eritema está entremeado por áreas de pele sã é classificado como do tipo morbiliforme e, se for difuso e uniforme, do tipo escarlatiniforme. Quanto às características das lesões, são categorizados em maculares, maculopapulares, papulovesiculares, petequiais-purpúricos e ainda nodulares e ulcerados (Quadro 18.1).

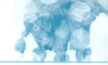

QUADRO 18.1. Características morfológicas dos exantemas.

Maculopapular	• Morbiliforme: pequenas maculopápulas eritematosas (3 a 10 mm), avermelhadas, lenticulares ou numulares, permeadas por pele sã que podem confluir. É típico do sarampo. • Rubeoliforme: semelhante ao morbiliforme, coloração rósea e com pápulas menores. Presente na rubéola, enteroviroses e infecções por *Mycoplasma*. • Escarlatiniforme ou micropapular ou eritrodermia: eritema difuso, puntiforme, vermelho vivo, sem solução de continuidade, poupando a região perioral, áspero (como "lixa"). Típico de escarlatina, mas pode estar presente em doença de Kawasaki, reações a medicamentos, miliária e queimaduras solares. Evoluem com descamação. • Urticariforme: erupção papuloeritematosa de contornos irregulares. Típica de reações medicamentosas, alergias alimentares e em certas Coxsackioses, na mononucleose infecciosa e na malária.
Papulovesicular	• Presença de pápulas e lesões de conteúdo líquido (vesículas). É comum a transformação sucessiva de maculopápulas em vesículas, vesicopústulas, pústulas e crostas; localizado ou generalizado. Típico da varicela.
Petequial/purpúrico	• Alterações vasculares com ou sem distúrbios de plaquetas e coagulação. Infecções graves, como meningococcemia, sepse bacteriana, febre purpúrica (brasileira e febre maculosa), dengue citomegalovírus, enterovírus, parvovírus, sífilis, reações por medicamentos, vasculite dor IgA (púrpura de Henoch-Schonlein).
Nodular/ulcerativo	• Erupção papulonodular que pode evoluir para ulceração.

Legenda: IgA: imunoglobulina A.
Fonte: Adaptado de Succi e Marques[9].

A história completa, que inclui a descrição do local onde surgiram as lesões, como se distribuíram e como evoluíram ao longo do tempo, a associação de outros sintomas e a realização de exame físico cuidadoso, permitem a abordagem adequada da criança com doença exantemática, que inclui diagnóstico diferencial bastante amplo.

A erupção pode apresentar distribuição evolutiva característica, generalizada desde início e, em outros casos, as características das lesões e sua distribuição pelo corpo vão se modificando. A descamação ao final da erupção exantemática ocorre em algumas doenças exantemáticas, como a escarlatina, e infecções estafilocócicas (pele escaldada), bem como na vasculite de Kawasaki e nas reações medicamentosas.

A estação do ano e as condições climáticas e de umidade têm importância na cadeia de transmissão dos agentes infecciosos. Dessa maneira, as doenças exantemáticas clássicas geralmente ocorrem no final do inverno e início da primavera (Quadro 18.2).

QUADRO 18.2. Descrição das características das doenças exantemáticas clássicas que ocorrem predominantemente no inverno e início da primavera.

Doenças/etiologia	Incubação/faixa etária	Pródromos	Contagiosidade	Quadro clínico e exames
Sarampo (Morbilivírus – família *Paramixoviridae*)	10 a 15 dias Susceptíveis alto contágio Lactentes < 1 ano, crianças e adultos não vacinados	3 a 4 dias de febre alta, coriza, conjuntivite e tosse, como IVAS importantes	2 dias antes do pródromo e 5 dias após *rash* Transmissão ocorre via respiratória por aerossóis (Isolamento: caso índice até 5º dia Contatos até 21 dias)	Mancha de Koplic região jugal oral 1 dia antes do exantema; maculopapular início atrás orelhas, progressão craniocaudal, com maior intensidade no 3º dia desaparecendo em 4 a 6 dias com descamação furfurácea Sorologia com IgM reagente ou incremento de títulos de IgG em sorologias pareadas fase aguda e convalescente PCR viral
Rubéola (Rubivírus – família *Togaviridae*)	14 a 21 dias Escolares, adolescentes e adultos	1 a 5 dias de febre, conjuntivite e linfoadenopatias	7 dias antes e 5 dias após *rash*; na forma congênita meses (Isolamento: caso até 7 dias Contatos até 21 dias Congênita 1 ano)	Máculas róseas da face, pouco confluentes, com generalização para tronco e membros, sem descamação Linfadenopatia cervical e retroauricular Sorologia IgM reagente (inibição de hemaglutinação ou Elisa) ou títulos IgG crescentes nas fases aguda/convalescente PCR viral sangue e urina

(Continua)

18 ▪ Doenças exantemáticas

(Continuação)

QUADRO 18.2. Descrição das características das doenças exantemáticas clássicas que ocorrem predominantemente no inverno e início da primavera.

Doenças/etiologia	Incubação/faixa etária	Pródromos	Contagiosidade	Quadro clínico e exames
Exantema súbito (Herpesvírus humanos 6,7 ou família *Herpesviridae*)	8 a 10 dias Lactentes	3 dias febre alta, irritabilidade, defervescência, quando *rash* aparece	Pródromo e persiste por semanas Transmitido por contato próximo e secreções	Exantema papular róseo, lesões não confluentes, em tronco; surge quando a febre cessa, com curta duração, 1 a 2 dias e desaparece PCR viral Testes de IFI para detecção de IgM e IgG
Eritema infecioso (Parvovírus humano B19 – família *Parvoviridae*)	6 a 14 dias Escolar	2 a 3 dias com febre moderada e mal-estar	Antes do *rash* Transmitido por secreções respiratórias	Exantema maculopapular em regiões malares: "face esbofeteada" Lesões maculopapulares em membros, de aspecto rendilhado Recorrência do exantema induzida por irritantes cutâneos PCR viral ou IgM e IgG crescente
Escarlatina (*Streptococcus pyogenes-beta* hemolítico do Grupo A com toxina eritrogênica)	1 a 2 dias Pré-escolar e escolar – Lactente nas infecções cutâneas	2 a 3 dias com febre, dor de garganta e dor abdominal	10 a 21 dias em pacientes não tratados e < 24 horas, se ocorre o tratamento Transmissão ocorre através de contato com secreções respiratórias	Eritema áspero craniocaudal; palidez perioral (sinal de Filatov); Língua em "framboesa"; linhas nas dobras (sinal de Pastia); descamação em placas nas palmas das mãos e plantas dos pés na convalescência Cultura de orofaringe positiva para estreptococo ou teste rápido para antígenos estreptocócicos
Varicela (vírus varicela-zóster – família *Herpesviridae*)	10 a 21 dias Lactentes a escolares	2 dias com febre e coriza	2 dias antes do *rash* até lesões secarem Isolamento até estágio de crosta (contatos 21 dias)	Maculopapular evolui para vesícula flácida "umbelicada", depois crosta hemática; distribuição centrípeta: do tronco, face e extremidades poupando região palmoplantar Polimorfismo lesões regional PCR viral no sangue ou das vesículas

Legenda: IFI: imunofluorescência indireta. IVAS: infecções das vias aéreas superiores. PCR: proteína C-reativa. IgG: imunoglobulina G. IgM: imunoglobulina M. Elisa: ensaio de imunoabsorção enzimática.
Fonte: Elaborado pela autoria.

Para sarampo e rubéola foram desenvolvidas vacinas de vírus atenuados bastante imunogênicas há mais de 50 anos, que até hoje ainda são eficazes, tornando essas doenças poucos frequentes por décadas. Devido ao controle efetivo dos surtos, houve mudança epidemiológica da ocorrência individual do sarampo, e hipervalorização dos efeitos adversos às vacinas. Surgiram muitos movimentos sociais associando vacinas a doenças ou a atraso do neurodesenvolvimento, criando movimento antivacinas, que se espalhou mundialmente. Em muitos países, por esses movimentos, e em outros, por falta de oferta de vacinas gratuitas, houve queda das coberturas vacinais, criando comunidades de pessoas susceptíveis em todos países. Pela globalização, a entrada do agente patogênico em determinada região provoca surtos da doença em grupos de indivíduos propensos à doença, representados pelos lactentes ainda não vacinados ou adultos jovens inadequadamente vacinados. A Organização Mundial de Saúde (OMS) tem protocolos de controle das doenças infectocontagiosas em geral, mantém monitoramento e faz alertas quando a situação epidemiológica sai do controle.

As doenças exantemáticas em nosso país seguem recomendações de serem "notificadas" em fichas pelo sistema informatizado de agravos de notificação (Sinan). Para tanto, é recomendado o acesso a exames confirmatórios realizados em laboratórios de referência. Uma vez confirmando o caso, são implementadas medidas de busca ativa de contatos e medidas de controle, como vacinação de bloqueio e/ou uso de imunoglobulinas específicas ou quimioprofilaxia, em contatos susceptíveis de risco, como gestantes, indivíduos imunocomprometidos e expostos susceptíveis, para quebra da cadeia epidemiológica de transmissão, evitando casos secundários e surtos.

A importância da "situação epidemiológica" a que a criança está exposta pode ser ilustrada pelo que ocorreu no Brasil em 2018. Apesar do programa nacional de imunização brasileiro ser muito completo, ocorreu um surto de sarampo no Estado do Amazonas, pela entrada em massa de venezuelanos infectados. Pela alta contagiosidade da doença, atingiu lactentes menores de 1 ano não vacinados e maiores de 1 ano parcialmente vacinados, e alguns evoluíram para óbito por sarampo, apesar da existência de vacina eficaz.

CASO CLÍNICO

Lactente de 8 meses de idade, feminino, natural e procedente de Manaus, muda-se para São Paulo há 10 dias; viajou vários dias de carro com a família, chegando a São Paulo no outono de 2018. Cinco dias após chegar aqui inicia com febre de até 39,5 °C, tosse produtiva, coriza, intensa hiperemia conjuntival e queda importante do estado geral. Na Unidade de Pronto Atendimento (UPA) o pediatra observa quadro gripal e presença de hiperemia e pontos esbranquiçados na mucosa oral bilateralmente. Foram prescritos sintomáticos para "gripe" e antipiréticos e analgésicos, com indicação de limpeza oral com água bicarbonatada. A família foi orientada para retornar, caso o quadro piorasse. Um dia após, a criança retorna com manchas vermelhas, que se iniciaram em região retroauricular, face e tronco. As pápulas confluíram na face e tronco fazendo desenhos, que se disseminaram para todo o corpo; e a febre foi esvanecendo. A tosse ficou mais produtiva e o bebê passou a apresentar desconforto respiratório. A família informou que um primo de 20 anos, que trabalha no acolhimento aos venezuelanos que chegaram, está com sarampo.

- Diagnóstico do lactente: sarampo.

- Discussão: lactente susceptível saudável, não vacinado com a vacina tríplice viral (contra sarampo, rubéola e caxumba (SRC), indicada aos 12 meses). História de contato com caso de sarampo e quadro clínico clássico.

- Conduta para o lactente: tratamento sintomático. Fazer busca ativa entre contatos para avaliar indicação de vacina de susceptíveis para bloqueio de casos secundários. Indicar vitamina A para lactentes entre 6 e 12 meses na dose de 100.000 UI, e para maiores de 12

meses, 200.000 UI, via oral, uma vez por dia, por 2 dias. Para contatos imunocomprometidos, grávidas susceptíveis e lactentes menores de 6 meses de idade, indica-se a imunoglobulina (Ig), via intramuscular (IgIM) ou endovenosa (IgEV), nos primeiros 6 dias após o contato. A dose de IgIM recomendada é 0,5 ml/kg IM até um máximo de 15 ml (dividir em aplicações de até 5 ml entre grupos musculares diferentes). A dose da IgEV é entre 100 e 400 mg/kg e deve ser administrada, preferencialmente, em pacientes imunocomprometidos graves.

As principais complicações do sarampo são as manifestações respiratórias nas crianças que apresentam desnutrição e hipovitaminose A. Devemos atentar para infecções secundárias virais e bacterianas do trato respiratório alto (otite média) e baixo (traqueobronquite e pneumonias), sendo as bactérias comuns o *Streptococcus pneumoniae*, *Streptococcus pyogenes*, *Haemophilus influenzae* e *Staphylococcus aureus*. Importante lembrar que, ainda que raro, pacientes podem desenvolver quadros neurológicos no período de recuperação do sarampo, com volta da febre e aparecimento de alterações como irritabilidade, sonolência, rigidez de nuca e convulsões.

As "enteroviroses" predominam no verão, onde a contaminação fecal-oral e de mananciais pelas chuvas ocorre com maior frequência. As "arboviroses" também predominam no verão pela exposição a insetos vetores comuns e epidêmicos (no caso dos mosquitos que transmitem dengue, zika, chikungunya), bem com as Rickettsioses, pelo aumento dos carrapatos vetores (Quadro 18.3).

A transmissão de várias doenças pode ocorrer por contato do paciente com diferentes animais portadores ou vetores com agentes infeciosos, como ocorre na leptospirose (ratos), toxoplasmose (filhotes de cães e gatos), criptococose e psitacose (pássaros), e brucelose (bovinos). Outras informações importantes que devem ser pesquisadas na história clínica são a ingestão de alimentos contaminados (como patês e ovos crus), que podem conter salmonela; leite cru e queijos que podem transmitir brucelose e listeriose; e viagens para áreas endêmicas, como a febre maculosa e a doença de Lyme (borreliose), ambas transmitidas por carrapatos. Viagens a ambientes naturais menos explorados agregam exposição a agentes patogênicos com risco epidemiológico. O Quadro 18.3 descreve as características principais das doenças exantemáticas que ocorrem predominantemente no verão.

QUADRO 18.3. Doenças exantemáticas que ocorrem predominantemente no verão.

Doenças/etiologia	Incubação/pródromos	Transmissão/diagnóstico	Quadro clínico e conduta
Enterovírus não polio (ECHO ou Coxsackie A/B)	4 a 7 dias Respiratório e/ou gastrintestinal	Fecal oral e por semanas em fezes PCR viral em *swab* orofaringe ou anal	Coxsackie A: síndrome mão-pé-boca Echo 9: petéquias/meningite Echo16: febre/irritabilidade Entero 71: síndrome mão-pé-boca
Dengue arbovírus (Flavivírus DENV 1, 2, 3, 4)	4 a 10 dias (5 a 6) Viremia até o 5º dia Febre e cefaleia	Picada Aedes NS1 + 2º dia/90% Mac-Elisa-IgM + > 6º dia > 85%	30 a 50% exantema petequial-purpúrico Artralgia, vômitos e sinais de alarme e choque Hidratação no dia D (5º dia sintomas) Periparto com prematuridade

(Continua)

18 ▪ Doenças exantemáticas

(Continuação)

QUADRO 18.3. Doenças exantemáticas que ocorrem predominantemente no verão.

Doenças/etiologia	Incubação/pródromos	Transmissão/diagnóstico	Quadro clínico e conduta
Chikungunya Arbovírus (Alphavírus)	3 a 7 dias (1 a 12) Viremia até 8° dia Febre alta e dor	Picada Aedes Sorologia IgM e IgG PCR isolamento	50% exantema entre 2 e 5°dias maculopapular, dor articular forte Analgésicos dor articular Periparto com sepse e encefalite
Zika Arbovírus Flavivírus	4 dias (3 a 12) Viremia 4 a 7 dias Febre baixa ou ausente	Picada, sêmen, transfusão PCR viral Sorologia em desenvolvimento	90 a 100% com exantema 1 a 2 dias maculopapular ou purpúrico-petequial pruriginoso, dor articular com edema Síndrome Zika congênita com microcefalia
Febre maculosa (Rickettsia rickettsii)	2 a 14 dias Início abrupto de febre, cefaleia, mialgia intensa, náuseas e vômitos	Picada de carrapato Imunofluorescência 1ª entre 7° a 10° dias 2ª após 2 semanas IFI > 1/64 ou 2ª amostra com títulos > = 4 vezes aqueles obtidos na 1ª amostra.	Exantema 2 a 6 dias maculopapular centrípeto, palma das mãos e dos pés, membros, evolui petequial ou hemorrágico 30% grave: edema membros, vômitos, hepatoespleno, oliguria, meningoencefalite Doxiciclina: peso < 45 kg 4 mg/kg/dia/e doses de cloranfenicol entre 50 e 100 mg/kg/dia, de 6 em 6 horas, até a recuperação da consciência
Leptospirose (Leptospira interrogans)	1 a 28 dias Fase precoce: febre abrupta, cefaleia, mialgia	Contato direto ou indireto (água) com a urina de animais (roedores) doentes. Soroconvesão na Microaglutinação (MAT) com título ≥ 200 ou aumento de 4 vezes ou mais da titulação inicial	Exantema entre 10 e 20% dos casos Fase tardia: 15% caso síndrome de Weill (tríade: icterícia rubínica, insuficiência renal aguda e hemorragias pulmonares) Fase precoce: amoxicilina 50 mg/kg de 6 em 6 horas por 5 a 7 dias Fase tardia: ceftriaxone 100 mg/kg

Legenda: PCR: proteína C-reativa. IgG: imunoglobulina G. IgM: imunoglobulina M.
Fonte: Elaborado pela autoria.

▪ Síndromes infecciosas e não infecciosas com exantema: o dilema do diagnóstico diferencial

Muitas síndromes febris podem ser acompanhadas de erupção cutânea exantemática de forma esporádica e, eventualmente, podem ser identificadas pelos tipos de lesões cutâneas, por sinais e sintomas associados e pela ocorrência em determinadas faixas etárias (recém-nascidos, lactentes, pré-escolar, escolar e adolescentes). No quadro clínico geral, os "sintomas associados" respiratórios são comuns como no sarampo, pela replicação viral na porta de entrada do agente, bem como na fase virêmica, com sintomas sistêmicos, e pode apresentar manifestações órgão-alvo pela replicação viral. As "alterações gastrintestinais", comuns nas infecções por enterovírus, podem também acontecer no sarampo, exantema súbito, febre tifoide, leptospirose, síndrome choque tóxico. "Hepatite" pode fazer parte do quadro clínico do exantema súbito, nas enteroviroses, leptospirose e síndrome de Gianotti-Crosti. "Meningites" acontecem nas sepses por meningococo, enteroviroses, leptospirose e menos frequentemente no sarampo, varicela e exantema súbito. "Artralgias

e artrites" podem ocorrer na rubéola, parvovirose, brucelose, infecção por chikungunya e zika e na doença de Lyme.

O Quadro 18.4 ilustra as diferentes etiologias possíveis para cada tipo de exantema e a seguir são descritas as caraterísticas de algumas doenças que cursam com exantema em crianças e adolescentes.

A "mononucleose infecciosa aguda" é causada pelo herpes vírus Epstein-Barr (EBV). A porta de entrada do EBV é a orofaringe, e a partir daí atinge os linfócitos B. A infecção primária pode ocorrer na infância e em geral é assintomática. No adolescente ou no adulto jovem surgem as manifestações clínicas da mononucleose clássica: febre, odinofagia, fadiga e linfonodomegalia, que podem durar algumas semanas. O exantema difuso, maculopapular, dura entre 2 e 7 dias e localiza-se no tronco e região proximal de membros. Ocorre entre 50 e 100% dos indivíduos com infecção pelo EBV, quando recebem antibióticos β-lactâmicos. Essa hipótese fica mais evidente quando há achados clínicos associados ao exantema, incluindo faringite, linfadenomegalia e aumento do fígado ou baço.

QUADRO 18.4. Diagnóstico diferencial de síndromes exantemáticas de acordo com as características do exantema.

Exantema	Viral	Bacteriano	Infeccções	Outros
Maculopapular	Sarampo Rubéola Eritema infeccioso Exantema súbito Enterovírus Adenovírus EBV Dengue HIV Gianotti-Crosti	Escarlatina Síndrome choque tóxico estafilo/estreptococus Sífilis Leptospirose Borreliose Febre tifoide Faringite (*Arcanobacterium haemolyticum*) Brucelose	Toxoplasmose Rickettisiose Erlichiose *Mycoplasma* Psittacose	Doença de Kawasaki Artrite idiopática juvenil Ptiríase rosea Reação a droga DRESS Eczema Lúpus Dermatites
Petequial púrpurico	Enterovírus Síndrome papular purpúrica meias-luvas CMV/rubéola congênita FHA	Meningococus Pneumococus Leptospirose Endocardite bacteriana	Rickettisiose Malaria Leishmaniose	Vasculite por IgA (Púrpura de Henoch-Schonlein) PTI Leucemia Neuroblastoma SHU
Vesicular bolhosa	Varicela Enterovírus Coxsackie Herpes simplex	Síndrome pele escaldada estafilococica Impetigo estafilocócico e estreptocócico	*Mycoplasma*	Síndrome de Stevens-Johnson
Escamosa			Fungo e tinea	Eczema Psoriase Ptiríase rosea

Legenda: SHU: síndrome hemolítica urémica. PTI: púrpura trombocitopênica idiopática. FHA: febre hemorrágica viral. DRESS: *Drug Reaction Eosinophilia Systemic Symptoms*. EBV: vírus Epstein-Barr.
Fonte: Adaptado de *Manual of Childhood Infectious*[14].

A "infecção por *Mycoplasma pneumoniae*" tem epidemiologia característica e surtos que ocorrem com sazonalidade a cada 3 ou 4 anos. Cursa com exantema maculopapular, tipo urticária, ou erupções papulares em todo o corpo em cerca de 30 a 50% dos casos, com sintomas do trato respiratório superior e inferior, e podem ainda manifestar-se com sintomas do sistema nervoso central (SNC). Suspeita-se em pacientes que vivem em regiões onde a infecção por *Mycoplasma* é prevalente, já que as características do exantema são inespecíficas.

Na "síndrome da pele escaldada estafilocócica" as lesões decorrem do efeito de toxinas epidermolíticas ET-A e ET-B do *Staphylococcus aureus* coagulase positivo. Acomete bebês e crianças menores de 5 anos. O foco inicial da infecção estafilocócica costuma ser a nasofaringe. Febre de início abrupto, irritabilidade e exantema eritrodérmico rapidamente progressivo são característicos. Auxiliam no diagnóstico o eritema periorificial com edema doloroso e progressão gradual para erupção vesicular, seguida de descamação perioral, o exantema acompanhado de microvesículas em áreas flexurais e a seguir o desprendimento com descamação da pele. As lesões de pele mostram o sinal de Nikolsky, em que a camada superior da pele é removida até mesmo com leve pressão ou lesão. O fluido tecidual vaza da pele exposta, causando desidratação e até desequilíbrio eletrolítico, e pode até agravar deficiências nutricionais. Além disso, a pele ao redor dos olhos e da boca fica espessada. As lesões começam a melhorar e a recuperação se inicia após 1 semana, quando o eritema sistêmico desaparece.

A "síndrome do choque tóxico" é causada por *Staphylococcus aureus* (grupo fago I). Os sintomas são febre, alterações inflamatórias em mucosas, eritema edematoso em mãos e pés e lesões cutâneas semelhantes à escarlatina sobre áreas de extremidades, além de dor muscular, hipotensão e síncope. A característica mais notável nessa síndrome é o edema sistêmico não depressível. Descamação grossa da pele aparece nas mãos e pés em torno de 7 a 14 dias de progressão da doença, e pode ser seguido por descamação do cabelo ou queda de unhas após 2 ou 3 meses.

Na "meningococemia" são frequentes os sintomas súbitos de febre alta, sintomas das vias aéreas superiores acompanhados de dor de cabeça grave e dor muscular. A infecção meningocócica é de difícil diagnóstico precoce, quando o único sintoma de bacteremia nas primeiras 24 horas do início é a erupção cutânea, sem sintomas de meningoencefalite bacteriana. Em contrapartida, petéquias em pacientes com bacteremia meningocócica e meningoencefalite são presentes com formas irregulares sem achados em palmas ou solas dos pés. Nesse momento, diplococos gram-negativos podem ser identificados pela coloração de Gram do fluido tecidual de erupções petéquicas para o diagnóstico mais rápido. Além disso, os pacientes com meningite bacteremia podem evoluir com a Síndrome de Waterhouse-Friderichen após invasão do córtex suprarrenal, hipotensão, choque e letalidade alta. As "reações adversas a medicamentos ou farmacodermias" podem envolver diferentes órgãos e sistemas, sendo a pele a mais frequentemente acometida. Na infância, os exantemas são as formas mais comuns de apresentação clínica das farmacodermias. Seu início é abrupto e evoluem rapidamente durante o uso da medicação ou até algumas semanas após a suspensão do fármaco. Os medicamentos mais envolvidos são penicilinas, amoxicilina, am-

18 ■ Doenças exantemáticas

picilina, sulfonamidas, piroxican, naproxeno, dipirona, ácido acetilsalicílico, fenobarbital, fenitoína e carbamazepina. Farmacodermias graves são as que comprometem o estado geral, cursam com febre, lesões cutâneas e mucosas, comprometimento sistêmico, com risco de morte. Exemplos de medicamentos que podem causar farmacodermias graves são: anticonvulsivantes, antimicrobianos, antidepressivos, anti-hipertensivos e anti-inflamatórios.

DRESS é uma síndrome rara, ocorre em crianças e adultos e pode ter início entre 2 a 6 semanas após o uso do medicamento (p. ex., fármacos antirretrovirais). O paciente apresenta febre, exantema morbiliforme, edema de face e extremidades, linfonodomegalia, comprometimento hepático, renal e alterações no hemograma são típicas com eosinofilia.

Síndrome de Stevens-Johnson (SSJ) também é rara (1,2 a 6 casos/milhão/ano) e cursa com febre, queda do estado geral, lesões purpúricas confluentes ou em alvo atípico, bolhas e erosões em até 10% da superfície corporal e comprometimento de duas ou mais mucosas (oral, ocular, nasal, genital).

Necrolise epidérmica tóxica (NET), rara na infância e menos rara no adulto (0,4 a 1,9 casos/milhão/ano), em 80 a 90% dos casos é desencadeada por medicamentos. Constituída por febre, anorexia, faringite, cefaleia e exantema morbiliforme no início, evolui com bolhas, erosões e destacamento da pele em 30% ou mais da superfície corporal, lesões mucosas e cutâneas dolorosas. Pode haver acometimento ocular, pulmonar, renal, cardiovascular, gastrintestinal e hematológico. A mortalidade descrita é ao redor de 30%.

Exantemas urticariformes são caracterizados pela presença de placas eritemato-edematosas, que mudam de lugar ou desaparecem após alguns minutos ou em até 24 horas. Se as lesões durarem até 6 semanas, é denominada urticária aguda, e se a duração for maior, urticária crônica. Pode ou não estar associada ao angioedema. Podem ser causados por infecções, comumente virais (vírus da hepatite B, EBV, Influenza, adenovírus e enterovírus) ou associadas a alimentos (leite de vaca, ovos, peixes e frutos do mar, castanhas, corantes como tartrazina, entre outros); medicamentos (penicilinas, cefalosporinas, sulfas, anti-inflamatórios não hormonais, aspirina e ibuprofeno, radiocontrastes etc.); agentes físicos, como calor e frio ou indeterminada.

■ Considerações finais

Há inúmeras situações clínicas que apresentam exantema. Portanto, é importante que haja uma investigação que inclua evidências epidemiológicas, clínicas e laboratoriais inespecíficas, mas sempre que possível, exames específicos que comprovem, principalmente, situações de casos graves ou situações que possam desencadear pequenos surtos.

■ Referências bibliográficas

1. BRASIL. Ministério da Saúde. Secretaria de Vigilância em Saúde. Coordenação-Geral de Desenvolvimento da Epidemiologia em Serviços. Guia de Vigilância em Saúde. 2.ed. Brasília, Ministério da Saúde; 2017.
2. Bryant PA, Sharland M. Acute childhood exanthems. Medicine. 2009;37(12):686-690.
3. Drago F et al. The challenge of diagnosing atypical exanthems: A clinico-laboratory study. J Am Acad Dermatol. 2012;67(6):1.282-7.
4. Salavastru CM, Stanciu AM, Fritz K, Tiplica GS. A burst in the incidence of viral exanthems. Indian Dermatol Online J. 2014;5:144-7.
5. Silva Josenilson Antônio et al. Abordagem diagnóstica das doenças exantemáticas na infância. Revista de Medicina e Saúde de Brasília, Brasília, v. 1, n. 1, 2012.
6. Secretaria do Estado da Saúde de Minas Gerais. CIEVS Minas. Manual de Treinamento em Vigilância Sindrômica. Belo Horizonte, 2014.1212qwsaz.
7. Secretaria do Estado da Saúde do Paraná. Guia Rápido de Manejo das Doenças Imunopreviníveis. Curitiba; 2015.
8. Sociedade Brasileira de Pediatria. Manual Prático de Atendimento em Consultório e Atendimento em Pediatria; 2006.
9. Succi RCM, Marques SR. Diagnóstico diferencial das doenças exantemáticas. In: Sato HK, Marques SR. Atualidades em doenças infecciosas: manejo e prevenção. 2.ed. Série Atualizações Pediátricas. Atheneu; 2009.
10. Sociedade de Pediatria de São Paulo (SPSP). Nota Informativa (julho de 2018): Atualização sobre Sarampo. Disponível em: www.spsp.org.br/.../spsp-nota-informativa-julho-de-2018-atualizacao-sobre-sarampo/.
11. Universidade Aberta do SUS UNA-SUS. Saúde da criança e a saúde da família: agravos e doenças prevalentes na infância/Ednei Costa Maia; Fabrício Silva Pessoa; Walquíria Lemos Soares (Org.). São Luís; 2014.
12. Vabris P, Lok C et al. Exanthèmes Fébreles de l´enfant. Ann. Dermatol. Venneral. 2015;142s, s115-121.
13. VIGIFEX. Projeto de vigilância de doença febril exantemática. Governo do Estado de São Paulo, Funasa, OPAS, OMS, CDC Immunization, Centro de Estudos Augusto Leopoldo Ayrosa Galvão. [folder]. [Acesso 2018 ago. 14]. Disponível em: www.saude.campinas.sp.gov.br/vigilancia/vigifex/folder/folder%20doencas.pdf>.
14. Royal College of Paediatrics and Child Health. *Rash* cap26. In: Manual of Childhood Infectious. Sharland M. Chief Ed. 4th Ed. London, Oxford University Press; 2016.

Síndromes respiratórias agudas infecciosas

19

■ Seila Israel do Prado ■ Maria Célia Cervi

CASO CLÍNICO

Obstrução infecciosa das vias aéreas superiores

Lactente de 11 meses de idade, sexo feminino, iniciou há 3 dias com quadro de febre baixa e coriza hialina e pouca tosse. Hoje, iniciou com rouquidão, piora da tosse e dificuldade para respirar.

■ Exame físico: presença de retração subcostal e de fúrcula, principalmente, durante a inspiração. Murmúrio vesicular globalmente diminuído com estridor audível sem estetoscópio. Frequência respiratória 51 irpm, saturação oxigênio 91% em ar ambiente. Restante do exame físico sem alterações.

■ Diagnóstico: laringotraqueíte viral.

■ Conduta: oxigenioterapia. Manter a criança calma, inalação com adrenalina, corticoterapia.

■ Introdução

As crianças são mais susceptíveis a obstruções das vias aéreas superiores devido a seu menor calibre, estreitamento anatômico ao nível da cartilagem cricoide e maior complacência das vias aéreas extratorácicas, predispondo-as a colapso, em caso de aumento do esforço inspiratório. As infecções que cursam com obstrução das vias aéreas superiores localizam-se em três diferentes níveis conforme o Quadro 19.1.

■ Laringotraqueíte viral (crupe viral)

Caracteriza-se pela tríade estridor inspiratório, tosse ladrante e rouquidão resultantes da obstrução da laringe e da via aérea subglótica. Acomete principalmente crianças entre 6 meses e 3 anos, com predileção pelo sexo masculino.

Denominamos laringite os quadros mais leves, com inflamação restrita à região da glote. A laringite cursa com rouquidão e tosse ladrante, sem estridor nem desconforto respiratório e ocorre em crianças maiores, adolescentes e adultos.

O principal agente etiológico é o vírus parainfluenza, mas o vírus sincicial respiratório, influenza e rinovírus também são relatados. A infecção viral dissemina-se por meio do epitélio respiratório até a laringe e a traqueia, produzindo edema inflamatório e aumento da produção de muco com consequente obstrução.

QUADRO 19.1. Quadro clínico de acordo com a localização da obstrução da via aérea.

Localização da obstrução	Causas infecciosas de obstrução	Quadro clínico	Causas não infecciosas de obstrução
Via aérea supraglótica (vias aéreas do nariz até acima das cordas vocais)	Abscesso retrofaríngeo e parafaríngeo, epiglotite e difteria	Estridor inspiratório (a via aérea colapsa devido a pressão negativa da inspiração) Na expiração a via aérea insufla-se e a obstrução melhora Voz abafada (de "batata quente") Salivação	Corpo estranho Tumores
Via aérea glótica e subglótica (estende-se das cordas vocais a traqueia, antes da cavidade torácica)	Laringotraqueíte (crupe viral), traqueíte bacteriana e difteria laríngea (Laringite: inflamação restrita à região glótica)	Rouquidão sem abafamento da voz, tosse ladrante ("de cachorro"), estridor que pode ser apenas inspiratório ou ins e expiratório, desconforto respiratório variável	Laringite estridulosa Edema angioneurótico Laringomalácia Traqueomalácia Paralisia de cordas vocais Estenose subglótica
Via aérea intratorácica (traqueia intratorácica até os brônquios principais)	Traqueítes e traqueobronquites virais ou bacterianas	Estridor mais audível durante a expiração (quando a pressão intratorácica aumenta tende a colapsar a via aérea)	Aspiração de corpo estranho Malformações congênitas

Fonte: Elaborado pela autoria.

Após um pródromo de rinorreia, faringite, tosse leve e febre moderada, a criança evolui com tosse ladrante ("de cachorro"), rouquidão e estridor inspiratório. Em quadros graves, há desconforto inspiratório intenso com retrações supra e infraesternais e cianose. Os sintomas pioram à noite e quando a criança chora e se agita. O episódio dura em média 7 dias.

O diagnóstico é clínico. A radiografia da região cervical em perfil pode mostrar estreitamento da traqueia subglótica ("sinal da torre da igreja"), mas a realização do exame atrasa a instituição do tratamento, não sendo indicado de rotina.

No tratamento, é fundamental manter a criança calma, se possível no colo dos pais, pois o choro turbilhona o fluxo do ar na via aérea, agravando o desconforto respiratório.

A corticoterapia deve ser prescrita precocemente em todos os casos, pois reduz a necessidade e o tempo de internação. A melhora dos sintomas ocorre em média após 6 horas da administração do medicamento. Em geral, uma dose única de dexametasona é suficiente devido ao seu efeito prolongado. As vias oral, intramuscular ou endovenosa são equivalentes.

O aerossol de adrenalina produz vasoconstrição local, reduzindo o edema subglótico. Como seu efeito é breve, até 2 horas, a criança deve ser mantida em observação na emergência por 3 a 4 horas para assegurar que não voltará a apresentar o desconforto respiratório inicial. No exterior, usa-se a epinefrina racêmica, mas em nosso meio usamos a adrenalina 1:1.000 administrada pela via inalatória na dose de 0,5 ml para cada kg de peso, no máximo de 5 ml. O tratamento varia de acordo com o grau de obstrução da via aérea, avaliado por escores de gravidade como o escore de Westley (Tabela 19.1 e Quadro 19.2).

TABELA 19.1. Escore de Westley para avaliação da gravidade de grupe.

Aspecto clínico	Pontos
Estridor	
Ausente	0
Com agitação	1
Em repouso	2
Retrações	
Ausentes	0
Leves	1
Moderadas	2
Intensas	3
Entrada de ar	
Normal	0
Levemente diminuída	1
Bastante diminuída	2

Cianose	
Ausente	0
Com agitação	4
Em repouso	5
Nível de consciência	
Normal, incluindo sono	0
Deprimido/desorientado	5

Fonte: Adaptada de Westley e colaboradores[17].

QUADRO 19.2. Tratamento do Crupe de acordo com a gravidade do crupe.

Pontos pelo Escore de Westley	Gravidade do Crupe	Tratamento
≤ 2	Leve	• Tratamento domiciliar • Dexametasona dose única* • Nebulização com ar umidificado • Aumento da ingesta de líquidos
3 a 7	Moderado	• Observação no serviço de emergência • Dexametasona dose única* • Aerossol de adrenalina (pode ser repetido, se necessário, a cada 15 a 20 minutos) • Observar por 3 a 4 horas após adrenalina • Hospitalização geralmente não é necessária, mas está indicada, caso não haja resposta ao tratamento com dexametasona e adrenalina
≥ 8	Grave	• Dexametasona dose única* • Aerossol de adrenalina (podem ser necessárias várias doses a cada 15 a 20 minutos) • Hospitalização costuma ser indicada, exceto se houver melhora significativa com o tratamento com dexametasona e adrenalina
≥ 12	Falência respiratória iminente	• Admissão em unidade de terapia intensiva Intubação orotraqueal • Dexametasona* • Aerossol de adrenalina (são necessárias várias doses a cada 15 a 20 minutos)

* Observação: a dose recomendada de dexametasona é de 0,6 mg/kg no máximo de 10 mg por dose. A dexametasona deve ser administrada pela via menos invasiva possível para não estressar a criança e assim piorar seu desconforto respiratório. A via oral seria uma boa opção, mas no Brasil o xarope de dexametasona disponível tem concentração de 0,1 mg/ml, o que torna o volume a ser administrado muito grande. Caso a criança não tenha acesso venoso disponível, recomenda-se fazer a medicação intramuscular.
Fonte: Elaborado pela autoria.

19 ■ Síndromes respiratórias agudas infecciosas

• Indicações de internação

- • Crupe grave com dificuldade de entrada do ar, alteração do nível de consciência ou falência respiratória iminente.
- • Crupe moderado ou grave com desconforto respiratório persistente ou progressivo após tratamento com aerossol com adrenalina e corticosteroide.
- • Impossibilidade de ingesta oral ou desidratação.
- • Necessidade de oxigênio suplementar.
- • Toxemia sugerindo infecção bacteriana secundária.
- • Pais não confiáveis.

• Critérios de alta

- • Ausência de estridor em repouso.
- • Boa entrada de ar na via aérea.
- • Saturação de oxigênio normal em ar ambiente.
- • Capacidade de ingerir líquidos via oral.
- • Pais confiáveis e facilidade de retorno para atendimento, se necessário.

■ Laringite estridulosa ou crupe espasmódico

Edema não inflamatório da região subglótica de etiologia desconhecida que acomete crianças entre 3 meses e 3 anos de idade, cuja característica marcante é a recorrência dos episódios.

Quadro clínico com início abrupto de estridor inspiratório durante a noite, que dura poucas horas e cessa subitamente. Pode ser precedido de sintomas leves de vias aéreas superiores, mas a febre é ausente. Costuma haver melhora parcial ou até completa a caminho do pronto-socorro, apenas por respirar o ar frio e úmido da madrugada.

Em muitos casos, o tratamento com nebulização com soro fisiológico é suficiente. Quadros mais intensos devem ser tratados como laringite viral.

■ Epiglotite bacteriana

Infecção bacteriana invasiva da região supraglótica, que até a década de 1990 era causada pelo *H. influenzae* tipo B. Após a introdução da vacinação, houve grande redução na incidência e, atualmente, os casos são causados por *H. influenzae* não tipáveis, *H. parainfluenzae*, *S. aureus* e *S. pneumoniae*.

No quadro clínico a criança apresenta-se com dor de garganta e ansiedade intensas, febre alta e rápida progressão para desconforto respiratório. A criança apresenta voz abafada, mas não rouca, salivação intensa e hiperextensão do pescoço, podendo assumir a postura de tripé (senta-se ereta, inclinada para a frente com a cabeça levantada e a boca aberta, abraçando os braços). O diagnóstico é clinico, pela visualização da epiglote inflamada durante a intubação. A oroscopia só deve ser realizada se a criança abrir voluntariamente a boca, pois o uso do abaixador de língua pode precipitar a obstrução da via aérea.

O tratamento tem por objetivo assegurar via aérea artificial, antibioticoterapia endovenosa com ceftriaxone e oxacilina, além de medidas de suporte.

■ Traqueíte bacteriana

Infecção bacteriana exsudativa com invasão dos tecidos moles da traqueia que acomete crianças abaixo de 6 anos.

O quadro clínico inicia-se com uma infecção de vias aéreas superiores que evolui após o 3º dia com piora do desconforto respiratório, tosse ladrante e febre alta. Os principais agentes são *S. aureus*, *S. pneumoniae*, *S. pyogenes*, *H influenzae* e *M. catarrhalis*.

O tratamento consiste em manter a permeabilidade da via aérea e antibioticoterapia direcionada aos principais agentes envolvidos. Uma boa opção é a amoxacilina + clavulanato. Não há indicação de corticoterapia.

No Quadro 19.3, estão as características para diagnóstico diferencial dos principais quadros de obstrução infecciosa de vias aéreas superiores.

QUADRO 19.3. **Diagnóstico diferencial das obstruções de vias aéreas superiores de etiologia infecciosa.**

	Crupe viral	Laringite estridulosa	Epiglotite	Traqueíte bacteriana
Início	Gradual, pródromo viral de 1 a 7 dias	Súbito Sem pródromo Pode ser recorrente	Rápido, menos de 12 horas	Quadro inicialmente viral, seguido de rápida deterioração
Idade típica	6 meses a 3 anos	3 meses a 3 anos	2 a 7 anos	Menores de 6 anos
Estação ano	outono e inverno		O ano todo	Outono e inverno
Causas	Parainfluenza Influenza VSR	Desconhecida	*H. influenzae* *H. parainfluenzae* *S. pneumoniae* *S. aureus*	*S. aureus* *S. pneumoniae* *S. pyogenes* *H. Influenzae* *M. catarrhalis*
Fisiopatologia	Edema inflamatório da laringe e da região subglótica	Edema não inflamatório da laringe e da região subglótica	Edema inflamatório da região supraglótica	Secreção mucopurulenta espessa e membranosa obstruindo a traqueia
Febre	Baixa	Ausente	Alta	Alta

(Continua)

QUADRO 19.3. Diagnóstico diferencial das obstruções de vias aéreas superiores de etiologia infecciosa.

(Continuação)

	Crupe viral	Laringite estridulosa	Epiglotite	Traqueíte bacteriana
Tosse	Ladrante	Ladrante	Nenhuma	Geralmente ausente
Odinofagia	Nenhuma	Nenhuma	Intensa	Nenhuma
Salivação	Não	Não	Frequente	Incomum
Postura preferencial	Nenhuma	Nenhuma	Sentado para frente, com a boca aberta e o pescoço estendido	Nenhuma
Voz	Normal ou rouca	Normal ou rouca	Abafada	Normal ou rouca
Aparência	Não toxemiado	Não toxemiado	Toxemiado	Toxemiado
Exame radiológico	Estreitamento subglótico (sinal da torre)		Edema supraglótico (sinal do dedo de luva)	Irregularidade subglótica

Legenda: VSR: vírus sincicial respiratório.
Fonte: Elaborado pela autoria.

■ Coqueluche

CASO CLÍNICO

Lactente do sexo masculino, com 2 meses e 20 dias, iniciou tosse esporádica e obstrução nasal há 1 semana, sem febre nem queda do estado geral. Após 2 dias do início do quadro, começou a apresentar crises de tosse acompanhadas de "escurecimento" perioral e salivação cada vez mais intensas e frequentes com o passar dos dias. Mãe refere que a criança passa bem fora dos episódios de tosse e continua sem febre. Hoje, durante uma crise de tosse, a criança "parou de respirar", ficou cianótica e apresentou desvio do olhar para cima, tendo voltado ao normal após respiração boca a boca. A irmã da criança de 15 anos está com tosse seca há 2 semanas, em uso de anti-histamínico sem melhora dos sintomas.

O exame físico não revelou desconforto respiratório. Murmúrio vesicular presente e simétrico com roncos difusos, frequência respiratória 50 irpm, saturação oxigênio 93% em ar ambiente. Restante do exame físico sem alterações.

- ■ Exames complementares:
  - ■ Hemograma: hemoglobina: 9,9 g/dl; leucócitos: 24.400 (0% bastonetes, 21% segmentados, 2% eosinófilos, 72% linfócitos e 5% de monócitos).
  - ■ Proteína C-reativa (PCR: 0,18 mg/dl (valor normal até 0,5 mg/dl).
- ■ Diagnóstico: coqueluche.
- ■ Conduta: isolamento respiratório, coletar pesquisa de *Bordetella pertussis* em secreção de nasofaringe, iniciar antibiótico (azitromicina ou eritromicina ou claritromicina) e medidas de suporte clínico.

Coqueluche é a infecção aguda do trato respiratório inferior, causada pela *B. pertussis* e transmitida a partir da inalação de gotículas eliminadas pela tosse de um paciente infectado. O período de incubação é de 7 a 10 dias (variando de 1 a 3 semanas) e o período de transmissibilidade vai de 5 dias após o contato até 3 semanas após o início da fase paroxística, caso o paciente não receba tratamento específico.

No estudo da fisiopatologia, a *B. pertussis* adere ao epitélio respiratório e produz toxinas que o destroem, causando disfunção ciliar e acúmulo de uma secreção viscosa que obstrui os brônquios menores e bronquíolos. Na tentativa de eliminar essa secreção, o paciente produz os paroxismos de tosse típicos da doença, muitas vezes seguidos de vômitos.

A epidemiologia revela que a doença acomete, principalmente, os lactentes abaixo de 4 meses ainda não imunizados. Um número significativo de casos ocorre em adolescentes e adultos que perderam a imunidade adquirida pela vacina, sendo eles a fonte de infecção para os bebês. O diagnóstico de coqueluche em adultos é frequentemente esquecido, devido a falsa ideia de que é uma doença da infância e a imunidade produzida pela vacina dura a vida toda. Além disso, o quadro clínico em adolescentes e adultos costuma ser atípico, o que dificulta ainda mais o diagnóstico.

Quanto ao quadro clínico e diagnóstico, crianças não imunizadas, com idade entre 1 e 10 anos, apresentam a coqueluche clássica que evolui em fases bem características, com duração total de 6 a 12 semanas, conforme mostra o Quadro 19.4. Pacientes previamente imunizados têm uma forma leve, com ausência de paroxismos e guincho e menor duração da tosse.

Os recém-nascidos e lactentes abaixo de 4 meses, costumam não apresentar os acessos típicos de tosse, nem o guincho, sendo comum haver apneia e cianose. Pacientes adultos têm quadro prolongado de tosse curta ou paroxística, raramente com guincho.

As principais complicações são pneumonia bacteriana secundária, otite média aguda, convulsões, encefalopatia, hérnia inguinal, prolapso retal e desnutrição. Os recém-nascidos e lactentes jovens apresentam apneias, convulsões e hipertensão pulmonar, além do maior risco de óbito.

QUADRO 19.4. Quadro clínico da coqueluche clássica.

Fase da doença	Duração	Quadro clínico
Catarral	1 a 2 semanas	• Rinorreia, lacrimejamento e início gradual da tosse que se torna cada vez mais intensa e frequente Os lactentes menores de 6 meses podem apresentar uma fase catarral muito curta, que muitas vezes passa despercebida. • O hemograma mostra linfocitose absoluta e relativa, geralmente acima de 10.000 linfócitos/mm³, e leucocitose maior que 20.000 leucócitos/mm³.
Paroxística	2 a 6 semanas	• Geralmente é afebril (a presença de febre sugere infecção bacteriana secundária). A manifestação típica são os paroxismos de tosse seca, durante os quais o paciente não consegue inspirar, apresenta protrusão da língua, salivação, congestão facial, lacrimejamento e, às vezes, cianose O acesso de tosse termina com uma inspiração forçada e prolongada, o guincho É comum haver vômitos após a tosse Nos intervalos dos paroxismos o paciente passa bem, e o exame físico é normal, exceto por roncos difusos à ausculta pulmonar. Os episódios de tosse paroxística aumentam em frequência e intensidade nas duas primeiras semanas dessa fase e depois diminuem gradativamente. • O número de leucócitos no hemograma pode elevar-se para 30.000 ou 40.000/mm³, associado a uma linfocitose de 60 a 80% Nos lactentes jovens e pacientes com quadro clínico mais leve, a linfocitose pode estar ausente.
Convalescença	2 a 3 semanas (até 3 meses nos lactentes menores de 6 meses)	• Os paroxismos de tosse desaparecem dando lugar a episódios de tosse comum Infecções respiratórias virais que ocorrem durante a fase de convalescença, podem provocar o reaparecimento dos paroxismos.

Fonte: Elaborado pela autoria.

O diagnóstico clínico é fácil, nos casos clássicos. Nos quadros atípicos, considerar o diagnóstico de coqueluche em uma criança com tosse persistente e história de contato com caso suspeito ou confirmado da doença ou que apresente hemograma sugestivo.

O diagnóstico definitivo é feito por meio da cultura da secreção da nasofaringe coletada por *swab* ou aspirado, com maior positividade nas primeiras 3 semanas de doença. Recentemente, vem sendo feito o PCR em tempo real para *B. pertussis*, que aumenta em quatro vezes a sensibilidade do diagnóstico.

O objetivo principal do tratamento é reduzir a transmissão da doença. O tratamento antimicrobiano só reduz a duração e a gravidade dos sintomas quando iniciado na primeira semana de sintomas, quando o quadro clínico é inespecífico. A partir do início da fase paroxística, a antibioticoterapia raramente altera o curso da doença, mas é essencial para controle da transmissão. Os medicamentos de escolha são os macrolídeos (Tabela 19.2). Nos casos com intolerância aos macrolídeos, recomenda-se sulfametoxazol + trimetoprim.

O tratamento de suporte consiste em oxigenioterapia, aspiração da secreção da orofaringe durante os paroxismos de tosse e suporte clínico geral. Não há evidência de benefício do uso de broncodilatadores, corticosteroides ou quaisquer outros medicamentos.

TABELA 19.2. Tratamento da coqueluche.

Droga	Dose para crianças	Dose máxima	Tempo de tratamento	Observação
Eritromicina	40 a 50 mg/kg/dia de 6 em 6 horas	500 mg de 6 em 6 horas	14 dias	Não recomendado para crianças abaixo de 1 mês
Azitromicina	Lactentes < 6 meses: 10 mg/kg, 1vez ao dia Lactentes > 6 meses e crianças: 10 mg/kg, 1 vez ao dia no 1º dia e após 5 mg/kg, 1 vez ao dia por mais 4 dias	500 mg no 1º dia e após 250 mg, 1 vez ao dia por mais 4 dias	5 dias	
Claritromicina	15 mg/kg/dia de 12 em 12 horas	500 mg/dose de 12 em 12 horas	7 dias	Não recomendado para crianças abaixo de 1 mês
Sulfametoxazol + trimetoprim (apenas em casos de intolerância às medicações anteriores)	8 mg/kg/dia de trimetoprim de 12 em 12 horas	160 mg/dose de trimetoprim de 12 em 12 horas	14 dias	Não recomendado para crianças abaixo de 2 meses

Fonte: Elaborada pela autoria.

■ Síndrome gripal

CASO CLÍNICO

Escolar de 10 anos de idade, sexo masculino, portador de asma moderada persistente, iniciou há 1 dia com febre de 38,9 °C, cefaleia, mialgia e dor de garganta.

O exame físico não revelou desconforto respiratório. Murmúrio vesicular presente e simétrico sem ruídos adventícios, frequência respiratória 21 irpm, saturação de oxigênio 96% em ar ambiente. Restante do exame físico sem alterações.

- Exames complementares:
  - Hemograma (hemoglobina: 12,5g/dl; leucócitos: 10.900 – 2% bastonetes, 64% segmentados, 0% eosinófilos, 34% linfócitos).
  - PCR: 0,58 mg/dl (valor normal até 0,5 mg/dl).
- Diagnóstico: síndrome gripal.
- Conduta: iniciar antiviral (paciente com fator de risco).

A gripe é causada pelo vírus da Influenza, um RNA vírus da família *Orthomyxovirus*, transmitido através de gotículas respiratórias eliminadas por tosse, espirro ou fala. Outra forma de infecção é pelo contato com superfícies ou objetos contaminados por essas gotículas. O período de transmissibilidade inicia-se dia antes do começo dos sintomas até 5 a 7 dias após, podendo ser mais prolongado em crianças pequenas e pacientes imunocomprometidos. Existem três tipos de Influenza: A, B e C, sendo os dois primeiros os mais importantes.

O Influenza A é classificado em subtipos a partir das glicoproteínas de superfície: hemaglutinina (HA) e neuraminidase (NA). A produção de anticorpos contra esses antígenos determina imunidade contra o subtipo, entretanto, a ocorrência de mutações pontuais na HA e NA são responsáveis por epidemias sazonais. De tempos em tempos, um novo subtipo viral surge a partir da combinação de HA e NA de vírus que infectam animais, com potencial para suscitar pandemias devido a falta de imunidade preexistente.

O Influenza A causa doença respiratória febril aguda em indivíduos de qualquer idade, ao contrário dos demais vírus respiratórios, que produzem doença febril aguda em crianças menores, e acometimento do trato respiratório superior, com pouca ou nenhuma febre, em escolares e adolescentes. O Influenza B, por apresentar variações antigênicas menos frequentes, costuma causar sintomatologia mais intensa só em crianças menores, enquanto as mais velhas e adultos têm apenas sintomas de vias aéreas superiores sem febre.

O quadro clínico aponta que os sintomas se iniciam após um período de incubação médio de 2 dias e variam de acordo com a idade, imunidade prévia e presença de comorbidades.

Crianças maiores e adolescentes apresentam quadro de influenza clássica, com início súbito de febre alta, calafrios, cefaleia, mialgia e mal-estar, além de tosse seca, coriza e dor de garganta. A partir do 2° dia de doença, os sintomas respiratórios ficam mais proeminentes e os sintomas sistê-

micos tendem a diminuir. Ao todo, na doença não complicada, a febre dura de 2 a 3 dias e a tosse de 4 a 7 dias, podendo persistir por até 2 semanas com a prostração.

O lactente e o pré-escolar apresentam febre alta, rinorreia clara, tosse, irritabilidade e algumas vezes prostração. Pode evoluir para laringotraqueíte (mais grave que a causada pelo vírus parainfluenza), bronquite, bronquiolite e pneumonia viral. É comum a ocorrência de anorexia, dor abdominal, náuseas, vômitos, adenopatia cervical e otite média.

As principais complicações são as infecções bacterianas secundárias (otite média aguda, sinusite ou pneumonia), por pneumococo, *S. pyogenes* ou *S. aureus*. Outras complicações são miosite aguda (que ocorre no início da fase de convalescença), encefalite, síndrome de Guillain-Barré, mielite transversa e miocardite.

A suspeita diagnóstica é feita com base no quadro clínico e epidemiológico. A depender da idade do paciente e da circulação viral no período, o diagnóstico clínico pode ter maior ou menor acurácia, por exemplo, em crianças menores é mais difícil diferenciar a infecção por Influenza dos demais vírus respiratórios.

O diagnóstico definitivo é através da detecção dos antígenos virais ou do isolamento viral em secreções respiratórias. Os testes rápidos de detecção de antígeno fornecem resultado em 15 minutos, porém apresentam sensibilidade baixa a moderada (50 a 70%) apesar de especificidade alta (90 a 95%). Os testes de imunofluorescência também têm moderada sensibilidade e alta especificidade e os resultados disponíveis em 2 a 4 horas. A cultura viral pode demorar até 10 dias para ficar pronta, mas tem a vantagem de identificar o subtipo viral.

Recomenda-se iniciar o tratamento o mais precocemente possível para qualquer paciente com Influenza confirmada em caso de doença grave, complicada ou progressiva ou na presença de risco elevado para complicações:

- Crianças menores de 2 anos.
- Idosos acima de 65 anos.
- Pessoas com doenças pulmonares (incluindo asma); doenças cardiovasculares (exceto hipertensão arterial); nefropatias; hepatopatias; doenças hematológicas (inclusive doença falciforme); doenças metabólicas (inclusive *diabetes mellitus*); distúrbios neurológicos e do desenvolvimento que podem comprometer a função respiratória ou aumentar o risco de aspiração (retardo de desenvolvimento moderado a grave, paralisia cerebral, epilepsia, acidente vascular cerebral, lesão medular, distrofia muscular ou doenças neuromusculares); imunossupressão medicamentosa, neoplasias, HIV/AIDS ou outros.
- Grávidas em qualquer idade gestacional e puérperas até 2 semanas após o parto (incluindo as que tiveram aborto).
- Indivíduos menores de 19 anos de idade em uso prolongado de ácido acetilsalicílico.
- Obesidade mórbida.

O antiviral recomendado é o Oseltamivir, um inibidor da neuraminidase com atividade contra Influenza A e B. Idealmente, deve ser iniciado nas primeiras 48 horas de sintomas, mas em pacientes graves está indicado mesmo após esse período. Em casos graves, o antiviral deve ser mantido mesmo se o exame de teste rápido for negativo, devido a baixa sensibilidade do teste. O antiviral Zanamivir somente está indicado em casos de intolerância gastrintestinal grave, alergia e resistência ao Oseltamivir, mas é contraindicado em menores de 5 anos e pacientes com doença respiratória crônica.

TABELA 19.3. Posologia do Oseltamivir.

Criança menores de 1 ano de idade	Idade	Dose de Oseltamivir
	1 a 8 meses	3 mg/kg/dose de 12 em 12 horas por 5 dias
	9 a 11 meses	3,5 mg/kg/dose de 12 em 12 horas por 5 dias
Crianças acima de 1 ano de idade	Peso	Dose de Oseltamivir
	≤ 15 kg	30 mg/dose de 12 em 12 horas por 5 dias
	> 15 a 23 kg	45 mg/dose de 12 em 12 horas por 5 dias
	> 23 a 40 kg	60 mg/dose de 12 em 12 horas por 5 dias
	> 40 kg	75 mg/dose de 12 em 12 horas por 5 dias

Fonte: Elaborada pela autoria.

■ Referências bibliográficas

1. American Academy of Pediatrics. Influenza In: Kimberlin DW, Brady MT, Jackson MA, Long SS eds. Red Book 2015 Report of the Committee on Infectious Disesases. 30th Ed. ElkGrove Village, IL: American Academy of Pediatrics. 2015:476-93.
2. American Academy of Pediatrics. Pertussis. (Whooping Cough) In: Kimberlin DW, Brady MT,Jackson MA, Long SS eds. Red Book 2015 Report of the Committee on Infectious Disesases. 30th Ed. ElkGrove Village, IL: American Academy of Pediatrics. 2015:608-21.
3. Bradley JS, Byington CL, Shah SS, Alverson B, Carter ER, Harrison C et.al. The management of community acquired pneumonia in infants and children older than 3 months of age: Clinical practice guidelines by the Pediatric Infectious Diseases

Society and the Infectious Diseases Society of America. Clin Infect Dis. 2011;53(7):e25-e76.
4. Centers for Disease Control and Prevention. Recommended antimicrobial agents for the treatment and postexposure prophylaxis of pertussis: 2005 CDC guidelines. MMWR. 2005;54(No. RR-14):1-16.
5. Centers for Diseases Control and Prevention. Antiviral Agents for the Treatment and Chemoprophylaxis of *Infuenza* Recommendations of the Advisory Committee on Immunization Practices (ACIP). Recommendations and Reports, [S.l.]. 2011;60(1), January 21.
6. Cherry JD and Heininger U. Pertussis and other Bordetella infections In: Feigin and Cherry's Textbook of Pediatric Infectious Diseases. 6th Ed. Cherry JD, Harrison GJ, Kaplan SL et al (Eds). Philadelphia, Elsevier Saunders; 2009. p.1.683-706.
7. Cherry JD. Croup (laryngitis, laryngotracheitis, spasmodic croup, laryngotracheobronchitis, bacterial tracheitis, and laryngotracheobronchopneumonitis). In: Feigin and Cherry's Textbook of Pediatric Infectious Diseases, 6th Ed., Cherry JD, Harrison GJ, Kaplan SL et al (Eds). Philadelphia, Elsevier Saunders; 2009. p.254-68.
8. Clarke M, Allaire J. An evidence-based approach to the evaluation and treatment of croup in children. Pediatric Emergency Medicine Practice. 2012;9(9):1-20.
9. Glazen WP. Influenza Viruses In: Feigin and Cherry's Textbook of Pediatric Infectious Diseases. 6th Ed. Cherry JD, Harrison GJ, Kaplan SL et al (Eds). Philadelphia, Elsevier Saunders; 2009. p.2.395-413.
10. Hewlett EL, Edwards KM. Pertussis – Not Just for Kids. N Engl J Med. 2005;352:1.215-22.
11. Loftis L. Acute Infectious Upper Airway Obstructions in Children. Semin Pediatr Infect Dis. 2006;17 (1):5-10.
12. Malhotra A, Krilov LR. Viral croup. Pediatr Rev. 2001;22(1):5-12.
13. Petrocheilou A, Tanou K, Kalampouka E, Malakasioti G, Giannios C, Kaditis AG. Viral croup: diagnosis and a treatment algorithm. Pediatr Pulmonol. 2014;49(5):421-9.
14. Rihkanen H, Esa Rönkkö B, Nieminen T, Komsi K-L, Räty R, Saxen H et al. Respiratory viruses in laryngeal croup of young children. J Pediatr. 2008;152:661-5.
15. Russell K, Wiebe N, Saenz A, Ausejo Segura M, Johnson D, Hartling L, Klassen TP. Glucocorticoids for croup. Cochrane Database Syst ver. 2004;1:CD001955.
16. Waisman Y, Klein BL, Boenning DA, Young GM, Chamberlain JM, O'Donnell R et al. Prospective randomized double-blind study comparing L-epinephrine and racemic epinephrine aerosols in the treatment of laryngotracheitis (croup). Pediatrics. 1992;89(2):302-6.
17. Westley CR, Cotton EK, Brooks JG. Nebulized racemic epinephrine by IPPB for the treatment of croup: a double-blind study. Am J Dis Child. 1978;132:484-7.

Criança com linfadenopatia

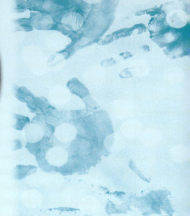

■ Márcia de Lima Isaac ■ Maria Célia Cervi

CASO CLÍNICO 1

Menino, 5 anos e 9 meses, febre e ínguas há 5 dias.

- HMA: iniciou com febre de 38,9 °C de 2 a 3 picos por dia, com surgimento de nodulação em axila esquerda, hiporexia e queda do estado geral há 5 dias. Com história de lesão vesicobolhosa em membro há 1 mês, tratada. Possui dois animais de estimação (gato de 7 meses e um cão).

Ao exame, apresenta bom estado geral, corado, acianótico, anictérico, afebril, ativo. Pele com nodulação de consistência fibrocística em região epitoclear esquerda, com cerca de 3 cm, dolorosa à palpação, com calor local, móvel; lesão circinada em dorso da perna direita e pequena lesão elevada com crosta, discreto edema e sem flutuação em dorso da mão direita. Linfonodos axilares e supraclaviculares à esquerda com 2 cm, de consistência fibroelástica e indolores; linfonodos em região inguinal bilateral com cerca de 0,5 cm, também de consistência fibroelástica. Cardiorrespiratório sem alterações; abdome: fígado e baço não palpáveis.

- Exames laboratoriais:
  - Hemograma (Hb: 12,4; Ht: 37; glóbulos brancos: 6.900 – Seg 50,3%/Eos 4,0%/Linf 35,2%/Mon 9,7%; plaquetas: 190.000).
  - Proteína C-reativa (PCR): 10,83 mg/100 ml (normal até 0,5).
  - Contraimunoeletroforese para fungo: reagente 1/1 paracoccidiodomicose.
  - Elisa toxoplasmose: IgM e IgG não reagentes.
  - Sorologia toxocara: não reagente.
  - Elisa CMV e Epstein-Barr: IgM não reagentes e IgG reagentes (próximos do *cut-off*).
  - Sorologia Bartonella: IgG > 1024.
- Diagnóstico: doença da arranhadura do gato. Recebeu tratamento com azitromicina por 15 dias, com melhora gradual dos sintomas.

CASO CLÍNICO 2

Menino, 2 anos e 1 mês.

- HMA: há 9 dias febre de 39,5 °C, 4 a 6 vezes por dia. Há 8 dias abaulamento em região cervical direita. Há 4 dias procurou atendimento médico e foi iniciado amoxicilina-clavulanato, sem qualquer modificação no quadro. Há 3 dias houve diminuição do apetite e aumento do abdome. Criança está aceitando apenas líquidos e apresentou vômitos pós-prandiais. Nega qualquer outro sintoma além dos já descritos. Não tem animais domésticos. Não frequenta creches. Vacinas em dia.

Ao exame apresenta bom estado geral, afebril, anictérico, acianótico, hidratado, eupneico, corado. Pele sem lesões. Gânglios múltiplos, palpáveis em região cervical, submandibular e retroauricular, bilateralmente; móveis, indolores, fibroelásticos, medindo entre 0,5 e 1 cm, sendo coalescentes e discretamente maiores em região cervical anterior direita. Amígdalas hiperemiadas, grau 3, com vesículas em palato mole, ausência de exsudato. Otoscopia com membrana timpânica direita opacificada. Cardiorrespiratório sem alterações. Abdome plano, indolor, com fígado a 4 cm do rebordo costal direito; baço a 3 cm do rebordo costal esquerdo, sem outras massas. Sem edema. Na evolução, quadro permaneceu inalterado após 3 dias, exceto pelo aparecimento de odinofagia e exsudato esbranquiçado, espesso, bilateralmente.

- Exames laboratoriais:
  - Hemograma (Hb: 8,8 g/dl; GB: –12,9 × 109 células/ml – 5% neutrófilos segmentados, 92% linfócitos, 3% monócitos).
  - Elisa Epstein-Barr: IgM e IgG positivos.
  - PCR para EBV positivo.
  - Elisa toxoplasmose: IgM e IgG negativos.
  - Elisa CMV: IgM negativo e IgG positivo.
  - PCR CMV negativo.
  - PCR: enterovírus negativo.
- Diagnóstico: mononucleose infecciosa.
- Tratamento: sintomáticos. Evitar traumas.

CASO CLÍNICO 3

Menina, 2 anos e 3 meses, branca, natural e procedente de Ribeirão Preto-SP.

- HMA: mãe relata que há aproximadamente 8 meses notou aumento do volume abdominal de sua filha, progressivo, acompanhado de dor abdominal e fezes amolecidas. Levou a atendimento médico, onde foi orientada que era normal e que haveria regressão espontânea

Há cerca de 7 meses, evoluiu com aumento ganglionar, que iniciou em região retroauricular, progredindo para submandibular e, em seguida, acometendo grande parte das cadeias cervicais, inguinais e axilares.

- Exame físico: peso 10,3 kg, comprimento 82,5 cm, quadro de linfadenomegalia importante em cadeia tonsilar, cervical, retroauricular, submandibular, axilar e inguinal, endurecidos, móveis, pouco dolorosos, sem sinais flogísticos, sendo o maior de cerca de 4 cm. Fígado palpável a 6 cm do rebordo costal direito na linha hemiclavicular e baço palpável a 4,5 cm do rebordo costal esquerdo.

- Antecedentes pessoais: mãe G4P4A0, sendo ela a quarta filha. Nasceu de 37 semanas e 2 dias. Nega intercorrências durante a gestação e parto. Realizou pré-natal, com pelo menos 6 consultas. Parto vaginal, em maternidade do SUS. Sorologias maternas negativas durante a gestação e VDRL e HIV negativos no parto. Peso ao nascimento 2.760 g, comprimento 47 cm, Apgar 1 minuto – 10, Apgar 5 minutos – 10; nega cirurgias, nega alergias, nega medicações de uso contínuo. Aleitamento exclusivo até 6 meses. Após, iniciado papas. Atualmente, refeições da casa, mas ainda recebe aleitamento materno entre as refeições, quando está perto da mãe. Vacinas em dia.

- Antecedentes familiares: pais e irmãos hígidos. Mora com a mãe e os 3 irmãos, em casa de alvenaria, 4 cômodos, não tem água filtrada, tem rede de esgotos. Não tem animais domésticos. Frequenta a creche em período integral. Não mora com o pai, mas tem bom relacionamento.

- Exames complementares:
  - Elisa HIV: reagente.
  - Western blot anti-HIV positivo.
  - PCR-HIV: 1.035.609 cópias/ml (log 6,015); CD4: 838 (16%); CD8 2783 (53%); relação CD4/CD8 0,3.
  - Elisa CMV: IgG positivo; IgM negativo.
  - Elisa Epstein-Barr: IgG positivo; IgM negativo.
  - VDRL: não reagente.

- Diagnóstico: infecção pelo vírus da imunodeficiência humana, transmitido por meio do aleitamento materno. Mãe se infectou durante o período de amamentação.

- Tratamento: antirretrovirais (no caso, iniciado zidovudina, lamivudina e nevirapina).

■ Introdução

Linfadenopatia, definida como o aumento dos linfonodos, é frequente nas crianças, uma vez que é nesse período da vida que o sistema linfático mais se desenvolve, e quando é comum ocorrer exposição a novos antígenos, como vírus e bactérias. Portanto, diferenciar quando esse aumento significa uma alteração patológica e, entre esses casos, quando é necessário se investigar o motivo dessa alteração é um desafio para o pediatra.

O aumento ganglionar pode ser devido a diferentes mecanismos, como proliferação das próprias células ganglionares estimuladas ou transformadas por algum antígeno, entre eles agentes infecciosos; ao acúmulo de células inflamatórias devido à infecção do gânglio; à deposição de metabólitos dentro dos macrófagos, como ocorre nas doenças de depósito; por infiltração de células, como nas leucemias e metástases; ou ainda por alterações vasculares decorrentes da liberação de citocinas.

Na avaliação de linfadenopatia, o primeiro passo é realizar história clínica e exame físico detalhados. É importante avaliar a presença de sintomas e sinais, gerais ou localizados, como febre, emagrecimento, perda de apetite, aspecto da criança, presença de lesões cutâneas, queixas respiratórias, cefaleia, vômitos, alteração intestinal, dores ósseas ou articulares, dificuldade visual. O tempo de evolução e a exposição a agentes infecciosos, medicamentos ou outras substâncias devem, também, ser investigados, assim como contato com animais ou pessoas doentes, picadas de insetos, viagens, ingestão de leite não pasteurizado ou carne crua, alergias. Devemos inquerir sobre as vacinas recebidas, tanto para analisar o estado de imunização contra doenças que podem causar aumento ganglionar, como rubéola, quanto para ver exposição recente que possa ser a justificativa do quadro. Em adolescentes, é importante não esquecer de questionar sobre uso de drogas ilícitas endovenosas e atividades sexuais. É necessário analisar as características dos gânglios: o tamanho; se as alterações são localizadas ou generalizadas; se são uni ou bilaterais, únicos ou aglomerados; quais cadeias ganglionares estão acometidas; se há sinais inflamatórios ou não; se a consistência deles permanece fibroelástica ou se estão endurecidos ou flutuantes; se são móveis ou se estão aderidos.

Muitas vezes, os gânglios são palpáveis em crianças sadias, principalmente na região cervical anterior, inguinal e mesmo axilar. Geralmente, são menores que 1 cm, exceto na região inguinal, onde podem ter até 1,5 cm. Grande parte das linfadenopatias nas crianças é benigna e se resolve espontaneamente. São fatores de preocupação: algumas localizações como supraclaviculares, mediastinais, epitrocleares, cervicais posteriores, abdominais; consistência endurecida; aglomerações ganglionares; gânglios maiores que 2 cm; presença de sintomas sistêmicos, como sudorese noturna, perda de peso, febre persistente.

As linfadenopatias podem ser classificadas, quanto ao número de cadeias ganglionares acometidas, em localizadas ou generalizadas:

- **Localizadas:** são as mais frequentes, sendo a região cervical o local mais acometido. Na avaliação, temos sempre que levar em conta qual a área drenada pelos gânglios afetados, pois isso pode ajudar na elucidação do diagnóstico, uma vez que grande parte das adenomegalias são reacionais a problemas locais. Devemos fazer um exame físico bem detalhado da região de drenagem, pois, muitas vezes, é possível encontrar o foco da infecção, como infecções de vias aéreas superiores por vírus respiratórios ou faringoamigdalites (causas frequentes de adenopatia cervical).

- **Generalizadas:** quando duas ou mais cadeias ganglionares estão afetadas, frequentemente, indicam uma doença sistêmica. Muitas vezes, o diagnóstico da causa é feito pelos demais sinais e sintomas associados à determinada doença.

Quanto ao tempo de evolução, podem ser agudas ou subagudas/crônicas.

Após a obtenção da história clínica e exame físico detalhados, bem como a classificação do tipo de adenopatia, devemos avaliar se existe um diagnóstico certo, e, no caso, tomar a conduta necessária, como antibioticoterapia em faringoamigdalite por estreptococo.

Se o diagnóstico é provável ou desconhecido, o primeiro passo é avaliarmos a gravidade do quadro. Em crianças, como já ressaltado, a maioria das adenopatias é benigna, tem resolução espontânea, mesmo sem o diagnóstico apropriado. Quando está presente algum sinal de gravidade, a investigação deve ser mais rápida.

Nos casos sem gravidade aparente e com diagnóstico provável, muitas vezes é preciso coletar exames dirigidos para a investigação das hipóteses diagnósticas. Nessa fase, geralmente são coletados hemograma, provas de atividade inflamatória, sorologias específicas, culturas, PCR virais, eletroforese de proteína e teste tuberculínico nas suspeitas de tuberculose. O hemograma pode, por exemplo, demonstrar leucocitose e desvio à esquerda nos quadros de infeção bacteriana, linfopenias em infeções virais ou leucoses, atipia linfocitária nas infecções virais, eosinofilia em processos fúngicos, anemia nos processos crônicos, trombocitose na doença de Kawasaki. As provas de atividade inflamatória, como velocidade de hemossedimentação e PCR, podem estar elevadas em várias afecções, como infecções, neoplasias e doenças reumatológicas, mas podem servir de marcador para o acompanhamento do tratamento. Os exames sorológicos, culturas e PCR podem ajudar na identificação do agente infeccioso, como nas doenças mono-like, em que o diagnóstico específico, muitas vezes, é feito por meio de exame sorológico. A eletroforese pode ser útil em quadros mais prolongados, mostrando queda da albumina e aumento das gamaglobulinas, como na tuberculose e paracoccidiodomicose.

Em muitos casos de adenopatia, em que a situação permite, é feito tratamento empírico ou optado pela observação do paciente durante um período de tempo curto. É importante lembrar que o uso de corticosteroides deve ser evitado, antes da definição do quadro, pois podem retardar o diagnóstico de uma neoplasia, como linfomas e leucemias ou mesmo piorar seu prognóstico.

Os exames de imagem podem auxiliar no diagnóstico de algumas morbidades. São úteis na avaliação do número, do aspecto ganglionar, da extensão do acometimento e da invasão de outras estruturas. A ultrassonografia, associada ou não ao uso de *Doppler,* é muito utilizada, por sua facilidade de realização e segurança para os pacientes. Nos casos de suspeita de envolvimento mediastinal ou abdominal, principalmente quando se suspeita de neoplasias, a tomografia computadorizada ou a ressonância magnética podem ser necessárias.

Avaliação histopatológica deve ser realizada em alguns casos, como quando há urgência no diagnóstico, na suspeita de neoplasias, quando não houve elucidação do quadro e não está havendo regressão ou estabilização da adenopatia, ou ainda se não há resposta aos tratamentos instituídos. O material pode ser obtido por punção biópsia aspirativa ou por meio de biópsia excisional. A primeira pode ser guiada por exame de imagem, para diminuir a chance de falso negativo, mas é contraindicada em alguns casos, como nas suspeitas de micobacterioses, em que pode haver formação de fístula. Vários estudos podem ser realizados, além da avaliação histopatológica, no material obtido pela biópsia excisional, como culturas, PCR, imunohistoquímica, desde que o material seja adequadamente preparado.

A seguir, detalhamos algumas das causas de adenopatia em criança, segundo sua localização mais frequente.

■ Localizadas

• Linfadenites bacterianas agudas

Acomete principalmente pré-escolares, sendo os submandibulares os gânglios mais acometidos. O aumento ganglionar costuma ser unilateral, na maioria das vezes, comumente precedidos por uma lesão cutânea ou por infecções respiratórias superiores. Os agentes mais frequentes são *Staphylococcus aureus* ou *Streptococcus* beta-hemolítico do grupo A, sendo importante ressaltar que, no nosso meio, está ocorrendo um aumento da incidência de *Staphylococcus* da comunidade que são resistentes à oxacilina. Quando a linfadenite é devida a problemas bucais, não podemos esquecer das bactérias anaeróbias. Os gânglios geralmente são grandes, podendo atingir mais de 5 cm, com sinais inflamatórios e, às vezes, pouco móveis, podendo se tornar flutuantes. O diagnóstico é feito pelo quadro clínico; quando realizados os exames complementares, podem mostrar leucocitose e aumento de provas inflamatórias. Algumas vezes é necessário realizar exames de imagem, como ultrassonografia ou mesmo tomografia, para avaliar a extensão e o comprometimento de outras estruturas. Sempre que possível, deve ser realizada cultura do material, obtido por punção ou cirurgicamente. O tratamento é com antibioticoterapia, inicialmente empírica, mas sempre que possível, dirigida pelo antibiograma. Muitas vezes, é necessário realizar a drenagem cirúrgica.

• Doença da arranhadura do gato (Caso clínico 1)

Geralmente é um quadro de linfadenopatia regional, que acomete os gânglios que drenam o sítio de inoculação da *Bartonella henselae*, bactéria Gram-negativa, após ocorrer uma arranhadura de gato, principalmente filhotes, ou a saliva do animal entrar em contato com mucosa ou lesão de pele. É relativamente comum, embora pouco diagnosticada, acomete principalmente crianças e adolescentes jovens, não tendo diferença entre os sexos. Inicia-se por uma pápula na área de inoculação e, após 1 a 2 semanas em média (podendo variar de 7 a 60 dias), aparece o aumento ganglionar, sendo as cadeias axilares, epitrocleares e cervicais as mais frequentemente acometidas. Os gânglios costumam ser discretamente eritematosos, quentes e sensíveis, raramente supurativos, com 1 a 5 cm. Ocasionalmente, outros órgãos são envolvidos, entre eles o sistema nervoso central (SNC). Costuma haver resolução espontânea em 2 a 4 meses. O diagnóstico é clínico-epidemiológico, mas pode ser feito exame sorológico ou biópsia. O quadro tem resolução espontânea na maioria das vezes. Quando necessário tratamento, podem ser utilizados macrolídeos, como a azitromicina ou o sulfametoxazol-trimetoprim.

• Micobactérias atípicas

Entre elas, a *Mycobacterium* do complexo *avium-intra-cellulare* são responsáveis por muitas das infecções ganglionares causadas por micobactérias. Podem ser de início agudo, mas os gânglios podem aumentar gradativamente ao longo de 2 a 3 semanas. Acometem principalmente os pré-escolares. As cadeias ganglionares mais frequentemente acometidas são a submandibular, cervical, pré-auricular e submentoniana, sendo unilateral na maioria das vezes. Os gânglios podem ter sinais inflamatórios discretos, podendo progredir para flutuação e drenagem espontânea. A febre, quando presente, não costuma ser elevada. Para o diagnóstico etiológico pode-se fazer baciloscopia direta do material fistulizado ou obtido por procedimento, assim como PCR ou cultura, lembrando que a baciloscopia não diferencia as micobactérias típicas das atípicas. Alguns preferem coletar material por meio de punção diagnóstica. A incisão para drenagem pode levar à cronificação, estando, portanto, indicada a excisão completa que já é terapêutica. Quando não é possível realizar a excisão, pode ser prescrito tratamento com antibióticos, de acordo com a micobactéria identificada e o perfil de sensibilidade dela, sendo muitas vezes utilizados os macrolídeos.

• Doença de Kawasaki

Segunda vasculite mais frequente na infância. Acomete, principalmente, crianças de 6 meses a 5 anos de idade, predomina no sexo masculino, com variável incidência em diversos países e entre as raças, predominando entre os asiáticos. Sua etiologia não é conhecida, mas ocorre uma inflamação dos vasos. O diagnóstico é feito com base em critérios estabelecidos por Kawasaki, que definem o quadro clássico, como febre persistente por 5 dias ou mais, associada a pelo menos quatro dos cinco seguintes sinais: hiperemia conjuntival (geralmente sem secreções); alterações em mucosa oral (fissuras labiais, língua em framboesa, ou hiperemia de orofaringe); alterações de extremidades (hiperemia de palmas e pés, edema de mãos e pés, descamação periungueal); exantema polimórfico (maculopapular, urticariforme, escarlatiniforme, exceto vesicular) e linfadenopatia cervical (maior ou igual a 1,5 cm, geralmente em região cervical anterior). Pode ocorrer inflamação em diferentes sistemas, causando hepatite, cistite, meningite, entre outros. As vasculites podem acometer diferentes vasos, causando aneurismas, sendo os mais preocupantes os de artérias coronárias.

Para diagnóstico, realizar exames laboratoriais, como hemograma com leucocitose, neutrofilia, inicialmente, e, na maior parte dos casos, trombocitose após a 1ª semana; aumento das provas de atividade inflamatória como VHS e PCR; elevação das enzimas hepáticas; leucocitúria; aumento das células no LCR. No ecocardiograma podem ser vistos aneurismas coronarianos. O tratamento consiste na administração de imunoglobulina humana intravenosa, na dose 2 g/kg (idealmente até o 10º dia do início do quadro), associada à aspirina (80-100 mg/kg/dia, inicialmente, e depois as doses são reduzidas para doses antiagregantes

plaquetárias). Em alguns casos, podem ser necessários tratamentos complementares, como uso de corticosteroides. (Ver também Capítulo 46 deste livro, "Vasculite por IgA (púrpura de Henoch-Schonlein) e doença de Kawasaki".)

■ Generalizadas

• Infecciosas

Virais

Citomegalovírus

CMV é um herpes vírus, transmitido pessoa a pessoa, por meio de secreções contaminadas. Os vírus podem ser transmitidos às crianças susceptíveis pela saliva, urina e vômitos de pessoas contaminadas, que, por sua vez, podem transmitir a seus pais ou familiares susceptíveis. Os adolescentes podem se contaminar também por via sexual. Pode haver também contaminação por transmissão vertical, transfusões sanguíneas ou transplante de órgãos. Em países como o Brasil, a infecção ocorre precocemente na infância, sendo a creche um ambiente que apresenta alto risco. Grande parte das infecções por CMV são assintomáticas ou com sintomatologia leve, mas podem causar quadros graves, principalmente nos recém-nascidos e nas pessoas imunossuprimidas (não abordado aqui). As crianças e adolescentes imunocompetentes, quando sintomáticos, apresentam quadro mono-like, com adenopatia, principalmente cervical, febre, mal-estar, faringite leve, às vezes, cefaleia, dor abdominal, artralgia e *rash*. Os exames laboratoriais demonstram linfocitose ou linfopenia, plaquetopenia, elevação de enzimas hepáticas. O diagnóstico etiológico pode ser feito por sorologia para CMV, como Elisa, demonstrando IgM positivo, na fase aguda, e IgG, posteriormente. O vírus pode ser detectado por PCR em urina, sangue ou saliva. Nesses pacientes, não há indicação de tratamento específico, sendo feitas apenas medidas de suporte.

HIV (Caso clínico 3)

Transmitido à criança, na maioria das vezes, por transmissão vertical, podendo ocorrer intraútero, no momento do parto ou por meio do aleitamento materno. Embora seja obrigatória a triagem dessa infecção na gestante e no momento do parto, ainda ocorrem alguns casos com diagnóstico tardio, por falhas nessa investigação. Outras vezes, as mães se infectam enquanto estão amamentando seus filhos, tendo uma viremia elevada e aumentando a chance de transmissão para a criança. Não podemos nos esquecer que pode ocorrer também contaminação na violência sexual. Já os adolescentes podem se infectar pelo uso de drogas injetáveis ou durante uma relação sexual desprotegida. O quadro clínico da infecção HIV na criança pode se iniciar com uma pneumonia por *Pneumocystis jirovecii*, embora, atualmente, esses quadros são cada vez mais raros em função das medidas profiláticas rotineiras sabidamente realizadas nas crianças expostas. Outras manifestações são candidíase oral, que chama a atenção por sua gravidade, durabilidade ou recorrências frequentes; infecções bacterianas com apresentações e agentes semelhantes aos das crianças não infectadas, mas que também são mais frequentes ou recorrentes; linfadenopatia; aumento de parótida; retardo no desenvolvimento pôndero-estatural ou neuropsicomotor. No adolescente, pode se apresentar como um quadro mono-like, com aumento ganglionar, febre, dores no corpo, exantema. O diagnóstico abaixo dos 18 meses de vida é feito por detecção viral, com exames virológicos do tipo PCR e, após essa idade, pelo encontro de anticorpos contra o HIV em testes sorológicos, Elisa ou Western blot, por exemplo. O tratamento é feito com associação de drogas antirretrovirais e, sempre que possível, deve ser feito por especialistas.

Mononucleose infecciosa (Caso clínico 2)

Causada pelo vírus Epstein-Barr, um herpes vírus que pode ser transmitido pessoa a pessoa pelo contato íntimo com secreções contaminadas, como a saliva. No Brasil, a infecção ocorre precocemente na infância, sendo que, nessa faixa etária, o quadro frequentemente é subclínico ou com manifestações atípicas, como otite, diarreia ou infecção de vias aéreas superiores. Na adolescência, as infecções costumam ser sintomáticas, sendo comum a tríade clássica de linfadenopatia, febre e faringite. Outros sintomas frequentes são mal-estar, fadiga e cefaleia. A linfadenopatia geralmente atinge a cadeia cervical, principalmente posterior, bilateralmente, mas o acometimento ganglionar pode ser generalizado. É mais evidente na 1ª semana dos sintomas, regredindo progressivamente ao longo de 2 a 3 semanas. A febre inicialmente é baixa, mas pode se elevar posteriormente. A faringe mostra-se hiperemiada, com exsudato esbranquiçado ou acinzentado, algumas vezes com a presença de petéquias (até 25%). Outros achados, ao exame físico, são hepatoesplenomegalia, edema palpebral bilateral e, raramente, *rash,* principalmente maculopapular, que pode chegar a 90% dos casos, quando associado ao uso de antibióticos, principalmente betalactâmicos. Complicações são incomuns, podendo ser neurológicas, como síndrome de Guillain-Barré, meningoencefalites e mielite transversa e outras, como ruptura esplênica. Os exames laboratoriais mostram linfocitose importante, com grande quantidade de linfócitos atípicos, que podem atingir mais de 10% do total de linfócitos; aumento das enzimas hepáticas; testes com anticorpos heterofilos (teste de Paul-Bunnell) ou Elisa positivos; ou pesquisa do vírus por PCR. Em crianças pequenas, os anticorpos heterofilos não costumam ser reagentes. O tratamento é sintomático, sendo o uso de antivirais pouco efetivo. Muito raramente, pode-se usar corticosteroide quando há obstrução de vias aéreas. O paciente deve ser orientado a não praticar esportes durante 3 a 4 semanas ou enquanto persistir a fadiga. A mononucleose costuma evoluir bem, com cura espontânea em poucas semanas, mas a fadiga pode durar até meses. O vírus Epstein-Barr tem sido associado com uma variedade de neoplasias, mais comumente o linfoma de Hodgkin.

Bactérias

Tuberculose

Linfadenite é uma das formas mais frequentes de manifestação de tuberculose extrapulmonar. Pode ocorrer, isoladamente, na reativação de uma infecção latente ou fazer parte do quadro de disseminação miliar de uma infecção primária. A adenite tuberculosa, quando acomete os gânglios cervicais, atinge principalmente os gânglios paratraqueais e supraclaviculares. Pode ocorrer também aumento dos gânglios abdominais, por ingestão de material contaminado, como leite, por *Mycobacterium tuberculosis* ou bovis. É importante lembrar que está havendo um aumento nos casos de tuberculose no país, muitas vezes associado à infecção por HIV. Os achados clínicos nem sempre ajudam a distinguir entre as micobacterioses típicas e atípicas. Os gânglios geralmente são discretamente eritematosos, indolores, podem amolecer e supurar. Pode haver sintomas gerais como febre baixa, perda de peso e fadiga, bem como vir acompanhando um quadro de tuberculose pulmonar. É importante investigar o contato com pessoa com tuberculose ou sob situação de risco. O PPD costuma ser aumentado. O diagnóstico é confirmado por punção aspirativa ou biópsia excisional, podendo ser encontrados na baciloscopia, bacilos álcool ácido resistentes, cultura com crescimento da micobactéria ou PCR positivo para *Mycobacterium tuberculosis*. O tratamento é feito com associação de isoniazida, rifampicina e pirazinamida nas crianças até 10 anos, acrescidos de etambutol a partir dessa idade.

Protozoários

Toxoplasmose

Adquirida horizontalmente, ocorre pela ingestão de alimentos contaminados com oocistos de *Toxoplasma gondii* ou mal-cozidos contendo bradizoitas do mesmo. Nos pacientes imunocompetentes, na maioria das vezes, a infecção é assintomática, e, quando sintomática, o aumento ganglionar é a forma de apresentação mais frequente. Costumam ser discretamente aumentados, indolores, firmes, sendo comum o acometimento cervical; outras cadeias podem estar envolvidas, entre elas, suboccipitais, axilares e inguinais. Pode haver febre baixa, aumento de fígado e baço, às vezes *rash* cutâneo. No paciente imunocompetente, raramente pode haver acometimento ocular com uveíte, pneumonite, miocardite, meningoencefalite. O diagnóstico pode ser confirmado por testes sorológicos, como Elisa, com detecção de IgM na fase aguda. Na maioria das vezes, o quadro é benigno e autolimitado, não necessitando tratamento. Nas formas com sintomas prolongados ou graves, o tratamento pode ser realizado com sulfametoxazol + trimetoprim ou pirimetamina associada à sulfadiazina e ácido folínico durante 2 a 4 semanas.

Fungos

Paracoccidiodomicose

Na criança e no adolescente, manifesta-se principalmente como a forma aguda/subaguda, também denominada de forma juvenil. O quadro clínico se baseia na linfadenopatia, na hepatoesplenomegalia, nas lesões cutâneo-mucosas e, mais raramente, no acometimento ósseo. Ocorre febre e, frequentemente, perda de peso e queda do estado geral. Qualquer cadeia ganglionar pode ser acometida, mas são frequentes o aumento dos gânglios cervicais, axilares, inguinais, abdominais, que, em alguns casos, levantam a suspeita de neoplasia. Os gânglios podem necrosar e fistulizar. Na criança e no adolescente, não costuma haver acometimento pulmonar, diferentemente da forma crônica no adulto. Na forma juvenil, não há diferença de incidência entre o sexo feminino e o masculino. O diagnóstico é realizado pela história clínica, associada a exames laboratoriais, que podem ser sorológicos (p. ex., a contraimunoeletroforese), cultura da secreção ou visualização direta do fungo. Esta última pode ser realizada em raspados das lesões cutâneo-mucosas ou da secreção dos gânglios fistulizados; colocando-se hidróxido de potássio (KOH) no material, em microscópio óptico, é possível visualizar as estruturas birrefringentes, com divisões ao redor (roda de leme). Pode ser feita biópsia dos gânglios, mas essa raramente é necessária; costuma ser realizada quando o quadro se apresenta como grandes massas ganglionares, confundindo com neoplasias. O hemograma pode apresentar anemia e eosinofilia, as provas de atividade inflamatória estão aumentadas e, na eletroforese de proteínas, observa-se hipoalbuminemia e aumento de gamaglobulinas. Pode haver aumento das enzimas hepáticas. O tratamento de primeira escolha é itraconazol, mas pode ser utilizado sulmametoxazol + trimetoprim ou sulfadiazina. Nos casos graves, pode-se usar, inicialmente, a anfotericina. O tratamento é prolongado.

• Não infecciosas

Neoplasias

A maior parte das linfadenomegalias são benignas, mas podem ser sinal de neoplasia, como leucemia e linfoma. É necessário que o pediatra geral pense nessa possibilidade diagnóstica e encaminhe para serviço especializado, sempre que preciso, para que a investigação seja completada e o tratamento iniciado o mais precocemente possível, diminuindo assim a chance de complicações e melhorando o prognóstico.

Algumas características ganglionares nos fazem suspeitar de malignidade, como crescimento rápido, consistência endurecida, aglomerações, adesão a planos profundos, ausência de sinais inflamatórios. O local acometido e a idade da criança também podem ajudar na suspeita diagnóstica em relação ao tipo de tumor. Por exemplo, os linfomas de Hodgkin são raros abaixo de 5 anos de idade e os gânglios supraclaviculares e epitrocleares associam-se mais frequentemente a malignidade. A presença de sintomas gerais, entre eles febre, sudorese noturna, perda de peso, palidez, fadiga, dores no corpo, aumenta a chance de ser neoplasia, muito embora ocorra também nas infecções.

Reumáticas

A adenopatia pode ser uma das manifestações de doenças do colágeno, como artrite idiopática juvenil, sarcoidose e lúpus eritematoso sistêmico, podendo anteceder em meses o aparecimento dos demais sintomas dessas doenças, como a artrite, que permitirão o diagnóstico específico. Nesses casos, é indicado o encaminhamento para o reumatologista pediátrico.

Medicamentos

Vários medicamentos podem causar doença do soro, que se caracteriza por febre, artralgias, *rash* e linfadenopatia generalizada. Em contrapartida, medicamentos como fenitoína podem causar aumento ganglionar generalizado por si só, mesmo sem doença do soro.

Doenças de depósito

Algumas dessas doenças, como Gaucher e Nieman Pick, cursam com adenomegalia, acompanhando as demais manifestações como hepatoesplenomegalia, alterações neurológicas, entre outras.

Doença granulomatosa crônica da infância

Imunodeficiência primária, causada por defeito enzimático que acarreta um distúrbio da fagocitose, pois as células fagocíticas se tornam incapazes de destruir certos microrganismos, como bactérias e fungos.

■ Referências bibliográficas

1. Aronson MD, Auwaerter PG. Infectious mononucleosis in adults and adolescents. [Acesso 2017 mar 29]. Disponível em: https://uptodateonline.com.
2. Brasil. Ministério da Saúde. Secretaria de Vigilância em Saúde. Departamento de Vigilância, Prevenção e Controle das Infecções Sexualmente Transmissíveis, do HIV/AIDS e das hepatites virais. Protocolo clínico e diretrizes terapêuticas para manejo da infecção pelo HIV em crianças e adolescentes/Ministério da Saúde, Secretaria de Vigilância em Saúde. Departamento de Vigilância, Prevenção e Controle das Infecções Sexualmente Transmissíveis, do HIV/AIDS e das Hepatites Virais. Brasília, Ministério da Saúde; 2018.218.:iI.
3. Cano APG, Romaneli MTN, Pereira RM, Tresoldi, AT. Tuberculose em pacientes pediátricos: como tem sido feito o diagnóstico? Rev Paul Pediatr. 2017;35(2):165-70.
4. McCrindle BW, Rowley AH, Newburger JW, Burns JC, Bolger AF, Gewitz M et al. Diagnosis, Treatment, and Long-Term Management of Kawasaki Disease: A Scientific Statement for Health Professionals from the American Heart Association. Circulation. 2017;135(17):e927-e99.
5. Departamento Científico de Oncologia da Sociedade Brasileira de Pediatria. Atuação do pediatra: epidemiologia e diagnóstico precoce do câncer pediátrico. Documento Científico. 2017; n.1.
6. Feigin and Cherry's Textbook of Pediatric Infectious Diseases. James Cherry Gail Demmler-Harrison Sheldon Kaplan William Steinbach Peter Hotez. 8.Ed. Elsevier; 2013.
7. Mc Clain KL. Peripheral lymphadenopathy in children: etiology. Uptodateonline.com. [Acesso 2017 mar 1º].
8. Mc Clain KL. Peripheral lymphadenopathy in children. Evaluation and diagnostic approach. Updateonline. [Acesso 2018 feb 5].
9. Schleiss, M R. Pediatric Cytomegalovirus Infection Clinical presentation. Medscape. [Acesso 2017 mar 25].
10. Shikanai-Yasuda MA, Mendes RP, Colombo AL, Queiroz-Telles F, Kono ASG. Brazilian guidelines for the clinical management of paracoccidioidomycosis. Rev Soc Bras Med Trop. 2017;50(5):715-40.

Infecções sexualmente transmissíveis 21

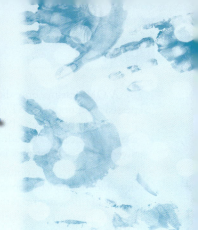

■ Fernanda Tomé Sturzbecher ■ Conrado Milani Coutinho

CASO CLÍNICO

Criança, sexo feminino, 6 anos, lesão em ânus há 1 mês, acompanhada pela mãe biológica.

- HMA: mãe refere aparecimento há 1 mês de lesão papulosa avermelhada de pequeno tamanho ao redor do ânus, tratada com pomada de assaduras. Como não houve melhora, procurou atendimento em Unidade Básica de Saúde, foi encaminhada ao dermatologista, que manteve o mesmo tratamento para assaduras. Durante todo o período houve aumento progressivo da lesão, início de intenso prurido local e dor. A mãe negava lesões em outros locais e outros sinais e sintomas associados. A criança era previamente hígida, sem patologias crônicas, apresentava bom desenvolvimento e crescimento e não estava em uso de medicações contínuas.

  Na ocasião, a mãe foi questionada sobre o risco de abuso sexual; no entanto, ela dizia não suspeitar e não notar mudança de comportamento da criança. A própria paciente negava manipulação da região genital por outras pessoas, além dela mesma e a mãe.

- Ambiente familiar: paciente residia com a mãe, irmã mais velha e irmão de 20 anos. Não estava frequentando a escola pois a mãe dizia não ter conseguido vaga. A mãe trabalhava o dia todo em um lava-jato próximo de sua casa, e a criança permanecia na casa da vizinha com outras crianças pequenas ou com o ex-marido da mãe, que residia na casa da frente.

- Exame: presença de três lesões vegetantes perianais, sendo a maior delas com aproximadamente 2 cm, crosta amarelada em uma delas, indolores à manipulação e sem saída de secreção. Sem outras alterações no exame físico.

- Hipótese diagnóstica: lesões vegetantes perianais a esclarecer – infecção sexualmente transmissível. (principal suspeita: condiloma plano – sífilis secundária).

- Conduta: devido às características e à localização das lesões foi iniciado a investigação das infecções sexualmente transmissíveis, com coleta de sorologias. Foi acionado a rede de proteção à criança em função da suspeita de abuso sexual.

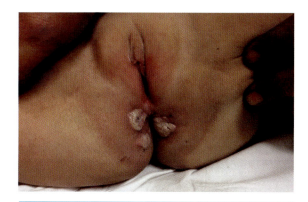

FIGURA 21.1. Lesões vegetantes apresentadas por criança de 6 anos, sexo feminino.
Fonte: Acervo da autoria.

- Exames laboratoriais:
  - Elisa para anti-HIV (quimioluminescência): não reagente.
  - Sorologias para hepatites (quimioluminescência):
    - HBsAg: negativo.
    - Elisa anti-HBsAg: título 13,05 (cut-off 10,00) – resposta vacinal.
    - Anti-HCV: negativo.
    - VDRL: 1/32 (floculação).
    - Sífilis treponêmico (quimioluminescência): título 51,72 (cut-off 1,00).
- Tratamento: penicilina benzatina 1.200.000 UI/dose, semanal, por 3 semanas.

■ Introdução

As infecções sexualmente transmissíveis (IST) consistem daquelas que podem ser transmitidas pelo contato sexual e resultarem em quadros assintomáticos, subclínicos ou manifestações clínicas típicas. Desde 2016, o Ministério da Saúde vem dando enfoque especial à prevenção da infecção e ao risco de transmissão, mesmo na ausência de sinais e sintomas, modificando a nomeação de "doenças sexualmente transmissíveis" para infecções, em consonância com a Organização Mundial de Saúde (OMS) e Organização Panamericana de Saúde (OPAS).

A OMS estima que, diariamente, mais de 1 milhão de pessoas adquira uma IST e que a cada ano 500 milhões de pessoas adquirirão uma IST curável (126 milhões de pessoas nas américas). O Quadro 21.1 reúne informações disponíveis sobre as principais infecções no Brasil e no mundo.

A notificação compulsória permite a obtenção de dados epidemiológicos sobre as IST. No Brasil, atualmente, são de notificação obrigatória nacional sífilis adquirida, sífilis em gestantes, hepatite viral B, AIDS, infecção pelo HIV e infecção pelo HIV em gestante. As demais infecções podem ser incluídas de acordo com a determinação dos Estados e Municípios.

Os dados epidemiológicos sobre a presença de IST em crianças e jovens são escassos. Estima-se que 25% dos jovens apresentem infecção, sendo a faixa etária de 15 a 24 anos de maior risco. Estudo no Rio de Janeiro, em clínicas de atendimento de ginecologia, urologia e de tratamento de IST identificou prevalência de 30,6% de IST, do total de 356 adolescentes entre 12 e 19 anos. Entre crianças a transmissão sexual das IST ocorre em situações de abuso, não havendo dados específicos disponíveis nessa idade.

Os jovens apresentam com frequência infecções assintomáticas, com duração e transmissibilidade maiores, pois o acesso ao tratamento é menor. Estudo publicado pelo Ministério da Saúde em 2008, que avaliou populações selecionadas em seis capitais brasileiras, demonstrou alta taxa de prevalência de IST bacterianas (14,4%) e virais (41,9%), entre as pessoas que procuraram clínicas especializadas de IST. As maiores taxas de infecção gonocócica e por clamídia foram na população jovem, assim como a infecção pelo HPV. Estudo americano com jovens do sexo feminino entre 14 e 19 anos, evidenciou prevalência de cinco principais IST investigadas de 24,1%, sendo o HPV o mais prevalente (18,3%), seguido pela infecção por *Chlamydia trachomatis* (3,9%). A prevalência de IST até 1 ano após a idade de início da atividade sexual foi de 25,6%, indicando a aquisição de infecções precocemente após a iniciação sexual.

A taxa de detecção de AIDS em jovens do sexo masculino entre 15 e 19 anos e 20 e 24 anos estive entre as que tiveram maior aumento de 2006 a 2015: de 2,4 para 6,9 casos/100 mil habitantes, e de 15,9 para 33,1 casos/100 mil habitantes, respectivamente. Entre as mulheres, a faixa etária entre 15 e 19 anos está entre as que ainda vem apresentando aumento, 12,9%, nesse período. A principal via de transmissão da infecção para indivíduos acima de 13 anos foi a sexual, tanto em homens (95,3%) como em mulheres (97,1%).

QUADRO 21.1. Dados epidemiológicos sobre IST no Brasil e no mundo.

Infecção sexualmente transmissível	Dados epidemiológicos
Herpes tipo II	• OMS/OPAS: 500 milhões de pessoas infectadas no mundo.

Gonorreia	• EUA: aproximadamente 820 mil novas infecções por ano.
	• Brasil: incidência estimada (2002-2012; entre 15 e 49 anos):
	  – 3.517.000 de novas infecções em mulheres por ano;
	  – 5.768.000 novas infecções em homens por ano.

Clamídia	• EUA: IST mais prevalente (mais de 4 milhões de novas infecções por ano).

Sífilis	• OMS: 300 mil mortes fetais e neonatais por ano.
	• Brasil:
	  – Sífilis adquirida (2015): 42,7 casos/100 mil habitantes.
	  – Sífilis em gestantes (2015): 11,2 casos/mil nascidos vivos.

Papiloma vírus humano (HPV)	• OMS:
	  – Risco estimado de exposição para cada nova parceria de 15 a 25%.
	  – 1 a 2% da população apresenta verrugas genitais.
	  – Entre 25 e 50% da população feminina infectada: mais de 290 milhões de mulheres:
	    – 2 a 5% apresenta alterações no papanicolau.
	    – 530 mil casos de câncer de colo de útero por ano.
	    – 255 mil mortes por ano.
	  – 50% da população masculina infectada.
	• Brasil:
	  – Quarta causa de morte por câncer entre as mulheres (Instituto Nacional do Câncer).

HIV	• OMS:
	  – 36,7 milhões de pessoas com HIV ao final de 2015 (aproximadamente 0,8% dos adultos entre 15 e 49 anos; 70% na África Subsaariana).
	• Brasil:
	  – 12.682 casos notificados de infecção pelo HIV em 2016; 136.945 casos de 2007 a 2016.

Hepatites	• OMS:
	  – Hepatite C: 3% da população mundial é infectada pelo vírus.
	• Brasil:
	  – Hepatite C: estimativa de 1,4 a 1,7 milhões de portadores do HCV.
	  – Hepatite B: aproximadamente 10 mil casos novos por ano.

Fonte: Elaborado pela autoria.

21 ■ Infecções sexualmente transmissíveis

A "Pesquisa de conhecimentos, atitudes e práticas na população brasileira", de 2008, evidenciou alguns aspectos relacionados a atividade sexual na juventude. Entre a população de 15 a 24 anos, sexualmente ativa, 35,4% iniciaram atividade antes dos 15 anos, 65,8% tiveram mais de um parceiro na vida, e 21,9% mais de dez parceiros. Nessa mesma faixa etária, 8,7% relataram ter tido relação com pessoa do mesmo sexo. Nessa população, 43,5% relatavam relação com parceiros sexuais nos últimos 12 meses, sendo que 14,6% relatavam ter tido mais de cinco parceiros nesse período, e 6,5% relatavam ter tido relação com pessoas que conheceram pela internet. Somente 35% dos jovens declararam uso regular do preservativo independentemente da parceria e 30,7% com parceiro fixo. Essas práticas alertam para a necessidade de abordagem das práticas sexuais dos adolescentes nas consultas médicas, para identificação dos riscos e para a adequada orientação sobre medidas de prevenção.

O "Protocolo clínico e diretrizes terapêuticas" (PCDT) para atenção integral às pessoas com IST do Ministério da Saúde, publicado em 2016, fornece as orientações de diagnóstico e tratamento das principais infecções, além das políticas públicas nacionais voltadas para a abordagem do problema. O objetivo deste capítulo consiste abordar o diagnóstico e o tratamento das principais infecções adquiridas por transmissão sexual na população de crianças e adolescentes, com enfoque nos aspectos específicos do cuidado a essas faixas etárias.

■ Manifestações clínicas, diagnóstico e tratamento

Na abordagem clínica de crianças com suspeita de IST é importante a avaliação da história clínica materna para possível transmissão durante a gestação, parto e amamentação, particularmente das infecções virais. As infecções bacterianas e pelo vírus Herpes por via vertical manifestam-se principalmente no período neonatal. É imprescindível a atenção do profissional de saúde que atende uma criança ou um adolescente com IST para a investigação de abuso sexual, mesmo naqueles que já possuem vida sexual ativa.

Com os jovens é importante atentar para a privacidade do seu atendimento, para identificação do seu risco, estabelecendo relação de confiança, isenta de julgamento, com tempo e disponibilidade para diálogo e confidencialidade das informações. Como conduzir o questionamento sobre a vida sexual e a postura do profissional influenciarão na procura do jovem pelo atendimento, na identificação do problema e na sua adesão a todo o tratamento. As IST estão associadas a estigmas sociais que levam o paciente ao sentimento de culpa e à discriminação, e envolvem aspectos biológicos, psicológicos, sociais e culturais que influenciam no comportamento.

Existem orientações específicas aos profissionais de saúde sobre a abordagem do adolescente com relação a suas práticas sexuais. O Quadro 21.2 descreve perguntas que podem ser utilizadas pelo profissional da saúde na abordagem da avaliação de risco de IST.

Existe uma preocupação com as políticas públicas voltadas a populações-chave, em que há maior incidência e prevalência das infecções: *gays*, homens que fazem sexo com homens, profissionais do sexo, travestis/transexuais e pessoas que usam drogas. Na abordagem do adolescente o questionamento sobre o uso de drogas por ele e pelo parceiro e se utiliza-se do sexo para obter dinheiro ou drogas fornece informações adicionais sobre a avaliação de risco.

QUADRO 21.2. Avaliação de risco para aquisição de IST.

Parceiros	• Você tem relação com homens, mulheres ou ambos? • Nos últimos 2 meses você teve relação com quantos parceiros? • Nos últimos 12 meses você teve relação com quantos parceiros? • É possível que algum dos seus parceiros, nos últimos 12 meses, tenha tido sexo com mais alguém enquanto eles ainda estavam se relacionando com você?

Práticas	• Nos últimos 3 meses que tipo de sexo você praticou: anal, vaginal ou oral?
	• Para homens que fazem sexo com homens, questione se é incertivo ou receptivo (maior risco) ou ambos.
	• Você teve sexo vaginal? Se sim, você usou preservativo: nunca, às vezes ou sempre?
	• Você teve sexo anal? Se sim, você usou preservativo: nunca, as vezes ou sempre?
	• Você teve sexo oral?
	• Com relação ao uso do preservativo:
	  – Se nunca usou: por que você não usa preservativos?
	  – Se usa às vezes: em quais situações você usa preservativos?

Gestação/planejamento reprodutivo	• Você tem algum desejo de ter filhos?
	  – Se sim: quando? O que vem fazendo para prevenir?
	  – Se não: o que vem fazendo para prevenir?

Proteção	• O que você faz para se proteger de IST, incluindo o HIV? • Você já foi vacinado contra HPV? Hepatite B?
História passada de IST	• Você já teve uma IST? • Algum de seus parceiros já tiveram uma IST?

Fonte: Adaptado do Sexually Transmitted Diseases Tratment Guidelines, 2015.

O diagnóstico e o tratamento das IST exigem o conhecimento do trato genital masculino e feminino, a avaliação clínica das lesões e a disponibilidade de exames laboratoriais. Caso o profissional não se sinta seguro na avaliação da lesão, é importante solicitar auxílio de um profissional com maior experiência. A avaliação proposta no PCDT com o uso de fluxogramas permite que os serviços se organizem nos níveis de atenção primária, secundária e terciária para o diagnóstico e tratamento de acordo com os dados clínicos e a disponibilidade de avaliação laboratorial, sem perder a oportunidade de abordagem do paciente quando ele procura o serviço. Em todas as situações de avaliação das IST, devem estar incluídas medidas gerais de prevenção e diagnóstico de infecções assintomáticas, além do cuidado com as parcerias sexuais.

QUADRO 21.3. Medidas gerais que devem ser realizadas em todas as abordagens de IST.

- Informação/educação em saúde.
- Oferta de preservativos e gel lubrificante.
- Oferta de testes para HIV e demais IST (sífilis, Hepatites B e C, gonorreia e clamídia), quando disponíveis.
- Ênfase na adesão ao tratamento.
- Vacinação contra HBV e HPV, quando indicado.
- Oferta de profilaxia pós-exposição para HIV, quando indicado.
- Oferta de profilaxia pós-exposição às IST em violência sexual.
- Notificação do caso, conforme estabelecido.
- Comunicação, diagnóstico e tratamento das parcerias sexuais (mesmo que assintomáticas), com as mesmas medicações do paciente, caso não sejam disponíveis testes diagnósticos específicos.

Fonte: Adaptado do PCDT para atenção integral às pessoas com infecções sexualmente transmissíveis.

O agrupamento das principais manifestações clínicas das IST sintomáticas permite sistematizar a definição etiológica, a escolha dos métodos diagnósticos e da terapêutica, principalmente em localidades com recursos limitados.

QUADRO 21.4. Agentes etiológicos das principais síndromes clínicas relacionadas a IST.

	Agente etiológico	Infecção
Úlcera anogenital	• *Chlamydia trachomatis*	• Linfogranuloma venéreo
	• *Haemophilus ducreyi*	• Cancro mole
	• Herpes *simplex* vírus	• Herpes genital
	• *Klebsiella granulomatis*	• Donovanose
	• *Treponema pallidum*	• Sífilis

Corrimento uretral	• *Chlamydia trachomatis*	• Infecção por clamídia
	• *Neisseria gonorrhoeae*	• Gonorreia
Corrimento vaginal	• *Candida sp*	• Candidíase vulvovaginal
	• *Trichomonas vaginalis*	• Tricomoníase
	• Múltiplos agentes (*Gardnerella, Mobiluncus* etc.)	• Vaginose bacteriana
Doença inflamatória pélvica (DIP)	• *Chlamydia trachomatis.* • *Neisseria gonorrhoeae.* • Bactérias anaeróbias e outras	• Endometrite, anexite, salpingite, miometrite, ooforite, parametrite, pelviperitonite, abscesso tubo-ovariano.
Verruga anogenital	• HPV	• Condiloma acuminado

Fonte: Elaborado pela autoria.

■ Manejo integral das infecções sexualmente transmissíveis

• Úlceras genitais

Manifestam-se como lesões ulcerativas, precedidas ou não por pústulas e/ou vesículas, com manifestações clínicas e duração variadas a depender da etiologia.

Seguem os principais agentes etiológicos e quadros clínicos prevalentes:

Treponema pallidum (TP)

Essa bactéria é o agente etiológico da sífilis. Durante o primarismo sifilítico, o achado mais característico é o cancro duro, cujo período de incubação é de 10 a 90 dias (média 3 semanas) e duração de 2 a 6 semanas. Geralmente, surge lesão ulcerada única, localizada no ponto de inoculação da bactéria, indolor, com base endurecida, fundo limpo, sem adenomegalias, com resolução espontânea. Nessa fase, os exames sorológicos não treponêmicos (não específicos e quantitativos, como VDRL, RPR, TRUST) podem não estar reagentes, pois tornam-se positivos de 1 a 3 semanas após o aparecimento do cancro duro. Os testes treponêmicos (identificação de anticorpos específicos, qualitativos, como TPHA, FTA-Abs, Elisa, testes rápidos) são mais sensíveis que os não treponêmicos, tornando-se reagentes antes, sendo importantes para a confirmação diagnóstica. Os métodos de avaliação direta são preferíveis nessa situação para definição etiológica no momento da avaliação clínica, porém, na maioria das vezes, não se encontram disponíveis. Em vista disso, com base no fluxograma, o tratamento é instituído mesmo antes da obtenção dos resultados dos exames sorológicos, devendo estes sempre serem coletados, mesmo que posteriormente.

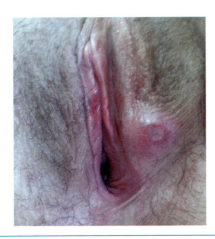

FIGURA 21.2. Lesão ulcerada característica da sífilis primária.
Fonte: Acervo da autoria.

No secundarismo sifilítico, que ocorre em média entre 6 semanas e 6 meses após a inoculação, há surgimento de erupções maculopapulares disseminadas pela pele (roséolas), com característico eritema palmo-plantar. Podem ocorrer placas esbranquiçadas ou pápulo-hipertróficas nas mucosas, pregas cutâneas (condilomas planos), alopecia em clareira e madarose. Menos comumente, podem surgir alterações hepáticas, meníngeos ou oculares.

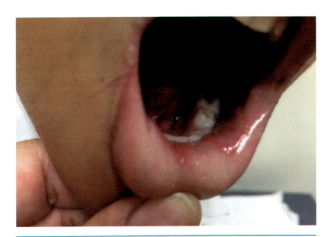

FIGURA 21.3. Lesão pápulo-hipertrófica em mucosa oral de criança de 8 anos com diagnóstico de sífilis secundária.
Fonte: Acervo da autoria.

Tanto o período de latência quanto o terciarismo sifilítico não cursam com lesões ulceradas. O primeiro é assintomático, e o segundo é caracterizado pelas lesões tardias no sistema nervoso central e vísceras.

A sífilis congênita precoce e tardia se caracterizam por manifestações clínicas distintas da sífilis adquirida, o que fornece subsídios na avaliação para a diferenciação entre essas formas de infecção. A sífilis congênita precoce se manifesta até o 2º ano de vida e se caracteriza por hepatomegalia com ou sem esplenomegalia, lesões cutâneas, periostite, osteíte ou osteocondrite, pseudoparalisia dos membros, sofrimento respiratório com ou sem pneumonia, rinite serosanguinolenta, icterícia, anemia e linfadenopatia generalizada. Já a sífilis congênita tardia, com manifestações após o 2º ano de vida, se caracteriza, principalmente, por tíbia em "lâmina de sabre" (com encurvamento), articulações de Clutton (com nodulações específicas), fronte olímpica, nariz em "sela" (base nasal mais alargada), dentes incisivos medianos superiores deformados (dentes de Huntchinson), molares em "amora", rágades periorais, mandíbula curta, arco palatino elevado, ceratite intersticial, surdez neurológica e dificuldade de aprendizado.

Herpes genital

Apesar da maior prevalência das lesões causadas pelo herpesvírus (HSV-1) ocorrer perioral e do HSV-2 genital, ambos os tipos são causadores de úlceras genitais. A primoinfecção habitualmente ocorre após 6 dias da contaminação, evoluindo de área eritemato-papular para um conglomerado de vesículas pruriginosas e dolorosas, que após romperem, eliminam líquido claro e deixam região ulcerada, desaparecendo após 2 a 3 semanas. Adenomegalia e sintomas gerais não são incomuns. Os quadros de recorrência normalmente são mais frustros e precedidos por sintomas premonitórios, como prurido ou parestesias. Os testes de biologia molecular, como PCR para identificação dos herpesvírus tipo 1 e tipo 2, podem auxiliar na confirmação diagnóstica das lesões e na definição etiológica, quando disponíveis; porém o tratamento deve ser iniciado mesmo antes da disponibilidade dos resultados, de acordo com as características das lesões.

Cancro mole (cancroide)

Lesões causadas pelo *Haemophilus ducreyi* são mais frequentemente observadas no sexo masculino e caracterizam-se por serem múltiplas e dolorosas, com bordas irregulares e fundo sujo (conteúdo purulento), surgindo após 3 a 5 dias da inoculação e durando até 2 semanas. O acometimento dos linfonodos inguinais com grandes tumefações e fístulas, conhecido como bubão, ocorre em até 50% dos casos.

Linfogranuloma venéreo (LGV)

Infecção pela *C. trachomatis* é caracterizada por três fases. Na inoculação, surge pápula, pústula ou ulceração indolor e muitas vezes não percebida pela paciente. Após 1 a 6 semanas ocorre a disseminação linfática, frequentemente unilateral, que pode evoluir com fusão dos linfonodos, supuração e fistulização por múltiplos orifícios. Sintomas gerais são frequentes, como febre, inapetência e artralgia, além do comprometimento perianal ou vaginal por fístulas.

Donovanose

Klebsiela granulomatis é o patógeno responsável pelo granuloma inguinal. Manifesta-se como úlcera bem delimitada, com borda plana, fundo granuloso, hipervascularizado e de fácil sangramento, podendo tornar-se vegetante. Podem haver múltiplas lesões "em espelho" e o comprometimento ganglionar (pseudobubão) é raro.

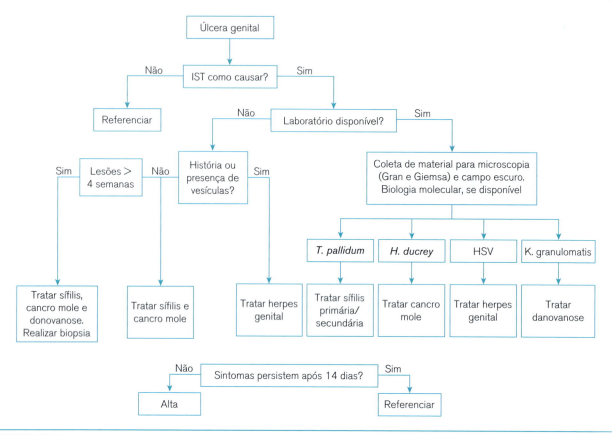

FIGURA 21.4. Fluxograma para manejo sindrômico das úlceras genitais.
Fonte: Adaptado do PCDT para atenção integral às pessoas com infecções sexualmente transmissíveis.

Terapêutica

Para o tratamento da sífilis recomenda-se o esquema descrito no Quadro 21.5. A abordagem das especificidades da sífilis terciária foge do escopo deste capítulo. Reavaliação pós-tratamento a cada 60 dias é recomendada com teste não treponêmico, com o objetivo de confirmar a queda da titulação e efetividade do tratamento. A parceria sexual deve ser tratada e o uso de preservativos recomendado. Para gestantes, recomenda-se apenas o uso da penicilina G benzatina, que efetivamente trata o feto. Em casos de alergia confirmada à penicilina impõe-se a dessensibilização.

O tratamento do herpes genital é mais eficiente quanto mais precocemente for instituído. Para quadros recorrentes, definidos como mais de seis episódios por ano, deve-se instituir tratamento supressivo e acompanhar periodicamente os exames de função renal e hepática. Adolescentes gestantes utilizam o esquema para primoinfecção em qualquer trimestre.

QUADRO 21.5. Tratamento da sífilis adquirida.

Estágio	1ª escolha	Alternativa[3]
Sífilis primária, secundária e latente recente (< 1 ano)	• Adultos e adolescentes[1]: penicilina G benzatina 2.400.000 UI, IM, dose única • Crianças: 50.000 UI/kg, IM (máx. 2,4 mi/dose), dose única	• Doxiciclina[2]: 100 mg, VO, de 12 em 12 horas, por 15 dias "ou" ceftriaxona • Adultos e adolescentes[1]:1 g, EV ou IM, de 24 em 24 horas, por 8 a 10 dias • Crianças: 100 mg/kg/dia, EV ou IM, de 24 em 24 horas, por 8 a 10 dias
Sífilis latente tardia ou de tempo indeterminado (resultado de exames sorológicos positivos sem alteração clínica evidente)	• Adultos e adolescentes[1]: penicilina G benzatina 2.400.000 UI, IM, semanal, por 3 semanas. • Crianças: 50.000 UI/kg IM (máx. 2,4 mi/dose), semanal, por 3 semanas	• Doxiciclina[2]: 100 mg, VO, de 12 em 12 horas, por 30 dias "ou" ceftriaxona 1 g, EV ou IM, de 24 em 24 horas, por 8 a 10 dias • Adultos e adolescentes[1]: 1 g, EV ou IM, de 24 em 24 horas, por 8 a 10 dias • Crianças: 100 mg/kg/dia, EV ou IM, de 24 em 24 horas, por 8 a 10 dias

Legenda: 1. Tendo iniciado o desenvolvimento puberal, considerar utilizar a dose para adultos e adolescentes. 2. Não recomendado para menores de 8 anos. 3. Dados limitados; preferencialmente utilizar penicilina. Realizar seguimento sorológico da resposta ao tratamento rigorosamente.
Fonte: Adaptado do PCDT para atenção integral às pessoas com infecções sexualmente transmissíveis.

QUADRO 21.6. Tratamento do herpes genital.

	Tratamento[1]
Primoinfecção	• Aciclovir: 200 mg, 2 comprimidos, VO, de 8 em 8 horas, por 7 dias "ou" • Aciclovir: 200 mg, 1 comprimido, VO, 5 vezes ao dia, por 7 dias "ou" • Valaciclovir[2]: 500 mg, 2 comprimidos, VO, de 12 em 12 horas, por 7 dias
Recidiva	• Aciclovir: idem acima, mas por 5 dias • Valaciclovir[2]: 500 mg, 1 comprimido, VO, de 12 em 12 horas, por 3 dias
Tratamento supressivo (≥ 6 episódios/ano)	• Aciclovir: 200 mg, 2 comprimidos, VO, de 12 em 12 horas, por até 6 meses. Uso máximo por 2 anos • Valaciclovir[2]: 500 mg, 1 ou 2 comprimidos, 1 vez ao dia
Imunossuprimidos	• Aciclovir: 5 a 10 mg/kg/dose, EV, de 8 em 8 horas, por 5 a 7 dias ou até resolução

Legenda: 1. Tratamento recomendado para crianças, adolescentes e adultos. 2. Não deve ser utilizado em crianças, somente adolescentes. Disponível no Brasil; fornecido em alguns estados.
Fonte: Adaptado do PCDT para atenção integral às pessoas com infecções sexualmente transmissíveis.

Para as outras etiologias recomenda-se tratamento das parcerias sexuais, nos casos de cancro mole e LGV, não na donovanose. No caso específico do LGV, parceiros não sintomáticos podem ser tratados com dose única de azitromicina (1 g) ou 7 dias de doxiciclina (20 mg/dia). Medidas locais de higiene devem ser recomendadas. Lembrar da contraindicação do uso da doxiciclina para gestantes e lactantes e da ciprofloxacina para gestantes.

Corrimento vaginal

As abordagens etiológica, diagnóstica e terapêutica dos corrimentos vaginais serão abordadas no Capítulo 33 deste livro, "Vulvovaginites na infância".

Corrimento uretral

De causa infecciosa, decorre de processo inflamatório da uretra por agentes transmitidos sexualmente. Os principais agentes etiológicos são a *N. gonorrhoeae* e a *C. trachomatis*.

Uretrite gonocócica

Trata-se de processo infeccioso causado pelo diplococo gram-negativo intracelular de alta transmissibilidade sexual (50% por ato). O período de incubação é de 2 a 5 dias e os principais achados clínicos são o corrimento mucopurulento (80%) e a disúria (pelo menos 50%). Acometimento retal ou faríngeo é descrito e secundário a relações anais e orais desprotegidas. Comprometimento sistêmico é raro, mas há relatos de quadros febris, articulares, cutâneos e também sépticos.

Uretrite não gonocócica

A *C. trachomatis* é responsável por aproximadamente 50% dos casos, mas há também uretrites por outros agentes etiológicos, como *Ureaplasma urealyticum*, *Micoplasma hominis* e *Trichomonas vaginalis*. O período de incubação da infecção pela clamídia é de 14 a 21 dias e sua principal manifestação clínica é o corrimento uretral mucoide discreto e disúria branda intermitente. Acometimento sistêmico é mais raro, mas há relatos de quadros de síndrome uretro--conjuntivo-sinovial e síndrome de Reiter.

Terapêutica

Deve-se assinalar a atual ocorrência de resistência bacteriana aos antimicrobianos classicamente utilizados, que levam aos quadros de uretrite persistente. Dessa forma, recomenda-se reavaliação do quadro em até 2 semanas após o tratamento.

QUADRO 21.7. Tratamento para cancro mole, LGV e donovanose.

IST	1ª escolha	2ª escolha
Cancro mole[1]	• Azitromicina: 500 mg, 2 comprimidos, VO, dose única "ou" • Ceftriaxona: 500 mg, IM, dose única	• Ciprofloxacina: 500 mg, 1 comprimido, VO, 12 em 12 horas, por 3 dias
Linfogranuloma venéreo[2]	• Doxiciclina: 100 mg, VO, 1 comprimido de 12 em 12 horas, por 21 dias	• Azitromicina: 500 mg, 2 comprimidos, VO, 1 vez por semana, por 3 semanas
Donovanose[3]	• Doxiciclina: 100 mg, 1 comprimido, VO, 12 em 12 horas, por pelo menos 21 dias ou até resolução	• Azitromicina: 500 mg, 2 comprimidos, VO, 1 vez por semana, por 3 semanas ou cicatrização das lesões "ou" • Ciprofloxacina: 500 mg, 1,5 comprimido (750 mg), VO, de 12 em 12 horas, por pelo menos 21 dias ou cicatrização "ou" • Sulfametoxazol + trimetoprim (400/80 mg), 2 comprimidos, VO, de 12 em 12 horas, por pelo menos 21 dias ou cicatrização.

Legenda: 1. Sem dados específicos sobre o tratamento em crianças. 2. Sem dados específicos para crianças. Doxiciclina contraindicada para menores de 8 anos. O tratamento pode ser prolongado de acordo com a evolução clínica. 3. Sem dados específicos para crianças. Doxiciclina contraindicada para menores de 8 anos.
Fonte: Adaptado do PCDT para atenção integral às pessoas com infecções sexualmente transmissíveis.

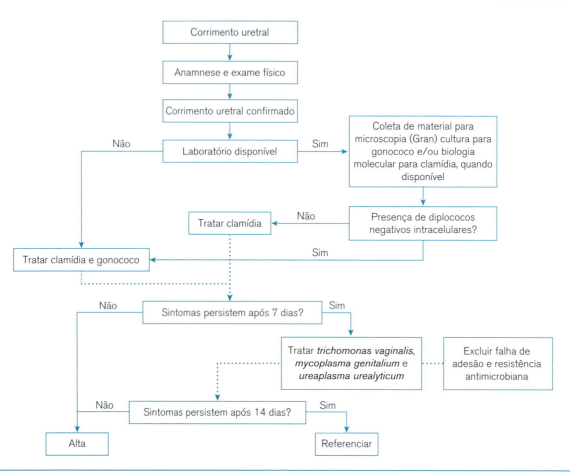

FIGURA 21.5. Fluxograma para abordagem sindrômica dos corrimentos uretrais.
Fonte: Adaptado do PCDT para atenção integral às pessoas com infecções sexualmente transmissíveis.

QUADRO 21.8. Tratamento para corrimento uretral.

	Tratamento*
Uretrite gonocócica e por clamídia não complicada (uretrite e proctite)	• < 45 kg: – Ceftriaxona: 25 a 50 mg/kg,EV ou IM, em dose única (máx. 125 mg, IM) – Eritromicina: 50 mg/kg/dia, VO, de 6 em 6 horas, 14 dias • ≥ 45 kg: – Ciprofloxacina: 500 mg, 1 comprimido, VO, dose única "mais" – Azitromicina: 500 mg, 2 comprimidos, VO, dose única "ou" – Ceftriaxona[1]: 500 mg, IM, dose única "ou" – Cefotaxima[2]: 1.000 mg, IM, dose única "mais" – Azitromicina: 500 mg, 2 comprimidos, VO, dose única
Uretrite por clamídia	• ≥ 45 kg: – Eritromicina 50mg/kg/dia, VO, de 6 em 6 horas, 14 dias • ≥ 45 kg: – Azitromicina: 500 mg, 2 comprimidos, VO, dose única "ou" – Doxiciclina[3]: 100 mg, VO, de 12 em 12 horas, por 7 dias "ou" – Amoxicilina: 500 mg, VO, de 8 em 8 horas, por 7 dias
Uretrite por *Mycoplasma genitalium*[4]	– Azitromicina: 500 mg, 2 comprimidos, VO, dose única

* As recomendações de tratamento deste quadro não contemplam as demais manifestações das infecções por *N. gonorrhoeae* e *C. trachomatis*.
Legenda: 1. Tratamento de escolha em gestantes, em menores de 18 anos com peso ≥ 45 kg e em Estados com taxa de resistência de gonococo igual ou maior que 5% (Rio de Janeiro, Minas Gerais e São Paulo). 2. Quando a ceftriaxona não estiver disponível. 3. Pode ser utilizada somente em maiores de 8 anos. 4. Sem dados disponíveis em crianças.
Fonte: Adaptado do PCDT para atenção integral às pessoas com infecções sexualmente transmissíveis.

- **Doença inflamatória pélvica (DIP)**

Caracteriza-se por quadro infeccioso bacteriano que acomete o útero e anexos, de origem espontânea ou secundária à manipulação uterina. Associa-se a sequelas tardias, como a infertilidade, o aumento do risco de gestações ectópicas e dor pélvica crônica.

Os principais agentes etiológicos são a *C. trachomatis* e a *N. gonorrhoeae*, mas outras bactérias também têm sido relacionadas à ocorrência de DIP, como a *G. vaginalis*, o *H. Influenza*, o *M. hominis* e o *U. urealyticum*. Dentre os fatores de risco mais importantes estão a coexistência de outras infecções sexualmente transmissíveis, a parceria sexual múltipla e a opção contraceptiva (não uso de método de barreira e presença de dispositivo intrauterino – DIU).

Para confirmação da DIP é preciso conhecer os critérios diagnósticos descritos a seguir e verificar uma das seguintes condições: (a) três critérios maiores "mais" um critério menor ou (b) um critério elaborado.

QUADRO 21.9. Critérios diagnósticos de DIP.

Critérios maiores	• Dor no hipogástrio • Dor à palpação anexial • Dor à mobilização do colo uterino
Critérios menores	• Temperatura axilar > 37,5 °C ou oral > 38,3 °C • Conteúdo vaginal ou secreção endocervical anormal • Massa pélvica • > 5 leucócitos/campo de imersão em material de endocérvice • Leucocitose em sangue periférico • Proteína C-reativa (PCR) ou velocidade de hemossedimentação elevada • Gonococo, clamídia ou micoplasma comprovados laboratorialmente
Critérios elaborados	• Evidência histopatológica de endometrite • Abscesso tubo-ovariano ou de fundo de saco de Douglas em exame de imagem • Laparoscopia com evidências de DIP

Fonte: Adaptado do PCDT para atenção integral às pessoas com infecções sexualmente transmissíveis.

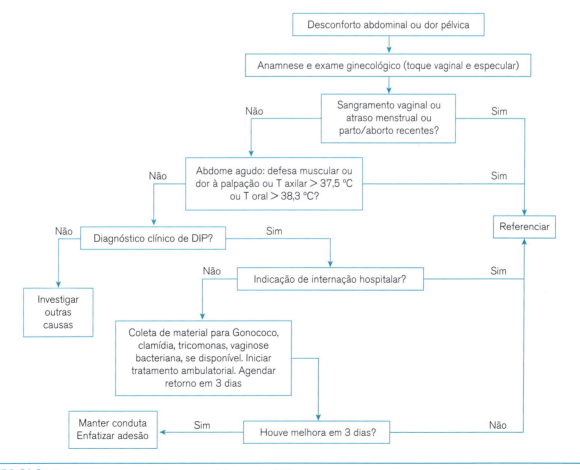

FIGURA 21.6. Fluxograma para abordagem sindrômica da DIP.
Fonte: Adaptada do PCDT para atenção integral às pessoas com infecções sexualmente transmissíveis.

QUADRO 21.10. Tratamento da DIP.

Tratamento*	1ª escolha	2ª escolha	3ª escolha
Ambulatorial	• Ceftriaxona: 500 mg, IM, dose única "mais" • Doxiciclina: 100 mg, 1 comprimido, VO, de 12 em 12 horas, por 14 dias "mais" • Metronidazol: 250 mg, 2 comprimidos, VO, de 12 em 12 horas, por 14 dias	• Cefotaxima: 500 mg, IM, dose única "mais" • Doxiciclina: 100 mg, 1 comprimido, VO, de 12 em 12 horas, por 14 dias "mais" • Metronidazol: 250 mg, 2 comprimidos, VO, de 12 em 12 horas, por 14 dias	–
Hospitalar	• Cefoxitina: 2 g, de 6 em 6 horas, por 14 dias "mais" • Doxiciclina: 100 mg, 1 comprimido, VO, de 12 em 12 horas, por 14 dias	• Clindamicina: 900 mg, EV, de 8 em 8 horas, por 14 dias "mais" • Gentamicina: dose de ataque 2 mg/kg, EV ou IM. Dose de manutenção 3 a 5 mg/kg/dia, por 14 dias	• Ampicilina/sulbactam 3 g, EV, de 6 em 6 horas, por 14 dias "mais" • Doxiciclina: 100 mg, 1 comprimido, VO, de 12 em 12 horas, por 14 dias

* Indicado para adolescentes e adultos.
Fonte: Adaptado do PCDT para atenção integral às pessoas com infecções sexualmente transmissíveis.

Terapêutica

O tratamento da DIP pode ser realizado ambulatorialmente, exceto se houver uma das seguintes indicações para internação: abscesso tubo-ovariano, gestação, falha na resposta clínica após 72 horas de tratamento oral, intolerância aos antibióticos orais, dificuldade para manter o seguimento ambulatorial, piora do estado geral e impossibilidade em se excluir causa cirúrgica.

São imperativos a reavaliação após 1 semana do tratamento para constatação da melhora clínica, tratamento das parcerias sexuais dos últimos 2 meses e respeito à abstinência sexual até a melhora clínica.

- **Verrugas genitais**

Como etiologia, apresentam HPV. Aproximadamente 40 tipos do vírus infectam o trato anogenital, sendo a maioria das infecções assintomáticas ou não aparentes. A apresentação de lesões exofíticas é a forma mais comum de identificação, os chamados condilomas acuminados, verrugas genitais ou cristas de galo.

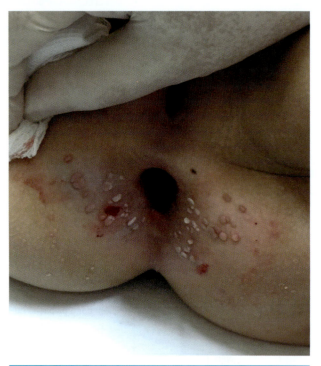

FIGURA 21.8. Lesões de condiloma acuminado em criança vítima de abuso sexual.
Fonte: Acervo da autoria.

A transmissão do HPV necessita de contato direto com a área acometida pelo vírus, sendo favorecida pelo atrito. As lesões anogenitais, portanto, são habitualmente transmitidas pelo contato sexual. Existe também a possibilidade de transmissão vertical do vírus, como nos casos de lesão anogenital até os 2 anos de vida da criança ou a papilomatose laríngea, mesmo com manifestação mais tardia, em geral até os 7 anos de idade. A transmissão por fômites pode ocorrer, principalmente quando há uso compartilhado de roupas íntimas e toalhas de banho, mas é rara. Portanto, a presença de verrugas genitais em crianças e adolescentes deve levar a suspeita do contato sexual, sendo necessário a atenção para a ocorrência de abuso.

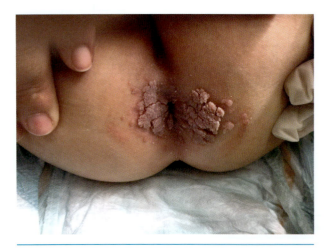

FIGURA 21.7. Lesão de condiloma acuminado em criança de 2 anos.
Fonte: Acervo da autoria.

O diagnóstico do condiloma acuminado é clínico, podendo ser confirmado por biópsia. É importante o diagnóstico diferencial, principalmente com as lesões de molusco contagioso, frequente em crianças e adolescentes. A biópsia está indicada nas seguintes situações:

- Existência de dúvida no diagnóstico da lesão anogenital.
- Presença de lesão suspeita de neoplasia.
- Ausência de resposta ao tratamento convencional.
- Aumento das lesões durante o tratamento.
- Pacientes com imunodeficiência.

A biópsia pode ser utilizada também como dado complementar na confirmação diagnóstica em crianças com suspeita de abuso sexual, de acordo com o seguimento específico de cada caso.

O tratamento consiste na remoção das lesões clínicas, porém, isso não erradica ou afeta a história natural da infecção pelo HPV. O condiloma pode desaparecer espontaneamente, permanecer inalterado ou aumentar de tamanho se não for tratado. A escolha do método é individualizada de acordo com o tamanho das lesões e as características clínicas e imunológicas dos pacientes. Deve-se sempre encaminhar a um profissional especializado no tratamento dessas lesões, especialmente quando ocorrer em crianças, grávidas, imunossuprimidos, houver doença disseminada ou grandes volumes.

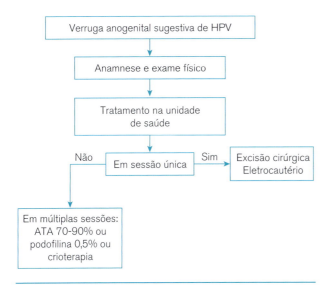

FIGURA 21.9. Fluxograma de abordagem das verrugas anogenitais.
Fonte: Adaptado do PCDT para atenção integral às pessoas com infecções sexualmente transmissíveis.

- **Considerações sobre as infecções por *C. trachomatis* e *N. gonorrhoeae* em crianças**

Em mulheres grávidas pode resultar na infecção perinatal, que se manifesta principalmente no período neonatal, mas pode ocorrer mais tardiamente, até o 1º ano de vida.

A infecção por *C. trachomatis* envolve inicialmente as membranas mucosas ocular, da orofaringe, do trato urogenital e reto, podendo ser assintomática. A manifestação neonatal mais comum é a conjuntivite, que se manifesta a partir do 5º dia de vida. A profilaxia neonatal com nitrato de prata não é totalmente efetiva para a prevenção de infecção por clamídia, mas é efetiva contra a infecção gonocócica. Outra manifestação frequente é a pneumonia, de evolução subaguda, que ocorre entre o 1º e 3º meses de vida. O tratamento da infecção nessa idade é com eritromicina 50 mg/kg/dia, dividida em 4 doses, por 14 dias. A azitromicina na dose de 20 mg/kg/dia, em dose única diária por 3 dias pode ser utilizada, mas os dados sobre seu uso nessa faixa etária são limitados.

Já a infecção perinatal pela *N. gonorrhoeae* se manifesta nos primeiros 2 a 5 dias de vida. As manifestações mais graves no período neonatal são a oftalmia do recém-nascido e a sepse, podendo esta estar associada a artrite e meningite. As manifestações menos graves incluem rinite, vaginite, uretrite e infecção de locais de monitorização fetal. O tratamento recomendado da conjuntivite é com ceftriaxona 25-50 mg/kg em dose única, EV ou IM. Nos demais casos, é recomendado ceftriaxona 25-50 mg/kg/dia, EV ou IM, em dose única diária, por 7 dias, prolongando para 10 a 14 dias, se houver meningite. O medicamento alternativo é a cefotaxima 25 mg/kg, EV ou IM, a cada 12 horas por 7 dias, pelo mesmo período indicado anteriormente. A ceftriaxona em dose única pode ser administrada em recém-nascidos assintomáticos, cujas mães têm infecção gonocócica confirmada e não tenham realizado tratamento durante a gestação.

▪ Prevenção das IST

O Ministério da Saúde adotou a estratégia de prevenção combinada das IST, que consiste de atividades de oferta, pelos serviços de saúde, de orientações e medidas de prevenção para aquisição da infecção, diagnóstico de infecções assintomáticas, principalmente em situações de maior prevalência e de maior risco, e tratamento adequado das IST diagnosticadas. O Quadro 21.11 sintetiza essa estratégia.

O uso do preservativo é a principal forma de prevenção da transmissão sexual das IST. É importante que o profissional de saúde, que orienta o jovem que inicia sua atividade sexual, tenha conhecimento adequado e forneça informações corretas sobre a maneira de uso e as precauções para não ocorrer falha do método. Nessa abordagem, é importante utilizar recursos visuais e simulações com objetos que possam auxiliar na compreensão da maneira ideal de colocação e uso dos preservativos.

Com relação à abordagem das parcerias sexuais, a comunicação é feita com base na avaliação clínica do paciente, para determinação do período de exposição e risco de transmissão:

- **Tricomoníase:** parceria atual.
- **Corrimento uretral ou infecção cervical:** últimos 2 meses.
- **DIP:** últimos 2 meses.
- **Úlceras genitais:** últimos 3 meses.
- **Sífilis secundária:** últimos 6 meses.
- **Sífilis latente:** último ano.

QUADRO 21.11. Estratégia de atenção integral às pessoas com IST.

Prevenção combinada		
Prevenção individual e coletiva	**Oferta de diagnóstico e tratamento para IST assintomáticas (com laboratório disponível)**	**Manejo de IST sintomáticas com uso de fluxogramas**
• Informação e educação em saúde. • Preservativo masculino e feminino. • Gel lubrificante. • Busca adequada e acesso a serviços de saúde. • Prevenção de transmissão vertical de sífilis, HIV e hepatites virais. • Vacinação para HBV e HPV. • Profilaxia pós-exposição às IST em violência sexual. • Redução de danos.	• Triagem para clamídia para gestantes de 15 a 24 anos, quando disponível. • Triagem para sífilis, gonorreia, clamídia, hepatites virais B e C e HIV para pessoas com IST e populações chaves, quando disponível. • Testagem de rotina para diagnóstico de HIV, sífilis e hepatite B nas gestantes. • Tratamento das infecções detectadas.	• Condutas com base em fluxogramas. • Queixa de síndrome específica. • Anamnese e exame físico. • Diagnóstico com ou sem laboratório. • Tratamento etiológico ou com base na clínica.
• Ênfase na adesão ao tratamento. • Comunicação, diagnóstico e tratamento das parcerias sexuais. • Notificação das IST.		

Fonte: Adaptado do PCDT para atenção integral às pessoas com infecções sexualmente transmissíveis.

■ Abuso sexual e IST

Em crianças e adolescentes a identificação de lesões anogenitais suspeitas de serem uma infecção sexualmente transmissível exige que o profissional realize os procedimentos para avaliação diagnóstica, incluindo a avaliação de outras IST assintomáticas de acordo com os recursos laboratoriais disponíveis. O trabalho de avaliação clínica deve ocorrer em conjunto com a notificação dos órgãos de proteção da criança e do adolescente para a avaliação do contexto de vida da criança e a possibilidade de abuso. Além das alterações que a criança pode apresentar no exame clínico, as alterações comportamentais e de desenvolvimento podem ser identificadas na história da criança ou do adolescente e corroborarem para a suspeita de ocorrência de abuso.

Crianças que são levadas a avaliação clínica com história de suspeita de abuso, frequentemente, não apresentam alterações ao exame clínico, pois o abuso crônico é o mais habitual nessa faixa etária, envolvendo exibicionismos, manipulação e contatos que não resultam em lesões, já que estas podem interromper o elo abusivo estabelecido pelo agressor com a vítima. Nessas situações de suspeita é imperativo realizar os exames laboratoriais disponíveis para identificação de IST assintomáticas e realizar o seguimento clínico da criança para melhor avaliação dos aspectos psíquicos e comportamentais que podem evidenciar a ocorrência de abuso. Nos adolescentes o abuso sexual agudo, que resulta em dano físico, passa a se tornar mais frequente.

O Quadro 21.12 reúne informações importantes sobre a avaliação de IST em crianças e a evidência de suspeita de abuso.

QUADRO 21.12. Modos de transmissão de IST e evidência de abuso sexual em crianças e adolescentes.

Agente infeccioso	Persistência após infecção perinatal	Transmissão por fômites	Comentário
Neisseria gonorrhoeae	Até 1 ano de idade	• Sobrevive em materiais úmidos e secos, mas sem evidência de possibilidade de transmissão por fômites	• "Diagnóstico de abuso", a menos que existam evidências seguras de outras formas de transmissão
Chlamydia trachomatis	Em sítio retal e vaginal até 1 ano	• Sem evidências	• "Diagnóstico de abuso", a menos que existam evidências seguras de outras formas de transmissão
Trichomonas vaginalis	Até 1 ano de vida	• Bactéria foi isolada de objetos de banho e água mineral morna. O banho em tanques ou rios pode aumentar o risco de transmissão em meninas	• "Altamente suspeito de abuso", a menos que existam evidências seguras de outras formas de transmissão
Sífilis	Meses a anos se não tratada	• Improvável, com base na dificuldade de cultura das bactérias	• Excluída a infecção congênita, "diagnóstico de abuso sexual"
Vaginose bacteriana	Sem evidências	• Sem evidências	• "Inconclusivo"; é necessário a suspeita e seguimento clínico. *Gardnerella vaginalis* pode ser encontrada na flora vaginal de crianças não abusadas

(Continua)

(Continuação)

QUADRO 21.12. Modos de transmissão de IST e evidência de abuso sexual em crianças e adolescentes.

Agente infeccioso	Persistência após infecção perinatal	Transmissão por fômites	Comentário
Haemophilus ducreyi	Persistência assintomática improvável	Sem evidências	• "Diagnóstico de abuso"
Doença granulomatosa	Sem evidências	Sem evidências	• "Diagnóstico de abuso"
Herpes simplex vírus	Transmissão perinatal se manifesta até a 6ª semana de vida	• Persistência de 2 horas em luvas de látex e assentos de banheiro; 24 horas em espéculo e 72 horas em gaze	• "Suspeito de abuso"; a transmissão por fômites é muito rara, pois é necessário o contato direto com vírus viáveis com a pele não íntegra ou mucosa
HPV	Lesões anogenitais até 2 anos; papiloma laríngeo até 7 anos	Possível, mas sem evidências exatas	• "Suspeito de abuso"; sempre investigar
HIV	Pode ser assintomático por anos	Exposição a sangue vivo contaminado	• "Diagnóstico de abuso", se excluído a infecção perinatal e parenteral
Hepatite B	Pode ser assintomático por décadas	Longos períodos em objetos de uso pessoal, manicure	• Transmissão intradomiciliar e por outros materiais pode acontecer e não indica necessariamente a ocorrência de abuso
Hepatite C	Pode ser assintomático por décadas	Longos períodos em objetos de uso pessoal, manicure	Transmissão sexual é pouco provável

Fonte: Adaptado de Genital infections. In: Feigin and cherry's textbook of pediatric infectious disease[9].

Na abordagem do abuso sexual de crianças e adolescentes é necessário a diferenciação entre a exposição crônica e a aguda. Na exposição crônica é necessário a avaliação da aquisição de possíveis infecções já estabelecidas, com a realização de exames laboratoriais, para instituir o tratamento adequado. Na exposição aguda a criança ou o adolescente deve ser encaminhado com urgência ao serviço de referência para iniciar os procedimentos de prevenção de aquisição das IST e para prevenção de gestação, quando indicado. As medicações recomendadas na profilaxia pós-exposição sexual são descritas no Quadro 21.13. A profilaxia antirretroviral para prevenção da transmissão do HIV deve ser instituída o mais rápido possível, até 72 horas após o contato, e mantida por 28 dias. A profilaxia para as IST bacterianas deve ser instituída também rapidamente, podendo ser iniciada até 1 semana após a exposição. Para a hepatite B e o tétano, as indicações de prevenção são definidas de acordo com o estado vacinal. A anticoncepção de emergência deve ser feita precocemente para melhor eficácia, podendo ser instituída até 5 dias após o abuso.

QUADRO 21.13. Profilaxia antirretroviral para prevenção do HIV no abuso sexual.

Maiores de 12 anos e pelo menos 40 kg:

• Tenofovir + lamivudina (TDF/3TC): 300/300 mg, 1 comprimido ao dia. Dolutegravir: 50 mg, 1 comprimido ao dia
Esquemas alternativos:
• Zidovudina + lamivudina: 300/150 mg, 1 comprimido, de 12 em 12 horas (na impossibilidade de uso do Tenofovir)
• Atazanavir (ATZ) 1 cápsula de 300 mg + Ritonavir (RTV) 1 comprimido de 100 mg, 1 vez ao dia (na impossibilidade de uso do Dolutegravir)
• Lopinavir/ritonavir: 200/50 mg, 2 comprimidos, de 12 em 12 horas (na impossibilidade de uso do Dolutegravir e do Atazanavir)

Menores de 12 anos ou 40 kg[1]:

• Zidovudina (AZT): 360 mg/m²/dia, VO, de 12 em 12 horas (máx. 300 mg/dose)
• Lamivudina (3TC): 4 mg/kg/dose, VO, de 12 em 12 horas (máx. 150 mg/dose)
• Raltegravir (RAL): (acima de 2 anos)
  − 14 a 20 kg: 100 mg de 12 em 12 horas
  − 20 a 28 kg: 150 mg de 12 em 12 horas
  − 28 a 40 kg: 200 mg de 12 em 12 horas
  − > 40 kg: 300 mg de 12 em 12 horas
Esquemas alternativos:
• Lopinavir/ritonavir (LPV/RTV): 230 mg/m²/dose do lopinavir, VO, de 12 em 12 horas (máx. 400/100 mg/dose) na impossibilidade de uso do Raltegravir e para crianças entre 14 dias e 2 anos
• Nevirapina (NVP): 200 mg/m²/dose de 12 em 12 horas (somente entre 0 e 14 dias de vida)

Legenda: 1. Formulações disponíveis: Zidovudina: líquida 10 mg/ml; cápsulas de 100 mg; comprimido combinado zidovudina + lamivudina 300/150 mg (pode ser partido ao meio). Lamivudina: líquida 10 mg/ml; comprimidos de 150 mg; comprimido combinado zidovudina + lamivudina 300/150 mg. Lopinavir/ritonavir: líquida 80/20 mg/ml; comprimidos de 100/25 mg e comprimidos de 200/50 mg. Raltegravir: comprimidos de 100 mg mastigáveis. Nevirapina: suspensão de 10 mg/ml após reconstituição.

QUADRO 21.14. Profilaxia para IST não virais, hepatite B e tétano no abuso sexual de crianças e adolescentes.

IST não virais

- < 45 kg:
  - Azitromicina: 10 mg/kg/dose (máx. 1 g/dia), 1 vez ao dia por 5 dias
  - Ceftriaxona[1]: 125 mg, IM (dose única)
  - Metronidazol: 40 mg/kg, DU (máx. 2 g)
- ≥ 45 kg e gestantes:
  - Azitromicina: 1 g, VO (dose única)
  - Ceftriaxona[1]: 250 mg, IM (dose única)
  - Metronidazol: 2 g, VO (dose única); não usar no 1º trimestre de gestação

Hepatite B

- Imunoglobulina: somente para pacientes com esquema vacinal de 3 doses incompletos ou pacientes com esquema vacinal completo com documentação de anti-HBsAg negativo (falha de resposta vacinal).
- Dose: 0,06 ml/kg em dose única (máx. 5 ml); pode ser aplicada até 14 dias após exposição.
- Vacinação: completar esquema vacinal se não possuir vacinação prévia ou esquema se encontrar incompleto.

Tétano

- Imunização passiva: somente para situações de indivíduos com ferimento contaminado e vacinação desconhecida ou incompleta.
- Imunoglobulina antitetânica[2]: 250 UI, IM (independente de idade e peso).
- Vacinação: sempre completar, se o esquema estiver incompleto, e realizar dose de reforço, se a última vacinação tiver sido aplicada há mais de 5 anos.

Legenda: 1. A ceftriaxona é efetiva na prevenção da transmissão da sífilis, sem a necessidade de utilização da penicilina benzatina. 2. Na indisponibilidade da imunoglobulina, aplicar o soro antitetânico na dose de 5.000 UI, IM.
Fonte: Elaborado pela autoria.

A anticoncepção de emergência deve, preferencialmente, ser realizada com levonogestrel, estando o método de Yuzpe contraindicado quando o indivíduo irá receber profilaxia antirretroviral.

QUADRO 21.15. Anticoncepção de emergência no abuso sexual.

Anticoncepção de emergência com Levonogestrel[1]

- Levonogestrel: 0,75 mg, VO, 2 comprimidos, dose única ou 1 comprimido de 12 em 12 horas.
- Levonogestrel: 1,5 mg, VO, 1 comprimido, dose única.

Método de Yuzpe

- Etinilestradiol 50 mg + levonogestrel 250 mg, 2 comprimidos, de 12 em 12 horas, por 1 dia ou 4 comprimidos, dose única
- Etinilestradiol 30 mg + 150 mg de levonogestrel, 4 comprimidos, de 12 em 12 horas, por 1 dia ou 8 comprimidos, dose única

Legenda: 1. Se ocorrer vômito nas "primeiras 2 horas" após administração de AE, "repetir" a dose; se ocorrer "novamente" vômito, repetir a dose "via vaginal".
Fonte: Elaborado pela autoria.

A avaliação laboratorial deve ser realizada em todas as suspeitas de abuso, podendo ser única nos casos de abuso sexual crônico e ao longo de 6 meses nos casos de exposição aguda, para acompanhar a soroconversão após a violência. Deve-se avaliar a necessidade de repetição dos exames nos casos crônicos de acordo com a última exposição e a janela sorológica dos exames laboratoriais.

TABELA 21.1. Seguimento laboratorial dos indivíduos vítima de abuso sexual.

Exame	Inicial	6 semanas	3 meses	6 meses
VDRL	X	X	X	X
Elisa anti-HIV	X	X	X	X
Elisa HBsAg[1]	X		X[1]	X[1]
Elisa anti-HBsAg[2]	X			X[3]
Elisa anti-HCV	X		X	X

* Avaliar necessidade de exames bioquímicos devido a efeitos colaterais dos antirretrovirais.
Legenda: 1. Solicitar no início e repetir somente se anti-HBsAg negativo. 2. Especificar vitimização no pedido. Se paciente anti-HBsAg negativo, verificar vacinação; se completa e mais de 5 anos da última dose, fazer 1 dose de vacina e repetir anti-HBsAg; se incompleta, completar o esquema e repetir anti-HBsAg, pelo menos 2 meses da última dose; se menos de 5 anos da última dose, repetir o esquema vacinal completo e repetir anti-HBsAg, após pelo menos 2 meses da última dose. 3. HBsAg negativo inicial.
Fonte: Elaborada pela autoria.

■ Referências bibliográficas

1. Protocolo Clínico e Diretrizes Terapêuticas para atenção integral às pessoas com infecções sexualmente transmissíveis. Ministério da Saúde, Secretaria de Vigilância em Saúde, Departamento de DST, AIDS e Hepatites Virais. Brasília, Ministério da Saúde; 2015.
2. Centers for Disease Control and Prevention. Sexually Transmitted Diseases Treatment Guidelines, 2015. MMWR Recomm Rep. 2015; 64.
3. WHO. Guidelines for the treatment of Chlamydia trachomatis. Geneva: World Health Organization; 2016.
4. WHO. Guidelines for the treatment of Genital Herpes Simplex Virus. Geneva: World Health Organization; 2016.
5. WHO. Guidelines for the treatment of Treponema pallidum. Geneva: World Health Organization; 2016.
6. WHO. Guidelines for the management of sexually transmitted infections. Geneva: World Health Organization; 2003.
7. Boletim Epidemiológico HIV – AIDS. Brasília, Ministério da Saúde; 2016.
8. Boletim Epidemiológico da Sífilis 2016. Brasília, Ministério da Saúde; 2016.
9. Chacko MR, Staat MA, Woods Jr. CR. Genital infections. In: Feigin and cherry's textbook of pediatric infectious disease, 6th Ed. Philadelphia; 2009.
10. Center for Disease Control and Prevention. Sexually transmitted diseases tratment guidelines; 2015.

Uso racional de antimicrobianos na prática pediátrica 22

■ Seila Israel do Prado ■ Maria Célia Cervi

CASO CLÍNICO

Lactente com 11 meses de idade, sexo feminino, previamente hígida, levada ao pronto atendimento pediátrico devido a febre alta (39,9 °C), com picos a cada 5 horas sem nenhum sintoma associado. Apesar de ficar prostrada durante a febre, a criança mantém ótimo estado geral fora dos períodos febris. O exame físico não apresentou alterações.

- Exames complementares:
  - Hemograma (Hb: 11,0 g/dl; leucócitos: 11.800; bastões: 1%; segmentados: 17%; linfócitos: 68%).
  - Urina rotina (colhida por saco coletor): 30 a 45 leucócitos por campo e bacteriúria moderada.
  - Proteína C-reativa (PCR): 0,9 mg/dl (valor normal até 0,5 mg/dl).

Com base nos resultados é iniciado amoxicilina + clavulanato para o tratamento de infecção do trato urinário (ITU).

Após 36 horas de tratamento, surge um exantema maculopapular em tronco e a criança é novamente levada ao pronto atendimento, onde é diagnosticada alergia à amoxicilina + clavulanato; a antibioticoterapia é trocada para ciprofloxacina. Nessa consulta é checada a urocultura coletada no 1° dia, cujo resultado é negativo. Desde então a criança ficou afebril.

- Diagnóstico: exantema súbito e uso inadequado de antimicrobiano devido ao diagnóstico equivocado de ITU.
- Tratamento: suspender o antibiótico indicado sem necessidade.

■ Introdução

A descoberta dos antimicrobianos foi uma das maiores contribuições da medicina no século passado. Contudo, menos de 30 anos depois, diversas publicações já apontavam mais de 50% das prescrições desses medicamentos como inadequados, tanto no uso ambulatorial quanto no hospitalar.

Como exemplo, podemos citar as infecções de vias aéreas superiores (IVAS), que respondem por 60% das prescrições ambulatoriais de antibióticos em pediatria, apesar da imensa maioria delas ser de etiologia viral. As faringoamigdalites, sobretudo em crianças abaixo de 5 anos ou quando há presença de sintomas, como tosse, coriza e rouquidão, são infecções geralmente virais tratadas com antibióticos, desnecessariamente.

Outras causas de uso inadequado de antimicrobianos são os tratamentos com duração excessiva, a profilaxia cirúrgica prolongada e o tratamento de situações onde há colonização e não infecção verdadeira, como bacteriúria assintomática.

O uso de antimicrobianos exerce uma pressão seletiva que afeta significativamente a microbiota do indivíduo que é colonizado por uma infinidade de bactérias, sobretudo na pele e nos tratos gastrintestinal e geniturinário. O uso excessivo desses medicamentos, além de estar associado à emergência e seleção de bactérias resistentes, produz eventos adversos, aumento de custos e da morbimortalidade.

A resistência bacteriana é um grave problema de saúde pública em todo o mundo, tanto que a Organização Mundial de Saúde (OMS) definiu o uso racional de antimicrobianos como uma de suas metas para o século XXI.

■ Uso racional de antimicrobianos

Trata-se da escolha de um antibiótico que seja eficaz, com o espectro dirigido ao quadro infeccioso que se deseja tratar, em dose adequada, evitando-se a duração excessiva do tratamento. Os objetivos do uso racional de antimicrobianos são:

- **Primário:** otimização dos efeitos terapêuticos clínicos, minimizando as consequências indesejáveis do uso de antimicrobianos, como toxicidade, seleção de microrganismos patogênicos e desenvolvimento de resistência.
- **Secundário:** redução de custos, sem prejudicar a qualidade do cuidado.

O Quadro 22.1 apresenta os princípios do uso racional de antimicrobianos.

QUADRO 22.1. Princípios para o uso racional de antimicrobianos.

- Não prescrever antibióticos sem diagnóstico definitivo ou forte suspeita de infecção bacteriana.
- Escolher o menor espectro antimicrobiano possível, de acordo com o sítio da infecção, para que haja menor pressão seletiva sobre a microbiota do paciente.
- Sempre que possível, coletar culturas para identificar o agente etiológico. Ter cautela ao interpretar as culturas coletadas de materiais não estéreis, como escarro, secreção traqueal etc. Conhecer a diferença entre contaminação, colonização e infecção, e só indicar antibioticoterapia para os casos de infecção.
- Evitar subdoses ou doses excessivas dos antimicrobianos.
- Após 48 a 72 horas do início da antibioticoterapia, o tratamento deve ser revisto. Ajustar o espectro após o resultado das culturas ou suspender o tratamento, caso tenha sido definido um diagnóstico não infeccioso ou etiologia viral.
- Utilizar pelo tempo adequado, evitando tratamentos com duração insuficiente ou desnecessariamente prolongados.
- Caso haja mais de um agente antimicrobiano apropriado para o tratamento da infecção, a escolha deve seguir os critérios na ordem:
   1º menor toxicidade e efeitos colaterais;
   2º penetração eficaz no sítio da infecção;
   3º via de administração adequada;
   4º posologia mais cômoda;
   5º menor custo.

Fonte: Elaborado pela autoria.

A escolha inicial do antimicrobiano é geralmente empírica, com base na síndrome clínica e no sítio anatômico da infecção (Quadro 22.2), o que permite inferir os possíveis agentes etiológicos. A idade do paciente, a presença de comorbidades, as imunodeficiências ou outros fatores de risco, como dispositivos invasivos, uso recente de antimicrobianos ou hospitalização recente, também ajudam a escolher a melhor opção terapêutica para cada situação ou até optar por não iniciar antibióticos, quando for grande a probabilidade de infecção de etiologia viral.

QUADRO 22.2. Escolha da antibioticoterapia empírica de acordo com a síndrome clínica.

Infecções do trato respiratório superior		
Síndrome	Patógenos	Tratamento de escolha
Faringoamigdalite aguda	• *Streptococcus pyogenes* • A maioria das amigdalites na infância é viral, sobretudo nas crianças abaixo de 3 anos.	• Penicilina benzatina ou amoxicilina.
Abscessos periamigdaliano ou retrofaríngeo	• *S. pyogenes, S. aureus, S. viridans* • Anaeróbios orais (fusobacteria, *Veilonella, Prevotella*, bacteroides).	• Clindamicina "ou" amoxicilina + clavulanato "ou" penicilina cristalina + metronidazol.
Sinusite aguda	• *S. pneumoniae, H. influenzae, M. catarrhalis* • Vírus isoladamente ou em coinfecção.	• Quadros leves a moderados sem uso de antibióticos nos últimos 30 dias: amoxicilina em dose habitual (50 mg/kg/dia). • Quadros grave ou uso de antibióticos nos últimos 30 dias: amoxicilina em dose dobrada (80 a 90 mg/kg/dia) "com" clavulanato.
Otite média aguda	• *S. pneumoniae, H. influenzae, M. catarrhalis* • Vírus isoladamente ou em coinfecção.	• Sem uso de antibióticos nos últimos 30 dias: amoxicilina em dose habitual (50 mg/kg/dia). • OMA recorrente "ou" uso de antibióticos nos últimos 30 dias: amoxicilina em dose dobrada (80 a 90 mg/kg/dia) "com" clavulanato. • Crianças pequenas com conjuntivite purulenta bilateral associada: amoxicilina em dose habitual com clavulanato.
Mastoidite aguda	• *S. pneumoniae, S. pyogenes, S. aureus, H. influenzae*	• Ceftriaxone + oxacilina.
Infecções do trato respiratório inferior		
Síndrome/Idade	Patógenos	Tratamento de escolha
Pneumonia		
Recém-nascidos até 2 meses	• *S. agalactiae*, bacilos gram-negativos, *S. aureus*, vírus respiratórios	• Ampicilina + gentamicina
2 meses a 5 anos	• *S. pneumoniae, H. influenzae, S. aureus, Chlamydia trachomatis*, vírus respiratórios	• Penicilina cristalina ou ampicilina • Pneumonia afebril do lactente: eritromicina ou azitromicina ou claritromicina • Suspeita de pneumonia estafilocócica: oxacilina • Tratamento ambulatorial: amoxicilina

(Continua)

22 ■ Uso racional de antimicrobianos na prática pediátrica

(Continuação)

QUADRO 22.2. Escolha da antibioticoterapia empírica de acordo com a síndrome clínica.

Infecções do trato respiratório inferior		
Síndrome/Idade	**Patógenos**	**Tratamento de escolha**
≥ 5 anos	• *S. pneumoniae, Mycoplasma pneumoniae* e *Chlamydophila pneumoniae*	• Penicilina cristalina ou ampicilina • Tratamento ambulatorial: amoxicilina • Suspeita de pneumonia atípica: eritromicina ou azitromicina ou claritromicina ou doxiciclina (esta última em crianças acima de 8 anos)
Bronquiolite	• Vírus respiratórios, principalmente vírus sincicial	• Não indicado
Coqueluche	• *Bordetella pertussis*	• Azitromicina ou eritromicina ou claritromicina
Celulites periorbitárias		
Síndrome	**Patógenos**	**Tratamento de escolha**
Celulite pré-septal	• *S. aureus, S. pyogenes*	• Cefalotina ou oxacilina • Tratamento ambulatorial: cefalexina
Celulite orbitária (pós-septal)	• *S. pneumoniae, H. influenzae, S. aureus*	• Oxacilina + ceftriaxone • Quadros menos graves: amoxicilina + clavulanato (80 a 90 mg/kg/dia)
Meningites bacterianas		
Idade	**Patógenos**	**Tratamento de escolha**
Recém-nascido	• *S. agalactiae, E. coli, K. pneumoniae, Enterobacter, L. monocytogenes*	• Ampicilina + cefotaxima
1 a 3 meses	• Os mesmos da infecção neonatal precoce + *S. pneumoniae, N. meningitidis, H. influenzae* tipo B	• Ampicilina + ceftriaxona
3 meses a 5 anos	• *S. pneumoniae, N. meningitidis, H. influenzae* tipo B (raro após a vacinação)	• Ceftriaxona
> 5 anos	• *S pneumoniae, N meningitidis*	• Ceftriaxona ou penicilina cristalina
Infecção do trato urinário		
Síndrome	**Patógenos**	**Tratamento de escolha**
ITU baixa não complicada	• *E. coli* multissensível (mais de 80% dos casos). Outros gram-negativos (*Klebsiella* sp., *Proteus* sp.) também multissensíveis	• Opções: sulfametoxazol + trimetoprim, nitrofurantoína, cefalexina, ácido pipemídico ou norfloxacina
ITU baixa complicada	• *E. coli, Klebsiella* e *Enterobacter,* geralmente resistentes. *Pseudomonas aeruginosa*	• Opções: nitrofurantoína, ciprofloxacina, gentamicina, amicacina ou fosfomicina
ITU alta não complicada	• Idem ITU baixa não complicada	• Opções via parenteral: amoxacilina + clavulanato, cefuroxima ou ceftriaxone • Opções via oral: amoxacilina + clavulanato ou cefuroxima
ITU alta complicada	• Idem ITU baixa complicada	• Opções via parenteral: cefepime, gentamicina, amicacina, ciprofloxacina • Opções via oral: ciprofloxacina
Diarreias infecciosas		
Síndrome	**Patógenos**	**Tratamento de escolha**
Diarreia aquosa (não invasiva)	• Rotavírus, norovírus, adenovírus entérico, astrovírus etc.	• Tratamento não indicado
Diarreia invasiva (diarreia muco sanguinolenta com febre)	• *E. coli* enterro hemorrágica (EHEC), *Shigella, Campylobacter, Salmonella*	• EHEC tratamento não indicado • *Salmonella sp:* tratamento indicado apenas em caso de recém-nascidos, lactentes < 3 meses, imunodeprimidos, asplênicos, portadores de doença inflamatória intestinal ou acloridria • Opção via oral: azitromicina • Opção via parenteral ou tratamento de salmonelose: ceftriaxone

(Continua)

(Continuação)

QUADRO 22.2. Escolha da antibioticoterapia empírica de acordo com a síndrome clínica.

Infecções de pele e partes moles

Síndrome	Patógenos	Tratamento de escolha

Impetigo crostoso	• *S. pyogenes, S. aureus* ou ambos	• Antibióticos tópicos: sulfadiazina de prata 1%, mupirocina 2%, ácido fusídico 2% ou neomicina + bacitracina
		• Indicações de tratamento sistêmico:
		  – falha do tratamento tópico
		  – infecções periorais, em pálpebras ou no couro cabeludo
		  – lesões múltiplas (mais de 5 a 6 lesões)
		  – febre e/ou calafrios
		  – linfadenite regional dolorosa, linfangite ou celulite circunjacente
		  – imunossuprimidos
		• Opções antibiótico sistêmico: cefalexina ou clindamicina

Impetigo bolhoso	• *S. aureus*	
Foliculite	• *S. aureus*	
Furunculose	• *S. aureus*	
Ectima	• *S. pyogenes*	• Penicilina benzatina ou amoxicilina
Erisipela	• *S. pyogenes*, estreptococos do grupo C e G	• Tratamento hospitalar: penicilina cristalina ou cefalotina. • Tratamento ambulatorial: penicilina procaína ou amoxicilina ou cefalexina
Celulite	• *S. aureus, S. pyogenes*	• Tratamento hospitalar: cefalotina ou oxacilina • Tratamento ambulatorial: cefalexina
Adenite bacteriana aguda	• *S. pyogenes, S. aureus* ou ambos	• Tratamento hospitalar: cefalotina ou oxacilina ou clindamicina • Tratamento ambulatorial: cefalexina ou clindamicina
Abscesso dentário	• Estreptococos aeróbios e anaeróbios, fusobacterias, bacteroides, *Prevotella* e *Actinomyces*	• Tratamento ambulatorial: amoxacilina + clavulanato ou clindamicina ou amoxicilina + metronidazol • Tratamento hospitalar: amoxacilina + clavulanato ou clindamicina ou penicilina cristalina + metronidazol

Infecções osteoarticulares

Síndrome	Patógenos	Tratamento de escolha
Osteomielite aguda		
Recém-nascido a 3 meses	• *S. aureus, S. agalactiae*, bacilos gram-negativos	• Oxacilina + gentamicina ou oxacilina + cefotaxima
3 meses a 3 anos	• *S. aureus, S. pyogenes, Kingella kingae*	• Oxacilina
Crianças > 3 anos	• *S. aureus, S. pyogenes*	• Oxacilina
Artrite séptica		
Recém-nascido a 3 meses	• *S. aureus, S. agalacitiae*, bacilos gram-negativos, *N.gonorrheae*	• Oxacilina + gentamicina ou oxacilina + cefotaxima
3 meses a 3 anos	• *S. aureus, S. pyogenes, Kingella kingae* • *N. meningitidis*	• Oxacilina • *N. meningitidis:* penicilina cristalina
Crianças > 3 anos	• *S. aureus, S. pyogenes, N. meningitidis*	• Oxacilina

Endocardite infecciosa

Síndrome	Patógenos	Tratamento de escolha
Endocardite aguda valva nativa	• *S. aureus, S. pyogenes*	• Oxacilina + gentamicina
Endocardite subaguda valva nativa	• Estreptococos do grupo *viridans*, enterococos, Grupo HACEK	• Penicilina cristalina ou ampicilina + gentamicina
Endocardite valva protética	• Tempo após cirurgia menor 12 meses: *S. aureus* • Estafilococos coagulase negativos, bacilos gram-negativos	• Tempo após cirurgia menor 12 meses: vancomicina + gentamicina
	• Tempo após cirurgia maior que 12 meses: *S. aureus*, estreptococos do grupo *viridans*, enterococos	• Tempo após cirurgia maior que 12 meses: oxacilina + ampicilina + gentamicina

Quando, apesar da antibioticoterapia, ocorre falha na resposta clínica, nem sempre significa resistência bacteriana. Antes da troca precipitada do antimicrobiano, sem resultados de cultura que a indiquem, devemos considerar as possibilidades descritas no Quadro 22.3.

QUADRO 22.3. Causas de falha terapêutica não relacionadas com a resistência bacteriana.

- Erros no diagnóstico clínico ou etiológico, quando antimicrobianos são prescritos para situações onde não há infecção bacteriana: neoplasias, doenças reumáticas ou infecções virais.
- Não drenar coleções ou abscessos, não desbridar tecidos necróticos.
- Não remover corpos estranhos (p. ex., cateteres, próteses infectadas).
- Paciente em condições muito debilitadas (p. ex., imunodeprimidos, desnutridos graves etc.).
- Dose insuficiente, intervalo entre as doses ou via de administração inadequadas. Tratamentos com baixas doses, além da não resposta terapêutica, induzem pressão seletiva a outras bactérias não envolvidas na infecção.
- Falta de penetração da droga no sítio de infecção.

Fonte: Elaborado pela autoria.

■ Referências bibliográficas

1. Baddour LM, Wilson WR, Bayer AS, Fowler Jr VG, Bolger AF, Levison ME et al. Infective Endocarditis Diagnosis, Antimicrobial Therapy, and Management of Complications A Statement for Healthcare Professionals From the Committee on Rheumatic Fever, Endocarditis, and Kawasaki Disease, Council on Cardiovascular Disease in the Young, and the Councils on Clinical Cardiology, Stroke, and Cardiovascular Surgery and Anesthesia, American Heart Association. Circulation. 2005;111:e394-e433.
2. Bradley JS, Byington CL, Shah SS, Alverson B, Carter ER, Harrison C et. al. The management of community acquired pneumonia in infants and children older than 3 months of age: Clinical practice guidelines by the Pediatric Infectious Diseases Society and the Infectious Diseases Society of America. Clin Infect Dis. 2001;53(7):e25-e76.
3. Brasil. Ministério da Saúde. Agência Nacional de Vigilância Sanitária. Unidade de Controle de Infecção em Serviços de Saúde. Consenso sobre o uso racional de antimicrobianos. Brasília. 2001.
4. Clinical Practice Guideline for the Diagnosis and Management of the Initial UTI in Febrile Infants and Children 2 to 24 Months. Subcommittee on Urinary Tract Infection, Steering Committee on Quality Improvement and Management. American Academy of Pediatrics. Pediatrics. 2011;128(3):595-610.
5. Curso Medidas de Prevenção e Controle da Resistência Microbiana e Programa de Uso Racional de Antimicrobianos em Serviços de Saúde/Organização Panamericana de Saúde, Agência Nacional de Vigilância Sanitária, Coordenação Geral de Laboratórios de Saúde Pública – CGLAB/SVS/MS e Disciplina de Infectologia de Universidade Federal de São Paulo, 2007.
6. Dellit TH, Owens RC, McGowan Jr JE, Gerding DN, Weinstein RA, Burke JP et al. Guidelines for developing an institutional program to enhance antimicrobial stewardship. Clin Infect Dis. 2007;4:159-77.
7. Dowell SF, Marcy SM, Phillips WR, Gerber MA, Schwartz B. Principles of Judicious use of antimicrobial agents for pediatric upper respiratory tract infections. Pediatrics. 1998;101(1):163-71.
8. Feigin RD, Cutrer WB. Bacterial Meningitis Beyond the Neonatal Period. In Feigin & Cherry's Textbook of Pediatric Infectious Diseases. 6th Ed. 2009. p.439-71.
9. Guarino A, Ashkenazi S, Gendrel D, Lo Vecchio A, Shamir R, Szajewska H. European Society for Paediatric Gastroenterology, Hepatology, and Nutrition/European Society for Paediatric Infectious Diseases Evidence-based Guidelines for the Management of Acute Gastroenteritis in Children in Europe: Update 2014. J Pediat Gastroenterol Nutr. 2014;59(1):132-52.
10. Harik NS, Smeltzer MS. Management of acute hematogenous osteomyelitis in children. Expert Review of Anti-infective Therapy. 2010;8(2):175-81.
11. Harris M, Clark J, Coote N, Fletcher P, Harnden A, McKean M et al. British Thoracic Society guidelines for the management of community acquired pneumonia in children: update 2011. Thorax 66. 2011;Suppl 2:ii1.
12. Kocher MS, Mandiga R, Murphy JM, Goldmann D, Harper M, Sundel R et al. A clinical practice guideline for treatment of septic arthritis in children: efficacy in improving process of care and effect on outcome of septic arthritis of the hip. J Bone Joint Surg. 2003;85-A(6):994-9.
13. Lieberthal AS, Carroll AE, Chonmaitree T, Ganiats TG, Hoberman A, Jackson MA et al. The Diagnosis and Management of Acute Otitis Media. Pediatrics. 2013;31(3):e964-e999.
14. Mota LM, Vilar FC, Dias LBA, Nunes TF, Moriguti JC. Uso racional de antimicrobianos. Medicina (Ribeirão Preto). 2010;43(2):164-72.
15. Stevens DL, Bisno AL, Chambers HF, Everett ED, Dellinger P, Goldstein EJC et al. Practice Guidelines for the Diagnosis and Management of Skin and Soft-Tissue Infections. Clinical Infectious Diseases. 2005;41:1.373-406.
16. Wald ER, Applegate KE, Bordley C, Darrow DH, Glode MP, Marcy M et al. Clinical Practice Guideline for the Diagnosis and Management of Acute Bacterial Sinusitis in Children Aged 1 to 18 Years. Pediatrics. 132(1):e262-e280.

Seção III
Problemas Cirúrgicos mais Comuns na Criança

Coordenador da Seção: Fábio Antonio Perecim Volpe

Alarme cirúrgico do recém-nascido 23

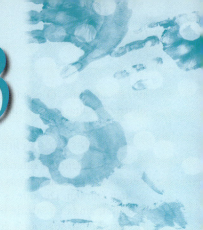

- Fábio Antonio Perecim Volpe ■ Flávio de Oliveira Pileggi
- Maria de Fátima G. S. Tazima ■ Lourenço Sbragia Neto

CASO CLÍNICO

Recém-nascido, 3 dias de vida, com distensão abdominal e vômitos. Nascido a termo, parto cesárea (distócia fetal), 2.800 g, Apgar 8,9 e 10, filho de mãe primigesta, sem antecedentes de pré-natal. Evoluiu ao nascimento com distensão abdominal progressiva e vômitos de conteúdo alimentar (leite materno) e posteriormente bilioso. Não eliminou mecônio no período.

- Exame físico: regular estado geral, hipoativo, desidratado +3/+4, corado, desconforto respiratório (restrição pela distensão abdominal), temperatura axilar 38,8 °C, pulsos finos e perfusão periférica diminuída. Distensão abdominal importante, peristaltismo visível, ruídos hidroaéreos de timbre metálico. Doloroso e tenso a palpação, sem sinais de irritação peritoneal. Ânus tópico e pérvio, com eliminação de fezes líquidas e gás após estimulação durante o exame, com pouca melhora da distensão abdominal.
- Diagnóstico: doença de Hirschsprung.

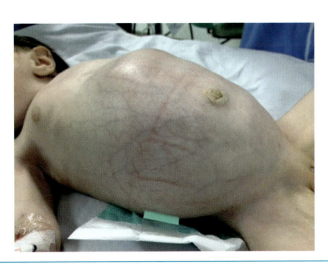
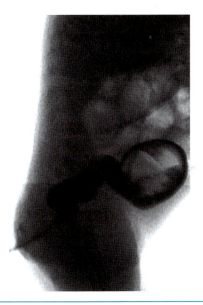

FIGURA 23.1. Recém-nascido com distensão abdominal global e enema opaco mostrando zona de transição em cólon distal.
Fonte: Acervo da autoria.

■ Introdução

De maneira geral, as malformações congênitas do trato gastrintestinal podem ser diagnosticadas na ultrassonografia pré-natal.

Sinais e sintomas do recém-nascido podem ser considerados alarme cirúrgico, como salivação excessiva, vômitos biliosos nas primeiras horas de vida, distensão abdominal progressiva, atraso na eliminação do mecônio.

■ Obstrução duodenal

Alarme cirúrgico no período neonatal: vômitos biliosos nas primeiras horas de vida.

Obstrução duodenal pode ser resultado de atresia duodenal ou ser secundária à obstrução extrínseca, sendo o pâncreas anular a causa mais comum. Na maioria dos casos, o diagnóstico é pré-natal, sendo a "dupla bolha", ou dilatação do estômago e duodeno, um achado comum na ultrassonografia. O polidrâmnio também está associado a obstruções altas como a duodenal.

• Manifestações clínicas e diagnóstico

Como salientado anteriormente, a presença de vômitos biliosos nas primeiras horas de vida é a apresentação clínica mais comum. Durante os procedimentos de reanimação neonatal, ainda na sala de parto, a aspiração de conteúdo gástrico bilioso superior a 20 ml sugere obstrução intestinal. Ao exame físico o abdome é pouco distendido por se tratar de obstrução alta e, dependendo do grau de dilatação do estômago e do duodeno, é possível observar ondas peristálticas visíveis no epigástrio. A obstrução duodenal pode estar associada a estados sindrômicos, como a síndrome de Down. O achado da "dupla bolha" na radiografia simples de abdome confirma a hipótese diagnóstica de obstrução duodenal.

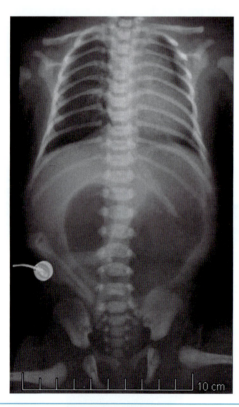

FIGURA 23.2. Achado de "dupla bolha" em radiografia simples de abdome.
Fonte: Acervo da autoria.

• Tratamento

Cirúrgico e consiste na reconstrução do trânsito intestinal no duodeno. A cirurgia deve ser proposta no momento do diagnóstico, em caráter de urgência, após medidas de descompressão com sonda gástrica em drenagem, suporte clínico geral e correção de eventuais distúrbios eletrolíticos e ácido-base secundário aos vômitos.

■ Atresias intestinais

Alarme cirúrgico no período neonatal: distensão abdominal progressiva associado a vômitos.

As atresias intestinais (jejuno e íleo) são a causa mais comum de obstrução intestinal no período neonatal. O diagnóstico nem sempre é feito na maternidade, principalmente nas obstruções mais baixas (ileais). As atresias de cólon são raras.

• Manifestações clínicas e diagnóstico

Como já assinalado, a distensão abdominal progressiva associada a vômitos de padrão obstrutivo são os achados mais comum. A presença de evacuações não exclui o diagnóstico de atresia intestinal. Quando presentes, o mecônio eliminado é de coloração acinzentada sem pigmento biliar.

Na radiografia simples de abdome podemos observar sinais de obstrução intestinal, como dilatação de alças intestinais, nível hidroaéreo e ausência de gás no reto. Apenas durante a laparotomia é possível definir o nível exato da obstrução.

• Tratamento

Cirúrgico e consiste na reconstrução do trânsito intestinal. Como na atresia duodenal, a cirurgia deve ser proposta no momento do diagnóstico, em caráter de urgência, após suporte clínico geral e correção de eventuais distúrbios eletrolíticos e ácido-base secundário aos vômitos.

■ Doença de Hirschsprung

Alarme cirúrgico no período neonatal: atraso na eliminação de mecônio, com eliminação de fezes explosivas ao toque retal.

O megacólon congênito ou doença de Hirschsprung é resultado de uma obstrução intestinal funcional causada pela ausência dos plexos mioentéricos e submucosos no cólon distal. Harald Hirschsprung apresentou, em 1886, a descrição clássica do megacólon no congresso de pediatria em Berlim, no entanto, os achados histopatológicos de aganglionose foram publicados em 1948, por Ziegler e Wilson.

• Manifestações clínicas e diagnóstico

Em sua forma clássica a doença é caracterizada por atraso na eliminação do mecônio (após 48 horas), distensão abdominal progressiva com peristaltismo visível, vômitos de padrão obstrutivo e eliminação de fezes explosivas ao toque retal. O diagnóstico é feito por meio da biópsia retal (por aspiração, sempre que possível), com hematoxilina-eosina e testes de imuno-histoquímica, que excluem a presença de células ganglionares no fragmento estudado. Outros exames:

- **Enema opaco (sem preparo):** avaliar a extensão do segmento aganglônico.
- **Manometria anorretal:** como teste de *screening* ou triagem. É excluído o diagnóstico da doença de Hirschsprung diante da presença do relaxamento reflexo do esfíncter anal interno.

A morbimortalidade na doença de Hirschsprung está relacionada a enterocolite, frequente quando não iniciado o tratamento da obstrução intestinal.

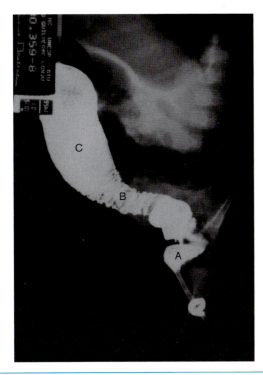

FIGURA 23.3. Enema opaco em doença de Hirschsprung demonstrando a área de aganglionose (A), zona de tranção (B) e megacólon (C).
Fonte: Acervo da autoria.

- **Tratamento**

Cirúrgico e consiste na ressecção do segmento de cólon agangliônico com abaixamento do cólon histologicamente normal. A cirurgia deve ser proposta no momento do diagnóstico para evitar complicações como enterocolite. Até a realização do procedimento cirúrgico, o paciente deve ser submetido a tratamento clínico com base em lavagens intestinais e manejo de cólon.

Técnicas operatórias:
- Duhamel Haddad;
- Soave;
- De La Torre Mondragon (endoanal).

No procedimento, fazemos opção pelo abaixamento endoanal, sempre que possível (recém-nascidos e lactentes, sem grande dilatação do cólon, segmento clássico). Nas crianças maiores ou mediante grandes dilatações (megacólon), fazemos opção pelo abaixamento de cólon à Duhamel, em um só tempo cirúrgico, com auxílio de grampeador (*stapler*). É importante considerar que nenhum procedimento deve ser considerado ótimo para todas as situações e o cirurgião pediátrico deve estar familiarizado com mais de uma técnica.

- **Prognóstico e evolução**

De maneira geral, os pacientes operados evoluem de forma favorável, apresentando hábito intestinal regular e adequado treino de toalete. As complicações estão relacionadas à técnica cirúrgica e extensão da aganglionose, podendo variar em estenose, incontinência e constipação. A enterocolite pode recorrer em menor frequência no pós-operatório.

■ Atresia de esôfago

- **Alarme cirúrgico no período neonatal:** sialorreia, saliva com espuma pelas narinas, sufocação.

A doença é resultado do desenvolvimento incompleto do septo esôfago traqueal que ocorre na 3ª semana de gestação, caracterizada por interrupção da luz esofágica com ou sem defeito traqueal associado.

- **Manifestações clínicas e diagnóstico**

O polidrâmnio em exame pré-natal pode estar relacionado a obstrução do trato gastrintestinal. O achado de polidrâmnio associado à ausência de imagem gástrica na ultrassonografia pré-natal está presente em 60% dos casos de atresia de esôfago. Na sala de parto, durante as medidas gerais de reanimação neonatal, a impossibilidade de progressão de sonda gástrica até o estômago confirma o diagnóstico.

A apresentação clínica está relacionada a sinais e sintomas essencialmente respiratórios. No entanto, uma criança com atresia de esôfago não deveria apresentar quadro clínico, uma vez que os sintomas relacionados a essa doença, como sialorreia excessiva, saliva em narinas, tosse e sufocação, são secundários à aspiração ou refluxo gástrico de conteúdo gástrico pela fístula traqueoesofágica, podendo ser evitados. O diagnóstico em sala de parto e a implementação de medidas e cuidados, como aspiração, decúbito e jejum, previnem qualquer complicação respiratória.

Metade das crianças com atresia de esôfago tem malformações associadas, sendo as mais frequentes: cardíacas, gastrintestinais, geniturinárias e esqueléticas. Com base nessas associações e para caracterizá-las, foi proposto um processo minemônico las denominado "sequência VACTERL" em referência aos defeitos vertebrais (V), anorretais (A), cardiovasculares (C), presença de fístula traqueoesofágica (TE), renal (R) e esqueléticas de membros e extremidades (L – *limbs*). Quando presente três ou mais dessas malformações, consideramos como diagnóstico "atresia de esôfago sequência VACTERL".

A radiografia contrastada pode destacar o esôfago proximal em fundo cego. Esse exame deve ser realizado com muita cautela, sob os cuidados de médico experiente na prática, para evitar aspiração do meio de contraste. Considerando a possibilidade de associação a outros defeitos septais, a ecocardiografia e a ultrassonografia de rins e vias urinárias são considerados exames pré-operatórios indispensáveis.

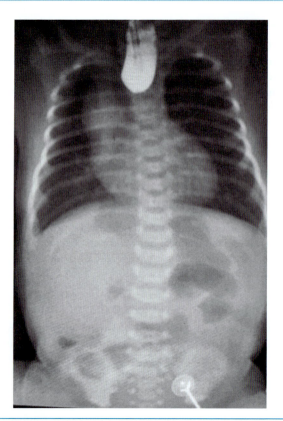

FIGURA 23.4. Radiografia contrastada em paciente com atresia de esôfago com fístula distal.
Fonte: Acervo da autoria.

• Tratamento

Cirúrgico e consiste na ligadura da fístula traqueoesofágica e na reconstrução do esôfago. De maneira geral, as etapas a serem seguidas são:

1º Confirmação diagnóstica.
2º Classificação do tipo de defeito.
3º Avaliação do estado pulmonar.
4º Diagnóstico de malformações associadas.

• Prognóstico e evolução

Na atresia de esôfago o prognóstico está relacionado ao peso de nascimento, pneumonia (aspirativa) e malformações associadas, principalmente cardiovasculares.

A complicação mais comum é o refluxo gastresofágico. Outras complicações relacionadas a atresia do esôfago são: estenose e fístula da anastomose e recorrência da fístula traqueoesofágica.

■ Referências bibliográficas

1. Morris G, Kennedy A Jr, Cochran W. Small Bowel Congenital Anomalies: a Review and Update. Curr Gastroenterol Rep. 2016 Apr;18(4):16.
2. DeLaTorre Mondragon L. Enfermedad de Hirschsprung. Mitos y realidades a 120 años de su descripción. Acta Pediatr Mex. 2008;29(3):139-46.
3. Spitz L, Kiely EM, Morecroft JA, Drake DP. Oesophageal atresia: at-risk groups for the 1990s. Journal of Pediatric Surgery. 1994;29(6):723-5.
4. Kunisaki SM, Foker JE. Surgical Advances in the Fetus and Neonate: Esophageal Atresia. Clin Perinatol. 2012;39(2):349-61.

Afecções cirúrgicas na criança e no adolescente 24

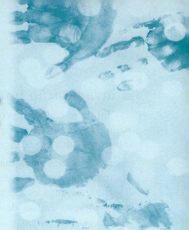

■ Fábio Antonio Perecim Volpe ■ Flávio de Oliveira Pileggi
■ Maria de Fátima G. S. Tazima ■ Lourenço Sbragia Neto

■ Estenose hipertrófica do piloro (EHP)

Resultado de uma hipertrofia da musculatura pilórica, de evolução progressiva, resulta em estenose e posterior obstrução do canal pilórico.

Sua causa é desconhecida. Há evidências de uma predisposição genética já que a incidência é maior em filhos de mães que tiveram EHP. O número de primogênitos e de crianças no sexo masculino acometidos pela doença também é maior. Quando presente, a hipertrofia da musculatura pilórica acontece durante a 3ª e 5ª semana de vida. A musculatura do piloro desenvolve hipertrofia e edema de submucosa com obstrução do canal pilórico impedindo o esvaziamento gástrico. Por sua vez, o estômago torna-se distendido e com musculatura também hipertrofiada.

• Manifestações clínicas e diagnóstico

Clinicamente, a criança apresenta vômitos de conteúdo alimentar (leite), não biliosos, em frequência e volume que vão aumentando no decorrer dos dias. Inicialmente, a criança apresenta vômitos eventuais, que se tornam mais frequentes, até que acontecem sistematicamente após toda tentativa de ingesta ou aleitamento.

Ao apresentar um estado de hipertrofia do canal pilórico com vômitos frequentes e em caráter progressivo, a criança apresenta um ganho de peso inferior ao esperado para o período e pode desidratar. O estômago, com conteúdo residual cada vez maior e com uma obstrução mecânica a montante, vai dilatando e aumentando o seu peristaltismo. Nessa situação, podem ser observadas ondas peristálticas visíveis (ondas de Kusmaul). O piloro hipertrofiado torna-se um órgão sólido e possível de ser palpável na região epigástrica lateral direita. Esse conjunto de sinais e sintomas, como vômitos não biliosos, peristaltismo visível e oliva pilórica palpável, caracteriza a tríade clínica clássica da EHP, presente na maioria dos pacientes.

Os vômitos constantes resultam em perda de ácido clorídrico. A baixa concentração de íons H^+, por sua vez, resulta em alcalose metabólica. A frequência respiratória diminui, com o objetivo de reter CO_2 e estabilizar o pH. Os rins reabsorvem sódio e íons hidrogênio, excretando, para tanto, o potássio. O resultado final é uma alcalose hipoclorêmica e hipocalêmica frequentemente encontrado nas crianças com EHP na ocasião da avaliação.

A observação clínica resultado da anamnese e do exame físico pode ser suficiente para a confirmação diagnóstica. A faixa etária específica, a evolução progressiva do quadro obstrutivo e a presença da tríade clínica caracterizam a EHP.

A ultrassonografia pode contribuir na confirmação diagnóstica da EHP. O piloro hipertrofiado torna-se uma víscera parenquimatosa e pode ser ecograficamente identificado e estudado em suas dimensões. Na EHP, o piloro fica aumentado em seu maior eixo, usualmente com mais de 1,5 cm e com um raio superior a 0,5 cm, resultado da hipertrofia da musculatura.

A radiografia contrastada também pode ser uma importante ferramenta diagnóstica. No entanto, deve ser dada especial atenção a alguns cuidados para evitar vômitos e aspiração durante o exame. A seriografia esôfago, estômago e duodeno podem demonstrar um estômago dilatado com retardo do esvaziamento e estenose no canal pilórico. Esse exame pode ser importante para diagnóstico diferencial de refluxo gastresofágico e membrana duodenal.

• Tratamento

Cirúrgico: piloromiotomia a Fredt-Hamsted. Os resultados são satisfatórios e praticamente isentos de complicações, quando operados por cirurgiões pediátricos.

No entanto, a EHP é considerada uma emergência clínica e uma urgência cirúrgica. A conduta imediata é jejum com sonda orogástrica em drenagem e reposição hídrica com correção dos distúrbios eletrolíticos e ácido-básico. A cirurgia é proposta em caráter de urgência e mediante a correção dos distúrbios iniciais. A gastrite é frequente nos pacientes com EHP e deve ser tratada favorecendo a aceitação da dieta e a evolução favorável no pós-operatório.

Após a cirurgia, invariavelmente, os vômitos cessam. Inicia-se, então, de maneira gradativa, a dieta (aleitamento) após 12 horas de pós-operatório.

Invaginação intestinal

Também conhecida como intussuscepção intestinal, resulta da entrada de um segmento de alça intestinal na luz da própria alça em telescopagem.

Na criança, a invaginação intestinal acontece sem causa aparente e é mais frequente em meninos, lactentes, entre 5 e 8 meses, hígidos e sem antecedentes mórbidos. É uma das principais causas de obstrução intestinal antes do 1º ano de vida.

A invaginação intestinal é mais comum no segmento ileocecal (ileoceco-cólon), sendo infrequente a invaginação ileoileal e jejunojejunal.

• Manifestações clínicas e diagnóstico

Apresentação clínica característica: a criança apresenta um quadro agudo de dor abdominal, intensa, em cólica, intermitente (com períodos de acalmia). Inicialmente, pode apresentar vômitos secundários a um fenômeno neurovegetativo, reflexo da intensidade da dor. Posteriormente, podem ser consequência do processo obstrutivo e tornarem-se biliosos.

O peristaltismo intestinal é unidirecional, craniocaudal, periódico e sistemático. Em cada determinado período de tempo em determinado segmento de alça, ondas peristálticas de contrações rítmicas e migratórias resultam no movimento do conteúdo intraluminal. Após invaginação intestinal, as contrações intestinais resultam em cólicas intensas intercaladas com períodos de acalmia (após passagem da onda peristáltica). Esse quadro se repete de maneira intermitente a cada onda de contração.

O intussuscepto pode ser palpável ao exame físico. O segmento invaginado tem o seu suprimento arterial comprometido. A mucosa intestinal é o que primeiro sofre as consequências do déficit de perfusão tecidual. A lesão da mucosa resulta em sangramento, que somado ao muco intestinal, são eliminados pelo reto. Esses episódios de evacuações mucossanguinolentas são invariavelmente descritas pelas mães ou responsáveis pela criança como fezes em geleia de morango. Esses tipos de fezes traduzem isquemia, não necrose intestinal. A necrose pode ser consequência da evolução desse processo e, quando presente, os sinais de irritação peritoneal são evidentes. Assim, mediante a possibilidade diagnóstica de invaginação intestinal não devemos hesitar no manejo clínico do paciente aguardando todos os comemorativos clínicos, como as fezes em geleia de morango.

A faixa etária característica, o quadro agudo de dor abdominal em cólica, intensa, com períodos de acalmia, somados à massa abdominal palpável e, dependendo do tempo de evolução, às fezes em geleia de morango são suficientes para o diagnóstico.

Exames subsidiários podem identificar o intussuscepto e também contribuir no tratamento.

Na invaginação intestinal o enema opaco é diagnóstico e terapêutico. A progressão retrógrada do contraste pode resultar em redução hidrostática do conteúdo invaginado.

A ultrassonografia também contribui com o diagnóstico. A imagem ultrassonográfica em pseudorrim, somada à história clínica característica da doença, confirma essa possibilidade.

• Tratamento

A redução hidrostática da invaginação intestinal pode ser proposta como primeira medida terapêutica e a cirurgia restrita aos casos de insucesso terapêutico pelo enema opaco.

No entanto, quanto maior o tempo de evolução do quadro de invaginação, menores serão as chances de insucesso de resolução com o enema opaco. A evidência de necrose ou perfuração contraindicam o procedimento.

A cirurgia é uma alternativa eficaz na resolução do processo. Após laparotomia e identificação do segmento invaginado, o intussuscepto é reduzido mediante ordenha da alça distal (de distal para proximal). As chances de recidiva são pequenas, da ordem de 3%.

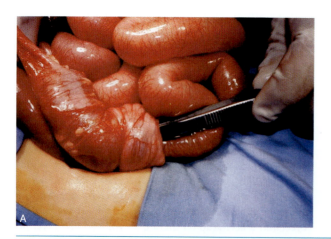 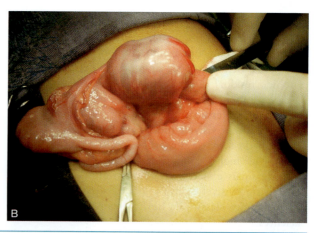

FIGURA 24.1. (A) Invaginação Intestinal ileocecal. A pinça mostra o local da invaginação e a seta evidencia o final do segmento de cólon com o conteúdo invaginado. (B) Invaginação intestinal ileoileal secundária à lesão tumoral (linfoma) em paciente de 7 anos.

Fonte: Acervo da autoria.

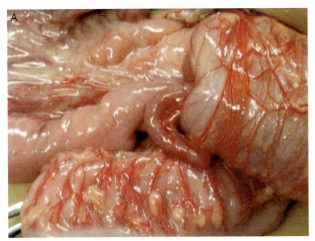
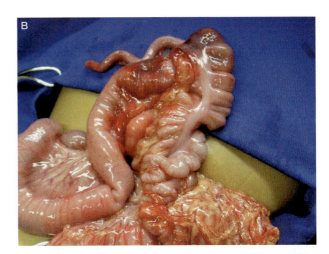

FIGURA 24.2. (A) Invaginação intestinal ileocecal. (B) Aspecto final das alças intestinais após redução mecânica da invaginação ileoceco-cólica.
Fonte: Acervo da autoria.

■ Divertículo de Meckel (DM)

Malformação congênita mais comum do trato gastrintestinal. O DM é um divertículo verdadeiro, resultado de um desenvolvimento incompleto do conduto onfalomesentérico. Está localizado no bordo antimesentérico do íleo terminal e, na maioria das vezes, sua mucosa é gástrica e sua vascularização dada pela artéria vitelínica.

O desenvolvimento incompleto do ducto onfalomesentérico pode resultar em DM (90%), pólipo ou sínus umbilical, cisto vitelino, bandas fibrosas e persistência completa do ducto onfalomesentérico. Durante a 6ª semana de desenvolvimento embrionário o intestino primitivo torna-se maior que o embrião. Ele exterioriza-se pela região central do abdome (onfalus) junto do saco vitelínico e retorna à cavidade peritoneal perto da 10ª semana. Nesse período, o ducto onfalomesentérico une o saco vitelínico ao intestino primitivo. No momento em que a placenta assume a nutrição do feto, o conduto onfalomesentérico vai obliterando-se até regredir totalmente. O desenvolvimento incompleto pode resultar no DM.

• Manifestações clínicas e diagnóstico

Grande parte dos casos de DM são assintomáticos. Da minoria que apresenta sintomas, a maior parte o faz antes do 2º ano de vida (1/3 no 1º ano de vida). O quadro clínico é variável, podendo apresentar-se como dor abdominal recorrente de causa inexplicável ou sangramento intestinal baixo, obstrução intestinal ou abdome agudo (diverticulite de Meckel).

Os achados clínicos da DM são semelhantes ao da apendicite aguda. No entanto, as perfurações intestinais na DM, com peritonite generalizada, são mais frequentes.

Considerando que a maioria dos divertículos de Meckel sintomáticos apresentam mucosa gástrica ectópica, a cintilografia com tecnécio 99 é importante diagnóstico. Esse isótopo radioativo tem grande afinidade pelas células parietais. Na presença de DM é possível identificar pela cintilografia a captação anômala do isótopo radioativo na região periumbilical.

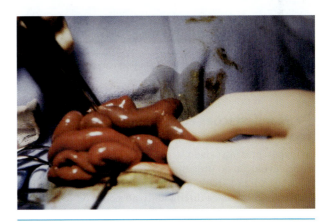

FIGURA 24.3. DM no íleo terminal.
Fonte: Acervo da autoria.

• Tratamento

Cirúrgico nos sintomáticos e nas suas complicações. A exérese cirúrgica do divertículo é realizada pela ressecção cuneiforme. Na maioria das vezes, não há necessidade de ressecção ileal.

Nos casos de diagnóstico ou achado incidental de DM durante laparotomias não há indicação de exérese do divertículo. Nessa situação, a ressecção cirúrgica do divertículo só está indicada nos casos de massa palpável no interior dele, antecedente de dor abdominal recorrente e sangue nas fezes de causa inexplicável ou divertículo longo de base estreita que favoreça futura obstrução e diverticulite.

■ Apendicite aguda

Caracterizada pela inflamação, isquemia e necrose do apêndice cecal, um órgão vestigial, de estrutura linfoide, localizado na extremidade distal do ceco, junto à válvula ileocecal, na confluência das tênias. Seu suprimento arterial é dado pela artéria apendicular, ramo da ielocólica.

A causa mais comum de apendicite aguda é a hiperplasia linfoide e a faixa etária mais frequente é entre 5 e 15 anos de idade. A hiperplasia linfoide pode causar obstrução da luz do apêndice cecal, acúmulo de muco, estase de conteúdo e aumento da pressão intraluminal, comprometendo a perfusão tecidual do órgão, o que resulta em inflamação, isquemia e necrose. Outras situações que também podem resultar em apendicite são fecalito ou restos alimentares.

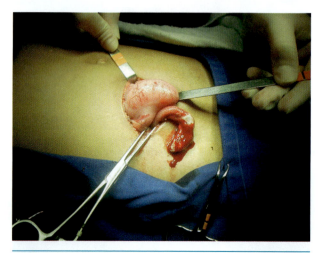

FIGURA 24.4. Apendicite aguda, fase flegmonosa (exsudativa).
Fonte: Acervo da autoria.

• Manifestações clínicas e diagnóstico

Apresentação clínica característica: o paciente apresenta inapetência associado a dor abdominal periumbilical. Com a evolução do processo inflamatório e o acometimento do peritônio parietal a dor piora em intensidade e localiza-se em fossa ilíaca direita junto ao ponto de McBurney. Síndrome infecciosa caracterizada por febre e indisposição pode estar associada ao quadro. A evolução para localização da dor é de 6 a 12 horas estando relacionadas à localização do apêndice. O diagnóstico é essencialmente clínico e os exames subsidiários estão restritos a eventuais diagnósticos diferenciais mediante uma história clínica incaracterística.

Ao exame físico, o paciente pode apresentar-se em posição antálgica. É comum observar-se distensão abdominal e discreto deslocamento da cicatriz umbilical para o lado direito da linha média (sinal de Chutro). Dor à palpação superficial e profunda e descompressão brusca dolorosa característica no ponto de McBurney (sinal de Blumberg). A diferença da temperatura axilar e retal superior a 1 °C reforça a possibilidade de foco infeccioso peritoneal (sinal de Lennander).

• Tratamento

Cirúrgico e consiste na retirada do apêndice cecal (apendicectomia) e limpeza da cavidade peritoneal. Antibioticoterapia com cobertura para germes gram-negativos e anaeróbios está indicada com as demais medidas de suporte clínico geral de pós-operatório. A complicação mais frequente são os abscessos de parede abdominal e cavidade peritoneal.

■ **Referências bibliográficas**

1. Taylor ND, Cass DT, Holland AJ. Infantile hypertrophic pyloric stenosis: has anything changed? J Paediatr Child Health. 2013 Jan;49(1):33-7.
2. Georgoula C, Gardiner M. Pyloric stenosis a 100 years after Ramstedt. Arch Dis Child. 2012 Aug; 97(8):741-5.
3. Flaum V, Schneider A, Gomes Ferreira C, Philippe P, Sebastia Sancho C, Lacreuse I, Moog R, Kauffmann I, Koob M, Christmann D, Douzal V, Lefebvre F, Becmeur F. Twenty years' experience for reduction of ileocolic intussusceptions by saline enema under sonography control. J Pediatr Surg. 2016 Jan;51(1):179-82.
4. Chen JJ, Lee HC, Yeung CY, Chan WT, Jiang CB, Sheu JC, Wang NL. Meckel's Diverticulum: Factors Associated with Clinical Manifestations. IRSN Gastroenterol. 2014 Apr 1:390869.
5. Pepper VK, Stanfill AB, Pearl RH. Diagnosis and management of pediatric appendicitis, intussusception, and Meckel diverticulum. Surg Clin North Am. 2012;92(3):505-26.

Afecções cirúrgicas da região inguinoscrotal e fimose 25

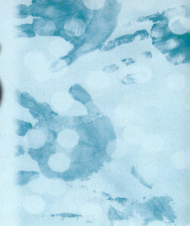

■ Maria de Fátima G. S. Tazima ■ Flávio de Oliveira Pileggi
■ Fábio Antonio Perecim Volpe ■ Lourenço Sbragia Neto

■ Hérnia inguinal

Das patologias cirúrgicas mais comuns na infância, ocorre devido à persistência parcial ou total do conduto peritoniovaginal, deixando um espaço através do qual se insinuam estruturas da cavidade abdominal, mais frequentemente alças intestinais.

O conduto peritoniovaginal está presente, patente e aberto na maioria dos recém-nascidos (80%) e vai se atrofiando até a sua total regressão. Habitualmente, em torno do segundo ano de vida, 40% ainda estão permeáveis.

A absorção ou atrofia do conduto peritoniovaginal respeita a descida testicular. Os testículos, inicialmente abdominais, iniciam sua descida até o escroto por meio de uma trajetória bem definida (ver item "Distopia testicular" adiante), guiados pelo *gubernaculum testis* e estimulados por hormônios androgênicos, durante o terceiro trimestre de gestação. O testículo esquerdo, mais sensível ao hormônio, desce primeiro; posteriormente, o direito. O fechamento (ou atrofia) do conduto peritoniovaginal se faz, portanto, primeiro do lado esquerdo e depois do lado direito. Após a descida testicular estar completa, o processo vaginal oblitera-se espontaneamente.

As hérnias podem ser classificadas em indiretas e diretas. As indiretas são aquelas resultantes da persistência do conduto peritoniovaginal, comumentemente vistas em crianças, enquanto as hérnias diretas, decorrentes de uma fragilidade (ou lesão) do assoalho do canal inguinal (fáscia transversalis), são frequentemente observadas em adultos.

O processo peritoniovaginal é um canal patente que deve obliterar-se até o nascimento ou ainda durante o primeiro ano de vida, e a simples persistência do conduto peritônio-vaginal não é razão suficiente para explicar o desenvolvimento da hérnia inguinal, inguinoscrotal ou hidrocele. Morgan em 1942, em dados obtidos de autópsia, identificou a persistência do conduto peritoniovaginal em 20% dos adultos examinados, apesar de assintomáticos.

A persistência total ou parcial do conduto peritoniovaginal, resultante da não reabsorção do mesmo, é responsável pela ocorrência das patologias da região inguinoscrotal.

A incidência da hérnia inguinal na criança é aproximadamente entre 10 e 20 por 1.000 nascidos vivos, sendo mais alta em lactentes e prematuros. Prevalência geral: 5%; prevalência em prematuros (< 1.000 g): 25%.

Evidentemente, existe maior associação com situações que cursam com aumento da pressão intra-abdominal: ascite, derivação ventriculoperitonial, diálise peritoneal, defeitos da parede abdominal.

Outros fatores que podem favorecer o aparecimento da hérnia inguinal: diminuição do tônus muscular da região inguinal (prematuridade, doenças musculares, desnutrição); diâmetro aumentado da porção abdominal (proximal) do processo vaginal.

Considerando que: (1) a hérnia inguinal da criança obrigatoriamente se justifica pela persistência do conduto peritoniovaginal; (2) o conduto peritoniovaginal permanece aberto mais tempo do lado direito (o esquerdo fecha primeiro); e (3) a migração ou descida testicular interfere nesse processo, concluímos que a hérnia inguinal é mais frequente do lado direito e no sexo masculino.

Na menina, de forma diferente dos meninos, não há necessidade de ter um conduto inguinal para a passagem do testículo. O ligamento redondo atravessa o anel inguinal interno e se fixa no grande lábio vulvar. A presença de uma invaginação de peritônio, com o ligamento redondo, seria a causa do aparecimento de hérnia ou cisto de Nuck. Esse processo vaginal que se estende por todo o canal inguinal é denominado ducto ou canal de Nuck.

Do ponto de vista epidemiológico, observa-se incidência de 10% de hérnia inguinal quando há história familiar. Quanto a lateralidade, o lado direito corresponde 60% dos casos, o lado esquerdo 30%, e a bilateralidade 10% (bilateralidade nos prematuros atinge 40%). O conteúdo do saco herniário nas meninas geralmente é ovário em 50% dos casos, trompa em 12% e ovário e trompa 15%. Os episódios de encarceramento são relativamente comuns na hérnia inguinal no paciente pediátrico. Aproximadamente 15% das crianças apresentam algum episódio de encarceramento. Desse total, 70% ocorrem no primeiro ano de vida.

• Manifestações clínicas e diagnóstico

Clinicamente, a hérnia inguinal é caracterizada pela presença de abaulamento ou tumoração em região inguinal ou inguinoscrotal aos esforços, que melhoram com o repouso.

Na história clínica, eventualmente, encontramos informações que justificam aumento na pressão intra-abdominal, contribuindo para a herniação de seu conteúdo por meio do canal inguinal, como constipação intestinal, infecções respiratórias de repetição (tosse) ou hiperreatividade brônquica, neuropatias com derivações ventriculoperitoneais.

As hérnias inguinais costumam ser assintomáticas, sem dor, até que encarcerem. À inspeção nem sempre é possível observar abaulamento da região inguinal. Nessas condições, quando possível, dependendo da idade e da colaboração da criança, pode-se estimular a manobra de Valsalva ou colocar a criança de pé para facilitar o aparecimento da hérnia.

O exame físico é fundamentado na digitopalpação da região inguinal, fazendo-se movimentos laterais (pesquisa do sinal da seda de Gross). Mediante a presença de um conduto peritoniovaginal patente, observa-se o espessamento do cordão espermático e a sensação da seda determinada pelo deslizamento das paredes do saco, uma sobre a outra. O fato de não se observar tumoração no momento do exame físico, não descarta o diagnóstico. Uma história consistente e espessamento do cordão espermático fazem o diagnóstico. Em caso de história pouco consistente, faz-se necessária nova reavaliação em consulta ambulatorial. A mãe é orientada a anotar o lado em que ocorreu o abaulamento e quais os fatores desencadeantes para o aparecimento da hérnia, bem como as medidas de melhora, o que, em nosso serviço, chamamos "diário da hérnia". Esse exame requer paciência para aguardar o melhor momento para a avaliação e alguns cuidados, como aquecer previamente as mãos. A experiência e a sensibilidade do examinador é fator importante no exame físico do canal inguinal devido à delicadeza das estruturas analisadas. Com essas considerações, é certo afirmar que a história clínica é fator determinante para o diagnóstico da hérnia inguinal na criança.

Em casos de encarceramento da hérnia, o achado de exame físico é caracterizado por uma tumoração inguinal ou inguinoscrotal que pode ser, em princípio, redutível ou não. Nessa situação, as crianças usualmente estão extremamente irritadas, com dor abdominal e, posteriormente, surgem vômitos.

• Tratamento

Cirúrgico, assim que feito o diagnóstico é confirmado. O ideal é a cirurgia ser realizada em regime ambulatorial em crianças sem comorbidades. A pressa na resolução definitiva da hérnia inguinal está no grande risco de encarceramento com compressão de estruturas adjacentes (especialmente dos vasos testiculares) e no fato de que o desaparecimento espontâneo da hérnia não ocorre.

De maneira geral, as complicações cirúrgicas são raras e as recidivas praticamente inexistentes, quando realizadas por cirurgiões pediátricos. Na maioria dos casos, os pacientes são tratados em regime ambulatorial (hospital-dia). As crianças prematuras, no entanto, exigem observação hospitalar mínima de 24 horas devido ao risco de apneia, de preferência em unidades de tratamento intensivo.

Particularidades

- **Hérnia inguinal no prematuro:** operar no dia em que tiver critérios de alta hospitalar.
- **Hérnia inguinal no sexo feminino:** abrir o saco herniário antes da ligadura. Atenção à aderência de tuba uterina e ovário.
- **Hérnia encarcerada:** reduzir e operar após 24 a 72 horas. Operar o lado oposto dependendo do estado geral da criança. Não fazer orquiectomia, exceto em necrose evidente. Se houver necrose de alça intestinal (5%), fazer enterectomia através da inguinotomia. Entre 10 e 30% dos casos ocorre atrofia gonadal após o encarceramento da hérnia. Notificar a família sobre essa possibilidade.
- **Criptorquidia associada:** fazer orquidopexia, mesmo no recém-nascido, a não ser que haja muita dificuldade técnica.

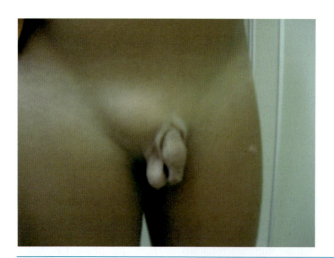
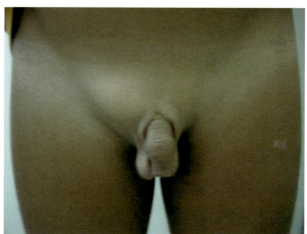

FIGURA 25.1. Hérnia inguinal. Paciente do sexo masculino, com abaulamento inguinal direito resultado da presença de alça intestinal no canal inguinal por meio do conduto peritoniovaginal.
Fonte: Acervo da autoria.

Exploração contralateral
- No sexo feminino em todas as crianças abaixo de 2 anos de idade.
- No sexo masculino em todas as crianças abaixo de 1 ano de idade.
- Quando houver forte suspeita de hérnia contralateral (história clínica).
- Mediante presença de fatores que alteram a relação de pressão toracoabdominal, como derivação ventriculoperitoneal, diálise peritoneal, asma, constipação intestinal grave etc.

Nota: a recidiva da hérnia inguinal é rara (entre 0 e 0,8% dos casos).

- **Orientações de pós-operatório**
  - Recuperação anestésica.
  - Dieta própria para a idade, quando bem acordado.
  - Repouso relativo no leito.

Na ocasião da alta
- **Orientar repouso relativo por pelo menos 15 dias e sobre atividade física:** proibido andar de bicicleta, nadar, jogar bola ou qualquer atividade que desencadeie esforço.
- **Orientar curativo:** tomar banho como de costume. Lavar ferida operatória com água e sabonete (qualquer sabonete, aquele que estiver habituado), por cima do *steri-strip* (ou micropore), e secar.
- **Cuidados:** secar sem esfregar para não soltar o curativo. Se, eventualmente, o curativo soltar nas primeiras 48 horas, refazê-lo.

Medicação para controle de dor
- Paracetamol, 1 gota/kg, via oral, 6 em 6 horas, por 3 dias. Dipirona, 1 gota/kg, 6 em 6 horas, se necessário.
- Pacientes acima de 2 anos: ibuprofeno, 1 gota/kg, via oral, 8 em 8 horas, por 3 dias. Dipirona, 1 gota/kg, 6 em 6 horas, se necessário.

Considerações
- Pode ir à escola a partir do 15º dia de pós-operatório. Pode subir escada devagar e passear (caminhar).
- Retorno em uma semana no ambulatório para avaliação precoce da cicatrização e em um mês para avaliação tardia da cicatrização.
- O curativo deverá ser removido no retorno de 7 dias.
- Orientar quanto a sinais de alerta: dor intensa, sangramento, edema e vermelhidão importante. Procurar assistência médica mediante essas alterações ou dúvidas.

- **Resumo e considerações finais sobre a hérnia inguinal na criança**
  - É resultado da persistência do conduto peritoniovaginal e tem incidência maior entre os prematuros.
  - A reabsorção incompleta do processo vaginal explica o aparecimento da hérnia inguinal e suas diferentes modalidades.
  - É mais comum à direita que à esquerda, e mais comum nos meninos que nas meninas.
  - É sempre indireta. O exame físico pode ser frustro e é resultado apenas da inspeção e digitopressão do canal inguinal.
  - O diagnóstico é feito por meio da história da mãe.
  - O tratamento é cirúrgico, em regime ambulatorial, e deve ser proposto no momento do diagnóstico.
  - Na menina, o ovário geralmente é o resultado da herniação.

▪ Hidrocele e cisto de cordão

Assim como a hérnia inguinal, a hidrocele é resultado direto da persistência do conduto peritoniovaginal. Porém, nessa condição, há apenas a passagem de líquido peritoneal da região abdominal para a região escrotal.

Por definição, hidrocele é o acúmulo de líquido peritoneal no interior da túnica vaginal. Pode ser comunicante ou não comunicante (septada). O cisto de cordão ou hidrocele septada é causada pela absorção da persistência do conduto peritoniovaginal distal e proximal formando um cisto em algum ponto do canal inguinal.

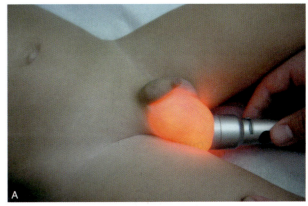
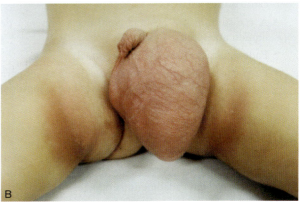

FIGURA 25.2. (A) Hidrocele. Paciente do sexo masculino, com aumento do volume do escroto à esquerda, sem abaulamento inguinal, com a mesma proporção correspondente. (B) Paciente do sexo masculino, com aumento do volume do escroto à direita, resultado da presença de líquido confirmado pela transiluminação. (Observação: canal inguinal sem abaulamento.)

Fonte: Acervo da autoria.

• Manifestações clínicas e diagnóstico

A história clínica é caracterizada por aumento da região escrotal (sem correlação com abaulamento da região inguinal), que acontece durante o dia, ficando mais exuberante no período vespertino e praticamente inexistente pela manhã – quando a criança desperta após longo período de sono em decúbito horizontal. Esse aumento e regressão da região escrotal, resultado do fluxo de líquido da região abdominal para a região escrotal é denominado hidrocele comunicante. Às vezes, porém, ao ser iniciado o processo de absorção e regressão do conduto peritoniovaginal, pode acontecer da quantidade significativa de líquido ser aprisionada na parte distal do conduto, resultando em aumento persistente do escroto (hidrocele persistente ou cisto de cordão).

Ao exame físico percebe-se assimetria da região escrotal, se unilateral, com aumento do volume da bolsa escrotal, sem a presença de abaulamento inguinal concomitantemente. Entretanto, a hidrocele pode ser bilateral e cursar com hérnia inguinal associada. A transiluminação com refração da luz (transiluminação positiva) é um teste diagnóstico capaz de confirmar a presença de líquido na região escrotal.

• Tratamento

Cirúrgico, eletivo e de maneira semelhante da hérnia inguinal. O recém-nascido não deve ser operado antes de 6 meses de idade, pela possibilidade de reabsorção. Após essa idade, está indicada correção das hidroceles comunicantes e cistos de cordão. Especial atenção deve ser dada quando houver evidência da possibilidade de hérnia inguinal associada.

• Resumo e considerações finais sobre hidrocele

- A hidrocele, assim como a hérnia inguinal, é mais comum à direita que à esquerda, e pode ser comunicante ou septada.
- A transiluminação positiva confirma a presença de líquido no escroto.
- Pode estar associada à hérnia inguinal.
- De modo geral, aguarda-se a idade de 12 meses para a correção cirúrgica, exceto se houver hérnia inguinal associada.

■ Distopias testiculares

Definidas como ausência de testículo na bolsa escrotal, uni ou bilateralmente. No testículo distópico, o testículo pode ser palpável em canal inguinal ou não.

Quanto ao seu desenvolvimento, os testículos inicialmente são intra-abdominais e descrevem um trajeto descendente até o escroto (trajeto normal de migração testicular). Essa trajetória é inicialmente retroperitoneal junto à coluna lombossacra até o anel inguinal interno (ou profundo), quando ganha a intimidade do canal inguinal. Segue por meio do canal inguinal, saindo pelo anel inguinal externo (ou superficial) e, então, migra para o escroto onde permanece em definitivo. Em todo esse trajeto, feito

intraútero, o testículo é guiado em direção a bolsa escrotal pelo *gubernaculum testis*. Qualquer alteração nesse processo que impeça o testículo de chegar até a bolsa testicular resulta numa distopia testicular. Considera-se, porém, a possibilidade de descida espontânea do testículo até o primeiro ano de vida.

As distopias testiculares podem ser classificadas em: testículo retrátil, criptorquidia e testículo ectópico.

- **Testículo retrátil (migratório ou flutuante):** localizado no trajeto normal de descida, ora no escroto e ora no canal inguinal, podendo, nessa situação, ser facilmente posicionado na bolsa testicular a manobras manuais, onde pode permanecer ou novamente subir. Nessa condição, o funículo espermático geralmente tem comprimento normal e a mobilidade da gônada justifica-se pela contração do músculo cremastérico associado a não fixação do testículo no escroto pelo *gubernaculum testis*.
- **Criptorquidia:** quando o testículo está fora da bolsa testicular, porém no trajeto normal de migração (ou descida). De acordo com a sua localização nesse trajeto, pode ser classificada em intra-abdominal (quando acima do anel inguinal interno), canalicular (quando no canal inguinal) ou pubiano (quando localizado abaixo do anel inguinal externo). Nessas últimas duas situações, frequentemente o testículo é palpável ao exame físico.
- **Testículo ectópico:** quando o testículo está localizado fora da bolsa e fora do trajeto normal de migração, podendo estar, nessa situação, na região inguinal superficial (chamado Denis Browne), por exemplo.

Do ponto de vista clínico, os testículos distópicos podem ser classificados em palpáveis (superficiais, deslizantes, migratórios, pubianos e canaliculares) e não palpáveis ou altos (intra-abdominais).

Os testículos altos caracterizam um tipo específico denominado *vanishing testis*. Caracteristicamente, são estruturas testiculares e epididimais rudimentares, com vasos testiculares e ducto deferente hipotróficos, eventualmente localizados no escroto. Essa condição é consequência de um processo de atrofia (resultado de alterações vasculares ainda no período intrauterino).

Vários fatores podem interferir na descida testicular, como anatômicos ou mecânicos (vasos do funículo espermático curtos, aderências peritoneais e terceiro anel inguinal fechado), endócrinos (deficiência do hormônio gonadotrófico no período gestacional) e genéticos (síndrome de Prune Belly, trissomia do 13 e do 18). Assim, a criptorquidia pode ser entendida como uma "síndrome de disgenesia testicular", que também inclui hipospádia, redução na qualidade do sêmen e risco de câncer testicular com origem em mal desenvolvimento da gônada, afetando as células de Leydig, Sertoli e as células de diferenciação germinativa.

A incidência da criptorquidia é de 3% podendo, no entanto, chegar a 33% nos prematuros. É mais frequente na condição unilateral direita, que pode ser bilateral em 10% dos casos. A história familiar de criptorquidia aumenta em 10% a chance de novos casos na família.

• Manifestações clínicas e diagnóstico

A distopia testicular é caracterizada por história de escroto vazio e na sua grande maioria é notada na sala de parto. Caso contrário, o médico deve questionar se a mãe notou a presença de testículo na bolsa em algum momento ou se foi notado presença de tumoração na região inguinal.

Ao exame físico, deve ser sistematizado da seguinte maneira:

- **Inspeção:** avaliação do escroto se há hipotrofia ou não, assimetria ou não. Avaliação da região inguinal em busca de aumento visível de volume.
- **Palpação da região inguinal:** objetiva identificar testículos localizados no canal ou implementar manobras da ordenha para trazê-lo à bolsa testicular.

Para o testículo impalpável sugerimos a videolaparoscopia em função dos benefícios que oferece e da dificuldade de localização da gônada em crianças pequenas com exames de imagem, como a ultrassonografia ou a tomografia computadorizada.

- **Benefícios da videolaparoscopia (confirmação diagnóstica e tratamento ao mesmo tempo):** cirurgia de Fowler-Stephens ou orquiopexia retroperitoneal.
- **Testículos impalpáveis bilaterais:** solicitar dosagens de testosterona, FSH e LH para excluir anorquia. Se FSH e LH estiverem altos o bastante, três vezes o esperado, a anorquia é possível e não existe necessidade de avaliação complementar. Em outra situação, realizar estímulo hormonal. Cuidado quando associado à hipospádia. Nesse caso, incluí-lo no *screening* de distúrbio de diferenciação sexual.

• Complicações

Infertilidade, associação com hérnia inguinal, trauma, malignidade relacionada ao seminoma.

Fora do escroto, em temperatura elevada, o testículo sofre alterações progressivas com defeito na maturação das células germinativas, diminuição no diâmetro dos túbulos seminíferos, atrofia das células de Leydig e fibrose intersticial.

O conduto peritoniovaginal está presente em 90% dos casos de criptorquidia e a hérnia inguinal, clinicamente, se faz presente em 10% dos pacientes no pré-operatório.

O risco de trauma é maior no testículo inguinal.

O risco de malignidade é 10 vezes maior e proporcional à bilateralidade e ao testículo intra-abdominal. Incidência de 1/2.000 (20 a 40 vezes maior que na população geral). Geralmente, aparece na 3ª década de vida. Metade das neoplasias ocorre nos casos de testículo intra-abdominal.

É importante lembrar que a correção cirúrgica (orquiopexia) não diminui esse risco, mas facilita sua detecção. Uma vez o testículo posicionado na bolsa, torna-se fácil a sua palpação.

Quanto à fertilidade, há relação com a idade em que acontece a cirurgia: entre 1 e 2 anos: 90%; entre 3 e 4 anos: 50%; 5 e 8 anos: 40%; 9 e 12 anos: 30%; acima de 12 anos: 15%. Importante: nas criptorquidias bilaterais o índice de fertilidade é menor. Em 6 a 12% dos casos pode haver hipertrofia contralateral compensatória.

• Tratamento

Apesar de não diminuir o risco de malignidade, o tratamento da distopia testicular reduz o risco de torção testicular, melhora sua função endócrina e diminui estresse psicológico com um escroto de aparência normal.

O tratamento é cirúrgico, orquiopexia. Tomamos uma conduta expectante até o primeiro ano de vida, tempo em que a descida espontânea do testículo ainda pode acontecer. Propomos a cirurgia antes do segundo ano de vida. Optamos pela técnica subdártica de fixação (Shoemaker). Os *guidelines* atuais recomendam a cirurgia corretiva antes de 12 meses de idade visando maximizar a fertilidade e reduzir o risco de futura malignidade. No caso de testículos não palpáveis, optamos pela videolaparoscopia. Metade (50%) dos testículos não palpáveis são intracanaliculares, 30% intra-abdominal e 20% ausentes.

• Orientações pós-operatórias

- Recuperação anestésica.
- Dieta própria para a idade, quando bem acordado.
- Repouso relativo no leito.

Na ocasião da alta

- **Orientar repouso relativo e sobre atividade física:** proibido andar de bicicleta, nadar, jogar bola ou qualquer atividade que desencadeie esforço;
- **Orientar curativo:** tomar banho como de costume. Lavar ferida operatória com água e sabonete (qualquer sabonete, aquele que estiver habituado), por cima do *steri-strip* (ou micropore), e secar.
- **Cuidados:** secar sem esfregar para não soltar o curativo. Se, eventualmente, o curativo soltar nas primeiras 48 horas, refazê-lo.

Medicação

- Paracetamol, 1 gota/kg, via oral, 6 em 6 horas, por 3 dias. Dipirona, 1 gota/kg, 6 em 6 horas, se necessário.
- Pacientes acima de 2 anos: ibuprofeno, 1 gota/kg, via oral, 8 em 8 horas, por 3 dias. Dipirona, 1 gota/kg, 6 em 6 horas, se necessário.

Considerações

- Pode retornar à escola a partir do 15º dia de pós-operatório. Pode subir escada devagar e passear (caminhar).
- Retorno em uma semana no ambulatório para avaliação precoce da cicatrização e em um mês para avaliação tardia da cicatrização. O curativo deverá ser removido no retorno de 7 dias.
- Orientar quanto a sinais de alerta, como dor intensa, sangramento, edema e vermelhidão importante. Procurar assistência médica mediante essas alterações ou dúvidas.

- **Resumo e considerações finais sobre distopias testiculares**
  - As distopias testiculares podem ser do tipo testículo retrátil, criptorquidia ou ectopia testicular.
  - É mais frequente do lado direito e em prematuros.
  - A descida espontânea do testículo pode ocorrer até o primeiro ano de vida.
  - Durante a avaliação clínica é importante questionar sobre a presença de testículo na bolsa em algum momento ou sobre a presença de tumoração na região inguinal.
  - As complicações da criptorquidia são infertilidade, associação com hérnia inguinal, trauma, malignidade relacionada ao seminoma.
  - A conduta é expectante durante o primeiro ano. A cirurgia, orquiopexia, deve ser realizada até o segundo ano de vida.
  - Para os testículos não palpáveis, a videolaparoscopia traz benefícios diagnósticos e terapêuticos.
  - Atenção especial deve ser dada às crianças com hipospádia com testículos não palpáveis (*screening* para o diagnóstico de diferenciação sexual).

■ Fimose

Termo derivado do grego *phimosis* (*phimos*, laço), foi utilizado para definir "glande recoberta que não pode ser retraída". Durante o desenvolvimento, assim que a glande é coberta pelo prepúcio, o epitélio interno do prepúcio e o epitélio glandar, ambos do tipo escamoso e estratificado, se fundem espontaneamente formando uma aderência fisiológica entre a glande e o prepúcio, impedindo a exposição da glande nesse período, o que caracteriza a chamada "fimose fisiológica". Logo após o nascimento, essa aderência começa a ser desfeita, completando-se, na grande maioria dos casos, por volta dos 4 ou 5 anos de idade, espontaneamente, sem qualquer interferência externa. Por meio de estímulos androgênicos, ocorre a queratinização e a degeneração das células escamosas, formando o esmegma, responsável pela separação espontânea entre o prepúcio e a glande.

O prepúcio preserva tanto a integridade quanto a sensibilidade da glande, recobrindo e protegendo-a. No entanto, a não exposição da glande, devido à presença de um anel fibroso no prepúcio, é definida como fimose verdadeira. Várias causas foram atribuídas à origem do anel fibroso como balanopostites de repetição, dermatites amoniacais ou líquen escleroatrófico.

- **Manifestações clínicas e diagnóstico**

Clinicamente, a fimose é caracterizada pela não exposição da glande secundária à presença de anel fibrótico no prepúcio (fimose verdadeira). A fimose pode ser classificada com base na exposição da glande e na aparência do prepúcio.

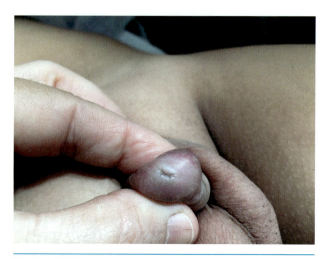

FIGURA 25.3. Fimose verdadeira: não exposição da glande pela presença de anel fibrótico.
Fonte: Acervo da autoria.

Associado a não exposição da glande, o paciente pode apresentar estória de infecção urinária, dificuldade para urinar e balanopostite.

- **Tratamento**

Classicamente, o tratamento da fimose, denominado postectomia ou circuncisão, consiste na remoção cirúrgica do prepúcio para retirada do anel fibroso. Indica-se postectomia na fimose verdadeira, na parafimose, nos episódios recorrentes de balanopostite e na infecção urinária de repetição. Em contrapartida, existe um consenso de não haver nenhuma indicação médica para realização da circuncisão neonatal de rotina.

A circuncisão, não isenta de complicações, pode acarretar problemas estéticos (decorrentes da retirada excessiva de prepúcio), infecciosos, hemorrágicos, anestésicos e obstrutivos, como a estenose do meato uretral.

A fimose também pode ser tratada clinicamente. O tratamento clínico consiste na aplicação tópica de medicamento específico, concomitante a retração do prepúcio delicadamente, visando abertura do anel fimótico. O tratamento é periódico e os resultados possíveis entre 1 e 3 meses. São alternativas no tratamento tópico ou uso de corticosteroides de média potência e corticosteroides associados a enzima hialuronidase. Esses medicamentos tópicos, num período relativamente curto de aplicação, não apresentam risco de absorção cutânea.

- **Orientações para o tratamento da fimose**

Diagnóstico diferencial entre fimose fisiológica e verdadeira.

Conduta expectante até o quarto ano de vida, considerando a abertura espontânea do anel (nos casos de fimose fisiológica) e a proteção do prepúcio no período das fraldas e desenvolvimento do controle esfincteriano. Apenas discutir o tratamento antes desse período, caso haja complicações como infecções urinárias de repetição, dor ou restrição para urinar, episódios de balanopostites ou parafimose.

Iniciar com tratamento tópico, deixando a cirurgia (postectomia) como uma opção, se houver insucesso com o uso da medicação.

Não orientamos a massagem inadvertida do prepúcio no período neonatal ou lactente, uma vez que isso pode resultar em microlesões, cicatrizações e maior fibrose do anel fimótico. Não orientamos postectomia eletiva no período neonatal ou com objetivo exclusivamente estético ou cosmético, com exceção de associação a outros fatores ou complicações.

■ Referências bibliográficas

1. Maillet OP, Garnier S, Dadure C, Bringuier S, Podevin G, Arnaud A, Linard C, Fourcade L, Ponet M, Bonnard A, Breaud J, Lopez M, Piolat C, Sapin E, Harper L, Kalfa N. Inguinal hernia in premature boys: should we systematically explore the contralateral side? J Pediatr Surg. 2014 Sep;49(9):1.419-23.
2. Houben CH, Chan KW, Mou JW, Tam YH, Lee KH. Irreducible inguinal hernia in children: how serious is it? J Pediatr Surg. 2015 Jul;50(7):1.174-6.
3. Pileggi FO, Vicente YA. Phimotic ring topical corticoid cream (0.1% mometasone furoate) treatment in children. J Pediatr Surg. 2007 Oct;42(10):1.749-52.

Anomalia anorretal 26

- Fábio Antonio Perecim Volpe
- Flávio de Oliveira Pileggi
- Maria de Fátima G. S. Tazima
- Lourenço Sbragia Neto

CASO CLÍNICO

Recém-nascido, sexo masculino, termo, ânus imperfurado.

- Exame físico: estado geral preservado. Abdome globoso, distendido, flácido e sem resistência à palpação. Genitália de fenótipo masculino, atrofia de bolsa testicular, gônadas não palpáveis. Imperfuração anal. Sulco interglúteo pouco definido, sacro achatado à palpação. Sem outras malformações à inspeção.
- Exames complementares:
  - Hemograma (Hb: 11,6 g/dl; leucócitos: 16.000; plaquetas: 233.000).
  - Sódio, potássio e cálcio sem alterações.
  - Ureia e creatinina sem alterações.
  - Aspecto da urina: esverdeado.
  - Radiografia simples de abdome: distensão difusa de alças intestinais.
  - Ultrassonografia de rins e vias urinárias: sem alterações. Identificado testículos no canal inguinal.

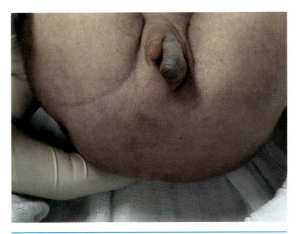

FIGURA 26.1. Anomalia anorretal; fístula retouretral.
Fonte: Acervo da autoria.

- Diagnóstico: anomalia anorretal; fístula retouretral.
- Tratamento inicial: colostomia.

■ Introdução

A anomalia anorretal é um espectro de malformações caracterizada pela ausência do orifício anal (ânus imperfurado) ou pela presença de um orifício anal ectópico (perineal e anterior ao complexo esfincteriano, atrésico ou como uma fístula para o trato geniturinário).

Com uma malformação caudal, a anomalia pode estar associada a malformações do sacro, musculatura pélvica e trato geniturinário, sendo relacionada ao desenvolvimento caudal incompleto mediante alterações do septo urorretal e da membrana cloacal entre as 4ª e 8ª semanas de gestação. É mais comum no sexo masculino, com incidência de 1:5.000 nascidos vivos, e sua etiologia não está esclarecida.

■ Malformações associadas à anomalia anorretal

1) **Septal, caudal, seio urogenital:**
   a. vertebral;
   b. *Tethered Spinal Cord* (25%);
   c. sacral;
   d. massa pré-sacral (teratoma, meningocele anterior);
   e. geniturinária.
2) **Septal, cardiovascular:**
   a. comunicações interatriais, interventriculares;
   b. malformações cardíacas complexas.
3) **Gastrintestinal:**
   a. atresias intestinais.

• Classificação

A classificação proposta por Peña tem como base o tipo de malformação ou o defeito anatômico e estrutural.

As anomalias anorretais também são classificadas em "alta" ou "baixa" de acordo com a distância entre o reto e a borda anal. São consideradas altas as malformações que distam mais de 1 cm da borda anal.

QUADRO 26.1. Anomalia anorretal, segundo classificação proposta por Peña.

Anomalia anorretal			
Masculino	• Fístula retouretral (bulbar, prostática) • Fístula perineal • Ânus imperfurado sem fístula • Fístula retovaginal • Malformação complexa	Feminino	• Fístula perineal • Fístula vestibular • Cloaca canal comum curto ($< 3,0$ cm) • Cloaca canal comum longo ($> 3,0$ cm) • Ânus imperfurado sem fístula

Fonte: Adaptado de Levitt e Peña A[6].

• Manifestações clínicas e diagnóstico

O diagnóstico pré-natal é incomum. Sinais ecográficos, que podem estar relacionados à presença de anomalias anorretais, são dilatação de alça intestinal, polidrâmnio, diagnóstico de malformações associadas (geniturinário, cardiovascular, outras atresias intestinais).

Na maioria das vezes, o diagnóstico é feito ao nascimento, ainda na sala de parto, mediante criteriosa observação clínica confirmando a ectopia ou imperfuração.

O exame físico é a prática mais importante para o diagnóstico do defeito anorretal, pois feito de maneira minuciosa, identifica o tipo de malformação em até 90% dos casos.

• Investigação clínica

- **Períneo:** inspeção e palpação do sacro, cóccix e sulco interglúteo. Posição do ânus; pigmentação da pele do períneo. Avaliação de eventuais orifícios fustulosos (conteúdo, *closing reflexes*, tônus do esfíncter). Testar sensibilidade do períneo. Considerar a presença de mecônio. O período de 24 horas é suficiente para a distensão abdominal e a identificação de fístula perineal ou vestibular.
- **Abdome:** distensão, peristaltismo visível, ruídos hidroaéreos, abaulamentos, herniações, massas palpáveis.

• Tratamento

A sobrevida na anomalia anorretal está relacionada a malformações associadas. O tipo de malformação do ânus-reto apenas está relacionado ao prognóstico funcional (continência ou incontinência urinária e fecal). Assim, exceto nos casos de ânus imperfurado associado a atresia de esôfago com fístula distal, a anomalia anorretal deve ser considerada uma urgência clínica e nunca uma urgência cirúrgica.

Como afirmado anteriormente, um período de 24 horas pode ser necessário para a distensão abdominal, exteriorização de mecônio e confirmação de fístula perineal ou vestibular. Nesse período, faz-se busca ativa por malformações associadas.

Durante as primeiras 24 horas, o cirurgião pediátrico deve responder a duas perguntas:

1) Há anomalias associadas que ameaçam a vida do bebê e devem ser tratadas de imediato?
2) Correção primária do defeito ou colostomia?

A presença de anomalias associadas que ameaçam a vida do bebê, podem ser identificadas com os seguintes exames:

- **Ultrassonografia:** renal e vias urinárias, vertebral e sacral para diagnóstico de malformações geniturinárias, vertebrais, medulares-espinhais (massa pré-sacral, meingomielocele oculta, *Tethered Cord*).
- **Radiografia simples de abdome em 24 horas:** avaliar obstrução intestinal, outras áreas de atresia.
- **Ecocardiografia:** indicado mediante diagnóstico prévio (pré-natal) de malformação cardiovascular ou justificado por sinais clínicos (sopro, cianose, dispneia).

Por sua vez, a decisão entre a cirurgia primária no período neonatal ou colostomia tem como base o tipo de anomalia anorretal, as alterações que irão ocorrer nas primeiras 24 horas e a experiência do serviço e do cirurgião.

Um períneo achatado, sem sulco interglúteo bem definido, indica comprometimento muscular, malformação alta, com provável fístula geniturinária, justificando uma colostomia.

Em contrapartida, a presença de hipertrofia cutânea do tipo "alça de balde" (*bucket-handle*) ou presença de mecônio no períneo indicam malformação baixa com improvável associação a malformação geniturinária, podendo ser a correção primária uma possibilidade.

Ocasionalmente, as fístulas perineais são grandes o bastante para descomprimir o trato gastrintestinal e podem ser dilatadas para facilitar a eliminação de gases e fezes.

As anomalias anorretais baixas estão relacionadas a bom prognóstico funcional. A rigor, a colostomia como conduta inicial evita complicações como infecção e deiscência. Eventos como esses poderiam interferir na continência futura dessas crianças.

• Etapas do manejo clínico-cirúrgico das anomalias

Etapa 1:

1) Considerar outras malformações (VACTERL).
2) Considerar avaliação interdisciplinar.
3) Classificar anomalia anorretal: "o exame físico minucioso determina o defeito anorretal em 90% dos casos".
4) Caracterizar urgência versus emergência: "as primeiras 24 horas são essenciais para a distensão abdominal e a identificação de fístula perineal ou vestibular".

Etapa 2:

1) Há anomalias associadas que ameaçam a vida do bebê e devem ser tratadas de imediato?
2) Correção primária do defeito ou colostomia?

26 ■ Anomalia anorretal

Etapa 3 (estado de colostomia):

1) Determina o tipo específico de AAR.
2) Diagnóstico (caracterização) de fistula.
3) Extensão do segmento de cólon.
4) Relação com sacro e reto.
5) Planejamento cirúrgico: determina necessidade de abordagem abdominal (cólon curto, atrésico ou fístula alta).

Etapa 4 (anorretoplastia sagital posterior: cirurgia).

Etapa 5 (dilatação anal (vela de Hegar)):

1) Dilatador compatível (sem resistência).
2) Treinar o responsável.
3) Aumentar o calibre do dilatador de Hegar, semanalmente, até o número esperado para idade da criança.
4) Após atingir o calibre ideal, iniciar treinamento esfincteriano com lavagem intestinal pela (colostomia distal).
5) Após 3 meses de treinamento, agendar reconstrução de trânsito.

Idade	Dilatador de Hegar
1 a 3 meses	12
4 a 8 meses	13
9 a 12 meses	14
1 a 3 anos	15
3 a 12 anos	16
Mais de 12 anos	17

Fonte: Adaptado de Levitt e Peña[1].

Etapa 6 (reconstrução de trânsito).

Etapa 7 (manejo de colon).

• Prognóstico e evolução

Dos pacientes operados por anomalia anorretal, 60% apresentam algum distúrbio de eliminação caracterizado por incontinência fecal ou impactação de fezes.

O prognóstico funcional está relacionado ao tipo de malformação do ânus-reto e, consequentemente, ao comprometimento caudal relacionado.

São fatores relacionados a mau prognóstico funcional:

1) Anomalia anorretal alta.
2) Alterações do sacro (índice de Peña menor que 0,3).
3) Alterações da medula espinhal.
4) Desenvolvimento incompleto da musculatura perineal.
5) Reconstrução de trânsito após o 2º ano de vida.
6) Manejo de cólon inadequado com dilatação do reto.

Um programa interdisciplinar de manejo de cólon permite manter o paciente limpo e reintegrá-lo socialmente.

■ Referências bibliográficas

1. Bischoff A, Levitt MA, Peña A. Update on the management of anorectal malformations. Pediatr Surg Int. 2013 Sep; (29(9):899-904.
2. van der Steeg HJ, Schmiedeke E, Bagolan P, Broens P, Demirogullari B, Garcia-Vazquez A, Grasshoff-Derr S, Lacher M, Leva E, Makedonsky I, Sloots CE, Schwarzer N, Aminoff D, Schipper M, Jenetzky E, van Rooij IA, Giuliani S, Crétolle C, Holland Cunz S, Midrio P, de Blaauw I. European consensus meeting of ARM-Net members concerning diagnosis and early managemente of newborns with anorectal malformations. Tech Coloproctol. 2015 Mar; 19(3):181-5.
3. Bischoff A, Levitt MA, Bauer C, Jackson L, Holder M, Peña A. Treatment of fecal incontinence with a comprehensive bowel management program. J Pediatr Surg. 2009 Jun;44(6):1.278-83; discussion 1.283-4.
4. Langemeijer RA, Molenaar JC. Continence after posterior sagital anorectoplasty. J Pediatr Surg. 1991 May;26(5):587-90.
5. Wang C, Li L, Cheng W. Anorectal malformation: the etiological factors. Pediatr Surg Int. 2015 Sep;31(9):795-804.
6. Levitt MA, Peña A. Anorectal malformations. Orphanet J Rare Dis. 2007 Jul 26;2:33. Review. Erratum in: Orphanet J Rare Dis. 2012;7:98. PMID: 17651510.

Defeitos de fechamento da parede abdominal, gastrosquise e onfalocele

27

■ Lourenço Sbragia Neto ■ Fábio Antonio Perecim Volpe

■ Introdução

Defeitos congênitos de fechamento da parede abdominal são caracterizados pela exposição de componente visceral mediante uma falha de desenvolvimento da parede abdominal. A parede abdominal é composta de quatro folhetos: cranial, caudal, e dois laterolaterais. O desenvolvimento do folheto cranial está relacionado ao desenvolvimento de outras estruturas, como pericárdio, diafragma, esterno, e do folheto caudal ao aparelho geniturinário e pelve anterior. Para o desenvolvimento normal e completo da parede abdominal é necessário o retorno do intestino após o processo normal de rotação intestinal.

Durante a 6ª semana de desenvolvimento embrionário, o intestino primitivo cresce mais que o embrião e sai para fora da cavidade celomática pela região do alantoide. Entre a 6ª e 10ª semanas, o intestino sofre um processo de rotação (270 graus no sentido anti-horário), retornando para cavidade celomática (abdominal) e, posteriormente, se fixando na posição usual. Após a redução do intestino, os folhetos que irão compor a parede anterior vão se desenvolvendo até sua fusão em um ponto denominado somatopleura.

A falha no retorno do intestino primitivo para a cavidade abdominal associado ao desenvolvimento incompleto dos folhetos da parede abdominal resulta em onfalocele. A ruptura da somatopleura, com exposição direta de alças intestinais, resulta em gastrosquise.

■ Onfalocele

Caracterizada por defeito de fechamento da parede abdominal na região central do abdome, com cordão umbilical na extremidade central do defeito. O conteúdo visceral é composto por intestino delgado, estômago e colón. O fígado pode estar envolvido em 50% dos casos. Na onfalocele as vísceras são cobertas por uma membrana avascular composta de âmnio, geleia de Wharton e peritônio. A musculatura abdominal é normal, com os retos abdominais na periferia do defeito.

O tamanho é variável e a onfalocele pode ser classificada em grande ou pequena de acordo com o diâmetro do defeito (maior ou menor que 5 cm). Nas onfaloceles pequenas o risco de cromossopatia associada é maior, enquanto nas gigantes (> 10 cm), o risco de complicações e dificuldades cirúrgicas são maiores, especialmente quando associada à hipoplasia pulmonar com a clínica de insuficiência respiratória devido a hipoplasia da musculatura inferior da musculatura torácica. A incidência é de 1:4.000 nascidos vivos. Em 20 a 30% dos casos. pode haver cromossomopatias associadas. Outras malformações relacionadas são as cardíacas, as geniturinárias, o sistema nervoso central e as ósseas.

O diagnóstico pode ser feito no período pré-natal e uma vez confirmado, alterações cromossômicas e malformações associadas devem ser investigadas por cordocentese ou amniocentese.

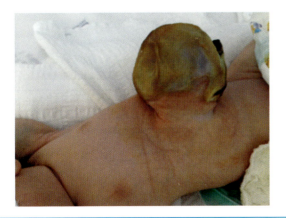 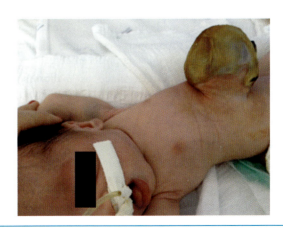

FIGURA 27.1. Onfalocele. Defeito de fechamento da parede na região central do abdome, cordão umbilical na extremidade do defeito e conteúdo visceral coberto por membrana avascular. É necessário investigar cromossomopatias e malformações associadas.
Fonte: Acervo da autoria.

O tratamento tem por objetivo o fechamento primário do defeito da parede abdominal e pode ser cirúrgico ou conservador, especialmente nos pacientes portadores de onfalocele gigante. A cirurgia resume-se na exérese da membrana avascular e sutura da parede abdominal. Dependendo do tamanho do defeito, o tratamento cirúrgico pode ser estagiado com uso de próteses (telas). Já o tratamento conservador consiste na aplicação local de soluções alcoólicas. A exposição da membrana avascular a essas soluções resulta em processo inflamatório com epitelização da geleia de Wharton.

Durante a assistência desses pacientes destacam-se os seguintes cuidados:

- Cuidado na realização da cesariana quando o onfalocele for gigante para não causar ruptura da membrana.
- Triagem de malformações associadas e cromossomopatias; especial atenção aos aparelhos cardiovascular e geniturinário.
- Cuidados locais com membrana avascular evitando ruptura ou lesão ao nascimento.
- Sondagem orogástrica em drenagem.

Na onfalocele as alças intestinais não têm alterações estruturais ou funcionais, exceto quando há má rotação intestinal. A introdução precoce da dieta é possível e a evolução e o prognóstico estão relacionados às malformações associadas, alterações cromossômicas e complicações cirúrgicas inerentes aos grandes defeitos.

- **Resumo e considerações finais sobre a onfalocele**
  - Defeito na região central do abdome, cordão umbilical na extremidade, conteúdo visceral coberto por membrana avascular.
  - Tamanho variável, malformações associadas são possíveis.
  - O diagnóstico é pré-natal e o tratamento é cirúrgico, especialmente nas pequenas.
  - Os cuidados iniciais podem ser resumidos na triagem de malformações associadas e cromossomopatias, cuidados locais com membrana avascular evitando ruptura ou lesão, sonda orogástrica em drenagem.
  - Não há alterações funcionais e estruturais do intestino e a dieta pode ser iniciada precocemente.
  - O prognóstico está relacionado às malformações e cromossomopatias associadas e ao tamanho do defeito.

■ Gastrosquise

Caracterizada por defeito na parede abdominal periumbilical, em geral à direita, com exposição de alças intestinais ao líquido amniótico (LA). Nesse defeito, a cavidade abdominal acaba ficando pequena, com musculatura abdominal normal, e alças intestinais expostas com inflamação secundária pela exposição dos componentes do LA. Os defeitos associados são incomuns, bem como a exposição do fígado. A fisiopatologia do defeito está relacionada a alterações isquêmicas com involução da veia umbilical direita, obstrução da artéria onfalomesentérica e ruptura da somatopleura.

A incidência é de 1:5.000 nascidos vivos e vem aumentando nas últimas duas décadas. As alças intestinais sempre estão com mal rotação e 10% dos pacientes apresentam algum tipo de atresia intestinal e raramente outras malformações associadas.

O diagnóstico pode ser feito no período pré-natal e, uma vez confirmado, o acompanhamento ultrassonográfico regular é essencial para avaliar o desenvolvimento do processo inflamatório intestinal (edema de parede, dilatação de alças intestinais e atresia).

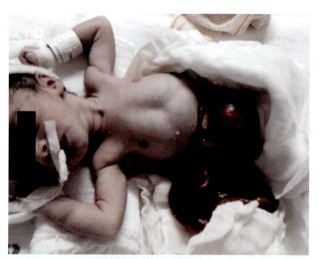

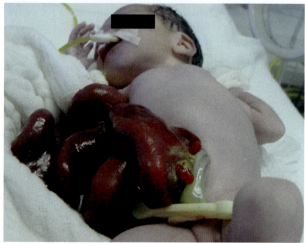

FIGURA 27.2. Gastrosquise. Defeito de fechamento da parede abdominal periumbilical direita, pequeno, com exposição de alças intestinais sem qualquer proteção. Especial atenção para o processo inflamatório associado.
Fonte: Acervo da autoria.

O tratamento tem por objetivo o fechamento primário do defeito da parede abdominal e é sempre cirúrgico. A cirurgia deve ser realizada o mais breve possível após o nascimento, e caracteriza-se pela inspeção sistemática das alças intestinais, redução do conteúdo exposto e síntese da parede abdominal com preservação do umbigo. Dependendo do volume das alças intestinais expostas, o tratamento cirúrgico pode ser estagiado com uso de próteses (ou silos), que devem ser mantidas no máximo sete dias e posterior fechamento primário.

Durante a assistência desses pacientes, destacam-se os seguintes cuidados:

- Cuidados locais com alças intestinais expostas (com rigor de técnica asséptica).
- Sonda orogástrica em drenagem.
- Suporte hídrico e eletrolítico com atenção a perda de terceiro espaço.

Na gastrosquise, as alças intestinais estão inflamadas. O intestino é mais curto e apresenta distúrbio de motilidade. A introdução da dieta é lenta e o recém-nascido permanece em jejum prolongado com nutrição parenteral. As complicações podem ser divididas em precoces (síndrome de hipertensão intra-abdominal, enterocolite necrosante e infecção da ferida operatória) e tardias (obstrução intestinal, infecção e sepse). O prognóstico está relacionado à comprometimento funcional do intestino, jejum prolongado, dependência de nutrição parenteral total (NPT) e ocorrência de complicações, como infecção e enterocolite, sendo a causa mais comum de indicação de transplante de intestino os pacientes com gastrosquise complicada. Devido ao longo tempo de internação e ao uso prolongado de NPT, deve ser mantido rigoroso cuidado com a preservação dos acessos venosos pelo potencial de complicações da doença.

• Resumo e considerações finais sobre a gastrosquise

- Defeito de parede abdominal periumbilical à direita com exposição de alças intestinais sem qualquer proteção.
- Malformações associadas são incomuns e em geral são atrésias intestinais.
- O diagnóstico é pré-natal e o tratamento é cirúrgico.
- Cuidados locais com alças intestinais expostas (com rigor de técnica asséptica), sonda orogástrica em drenagem, reposição hídrica e eletrolítica.
- Preservar as veias é importante, especialmente, nos pacientes complicados.
- O prognóstico está relacionado à comprometimento funcional do intestino, jejum e dependência de nutrição parenteral, presença de complicações, como infecção e enterocolite necrosante.

■ Referências bibliográficas

1. Emily R. Christison-Lagay, Cassandra M. Kelleher, Jacob C. Langer. Neonatal abdominal wall defects. Seminars in Fetal & Neonatal Medicine. 2001;16:164-72.

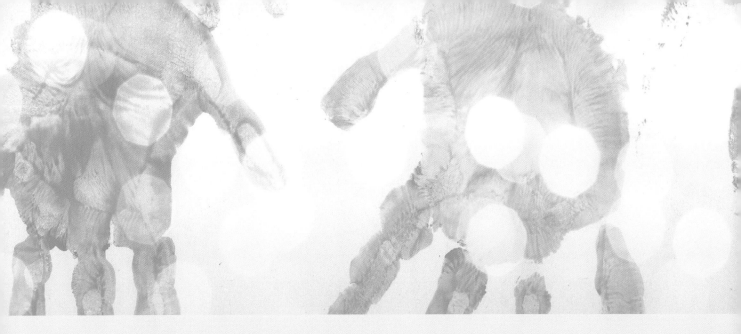

Seção IV
Dermatologia

Coordenadora de Seção: Ana Maria Ferreira Roselino

Exame dermatológico 28

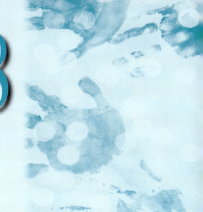

■ Renata Nahas Cardili ■ Ana Maria Ferreira Roselino

■ Introdução

Para o exame físico ser bem-sucedido é fundamental que seja estabelecida empatia, visando facilitar o diálogo entre o examinador, os pais e a criança, e proporcionar confiança e segurança durante o exame. Há médicos que preferem não vestir avental branco no atendimento à criança.

Crianças com idade inferior a 10 meses ou maiores de 3 anos podem ser examinadas sem grandes dificuldades. Para as crianças nessa faixa etária, o exame físico pode exigir maiores habilidades técnico-afetivas. O tom de voz do examinador deve ser tranquilo, com simpatia, contemplando a troca de objetos, brincadeiras, sorrisos, toques delicados e profundo respeito. É importante também que o examinador descreva antecipadamente os passos do exame, a fim de reduzir o grau de ansiedade da criança e dos responsáveis. É interessante ter as mãos livres para que a criança possa perceber que não há objetos que possam lhe imputar medo. Quando necessário, a criança pode ser examinada no colo da mãe. Exames que exigem instrumentos (cavidade oral, exame otológico e outros) devem ser deixados para o final, e atitudes de contenção são justificadas apenas em situações de emergência.

■ Exame físico dermatológico

Deve ser realizado em ambiente tranquilo, com luz natural ou fluorescente, projetada atrás do examinador.

• Inspeção ou ectoscopia

A inspeção craniopodal é sistemática, abrangendo toda a pele, incluindo o couro cabeludo, palmas e plantas, mucosas oral e genital, conjuntivas, pelos e unhas. Os recém-nascidos podem ser examinados despidos. Em crianças maiores ou adolescentes, a inspeção pode ser realizada por partes, a fim de se evitar constrangimentos.

• Palpação

Necessária para determinar consistência, textura, delimitação do volume, presença ou não de dor, e pesquisa de exsudatos à expressão, principalmente em lesões localizadas nos planos mais profundos da derme e hipoderme. É importante para diferenciar manchas de lesões infiltrativas. A compressão é útil na identificação de edema. A palpação deve ser realizada com luvas, quando houver descontinuidade do tecido e na presença de exsudatos, assim como nas lesões mucosas.

■ Lesões elementares

Elencadas em cinco grupos, segundo as características comuns. A descrição e a nomenclatura das lesões podem apresentar pequenas variações de acordo com diferentes autores. Aqui, seguiremos a classificação mais aceita e usada na atualidade pela maioria dos livros-texto de semiologia dermatológica.

• Manchas

Ocorrem somente alteração da cor da pele, sem espessamento ou alteração da textura, podendo ser de tamanhos variados. Há autores que classificam como máculas as lesões entre 0,5 e 1 cm de tamanho. Costumamos usar os termos máculas ou manchas como sinônimos. Assim como a topografia, a descrição do tamanho da lesão é importante: manchas puntiformes, lenticulares (lentilhas), numulares (númula ou moeda), placa (palma da mão) e placar (a mão toda). A tonalidade da pele difere de uma pessoa para outra, e a cor da pele se deve à conjunção vascular e pigmentar. Quando patológico, surgem as manchas vasculares e pigmentares.

Manchas vasculares ou sanguíneas

- **Eritema:** ocorre por vasodilatação, com a percepção da hemoglobina oxigenada nos vasos capilares (p. ex., exantemas morbiliforme (eritema entremeado por pele sã) e escarlatiniforme (eritema difuso)).
- **Púrpura:** extravasamento de hemácias para fora do vaso. A vitropressão ou diascopia pode ser usada como método semiótico para diferenciar eritema da púrpura. Comprime-se a pele com uma lâmina de vidro e, ao colabar os vasos, o eritema desaparece, enquanto a púrpura permanece. Quando puntiforme, a púrpura é conhecida por petéquia, determinada ou não por plaquetopenia. Se a púrpura for palpável, por exemplo, pápula purpúrica, bolha hemorrágica, indica processo mais grave. Deixa de ser uma mancha, quando o processo corresponde à simples capilarite e passa a traduzir sofrimento da parede do vaso, devendo-se pensar nas vasculites.

- **Cianose:** deve-se à congestão vascular, por acúmulo de hemoglobina reduzida, observada em processos localizados ou sistêmicos.
- **Lividez ou áreas anêmicas:** causada por vasoconstricção por distúrbio vasomotor fisiológico (como a cútis marmórea do recém-nascido) ou por processos patológicos.
- **Neoformações vasculares:** corresponde à proliferação anormal dos vasos, como hemangiomas planos e telangiectasias. Os *spiders* ou formações angiomatosas em aranhas são importantes para o diagnóstico de doenças genéticas ou hepáticas. Os hemangiomas tuberosos e cavernosos têm componentes sólidos ou de conteúdo líquido.

Manchas discrômicas

- **Hipocrômicas e acrômicas:** lesões com tonalidade mais clara que a pele normal, causadas por diminuição da melanina. Entram no diagnóstico diferencial: nevo hipocrômico, nevo anêmico, hanseníase, vitiligo, e outras genodermatoses, como albinismo, piebaldismo e hipomelanose de Ito. A eczemátide (estigma atópico) também é composta por lesões hipocrômicas, porém, descamantes, não constituindo manchas.
- **Hipercrômicas:** causadas por aumento de melanina (lesões pigmentares) ou por depósito de pigmentos não-melanina. Exemplo comum na criança é a mancha mongólica. Outros exemplos: eritema pigmentar fixo (causado por drogas); doenças metabólicas, como hemocromatose, doença de Addison e alcaptonuria.

• Lesões sólidas

Com alteração da espessura, decorrentes da infiltração celular do tipo inflamatório, neoplásico ou por depósitos anormais na epiderme, derme ou ambas. O tamanho e a cor podem ser variados e a superfície das lesões pode ser lisa, brilhante, inflamatória ou cursar com alterações como ceratinização e descamação.

- **Pápulas:** lesões de tamanho até 1 cm (p. ex., pápulas amareladas do milium na face dos recém-nascidos).
- **Placa:** lesões maiores que 1 cm. Quando há confluência de pápulas, denomina-se placa papulosa.
- **Nódulo/nodosidade/goma:** lesão sólida, circunscrita, corresponde a infiltrado ou depósitos dérmicos (lesão aparente) e hipodérmicos (mais palpável que visível), bem delimitado. Quando não há individualização da lesão à palpação, denomina-se nodosidade. Quando o nódulo sofre fistulização, denomina-se goma (p. ex., furúnculo).
- **Vegetação:** lesão proliferativa, de fácil sangramento (p. ex., piodermite vegetante).
- **Verrucosidade:** lesão com hiperceratose na superfície devido ao espessamento da camada córnea (p. ex., verrugas virais).
- **Urtica:** lesão eritematosa e edematosa, pruriginosa e fugaz, causada por extravasamento de plasma na derme (p. ex., urticária).

• Lesões de conteúdo líquido

Causadas por edema intercelular na epiderme (vesículas) ou subepidérmico (bolhas) decorrente de processo inflamatório agudo.

- **Vesícula/pústula/bolha:** lesão de conteúdo líquido de tamanho entre 0,5 e 1 cm (p. ex., herpes simplex). Se o conteúdo for purulento, é dito pústula, que podem ser foliculares. Denomina-se bolha para as lesões maiores que 1 cm, devendo ser descrito o conteúdo: citrino, purulento ou hemorrágico (p. ex., impetigo bolhoso).
- **Abscesso:** coleção purulenta localizada mais profundamente na derme/hipoderme. O abscesso se diferencia do furúnculo por não haver fistulização espontânea.
- **Hematoma:** coleção sanguinolenta localizada mais profundamente na derme/hipoderme (p. ex., cefalo-hematoma do recém-nascido).

• Alterações de espessura

Podem indicar aumento ou diminuição da espessura da epiderme e/ou da derme/hipoderme.

- **Edema:** causado por infiltração da pele por líquidos orgânicos com ou sem características inflamatórias, podendo ser firme ou depressível.
- **Infiltração:** edema inflamatório, com presença de infiltrado celular nas camadas da pele por processos inflamatórios ou proliferativos (p. ex., erisipela).
- **Ceratose:** espessamento da epiderme, áspera à palpação. Quando perifolicular, é conhecida como ceratose pilar (p. ex., dartro volante).
- **Liquenificação:** deve-se ao espessamento da epiderme/derme por prurido crônico levando à acentuação dos sulcos ou dobras naturais da pele (p. ex., ocorre nas dobras cubitais e poplíteas do eczema atópico).
- **Esclerose:** ocorre por espessamento dérmico por proliferação do colágeno, levando à dificuldade do pregueamento cutâneo ao pinçar a pele (p. ex., esclerodermia).
- **Atrofia:** diminuição da espessura da epiderme, derme ou hipoderme (p. ex., lúpus eritematoso).
- **Cicatriz:** neoformação do tecido conjuntivo por processo de reparação resultando em pele atrófica ou hipertrófica (p. ex., queloide).

• Perdas teciduais

- **Descamação:** indica aumento da proliferação celular. Ocorre por destacamento da camada córnea em escamas finas (furfurácea) ou espessas (lamelar) (p. ex., psoríase).
- **Escara:** necrose tecidual de coloração enegrecida devido ao sofrimento vascular.
- **Crosta:** dessecamento do conteúdo das vesículas e bolhas, ou de exsudatos, de coloração amarelada (melicérica) ou sanguinolenta (hemorrágica).
- **Exulceração ou erosão/úlcera:** quando a perda tecidual é da epiderme, que evolui sem cicatriz, denomina-se exulceração ou erosão. A úlcera decorre da perda tecidual mais profunda acometendo derme e/ou subcutâneo, que evolui com cicatriz. Deve ser

caracterizada em relação ao tamanho, forma, bordas (emoldurada, plana ou elevada), aparência do fundo (purulento, fibrinoso, granuloso, liso ou hemorrágico) e se a base apresenta ou não inflamação.

- **Fissura/fístula:** fissura corresponde à solução de continuidade linear, enquanto a fístula é uma lesão de trajeto linear que exterioriza produtos resultantes de necrose ou abscesso de foco profundo.

As lesões elementares também devem ser caracterizadas de acordo com suas formas e contornos, como anulares, lineares, zoosteriformes, circinadas/policíclicas, serpiginosas, discoides, figuradas, ovaladas, gotada, em "alvo" etc.

A distribuição e a presença ou não de simetria também são importantes. Quando o tegumento é comprometido em mais de 90% por eritema, denomina-se eritrodermia, que também pode ser esfoliativa se houver descamação associada.

■ Mucosas e anexos

Devido à dificuldade técnica (pequeno tamanho da boca, dificuldade de inserir a espátula, medo de vômito, etc.), é prudente deixar o exame das mucosas por último. Os lábios devem ser avaliados quanto à coloração, superfície, presença de lesões, como vesículas, placas esbranquiçadas, ressecamento, indurações e edema. A mucosa oral deve ser avaliada quanto à presença de aftas, exulcerações, gengivoestomatites, manchas de Koplic e enantema (eritema de mucosa). A língua deve ser avaliada quanto ao tamanho (magroglossia ou microglossia), trofia das papilas, simetria, mobilidade e presença de lesões, como úlceras aftoides e língua geográfica (placas avermelhadas com margens esbranquiçadas, circulares e irregulares, pouco salientes, não fixas, isto é, mudam de um dia para o outro).

As alterações dos anexos apresentam nomenclatura semiológica ampla com termos específicos; aqui, colocamos alguns mais utilizados na prática clínica. Os pelos devem ser avaliados quanto à quantidade, distribuição, coloração, textura, calibre e brilho.

■ Técnicas semióticas e exames laboratoriais complementares

Necessários para auxílio no diagnóstico dermatológico, aqui foram descritos, sumariamente, alguns mais utilizados na prática do dermatologista.

- **Curetagem metódica de Brocq:** raspagem de lesões descamativas com cureta de ponta romba para auxílio diagnóstico na hipótese de psoríase, sendo observados três sinais clínicos: da vela (revela a estratificação das escamas epidérmicas), da membrana (após a retirada das escamas, há destacamento de uma fina membrana ao nível da junção epiderme-derme denominada membrana de Duncan), e de Auspitz (presença de pontos hemorrágicos devido à vasodilatação na papila dérmica, após o destacamento da membrana de Duncan).
- **Sinal de Nikolsky:** realiza-se pressão com gaze linear da pele na região perilesional. Se ocorrer destacamento da epiderme, sugere o diagnóstico de pênfigo, embora não seja patognomônico.
- **Sinal de Darier:** formação de urtica após a fricção da pele, que auxilia o diagnóstico de mastocitose.
- **Diascopia ou vitropressão:** com lâmina de vidro provoca-se pressão levando à isquemia local. Auxilia no diagnóstico diferencial entre eritema e púrpura.
- **Testes de sensibilidade térmica, táctil e dolorosa nas lesões suspeitas de hanseníase:** pode ser utilizado o estesiômetro para análise da sensibilidade táctil.

■ Considerações finais

Finalizando, as lesões tegumentares devem ser classificadas de acordo com a lesão elementar, com descrição também da topografia. O conjunto das lesões elementares e a distribuição topográfica, assim como os métodos semióticos, são fundamentais para a elaboração do diagnóstico diferencial das dermatoses infecciosas, inflamatórias ou neoplásicas.

■ Referências bibliográficas

1. Bechelli-Curban. Compêndio de dermatologia. 6.ed. São Paulo, Atheneu; 1988.
2. Roselino AMF. Semiologia cutânea. Lesões elementares. Medicina. Ribeirão Preto. 1994;27:56-65.
3. Bolognia JL, Jorizzo J, Rapini RP. Dermatology. 2nd Ed. London, Mosby; 2008.
4. Sampaio e Rivitti. Manual de dermatologia. 3.ed. São Paulo, Artes Médicas; 2008.
5. Rook's Textbook of Dermatology. 8th Ed. Oxford, Wiley-Blackwell Science; 2010.
6. Fitzpatrick's et al. Dermatology in General Medicine. 7th Ed. New York, McGraw Hill Medical; 2013.
7. Azulay RD, Azulay DR, Abulafia-Azulay L. Dermatologia. 6.ed. Rio de Janeiro, Guanabara Koogan; 2013.
8. Belda Jr W, Di Chiacchio N, Criado PR. Tratado de dermatologia. 2.ed. São Paulo, Atheneu; 2014.

Diagnóstico diferencial das lesões elementares da pele: apresentação de casos clínicos

29.1 – Lesões maculares vasculares

■ Ana Maria Ferreira Roselino

CASO CLÍNICO

Criança do gênero feminino, 10 anos, com artralgia (ou artrite), dor abdominal e hematúria. A vitropressão permitiu diferenciar púrpura puntiforme do eritema.

- Exames realizados:
  - Hemograma: normal.
  - Contagem de plaquetas: normal.
  - Urina rotina: normal.
  - Ultrassonografia abdominal: normal.
- Principal hipótese diagnóstica: Vasculite por IgA (púrpura de Henoch-Schonlein).

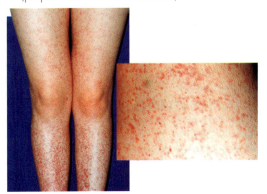

FIGURA 29.1.1. Vasculite por IgA (púrpura de Henoch-Schonlein).
Fonte: Acervo da autoria.

Quando as lesões purpúricas são superficiais, como no caso apresentado, devemos pensar no comprometimento de vasos superficiais da derme. Porém, podem haver lesões palpáveis, denominadas púrpuras palpáveis, com bolhas e úlceras necróticas.

O Capítulo 46 aborda a apresentação clínica, diagnóstico e tratamento da púrpura de Henoch-Schonlein, atualmente denominada vasculite por IgA.

■ Referências bibliográficas

1. Ozen S, Pistorio A, Iusan SM, Bakkaloglu A, Herlin T, Brik R et al. Eular/Printo/Pres criteria for Henoch-Schonlein purpura, childhood polyarteritis nodosa, childhood Wegener granulomatosis and childhood Takayasu arteritis: Ankara 2008. Part II: Final classification criteria. Annals of the rheumatic diseases. 2010;69(5):798-806.
2. Jennette JC, Falk RJ, Bacon PA, Basu N, Cid MC, Ferrario F et al. 2012 revised International Chapel Hill Consensus Conference nomenclature of vasculitides. Arthritis Rheum. 2013;65(1):1e11.
3. Hetland LE, Susrrud KS, Lindahl KH, Bygum. Henoch-Schonlein purpura: a literature review, Acta Derm Venereol. 2017 Nov;15;97(10):1.160-6.
4. Lei et al. Incidence and risk factors for recurrent Henoch-Schönlein purpura in children from a 16-year nationwide database. Pediatric Rheumatology. 2018;16:25.

29.2 – Lesões hipocrômicas

■ Ana Maria Ferreira Roselino

CASO CLÍNICO 1

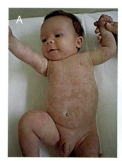
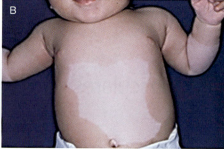
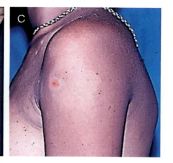

FIGURA 29.2.1. (A) Manchas hipocrômicas. (B) Mancha acrômica. (C) Manchas hipocrômicas.

Legenda: (A) A mãe referia que as lesões começaram a surgir assim que iniciou os banhos de sol. Observar que a região das fraldas está poupada. Também chamava a atenção que as dobras também estavam poupadas, havendo relação das lesões hipocrômicas com as áreas expostas ao sol. Para o diagnóstico de vitiligo, não haveria relação com áreas fotoexpostas; para o diagnóstico de eczemátide, descamação fina seria esperada. O diagnóstico de lúpus eritematoso neonatal foi aventado, com confirmação ao histopatológico, e anti-Ro positivo. A mãe tinha antecedente de lúpus eritematoso sistêmico. (B) Nesse caso, o diagnóstico diferencial deve ser feito com nevo acrômico, piebaldismo e vitiligo. O nevo acrômico e o piebaldismo apresentam-se ao nascimento, enquanto o vitiligo é adquirido. O vitiligo acomete principalmente face, mãos e extremidades, enquanto o piebaldismo acomete segmento cefálico e tronco, podendo apresentar mechas de cabelos ou pelos brancos em continuidade com lesões faciais. A síndrome de Vogt-Koyanage-Harada compreende o vitiligo, heterocromia da íris e surdez neurossensorial. (C) Para essa placa hipocrômica na região deltoide, de contornos definidos, deve-se investigar hanseníase indeterminada. Verificar se há perda da sensibilidade térmica, dolorosa e táctil, e proceder à biopsia para que os nervos cutâneos sejam analisados ao histopatológico. O diagnóstico diferencial deve ser feito com nevo hipocrômico, caso a lesão estivesse presente ao nascimento.
Fonte: Acervo da autoria.

CASO CLÍNICO 2

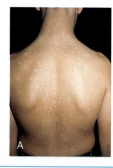
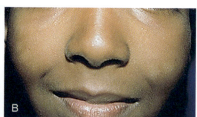

FIGURA 29.2.2. Lesões hipocrômicas descamantes.

Legenda: (A) Lesões lenticulares distribuídas em região seborreica do tronco posterior. A principal hipótese diagnóstica é pitiríase versicolor, dermatose fúngica superficial, causada pelo gênero *Malassezia*. O diagnóstico pode ser confirmado por exame direto microscópico do raspado cutâneo ou por fita gomada, quando se percebem esporos fúngicos agrupados em cacho de uva. Como o fungo é lipofílico, ocorre principalmente após a puberdade, quando há desenvolvimento da produção sebácea. O diagnóstico diferencial é feito com sífilis secundária hipocromiante. O tratamento da pitiríase versicolor pode ser feito com salicilados e antifúngicos tópicos. Recomendar banho de sol após o tratamento para obtenção da repigmentação.
(B) Lesões discretas localizadas na face, com principal diagnóstico de eczemátide (ou pitiríase alba). A eczemátide, estigma atópico, incide dos 3 aos 16 anos, com lesões assintomáticas, podendo acometer face, tronco e braços. Quando as lesões são acompanhadas por hiperceratose pilar, recebem o nome de dartro volante. O tratamento consiste na hidratação tópica com cremes umectantes e exposição solar para estimular a repigmentação.
Fonte: Acervo da autoria.

■ Referências bibliográficas

1. James WD. Andrews'Diseases of the skin: clinical dermatology. 11th Ed. 2011.
2. Cestari SCP. Dermatologia pediátrica. São Paulo, Atheneu; 2012.

29.3 – Lesões papulosas

■ Roberto Bueno Filho

CASO CLÍNICO

Criança do gênero masculino, pardo, 9 anos, com pápulas pruriginosas nos cotovelos e nos joelhos, há 6 meses e piora há 1 mês, após o início das aulas. A mãe associa piora com as atividades no parque da escola, onde tem areia. Foi tratada como "bicho geográfico" com pomada de tiabendazol, sem melhora. Tem antecedente de rinite alérgica e de asma controlada, sem uso de medicações atualmente.

- Exame físico: pápulas normo e hipocrômicas, achatadas, entre 1 e 3 mm, aglomeradas nos cotovelos e nos joelhos, algumas escoriadas, com crostas, associadas à pele xerótica. Sem alterações mucosas e ungueais.
- Exames complementares:
  - Hemograma (Hb: 12 g/dl; eosinófilos: 600 células/mm³).
  - IgE total: 450 UI/L.

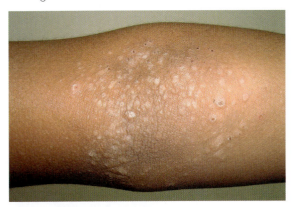

FIGURA 29.3.1. Diagnóstico: dermatite liquenoide friccional (dermatite anserina).
Fonte: Acervo da autoria.

- Tratamento: hidratação da pele com emolientes e corticosteroides tópicos.

■ Dermatite liquenoide friccional

Também conhecida por dermatite anserina, é uma dermatose recorrente em crianças entre 4 e 12 anos, especialmente do gênero masculino, associada a estigma atópico, como dermatite atópica, rinite e asma[1]. É mais frequente no verão e em associação com contato com grama ou areia[2]. Clinicamente, apresenta-se como pápulas normocrômicas, liquenoides, agrupadas nos cotovelos, joelhos e dorso das mãos (Figura 29.3.1). O prurido costuma ser intenso, mas pode estar ausente[2,3].

O diagnóstico diferencial é feito com líquen nítido (difere nas localizações e na associação com líquen plano, em vez de atopia), verrugas planas, psoríase, molusco contagioso e acrodermatite papulosa infantil[2].

O tratamento tem como base evitar atrito local, hidratação da pele com emolientes, corticosteroides tópicos e inibidores de calcineurina. O uso de anti-histamínicos pode ser necessário.

■ Líquen nítido

Raro, atinge qualquer idade, porém é mais comum em crianças na idade escolar. Tem etiologia desconhecida, mas pode se associar ao líquen plano[2,3]. Clinicamente, observam-se pápulas não pruriginosas, normocrômicas ou róseas, redondas ou poligonais, achatadas, de 2 a 5 mm, que normalmente não coalescem, mas que se apresentam aglomeradas nas suas regiões mais habituais: genitais, abdome, antebraços e mãos. Podem haver lesões disseminadas e o fenômeno de Köebner pode estar presente (Figura 29.3.2). Raramente, há acometimento da mucosa oral e das unhas (*Pittings* e onicólise). As lesões podem evoluir com hipopigmentação pós-inflamatória[4,5].

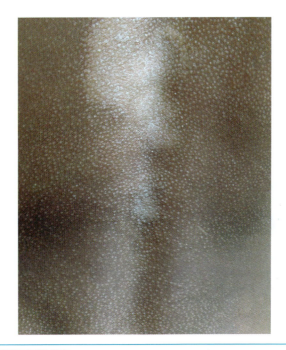

FIGURA 29.3.2. Pápulas normo e hipocrômicas com aspecto liquenoide disseminadas no dorso; acompanhadas por placas hipocrômicas e descamativas.
Fonte: Acervo da autoria.

O diagnóstico diferencial é com dermatite anserina, verrugas planas, líquen plano, líquen espinuloso, sarcoidose e líquen amiloidótico[5].

O tratamento é realizado com emolientes à base de ureia ou glicerina, associado a corticosteroides tópicos ou inibidores de calcineurina (tacrolimus e pimecrolimus). Casos mais resistentes e generalizados podem ser tratados com fototerapia (UVB e PUVA)[4].

■ Líquen plano

Acomete os adultos, porém, 2 a 11% dos casos ocorrem em crianças e adolescentes. Apresenta resposta imune mediada por células, mas sua etiologia permanece não esclarecida. Nas crianças, diferentemente dos adultos, não há associação, principalmente, com hepatite C. Relatam-se casos associados à vacinação para hepatite B[6].

Clinicamente, as lesões são pápulas eritematosas, poligonais e pruriginosas (o prurido é mais intenso nos adultos que nas crianças), com distribuição preferencial nos membros inferiores, acometendo também punhos, áreas flexoras, genitais e dorso inferior (Figura 29.3.3). O acometimento da região palmoplantar e da face é raro. Podem ser observadas nas lesões linhas estriadas, denominadas estrias de Wickham. É comum o fenômeno de Koebner[2,7]. O envolvimento mucoso ocorre em até 40% das crianças, diferindo da maior prevalência em adultos (até 70%). A apresentação mais comum são linhas brancas de aspecto em rede, ou arboriformes, presentes na mucosa jugal, palato e lábios. Normalmente, são assintomáticas, mas podem ocorrer dor e ulceração nas lesões. Até 10% dos pacientes com líquen plano apresentam alterações ungueais, menos comum em crianças[7].

O tratamento do líquen plano é feito com corticosteroides tópicos de média e alta potência, além do uso de anti-histamínicos. Em casos refratários, tacrolimus e corticosteroides sistêmicos (1 mg/kg/dia, 2 a 6 semanas) podem ser prescritos. Também podem ser prescritos: fototerapia, metronidazol, griseofulvina, dapsona, retinoides (acitretina), methotrexate, ciclosporina e talidomida. Nos casos induzidos por medicamentos, a descontinuação da medicação implicada é o fator mais importante para melhora. Tanto o líquen plano quanto a erupção ao medicamento têm resolução lenta, com tempo de resolução de até 3 semanas para o prurido e até 6 semanas para as lesões de pele e mucosas[7].

■ Líquen estriado

Dermatose inflamatória autolimitada que segue as linhas de Blaschko (linhas de desenvolvimento embriológico ectodérmico), com etiologia ainda desconhecida, embora esteja relacionada a infecções virais, imunização e trauma. A idade média de acometimento é de 4 anos, com predomínio do gênero feminino, e associação em 50% com atopia[8]. A erupção é assintomática, com pápulas eritematosas e hipopigmentadas, discretamente descamativas, achatadas, que formam disposição linear curvilínea, contínuas ou apresenta interrupções (Figura 29.3.4). Ocorrem, preferencialmente, em extremidades, mas há casos em face, pescoço, tronco e nádegas[8,9].

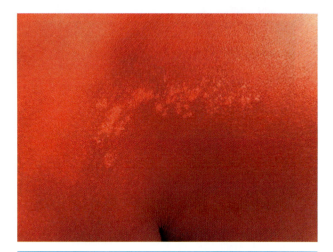

FIGURA 29.3.4. Pápulas hipocrômicas brilhantes, que coalescem no formato em faixa ou linear, seguindo as linhas de Blaschko, no tronco anterior.
Fonte: Acervo da Dra. Thaís Serraino Ferraz.

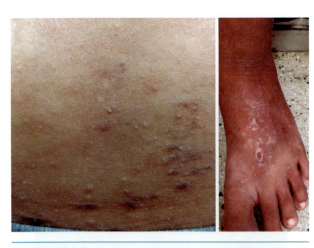

FIGURA 29.3.3. Pápulas eritematosas e violáceas, poligonais no abdome inferior; pápulas hipocrômicas e violáceas brilhantes, coalescentes, algumas com formato anelar no dorso do pé esquerdo.
Fonte: Acervo da autoria.

O diagnóstico diferencial é feito com erupção liquenoide ao medicamento, dermatite de contato liquenoide, sífilis secundária, líquen nítido, psoríase, lúpus eritematoso cutâneo.

O diagnóstico diferencial é feito com dermatoses papulosas lineares: nevo epidérmico verrucoso inflamatório linear (Nevil) e líquen plano linear[5,9]. Tem involução espontânea entre 3 e 24 meses. Podem ser utilizados emolientes e inibidores de calcineurina (tacrolimus)[8].

■ Estrófulo

Caracteriza-se por pápulas inflamatórias, às vezes encimadas por vesículas ou bolhas, relacionado à reação de hipersensibilidade a picadas de insetos (mosquitos, percevejos, pulgas, piolhos de pombos), e frequentemente em pacientes com estigmas atópicos[5,10,11]. A distribuição das lesões em áreas expostas quando se trata de mosquitos e em áreas cobertas no caso de pulgas, contribui para a hipótese do estrófulo. Há lesões que se formam mesmo em áreas sem picadas, por autossensibilização. Infecção secundária pode ocorrer devido à escoriação, com evolução para lesões hipercrômicas pós-inflamatórias[5,10,11].

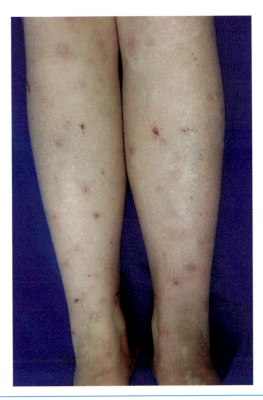

FIGURA 29.3.5. Pápulas eritematosas escoriadas com formação de crosta hemática, algumas hipocrômicas ou acastanhadas de aspecto residual e cicatricial.
Fonte: Acervo da Dra. Fernanda André Martins Cruz.

O diagnóstico diferencial deve ser feito com escabiose, urticária e, em casos de vesículas, deve-se diferenciar de varicela, pitiríase liquenoide varioliforme aguda (Pleva) e papulose linfomatoide[3,5].

Os pais devem ser informados quanto às picadas de inseto e reações de hipersensibilidade, quanto ao uso de mosquiteiros, repelentes e inseticidas. Anti-histamínicos e corticosteroides sistêmicos podem ser prescritos de acordo com a intensidade do quadro clínico. O uso de pasta d'água e cremes com corticosteroide pode ser pouco efetivo. Em casos de infecção secundária, deve-se prescrever antibióticos tópicos ou sistêmicos. Casos mais graves e associados à anafilaxia podem ser tratados com imunoterapia (vacinas), em que se aplica extrato de insetos em doses progressivamente crescentes na tentativa de criar tolerância imunológica e a remissão dos sintomas. O prognóstico é favorável e, com o amadurecimento imunológico, os surtos diminuem ou mesmo cessam[3,10,11].

■ Acrodermatite papulosa infantil

Também conhecida por síndrome de Gianotti-Crosti, cursa com pápulas eritematosas assintomáticas simétricas na face, região glútea e extremidades, em crianças entre 1 e 6 anos, principalmente com estigmas atópicos. Pode estar associada a infecções virais, como EBV, CMV, coxsackie, adenovírus, parvovírus B19, rotavírus, hepatites (A, B e C) e herpesvírus 6, assim como imunizações[2,14]. Pode haver pródromo de febre, mal-estar, tosse e diarreia, adenomegalia e hepatoesplenomegalia[3].

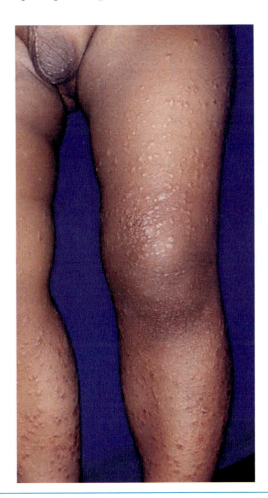

FIGURA 29.3.6. Múltiplas pápulas eritematosas e edematosas nas coxas, joelhos e pernas, com raras crostas associadas.
Fonte: Acervo da autoria.

O diagnóstico diferencial é feito com estrófulo, escabiose, pitiríase liquenoide e eritema polimorfo. Sorologias para hepatites podem ser solicitadas conforme a história clínica e o exame físico[5]. As lesões são autolimitadas, com duração até 12 semanas, sendo o tratamento de suporte[2].

■ Molusco

Causado pelo poxvírus *Molluscum contagiosum*. Em adultos, está associado à imunodeficiência ou transmissão sexual, enquanto na infância, em especial à dermatite atópica, provavelmente por supressão da resposta celular na atopia. A autoinoculação é a forma predominante da disseminação do molusco. A transmissão ocorre por contato interpessoal e também por toalhas, roupas e buchas de banho, sendo controversa a transmissão em piscinas[15]. Apresenta-se como pápulas normocrômicas, algumas levemente peroladas ou mesmo translúcidas, variando entre 2 e 8 mm, com centro umbilicado, isoladas ou agrupadas e, normalmente, nota-se o fenômeno isomórfico de Koebner, com aparecimento de novas lesões em áreas escoriadas. Também é comum o surgimento de lesões em áreas de dermatite prévia, como na dermatite atópica. Há predomínio do acometimento das dobras e, raramente, as mucosas podem ser afetadas[2,3,5].

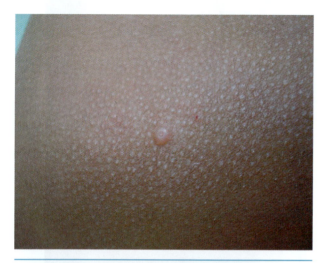

FIGURA 29.3.7. Pápula normocrômica, translúcida, isolada, com centro umbilicado no dorso.
Fonte: Acervo da autoria.

O diagnóstico diferencial se faz com verrugas vulgares, tumores foliculares benignos e, em imunossuprimidos, com histoplasmose e criptococose[5].

O prognóstico é favorável e as lesões individualmente podem durar meses e o surto de aparecimento de novas lesões pode durar anos. O tratamento pode ser feito com curetagem, cauterização química (ácido tricloroacético, hidróxido de potássio) ou crioterapia. O imiquimode, imunomodulador que induz a ativação do sistema imunológico, tem sido utilizado *off-label*, com respostas variáveis. A importância do tratamento visa aliviar o prurido e evitar o contágio de outras crianças, em especial as atópicas[2,15].

▪ Escabiose

Infestação causada pelo ácaro *Sarcoptes scabiei*, parasito humano obrigatório, com ciclo de vida de até 60 dias. A fêmea escava túneis na epiderme para depositar os ovos, especialmente no período noturno. Após 5 dias, os ovos eclodem e as larvas se transformam em ácaros adultos em 15 dias. O tempo de vida dos adultos é de até 30 dias. A transmissão é por contato pessoal, sendo mais rara a transmissão por roupas pessoais e de cama[2,5,16]. O prurido é intenso à noite, e os achados mais frequentes são pápulas, nódulos, túneis e vesicopústulas, com acometimento dos espaços interdigitais das mãos, punhos, axilas, cinturas, nádegas, mamas, pênis, face e pés. Especialmente em crianças, há acometimento da região palmoplantar, couro cabeludo e pescoço. Em lactentes, é comum a associação com quadros eczematosos[16].

A escabiose nodular, por reação de hipersensibilidade do hospedeiro ao parasito, cursa com nódulos eritematosos nas axilas, tronco e genitais, podendo perdurar meses.

A escabiose crostosa, ou sarna norueguesa, apresenta descamação intensa, associada aos pacientes imunossuprimidos ou com incapacidade física ou mental. É extremamente contagiosa, devido à carga de ácaros infectantes, sendo fonte de epidemias em hospitais, creches e asilos[2,5,16].

A escabiose transmitida por animais resulta em infestação temporária e autolimitada, já que não representa transmissão inter-humana. A distribuição é distinta da escabiose humana, pois não há acometimento interdigital, genital e não há formação de túneis[2].

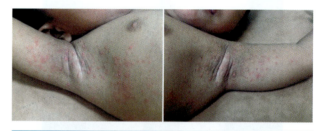

FIGURA 29.3.8. Pápulas eritematosas, vesículas, pústulas e crostículas sobre base eritematosa, disseminadas no tronco e região anterior dos braços.
Fonte: Acervo da Dra. Fernanda André Martins Cruz.

O diagnóstico diferencial é realizado com dermatite de contato, dermatite seborreica, histiocitose, impetigo, estrófulo, picadas de insetos e acropustulose da infância[3,5].

O tratamento é feito com tópicos e/ou medicações sistêmicas. A permetrina creme ou loção a 5% é o tratamento de escolha, sendo aplicada em todo tegumento, incluindo couro cabeludo e dobras retroauriculares, respeitando a face, por duas noites, sendo retirada pela manhã ao banho. Não é recomendada para crianças abaixo de 2 meses, mas é o tratamento de escolha para gestantes e mulheres em aleitamento. Deve-se repetir o ciclo após 1 semana. Outras opções são o enxofre precipitado entre 5 e 10% em vaselina, monossulfiran e benzoato de benzila. É importante tratar todas as pessoas com sintomas na casa e que tiveram contato com o paciente. A ivermectina, tratamento *off-label*, deve ser considerado em casos mais intensos, em especial nos imunossuprimidos. A dose oral é de 200 μg/kg (6 mg a cada 30 quilos) e deve ser repetido após 1 ou 2 semanas. As medidas não medicamentosas incluem lavar a roupa pessoal e de cama[16]. O prurido pós-tratamento pode perdurar por semanas, podendo ser prescritos anti-histamínicos, devendo-se evitar o excesso de terapêutica, que pode gerar dermatite[5].

Referências bibliográficas

1. A Patrizi, V Di Lernia, G Ricci et al. Atopic background of a recurrent papular eruption of childhood (frictional lichenoid eruption). Pediatr Dermatol. 1990;7:111-5.
2. Paller AS, Mancini AJ. Hurwitz Clinical Pediatric Dermatology. 5.ed. Toronto, Elsevier; 2016.
3. Bolognia JL, Jorizzo JL, Schaffer JV. Dermatology. 2.ed. Maryland Heights, Mosby (Elsevier); 2008.
4. N Al-Mutairi, A Hassanein, O Nour-Eldin, J Arun. Generalized lichen nitidus. Pediatr Dermatol. 2005;22(2):158-60.
5. Sampaio SAP, Rivitti EA. Dermatologia. 3.ed. São Paulo, Artes Médicas; 2008.
6. P Luis-Montoya, L Domínguez-Soto, E Vega-Memije. Lichen planus in 24 children with review of the literature. Pediatr Dermatol. 2005;22(4):295-98.
7. A Sharma, R Bialynicki-Birula, RA Schwartz et al. Lichen planus: an update and review. Cutis. 2012;90(1):17-23.
8. JJ Tilly, BA Drolet, NB Esterly: Lichenoid eruptions in children. J Am Acad Dermatol. 2004;51:606-24.
9. A Patrizi, I Neri, C Fiorentini et al. Lichen striatus: clinical and laboratory features of 115 children. Pediatr Dermatol. 2004;21:197-204.
10. R Howard, IJ Frieden: Papular urticaria in children. Pediatr Dermatol. 1996;13(3):246-49.
11. Stibich AS, Schwartz RA. Papular urticaria. Cutis. 2001 Aug;68(2):89-91.
12. Araújo Tami de, Schachner Lawrence. Erupções vesicopustulosas benignas no neonato. An Bras Dermatol. 2006;81(4):359-66.
13. G Marchini, A Nelson, J Edner et al. Erythema toxicum neonatorum is an innate immune response to commensal microbes penetrated into the skin of the newborn infant. Pediatr Res. 2005;58(3):613-6.
14. M Retrouvey, LH Koch, JV Williams. Gianotti-Crosti syndrome after childhood vaccination. Pediatr Dermatol. 2012;29(5):666-8.
15. MA Dohil, Lin P, J Lee et al. The epidemiology of molluscum contagiosum in children. J Am Acad Dermatol. 2006;54:47-54.
16. O Chosidow. Scabies and pediculosis. Lancet. 2000;355(9206): 819-26.

29.4 – Dermatoses eritemato-descamativas

■ Cacilda da Silva Souza

CASO CLÍNICO

Menina de 4 anos, com pústulas no couro cabeludo e região cervical, com evolução de eritema e descamação em todo tegumento há 6 meses, febre, sem apresentar alterações articulares.

- Exame físico: eritema e descamação intensos na face e no couro cabeludo, acometendo tronco e membros. Lesões descamativas puntiformes ou pustulares esparsas sobre base eritematosa, placas eritemato-infiltradas, com descamação pluriestratificada e de cor branco-prateada, ou amarelada, nos cotovelos, couro cabeludo e terço distal das pernas. Gânglios menores de 0,5 cm foram palpados nas cadeias ganglionares.
- Curetagem metódica de Brocq: sinais da vela, da membrana e do orvalho sanguíneo presentes nas placas do cotovelo.
- Diagnóstico clínico: eritrodermia esfoliativa relacionada à psoríase.
- Tratamento: emolientes, ciclosporina ou fototerapia com ultravioleta B.

Eritema e descamação generalizados caracterizam o quadro de eritrodermia esfoliativa, que implica na distinção da psoríase, pitiríase rubra pilar, dermatite seborreica e farmacodermia. As afecções eritemato-descamativas consistem na hiperproliferação do epitélio – aumento da camada Malpighiana (acantose) e permanência de células nucleadas na camada córnea (paraqueratose) –, associado a infiltrado inflamatório dérmico, eventualmente com exocitose de células inflamatórias adentrando a epiderme.

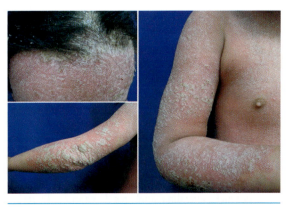

FIGURA 29.4.1. Eritrodermia esfoliativa relacionada à psoríase.
Fonte: Acervo da autoria.

Psoríase

Doença inflamatória multifatorial que afeta principalmente a pele e as articulações. O primeiro pico do surgimento da doença ocorre antes dos 20 anos de idade, incluindo a infância e a adolescência, cuja prevalência varia entre 0,7 e 1,2%. Aproximadamente 1/3 dos adultos acometidos apresentam a doença antes dos 16 anos, e 25% das crianças acometidas apresentam a psoríase com menos de 2 anos de idade.

Fatores genéticos e desequilíbrio da resposta imune têm sido relacionados à etiopatogenia da doença. Cerca de 2/3 das crianças afetadas apresentam histórico familiar de psoríase; em particular, o alelo HLA-C6 mantém estreita relação com o surgimento precoce. Os riscos da ocorrência de psoríase durante todo o período de vida de um indivíduo são significativamente mais elevados quando parentes do primeiro grau são afetados. O início precoce ou tardio parece não ter relação com a gravidade da doença. No entanto, o acometimento de crianças e jovens pode implicar em surgimento prematuro das comorbidades, além do impacto negativo cumulativo na qualidade de vida. Como em adultos, a psoríase pediátrica tem sido associada com a obesidade, aumento da circunferência abdominal e outras anormalidades laboratoriais da síndrome metabólica, merecedores de monitoramento e modificações precoces do estilo de vida.

A psoríase vulgar é a mais comum, com lesões discoides, isoladas ou coalescentes (placas e placares), eritematosas, infiltradas e intensamente descamantes nas áreas extensoras, couro cabeludo e tronco. Já a psoríase gotada, com lesões até 0,5 cm, é mais comum nas crianças. Porém, pode apresentar aspectos pouco usuais, como placas eritematosas ligeiramente descamativas, restritas a uma área, como a região periorbitária ou genital. Placas descamativas no couro cabeludo podem ser eventualmente indistinguíveis da dermatite seborreica. Lesões pustulosas assépticas, localizadas ou generalizadas, compreendem o quadro de psoríase pustulosa. O comprometimento palmoplantar e ungueal pode ser isolado ou associado a outras áreas do tegumento.

O acometimento em mais de 70% do tegumento ocorre na psoríase eritrodérmica e na psoríase pustulosa generalizada, que representam condições mais graves, com comprometimento do estado geral, repercussões sistêmicas (febre, perda proteica intensa, reação inflamatória sistêmica e distúrbios hidreletrolíticos) e risco potencial de morte.

As formas clínicas da psoríase podem ser acompanhadas pelo acometimento das articulações – artrite psoriásica –, que apresenta potencial mutilante com sequelas funcionais.

O objetivo da terapêutica é atingir o controle da doença, com maior tempo de remissão e o mínimo de efeitos adversos pelos fármacos. Recomenda-se o uso rotacional dos medicamentos e associações com tópicos, incluindo a fototerapia. As formas localizadas podem ser tratadas com tópicos, salvo quando sítios especiais são acometidos (mãos e pés, unhas, face, couro cabeludo e área genital) ou estejam causando morbidade funcional ou psicológica com significativa perda na qualidade de vida.

- **Terapêutica tópica:** corticosteroides de média e alta potência, antralina, análogos da vitamina D, retinoides, umectantes, ceratolíticos e inibidores da calcineurina.
- **Fototerapia com ultravioleta A ou B:** fototerapia sistêmica (psoralênicos e ultravioleta A – PUVA), fototerapia tópica (psoralênicos tópicos e UVA), uso isolado da radiação ultravioleta B, e de forma combinada a outros medicamentos sistêmicos (retinoides sistêmicos associados aos psoralênicos e UVA).
- **Terapêuticas sistêmicas convencionais:** indicadas para os casos moderados e graves, a depender da extensão, dos sítios de acometimento e da resistência aos tratamentos tópicos: retinoides orais (acitretina 0,3 a 0,5 mg/kg/dia), metotrexato (oral ou injetável, 15 a 25 mg/semana) e ciclosporina (2,5 a 5 mg/kg/dia). Na psoríase artropática: metotrexato e ciclosporina como segunda opção. Em decorrência da contraindicação da gestação por 3 anos seguidos após o término da acitretina, é segura a prescrição até os 9 anos de idade para o gênero feminino, ou seguimento estreito com contracepção após a menarca.
- **Terapêutica com agentes biológicos:** a maioria dos consensos mantém a uniformidade na indicação da terapêutica biológica para a psoríase cutânea com base em critérios de elegibilidade, no entanto, o acesso na ausência do acometimento articular é dependente das regulamentações de cada país e do sistema em que o paciente tem na assistência à saúde. São considerados elegíveis para tratamento com agentes biológicos, pacientes com doença cutânea moderada a grave ou aqueles com acometimento de sítios especiais (acral, facial e genital) e significativa morbidade funcional ou psíquica; e a presença de outras condições: contraindicação devido ao risco, histórico de toxicidade, intolerância ou ausência de resposta às alternativas terapêuticas sistêmicas convencionais; ou doença grave, instável, estabelecendo risco de vida.

Algumas dermatoses podem ser ainda consideradas no diagnóstico diferencial para essa faixa etária, como eczemas localizados ou generalizados (atópico, de contato, numular, microbiano), dermatofitoses, deficiência do zinco, lúpus eritematoso cutâneo e farmacodermia.

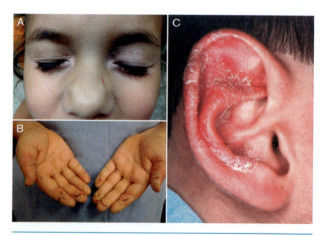

FIGURA 29.4.2. (A) Eritema e descamação na pálpebra superior esquerda e epicantos mediais, aspectos clínicos pouco usuais da psoríase na infância. (B) Descamação acentuada (hiperceratose) e fissuras observadas na psoríase palmar; deve ser diferenciada dos quadros do eczema crônico de contato. (C) Descamação e eritema do pavilhão auricular atribuídos à dermatofitose, como um dos diagnósticos diferenciais da eritemato-descamativas

Fonte: Acervo da autoria.

29.4 ■ Dermatoses eritemato-descamativas

■ Dermatite seborreica (DS)

Também conhecida como eczema seborreico, é uma afecção crônica, recorrente, que acomete regiões ricas em glândulas sebáceas. De causa ainda não esclarecida, há envolvimento da glândula sebácea com componente imunológico, manifestando-se por distúrbio da proliferação celular, alteração qualitativa do sebo e possível estímulo androgênico. É mais frequente entre 18 e 40 anos. No lactente, as glândulas sebáceas são estimuladas por andrógenos maternos; com a interrupção desse estímulo androgênico, há desaparecimento da DS. O calor, a umidade e o uso de tecidos retentores do sebo podem favorecer a piora. A população de bactérias e leveduras está aumentada, e alguns fungos (*Malassezia furfur*) podem ser desencadeantes ou agravantes da DS. A tensão emocional pode agravar a doença, distúrbios metabólicos podem favorecê-la e alguns quadros neurológicos podem estar acompanhados da afecção. A deficiência de zinco provoca quadro seborreico-símile na face e no couro cabeludo, porém, a administração do zinco não influencia a DS. A DS extensa é um marcador para a infecção do HIV. Embora sejam afecções distintas, há quadros que se iniciam como DS e evoluem para psoríase, ou aqueles com padrões clínicos de ambas as dermatoses, e a expressão "seboríase" tem sido empregada.

Na DS do lactente, as lesões surgem precocemente no neonato ou nos primeiros meses de vida. Denominada crosta láctea, escamas aderentes, amareladas e de aspecto gorduroso, incidem sobre base eritematosa no couro cabeludo. Lesões eritematosas acometem face, tronco, áreas de dobras e intertriginosas, como retroauricular, do pescoço, axilar, regiões inguinocrural e genitoanal (área de fraldas). O prurido é discreto, o decurso crônico e a melhora gradual. Infecção por *Candida albicans* ou *Staphylococcus aureus* é frequente. Na candidose, há surgimento de lesões satélites. No entanto, há quadros mais graves, caracterizando a eritrodermia esfoliativa do infante ou doença de Leiner, acompanhado de diarreia, vômitos, anemia e febre.

Algumas áreas comuns de acometimento podem dificultar a distinção com a psoríase, em particular a sua forma de transição, a seboríase, e o eczema atópico do lactente. A pitiríase rósea, a candidíase e a dermatofitose, e a doença de Letterer-Siwe podem ser incluídos entre os diferenciais.

O tratamento da DS do lactente consiste na remoção das crostas do couro cabeludo com óleo mineral, limpeza ou compressas breves com água boricada 2%. O uso de xampus antisseborreicos de cetoconazol ou piritionato de zinco podem ser indicados. É importante pensar na candidose das áreas intertriginosas. Quando houver eritema intenso, cremes de corticosteroides associados aos antibacterianos e/ou antifúngicos podem ser utilizados por alguns dias. Cremes ou pastas protetoras à base de óxido de zinco ou cetrimida estão mais indicadas para o uso prolongado. Deve-se evitar o excesso de roupas e o aquecimento; trocar as fraldas com frequência, e nos casos graves, eliminá-las até a melhora. Terapêutica sistêmica não é necessária, antibióticos podem ser empregados, se houver infecção secundária.

A condição de eritrodermia esfoliativa (doença de Leiner) deve ser abordada com internação hospitalar para antibioticoterapia sistêmica, e outras terapêuticas de suporte para a manutenção do estado geral. Fototerapia em doses suberitematosas, banhos de permanganato de potássio (1:50.000 a 1:80.000) e corticosteroide tópico de baixa potência (hidrocortisona) aplicado em áreas alternadas podem ser úteis.

■ Pitiríase rósea (PR)

Afecção inflamatória subaguda e eruptiva, caracterizada por lesões eritemato-escamosas disseminadas, de surgimento sucessivo e progressivo, seguido de regressão e cura. O pico de incidência ocorre entre 10 e 35 anos e a afecção parece ser mais frequente na África. Há controvérsias acerca de maior prevalência em estações mais frias do ano e ocorrência em aglomerações. Resposta reativa à infecção sistêmica por herpesvírus 6 e 7, isoladamente ou em interação com outras viroses, tem sido implicada na etiologia.

Inicia-se com placa ovalada ou arredondada, eritemato-escamosa, denominada medalhão ou lesão primária, com colarete de fina descamação na periferia. Após 1 ou 2 semanas, sucessivamente, surgem numerosas lesões ovais, pápulas e placas escamosas finas com típico colarete marginal. No tronco posterior, as lesões se dispõem paralelamente às linhas de clivagem da pele (em árvore de natal), e via de regra, surgem em áreas cobertas – tronco, raiz dos membros e pescoço –, e raramente na face, mãos e pés. Crianças de pele morena e negra podem apresentar mais frequentemente o acometimento do couro cabeludo e da face. O prurido é discreto, mas pode se acentuar por terapêuticas intempestivas (antiparasitários e antifúngicos). O tempo de evolução é de 4 a 8 semanas, com regressão total e rara recidiva.

Alguns diagnósticos diferenciais devem ser considerados: dermatite seborreica, eczema numular, pitiríase liquenoide crônica e, particularmente, a sífilis secundária.

A PR é autolimitada, e o mais adequado é orientar e tranquilizar a família. Emolientes e exposição à radiação ultravioleta natural ou ultravioleta B podem ser empregados. O uso de corticosteroides tópicos pode causar erupção generalizada e eritrodermia.

■ Pitiríase rubra pilar (PRP)

Afecção rara, crônica, inflamatória, de etiologia incerta, curso e gravidade variáveis. Na forma clássica, pápulas foliculares eritematosas coalescem formando placas eritemato-escamosas, similares às placas psoriásicas. A erupção se inicia no couro cabeludo e estende-se para a face, nuca, tronco e extremidades. A eritrodermia é complicação da afecção com ilhas de pele poupada. Associa-se à queratodermia palmoplantar com eritema e fissuras. Pápulas foliculares com espículas córneas, localizadas no dorso das mãos e dedos são frequentes. O prurido é discreto e o decurso é crônico com exacerbações e remissões. Não há comprometimento sistêmico. O exame histopatológico da pele pode auxiliar na confirmação do diagnóstico. Os diagnósticos da PRP eritrodérmica compreendem: psoríase, dermatite seborreica, eritroqueratodermia *variabilis*, ictiose folicular e farmacodermia, entre outros.

No tratamento, a associação dos agentes tópicos e sistêmicos é usual. Corticosteroides tópicos, queratolíticos, análogos da vitamina D, inibidores da calcineurina e emolientes constituem suportes para o tratamento sistêmico, podendo ser suficientes para as formas localizadas. Até o presente, retinoides sistêmicos parecem ser os agentes terapêuticos mais eficazes, podendo ser utilizados a fototerapia, os agentes citostáticos e os inibidores do fator de necrose tumoral (TNF).

■ Referências bibliográficas

1. Tollefson MM, Crowson CS, McEvoy MT, Maradit Kremers H. Incidence of psoriasis in children: a population-based study. J Am Acad Dermatol. 2010 Jun;62(6):979-87.
2. Silverberg NB. Update on pediatric psoriasis. Cutis. 2015 Mar;95(3):147-52.
3. Klein A, Landthaler M, Karrer S. Pityriasis rubra pilaris: a review of diagnosis and treatment. Am J Clin Dermatol. 2010;11(3):157-70.
4. Drago F, Broccolo F, Rebora A. Pityriasis rosea: an update with a critical appraisal of its possible herpesviral etiology. J Am Acad Dermatol. 2009 Aug;61(2):303-18.
5. Consenso Brasileiro de Psoríase 2012 – Guias de avaliação e tratamento Sociedade Brasileira de Dermatologia. 2.ed. Rio de Janeiro: Sociedade Brasileira de Dermatologia.
6. Sampaio SAP, Rivitti E. Dermatologia básica. 3.ed. São Paulo, Artes Médicas; 2008.
7. Bolognia JL, Jorizzo JL, Rapini RP. Dermatologia. Elsevier Brasil. 2010. (ISBN13: 9788535226461).

29.5 – Lesões de conteúdo líquido (vesicobolhosas)

■ Ana Maria Ferreira Roselino

CASO CLÍNICO

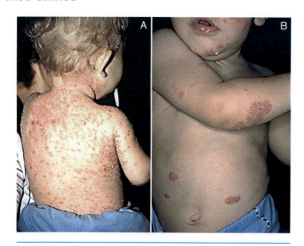

FIGURA 29.5.1. (A) Vesículas, pápulas e pústulas sobre base eritematosa no tronco, região cervical e raiz dos membros superiores. (B) Lesões lenticulares, numulares e em placas de eczema agudo, isoladas na região abdominal e confluentes no membro superior e na face.
Fonte: Acervo da autoria.

Para exemplificar as dermatoses de conteúdo líquido e de fácil diagnóstico, considerar o herpes simplex e herpes zoster (HZ). Como são dermatoses infecciosas, a base das lesões agrupadas em "bouquet" ou cacho de uvas é inflamatória, eritematosa. No HZ, assim como na varicela, pústulas estão presentes. Enquanto o HZ é metamérico, a varicela tem distribuição centrípeta e apresenta vários estágios de lesões, desde vesicopústulas a pequenas úlceras e crostas. Causado pelo vírus varicela-zoster, incide em pacientes que apresentaram varicela (procurar por cicatrizes variceliformes) ou tiveram a infecção não manifestada clinicamente. O HZ tende a ser considerado manifestação paraneoplásica e, como não é comum nas crianças, investigação, principalmente, hematológica deve ser feita.

A Figura 29.5.1A pode receber o diagnóstico diferencial de varicela, a considerar manifestações prodrômicas e tempo de evolução. Também podem ser considerados miliária rubra e escabiose (já descrita anteriormente) com infecção secundária, justificando as pústulas.

■ Miliária

Erupção papulovesicular causada pela retenção de suor na pele. Há duas formas principais: a miliária cristalina, cuja obstrução do acrossiríngeo ocorre na camada córnea, consiste em vesículas cristalinas, sem sinais inflamatórios ao redor e sem associação com prurido. E a miliária rubra, cuja obstrução ocorre no ducto sudoríparo na camada espinhosa, gera processo inflamatório ao redor e se caracteriza como pápula ou papulovesícula, acompanhada de prurido. A incidência da miliária é maior nas primeiras semanas de vida, devido à dificuldade do controle térmico e da sudorese, originados da pele imatura. O tratamento consiste em retirar a causa, deixando o paciente em ambiente fresco e ventilado. O uso de roupas mais leves, de algodão, ajuda a absorver o excesso de suor. Quando houver prurido, pode-se utilizar compressas de permanganato de potássio a 1:15.000, pasta d'água pura ou com calamina, e corticosteroides tópicos. Em casos de infecção secundária, deve-se considerar antibioticoterapia tópica ou sistêmica.

O principal componente do eczema ou dermatite é a vesícula. Prefere-se o termo eczema para a síndrome constituída por sinais e sintomas: na fase aguda, predominam

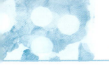

29.5 ■ Lesões de conteúdo líquido (vesicobolhosas)

vesículas e exsudação; na fase subaguda, há diminuição da exsudação, com surgimento de crostas; na fase crônica, predominam espessamento e liquenificação. O eczema é pruriginoso, incomodativo. Para a Figura 29.5.1B, podemos considerar: eczema atópico, eczema de contato e eczema numular. Para decidirmos por qual tipo de eczema, a anamnese pregressa e atual em relação à atopia na criança e em familiares e possíveis contactantes é fundamental. A dosagem de IgE total pode auxiliar o diagnóstico de eczema atópico. O diagnóstico de eczema numular é feito quando ambos acima são descartados. O tratamento do eczema depende da causa, optando-se por tratar a fase do eczema até se estabelecer a causa. Na fase aguda, prescrevem-se por 3 dias: compressas secativas de permanganato de potássio 1:30.000, e de água boricada 1 a 2%, e violeta genciana 1 a 2% em solução aquosa. Na fase subaguda para crônica, pode ser feito o transicionamento para cremes emolientes ou pomadas de corticosteroides, dependendo da sensibilidade de queimação. A opção por tratamento sistêmico com anti-histamínicos, corticosteroides ou cliclosporina, e fototerapia, dependerá da causa e da extensão do eczema, assim como da cronicidade.

Para a Figura 29.5.2A, o principal diagnóstico é de eczema atópico. A assimetria fala contra eczema de contato, cujo principal contactante ou alérgeno nos pés são os calçados. O eczema das mãos e pés do atópico deve ser considerado após a anamnese, e exame de todo o tegumento.

O principal achado na 29.5.2B, são as lesões purpúricas, não observadas no eczema. A biopsia confirmou o diagnóstico de síndrome de Leterer Siwe, histiocitose X, acompanhada por diabetes insípido.

Para a 29.5.2C, o diagnóstico diferencial pode ser amplo: desde uma virose por Coxsackie (doença da mão-pé-boca); acropustulose infantil; ou até mesmo erupção disidrosiforme medicamentosa. A predominância de pústulas favorece o diagnóstico de acropustulose infantil. No adulto, poderia ser considerada psoríase pustulosa palmoplantar. Quando houver dúvida se a pústula é asséptica ou bacteriana, deve-se proceder *swab* para cultura e antibiograma. Podem ser usados secativos e pomadas com antibióticos; a causa deve ser determinada para que seja instituído o tratamento correto.

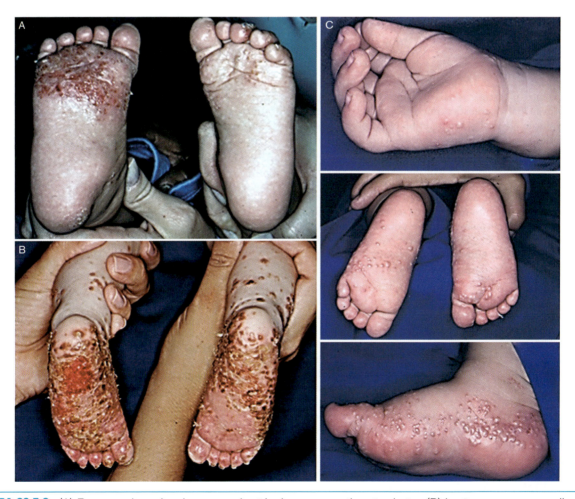

FIGURA 29.5.2. (A) Eczema subagudo: observar assimetria do comprometimento plantar. (B) Lesões que se assemelham ao eczema, porém, com ulcerações, crostas hemorrágicas e lesões purpúricas nas plantas e nas pernas. (C) Lesões vesicopustulosas *versus* sobre base pouco inflamatória.
Fonte: Acervo da autoria.

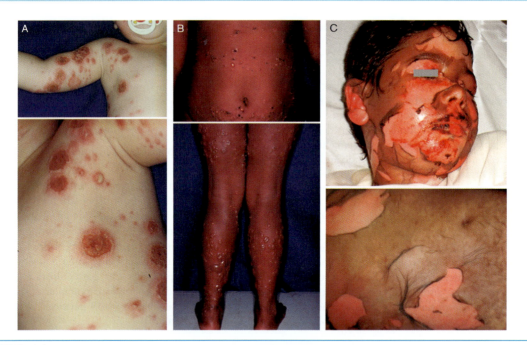

FIGURA 29.5.3. (A) Bolhas de conteúdo citrino e purulento sobre base inflamatória; com a ruptura das bolhas, surgem erosões, retalhos epidérmicos nas bordas e crostas. (B) Vesículas e bolhas tensas, de conteúdo citrino, e crostas hemáticas. Observar que a base das lesões não é inflamatória. (C) Criança em mau estado geral, retalhos epidérmicos e erosões como se fosse um grande queimado.
Fonte: Acervo da autoria.

Para a Figura 29.5.3A, pela base inflamatória das bolhas, devemos investigar sinais inflamatórios sistêmicos, sendo o principal diagnóstico impetigo bolhoso. O tempo de evolução é curto; o agente etiológico é *Staphylococcus aureus*, cujas toxinas se ligam à desmogleína 1, causando acantólise com subsequente clivagem na camada granulosa, guardando semelhança ao pênfigo foliáceo (fogo selvagem). A coleta de material para cultura microbiológica e antibiograma pode ser necessária para confirmar o agente infeccioso. O tratamento tópico deve ser feito com banhos ou compressas de permanganato de potássio e mupirocina ou ácido fusídico. O emprego de antibióticos sistêmicos deve ser decidido de acordo com a extensão das lesões e comprometimento sistêmico.

A Figura 29.5.3B pode lembrar o impetigo bolhoso. Trata-se de criança em bom estado geral, sem febre ou adenomegalia, com bolhas recorrentes. Na dúvida, coleta de material para cultura e antibiograma deve ser feita. Por se tratar de caso mais crônico, devemos pensar nos penfigoides, os quais apresentam diferença com os pênfigos, pois, causam bolhas subepidérmicas, justificando as bolhas tensas. Já, os pênfigos, causam bolhas intraepidérmicas e o sinal de Nikolsky está presente. Entre as dermatoses bolhosas subepidérmicas autoimunes, nas crianças, a doença por IgA linear é a mais comum. O diagnóstico é confirmado por histopatológico e por imunofluorescência direta, que mostra depósito linear de IgA na zona da membrana basal. A imunofluorescência indireta, por técnica de Salt Split NaCl 1M, permite o diagnóstico diferencial com epidermólise bolhosa adquirida (EBA). Na doença por IgA linear, o depósito de IgA se localiza na porção epidérmica da clivagem, enquanto na EBA, depósitos de IgG ou de IgA, mais raramente, se localizam na porção dérmica da clivagem. Diferentemente da dermatite herpetiforme por IgA, esta não apresenta hipersensibilidade ao glúten. O tratamento é feito com secativos e antibióticos, se necessário. Costuma responder muito bem à dapsona (ou sulfona) e corticosteroides podem ser necessários.

A Figura 29.5.3C mostra um quadro de necrólise epidérmica tóxica (NET) por cotrimoxazol. Outros medicamentos envolvidos na NET são: anticonvulsivantes, penicilinas, AINH, alopurinol, entre outros. Intensa apoptose dos queratinócitos é responsável pela necrólise total da epiderme. É de grande importância que a criança seja examinada por oftalmologista, dada a grande porcentagem do comprometimento ocular, que pode evoluir para cegueira, assim como com o otorrinolaringologista. O principal diagnóstico diferencial deve ser feito com síndrome da pele escaldada estafilocócica (SSSS). Portanto, deve-se buscar por possível foco infeccioso, geralmente de vias aéreas superiores, oculares e auditivos. Nesse caso, a toxina estafilocócica produz clivagem da camada subcórnea da epiderme. O tratamento da NET deve ser dirigido à retirada da droga suspeita e à correção do balanço hidroeletrolítico numa unidade de terapia intensiva, se necessário. O uso de antibióticos e de corticosteroides deve ser ponderado. A imunoglobulina endovenosa está indicada para quadros graves dentro de 48 a 72 horas. Podem ser prescritos secativos tópicos e óleos minerais. A taxa de óbito é de 30% para a NET.

■ Referências bibliográficas

1. James, Willian D. Andrews'Diseases of the skin: clinical dermatology. 11th Ed. 2011.
2. Cestari SCP. Dermatologia pediátrica. São Paulo, Atheneu; 2012.

29.6 – Lesões ulceradas

■ Marco Andrey Cipriani Frade ■ Ana Maria Ferreira Roselino

■ Introdução

Na criança, o diagnóstico diferencial das lesões ulceradas deve ser feito com causas infecciosas, inflamatórias ou traumáticas; são raras as causas tumorais.

Quanto às lesões de causas infecciosas, destacam-se as lesões ulcerocrostosas e ulcerovegetantes, como se apresentam nas dermatoses de etiologia bacteriana (ectima e micobacterioses); parasitária (leishmaniose); e de etiologia fúngica (esporotricose, paracoccidioidomicose e histoplasmose).

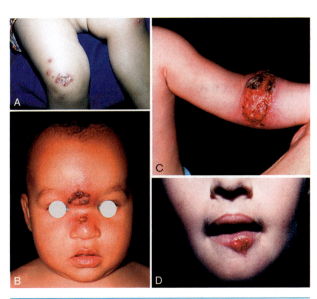

FIGURA 29.6.1. Causas bacterianas e parasitárias. (A) Ectima. (B, C, D) Leishmaniose tegumentar forma cutânea. Notar que a Figura B se assemelha ao ectima da Figura A, conhecida como leishmaniose ectimatoide; e o diagnóstico diferencial da Figura D pode ser feito com sífilis primária (cancro duro). O diagnóstico diferencial da Figura C é amplo, incluindo os de origem fúngica, as micobacterioses (tuberculose cutânea e micobacteriose atípica), o pioderma gangrenoso, as causas tumorais, entre outros.
Fonte: Acervo da autoria.

■ Ectima

Trata-se de uma piodermite: infecção primária da pele, causada por *Streptococcus pyogenes* e *Staphylococcus aureus*. Usualmente, as úlceras crostosas são precedidas por pústulas, se assemelham a "queimadura de cigarro" e se dispõem sobre base inflamatória, localizando-se nos membros inferiores, local de trauma frequente nas crianças. O diagnóstico é clínico, podendo haver adenomegalia e sintomas gerais. Devemos lembrar que a toxina estreptocócica pode causar glomerulonefrite aguda. Se as lesões forem localizadas, o tratamento é tópico, com compressas de permanganato de potássio e antibióticos tópicos. Se as lesões estiverem esparsas ou houver sintomas gerais, penicilina procaína ou derivados podem ser prescritos. Orientar os pais quanto à higiene, tomar banho com sabonetes antissépticos e o uso da mupirocina nas cavidades nasais por 7 dias pode ser útil.

■ Leishmaniose tegumentar (LT)

Com alta prevalência em muitas áreas tropicais e subtropicais do mundo. Em vários países da América Latina constitui grave problema de saúde pública pelo impacto negativo que representa nas esferas psicológica, sociocultural e econômica.

Ampuero e colaboradores[1] avaliaram 4.275 registros de casos novos de LT em região da Bahia, e encontraram 11,5% dos casos em crianças de 0 a 5 anos, enquanto Guerra e colaboradores[5], em Manaus, 20,65% dentre 712 casos analisados eram menores de 14 anos de idade. Ambos os relatos apontam a relação da LT em crianças como fenômeno de transmissão vetorial intra e peridomiciliar.

A LT é causada por protozoários *Leishmania* (*Viannia*) *braziliensis* e *L.* (*L.*) *amazonenses*. A espécie mais comum da LT é *L.* (*V.*) *braziliensis*, que acomete pele e mucosas, sendo transmitida por insetos flebotomíneos, também conhecidos como mosquito palha. A lesão cutânea surge após período médio de incubação de 30 dias, variando entre 15 dias e 6 meses.

- **Lesões cutâneas:** na maioria das vezes, apresenta-se como lesão ulcerada única, com bordas elevadas (em moldura de quadro), geralmente indolor. O fundo é granuloso, com ou sem exsudação. Adenomegalia não é evidente, embora possa se apresentar na forma esporotricoide.

- **Lesões mucosas:** a apresentação mucosa da LT surge geralmente em meses ou anos após a resolução das lesões de pele, acometendo mais frequentemente as cavidades nasais, seguidas da faringe, laringe e cavidade oral. Portanto, é infrequente na infância, sendo descritos casos raros de acometimento isolado de glote e faringe. O diagnóstico precoce da lesão mucosa é essencial para que a resposta terapêutica seja efetiva e sejam evitadas as sequelas deformantes e/ou funcionais.

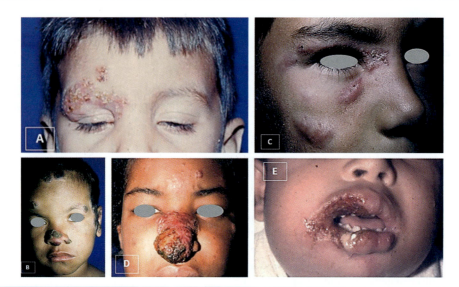

FIGURA 29.6.2. Causas fúngicas. (A) Dermatofitose superficial inflamatória, conhecida como *Kerion celsi*, situação em que o fungo zoofílico (*Mycrosporum canis*) sendo antigênico, suscita reação inflamatória exagerada. (B) Candidíase granulomatosa. (C) A disposição esporotricoide na Figura C nos remete ao diagnóstico da esporotricose. (D) Paracoccidioidomicose. (E) Histoplasmose. A Figura A pode lembrar ectima ou quadro eczematoso. Na Figura B, observar que as lesões ulcerocrostosas não se assentam sobre base inflamatória aguda, portanto, processos crônicos devem ser aventados. Nas Figuras D e E, como se trata de doenças sistêmicas, outros comemorativos devem compor o diagnóstico.
Fonte: Acervo da autoria.

O diagnóstico etiológico da LT pode ser feito pelo encontro das formas amastigotas à histopatologia em biopsias de pele ou mucosa. São corpúsculos ovoides com núcleo central e cinetoplasto rechaçado, presentes em vacúolos no interior dos macrófagos ou nos espaços intercelulares, geralmente isolados. A sensibilidade da presença do parasito à histopatologia aumenta quanto mais recente for a lesão cutânea, portanto, seu encontro é infrequente na forma mucosa. Além da formação granulomatosa, o achado de plasmócitos deve ser valorizado. A Reação Da Polimerase em Cadeia (PCR) aumenta para 85% o diagnóstico etiológico da LT, especialmente na forma mucosa. O diagnóstico imunológico pode ser feito pela reação de Montenegro, positiva geralmente após 3 meses da lesão cutânea, que traduz a resposta de hipersensibilidade celular retardada, aferida pela inoculação intradérmica de antígeno padronizado e leitura após 48 a 72 horas, sendo positiva quando a induração for igual ou maior que 5 mm. É um teste de grande valor preditivo devido à sensibilidade, sendo positivo em mais de 90% dos casos de LT. Ainda, podem ser solicitadas a imunofluorescência indireta ou o teste Elisa para diagnóstico sorológico (imunidade humoral).

O tratamento é feito com antimoniais, anfotericina B e pentamidina. Para as lesões cutâneas, a dose recomendada do antimonial é de 10 a 20 mg SbV/kg/dia para o adulto (máximo 3 ampolas por dia), via endovenosa, 20 dias consecutivos. Para as crianças, a depender do peso, prescreve-se de 1/2 a 1 ampola por dia. Para a forma mucosa, estende-se o tratamento para 30 dias consecutivos ou se prescreve anfotericina B, a depender do caso; e também pode ser associada pentoxifilina com o intuito de diminuir a carga de TNF. Se não houver cicatrização completa após 12 semanas do término do tratamento, o esquema deverá ser repetido apenas uma vez. Em caso de falta de resposta, utilizar um dos medicamentos de segunda escolha.

■ Esporotricose

Infecção subaguda ou crônica causada por um fungo dimórfico denominado *Sporothrix schenckii*. Caracteriza-se por acometimento da pele e do tecido celular subcutâneo, manifestando-se por lesão eritemato-nodular que se absceda (goma) formando lesão ulcerocrostosa, com fundo granuloso e secretante. Pode ocorrer também disseminação para outros tecidos como articulação, ossos e músculos, geralmente associada à imunossupressão adquirida.

A epidemiologia é universal, preferencialmente ocorre em zonas rurais, cuja taxa de infecção pode se aproximar a 1:1.000 habitantes. *S. schenckii* é um saprófito com reservatório natural no solo, vegetais, palhas e madeira apodrecida, e seu crescimento sofre influência pelo ambiente, como clima, temperatura e umidade relativa. A sua inoculação no homem ocorre principalmente pela penetração do fungo na pele após trauma com objetos pontiagudos infectados, como palha, espinho, madeira, farpa, arame, ferramenta de jardinagem, flores, ou, ainda que raramente, por mordida ou arranhadura de determinados animais, principalmente os de estimação, como gatos e cães.

Entre 3 dias e 12 semanas (em média 3 semanas), surge no local do trauma o cancro de inoculação, que invade os linfáticos regionais, constituindo-se na forma cutâneo-linfática, cuja frequência é de 70%. Novos nódulos/gomas surgem ao longo do trajeto linfático (aspecto em rosário), preferencialmente nos membros superiores nos adultos e na face nas crianças.

O diagnóstico se faz pela cultura do aspirado ou biópsia da lesão em meios de ágar Sabouraud glicose e ágar Mycosel a temperatura ambiente e ágar BHI a 37 °C, com tempo de crescimento relativamente curto (3 a 5 dias), pois o exame direto é quase sempre negativo. Quanto à histopatologia da biopsia da lesão, destaca-se formação de granuloma com zona externa de linfócitos e plasmócitos, uma intermediária de células epitelioides e uma central de polimorfonucleares. Raros parasitos são encontrados, exceto nos casos disseminados, vistos em forma de charutos ou navetas e/ou arredondadas, simulando *Paracoccidioides brasiliensis.*

O tratamento pode ser feito com iodeto de potássio KI, via oral (2 a 4 g por dia); eficaz e de baixo custo, usa solução saturada de KI, iniciando com 5 gotas em cada refeição (3 vezes), aumentando-se gradativamente, conforme a tolerância, atingindo dose ideal entre 20 e 30 gotas em cada refeição, por 4 a 8 semanas e manutenção de 1 a 2 meses, após a cura clínica. Crianças: 1 a 10 gotas, 3 vezes por dia, 2 a 3 meses. Gosto metálico, coriza e expectoração, urticária, petéquias, erupções bolhosas e acneiformes, pruridermia, foliculite, vasculite, eritema nodoso, hipotireoidismo e hipertireoidismo são efeitos colaterais prováveis. O itraconazol pode ser usado para as crianças na dose de 5 mg/kg/dia em uma a duas tomadas até a cura clínica. Há relatos de resposta à terbinafina, e a anfotericina B é utilizada nas formas sistêmicas graves.

■ Paracoccidioidomicose

Pbmicose é causada pelo fungo dimórfico *P. brasiliensis,* com comprometimento tegumentar e visceral. É autóctone e restrita ao continente americano, sendo de alta prevalência no Brasil. O gênero masculino corresponde a 90% dos casos, porém, em crianças abaixo de 12 anos, a incidência entre os gêneros é semelhante (3,5 a 5% do total de casos).

A classificação da Pbmicose é dividida em quatro grandes formas: (1) infecção, sem lesões clínicas; (2) crônica do adulto, resultante da reativação de um foco latente de infecção, podendo ser unifocal (acometimento de um único órgão) ou multifocal (acometimento de vários órgãos); (3) aguda ou subaguda juvenil; e (4) cicatricial, que corresponde a pacientes tratados, com cicatrizes. Na infância, a forma aguda ou subaguda juvenil cursa com acometimento predominantemente do sistema reticuloendotelial, caracterizada por enfartamento ganglionar cervical ou generalizado, hepatoesplenomegalia, lesões cutâneas e ósseas, sendo pouco frequentes o comprometimento pulmonar e da mucosa oral. As lesões cutâneas são polimórficas, desde isoladas a numerosas, papulosas, papulopustulosas, papulotuberosas, vegetantes, ulcerovegetantes e ulceradas e predominam na metade superior do corpo. Destacam-se características quanto ao fundo das lesões, que se mostra granulado com pontilhado hemorrágico, dando aspecto de amora (moriforme). Com relação à adenomegalia, pode ser regional ou generalizada; usualmente, os gânglios são amolecidos e evoluem para fistulização.

Na criança, a doença assume caráter mais agressivo, com predominância de adenopatias generalizadas (95%), hepatomegalia (40%), esplenomegalia (23%), febre, lise de ossos, acometimento do estado geral, geralmente poupando os pulmões. É a forma clínica de maior taxa de mortalidade.

O diagnóstico é feito com base no exame micológico direto por presença de leveduras birrefringentes com gemulação múltipla a partir de material do raspado da lesão, biópsia da pele/mucosa ou do linfonodo. O cultivo pode ser demorado (40 dias) e revela aspecto leveduriforme a 37 °C. Quanto ao exame histopatológico, à coloração por PAS, observam-se nas formas agudas/subagudas inúmeras células fúngicas e ausência de granulomas, os quais se destacam nas formas crônicas. A sorologia (imunodifusão e contraimunoeletroforese) é utilizada como auxílio diagnóstico e para acompanhamento terapêutico. O medicamento de escolha é o itraconazol, 200 mg/dia para o adulto, por 6 meses. A maior dificuldade terapêutica está nas formas agudas/subagudas nas crianças. A anfotericina B (0,5 a 1 mg/kg/dia) está indicada nas formas graves, enquanto para as formas leves e moderadas, os sulfamídicos, como sulfametoxazol (40 a 50 mg/kg) associado ao trimetoprim a (8 a 10 mg/kg), via oral, a cada 12 horas por 4 a 6 meses, e posterior complementação na metade dessa dose por até 1 ano após negativação da sorologia.

■ Histoplasmose

Causada pelo fungo *Histoplasma capsulatum* que apresenta afinidade pelo sistema fagocitário mononuclear. Seus esporos são encontrados em cavernas, sótãos, casas velhas e/ou abandonadas, galinheiros e no solo. Os reservatórios animais são os morcegos, as galinhas e outras aves gregárias, e a transmissão se faz pela inalação dos esporos em suspensão com a poeira nesses locais, com período de incubação entre 3 e 30 dias. O *H. capsulatum* var. *capsulatum* é um fungo geofílico e dimórfico por crescer em fase filamentosa e multicelular na natureza, enquanto no hospedeiro susceptível, transforma-se em levedura unicelular, ou seja, transformação induzida pela mudança de temperatura, o que lhe confere virulência.

Existem formas assintomáticas. Quando sintomáticas, a histoplasmose pulmonar primária e crônica, após fase variável de latência, manifesta-se por doença sistêmica quando em imunossupressão. O comprometimento tegumentar é representado por lesões ulceradas e infiltradas das mucosas orais, faringe, laringe e pele, algumas vezes lesões articulares e ósseas. Na AIDS é comum a apresentação por lesões semelhantes ao molusco, associadas à linfadenopatia generalizada em 40% dos casos.

O diagnóstico laboratorial se dá por exame direto no escarro, sangue, medula óssea e sedimento urinário. Cora-se pelo Giemsa, e quanto à histopatologia, observam-se células arredondadas que se coram pela prata (Grocott) e PAS. No cultivo em meio de ágar BHI à temperatura ambiente, colônias são algodonosas brancas, com reverso amarelado, com hifas, microconídios globosos e macroconídios mamilonados, enquanto à temperatura de 37 °C, tornam-se culturas membranosas, úmidas e cremosas, de cor bege ou branco-amareladas, com estruturas leveduriformes. A pesquisa de anticorpo anti-*H. capsulatum* por fixação do complemento e imunodifusão em gel de agarose, detecção de antígeno por radioimunoensaio em sangue e urina e a intradermorreação pela histoplasmina são provas imunológicas auxiliares para o diagnóstico e seguimento.

O tratamento consiste na anfotericina B, entre 0,5 e 0,7 mg/kg/dia, por 10 semanas; itraconazol 5 mg/kg/dia, via oral, entre 6 e 24 semanas (400 mg/dia, se peso > 50 kg em adultos); com manutenção do itraconazol entre 200 e 400 mg ou fluconazol entre 100 e 400 mg, por tempo indeterminado.

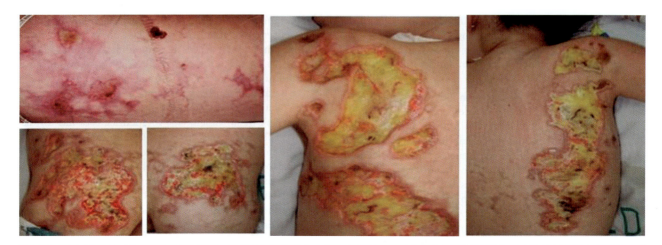

FIGURA 29.6.3. Dermatomiosite juvenil associada à vasculite cutânea extensa, evoluindo com exacerbação do livedo reticular, necrose e múltiplas lesões ulceradas com fundo fibrino-esfacelado em todo o dorso e região glútea.
Fonte: Acervo da autoria.

■ Úlceras cutâneas inflamatórias associadas a doenças autoimunes

Geralmente, doenças autoimunes são raras na infância, mas as com maior incidência são: a doença celíaca, o *diabetes mellitus* tipo 1, a artrite idiopática juvenil, o lúpus eritematoso sistêmico, a dermatomiosite juvenil e a esclerodermia (Figura 29.6.3).

O tratamento está diretamente relacionado à doença sistêmica com imunossupressores. Localmente, deve-se usar, inicialmente, produtos desbridantes, objetivando a limpeza dos tecidos necróticos com fibrinase, colagenase, hidrogel. Posteriormente, deve-se usar estimuladores da granulação e reepitelização, como hidrocoloide, alginatos, ácidos graxos essenciais, ácido hialurônico creme, dentre outros.

■ Referências bibliográficas

1. Ampuero J, Macêdo V, Marsden P. Clinical findings of tegumentary leishmaniasis in children under five years of age in an endemic area of *Leishmania* (*Viannia*) *braziliensis*. Rev Soc Br Med Trop. 2006:39(1):22-6.
2. Azulay RD, Azulay DR. Dermatologia. 6.ed. Rio de Janeiro, Guanabara Koogan; 2013.
3. Cestari SCP. Dermatologia pediátrica. São Paulo, Atheneu; 2012.
4. Fischer GB, Mocelin H, Severó CB, Oliveira FM et al. Histoplasmosis in children. Ped Resp Reviews. 2009;(10): 172-7.
5. Guerra JAO, Barbosa MGV, CSP et al. Leishmaniose tegumentar americana em crianças: aspectos epidemiológicos de casos atendidos em Manaus, Amazonas, Brasil. Cad. Saúde Pública. 2007:23(9):2.215-23.
6. Nogueira MG1, Andrade GM, Tonelli E. Clinical evolution of paracoccidioidomycosis in 38 children and teenagers. Mycopathologia. 2006;161(2):73-81.
7. Rosa Neto SN, Goldenstein-Schainberg C. Dermatomiosite juvenil: revisão e atualização em patogênese e tratamento. Rev Bras Reumatol. 2010;50(3):299-312.
8. James, Willian D. Andrews'Diseases of the skin: clinical dermatology. 11th Ed. 2011.

29.7 – Unhas e cabelos

■ João Carlos Simão ■ Fernanda André Martins Cruz Perecin

■ Unhas

Alterações ungueais na infância podem ser congênitas ou hereditárias; podem constituir achados isolados ou associadas a outras doenças. As condições adquiridas são geralmente as mesmas dos adultos, mas a frequência do acometimento costuma ser diferente (p. ex., condições inflamatórias costumam ser mais comuns em crianças, já as onicomicoses e os tumores mais comuns em adultos). As alterações mais comuns estão listadas no Quadro 29.7.1.

29.7 ▪ Unhas e cabelos

QUADRO 29.7.1. Alterações ungueais mais comuns.

Alteração ungueal	Quadro clínico na lâmina ungueal	Diagnóstico	Tratamento
Coiloníquia	Planas, finas e macias, com concavidade e aparência de colher (Figura 29.7.1).	Clínico.	Melhora espontânea.
Linhas de Beau	Linhas transversais na lâmina.	Clínico, após alguma condição infecciosa/inflamatória.	Melhora espontânea, com o fim do fator precipitante.
Onicomadese	Desprendimento da lâmina ungueal do leito a partir da matriz (Figura 29.7.2).	Clínico, após quadros infecciosos, febre alta, deficiências nutricionais, traumas, uso de medicamentos e inflamações.	Melhora espontânea com o fim do fator precipitante.
Líquen plano	Finas, fissuras e estrias longitudinais, sulcos e atrofia. (Figura 29.7.3).	Clínico, se dúvida: biópsia.	Corticosteroides tópicos ou sistêmicos.
Pittings	Depressões puntiformes na região dorsal da lâmina, superficiais e regulares: nos casos de alopecia areata (Figura 29.7.4). Irregulares, largos e profundos: nos casos de psoríase ungueal.	Clínico.	Emolientes e melhora de acordo com a melhora do quadro clínico.
Psoríase	Onicólise, mancha salmão e *Pittings* irregulares, largos e profundos, hiperceratose subungueal (Figura 29.7.5).	Clínico, micológico direto para afastar onicomicose e biópsia, se necessário.	Ureia, corticosteroides e calciprotriol tópicos. Casos muito extensos, tratamento via oral.
Traquioníquia	Rugosa, fina, com estrias longitudinais.	Clínico	Resolve espontaneamente.
Hipertrofia congênita da prega do hálux	Pregas laterais hipertrofiadas, cobrem parcial ou totalmente a lâmina ungueal.	Clínico.	Regressão espontânea no 1º ano de vida. Casos muito intensos, considerar cirurgia.
Dactilite bolhosa distal	Bolha tensa purulenta na lateral da lâmina.	Clínico e coleta de material para identificação do agente.	Incisão e drenagem da bolha, compressas quentes e antibióticos orais, caso necessário.
Onicomicose	Descoloração amarelada da placa ungueal, onicólise e hiperceratose.	Clínico, micológico direto e cultura.	Antifúngicos orais, como itraconazol ou terbinafina, tópicos.
Melanoníquia	Coloração castanho-enegrecida que se estende da matriz até a borda distal da unha. Pode ocorrer como uma faixa longitudinal ou envolver toda a lâmina. Isolada ou em múltiplas unhas.	Clínico, história medicamentosa, micológico direto e cultura, biópsia, se necessário.	Observação, fotografias seriadas. Nevos melanocíticos: considerar biópsia ou exérese, caso haja alteração rápida da lesão e ou pigmento de distribuição irregular. Antifúngicos para as onicomicoses.

Fonte: Elaborado pela autoria.

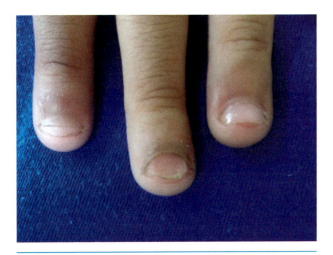

FIGURA 29.7.1. Coiloníquia (dedo médio).
Fonte: Acervo da autoria.

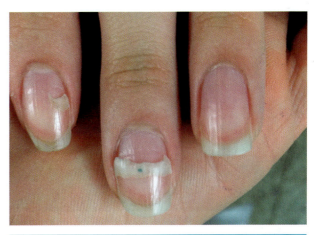

FIGURA 29.7.2. Onicomadese. Descolamento da lâmina ungueal a partir da matriz.
Fonte: Acervo do Dr. Roberto Bueno Filho.

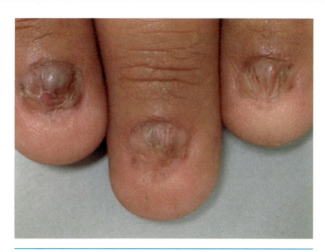

FIGURA 29.7.3. Líquen plano. Distrofia, sulcos longitudinais na lâmina ungueal e formação de pterígio (tecido cicatricial aderente).
Fonte: Acervo da autoria.

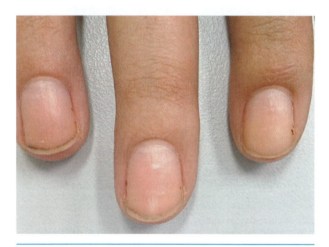

FIGURA 29.7.4. *Pittings* em paciente com alopecia areata. Depressões puntiformes superficiais e regulares no segundo e quarto quirodáctilos.
Fonte: Acervo da autoria.

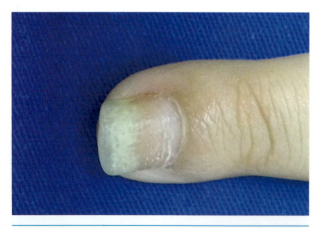

FIGURA 29.7.5. Psoríase ungueal. Onicólise, mancha salmão, hiperceratose subungueal e *Pittings* irregulares, largos e profundos.
Fonte: Acervo da autoria.

■ Cabelos

• Alterações da haste capilar

Podem ser divididas entre aquelas que não causam fragilidade capilar (congênitas) e as que causam (congênitas e adquiridas) (Figura 29.7.6).

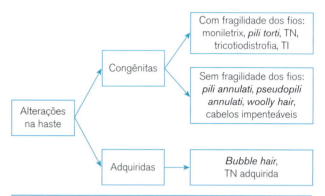

FIGURA 29.7.6. Alterações na haste capilar.
Legenda: TN: tricorrexe nodosa congênita. TI: tricorrexe invaginata.
Fonte: Elaborada pela autoria.

• Alterações congênitas sem aumento da fragilidade capilar

- **Síndrome dos cabelos impenteáveis:** cabelo de difícil manejo, aparência inestética, perceptível no início da infância. Geralmente, acometimento isolado, sem associação a outras doenças. O diagnóstico é clínico e pela microscopia do fio, que mostra na análise, um sulco longitudinal ao longo do eixo da haste. O tratamento consiste em cortes do cabelo que visam diminuir o volume, uso de condicionadores, cremes para pentear e *leave-in* à base de silicone.
- ***Pili annulati*:** geralmente, é um achado de exame. O paciente não tem queixas. Em um ambiente iluminado pode-se notar bandas claras e escuras ao longo da haste. As áreas claras correspondem a áreas do fio com ausência do córtex, preenchidas por ar (diagnóstico diferencial com o *pseudopili anullati*, pois este não apresenta essas áreas preenchidas por ar). O brilho se dá apenas pela haste ser torcida ao longo do eixo. Não é necessário tratamento.
- ***Woolly hair*:** cabelos finos, enrolados e firmes. Pode-se notar queratodermia plantar associada. É causado por uma assimetria estrutural do córtex da haste. Pode acometer todo o couro cabeludo ou parte dele (*woolly hair nevus*). Pode ser um achado isolado ou estar associado a síndromes, como queratodermia palmoplantar, síndrome de Noonan, doença de Naxos, queratose pilar atrofiante da face, síndrome de Carvajal. Também pode estar associada a alterações cardíacas. O diagnóstico é clínico e os pacientes devem ser submetidos à investigação de outras anormalidades associadas ao quadro. Não há tratamento; pode-se fazer uso de agentes condicionantes e *leave-in* para melhorar o aspecto do fio.

- **Alterações da haste com aumento da fragilidade**

Congênitas

- **Tricorrexe nodosa congênita (TN):** pode ser uma alteração clínica isolada ou pode estar associada a outras alterações da haste com fragilidade (*pili torti*, moniletrix, tricotiodistrofia). Pode estar associada à acidúria arginosuccínica (erro inato do metabolismo da síntese da ureia), que pode causar retardo do desenvolvimento neuropsicomotor.
- **Tricotiodistrofia:** cabelos frágeis, deficientes em cistina. O quadro pode variar desde acometimento apenas do cabelo até déficit mental grave. A doença apresenta herança autossômica recessiva. O diagnóstico pode ser feito pela análise dos fios na microscopia que mostra fios ondulados. Na luz polarizada podem-se ver bandas claras e escuras alternadas (cabelo em rabo de tigre).
- ***Pili torti***: cabelos frágeis, que não crescem e refletem a luz de maneira desigual devido à superfície retorcida. O diagnóstico pode ser feito pela microscopia, na qual se observa a haste retorcida em 180° ao longo do eixo. Pode ter um acometimento isolado ou associado a outras alterações neurológicas e ectodérmicas. Está associada à síndrome de Björnstad, autossômica recessiva, que associa *pili torti* à surdez neurossensorial bilateral, com melhora na puberdade; o manejo consiste em aconselhamento genético e tratamento/suporte da perda auditiva por equipe especializada e à doença de Menkes, multissistêmica e letal, devido a alteração no transporte e metabolismo do cobre.
- **Tricorrexe *invaginata* (TI):** fios de cabelo enrugados, com torção e invaginação da haste, com aspecto de bambu. Síndrome de Netherton (SN) é uma doença autossômica recessiva formada pela tríade TI, ictiose linear circunflexa e dermatite atópica. Não há tratamento específico da TI, porém há melhora com a idade. O tratamento da SN consiste no tratamento da dermatite.
- **Moniletrix:** fio de cabelo semelhante a um colar de contas. A avaliação do fio pode ser feita a olho nu ou com dermatoscópio. Observam-se áreas largas e estreitas ao longo da haste. Está associada a queratose pilar na área dos ombros e dorso superior. Geralmente, melhora na puberdade, com a gravidez e uso de contraceptivos orais.

Adquiridas

- ***Bubble hair***: ocorre em pacientes que fazem uso de chapinhas e secadores com temperaturas muito quentes (acima de 170 °C). Quando os fios são expostos a altas temperaturas, podem ocorrer bolhas no córtex, ocasionando alterações na textura do cabelo e tornando os fios quebradiços. O tratamento consiste em cortar o cabelo afetado e evitar o uso de técnicas que envolvam calor.
- **Tricorrexe nodosa adquirida:** pode ocorrer devido ao uso de químicas (colorações e permanentes), calor e traumas (ao pentear ou prender os fios). Essas práticas causam fraturas no fio que lembram duas escovas em sentidos opostos. O tratamento consiste em cortar os fios e melhora nos cuidados, como evitar químicas e maior cuidado no manuseio do cabelo para evitar traumas.

■ Alopecias

Termo alopecia designa queda dos cabelos, sobrancelhas, barba ou qualquer outro pelo do corpo. Na história clínica, é essencial obter a informação se os cabelos já estavam ausentes ou esparsos ao nascimento (alopecias congênitas) ou se a queda ocorreu após o nascimento (alopecias adquiridas). Algumas alopecias congênitas podem estar associadas a ictioses ou anormalidades ectodérmicas (Figura 29.7.7), que compõem o grupo das displasias ectodérmicas, nas quais podemos encontrar alterações dentárias, ungueais, ósseas e de sudorese.

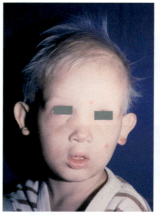 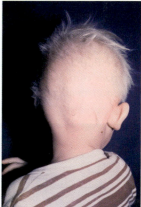

FIGURA 29.7.7. Displasia ectodérmica hipo-hidrótica. Fácies característico.
Fonte: Acervo da autoria.

A primeira queda normal dos cabelos ocorre entre 4 e 8 meses de idade, correspondendo aos cabelos que entraram em crescimento (primeira fase anágena) entre os 18 e 20 meses de gestação. Os cabelos apresentam os seguintes ciclos: fase de crescimento (anágena), fase de transição (catágena) e fase de repouso (telógena), e posterior queda, com retorno à primeira fase.

São dados importantes nas alopecias adquiridas o histórico alimentar e o ganho ponderal, assim como as deficiências nutricionais, incluindo proteínas, ferro, zinco e vitaminas B e D. Infecções, doenças autoimunes (tireoidopatias e diabetes), endocrinopatias, anemia, tração dos fios e alterações psíquicas devem ser investigadas.

Nas alopecias adquiridas, é importante verificar se, ao exame do couro cabeludo, há alterações como eritema, descamação, pústulas e atrofia ou cicatrizes. Assim, a definição de alteração ou não do couro cabeludo é importante para o diagnóstico diferencial. As alopecias que não cursam com alterações do couro cabeludo devem ser classificadas em: localizadas (Figura 29.7.8) e generalizadas.

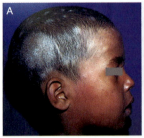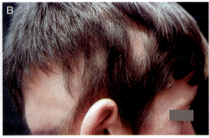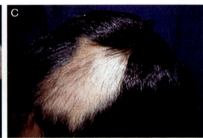

FIGURA 29.7.8. (A) *Tinea capitis*. (B) Alopecia areata. (C) Tricotilomania.
Fonte: Acervo da autoria.

• Tinea capitis (tinha do couro cabeludo)

Infecção fúngica causada por fungos do gênero *Trichophyton* e *Microsporum*. As espécies mais comuns são *M. canis*, cuja transmissão ocorre a partir de animais (gatos e cães) e *T. tonsurans* de transmissão humana.

A lesão típica é uma área numular de alopecia, com fios tonsurados, eritema e descamação no couro cabeludo. Pode ocorrer descamação difusa no couro cabeludo, áreas múltiplas de alopecia com fios tonsurados, pústulas foliculares e a variedade denominada kérion, caracterizada por nódulos e flutuação com inflamação intensa e evolução para cicatrizes com perda definitiva do cabelo (Figura 29.7.9). Pode ocorrer adenomegalia cervical.

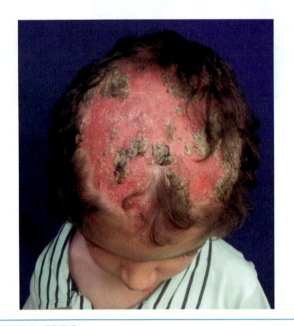

FIGURA 29.7.9. Kérion: evolução com áreas cicatriciais extensas.
Fonte: Acervo da autoria.

Os diagnósticos diferenciais incluem dermatite seborreica, psoríase, foliculite e abscessos bacterianos.

O exame micológico direto de escamas, fios ou pústula em microscopia com KOH (hidróxido de potássio) permite a visualização de estruturas fúngicas, com exceção do kérion, cuja resposta inflamatória intensa diminui a quantidade de fungos no local da infecção. A cultura em ágar Sabouraud com antibióticos e o microcultivo permitem a identificação da espécie.

O tratamento é sistêmico, inicialmente, e podem ser utilizados antifúngicos tópicos como terapia adjuvante. O tratamento adequado é obtido após a cura micológica. Pentes e escovas de cabelo devem ser higienizados com água sanitária. O uso de corticosteroides tópicos, ou por via oral nas formas inflamatórias, pode ajudar a reduzir o prurido e o desconforto, mas não reduz o tempo de tratamento quando comparados com a griseofulvina isolada. Na ausência de resposta adequada ao final do tratamento proposto, a griseofulvina e a terbinafina podem ser utilizadas por tempo mais prolongado ou pode-se trocar a medicação entre as opções disponíveis (Quadro 29.7.2).

QUADRO 29.7.2. Tratamento sistêmico para *tinea capitis*.

Medicamento	Dose	Tempo
Griseofulvina	20 mg/kg/dia Entre 1 mês a 2 anos: 10 mg/kg/dia	6 a 8 semanas
Terbinafina	Menos de 20 kg 62,5 mg/dia Entre 20 e 40 kg 125 mg/dia Acima de 40 kg 250 mg/dia	4 a 6 semanas
Itraconazol	5 mg/kg/dia	2 a 4 semanas
Fluconazol	3 a 5 mg/kg/dia	4 semanas

Fonte: Elaborado pela autoria.

• Alopecia areata

Doença autoimune com bases genéticas e fatores ambientais, com agressão folicular mediada por células T. Pode estar associada a outras doenças autoimunes, como tireoidite de Hashimoto, vitiligo, *diabetes mellitus* tipo 1, lúpus, artrite reumatoide, anemia perniciosa e doença celíaca. Há associação também com atopia e síndrome de Down. Podem existir alterações ungueais concomitantes: depressões cupuliformes (*pitting*) ou estrias longitudinais e verticais.

O padrão clínico mais comum são áreas de alopecia arredondadas, assintomáticas ou levemente pruriginosas, sem descamação, eritema e outras lesões no couro cabeludo. As sobrancelhas e os pelos do corpo podem ser acometidos. Dentro das áreas podem ser vistos cabelos em "ponto de exclamação" (cabelos curtos com a porção proximal mais fina e a porção distal normal) e pontos pretos (cabelos quebrados rentes à superfície do couro cabeludo). O padrão ofiásico corresponde à perda de cabelos em faixa na linha parietal e occipital (Figura 29.7.10). A perda total dos cabelos corresponde à alopecia total (Figura 29.7.11) e, quando associada à perda total dos pelos do corpo, é chamada de alopecia universal.

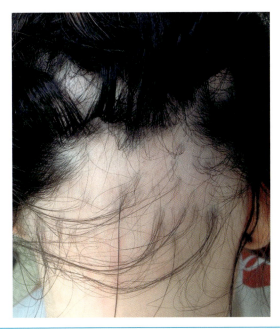

FIGURA 29.7.10. Alopecia areata com padrão ofiásico.
Fonte: Acervo da autoria.

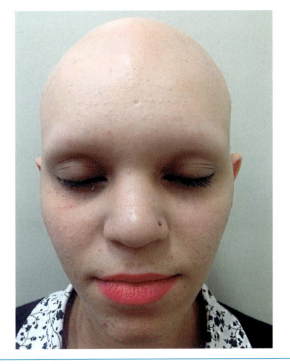

FIGURA 29.7.11. Alopecia areata com preservação apenas dos cílios.
Fonte: Acervo da autoria.

A remissão espontânea das formas localizadas é comum. Até 50% dos pacientes apresentam recuperação dentro de 1 ano. São fatores de pior prognóstico: formas extensas, forma ofiásica, concomitância com dermatite atópica, síndrome de Down, alterações ungueais graves, história familiar positiva, período longo sem recuperação e início antes da adolescência. As recidivas são frequentes.

- **Tratamentos mais utilizados**
  - **Formas localizadas:** corticosteroides tópicos de alta potência (proprionato de clobetasol 0,05%), minoxidil 1 a 5% (como tratamento adjuvante), acetonido de triancinolona intralesional (em maiores de 10 anos de idade, em decorrência da limitação dolorosa).
  - **Formas extensas:** imunoterapia com difenciprone, corticosteroides sistêmicos, ciclosporina e metotrexate.

A perda de cabelos nas crianças é, geralmente, estigmatizante. É necessário o suporte psicológico, tendo em vista a coexistência de transtornos de ajustamento, ansiedade generalizada e depressão.

- **Tricotilomania**

Alopecia autoinduzida, causada por compulsão de arrancar os cabelos, no espectro dos transtornos obsessivo-compulsivos. Muitos pacientes a fazem inconscientemente ou automaticamente, enquanto realizam outras atividades diárias. As áreas alopécicas são de contornos irregulares e apresentam cabelos quebrados de diferentes comprimentos e em crescimento. Os pelos das sobrancelhas, cílios e regiões pubianas podem estar envolvidos também.

É preciso gentilmente lembrar a criança que os cabelos estão sendo arrancados e promover o comportamento reverso. Pode ser realizada a terapia comportamental com orientação psicológica e/ou psiquiátrica. As terapêuticas sistêmicas disponíveis incluem inibidores da recaptação da serotonina, antidepressivos tricíclicos e N-acetilcisteína de 600 a 1.200 mg, duas vezes ao dia. Casos crônicos indicam a existência de transtorno psiquiátrico de base.

- **Eflúvio telógeno**

Corresponde à alopecia não cicatricial difusa, causada pela queda de fios telógenos em grande quantidade. Infecções virais (p. ex., dengue), febre, doenças sistêmicas, medicamentos, alterações na função tireoidiana, deficiências nutricionais, e outros eventos estressantes sobre os folículos anágenos (fase de crescimento), abruptamente os transformam em folículos telógenos (em repouso). Esses cabelos cairão sincronizadamente após o término da fase telógena (após 3 a 4 meses do evento estressor). Um eflúvio pode levar à perda de 20 a 50% dos cabelos. A recuperação ocorre, espontaneamente, após 6 a 12 meses, exceto nos casos em que a causa base não foi resolvida, como as alterações tireoidianas, doenças sistêmicas e deficiências nutricionais, pois os fios anágenos são precocemente convertidos em telógenos e o processo se torna crônico.

• Alopecia de tração

Ocorre na existência de dano ao folículo piloso por alta tensão de tração, como em cabelos tracionados excessivamente para serem penteados presos e práticas de *hairstyling* em cabelos crespos na população afrodescendente.

O dano contínuo na papila dérmica leva à queda e ao afinamento progressivo e perda do fio, com recuo da linha de implantação frontotemporal. A tensão no folículo pode levar à inflamação com eritema e pústula estéril perifoliculares.

Os diagnósticos diferenciais são a alopecia areata de padrão ofiásico e a tricotilomania.

O tratamento consiste em eliminar as práticas que causam tensão excessiva sobre os folículos capilares.

■ Referências bibliográficas

1. Wulkan AJ, Tosti A. Pediatric nail conditions. Clinics in Dermatology. 2013;31:564-72.
2. Piraccini BM, Starace M. Nails disorders in infants and children. Curr Opin Pediatr. 2014; 26(4):440-5.
3. Chu DH, Rubin AI. Diagnosis and Management of Nail Disorders in Children. Pediatr Clin N Am. 2014;61:293-308.
4. Mirmirani P, Huang KP, Price V, A practical, algorithmic approach to diagnosing hair shaft disorders. International Journal of Dermatology. 2011;50:1-12.
5. Harrison S, Sinclair R. Optimal management of hair loss (alopecia) in children. Am J Clin Dermatol. 2003;4:757-70.
6. Hunt N, McHale S. The psychological impact of alopecia. BMJ. 2005;331:951-3.
7. Nanda A, Al-Fouzan AS, Al-Hasawi F. Alopecia areata in children: A clinical profile. Pediatr Dermatol. 2002;19:482-5.
8. Alkhalifah A, Alsantali A, Wang E, McElwee J, Shapirro J. Alopecia areata update part 1. Clinical picture, hitopathology, and pathogenesis. J Am Acad Dermatol. 2010;62: 177-90.
9. Alkhalifah A, Alsantali A, Wang E, McElwee KJ, Shapiro J. Alopecia areata update: Part II Treatment. J Am Acad Dermatol. 2010;62:191-202.
10. Leslie Castelo-Soccio, PhD. Diagnosis and Management of Alopecia in Children. Pediatr Clin N Am 61. 2014:427-42.
11. Gonzalez U, Seaton T, Bergus G et al. Systemic antifungal therapy for tineacapitis in children. Cochrane Database Syst Rev. 2009;17(4):CD004685.
12. Gupta MA. Emotional regulation, dissociation, and the self-induced dermatoses: clinical features and implications for treatment with mood stabilizers. Clin Dermatol 2013;31(1):3-10.
13. Rodrigues-Barata AR, Tosti A, Rodriguez-Pichardo A et al. N-Acetylcysteine in the treatment of trichotillomania. Int J Trichology. 2012;4(3):176-8.
14. Bloch MH, Panza KE, Grant JE et al. N-acetylcysteine in the treatment of pediatric trichotillomania: a randomized, double-blind, placebo-controlled add on trial. J Am Acad Child Adolesc Psychiatry. 2013;52(3):231-40.
15. Tolin DF, Diefenbach GJ, Flessner CA et al. The trichotillomaniascale for children: Development and validation. Child Psychiatry Hum Dev. 2008;39:331-49.

Seção V
Ginecologia Infantopuberal

Coordenadora de Seção: Rosana Maria dos Reis

Anamnese e exame físico ginecológico na infância e na adolescência 30

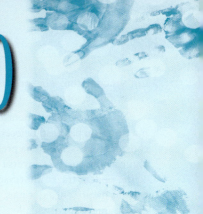

■ Ana Carolina Japur de Sá Rosa e Silva ■ Marcos Felipe Silva de Sá

CASO CLÍNICO

Menina branca, 8 anos e 6 meses, levada à consulta pela mãe que estava preocupada com secreção branco-amarelada por via vaginal, que sujava diariamente a roupa íntima. Referiu que há 3 meses notou aparecimento de alguns pelos na região da vulva e odor nas axilas; destacou ainda que a criança sempre teve crescimento adequado e bom desempenho escolar. Negou doenças crônicas conhecidas.

- Exame físico: altura: 1,30 cm (P50); peso: 33 kg (P75). Corada, hidratada, sem lesões cutâneas. Mamas: M2; pelos: P2. Exame ginecológico: vulva infantil, com atrofia de mucosa genital, sendo possível visualização da rede capilar nessa mucosa, sem sinais inflamatórios. Secreção mucoide translúcida exteriorizando pelo introito vaginal, sem odor fétido. Hímen pérvio, anular e íntegro. Vaginometria: 5 cm.
- Curva de crescimento (Figura 30.1).
- Diagnóstico: puberdade fisiológica.
- Tratamento: acompanhamento clínico.
- Comentário sobre o caso: trata-se provavelmente de uma puberdade fisiológica, em que o início do aparecimento dos caracteres sexuais secundários ainda é inicial (M2 e P2), em idade adequada (após os 8 anos), e secreção fisiológica provavelmente secundária à ação estrogênica na parede vaginal. Algumas informações como medidas anteriores da curva de crescimento e canal familiar podem reforçar o desenvolvimento normal. De qualquer maneira, o conhecimento de condições fisiológicas para diferenciá-las de condições patológicas é imprescindível, e em semiologia ginecológica da criança, algumas características muito particulares dessa faixa etária são facilmente confundidas com doença.

Este capítulo visa nortear a abordagem de aspectos ginecológicos na criança e na adolescente.

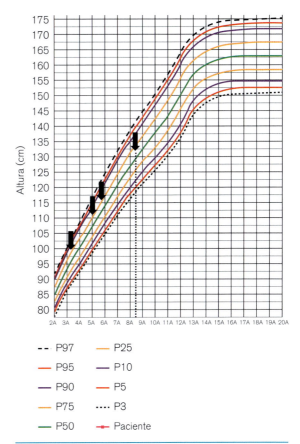

FIGURA 30.1. Curva de crescimento.
Fonte: Curvas de crescimento – CDC.

■ Introdução

O atendimento ginecológico em crianças e adolescentes tem suas particularidades. Especialmente na criança, ele vem acompanhado de grande ansiedade materna ou de quem a traz, uma vez que o motivo da consulta muitas vezes gera desconforto e insegurança na família (p. ex., secreção vaginal, desenvolvimento puberal).

Nesse sentido, um ponto importante no atendimento dessas meninas é deixá-las confortáveis no ambiente para que se sintam seguras e não compartilhem da mesma ansiedade dos acompanhantes. Em casos de crianças maiores, aquelas com capacidade de informar os próprios sintomas, o médico deve se dirigir diretamente à criança nas suas perguntas, procurando criar um vínculo com ela, pois isso deverá facilitar o exame físico, posteriormente.

No caso do atendimento de adolescentes, vale a mesma premissa para estabelecer a confiança delas. O início da consulta pode ser feito na presença da mãe, mas, se possível alguns minutos de conversa em particular com a adolescente, podem trazer informações valiosas que não serão reveladas na presença dos pais. Para algumas jovens que ainda não iniciaram atividade sexual e/ou compartilham essas informações com a mãe, a presença da mãe na sala de consulta pode trazer-lhe segurança. Em contrapartida, para aquelas que iniciaram atividade sexual e ainda não revelaram isso aos pais, informações importantes serão perdidas, haverá dificuldade de criação do vínculo, principalmente por insegurança; medo de que por qualquer pergunta feita, ou resposta dada, os pais/acompanhantes percebam o ocorrido. A adolescente, nessa segunda situação, nunca pedirá para ficar sozinha na consulta, pois isso poderia ser um "atestado" de que há segredos não revelados. Uma maneira simples de contornar isso é deixar o acompanhante durante a anamnese e no momento do exame físico dizer à paciente: "Você prefere que sua mãe te espere lá fora ou você faz questão que ela fique durante o exame?" Assim, a adolescente que não tem nada para revelar poderá preferir a presença da mãe. Já aquela que tem algo a contar poderá declarar que prefere a saída da mãe ou dizer que não se incomoda. Nesse caso, o médico deixou a decisão para a menina e ela não se sente culpada, afinal, "foi o médico que pediu pra minha mãe sair".

No exame ginecológico da criança e da adolescente é importante diferenciar modificações que são fisiológicas, mas muitas vezes confundidas pelos pais como condições de real doença. Situações de puberdade inicial, especialmente em idades muito precoces (entre 8 e 9 anos) ou a presença de secreção vaginal, que muitas vezes desperta a suspeita de abuso sexual, causam apreensão e, muitas vezes, ainda que pareçam condições fisiológicas num primeiro momento, geram a necessidade de propedêutica complementar por segurança da paciente. Por isso, o reconhecimento do que é fisiológico ou não, em um momento de mudanças como a puberdade, evita intervenções e terapias desnecessárias.

■ Desenvolvimento puberal normal

Tem início a partir dos 8 anos de idade[1]. Alguns autores sugerem que essa idade poderia ser até um pouco menor, por volta dos 7 anos em algumas etnias[2-3], porém conceitualmente ainda não houve mudança na idade limite. Sendo assim, muitas vezes, após a propedêutica complementar em suspeitas de puberdade precoce em idade limítrofe, chega-se à conclusão de que apesar de a criança não tem atingido a idade esperada, o quadro é fisiológico, sem maiores repercussões.

A ativação do eixo gonadal costuma ocorrer antes do eixo adrenal. A sequência habitual para o desenvolvimento dos caracteres sexuais secundários é telarca seguida da pubarca e menarca. Essa última, geralmente, ocorre cerca de 2 anos após a telarca e, geralmente, quando o desenvolvimento mamário já está quase completo (Figura 30.2)[4].

Com o aparecimento e desenvolvimento dos caracteres sexuais secundários acontece o estirão de crescimento. Nessa fase há uma aceleração na velocidade de crescimento chegando a incrementos entre 15 e 20 centímetros ao ano[5]. O crescimento desacelera e cessa, geralmente, após a menarca, quando normalmente já se pode identificar a maturação de ossos longos, com soldadura quase completa das epífises ósseas nas radiografias de punho, secundária à atividade dos esteroides sexuais sobre os ossos.

Após a menarca, os ciclos menstruais podem permanecer irregulares por um período variável, podendo levar até 4 anos para sua regularização. Isso se deve à imaturidade do eixo hipotálamo-hipófise-ovariano, com secreção pulsátil de GnRH, ainda de maneira desorganizada, sem capacidade de produzir ciclos ovulatórios. Nesses casos, podem haver longos intervalos entre as menstruações (ciclos anovulatórios), seguido de menstruações com grande fluxo sanguíneo devido à prolongada ação do estrogênio sobre o endométrio, sem a contrapartida da progesterona, pois esse hormônio só aparece na segunda metade dos ciclos ovulatórios. A ação estrogênica isolada, sem a progesterona, pode promover espessamento do endométrio e aumento de vascularização desse tecido que, quando descamados, causarão o sangramento aumentado. Sendo assim, a investigação da queixa de alterações menstruais na adolescente, seja por irregularidade, seja por aumento de fluxo, antes de 2 ou 3 anos após a menarca, só se justifica se houver outros sinais e sintomas associados, como manifestação de hiperandrogenismo muito exuberante, sangramento muito volumoso com repercussões clínicas ou história clínica de sangramento exagerado em outros contextos clínicos (p. ex., sangramento gengival frequente), o que poderia sugerir a presença de discrasias sanguíneas, conforme veremos mais adiante.

■ Anamnese da criança

No caso da criança, além da anamnese habitual em pediatria, a anamnese dirigida aos aspectos ginecológicos varia de acordo com a queixa. Diante de queixas associadas ao desenvolvimento puberal, deve-se verificar presença e cronologia de aparecimento dos caracteres sexuais secundários; mudanças do perfil de estatura (crescimento muito acelerado); mudança de comportamento; fatores desencadeantes, como uso de medicamentos; tipo de alimentação (muitos derivados de soja, alimentos com anabolizantes, ganho excessivo de peso).

Em caso de queixas associadas à secreção vaginal, deve-se identificar com detalhes características da secreção, como cor, odor, frequência e tempo de aparecimento, fatores de melhora ou piora, e se houver suspeita de infecção genital, comprovar a suspeita pelo exame físico. Caso a infecção suspeita possa ter caráter de transmissão sexual, completar a anamnese na tentativa de identificar a possibilidade de abuso sexual, abordando aspectos de convívio social (quem cuida da criança em casa e na escola, quem poderia ser um possível agressor – que muitas vezes pode ser alguém de convívio próximo –, e, quando necessário, encaminhar a uma psicóloga para tentar refinar essas informações com a criança). Levando-se em conta que a grande maioria das vezes a secreção vaginal será fisiológica ou secundária a agentes da própria flora vaginal, como a cândida, e que sugestão de um possível abuso sexual pode gerar grande estresse e ansiedade na mãe ou acompanhante, podendo trazer desajustes nos relacionamentos domésticos, é aconselhável que a abordagem dos aspectos de convívio social, na busca de possíveis agressores da criança, seja feita somente nos casos em que houver forte suspeita de infecção por agente infeccioso de transmissão sexual ou após cultura específica positiva para o patógeno suspeito.

Nos casos de malformações de genitália, a queixa geralmente vem desde o nascimento, e anamnese deverá buscar casos semelhantes na família e uso de medicamentos durante a gestação, porém a anamnese ajuda pouco nesses casos.

■ Anamnese da adolescente

Geralmente tem uma característica mais habitual de consulta ginecológica. Deve-se também avaliar a cronologia e o aparecimento dos caracteres sexuais secundários e menarca. Uma das queixas que pode aparecer nessa faixa etária é a não ocorrência da primeira menstruação. Nesse caso, deve-se verificar o aparecimento dos demais caracteres sexuais secundários, especialmente das mamas, visto que a pubarca decorre inicialmente de atividade hormonal dos androgênios adrenais. Objetiva-se com isso atestar a produção de estrogênios pelo eixo hipotálamo-hipófise-ovariano. Portanto, deve-se verificar se a cronologia do desenvolvimento das mamas foi adequada e se há sinais e sintomas de virilização ou de estigmas somáticos que possam indicar doença genética associada; investigação esta que será completada com o exame físico.

Quando a menarca já ocorreu, faz-se necessário caracterizar as menstruações em termos de frequência, duração e intensidade do fluxo. De acordo com a Federação Internacional de Ginecologia e Obstetrícia (Figo), considera-se como fluxo menstrual normal: intervalos que variam de 24 a 38 dias, duração de até 8 dias, e regularidade com variação de até 10 dias; além disso, o volume tem uma avaliação subjetiva, sendo considerado anormal o volume que interfere na qualidade de vida da paciente[6]. Para o cálculo dessa variação utiliza-se um calendário menstrual de 6 a 12 meses, subtraindo-se o menor intervalo do maior intervalo; se essa diferença for menor que 10 dias, o ciclo pode ser considerado normal. Havendo queixa de irregularidade menstrual, já passados 2 anos da primeira menstruação ou antes desse tempo, se houver sinais ou sintomas associados que causem desconforto, como acne intensa, aumento de pelos ou sinais mais intensos de virilização, deve-se buscar o diagnóstico diferencial das anovulações crônicas. As anovulações mais comuns nessa faixa etária são: a síndrome dos ovários policísticos (nesses casos, a irregularidade menstrual vem acompanhada de sinais e sintomas de hiperandrogenismo) e a anovulação de origem hipotalâmica,

secundária a um padrão anormal de secreção de GnRH pelo hipotálamo, que, em geral, é decorrente de estresse, uso de medicamentos e hábitos alimentares alterados. Nessa última situação clínica, deve-se estar sempre alerta para algumas condições clínicas decorrentes de lesões orgânicas que afetam a secreção de neurotransmissores centrais, interferindo no funcionamento hipotalâmico (p. ex., malformações de sistema nervoso central (SNC), infecções ou tumores). Sendo assim, uma abordagem clínica que inclua a caracterização do perfil psicológico da paciente pode indicar alterações menstruais por estresse crônico de natureza diversa, inclusive sugerir os quadros de anorexia nervosa e bulimia, que se associam fortemente com as anovulações de origem hipotalâmica.

Além de alterações da frequência de fluxo, pode haver também queixas associadas ao volume desse fluxo. Nos primeiros 2 anos pós-menarca, como a imaturidade do eixo pode cursar com longos intervalos entre as menstruações, a causa mais comum de hiperfluxo é a proliferação excessiva do endométrio por ação estrogênica, sem contraposição de progesterona, devido aos ciclos anovulatórios. Nesses casos, a alteração é fisiológica e mesmo havendo fluxo aumentado, não se espera repercussão hemodinâmica em decorrência do mesmo. Quando o fluxo menstrual se torna hemorrágico, a ponto de promover instabilidade hemodinâmica, especialmente se isso ocorrer já nos primeiros ciclos e se houver história familiar semelhante ou história pessoal de episódios de sangramento aumentado, deve-se aventar a hipótese de discrasias sanguíneas. É descrito que cerca de metade dos casos de sangramento menstrual hemorrágico em adolescentes está associado a algum distúrbio de coagulação, sendo os mais frequentes as doenças plaquetárias e a doença de von Willebrand[7,8].

Outra queixa bastante frequente nessa faixa etária é a dismenorreia, ou dor durante o período menstrual, variando a prevalência dessa entidade entre 43 e 91% das jovens com menos de 20 anos[9]. Algumas meninas já experimentam desde cedo esse quadro de dor, já nas primeiras menstruações, geralmente sem o relato de dor fora do período menstrual. Nesses casos, trata-se, provavelmente, de dismenorreia primária, sendo a causa funcional, secundária à secreção de prostaglandinas em excesso no período do fluxo menstrual, com tratamento sintomático. Quando a dismenorreia aparece mais tardiamente, após um tempo da menarca, com caráter progressivo e, especialmente, se associado a dor pélvica fora do período menstrual, deve-se aventar a possibilidade de dismenorreia secundária à uma doença orgânica, sendo a endometriose e a infecção de trato genital superior as causas mais frequentes[10].

Também associado ao início das menstruações e acompanhando a dismenorreia, pode haver queixas de alterações de humor, quadros álgicos diversos ou sintomas inespecíficos, com intensidades variáveis e associação de sintomas bastante particulares de cada paciente (Quadro 30.1). Em alguns casos, há necessidade de intervenção médica para alívio dos sintomas, por isso, vale a pena uma boa caracterização do quadro[10].

QUADRO 30.1. Sintomas associados à dismenorreia.

- Cólicas
- Náuseas
- Vômitos
- Perda de apetite
- Cefaleia
- Lombalgia
- Fraqueza
- Tontura
- Diarreia
- Dor abdominal
- Rubor facial
- Sonolência
- Dor no corpo generalizada
- Depressão
- Irritabilidade e nervosismo

Fonte: Adaptado de Harel[10].

Especial atenção deve ser dada quando o quadro álgico cíclico ocorre antes da menarca, em meninas com os caracteres sexuais presentes. Pode se tratar de um quadro obstrutivo canalicular, com hímen imperfurado ou septo vaginal transverso ou mesmo agenesia vaginal com útero funcionante. Nesses casos, o quadro de dor costuma ser progressivo e o tratamento é cirúrgico, com resolução da dor após drenagem do fluxo menstrual retido. Quadros arrastados, com diagnóstico tardio, podem levar à endometriose, com repercussões sobre anatomia pélvica e dor crônica posterior.

Uma vez ocorrida a menarca, aproxima-se o início da atividade sexual, e ainda que não seja possível obter informações sobre a ocorrência da coitarca na primeira consulta, esse assunto deve ser abordado sistematicamente em todas as consultas subsequentes. Diante do relato de vida sexual ativa, é obrigatória toda a orientação sobre métodos contraceptivos e, com o objetivo de identificar as opções possíveis, é necessário avaliar a presença de doenças ou condições que contraindiquem o uso dos métodos contraceptivos disponíveis no mercado. Com base nos critérios de elegibilidade da Organização Mundial da Saúde[11], deve-se questionar sobre histórico pessoal e familiar de trombofilias. Devem ser investigadas a presença de crises frequentes de cefaleia, especialmente se há caracterização de migrânia com aura. Outras doenças mais raras nessa faixa etária, mas que poderiam contraindicar o uso de contraceptivos hormonais, como hipertensão, insuficiência hepática ou renal, devem ser investigadas. Também é muito importante indagar sobre o uso de medicamentos que possam ter sua ação comprometida pelos contraceptivos por interação medicamentosa, como os anticonvulsivantes e os antirretrovirais.

Por último, mas não menos importante, nas adolescentes que já iniciaram vida sexual, deve-se abordar quanto à presença de sinais de sintomas de infecção genital. Identificar a queixa de "corrimento" vaginal, caracterizando bem a cor, o odor, o prurido ou dor associado à secreção vaginal, na tentativa de identificar o agente infeccioso mais provável. Vale ressaltar que a chance de erro na identificação do patógeno, com base apenas em características clínicas, é alta[12], sendo a melhor opção a coleta do conteúdo vaginal e a realização do exame bacterioscópico a fresco, como complementação.

■ Exame físico ginecológico da criança e da adolescente

Acompanhamento da cronologia dos caracteres sexuais secundários, geralmente, é feito pelos estádios de Tanner e Marshall[13] (Figuras 30.2 e 30.3). Com ativação dos eixos gonadal e adrenal, o aparecimento de pelos e mamas ocorre quase simultaneamente, e outras características decorrentes da atividade estrogênica aparecem gradativamente, como distribuição feminina de gorduras, com maior concentração em área de quadril, coxas e nádegas; aumento do coxim gorduroso que compõe os grandes lábios; espessamento da mucosa vulvar e vaginal, com aspecto mais rosado e menos avermelhado e pigmentação na região perianal e de pequenos lábios. Além disso, por aumento da atividade estrogênica, pode haver aumento do transudato vaginal, com manifestação clínica de "secreção vaginal clara", sem odor e sem outros sintomas associados. Nesse caso, normalmente, as mães ficam preocupadas com a possibilidade de ser alguma infecção vulvovaginal, mas trata-se apenas de conteúdo vaginal fisiológico, e elas devem ser tranquilizadas.

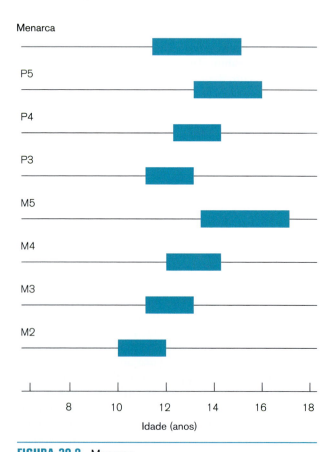

FIGURA 30.2. Menarca.
Fonte: Adaptada de Fritz e Speroff[4].

Desenvolvimento mamário		Pilificação
M1: ausência de mamas		P1: ausência de pelos
M2: broto mamário		P2: pelos em região de fenda vulvar
M3: tecido glandular extra-areolar		P3: pelos em monte de Vênus
M4: elevação secundária da aréola		P4: distribuição triangular de pelos
M5: mamas adultas		P5: pelos em raiz de coxa

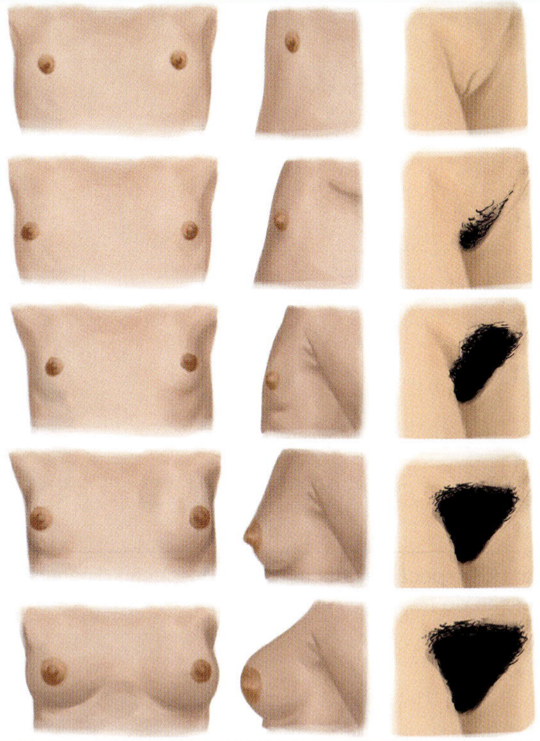

FIGURA 30.3. Estágios de desenvolvimento puberal feminino, segundo critérios de Marshall e Tanner.

Fonte: Adaptada de Soriano Guilléna L, Martínez Villanueva J, Gavela Pérez T, Corredor Andrés B, Muñoz Calvo MT. Teenage eating and endocrine disorders. Medicine – Programa de Formación Médica Continuada Acreditado 2018 Sep; 12(61): 3562-3576. <https://doi.org/10.1016/j.med.2018.08.002>.

• Exame de mamas

Características de Tanner e Marshall (Figura 30.3):

- **M1:** ausência de desenvolvimento mamário (mama infantil pré-púbere).
- **M2:** aparecimento do broto mamário, com presença de glândula apenas na região retroareolar.
- **M3:** crescimento de tecido glandular extra-areolar, sem um aspecto característico específico.
- **M4:** aumento do volume glandular e elevação secundária da aréola e da papila acima da mama, muito característico, que deve ser observado com a mama em repouso, ou seja, fora da contração mamilar (nessa condição, pode não ser possível observá-lo).
- **M5:** mama adulta, costuma ter um formato mais reto na sua parte superior e mais arredondada nos quadrantes inferiores. No entanto, há mamas nesse estádio também com o formato arredondado em toda sua superfície. Nesse caso, mamas menores podem ser confundidas com mamas M3. A pigmentação mais escura da aréola costuma aparecer nesse estádio de M5.

O crescimento das mamas pode não ser simétrico, sendo necessário aguardar a finalização do crescimento delas para se inferir que haverá assimetria ou não. A correção estética antes do término do desenvolvimento mamário pode demandar um segundo procedimento cirúrgico nas mamas, visto que o crescimento delas pode ocorrer em tempos diferentes. Normalmente, quando ocorre a menarca, as mamas se encontram em estádio de M4 e, após 2 anos, completam seu crescimento (Figura 30.2)[4].

Além das características de desenvolvimento mamário, na dependência da queixa, pode ser necessário realizar a palpação de mamas para pesquisa de nodulações e expressão mamária, quando houver queixa de saída de secreção mamária. O exame semiológico da mama deve contemplar a inspeção estática (Figura 30.4A), na qual se verifica presença de lesões na superfície da mama com a paciente em repouso, sentada, com os braços laterais ao corpo, a fim de identificar abaulamentos, retrações ou lesões cutâneas. Na sequência da inspeção dinâmica, é solicitado à paciente que faça movimentos de elevação dos membros superiores (Figura 30.4B) e de preensão das palmas das mãos (Figura 30.4C), com objetivo de identificar abaulamentos e retrações não visíveis à inspeção estática que ocorram em consequência à presença de lesões mamárias não superficiais e aderidas a planos profundos. Em seguida, realiza-se a palpação das cadeias ganglionares (cervicais, supra e infraclaviculares, para-externais e axilares) (Figura 30.4D) na busca de nodulações. A sequência no exame é feita com a paciente em decúbito dorsal, com as mãos atrás da cabeça, realizando-se a palpação das mamas bilateralmente, uni ou bimanual, em dedilhado ou com as mãos espalmadas, em todos os quadrantes mamários de maneira sistematizada (Figura 30.4E). A expressão mamilar deve ser realizada sempre, principalmente na presença de queixa de saída de secreção pelas papilas (Figura 30.4F)[14].

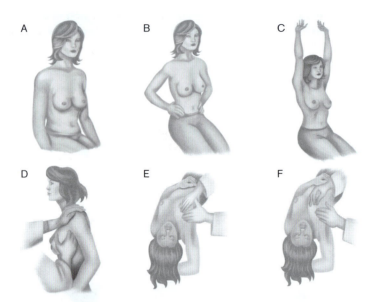

FIGURA 30.4. Semiologia da mama: (A) Inspeção estática. (B e C) Inspeção dinâmica. (D) Palpação de cadeias ganglionares. (E) Palpação das mamas. (F) Expressão do mamilo.
Fonte: Adaptada de Carrara[14].

- ## Exame ginecológico

Em uma criança pré-púbere, o objetivo de um exame ginecológico depende da queixa clínica específica. Por exemplo, a inspeção de vulva pode ser realizada em uma consulta pediátrica de rotina, mas uma vez constatado hímen pérvio, não há necessidade de realizar-se a vaginometria como parte da rotina.

A vulva da criança tem os grandes lábios hipodesenvolvidos, de maneira que eles não conseguem cobrir completamente o introito vaginal e ficam ligeiramente entreabertos. Os pequenos lábios são pequenos e a mucosa vulvar é avermelhada e extremamente fina, podendo-se identificar os capilares da submucosa por transparência, daí a cor vermelha da mucosa (Figura 30.5). É importante distinguir a vermelhidão natural da mucosa de casos de hiperemia por infecção, pois, nesses casos, há edema da mucosa e os capilares deixam de ficar visíveis[15].

O exame ginecológico da menina pós-púbere dependerá do grau de desenvolvimento da genitália.

Caracteriza-se o desenvolvimento dos pelos também pelos critérios de Tanner e Marshall (Figura 30.3):

- **P1**: ausência completa de pelos (estado pré-puberal).
- **P2**: aparecimento de pelos em região de fenda vulvar.
- **P3**: aparecimento de pelos em monte de Vênus.
- **P4**: distribuição triangular de pelos, estendendo-se para região inguinal, sem alcançar raiz de coxas.
- **P5**: distribuição triangular de pelos, inclusive em raiz de coxa.

Nas pacientes que já iniciaram atividade sexual, deve-se realizar o exame ginecológico completo, com exame especular para a busca de sinais de infecção, e a pesquisa de lesões verrucosas deve ser sistemática, ainda que não haja história de múltiplos parceiros.

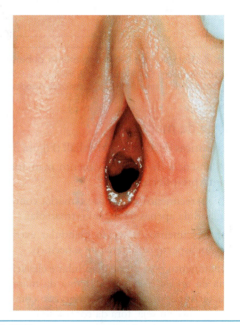

FIGURA 30.5. Vulva da criança pré-pubere.
Fonte: Acervo da autoria.

- ## Exame físico geral complementar

- **Pele e anexos**: em situações em que a queixa for a suspeita de puberdade precoce, deve-se verificar se existe a presença de manchas café com leite na pele da criança (Figura 30.6), especialmente em dorso. Essas manchas podem estar presentes na síndrome de McCune Albright, em que há atividade ovariana independentemente do eixo hipotálamo-hipófise ovariano, com cistos foliculares autônomos, produtores de estradiol, que levam ao desenvolvimento puberal. Trata-se se uma pseudopuberdade precoce, sendo esse diagnóstico diferencial fundamental em relação à puberdade precoce verdadeira, pois a abordagem terapêutica é totalmente diferente. Outra manifestação cutânea que pode estar relacionada às queixas ginecológicas é a acantose nigricans (ver Capítulo 31, Distúrbios menstruais); trata-se da deposição de melanina em área de dobras, com espessamento cutâneo e, geralmente, é um marcador de resistência à insulina. A acantose pode estar presente em adolescentes com quadro de anovulação crônica com suspeita de ovários policísticos, sendo elas obesas ou não, porém mais frequente nas obesas.

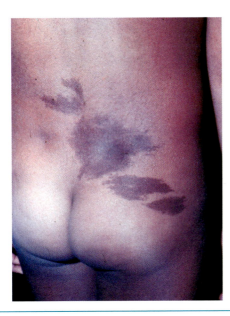

FIGURA 30.6. Manchas café com leite.
Fonte: Acervo da autoria.

- **Avaliação pôndero-estatural:** tem papel importante em diferentes contextos clínicos, como na avaliação do impacto que uma ativação precoce de eixo gonadal tem sobre o crescimento em que a antecipação do estirão de crescimento é facilmente identificável na curva de crescimento da criança e, também, na identificação de fatores de risco para o desencadeamento mais precoce da puberdade, como a obesidade. A produção de leptina pelo tecido gorduroso é um dos fatores desencadeantes da ativação do eixo[16]. Ao contrário, alguns quadros de puberdade tardia podem ser decorrentes do baixo peso, bem como situações de anovulação crônica de origem hipotalâmica podem ocorrer em casos de muito baixo peso associado à anorexia nervosa e estresse crônico. Outro tipo de anovulação crônica, em que a avaliação do padrão de gordura corporal é muito importante, é a síndrome dos ovários policísticos, cuja presença de excesso de androgênios leva a uma deposição mais central de gorduras, com aumento da circunferência abdominal, o que além de caracterizar o perfil hiperandrogensimo de distribuição de gordura corporal, pode ser marcador de doença metabólica e aumento de risco cardiovascular (ver Capítulo 31, Distúrbios menstruais).

- **Envergadura:** nos casos em que há falência da atividade gonadal, principalmente, se antes do desencadeamento da puberdade (condição clínica que leva à amenorreia primária), pode-se ter crescimento exagerado de ossos longos em decorrência da falta de atividade estrogênica sobre os ossos, não havendo a soldadura das epífises ósseas em idade adequada. Em consequência, pode haver um aumento da envergadura nesses indivíduos. A envergadura deve ser medida com o paciente em pé, de braços abertos em posição de cruz, medindo-se a distância de um dedo médio a outro (Figura 30.7). Em condições normais, essa medida é igual ou menor que a estatura; quando ela é maior e a criança ainda não teve a menarca, deve-se investigar hipogonadismo.

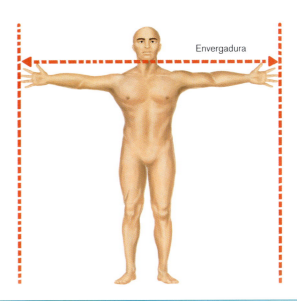

FIGURA 30.7. Medida da envergadura.
Fonte: Adaptada de http://2.bp.blogspot.com/-TtXiB-irNtA/UYq6L4xn-VxI/AAAAAAAALM/TruH3We916E/s1600/Envergadura.jpg

- **Índice de Ferriman-Gallwey:** avalia a presença de pelos em locais androgênio-dependentes, ou seja, em locais onde não se esperaria pelos na mulher. É um marcador clínico de hiperandrogenismo. Consiste em se avaliar nove regiões do corpo com relação aos pelos, com um escore de intensidade que varia de 0 (nenhuma pilificação) até 4 (androgenização importante) (Figura 30.8). São avaliados: mento, buço, região perioareolar e intermamária, braço, abdome superior, abdome inferior (linha média e distribuição losangular de pelos pubianos), coxas, dorso e região sacral. É um índice que tem certa subjetividade, podendo variar de um avaliador para outro, mas que tem seu papel importante na avaliação à resposta terapêutica, principalmente se feito seguidamente pelo mesmo avaliador no acompanhamento à resposta terapêutica. Vale ressaltar que ao se usar esse índice, deve-se ter em mente as características individuais de pilificação da paciente, o que pode ser inferido avaliando-se áreas de pelos que independem da presença de androgênios (p. ex., o antebraço).

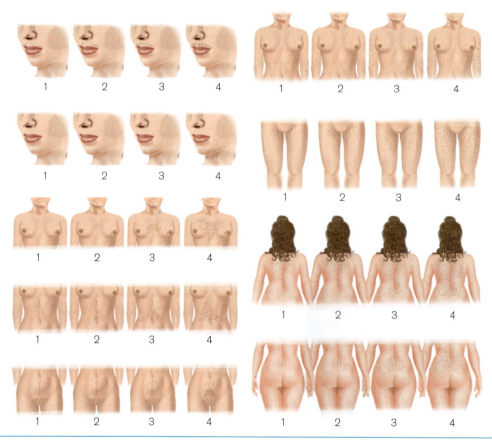

FIGURA 30.8. Índice de Ferriman-Gallwey.
Fonte: Índice de Ferriman-Gallwey.

■ Referências bibliográficas

1. Carel JC, Eugster EA, Rogol A, Ghizzoni L, Palmert MR; ESPE-LWPES GnRH Analogs Consensus Conference Group, Antoniazzi F, Berenbaum S, Bourguignon JP, Chrousos GP, Coste J, Deal S, de Vries L, Foster C, Heger S, Holland J, Jahnukainen K, Juul A, Kaplowitz P, Lahlou N, Lee MM, Lee P, Merke DP, Neely EK, Oostdijk W, Phillip M, Rosenfield RL, Shulman D, Styne D, Tauber M, Wit JM. Consensus statement on the use of gonadotropin-releasing hormone analogs in children. Pediatrics. 2009 Apr;123(4):e752-62.
2. Papadimitriou A, Pantsiotou S, Douros K, Papadimitriou DT, Nicolaidou P, Fretzayas A. Timing of pubertal onset in girls: evidence for non-Gaussian distribution. J Clin Endocrinol Metab. 2008 Nov;93(11):4.422-5.
3. Rosenfield RL, Lipton RB, Drum ML. Thelarche, pubarche, and menarche attainment in children with normal and elevated body mass index. Pediatrics. 2009 Jan;123(1):84-8.
4. Fritz MA & Speroff L. Crescimento normal e anormal e desenvolvimento na puberdade. In: Endocrinologia ginecológica clínica e infertilidade. 8.ed. Rio de Janeiro, Revinter; 2015. Cap10:399-443.
5. Coste J, Ecosse E, Lesage C, Chaussain JL and Carel JC. Evaluation of adolescent statural growth in health and disease: reliability of assessment from height measurement series and development of an automated algorithm. Horm Res. 58:105-14.
6. Munro MG, Critchley H, Fraser IS. Research and clinical management for women with abnormal uterine bleeding in the reproductive years: More than Palm-Coein. Bjog. 2017;124 (2):185-9.
7. Seravalli V, Linari S, Peruzzi E, Dei M, Paladino E, Bruni V. Prevalence of hemostatic disorders in adolescents with abnormal uterine bleeding. J Pediatr Adolesc Gynecol. 2013; 26(5):285-9.
8. Díaz R, Dietrich JE, Mahoney D Jr, Yee DL, Srivaths LV. Hemostatic abnormalities in young females with heavy menstrual bleeding. J Pediatr Adolesc Gynecol. 2014;27(6):324-9.
9. Zahradnik HP1, Hanjalic-Beck A, Groth K. Nonsteroidal anti-inflammatory drugs and hormonal contraceptives for pain relief from dysmenorrhea: a review. Contraception. 2010;81(3): 185-96.
10. Harel Z. Dysmenorrhea in adolescents and young adults: etiology and management. J Pediatr Adolesc Gynecol. 2006;19(6): 363-71.
11. World Health Organization. Medical eligibility criteria for contraceptive use, fifth edition 2015. Full text and executive summary. Disponível em: http://www.who.int/reproductivehealth/topics/family_planning/en/.
12. Van Schalkwyk J, Yudin MH; Infectious Disease Committee, Yudin MH, Allen V, Bouchard C, Boucher M, Boucoiran I, Caddy S, Castillo E, Kennedy VL, Money DM, Murphy K, Ogilvie G, Paquet C, van Schalkwy JK; Society of Obstetricians and Gynaecologists of Canada. Vulvovaginitis: screening for and management of trichomoniasis, vulvovaginal candidiasis, and bacterial vaginosis. J Obstet Gynaecol Can. 2015; 37(3):266-76.
13. Marshall WA, Tanner JM. Variations in pattern of pubertal changes in girls. Arch Dis Child. 1969 Jun;44(235):291-303.
14. Carrara HHA. Alterações mamárias na infância e adolescência. In: Reis, Junqueira & Rosa-e-Silva. Ginecologia da infância e adolescência. Porto Alegre, Artmed; 2012. Cap10:141-55.
15. Rosa-e-Silva ACJS. Semiologia ginecológica na infância e adolescência. In: Reis, Junqueira & Rosa-e-Silva. Ginecologia da infância e adolescência. Porto Alegre, Artmed; 2012. Cap.2:35-46.
16. Elias CF. Leptin action in pubertal development: recent advances and unanswered questions. Trends Endocrinol Metab. 2012 Jan;23(1):9-15.

Distúrbios menstruais 31

■ Rosana Maria dos Reis ■ Rui Alberto Ferriani

CASO CLÍNICO

Adolescente com 14 anos de idade queixa-se de irregularidade menstrual desde a menarca. Apresenta ciclos menstruais com intervalos que variam de 45 a 90 dias, com fluxo menstrual que se manifesta na maioria das vezes em pequena quantidade, por 2 a 3 dias, intercalados com fluxo em quantidade exuberante, com saída de coágulos, por 7 a 10 dias. Nega sintomas pré-menstruais ou dismenorreia. Na cronologia do desenvolvimento puberal apresentou pubarca aos 7 anos, telarca aos 8 anos e menarca aos 10 anos. A paciente refere também pele oleosa e acne em face e dorso, além de aumento de pilificação pelo corpo nesse período. Nega atividade sexual.

No exame físico: peso: 68 kg; estatura: 160 cm; envergadura: 155 cm; IMC: 26,56 kg/m²; medida da cintura: 88 cm; medida do quadril: 80 cm. Acne leve em face e região dorsal. Índice de Ferriman: 9. Mancha escura na região da nuca (Figura 31.1). Desenvolvimento dos caracteres sexuais secundários, segundo os critérios de Tanner e Marshall: mamas: M4; pelos: P5.

- Exames complementares:
  - Prolactina: 15 ng/dl.
  - TSH: 1,2 mUI/ml.
  - Testosterona: 95 ng/dl.
  - SDHEA: 150 ng/ml.
  - 17 hidroxiprogesterona: 90 ng/dl (valores dentro da faixa de normalidade).

Diagnóstico: síndrome dos ovários policísticos, também denominada anovulação crônica hiperandrogênica.

Tratamento: modificações do estilo de vida, com orientações para perda de peso e atividade física, anticoncepcional combinado oral e reavaliação do quadro em 3 meses.

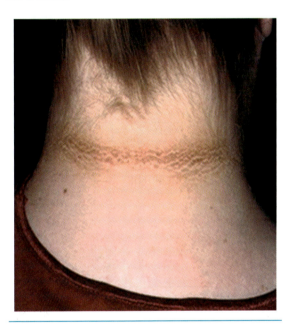

FIGURA 31.1. Acantose *nigricans* em região da nuca.
Fonte: Acervo da autoria.

■ Introdução

O caso clínico descrito anteriormente representa uma das principais causas de distúrbio menstrual. Neste capítulo, iremos abordar particularidades na abordagem da anamnese e exame físico para o diagnóstico das diferentes causas de irregularidade menstrual, também denominada anovulação crônica, com foco na síndrome dos ovários policísticos (SOP), assim como otimizar, frente a hipóteses diagnósticas, os exames complementares. De maneira sucinta, comentaremos sobre a abordagem terapêutica dos diferentes tipos de anovulação crônica e suas principais repercussões.

■ SOP

Uma das causas mais comuns de irregularidade menstrual, com prevalência de 5 a 10% durante a vida reprodutiva, caracteriza-se pela presença de anovulação crônica, traduzida por ciclos menstruais com longos intervalos, às vezes, até de meses entre as menstruações, com presença de hiperandrogenismo clínico e/ou laboratorial. O achado de ovários policísticos detectados ao exame ultrassonográfico está associado a esses sintomas, na maioria dos casos, daí a denominação da síndrome. A SOP foi descrita há quase um século, especificamente em 1935, por Stein e Leventhal, ao associarem pela primeira vez o achado de ovário policístico com alguns sinais e sintomas, como amenorreia, infertilidade, hirsutismo e obesidade. Trata-se de uma doença crônica, a qual se inicia na puberdade e vai até a menopausa. A obesidade está frequentemente associada a essa doença e intensifica os sintomas, mas não é obrigatória.

• Fisiopatologia

Marcada pelo excesso de androgênios, de insulina e de estrogênio, como pode ser observado na Figura 31.2.

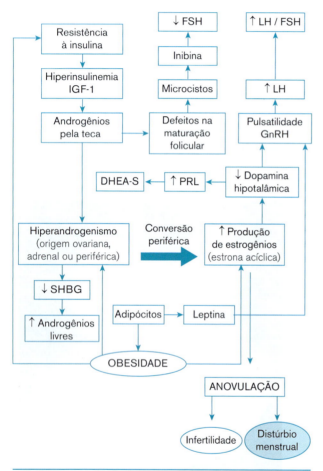

FIGURA 31.2. Fisiopatologia da anovulação hiperandrogênica: SOP.
Legenda: FSH: hormônio folículo estimulante. LH: hormônio luteinizante. IGF-I: fator de crescimento insulina símile. GnRH: hormônio liberador de gonadotrófica. DHEA-S: sulfato de deidroepiandrosterona. PRL: prolactina. SHBG: globulina carreadora de esteroides.
Fonte: Adaptada de Santana, Junqueira e Reis[16].

O funcionamento inapropriado do eixo hipotálamo hipófise ovariano na SOP tem como característica um aumento na produção de hormônio luteinizante (LH) e baixa liberação de hormônio folículo estimulante (FSH). As células da teca ovariana são estimuladas a produzir androgênios em excesso pelos altos níveis de LH. Essas pacientes apresentam também uma resistência periférica a ação da insulina e, consequentemente, a metabolização da glicose torna-se ineficiente. Dessa maneira, eleva-se o nível de glicose circulante e o pâncreas é estimulado a produzir mais insulina. Esse defeito do receptor de insulina é de origem genética, e pode ser agravado pela obesidade, que piora a resistência à insulina. Entretanto, as células do ovário não apresentam resistência a ação da insulina, e o hiperinsulinismo circulante estimula as células da teca a produzirem mais androgênios, principalmente testosterona.

A testosterona elevada, por sua vez, dificulta a ovulação e facilita a formação de cistos nos ovários. Por isso, o ovário tem estroma e volume aumentados. O excesso de androgênios no tecido periférico (tecido muscular e adiposo) é convertido em estrona, o que faz a SOP também apresentar um quadro de hiperestrogenismo circulante. No entanto, a estrona não é um bom sinalizador para o sistema nervoso central (SNC), como o estradiol produzido pelas células da granulosa durante o desenvolvimento do folículo ovariano no processo da ovulação. A estrona inibe a dopamina hipotalâmica e, consequentemente, há aumento dos pulsos de hormônio liberador de gonadotrofina (GnRH), com produção elevada de LH, e estímulo para as células da teca ovariana produzirem androgênio. A redução da dopamina hipotalâmica pode levar ao aumento de prolactina, que por sua vez estimula a adrenal a produzir mais androgênios.

• Manifestações clínicas

Menstruação irregular, componente importante da SOP, é mais comum nos primeiros anos após a menarca. Cerca de 60% das meninas podem apresentar ciclos menstruais irregulares, devido à imaturidade do eixo hipotálamo-hipófise-ovariano nos primeiros 2 anos após a menarca, e ainda 40% delas persistem com ciclos anovulatórios por mais 1 ano. Assim como o hiperandrogenismo clínico, traduzido por pele oleosa, acne e aumento de pelos pelo corpo, ocorre devido maior produção de androgênios na esteroidogênese ovariana e adrenal após o período puberal.

A superposição entre as características comuns do período puberal, quando são frequentes manifestações de acne e irregularidade menstrual, e a SOP dificultam o diagnóstico, tornando-se imperativo a exclusão de outras causas de irregularidade menstrual e hiperandrogenismo. A associação desses sintomas no período até 2 anos após a menarca deve ser considerada de "risco para o desenvolvimento da SOP" e a reavaliação longitudinal desse diagnóstico é necessária.

O baixo peso ao nascimento, a pubarca precoce, assim como a puberdade precoce central idiopática são situações que predispõem o desenvolvimento da SOP. Dados recentes do seguimento de pacientes dos ambulatórios de pediatria e de ginecologia endócrina no nosso hospital, as quais apresentaram puberdade precoce central idiopática e foram tratadas com agonista do GnRH, evidenciaram que 34% delas evoluíram com SOP.

• Diagnóstico

O critério diagnóstico mais aceito para adolescentes é o estabelecido pelo Consenso do National Institutes of Health (NIH), em 1990: presença de irregularidade menstrual e hiperandrogenismo clínico ou laboratorial, com necessária exclusão de outras causas de hiperandrogenismo, como hiperprolactinemia, doença tireoidiana, hiperplasia adrenal congênita de início tardio e síndrome de Cushing.

O diagnóstico da SOP na adolescência difere da mulher adulta, pois a anovulação e a morfologia dos ovários policísticos, observadas nos exames de ultrassonografia pélvica, não são suficientes para o diagnóstico[3].

No caso das adolescentes, deve-se atentar para os seguintes indicadores clínicos:

1. **Índice de massa corporal (IMC):** divisão do peso em quilos pela altura em metros quadrados, expresso em kg/m².
2. **Medida da cintura:** preditor de risco cardiovascular, considerado normal para o sexo feminino quando menor que 88 cm³. A medida da cintura deverá ser medida a meia distância entre a última costela e a crista ilíaca ipsilateral, vista do aspecto anterior. A relação "cintura-quadril" tem sido menos valorizada, mas tem significado clínico na caracterização do padrão de distribuição da gordura corporal, já que a distribuição ginecoide, aquela com maior deposição de gordura nas regiões de glúteos e coxas (relação C/Q < 0,80) e a distribuição androgênica de gordura (distribuição androide), comum nas anovulações hiperandrogênicas, caracterizam-se pela deposição predominante de gordura abdominal, consequentemente visceral (relação C/Q > 0,80) (Figura 30.3).

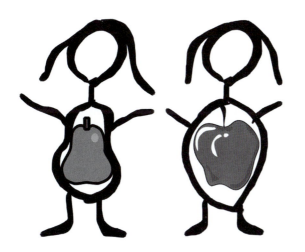

FIGURA 31.3. Tipos de distribuição de gordura: ginecoide e androide, respectivamente.
Fonte: Elaborada pela autoria.

3. **Escore semiquantitativo de Ferriman e Gallwey modificado:** hirsutismo, manifestação do hiperandrogenismo, caracteriza-se pela presença de pelos em áreas em que normalmente a mulher não os apresenta. Esse escore é dado a partir da avaliação de nove regiões e cinco gradações de concentração de pelos, em que zero corresponde à ausência total de pelos terminais e quatro à presença de grande quantidade (ver Capítulo 30, Anamnese e exame físico ginecológico na infância e na adolescência). A presença de escore maior ou igual a 8 caracteriza o hirsutismo.
4. **Envergadura:** é a medida da distância entre as pontas dos dedos médios com os braços abertos a 90° em relação ao corpo (posição de cruz). Normalmente, essa medida não deve ser maior que a altura do indivíduo, acrescida de 2 cm. Envergaduras superiores podem indicar hipoestrogenismo, pois a falta de estrogênio retarda a soldadura das epífises ósseas e permite maior crescimento dos ossos longos.
5. **Acantose nigricans:** manchas escurecidas presentes em regiões de dobras, como axilas, sulco intermamário, região inguinal e região cervical (Figura 31.1). Esse sinal é um marcador biológico de presença de hiperinsulinemia, condição comumente associada a pacientes com anovulação hiperandrogênica e obesidade.
6. **Acne:** embora no período da adolescência seja mais comum a acne do tipo 1, a ação dos androgênios sobre o folículo sebáceo propicia o aparecimento da acne em graus variados. A acne pode ser classificada em: grau 1: acne não inflamatória ou comedônica; grau 2: acne papulopustulosa; grau 3: acne nódulo quística; grau 4: acne conglobatas; e, grau 5: acne fulminante (rara e mais comum em homens).
7. Avaliação dos níveis de pressão arterial.
8. Expressão mamária com saída de material lácteo (galactorreia).
9. **Hábitos de vida:** importante perguntar sobre atividade física (atletas, bailarinas, corredoras etc.), aspectos alimentares (distúrbios, bulimia, anorexia), distúrbios emocionais e ou depressivos.
10. Trofismo genital, avaliado pelo desenvolvimento mamário, aspecto da genitália e trofismo vaginal.

• Exames complementares

1. **Avaliação do hiperandrogenismo laboratorial:** dosagens séricas de testosterona total ou livre, dehidroepiandrosterona sulfatada (DHEA-S), 17 hidroxiprogesterona. Níveis séricos de testosterona total acima de 200 ng/dl ou DHEA-S acima de 800 uUI/ml são sugestivos de tumor adrenal ou ovariano, sendo imperativo a avaliação com exames de imagem, principalmente ultrassonografia, tomografia computadorizada ou ressonância magnética. Níveis de 17 hidroxiprogesterona superiores a 200 ng/dl torna-se necessário realizar o teste da cortrosina para o diagnóstico de hiperplasia adrenal congênita. Quando os valores de 17 hidroxiprogesterona estão acima de 1.500 a 2.000 ng/dl, após 60 minutos da administração da cortrosina endovenosa, trata-se de um quadro de hiperplasia adrenal congênita de manifestação tardia.
2. **Diagnóstico diferencial com outras causas de hiperandrogenismo:** dosagem sérica de prolactina (afastar hiperprolactinemia), hormônio estimulador da tireoide (TSH) (detectar disfunção tireoidiana), 17 hidroxiprogesterona (para o diagnóstico de hiperplasia adrenal congênita de manifestação tardia).
3. **Avaliação do metabolismo da glicose:** dosagem de glicemia de jejum para todas as pacientes. O teste de tolerância à glicose, com 75 g de glicose, via oral, e dosagem de glicose nos tempos 0 e 120 minutos, está indicado na presença de obesidade, acantose nigricans e antecedentes familiares de *diabete mellitus* tipo 2.

A dosagem sérica de insulina ou mesmo os índices de sensibilidade à insulina, como o *homeostatic model assessment of insulin resistance* (Homa-IR) (glicose [mg/dl] × 0,05551 × insulina [μUI/ml]) ou *quantitative insulin sensitivity check index* (QUICKI) (1/log insulina + log glicose), tem sido realizado apenas em pesquisa clínica.

4. **Lipidograma:** com dosagem de colesterol e suas frações, lipoproteína de alta densidade (*high density lipoprotein* – HDL), lipoproteína de baixa densidade (*low density lipoprotein* – LDL) e triglicérides.

5. **Pesquisa da síndrome da metabólica:** quando presente pelo menos três dos cinco critérios descritos a seguir, segundo a NCEP-ATP III: (1) obesidade abdominal com circunferência da cintura > 88 cm; (2) triglicérides ≥ 150 mg/dl ou tratamento especifico; (3) HDL colesterol < 50 mg/dl; (4) pressão arterial sanguínea ≥ 130/85 mmHg; (5) glicemia de jejum ≥ 110 mg/dl ou em tratamento medicamentoso para hiperglicemia.

• **Tratamento**

Modificação do estilo de vida

A primeira medida deve ser a modificação no estilo de vida, com dieta alimentar para perda de peso nos casos de pacientes obesas ou com sobrepeso, ou mesmo dieta com baixa ingestão de carboidratos, com finalidade de diminuir a liberação de insulina circulante pelo pâncreas e incentivar a realização de atividade física. Para obter sucesso nesses desafios, torna-se fundamental o acompanhamento da paciente por uma equipe multidisciplinar, com a presença de nutricionista e educador físico e, se possível, acompanhamento psicológico. Nesses casos, a experiência do nosso serviço com a orientação alimentar por nutricionista mostrou melhores resultados quando a dieta foi fracionada (seis refeições ao dia entre café da manhã, lanche matutino, almoço, lanche da tarde, jantar e lanche ao dormir), com baixa ingestão de calorias e tendência a maior porcentagem de proteínas, entre os macronutrientes. Embora apenas 50% das pacientes aderiram ao tratamento, esses dados estão de acordo com relatos da literatura, evidenciando a dificuldade no acompanhamento para modificação no estilo de vida nessa faixa etária. No entanto, a atividade física tem se mostrado uma ferramenta muito eficaz para promover modificação do estilo de vida, com altas taxas de adesão e resultados promissores. Nossa experiência com população de mulheres na idade adulta, entre 18 e 40 anos, com um programa de atividade física resistida por período de 4 meses, durante 3 vezes na semana, mostrou benefício nos parâmetros clínicos, como retorno da regularidade menstrual, nos antropométricos, como diminuição da medida da cintura, aumento de massa magra e diminuição da gordura visceral – embora a perda de peso não tenha sido significativa –, além de redução nos níveis de testosterona.

Perdas de peso entre 5 e 10% podem ser suficientes para restabelecer a função ovariana e restabelecer os ciclos ovulatórios. A perda de peso leva ao aumento das concentrações plasmáticas de SHBG e a diminuição dos níveis séricos de insulina e androgênios.

Tratamento da irregularidade menstrual e do hiperandrogenismo

Anticoncepcionais combinados orais (ACO), com associação de estrogênio e progestagênio, são usualmente utilizados para regularizar os ciclos menstruais, além de promover diminuição dos níveis circulantes de androgênios e ação contraceptiva nessas mulheres jovens. Os ACO, devido às altas doses de hormônios esteroides, bloqueiam o eixo hipotálamo-hipofisário e, consequentemente, suprimem a ação do LH nas células da teca ovariana e diminuem a produção de androgênios. Associadamente, os estrogênios dos ACO estimulam a produção de globulinas carreadoras dos hormônios esteroides (SHBG), que se ligam aos androgênios circulantes, torna-os biologicamente inativos, contribuindo para a diminuição da fração livre e biologicamente ativa dos androgênios. A administração dos ACO pode ser via oral, transdérmica, vaginal ou injetável intramuscular. Habitualmente, é usado de maneira cíclica, por períodos de 21 a 30 dias (ver Capítulo 32, Anticoncepção em adolescentes). Dessa maneira, qualquer associação de estrogênio e progestogênio é eficaz para regularizar os ciclos menstruais e promover diminuição nos efeitos do hiperandrogenismo. Não há diferença na efetividade dos ACH em relação ao tipo de progestogênio ou dose de estrogênio utilizada, mas os anticoncepcionais que contêm progestogênios com atividade antiandrogênica (ciproterona, drosperinona) têm ação mais específica sobre os sintomas de acne e hirsutismo.

Entretanto, para a escolha dessa opção terapêutica há necessidade de se verificar as contraindicações da Organização Mundial de Saúde (OMS), pois as mulheres com SOP apresentam mais particularidades ao uso de ACO (ver Capítulo 32, Anticoncepção em adolescentes).

Na vigência de contraindicação ao ACO, como hipertensão arterial sistêmica, dislipidemia, enxaqueca, principalmente com presença de aura, hepatopatia, coagulopatia, uso de medicação que apresente interação com o ACO, antecedente de tromboembolismo ou câncer estrogênio dependente, a opção é utilizar os contraceptivos com progestogênio isolado. A obesidade isolada, embora não seja uma contraindicação absoluta para uso de anticoncepcionais combinados, deve ser vista com cuidado nessas pacientes com SOP, pois a associação de obesidade com qualquer outro fator de risco cardiovascular contraindica o uso desses compostos.

O contraceptivo com progestogênio isolado também apresenta bloqueio do eixo hipotálamo-hipofisário e, consequentemente, inibição do LH e de sua ação na produção de androgênios pelos ovários, embora não apresente a ação da diminuição dos androgênios circulantes promovida pela elevação da SHBG. A administração desse medicamento, seja via oral, seja injetável, faz-se de maneira contínua para que não haja descamação do endométrio, ou seja, sangramento menstrual. Os efeitos isolados dos progestogênios isolados sobre acne não costumam ser muito efetivos.

Acne e hirsutismo podem ser tratados associadamente com medidas cosméticas e dermatológicas. Habitualmente, com 3 meses de tratamento com contracepção hormonal, principalmente com ACO, observa-se melhora nos sintomas como acne e oleosidade da pele. O hirsutismo necessita de um período de tratamento de aproximadamente 9 meses para se observar melhora. Esse tempo maior deve-se ao longo ciclo de crescimentos dos folículos pilosos, que gira em torno de 9 a 12 meses. Na ausência de resposta satisfatória, a melhor estratégia é associar um medicamento antiandrogênico ao contraceptivo hormonal, como a espironalactona ou o acetato de ciproterona. Essa medida também deve ser lembrada como opção terapêutica inicial para adolescentes com manifestação de hiperandrogenismo clínico importante, o qual traz desconforto e angústia a paciente.

Dentre os medicamentos antiandrogênicos, o mais empregado é a espironolactona, um antagonista específico da aldosterona, que age como um diurético poupador de potássio. Ela promove aumento do *clearance* dos androgênios e inibição da síntese de testosterona nas células produtoras de esteroides, além de competir com a diidrotestosterona por ligação no receptor de androgênios e inibir enzimas envolvidas na sua biossíntese. Os principais efeitos colaterais incluem fadiga e hipercalemia, sendo essa última rara em pacientes com função renal normal. A posologia recomendada é 25 a 200 mg/dia, sendo considerada ideal a dose de 100 mg/dia. Seu uso deve ser contínuo, sempre administrada no período da manhã ou no horário do almoço.

A segunda opção terapêutica é o citrato de ciproterona, um derivado da 17 hidroxiprogesterona, o qual compete com a diidrotestosterona na ligação com o receptor de androgênios, e devido a sua atividade progesterônica, reduz as concentrações séricas de LH, repercutindo menores concentrações ovarianas de androgênios. Os comprimidos são de 50 mg, com dose preconizada de 25 a 100 mg/dia. Deve ser administrada com uso de contraceptivo hormonal, pois a ação teratogênica desse medicamento é bem conhecida na literatura. Nossa experiência com a dose inicial 25 mg/dia, do 5º ao 14º dia do ciclo, associado ao contraceptivo hormonal, tem sido bastante satisfatória. O uso de dose maior fica reservado para os casos de resposta insatisfatória após um período de 3 meses.

A finasteride, um inibidor tipo 2 da 5 alfa-redutase, enzima que converte testosterona em diidrotestosterona, na dose 2,5 a 5 mg/dia; e a flutamida, um antagonista não esteroidal do receptor de androgênio, na dose 62,5 a 500 mg/dia, são outras opções terapêuticas antiandrogênicas. No entanto, devido aos efeitos colaterais, elas não estão sendo utilizadas no nosso serviço.

Com a remissão completa dos sinais e sintomas de hiperandrogenismo, pode-se suspender a associação de medicamentos no tratamento. No entanto, é recomendada a manutenção da monoterapia com contracepção hormonal, seja ACO, seja contraceptivo de progesterona isolado.

A contracepção hormonal também pode ser interrompida periodicamente. Nesse intervalo, deve-se observar a ciclicidade menstrual, assim como o retorno das manifestações clínicas do hiperandrogenismo. A recidiva dos sintomas é frequente e o tempo da recidiva bastante variados, podendo ser de poucos meses a alguns anos. Como toda doença crônica, caso haja retorno dos sintomas, recomenda-se reintrodução da terapêutica.

Medicamento para melhorar a sensibilidade à glicose

Metformina é medicamento mais utilizado para promover a melhora na sensibilidade à insulina. No entanto, apresenta indicação apenas para os casos com intolerância à glicose e *diabete mellitus* tipo 2. Há evidências que a metformina pode também trazer benefícios para regularizar o ciclo menstrual. Porém, as associações de estrogênio e progesterona são mais eficazes para essa resposta.

A dose de metformina preconizada é 500 a 2.000 mg/dia. Os comprimidos são de 500 e 850 mg. Deve-se iniciar com a menor dose e aumentá-la paulatinamente, além de ela ter que ser fracionada. Pode causar sintomas gastrintestinais, os quais habitualmente apresentam melhora após 2 semanas de uso. Na persistência dos sintomas, a opção é utilizar a metformina de liberação lenta (XR). Os comprimidos são de 500 ou 750 mg e a dose recomendada é em torno de 1,5 g/dia, administrados em uma única tomada ao dia, no jantar. A metformina está contraindicada em pacientes com insuficiência renal, cirrose, hepatite, alcoolismo ou insuficiência cardiopulmonar, pois pode causar acidose láctica nessas condições.

Hipertensão arterial sistêmica e dislipidemia

Tratamentos específicos.

■ Considerações gerais sobre a SOP

Sinais e sintomas de hiperandrogenismo, principalmente se associados a irregularidade menstrual, sempre devem ser tratados. Nos casos considerados de "risco para SOP", os sintomas devem ser reavaliados no futuro, após 3 meses da suspensão da terapia medicamentosa. Os ACO são os medicamentos de primeira escolha para essa finalidade.

A SOP é uma doença crônica. Os sintomas persistirão durante a vida adulta, até o final da vida reprodutiva, com consequências metabólicas no período após a menopausa. Os sintomas de irregularidade menstrual tendem a atenuar ou desaparecer após os 40 anos de idade. Comumente, as pacientes apresentarão infertilidade conjugal, devido à anovulação crônica e precisarão buscar ajuda médica para engravidar. Na maioria dos casos, a gravidez ocorre com ciclos de indução da ovulação e coito programado. É de fundamental importância que as pacientes sejam orientadas a não ganhar peso, pois a obesidade agrava todas as repercussões metabólicas da SOP, como resistência à insulina, intolerância à glicose e *diabete mellitus* tipo 2, dislipidemia e hipertensão arterial sistêmica. Estudo na nossa população demostrou que a síndrome metabólica esteve presente em 23,8% na adolescência, enquanto na vida adulta esses valores aumentaram para 42,9%. O IMC foi um preditor independente de síndrome metabólica, tanto na adolescente, como na idade adulta. Estudos recentes têm demonstrado que adolescentes obesas com SOP apresentam apneia do sono com mais frequência. A ação do hipertrogenismo crônico no útero, sem ação da progesterona, leva a hiperplasia endometrial, o que torna a SOP um fator de risco para câncer de endométrio. Esse é mais um dos motivos para tratarmos a irregularidade menstrual dessas pacientes. Até o momento não há evidência que a SOP possa ser considerada fator de risco para outros tipos de câncer, como de mama ou de ovário.

Outro aspecto a ser considerado são os distúrbios emocionais decorrentes do quadro clínico. São frequentes sintomas depressivos e ansiedade, que geralmente refletem em distúrbios alimentares, favorecendo a obesidade. Essas meninas têm baixa autoestima, seja pelo hirsutismo e acne, seja pela obesidade ou pela sua distribuição gordurosa mais centrípeta, e são motivos de *bullying* e reprovações por parte dos pais, o que as fazem ainda ansiosas. Por isso, apoio emocional é fundamental nessa fase de vida.

■ Anovulação de causa central

Difere da anovulação hiperandrogênica, ou SOP, pois apresenta, além dos distúrbios menstruais, sintomas e sinais bastante distintos relacionados, na maioria das vezes, ao hipoestrogenismo.

O tempo de início dos sintomas desse tipo de anovulação varia de acordo com a etiologia da doença, podendo ocorrer desde menarca ou abruptamente em qualquer período da vida reprodutiva. Podemos dividir as causas de anovulação de causa central em três grandes grupos: (1) disfunção hipotálamo-hipofisária; (2) insuficiência hipotálamo-hipofisária; e (3) hiperprolactinemias. A disfunção hipotálamo-hipofisária é a causa mais comum dessa enfermidade e pode ser considerada um distúrbio autolimitado. Surge como resposta a alteração do padrão de secreção do GnRH, sem comprometimento dos níveis plasmáticos de gonadotrofinas durante as situações de estresse psicológico temporário. Com o retorno do equilíbrio emocional, a pulsatilidade do GnRH retorna aos padrões fisiológicos. No entanto, nos desequilíbrios emocionais mais prolongados, o quadro pode evoluir para a insuficiência hipotálamo-hipofisária. A Figura 31.4 apresenta o fluxograma da fisiopatologia da anovulação de causa central.

• Disfunção hipotálamo-hipofisária

Perda de peso, estresse e exercício físico extenuante são causas comuns de desarranjo do SNC no controle da ovulação. A anorexia nervosa é o quadro mais característico desse tipo de disfunção de causa central, caracterizada pela perda exagerada e rápida de peso sem nenhuma justificativa, recusa em participar das refeições familiares, preocupação exagerada com o valor calórico dos alimentos, amenorreia e regressão das características femininas, atividade física intensa e exagerada, depressão, síndrome do pânico, comportamentos obsessivo-compulsivos, visão distorcida do próprio corpo e pele muito seca e coberta por lanugo. O diagnóstico é basicamente clínico, mas é importante realizar o diagnóstico diferencial com tumores do SNC e outros distúrbios psiquiátricos. Apresenta como complicação em longo prazo a osteopenia. Embora a anorexia nervosa seja uma doença psiconeuroendócrina bem definida, são frequentes quadros menos intensos desse distúrbio com adolescentes apresentando um perfil anorético e comportamento excessivamente preocupado com estética corporal e alimentação, o que as tornam suscepíveis a desenvolver um distúrbio central.

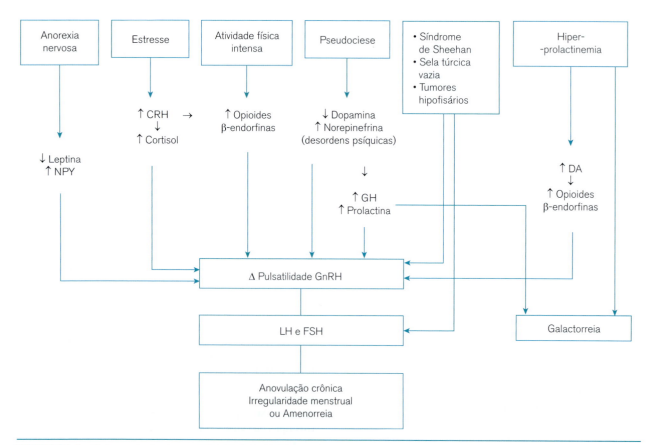

FIGURA 31.4. Fisiopatologia da anovulação de causa central.
Legenda: NPY: neuropeptídeo Y. CRH: hormônio liberador da corticotrofina. GH: hormônio do crescimento. DA: dopamina. GnRH: hormônio liberador de gonadotrofina. LH: hormônio luteinizante. FSH: hormônio folículo estimulante.
Fonte: Adaptada de Melo e Silva de Sá[17].

O tratamento deve ser realizado por uma equipe multidisciplinar, com enfoque em psicoterapia, o ganho de peso deve ser gradativo, os antidepressivos são indicados para sintomas depressivos, compulsivos e ansiedade, e a hospitalização muitas vezes torna-se mandatória em casos graves, para controle dos sintomas.

A pseudociese é outra situação rara de disfunção hipotálamo-hipofisária, que acomete principalmente indivíduos com distúrbios psiquiátricos, podendo inclusive ocorrer em crianças e adolescentes. Sua fisiopatologia ainda não está bem esclarecida, mas sugere-se que as desordens psiquiátricas promovam secreção de norepinefrina, a qual determina alteração na frequência de pulso do GnRH, na secreção de prolactina e do hormônio do crescimento e, consequentemente, o aparecimento da amenorreia e galactorreia.

- **Insuficiência hipotálamo-hipofisária**

Nessa categoria, encontram-se a síndrome de Sheehan, os quadros de sela túrcica vazia e os tumores do SNC. A síndrome de Sheehan caracteriza-se pelo hipogonadotrofismo, pan-hipopituitarismo e tem forte relação causal com isquemia hipofisária. O tratamento é realizado com a reposição de hormônios produzidos pela hipófise, na sequência de importância para o metabolismo: glândula adrenal com corticosteroide; tireoide com tiroxina e ovários com estrogênio e progesterona. A sela túrcica vazia pode ocorrer devido a incompetência congênita do diafragma selar, sequela de cirurgia, radioterapia ou infarto de tumor hipofisário. Nessas situações, a hipófise fica separada do hipotálamo e esprimida. O diagnóstico é confirmado por exame de imagem. É uma condição benigna e não progride para falência hipotalâmica. Dentre os tumores hipofisários, os primários malignos são raros. O crescimento de tumores benignos no espaço confinado leva a problemas de compressão da haste hipofisária e quiasma ótico. Cerca de 30 a 40% são não-funcionantes e a maioria tem origem gonadotrófica, secretando FSH e raramente LH. As consequências clínicas mais comuns são: acromegalia, doença de Cushing, *diabetes insipidus*, hipertireoidismo – muito raramente, amenorreia/galactorreia.

- **Hiperprolactinemia**

Prolactina encontra-se elevada em algumas situações fisiológicas, como sono, exercícios, atividade sexual, estresse, gravidez, lactação e estímulo mamilar. Ela também pode ser estimulada pelo uso de alguns medicamentos, como os antipsicóticos – sendo a risperidona causa frequente de hiperprolactinemia em adolescentes –, os antidepressivos, os anti-hipertensivos e os fármacos, que aumentam a motilidade intestinal, como as fenotiazinas, as butirofenonas, as benzamidas, a reserpina, a metildopa. Todos esses medicamentos têm como fator comum a redução da biodisponibilidade da dopamina, diminuindo a inibição desse neurotransmissor sobre a prolactina, culminado no aumento dos seus níveis séricos. Os antipsicóticos, por exemplo, bloqueiam os receptores de dopamina. Já os opioides estimulam a liberação de prolactina pela inibição hipotalâmica da secreção de dopamina. Dentre as outras causas de síndromes hiperprolactinêmicas destacam-se os tumores hipofisários funcionantes ou não, pseudotumores, hipotiroidismo, insuficiências renal e hepática crônicas, além da SOP.

Os prolactinomas são os tumores mais comuns da hipófise. A denominação micro ou macroprolactinoma está relacionada ao tamanho do tumor menor ou maior que 10 mm, respectivamente. São menos comuns em crianças do que em adultos, mas tornam-se cada vez mais frequentes na adolescência. Em caso de macroprolactinoma, deve-se realizar a campimetria para detecção de alterações do campo visual e avaliação conjunta com o neurocirurgião.

Para o diagnóstico, além da suspeita clínica de irregularidade menstrual e galactorreia, que pode estar presente em 50% dos casos, deve-se inicialmente realizar dosagem sérica de prolactina e TSH.

A prolactina sérica comumente detectada é a *little* prolactina, com 23 KDa, biologicamente ativa. As demais, a *big* prolactina com 50 kDa e a *big-big* com 150 KDa, parecem não ter uma atividade biológica significativa. No entanto, a macroprolactina pode estar presente em aproximadamente 4 a 40% dos quadros de hiperprolactinemia. Dessa forma, existe sobreposição significativa na apresentação clínica de pacientes com hiperprolactinemia verdadeira e aqueles com macroprolactina, e a diferenciação nem sempre pode ser feita com base nos sintomas. A detecção da macroprolactina pode ser feita pelo método do propiletileno glicol (PEG) e gel de cromatografia. A falta de reconhecimento da presença de macroprolactina pode levar a investigações de imagem desnecessárias, assim como tratamento farmacológico ou cirúrgico. Outra situação atípica são os casos de sintomatologia clínica grave, com níveis discretamente elevados de prolactina, em que o efeito gancho (*hook effect*) deve ser considerado. Nesse caso, os altos níveis de prolactina causam a saturação dos anticorpos dos ensaios imunorradiométricos, e leva a resultados falsamente baixos. Deve-se realizar a dosagem da prolactina após diluição sérica de 1:10 inicialmente, e com diluições maiores, caso seja necessário, com o objetivo de eliminar o excesso de prolactina não ligada.

O diagnóstico de imagem está indicado na presença de níveis de prolactina acima de 50 ng/ml. A ressonância nuclear magnética é o exame de imagem considerado padrão-ouro para avaliação da sela túrcica e do crânio, seguido da tomografia computadorizada. O tratamento depende da etiologia da hiperprolactinemia. Atualmente, a abordagem dos prolactinomas é basicamente medicamentosa, com medicamentos agonistas dopaminérgicos, como a bromocriptina (comprimidos de 2,5 mg), e a cabergolina (comprimidos de 0,5 mg). A dose inicial de bromocriptina sugerida é 2,5 mg/dia, uso diário, e da cabergolina 0,25 mg, duas vezes na semana. A dose da medicação deve ser ajustada até o restabelecimento de níveis normais de prolactina, o qual deve ser aferido após cerca de 30 dias do uso das medicações. O tempo de tratamento deve ser de 1 a 2 anos após os níveis de prolactina normalizado. A retirada da medicação deve ser gradual, como foi a sua introdução. O tratamento cirúrgico ou radioterápico dos prolactinomas está restrito na falha no tratamento clínico ou nos casos de compressão do quiasma ótico, que caracteriza uma situação de resolução de urgência.

Os pseudotumores elevam os níveis de prolactina pela compressão da haste hipofisária e, dessa maneira, interferem na inibição hipotalâmica da dopamina na secreção de prolactina. No hipotireoidismo primário, devido aos baixos níveis de hormônio tiroidiano, o TSH apresenta-se elevado. O TSH é um estimulador da prolactina e atua diretamente na secreção desse hormônio. O tratamento dessas causas específicas normaliza os níveis de prolactina.

Torna-se imperativo, nesse capítulo, o diagnóstico diferencial com a "insuficiência ovariana prematura", inadequadamente denominada "falência ovariana prematura" ou "menopausa precoce", porque cursa também com sintomas de hipoestrogenismo, cujo quadro clínico pode se instalar de maneira lenta ou abrupta, nos primórdios da vida reprodutiva. Os sintomas relacionados ao hipoestrogenismo são mais acentuados, podendo causar ondas de calor (fogachos), sudorese noturna, insônia, e a irregularidade menstrual fatalmente progride para amenorreia secundária. O diagnóstico diferencial é realizado com a dosagem de FSH, o qual comumente apresenta-se em níveis elevados. Para confirmar o diagnóstico é necessária uma segunda medida de FSH, cujos valores devem estar acima de 40 UI/ml. O tratamento é realizado com reposição de estrogênio e progesterona e o prognóstico reprodutivo, na maioria das vezes, é ruim, restando a possibilidade de gravidez com óvulos doados. Dessa maneira, a abordagem dessas pacientes, necessita de atenção especial com seguimento psicoterápico.

■ Considerações finais sobre anovulação de causa central

Sempre que o distúrbio menstrual se instalar após um período de ciclos menstruais regulares, principalmente quando de maneira abrupta, e não acompanhada de manifestação clínica de hiperandrogenismo, estaremos diante da anovulação de causa central. A dosagem hormonal de FSH e prolactina contribuem de maneira significativa para o diagnóstico das diferentes causas desse tipo de anovulação crônica, assim como a dosagem de TSH é fundamental para o diagnóstico diferencial em algumas situações.

O fluxograma da Figura 31.5 tem como finalidade sintetizar as diferentes causas de anovulação crônica e consequente distúrbio menstrual.

Ao longo do tempo, uma das consequências do hipoestrogenismo, presente de maneira mais acentuada em algumas causas desse tipo de anovulação, é o comprometimento da massa óssea que pode causar osteopenia ou mesmo osteoporose, principalmente quando o hipoestrogenismo se instala precocemente na adolescência.

■ Referências bibliográficas

1. Brown C, Mehler PS. Medical complications of anorexia nervosa and their treatments: an update on some critical aspects. Eat Weight Disord. 2015;20(4):419-25.
2. Carolo AL, Mendes MC, Sá Rosa e Silva ACJ, Vieira CS, Ferriani RA, Reis RM. Nutritional counseling promotes changes in the dietary habits of overweight and obese adolescents with polycystic ovary syndrome. Rev Bras Ginecol Obstet. 2017. *In press.*
3. Fauser BC, Tarlatzis RW, Rebar RS et al: Consensus on women's health aspects of polycystic ovary syndrome (PCOS): the Amsterdam ESHRE/ASRM-Sponsored 3rd PCOS Consensus Workshop Group. Fertil Steril. 2012;97:28-38.
4. Ferriman D, Gallwey JD. Clinical assessment of body hair growth in women. J Clin Endocrinol Metab. 1961;21:1.440-7.
5. Hatch R, Rosenfield RL, Kim MH, Tredway D. Hirsutism: implications, etiology, and management. Am J Obstet Gynecol. 1981;140:815-30.
6. Kogure GS, Miranda Furtado CL, Silva RC, Melo AS, Ferriani RA, Silva de Sá MF, Reis RM. Resistance Exercise Impacts Lean Muscle Mass in Women with Polycystic Ovary Syndrome. Medicine & Science in Sports & Exercise. 2016;48(4):589-98.
7. Pedroso DCC, Melo AS, Carolo AL, Vieira CS, Rosa e Silva ACJS, Reis RM. Frequência e fatores de risco para síndrome metabólica em mulheres adolescentes e adultas com síndrome dos ovários policísticos. Rev Bras Ginecol Obstet. 2012;34(8):357-61.
8. Marshal WA, Tanner JM. Variations in patterns of pubertal changes in girls. Archives of Disease in Childhood. 1969;44:291-303.
9. Melmed S, Casanueva FF, Hoffman AR, Kleinberg DL, Montori VM, Schlechte JA, Wass JA; Endocrine Society. Diagnosis and treatment of hyperprolactinemia: an Endocrine Society clinical practice guideline. J Clin Endocrinol Metab. 2011;96(2):273-88.
10. Melo AS, Vieira CS, Barbieri MA, Rosa-e-Silva AC, Silva AA, Cardoso VC, R.M. Reis, R.A. Ferriani, M.F. Silva-de-Sa, H. Bettiol.

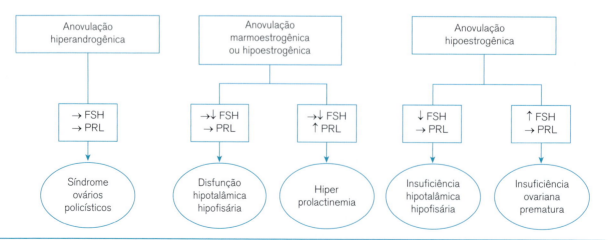

FIGURA 31.5. Fluxograma com as principais causas de anovulação crônica e distúrbio menstrual.
Legenda: FSH: hormônio folículo estimulante. PRL: prolactina.
Fonte: Elaborada pela autoria.

High prevalence of polycystic ovary syndrome in women born small for gestational age. Hum Reprod. 2010;25(8):2.124-31.

11. Melo AS, Reis RM, Ferriani RA, Vieira CS, Hormone contraception in women with polycystic ovary syndrome: Choice, chalenges, and non-contraceptive benefits. Open Acess J of Contraception. 2017;8:13-23.

12. R. M. dos Reis, M. C. Foss, M. Dias de Moura, R. A. Ferriani and M. F. Silva de SL. Insulin secretion in obese and non-obese women with polycystic ovary syndrome and its relationship with hyperandrogenism. Gynecol. Endocrinol. 1995;9:45-50.

13. Rosenfield RL. The Diagnosis of Polycystic Ovary Syndrome in Adolescents. Pediatrics. 2015;136(6):1.154-65.

14. Samson SL, Hamrahian AH, Ezzat S. AACE Neuroendocrine and Pituitary Scientific Committee; American College of Endocrinology (ACE). American Association of Clinical Endocrinologists, American College of Endocrinology Disease State Clinical Review: Clinical relevance of macroprolactin in the absence or presence of true hyperprolactinemia. Endocr Pract. 2015;21(12):1.427-35.

15. Witchel SF, Oberfield S, Rosenfield RL, Codner E, Bonny A, Ibáñez L, Pena A, Horikawa R, Gomez-Lobo V, Joel D, Tfayli H, Arslanian S, Dabadghao P, Garcia Rudaz C, Lee PA. The Diagnosis of Polycystic Ovary Syndrome during Adolescence. Horm Res Paediatr. 2015;83:376-89.

16. Santana LF, Junqueira FRR, Reis RM. A síndrome dos ovários policísticos e a adolescência. In: Reis RM et al. Ginecologia da infância e adolescência, Artmed, Porto Alegre, 2012:193-208.

17. Melo AS e Silva de Sá MF. Anovulação crônica hipotalâmica. In: Reis RM et al. Ginecologia da Infância e Adolescência, Artmed, Porto Alegre, 2012:169-78.

Anticoncepção em adolescentes 32

■ Mariane Nunes de Nadai ■ Carolina Sales Vieira

CASO CLÍNICO

Adolescente do sexo feminino, 15 anos, procura atendimento médico em Unidade Básica de Saúde solicitando desejo de uso de método contraceptivo, pois não quer uma gestação nesse momento. Nunca teve gestação anterior. Refere estar mantendo relações sexuais desprotegidas com parceiro único e que a família não sabe sobre o relacionamento. Refere insegurança quanto à fidelidade do parceiro e tem medo de contrair alguma infecção sexualmente transmissível, mas tem medo de falar sobre esse assunto e o parceiro não gostar. É saudável e não refere vícios. No entanto, refere ser bastante esquecida.

■ Introdução

Planejamento familiar em adolescentes tem ganhado destaque nas consultas médicas devido à precocidade sexual, o que aumenta o risco para gestações não planejadas e aquisição de infecções sexualmente transmissíveis (IST). No Brasil, cerca de 55% das gestações não são planejadas, e metade dessas mulheres faziam uso de algum método contraceptivo moderno, como pílula, injeção ou preservativo[1]. Em adolescentes, essas taxas são mais elevadas, podendo chegar a mais de 70%[2]. Profissionais de saúde, como pediatras, ginecologistas e médicos de família, devem estar devidamente preparados para aconselhar adequadamente uma adolescente que procura um serviço de saúde por motivos de contracepção.

A gravidez na adolescência é um problema de saúde pública, pois afeta diretamente a saúde materno-infantil, podendo ter complicações, como partos pré-termo, abandono infantil e até óbito materno e fetal[3].

No aconselhamento contraceptivo de adolescentes, aspectos característicos de comportamento e personalidade dessas meninas, nessa fase da vida, precisam ser considerados. Antes de se prescrever um método anticoncepcional, é fundamental aconselhar a paciente sobre riscos e benefícios de cada possibilidade contraceptiva, assim como suas taxas de falhas e proteção quanto as IST. Além disso, explicar previamente o que esperar do método é um dos pontos mais importantes para garantir a satisfação e a continuidade do contraceptivo escolhido[4]. Dessa forma, o papel dos profissionais de saúde diante das ações de prevenção, orientação e assistência à contracepção se torna cada vez mais necessário e importante.

Este capítulo pretende abordar aspectos específicos do aconselhamento contraceptivo em adolescentes, levando em consideração as particularidades e as características dessa fase da vida.

■ Aspectos éticos: posso prescrever contraceptivo a adolescente de 15 anos?

Assistência a adolescentes em relação à saúde reprodutiva e, principalmente, em relação à prescrição de contraceptivos, tem sido motivo de vários questionamentos em relação aos aspectos éticos e legais. A Constituição Federal e o Estatuto da Criança e do Adolescente (ECA)[5] garantem o planejamento familiar a todo cidadão, para uma paternidade responsável, e é dever da família e do Estado assegurar à criança e aos adolescentes o direito à vida e à saúde[6]. Assegura, também, atendimento médico à criança e ao adolescente por meio do Sistema Único de Saúde (SUS), garantindo acesso universal e igualitário a todas as ações de saúde. Segundo as Sociedades Brasileiras de Pediatria, Ginecologia e Obstetrícia e o ECA, todas as pacientes adolescentes têm direito à privacidade durante a consulta. Já a confidencialidade apoia-se em regras da bioética médica, por meio de princípios morais de autonomia, e sua garantia favorece a abordagem de temas como sexualidade e prevenção de gestação. O sigilo médico é um direito garantido e reconhecido pelo artigo 103, do Código de Ética Médica. Em situações rotineiras, os familiares só serão informados do conteúdo das consultas, se os adolescentes consentirem. São exceções a essa regra apenas algumas poucas situações, como déficit intelectual importante, distúrbios psiquiátricos, risco de vida à paciente (como ameaça de realizar abortos clandestinos), referência explícita ou suspeita de abuso sexual. Nessa última situação, o profissional está obrigado a notificar o conselho tutelar ou a Vara da Infância e Juventude, como determina o ECA[5].

Os artigos 224 e 225, do Código Penal Brasileiro, definem que a relação sexual em menores de 14 anos, para ser considerada violência presumida, depende da queixa, permanecendo o direito a orientação, privacidade e prescrição de contraceptivos. Assim, prescrever contraceptivos para adolescentes maiores de 14 anos, mesmo sem a anuência dos pais ou responsáveis, não constitui ato ilícito por parte do médico. Para menores de 14 anos, após avaliação criteriosa por parte do médico e, caso a paciente não refira ter sido coagida ou forçada a manter relações sexuais, a presunção de estupro deixa de existir. Isso deve estar registrado claramente no prontuário médico[6,7].

O ECA tem força de lei e garante a prescrição de contraceptivos para qualquer adolescente, independentemente da idade da adolescente[5].

Dessa forma, podemos e devemos prescrever contraceptivo para a adolescente do caso clínico, sem a necessidade de chamar um de seus responsáveis. Devemos orientá-la sobre a importância do diálogo com seus pais, mas cabe a ela decidir se deseja contar a eles ou não, tanto sobre o uso de contraceptivos como o início das relações sexuais.

■ Tipos de contraceptivos: o que podemos oferecer para a adolescente?

Podemos dividir os contraceptivos em hormonais ou não hormonais. Entre os hormonais, temos:

- **Contraceptivos orais combinados (COC):** apresentam combinações de um estrogênio (podendo ser sintético ou natural) com um progestagênio. Os COC podem ser utilizados de maneira cíclica ou estendida/contínua (com pausas após uso de cartelas seguidas ou sem pausa entre todas as cartelas). Apesar da eficácia teórica ser a mesma entre as formas de uso do COC, a pausa mais curta (de até 4 dias) parece estar associada a maior eficácia contraceptiva do que a pausa tradicional de 7 dias, pois reduz as chances de esquecimento[8,9].

- **Pílulas de progestagênio isolado (PP):** até o momento, no mercado brasileiro, apenas a PP contendo 75 mcg de desogestrel inibe a ovulação similar a um COC[10]. Esse contraceptivo deve ser utilizado de maneira contínua, sem pausa. Por tratar-se de um método de progestagênio isolado, lembrar-se de orientar a mulher sobre a mudança do padrão de sangramento e que a amenorreia ocorre em 20 a 40% das usuárias, geralmente após 6º mês de uso do método. Existem também outras PP, também chamadas minipílulas (levonorgestrel, noretisterona e linestrenol), cuja dose não inibe a ovulação em todos os ciclos, tendo efeitos contraceptivos predominantemente por mecanismos locais. Portanto, devem ser prescritas somente em associação ao método da lactação e amenorreia (LAM), uma vez que só permitem atrasos inferiores a 3 horas para manter eficácia[9].

- **Injetável mensal:** compostos por associação entre estrogênio natural (valerato de estradiol, cipionato de estradiol) e progestagênio (noretisterona, medroxiprogesterona), com aplicação intramuscular, podendo ocorrer amenorreia em até 25% das usuárias, sem prejuízo da função reprodutiva futura[9,11].

- **Injetável trimestral:** no Brasil, dispomos apenas do acetato de medroxiprogesterona de depósito (AMPD), usado trimestralmente, com aplicação intramuscular. Como qualquer método de progestagênio, a mulher deve ser orientada da mudança do padrão de sangramento e a amenorreia pode ocorrer em 50 a 80% das usuárias (normalmente após três ampolas). Como é de depósito, ao descontinuar esse método, pode haver demora de até 12 meses (em geral 6 meses) para o retorno à fertilidade[9,11].

- **Anel vaginal:** consiste de um anel flexível, de plástico, não reutilizável, que deve ser inserido pela paciente, e deve permanecer na vagina durante 21 dias, podendo ser usado com pausa de 7 dias entre a remoção e a inserção de um novo anel ou também de forma contínua ou estendida. Libera diariamente 15 mcg de etinilestradiol e 120 mcg de etonogestrel, e corresponde ao método contraceptivo com menor incidência de sangramento tipo escape, dentre os métodos hormonais combinados[9,12].

- **Adesivo:** libera diariamente 20 mcg de etinilestradiol e 150 mcg de norelgestromina, deve ser trocado semanalmente durante 3 semanas, seguido de pausa de 7 dias. Assim como o anel, também pode ser usado de maneira contínua ou estendida[9].

- **Implante liberador de etonogestrel (ENG):** trata-se de um implante de plástico contendo 68 mg de etonogestrel, inserido subdérmico no braço, por profissional treinado. Pode ser mantido por até 3 anos com altíssima eficácia contraceptiva[9,13-15]. Assim como outros métodos de progestagênio isolado, poderá cursar com alteração do padrão de sangramento, e a amenorreia pode ocorrer em 20 a 40% das usuárias (geralmente após 6 meses de uso). Sabemos que um bom aconselhamento pré-inserção pode auxiliar nas taxas de satisfação e continuidade desse método[16].

- **Sistema intrauterino liberador de levonorgestrel (SIU-LNG):** trata-se de um dispositivo intrauterino que libera 20 mcg de levonorgestrel (LNG) por dia, diretamente no útero, com duração de 5 anos. Auxilia também na redução de volume menstrual, com redução do fluxo de até 90%, podendo até gerar amenorreia (em torno de 20 a 40% dos casos); trata-se, portanto, de uma opção de tratamento para sangramento uterino anormal sem causa orgânica, ou seja, disfuncional[9,17].

Entre os não hormonais, podemos citar:

- **Métodos com base na observação da fertilidade: tem** como princípio a abstinência sexual periódica a partir do cálculo dos dias férteis, sendo, portanto, indicados para mulheres que apresentam ciclo regular (diferença entre o maior e o menor ciclo deve ser inferior a 20 dias) e sejam metódicas na observância de sinais corporais que vão orientá-la quanto aos dias férteis e, possivelmente, inférteis. Entre os métodos, podemos citar: de Ogino-Knaus (também conhecido como tabelinha); de 2 dias (método de avaliação do muco cervical durante o período fértil); de Billings (baseia-se nas modificações do muco cervical durante o período fértil); da temperatura basal (baseia-se na elevação da temperatura basal, induzida pela elevação da progesterona no centro termorregulador do hipotálamo, acarretando uma elevação entre 0,3 a 0,5 °C na temperatura basal, imediatamente após a ovulação); sintotérmico (baseia-se na associação dos métodos descritos anteriormente, objetivando

32 ▪ Anticoncepção em adolescentes

aumentar a capacidade de identificação do período fértil[9,18,19].

- **Métodos de barreira:** incluem os preservativos (masculino e feminino) e o diafragma. O preservativo, seja o masculino, seja o feminino, é um método disponível na maioria dos serviços públicos e que, além de prevenir uma gestação indesejada, protege o casal das IST, a principal vantagem do método. Agem impedindo o contato direto do sêmen com a vagina. No entanto, precisa haver motivação do casal em usá-lo em cada intercurso sexual e de maneira correta[9]. O diafragma vaginal é um dispositivo de látex, silicone ou plástico em forma de calota, cuja borda é um anel flexível. Deve ser colocado na vagina até 2 horas antes da relação sexual e permanecer no local entre 6 e 8 horas pós-coito. Ele age impedindo a ascensão dos espermatozoides ao ocluir o colo uterino. Deve ser usado associado a espermicida (substâncias químicas que alteram a motilidade dos espermatozoides) para aumentar a sua eficácia. Trata-se de método dependente da motivação da mulher, para que seja utilizado corretamente em todo ato sexual[9].
- **Métodos cirúrgicos:** incluem a laqueadura tubária e a vasectomia, sendo considerados métodos definitivos. Possuem como princípio a obstrução das trompas (no caso da laqueadura) ou do ducto deferente (no caso da vasectomia). Devido a lei brasileira, que estabelece uma idade mínima para realização da esterilização cirúrgica, não são métodos comumente indicados para adolescentes.
- **Dispositivo intrauterino de cobre (DIU-Cu):** o principal DIU-Cu existente no mercado é o T380A, que tem duração de 10 anos de acordo com a bula[9]. O mecanismo primário de contracepção é impedir a fertilização, apresentando toxicidade para espermatozoide, detendo sua ascensão à cavidade uterina. Apresenta também toxicidade para o óvulo, contribuindo para sua degeneração na tuba uterina[27].
- **Espermicidas:** podem ser em creme, gel ou outras apresentações não disponíveis no Brasil, além de serem utilizados sozinhos ou associados ao DIU, aos preservativos ou ao diafragma, aumentando, assim, sua eficácia. Seu uso repetitivo está associado com alterações da flora vaginal e também irritação ou até ulceração vaginal e/ou cervical, o que pode tornar a mulher mais susceptível a contrair IST, especialmente HIV, se usado por mais de 3 vezes ao dia[9].

No caso clínico descrito neste capítulo, a adolescentes tem todas essas opções, menos os métodos cirúrgicos, em função da idade e a ausência de filhos vivos. Para que possamos avançar, a orientação contraceptiva deve levar em conta a eficácia dos métodos, riscos e benefícios de cada opção. Além disso, deve-se avaliar o que existe no SUS, caso a adolescente seja paciente do sistema. Desde 2016, estão disponíveis pelo SUS o COC, as minipílulas, os injetáveis mensal e trimestral, o DIU de cobre e os métodos cirúrgicos (que não se aplicam ao caso).

▪ Eficácia: há um método mais indicado para quem é "esquecida"?

Esquecimentos, desatenção e instabilidade de emoções e atitudes são algumas características inerentes ao período da adolescência. Isso deve ser levado em consideração quando da escolha de um método contraceptivo, pois pode implicar em falhas e insatisfação com o método escolhido. Todos os contraceptivos desenvolvidos até o presente momento têm taxas de falha, alguns maiores que os outros. A falha relativa ao uso perfeito se refere ao número de gestações que ocorrem quando a utilização segue rigorosamente todas as orientações do fabricante do método, e sobre ao uso típico se refere ao que geralmente se observa na aplicação em vida real do método. O uso correto do método minimiza essas falhas. Quanto mais dependente de ações da usuária for o método, maior será sua taxa de falha[13,15].

TABELA 32.1. Taxas de falha e de continuidade dos métodos contraceptivos no 1º ano de uso.

Método	Taxa de falha do método (%) em 100 mulheres em 1 ano de uso - Uso típico	Taxa de falha do método (%) em 100 mulheres em 1 ano de uso - Uso perfeito	Taxa de continuidade do método (%) após 1 ano
Nenhum	85	85	n/a
Espermicida	28	18	42
Coito interrompido	22	4	46
Abstinência periódica	24	3-5	47
Diafragma	12	6	57
Preservativos: • Feminino • Masculino	21 18	5 2	41 43
Pílula (combinada ou apenas de progestagênio)	9	0,3	67
Adesivo/anel	9	0,3	67
Injetáveis	6	0,2	56
DIU: • Cobre • SIU-LNG	0,8 0,2	0,6 0,2	78 80
Implante de ENG	0,05	0,05	84
Cirúrgicos: • Vasectomia • LT	0,15 0,5	0,1 0,5	100 100

Legenda: DIU: dispositivo intrauterino. ENG: etonogestrel. SIU-LNG: sistema intrauterino liberador de levonorgestrel. LT: laqueadura tubária.
Fonte: Adaptada de Trussell e colaboradores[15].

Assim, métodos que independem da usuária para manter sua eficácia (DIU-cobre, SIU-LNG e implante) são mais eficazes e tornam-se interessantes para mulheres com fatores de risco para baixa adesão, entre elas a maioria das adolescentes.

Esses métodos são chamados de contraceptivos reversíveis de longa duração (*long-acting reversible contraception* – LARC), cujo intervalo de administração é igual ou superior a 3 anos[20]. Os LARC disponíveis no mercado brasileiro são o DIU-Cu, o SIU-LNG e o implante de ENG. Tais métodos independem da ação diária da paciente para manter sua eficácia, sendo fortemente recomendados para grupos de baixa adesão, como adolescentes[21]. Segundo as recomendações dos principais *guidelines* de saúde reprodutiva, esses métodos devem ser oferecidos como primeira opção contraceptiva, haja visto que apresentam maiores taxas de satisfação e continuidade que os contraceptivos de curta duração[4,13,21-23]. Com base nas evidências do uso de LARC em adolescentes, a Associação Americana de Pediatria recomenda que eles sejam oferecidos a todas as adolescentes que buscam anticoncepção[22].

Considerando que adolescente se classificou como "esquecida", os LARC teriam menos chances de falha para ela.

■ Efeitos adversos: o que o médico precisa saber sobre este tópico?

Antes de prescrever algum método contraceptivo é essencial orientar e dar assistência às usuárias sobre os efeitos adversos, a fim de evitar descontinuação precoce. O manejo de efeitos negativos associados ao uso desses métodos pode ser até mais importante que saber apenas orientar seus benefícios. A grande maioria das mulheres não apresentará efeitos adversos graves e, muitos dos efeitos adversos comuns podem ser manejados com sucesso pelo profissional de saúde.

Entre os principais efeitos indesejáveis dos métodos não hormonais, podemos citar[9]:

- Dismenorreia e aumento do fluxo menstrual associados ao uso do DIU de cobre.
- Desconforto, alergias ou infecções urinárias associadas ao uso do diafragma.
- Irritação e/ou ulceração cervicovaginal associadas ao uso de espermicidas.

Entre os principais efeitos indesejados dos contraceptivos hormonais estão:

- **Gerais:** podem ser relacionados a qualquer um de seus componentes (estrogênio, progestagênio ou a ambos). Os efeitos adversos com frequência superior a 1/1.000 usuárias estão apresentados no Quadro 32.1.

QUADRO 32.1. Efeitos adversos relacionados ao estrogênio e aos progestagênios.

Efeitos estrogênicos	Efeitos progestagênios
• Náuseas	• Aumento de apetite
• Vômitos	• Acne e oleosidade da pele
• Mastalgia	• Sangramento uterino irregular
• Cefaleia	• Edema
• Irritabilidade	• Aumento de peso
• Edema	• Fadiga
• Cloasma	

Fonte: Adaptado de De Leo e colaboradores[24]; World Health Organization Department of Reproductive Health and Research (WHO/RHR) and Johns Hopkins Bloomberg School of Public Health/Center for Communication Programs (CCP) IP[9].

O ganho de peso é uma preocupação muito comum entre adolescentes e uma pergunta frequente das pacientes na escolha contraceptiva. Vale ressaltar que uma pequena parcela de mulheres (5-12%) pode ter um aumento no peso corporal com uso de qualquer contraceptivo hormonal (CH) ou mesmo sem utilizar métodos hormonais[25]. Apenas o injetável trimestral evidenciou aumento de peso em uma parcela maior de mulheres (cerca de 24%)[26-28], sendo esse ganho maior nos primeiros meses de tratamento, e variando de mulher para mulher[29,30]. Sabemos que, quando há ganho de peso com CH, excetuando o AMPD, este é similar ao encontrado em mulheres que estão usando outros métodos contraceptivos não hormonais[27]. O estudo Choice mostrou que não houve diferença em termos de ganho de peso entre os diferentes tipos de LARC (DIU-Cu, SIU-LNG e implante de ENG)[31].

O sangramento associado ao uso dos progestagênios isolados também é um assunto polêmico. Sabemos que cerca de 75% das pacientes apresentam um padrão menstrual favorável com o uso desse método (ou seja, terão sangramento mensal ou dois ou menos episódios de sangramento a cada 3 meses). No entanto, aquelas que mantêm sangramento desfavorável, podendo ser este frequente (mais de cinco episódios em 3 meses) ou prolongado (mais de 14 dias ininterruptos de sangramento), podem se mostrar descontentes com o método. Existem medicamentos que interrompem o sangramento prolongado, devendo ser usados em caso de desejo da mulher. O sangramento desfavorável não apresenta nenhum risco à saúde da mulher, sendo apenas incômodo para sua rotina de vida. No entanto, a falta de uma abordagem por parte do profissional de saúde leva a mulher à insegurança e a descontinuidade do método. Não se deve prometer amenorreia como meta para a paciente elegível no uso desse tipo de contraceptivo[32].

- **Metabólicos:** devemos sempre alertar as pacientes sobre riscos aumentados de trombose venosa em usuárias de CH combinados (aumento de 2 a 4 vezes em relação ao risco sem uso de métodos hormonais) relacionados ao componente estrogênico. Ainda assim, sabemos que o risco absoluto de trombose venosa profunda (TVP) em mulheres sem fatores de risco durante o menacme é muito baixo (< 5/10.000 mulheres), e que tal aumento não deve ser considerado uma contraindicação em pacientes hígidas sem fatores de risco[33,34]. No entanto, o puerpério aumenta mais ainda o risco de TVP, chegando a aumentar em 21,5 a 84 vezes o risco comparado a mulheres fora do puerpério e não usuárias de CH[35]. O risco de TVP em usuárias de COC diminui progressivamente com a duração do uso e com a redução da dose de estrogênio. Para a mesma dose de etinilestradiol (EE) e mesma duração do uso, contraceptivos orais com desogestrel, gestodeno, acetato de ciproterona ou drospirenona foram associadas com um risco mais elevado de TVP (o dobro do risco) que os contraceptivos orais com levonorgestrel (LNG). Assim, o tipo de progestagênio associado ao componente estrogênico também influencia no risco de trombose[36]. No entanto, quando isolados, os progestagênios não alteram o risco de TVP, podendo ser prescritos para mulheres com fatores de risco ou passado de TVP e/ou trombofilia[36-38]. Vale lembrar que o estrogênio natural utilizado como contraceptivo (valerato de estradiol ou estradiol) tem comportamento semelhante a combinação EE/LNG, sugerindo um risco trombótico similar[39].

Quanto à pressão arterial (PA), contraceptivos contendo estrogênio aumentam a síntese hepática de angiotensiogênio, que por sua vez resultam em elevação da PA sistêmica através do sistema renina-angiotensina-aldosterona[40,41]. Esse efeito é importante quando a mulher já é hipertensa; assim, o uso de COC é contraindicado nessas mulheres, com recomendação de descontinuação como importante medida de controle de PA[41]. Em mulheres saudáveis e normotensas, essa alteração não traz repercussões clínicas[42]. Adolescentes raramente possuem problemas relacionados à hipertensão, porém a aferição de PA é mandatória antes de se prescrever um contraceptivo. Os contraceptivos contendo apenas progestagênio não afetam negativamente a pressão arterial.

Sabemos que a preocupação quanto à massa óssea é um fator importante na prescrição de contraceptivos para adolescentes. Porém, sabemos também que apenas o injetável trimestral (AMPD) afeta a densidade mineral óssea (DMO) de maneira negativa (menor que 1 desvio-padrão). No entanto, essa redução é transitória, assim como a redução provocada pela amamentação[43]. Mulheres que usaram até 13 anos de AMPD (e descontinuaram o método) não apresentaram diferença na DMO quando comparadas com mulheres que não usaram métodos hormonais[44]. Não há indicação de monitorização de massa óssea em usuárias de AMDP e nem de outro CH, independentemente do tempo de uso[45]. Mesmo assim, estudos comprovaram que a DMO volta ao normal após a descontinuação do método, tanto em adultas como em adolescentes, e que parece não haver aumento na ocorrência de osteoporose ou fratura em usuárias do método[46].

Os demais métodos, sejam combinados, seja apenas de progestagênio, não afetam negativamente a DMO[43]. No entanto, faltam estudos em longo prazo de adolescentes que usaram AMPD durante toda adolescência e a repercussão futura na DMO. Lembrar que a amamentação produz a mesma redução da massa óssea observada com o AMPD. Quanto à dose do estrogênio, as evidências são limitadas e inconsistentes no que diz respeito às doses de EE recomendadas para adolescentes e o risco de fratura. Apesar de alguns estudos não mostrarem tais alterações, alguns autores sugerem que o uso de contraceptivos hormonais combinados pode diminuir a DMO em adolescentes, especialmente nas usuárias de formulações de ultrabaixa dose (< 30 µg de contraceptivos orais combinados contendo etinilestradiol). Sendo assim, devemos sempre que possível priorizar doses de 30 mcg em vez de < 30[47].

Diante dessas evidências científicas, o Colégio Americano de Ginecologia e Obstetrícia (ACOG) e a OMS não fazem restrições quanto ao uso de COC para adolescentes, desde que não existam outras contraindicações, e recomendam o uso de AMPD em adolescentes, sem tempo máximo de uso do método, em função das vantagens do método em prevenção de uma gestação não planejada e em relação aos possíveis efeitos deletérios na DMO[45,48].

Não devemos deixar, no entanto, de orientar quanto à ingesta adequada de cálcio, exposição solar (ou reposição de vitamina D, quando a exposição solar não for possível) e controle de fatores de risco para osteoporose, como tabagismo.

Para o caso clínico em questão, abordaremos os efeitos colaterais a depender do método escolhido ou dos métodos que a adolescente tenha dúvida.

■ Contraindicações: quais métodos não posso prescrever?

Atualmente, a prescrição de qualquer contraceptivo deve ter como base os critérios médicos de elegibilidade da OMS. Isso porque esses critérios avaliam o uso de contraceptivos em diversas situações clínicas, mostrando quando são indicados e quando são contraindicados (Quadro 32.2). Essas orientações são revistas periodicamente, sendo que a última revisão foi feita em 2014 e publicada em 2015. As orientações estão disponíveis gratuitamente no site da OMS[45].

QUADRO 32.2. Critérios de elegibilidade para uso de anticoncepcionais, segundo a OMS.

Categoria	Recomendação
1	Usar o método sem restrição.
2	Benefícios superam os riscos. Em geral, usar o método.
3	Uso em geral não recomendado, riscos excedem os benefícios. Usar somente se não tiver outra opção.
4	Método não deve ser utilizado, risco de saúde inaceitável.

Fonte: World Health Organization. Medical Eligibility Criteria for Contraceptive Use[45].

É importante observar que a idade não é uma contraindicação para nenhum método contraceptivo, exceto laqueadura tubária, pela lei brasileira. Dessa forma, ser adolescente não é um critério de exclusão para o uso de qualquer método contraceptivo, a não ser a esterilização cirúrgica.

Assim, para o caso clínico apresentado, a adolescente não apresenta contraindicação para nenhum método, já que não apresenta doenças, nem condições clínicas que poderiam limitar a sua escolha.

• Benefícios não contraceptivos dos contraceptivos

Além de prevenir uma gestação não planejada, muitos anticoncepcionais apresentam benefícios não contraceptivos, que podem aumentar a adesão da usuária ao método escolhido. A maioria dos benefícios não contraceptivos foi demonstrado em contraceptivos combinados, mas muitos são consequência do progestagênio e não do estrogênio (Quadro 32.3).

QUADRO 32.3. **Benefícios não contraceptivos comprovados dos contraceptivos hormonais.**

- Redução da dismenorreia
- Redução do volume menstrual (60 a 90%)
- Redução da dor associada à endometriose
- Redução do risco de gestação ectópica
- Redução do risco de câncer de ovário (20%)
- Redução do risco de câncer de cólon (20%)
- Redução da TPM
- Redução da acne e hirsutismo
- Redução do risco de DIP
- Redução de anemia ferropriva
- Redução do risco de câncer de endométrio (50%)
- Redução da mortalidade

Legenda: TPM: tensão pré-menstrual. DIP: doença inflamatória pélvica.
Fonte: Adaptado de Bahamondes e colaboradores[62].

• Uso de DIU em adolescentes

Há uma polêmica sobre a utilização de DIU em adolescentes, pois tem-se a ideia de que sua utilização poderia aumentar os riscos de infecção do trato genital, em especial, a doença inflamatória pélvica (DIP) e a infertilidade futura. Além disso, há um mito de que a cavidade uterina de nuligestas não comportaria a utilização de tais dispositivos, pois são pequenas para eles. No entanto, estudos recentes mostraram que, com exceção das 3 primeiras semanas após sua inserção (devido a manipulação uterina e a presença de clamídia não detectada), não há aumento do risco de DIP comparado a não usuárias de DIU[49,50], nem há aumento do risco de infertilidade[67].

A cavidade da uterina da nuligesta é de fato menor que a cavidade da mulher que já apresentou gestações, mas o tamanho da cavidade da nulípara é suficiente para a inserção dos dispositivos uterinos presentes no mercado (DIU-Cu e SIU-LNG)[53,54]. As evidências atuais mostram que a taxa de expulsão do DIU em nuligesta é semelhante a observada nas mulheres que já tiveram filhos[55]. Dessa forma, não há impedimento algum para a utilização de DIU em adolescentes, sendo elas nulíparas ou não. Atualmente, vale a pena lembrar que os DIU estão entre os métodos de primeira escolha em adolescentes, assim como o implante.

No caso clínico apresentando, se a adolescente optasse por um DIU, esse poderia ser inserido sem preocupação adicional em relação as mulheres adultas ou as que tiveram gestação anterior.

• Métodos cirúrgicos

Laqueadura tubária e vasectomia são métodos regulamentados no Brasil pela Lei n. 9.263, de 12 de janeiro de 1996, e permitida para homens e mulheres com capacidade civil plena, maiores de 25 anos de idade ou, pelo menos, com dois filhos vivos, desde que observado o prazo mínimo de 60 dias entre a manifestação da vontade e o ato cirúrgico. Assim, trata-se de um método pouco utilizado em adolescentes, haja visto que a maioria das meninas nessa faixa etária não cumpre os critérios legais para sua realização, além de ser um método definitivo, o que leva a maior arrependimento nessa fase da vida[45].

• Contracepção de emergência

Mesmo com inúmeros métodos contraceptivos à disposição, muitas vezes adolescentes acabam por necessitar de contracepção de emergência. Além disso, o uso de LARC em adolescentes, no Brasil, ainda é muito baixo e sabe-se que o uso desse método reduziria em muito a demanda por contracepção de emergência. A contracepção de emergência no Brasil pode ser realizada através do DIU-Cu (apesar de pouco utilizado na prática em nosso país para esse fim), pílula apenas de progestagênio ou pílula combinada (método de Yuzpe)[56]. O objetivo é evitar uma gravidez não planejada logo após a relação sexual desprotegida, seja por falha do método, seja por não utilização de nenhuma forma de prevenção de gestação na ocasião da relação sexual permitida ou fruto de violência sexual.

O DIU-Cu é a opção mais eficaz para a contracepção de emergência, com uma taxa falha de 0,09% após a inserção[57]. Após inserido, ele pode ser mantido por até 10 anos, garantindo proteção altamente eficaz à paciente. As contraindicações do DIU como emergência são as mesmas daquelas observadas para contracepção[56,57].

Caso se opte por utilizar a pílula de progestagênio isolado, o esquema se resume ao uso do levonorgestrel isolado, 0,75 mg, de 12 em 12 horas, por 24 horas ou, preferencialmente, 1,5 mg, em dose única, devendo ser tomado até 120 horas após relação sexual, sendo mais efetivo quanto mais cedo for ingerido. Esse método apenas posterga a ocorrência ovulação, sendo, portanto, ineficaz quando a ovulação já ocorreu, não tendo nenhuma relação com ocorrência de abortamentos decorrentes de seu uso. Esse esquema contendo apenas progestagênio isolado é mais eficaz que usar o método Yuzpe, com falha entre 0,6 e 3,1%, e apresenta menos efeitos adversos que a pílula combinada. Sendo assim, deve ser utilizado como primeira escolha na contracepção de emergência oral[56,57].

O esquema de Yuzpe utiliza COC, com indicação de 30 mcg de EE + 150 mcg de LNG, 4 comprimidos de 12 em 12 horas, por 24 horas, com eficácia até 72 horas após relação sexual desprotegida. As demais pílulas combinadas, com outros progestagênios, não são recomendadas para contracepção de emergência. Os principais efeitos colaterais relacionados à utilização do método de Yuzpe são náuseas, vômitos, cefaleia e alterações do ciclo menstrual[56-58].

O ulipristal, pertence a uma nova classe de moduladores seletivos de receptores de progesterona, é indicado também para contracepção de emergência no prazo de 120 horas após a relação sexual desprotegida ou falha do método contraceptivo. Ainda indisponível no Brasil, seu principal efeito é inibir ou retardar a ovulação. Tem eficácia superior ao levonogestrel, com falha de 0,9 a 2,1%, sendo, portanto, uma alternativa eficaz para a contracepção de emergência, que pode ser usado até 5 dias após a relação sexual desprotegida, sem perda de eficácia nesse período[56,59].

■ Considerações finais

O planejamento reprodutivo deve ser oferecido a todas as pessoas que necessitam e o desejam, levando-se sempre em conta os critérios de elegibilidade. Caso a adolescente tenha alguma restrição, deverão ser oferecidas apenas as opções seguras para ela (categorias 1 e 2 dos critérios de elegibilidade para o uso de contraceptivos da OMS)[45]. É essencial levar em consideração as preferências da adolescente, lembrando sempre que a escolha deve ser feita por ela mesma após exposição dos riscos, benefícios e contraindicações (Lei n. 9263, de 12 de janeiro de 1996). Os benefícios do uso dos contraceptivos ultrapassam os riscos associados a esses medicamentos. Os benefícios não contraceptivos dos anticoncepcionais devem sempre ser considerados. O uso do preservativo para a proteção contra IST associado a outra método de contracepção para aumentar a proteção contra uma gestação não planejada deve ser feito para todas as mulheres, mas, principalmente, para as adolescentes.

Para se prescrever um contraceptivo, é fundamental uma boa história clínica, atentando para contraindicações e interações medicamentosas. Além disso, um exame físico completo é imprescindível, incluindo medida de PA e exame ginecológico específico. Normalmente, exames complementares são desnecessários, a não ser em situações clínicas específicas.

Os LARC têm as menores taxas de falhas e as maiores taxas de satisfação e continuidade entre todos os métodos anticoncepcionais reversíveis, devendo ser oferecidos para as mulheres que tentam evitar uma gravidez não planejada[60,61].

O planejamento reprodutivo é um direito da mulher. Ela deve se sentir livre para escolher o melhor momento para uma gestação, bem como o número de gestações que deseja ter, representando, assim, um grande passo em direção a maior igualdade de gêneros, avanço social, econômico e de saúde[62].

■ Referências bibliográficas

1. Viellas EF, Augusto M, Dias B, Viana J, Bastos MH. Assistência pré-natal no Brasil Prenatal care in Brazil El cuidado prenatal en Brasil. Cad Saude Publica. 2014;30:85-100.
2. Finer LB, Zolna MR. Declines in Unintended Pregnancy in the United States, 2008-2011. N Engl J Med. 2016;374(9):843-52.
3. Black AY, Fleming NA, Rome ES. Pregnancy in adolescents. Adolesc Med State Art Rev. 2012;23(1):123-38.
4. McNicholas C, Madden T, Secura G, Peipert JF. The Contraceptive CHOICE Project Round Up: What We Did and What We Learned. Clin Obs Gynecol. 2014;57(4):635-43.
5. Brasil. Estatuto da criança e do adolescente. Edições Câmara. 2012. p 207.
6. BRASIL. Estatuto da Criança e do Adolescente/ECA, Lei n. 8.069 D 13 DJD 1990. Estatuto da Criança e Adolescente – ECA. Lei. 1990.
7. Conselho Federal de Medicina. Código de ética médica. ConScientiae Saúde. 2004;3:1-80.
8. Dinger J. Comparative effectiveness of combined oral contraceptives in adolescents. J Fam Plann Reprod Health Care. 2011;37(2):118.
9. World Health Organization Department of Reproductive Health and Research (WHO/RHR) and Johns Hopkins Bloomberg School of Public Health/Center for Communication Programs (CCP) IP. Family Planning: A global handbook for providers (2011 Update). CCP and WHO 2011, editor. Baltimore and Geneva; 2011. p 59-81.
10. Rice CF, Killick SR, Dieben T, Coelingh Bennink H. A comparison of the inhibition of ovulation achieved by desogestrel 75 micrograms and levonorgestrel 30 micrograms daily. Hum Reprod. 1999;14(4):982-5.

11. Mansour D, Gemzell-Danielsson K, Inki P, Jensen JT. Fertility after discontinuation of contraception: A comprehensive review of the literature. Contraception. 2011;84(5):465-77.
12. Bitzer J, Simon JA. Current issues and available options in combined hormonal contraception. Contraception. 2011;84(4): 342-56.
13. Winner B, Peipert JF, Zhao Q, Buckel C, Madden T, Allsworth JE et al. Effectiveness of long-acting reversible contraception. N Engl J Med. 2012;366(21):1.998-2.007.
14. Peck SA. Long-acting reversible contraception. Nurs Womens Health. 2013;17(5):431-5.
15. Trussell J. Contraceptive failure in the United States. Contraception. 2011;83(5):397-404.
16. Modesto W, Bahamondes MV, Bahamondes L. A randomized clinical trial of the effect of intensive versus non-intensive counselling on discontinuation rates due to bleeding disturbances of three long-Acting reversible contraceptives. Hum Reprod. 2014;29(7):1393-9.
17. Lethaby A, Hussain M, Rishworth JR, Rees MC. Progesterone or progestogen-releasing intrauterine systems for heavy menstrual bleeding. Cochrane database Syst Rev. 2015;4:CD002126.
18. Grimes DA, Gallo MF, Grigorieva V, Nanda K, Schulz KF. Fertility awareness-based methods for contraception: Systematic review of randomized controlled trials. Contraception. 2005;72(2):85-90.
19. Haghenbeck-Altamirano FJ, Ayala-Yáñez R, Herrera-Meillón H. [Family planning methods based on fertility awareness]. Ginecol Obstet Mex. 2012;80(4):276-84.
20. Grimes DA. Forgettable contraception. Contraception. 2009;80(6):497-9.
21. Gynecologists AC of O and. ACOG Practice Bulletin No. 121: Long-acting reversible contraception: Implants and intrauterine devices. TT. Obstet Gynecol. 2011;118(1):184-96.
22. Policy Statement, Committee on Adolescence. Contraception for Adolescents | Pediatric Annals. Pediatrics. 2014;134(4):e1244-56.
23. Mestad R, Secura G, Allsworth JE, Madden T, Zhao Q, Peipert JF. Acceptance of long-acting reversible contraceptive methods by adolescent participants in the Contraceptive CHOICE Project. Contraception. 2011;84(5):493-8.
24. De Leo V, Musacchio MC, Cappelli V, Piomboni P, Morgante G. Hormonal contraceptives: pharmacology tailored to women's health. Hum Reprod Update. 2016;22(5):634-46.
25. Lindh I, Ellström AA, Milsom I. The long-term influence of combined oral contraceptives on body weight. Hum Reprod. 2011;26(7):1.917-24.
26. Gallo MF, Lopez LM, Grimes DA, Schulz KF, Helmerhorst FM. Combination contraceptives: Effects on weight. Cochrane Database of Systematic Reviews. 2008 Oct 8;(4):CD003987.
27. Lopez LM, Edelman A, Chen-Mok M, Trussell J, Helmerhorst FM. Progestin-only contraceptives: effects on weight. Cochrane Database Syst Rev. 2011;4(4):CD008815.
28. Modesto W, de Nazare Silva dos Santos P, Correia VM, Borges L, Bahamondes L. Weight variation in users of depot-medroxyprogesterone acetate, the levonorgestrel-releasing intrauterine system and a copper intrauterine device for up to ten years of use. Eur J Contracept Reprod Heal Care. 2015;20(1):57-63.
29. Pantoja M, Medeiros T, Baccarin MC, Morais SS, Bahamondes L, dos Santos Fernandes AM. Variations in body mass index of users of depot-medroxyprogesterone acetate as a contraceptive. Contraception. 2010;81(2):107-11.
30. Dal'Ava N, Bahamondes L, Bahamondes MV, Bottura BF, Monteiro I. Body weight and body composition of depot medroxyprogesterone acetate users. Contraception. 2014;90(2):182-7.
31. Vickery Z, Madden T, Zhao Q, Secura GM, Allsworth JE, Peipert JF. Weight change at 12 months in users of three progestin-only contraceptive methods. Contraception. 2013;88(4):503-8.

32. Friedlander E, Kaneshiro B. Therapeutic Options for Unscheduled Bleeding Associated with Long-Acting Reversible Contraception. Obstetrics and Gynecology Clinics of North America. 2015 Dec 16;42(4):593-603.

33. Parkin L, Sharples K, Hernandez RK, Jick SS. Risk of venous thromboembolism in users of oral contraceptives containing drospirenone or levonorgestrel: nested case-control study based on UK General Practice Research Database. BMJ. 2011;342:d2139-d2139.

34. Stegeman BH, de Bastos M, Rosendaal FR, van Hylckama Vlieg A, Helmerhorst FM, Stijnen T et al. Different combined oral contraceptives and the risk of venous thrombosis: systematic review and network meta-analysis. BMJ. 2013 Sep 12;347:f5298.

35. Jackson E, Curtis KM, Gaffield ME. Risk of venous thromboembolism during the postpartum period: a systematic review. Obstet Gynecol. 2011;117(3):691-703.

36. Lidegaard Ø, Løkkegaard E, Svendsen AL, Agger C. Hormonal contraception and risk of venous thromboembolism: national follow-up study. BMJ. 2009 Aug 13;339:b2890.

37. Mantha S, Karp R, Raghavan V, Terrin N, Bauer KA Zwicker JI. Assessing the risk of venous thromboembolic events in women taking progestin-only contraception: a meta-analysis. BMJ. 2012 Aug 7;345:e4944.

38. Le Moigne E, Tromeur C, Delluc A, Gouillou M, Alavi Z, Lacut K et al. Risk of recurrent venous thromboembolism on progestin-only contraception: a cohort study. Haematologica. 2016;101(1):e12-4.

39. Dinger J, Do Minh T, Heinemann K. Impact of estrogen type on cardiovascular safety of combined oral contraceptives. Contraception. 2016;94(4):328-39.

40. Oelkers WKH. Effects of estrogens and progestogens on the renin-aldosterone system and blood pressure. In: Steroids. 1996;61(4):166-71.

41. Lubianca JN, Moreira LB, Gus M, Fuchs FD. Stopping oral contraceptives: an effective blood pressure-lowering intervention in women with hypertension. J Hum Hypertens. 2005;19(6):451-5.

42. de Nadai MN, Nobre F, Ferriani R, Vieira CS. Effects of two contraceptives containing drospirenone on blood pressure in normotensive women: A randomized-controlled trial. Blood Pressure Monitoring. 2015;20(6):310-5.

43. Nappi C, Bifulco G, Tommaselli GA, Gargano V, Di Carlo C. Hormonal contraception and bone metabolism: A systematic review. Contraception. 2012;86(6):606-21.

44. Viola AS, Castro S, Bahamondes MV, Fernandes A, Viola CFM, Bahamondes L. A cross-sectional study of the forearm bone mineral density in long-term current users of the injectable contraceptive depot medroxyprogesterone acetate. Contraception. 2011;84(5).

45. World Health Organization. Medical Eligibility Criteria for Contraceptive Use. 5th Ed. 2015. Disponível em: https://www.who.int/reproductivehealth/publications/family_planning/MEC-5/en/.

46. Lopez LM, Grimes DA, Schulz KF. Steroidal contraceptives: effect on carbohydrate metabolism in women without diabetes mellitus. Cochrane database Syst Rev. 2014;4:CD006133.

47. Gersten J, Ms JH, Weiss H, Msn NAR. Effect of Extended 30 m g Ethinyl Estradiol with Continuous Low-Dose Ethinyl Estradiol and Cyclic 20 mg Ethinyl Estradiol Oral Contraception on Adolescent Bone Density : A Randomized Trial. J Pediatr Adolesc Gynecol. Elsevier Inc; 2016;29(6):635-42.

48. Committee on Adolescent Health Care, Committee on Gynecologic Practice. Committee opinion. Depot Medroxyprogesterone acetate and bone effects. Obstet Gynecol. 2014;123(6):1398-402.

49. Carr S, Espey E. Intrauterine devices and pelvic inflammatory disease among adolescents. J Adolesc Health. 2013;52(4):S22-8.

50. Caddy S, Yudin MH, Murphy KE, Hakim J, Money DM, Ogilvie G et al. Best Practices to Minimize Risk of Infection With Intrauterine Device Insertion. J Obstet Gynaecol Canada. 2014;36(3):258-65.

51. Hubacher D, Lara-Ricalde R, Taylor DJ, Guerra-Infante F, Guzmán-Rodríguez R. Use of copper intrauterine devices and the risk of tubal infertility among nulligravid women. N Engl J Med. 2001;345(8):561-7.

52. Skjeldestad FE. The impact of intrauterine devices on subsequent fertility. Curr Opin Obstet Gynecol. 2008;20(3):275-80.

53. Canteiro R, Bahamondes MV, dos Santos Fernandes A, Espejo-Arce X, Marchi NM, Bahamondes L. Length of the endometrial cavity as measured by uterine sounding and ultrasonography in women of different parities. Contraception. 2010;81(6):515-9.

54. Bahamondes MV, Monteiro I, Canteiro R, Fernandes ADS, Bahamondes L. Length of the endometrial cavity and intrauterine contraceptive device expulsion. Int J Gynecol Obstet. 2011;113(1):50-3.

55. Madden T, McNicholas C, Zhao Q, Secura GM, Eisenberg DL, Peipert JF. Association of age and parity with intrauterine device expulsion. Obstet Gynecol. 2014;124(4):718-26.

56. The Society for Adolescent Health and Medicine. Emergency Contraception for Adolescents and Young Adults: Guidance for Health Care Professionals. J Adolesc Med. Society for Adolescent Health and Medicine; 2016;58(2):245-8.

57. Cleland K, Zhu H, Goldstuck N, Cheng L, Trussell J. The efficacy of intrauterine devices for emergency contraception: a systematic review of 35 years of experience. Hum Reprod. 2012;27(7):1.994-2.000.

58. Jatlaoui TC, Riley H, Curtis KM. Safety data for levonorgestrel, ulipristal acetate and Yuzpe regimens for emergency contraception. Contraception. 2016;93(2):93-112.

59. Glasier AF, Cameron ST, Fine PM, Logan SJ, Casale W, Van Horn J et al. Ulipristal acetate versus levonorgestrel for emergency contraception: a randomised non-inferiority trial and meta-analysis. Lancet. 2010;375(9714):555-62.

60. Peipert JF, Zhao Q, Allsworth JE, Petrosky E, Madden T, Eisenberg D et al. Continuation and satisfaction of reversible contraception. Obstet Gynecol. 2011;117(5):1.105-13.

61. Secura GM, Madden T, McNicholas C, Mullersman J, Buckel CM, Zhao Q et al. Provision of no-cost, long-acting contraception and teenage pregnancy. N Engl J Med. 2014;371(14):1.316-23.

62. Cleland J, Conde-Agudelo A, Peterson H, Ross J, Tsui A. Contraception and health. The Lancet. 2012 Jul 14;380(9837):149-56.

Vulvovaginites na infância

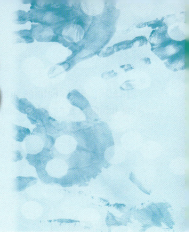

■ Silvana Maria Quintana ■ Patrícia Pereira dos Santos Melli ■ Geraldo Duarte

CASO CLÍNICO

Menina branca, 5 anos, vem à consulta acompanhada pela mãe que refere ter observado secreção esverdeada na roupa íntima da criança. Nega que a criança tenha queixas de ardor urinário ou prurido vulvar. Informa que a criança faz seguimento no pediatra com crescimento adequado e tem bom desempenho escolar. Nega doenças crônicas conhecidas.

- Exame físico: corada, hidratada, sem lesões cutâneas. Mamas: M0; pelos: P0. Exame ginecológico: vulva infantil, com atrofia de mucosa genital, sem hiperemia ou outras lesões. Observa-se secreção esverdeada exteriorizando-se pelo introito vaginal, sem odor fétido. Hímen pérvio e íntegro.
- Diagnóstico: vulvovaginite inespecífica.
- Comentário sobre o caso: em crianças, o conteúdo vaginal suspeito de infecção causa preocupação na mãe e a maioria dos profissionais de saúde tem dificuldades em sistematizar a abordagem. O exame físico, em especial da região genital, e a coleta de materiais podem auxiliar no esclarecimento do diagnóstico e orientar o manejo adequado desses casos.

Este capítulo visa nortear a abordagem de vulvovaginite na criança e na adolescente.

■ Introdução

Vulvovaginite é uma das condições ginecológicas mais frequentemente encontradas em ambulatórios pediátricos, tanto em crianças pré-púberes como puberais[8,9]. Características próprias do período pré-puberal, como a anatomia, a fisiologia e o comportamento dessas meninas, predispõem o desenvolvimento de vulvovaginite[10], estimando-se que aproximadamente 90% das meninas até 10 anos já apresentaram um episódio de vulvovaginite. A correta abordagem e o exame ginecológico são fundamentais para o diagnóstico e o manejo das vulvovaginites, além de educar e tranquilizar os pais e a própria criança.

Geralmente, o pediatra é o primeiro profissional a abordar e conduzir a vulvovaginite na criança e deve estar apto para dar as orientações e cuidados iniciais. Entretanto, casos crônicos e recidivantes devem ser avaliados pelo ginecologista para uma melhor investigação.

■ Definição

Vulvovaginite é um processo inflamatório que frequentemente acomete a vulva e a vagina e pode ser causada por diferentes etiologias, como microrganismos, agentes físicos, químicos e trauma. Os principais sintomas são corrimento vaginal, prurido, disúria e eritema vulvar[6,17].

• Fatores predisponentes

Muitos fatores podem contribuir para a inflamação da área genital no período pré-puberal e puberal. Esses fatores estão organizados no Quadro 33.1.

QUADRO 33.1. Fatores predisponentes às vulvovaginites na infância e na adolescência.

Fatores anatômicos	• Distância curta entre vagina e ânus • Pequena abertura himenal • Ausência de coxins adiposos vulvares • Ausência de pelos pubianos • Vagina atrófica (sem estrogênio) com pH entre 6,5 e 7,5 • Tegumento vulvar fino e sensível a traumas e irritações • Redução de mecanismos imunes locais
Hábitos e higiene	• Limpeza no sentido anal-vulvar • Inadequada higiene das mãos • Tipo de banho (em bacia ou sentada) • Roupas justas com pouca aeração genital • Roupas úmidas • Uso de fraldas • Atividade sexual (infecções sexualmente transmissíveis)
Corpo estranho intravaginal	• Papel higiênico, brinquedos ou tampão vaginal
História familiar	• Infecção genital materna • Menor escolaridade materna
Foco infeccioso extragenital	• Faringite • Otite • Conjuntivite • Diarreia
Verminose	• Oxiuríase

(Continua)

(Continuação)

QUADRO 33.1. Fatores predisponentes às vulvovaginites na infância e na adolescência.

Doenças sistêmicas/pele	• *Diabetes mellitus* • Obesidade • Psoríase • Dermatoses vulvares
Fatores digestivos	• Constipação • Encoprese
Fatores urinários	• Incontinência urinária • Enurese
Uso recentes de antibióticos	
Abuso sexual	

Fonte: Adaptado de Ferrian e colaboradores[5]; Cemek e colaboradores[2].

Especificamente no período pós-puberal, as mudanças na flora, provocadas em decorrência das mudanças hormonais, o tabagismo, o contato sexual, a utilização de métodos contraceptivos e a falta de higiene podem ajudar o desenvolvimento de infecções[3,8,18].

■ Etiologia

• Vulvovaginites inespecíficas

Visto que em até 80% dos casos os agentes etiológicos responsáveis pela infecção pertencem à flora vaginal e intestinal normal, a maioria das vulvovaginites são denominadas inespecíficas e, geralmente, são secundárias a má higiene genital[13].

Os principais agentes etiológicos são bactérias saprófitas que sugerem a contaminação fecal como:

- *escherichia coli;*
- enterococos;
- estafilococos;
- difteroides anaeróbios.

Entretanto, microrganismos patogênicos como estreptococos beta-hemolíticos, *Hemophilus influenzae* e *Streptococos pneumoniae* também são frequentemente responsáveis por infecções vulvovaginais em crianças. Os principais agentes etiológicos avaliados no estudo de Yilmaz e colaboradores[18] estão no Quadro 33.2.

QUADRO 33.2. Achados microbiológicos em meninas no período pré e pós-puberal, com queixa de vulvovaginite e crescimento na cultura.

Microrganismo isolado	Meninas pré-puberes (n = 38)	Meninas púberes (n = 19)
Não patogênicos	**N = 24**	**N = 7**
E. coli	10	–
Enterococos	3	–
Ureaplasma	–	4
Estafilococos coagulase negativo	9	1
Enterobacter	–	1

Patogênicos	N = 14	N = 12
Estreptococo beta-hemolítico grupo A	11	–
Candida albicans	1	11
Hemofilus influenza tipo B	2	–
Gardnerella vaginalis	–	1

Fonte: Yilmaz e colaboradores[18].

• Vulvovaginites específicas

- **Candidíase:** entre as infecções específicas é considerada a mais comum, porém é menos comum em crianças que em adolescentes e adultos, em virtude do pH inadequado e preferência por vagina mais estrogênica. Está associada ao diabetes, uso de fraldas, imunossupressão, uso recente de antibióticos e corticosteroides.

  Diagnóstico: clínico, mas pode ser realizada a bacterioscopia a fresco com KOH e cultura em meio específico.

- **Enterobios vermiculares:** 20% das meninas com essa verminose desenvolve vulvovaginite. As pacientes referem aumento do prurido da região perianal e/ou perineal durante a noite. Em geral, os exames físico e genital revelam pobres condições de higiene.

  Diagnóstico: fita adesiva anal.

- **Vulvovaginite química ou irritativa:** ocorre pela exposição dos genitais a substâncias irritantes, como sabonetes/sabão perfumados e coloridos no banho ou por resíduos em roupas predispondo ao desenvolvimento de superinfecção com microrganismos locais. Estudos têm apontado que o banho sentada ou em bacia/banheira está significativamente associado a maior risco de vulvovaginite, quando comparado com o banho na posição supina[2].

- **Vulvovaginite por corpo estranho:** os principais sintomas de um corpo estranho vaginal são sangramento vaginal, manchas sanguinolentas na roupa íntima e uma descarga com odor fétido. É causa rara de vulvovaginite, mas deve ser considerada na presença de descarga sangrenta, quando a vaginoscopia deve ser indicada. O corpo estranho mais comum é o papel higiênico e sua remoção pode ser realizada durante a vaginoscopia, que necessitará de sedação.

- **Abuso sexual:** as infecções sexualmente transmissíveis (IST), como tricomoníase, gonorreia (*Neisseria gonorrheae*) e clamidíase (*Chlamydia trachomatis*) são causas de infecções genitais após abuso sexual. A triagem dessas infecções deve ser realizada em todas as crianças durante a avaliação de casos suspeitos. A discussão sobre abuso sexual na infância está além do escopo deste capítulo.

■ Quadro clínico

Corrimento vaginal e prurido costumam ser as queixas mais frequentes, tanto nas meninas pré como pós-puberal. No estudo de Yilmaz e colaboradores[18], essas queixas foram referidas por 70,8% das meninas do grupo pré-púbere e por 62,5% das participantes do grupo puberal. Embora as vulvovaginites tenham quadro clínico semelhante em ambos os grupos, possivelmente pela incapacidade das crianças muito pequenas de relatarem claramente suas queixas vulvares, outros sintomas como a disúria pode ser uma queixa comum no período pré-púbere. Os estudos realizados por Jaquiery e colaboradores[8] e Stricker, Navratil, Sennhauser[14] também observaram esses sintomas na maioria das crianças avaliadas com quadro de vulvovaginite.

Outras queixas também podem estar presentes e sua incidência pode variar de acordo com a etiologia:

- Dor ao urinar: 29 a 33%
- Prurido anal: 36%
- Sangramento: 10%
- Enurese noturna: 13%
- Dor generalizada no abdome inferior: 7%
- Sinéquia dos pequenos lábios: mais comum em crianças menores de 3 anos, sendo mais frequente entre o 1º e 2º anos de vida[1,12]

■ Diagnóstico

• Anamnese

Sempre que possível, o profissional de saúde deve incluir a criança na anamnese, usando termos adequados para a sua idade. A depender da idade da paciente, não é possível obter informações com clareza, sendo fundamental a informação dos pais/cuidadores. Deve-se perguntar pelo início, quantidade, coloração, cheiro, sintomas associados ao quadro de infecção, assim como hábitos de higiene, tipo de vestuário, infecções recentes na paciente ou na família. As crianças muito pequenas podem apresentar apenas queixa de irritabilidade ou o motivo da consulta pode ser a observação pelos pais/cuidadores que a criança coça, manipula a genitália, reclama ao urinar ou senta com desconforto[5].

• Exame físico

Deve ser realizado o exame físico geral e o ginecológico. É muito importante tentar obter a colaboração da criança, ter algum dos pais/cuidadores presente e respeitar o pudor da menina, pois experiências relacionadas à esfera geniturinária e retal desempenham importante papel no desenvolvimento psicológico da criança.

É importante avaliar o estado puberal, as lesões de pele e as condições de higiene da criança. A criança deve assumir a posição *frog-leg* (posição supina com as plantas dos pés unidas, como se fosse um "sapo") ou com os joelhos sobre o peito. Avaliar o períneo, o intróito vaginal, o hímen, visualizar a porção distal da vagina, verificar a presença de secreção. Na adolescente poderá ser realizado o exame ginecológico completo, caso já tenha iniciado atividade sexual.

• Exames complementares

Idealmente, deve-se coletar amostras do conteúdo vaginal para:

a) **Bacterioscopia:** com soro fisiológico 0,9% e KOH 10%.

b) **Citologia vaginal:** coloração de Gram.

c) **Cultura do conteúdo vaginal:** meio geral e específicos (Thayer & Martin, Sabourraud etc.).

O material deve ser coletado com um *swab* umedecido com solução fisiológica podendo ser obtido no orifício vaginal para não traumatizar o tecido vaginal hipotrófico. A bacterioscopia associada à citologia fornece dados sobre a frequência de bactérias presentes, sinais de processo inflamatório celular, assim como a identificação de fungos, tricomonas e *clue cells*, além de afastar processos neoplásicos[10].

Os resultados do estudo de Yilmaz e colaboradores[18] mostraram variação nos resultados das culturas vaginais nos períodos pré e pós-púberes. Um resultado positivo da cultura foi obtido em 47,5% das crianças pré-púberes, em comparação com 25% das que haviam entrado na puberdade. Estudos anteriores relataram taxas positivas de cultura entre 31 e 36%[11,14].

a) Urina tipo1 (análise sedimento urinário).

b) Urocultura e antibiograma.

c) Exame parasitológico de fezes: além de exame comum, deve ser pesquisada a presença de *Enterobius vermicularis* através do teste da fita adesiva (*sellotape test*).

Nos casos de persistência/recorrência da vulvovaginite ou sangramento vaginal, outros exames podem ser necessários, como coleta de material intravaginal e vaginoscopia. Na suspeita de abuso sexual, poderão ser coletados exames específicos, como reação em cadeia da polimerase para clamídia e papilomavírus humano (HPV) e cultura para gonococo.

■ Tratamento

Embora os resultados do estudo de Yilmaz e colaboradores[18] sugiram que a abordagem das infecções vaginais durante o período pré-puberal deva ser diferente daquela dos pacientes no período puberal, a abordagem das vulvovaginites inespecíficas e específicas deve incluir, inicialmente, medidas de ordem geral que melhorem as condições de higiene e de limpeza local. As principais orientações são:

- Lavar as mãos antes e após a micção e evacuação, tanto da criança/adolescente como dos pais/cuidadores.
- Higiene da região vulvoperineal após micção e evacuação: observar o sentido anteroposterior (sentido vagina-ânus) e, preferencialmente, lavar a região genital e perianal após evacuar.
- Se em uso de fraldas, a troca deve ser frequente, possibilitando que a vulva permaneça seca e limpa maior tempo.
- Uso de roupas íntimas de algodão e de roupas leves. A limpeza das roupas íntimas deve ser realizada com sabão neutro.
- Pode ser recomendado o banho de assento com água morna, 2 vezes ao dia, por 10 a 15 minutos, utilizando permanganato de potássio 6% (diluir 10 ml de solução em 2 litros de água fervida) ou chá de camomila (ferver dois saquinhos de chá em 1 litro de água – utilizar quando a solução estiver morninha).

É fundamental esclarecer aos pais/cuidadores que em cerca de 50% dos casos essas condutas simples são suficientes para melhorar a queixa da paciente, sem a necessidade de realizar exames ou utilizar antimicrobianos. Também é importante frisar que essas medidas devem ser adotadas definitivamente, mas que a reavaliação ocorrerá depois de 2 a 4 semanas da instituição dos procedimentos. Também é importante orientar que pelas características dessa fase da vida das meninas as recidivas são frequentes.

Caso após adotadas as orientações de higiene não se observe melhora do quadro clínico em 2 a 4 semanas, indica-se a investigação com coleta de exames laboratoriais.

■ Abordagem terapêutica (sempre associada a orientações de higiene previamente descritas)

• Vulvovaginites inespecíficas

Nos casos em que a cultura do conteúdo vaginal isolar uma bactéria, o antibiótico deve ser prescrito, em geral por via oral, de acordo com a susceptibilidade apontada no antibiograma. Os tratamentos à cega devem ser evitados, pois podem conduzir a um uso desnecessário de antibióticos e ao desenvolvimento de microrganismos resistentes[16]. A preferência pela via oral ocorre, principalmente, pela dificuldade de aplicar medicamentos na vagina de meninas pré-púberes[7]. Entretanto, a administração oral de antibióticos pode afetar a quantidade de bactérias intestinais e aumentar o número de bactérias resistentes aos antibióticos[4]. Em decorrência desses fatores, Tartaglia e colaboradores[15] realizaram um estudo comparando o tratamento com antibiótico via oral com o tratamento tópico, utilizando um colírio composto por aminoglicosídeo (netilmicina), associado a um agente bacteriostático/bactericida (cloreto de benzalcônio) na dose de 2 a 3 gotas na vagina, 3 vezes ao dia, durante 5 dias. Esses autores observaram que a recidiva no grupo de pacientes tratados com antibioticoterapia oral foi 6 vezes maior que no grupo tratado com terapia local ($p < 0,049$). O custo do tratamento tópico foi igual ou inferior ao tratamento oral e não foram observadas diferenças na eficácia nos dois grupos. Os principais tratamentos utilizados estão no Quadro 33.3.

Quanto à presença de corpo estranho, este deve ser retirado por vaginoscopia, sendo, geralmente, necessária a sedação. Nos casos de infecção urinária e verminose, o tratamento dessas alterações é imprescindível para o sucesso terapêutico.

QUADRO 33.3. Causas de vulvovaginites e seus respectivos tratamentos.

	Via	Droga	Dose
Candidíase	Tópica*	Nistatina, miconazol, tioconazol, isoconazol, terconazol	• Aplicação tópica vulvar ou vaginal, 1 a 2 vezes ao dia, 5 a 7 dias
	Oral	Fluconazol	• 150 mg, VO, dose única
Vaginose bacteriana	Oral	Metronidazol	• 20 a 40 mg/kg/dia, durante 7 dias
Tricomoníase (atenção: é uma IST, possibilidade de abuso sexual)	Oral	Metronidazol	• 15 a 40 mg/kg/dia, divididos em 3 doses por 1 semana
Enterobius vermicularis	Oral	Mebendazol	• 100 mg, dose única. Toda a família deve ser tratada

* O tratamento tópico com cremes vaginais, aplicado, com sonda delicada ou aplicador apropriado para virgens, permite a passagem pelo orifício himenal sem traumas. É realizado pelo médico e a criança precisa ser participativa.
Fonte: Elaborado pela autoria.

■ Referências bibliográficas

1. Bacon JL, Romano ME, Quint EH. Clinical Recommendation: Labial Adhesions. J Pediatr Adolesc Gynecol. 2015;28:405-09.
2. Cemek F, Odabas D, Senel U, Kocaman AT. Personal Hygiene and Vulvovaginitis in Prepubertal Children. J Pediatr Adolesc Gynecol. 2016;29:223-27.
3. Dei M, Di Maggio F, Di Paolo G, Bruni V. Vulvovaginitis in childhood. Best Pract Res Clin Obstet Gynaecol. 2010;24:129-37.
4. Dommergues MA, Hentgen V: Decreased paediatric antibiotic consumption in France between 2000 and 2010. Scand J Infect Dis 2012;44:495.
5. Ferrian AM, Simões FC, Caruso PC, Cappi Maia EM. Vulvovaginites em crianças e adolescentes: uma revisão qualitativa. Perspectivas Médicas. Faculdade de Medicina de Jundiaí, São Paulo, Brasil. 2007;18(1):33-38.
6. Fontoura ARH. Enterobius vermicularis: uma importante causa de vulvovaginites na infância. Rev Baiana Saúde Pública. 2003;27(2):277-86.
7. Garden AS: Vulvovaginitis and other common childhood gynaecological conditions. Arch Dis Child Educ Pract Ed. 2011;96:73.
8. Jaquiery A, Stylianopoulos A, Hogg G, Grover S. Vulvovaginitis: clinical features, aetiology, and microbiology of the genital tract. Arch Dis Child 1999;81:64 e 7.
9. Jones R. Childhood vulvovaginitis and vaginal discharge in general practice. Fam Pract. 1996;13(4):369-72.
10. Kokotos F. Vulvovaginitis. [Review] Pediatr Rev. 2006; 27(3):116-7.
11. Paradise JE, Campos JM, Friedman HM, Frishmuth G. Vulvovaginitis in premenarcheal girls: clinical features and diagnostic evaluation. Pediatrics 1982;70:193 e 8.
12. Piippo S, Lenko H, Vuento R: Vulvar symptoms in paediatric and adolescent patients. Acta Paediatr 2000; 89:431
13. Rome ES. Vulvovaginitis and Other Common Vulvar Disorders in Children. Endocr Dev. 2012;22:72-83.
14. Stricker T, Navratil F, Sennhauser FH. Vulvovaginitis in prepubertal girls. Arch Dis Child 2003;88:324 e 6.
15. Tartaglia E, Giugliano B, Ucciferri C, Giannattasio A, Giuliano P, Iannaccone VL, Pisani F, Mastrantonio P. Vulvo-vaginitis in Prepubertal Girls: New Ways of Administering Old Drugs. J Pediatr Adolesc Gynecol. 2013;26:277 e 280.
16. Van Eyk N, Allen L, Giesbrecht E et al. Pediatric vulvovaginal disorders: a diagnostic approach and review of the literature J Obstet Gynaecol Can. 2009; 31:850
17. Yamashita GA, Saramacho JF, Campaner AB, Aoki T. Aspectos etiológicos das vulvovaginites na infância. Arq Med Hosp Fac Cienc Med Santa Casa São Paulo. 2008;53(2):77-80.
18. Yilmaz AE, Celik N, Soylu G, Donmez A, Yuksel C. Comparison of clinical and microbiological features of vulvovaginitis in prepubertal and pubertal girls. Journal of the Formosan Medical Association. 2012;111:392 e 396.

Seção VI
Neurologia

Coordenadora da Seção: Ana Paula Andrade Hamad

Crise febril e epilepsias na infância

34

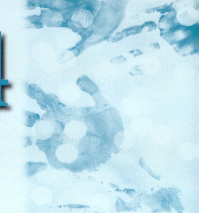

■ Maria Avanise Yumi Minami ■ Ana Paula Andrade Hamad

CASO CLÍNICO

Menina, 6 anos de idade, com queixa de episódios de desligamento há 2 meses. A mãe observa episódios de parada comportamental, breves, repetidas vezes ao dia, com duração de 15 segundos em média, caracterizados por piscamentos, ligeira queda do segmento cefálico, com pronta retomada do contato e da atividade em curso. Nota que a criança está mais lentificada e desatenta que o habitual.

- Antecedentes médicos: sem históricos gestacionais, pré-natais ou perinatais, com marcos do desenvolvimento adequados. Mãe apresentou crise febril na infância.
- Exame físico neurológico: sem alterações.
- Prova de hiperpneia: após 3 minutos, crise de ausência típica.
- Hipótese diagnóstica: crise de ausência, epilepsia generalizada, epilepsia ausência da infância.
- Solicitado eletroencefalograma: atividade de base adequada para a faixa etária, complexos de espícula-onda, regulares, simétricos, generalizados, com predomínio sobre regiões anteriores, frequentes, com duração de 2 a 20 segundos. Os complexos mais prolongados estiveram associados à crise de ausência típica.
- Conduta: divalproato de sódio 20 mg/kg/dia em três tomadas.
- Reavaliação: evoluiu sem crises, segundo acompanhante. Foi realizada nova prova de hiperpneia, sem crises desencadeadas. Foi solicitado novo eletroencefalograma (EEG), que não apresentou anormalidade.

■ Crise febril

O comitê da Liga Internacional contra Epilepsia (ILAE) e a National Institute oh Health (NIH) definem crise febril (CF) como crise que ocorre em crianças com 1 mês ou 3 meses de vida, respectivamente, associada a doença febril não causada por uma infecção no sistema nervoso central (SNC), com exceção de crianças com histórico de crises neonatais, crises não provocadas ou que se encaixem nos critérios de outra crise sintomática aguda[1,2].

CF é a crise epiléptica mais frequente na infância, entre 2 e 5% das crianças norte-americanas e europeias apresentarão CF antes dos 5 anos de vida, e em alguns países asiáticos essa incidência chega a 10%[2,3].

A faixa etária predisposta à CF varia conforme a procedência dos estudos, com idade mínima aceita a partir de 1 mês de vida. O intervalo mais aceito varia de 6 meses a 5 anos, sendo o pico de incidência 18 meses; raramente se inicia após os 5 anos, embora possa ocorrer em crianças com mais de 7 anos[2,3]. Quanto à temperatura corpórea, esta deve ser maior ou igual a 38 °C; muitas vezes, 21%, a CF é o primeiro sinal da doença febril ou ocorre na sua primeira hora, 57% incide da segunda até 24 horas e 22% após 24 horas de febre[2,3].

■ Manifestação clínica

CF é classificada como CF simples (CFS) ou CF complexa (CFC) ou complicada, de acordo com a duração, as características da crise, o padrão de recorrências e a presença de período pós-ictal (Quadro 34.1). CFS caracteriza-se por ser autolimitada, com duração inferior a 10 ou 15 minutos, pela semiologia de crises generalizadas, tipo tônica ou clônica em lactentes e/ou tônica-clônica em crianças maiores e sem recorrência ao longo da mesma doença febril[3,4].

CFC caracteriza-se por um ou mais dos seguintes fatores: crises de padrão focal, recorrência dentro da mesma doença febril, presença de período pós-ictal, geralmente com alterações do exame neurológico e duração prolongada da crise, podendo ser também classificada como CF prolongada (CFP), se duração maior que 10 a 15 minutos, e *status epilepticus* febril, se a crise permanece contínua por um período superior a 30 minutos. *S. epilepticus* febril soma de 5 a 9% das crises febris e cerca de um terço do total de episódios desses casos ocorrem na infância, sendo a causa mais comum de estado de mal epiléptico nessa faixa etária[4,5].

QUADRO 34.1. Classificação das crises febris.

	CFS	CFC
Tipo de crise	Tônica ou clônica generalizada e/ou TCG	Crises focais
Duração	< 10 a 15 minutos	> 10 a 15 minutos
Recorrência	Ausente	24 horas ou na mesma doença febril
Anormalidades pós-ictal	Ausente	Presente

Legenda: CFS: crise febril simples. CFC: crise febril complexa.
Fonte: Adaptado de Elkis[3] e Patterson[4].

■ Fatores de risco

• Risco para primeira crise febril

Os seguintes fatores foram encontrados num estudo populacional avaliando os riscos para a primeira CF: antecedentes de CF nos parentescos de 1º e 2º graus, permanência hospitalar superior a 30 dias na fase neonatal, atraso do desenvolvimento neuropsicomotor, e estar em atendimento tipo hospital-dia. Crianças com dois dos fatores acima apresentam 28% de chance de apresentar uma CF[6].

• Risco de recorrência

Baixo, pois aproximadamente um terço das crianças que tiveram uma CF vão apresentar a segunda CF, e 10% vão ter três ou mais crises. A história familiar de CF e a idade precoce da primeira crise, menor que 18 meses, são os fatores de risco mais consistentes. O pico de temperatura e o tempo da doença febril precedendo a crise também se associam aos fatores de risco da recorrência, isto é, CF com temperaturas menos elevadas e a sua precocidade dentro da doença febril aumentam a chance de recorrências. Crianças com dois fatores de risco têm mais de 30% de chance de recorrência em 2 anos, e naquelas com três fatores ou mais o risco ultrapassa 60% (Quadro 34.2)[2,6].

• Crise febril e epilepsia

O risco de desenvolver epilepsia após uma CF é baixo, varia de 2 a 4% entre a faixa etária de 1 a 7 anos. Antecedentes familiares de epilepsia, anormalidades do desenvolvimento neuropsicomotor, presença de CFC, CF recorrente e a presença de descargas epileptiformes ao EEG têm sido propostos como fatores predisponentes para o desenvolvimento de epilepsia (Quadro 34.2)[6,7].

QUADRO 34.2. Comparação dos fatores de risco para recorrência de CF e desenvolvimento de epilepsia.

	Recorrência de CF	Evolução para epilepsia
Fatores de risco definidos	• Idade da 1ª crise < 18 meses • História familiar de CF • < grau de elevação de temperatura • > duração do período febril	• Anormalidades do DNPM • CFC • CF recorrente • História familiar de epilepsia • < duração do período febril

Legenda: CF: crise febril. CFC: crise febril complexa. DNPM: desenvolvimento neuropsicomotor.
Fonte: Adaptado de Shinnar[2] e Elkis[3].

■ Abordagem nas crises febris

O manejo das crises febris varia conforme o momento da crise – se fase aguda ou abordagem na recorrência – e de acordo com o tipo de crise.

Na fase aguda, as recomendações da Academia Americana de Pediatria (AAP) para CFS são: (1) Realização de punção liquórica lombar (PL) para qualquer criança apresentando crises com febre e com sinais e sintomas de irritação meníngea, cuja anamnese ou exame físico sugiram a presença de infecção em SNC; (2) em crianças com idade inferior a 12 meses, a PL deve ser considerada quando a imunização para *Haemophilus influenzae* tipo B ou *Streptococcus pneumoniae* é considerada deficiente ou se a situação vacinal da criança não pode ser verificada ou comprovada; (3) a PL deve ser aventada quando a criança apresenta tratamentos prévios com antibióticos[6,7]. Ainda, segundo recomendações da AAP, os exames laboratoriais, como hemograma completo, dosagens de eletrólitos e glicemia, não estão indicados, pois não auxiliam no processo da CF, bem como o EEG e os exames de imagem do SNC, como tomografia computadorizada e ressonância magnética, que não devem ser solicitados rotineiramente na avaliação da criança com CFS na fase aguda[7,8].

A CFC envolve uma maior variabilidade de condições subjacentes que a CFS. Portanto, crianças que apresentarem CFC, inclusive aquelas com duração inferior a 10 minutos, devem ser avaliadas em hospital e serem submetidas à investigação diagnóstica, tanto para a etiologia da febre quanto para possíveis lesões em SNC. CFC é mais frequentemente associada às infecções do SNC que a CFS; a PL deve ser considerada no mesmo contexto da CFS, citado anteriormente. Deve-se atentar, entretanto, que a PL deve ser indicada somente quando não houver outros fatores de risco, como alterações de níveis de consciência, déficits neurológicos ou suspeita clínica de lesões estruturais do SNC, quando o exame de imagem torna-se imprescindível como precursor da PL. EEG e imagens do SNC devem ser consideradas, principalmente, nas CFC com crises focais ou prolongadas e na presença de déficits neurológicos evidentes[7].

■ Tratamento medicamentoso

• Fase aguda

Atualmente, a duração limite sugerida para uma intervenção terapêutica ativa nas crises, febril e afebril, é de 5 minutos; essa sugestão foi feita com base na observação de que crises que ultrapassam esse tempo, geralmente, não mais cedem espontaneamente e já possuem um alto potencial para induzir danos neuronais irreversíveis[7].

A CFS e a maioria das CFC duram em média 2 a 3 minutos e evoluem para uma resolução espontânea. As CFC com duração prolongada são as que necessitarão de terapias medicamentosas na fase aguda, e elas não diferem das mesmas aplicadas às crises afebris e ao *S. epilepticus*[7].

• Prevenção de recorrências

Profilaxia farmacológica para CF consiste em tratamento intermitente (durante o episódio febril) ou tratamento contínuo.

Para o tratamento intermitente está indicado o uso de antipiréticos, porém tem sido evidenciado que o uso deles não afeta a recorrência e a prevenção de CF (classe I de evidência)[6,8]. Tem sido ainda preconizado o uso de benzodiazepínicos, como diazepam, vias oral e retal; clobazam, via oral; midazolam, solução oromuconasal, podendo também ser utilizados menos frequentemente clonazepam e nitrazepam, via oral[3,7]. Fenobarbital, ácido valpróico e primidona são citadas para o tratamento contínuo, mas atualmente não é recomendado em geral esse padrão de tratamento devido aos possíveis efeitos colaterais e ao baixo risco associado às CF (classe I de evidência)[7,9].

■ Prognóstico

CF é a forma mais comum e benigna de crise na infância, com excelente prognóstico. Numa avaliação evolutiva de 10 anos acompanhando o desenvolvimento neuropsicomotor, o perímetro craniano, o desempenho escolar e o quociente de inteligência entre crianças que tiveram CFS em comparação com a população em geral, não se constatou diferenças significativas[9]. Entretanto, CF recorrente ou prolongada apresentou risco aumentado de atraso de linguagem e déficit de memória[10].

Apesar de bom prognóstico, a CF é causa de ansiedade nos pais, que relacionam crise à ideia de morte. Devem, portanto, ser cuidadosamente informados e orientados sobre o prognóstico da crise e sobre as baixas taxas de recorrência e evolução para epilepsia. Os pais devem ainda ser orientados como proceder durante a crise e como avaliar a necessidade de procura ao serviço médico[3].

■ Epilepsias na infância

Conforme exposto, CF não é epilepsia. Conceitualmente, epilepsia foi definida em 2005 como um distúrbio do cérebro caracterizado pela predisposição persistente em gerar crises epilépticas, com ocorrência de duas crises não provocadas, em intervalo superior a 24 horas[11]. Circunstâncias especiais foram admitidas para se definir epilepsia fora dessas situações, pela ILAE, em 2014. Incluem-se o diagnóstico de uma síndrome epiléptica definida e a presença de uma crise epiléptica não provocada (ou reflexa), com probabilidade de ocorrência de crises similar ao risco de recorrência em geral (de pelo menos 60%), após duas crises epilépticas não provocadas nos próximos 10 anos.[12]

Diante da suspeita de epilepsia, a primeira medida é verificar se o evento paroxístico e recorrente suspeito trata-se realmente de crise epiléptica. Em seguida, prima-se pelas classificações de crises e do tipo da epilepsia, o que inclui os subtipos epilepsias focais, generalizadas, focais e generalizadas combinadas e ainda um grupo denominado epilepsias desconhecidas. Essas classificações estão pormenorizadas classicamente em registros da ILAE, de 1981 e 1989, e por meio de revisões mais recentes, tomando-se referência a proposta datada de 2017[11-13]. Dados como idade de início da epilepsia, frequência e duração da crise, presença de estado de mal epiléptico, fase do ciclo sono-vigília em que predomina, grau de resposta ao tratamento medicamentoso e padrão eletrográfico associado contribuem para definição da síndrome epiléptica em questão. A nova classificação incorpora a etiologia em cada uma dessas etapas diagnósticas, para o que se contextualiza a epilepsia nos outros aspectos da vida da criança, como possíveis eventos desencadeantes associados ao início da epilepsia – herança genética com laços de consanguinidade familiar, antecedente de CF, de epilepsia e doenças neurogenéticas conhecidas na família, antecedentes obstétricos, neonatais e médicos relevantes. Deve-se ainda qualificar o desenvolvimento e o impacto da epilepsia nesse processo, incorrendo em atraso, desaceleração ou regressão. A terminologia encefalopatia do desenvolvimento se aplica ao atraso observado antes mesmo do início da epilepsia, enquanto encefalopatia epiléptica é um conceito atribuído às consequências negativas que a epilepsia causa ao desenvolvimento. Particularmente na infância, a definição de epilepsia incorpora esse impacto neurobiológico, cognitivo e psicossocial da doença, configurando, por vezes, as comorbidades da epilepsia. Esses dados, em conjunto, contribuem para elaboração da hipótese sindrômica da epilepsia e da hipótese etiológica, que pode ter causa estrutural, genética, infecciosa, metabólica, imune ou desconhecida. A estruturação diagnóstica tem implicações terapêuticas e prognósticas potenciais[13].

■ Classificação das epilepsias e síndromes epilépticas

Epilepsias variam em termos de gravidade e de resposta aos fármacos. As epilepsias conhecidas como próprias da infância, idade-dependentes, são atualmente consideradas epilepsias autolimitadas, com remissão espontânea com a idade e, costumeiramente, farmacorresponsivas. A partir da descrição da epilepsia rolândica, novas síndromes próprias da infância foram reconhecidas, relatadas e incluídas nas classificações, sugerindo maior susceptibilidade do cérebro imaturo em formação e um possível mecanismo funcional para as epilepsias, próprio da infância, à geração de crises epilépticas[13,14].

Panayotopoulos defende que essas epilepsias compartilham achados clínicos e eletrográficos em comum. São condições prevalentes, acometendo 25% das crianças com epilepsia, e cursam com crises parciais pouco frequentes, ocasionalmente únicas, com predomínio no sono, normalmente com boa resposta ao tratamento medicamentoso, com remissão espontânea de 1 a 3 anos após a instalação. As crianças não apresentam alterações ao exame neurológico ou aos exames de imagem estruturais, podendo apresentar alterações de comportamento e de atenção. Ao EEG apresentam atividade de base sem anormalidades, com achados focais de atividade epileptiforme em incidência elevada, em proporções aumentadas em relação à frequência de crises e gravidade da epilepsia. As descargas são de elevada amplitude, normalmente em série, intensamente ativadas pelo sono, normalmente em distribuição bilateral, síncrona ou independente. Esses mesmos achados podem ser encontrados em EEG de rotina de crianças (1 a 4%) aparentemente hígidas que não apresentaram crises epilépticas[14,15].

As principais epilepsias autolimitadas são: epilepsia benigna da infância com pontas centrotemporais ou epilepsia rolândica (correspondente a 64% desse grupo), epilepsia benigna occipital de início precoce na infância ou síndrome de Panayotopoulos (correspondente a 25% desse grupo). As novas propostas de classificação incluem outras epilepsias, com destaque para as crises benignas do lactente, as crises neonatais benignas familiares e a epilepsia tipo Gastaut[15].

Epilepsia com pontas centrotemporais (ou epilepsia rolândica)

Manifestação mais comum de epilepsia na infância, possui prevalência de 15%, idade de início das crises entre 1 e 14 anos, pico entre 8 e 9 anos, e proporção de 1,5:1 entre os sexos masculino e feminino.

Caracteriza-se pelo padrão sensitivo-motor das crises focais, como parestesia e clonias faciais unilaterais, principalmente perioral, podendo acometer segmento cefálico e membro superior, com raro envolvimento de membro inferior, o que pode ocasionar generalização secundária. Apresenta-se ainda com manifestações em orofaringolaringe, com sialorreia e dificuldade de fala e duração de 1 a 2 minutos. As crises são habitualmente infrequentes, isoladas, com predomínio no sono. Ao EEG destacam-se da base espículas e ondas agudas difásicas isoladas ou em salvas, ativadas pelo sono não REM e por estímulos somatossensitivos, amplas em regiões temporais média e centrais bilaterais síncronas ou independentes e unilaterais.

O prognóstico é favorável com remissão de crises 2 a 4 anos após o início da epilepsia, sem repercussão sobre o desenvolvimento e aquisições cognitivas. São descritas associações com alteração de atenção e comportamento e evolução atípica mais grave em alguns casos. Essa variante atípica pode ser induzida pelo tratamento medicamentoso e se manifesta por alteração do perfil de crises e do padrão de EEG composto, então, por atividade epileptiforme quase contínua durante o sono de ondas lentas, elevando consideravelmente o risco de sequelas cognitivas – condição que merece atenção e intervenções imediatas com a finalidade de minimizar os danos do impacto neurológico[14,15].

Epilepsias occipitais autolimitadas da infância

• Forma de início precoce na infância ou síndrome de Panayiotopoulos

Idade de início entre 1 e 14 anos, com pico entre 4 e 6 anos, com proporção equivalente entre os sexos. Cursa com crises habitualmente infrequentes, isoladas, únicas ou raras. As manifestações principais são autonômicas, com preponderância de náuseas e vômito (74 a 82%), em associação com palidez, alteração pupilar, respiratória, da temperatura basal, da frequência cardíaca e da incontinência de esfíncteres. Aura cefálica e cefaleia podem anteceder este quadro. Além dos fenômenos autonômicos, podem ocorrer comprometimento da consciência, arresponsividade, tônus flácido, configurando um quadro clínico, denominado síncope ictal. Podem ocorrer ainda desvio lateral do olhar e fenômenos motores positivos. As crises são de predomínio no sono e podem ter duração prolongada de 1 a 30 minutos, sendo 44% com duração de mais de 30 minutos. Ao EEG intercrítico, a distribuição das descargas mostra um predomínio pelas regiões posteriores, com morfologia de espículas ou ondas agudas de elevada amplitude, ativadas pelo sono não REM, pela eliminação da visão central e pela fixação do olhar.

As crises são raras, com remissão espontânea 1 a 2 anos após o início da epilepsia, sem repercussões sobre o desenvolvimento da criança. A síncope ictal pode ser prolongada, motivo de preocupação dos pais e por vezes da equipe médica.

Como principal diagnóstico diferencial constam a epilepsia occipital de início tardio na infância ou síndrome de Gastaut, outra condição considerada autolimitada que cursa com descargas occipitais e acontece na infância. Com prevalência inferior à síndrome de Panayiotopoulos (0,15% das autolimitadas focais), acomete crianças com faixa etária mais elevada (3 a 16 anos, pico entre 7 e 8 anos). As crises são frequentes, breves, preferencialmente durante a vigília, caracterizadas preferencialmente por fenômenos visuais elementares ou negativos, seguidos por outras manifestações oculopalpebrais, cefaleia. Eletrograficamente, as descargas têm uma distribuição preferencial pela região occipital e são bloqueadas à fixação ocular. O controle de crises é mais difícil e a remissão é mais tardia na adolescência, podendo persistir com crises de difícil controle.

Para essas síndromes focais, de modo geral, a introdução do tratamento medicamentoso não é indicação consensual por todos os autores, questionando, inclusive, se os fármacos antiepilépticos (FAE) teriam impacto ou não sobre as crises. Nos casos de baixa frequência de crises, com menor taxa de recorrência, especialmente na síndrome de Panayitopoulos e em alguns tipos de crise do lactente, deve-se considerar o acompanhamento clínico conservador antes de instituir terapia medicamentosa. Feita a escolha pelo FAE, tanto a carbamazepina, como o ácido valpróico, bem como o sulthiame, nos países que os disponibilizam, podem ser alternativas, considerando a eficácia e a segurança de cada fármaco, na dependência da faixa etária, da adesão e da tolerabilidade. Em se tratando de epilepsias idade-dependentes, a descontinuidade do tratamento pode ser tentada após período de tempo variável em uso de medicação (usualmente após 2 anos livres de crise)[14,15].

As epilepsias descritas se enquadram no grupo focal. Existem ainda as epilepsias que cursam com crises generalizadas (EG) e que também parecem ter componente etiológico genético, conforme estudos de pesquisa clínica. As principais são: epilepsia ausência da infância, epilepsia ausência da juventude e epilepsia mioclônica juvenil[14,15].

Epilepsia ausência da infância

Idade de início varia de 2 a 10 anos, com pico entre 5 e 6 anos, e predomínio no sexo feminino (2/3). Em crianças com crise em idade inferior a 10 anos, a prevalência é de 10%.

Caracteriza-se por crises de ausência típica, com início e fim abruptos, interrupção e retomada da atividade habitual, duração de 4 a 20 segundos, frequência de dezenas até centenas ao dia. A semiologia corresponde à parada comportamental, alteração de contato, abertura ocular, olhar fixo ou desviado para cima, com elevação da frequência respiratória e mioclonias/clonias sutis de pálpebras e segmento cefálico, com possível presença de automatismos simples. As crises são ativadas à manobra de hiperpneia. O EEG se caracteriza por complexos de espículas-onda de elevada amplitude à frequência de 2,5 a 4 ciclos por segundo, regulares, ritmados e em projeção generalizada, frequentes, com duração variável de 4 a 20 segundos, ativados à prova de hiperpneia e sem resposta à prova de fotoestimulação intermitente.

Em geral, a resposta é satisfatória ao tratamento medicamentoso, com remissão de crises antes dos 12 anos. Pode evoluir com crises tipo tônico-clônico generalizadas (TCG) isoladas e responsivas ao tratamento na adolescência e na fase adulta (10%) ou evoluir com epilepsia mioclônica juvenil[15,16].

■ Epilepsia mioclônica juvenil ou síndrome de Janz

Forma comum de epilepsia na adolescência, com prevalência de 8 a 10% em adultos com epilepsias. A idade de início da epilepsia depende do tipo de crise que se manifesta primeiro na síndrome, podendo ser crise de ausência manifestando-se entre 5 e 16 anos, mioclonias entre 1 e 9 anos, após o início das crises de ausência, e entre 14 e 15 anos, junto a crises TCG.

As crises mais comuns são mioclonias irregulares, arrítmicas, especialmente em membros superiores bilateralmente, ora sutis, ora intensas, podendo ser duradouras, configurando estado de mal-mioclônico, com predomínio ao despertar, quando as crises são mais frequentes. A presença de mioclonias é condição necessária para o diagnóstico de EMJ. Crises TCG primárias ou que sucedem às mioclonias são frequentes, e crises de ausência típica são breves e relativamente mais raras. As crises podem ser desencadeadas por privação de sono, fadiga, ingestão de álcool e por atividades que exijam esforço mental ou têm impacto emocional. Ao EEG, observa-se a presença de poliespículas e espículas em projeções generalizada e focal, complexos de espícula e poliespícula-onda à frequência de 3 a 6 ciclos por segundo, ritmados, irregulares e em projeção generalizada, com duração variável de 1 a 4 segundos, ativados à prova de fotoestimulação intermitente (27%).

Esta síndrome não evolui com remissão, havendo, portanto, necessidade de tratamento por tempo indeterminado; as crises, todavia, tendem a ficar mais raras e sutis com a idade e têm boa resposta ao tratamento medicamentoso em cerca de 90% dos casos.

Para essas síndromes epilépticas típicas, é dispensável outra investigação complementar que não o EEG. Nos casos de manifestação atípica, outras etiologias devem ser consideradas, criteriosamente, na dependência do quadro clínico: avaliações com exames de imagem, triagem metabólica, investigações genética e sistêmica.

No caso das síndromes generalizadas, preconiza-se o tratamento com FAE habituais para crises que cursam com ausência, ácido valpróico ou etossuximida, mas também medicações de gerações mais recentes, como lamotrigina e levetiracetam. A epilepsia ausência da juventude e a EMJ não cursam com remissão, havendo necessidade do uso continuado de FAE[15,16].

■ Encefalopatias epilépticas

Ainda que questionemos os impactos neurobiológicos, cognitivos e psicossociais dessas síndromes focais ou generalizadas mencionadas, elas não apresentam impacto significativo sobre o desenvolvimento na infância. Em contrapartida, as epilepsias que cursam com encefalopatias epilépticas podem ser idade-dependentes, porém quando se dá a remissão da síndrome, as sequelas já estão instaladas ou há migração de uma síndrome para outra de acordo com as idades em questão. Essas epilepsias podem ter etiologia diversa, podem ser focais ou generalizadas ou ainda indeterminadas, são refratárias ao tratamento medicamentoso, cursando com crises frequentes e elevada morbidade e mortalidade. São exemplos de apresentações mais comuns: síndrome de Ohtahara, síndrome de West, síndrome de Lennox-Gastaut, síndrome de Doose, síndrome de Dravet[15].

■ Síndrome de West ou espasmos infantis

Apresenta-se à incidência de 3 a 5/10.000 nascidos vivos, com predomínio sobre meninos, idade de início mais comum entre 3 e 12 meses. Acomete tanto crianças hígidas, como crianças com histórico de encefalopatia do desenvolvimento ou encefalopatia epiléptica no período neonatal (síndrome de Othahara).

As crises típicas são os espasmos, as manifestações tônicas com grau de intensidade variado, súbitas, breves, que acometem a musculatura axial e apendicular, em adução ou abdução, simétricas ou assimétricas, síncronas ou não, em salvas, de uma a dezenas ao dia, com predomínio ao despertar ou ao adormecer. Podem coexistir crises focais especialmente nos casos sintomáticos. Ao EEG, o marcador intercrítico é a hipsarritmia – padrão de ondas lentas, amplas, em meio a descargas de morfologia variada em projeção multifocal sem obedecer à reversão de fase numa distribuição caótica, podendo ficar fragmentada durante o sono não REM, com trechos com atividade de base desorganizada e modulada por descargas multifocais. Em algumas crianças o traçado obtido durante a vigília pode não evidenciar o padrão hipsarrítmico, portanto, se preconiza sempre a obtenção do registro em sono. Durante os espasmos são registrados padrões ictais típicos, como ondas lentas, amplas, em projeção generalizada, moduladas por ritmo rápido de baixa amplitude.

Em resumo, a síndrome de West (SW) é composta pela tríade: espasmos, hipsarritmia e atraso ou involução do desenvolvimento psicomotor. A remissão dos espasmos e o prognóstico para o controle de crises e de repercussão sobre o desenvolvimento dependem da etiologia e da duração da SW, segundo padrões clínicos e eletrográficos. Dessa forma, deve-se instituir o tratamento precoce e efetivo com revisões clínicas e controles EEG em intervalos breves. Os pacientes que têm espasmos remitidos, não necessariamente evoluem sem crises, e podem migrar para outra encefalopatia epiléptica, como a síndrome de Lennox-Gastaut (SLG) ou podem ainda apresentar crises focais no quadro de uma epilepsia focal sintomática[15,17].

■ Síndrome de Lennox-Gastaut (SLG)

Com prevalência mais rara, variando entre 0,3 e 2/1.000 crianças, preferência pelo sexo masculino, idade de início entre 1 e 7 anos (pico de 3 a 5 anos), acomete tanto crianças hígidas, como outras com encefalopatias prévias.

Caracteriza-se por padrão de crises tônica, atônica e de ausência atípica, segundo ordem decrescente de prevalência, considerando que as crises tônicas são as crises que mais bem definem a SLG. Estas ocorrem, preferencialmente, durante o sono, em grau de intensidade variável, duração média de 10 segundos. Podem acometer musculatura axial, envolvendo olhos, face, segmento cefálico, pescoço, tronco, axorrizomelica ou apresentar manifestação generalizada, cursando por vezes com queda de segmento cefálico (*head drop*) ou queda em ortostase (*drop attack*). As crises de ausência atípica são caracterizadas por início e fim insidiosos, com alteração do contato, resposta aos estímulos e manutenção das atividades em padrão mais lento, podendo ocorrer fenômenos motores positivos e negativos associados. Os padrões eletrográficos têm correspondência com o quadro clínico, sendo o padrão mais ilustrativo da SLG a presença do ritmo recrutante epiléptico em projeção generalizada durante o sono e o marcador de crises tônicas. Outro padrão encontrado é complexo de ondas aguda-onda lenta em projeção generalizada, frequência inferior a 2,5 ciclos por segundo, correspondente à crise de ausência atípica.

Em linhas gerais, a SLG é uma encefalopatia epiléptica que cursa, portanto, com atraso ou involução do desenvolvimento psicomotor, com crises refratárias ao tratamento medicamentoso, sem remissão, mantendo crises tônicas que tendem, inclusive, a se tornar mais intensas na adolescência, com morbidade pelas quedas e pela possibilidade de estado de *status epilepsticus*. Ainda que haja melhora de crises, o déficit cognitivo instalado é mantido e pode, inclusive, continuar progredindo. O diagnóstico diferencial deve ser feito com epilepsias focais de base estrutural e com a síndrome de Doose.

■ Investigação complementar e planejamento terapêutico

O diagnóstico sindrômico dessas epilepsias graves da infância direciona a investigação para a etiologia e o diagnóstico de possíveis causas focais, sejam estruturais, metabólicas, cromossômicas, adquiridas, sejam de doenças que podem cursar com epilepsia. Essa definição é fundamental para o planejamento terapêutico, para uma perspectiva prognóstica, para a orientação familiar e para o aconselhamento genético[15,18].

■ Epilepsia de causa estrutural

Para aqueles pacientes com epilepsia focal, especialmente com lesão evidenciada ou suspeita aos exames de imagem estruturais ou funcionais, que cursam com refratariedade ao tratamento medicamentoso e com potencial de desenvolver encefalopatia epiléptica, é preciso considerar a indicação de avaliação pré-cirúrgica. A lesão pode ser de etiologia diversa, seja de causa malformativa (displasias corticais), seja adquirida (infartos, infecções), pode apresentar caráter estático ou progressivo (encefalite de Rasmussen), desde que esteja situada em região passível de abordagem cirúrgica a fim de que o procedimento preferencialmente não adicione déficits. Existem assim as epilepsias focais sintomáticas dos lobos frontais, temporais, parietais e occipitais, com história clínica e características eletrográficas bem definidas, o que nem sempre é claro na infância. Diante da gravidade desses casos e das respostas favoráveis à abordagem cirúrgica para tratamento das epilepsias, ILAE, 2002, recomenda que esses pacientes passem em serviços especializados em avaliação de epilepsia[15,19].

■ Considerações finais

Conforme mencionado, trata-se de epilepsias na infância, com particularidades em termos de apresentações, gravidade e impacto sobre o cognitivo e o desenvolvimento. Em todos os casos, contudo, uma variável comum é a presença de crises epilépticas que podem ser consideradas manifestações que, independentemente da intensidade, duração, frequência e morbidade, impactam muito a criança, os familiares e os profissionais. O tratamento inicial e primordial é voltado para o controle de crises epilépticas. Para tanto, deve ser iniciado o mais precoce possível, com ajustes medicamentosos, segundo padrões de eficácia e segurança realizados em intervalos curtos. Deve-se ainda considerar a indicação cirúrgica para casos específicos. No entanto, tão importante quanto controlar as crises é o diagnóstico das comorbidades da epilepsia e a sua intervenção igualmente precoce. O trabalho interdisciplinar otimiza e minimiza os danos que podem estar implicados com a epilepsia.

■ Referências bibliográficas

1. Commission on Epidemiology and Prognosis of the International League against Epilepsy. Guideline for epidemiologic studies on epilepsy. Epilepsia 1993;34:592-6.
2. Shinnar S. in Swaiman's Pediatric Neurology. Principles and Practice. 5.ed. Elsevier Saunders; 2012.
3. Elkis LC. In Diament, Cypel e Reed. Neurologia Infantil. 5.ed. São Paulo, Atheneu; 2010.
4. Patterson JL, Carapetian SA, Hageman JR et all. Febrile Seizure. Pediatr Ann. 2013;42(12):e258-63.
5. Gurcharran K, Grinspan ZM. The burden of pediatrics status epilepticus: Epidemiology, morbidity, mortality and costs. Seizure 2018; Aug 29.
6. Camfield P, Camfield C. Febrile seizure and genetic epilepsy with febrile seizure plus (GEFS+). Epileptic Disord 2015;17(2):124-33.
7. Mastrangelo M, Midulla F, Moretti C. Actual insights into the clinical management of febrile seizure. Eur J Pediatr 2014;173:977-82.
8. Subcommittee on Febrile Seizures. American Academy of Pediatrics. Clinical Practice Guideline – Febrile Seizure: Guideline for the neurodiagnostic evaluation of the child with a simple febrile seizure. Pediatrics 2011;127(2):389-94.
9. Wilmshurst JM, Gaillard WD, Vinayan KP et al. Sumary of recommendations for the management of infantile seizure: Task Force Reports for the ILAE Commission of Pediatrics. Epilepsia. 2015;56(8):1.185-97.
10. Patel N, Ram D, Offringa M et al. Febrile Seizure. BMJ. 2015;351:4.240.
11. Fisher RS, Boas WvE, Blume W et al. Epileptic seizures and epilepsy: Definition proposed by the International League Against Epilepsy (ILAE) and the International Bureau for Epilepsy (IBE). Epilepsia 2005;46(4):470-72.
12. Fisher RS, Acevedo C, Arzimanoglou A et al. A pratical clinical definition of epilepsy. Epilepsia 2014;55(4):475-82.
13. Scheffer IE, Berkovic S, Capovilla G. ILAE classification of the epilepsies: Position paper of the ILAE commission for classification and terminology. Epilepsia 2017;58(4):512-21.
14. Panayiotopoulos CP, Michael M, Sanders S et al. Benign chilidhood focal epilepsies: assessment of established and newly recognized syndromes. Brain 2008;131:2.264-86.
15. Panayiotopoulos CP. A clinical guide to Epileptic Syndrome and their treatment. 2nd Ed. Springer; 2010.
16. Seneviratne U, Cook M, D'Souza W. The prognosis of idiopathic generalized epilepsy. Epilepsia. 2012;53(12):2.079-90.
17. Pavone P, Striano P, Falsaperla R et al. Infantile spasms syndrome, West syndrome and related phenotypes: What we know in 2013. Brain&Development 2014;36:739-51.
18. Arzimanoglou A, French J, Blume WT et al. Lennox-Gastaut syndrome: a consensus approach on diagnosis, assessment, management, and trial methodology. Lancet Neurology 2009;8:82-93.
19. Cross JH, Jayakar P, Nordli D et al. Proposed criteria for referral and evaluation of children for epilepsy surgery: recommendations of the Subcommission for Pediatric Epilepsy Surgery. Epilepsia. 2006;47:952-59.

Cefaleia na infância 35

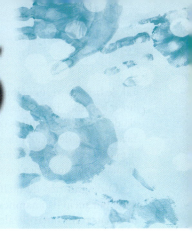

■ Fabíola Dach ■ Roberto Satler Cetlin ■ Jorge Alberto Martins Pentiado Júnior

CASO CLÍNICO

Mulher, 26 anos, obesa, desde os 9 anos com cefaleia unilateral à direita, pulsátil, que piora com atividade física e de forte intensidade. Associada à cefaleia apenas náuseas. As crises duravam até 12 horas e ocorria esporadicamente. Há 7 dias iniciou com cefaleia com intensidade progressiva e que não cessava com uso de analgésicos. Não fazia uso crônico de nenhum medicamento e não havia história de uso de drogas ilícitas. Procurou o serviço de emergência onde foi observado papiledema bilateral. Tomografia computadorizada com angiografia normal; análise de líquido cefalorraquidiano normal, com pressão de abertura de 32 cmH_2O. Ressonância magnética de encéfalo com angiografia (arterial e venosa) normal. Demais exames laboratoriais normais, incluindo avaliação hormonal para rastreio de coagulopatias e doenças reumatológicas.
- Diagnóstico: hipertensão intracraniana idiopática.
- Tratamento: acetazolamida e/ou topiramato.

■ Introdução

Dor no segmento cefálico é o sítio mais frequente de dor na infância, sendo sua maior prevalência na adolescência até o início da fase adulta. Aos 7 anos de idade, a prevalência de cefaleia varia entre 37 e 51% e, aos 15 anos, entre 57 e 82%[1].

A cefaleia é responsável por um grande impacto na vida das crianças, principalmente quando as crises se tornam frequentes ou incapacitantes e, consequentemente, geram absenteísmo escolar[1].

Apesar de ser motivo de alarme para os pais, na grande maioria dos casos, as cefaleias não têm como causa uma condição grave, mesmo aquelas referenciadas para serviços de nível terciário.

Com relação ao modo de instalação, as cefaleias podem ser divididas em: (1) aguda emergente, cefaleia nova nunca sentida antes (p. ex., cefaleia atribuída à ruptura de um aneurisma cerebral); (2) aguda recorrente, aquela que se repete de modo semelhante ao longo do tempo (p. ex., migrânea); (3) crônica não progressiva, quando diária ou quase diária, que varia de intensidade para mais ou menos ao longo do tempo (p. ex., migrânea crônica); e (4) crônica progressiva, quando a cefaleia aumenta de intensidade com o passar do tempo (p. ex., tumor intracraniano)[2].

Sobre a etiologia, as cefaleias podem ser divididas em primárias e secundárias. As primárias, cerca de 90% dos casos, são aquelas cuja cefaleia é a própria doença, como no caso da migrânea ou da cefaleia do tipo tensional. Já as cefaleias secundárias, responsáveis por 10% dos casos, são aquelas em que a cefaleia é um dos sintomas de uma outra condição, como tumores cerebrais, intoxicações e sinusites. Esta é o tipo de classificação utilizada na ICHD-3 (International Classification of Headache Disordes, 3th ed.), e nela estão contidos os critérios diagnósticos das cefaleias primárias, cefaleias secundárias e das neuralgias cranianas[2].

Neste capítulo, abordaremos o raciocínio diagnóstico nas cefaleias, as cefaleias primárias mais frequentes na infância e na adolescência (migrânea e cefaleia do tipo tensional), com descrição de suas manifestações clínicas, diagnóstico, tratamento e prognóstico.

■ Manifestações clínicas e diagnóstico

Para o diagnóstico das cefaleias são necessários a anamnese, o exame físico geral, o exame neurológico, o exame cefaliátrico, além do conhecimento dos critérios diagnósticos.

A anamnese é a principal ferramenta utilizada pelo neurologista em busca de hipóteses diagnósticas. Por meio dela, é possível elencar algumas hipóteses e excluir outras. Além disso, a anamnese estabelece o vínculo do médico com o paciente e seus familiares, guia a realização do exame físico, solicita exames complementares (quando necessário), e contribui para o plano de tratamento[3,4]. Em termos gerais, a coleta da história de pacientes com cefaleia segue os mesmos preceitos básicos da semiologia geral pediátrica.

Como em qualquer condição médica, a anamnese de crianças menores é coletada pelo responsável e não pela criança, o que pode dificultar o relato de sintomas. A presença de dor e sinais e sintomas associados são coletados por meio do comportamento da criança, como chorar, parar de brincar, recusa alimentar e se afastar de lugares com luz e barulho. Para uma maior objetivação da intensidade da dor, tanto em adultos como em crianças e adolescentes, fazemos uso de escalas de dor. Na criança, pode-se utilizar a escala de faces de Wong-Baker, e para adolescentes, a escala visual numérica ou a visual analógica[5].

O diagnóstico de qualquer cefaleia só pode ser realizado por meio da anamnese e do exame físico. A presença de sinais e sintomas de alerta (*red flags*), que podem indicar a necessidade de investigação complementar da etiologia subjacente, deve ser sempre questionada (Quadro 35.1)[6,7].

QUADRO 35.1. Características de alarme em cefaleias pediátricas.

- Idade menor que 6 anos.
- Cefaleia progressiva.
- Cefaleia em trovoada.
- Condições ou doenças sistêmicas (febre, alteração do nível de consciência, presença de gravidez, anormalidades do crescimento e desenvolvimento, uso de anticoagulantes, presença de neoplasia conhecida, facomatoses, presença de derivação ventriculoperitoneal, anemia falciforme, história de trauma, infecção por HIV, uso de corticosteroides e/ou outros imunossupressores).
- Sinais ou sintomas neurológicos (papiledema, queixas visuais, sinais de irritação meníngea, tinido pulsátil, acometimento de nervos cranianos, déficit motor assimétrico, ataxia cerebelar, crise epiléptica inédita, ou qualquer déficit neurológico focal).
- Localização occipital.
- Ausência de história familiar de cefaleia.
- Precipitada por manobra de Valsalva (p. ex., tosse, micção ou defecação).
- Precipitada por mudanças posturais.
- Precipitada por esforço físico.
- Precipitada por atividade sexual (adolescentes).
- Cefaleia que acorda o paciente e/ou de predomínio matutino com ou sem vômitos.
- Cefaleia de início há menos de 6 meses e refratária ao tratamento padrão.

Fonte: Adaptado de Massano e colaboradores[6] e Papetti e colaboradores[7].

Não havendo sinais e sintomas de alerta e havendo um fenótipo típico para uma cefaleia primária, o diagnóstico é de cefaleia primária. Em contrapartida, para que a cefaleia seja considerada secundária, é necessária a comprovação de uma relação de causa efeito entre a cefaleia e o transtorno causador. É possível que alterações em exames complementares, como a presença de um pequeno meningeoma, não tenham qualquer relação com a cefaleia apresentada pelo paciente. Sendo assim, para o diagnóstico de cefaleia secundária, o surgimento de uma nova cefaleia, ou o agravamento de uma cefaleia primária, deve ter relação temporal estreita com o transtorno causador, e com a melhora ou o desaparecimento do presumível transtorno causador, haja melhora ou desaparecimento da cefaleia[2]. Na Figura 35.1 pode-se conferir o raciocínio prático e simples que auxilia o médico na decisão entre investigar ou não uma cefaleia.

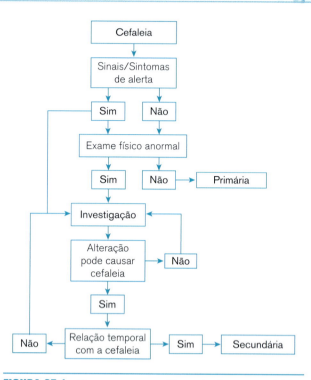

FIGURA 35.1. Fluxograma para diferenciação entre cefaleias primárias e secundárias.
Fonte: Elaborada pela autoria.

■ Exame cefaliátrico

Complemento do exame físico e destina-se à avaliação do segmento craniocervical. É dividido em inspeção, ausculta, percussão, palpação e compressão. À inspeção, verifica-se a existência de lesões, tumorações, cicatrizes em couro cabeludo, face e pescoço, que podem ser a origem da cefaleia. Não é infrequente o familiar ou o próprio paciente não relacionar a alteração encontrada com o surgimento da dor. Por meio da avaliação dentária, pode-se observar a presença de fraturas ou desgaste anormal dos dentes, indicando a presença de bruxismo. Além disso, importante verificar a mobilidade mandibular durante o fechar e o abrir da boca. Em casos de disfunção temporomandibular (DTM) articular, a abertura e o fechamento da boca são feitos por meio de um movimento em "Z", enquanto na DTM muscular, se por meio de um movimento oblíquo. Nenhum desses sinais relacionados à DTM têm importância isoladamente, sendo relevantes apenas se levam à disfunção (dor ou travamento) do uso da mandíbula. É também por meio da inspeção que se verifica os movimentos de rotação, inclinação, flexão e extensão do pescoço à procura de limitações, que podem ser sinais de alterações musculoesqueléticas e posições antálgicas.

Por meio da ausculta dos globos oculares, das mastoides e das carótidas, procura-se a presença de sopros, que podem ser sinais de fístulas arteriovenosas ou de estreitamentos vasculares. Ainda, a presença de crepitação nas articulações temporomandibulares pode ser um dos sinais de DTM.

A presença de aumento de tônus à compressão dos globos oculares, associados à dor e à hiperemia ocular, podem sugerir glaucoma.

Todos os músculos do segmento craniocervical, incluindo massét́eres, devem passar pela palpação e compressão.

Procura-se por pontos que possam reproduzir a dor do paciente (pontos de gatilho), como nos casos de dor miofascial. Essa técnica também é utilizada nos nervos periféricos pericranianos. Os nervos que devem ser palpados são: supraorbitários, infraorbitários, supratrocleares, infratrocleares, mentonianos, auriculotemporais, occipitais maiores e occipitais menores (Figuras 35.2 e 35.3). Dor desencadeada pela compressão dos nervos pode ocorrer nos casos de neuralgias, e naqueles em que há sensibilização, seja periférica, seja central, pode ocorrer nas cefaleias primárias e secundárias. A articulação temporomandibular também deve ser apalpada à procura de dor ou alterações à excursão do côndilo mandibular.

Por meio da percussão do crânio, procura-se pelo "sinal de Mac Ewen" ou "sinal do pote rachado". Essa manobra é realizada com o avaliador encostando o ouvido na região temporoparietal do paciente e fazendo a percussão do lado contralateral. Em casos de hidrocefalia, o som emitido pela percussão do crânio assemelha-se àquela realizada em um pote rachado.

Outra manobra que deve ser realizada é a de Naffziger. Com o paciente em posição supina, comprime-se, simultaneamente, a região das jugulares. Em casos de hipertensão intracraniana, há uma intensificação da dor durante a manobra devido à redução do retorno venoso cerebral.

■ Migrânea (enxaqueca)

Responsável por cerca de 10% de todos os casos de cefaleia, é mais frequente nos meninos até os 7 anos de idade, semelhante entre os sexos dos 7 aos 11, e maior nas meninas após os 11 anos de idade[8]. Essa variação, reflete a influência dos hormônios femininos na expressão da migrânea[9]. O tipo mais frequente é a migrânea sem aura, que ocorre em 80% das crianças com migrânea[4,8].

A migrânea é subdividida em vários subtipos e subformas: migrânea sem aura, migrânea com aura e suas diversas subformas, migrânea crônica, as complicações da migrânea (*status* migranoso, aura persistente sem infarto cerebral, infarto migranoso, crises convulsivas desencadeadas por migrânea com aura) e as síndromes episódicas que podem estar associadas à migrânea (síndrome dos vômitos cíclicos, migrânea abdominal, vertigem paroxística benigna, torcicolo paroxístico benigno)[2].

O diagnóstico da migrânea é clínico e definido pela ICHD-3 (Quadro 35.2). Contudo, há peculiaridades na população pediátrica. Nas crianças, a migrânea costuma ter duração menor (1 a 2 horas), ser bilateral e em peso, pressão ou aperto, além de serem mais facilmente tratadas com mudanças comportamentais, como parar com as atividades e tirar um cochilo[10]. Nas crianças que não conseguem expressar verbalmente seus sintomas, a presença de fotofobia, fonofobia e náuseas pode ser observada por meio do comportamento durante a crise de dor, como o isolamento em local sem barulho e escuro e a recusa em se alimentar[2].

Apesar da migrânea ser conhecida pela cefaleia, esta é apenas uma das quatro fases que ela pode estar presente. As outras fases seriam o pródromo, caracterizado por sintomas (p. ex., irritabilidade, desânimo, distúrbios do sono) que podem ocorrer até 2 dias antes da dor[11]; a aura, caracterizada por sinais e sintomas neurológicos (p. ex., escotomas cintilantes, hemianopsia, parestesias) totalmente reversíveis, que ocorrem até 60 minutos antes da cefaleia e têm duração máxima de 60 minutos[12,13]; e o pósdromo, caracterizado por cansaço, fraqueza, depressão e dificuldade de concentração, que ocorrem após o final da cefaleia e podem durar dias[14]. Nem sempre todas as fases estão presentes em todas as crises e/ou em todos os pacientes[15,16].

Muitos são os fatores que podem desencadear uma crise. Os mais frequentes são: estresse, períodos do ciclo hormonal, alguns alimentos, luz forte, calor, viagens, odores, jejum, alterações do ciclo vigília-sono e mudanças climáticas[17-19]. As crises podem ser aliviadas com o repouso em local silencioso e com pouca luminosidade[19].

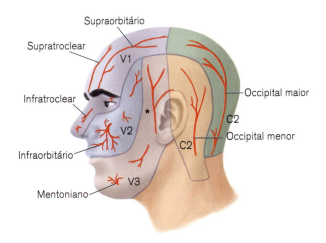

FIGURA 35.2. Território de distribuição sensitiva dos nervos pericranianos.
* Auriculotemporal
Fonte: Elaborada pela autoria.

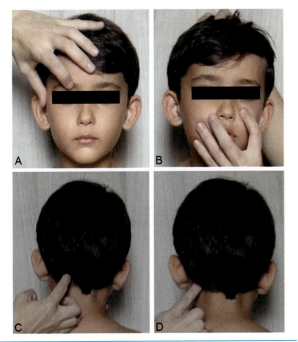

FIGURA 35.3. Palpação de nervos pericranianos. (A) Nervo supraorbitário. (B) Nervo infraorbitário. (C) Nervo occipital maior. (D) Nervo occipital menor.
Fonte: Acervo da autoria.

QUADRO 35.2. Critérios diagnósticos da migrânea de acordo com a ICHD-3.

A. Pelo menos cinco crises preenchendo os critérios de B a D.
B. Cefaleia com duração entre 4 e 72 horas (quando não tratados adequadamente)*.
C. A cefaleia preenche ao menos duas das seguintes características:
   1. unilateral;
   2. pulsátil;
   3. de moderada ou forte intensidade;
   4. piora com atividade física de rotina (p. ex., subir escadas).
D. Durante a cefaleia, pelo menos um dos seguintes sintomas:
   1. náusea e/ou vômito;
   2. fotofobia e fonofobia.
E. A história e/ou o exame físico não sugerem nenhum outro transtorno.

* Em crianças a dor pode durar entre 1 e 2 horas.
Fonte: Adaptado de The International Classification of Headache Disorders[2].

■ Síndromes episódicas que podem estar associadas à migrânea

Previamente conhecidas como síndromes periódicas da infância, comumente precursoras da enxaqueca, variantes ou equivalente migranosos[2,20,] são desordens que geralmente ocorrem em crianças com história familiar de migrânea[2]. Caracterizam-se por sintomas episódicos, estereotipados, paroxísticos e reversíveis. Na ICHD-3 são subclassificadas em distúrbios gastrintestinais recorrentes, em que são descritas a síndrome dos vômitos cíclicos e a migrânea abdominal, em vertigem paroxística benigna e torcicolo paroxístico benigno[2,21]. Contudo, há outras situações descritas como equivalentes migranosos, porém necessitam de maior comprovação. Dentre essas, descreveremos a dor recorrente em membros[21].

Existem semelhanças que permitem associação das síndromes com a enxaqueca, como alguns fatores desencadeantes, agravantes e de alívio, sintomas do trato gastrintestinal, vasomotores, história familiar de migrânea e bons resultados com tratamentos profiláticos para migrânea[22]. Por serem diagnóstico de exclusão, na maioria dos casos, o diagnóstico é retrospectivo e feito por especialistas[23].

- **Síndrome dos vômitos cíclicos:** considerada a segunda causa de vômitos recorrentes na infância, acomete crianças por volta de 5 anos de idade. Até 87% dos pacientes desenvolverão migrânea típica. Caracteriza-se por episódios estereotipados e com periodicidade previsível de náuseas e vômitos intensos, geralmente mais de 4 por hora. Geralmente, ocorrem pela manhã e são acompanhados por palidez e letargia. Há dor abdominal em 80% dos casos. Cada episódio dura cerca de 1 a 2 dias, podendo chegar a 10 dias. O período de remissão deve ser de pelo menos 1 semana e a criança fica assintomática nesse interim[2]. Alguns desencadeantes descritos são: privação de sono, estresse, euforia, alguns alimentos e menstruação[23]. O tratamento agudo consiste em suporte clínico com hidratação e antieméticos. Pode haver resposta com uso de anti-inflamatórios não hormonais e mesmo com triptanas. Profiláticos como ciproheptadina, propranolol e tricíclicos são usados com bons resultados[23].

- **Migrânea abdominal:** mais frequente no sexo feminino, tem prevalência de 2 a 4% e ocorre em crianças entre 3 e 10 anos. Privação de sono, estresse, jejum pro-

longado e alguns alimentos são gatilhos já descritos[23]. Caracteriza-se por dor de moderada a forte intensidade em linha média ou região periumbilical, podendo ser mais difusa. Anorexia, náuseas, vômitos ou palidez podem estar presentes. Dura entre 2 e 72 horas e não há sintomas entre as crises de dor[1]. O tratamento agudo consiste em hidratação, analgésicos e antieméticos. Há relatos de melhora com uso de sumatriptana. A profilaxia, quando indicada, pode ser feita com propranolol, flunarizina, ácido valpróico ou ciproheptadina[23].

- **Vertigem paroxística benigna:** acomete crianças entre 2 e 4 anos, com prevalência de 2% na população. Há quadro de vertigem com início súbito e intensidade máxima à instalação. Não há perda da consciência e há resolução espontânea em minutos a horas. A criança pode se apoiar em móveis ou objetos próximos, não querer ficar em pé ou apresentar dificuldade de equilíbrio. Fotofobia e fonofobia podem estar presentes. Podem ocorrer nistagmo, ataxia, palidez, sudorese, vômitos ou medo. Sua frequência pode ser diária ou recorrente. O exame neurológico, audiometria e função vestibular são normais entre as crises. Há melhora com o sono ou antiemético e a profilaxia com ciproheptadina pode ser feita em casos com maior repercussão na vida da criança. Geralmente, há resolução espontânea do quadro por volta dos 5 anos de idade[2,22,23].

- **Torcicolo paroxístico benigno:** ataques recorrentes de inclinação cefálica, com ou sem rotação, de início súbito e remissão espontânea em minutos a dias. Irritabilidade, mal-estar, palidez, vômitos ou ataxia podem estar presentes. O exame neurológico é normal e não há resistência para desfazer a postura. O início acontece entre 2 e 5 meses de idade, com resolução até os 5 anos. Há relato de melhora com o uso profilático de ciproheptadina. Foi encontrada anormalidade no gene CACNA1A, o mesmo associado à migrânea hemiplégica familiar tipo 1. É mandatório propedêutica para afastar lesões de fossa posterior e da junção craniocervical[2,22,23].

- **Dor recorrente em membros (dor de crescimento):** apesar de ainda não estar no corpo principal da ICHD-3, é uma condição descrita na literatura. Caracteriza-se por dor ao longo dos membros que aparecem no final do dia ou à noite, principalmente em dias em que a criança praticou exercícios, e é aliviada com massagem, calor local ou analgésicos comuns[22] (ver Capítulo 45, Dores em membros).

■ Cefaleia do tipo tensional (CTT)

Possui prevalência muito variável, entre 0,9 e 72,8%. No entanto, há um aumento com a idade[24]. Em dois estudos realizados por Balottin e colaboradores, a CTT mostrou-se mais frequente que a migrânea em menores de 6 anos (2,3 e 3+). Em estudo realizado no Brasil, Arruda e colaboradores encontraram uma prevalência de 3,9% em crianças entre 5 e 12 anos de idade[25]. Meninos e meninas são acometidos em igual proporção até cerca de 12 anos de idade. A partir daí, há uma maior prevalência em meninas[26].

O diagnóstico da CTT é clínico e seus critérios diagnósticos podem ser conferidos no Quadro 35.3. Ela pode ser dividida em episódica infrequente (menos de 1 dia de dor/mês), episódica frequente (entre 1 e 14 dias de dor/mês) ou crônica (mais de 14 dias de dor/mês por pelo menos

3 meses). Além disso, em cada uma dessas subclassificações, pode haver ou não dolorimento pericraniano.

A CTT, geralmente, começa no fim da manhã ou à tarde. Não é comum que a dor leve à interrupção de brincadeiras ou outras atividades[26].

Pais divorciados, menor relação social com colegas e atmosfera familiar desfavorável estão associados a CTT na infância[24]. Fatores emocionais devem ser explorados e abordados na avaliação para o melhor seguimento desses pacientes.

QUADRO 35.3. Critérios diagnósticos da cefaleia do tipo tensional de acordo com a ICHD-3.

A. Pelo menos 10 crises preenchendo os critérios de B a D.
B. Cefaleia durando de 30 minutos a 7 dias.
C. A cefaleia tem pelo menos duas das seguintes características:
   1. em pressão ou aperto (não pulsátil);
   2. bilateral;
   3. de leve a moderada intensidade; e
   4. que não piora com as atividades físicas rotineiras (p. ex., subir escadas).
D. Ambos os seguintes sintomas:
   1. ausência de náuseas e vômitos;
   2. fotofobia ou fonofobia.
E. A história e/ou o exame físico não sugerem nenhum outro transtorno.

Fonte: Adaptado de The International Classification of Headache Disorders[2].

■ Cefaleias secundárias

Conforme a ICHD-3, as cefaleias secundárias englobam as atribuídas a trauma craniano ou cervical, transtornos vasculares cervicais, transtornos não vasculares intracranianos, o uso de substâncias ou a sua retirada, infecções, transtornos da homeostase e relacionadas a transtorno psiquiátrico. Além disso, as cefaleias secundárias e/ou algias craniofaciais também podem ser causadas por transtornos do crânio, pescoço, olhos, ouvidos, nariz, seios paranasais, dentes, boca e outras estruturas cranianas ou faciais[2].

As cefaleias secundárias são mais comuns em pacientes abaixo de 5 anos de idade[27]. Várias são as etiologias subjacentes que podem demandar atendimento e intervenção médica imediatos, em decorrência da alta morbimortalidade (p. ex., neoplasias de sistema nervoso central, meningite, encefalite, abscesso cerebral, trombose de seios venosos cerebrais, dissecção arterial e hemorragia subaracnoidea). Felizmente, na população pediátrica, estudos mostram que mesmo em atendimentos realizados em unidades de emergência, as etiologias que provocaram a queixa álgica são, em sua maioria, "benignas" (incluindo algumas cefaleias primárias, como migrânea e cefaleia do tipo tensional).[34]

A cefaleia por uso excessivo de analgésico é uma das cefaleias secundárias que merece destaque. Pode ser conceituada como a cronificação de uma cefaleia primária, geralmente migrânea ou cefaleia do tipo tensional, provocada pelo uso excessivo de medicação analgésica. Caracteriza-se por cefaleia com frequência de 15 ou mais dias por mês, por mais de 3 meses.

As classes de medicamentos mais frequentemente implicadas são: opioides, triptanos, derivados do "ergot", anti-inflamatórios não esteroidais, analgésicos comuns e cafeína. Não há um intervalo fixo de frequência de uso para todos os medicamentos, mas de maneira geral, o consumo de opioides, por mais de 8 dias por mês e de triptanos/anti-inflamatórios não esteroidais por mais de 10 dias por mês, possui grande chance de levar à cefaleia por abuso de medicamentos[28,29].

O uso exagerado de analgésicos leva a um ciclo vicioso de dor, melhora momentânea da dor com o medicamento (dependente da meia-vida do remédio) e novamente dor. Esse mecanismo tende a perpetuar a cefaleia e o próprio abuso de medicamentos[29].

■ Tratamento

Tratamento farmacológico das cefaleias primárias é dividido em agudo e profilático. O tratamento agudo, tanto para a migrânea como para a CTT, é feito com ou uso de analgésicos simples (p. ex., paracetamol, dipirona) e anti-inflamatórios (p. ex., ibuprofeno) (Quadro 35.4). Para aqueles com migrânea e histórico de náuseas e ou vômitos, deve-se prescrever antieméticos, para que sejam utilizados assim que a crise começar. Nos casos em que a náusea e os vômitos ocorrem já no início da crise, deve-se utilizar outras vias de administração (sublingual, dispersão oral, endovenosa e intramuscular), tanto do analgésico quanto do antiemético.

QUADRO 35.4. Tratamento farmacológico agudo da migrânea e da cefaleia do tipo tensional.

Medicação	Via	Dose	Intervalo	Comentário
Ibuprofeno	VO	10 mg em kg	6 em 6 horas	Primeira escolha Superior ao paracetamol
Paracetamol	VO	15 mg em kg	6 em 6 horas	Segunda linha Dose diária não deve exceder 60 mg em dia
Nimesulida	VO	2,5 mg em kg	12 em 12 horas	Risco de hepatotoxicicidade
Diclofenaco de sódio	VO	50 mg	8 em 8 horas	Considerar uso em adolescentes (dados disponíveis somente para adultos)
AAS	VO	< 12 anos, 10 mg em kg ≥ 12 anos, 500 a 1.000 mg	Até de 8 em 8 horas	Atenção para síndrome de Reye em crianças
Naproxeno	VO	250 a 500 mg	12 em 12 horas	Sem estudos em crianças Considerar uso em adolescentes
Dipirona	VO	500 a 1.000 mg, acima de 15 anos Doses específicas para menores*	Até de 6 em 6 horas	Pode ser usado em qualquer faixa etária

* Vide bula.
Legenda: AAA: ácido acetilsalicílico. VO: via oral.
Fonte: Elaborado pela autoria.

As triptanas são medicamentos pertencentes a uma classe de medicamentos desenvolvidos especificamente para o tratamento da crise de migrânea. Há várias triptanas no comércio, que diferem quanto à via de administração, tempo de início de efeito, pico plasmático, meia-vida, efeitos colaterais e custo (Quadro 35.5)[4,30]. Uma regra no tratamento das crises é que o tratamento agudo deve ser feito tão logo a cefaleia comece, para que a crise seja mais rapidamente abortada.

QUADRO 35.5. Tratamento farmacológico agudo específico para a migrânea.

Medicação	Via	Dose	Comentário
Rizatriptana*	VO, DO	5 e 10 mg	≥ 6 anos de idade
Sumatriptana	VO, IN, SC	VO: 25, 50, 100 mg IN: 20 mg SC: 6 mg	Estudos com resultados conflitantes
Sumatriptana/ naproxeno*	VO	25, 50 e 100 mg	≥ 12 anos de idade
Naratriptana	VO	2,5 mg	Sem estudo em crianças Considerar uso em adolescentes
Zolmitriptana	VO	2,5 mg	Estudos com resultados conflitantes

* Aprovados pelo FDA (Food and Drug Administration).
Legenda: VO: via oral. DO: dispersão oral. IN: intranasal. SC: subcutâneo.
Fonte: Adaptado de Gofshteyn e Stephenson[4]; Merison e Jacobs[30].

Para as adolescentes com intensificação das crises migranosas no período menstrual ou com crises exclusivamente menstruais, pode-se utilizar miniprofilaxia com AINH ou triptanas. Devem ser prescritos de horário um dia antes ou no dia previsto para o começo da dor e mantidos pelo menor tempo possível, num máximo de 10 dias consecutivos. Pode-se, também, associar essas duas classes de medicamento (AINH e triptanas), caso nenhuma delas tenha sido eficaz isoladamente[4,30].

Para casos com crises frequentes (3 ou mais por mês), incapacitantes ou muito prolongadas (2 a 3 dias de duração), para os que não respondem ou têm contraindicações às medicações abortivas e para aqueles com importante prejuízo funcional, a introdução de um profilático deve ser considerada. Os profiláticos devem ser escolhidos de acordo com o perfil do paciente, observando as contraindicações e os possíveis efeitos adversos dos medicamentos. Ao mesmo tempo, deve-se dar preferência para fármacos que tratem outras condições médicas concomitantemente, se esse for o caso, como intuito de prevenir interações medicamentosas[4,30]. Os medicamentos utilizados no tratamento profilático da migrânea estão listados no Quadro 35.6.

Com relação ao tratamento farmacológico profilático da cefaleia do tipo tensional, recomenda-se o uso de amitriptilina 1 mg/kg (Quadro 35.7)[4].

QUADRO 35.6. Tratamento farmacológico profilático da migrânea.

Medicação	Dose/dia	Distribuição da dose
Amitriptilina	10 a 100 mg	1 dose à noite
Ciproheptadina	2 a 18 mg	1 a 3 doses
Divalproato de sódio	125 a 1.500 mg	1 a 4 doses
Gabapentina	300 a 1.200 mg	2 a 3 doses
Propranolol	80 a 240 mg	2 a 3 doses
Topiramato	25 a 200 mg	2 doses

Fonte: Adaptado de Gofshteyn e Stephenson[4]; Merison e Jacobs[30].

QUADRO 35.7. Tratamento farmacológico profilático da cefaleia do tipo tensional.

Medicação	Dose	Intervalo
Amitriptilina	1 mg/kg	Dose única diária
Mirtazapina*	10 a 30 mg	Dose única diária
Tizanidina*	4 a 16 mg	Até de 8 em 8 horas

* Sem dados na população pediátrica.
Fonte: Adaptado de Gofshteyn e Stephenson[4].

O tratamento não farmacológico das cefaleias primárias envolve informação à criança e aos pais quanto à etiologia da dor, ressaltando seu caráter primário. Evitar desencadeantes pode ser de grande importância. Quando este envolve situações de desarmonia familiar, outros profissionais da área de saúde podem ter atuação fundamental. Realização de atividades físicas e manutenção de hábitos de vida regulares e saudáveis (hidratação e dieta adequados) devem ser estimulados. Outras alternativas são terapia cognitivo-comportamental, terapia de relaxamento e treinamento por *biofeedback*[9].

Em relação à cefaleia por abuso de analgésicos há várias abordagens que devem ser feitas. O mais importante é reconhecer qual é a cefaleia primária cronificada pelo uso excessivo de analgésicos, pois o tratamento profilático seguirá de acordo com o diagnóstico da cefaleia prévia. Por exemplo, se o paciente apresentava migrânea, deve-se instituir medicamentos profiláticos indicados para migrânea. A interrupção do uso excessivo dos analgésicos é outra conduta a ser adotada, apesar de ser controverso. A interrupção dos analgésicos deve ser acompanhada da prescrição de uma terapia de transição, uma vez que nos primeiros dias da suspensão dos medicamentos, comumente, a cefaleia piora devido à síndrome de retirada (síndrome de abstinência). Em nosso serviço, fazemos uso de clorpromazina 4% (2 a 10 gotas) em dose fixa noturna (por 1 mês) para crianças acima de 6 anos de idade, com o intuito de reduzir a chance de cefaleia de rebote. Nesse período, orientamos a suspensão dos demais analgésicos. No caso de dor, orientamos dose extra de clorpromazina para crianças com 6 anos ou mais, e medidas comportamentais (p. ex., repouso) para as crianças abaixo de 6 anos. Orienta-se, também, uso de analgésico simples ou anti-inflamatórios não hormonais, máximo 10 dias por mês, para casos em que a clorpromazina não foi eficaz. Finalmente, um dos cernes do tratamento é a explicação para os responsáveis pelo paciente acerca dos mecanismos causadores dessa condição e de como evitá-la[29].

No caso das cefaleias secundárias, o tratamento deve ser voltado para a condição de base (p. ex., tumor intracraniano, meningite). A analgesia pode ser feita com quaisquer tipos de analgésicos, mas o medicamento a ser escolhido deve ter como base, principalmente, as contraindicações apresentadas pelo paciente.

■ Prognóstico

• Migrânea

Prognóstico da migrânea como da CTT é favorável. Em um estudo realizado com indivíduos entre 11 e 14 anos, após 10 anos de seguimento, 41,8% persistiram com migrânea, 38,2% apresentaram remissão e 20% passaram a apresentar cefaleia do tipo tensional. História familiar foi um fator preditivo importante para a persistência da migrânea, aumentando em 7 vezes a chance, quando comparada com aqueles adolescentes sem história familiar[31].

Outro estudo realizado em adolescentes mostrou que 30% das crianças e adolescentes com migrânea ou CTT evoluíram para remissão no seguimento de 6 anos. Outros 20 a 25% mudaram de migrânea para CTT ou vice-versa[32].

Um estudo mostrou que, após 6 anos de acompanhamento, 37,9% estavam sem cefaleia, 41,4% ainda tinham CTT e 20,7% apresentavam migrânea. Como normalmente ocorre, muitos pacientes com cefaleia tensional passaram a apresentar migrânea[32].

■ Referências bibliográficas

1. Hershey AD. Pediatric Headache: Where We Are and Where We Are Going. Headache. [Editorial Introductory]. 2015 Nov-Dec;55(10):1.356-7.
2. The International Classification of Headache Disorders, 3rd edition (beta version). Cephalalgia. 2013 Jul;33(9):629-808.
3. Dooley J. The evaluation and management of paediatric headaches. Paediatr Child Health. 2009 Jan;14(1):24-30.
4. Gofshteyn JS, Stephenson DJ. Diagnosis and Management of Childhood Headache. Curr Probl Pediatr Adolesc Health Care. [Review]. 2016 Feb;46(2):36-51.
5. Silva FC, Thuler LC. Cross-cultural adaptation and translation of two pain assessment tools in children and adolescents. J Pediatr (Rio J). [Evaluation Studies]. 2008 Jul-Aug;84(4):344-9.
6. Massano D, Julliand S, Kanagarajah L, Gautier M, Vizeneux A, Elmaleh M et al. Headache with focal neurologic signs in children at the emergency department. J Pediatr. 2014 Aug;165(2):376-82.

7. Papetti L, Capuano A, Tarantino S, Vigevano F, Valeriani M. O019. Headache as an emergency in children and adolescents. J Headache Pain. 2015 Dec;16(Suppl 1):A142.
8. Barea LM, Tannhauser M, Rotta NT. An epidemiologic study of headache among children and adolescents of southern Brazil. Cephalalgia. 1996 Dec;16(8):545-9 (discussion 23).
9. Abu-Arafeh I, Razak S, Sivaraman B, Graham C. Prevalence of headache and migraine in children and adolescents: a systematic review of population-based studies. Dev Med Child Neurol. 2010 Dec;52(12):1.088-97.
10. Frare M, Axia G, Battistella PA. Quality of life, coping strategies, and family routines in children with headache. Headache. 2002 Nov-Dec;42(10):953-62.
11. Pascual J, Quintela E, Cuvellier JC, Mars A, Vallee L. Premonitory symptoms in migraine patients. Cephalalgia. [Comment Letter]. 2010 May;30(5):639 (author reply-40).
12. Viana M, Linde M, Sances G, Ghiotto N, Guaschino E, Allena M et al. Migraine aura symptoms: Duration, succession and temporal relationship to headache. Cephalalgia. 2016 Apr;36(5):413-21.
13. 13. Blau JN. Classical migraine: symptoms between visual aura and headache onset. Lancet. 1992 Aug 08;340(8815):355-6.
14. Quintela E, Castillo J, Munoz P, Pascual J. Premonitory and resolution symptoms in migraine: a prospective study in 100 unselected patients. Cephalalgia. [Clinical Trial]. 2006 Sep;26(9):1051-60.
15. Karsan N, Prabhakar P, Goadsby PJ. Characterising the premonitory stage of migraine in children: a clinic-based study of 100 patients in a specialist headache service. J Headache Pain. 2016 Dec;17(1):94.
16. Gladstein J, Holden EW, Peralta L, Raven M. Diagnoses and symptom patterns in children presenting to a pediatric headache clinic. Headache. 1993 Oct;33(9):497-500.
17. Mollaoglu M. Trigger factors in migraine patients. J Health Psychol. 2013 Jul;18(7):984-94.
18. Lipton RB, Buse DC, Hall CB, Tennen H, Defreitas TA, Borkowski TM, et al. Reduction in perceived stress as a migraine trigger: testing the "let-down headache" hypothesis. Neurology. [Research Support, N.I.H., Extramural Research Support, Non-U.S. Gov't Research Support, U.S. Gov't, P.H.S.]. 2014 Apr 22;82(16):1.395-401.
19. Peris F, Donoghue S, Torres F, Mian A, Wober C. Towards improved migraine management: Determining potential trigger factors in individual patients. Cephalalgia. 2016 May 14.
20. Babineau SE, Green MW. Headaches in children. Continuum (Minneap Minn). [Review]. 2012 Aug;18(4):853-68.
21. Arruda MA, Guidetti V, Galli F, Albuquerque RC, Bigal ME. Childhood periodic syndromes: a population-based study. Pediatr Neurol. 2010 Dec;43(6):420-4.
22. Cuvellier JC, Lepine A. Childhood periodic syndromes. Pediatr Neurol. [Review]. 2010 Jan;42(1):1-11.
23. Winner P. Migraine-related symptoms in childhood. Curr Pain Headache Rep. [Review]. 2013 Aug;17(8):339.
24. Ozge A, Termine C, Antonaci F, Natriashvili S, Guidetti V, Wober-Bingol C. Overview of diagnosis and management of paediatric headache. Part I: diagnosis. J Headache Pain. [Review]. 2011 Feb;12(1):13-23.
25. Arruda MA, Guidetti V, Galli F, Albuquerque RC, Bigal ME. Primary headaches in childhood-a population-based study. Cephalalgia. 2010 Sep;30(9):1.056-64.
26. Seshia SS, Abu-Arafeh I, Hershey AD. Tension-type headache in children: the Cinderella of headache disorders! Can J Neurol Sci. [Review]. 2009 Nov;36(6):687-95.
27. Raieli V, Eliseo M, Pandolfi E, La Vecchia M, La Franca G, Puma D et al. Recurrent and chronic headaches in children below 6 years of age. J Headache Pain. 2005 Jun;6(3):135-42.

28. Seshia SS. Chronic daily headache in children and adolescents. Curr Pain Headache Rep. [Review]. 2012 Feb;16(1):60-72.

29. Bigal ME, Serrano D, Buse D, Scher A, Stewart WF, Lipton RB. Acute migraine medications and evolution from episodic to chronic migraine: a longitudinal population-based study. Headache. [Research Support, Non-U.S. Gov't]. 2008 Sep;48(8):1.157-68.

30. Merison K, Jacobs H. Diagnosis and Treatment of Childhood Migraine. Curr Treat Options Neurol. [Review]. 2016 Nov; 18(11):48.

31. Monastero R, Camarda C, Pipia C, Camarda R. Prognosis of migraine headaches in adolescents: a 10-year follow-up study. Neurology. [Research Support, Non-U.S. Gov't]. 2006 Oct 24;67(8):1.353-6.

32. Kienbacher C, Wober C, Zesch HE, Hafferl-Gattermayer A, Posch M, Karwautz A et al. Clinical features, classification and prognosis of migraine and tension-type headache in children and adolescents: a long-term follow-up study. Cephalalgia. 2006 Jul;26(7):820-30.

33. Balottin U, Termine C, Nicoli F, Quadrelli M, Ferrari-Ginevra O, Lanzi G. Idiopathic headache in children under six years of age: a follow-up study. Headache. 2005 Jun;45(6):705-15.

Transtornos do sono na infância

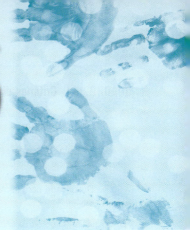

■ Alan Eckeli ■ Heidi Haueisen Sander

■ Introdução

Medicina do sono é uma área da ciência bastante jovem e a interseção entre a pediatria e essa área é ainda mais recente. Ao nascer, uma criança permanece mais de dois terços do seu tempo dormindo, e um pré-escolar metade do tempo (Tabela 36.1). Sabendo que o sono ocupa essa grande proporção da vida nas crianças, não devemos nos surpreender que o sono esteja relacionado a importantes processos vitais na vida da criança, como o desenvolvimento neurológico, a memória e as emoções.

Os transtornos do sono na infância são classificados de acordo com a Classificação Internacional dos Transtornos do Sono, já em 3ª edição. Esse documento está organizado em seis grandes grupos. Neste capítulo, iremos abordar os transtornos do sono mais frequentes na infância, como a insônia, os transtornos do despertar, a síndrome das pernas inquietas/doença de Willis-Ekbom e a enurese do sono. No Capítulo 39, será descrito a apneia obstrutiva do sono na infância.

TABELA 36.1. Tempo total do sono em crianças e adolescentes, de acordo com a idade.

Idade	Tempo total de sono adequado (h)	Tempo total de sono mínimo desejado (h)	Tempo total de sono máximo desejado (h)
0 a 3 meses	14 a 17	11 a 13	18 a 19
4 a 11 meses	12 a 15	10 a 11	16 a 18
1 a 2 anos	11 a 14	9 a 10	15 a 16
3 a 5 anos	10 a 13	8 a 9	14
6 a 13 anos	9 a 11	7 a 8	12
14 a 17 anos	8 a 10	7	11

Fonte: Elaborada pela autoria.

■ Insônia na infância e na adolescência

Importante distúrbio do sono em crianças e adolescentes, apresenta alta prevalência e importante impacto na qualidade de vida, no comportamento e na própria estrutura familiar.

O entendimento da evolução dos padrões de sono para cada faixa etária é fundamental na distinção entre sono normal ou anormal. Quando o sono é anormal, suas características determinantes e diagnósticos diferenciais também variam conforme a idade. Em neonatos e lactentes até 2 anos de idade, os despertares ainda podem ser recorrentes. São fatores que costumam estar associados à insônia: horários variáveis para iniciar o sono, associações inadequadas e doenças comuns da infância (infecções das vias aéreas superiores – IVAS, refluxo gastresofagiano e otites). Na faixa etária pré-escolar (3 a 5 anos), as queixas estão mais relacionadas à resistência em ir para a cama. Já nas crianças em idade escolar, são mais frequentes os medos, os pesadelos e a ansiedade relacionada ao sono. Por fim, em adolescentes, é mais característico o atraso de fase do sono (deitar e levantar tarde), o abuso de mídias eletrônicas, o abuso de nicotina e a cafeína.

As consequências da insônia são diversas, como o comprometimento do comportamento, da aprendizagem, piora do desempenho escolar, da imunidade, os traumas esportivos, as alterações do humor e a obesidade[1]. Uma característica recorrente da insônia na infância e na adolescência é que a queixa relacionada ao sono é referida pelos pais/responsáveis.

• Critérios diagnósticos

As crianças não apresentam um padrão de sono noturno consistente até os 6 meses de vida, em função da irregularidade da produção de melatonina, e é a partir desse marco que se considera o diagnóstico de insônia.

Os critérios diagnósticos para insônia crônica, de acordo com a Academia Americana de Medicina do Sono (American Academy of Sleep Medicine – AASM), estão listados no Quadro 36.1[2].

QUADRO 36.1. Critérios diagnósticos para insônia crônica.

A	O paciente, ou os pais/cuidadores, relatam ao menos uma das queixas abaixo: 1. Dificuldade de iniciar o sono. 2. Múltiplos despertares durante o sono. 3. Despertar precoce. 4. Resistência em ir para cama nos horários apropriados. 5. Dificuldade para iniciar o sono sem intervenção do cuidador.
B	O paciente, ou os pais/cuidadores, relatam ao menos um dos seguintes sintomas: 1. Fadiga. 2. Comprometimento da atenção, concentração ou memória. 3. Comprometimento social, familiar, acadêmico ou ocupacional. 4. Queixas relacionadas ao humor/irritabilidade. 5. Sonolência diurna. 6. Problemas comportamentais (hiperatividade, impulsividade, agressão). 7. Redução da motivação, energia e iniciativa. 8. Maior risco de erros e acidentes.
C	As queixas relacionadas ao sono e à vigília não podem ser puramente justificadas por uma oportunidade inadequada (p. ex., tempo insuficiente para o sono) ou circunstâncias inadequadas (p. ex., ambiente seguro, escuro, quieto e confortável) para o sono.
D	A queixa relacionada ao sono e os sintomas diurnos ocorrem ao menos 3 vezes por semana.
E	A queixa relacionada ao sono e os sintomas diurnos estão presentes nos últimos 3 meses.
F	A dificuldade relacionada ao sono e à vigília não podem ser melhor justificadas por outro transtorno sono.

Fonte: Adaptado de American Academy of Sleep Medicine[2].

Nessa faixa etária, a insônia é denominada como insônia comportamental da infância[3], podendo ser subdividida conforme veremos a seguir:

- **Associação inadequada para o início do sono:** a criança apresenta necessidade de um elemento externo que a auxilie para no início do sono, como o pai/cuidador ou objetos de transição (chupeta, paninho, travesseiro, brinquedo, mamadeira). Tal fenômeno também pode ocorrer nos despertares durante o sono. Na ausência desses objetos de associação, a criança se sente contrariada, insegura, o que promove um estado de alerta e, consequentemente, aumento da latência do sono. Esse subtipo de insônia ocorre, preferencialmente, em lactentes e pré-escolares.

- **Dificuldade no estabelecimento de limites:** a criança se recusa ou tenta retardar o horário de ir para cama. Frequentemente, ela apresenta desculpas, como vontade de urinar, queixa de fome/sede, medo de ficar sozinho, choro, solicita carinho, dentre outros comportamentos. Em adolescentes, o uso de *smartphones*, *tablets*, computadores, redes sociais e mensagens de texto, mesmo após terem se deitado, pode levar à redução importante do tempo total de sono sem que os pais/cuidadores percebam.

- **Misto:** as crianças e os adolescentes dessa classe apresentam características de ambos os subtipos descritos anteriormente.

• Características

Prevalência e subtipo da insônia também variam muito de acordo com a faixa etária estudada. Em pré-escolares e escolares pode chegar a 30%, e há o predomínio do subtipo de associação inadequada para o início do sono. O subtipo com dificuldade no estabelecimento de limites está presente entre 10 e 30% das crianças dessa faixa etária e, entre adolescentes, varia entre 7 e 16%[4].

Existem evidências clínicas e experimentais das consequências do sono insuficiente e de má qualidade dele em crianças e adolescentes. Podemos citar a sonolência diurna excessiva, as alterações do comportamento e das funções cognitivas, especialmente das funções relacionadas ao aprendizado e à consolidação da memória, a redução da criatividade verbal e da flexibilidade cognitiva.

A redução do tempo total de sono e a fragmentação dele aumentam a irritabilidade, alteram a modulação do humor e podem levar ao aumento da impulsividade, da hiperatividade, da agressividade e da labilidade emocional. Além disso, outras consequências na saúde geral da criança são obesidade, disfunção do sistema imune e cardiovascular, e aumento do risco de acidentes.

• Diagnóstico diferencial

Na infância e na adolescência, o diagnóstico diferencial da insônia crônica deve ser feito com distúrbios respiratórios, doença do refluxo gastresofágico, síndrome das pernas inquietas/doença de Willis-Ekbom, entre outros, conforme vemos no Quadro 36.2.

QUADRO 36.2. Diagnósticos diferenciais e condições associadas à insônia na infância e na adolescência.

Transtornos do sono • Atraso de fase do sono • Distúrbios respiratórios do sono • Síndrome das pernas inquietas/doença de Willis-Ekbom • Parassonias do sono NREM • Enurese do sono • Pesadelos
Condições clínicas • Doença do refluxo gastresofagiano • Cólica • Otite • Intolerância à lactose • Asma • Obesidade • Dores musculares e articulares • Substâncias e medicamentos psicoestimulantes
Condições neurológicas e psiquiátricas • Atraso do desenvolvimento neuropsicomotor • Autismo • Transtorno de déficit de atenção e hiperatividade • Transtornos alimentares • Transtornos de humor • Transtornos de ansiedade

Fonte: Elaborado pela autoria.

• Tratamento

Pode ser dividido em farmacológico e não farmacológico. Até o momento, existem poucos estudos clínicos que comprovam a eficácia e a segurança dos medicamentos utilizados no tratamento da insônia para adultos em crianças e adolescentes[5].

As medicações mais utilizadas são:

Benzodiazepínicos
- Clonazepam: 0,01 a 0,25 mg/kg; diazepam: 0,04 a 0,25 mg/kg); lorazepam: 0,05 mg/kg; doses administradas 1 a 2 horas antes ou ao deitar.
- Efeitos adversos: tolerância, insônia rebote, ataxia, fala empastada, turvação visual, sonolência residual, alteração de comportamento, amnésia, alucinações, vertigem, hipotonia, aumento de secreção de vias aéreas e apneia do sono.
- Contraindicações: apneia do sono, insuficiência hepática e glaucoma.

Hidrato de cloral: 50 mg/kg (máximo de 2 g)
- Efeitos adversos: dispepsia, náusea, vômito, urticaria, fadiga, agitação, desorientação, abstinência, crises epilépticas e depressão respiratória.
- Contraindicações: insuficiência renal, insuficiência hepática e insuficiência cardíaca.

Anti-histamínicos:
- Difenidramina: 12,5 a 25 mg, entre 2 e 6 anos de idade; 25 mg, entre 6 e 12 anos de idade; 25 a 50 mg, acima de 12 anos de idade. Pimetixeno: 5 a 7,5 ml, entre 1 e 5 anos; 7,5 a 10 ml, entre 5 e 10 anos; 10 a 15 ml: acima de 10 anos. Hidroxizine: 0,5 mg/kg.
- Efeitos adversos: sonolência residual, alteração de comportamento, excitabilidade e aumento da pressão arterial.
- Contraindicações: obstrução gastrintestinal, geniturinária e glaucoma.

Melatonina: 0,5 a 10 mg, 1 a 5 horas antes de deitar
- Efeitos adversos: aumento do risco de crises epilépticas, aumento da pressão arterial e sonolência residual.
- Contraindicações: seu uso não é liberado pela Anvisa, para o tratamento de insônia, porém é vendido como suplemento alimentar.

L5-hidroxitriptofano: 1 a 2 mg/kg, ao deitar
- Efeitos adversos: risco de síndrome serotoninérgica e de síndrome eosinofilia-mialgia.
- Contraindicações: ausência de estudos controlados em crianças.

Fitoterápicos
- *Valeriana officinalis* (valeriana), *Matricaria recutita* (camomila), *Melissa officinalis* (melissa), *Passiflora* sp. (maracujá), sob a forma de chás ou tinturas.
- Efeitos adversos: sonolência residual, alteração de comportamento e insônia.
- Contraindicações: ausência de estudos controlados em crianças.

Clonidina: 2,5 a 5 mg/kg, ao deitar
- Efeitos adversos: sedação, boca seca, palpitação, cefaleia, constipação intestinal, insônia, hipertensão rebote, disforia na retirada (ansiedade, depressão) e redução do sono REM.
- Contraindicação: hipotensão arterial e cardiopatia.

O tratamento não farmacológico para insônia está indicado para todas as crianças e adolescentes, podendo ser aplicado em conjunto com as orientações e as técnicas descritas a seguir:

- **Higiene do sono:** práticas que devemos adotar para propiciar um sono adequado e/ou retirar estímulos que o atrapalhem. Essas rotinas devem incluir boas práticas ao longo do dia, como alimentação e estudo em horários regulares, evitar excesso de atividades extra-escolares, evitar uso de alimentos com cafeína, álcool e uso do tabaco (adolescentes). Um ambiente de dormir agradável é uma condição necessária para um sono de qualidade. Assim como uma temperatura agradável, uma ventilação adequada, uma baixa luminosidade e a redução do ruído são essenciais para que a criança/adolescente se sintam confortáveis e seguros.

De acordo com a faixa etária, outras recomendações devem ser realizadas. Crianças entre 0 a 1 ano de idade não devem dormir no quarto dos pais. Eles devem colocar a criança ainda acordada para dormir no próprio quarto e evitar que ela adormeça mamando ou use de amadeiras em excesso. Checar as fraldas e as assaduras somente nos momentos que a criança estiver acordada, sem retirá-la da cama/berço, desnecessariamente. Crianças entre 1 e 13 anos, devem evitar alimentos ricos em cafeína, e os pais não devem oferecer alimentos após a criança dormir; evitar atividades estimulantes à noite, como TV, jogos, esportes, uso de computador/*tablets*/*smartphones*. Caso a criança acorde espontaneamente, ou tenha pesadelos, ela deve ser acolhida e reconduzida ao seu próprio quarto, caso tenha saída para o quarto dos pais. Adolescentes devem evitar bebidas com cafeína, álcool e uso de tabaco. Evitar cochilos diurnos, atividades estimulantes à noite e o uso de TV no quarto, computador/*tablets*/*smartphones*, pelo menos 1 hora antes do horário de dormir. Estudos recentes têm demonstrado que adolescentes trocam mensagens no horário em que se deitam, promovendo importante redução do tempo total de sono e repercussões diurnas.

- **Terapia cognitivo-comportamental (TCC):** atualmente, existem inúmeros estudos comprovando a eficácia da TCC para o tratamento da insônia na infância. A TCC tem base no modelo etiológico de insônia desenvolvido por Spielman, no qual a insônia se desenvolve a partir de fatores predisponentes, precipitantes e perpetuantes. O primeiro está relacionado a fatores genéticos e hiperatividade do sistema hipotálamo hipófise adrenal. Os dois últimos estão associados a fatores culturais, sociais e econômicos da família onde a criança se insere, e a idade da criança/adolescente[6]. O objetivo principal da TCC é desfazer associações negativas que foram sendo criadas entre a criança/adolescente e "o dormir".

As principais técnicas empregadas são: extinção (não modificada, gradativa, com a presença dos pais), controle de estímulos, rotinas positivas para a hora de dormir, técnicas de relaxamento, reestruturação cognitiva e restrição de tempo na cama. Muitas delas podem e devem ser usadas em associação.

A técnica de extinção não modificada consiste em colocar a criança para dormir e ignorar o seu comportamento de aversão, habitualmente o choro, até que ela adormeça. Variações dessa técnica foram introduzidas para minimizar a ansiedade do paciente e da família, sendo permitida a presença programada e progressivamente reduzida dos pais junto à criança com a mínima interação.

Na TCC com controle de estímulos e restrição do tempo na cama faz-se a reprogramação do horário de dormir com base no atual horário da criança, evitando-se os conflitos para dormir e estímulos, como a TV e o uso de mídias sociais. Gradativamente, desloca-se o horário de deitar até se obter o tempo de sono recomendável para a faixa etária.

As rotinas positivas são a adoção de medidas de higiene do sono de maneira consistente e calma, ensinando a criança uma sequência previsível de estímulos (horário de banho, jantar, escovar dentes, ir para o quarto, ler história e dormir).

Técnicas de relaxamento, como meditação, relaxamento muscular progressivo, visualização de imagens positivas, podem ser adotadas por pré-adolescentes e adolescentes. A reestruturação cognitiva consiste em se oferecer ao paciente um novo repertório de associações mentais em relação ao sono, como substituir o pensamento de "hoje terei dificuldade para dormir/não vou dormir" por "hoje conseguirei relaxar adormecer com mais facilidade".

■ Parassonias do sono NREM

Fenômenos motores complexos que ocorrem durante o sono e resultam de um despertar parcial. Essas condições também são conhecidas como transtorno do despertar (TD).

O TD é caracterizado por episódios de duração variável (poucos segundos a 40 minutos), presença de vocalizações (compreensíveis ou não), e os olhos costumam ficar abertos. Os pacientes com TD possuem um elevado limiar para despertar e, quando acordados, costumam ficar confusos, apresentando desorientação temporal e espacial. A presença de amnesia total ou parcial é frequente e as funções corticais superiores, como a atenção, o planejamento e a interação social estão comprometidos.

Do ponto de vista clínico, os TD podem ser divididos em despertar confusional (DC), terror do sono (TS) e sonambulismo (SB), conforme descrição a seguir:

- **Despertar confusional:** caracterizado por um despertar parcial em que a criança se movimenta na cama, mas não se ausenta dela, podendo estar associado à vocalização. A duração costuma ser breve, de poucos segundos a 3 minutos, e o retorno para o sono costuma ser a regra. É uma condição de grande prevalência, chegando a acometer mais de 90% das crianças. Entretanto, apresenta pouca repercussão clínica e os responsáveis não costumam buscar atendimento médico para esse fenômeno.
- **Terror do sono (terror noturno):** observa-se um despertar parcial súbito, caracterizado por choro inconsolável, gritos e intensa ativação autonômica (taquicardia, taquipneia, diaforese, rubor e midríase). Para o observador, a criança apresenta uma fácies de medo, estando pouco responsiva a estímulos externos

(Figura 36.1). A tentativa do cuidador em intervir costuma prolongar o evento. A prevalência em crianças varia de 1 a 7%, sendo mais comum em meninos. O pico de incidência ocorre entre 5 e 7 anos.
- **Sonambulismo (SB):** nessa condição, o despertar parcial está associado ao comportamento deambulatório. Observa-se uma interação com o meio ambiente e a criança pode apresentar atitudes aparentemente propositais. O observador notará a presença de olhos abertos e pouca responsividade aos estímulos externos. Essa condição está associada a consequências potencialmente perigosas durante os episódios de SB, como cortes, quedas e queimaduras. Menos frequentemente, observamos um fenótipo "agitado" de SB, caracterizado por corridas, gritos, movimentos violentos e, após o despertar, há alguma lembrança dos eventos. A prevalência de SB em crianças varia de 1 a 17%.

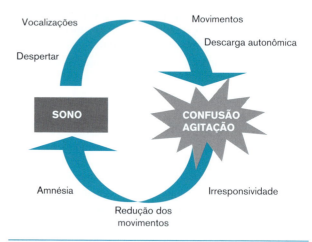

FIGURA 36.1. Fenômenos clínicos observados no terror do sono.

Fonte: Elaborada pela autoria.

• Critérios diagnósticos

Critérios diagnósticos para parassonias do sono NREM, de acordo com a AAMS[2], constam no Quadro 36.3.

QUADRO 36.3. Critérios diagnósticos para os transtornos do despertar.

A	Episódios recorrentes de despertar parcial.
B	Resposta ao despertar ausente ou inapropriada.
C	Lembrança do sonho limitada ou ausente.
D	Amnésia parcial ou completa do episódio.
E	O transtorno não pode ser melhor justificado por outra condição médica, doença do sono, transtorno mental, uso de medicação ou substância.

Fonte: Adaptado de American Academy of Sleep Medicine[2].

• Características

Fatores genéticos possuem um importante papel na gênese dos TD. Com relação ao SB, a prevalência aumenta

36 ▪ Transtornos do sono na infância

de acordo com o número de pais afetados: 22% quando nenhum dos pais é acometido, 45% quando um dos pais é acometido, e 60% quando ambos são acometidos. Estudos com gêmeos monozigóticos e dizigóticos demonstraram concordância de 65% para SB.

Os TD possuem fatores precipitantes semelhantes, como febre, estresse físico e emocional, fragmentadores do sono ambientais (p. ex., barulho, luz e calor), febre, apneia obstrutiva do sono, síndrome das pernas inquietas/doenças de Willis-Ekbom, movimentos periódicos dos membros durante o sono (MPMS), privação de sono e uso de medicamentos (p. ex., inibidores seletivos da receptação de serotonina e anti-histamínicos)[7].

- **Diagnóstico diferencial**
  - **Pesadelo:** condição associada ao sono REM, diferente dos TD que estão associados ao sono NREM. No pesadelo há lembrança do sonho, cujo conteúdo é aversivo e associado ao medo. Nos TD observamos amnésia total ou parcial do evento, e, diferentemente do TS, a ativação autonômica no pesadelo não é tão intensa.
  - **Epilepsia noturna do lobo frontal:** condição paroxística com manifestações diversas, como o despertar paradoxal, crises tônicas assimétricas, crises hipermotoras e *wandering*. São fenômenos que podem ocorrer diversas vezes à noite, muito frequentemente durante o sono N2, e estereotipia dos fenômenos é bastante frequente. A duração é variável, de poucos segundos a vários minutos. O exame de eletroencefalograma ictal pode estar normal em 50% dos eventos.
  - **Transtorno comportamental do sono REM:** transtorno caracterizado pela encenação do sonho durante o sono REM. Costuma ocorrer uma vez à noite, mais frequentemente no seu último terço. Habitualmente, está associado a sonho/pesadelo de conteúdo aversivo. Na polissonografia, observamos a ausência da atonia no sono REM e a presença de comportamentos nessa fase do sono. Trata-se de uma condição rara em crianças.

- **Avaliação complementar**

Estudo com polissonografia não é necessário para o diagnóstico, estando indicado quando há suspeita de coexistência do TD com a apneia obstrutiva do sono, movimentos periódicos dos membros durante o sono, no diagnóstico diferencial com transtorno comportamental do sono REM e epilepsia. Quando realizada, são achados frequentemente observados: o aumento do número de despertares no sono N3, a presença de hiperssincronização antes dos episódios e os despertares com manutenção da atividade delta.

- **Tratamento**

Indicação com base na frequência dos eventos, suas repercussões e, principalmente, na análise de risco. Para todos os indivíduos está indicado o tratamento não farmacológico (Quadro 36.4), enquanto o tratamento medicamentoso está restrito a poucos pacientes. Outra medida que tem demonstrado eficácia é o despertar programado. Nessa técnica, acordamos a criança 30 minutos antes do horário habitual do evento. É postulado que o despertar programado altera a arquitetura do sono, evitando o episódio de TD.

Nas crianças com TD devemos fazer uma busca ativa por sintomas compatíveis com apneia obstrutiva do sono na infância e síndrome das pernas inquietas/doença de Willis-Ekbom (SPI/WED). Estudo prévio demonstrou que dois terços das crianças com SB e TS apresentam uma dessas duas condições, e que o tratamento dessas doenças promoveu o controle do TD.

O tratamento farmacológico (Quadro 36.5) está indicado quando os episódios de TD são frequentes e causam impacto significativo na criança e família e/ou estão associados a um risco potencial de acidente[8].

QUADRO 36.4. Tratamento não farmacológico para as parassonias do sono NREM.

1.	Orientação aos pais/responsáveis com aconselhamento sobre a natureza benigna da condição.
2.	Identificação e restrição dos fatores de risco: • Febre e infecção. • Estresse físico e emocional. • Controle de fatores ambientais (som, luz, temperatura). • Privação do sono. • Apneia obstrutiva do sono. • Síndrome das pernas inquietas/doença de Willis-Ekbom.
3.	Medidas de higiene do sono.
4.	Retirada de objetos potencialmente perigosos.
5.	Colocação de telas e grades em janela.
6.	Instalação de alarmes de movimento.

Fonte: Elaborado pela autoria.

QUADRO 36.5. Tratamento farmacológico para as parassonias do sono NREM.

Condição	Medicação	Dose
Despertar confusional	• Imipramina • Clomipramina • Clonazepam	• 0,5 a 2 mg/kg/dia, ao deitar • Para crianças >10 anos: 25 a 100 mg • 0,005 a 0,025 mg/kg/dia, ao deitar
Terror noturno	• Imipramina • Clomipramina • Clonazepam • L-hidroxitriptofano	• 0,5 a 2 mg/kg/dia, ao deitar • Para crianças > 10 anos: 25 a 100 mg • 0,005 a 0,025 mg/kg/dia, ao deitar • 2 mg/kg/dia, ao deitar
Sonambulismo	• Clonazepam • Imipramina • Melatonina	• 0,005 a 0,025 mg/kg/dia, ao deitar • 0,5 a 2 mg/kg/dia, ao deitar • 0,5 a 5 mg, 30 a 60 minutos antes de deitar

Fonte: Elaborado pela autoria.

■ Enurese do sono (ES)

Caracterizada por episódios involuntários de micção durante o sono. Na forma primária, a criança nunca apresentou continência urinária durante o sono, e, na sua forma secundária, a criança permaneceu ao menos 6 meses sem episódios de micção involuntária durante o sono e, posteriormente, perdeu essa capacidade. Nas duas condições, a criança deve ter mais de 5 anos de idade e apresentar ao menos duas vezes dois episódios de micção involuntária durante o sono por semana por, pelo menos, 3 meses.

A micção é um reflexo medular durante a vigília e o sono até os 18 meses de idade. Dessa idade até os 3 anos, a criança é capaz de retardar a micção com a bexiga cheia, primeiro durante a vigília e, posteriormente, durante o sono. O controle miccional durante o sono deve ser atingido até os 5 anos de idade.

• Critérios diagnósticos

De acordo com a AAMS[2], os critérios diagnósticos para enurese do sono primária (Quadro 36.6) e enurese do sono secundária (Quadro 36.7) são clínicos, não sendo necessário avaliação complementar.

QUADRO 36.6. Enurese do sono primária.

A	Idade > 5 anos.
B	O paciente apresenta episódios recorrentes e involuntários de enurese, com uma frequência > 2 vezes na semana.
C	Essa condição deve estar presente por ao menos 3 meses.
D	O paciente nunca permaneceu sem enurese durante o sono.

Fonte: Adaptado de American Academy of Sleep Medicine[2].

QUADRO 36.7. Enurese do sono secundária.

A	Idade > 5 anos.
B	O paciente apresenta episódios recorrentes e involuntários de enurese, com frequência > 2 vezes na semana.
C	Essa condição deve estar presente por ao menos 3 meses.
D	O paciente já permaneceu previamente sem enurese durante o sono por ao menos 6 meses.

Fonte: Adaptado de American Academy of Sleep Medicine[2].

• Características

Com relação à fisiopatologia, acredita-se que nas crianças com ES a distensão vesical não seja um estímulo suficiente para acordá-la, levando ao episódio de enurese. Possivelmente, elas produzem mais urina que sua bexiga possa armazenar durante o sono, isso, associado à ineficiência do processo de despertar frente a distensão vesical, leva a perda não intencional de urina[9].

A prevalência de ES aos 5 anos de idade varia de 15 a 20%, sendo três vezes mais frequente nos meninos quando comparado às meninas. A taxa de remissão espontânea é de 15% ao ano. A prevalência de ES em crianças com transtornos respiratórios do sono varia de 8 a 47%, sendo de apenas 1 a 2% naquelas sem esse transtorno.

Fatores genéticos parecem ser importantes na gênese da ES. Quando os pais apresentaram ES na infância, a criança apresenta prevalência de 77% para mesma condição. Quando apenas um dos pais é acometido, a prevalência se reduz para 44%. Alguns loci susceptíveis foram identificados nos cromossomos 22q, 13q e 12q.

No Quadro 36.8 demonstramos uma série de características que podem auxiliar na diferenciação entre ES primária da secundária.

QUADRO 36.8. Características associadas à enurese do sono primária e secundária.

Características	Enurese do sono primária	Enurese do sono secundária
Incontinência urinária diurna	Ausente	Presente
Disúria, polaciúria, poliúria	Ausente	Presente
Constipação	Presente	Ausente
Incontinência fecal	Ausente	Presente
Estresse, como fator desencadeante	Ausente	Presente

Fonte: Elaborado pela autoria.

• Diagnóstico diferencial

1. **Epilepsia:** nessa condição, outras alterações neurológicas surgem na história clínica e no exame neurológico. A incontinência pode ser urinária e fecal. Podemos observar a presença de lesões, como lacerações na língua. Nesses casos, os eventos também podem ocorrer durante a vigília.

2. *Diabetes mellitus:* pode promover aumento do volume urinário e aumentar o risco de incontinência urinária durante o sono. Diferentemente da ES, os sintomas também ocorrem no sono e na vigília. A presença de outros sintomas, como polidpsia e hiperfagia, não ocorrem na ES.

3. **Infecção do trato urinário:** nas infecções observamos um curso agudo, diferente do curso crônico da ES. A presença de outros sintomas, como disúria e polaciúria, não ocorre na SE, e os sintomas, nessa condição, também ocorrem durante o dia.

• Avaliação complementar

Na suspeita de ES secundária, a avaliação de um especialista deve ser obtida. A investigação será direcionada de acordo com a hipótese diagnóstica.

O único exame realizado para todos pacientes é a urina rotina. Alterações sugestivas de infecção poderão ser detectadas, assim como a presença de hematúria e proteinúria nos levarão a investigações específicas.

A indicação do exame de polissonografia está reservada quando há suspeita da apneia obstrutiva do sono na infância e epilepsia. Essa polissonografia deve ser realizada com montagem eletroencefalográfica completa, monitorização com vídeo/áudio sincronizado e avaliação dos membros superiores e inferiores.

• Tratamento

ES primária tem tratamento com base em medidas clínicas gerais e uso de medicamentos. Na ES secundária é necessário o tratamento da causa de base, podendo associar medidas de tratamento para ES primária, quando for adequado.

Uma primeira medida geral está relacionada ao controle da ingestão de fluidos. Orientamos que a criança beba até um terço de sua ingesta hídrica diária no período da noite, interrompendo a ingesta na última hora antes do horário desejado de dormir. Importante: devemos estar atentos à hidratação adequada da criança, no sentido de evitar desidratação no período do sono secundária a uma restrição hídrica em excesso.

A rotina regular para o sono, com tempo total de sono adequado para idade é outro ponto a ser observado. Devemos evitar situações de privação de sono, que podem levar a um aumento do limiar de despertar e aumento do risco de ES.

Outras medidas estão relacionadas diretamente à micção. Primeiro, devemos orientar os pais e responsáveis para que estimulem as crianças a esvaziar completamente a bexiga antes de deitarem. Segundo, é possível fazermos despertares programados e levarmos a criança para o banheiro no meio da noite. Terceiro, na presença de despertares espontâneos, podemos estimular a criança para ir ao banheiro.

O uso de alarmes que detectam o episódio de eneurese tem sido utilizado com grande eficácia, promovendo melhora em mais de dois terços dos pacientes. Os sensores de umidade são colocados no períneo do paciente e o alarme, sonoro ou vibratório, será disparado quando for detectado o início da micção. Nesse momento, os pais devem encaminhar a criança para o banheiro. Habitualmente, a melhora ocorre após as primeiras semanas, e a duração de tratamento não costuma se estender por mais de 3 meses.

Comumente, o tratamento medicamentoso é utilizado após a falha das medidas não farmacológicas (Quadro 36.9). Dentre as substâncias utilizadas para o tratamento de ES, temos os antidepressivos tricíclicos, os anticolinérgicos e a desmopressina. A taxa de sucesso das medicações não costuma ser superior a 30% e a taxa de recorrência é alta. No Quadro 36.9 temos essas medicações, suas doses e eventos adversos. Em pacientes refratários ao tratamento, é possível a terapia combinada com anticolinérgico e desmopressina. Após o controle dos sintomas, a medicação dever ser retirada depois de 3 meses de tratamento.

QUADRO 36.9. Medicações utilizadas no tratamento da enurese do sono primária.

Substância	Dose	Eventos adversos
Imipramina	25 a 50 mg ao deitar	Prolongamento do intervalo QT no eletrocardiograma.
Oxibutinina	2 a 5 mg ao deitar	Constipação, boca seca.
Desmopressina	0,2 a 0,4 mg ao deitar	Hiponatremia.

Fonte: Elaborado pela autoria.

■ Síndrome das pernas inquietas/doença de Willis-Ekbom (SPI/WED)

Transtorno neurológico com sintomas sensitivos e motores, de distribuição circadiana, que melhoram com a mobilização do membro acometido.

A SPI/WED promove redução da qualidade do sono. Porém, suas consequências vão muito além, podendo ocasionar alterações cardiovasculares e cognitivas em adultos e crianças. Estudos recentes demonstraram que crianças com SPI/WED e movimentos periódicos dos membros durante o sono (MPMS) apresentam níveis de pressão arterial elevado durante à noite e durante o dia, quando comparados às crianças sem SPI/WED. Crianças com SPI/WED relatam uma dificuldade em permanecer sentadas por longos períodos, especialmente ao final da tarde e à noite, e são observados redução do humor, da energia e da concentração. Tais crianças estão sob um risco aumentado para transtornos do humor e ansiedade.

A relação de SPI/WED com transtorno do déficit de atenção e hiperatividade (TDAH) é demonstrada em vários estudos. Sugere-se que a fragmentação do sono promovida pela SPI/WED promova a desatenção e a hiperatividade. Outra hipótese sugere que ambas as condições sejam espectros de uma disfunção dopaminérgica no sistema nervoso central. Nesse sentido, relatos de tratamento de crianças com SPI/WED com agonistas dopaminérgicos demonstraram uma melhora completa ou parcial dos sintomas de TDAH[10].

• Critérios diagnósticos

Exclusivamente clínico, conforme Quadro 36.10[2]. Em crianças, é essencial que elas descrevam os sintomas com suas próprias palavras. O vocabulário utilizado varia de acordo com a idade e observa-se analogias nos relatos, como "picadas de insetos", "bichinho dentro da perna", "dor nos ossos", "formiguinha na perna", dentre outras descrições[11].

Na dúvida diagnóstica, convém utilizar características auxiliares, que podem aumentar nosso grau de certeza para o diagnóstico, como:

1. **História familiar:** costuma ser positiva. Em crianças, até 80% dos pacientes possuem um parente de primeiro grau comprometido.

2. **Movimentos periódicos dos membros durante o sono:** observado em quase 90% dos indivíduos, é um fenômeno motor observado durante o exame de polissonografia.

3. **Resposta ao tratamento dopaminérgico:** a redução dos sintomas com uso de substâncias dopaminérgicas (agonistas e precursores) é frequente.

4. **Transtorno do sono:** observamos em uma parcela significativa à presença de insônia.

QUADRO 36.10. Critérios diagnósticos para síndrome das pernas inquietas/doença de Willis-Ekbom.

A	Necessidade de movimentar as pernas, usualmente acompanhada por uma sensação desconfortável nas pernas. Os sintomas devem: 1. Iniciar ou piorar em períodos de repouso, como sentado ou deitado. 2. Ser aliviado pelo movimento total ou parcialmente (como andar ou alongar-se) ao menos durante a atividade. 3. Ocorrer predominantemente, ou exclusivamente, ao final da tarde e à noite.
B	Os sintomas acima não podem ser melhor justificados por outra condição médica ou comportamental (câimbra, desconforto posicional, mialgia, artrite, doença circulatória).
C	Os sintomas causam preocupação, angústia, transtorno do sono, ou prejuízo no funcionamento mental, físico, social, ocupacional, educacional, comportamento, ou outras áreas importantes do funcionamento.

Fonte: Adaptado de American Academy of Sleep Medicine[2].

• Características

A prevalência de SPI/WED em crianças e adolescentes em um estudo brasileiro foi de aproximadamente 6%. Estudos americanos estimaram menor prevalência, com valores próximos de 2%.

Com relação à fisiopatologia da SPI/WED, temos evidências relacionando o ferro e o sistema dopaminérgico com essa condição. Estudos com ressonância magnética demonstraram uma redução de ferro no encéfalo de pacientes com SPI/WED. Nesses pacientes, a dosagem de ferritina no líquido cefalorraquiano apresentou baixas concentrações. Estudos *post-mortem* confirmaram a baixa concentração de ferritina no cérebro de indivíduos com SPI/WED. Com relação ao envolvimento do sistema dopaminérgico, evidências farmacológicas demonstram que substâncias que ativam a sinalização dopaminérgica atuam reduzindo os sintomas de SPI/WED. Em contrapartida, substâncias que reduzem a sinalização dopaminérgica precipitam ou pioram os sintomas de SPI/WED.

Até o momento, já foram descritos vários loci que estão associados ao maior risco para SPI/WED. Os genes MEIS1, BTBD9, MAP2K5 e LBXCOR1 foram identificados como responsáveis por esse aumento da susceptibilidade. Nas famílias acometidas pela SPI/WED o padrão de herança autossômico dominante é o mais observado.

• Diagnóstico diferencial

• **Desconforto posicional:** causada pela compressão vascular ou nervosa em determinadas posições, como de pernas cruzadas, sentado ou deitado. O desconforto é aliviado simplesmente pela mudança de posição e não apresenta distribuição circadiana.

• **Dor de crescimento:** apresenta como fenômeno mais importante o quadro doloroso; na SPI/WED a queixa de dor é menos frequente. Diferentemente da SPI/WED, nessa condição, a localização da dor pode ocorrer na parte posterior do joelho.

• **Dor muscular e artrite:** apresentam uma evolução aguda, podem estar associadas a sinais flogísticos, costumam piorar com movimento e não apresentam distribuição circadiana.

• **Câimbras:** observamos o enrijecimento do grupo muscular afetado, fenômeno que não ocorre no SPI/WED.

• **Polineuropatia:** caracterizada por uma disestesia habitualmente simétrica nos membros inferiores. Nela, não observamos a necessidade de movimentar as pernas e há melhora com a movimentação.

• Avaliação complementar

Como o diagnóstico da SPI/WED é clínico, não são necessários exames complementares. Na presença de dúvida diagnóstica, o exame de polissonografia pode auxiliar, demonstrando a presença de movimentos periódicos dos membros durante o sono (MPMS). Esse fenômeno é caracterizado pela dorsoflexão do primeiro pododáctiolo, dorsoflexão do pé e, até mesmo, tríplice flexão do membro inferior. O MPMS pode ocorrer em até 90% dos pacientes com SPI/WED e está associado à fragmentação do sono e à ativação autonômica. É considerado um critério de suporte para SPI/WED.

Na condução do paciente é necessária a avaliação das reservas de ferro, com a solicitação do exame de ferritina. Outros exames podem ser necessários, caso exista uma suspeita clínica específica, como: TSH, hemograma, perfil férrico completo, exames de neuroimagem, eletroneuromiografia e provas de autoimunidade.

• Tratamento

As medidas não farmacológicas estão indicadas para todas as crianças e podemos organizá-las da seguinte maneira:

• **Medidas de boa higiene do sono:** horários regulares para o sono, respeito ao tempo total de sono de acordo com a idade da criança (Tabela 36.1), evitar substâncias com cafeína (café, refrigerantes e energéticos) e outras medidas associadas à boa qualidade do sono, descritas anteriormente nos tratamentos não farmacológicos para insônia.

• **Avaliação de medicações:** medicações que modulem a sinalização dopaminérgica, serotonérgica e histaminérgica podem precipitar ou piorar os sintomas de SPI/WED, como as medicações para náusea/enjoo (metoclopramida, dimenidrinato), antialérgicas (prometazina) e antidepressivas (fluoxetina, citalopram).

• **Atividade física:** atividade física aeróbica leve pode ser um adjuvante no controle dos sintomas.

Com relação ao tratamento farmacológico, o primeiro passo é avaliar o resultado da ferritina sérica. Naquelas crianças, cujo valor é inferior 75 µg/L, existe o potencial benefício da reposição de ferro. A dose utilizada é de 3 mg de ferro elementar/kg/dia, podendo ser associado com vitamina C, com objetivo de aumentar a absorção do ferro. O tratamento é realizado por 3 meses, quando fazemos uma reavaliação, com necessidade de repetição do tratamento com ferro. Os efeitos colaterais mais frequentes estão associados ao trato gastrintestinal, como dor abdominal, constipação e diarreia. Na presença deles, fazemos a troca por outros sais de ferro. O tratamento com ferro deve ser evitado em crianças com anemia hemolítica e hemocromatose.

Até o momento, não há qualquer medicação aprovada para o tratamento de SPI/WED em crianças. Entretanto, relatos e série de casos com uso de medicações dopaminérgias (levodopa, pramipexol e ropinirole), benzodiazepínicos, anticonvulsivantes, alfa-adrenérgios e opioides tem mostrado sucesso no controle dos sintomas. Essas medicações e suas respectivas doses estão demonstradas no Quadro 36.11.

QUADRO 36.11. Medicações utilizadas na síndrome das pernas inquietas/doença de Willis-Ekbom.

Substância	Dose
Pramipexole	0,125 a 0,250 mg, 2 horas antes do início dos sintomas
Ropinirole	0,25 mg, 90 minutos antes de deitar
Clonidina	0,05 a 0,3 mg, à noite
Levodopa/carbidopa	75/300 a 150/600 mg, à noite
Gabapentina	300 a 900 mg, à noite

Fonte: Elaborado pela autoria.

■ Referências bibliográficas

1. Buxton OM, Chang A-M, Spilsbury JC, Bos T, Emsellem H, Knutson KL. Sleep in the modern family: protective family routines for child and adolescent sleep. Sleep Health 1. 2015;15-27.
2. American Academy of Sleep Medicine. International classification of sleep disorders. 3th ed. Darien-IL: American Academy of Sleep Medicine, 2014.
3. Brandy M Roane, Daniel J Taylor, Pediatric Insomnia. The Oxford Handbook of Infant, Child and Adolescent Sleep and Behavior; Editors Amy R Wolfson and Hawley E. Montgomery-Downs Oxford University Press, New York, USA. 2013;305-26 (Chapter 22).
4. Paiva T. Epidemiologia das Doenças do Sono. Distúrbios do sono na criança e no adolescente – uma abordagem para pediatras. 2.ed. São Paulo, Atheneu; 2015. p.75-82 (Capítulo 9).
5. Alves RSC, Moreira GA, Sander HH et al. III Consenso Brasileiro de Insônia. São Paulo, Editora E Eventos Omnifarma Ltda; 2013. p.145-60.
6. Owens JA, Mindell JA. Pediatric Insomnia. Pediatr Clin N Am. 2011;58:555-69.
7. Stores G. Aspects of parasomnias in childhood and adolescence. Arch Dis Child. 2009;94:63-9.
8. Horvath A, Papp A, Szucs A. Progress in elucidating the pathophysiological basis of nonrapid eye movement parasomnias: not yet informing therapeutic strategies. Nat Sci Sleep. 2016;8:73-9.
9. Bayne AP, Skoog SJ. Nocturnal enuresis: an approach to assessment and treatment. Pediatr Rev 2014;35:327-34.
10. Simakajornboon N, Dye TJ, Walters AS. Restless Legs Syndrome/Willis-Ekbom Disease and Growing Pains in Children and Adolescents. Sleep Med Clin. 2015;10:311-22.
11. Allen RP, Picchietti DL, Garcia-Borreguero D et al. Restless legs syndrome/Willis-Ekbom disease diagnostic criteria: updated International Restless Legs Syndrome Study Group (IRLSSG) consensus criteria-history, rationale, description, and significance. Sleep Med 2014;15:860-73.

Seção VII
Otorrinolaringologia

Coordenadora de Seção: Wilma Terezinha Anselmo Lima

Distúrbios da audição e da fala 37

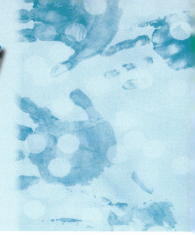

■ Miguel Angelo Hyppolito ■ Eduardo Tanaka Massuda ■ Myriam de Lima Isaac

CASO CLÍNICO

Menina, 6 meses, nascida de parto normal, a termo, pesando 3,295 g e 48,5 cm de comprimento, sem intercorrências pré-natais ou perinatais, com desenvolvimento neuromotor adequado para sua idade. Não apresenta balbucios, fica muito atenta a desenhos na TV e os pais notaram que ela não modifica suas reações quando a TV está ou não com sons e não se assusta com barulhos. Falhou no teste da orelhinha, mas não teve seguimento posterior e pediatra acha que é muito precoce considerar que a criança não ouve, dado o seu desenvolvimento neuromotor. Pais procuraram atendimento onde foram repetidos os exames de emissões otoacústicas, que mostraram ausência de resposta e potencial evocado auditivo de tronco encefálico com ausência de ondas bilateralmente. Após avaliação comportamental, foi protetizada com aparelhos auditivos convencionais para perda profunda e acompanhado seu potencial de desenvolvimento auditivo. Criança passou a mostrar atenção para tambor, mas sem respostas ao Guizo, "Black-Black", agogô e voz (papapa); após 3 meses de experiência com aparelho auditivo, foi decidido pela equipe multidisciplinar indicar o implante coclear na orelha esquerda.

- Exame físico: bom estado geral, hipoativo, com edema retroauricular esquerdo e hiperemia. Otoscopia membrana timpânica translúcida, sem alterações.

- Exames complementares: hemograma, CMV, toxoplasmose e Epstein-Barr negativos. Os exames de imagem descartaram malformações da cóclea e do nervo coclear. A tomografia computadorizada de ouvidos/mastoides mostram meatos acústicos externos pérvios e ausência de malformações em orelha média e em cóclea (A). O exame de Ressonância Nuclear Magnética (RNM) de troco encefálico e ouvidos mostraram cócleas pérvias e presença dos nervos cocleares e vestibulares e ausência de alterações em tronco encefálico (B) e a RNM de troco encefálico mostrou os quatro nervos cranianos presentes no meato acústico interno – facial, coclear e vestibulares superior e inferior, seno o nervo coclear de calibre habitual (C). Exame genético mostra homozigose para GJB2.

- Diagnóstico: surdez genética não sindrômica.

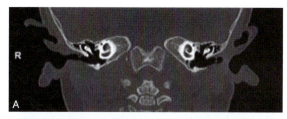
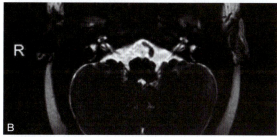
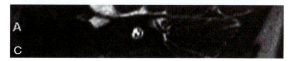

FIGURA 37.1. Exames.
Legenda: (A) Tomografia Computadorizada de ouvidos/mastoides em corte axial mostrando meatos acústicos externos pérvios, membrana timpânica e martelo preservados, orelhas médias e mastoides aeradas bilateralmente e cócleas sem malformações bilateralmente. (B) Ressonância Nuclear Magnética de troco encefálico e ouvidos, ponderada em T2, em projeção axial, mostrando cócleas pérvias e presença dos nervos cocleares e vestibulares e sem alterações em tronco encefálico. (C) Ressonância Nuclear Magnética de troco encefálico e ouvidos, ponderada em T2, em projeção sagital oblíqua, mostrando os quatro nervos cranianos presentes no meato acústico interno – facial, coclear e vestibulares superior e inferior.
Fonte: Acervo da autoria.

■ Introdução

Distúrbios da audição e da fala repercutem no desenvolvimento da criança, principalmente se ocorrerem nos 3 primeiros anos de vida.

Para o foniatra Mauro Spinelli, a linguagem humana é um instrumento de comunicação. A falta, ou precariedade, de domínio do código linguístico afeta as relações da criança no lar, na escola e na sociedade em geral.

Para o foniatra Pedro Bloch, a fala é a articulação das palavras, sua emissão é a tradução sonora da linguagem.

Os atrasos do desenvolvimento da fala e da linguagem, na infância, são muito frequentes, principalmente em crianças com perda auditiva permanente e naquelas nascidas prematuras. Os fatores que podem contribuir para distúrbios cognitivos e de linguagem incluem idade gestacional ao nascimento, doenças graves, morbidades neonatais, duração de hospitalização, perda auditiva permanente, lesão cerebral, gênero, idade ao diagnóstico, fatores de risco socioeconômicos e ambientais. Os distúrbios da linguagem podem levar a consequências negativas para a criança, sejam na aquisição de escrita e leitura, sejam em repercussões ao longo de sua vida.

Existe variabilidade na idade de aquisição da linguagem, mas crianças com desenvolvimento neuropsicomotor adequado, na sua grande maioria, seguem marcos de desenvolvimento observados, na prática, para diferentes faixas etárias.

O desenvolvimento segue um padrão o qual pode ser influenciado por fatores orgânicos, psicológicos, ambientais e sociais.

De acordo com Gessell e Amatruda[9], cinco campos principais do comportamento interagem: o comportamento adaptativo, o comportamento motor grosseiro, o comportamento motor delicado, o comportamento da linguagem e o comportamento pessoal-social. O comportamento de linguagem assume padrões que dão indícios da organização do sistema nervoso central (SNC) da criança. A linguagem, segundo os autores, é um termo amplo pois engloba todas as formas visíveis e audíveis de comunicação, como expressão facial, gestos, movimentos posturais, vocalizações, palavras, expressões ou frases. Inclui também a imitação e a comunicação das demais pessoas. A fala articulada é uma função que depende do meio social e requer integridade das estruturas sensório-motoras e corticais. As fases pré-verbais são importantes e antecedem as verbais. Esses comportamentos estão bem relacionados e quando existe uma alteração no desenvolvimento em um dos tipos de comportamento existem repercussões nos demais.

Os retardos do desenvolvimento da fala e da linguagem podem ser em função das causas:

- Sensoriais: a perda auditiva sensório-neural deverá ser inicialmente pesquisada quando a criança tem um atraso na fala. A perda auditiva permanente de graus grave e profundo pode ser congênita ou adquirida e afeta todos os aspectos da aquisição da linguagem oral, assim como a habilidade da criança extrair informações da linguagem oral de modelos ao seu redor. Tal causa será melhor descrita a seguir.
- Cognitivas.
- Neurológicas.

- Emocionais.
- Ambientais.
- Mistas.

Aos 3 anos, a fala e a linguagem rapidamente se manifestam, por isso não deve se esperar mais tempo para uma avaliação audiológica, quando houver um atraso no uso de sons e palavras ou de resposta a eles. A intervenção precoce produz melhores resultados do que a tardia e, por isso, o diagnóstico de distúrbio de aquisição da fala e linguagem deve ser feito também precocemente. Embora uma criança passe na triagem auditiva neonatal, seu desenvolvimento da fala e da linguagem tem que ser monitorado pelos pais e durante os retornos de puericultura pelo pediatra, pois crianças podem ter manifestações tardia de perda auditiva devido a causas ambientais e/ou genéticas.

O diagnóstico diferencial dos distúrbios de comunicação deverá ser feito com desordem do espectro autista, atraso de desenvolvimento, perda auditiva e distúrbio específico da linguagem.

As crianças com distúrbios de desenvolvimento da fala e da linguagem devem ser examinadas por uma equipe multidisciplinar envolvendo pediatras, otorrinolaringologistas, foniatras, fonoaudiólogos, psicólogos, neurologistas e oftalmologistas.

A avaliação do oftalmologista é importante devido a alterações oculares e/ou visuais encontradas nesses distúrbios, principalmente quando há comprometimento auditivo. Essa avaliação também é imprescindível nas crianças com alterações de leitura e escrita.

Quanto aos distúrbios da audição, eles têm impacto importante sobre a aquisição da fala e da linguagem e devem ser diagnosticados e tratados precocemente. Estima-se que a incidência de perda auditiva neonatal é de 1-6/1.000 nascidos vivos e aumenta para 6 a 8% nos recém-nascidos que necessitam de UTI neonatal.

Sabe-se que déficits auditivos nos primeiros meses de vida causam sérios problemas de aquisição de fala e, futuramente, no aproveitamento escolar, causando problemas emocionais e sociais futuros nessas crianças e nos seus pais. Assim, a detecção precoce da perda auditiva até os 3 meses de vida preconizado pelo JCIH, bem como a reabilitação precoce, seja por implante coclear, seja por estímulos fonoterápicos e uso de próteses auditivas convencionais, são de extrema importância para que essas crianças não tenham problemas cognitivos, escolares, de relacionamento e mais tarde na vida laboral. A seguir iremos discorrer sobre tal problema.

■ Classificação das perdas auditivas

• Quanto à localização

- **Perdas auditivas condutivas (Figura 37.2):** localizadas desde o conduto auditivo externo até a orelha média (membrana timpânica e ossículos). Podem ser causadas por: malformação de conduto auditivo externo e médio, trauma, otite média aguda, otite média secretora, perfuração de membrana timpânica, colesteatoma. A otite média é a causa mais comum de perda auditiva na criança.

37 ▪ Distúrbios da audição e da fala

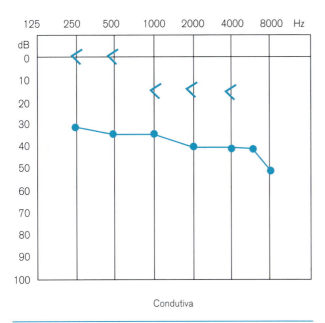

FIGURA 37.2. Audiograma representativo de uma perda auditiva condutiva. Observar a diferença entre as vias óssea e aérea (*gap* aéreo-ósseo).
Fonte: Elaborada pela autoria.

- **Perdas auditivas sensorioneurais (Figura 37.3):** localizadas na cóclea e/ou no nervo auditivo. Essas perdas podem ser causadas, em torno de 50%, por fatores ambientais, como infecções congênitas (p. ex., citomegalovírus, toxoplasmose, rubéola e herpes); condições de nascimento e neonatais, como prematuridade, baixo peso ao nascimento, anóxia, ventilação mecânica, uso de ototóxicos (principalmente, os antibióticos aminoglicosídeos e antineoplásicos), meningites, traumas de osso temporal, tumores.

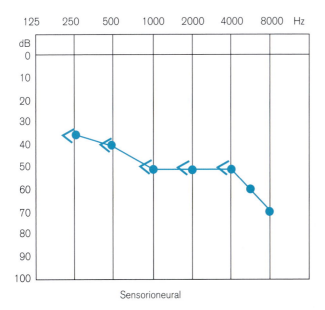

FIGURA 37.3. Audiograma representativo de uma perda auditiva sensorioneural. Observar o acoplamento entre as vias óssea e aérea (*gap* aéro-ósseo ausente).
Fonte: Elaborada pela autoria.

Cerca de 50% das causas de perda auditiva são genéticas, podendo ser classificadas em sindrômicas (30%) e não sindrômicas (70%). O tipo de herança mais comum para as perdas auditivas sensorioneurais genéticas não sindrômicas é a autossômica recessiva.

- **Perdas auditivas mistas (Figura 37.4):** combinação da perda auditiva condutiva e da sensorioneural, como malformações de orelha média e interna, com acometimento da cóclea, traumas de osso temporal.

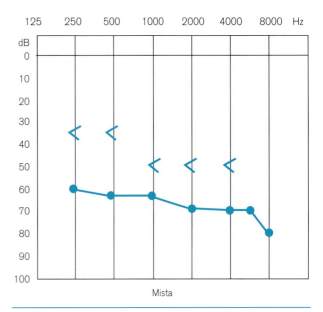

FIGURA 37.4. Audiograma representativo de uma perda auditiva mista com componente condutivo e sensorioneural. Observar a queda das vias óssea e aérea (com presença do *gap* aéreo-ósseo).
Fonte: Elaborada pela autoria.

- **Quanto à intensidade**

Com base em documentos da OMS (2016), da Academia Americana de Pediatria e do Instrutivo para Adaptação de AASI do Ministério da Saúde (Brasil), a divisão de otorrinolaringologia do Hospital das Clínicas de Ribeirão Preto passou a adotar, a partir de 2016, a média dos limiares tonais (por via aérea) nas frequências de 500 Hz, 1 kHz, 2 kHz e 4 kHz para a seguinte classificação do grau da perda auditiva para crianças, desde recém-nascidos até 14 anos e 11 meses de idade (Quadro 37.1).

QUADRO 37.1. Classificação do grau de perda auditiva para crianças (recém-nascidos até 14 anos de idade).

Classificação	Intensidade (dBNA)*
Normal	−10 a 15
Perda mínima ou discreta	16 a 25
Perda leve	26 a 30
Perda moderada	31 a 60
Perda grave	61 a 80
Perda profunda	> 81 dBNA

* dBNA: deciBell nível de audição.
Fonte: Elaborado pela autoria.

Os limiares auditivos de crianças pré-linguais (aquelas que têm até 3 anos de idade) devem ser menores porque, para o aprendizado, precisam ouvir as diferentes nuances da fala.

- **Quanto ao início**

Classificadas quanto ao início de seu aparecimento, se antes ou após a aquisição da fala, podem ser:
- **Perda auditiva pré-lingual:** quando for congênita ou com início no período neonatal ou nos 3 primeiros anos de vida, em que não houve aquisição de fala e de linguagem.
- **Perda auditiva pós-lingual:** se inicia após os 3 anos de vida, quando a criança já adquiriu a fala e a linguagem.

Período crítico de aquisição de fala

Depende de um sistema auditivo íntegro. As perdas auditivas leves e moderadas podem gerar dificuldade de ouvir consoantes e, consequentemente, prejudicar o entendimento da palavra, mas não impedem que a criança aprenda a falar.

As perdas auditivas de grau severo e profundo impedem que a criança venha a adquirir a fala, a menos que o diagnóstico e a intervenção sejam feitos precocemente.

Os estudos mostram que a plasticidade do SNC para a linguagem se desenvolve até os 7 anos de idade, porém o período crítico de aquisição de linguagem vai até os 4 anos.

Crianças surdas, implantadas até o 1º ano de vida, apresentam linguagem normal comparadas com crianças da mesma idade. Após esse período, já existe atraso de aquisição, se compararmos crianças da mesma idade. Assim, o diagnóstico da perda auditiva deverá ser feito o mais precoce possível, antes dos 3 meses de vida, recomendado pela Academia Americana de Audiologia, para que possamos intervir em caso de necessidades de amplificação sonora, seja por implante coclear, seja por aparelho auditivo individual.

A triagem auditiva neonatal tem possibilitado que o diagnóstico de perda auditiva seja feito precocemente.

A Figura 37.5 apresenta um fluxograma sobre a triagem auditiva neonatal do Hospital das Clínicas de Ribeirão Preto (HCRP) da FMRPUSP.

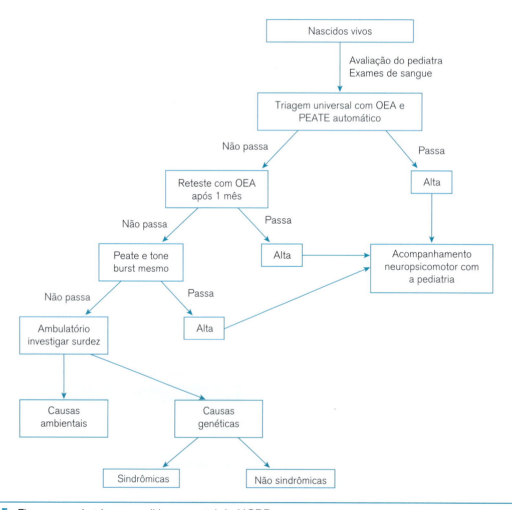

FIGURA 37.5. Fluxograma da triagem auditiva neonatal do HCRP.
Fonte: Elaborada pela autoria.

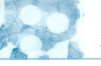

37 ▪ Distúrbios da audição e da fala

Fazemos a triagem auditiva com potencial evocado auditivo de tronco encefálico (Peate) automático para detectarmos os casos com emissões otoacústicas evocadas (EOA) normal, e Peate alterado para afastar o espectro da neuropatia auditiva. Tais casos são descritos como neuropatia auditiva, que podem ocorrer nos casos de hiperbilirrubinemias de alterações neurais. A neuropatia auditiva é uma dissincronia do nervo auditivo, em que existe integridade das células ciliadas externas e dissincronia das células ciliadas internas nos neurotransmissores e sinapses do nervo auditivo.

Quando a criança falha no reteste da triagem auditiva, ela é encaminhada para o diagnóstico médico e audiológico, para o qual são realizados o Peate com estímulos cliques para avaliação da condução neural e pelo Peate com estímulos frequência específica, os *tone bursts*. São registradas as EOA por produtos de distorção e transientes, e feitos exames comportamentais com o objetivo de confirmar a perda e avaliar os limiares audiométricos para a indicação de aparelho auditivo e reabilitação fonoaudiológica, antes de indicação de implante coclear.

▪ Tratamento da surdez sensorioneural na criança

Ao considerar a configuração da perda auditiva em condutiva, sensorioneural pura e mista e seus variados graus de intensidade, diferentes dispositivos eletrônicos são capazes de reabilitar as perdas auditivas, trazendo benefícios particulares e específicos, respeitadas as individualidades e as necessidades de cada indivíduo. Assim, o processo de reabilitação auditiva para as perdas auditivas irreversíveis não mais se faz somente com aparelhos de amplificação sonora individual (AASI), que até há poucos anos eram a única opção de reabilitação, mas com próteses auditivas eletrônicas, que trazem, não somente a amplificação sonora, mas melhor qualidade de som, redução de efeito de *feedback*, tecnologia de microfones e estratégias de programação em processadores de fala.

As próteses auditivas podem ser classificadas em dois grandes grupos:
1. Aparelhos auditivos não implantáveis ou AASI não implantáveis.
2. Próteses auditivas implantáveis.

• AASI não implantáveis

Constituídos por um microfone, um amplificador e um autofalante, produzem amplificação sonora, permitindo aumento dos limiares auditivos determinados pela audiometria tonal limiar, o que melhora as condições auditivas do paciente. Devem permitir uma amplificação sonora e, dentro do possível de suas limitações tecnológicas, promovem o bom entendimento da palavra falada, evitando, na medida do possível, distorções. Apresentam tecnologia analógica, semidigital e digital. Muitos tipos, marcas e fabricantes de aparelhos auditivos estão à disposição no mercado e podem ser classificados em:

- **Retroauriculares:** posicionados atrás do pavilhão auricular, podem ser usados para qualquer tipo de perda auditiva.
- **Intracanais:** posicionados no meato auditivo externo e parcialmente no canal auditivo externo podem ser indicados para perdas auditivas leves a moderadas, mas podem ser indicados em crianças maiores.
- **De cinto ou bolsa:** o microfone e o amplificador estão localizados em uma caixa e conectados a um dispositivo auricular; têm sido pouco utilizados e cobrem todos os tipos e graus de perdas auditivas. Podem ser recomendados em crianças pequenas.

• Próteses auditivas implantáveis

Podem ser completamente ou parcialmente implantadas e se apresentam como sistema eletromecânico, eletromagnético e piezoelétrico. Entre os existentes no mercado brasileiro temos: eletromecânicos (BAHA™, Ponto™ e Bonebridge™); eletromagnético (Vibrant Soudbridge™); piezoelétrico (Carina™, Steem™); este último, não indicado em crianças. Os sistemas BAHA™ e Ponto™ têm a seguinte indicação médica e audiológica:

- Perda auditiva condutiva, sensorioneural ou mista em indivíduos que não se adaptam ao AASI.
- Sem limites de intensidade da perda para a via aérea e para a via óssea o limiar deverá estar entre 40 e 60 dB.
- Malformação congênita de orelha bilateralmente e que impossibilite adaptação de AASI.
- Índice de reconhecimento de fala em conjunto aberto maior que 60% em monossílabos sem AASI.
- Orelhas externa e media com patologia crônica em que não seja possível a adaptação de AASI.

Já o sistema Bonebridge™ tem indicação limitada em crianças. Os sistemas Vibrant Soudbridge™, Carina™, e Steem™ são indicados a partir dos 18 anos de idade.

▪ Implante coclear

Conhecido por ser um dispositivo eletrônico para restabelecer a audição e um método de tratamento aceito para a perda auditiva sensorioneural de grau severo a profundo, tanto em adultos quanto em crianças, quando o uso do AASI já não é mais eficaz. Para sua indicação é necessária uma avaliação multidisciplinar (médica, psicológica, social e fonoaudiológica). São necessários exames audiológicos e também exames de imagem, que auxiliam no diagnóstico etiológico, na programação do procedimento cirúrgico e na previsão das respostas auditivas após ativação do processador de fala.

Esse dispositivo eletrônico pode ser indicado para crianças com disacusia neurossensorial severa a profunda bilateral que ainda não adquiriram a linguagem oral (pré-linguais), ou para adultos e crianças com este tipo de disacusia, e que já adquiriam a linguagem oral, ou seja, perderam a audição após adquirirem a linguagem oral (pós linguais).

Por ser um dispositivo implantável, é necessário um procedimento cirúrgico com o objetivo de inserir os eletrodos da unidade interna em sua correta posição intracoclear.

O prognóstico do implante coclear está diretamente relacionado à precocidade do diagnóstico da surdez na criança. Crianças implantadas entre 6 meses e 1 ano de idade têm melhor evolução e resultados em curto prazo no desenvolvimento da fala e linguagem oral. Pacientes que adquiriram a surdez antes do desenvolvimento lingual (pré-lingual) têm critérios diferentes de pacientes que adquiriram a surdez após o desenvolvimento lingual (pós-lingual). Além disso, existem critérios clínicos, técnicos, confiabilidade do dispositivo e no suporte pós-venda que as diferentes marcas e modelos do implante coclear podem oferecer. Com relação a doenças adquiridas na infância, pacientes com história prévia de surdez pós-meningite, por exemplo, devem ter prioridade, e a cirurgia deve ocorrer o mais rápido possível, pela progressão da ossificação coclear e da perda auditiva. O implante coclear bilateral é considerado padrão para crianças com deficiência auditiva sensorioneural severa-profunda e profunda bilateral. O momento da indicação e a idade para ser submetida à cirurgia devem ser discutidos seriamente com a equipe do programa de implante coclear, que terá como objetivo uma intervenção precoce na busca de melhores condições auditivas em todos os sentidos, proporcionando benefícios auditivos em busca do respeito e da inclusão social. A maior contraindicação do implante coclear bilateral na criança é o peso corporal menor que 6 kg e a falta de apoio familiar.

A implantação coclear bilateral precoce resulta na preservação do sistema auditivo central. A chegada de informação auditiva nas duas orelhas é extremamente importante para compreensão da fala, especialmente em situações de grande desafio, como a música.

■ Referências bibliográficas

1. Manrique M et al. Review of Audiometric Criteria for Hearing Devices. Acta Otorrinolaringol Esp. 2008;59(1):30-8.
2. Wie OB. Language development in children after receiving bilateral cochlear implants between 5 and 18 months. Int J Otorhinolaryngol. Aug: 25, 2010.
3. Papsin BC, Gordon KA. Bilateral cochlear implants should be the standar for children with bilateral sensorineural deafness. Otolaryngology & Head and Neck Surgery. 2008;16:69-74.
4. Oliveira JAA. Implante coclear. Revista do Hospital das Clínicas e da Faculdade de Medicina de Ribeirão Preto da Universidade de São Paulo. 2005;38:262-72.
5. Hyppolito MA, Bento RF. Directions of the bilateral cochlear implant Brazil. Braz J Otorhinolaryngol. 2012;78(1):2-3.
6. Spinelli, M. Foniatria. Introdução aos distúrbios da comunicação, audição e linguagem. Mauro Spinelli. São Paulo, Editora Moraes; 1983.
7. Bloch P. Noções de Foniatria. In: Otorrinolaringologia. Hélio Hungria (Ed). Rio de Janeiro, Guanabara Koogan; 1991, p.182-94.
8. Caskey M, Vohr B. Assessing Language and language environment of high-risk infants and children: a new approach. Acta Pediatrica. 2013;102:451-61.
9. Gessel A, Amatruda C. Psicologia do desenvolvimento do lactente e da criança pequena. Bases Neuropsicológicas e Comportamentais. Editores: Hilda Knobloch, Benjamin Passamanick; tradução de Vera Lúcia Ribeiro. São Paulo, Atheneu; 2002, p.3-26.
10. Robbins A, Mc Conkey. Evidence-Based Management of Speech and Language Delays. In: Pediatric ENT. Graham JM, Scadding GK, Bull PD (Ed). New York, Springer-Verlag Berlin Heildelberg; 2007, p.27-36.
11. Hollyngsworth R, Ludlow AK, Wilkins A, Calver R, Allen PM. Visual performance and ocular abnormalities in deaf children and Young adults: a literature review. Acta Ophthalmologica. 2014;92:305-10.
12. Godinho R, Sih T, Ramos SR. Avaliação auditiva na infância. IV Man Otorrinolaringol Pediátrica da IAPO. 2006;254-63.
13. JCIH. Year 2007 Position Statement : Principles and Guidelines for Early Hearing Detection and Intervention Programs. Volta Rev. 2007;107(2):141-89.
14. Reilly S, Wake M, Ukoumunne OC, Bavin E, Prior M, Cini E et al. Predicting language outcomes at 4 years of age: findings from Early Language in Victoria Study. Pediatrics. 2010;126(6):e1.530-7.

Faringotonsilites 38

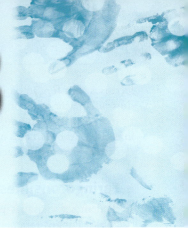

■ Edwin Tamashiro ■ Fabiana Cardoso Pereira Valera
■ Carolina Sponchiado Miura ■ Wilma Terezinha Anselmo Lima

CASO CLÍNICO

Criança de 7 anos, sexo masculino, levada à consulta pelos pais, com queixa de dor de garganta e febre alta iniciado há 2 dias. Nega queixas nasais, tosse ou rouquidão. Relata ter tido quatro episódios de "infecções de garganta" nos últimos 12 meses, sendo que há cerca de 3 anos vem apresentando quadros semelhantes, caracterizado por febre alta e dor de garganta. Último episódio há 2 meses, tratado com amoxicilina por 10 dias. Relata ainda roncos frequentes, com episódios de apneia durante os períodos de "inflamação na garganta". Nega alergias ou outras comorbidades.

- Exame físico: REG, corado, hidratado, febril 38,5 °C, eupneico, 22 kg.
- Pescoço: adenomegalia cervical anterior à direita, com três gânglios palpáveis entre 1 e 1,5 cm, parenquimatoso, móvel, pouco doloroso à palpação.
- Oroscopia: amígdalas grau 3, com exsudato sobre a superfície das amígdalas bilateralmente, hiperemia difusa da orofaringe, petéquias em palato mole.
- Rinoscopia: conchas eutróficas, normocoradas. Sem secreção em cavidade nasal.
- Otoscopia: membranas timpânicas translúcidas, sem hiperemia ou aumento de vascularização. Ausência de secreção em orelhas médias bilateralmente.
- Aparelho respiratório: murmúrio vesicular presente, sem ruídos adventícios. Frequência respiratória: 22 ipm.
- Aparelho cardiovascular: RCR 2T, bulhas normofonéticas. Frequência cardíaca: 85 bpm.
- Abdome: baço e fígado não palpáveis.
- Hipótese diagnóstica: faringotonsilite bacteriana aguda.
- Conduta: analgésicos e antitérmicos simples, se necessário; penicilina G benzatina 60.000 UI, IM, dose única.

■ Introdução

A entrada comum do trato aéreo e digestivo é recoberto por um conjunto de estruturas linfoides que apresentam comunicação entre si e desempenham importante função imunológica na infância. Em humanos, o conjunto dessas estruturas é denominado anel linfático de Waldeyer. Tal anel é composto pelas tonsilas palatinas (amígdalas), tonsila faríngea (adenoide), tonsilas linguais, tonsilas peritubárias, e por diversos agregados de tecidos linfoides presentes na parede posterior da faringe. Histologicamente, as tonsilas são bastante semelhantes aos gânglios linfáticos, possuindo diversos nichos de áreas foliculares (ricas em células B) entremeadas por áreas extrafoliculares (ricas em células T). Diferentemente, dos gânglios linfáticos, as tonsilas não possuem vasos linfáticos aferentes, sendo estes substituídos por múltiplas reentrâncias e criptas presentes nas tonsilas, que atuam como fonte aferente de antígenos oriundas do meio externo. As tonsilas apresentam o papel de reconhecer agentes externos, seja oriunda pelo ar, seja por alimentos, e elaborar diversas respostas celulares inatas e adaptativas no sistema imunológico, como a eliminação de agentes infecciosos, a produção de anticorpos específicos, a produção de células B de memória e a migração de células linfoides para outros órgãos a distância (*homing*).

As estruturas do anel linfático de Waldeyer apresentam uma curva típica de crescimento, que se inicia por volta do 2º ano de vida e, habitualmente, se finda na adolescência ou na idade adulta jovem. Durante a faixa etária pediátrica acontecem as principais fases de desenvolvimento do anel de Waldeyer, como o crescimento e a maturação dos folículos linfoides. Em virtude de sua intensa atividade imunológica na infância, as tonsilas são alvos de constantes processos inflamatórios agudos e crônicos, podendo gerar manifestações clínicas denominadas faringotonsilites.

As faringotonsilites são enfermidades bastante comuns entre crianças e adolescentes. Estima-se que entre 1 e 7% da população abaixo de 18 anos apresenta pelo menos um episódio de faringotonsilite por ano que necessite de procura médica. Em unidades de pronto-atendimento pediátrico, por exemplo, as faringotonsilites são a terceira principal causa de procura médica e uma das três principais causas de prescrição de antibióticos em crianças. Vale ressaltar que em cerca da metade desses casos a prescrição de antibióticos é inapropriada ou inadequada.

Essa enfermidade pode ser causada por inúmeros agentes etiológicos, incluindo trauma local, alérgenos, inalação de ar seco, irritantes inespecíficos, ingestão de alimentos quentes, agentes químicos e, principalmente, agentes infecciosos. Em função da importância majoritária dos quadros inflamatórios de origem infecciosa das tonsilas, enfatizaremos, neste capítulo, as faringotonsilites de etiologia infecciosa. Abordaremos os quadros clínicos agudos, agudo recorrente e as manifestações crônicas.

■ Faringotonsilites agudas infecciosas

Podem ser causadas por grande variedade de vírus e bactérias. Fungos raramente acometem indivíduos sadios, sendo praticamente exclusivos em pacientes imunossuprimidos. Por esse motivo, não abordaremos as faringotonsilites fúngicas agudas neste capítulo.

A distribuição precisa da participação de vírus e de bactérias é bastante variável e depende de fatores como idade, localização geográfica e estação do ano. No entanto, independentemente da idade, as faringotonsilites virais são consideravelmente mais frequentes que as infecções bacterianas. Estima-se, em média, que 70% das faringotonsilites agudas sejam causadas por vírus, enquanto os 30% remanescentes sejam causadas por bactérias.

■ Faringotonsilites agudas virais

Entre as causas virais, diversos vírus podem colonizar e infectar o anel de Waldeyer, causando inflamações das mais diversas intensidades de acordo com cada tipo viral. Adenovírus, citomegalovírus, Epstein-Barr, herpes simplex, influenza, enterovírus, rinovírus, vírus sincicial respiratório, coronavírus e parainfluenza são os vírus mais comumente encontrados na infância e na adolescência como causa de faringotonsilites agudas. Em virtude da ampla gama de vírus respiratórios envolvidos, com diferentes mecanismos patogênicos peculiares a cada um deles, diversas formas de manifestações clínicas podem ser observadas. No entanto, de modo geral, os diferentes tipos de infecção viral apresentam algumas características em comum e que auxiliam na diferenciação das infecções bacterianas.

■ Quadro clínico

Infecções virais de vias aéreas superiores apresentam distribuição sazonal típica, com predileção pelas estações mais frias ao longo do ano. Em virtude do curto período de incubação e da alta contagiosidade, é comum encontrarmos epidemias regionais ou focos de microepidemias em contactantes próximos.

Habitualmente, são acompanhadas por outros sintomas de vias aéreas superiores, como coriza, rinorreia anterior ou posterior, congestão nasal, tosse ou rouquidão. Outros sinais e sintomas bastante comuns em infecções virais são as úlceras de mucosa (estomatites), o aparecimento de exantema cutâneo, a diarreia e a conjuntivite concomitante. De modo geral, a dor de garganta apresenta evolução insidiosa e, habitualmente, se apresenta após o aparecimento de outros sintomas. Os quadros febris em faringotonsilites virais são geralmente baixos (< 38,5 °C) e pouco frequentes, além de ser mais facilmente controlável com antitérmicos comuns.

Algumas infecções virais em específico costumam apresentar quadro clínico mais intenso e que merecem destaque. Influenza, por exemplo, habitualmente cursa com febre alta de rápida evolução, mialgia, cefaleia e queda do estado geral. Mononucleose infecciosa, causada principalmente pelo vírus Epstein-Barr (EBV) ou citomegalovírus (CMV), costumam cursar com quadro clínico bastante variável, de acordo com a faixa etária. Adolescentes e adultos jovens, geralmente, se apresentam com a sintomatologia típica, caracterizada por odinofagia e febre (normalmente baixa e prolongada) e especialmente com sintomas sistêmicos proeminentes, como fadiga, anorexia e perda de peso, que podem durar dias a semanas. Em crianças pequenas, no entanto, infecções por EBV ou CMV podem ter manifestações mais brandas e incaracterísticas, de modo semelhante a outras infecções virais de vias aéreas superiores.

Nas faringotonsilites virais as crianças e os adolescentes apresentam-se, normalmente, em bom estado, sem sinais de desidratação, com febre baixa (< 38,5 °C) ou mesmo afebris. Adenovírus e especialmente influenza costumam cursar com sinais mais exacerbados.

Adenopatia cervical, quando presente, costuma acometer múltiplos gânglios de maneira simétrica e bilateral, principalmente em cadeias submandibulares e cervical anterior. Quando palpáveis, os gânglios geralmente apresentam discreta reação inflamatória local, com pouca ou nenhuma dor à palpação, consistência parenquimatosa, móveis à palpação e tamanho habitualmente menor que 1 cm de diâmetro.

Alguns tipos virais costumam acometer mucosa oral, levando ao aparecimento de lesões ulceradas e bastante dolorosas. Alguns enterovírus, como os coxsackievírus, podem levar à formação de múltiplas vesículas no palato mole que, após ruptura, evoluem rapidamente para úlceras e, posteriormente, para lesões com fundo fibrinoso de cicatrização (herpangina). Esse mesmo quadro também pode estar acompanhado de aparecimento de lesões semelhantes em extremidades e região genital (doença mão-pé-boca).

Habitualmente, as infecções virais não cursam com formação de exsudato purulento sobre a superfície das amígdalas. No entanto, em infecções por adenovírus e, especialmente, na mononucleose infecciosa, é comum o aparecimento de placas esbranquiçadas e que são potencialmente confundidas com os exsudatos purulentos encontrados em infecções bacterianas. Diferentemente do exsudato purulento encontrado nas faringotonsilites bacterianas (~ grumos), o exsudato nas infecções virais, quando presentes, são habitualmente placas esbranquiçadas e aderidas à superfície das tonsilas palatinas. A tentativa de remoção pode causar desconforto e dor ao paciente, além de provocar sangramento na superfície amigdaliana subjacente (Figura 38.1).

Particularmente na mononucleose infecciosa, é comum encontrarmos hepatomegalia (30% dos casos) e especialmente esplenomegalia (> 50% dos casos). A apresentação clássica normalmente envolve a presença de adenomegalia generalizada e, no pescoço, costuma acometer preferencialmente a cadeia cervical posterior.

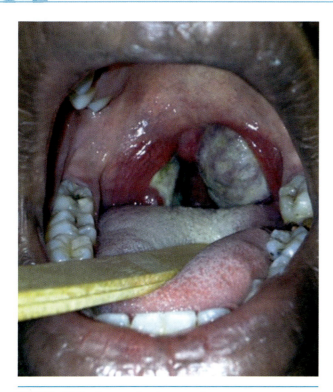

FIGURA 38.1. Oroscopia de um adolescente com mononucleose infecciosa, demonstrando hiperemia de pilares amigdalianos e marcante placa esbranquiçada recobrindo ambas as amígdalas.
Fonte: Acervo da autoria.

- **Exames complementares**

Em geral, as infecções virais de vias aéreas superiores dispensam a necessidade de realização de exames complementares para diagnóstico ou tomada de decisão terapêutica.

Em alguns casos excepcionais, como na mononucleose infecciosa, a realização de hemograma completo com diferencial, dosagem de IgM e IgG específica e dosagem de enzimas hepáticas, podem auxiliar no diagnóstico etiológico. O achado mais comum de mononucleose no hemograma completo é a presença de leucocitose (> 10.000 leucócitos/μL) com linfocitose (> 4.500 linfócitos/μL ou > 50% linfócitos no diferencial). É também comum a presença de linfócitos atípicos no sangue periférico (> 10% do total de linfócitos). Alguns pacientes também podem apresentar neutropenia e/ou trombocitopenia leve (absoluta e relativa) e transitória. Presença de anemia é rara em mononucleose e, quando presente, deve ser investigada paralelamente. Como o fígado geralmente é acometido, aminotransferases (TGO e TGP) ficam elevadas na maioria dos pacientes com mononucleose infecciosa, mas de caráter benigno e autolimitado.

O vírus Esptein-Barr pode induzir à formação de diversos anticorpos específicos ao EBV, assim como a diversos outros anticorpos heterófilos não EBV relacionados. Os testes de Paul-Bunnell-Davidson e o teste Monospot são sensíveis e específicos para anticorpos heterófilos de EBV, atingindo seu pico plasmático em torno da 2ª ou 6ª semanas após a infecção primária, podendo permanecer detectável em até 1 ano.

Tais testes podem gerar resultados falso-negativos em crianças abaixo de 2 anos de idade. Dosagem de anticorpos do tipo IgM e IgE contra antígenos do capsídeo viral (VCA) do EBV são os mais úteis para confirmar o diagnóstico de infecção pelo EBV, assim como diferenciar um quadro de infecção aguda ou quadro recente de infecção prévia. Após um quadro infeccioso agudo, os títulos de IgM antiVCA do EBV alcançam picos plasmáticos entre 4 e 8 semanas, e podem permanecer positivo em até 1 ano. Por sua vez, IgG antiVCA do EBV começam a se elevar após a queda da IgM antiVCA, usualmente permanecendo detectável por toda a vida. Pelo fato de serem mais caros e exigirem um tempo maior de evolução para dosagem, os anticorpos específicos contra VCA do EBV devem ser reservados preferencialmente a casos nos quais os testes de anticorpos heterófilos foram negativos e casos em que haja forte suspeita de mononucleose infecciosa, no intuito de descartar outras doenças mono-*like*, como infecções pelo HIV, herpesvírus tipo 6, toxoplasmose, CMV e rubéola. Assim como os anticorpos heterófilos, crianças abaixo de 2 anos de idade podem apresentar resultados falso-negativos para anticorpos antiVCA do EBV.

- **Manejo e tratamento**

Em virtude de a grande maioria das infecções virais serem benignas e autolimitadas, com resolução espontânea dos sintomas dentro de 10 dias, o tratamento oferecido aos pacientes deve ser de suporte sintomático, incluindo analgesia e uso de antitérmicos, quando necessário, além de hidratação e repouso relativo, também quando necessário.

Em algumas situações particulares, como em casos graves de influenza, alguns antivirais, como amantadina e oseltamivir, podem ser úteis. Da mesma maneira, valaciclovir pode ser prescrito em pacientes com mononucleose infecciosa com risco de ruptura esplênica espontânea.

■ Faringotonsilites agudas bacterianas

Correspondem cerca de 30% das faringotonsilites agudas infecciosas, podendo ser causadas por uma vasta gama de agentes. A prevalência de cada tipo bacteriano depende de diversos fatores, como idade, localização geográfica, sazonalidade, uso de antibiótico prévio, entre outros. No entanto, em crianças e em adolescentes, o principal agente etiológico bacteriano é o *S. pyogenes*, também denominado *Streptococcus* beta-hemolítico do grupo A de Lancefield. Dependendo da localização, o *S. pyogenes* é responsável por cerca de dois terços de todas as faringotonsilites bacterianas, ou seja, cerca de 20% de todos os casos de faringotonsilites agudas de etiologia infecciosa. Em virtude da grande importância de diferenciação das infecções por *S. pyogenes* das demais infecções bacterianas, será dada atenção especial a esse agente patogênico.

- **Quadro clínico**

Faringotonsilites por *S. pyogenes*

Acometem, preferencialmente, crianças e adolescentes entre 5 e 15 anos de idade, estimada em cerca de 37% dos casos (32 a 43% dos casos, 95% IC) de faringotonsilites infecciosas agudas. O pico de incidência das infecções por *S. pyogenes* em regiões temperadas ocorre entre o fim do outono e começo da primavera, coincidindo, de certa forma, com o pico de incidência das infecções virais. O período de incubação varia de 2 a 5 dias, sendo o período de transmissibilidade maior durante os primeiros dias da fase aguda.

Em crianças maiores de 3 anos de idade, as faringotonsilites causadas por *S. pyogenes* tipicamente apresentam evolução dos sintomas abruptamente, em questão de poucas horas. Habitualmente, há aparecimento de febre mais elevada (> 38,5 °C), picos febris mais frequentes (às vezes, refratárias a tratamento com antitérmicos simples), odinofagia, cefaleia, dor abdominal, queda do estado geral e inapetência. Uma característica importante é que as faringotonsilites causadas por *S. pyogenes* raramente cursam com outros sintomas concomitantes de vias aéreas superiores, como coriza, congestão nasal, tosse ou rouquidão. Ao exame físico, geralmente há a presença de exsudato purulento (Figura 38.2); gânglios cervicais em cadeias cervicais anteriores > 1 cm, assimétricos, dolorosos à palpação; petéquias em palato mole; e exantema cutâneo em tronco e membros superiores em casos de escarlatina.

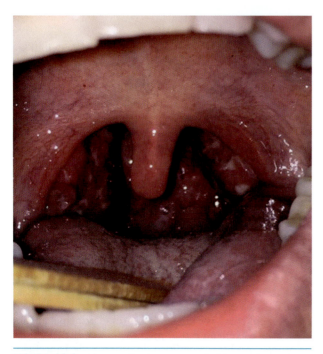

FIGURA 38.2. Oroscopia demonstrando hiperemia e edema dos pilares amigdalianos, tonsilas palatinas e parede posterior da orofaringe. Notar a presença de exsudato purulento sobre a superfície de ambas amígdalas.
Fonte: Acervo da autoria.

Raramente, *S. pyogenes* acometem crianças abaixo de 3 anos de idade, mas, quando presente nessa faixa etária, as infecções geralmente repercutem de maneira atípica, com manifestação mais protraída semelhante a um quadro viral, com congestão nasal, rinorreia, febre baixa e adenopatia cervical.

Faringotonsilites causadas por outros agentes bacterianos

Entre outras bactérias que podem causar faringotonsilites bacterianas estão *Mycoplasma pneumoniae*, *N. gonorrhoeae*, *Fusobacterium necrophorum*, *Streptococcus* do grupo C e G, *Arcanobacterium haemolyticum* e *Corynebacterium diphtheriae*.

Faringotonsilites por *N. gonorrhoeae* são raras e acometem adolescentes com comportamento sexual de risco, especialmente aqueles que praticam relação sexual oral-genital desprotegida. Nesse tipo de faringotonsilites não há características clínicas específicas ou patognomônicas, apresentando simplesmente edema, eritema e exsudato purulento sobre as tonsilas. Habitualmente, respondem mal ao tratamento com penicilinas de baixo espectro de ação e deve ser cogitada sempre que houver comportamento de risco e refratariedade ao tratamento clínico. O tratamento adequado é essencial para prevenir transmissão e disseminação da doença.

F. necrophorum é uma afecção rara, cuja importância se dá por ser uma das bactérias mais comuns de desencadear tromboflebite séptica da veia jugular interna, após quadro de faringotonsilites aguda, denominada síndrome de Lemierre. Acomete preferencialmente adolescentes e adultos jovens, com manifestação clínica de febre alta (> 39 °C), dor cervical, edema unitateral do pescoço e outros sintomas relacionados à oclusão da veia jugular interna. Esse quadro demanda internação e antibioticoterapia endovenosa, sendo questionável o uso de anticoagulantes pós-tratamento.

Difteria é uma doença rara em nosso meio, mas que deve ser suspeitada em pacientes originários de áreas endêmicas, não vacinados ou em imunossuprimidos. A apresentação clássica cursa com aparecimento gradual de sintomas, com odinofagia progressiva, mal-estar e febre baixa. Uma característica típica ao exame físico é a presença de pseudomembranas acinzentadas aderidas à parede posterior da orofaringe. Caso esses pacientes não sejam tratados adequadamente, podem evoluir para obstrução de vias aéreas superiores e insuficiência respiratória.

Abscesso peritonsilar

Também denominado periamigdaliano, é a complicação supurativa mais comum das faringotonsilites bacterianas. O abscesso peritonsilar pode aparecer tanto precoce quanto tardiamente. A apresentação clínica habitual é a presença de piora abrupta da dor orofaríngea, picos febris mais frequentes e elevados, falha de resposta a antimicrobianos e alteração na voz ("voz de batata quente"). Em casos mais graves, quando a inflamação atinge o espaço mastigatório, pode haver trismo e dificuldade mastigatória. O achado característico ao exame físico é o abaulamento da loja amigdaliana e do palato mole, com deslocamento da úvula em direção contralateral, acompanhado de sinais flogísticos nas amígdalas e parede posterior da orofaringe.

Essa é uma complicação que deve ser encaminhada ao médico especialista (otorrinolaringologista ou cirurgião de cabeça e pescoço), devendo ser tratada com drenagem/punção do abscesso e introdução de antibioticoterapia sistêmica de amplo espectro com cobertura para anaeróbios (p. ex., amoxicilina + clavulanato ou clindamicina, por 10 dias). Para casos mais graves, como dificuldade para se alimentar, presença de trismo ou desidratação, é recomendado que o tratamento nos primeiros dias seja feito em ambiente hospitalar.

• Manejo e tratamento

Assim como nos casos virais, todos os pacientes com faringontonsilites bacterianas demandam adequado controle sintomático para alívio da febre e especialmente da odinofagia.

A maioria das infecções bacterianas não *S. pyogenes* não demanda necessariamente tratamento com antibióticos para as finalidades de prevenir complicações supurativas ou mesmo reduzir a duração e a intensidade dos sintomas. Estudos de metanálise têm demonstrado que, apesar do uso de antibióticos reduzirem a incidência de abscessos peritonsilares, quando comparados ao placebo (RR: 0,15; 95% IC: 0,05 a 0,47), o número necessário de tratamento (NNT) para que um paciente tenha benefício é cerca de 50 a 200 indivíduos, o que torna essa abordagem desfavorável em termos de custo-benefício para prevenção de complicações supurativas locais. Ainda, esses mesmos estudos demonstram que, apesar dos antibióticos para faringotonsilites promoverem uma melhora clínica mais rápida, tal benefício é modesto (± 16 horas) em relação ao grupo placebo, de modo que essa abordagem seja bastante questionável para uso universal em faringotonsilites bacterianas não complicadas. Dessa forma, para a maioria das infecções bacterianas não *S. pyogenes*, apenas tratamento clínico sintomático otimizado seria suficiente, reservando o uso de antibióticos somente para os casos mais graves, para aqueles com piora sintomática ou sem tendência de melhora espontânea em curto prazo, ou para casos seletivos, como em difteria, tularemia ou *N. gonorrhoeae*. Deve-se lembrar que, diante da necessidade de tratamento empírico com antimicrobianos, o antibiótico a ser escolhido deve ter cobertura para bactérias gram-positivas e gram-negativas.

Em contrapartida, o tratamento das infecções causadas por *S. pyogenes* (*Streptocococcus* β-hemolítico do grupo A de Lancefield) tem sido motivo de grande debate e algumas controvérsias, especialmente em virtude de sua potencial complicação com febre reumática. Apesar do baixo risco de desenvolvimento de febre reumática após uma infecção por *S. pyogenes* (0,3 a 3% dos casos), especialmente na faixa etária pediátrica, existe uma relação favorável de custo-benefício na prevenção primária de febre reumática nos casos de faringotonsilite aguda por *S. pyogenes*. Estima-se que o gasto direto, apenas com saúde para cada paciente com febre reumática, gire em torno de U$ 350/ano, enquanto para prevenir um caso de febre reumática, o custo fique em torno de U$ 45 (NNT ~50 a 60). Dessa forma, a maioria dos consensos internacionais recomendam o tratamento das faringotonsilites agudas por *S. pyogenes* com a finalidade primária de prevenção da febre reumática e, secundariamente, abreviação do quadro clínico e prevenção de complicações supurativas.

Consequentemente, em um cenário ideal, todos os pacientes deveriam ser submetidos à identificação de *S. pyogenes* para tomada de decisão terapêutica, seja por cultura de orofaringe, seja por meio de testes rápidos de detecção de antígeno em amostras de esfregaço de orofaringe. No entanto, testes rápidos ou mesmo cultura convencional apresentam custos que não são desprezíveis, especialmente se forem aplicados de maneira global e coletiva. Além disso, a cultura demanda um tempo mínimo de 24 a 48 horas para fornecer resultados válidos. Embora ambos os testes microbiológicos apresentem especificidade relativamente alta (~70 a 90% para cultura e ~90 a 99% para testes rápidos), a sensibilidade para ambos os testes varia consideravelmente de acordo com cada população (55 a 99%), gerando certa limitação de identificação de casos positivos.

No entanto, a quase totalidade dos cenários nacionais e internacionais não dispõem de testes de identificação microbiológica para o *S. pyogenes* para uso rotineiro. Assim, alguns fluxogramas têm sido propostos a fim de se otimizar recursos diagnósticos e terapêuticos para melhor manejo de pacientes com faringotonsilite aguda por *S. pyogenes*. Com base em sintomas e sinais mais comumente encontrados em infecções por *S. pyogenes* (Quadro 38.1), alguns autores têm proposto escores clínicos para predizer a chance de haver positividade para *S. pyogenes* (Tabela 38.1).

QUADRO 38.1. Achados sugestivos de faringotonsilite aguda causada por *S. pyogenes*.

Achado	Sensibilidade (%)	Especificidade (%)
Ausência de tosse	51 a 79	36 a 68
Adenopatia cervical anterior	55 a 82	34 a 73
Cefaleia	48	50 a 80
Mialgia	49	60
Temperatura > 38,3 °C	22 a 58	53 a 92
Exsudato tonsilar ou faríngeo	45	75
Petéquia palatal	7	95
Exposição a *S. pyogenes* nas últimas 2 semanas	19	91

Fonte: Ebell e colaboradores[8].

TABELA 38.1. Escore de Centor modificado para predição de faringotonsilite por *S. pyogenes*.

	Pontos	Escore final	Probabilidade de *S. pyogenes*
Ausência de tosse	1	5	~85%
Edema ou exsudato tonsilar	1	4	~52%
Adenopatia cervical (edema ou tenso)	1	3	~31%
Temperatura > 38 °C	1	2	~15%
3 a 14 anos	1	1	~8%
15 a 44 anos	0	≤ 0	~2%
≥ 45 anos	−1		

Fonte: Elaborada pela autoria.

Embora haja críticas para os diversos escores clínicos, como a subestimação para escores baixo (p. ex., Centor modificado ≤ 1) ou mesmo a superestimação para escores elevados (p. ex., Centor modificado ≥ 4), tem sido demonstrado que a avaliação clínica minuciosa serve como um bom parâmetro de triagem para selecionar potenciais casos que necessitariam de subsequente avaliação microbiológica ou mesmo para direcionar tratamento sem necessidade de avaliação complementar.

Para indivíduos com baixa probabilidade de infecção por *S. pyogenes* (Centor modificado ≤ 1), recomenda-se o simples tratamento com medicamentos sintomáticos, sem a necessidade de avaliação complementar com cultura ou testes rápidos. Para crianças e adolescentes com manifestações sugestivas de infecção viral, como presença de coriza, congestão nasal, rouquidão, estomatite ou diarreia, não é recomendada a realização de testes confirmatórios. Em contrapartida, para aqueles com manifestação altamente sugestiva de infecção por *S. pyogenes* (escore de Centor modificado ≥ 4), a maioria das diretrizes internacionais recomendam o uso de antibióticos, também sem a necessidade de confirmação microbiológica. Já para aqueles casos clinicamente duvidosos (escore de Centor modificado entre 2 e 3), seria recomendada a realização de cultura ou de testes rápidos de detecção de antígeno para confirmação diagnóstica. Caso haja confirmação por algum desses exames, o uso de antibióticos seria então recomendado.

Em locais de baixo recurso econômico onde não há cultura ou mesmo testes rápidos disponíveis, as alternativas seriam acompanhar tais pacientes por 24 a 48 horas a fim de reavaliar o aparecimento de sinais ou sintomas característicos de *S. pyogenes* não presentes na primeira consulta. Na impossibilidade de seguir longitudinalmente tais pacientes, é recomendado o tratamento empírico com antibióticos, especialmente em crianças e adolescentes (idade mais vulnerável a desenvolver febre reumática).

O tratamento recomendado para infecções por *S. pyogenes* envolve o uso de antibióticos que sejam eficazes em erradicar a infecção e prevenir complicações supurativas e não supurativas, além de apresentar baixo espectro de ação, que tenham custo favorável e preferencialmente poucos efeitos colaterais. Nesse contexto, as penicilinas são os medicamentos indicados como primeira escolha no tratamento de faringotonsilites por *S. pyogenes*, especialmente a penicilina G benzatina (Quadro 38.2).

QUADRO 38.2. Opções terapêuticas recomendadas para o tratamento de faringotonsilites agudas causada por *S. pyogenes*.

Medicamento	Dose	Duração ou quantidade
Para indivíduos sem alergia a penicilina		
Penicilina G benzatina	< 27 kg: 600.000 UI (375 mg), IM. ≥ 27 kg: 1.200.000 UI (700mg), IM.	1 dose
Penicilina V	< 27 kg: 400.000 UI (250 mg), 2 a 3x/dia, oral. > 27 kg: 800.000 UI (500 mg), 2 a 3x/dia, oral.	10 dias
Amoxicilina	50 mg/kg/dia, divididas em 1 a 3 doses, oral.	10 dias

Para indivíduos com alergia a penicilina		
Cefalexina*	20 mg/kg/dose, 2 vezes/dia (máx. 500 mg/dose), oral.	10 dias
Clindamicina	7 mg/kg/dose, 3 vezes/dia (máx. 1,8 g/dia), oral.	10 dias
Azitromicina	12 mg/kg, 1 vez/dia (máx. 500 mg/dose), oral.	5 dias
Claritromicina	7,5 mg/kg/dose, 2 vezes/dia (máx. 250 mg/dose), oral.	10 dias

* Prescrito em casos de reação alérgica grave a penicilina.
Fonte: Adaptado de Shulman e colaboradores[14].

É importante lembrar que as infecções por estreptococos desencadeiam o aparecimento de diversos anticorpos específicos (como a antiestreptolisina-O, antideoxiribonuclease B, anti-hialuronidade e antiestreptoquinase) e que podem ser utilizados para a confirmação de uma infecção estreptocócica. Entretanto, os níveis desses anticorpos apresentam elevação titulável apenas nas 2ª ou 3ª semanas de evolução após o quadro agudo, não sendo, portanto, útil para o diagnóstico de faringotonsilite aguda por *S. pyogenes*. Além disso, a introdução de antibióticos apropriados abole a titulação desses anticorpos, especialmente se utilizados em até 9 dias após o início da infecção aguda. Alguns indivíduos também podem permanecer com anticorpos tituláveis pelo resto da vida, dificultando a diferenciação entre uma infecção remota ou uma infecção recente com ascensão dos anticorpos. Desse modo, a dosagem desses anticorpos (p. ex., ASO) não auxilia no manejo desses pacientes, no momento da procura médica.

A fim de se reduzir surtos de infecção durante o período de maior contagiosidade, recomendamos que crianças com infecção aguda por *S. pyogenes* sejam afastadas de atividades comunitárias (p. ex., escola) por cerca de 2 dias após a introdução da antibioticoterapia apropriada.

■ Faringotonsilites de repetição

Caracterizadas pelo menos três episódios agudos no último ano, com intervalos de normalidade entre um episódio e outro. As faringotonsilites de repetição são causadas pelos mesmos agentes das infecções agudas, com semelhante predominância viral. Entre os mecanismos fisiopatogênicos, existem algumas evidências apontando que as tonsilas atuem como reservatórios de diversos vírus respiratórios, bactérias intracelulares ou mesmo colonização por biofilmes bacterianos em sua superfície, fazendo que reativações periódicas cursem com inflamações recorrentes desses tecidos. Além disso, é importante avaliar a presença de outras doenças sistêmicas que poderiam se manifestar com infecções de vias aéreas de repetição, como neutropenia cíclica, neutropenia crônica ou mesmo a presença de imunodeficiências.

Um diagnóstico diferencial de faringotonsilites de repetição é a síndrome PFAPA, caracterizada pela presença de febre periódica recorrente, aparecimento de aftas, sinais e sintomas de faringite e adenite cervical. Apresenta curso benigno, usualmente não persiste por mais que 5 dias, acomete preferencialmente crianças menores que 5 anos, em bom estado de saúde, com preservação do crescimento pondero-estatural. Os episódios tendem a recorrer a cada 3 ou 6 semanas e, tipicamente, apresentam manifestação clínica abrupta. A etiologia da PFAPA é desconhecida, mas acredita-se que haja cunho autoimune. Atualmente, o diagnóstico de PFAPA é clínico e de exclusão: os achados de exames complementares são todos inespecíficos, não havendo alterações patognomônicas. O uso de corticosteroide no início do quadro febril pode encurtar o período sintomático desses pacientes, embora possa encurtar também o intervalo das recorrências. Cimetidina, via oral parece ser benéfico na prevenção das recorrências. A indicação de amigdalectomia para esses casos ainda é um campo de bastante controvérsia, podendo ser realizada a depender da gravidade e frequência das recorrências, assim como na resposta frente ao tratamento clínico.

O tratamento clínico das faringotonsilites de repetição deve ser semelhante aos quadros agudos, lembrando apenas na possibilidade de se deparar com bactérias resistentes devido ao uso de antibióticos de modo recorrente. O uso de imunoestimulantes (p. ex., lisados bacterianos) parecem reduzir em cerca de 40% o número de infecções respiratórias agudas em crianças com bom nível de segurança. Entretanto, em virtude da maioria desses estudos apresentarem pobre controle metodológico, tais resultados positivos devem ser interpretados com cautela.

Para crianças sem comorbidades e com número de infecções elevado, a cirurgia para remoção das tonsilas (amigdalectomia ± adenoidectomia) só traz benefício em médio-longo prazos (2 anos após a cirurgia), se houver no mínimo o seguinte número de infecções: 7 episódios nos últimos 12 meses; ou 5 episódios por ano nos últimos 2 anos; ou 3 episódios por ano nos últimos 3 anos (critérios de Paradise). Caso contrário, os benefícios alcançados em médio-longo prazos são muito discretos, não justificando os riscos cirúrgicos e as morbidades do pós-operatório. No entanto, caso a criança apresente algum outro fator modificador associado, como alergia ou intolerância a antibióticos, histórico de abscessos peritonsilares, PFAPA, halitose, convulsões febris ou respiração bucal, o tratamento cirúrgico é recomendado com base nos impactos individuais, mesmo não satisfazendo os critérios cirúrgicos de paradise para faringotonsilites de repetição.

■ Faringotonsilites crônicas

Caracterizadas por persistência de inflamação nos órgãos componentes do anel de Waldeyer, tipicamente evoluem para hipertrofia/hiperplasia desses tecidos linfoides. Apesar da fisiopatogenia das hipertrofias tonsilares não estar elucidadas, acredita-se que deva ser um desbalanço das respostas imunes locais com a microbiota residente nesses tecidos.

A hipertrofia das tonsilas geralmente acontece entre 3 e 10 anos de idade, com pico por volta dos 4 a 6 anos de vida. A hipertrofia acentuada das amígdalas (grau 3 ou 4 de Brodsky) e/ou da adenoide (> 70% de ocupação do cavum), pode levar a uma série de consequências decorrentes da obstrução das vias aérea e digestiva. Entre elas, é comum a ocorrência de roncos noturnos ou mesmo a apneia obstrutiva durante o sono; respiração bucal de suplência com importantes alterações musculoesqueléticas orofaciais; alterações de mordida e desenvolvimento palatal; alterações de postura e comportamento durante a respiração, deglutição e mastigação; alteração de preferência de ingestão por alimentos pastosos ou líquidos; dificuldade de ganho pondero-estatural; rinossinusite crônica ou aguda de repetição; alterações da tuba auditiva levando a otites médias agudas de repetição ou mesmo otite média serosa, entre outras consequências.

A hipertrofia da tonsila faríngea (adenoide) pode ser tratada com o uso de corticosteroide sistêmico ou tópico, entretanto, as hipertrofias amigdalianas em geral respondem mal aos diversos tipos de tratamentos clínicos, necessitando muitas vezes de remoção cirúrgica. Para crianças não obesas, a taxa de resolução de roncos e apneia do sono após amigdalectomia, para casos com hipertrofia acentuada, gira em torno de 70 a 80% dos casos, enquanto para crianças obesas, a taxa de sucesso cai entre 10 e 25% dos pacientes. O Quadro 38.3 resume as principais indicações de amigdalectomia e/ou adenoidectomia.

QUADRO 38.3. Indicações cirúrgicas para amigdalectomia e/ou adenoidectomia.

- Presença de síndrome da apneia obstrutiva do sono.
- Disfagia secundária à hipertrofia amigdaliana.
- Suspeita de neoplasia de tecido linfoide (p. ex., linfoma).
- Tonsilites de repetição (7 episódios em 12 meses ou 5 episódios por ano em 2 anos consecutivos ou 3 episódios por ano, em 3 anos consecutivos).
- Abscessos peritonsilares recorrentes.
- Rinossinusite aguda de repetição.
- Rinossinusite crônica.
- Otite média crônica serosa.
- Otite média aguda de repetição.
- Halitose ou eliminação de *caseum*.
- Roncos.
- Síndrome da resistência de vias aéreas superiores.
- Síndrome PFAPA.
- Faringotonsilites agudas com crise convulsiva febril, intolerância ou alergia a antibióticos.

Fonte: Elaborado pela autoria.

■ Considerações finais

A maioria das faringotonsilites, seja viral, seja bacteriana, apresenta evolução benigna e autolimitada, devendo ser tratada apenas com controle sintomático.

As faringotonsilites causadas por *S. pyogenes* devem ser tratadas com antibioticoterapia, com a finalidade primária de evitar febre reumática. Para todas as outras etiologias bacterianas, o uso de antibióticos deve ser ponderado de acordo com a gravidade clínica.

Em casos de dúvida etiológica, é recomendado a realização de cultura ou de testes rápidos para identificação de *S. pyogenes*.

A indicação de amigdalectomia e/ou adenoidectomia deve ser criteriosa, a fim de evitar procedimentos cirúrgicos pouco efetivos.

■ Referências bibliográficas

1. American Academy of Pediatrics, Committee on Infectious Diseases. Red Book: Report of the Committee on Infectious Diseases. 28th ed. Elk Grove Village, Ill: American Academy of Pediatrics; 2009.

2. Baugh RF, Archer SM, Mitchell RB, Rosenfeld RM, Amin R, Burns JJ, Darrow DH, Giordano T, Litman RS, Li KK, Mannix ME, Schwartz RH, Setzen G, Wald ER, Wall E, Sandberg G, Patel MM; American Academy of Otolaryngology-Head and Neck Surgery Foundation. Clinical practice guideline: tonsillectomy in children. Otolaryngol Head Neck Surg 2011; 144 (1 Suppl): S1-30. doi: 10.1177/0194599810389949.

3. Centor RM, Allison JJ, Cohen SJ. Pharyngitis management: Defining the controversy. J Gen Intern Med 2007;22:127-30.

4. Chiappini E, Regoli M, Bonsignori F, Sollai S, Parretti A, Galli L, de Martino M. Analysis of different recommendations from international guidelines for the management of acute pharyngitis in adults and children. Clin Ther 2011; 33(1):48-58. doi: 10.1016/j.clinthera.2011.02.001.

5. Del Mar CB, Glasziou PP, Spinks AB. Antibiotics for sore throat. Cochrane Database Syst Rev. 2006; (4):CD000023.

6. Del-Rio-Navarro BE, Espinosa Rosales F, Flenady V, Sienra-Monge JJ. Immunostimulants for preventing respiratory tract infection in children. Cochrane Database Syst Rev 2006 Oct 18;(4):CD004974.

7. Duarte VM, McGrath CL, Shapiro NL, Bhattacharrya N. Healthcare costs of acute and chronic tonsillar conditions in the pediatric population in the United States. International journal of pediatric otorhinolaryngology. 2015;79(6):921-5.

8. Ebell MH, Smith MA, Barry HC, Ives K, Carey M. The rational clinical examination. Does this patient have strep throat? JAMA. 2000;284(22):2.915.

9. Fleming-Dutra KE, Hersh AL, Shapiro DJ, Bartoces M, Enns EA, File TM, Jr. et al. Prevalence of Inappropriate Antibiotic Prescriptions Among US Ambulatory Care Visits, 2010-2011. JAMA 2016;315(17):1.864-73.

10. Hess RD. Routine Epstein-Barr virus diagnostics from the laboratory perspective: still challenging after 35 years. J Clin Microbiol 2004; 42(8):3.381-7

11. McIsaac WJ, White D, Tannenbaum D, Low DE. A clinical score to reduce unnecessary antibiotic use in patients with sore throat. CMAJ 1998; 158 (1):75-83.

12. Needham CA, McPherson KA, Webb KH. Streptococcal pharyngitis: Impact of a high-sensitivity antigen test on physician outcome. J Clin Microbiol 1998;36:3.468-73.

13. Shaikh N, Swaminathan N, Hooper EG. Accuracy and precision of the signs and symptoms of streptococcal pharyngitis in children: a systematic review. J Pediatr. 2012;160:487-93.

14. Shulman ST, Bisno AL, Clegg HW, Gerber MA, Kaplan EL, Lee G, Martin JM, Van Beneden C. Clinical practice guideline for the diagnosis and management of group A streptococcal pharyngitis: 2012 update by the Infectious Diseases Society of America. Clin Infect Dis. 2012;55(10):1.279-82. doi: 10.1093/cid/cis847.

15. Terreri MT, Bernardo WM, Len CA, da Silva CA, de Magalhães CM, Sacchetti SB, Ferriani VP, Piotto DG, Cavalcanti AS, de Moraes AJ, Sztajnbok FR, de Oliveira SK, Campos LM, Bandeira M, Santos FP, Magalhães CS. Guidelines for the management and treatment of periodic fever syndromes: periodic fever, aphthous stomatitis, pharyngitis and adenitis syndrome. Rev Bras Reumatol Engl. 2016;56(1):52-7. doi: 10.1016/j.rbre.2015.09.004.

Apneia do sono na criança

39

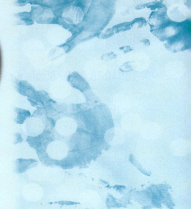

- Carolina Sponchiado Miura
- Leila Azevedo de Almeida
- Daniel Salgado Küpper
- Wilma Terezinha Anselmo Lima
- Fabiana Cardoso Pereira Valera

CASO CLÍNICO

Criança do sexo masculino, 6 anos, apresenta-se com obstrução nasal, respiração bucal diurna e noturna, roncos e apneias presenciadas por terceiros. Tem como comorbidades tetralogia de Fallot corrigida e obesidade. Faz tratamento com corticosteroide nasal, porém sem melhora das queixas.

Exame físico: IMC > P95. Oroscopia: amígdalas grau IV, palato ogival.

Exames complementares:

- Polissonografia: índice de apneia obstrutiva e hipopneia (IAOH) de 16,1/hora. Foi diagnosticada com síndrome da apneia obstrutiva do sono (SAOS) de intensidade grave.
- Nasofibroscopia: septo centrado, conchas inferiores eutróficas, adenoide ocupando 75% da nasofaringe.

Com base na história clínica, no exame físico e nos exames complementares, foi indicada adenoamigdalectomia.

Pelo histórico de comorbidades, a cirurgia foi realizada em hospital terciário e o paciente pernoitou no hospital.

No pós-operatório imediato a mãe relatava melhora acentuada das queixas. A criança foi encaminhada para nutricionista para auxiliar perda de peso. Após 1 ano, a mãe referia melhora parcial; a polissonografia controle identificou IAOH de 7/h, sendo compatível com SAOS moderada. Paciente recebeu indicação de uso de CPAP (Figura 39.1).

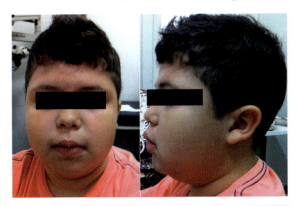

FIGURA 39.1. Paciente com SAOS residual moderada após adenoamigdalectomia.
Fonte: Acervo da autoria.

■ Introdução

Apneia do sono é uma doença relativamente comum na infância, com prevalência estimada entre 1 e 5%[1], e pode ter consequências importantes para a saúde e a qualidade de vida das crianças. Além disso, pode gerar gastos com consultas médicas, exames e tratamentos. Estima-se que no 1º ano após a confirmação diagnóstica, os gastos com cuidados médicos das crianças com SAOS seja 215% superior aos das crianças sem essa doença[2].

Os principais fatores de risco para a apneia do sono da infância são a hipertrofia adenoamigdaliana[3], obesidade[4], síndromes genéticas, alterações craniofaciais e doenças neuromusculares (Quadro 39.1).

QUADRO 39.1. Fatores de risco para SAOS da infância.

Hipertrofia adenoamigdaliana	
Obesidade	IMC > P95
Síndromes genéticas	Exemplo: Síndrome de Down e Prader-Willi, mucopolissacaridose.
Alterações craniofaciais	Exemplo: Síndromes de Apert, Crouzon, Treacher-Collins, Arnold-Chiari, acondroplasia.
Doenças neuromusculares	Exemplo: distrofias musculares, paralisia cerebral.

Fonte: Adaptado de Marcus[3].

Muitas vezes, os sintomas referidos na consulta com o pediatra não deixam clara a presença de eventos obstrutivos durante o sono. É muito importante conhecer a doença, pesquisar ativamente por sinais e sintomas, reconhecer grupos de risco e comorbidades associadas e, quando necessário, encaminhar o paciente para tratamento especializado.

■ Manifestações clínicas

Incluem sinais e sintomas respiratórios, comportamentais e cognitivos (Quadro 39.2). As queixas principais são roncos, sono agitado e pausas respiratórias durante o sono.

QUADRO 39.2. Sinais e sintomas de SAOS na infância.

Noturnos:
- Roncos.
- Respiração paradoxal.
- Pausas respiratórias.
- Sono agitado.
- Hiperextensão cervical.
- Posição preferencial de dormir.
- Sudorese em regiões cervical e cefálica.

Diurnos:
- Dificuldade para despertar e levantar.
- Sonolência diurna excessiva.
- Cefaleia matinal.
- Irritabilidade, agressividade, impulsividade.
- Hiperatividade.
- Déficit de atenção.

Fonte: Elaborado pela autoria.

Os sintomas podem ser particularizados pela faixa etária:

- **Lactentes:** além dos sinais respiratórios clássicos, podem apresentar hiperextensão cervical, posição preferencial de dormir, sudorese cefálica e cervical. O sintoma de ronco pode estar ausente, assim como em crianças com doenças neuromusculares.

- **Pré-escolar e escolar:** cursam com roncos e sono agitado, pausas respiratórias, com ou sem testemunho dos responsáveis. Em geral, apresentam dificuldade para despertar pela manhã, mas sem sonolência diurna excessiva, exceto em casos mais graves. Do ponto de vista comportamental, prevalecem as queixas de hiperatividade, irritabilidade, impulsividade e agressividade em graus variáveis. O déficit de atenção e o comportamento hiperativo podem resultar em dificuldade escolar.

- **Crianças e adolescentes:** apresentam mais frequentemente queixa de sonolência excessiva diurna, além dos mesmos sintomas noturnos que os descritos na faixa etária escolar. Além disso, ocorre uma frequência mais elevada de outros transtornos do sono, como parassonias do sono NREM (sonambulismo, terror noturno, despertar confusional), bruxismo do sono e enurese. Tais transtornos podem, inclusive, ser a queixa principal dos responsáveis. Diante da queixa de um transtorno do sono específico, o pediatra deve indagar sobre todos os sintomas dos outros distúrbios do sono, devido à alta prevalência de associação entre eles.

Em todas as faixas etárias, mas em menor frequência, a SAOS grave pode se associar à hipertensão arterial, síndrome metabólica, e *cor pulmonale*.

■ Diagnóstico

Na história clínica é importante perguntar sobre obstrução nasal, respiração bucal, roncos, sono agitado, apneias presenciadas, sinais indiretos de apneias, como enurese noturna, sonolência ou agitação excessiva durante o dia, dificuldade em manter a atenção na escola, hiperatividade, agressividade e queixas de rinite alérgica.

No exame físico devem ser avaliados:

- Aspecto geral (formato da face, boca, olheiras).
- Peso e altura, sendo que o IMC deve ser ajustado para a idade e o sexo.
- Sinais de desconforto respiratório (batimento de asas nasais, retração de fúrcula, subcostal ou intercostal).
- Rinoscopia anterior: avaliar a presença de deformidades septais, tamanho e aspecto da mucosa das conchas nasais, presença de secreções.
- Oroscopia: Mallampati modificado, tamanho das amígdalas, formato do palato.

O raio X de cavum e/ou a nasofibroscopia podem auxiliar a estimar o grau de hipertrofia da adenoide. A vantagem da nasofibroscopia em relação ao RX é que ela permite avaliar a adenoide tridimensionalmente, além de se observar outros parâmetros da via aérea como um todo, como a presença de outras alterações anatômicas e a posição da base da língua. Em nosso serviço, todas as crianças são submetidas ao exame completo de via aérea, pelo menos uma vez durante o acompanhamento, incluindo a visualização da laringe (Figura 39.2).

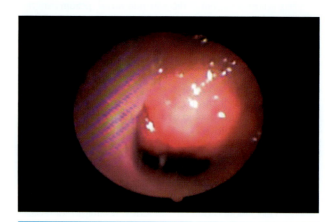

FIGURA 39.2. Visão endoscópica de adenoide aumentada obstruindo 80% da região do cavum de um paciente respirador bucal.
Fonte: Acervo da autoria.

A história clínica e o exame físico não são suficientes para a diferenciação entre ronco primário e SAOS da infância. Os eventos apneicos podem ser sutis e tendem a prevalecer no sono REM, principalmente no final da madrugada, quando as crianças podem não estar sob observação direta dos responsáveis. Dessa forma, os responsáveis podem referir roncos, mas negar pausas respiratórias durante o sono. A presença de sono agitado é um sinal indireto de apneias, e deve ser questionada e valorizada na criança que ronca. Em contrapartida, a presença de apneias centrais é comum na infância, e os responsáveis podem confundir esses eventos, sem que se caracterize como SAOS.

Com relação ao exame físico, o grau de hipertrofia adenoamigdaliana não é bom preditor do grau de gravidade do distúrbio respiratório do sono[5], não sendo discriminativo para ronco primário *versus* diferentes intensidades de SAOS. Outros aspectos concorrem para determinar o grau de obstrução das vias aéreas durante o sono: características

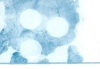

faciais, posição de língua, depósito de células adiposas na faringe e base de língua, aspectos neuromusculares e do controle neural da ventilação.

O exame padrão-ouro para confirmação diagnóstica de SAOS é a polissonografia (PSG). Os critérios diagnósticos de SAOS na infância, de acordo com a Classificação Internacional dos Distúrbios do Sono[6], estão dispostos no Quadro 39.3 e se aplicam a indivíduos com menos de 18 anos de idade.

QUADRO 39.3. Critérios diagnósticos de SAOS na infância (A+B).

Presença de uma ou mais das seguintes queixas:
1. Roncos;
2. Respiração dificultosa, paradoxal ou obstrutiva durante o sono;
3. Sonolência, hiperatividade, alteração comportamental, déficit de aprendizado.

PSG demonstra ao menos um dos achados:
1. Ao menos um evento respiratório por hora de sono, indicado por índice de apneias obstrutivas, apneias mistas ou hipopneias (IAOH) ≥ 1/hora de sono);
2. Padrão de hipoventilação obstrutiva, definida por ≥ 25% do tempo total de sono com $PaCO_2$ > 50 mmHg, em associação com ao menos um dos seguintes:
   • roncos;
   • achatamento do sinal da cânula de pressão nasal;
   • respiração paradoxal.

Fonte: Sateia[6].

Em resumo, devem estar presentes as queixas respiratórias, comportamentais e/ou cognitivas, de forma associada à documentação polissonográfica de ao menos um evento respiratório por hora de sono, o que pode ser indicado por índice de apneias obstrutivas, apneias mistas e hipopneias (IAOH) ≥ 1/hora. Menos frequentemente, o padrão polissonográfico documentado pode ser o de hipoventilação obstrutiva, em que a criança apresenta dificuldade de troca gasosa, com hipercapnia noturna, na presença de esforço ventilatório. Assim, o registro da capnografia noturna é preconizado como essencial em laboratórios de sono que atendem a faixa etária infantil. No que diz respeito à arquitetura do sono, as principais alterações polissonográficas são o aumento do teor de sono de ondas lentas N3, e a diminuição do teor de sono REM. Em casos mais graves ou em crianças mais velhas e adolescentes, as alterações de arquitetura se aproximam das do adulto, com maior teor de sono superficial N1 e N2, e elevado índice de microdespertares.

Na SAOS na infância, a PSG é também utilizada para a estratificação da gravidade da doença, à luz de dados clínicos. No que diz respeito aos critérios de gravidade, a maioria dos autores considera:

- **SAOS leve:** crianças com IAOH ≥ 1/hora e < 5/hora.
- **SAOS moderada:** crianças com IAOH ≥ 5/hora e < 10/hora.
- **SAOS grave:** crianças com IAOH ≥ 10/hora.

A PSG pode ainda discriminar outros transtornos ventilatórios, como hipoventilação de origem central e síndromes de apneia central, que são diagnósticos diferenciais em contextos clínicos diversos.

No entanto, a dificuldade de acesso a laboratórios de sono com atendimento da faixa etária infantil pode limitar a realização de PSG para todas as crianças que apresentam roncos. Crianças com quadro clínico clássico e exame físico compatível, provavelmente se beneficiam de adenoamigdalectomia, mesmo na impossibilidade de documentação polissonográfica da SAOS. Em nosso serviço, a PSG encontra-se indicada:

- Na incompatibilidade entre história clínica referida pelos pais e grau de obstrução evidenciado pelo exame clínico.
- Em crianças com síndromes genéticas ou neurológicas associadas a malformações faciais, macroglossia, hipotonia muscular, deformidades torácicas, alteração do controle neural da ventilação ou depósitos patológicos em vias aéreas, como na mucopolissacaridose.
- Em crianças com maior probabilidade de SAOS residual após tratamento cirúrgico, como as obesas, as portadoras de quadro obstrutivo muito grave, asma ou síndromes genéticas e neurológicas.

Nas situações supracitadas, a PSG auxilia na indicação cirúrgica, na indicação de necessidade de centro de terapia intensiva no período pós-operatório, no diagnóstico diferencial com outros transtornos ventilatórios e na documentação de parâmetros ventilatórios basais para as crianças candidatas a reavaliação polissonográfica após tratamento cirúrgico.

■ Tratamentos

• Tratamento medicamentoso

Alguns estudos demonstram o efeito dos corticosteroides nasais na redução do tamanho da adenoide[7,8], porém são poucos os que avaliam a eficácia de medicamentos no tratamento da SAOS da infância, especialmente em longo prazo.

Os corticosteroides nasais parecem ter algum efeito nos casos leves a moderados[9], porém uma parcela significativa dos pacientes mantém algum grau de apneia residual. Estudos com antagonistas do leucotrieno também sugerem redução discreta do IAOH[10]. A melhor resposta, no entanto, parece estar na associação dos dois medicamentos[11].

Tanto os corticosteroides nasais como os antagonistas do leucotrieno são boas opções como terapia adjuvante em pacientes com rinite alérgica concomitante, e nos pacientes com SAOS leve a moderada, que apresentem contraindicações ao tratamento cirúrgico.

• Tratamento cirúrgico

Adenoamigdalectomia é o tratamento de escolha para a apneia do sono da infância. Apesar de ser considerada um procedimento simples, essa alternativa não é isenta de riscos, sendo, portanto, importante discuti-los com a família, no momento da indicação. Entre os riscos estão os relacionados à anestesia geral, dor pós-operatória, infecção do sítio cirúrgico, sangramento, descompensação respiratória e incompetência velofaríngea. Complicações graves são raras.

Por esse motivo, em nosso serviço, procuramos sempre iniciar o tratamento com corticosteroide nasal associado ou não a outros medicamentos, como os antagonistas do leucotrieno ou os anti-histamínicos (este em casos de pacientes alérgicos), mesmo que o paciente apresente SAOS grave no momento do diagnóstico. Indicamos adenoamigdalectomia para aqueles pacientes que não apresentam resposta após um período de no mínimo 3 meses tratamento clínico.

QUADRO 39.4. Principais indicações de adenoamigdaletomia na infância.

- SAOS.
- Disfagia.
- Alteração na fala (voz hiponasal).
- Alterações no crescimento dentofacial.
- Amigdalites/adenoidites de repetição.
- Suspeita de neoplasia.

Fonte: Adaptado de Kheirandish, Goldbart e Gozal[11]; Darrow e Siemens[12].

As complicações pós-operatórias são mais comuns nas crianças menores de 3 anos, nas obesas, e nas portadoras de doença cardíaca, SAOS grave, déficit de crescimento, síndromes genéticas, alterações craniofaciais e doenças neuromusculares. Nesses pacientes, a cirurgia não deve ser realizada em caráter ambulatorial. O ideal é que seja realizada em um centro de nível de complexidade terciário e que a criança pernoite no hospital. Alguns casos mais graves ainda demandam estadia na terapia intensiva no pós-operatório imediato.

Apesar de as crianças com SAOS apresentarem melhora considerável, tanto das queixas clínicas quanto dos parâmetros da polissonografia após adenoamigdalectomia, 20 a 72%[13] podem manter algum grau de apneia residual. Por esse motivo, é fundamental que a criança mantenha o seguimento médico após a cirurgia.

Os principais fatores de risco associados à apneia residual após cirurgia são:

- Idade < 3 anos[14] e adolescentes.
- Doença neurológica, atraso do desenvolvimento, alteração craniofacial[13].
- Obesidade[15].
- Asma[13,16].
- Apneia grave no pré-operatório[13].

Os pacientes com ao menos um desses fatores, devem ser reavaliados com PSG após a adenoamigdalectomia.

O tratamento da SAOS residual varia de acordo com o paciente, mas entre as opções estão a perda de peso, o uso de equipamentos de pressão positiva como o CPAP e o BIPAP, a correção das alterações craniofaciais e a traqueostomia.

A traqueostomia é uma opção cirúrgica de alta eficácia para o tratamento da SAOS da infância, mas devido à morbidade e ao estigma associados, reservamos essa opção aos pacientes com comorbidades graves, como neuropatia hipóxico-isquêmica ou por epilepsia, e aos pacientes com outras alterações importantes da via aérea, como estenoses, traqueomalácia e broncoaspiração. Antes de indicar a traqueostomia é muito importante que os pais sejam orientados sobre o procedimento, os cuidados envolvidos, sinais de alerta de problemas com a cânula e que tenham um serviço especializado acessível em caso de urgência e emergência.

• **Tratamento com pressão positiva**

Em vias aéreas, em um nível ou dois níveis (CPAP ou BIPAP), é indicado em crianças com persistência de SAOS moderada ou grave, após tratamento cirúrgico, ou como contraindicação à cirurgia. Os aparelhos de pressão positiva são os mesmos de uso domiciliar em adultos com SAOS, acoplados a máscaras infantis disponíveis no mercado para esse fim específico. Os pais devem estar orientados, apoiados e engajados, no sentido de colaborar com a aceitação da criança.

A maioria dos casos pode ser tratada com CPAP. O BIPAP encontra-se indicado na necessidade de elevadas pressões para tratamento do quadro obstrutivo (> 15 cmH_2O), na hipoventilação alveolar, e na necessidade de modo ventilatório espontâneo-controlado.

A faixa terapêutica varia entre 4 cmH_2O e 15 cmH_2O em crianças com menos de 12 anos de idade, e 4 cmH_2O e 20 cmH_2O em crianças a partir de 12 anos. No caso do BIPAP, as pressões inspiratórias máximas recomendadas são 20 cmH_2O em crianças com menos de 12 anos de idade, e 30 cmH_2O em crianças a partir de 12 anos[17].

As taxas de adesão ao CPAP/BIPAP são variáveis (30 a 70%) de acordo com os critérios utilizados. Esse fato reforça a importância do seguimento ambulatorial periódico do paciente, em que devem ser monitorizados: a adesão ao tratamento (sempre por parâmetros objetivos indicados pelo próprio aparelho de pressão positiva); a eficácia terapêutica (por parâmetros clínicos e parâmetros indicados

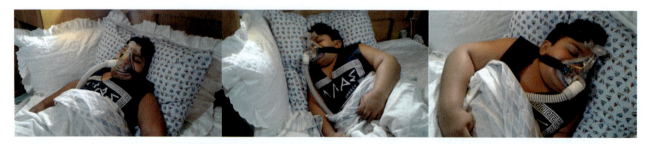

FIGURA 39.3. Paciente com SAOS residual grave em uso domiciliar de CPAP.
Fonte: Acervo da autoria.

pelo aparelho); e as condições de adequação e higiene da máscara, aparelho, filtros e traqueia.

Alguns estudos apontam para relação inversa entre a idade da criança e a taxa de adesão. Em geral, o número de crianças em uso diário do aparelho é aceitável, mas há tendência a queda ao longo dos meses, e o número de horas em uso por noite tende a ser insatisfatório. O suporte familiar, um maior grau de instrução materna, e o início da terapia em ambiente hospitalar são fatores que podem melhorar a adesão[18-21].

Dessa forma, o seguimento ambulatorial estreito no início do tratamento é fundamental para esclarecer dúvidas e estimular a persistência de uso do aparelho.

■ Obesidade e apneia

Obesidade infantil é definida como índice de massa corpórea (IMC) maior que o percentil 95 para idade e sexo. Estima-se que cerca de 10% das crianças menores de 5 anos apresentem sobrepeso ou obesidade na América Latina. No Brasil, a prevalência de obesidade infantil aumentou 50% nos últimos 15 anos[1,2].

A obesidade é um fator de risco independente para a SAOS da infância[1] e a associação das duas doenças pode agravar as comorbidades associadas a cada uma isoladamente, como as alterações cardiovasculares e as neurocognitivas. Por isso, é muito importante que o pediatra esteja atento para os sinais e sintomas de SAOS nas crianças obesas.

■ Considerações finais

Apneia do sono pode causar sequelas importantes para as crianças, como problemas cognitivos, alterações do comportamento e cardiovasculares, além de ser um fator de risco para a SAOS do adulto. Para evitar tais sequelas, o diagnóstico e o tratamento precoces são fundamentais.

É importante que o pediatra conheça e busque ativamente por sinais e sintomas da doença nas consultas de rotina em todas as crianças. Na suspeita de SAOS, o encaminhamento para o especialista deve ser realizado o mais cedo possível.

Apesar de a adenoamigdalectomia ser o tratamento de escolha e de trazer melhora dos sintomas na maior parte dos casos, uma parcela dos pacientes pode permanecer com algum grau de apneia residual. A apneia residual é mais frequente nas crianças menores de 3 anos, nas com apneia grave, obesidade e alterações craniofaciais. Portanto, os pacientes pertencentes a esse grupo devem ser acompanhados de perto mesmo após a cirurgia.

■ Referências bibliográficas

1. Marcus CL et al. Diagnosis and management of childhood obstructive sleep apnea syndrome. Pediatrics. 2012 Sept;130(3):e714-55. ISSN 1098-4275. Disponível em: http://www.ncbi.nlm.nih.gov/pubmed/22926176.
2. Tarasiuk A et al. Elevated morbidity and health care use in children with obstructive sleep apnea syndrome. Am J Respir Crit Care Med. 2007 Jan 1;175(1):55-61. ISSN 1073-449X (Print)1073-449x.
3. Marcus CL. Sleep-disordered breathing in children. Am J Respir Crit Care Med. 2001 Jul 1;164(1), 16-30. ISSN 1073-449X (Print) 1073-449x.
4. Lam YY et al. The correlation among obesity, apnea-hypopnea index, and tonsil size in children. Chest. 2006 Dec;130(6):1.751-6. ISSN 0012-3692 (Print) 0012-3692.
5. Nolan J, Brietzke SE. Systematic review of pediatric tonsil size and polysomnogram-measured obstructive sleep apnea severity. Otolaryngol Head Neck Surg. 2011 Jun;144(6):844-50. ISSN 0194-5998.
6. Sateia MJ. International classification of sleep disorders-third edition: highlights and modifications. Chest. 2014 Nov;146(5):1.387-94. ISSN 0012-3692.
7. Zhang L et al. Intranasal corticosteroids for nasal airway obstruction in children with moderate to severe adenoidal hypertrophy. Cochrane Database Syst Rev. 2008;(3):Cd006286. ISSN 1361-6137.
8. Chohan A et al. Systematic review and meta-analysis of randomized controlled trials on the role of mometasone in adenoid hypertrophy in children. Int J Pediatr Otorhinolaryngol. 2015 Oct;79(10):1.599-608. ISSN 0165-5876.
9. Kheirandish-Gozal L, Gozal D. Intranasal budesonide treatment for children with mild obstructive sleep apnea syndrome. Pediatrics. 2008 Jul;122(1):e149-55. ISSN 0031-4005.
10. Goldbart AD et al. Leukotriene modifier therapy for mild sleep-disordered breathing in children. Am J Respir Crit Care Med. 2005 Aug 1;172(3):364-70. ISSN 1073-449X (Print) 1073-449x.
11. Kheirandish L, Goldbart AD, Gozal D. Intranasal steroids and oral leukotriene modifier therapy in residual sleep-disordered breathing after tonsillectomy and adenoidectomy in children. Pediatrics. 2006 Jan;117(1):e61-6. ISSN 0031-4005.
12. Darrow DH, Siemens C. Indications for tonsillectomy and adenoidectomy. Laryngoscope. 2002 Aug;112(8) Pt 2 Suppl 100:6-10. ISSN 0023-852X (Print) 0023-852x.
13. Imanguli M, Ulualp SO. Risk factors for residual obstructive sleep apnea after adenotonsillectomy in children. Laryngoscope. 2016 Mar 24. ISSN 0023-852x.
14. Nath A et al. Predictors of persistent sleep apnea after surgery in children younger than 3 years. JAMA Otolaryngol Head Neck Surg. 2013 Oct;139(10):1.002-8. ISSN 2168-6181.
15. Mitchell RB, Kelly J. Outcome of adenotonsillectomy for obstructive sleep apnea in obese and normal-weight children. Otolaryngol Head Neck Surg. 2007 Jul;137(1):43-8. ISSN 0194-5998. Disponível em: http://www.ncbi.nlm.nih.gov/pubmed/17599563.
16. Bhattacharjee R et al. Adenotonsillectomy outcomes in treatment of obstructive sleep apnea in children: a multicenter retrospective study. Am J Respir Crit Care Med. 2010 Sep 1;182(5):676-83. ISSN 1073-449x.
17. Kushida CA et al. Clinical guidelines for the manual titration of positive airway pressure in patients with obstructive sleep apnea. J Clin Sleep Med. 2008 Apr 15;4(2):157-71. ISSN 1550-9389 (Print) 1550-9389.
18. Difeo N et al. Predictors of positive airway pressure therapy adherence in children: a prospective study. J Clin Sleep Med. 2012 Jun 15;8(3):279-86. ISSN 1550-9389.
19. Marcus CL et al. Adherence to and effectiveness of positive airway pressure therapy in children with obstructive sleep apnea. Pediatrics. 2006 Mar;117(3):e442-51. ISSN 0031-4005.
20. Ramirez A et al. Continuous positive airway pressure and noninvasive ventilation adherence in children. Sleep Med. 2013 Dec;14(12):1.290-4. ISSN 1389-9457.
21. Sawyer AM et al. A systematic review of CPAP adherence across age groups: clinical and empiric insights for developing CPAP adherence interventions. Sleep Med Rev. 2011 Dec;15(6):343-56. ISSN 1087-0792.

Otites e suas complicações

40

■ Miguel Angelo Hyppolito ■ Eduardo Tanaka Massuda
■ Myriam de Lima Isaac ■ Camila de Giacomo Carneiro

CASO CLÍNICO

Menino branco, 5 anos apresenta-se com edema e hiperemia retroauricular há 1 dia. No entanto, há 2 semanas iniciou quadro de obstrução nasal, roncos, secreção nasal amarelada e tosse com quadro febril, que rapidamente evoluiu com febre alta e otalgia à esquerda. Foi tratado com azitromicina 900 mg/dia, por 5 dias, com melhora parcial do quadro. Após 1 semana voltou a apresentar febre baixa de 38 °C, novamente com dor leve em ouvido esquerdo, não querendo brincar. Ocorre ainda hiporexia. Não manifestou cefaleia ou vômitos. Refere ainda dor no pescoço do lado esquerdo.

- Exame físico: bom estado geral, hipoativo, com edema retroauricular esquerdo e hiperemia. Otoscopia apresenta leve hiperemia de toda a membrana, com opacificação e abaulamento, bilateralmente.
- Exames complementares:
  - Hemograma (Hb: 11,6 g/dl; leucócitos: 18.000, com 30% de bastonetes).
  - Provas de atividade inflamatória (VHS: 35 mm; proteína C-reativa (PCR): 6,2 mg/100 ml – normal até 0,5 mg/100 ml.
  - Tomografia de ossos temporais (ouvidos) demonstra velamento de células da mastoide esquerda, com espessamento de membrana timpânica e bulbo da jugular saliente e procidente, exposto em orelha média.
  - Ressonância nuclear magnética de encéfalo em T2, mostra hipersinal em mastoide esquerda e seio lateral esquerdo e T1 com contraste revela espessamento da parede do seio lateral esquerdo, sem preenchimento do mesmo.
  - Angiorressonância magnética mostra na fase venosa, exclusão do seio lateral esquerdo.

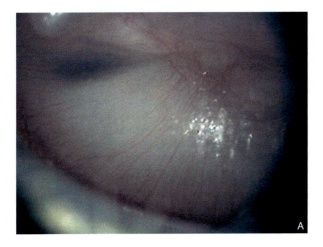
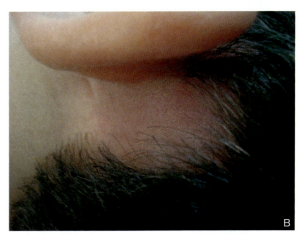

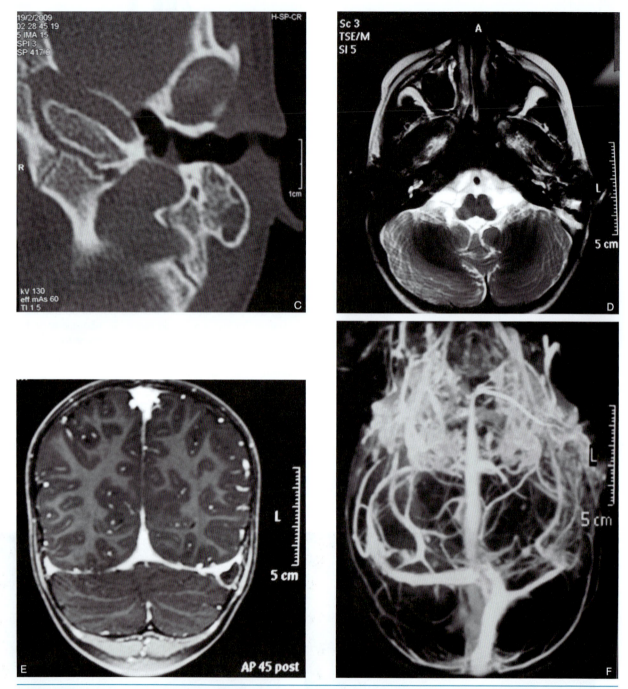

FIGURA 40.1. (A) Exame de vídeo-otoscopia mostrando membrana timpânica opacificada, abaulada e com nível hidroaéreo-secreção purulenta na orelha média. (B) Abaulamento, edema e hiperemia retroauricular esquerda, com protrusão da orelha esquerda. (C) Tomografia computadorizada de ouvido esquerdo, corte axial, mostrando rarefação da parede do bulbo da veia jugular na orelha média. (D) Ressonância nuclear magnética de encéfalo ponderada em T2, mostra hipersinal em mastoide esquerda e seio lateral esquerdo. (E) Ressonância nuclear magnética de encéfalo ponderada em T1 com contraste mostrando espessamento da parede do seio lateral esquerdo, sem preenchimento do mesmo. (F) Imagem de angiorressonância magnética mostrando a fase venosa com exclusão do seio lateral esquerdo.
Fonte: Acervo da autoria.

- Diagnóstico: otite média aguda complicada com mastoidite esquerda e trombose do seio lateral esquerdo.

■ Introdução

Otites são afecções comuns na população pediátrica. A depender do local de acometimento podem ser subdivididas em externas ou médias. As otites médias agudas (OMA) são a infecção mais comum para as quais os antibióticos são prescritos nos Estados Unidos[1]. O diagnóstico oportuno e preciso e as condutas adequadas frente aos processos infecciosos da orelha têm impacto não só no atendimento ambulatorial como nos custos e cronificação das patologias.

■ Otites externas

• Definição

Processo inflamatório difuso do conduto auditivo externo (CAE) que pode se estender ao pavilhão auricular e às proximidades da membrana timpânica.

• Etiologia e fatores de risco

Em sua maioria, as otites externas são causadas por bactérias, sendo a *Pseudomonas aeruginosa* e o *Staphylococcus aureus* os microrganismos mais comuns isolados. Aproximadamente um terço dos casos é causado por múltiplas bactérias e o envolvimento por patógenos fúngicos (principalmente dos tipos *Aspergillus* e *Candida*) ocorre em ambientes tropicais ou em pacientes tratados anteriormente com antibióticos[2].

O acometimento inflamatório da pele ou as reações alérgicas podem causar otites externas não infecciosas, que podem tornar-se crônicas.

São considerados fatores predisponentes para as otites externas:
- Presença de água no CAE por longos períodos de natação, umidade e transpiração excessiva.
- Anormalidades anatômicas, como estenose ou exostoses de canal.
- Obstrução do CAE por cerume ou corpos estranhos.
- Condições dermatológicas, como eczema, seborreia e outras dermatoses inflamatórias.
- Perda da integridade epitelial por remoção excessiva de cerume, uso de cotonetes e fones de ouvido.

• Classificação
- **Aguda difusa:** é a mais comum, também denominada ouvido de nadador, caracteriza-se por otalgia, prurido e edema do conduto externo.
- **Aguda localizada (furunculose):** infecção focal de folículo piloso, caracterizada por pústula ou nódulo na porção distal do conduto externo.
- **Crônica:** semelhante à aguda difusa, porém com duração prolongada (acima de 3 meses).
- **Eczematosa:** prurido é o sintoma predominante e engloba outras condições dermatológicas (dermatite atópica, psoríase, eczema).
- **Necrotizante (maligna):** infecção que se estende para o osso temporal e pode apresentar-se com tecido de granulação ou necrótico no CAE. Acomete pacientes com diabetes ou imunocomprometidos.
- **Otomicose:** prurido, pouco edema e material fúngico presente no CAE.

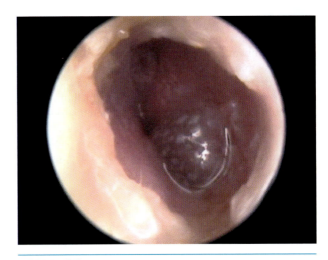

FIGURA 40.2. Vídeo-otoscopia mostrando membrana timpânica abaulada, eritematosa e opacificada em caso de OMA, além de edema e hiperemia difusos do conduto e meato acústico externo.
Fonte: Acervo da autoria.

• Sinais e sintomas – Apresentação clínica

Otite externa aguda tem como principal característica dor à palpação do tragus (anterior ao CAE) ou à tração do pavilhão auricular.

• Diagnóstico

História clínica e exame físico (incluindo otoscopia), geralmente, fornecem informações suficientes ao diagnóstico.

A avaliação adequada se inicia por uma história clínica que contemple informações não só dos sintomas atuais, como dos fatores predisponentes (exposição à água, trauma local, remoção de cerume, doenças dermatológicas inflamatórias). A dor é o sintoma que melhor se correlaciona com a gravidade da doença.

• Exames complementares/estudo por imagem

Testes laboratoriais não são necessários, exceto quando o paciente for imunocomprometido. Nesses casos, a glicemia e a cultura da secreção do CAE podem ser solicitadas.

A investigação radiológica pode ser necessária, se houver suspeita de infecção invasiva, como a otite externa necrotizante (maligna) ou acometimento da mastoide.

• Tratamento

Medicamentos tópicos

Antimicrobianos tópicos, associados ou não aos corticosteroides tópicos, são a principal escolha para o tratamento da otite externa não complicada.

Os agentes tópicos apresentam ampla variedade de preparações e combinações. Os agentes antimicrobianos incluem polimixina B, quinolonas e aminoglicosídeos. Não há evidência consistente sobre a efetividade de uma preparação em comparação à outra.

As diretrizes atuais recomendam considerar efeitos adversos e aspectos como aderência, custo, preferência do paciente e também a experiência do médico. A hipersensibilidade aos aminoglicosídeos, particularmente a neomicina, pode se desenvolver em até 15% da população. A adição de um corticosteroide tópico possibilita a melhora rápida dos sintomas como otalgia, edema e hiperemia do CAE. Ciprofloxacino/hidrocortisona são aprovados para uso em orelha média e, portanto, são recomendados, quando a membrana timpânica não estiver intacta ou não for possível determinar seu *status* pela otoscopia.

Antibióticos sistêmicos

Recomendados apenas quando a infecção se espalha para além do CAE ou há imunocomprometimento, diabetes descompensado, história de radioterapia local ou incapacidade de usar os antibióticos tópicos.

Analgesia

Além de ser um sintoma comum, a dor pode ser debilitante. Aplicação de calor local auxilia no combate à dor. Os analgésicos orais também podem ser utilizados. São tratamento de escolha os anti-inflamatórios não esteroidais ou paracetamol.

Limpeza do CAE

Otites externas agudas podem estar associadas ao acúmulo de material e/ou descamação no CAE. As diretrizes publicadas pela AAO (Academia Americana de Otorrinolaringologia) recomendam a remoção do material para melhor efetividade dos antibióticos tópicos.

■ Otites médias

Orelha média é composta pela caixa timpânica ou fenda auditiva com extensão para as células da mastoide e pela tuba auditiva, sendo que qualquer destas cavidades podem ter sua mucosa de revestimento comprometido em processos inflamatórios agudo, subagudo ou crônico, o que pode resultar em complicações.

• Otites médias agudas e subagudas

Definição

Caracterizada por uma inflamação da orelha média associada a sua exsudação. A OMA é uma das mais comuns infecções em crianças, principalmente na faixa etária de 3 meses a 3 anos e, geralmente, sucede à infecção das vias aéreas superiores (IVAS), causada por vírus, bactérias ou ambos. Ela pode ser autolimitada ou ter um quadro prolongado e causar complicações.

Sinais e sintomas – Apresentação clínica

Caracterizada por início rápido de otalgia e hiperemia da membrana timpânica e presença de efusão infectada, que leva ao abaulamento da membrana do tímpano. Além de sinais locais, podem ocorrer sinais sistêmicos sugestivos

de infecção. A otalgia e a febre são mais comuns em crianças pequenas do que nas maiores.

A hiperemia da membrana timpânica sem efusão na orelha média é denominada miringite aguda. Nela, pode haver a presença de bolhas na membrana timpânica e o seu diagnóstico pode ser confundido com a OMA.

A otite média aguda recorrente (OMAR) é a denominação para episódios repetidos de OMA intercalados com períodos de tempo nos quais o paciente está assintomático, havendo ou não persistência de efusão na orelha média.

Na prática, a OMAR é definida como três ou mais episódios de OMA nos últimos 6 meses ou 4 ou mais episódios dentro de 1 ano, sendo o último episódio nos 3 meses precedentes.

Fatores de risco

Existem fatores individuais e ambientais que predispõem à otite média, dentre os quais relacionamos:

- Infecção respiratória alta recente.
- Disfunções tubárias.
- Malformações craniofaciais, como palato fendido, fenda submucosa.
- Síndrome de Down.
- Gênero masculino.
- Fatores perinatais: baixo peso ao nascer, prematuridade < 33 semanas de idade gestacional, Apgar baixo.
- Predisposição genética.
- Imunodeficiências.
- Doenças crônicas.
- Refluxo gastresofágico.
- Permanência em creches nos primeiros anos de vida.
- Falta do aleitamento materno ou interrupção antes dos 6 meses de vida.
- Posição inadequada da criança durante o aleitamento, com a horizontalização da cabeça, favorecendo o refluxo de leite para a tuba.
- Tabagismo dos cuidadores ou dos pais levando ao tabagismo passivo da criança.
- Estação do ano: mais comum no outono e no inverno devido ao aumento das infecções respiratórias.
- Poluentes.
- Nível socioeconômico baixo devido às condições de vida, de alimentação e de falta de acesso a tratamento de saúde.

Fisiopatologia e etiopatogenia

OMA, em geral, ocorre junto ou logo após uma IVAS, e mais que 90% das crianças com OMA têm sintomas concomitantes de IVAS. As três bactérias otopatogênicas mais comuns são o *Streptococcus pneumoniae*, o *Haemophilus influenzae sp* e a *Moraxella catarrahalis*. Estes microrganismos colonizam a nasofaringe das crianças, desde pouca idade, e não infectam o trato respiratório ou causam sintomas até que ocorra uma nasofaringite viral que desencadeie mudanças nasofaríngeas. Essa complexa interação entre a bactéria e os vírus afeta o curso da IVAS e pode levar à OMA. Os vírus respiratórios causam inflamação da nasofaringe e da tuba auditiva levando a respostas imunológicas e inflamatórias, incluindo a liberação de citocinas, quimiocinas e mediadores inflamatórios. As propriedades químicas e imunológicas das substâncias secretadas alteram a mucosa, diminuem o *clearance* mucociliar da nasofaringe e das células da mucosa timpanomastoídea, o que favorece a aderência bacteriana e a colonização. Uma disfunção da tuba auditiva leva a uma pressão negativa, facilitando o refluxo retrógrado de secreção contaminada proveniente da nasofaringe e a entrada de bactérias colonizadas e de vírus da nasofaringe para dentro da cavidade timpânica. A inflamação da orelha média se desencadeia levando ao acúmulo de fluidos dentro dela, aumento da pressão na orelha média e causando os sinais e sintomas da OMA. Uma forte evidência do papel do vírus é o achado de que na OMA, vírus respiratórios são detectados na maioria de amostras da nasofaringe e em mais de 70% das amostras de fluido da orelha média. A OMA também pode ocorrer, em cerca de 5 a 10% dos casos, na ausência de colonização bacteriana patogênica detectável.

A OMA surge, então, devido a uma confluência de fatores que envolvem a tuba auditiva que na criança é mais curta, mais larga e com cartilagem mais flácida, favorecendo a colonização da tuba. Estes fatores são o comprometimento transitório do transporte mucociliar, em consequência da IVAS, a resposta imune local imatura e a pressão negativa da orelha média em relação à nasofaringe.

Microbiologia

Os vírus envolvidos na OMA são aqueles responsáveis por infecções respiratórias agudas, como os vírus sincicial respiratório, adenovírus, coronavírus, enterovírus, influenza, parainfluenza, rinovírus e os mais recentes, bocavírus humano tipo 1 e o metapneumovírus humano.

As bactérias causadoras de OMA são o *S. pneumoniae* (30 a 50%), o *H. influenzae* (20 a 30%), a *M. catarrhalis* (3 a 20%) e o *Streptococcus pyogenes* (1 a 5%).

Diagnóstico/exames complementares/estudo por imagem

O diagnóstico é clínico. Os sintomas como febre, otalgia, otorreia, irritabilidade e hipoacusia podem estar presentes.

Crianças pequenas que ainda não falam podem ficar manipulando, puxando e esfregando a orelha, apresentar distúrbios de comportamento ou do sono e febre; no entanto, estes sintomas são inespecíficos e a otoscopia se faz necessária.

A otoscopia é fundamental, por isso deve ser realizada com um bom otoscópio, de preferência pneumático, que dê iluminação adequada para que a membrana timpânica seja bem observada, em toda a sua superfície, quanto aos critérios de cor, translucência, posição, aspecto e mobilidade. Os sinais visualizados à otoscopia da membrana timpânica, como abaulamento, eritema, opacificação, otorreia purulenta aguda (desde que afastada a otite externa aguda) confirmam o diagnóstico de OMA (Figura 40.1).

Tratamento

Deve ser feito com base no diagnóstico correto do quadro clínico, considerando os sinais e os sintomas, a idade da criança, a intensidade das manifestações clínicas, a possibilidade ou não de observação da criança antes do início da antibioticoterapia.

Deve ser avaliado o dano e o benefício da antibioticoterapia logo no início do quadro e o da conduta observacional expectante, desde que haja garantia de reavaliação da criança, dentro de 48 a 72 horas após o diagnóstico.

Nos casos com sinais e sintomas acentuados, nas complicações, em crianças menores de 6 meses, em OMA bilateral, em presença de otorreia purulenta, em imunodeprimidos, em deformidades craniofaciais, em crianças com histórico de OMA recorrente não está recomendada a conduta expectante, devendo ser iniciada a antibioticoterapia após o diagnóstico.

No Quadro 40.1 estão as recomendações para o tratamento de OMA não complicada, segundo a idade da criança e a gravidade do quadro, conforme a Academia Americana de Pediatria.

QUADRO 40.1. Recomendações para o tratamento de OMA não complicada.

OMA / Idade	< 6 meses	6 meses a 2 anos	> 2 anos
Grave (uni ou bilateral)	ATB	ATB	ATB
Leve bilateral	ATB	ATB	ATB ou observação
Leve unilateral	ATB	ATB ou observação	ATB ou observação

Observações:
- Sinais ou sintomas graves: otalgia moderada a acentuada ou otalgia por pelo menos 48 horas ou temperatura ≥ 39 °C.
- Sinais ou sintomas leves ou moderados: otalgia leve por menos que 48 horas, temperatura < 39 °C.
- ATB: antibiótico. Importante: em comum acordo com cuidadores, com seguimento de perto e início de antibiótico, caso haja piora ou não melhore entre 48 e 72 horas do início dos sintomas.

Fonte: Elaborada pela autoria.

No tratamento da OMA, os analgésicos devem ser dados para alívio da otalgia. Os descongestionantes sistêmicos e os anti-histamínicos não são recomendados.

A antibioticoterapia, quando indicada, deverá ser reavaliada quando não houver melhora do quadro de OMA ou quando este piorar, no período de 48 a 72 horas após o início do medicamento.

Quando se optar pela indicação inicial de antibióticos:

- **Amoxicilina (80 a 90 mg/kg/dia):** deverá ser a primeira escolha, quando a criança não a recebeu nos últimos 30 dias, não tenha conjuntivite purulenta concomitante ou não seja alérgica à penicilina.

- **Amoxicilina com clavulanato (90 mg/kg/dia de amoxicilina e 6,4 mg/kg/dia de clavulanato):** está indicada como primeira escolha, se a criança recebeu amoxicilina nos últimos 30 dias ou se houver OMA associada à conjuntivite purulenta, pois pode ser uma infecção por *H. influenzae,* ou ainda se a criança tiver história de OMAR não responsiva à amoxicilina.

- **Cefuroxima (30 mg/kg/dia, em 2 doses) ou a ceftriaxona (50 mg/kg/dia, intramuscular, por 3 dias):** podem ser administradas, como segunda escolha.

Quando houver falha na antibioticoterapia inicial, após 48 a 72 horas está recomendado:

- **Amoxicilina com clavulanato (90 mg/kg/dia de amoxicilina e 6,4 mg/kg/dia de clavulanato):** como primeira escolha, quando não houver melhora com a amoxicilina.

- **Cefalosporina oral de segunda geração (cefuroxima 30 mg/kg/dia, em 2 doses):** pode ser utilizada, quando houver falha da amoxicilina com clavulanato.

- **Cefalosporina de terceira geração (ceftriaxona 50 mg/kg/dia, intramuscular, por 3 dias):** pode ser dada, caso haja falha no tratamento com a amoxicilina com clavulanato ou com cefalosporinas orais de segunda geração no tratamento inicial.

- **Clindamicina (30 a 40 mg/kg/dia, 3 vezes/dia):** outra opção a ser usada, nos casos de falha com os antibióticos anteriormente citados anteriormente, é a associada ou não com cefalosporinas de segunda ou terceira geração, quando não houver disponibilidade de uma timpanocentese para a coleta de fluido para análise microbiológica e antimicrobiana.

- Encaminhar para a avaliação com o otorrinolaringologista.

A duração do tratamento dependerá da idade e da gravidade do quadro. A antibioticoterapia por 10 dias está indicada para todas as crianças com sinais e sintomas graves, independentemente da idade. Para crianças na faixa etária de 2 a 5 anos com OMA, de grau leve ou moderado, 7 dias de tratamento são eficazes.

Para crianças com idade a partir de 6 anos com OMA de grau leve ou moderado, um período de tratamento de 5 a 7 dias é adequado. O tempo menor de uso será adotado para antibióticos específicos mencionados anteriormente.

No indivíduo alérgico à penicilina, a reação alérgica cruzada às cefalosporinas é mais intensa com as de primeira geração por terem estrutura química semelhante. As reações cruzadas com as cefalosporinas de segunda geração (cefuroxima) e terceira geração (ceftriaxona) são pouco prováveis, segundo estudos recentes, devido à diferença estrutural química das penicilinas com as cefalosporinas. Apesar disso, o tratamento de alérgicos à penicilina com cefalosporinas, excluindo aqueles com história de reações alérgicas graves, pode ter uma taxa de reação alérgica de 0,1%, de acordo com estudos.

O tratamento com cefalosporina em pacientes alérgicos está indicado nos casos de pacientes sem reações alérgicas graves e/ou recentes à penicilina, quando testes cutâneos não estiverem disponíveis.

Para alérgicos à penicilina, poderão ser usados macrolídios, como a azitromicina na dose de 10 mg/kg/dia no 1º dia e 5 mg/kg/dia por mais 4 dias, 1 vez ao dia, ou a claritromicina 15 mg/kg/dia de 12 em 12 horas por 5 dias.

Na OMAR, não é recomendada a antibioticoterapia preventiva. Nestes casos, a criança deverá ser encaminhada ao otorrinolaringologista para avaliação especializada sobre a necessidade de tratamento cirúrgico. A timpanotomia para a colocação de tubos de aeração poderá ser uma opção a ser discutida com os cuidadores.

Medidas preventivas

- Incentivar o aleitamento materno, exclusivo, nos primeiros 6 meses de vida.

- Adiar a entrada da criança na creche para depois de 6 meses de idade.

- Imunização com a vacina pneumocócica conjugada em crianças menores de 2 anos pode diminuir a incidência de infecção por *S. pneumoniaesorotipados*, mas pode levar ao aumento de infecção por outras bactérias das vias aéreas superiores, como *H. influenzae* e a *Moraxella* ou por outras cepas de *S. pneumoniae* não cobertos pela vacina. O uso de vacinas bacteriana e viral em crianças pequenas, incluindo a vacina pneumocócica conjugada e a vacina para influenza, tem reduzido a incidência de OMA desde 2001.

- Evitar a exposição ao tabaco e poluentes ambientais podem diminuir a ocorrência de OMA.

A associação de deficiência de vitamina D com o aumento de risco para IVAS e OMA, em crianças, foi observada em artigo de revisão recente[8]. Os estudos mostraram que a manutenção de nível sérico adequado de vitamina D poderia ser uma medida preventiva, eficaz e de baixo custo, contra as infecções respiratórias, devido às diferentes propriedades imunomodulatórias dessa vitamina, mas que são necessárias mais pesquisas para definir as doses de suplementação vitamínica.

• Otites médias crônicas

Podem ser definidas por alterações histológicas irreversíveis da mucosa da orelha média, mas clinicamente isso se torna muito difícil de ser mensurado. Assim, outra forma de classificação seria a manutenção do problema por mais de 3 meses na orelha média (OM), e isso pode ser caracterizado por otorreia persistente, dor ou perfurações da membrana timpânica ou presença de secreção em orelha média com o tímpano integro[1], sendo sua principal causa as otites de repetição ou infecção do aparelho respiratório alto[2].

A teoria do *continuum*[3] tenta explicar todos os tipos de otites crônica e tudo se inicia por uma obstrução contínua da tuba auditiva e otites de repetição, gerando pressão negativa na orelha média. Esta pressão negativa contínua da orelha média geraria uma vasodilatação, ocorrendo uma transudação de plasma para a OM que seria a otite média crônica serosa.

Se essa pressão negativa for mantida, haveria aumento de células caliciforme da OM, ocasionando produção de líquido com mais proteína e, consequentemente, mais espesso, iniciando-se, assim, a "otite média crônica secretora". Devido ao edema maior da mucosa, aumentaria a pressão negativa e, por conseguinte, a membrana timpânica pode ficar mais retraída e mais delgada. Daí, na primeira otite média aguda ocorreria perfuração maior desta membrana, com dificuldade de cicatrização, gerando a "otite média crônica simples".

Se esta perfuração for muito marginal na membrana timpânica, ou seja, não havendo borda na perfuração e mantendo infecção crônica, como otorreia, muitos fatores de inflamação, como NF-Kβ, assim como fatores de crescimento tumoral e epitelial, IL-6, IL-1, geraria o crescimento da pele do CAE até a OM, ocorrendo a formação do "colesteatoma secundário".

Se não houver perfuração da membrana timpânica, essa membrana continuaria a ser retraída devido a manutenção da pressão negativa na OM, e, ainda, se ocorresse otorreia, pelos mesmos fatores descritos anteriormente, a pele do CAE invaginaria pela retração, gerando o "colesteatoma primário", ou seja, iniciado pela retração timpanal crônica.

A classificação das otites médias crônicas está descrita no Quadro 40.2.

QUADRO 40.2. Classificação das otites médias crônicas.

Não supurativas	
Otites médias com efusão (OME)	Otite média serosa e otite média secretora.
Supurativas	
Otites médias crônicas não colesteatomatosas	Otite crônica simples.
Otites médias crônicas colesteatomatosas	Colesteatoma primário, colesteatoma secundário e colesteatoma congênito.

Fonte: Elaborado pela autoria.

- **Otite média serosa e secretora (otite média com efusão)**

Definida como a presença de líquido em OM por mais de 3 meses sem dor ou sinais de infecção. Sabemos que a principal causa é a infecção de vias aéreas superiores associada a hipertrofias de adenoides e amigdalas ou OMA, sendo a maioria com resolução espontânea em até 3 meses e em cerca de 30 a 40% haverá manutenção da OME (Figura 40.2)[4].

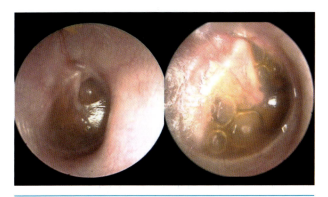

FIGURA 40.2. Exemplo de membrana timpânica com otite media crônica secretora.
Fonte: Acervo da autoria.

Cerca de 60 a 85% dos pacientes com síndrome de Down ou fenda palatal apresentam OME[4].

O líquido presente na orelha média dificulta a vibração da membrana timpânica, causando perda auditiva condutiva, assim como alteração vestibulares, baixo rendimento escolar, otite médias agudas de repetição, dificuldade de relacionamento e principalmente dificuldade de aquisição de linguagem com consequente diminuição do quociente de inteligência[3].

No último *guideline* da Academia Americana de Otorrinolaringologia[4] não existe tratamento clínico eficiente, sendo recomendado o acompanhamento desses pacientes periodicamente com 3 meses do início do quadro. Uso de corticoterapia e antibioticoterapia não muda a evolução da doença.

O tratamento cirúrgico recomendado seria a colocação de tubo de aeração até os 4 anos de idades e, após os 4 anos, associar a adenoidectomia. Para casos antes dos 4 anos, com adenoidite ou hipertrofia associada, fazer adenoidectomia.

Otite média crônica simples

Presença de perfuração da membrana timpânica define esse tipo de otite média crônica, porém a mucosa estando espessada ou úmida dificulta sua resolução. A Figura 40.3 demonstra o procedimento do tratamento.

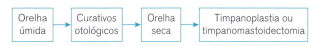

FIGURA 40.3. Tratamento da otite média crônica simples.
Fonte: Elaborada pela autoria.

As principais bactérias[5] causadoras de secreção são: *Pseudômonas aeruginosa*, *Staphylococcus aureus*, *Proteus mirabilis* e *Escherichia coli*. Estas bactérias apenas contaminam e dificilmente infectam a orelha média, portando, evitamos usar antibiótico sistêmico e usamos apenas antibiótico tópico, principalmente a ciprofloxacina tópica associada a corticosteroide e aspiração da orelha média (curativos otológicos).

Se a orelha média ficar seca por 3 meses, fazemos a timpanoplastia, caso não optemos pela timpanomastoidectomia e, nesse caso, sempre fazemos uma tomografia computadorizada (TC) de orelhas antes do procedimento cirúrgico, além da audiometria tonal liminar.

Otite média crônica colesteatomatosa

Colesteatoma é definido como presença de tecido estratificado queratinizante na OM, causando otorreia persistente e fétida, com os mesmos patógenos da otite média crônica não colesteatomatosa. Este tecido em conjunto com a queratina causa aumento de pressão sobre as estruturas presentes na OM, como ossículos, nervo facial, canais semicirculares, seio sigmoide e dura-máter da fossa média e posterior, com potencial efeito de complicações.

Por se tratar de tumor benigno o tratamento sempre é cirúrgico, mesmo com orelha média úmida, na tentativa de eliminar o tumor inicialmente e depois tentarmos conservar a audição. Assim, as duas técnicas mais comuns são: mastoidectomia com conservação da parede do CAE (na tentativa de conservar a audição) e mastoidectomia sem conservação da parede do CAE (menos recidiva do tumor nesse tipo de cirurgia, porém piora a audição).

Complicações das otites médias em crianças

Além de complicações na membrana timpânica e cadeia ossicular, as otites podem evoluir com complicações que são classificadas em extracranianas (intratemporais) e intracranianas. Estas complicações têm incidência e gravidade reduzidas devido ao uso de antibióticos e tratamento precoce e adequado da otite média aguda.

Complicações extracranianas

Mastoidite aguda

Processo inflamatório que compromete as células da mastoide em um indivíduo que não tenha um quadro de otite média crônica simples ou colesteatomatosa. Tem maior incidência em crianças com idade inferior a 8 anos e em um terço dos casos ocorre previamente a um quadro de otite média aguda.

Geralmente, um processo agudo na orelha média se estende por continuidade para a mastoide através do *aditus ad antrum*. Se o processo ultrapassa o mucoperiósteo, pode envolver o osso, com desmineralização e erosão dos septos das células da mastoide, formando um empiema intramastoideo, ou seja, um abscesso.

A etiologia está relacionada às bactérias causadoras de otite média como o *Streptococcus pneumoniae*, *S. pyogenes*, *Staphylococcus aureus*, *Staphylococcus* coagulase negativos.

A partir do comprometimento mastoideo, progredindo a infecção, pode ocorrer abscesso subperiosteal (retroauricular), abscesso zigomático (pré-auricular), abscesso de Bezold (inferior, a partir da ponta da mastoide), labirintite (comprometimento da orelha interna), síndrome de Gradenigo (comprometimento do apex petroso), trombose do seio lateral (extensão para o seio lateral), paralisia facial. Além disso, a partir do comprometimento mastoideo podem surgir complicações intracranianas, como meningite, abscesso cerebral, subdural, epidural ou abscesso cerebelar.

Labirintite

Inflamação labiríntica, mais comum na otite média crônica por fístula no canal semicircular lateral, no caso da otite media crônica colesteatomatosa. Pode tratar-se de labirintite serosa, não piogênica ou supurada, piogênica, associada a perda auditiva e comprometimento vestibular irreversíveis.

Paralisia facial periférica

Mais comumente associada à otite media crônica colesteatomatosa, e, no caso de crianças, à otite média aguda com deiscência do canal de falópio na orelha média.

Complicações intracranianas

Tromboflebite do seio lateral ou sigmoide (trombose séptica do seio lateral/sigmoide)

A drenagem venosa da mastoide ocorre para o seio lateral e qualquer processo infeccioso da orelha média pode se estender ao seio lateral e, posteriormente, ao sigmoide. É uma complicação com altas taxas de mortalidade (15 a 38%) e associada a outras complicações intracranianas. Os agentes bacterianos mais comuns são o *Streptococcus pneumoniae* tipo III e *Streptococcus* beta-hemolíticos.

Abscesso extradural

Pela proximidade anatômica da mastoide e orelha média com o tegmen, pelo processo inflamatório infeccioso, pode ocorrer a osteíte e a erosão do mesmo. Geralmente, o paciente tem poucos sintomas e pode cursar com cefaleia e meningismo.

Meningite bacteriana

Complicação mais frequente. Assim como anteriormente citado, a osteíte e a reabsorção óssea ou defeitos congênitos podem propiciar que o processo inflamatório atinja o espaço subaracnoideo, causando meningite.

Empiema subdural

Com a penetração do processo infeccioso no espaço subaracnoideo, ocorre a organização do processo, formando uma coleção purulenta (empiema). O paciente apresenta intensa cefaleia com repercussão sistêmica e torpor.

Abscesso cerebral

Ocorre o comprometimento parenquimatoso do sistema nervoso central, através do foco otogênico, geralmente por disseminação via hematogênica. O paciente apresenta intensa cefaleia com repercussão sistêmica e torpor e pode apresentar sinais localizatórios, quando o abscesso é cerebelar.

Manifestações clínicas e diagnóstico

Otite média complicada pode manifestar-se com sinais e sintomas locais, como otalgia, otorreia purulenta, paralisia facial periférica, perda auditiva, dor, calor, rubor, edema e eritema retroauricular, deslocamento do pavilhão auricular para frente e vertigem, nistágmo, além de alteração do estado geral, febre e alterações neurológicas, como cefaleia, sonolência, diplopia, fotofobia e rigidez de nuca.

Para o diagnóstico de complicações extracranianas a TC de ossos temporais (ouvidos) cortes finos (0,6 mm ou menos) é importante. No caso das complicações intracranianas, além da TC de ossos temporais a ressonância nuclear magnética (RNM) de encéfalo contrastada com gadolíneo é importante de ser considerada, bem como no caso de suspeita de comprometimento de grandes vasos ou seios venosos a angiorressonância magnética está indicada.

No caso da mastoidite coalescente à TC encontramos nível hidroaéreo, espessamento da mucosa, erosão de septos ósseos das células mastoideas ou da cortical mastoidea.

Tratamento medicamentoso

O tratamento das diferentes complicações está resumido no Quadro 40.3.

QUADRO 40.3. Tratamento das complicações das otites.

Complicações extracranianas	Tratamento
Mastoidite	1. Internação 2. Antibioticoterapia endovenosa (amoxicilina + ácido clavulâmico/ cefuroxima/ceftriaxona) 3. Cirurgia (miringocentese com coleta da secreção para cultura e antibiograma; colocação de tubo de ventilação, drenagem de abscesso subperiosteal, mastoidectomia simples)
Labirintite	1. Internação 2. Repouso 3. Antibioticoterapia endovenosa 4. Corticoterapia 5. Depressores vestibulares e antieméticos 6. Cirurgia (tubo de ventilação/ mastoidectomia) 7. Reabilitação vestibular
Paralisia facial	1. Internação 2. Antibioticoterapia endovenosa 3. Corticoterapia 4. Proteção ocular 5. Cirurgia (tubo de ventilação)

Complicações intracranianas	Tratamento
Tromboflebite do seio lateral	1. Internação 2. Antibioticoterapia endovenosa 3. Cirurgia (mastoidectomia, drenagem do seio lateral, ligadura da veia jugular interna)
Meningite, empiema, abscesso cerebral ou cerebelar	1. Internação 2. Antibioticoterapia endovenosa 3. Cirurgia (mastoidectomia, drenagem do neurocirúrgica do abscesso)

Fonte: Elaborado pela autoria.

■ Considerações finais

Dentre os fatores predisponentes para complicações das otites médias, destacam-se as condições imunológicas do paciente. As erosões ósseas e as anomalias anatômicas do osso temporal, como as deiscências, contribuem para a exposição de estruturas nervosas e vasculares, assim como o parênquima cerebral. A osteíte da tábua interna do osso temporal favorece o comprometimento do SNC, levando à formação de coleção extradural ou subdural. A osteomielite temporal atinge por contiguidade o seio sigmoide ou os seios peteosos superior e inferior, sendo uma evolução comum após o comprometimento venoso, um abscesso parenquimatoso, via retrógrada.

A complicação inicial mais comum é a mastoidite, podendo evoluir para petrosite. A fístula labiríntica do canal semicircular lateral e labirintite infecciosa ou comprometimento do nervo facial são complicações mais relacionadas ao colesteatoma. As complicações na faixa etária pediátrica, principalmente na primeira infância, estão mais associadas a quadros agudos de otite media. As complicações mais comuns em crianças são antrosite, meningite e o abscesso subdural.

■ Referências bibliográficas

1. American Academy of Pediatrics. Clinical Practice Guideline. The Diagnosis and Mangement of Acute Otitis Media. Pediatrics. 2013;131:964-99.
2. Bluestone CD. Current management of chronic suppurative otitis media in infants and children. Pediatr Infect Dis J. 1988 Nov;7(11 Suppl):S137-40.
3. Brown OE, Meyerhoff WL. Complications and sequelae of chronic suppurative otitis media. Ann Otol Rhinol Laryngol 1988;97 (Suppl 131):38-40.
4. Coker TR, Chan LS, Newberry SJ, Limbos MA, Suttorp MJ, Shekelle PG, Takata GS. Diagnosis, microbial epidemiology, and antibiotic treatment of acute otitis media in children: a systematic review. JAMA. 2010 Nov 17;304(19):2161-9.
5. Cruz OLM, Costa SS e Oliveira JAA. Otorrinolaringologia. Princípios e prática. Porto Alegre, Artes Médicas; 1994.
6. Daly KA, Hoffman HJ, Kvaerner KJ, Kvestad E, Casselbrant ML, Homoe P, Rovers MM. Epidemiology, natural history and risk factors: Panel report from Ninth International Researcher Conference on Otitis Media. International Journal of Pediatric Otorhinolaryngology. 2010;74(3):231-40.
7. Dhooge I. Acute Otitis Media in Children. In: Pediatric ENT. Editores: John M. Graham, Glenis K. Scadding, Peter D. Bull. Springer-Verlag, Berlin Heilderberg. 2007:399-411.
8. Esposito S, Noviello S, D'Errico G, Montanaro C. Topical ciprofloxacin vs intramuscular gentamicin for chronic otitis media. Arch Otolaryngol Head Neck Surg. 1992 Aug;118(8):842-4.
9. Esposito S, Lelii M. Vitamina D and respiratory tract infections in childhood. BMC Infectious Diseases. 2015;15:487.
10. Hoberman A, Paradise JL, Rockette HE et al. Treatment of acute otitis media in children under 2 years of age. N Engl J Med. 2011;364(2):105-115.
11. Joint Task Force on Practice Parameters; American Academy of Allergy, Asthma and Immunology; American College of Allergy, Asthma and Immunology; Joint Council of Allergy, Asthma and Immunology. Drug allergy: an updated practice parameter. Ann Allergy Asthma Immunol. 2010;105(4):259-73.
12. Kaushik V, Malik T, Saeed SR. Interventions for acute otitis externa. Cochrane Database Syst Rev. 2010 Jan 20;(1).
13. Lavinsky L, Castagno LA. Epidemiologia das otites no Brasil. In: Sih T. Infectologia em otorrinopediatria. Rio de Janeiro, Revinter; 2001. p.153-8.
14. Lieberthal AS, Carroll AE, Chonmaitree T et al. The diagnosis and management of acute otitis media. Pediatrics. 2013;131(3):e964-e999.
15. Nokso-Koivisto J, Marom T, Chonmaitree T. Importance of Viruses in Acute Otitis Media. Curr Opin Pediatr. 2015;27(1):110-5.
16. Pichichero ME. Otitis media. Pediatr Clin North Am. 2013; 60(2):391-407.
17. Preciado DA. Biology of cholesteatoma: special considerations in pediatric patients. Int J Pediatr Otorhinolaryngol. 2012 Mar;76(3):319-21.
18. Rosenfeld RM, Schwartz SR, Cannon CR, Roland PS, Simon GR, Kumar KA, Huang WW, Haskell HW, Robertson PJ; American Academy of Otolaryngology-Head and Neck Surgery Foundation. Clinical practice guideline: acute otitis externa executive summary. Otolaryngol Head Neck Surg. 2014 Feb;150(2):161-8.
19. Rosenfeld RM, Shin JJ, Schwartz SR, Coggins R, Gagnon L, Hackell JM, Hoelting D, Hunter LL, Kummer AW, Payne SC, Poe DS, Veling M, Vila PM, Walsh SA, Corrigan MD. Clinical Practice Guideline: Otitis Media with Effusion Executive Summary (Update). Otolaryngol Head Neck Surg. 2016 Feb;154;(2):201-14.
20. Sautter, N; Hirose, K. Otitis Media. In: Clinical Otology. Editado por Gordon B. Hughes, MylesL. Pensak. 3th ed. Thieme; 2007. p.223-35.
21. Wald, ER. Acutes otitis media in children: Diagnosis. [Acessado 2016 Jul 21]. Disponível em: www.uptodate.com.

Rinossinusites agudas e suas complicações orbitárias 41

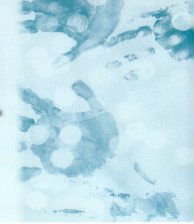

■ Wilma Terezinha Anselmo Lima ■ Edwin Tamashiro ■ Fabiana Cardoso Pereira Valera

CASO CLÍNICO

Paciente com 14 anos de idade, atendido na Unidade de Emergência do Hospital das Clínicas da Faculdade de Medicina de Ribeirão Preto-USP, por "inchaço" no olho. Mãe relatou que o filho vinha apresentando quadro de febre alta, congestão nasal e rinorreia abundante há 5 dias, sendo diagnosticada rinossinusite aguda (RSA) em unidade Básica de Saúde (UBS). O médico, naquela ocasião, iniciou tratamento com cefalexina, lavagem com soro nasal e analgésicos/antitérmicos simples. Há poucas horas, ao acordar, notou quadro de abaulamento e vermelhidão em olho direito, que rapidamente evoluiu com turvação visual até perda completa da visão (amaurose).

■ Exame físico: a criança apresentava bom estado geral, afebril; otoscopia normal bilateral; oroscopia: amígdalas de tamanho e aspecto normais para a idade (grau I de Brodsky), faringe hiperemiada, com presença de secreção mucopurulenta vinda de rinofaringe; à rinoscopia anterior foram observadas conchas nasais inferiores hipertróficas e hiperemiadas, ocupando 75% das fossas nasais. Presença de secreção amarelada em meato médio à direita. Olhos: foi observada proptose em olho direito, com quemose associada. Além disso, apresentava imobilidade ocular e amaurose no lado direito (Figura 41.1).

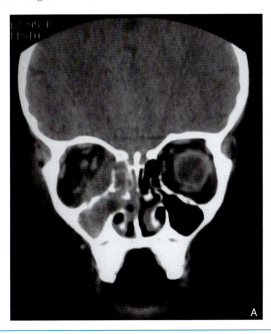
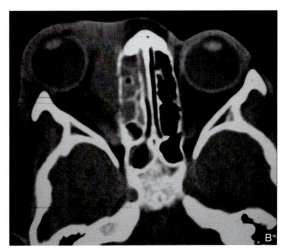

FIGURA 41.1. Abscesso subperiosteal. (A) Corte coronal. (B) Axial de TC mostrando velamento etmoidal e maxilar à direita, com deslocamento da periórbita e formação do abscesso.
Fonte: Acervo da autoria.

Foi solicitada tomografia computadorizada (TC) de seios da face e órbitas com contraste, evidenciando edema palpebral e proptose acentuada, além de material com densidade de partes moles entre a periórbita e a lâmina papirácea e velamento de seios paranasais anteriores, especialmente do lado direito. O paciente foi imediatamente encaminhado para drenagem cirúrgica do abscesso subperiosteal, sendo realizado acesso combinado por via endoscópica e transconjuntival, realizada, respectivamente, pelas equipes da otorrinolaringologia e oftalmologia. Permaneceu internado por 15 dias, medicado com ceftriaxona e oxacilina, via endovenosa. Recebeu alta hospitalar com bom estado geral, porém sem recuperação da visão do olho direito.

Introdução e definição

RSA pode ser definida como inflamação da mucosa nasal e dos seios paranasais, de início súbito, com duração de até 4 semanas. Pode ocorrer uma ou mais vezes em determinado período de tempo, mas sempre com remissão completa dos sinais e sintomas entre os episódios[1]. Trata-se uma enfermidade que traz considerável impacto sobre a qualidade de vida das crianças. Nas menores de 5 anos chega a ser um dos principais motivos de consulta de pronto-atendimento. Pela alta incidência, os gastos diretos e indiretos com o tratamento dessa doença geram grande impacto econômico para o sistema de saúde em geral[1-3].

Classificação

Atualmente, a classificação mais utilizada é a etiológica, com base na presença e duração dos sintomas[2,3]:

- **RSA viral ou resfriado comum:** geralmente, os sintomas permanecem por um período < 14 dias, com média de duração entre 5 e 7 dias, de caráter benigno e com evolução autolimitada. Os episódios de infecções de vias aéreas (IVAS) são muito comuns na faixa etária escolar, especialmente nas crianças que frequentam creches[3]. Considera-se tolerável o número de 7 a 10 de IVAS/ano na faixa etária escolar[4].
- **RSA pós-viral:** conceito introduzido pelo consenso europeu de 2012 (EPOS 2012)[3], e referendado pelo Consenso Brasileiro de Rinossinusites[2], caracterizada pela persistência dos sintomas após 10 dias. Entretanto, diretrizes mais recentes têm questionado essa nomenclatura como uma nova entidade[1], tendo em vista que em uma parcela dos casos a persistência dos sintomas são decorrentes da própria inflamação viral e, portanto, pertencente à mesma história natural da doença.
- **RSA bacteriana (RSAB):** a quase totalidade dos casos é decorrente de uma superinfecção bacteriana que se sucede a uma infecção viral. Estima-se que 0,5 a 2% dos casos de IVAS evoluem para um quadro de RSAB.[2] Clinicamente, se caracteriza por sintomas nasossinusais que persistem por mais de 10 dias, sem tendência de melhora espontânea em curto prazo, ou por uma piora abrupta do quadro em torno do 5º ao 7º dia de evolução[3,4].

Dessa forma, tem-se considerado a RSAB o quadro mais intenso e/ou persistente. Essa melhor seleção de pacientes visa evitar o uso indiscriminado de antibióticos e a resistência bacteriana.[3,4]

Quadro clínico

Depende do grau de desenvolvimento dos seios paranasais, que se inicia desde os primeiros anos de vida e termina no início da idade adulta. É importante lembrar que as crianças já têm os seios maxilares e etmoidais desenvolvidos desde o nascimento, permitindo que essa entidade possa estar presente desde o período neonatal. Em virtude do desenvolvimento dos seios esfenoidais e frontais acontecerem mais tardiamente, manifestações clínicas relaciona-

das a esses seios vão aparecer somente a partir dos 7 anos de idade.

• RSA viral

Sintomas mais frequentes apontados para o diagnóstico de RSA viral são: febre, rinorreia amarelada, tanto anterior quanto posterior, mal-estar geral e tosse. Importante ressaltar que os sintomas não perduram por um período além de 7 a 10 dias[2].

• RSAB

Em crianças, o quadro clínico de RSAB mais comum consiste em obstrução nasal acompanhada de rinorreia mucopurulenta, podendo ainda estar associada à tosse e febre baixa. Alterações no olfato e mesmo cefaleia são queixas mais frequentes em crianças maiores. Vale a pena ressaltar a importância da tosse no diagnóstico da doença, pois esse sintoma é predominante, especialmente nas menores de 5 anos[4]. A tosse tem como característica ser produtiva, com piora noturna. Para fins de diagnóstico clínico sugestivo de RSAB na criança, devem estar presentes no mínimo três dos seguintes sintomas/sinais:[2-4]

- Descarga nasal purulenta (com predominância unilateral).
- Tosse.
- Secreção purulenta em rinofaringe.
- Dor intensa local (com predominância unilateral).
- Febre (> 38 ºC).
- Piora do quadro após uma fase mais branda (quadro chamado de "dupla piora").

O diagnóstico diferencial com outras doenças deve sempre ser lembrado. As entidades mais comuns são:

- **Adenoidite aguda e rinite aguda bacteriana:** apresentam o mesmo quadro clínico da RSAB, e devem ser tratadas da mesma maneira.
- **Rinite crônica:** obstrução nasal é a queixa principal; espirros e prurido são sintomas comumente associados.
- **Corpo estranho nasal:** obstrução nasal é unilateral, acompanhada de rinorreia fétida persistente, que não melhora com o uso de antibióticos.

Exames complementares

Diagnóstico eminentemente clínico, não necessitando de exames complementares. No entanto, diferenciar as formas virais das bacterianas apenas pelos dados clínicos, geralmente, é um desafio, uma vez que as manifestações bacterianas são um *continuum* da infecção viral, com sintomas semelhantes.

A endoscopia nasal pode auxiliar no diagnóstico de RSA, principalmente quando o exame desarmado por rinoscopia anterior for duvidosa ou dificultada por questões anatômicas (p. ex., desvio de septo, hipertrofia de conchas nasais etc.). A endoscopia nasal possibilita a visualização mais adequada da fossa nasal em suas porções mais posteriores, onde a visualização por rinoscopia anterior é limitada. A endoscopia nasal também permite a coleta guiada de secreção para cultura ou de biópsia de lesões, de maneira mais precisa, em casos necessários. Por fim, vale lembrar a importância da endoscopia nasal em casos persistentes ou complicados de RSA, especialmente se houver algum imunocomprometimento de base. Os casos nos quais a cultura de secreção purulenta se faz necessária estão descritos no Quadro 41.1.

QUADRO 41.1. Situações em que se recomenda coleta microbiológica.

1. Rinossinusite grave
2. Rinossinusite hospitalar
3. Pacientes imunodeprimidos
4. Complicações locoregionais
5. Má resposta ao tratamento com antibióticos

Fonte: Elaborado pela autoria.

A realização de exames laboratoriais, como hemograma, PCR e VHS, para diferenciar formas virais das bacterianas, ainda é um tópico controverso na literatura[1,3]. Os exames de imagem (seja raio X simples, TC, seja ressonância magnética – RM) apresentam baixa sensibilidade e especificidade para diferenciar infecções virais de bacterianas, não auxiliando no diagnóstico etiológico[2,4]. A TC e a RM têm suas indicações precisas na suspeita de complicações orbitárias, ósseas ou intracranianas. Em ambos os casos, faz-se necessário o uso de contraste para delineamento do processo inflamatório e identificação de possíveis abscessos.[4]

■ Tratamento

A história natural das RSAB mostra que, na maioria dos pacientes, há resolução completa dos sintomas entre 7 e 14 dias de evolução (~85% dos casos)[2,5]. Assim, a base geral do tratamento clínico é oferecer alívio sintomático e, na medida do possível, instituir terapias que comprovadamente acelerem a recuperação dos sintomas ou previnam complicações.

Dentre as diferentes formas de tratamento clínico, vale ressaltar que apenas os antibióticos sistêmicos e, recentemente, os corticosteroides tópicos têm a sua recomendação de uso com base em estudos clínicos bem controlados e com casuística significativa. Todas as outras formas de tratamento ainda carecem de estudos bem delineados para respaldar a sua utilização[4,5].

• Irrigação nasal

Solução salina isotônica melhora o transporte mucociliar, diminui o edema da mucosa, regride os mediadores inflamatórios e ajuda na remoção mecânica do muco espesso. Assim, é considerado um medicamento adjuvante em qualquer forma de RSA, seja viral, seja bacteriana. Apesar de ainda não haver estudos com elevado nível de evidência que recomendem o seu uso sistemático, a experiência mostra que a irrigação nasal é importante e auxilia na melhora dos sintomas da RSAB (Quadro 41.2)[3].

QUADRO 41.2. Rinossinusite aguda: evidência científica para distintos tratamentos.

Tratamento	Nível de evidência	Grau de recomendação	Relevância
Antibióticos orais	Ia	A	Sim
Antibióticos + corticosteroides tópicos nasais	Ia	A	Sim em RSAB
Corticosteroides tópicos	Ia	A	Sim, principalmente na RSA pós-viral
Irrigação nasal	IV	D	Não
Descongestionantes	IV	D	
Anti-histamínicos	IV	D	Não

Fonte: Fokkens, Lund e Mullol[3].

■ Corticosteroides orais e tópicos

Corticosteroide tópico parece exercer papel relevante como monoterapia em adultos ou quando associado a antibióticos (em crianças e em adultos). Sua eficácia tem sido estudada, tanto na associação com antibióticos como em monoterapia nos adultos.

Em 2005, Meltzer e colaboradores[6] publicaram um estudo prospectivo, duplo cego, comparando a utilização da mometasona nasal isoladamente ou associada com a amoxicilina frente ao placebo ou amoxicilina isolada. O uso do corticosteroide isolado 2 vezes/dia foi superior ao placebo e à amoxicilina isolada para a melhora dos sintomas. A associação da amoxicilina com o corticosteroide foi superior a amoxicilina isolada. Desde então, os principais consensos advogam a importância do corticosteroide tópico, na dose dobrada, como monoterapia em pacientes com RSAB nas formas leves ou moderadas não complicadas (com o intuito de se evitar o uso do antibiótico), ou associado ao antibiótico nas formas mais graves[1,2,4,5].

Rhamati e colaboradores[7] aleatorizaram 100 crianças com RSAB em dois grupos: um que recebeu amoxicilina apenas, e outro que recebeu a associação da amoxicilina à fluticasona nasal *spray*. De acordo com os resultados, o uso de fluticasona associado ao antibiótico reduziu a gravidade dos sintomas de RSA em crianças.

Segundo Wald e colaboradores[4], a justificativa para o uso de corticosteroide intranasal na RSAB é que ele poderia reduzir o edema ao redor dos óstios dos seios paranasais e facilitar a drenagem, acelerando, assim, a recuperação. No entanto, existem poucos dados sobre a intensidade de inflamação presente na RSAB, se a inflamação é sensível aos corticosteroides, e se existem diferenças na responsividade, de acordo com a idade. Em contrapartida, vários ensaios clínicos randomizados em adolescentes e adultos não mostram diferenças significativas que favoreçam o uso de corticosteroide intranasal em comparação com placebo na redução dos sintomas. Os corticosteroides intranasais avaliados até este momento incluem budesonida, flunisolida, fluticasona, e mometasona[7-9].

A principal indicação do corticosteroide sistêmico é para pacientes com RSAB com dor intensa, principalmente nas crianças mais velhas. No entanto, seu uso não é respaldado por estudos clínicos randomizados, e os riscos de efeitos colaterais é consideravelmente maior, de maneira que tem sido crescente a substituição do seu uso pelos corticosteroides tópicos intranasais[3,4].

■ Tratamento antimicrobiano empírico

Está indicado, principalmente, nos casos mais graves, com a finalidade de acelerar a resolução do quadro e prevenir complicações loco regionais.

Uma vez que se opte pelo uso de antimicrobianos, a escolha deve ser direcionada para os microrganismos mais comumente encontrados nos episódios de RSAB adquirida na comunidade. Em pacientes sem comorbidades, os germes mais comuns são *S. pneumoniae*, *H. influenzae* e *M. catarrhalis* (Quadro 41.3).

QUADRO 41.3. Agentes etiológicos das rinossinusites agudas bacterianas adquiridas na comunidade*.

Bactérias	Adultos (%)	Crianças (%)
S. pneumoniae	20 a 43	35 a 42
H. influenzae	22 a 35	21 a 28
Streptococcus spp.*	3 a 9	3 a 7**
Anaeróbios	0 a 9	3 a 7
M. catarrhalis	2 a 10	21 a 28
S. aureus	0 a 8	
Outras***	4	

* Incluído *S. pyogenes*; ** *S. pyogenes*; *** Enterobacterias e *P. Aeruginosa*[6].
Fonte: Elaborado pela autoria.

Atualmente, estão disponíveis três famílias de antibióticos, cujo espectro de atividade antimicrobiana cobre a maioria da microbiota encontrada em crianças com RSA: penicilinas sintéticas, cefalosporinas de segunda ou terceira geração e macrolídeos. É sempre de fundamental importância saber a gravidade dos sintomas apresentados pelo paciente, se houve ou não a utilização prévia de antibióticos, presença de quadros rinossinusais infecciosos anteriores, se existem doenças graves associadas e se o mesmo apresenta reações alérgicas. Estas respostas permitirão selecionar o melhor antibiótico para cada paciente.

De acordo com o Guia prático clínico de diagnóstico e manejo da rinossinusite aguda bacteriana em crianças[4], a amoxicilina (45 mg/kg/dia) é o antibiótico de primeira escolha para RSAB não complicada, e em casos em que não haja suspeita de resistência bacteriana. Em locais com alta prevalência de resistência intermediária ou de *S. pneumoniae* resistente à penicilina, o tratamento indicado é de amoxicilina, na dose de 80 a 90 mg/kg/dia. Os pacientes com doença moderada a grave, menores de 2 anos, crianças que frequentam escolas ou creches, ou que foram recentemente tratadas com antibióticos, podem ser tratadas com amoxicilina-clavulanato, na dose de 80 a 90 mg/kg. Já crianças que não toleram medicamentos orais, ou que estejam com vômitos importantes, a ceftriaxona intramuscular ou endovenosa (50 mg/kg/dia) pode ser indicada.

A atividade das diferentes cefalosporinas orais frente a *S. pneumoniae* e *H. influenzae* é muito diferente. Apenas a cefuroxima e cefpodoxima mostram boa atividade para ambos microrganismos. As orais de primeira geração carecem de atividade diante de *H. influenzae* produtores de beta lactamase e de *S. pneumoniae* resistentes à penicilina. As cefalosporinas orais podem ser utilizadas em pacientes com alergia não anafilática à penicilina[2-4]. Ainda, em casos mais graves, com toxemia, o uso de cefalosporinas endovenosas (ceftriaxona ou cefotaxima) seriam os preferidos, de acordo com algumas diretrizes[4].

Cabe aqui uma consideração aos macrolídeos. Na Espanha, cerca de 30% das cepas de *S. pneumoniae* são resistentes a macrolídeos[10]. No Brasil, estima-se que essa resistência seja em torno de 5,5%. Em contrapartida, a maioria das cepas de *H. infuenzae* não são sensíveis à eritromicina, nem à claritromicina. Assim, os macrolídeos e a clindamicina são considerados como alternativa para casos de RSA, apenas em pacientes com intolerância ou alergia do tipo anafilático à penicilina[10,11].

O período mínimo preconizado para o tratamento da RSAB é de 10 dias, ou 7 dias após melhora clínica[3,4]. Nos casos moderados a graves, é preferível prolongar o tratamento. Vale a pena lembrar que nos casos em que as crianças apresentam vômitos e não toleram medicamento oral, uma dose única de ceftriaxona tem sido considerada uma boa opção, completada com o antibiótico oral. No Quadro 41.4 estão apresentados as doses e os intervalos de administração dos antibióticos recomendados e que têm sido utilizados em nossa prática diária.[2]

QUADRO 41.4. Antibióticos recomendados.

Antibióticos	Dose
Amoxicilina-clavulanato	45 a 90 mg/6,4 mg/kg/dia
Amoxicilina	45 a 90mg/kg/dia
Cefalosporinas de segunda geração	15 a 30 mg/kg/dia.
Macrolídeos	10 a 15 mg/kg/dia, 1 ou 2 vezes/dia
Sulfametoxazol-trimetoprim	30 mg/kg/dia + 6 mg/kg/dia
Ceftriaxona	50 mg/kg/dia

Fonte: Anselmo-Lima, Sakano, Tamashiro, Nunes, Fernandes, Pereira e colaboradores[2].

■ Complicações orbitárias das RSA

Entre as complicações das RSA (intracraniana, cutânea, óssea e orbitária), as orbitárias são as mais comuns, especialmente na faixa etária pediátrica. Assim, diante de um paciente com infecção orbitária, é fundamental a investigação de sinais e sintomas sugestivos de rinossinusite aguda ou crônica.

Muitos pacientes referem que os sintomas típicos de rinossinusite antecedem os sintomas das complicações orbitárias. No entanto, não é incomum a apresentação oligossintomática, ou mesmo assintomática, das queixas nasossinusais, com o aparecimento da complicação orbitária como primeira manifestação.

A avaliação do paciente envolve atendimento multidisciplinar, com o otorrinolaringologista confirmando a RSAB e realizando a coleta de cultura da secreção por endoscopia nasal. É essencial que seja realizado o exame oftalmológico completo, incluindo o teste de nervos cranianos II, III, IV, VI; os exames de motricidade ocular, fundo de olho, reflexo pupilar e campo visual. A apresentação clínica inicial é que definirá a urgência ou emergência do caso, e como o tratamento poderá ser conduzido.

As características marcantes das complicações orbitárias são: presença de edema inflamatório da conjuntiva do olho (quemose), proptose, sinais flogísticos oculares (como dor e calor local), e certa restrição de abertura ocular. Em casos nos quais a complicação se manifesta predominantemente com a formação de abscesso em porções mais posteriores do cone orbitário, as alterações inflamatórias em regiões anteriores não são tão exacerbadas. Na presença de comprometimento visual, oftalmoplegia e sintomas de alteração intracraniana, ou mesmo na suspeita de complicação orbitária, a realização de TC com contraste das órbitas e seios paranasais ou RM é mandatória[2]. Além de demonstrar o comprometimento do seio que faz limite com a órbita (maxilar, etmoide ou frontal), a TC é capaz de diferenciar um quadro de celulite orbitária, abscesso subperiosteal, abscesso orbitário ou até mesmo complicações intracranianas, fornecendo informações das estruturas ósseas, essenciais para o planejamento cirúrgico. A RM, apesar de apresentar a melhor discriminação dos tecidos e das estruturas que compõem a órbita, nem sempre é um exame acessível. No entanto, possibilita melhor definição do conteúdo gorduroso intraorbitário, do grau de comprometimento de músculos e nervos, assim como mostra a presença de edema ou coleções purulentas no interior da órbita.

Temos utilizado a classificação de Velasco e Cruz e colaboradores[12] para estabelecer o diagnóstico e, consequentemente, o tratamento. A celulite orbitária, o abscesso subperiosteal e orbitário, habitualmente, representam um *continuum* de evolução do mesmo processo fisiopatogênico. À medida que as celulites tendem a evoluir para a formação de abscesso, o comprometimento ocular tende a se agravar.

- **Celulite orbitária**

Pacientes apresentam edema difuso do conteúdo orbitário. Ao exame, o paciente refere dor à movimentação extraocular, aumento da sensibilidade, edema, hiperemia da pálpebra, proptose axial e quemose (Figura 41.2). Há controvérsias quanto ao cuidado com complicações. A maioria dos autores considera ideal que os pacientes, independentemente da gravidade, deveriam ser tratados sob regime de internação com antibiótico endovenoso. No entanto, alguns recomendam que indivíduos com celulite orbitária, em bom estado geral, sem oftalmoplegia, alterações visuais ou sinais de complicação intracraniana (cefaleia, tontura, náuseas e vômitos), podem ser tratados ambulatorialmente com rea-

valiação periódica entre 24 e 48 horas, ou antes, em caso de piora. Uma opção de tratamento ambulatorial é a amoxicilina-clavulanato 500 a 125 mg, ou 50 mg/12,5 mg/kg/dia, via oral, de 8 em 8 horas, por 14 dias. Para os casos com maior gravidade, é necessária internação com prescrição de antibioticoterapia endovenosa. A decisão do melhor esquema antimicrobiano a ser adotado deve levar em consideração o uso de antibióticos prévios, as características imunológicas do paciente e as orientações da Comissão de Controle de Infecção Hospitalar local. Para os pacientes internados, é importante que sejam avaliados pelo menos duas vezes ao longo do dia quanto ao aparecimento de complicações do sistema nervoso central (SNC), alteração da acuidade visual, motricidade ocular e reflexos pupilares. Se a criança apresentar melhora substancial dos sintomas e sinais oftalmológicos, com período afebril de pelo menos 48 horas, a antibioticoterapia endovenosa pode ser transicionada para via oral, com duração total de pelo menos 14 dias.

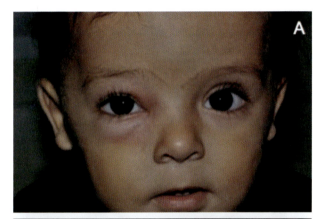
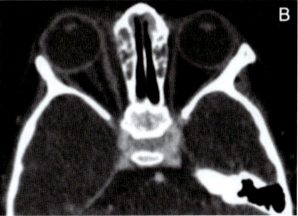

FIGURA 41.2. (A) Criança de 2 anos com RSAB complicada. (B) Corte axial de TC com contraste mostrando celulite orbitária à direita, além da etmoidite bilateral.
Fonte: Acervo da autoria.

Algumas sugestões de antibioticoterapia para pacientes internados:

1. Clindamicina 600 mg, EV, de 8 em 8 horas (25 a 40 mg/kg/dia) + ceftriaxona 2 g (40 a 80 mg/kg), EV, 1 vez/dia, por 14 dias.

2. Oxacilina 1 g, EV, de 6 em 6 horas (100 mg/kg/dia) + ceftriaxona 2 g, EV, 1 vez/dia (40 a 80 mg/kg/dia), por 14 dias.
3. Amoxicilina + clavulanato 1g, EV, de 8 em 8 horas (50 mg/kg/dia).
4. Oxacilina 1 g, EV, de 6 em 6 horas (100 mg/kg/dia) + ciprofloxacina 400 mg, EV, de 12 em 12 horas (10 mg/kg), por 14 dias.
5. Cefuroxima 750 mg, EV, de 8 em 8 horas (100 mg/kg/dia) + metronidazol 500 mg, de 8 em 8 horas (22,5 mg/kg/dia), por 14 dias.

- • Abscesso subperiosteal

Coleção líquida entre a periórbita e a parede óssea da órbita. Os pacientes apresentam edema palpebral, quemose, proptose não axial, dor e restrição da motilidade ocular. A depender da apresentação inicial, podem ser tratados clinicamente antes de se considerar a drenagem imediata do abscesso. Há controvérsias se a drenagem precoce do abscesso altera a evolução clínica nos casos em que não há sinais de urgência oftalmológica. Estudos de casos pediátricos, abaixo de 4 anos, têm demonstrado que abscessos pequenos (< 1 ml em volume), localizados medialmente, sem alterações visuais, sem envolvimento sistêmico significativo e que respondem com terapia antimicrobiana EV em 24 a 48 horas não necessitam de tratamento cirúrgico.[2,3]

- • Abscesso orbitário

Configuram os casos mais graves, com presença de coleção purulenta dentro da órbita. Os pacientes apresentam proptose, quemose, dor importante, oftalmoplegia, congestão das veias da retina, papiledema e até mesmo perda visual (isquemia ou neurite) (Figura 41.3). Devido ao maior risco de desenvolvimento de sequelas visuais e até mesmo disseminação para o SNC, recomenda-se a drenagem de urgência em centro cirúrgico. De modo geral, sempre que houver comprometimento visual ou orbitário significativo, é mandatório que se proceda à drenagem do abscesso (via endoscópica nasal, via transconjuntival, transpalpebral ou modos combinados). O uso de corticosteroides sistêmicos é questionável. Dependendo do grau de proptose e do edema orbitário, ele pode ser benéfico para reduzir a pressão intraocular, mas deve ser usado por curto período de tempo. No entanto, deve-se considerar que os corticosteroides têm o potencial de retardar o processo de resolução da infecção, aumentar a taxa de necrose e reduzir a penetração do antibiótico no interior do abscesso (Figura 41.4).

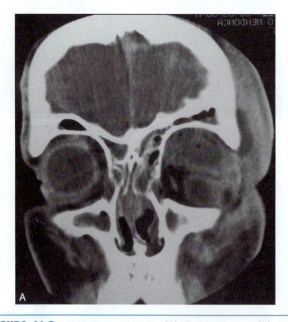
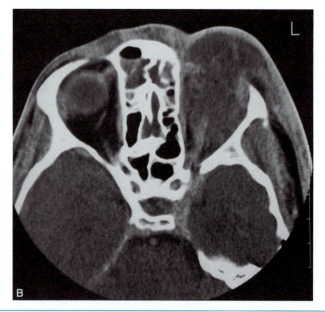

FIGURA 41.3. Abscesso orbitário. (A) Corte coronal. (B) Axial de TC mostrando presença de velamento em ambos os seios maxilares e etmoidais, além de coleção no interior da órbita.
Fonte: Acervo da autoria.

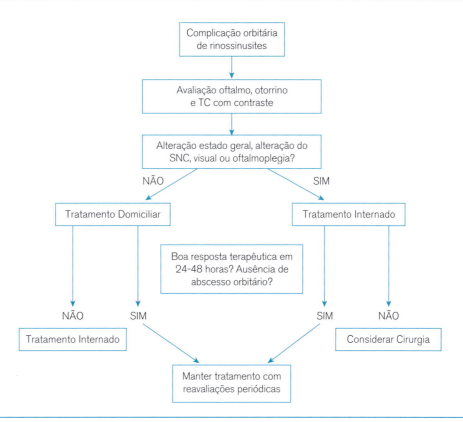

FIGURA 41.4. Fluxograma de manejo clínico-cirúrgico em pacientes com complicação orbitária de rinossinusites agudas.
Fonte: Elaborada pela autoria.

■ Considerações finais

O diagnóstico de rinossinusite aguda, viral ou bacteriana, é clínico, não necessitando de nenhum exame radiológico.

Vale ressaltar a importância da busca do diagnóstico correto a fim de se evitar o uso indiscriminado de antibióticos. Para tanto, muitas vezes, o seguimento do paciente é fundamental para diferenciar os casos que realmente necessitem do uso desses medicamentos.

Edema periorbitário, com ou sem hiperemia, ou sinais infecciosos, podem levantar suspeita de complicação orbitária de RSAB. Toda suspeita de complicação orbitária deve ser investigada, o mais precocemente possível, com avaliação otorrinolaringológica, oftalmológica e TC.

A instituição de tratamento clínico, via endovenosa, e/ou cirúrgico com drenagem de abscesso deve ser imediata.

■ Referências bibliográficas

1. Orlandi RR, Kingdom TT, Hwang PH, Smith TL, Alt JA, Baroody FM et al. International Consensus Statement on Allergy and Rhinology: Rhinosinusitis. Int Forum Allergy Rhinol. 2016;6(Suppl 1):S22-209.
2. Anselmo-Lima WT, Sakano E, Tamashiro E, Nunes AA, Fernandes AM, Pereira EA et al. Rhinosinusitis: evidence and experience. A summary. Braz J Otorhinolaryngol. 2015;81(1):8-18.
3. Fokkens WJ, Lund VJ, Mullol J. European position paper on rhinosinusitis and nasal polyps 2012. Rhinology. 2012;50(Suppl. 23):1-299.
4. Wald ER, Applegate KE, Bordley C, Darrow DH, Glode MP, Marcy SM et al. Clinical practice guideline for the diagnosis and management of acute bacterial sinusitis in children aged 1 to 18 years. Pediatrics. 2013;132(1):e262-80.
5. Shaikh N, Wald ER, PI M. Decongestants, antihistamines and nasal irrigation for acute sinusitis in children. Cochrane database of systematic reviews. Cochrane Database Syst Rev. 2010;(12):CD007909.
6. Meltzer EO, Bachert C, Staudinger H. Treating acute rhinosinusitis: comparing efficacy and safety of mometasone furoate nasal spray, amoxicillin, and placebo. J Allergy Clin Immunol. 2005;116(6):1.289-95.
7. Rahmati MB, Mohebi S, Shahmohammadi Rezai MS. Fluticasone nasal spray as an adjunct to amoxicillin for acute sinusitis in children: a randomized controlled trial. Eur Rev Med Pharmacol Sci. 2013;17(22):3.068-72.
8. Wan KS, Wu WF, Chen TC, Wu CS, Hung CW, Chang YS. Comparison of amoxicillin + clavulanate with or without intranasal fluticasone for the treatment of uncomplicated acute rhinosinusitis in children. Minerva Pediatr. 2015;67(6):489-94.
9. Zalmanovici A, Yaphe J. Intranasal steroids for acute sinusitis. Cochrane Database Syst Rev. 2009;(4):CD005149.
10. Pérez-Trallero E, Fernández-Mazarrsa C, García-Rey C, Bouza E, Aguilar L, García de Lomas J et al. Amtimicrobial susceptibilities of 1684 Streptococcus pneumoniae and 2039 Streptococcus pyogenes isolates and their ecological relationships: results of a 1-year (1998-1999) multicenter surveillance study in Spain. Antimicrob Agents Chemother. 2001;45:3.334-40.
11. Tamaoki J. The effects of macrolides on inflammatory cells. Chest. 2004;125(Suppl.2):41S-50.
12. Cruz AAV, Demarco RC, Valera FCP, Santos AC, Anselmo-Lima WT, Marquezini RMS. Complicações orbitárias das rinossinusites: uma nova classificação. Rev Bras Otorrinolaringol. 2007;73(5):684-8.

Seção VIII
Oftalmologia

Coordenador de Seção: Eduardo Melani Rocha

Dificuldade para enxergar

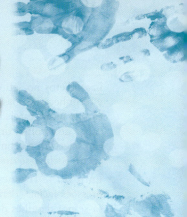

42.1 – Desenvolvimento da visão e ambliopia

■ Rosália Antunes Foschini

■ Desenvolvimento visual

Para que o desenvolvimento da visão seja possível, é essencial que três condições estejam presentes desde o nascimento:

1. **Luz:** sem luz não é possível ver, nem desenvolver a visão. Todo objeto que se encontra ao alcance dos nossos olhos estimula a retina por meio da luz que reflete de sua superfície. Assim, independentemente da fonte de luz, natural (sol) ou artificial (p. ex., luz incandescente), ela incide, por exemplo, na face da mãe, que é refletida. Parte desses raios de luz provenientes da face da mãe penetram as estruturas oculares da criança e estimulam sua retina. É assim, portanto, que a mãe se torna visível.

2. **Estruturas oculares transparentes:** para que os raios refletidos da face da mãe estimulem adequadamente os fotorreceptores na retina, eles precisam atravessar as estruturas oculares anteriores, sendo adequadamente refratados. Daí a importância do teste do reflexo vermelho ou "teste do olhinho". Os fotorreceptores são células capazes de transformar energia luminosa em energia elétrica, que será transmitida para o córtex occipital.

3. **Vias ópticas íntegras:** os sinais elétricos provenientes da retina serão agrupados no nervo óptico de cada olho, simultaneamente. Daí, seguem até o quiasma óptico, onde parte das fibras decussa. A seguir, caminham até o corpo geniculado lateral, e depois pelas radiações ópticas até o córtex occipital. É no córtex occipital que ocorre a interpretação das imagens que a criança vê.

Embora, ao nascimento, as estruturas anatômicas necessárias ao processamento da visão já estejam presentes, seu desenvolvimento não é completo. Ao longo dos primeiros 2 anos de vida, a mielinização das vias ópticas, desde o olho até o córtex occipital, se dá progressivamente, promovendo o desenvolvimento visual, tanto sensorial quanto motor, nesse período.

As aquisições visuais da criança, desde o nascimento até o 1º ano de vida são as seguintes:

- Ao nascimento estima-se que a criança tenha acuidade visual de 0,03. Ela reage à presença de luz abrindo mais os olhos ou até mesmo fechando-os, reflexamente, em função da luminosidade. Ao final do 1º mês já se observa o reflexo de fixação, ou seja, move os olhos e a cabeça em direção aos focos de luz, e os acompanha na horizontal.

- No 1º mês de vida o bebê inicia o seguimento de um foco de luz, tanto na horizontal como na vertical, e começa a diferenciar objetos de grande contraste.

- No 2º mês, ele busca e localiza fonte de luz, e fica atento aos objetos em movimento (p. ex., interesse por objetos como móbiles e em movimentos labiais).

- Entre o 3º e o 6º meses, já está bem estabelecida a capacidade de fixação e seguimento, portanto, a criança reage a cores diferentes, percebe objetos em uma esfera visual de 30 centímetros e o seu campo visual é de 60 a 90º. Nessa fase, passa a exploração visual de mãos e dedos, dirige a mão em direção aos objetos, interessa-se por objetos menores, já que sua visão de detalhe se encontra mais desenvolvida e sua fixação é firme e estável. Com esses ganhos, passa a explorar visualmente objetos seguros nas mãos, localiza objetos no seu campo visual de forma imediata e reconhece pessoas. No 6º mês, estima-se que o seu campo visual esteja próximo de 180°, o que a tornará capaz de escolher um objeto entre dois ou três (atenção seletiva), e acompanhar com o olhar objetos que caem. Estima-se que sua acuidade visual seja de 0,1.

- Entre o 7º e 10º meses, o bebê imita e responde a expressões faciais, demonstra memória visual, interessa-se por detalhes dos objetos e utiliza gestos sociais para comunicação. Entre os exemplos estão a observação de pequenas migalhas de pão e a vontade de querer tocá-las, ajuste da pegada ao tamanho dos objetos, interesse por fotos e imagens estereoscópicas, reconhecimento de objetos parcialmente escondidos, além de faces de pessoas da família.

- Entre o 10º e o 12º meses, o bebê já consegue discriminar formas geométricas simples, identifica semelhanças e diferenças de uma figura conhecida, conhece lugares da casa, vê através de janelas e tem visão binocular mais desenvolvida, e começa a demonstrar interesse em rabiscar, brincar de esconder e prever objetivo das ações de adultos. Sua visão estimada é 0,2.

■ Desenvolvimento visual bilateral e simultâneo

Para que o desenvolvimento visual seja pleno e simultâneo em ambos olhos, algumas condições são importantes:

- Alinhamento dos olhos: nesta condição, os olhos veem a mesma imagem simultaneamente, o que permite o desenvolvimento simultâneo de ambos olhos. Se, por algum motivo, a criança tem "estrabismo", que consiste no desalinhamento dos olhos (ou seja, os seus eixos visuais não apontam, simultaneamente, para um mesmo objeto), aumenta muito a chance de não ocorrer o desenvolvimento visual adequado, estabelecendo-se a ambliopia no olho não dominante.

- Emetropia (não ter vício de refração ou necessidade de grau para corrigir a visão), ametropia (que o vício de refração de ambos olhos não seja de valores muito elevados, ou ainda, anisometropia (que o vício de refração não seja muito diferente entre um e outro olho). Caso estejam presentes alta ametropia, anisometropia com ou sem estrabismo, devem ser corrigidas precocemente. Assim, se uma criança é emétrope em um olho, por exemplo, o olho direito, e no outro olho (olho esquerdo) apresenta hipermetropia de +5,00 dioptrias esféricas (DE), as imagens ficarão focadas na retina com o olho direito, enquanto a imagem na retina do olho esquerdo vai permanecer sempre desfocada. Isso faz o olho esquerdo se tornar amblíope. As imagens constantemente desfocadas diminuem a chance de o desenvolvimento visual acontecer de maneira adequada. A correção precoce de erros ou vícios de refração (ametropias), ou desalinhamento dos olhos (estrabismo), ou seja, assim que diagnosticados, mesmo que no 1º ano de vida, previne o desenvolvimento da "ambliopia", descrita a seguir.

Como veremos adiante, ametropias, opacidades na córnea, inflamações intraoculares (uveítes), catarata e ceratocone são condições relacionadas à dificuldade de os raios de luz chegarem harmonicamente à retina. Lesões da retina, doenças do nervo óptico ou do sistema nervoso central no trajeto das vias ópticas em um ou ambos olhos, antes ou logo após o nascimento, podem atrapalhar o desenvolvimento visual, permanentemente.

■ Ambliopia

Diminuição da acuidade visual, estando o paciente com a sua melhor correção óptica. A ambliopia é consequência de uma experiência visual anormal nos primeiros anos de vida, denominado período aquisitivo da visão. O olho amblíope também pode apresentar alterações da sensibilidade ao contraste e da capacidade acomodativa. A ambliopia é a incapacidade visual mais frequente na infância, afetando 2 a 5% da população. O estrabismo, isoladamente, é o fator mais frequente na gênese da ambliopia (45%). A combinação de estrabismo e anisometropia (35%), anisometropia isolada (17%) e outras formas de privação visual (3%) são as outras causas restantes. Portanto, estrabismo pode ser a causa da ambliopia em 80% dos pacientes.

A ambliopia pode estar associada ou não a anomalias estruturais do olho envolvido. Por exemplo, uma criança pode ter catarata congênita e baixa visão. A baixa acuidade visual pode ser secundária à opacidade do cristalino e também ao não desenvolvimento da visão (ambliopia). Em contrapartida, a ambliopia é uma causa reversível de baixa visão, se tratada em tempo hábil, dentro do "período crítico de aquisição da visão" (em geral, até os 8 anos de idade).

As principais condições associadas à ambliopia são as seguintes:

1. **Estrabismo:** na criança, em geral o olho desviado tem sua visão suprimida pelo cérebro, impedindo fenômenos desagradáveis e incapacitantes, como diplopia (sensação de ver o objeto em duas posições do espaço simultaneamente) ou confusão (sensação de ver uma sobreposição de imagens de objetos diferentes). Assim, a visão do olho suprimido não se desenvolve adequadamente, instalando-se a ambliopia. Ela é mais comum em estrabismos monoculares, ou seja, quando a preferência pela fixação é sempre do mesmo olho. Em casos de estrabismo alternante, ou seja, ora a criança fixa com o olho direito, ora fixa com o olho esquerdo, a probabilidade de ambliopia diminui, embora não seja nula.

2. **Ametropias ou vícios de refração não corrigidos:** a visão de um ou ambos olhos não se desenvolve em consequência de ser continuamente borrada pela presença de vícios de refração não corrigidos. Quando o vício de refração de um olho difere muito do vício de refração do outro olho, aumenta a probabilidade de ambliopia no olho, em geral, com maior ametropia (ambliopia por anisometropia). Quando ambos olhos têm altas ametropias não corrigidas, ambos também podem ficar amblíopes (ambliopia por isoametropia alta). Pode estar associada a estrabismo. Os erros de refração estão detalhados no item 42.2.

3. **Deprivação visual:** a visão de um ou ambos olhos não se desenvolve porque há uma diminuição na transpa-

rência dos meios ópticos. Ela pode ocorrer na córnea, no cristalino, no vítreo ou no aquoso. A principal causa da ambliopia por deprivação visual é a catarata congênita.

O diagnóstico da ambliopia se faz quando temos uma criança com baixa acuidade visual, ainda que com a correção óptica adequada, e em geral associada às condições anteriormente descritas (estrabismo, anisometropia, opacidade de meios) ou alguma anormalidade estrutural do olho.

O objetivo do tratamento da ambliopia é a melhora da acuidade visual, medida por meio de tabelas de acuidade visual.

A prescrição da correção óptica e as oclusões do olho com a melhor acuidade visual são as principais formas de tratamento. A correção óptica se faz em função do grau de ametropia e do tipo de desvio, e o esquema de oclusão se faz com base em parâmetros como idade, grau de ametropia e acuidade visual. Existem outras maneiras menos frequentes e eficazes de tratamento, como a utilização de lente fosca ou desfocada para o olho dominante ou medicação como levodopa.

O sucesso no tratamento da ambliopia (ganho de linhas de visão) torna-se mais difícil à medida que a criança fica mais velha. Nas crianças mais novas, tanto o ganho de visão como o recrudescimento da ambliopia, ocorrem mais rapidamente. Sendo assim, as crianças com diagnóstico de ambliopia devem ter acompanhamento oftalmológico regular até que o desenvolvimento visual tenha se consolidado.

Crianças com baixa visão acumularão muitos anos com o problema, comparadas a perdas por doenças da vida adulta. Esses jovens podem ainda sofrer com problemas secundários graves de ordem psicológica, desenvolvimento neuromotor e socioeconômico, uma vez que a maior parte do contato com o mundo exterior se dá pelo bom funcionamento do sistema visual[1]. Como exemplo da importância desse problema, lactentes cegos tendem a apresentar precocemente dificuldades de linguagem e, consequentemente, problemas variados de comunicação[5]. De fato, todos os pacientes com problemas sérios de visão necessitarão invariavelmente de apoio familiar, educacional e social, com intervenções de reabilitação visual.

■ Referências bibliográficas

1. American Academy of Ophthalmology Pediatric Ophthalmology/Strabismus Panel. Preferred Practice Pattern® Guidelines. Amblyopia. San Francisco, CA: American Academy of Ophthalmology; 2012. Disponível em: www.aao.org/ppp.
2. Bicas HEA, Jorge AH. Oftalmologia – Fundamentos e aplicações. São Paulo, Tecmedd; 2007.
3. Bicas HEA, Alves AA, Uras R. Refratometria ocular. Rio de Janeiro, Cultura Médica; São Paulo, CBO; 2005.
4. Hyvärinen L, Walthes R, Jacob N, Chaplin KN, Leonhardt M. Current Understanding of What Infants See. Curr Ophthalmol Rep. 2014;2(4):142-9.

42.2 – Epidemiologia clínica dos erros de refração e diretrizes do tratamento

■ Jayter Silva de Paula ■ Rosália Antunes Foschini

■ Introdução

Dificuldade para enxergar, ou deficiência visual, está presente em todas faixas etárias, inclusive na infância. Estima-se que quase 20 milhões de crianças possam apresentar níveis diferentes de deficiência visual e que em torno de 1,5 milhão estejam bilateralmente cegas[1]. Não existem dados objetivos da prevalência de deficiência visual em crianças na América Latina e no Brasil. No entanto, estudos com base escolar e de campo, mostraram taxas de deficiência visual em torno de 5% em crianças entre 10 e 15 anos[2,3]. Ainda, casos de cegueira na infância são considerados relativamente raros no Brasil, porém taxas moderadamente altas de retinopatia da prematuridade estão presentes[4].

A visão é a somatória de todas as funções desempenhadas em conjunto pelo sistema visual. É um termo amplo, que compreende de maneira complementar a acuidade visual (AV), o campo visual (CV), a visão de contraste e de cores e a noção de profundidade e movimento. A AV é o parâmetro mais relacionado à agudeza da visão e pode ser medida por meio de testes simples e não dispendiosos, facilmente aplicados por qualquer profissional de saúde. O uso de tabelas com optotipos permite a aferição da AV de longe (a partir de uma distância pré-determinada), a ser tomada, geralmente, com a correção óptica do indivíduo e anotada com base nos valores descritos na própria tabela.

Na infância, a partir dos 3 anos de idade, o uso dessas tabelas com optotipos formados por imagens simples e padronizadas passa a ser possível. O desempenho de uma criança no teste de AV depende além da escolha dos optotipos adequados, da colaboração do paciente e da habilidade do examinador. Antes dessa idade, exames simples com avaliação da fixação ocular a estímulos visuais apresentados pelo examinador, para um ou ambos olhos, podem dar uma noção menos objetiva, mas valiosa da função visual. Exames mais complexos e objetivos, como o teste do olhar preferencial e o potencial visual evocado, podem ser aplicados por oftalmologistas de maneira a se determinar com mais detalhes a função visual de crianças menores[6,7]. Iniciar o teste de AV com ambos olhos e com a tabela próxima à criança, adotar uma atitude positiva e não realizá-lo de maneira prolongada são detalhes importantes para obtenção de resultados confiáveis, especialmente em pacientes menores[6,8].

Na infância, os erros de refração constituem as afecções oculares mais comuns, porém diversas doenças oftalmológicas transcorrem com graus variados de deficiência visual. Assim, testes de rastreamento visual em crianças são recomendados, pois permitem o diagnóstico e o tratamento precoces de tais doenças, inclusive a tempo de prevenir e tratar quadros de ambliopia (anormalidade visual caracterizada pelo mau desenvolvimento das vias visuais e a diminuição da AV mais intensa que aquela atribuída diretamente a eventuais alterações estruturais do olho). Considerando a prevalência variada de doenças oculares por faixa etária, e que os testes de rastreamento devem ser realizados com certa periodicidade e dependem da idade e nível de cooperação da criança, a Força Tarefa de Serviços Preventivos dos Estados Unidos (USPSTF) em conjunto com a Academia Americana de Pediatria propuseram um protocolo de rastreamento e encaminhamento (Tabela 42.2.1), a ser realizado por pediatras ou médicos da atenção básica[6]. Ademais, o histórico pessoal e familiar da criança deve ser obtido em avaliações de rotina, e tem grande valor na decisão de encaminhamento ao profissional especializado, porém a coleta detalhada dessas informações é impraticável em rastreamentos de campo.

■ Erros de refração

Erros ou vícios refracionais, também denominados ametropias, são afecções oftalmológicas que cursam com erro na focalização da luz, ou imagem, levando a dificuldades visuais, predominantemente, associadas à diminuição da AV e da visão de contraste. Eles são considerados a maior causa de deficiência visual na infância, acometendo cerca de 12 milhões de crianças no mundo.[1] Sua prevalência é variada abaixo dos 18 anos de idade, podendo alcançar taxas entre 15 a 30%, dependendo da população estudada e a faixa etária, porém com pouca influência de gênero[8,9]. Em pré-escolares, cerca de 5% apresentam algum grau de dificuldade visual associada a erros refracionais, sendo que entre 6 e 18 anos de idade, 25% das crianças podem se beneficiar de alguma correção óptica por problemas refracionais[6]. No Brasil, os erros refracionais da infância são responsáveis por até 70 a 90% das causas de deficiência visual, em grupos etários específicos (10 a 15 anos), sendo que há semelhança epidemiológica nos resultados obtidos em rastreamentos com base populacional e escolar[2,3].

Considerando os casos de importância clínica, a hipermetropia representa metade das causas de erros refracionais até os 6 anos, passando a representar em torno de 35 a 40% dos casos entre 6 e 18 anos de idade. A frequência de casos de astigmatismo varia menos até os 18 anos de idade, acometendo em torno de um terço dos casos. Importante ressaltar que a miopia é uma das causas de deficiência vi-

sual mais limitantes, principalmente após os 10 anos de idade, uma vez que representa um terço dos vícios refracionais, que em sua maioria necessitam de correção óptica[2,8].

A seguir estão apresentados os tipos básicos de erros refracionais encontrados na infância, seguidos de pontos de importância para a atuação pediátrica[6-8]. Não serão comentados detalhes de maior raridade e interesse para oftalmologistas, ou quadros que cursam com alterações refracionais complexas, associadas ou não à outras doenças ou estados pós-operatórios oculares. Interessante mencionar que em crianças menores, usualmente em idade pré-escolar, todas essas alterações podem apresentar sintomas indiretos de dificuldade visual, como hordéolos de repetição, prurido (coceira) ocular sem sinais indicativos de quadros alérgicos, queda no rendimento escolar e atraso no desenvolvimento cognitivo, dentre outros.

1. **Miopia:** alteração na refração ocular, na qual as imagens se focalizam antes da retina, por grande comprimento axial do olho ou poder dióptrico excessivamente convergente. Cursa em geral com embaçamento, borramento e dificuldade visual para longe (detectável no teste de AV), prontamente corrigidos com uso de lentes corretoras. Em crianças menores, se associam ao comportamento de aproximação de objetos aos olhos e diminuição das fendas palpebrais na tentativa de melhor visualização e até, menos frequentemente, cefaleia supraorbital. Em geral, sua incidência aumenta com a idade, especialmente após os 10 anos. Ainda os limites refratométricos mínimos para prescrição de óculos na miopia variam de acordo com a faixa etária, de –5,0 D ao redor de 1 ano para –1,0 D após os 7 anos de idade.

2. **Hipermetropia:** defeito refrativo em que as imagens se formam posteriormente ao plano da retina, levando ao borramento na percepção da imagem, o qual é passível de focalização por meio de esforço acomodativo do cristalino. Na medida que a acomodação visual promove e mantém a correta focalização (hipermetropia latente), a maioria das crianças hipermétropes em geral não apresentam sintomas ou necessidade de correção óptica (limites mínimos de prescrição em torno de +6,0 D com 1 ano e +2,0 D aos 7 anos de idade). Em contrapartida, defeitos maiores (hipermetropia manifesta) podem cursar com quadros variáveis de cansaço visual (astenopia), desconforto ocular, cefaleia, borramento visual tanto para perto quanto para longe, de forma proporcional à intensidade do erro refrativo.

3. **Astigmatismo:** anormalidade refracional, na qual os componentes refrativos do olho, principalmente a córnea, apresentam curvaturas diferentes em sua superfície. Dessa maneira, há focalização desigual de objetos posicionados em diferentes distâncias do olho, acarretando variada dificuldade visual de longe e perto, a qual pode se acompanhar de astenopia e cefaleia. Os limites refratométricos de prescrição óptica nos casos de astigmatismo ficam ao redor de 3,0 D com 1 ano e 1,0 D após os 7 anos de idade.

Ressalta-se que pacientes com erros refracionais diagnosticados ou com risco de evolução devem ser reavaliados anualmente.

42.3 ■ Propedêutica da visão e do estrabismo

TABELA 42.2.1. Métodos para rastreamento de doenças oculares com base na idade e nos critérios de encaminhamento para oftalmologistas.

Método	Quando encaminhar	Idade recomendada					
		Recém-nascido a 6 meses	6 meses até ser colaboração para medida da AV	3 a 4 anos	4 a 5 anos	Após 5 anos**
Teste do reflexo vermelho	Ausente, branco, com opacificações ou assimétrico.	*	*	*	*	*
Inspeção externa	Presença de alterações estruturais.	*	*	*	*	*
Exame das pupilas	Formato irregular, assimetria, alterações no reflexo luminoso.	*	*	*	*	*
Teste de fixação	Incapacidade de fixar ou seguir o estímulo.	* Se > 3 meses e cooperativo	*			
Reflexo corneano	Assimétrico ou deslocado.		*	*	*	*
Teste de cobertura	Movimento de refixação.			*	*	*
Acuidade visual (monocular)	0,4 ou pior em qualquer olho.			*	*	*
	0,5 ou pior em qualquer olho.				*	*
	Pior que 0,7 em qualquer olho ou 2 ou mais linhas de diferença entre os olhos.					*

* Idade recomendada para o primeiro exame. Nota: se algum teste for considerado insatisfatório, sugere-se repetição do exame dentro de 6 meses.
¨ a cada 1 a 2 anos.
Fonte: Adaptada do Preferred Practice Pattern Guidelines – Pediatric Eye Evaluations, American Academy of Ophthalmology[5].

■ Referências bibliográficas

1. WHO. Visual impairment and blindness. World Heal Organ – Fact sheet 2016:282. [Acessado 2016 March 15]. Disponível em: http://www.who.int/mediacentre/factsheets/fs282/en/.
2. Moraes Ibrahim F, Moraes Ibrahim M, Pomepo de Camargo JR et al. Visual impairment and myopia in Brazilian children: a population-based study. Optom Vis Sci. 2013;90:223-7.
3. Salomão SR, Cinoto RW, Berezovsky A et al. Prevalence and causes of visual impairment in low-middle income school children in Sao Paulo, Brazil. Invest Ophthalmol Vis Sci. 2008;49:4.308-13.
4. Furtado JM, Lansingh VC, Carter MJ et al. Causes of blindness and visual impairment in Latin America. Surv Ophthalmol. 57:149-77.
5. Preferred Practice Pattern Guidelines – Pediatric Eye Evaluations, American Academy of Ophthalmology. Disponível em: <https://www.aao.org/preferred-practice-pattern/pediatric-eye-evaluations-ppp-2017>.
6. Ciner EB, Schmidt PP, Orel-Bixler D et al. Vision screening of preschool children: evaluating the past, looking toward the future. Optom Vis Sci. 1998;75:571-84.
7. Sociedade Brasileira de Oftalmologia Pediátrica. Consenso da SBOP sobre: Prescrição de Óculos na Criança Pré-Verbal. [Internet]. São Paulo. Disponível em: http://sv51.dna.com.br/sbop/webforms/Interna.aspx?secao_id=69&s=Consenso-da--SBOP&c=CONSENSO-DA-SBOP-SOBRE:-Prescrição-de--Óculos-na-Criança-Pré-Verbal&campo=136

42.3 – Propedêutica da visão e do estrabismo

■ Christine Mae Morello Abbud ■ Harley Edson Amaral Bicas

■ Introdução

Ao nascer, a criança apresenta visão rudimentar, portanto, não tem capacidade de fixar ou acompanhar objetos. Até o 3º mês de vida, podem ser observados desvios oculares (estrabismos) intermitentes, por imaturidade nos sistemas visual e cortical e, nas primeiras semanas, incapa-

cidade de coordenação dos movimentos oculares. Após os 6 meses de vida, os desvios oculares são considerados anormais e devem ser encaminhados para exame oftalmológico.

O estrabismo pode ser um sinal de doença grave. Por exemplo, o estrabismo é o segundo sinal mais frequente no retinoblastoma. Outras doenças oculares, como retinopatia da prematuridade, catarata congênita unilateral, também podem se manifestar como desvio ocular.

No olhar para longe, normalmente os eixos visuais estão alinhados (paralelos), caracterizando uma condição denominada "ortotropia". Quando os eixos visuais não estão alinhados há estrabismo, que pode ser "ciclo-vertical" ou "horizontal". Este último é classificado em divergente ou "exotropia" e convergente ou "esotropia".

Mesmo que o desvio ocular seja primário, isto é, não relacionado a outras doenças, o desalinhamento dos eixos visuais é uma das principais causas de "ambliopia". A gravidade da ambliopia é proporcional à assimetria sensorial entre os olhos.

Quanto mais precoce a instalação do quadro e mais tardia a terapêutica, mais graves serão as alterações visuais e pior o prognóstico terapêutico do estrabismo e da ambliopia. A interação entre oftalmologistas e pediatras é fundamental para o diagnóstico precoce e a garantia do bom desenvolvimento visual da criança.

Sabe-se que os primeiros 2 anos de vida constituem o período de máxima plasticidade sensorial. Nesta fase, as ocorrências de distúrbios sensóriomotores podem impedir o desenvolvimento da visão binocular. Assim, como rotina, as crianças deveriam ser inicialmente avaliadas durante os primeiros meses de vida e, novamente, aos 3 anos de idade. E, imediatamente, em qualquer idade, se detectado algum desvio.

A rotina do exame e os resultados esperados estão resumidos na Tabela 42.2.1, do capítulo anterior (42.2).

■ Anamnese

A idade que se inicia um estrabismo é muito importante, podendo sugerir dados diagnósticos e prognósticos peculiares. Nos primeiros meses de vida pode ocorrer o aparecimento de "esotropia", denominada "congênita" ou "precoce". Entre 2 e 4 anos, pode surgir a "esotropia acomodativa", relacionada ao uso da visão de perto e ametropias hipermetrópicas (acomodação ocular). "Exotropias intermitentes" também podem se manifestar na infância, e tornam-se progressivamente mal compensadas, até a instalação definitiva de um quadro permanente, se não tratadas. Desvios de aparecimento tardio sugerem causas graves, acometendo áreas ou vias visuais (coriorretinites, neurites ópticas) ou lesões focais de centros de controle oculomotor (tumores ou acidentes vasculares cerebrais, degenerações neurais).

Assim, é imperativo conhecer:

- Tipo do desvio, se convergente ou divergente, manifesto ou intermitente, alternante ou monocular, progressivo ou inalterado.
- Idade atual e época de início do desvio (meses de vida, desvios tardios ou adquiridos) e possíveis relações com traumas, doenças virais ou outros.
- Queixas de diplopia (referida por crianças maiores e presumida em crianças menores pelo fechamento de um dos olhos, esbarrões ou quedas frequentes).

- Posição viciosa de cabeça congênita ou adquirida, recurso usado para neutralizar um desvio e possibilitar a visão binocular fusional.
- Tratamento prévio, idade do início e adesão são questões que podem contribuir para enfatizar a necessidade da regularidade do tratamento para melhor resultado.
- Hereditariedade: antecedentes de desvios e ametropias, quando positivos, sugerem avaliação oftalmológica em caráter preventivo, mesmo na ausência de queixas de desvio.

Achados como desvios súbitos, tardios, diplopia e/ou posição viciosa de cabeça adquirida podem impor investigação neurológica imediata para afastar alterações neurológicas.

■ Exames

Iniciam-se na simples observação do desempenho visual, inspeção e testes visuais objetivos e subjetivos (Tabela 42.2.1).

■ Inspeção

Inicia-se tentando confirmar os achados relatados pelos pais e observados na criança:

- Estrabismo.
- Torcicolo ou posição viciosa de cabeça.
- Assimetria facial, posição das órbitas.
- Alterações das pálpebras (ptose, cistos, hemangiomas).
- Exoftalmia ou enoftalmia.
- Nistagmo ocular e movimentos de cabeça.
- Epicanto (pseudoesotropia).
- Hipertelorismo (pseudoexotropia).

Após a inspeção, devemos seguir com estudo das condições oculomotoras e visuais da criança.

• Teste do reflexo vermelho

Avalia a transparência dos meios oculares, sendo possível, com um oftalmoscópio direto, a detecção de opacidades corneanas, cristalinianas e vítreas, além de erros refrativos. Deve-se comparar a qualidade e a intensidade do reflexo dos dois olhos; a diminuição ou ausência do reflexo vermelho impõe encaminhamento oftalmológico.

• Reflexo pupilar (fotomotor)

Reflexos fotomotores direto e consensual avaliam a integridade das vias aferentes e eferentes, sendo pesquisados com fonte luminosa direcionada para um dos olhos, enquanto a criança fixa algum objeto distante. O reflexo "fotomotor direto" caracteriza-se pela miose pupilar ao se incidir luz diretamente sobre um olho, enquanto o reflexo "fotomotor consensual", ou "indireto", caracteriza-se pela miose do outro olho, sem que ele seja estimulado diretamente. Quando assimétricos ou ausentes, podem significar doença ocular ou neurológica.

• Acuidade visual (AV)

Parte muito importante do exame oftalmológico na criança, pois com base nela pode-se verificar a integridade do sistema visual ou até a presença de ambliopia.

A medida da acuidade visual é realizada de acordo com a idade e o nível de colaboração do paciente, embora se saiba da dificuldade em incorporar essa avaliação de rotina (medida quantitativa). Mas, pelo menos, é necessária avaliação objetiva da qualidade da fixação em pré-verbais.

Os testes de acuidade visual existentes podem ser divididos em duas fases e, em função da sua importância, serão descritos a seguir:

Teste pré-verbal

Avaliação qualitativa (da fixação), quando a tomada da acuidade visual não é possível ou não é fidedigna. Embora não quantifique o desempenho visual, trata-se de um teste muito valioso. É realizado ocluindo-se um olho para se conhecer a qualidade de fixação do outro olho. Pode-se perceber se a criança fixa e acompanha bem a movimentação de objetos ou de um estímulo luminoso, ou se apresenta dificuldade em fazê-lo. Compara-se o desempenho entre os olhos. A reação à oclusão do olho fixador, assim como a falta e a instabilidade de fixação do olho não dominante são indicativos de uma visão deficiente. No caso de estrabismo, em que há preferência na fixação de um olho sobre o outro, se há retirada da oclusão, a criança refixar imediatamente com o olho dominante, o significado é de baixa visão do olho que se desvia (não dominante), por provável ambliopia ou por defeito ocular (perdas de transparência dos meios oculares, lesão de retina ou de nervo óptico), requerendo imediato exame oftalmológico de complementação.

Avaliações quantitativas em crianças pré-verbais podem ser feitas com Cartões de Teller (teste do olhar preferencial). Ela se faz a uma distância padronizada, pela observação da fixação do olho examinado em relação a um painel com faixas regulares e alternadas, brancas e pretas. A medida da acuidade visual é estimada pela relação da menor largura das faixas que suscita a fixação atenta da criança. Os testes do nistagmo optocinético e do potencial visual evocado são reservados para avaliar a integridade das vias ópticas.

Teste dos optotipos (verbal)

Avalia a acuidade visual (AV). Crianças em torno de 3 anos de idade já conseguem verbalizar a percepção visual de "optotipos" (p. ex., figuras). Estima-se a acuidade visual pela informação correta do menor optotipo percebido a uma determinada distância. Um teste dos mais usados é o da informação sobre a posição das barras de uma letra "E" (de Snellen) (Figura 42.3.1). Em crianças maiores, letras ou algarismos podem ser oferecidos como optotipos.

Estabeleceu-se como normal a capacidade de discriminar ângulos visuais (a relação de tamanhos dos optotipos e as distâncias em que são apresentados) correspondentes a um minuto de arco.

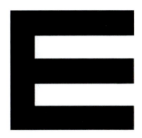

FIGURA 42.3.1. Letra "E" (optotipo) da tabela de Snellen.
Fonte: Elaborada pela autoria.

A acuidade visual deve ser avaliada separadamente em cada olho. Importante salientar que a criança deve estar atenta, uma vez que desinteresse ou cansaço podem simular baixa acuidade visual. De fato, como o teste é muito dependente da colaboração, que geralmente é menor em crianças pequenas, valores de acuidade visual nela encontrados pouco abaixo dos padrões normais podem ser tolerados, desde que similares entre os dois olhos. A partir dos 5 anos de idade são esperadas medidas de acuidade visual próximas das do adulto. De qualquer maneira, as medidas da visão devem ser, sempre, complementadas pelo exame refratométrico e pela oftalmoscopia.

É importante observar que crianças não se queixam de dificuldades visuais em um dos olhos, especialmente se o outro olho tiver boa visão. Assim, é necessária a busca sistemática da AV e de prováveis dificuldades da visão, ainda que elas não se manifestem por queixas ou sinais.

• Motilidade ocular

Semiologia motora consiste de exames da fusão binocular, desvio e restrições mecânicas aos movimentos oculares.

• Posição do reflexo corneano (teste de Hirschberg)

Utilizado na avaliação de estrabismo, é feito pela projeção de luz (lanterna ou oftalmoscópio) em direção às córneas, e observa-se a localização do reflexo em relação ao centro pupilar.

Quando a criança sem estrabismo fixa a luz, o reflexo desta sobre as córneas deverá ser simétrico e centrado (Figura 42.3.2A). Na ausência de desvio aparente, reflexo centrado, sempre cabe associar teste de cobertura para confirmar a fixação binocular.

Na presença de desvio ocular, haverá descentração do reflexo, sendo este desviado temporalmente na esotropia (Figura 42.3.2B) e medialmente na exotropia (Figura 42.3.2C). A descentração de 1 mm das imagens luminosas, com relação ao centro pupilar, corresponde a um desvio de 7° (graus de arco) ou 12$^\Delta$ (dioptrias-prismáticas).

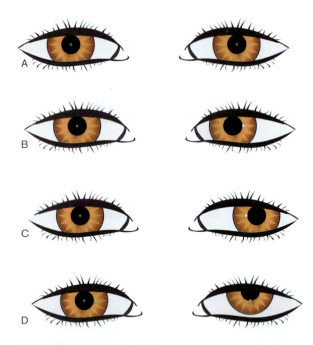

FIGURA 42.3.2. Teste do reflexo corneano de uma fonte luminosa (teste de Hirschberg). Esta avaliação é preliminar e deve ser detalhada pelo teste de cobertura, para confirmação ou não de desvio dos eixos visuais. (A) Reflexo centralizado; nota-se que o reflexo é simétrico nos centros pupilares. (B) Esotropia; nota-se o reflexo lateralmente deslocado, no olho esquerdo. (C) Exotropia; nota-se o reflexo medialmente deslocado, no olho esquerdo. (D) Hipertropia; nota-se o reflexo verticalmente deslocado, no olho esquerdo.
Fonte: Desenhos de Pedro Morello Abbud.

- **Teste de cobertura (*cover test*)**

Constitui-se no mais importante teste da semiologia oculomotora. Ele oferece informações para o conhecimento da situação binocular do paciente. Há três tipos: o *cover* simples ou monocular, o *cover* alternado e o *cover* alternado com prisma. No "teste de cobertura simples", a oclusão é feita por alguns segundos e depois retirada. No "teste de cobertura alternada" a oclusão de um olho é passada, alternadamente, de um olho ao outro.

Há certos requisitos para a realização do teste de oclusão, como a atenção do paciente, que deve poder fixar firmemente um objeto que lhe é apresentado. Para isso, é indispensável que o paciente tenha fixação foveal.

O teste de cobertura simples é qualitativo e determina o tipo do desvio (heteroforia ou heterotropia), a sua direção (eso, exo, hiper, hipo ou ciclo), as características da fixação bifoveal e o olho fixador. O teste consiste em ocluir e desocluir um olho e observar o tipo, a direção e a velocidade do movimento de refixação do olho contralateral. É o principal teste para diferenciar a foria da tropia.

Na execução do teste, o paciente, sentado, fixa um ponto a 33 cm (avaliação "para perto") ou a 5 m (avaliação "para longe"). Em cada uma dessas condições, oclui-se um olho (o que se presume fixador), e observa-se a fixação do olho contralateral, isto é, se ele chega a fixar e manter a fixação; antes, deve-se determinar qual é o olho fixador.

Se não houver a possibilidade de se decidir por um dos olhos como o "fixador" (desvios descompensados, mas muito pequenos ou desvios compensados pela fusão binocular), começa-se por qualquer um deles.

Temos então as seguintes possibilidades de diagnóstico, conforme as respostas obtidas:

- **Ortoforia:** nenhum dos olhos se move.
- **Heteroforia:** olho coberto se move na direção do desvio e, ao ser desocluído, esse olho (previamente coberto) move-se na direção oposta para refixar.
- **Heterotropia:** a oclusão do olho desviado não revela movimento do outro olho que é o fixador e induz um movimento de refixação do olho desviado.

É importante observar o comportamento do olho que é ocluído após a oclusão. Objetiva evidenciar a existência de desvio latente ou oculto pelo reflexo de fusão.

O teste de cobertura simples é a modalidade utilizada quando a presença de estrabismo é positivada pela simples inspeção (ou, pelo menos, quando se tem a nítida impressão de sua existência) (Figura 42.3.3).

1. O teste começa pela oclusão do olho fixador, isto é, o "não desviado" (Figura 42.3.3B). O olho desviado (esquerdo, no exemplo da Figura 42.3.3) deve retomar a fixação ao objeto de atenção visual. Se isso não ocorrer, ou seja, se a criança não conseguir olhar firmemente o objeto de atenção visual (com esse olho, antes desviado), já se configura o diagnóstico de estrabismo "monocular" (conforme Figura 42.3.3A, estrabismo convergente do olho esquerdo).

2. Costumeiramente, todavia, o olho desviado desloca-se de sua posição de desvio e retoma a fixação (Figura 42.3.3B). Esse movimento caracteriza o desvio prévio (convergente do olho esquerdo), mas o teste ainda não está completo.

3. Ele se finaliza com a retirada da oclusão. Há duas possibilidades de resposta: (1) o olho fixador no início do teste (direito) "retoma" a fixação (Figura 42.3.3C); (2) permanece desviado, enquanto a fixação continua mantida pelo outro olho (esquerdo, Figura 42.3.3D). No caso da Figura 42.3.3D diz-se haver estrabismo (convergente) "alternante", e o motivo é que a acuidade visual é igual (ou muito próximo disso) nos dois olhos. No caso da Figura 42.3.3C diz-se haver estrabismo (convergente) "monocular" (do olho esquerdo), com o significado de acuidade visual significativamente mais baixo no olho (sempre) desviado (o esquerdo).

Já o teste de cobertura alternado é feito pela oclusão alternada dos olhos e a observação do movimento de refixação do olho imediatamente desocluído. É, portanto um teste dissociante, pois interrompe a fusão e, consequentemente, inativa o reflexo de fusão que poderia existir, modificando o desvio básico. A finalidade desse teste é evidenciar o desvio total, oferecendo a possibilidade de medi-lo por meio de interposição de prismas.

É utilizado quando não se tem certeza se há ou não desvio. O teste começa, então, pela oclusão do olho de melhor visão (quando esse conhecimento puder ser obtido) ou de qualquer um dos olhos, quando não se souber qual dos olhos é o melhor.

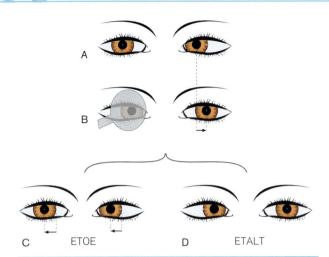

FIGURA 42.3.3. Teste de cobertura simples. (A) Em uma simples inspeção suspeita-se de o olho esquerdo (OE) estar desviado para o lado medial (esotropia do OE, ETOE). (B) Cobre-se, então, o olho direito (OD), o fixador. O OE deve tomar a fixação e mantê-la. Se não o fizer, já fica caracterizado o diagnóstico de ETOE. Se o fizer, descobre-se o OD, que pode resultar nas seguintes alternativas: (C) o OD retoma a fixação, confirmando o diagnóstico de ETOE e (D) o OE mantém a fixação, dando o diagnóstico de ET alternante.
Fonte: Desenhos de Pedro Morello Abbud.

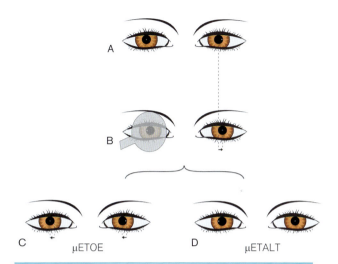

FIGURA 42.3.4. Teste de cobertura alternado: quando não há desvio ou quando o desvio não é nota. (A) O desvio do olho esquerdo (OE) é pequeno, muitas vezes imperceptível à simples inspeção (notar a discreta assimetria de posição dos olhos, sugerindo um "microdesvio" do OE para o lado medial). Cobre-se um dos olhos, por exemplo, o olho direito. Se o olho esquerdo se mover (B), já fica demonstrada a existência de seu desvio previamente à oclusão. Como na Figura 42.3.3, descobre-se o OD, resultando duas alternativas: (C) o OD retoma a fixação, confirmando o diagnóstico de μETOE ou (D) o OE mantém a fixação, dando o diagnóstico de μET alternante.
Fonte: Desenhos de Pedro Morello Abbud.

Nessas condições de incerteza, ao se cobrir um dos olhos, há três possibilidades: (1) há desvio e o olho coberto é o fixador (Figura 42.3.4); (2) há desvio, mas o olho coberto é o não fixador (Figura 42.3.5); e (3) não há desvio (Figura 42.3.6). Essas três possibilidades são descritas a seguir:

1. Há desvio (imperceptível) e começa-se o teste pela cobertura do olho fixador (Figura 42.3.4). Nota-se, nessa figura, a leve assimetria dos desenhos de cada olho. Se isso (pequeno desvio convergente do olho esquerdo) puder ser notado antes, o teste deve começar pela oclusão do olho direito. Se, de fato, houver um pequeno desvio do olho esquerdo, ocorrerá um pequeno movimento desse olho para retomar a fixação (Figura 42.3.4B). Tudo se passa como se o teste fosse o da Figura 42.3.3, com única diferença quanto à magnitude do desvio (amplitude do movimento de refixação). O teste de cobertura alternada transformou-se, pois, em um de "cobertura simples", seguindo-se com o descobrimento do olho direito.

2. Na Figura 42.3.5A há suspeita de pequeno desvio convergente do olho direito (notar a leve assimetria dos desenhos de cada olho), o que sugere que a oclusão devesse começar sobre o olho esquerdo. Entretanto, suponha-se que a oclusão comece pelo olho direito (Figura 42.3.5B). Como o esquerdo é o fixador, não haverá qualquer movimento. Mas, no passo seguinte, transferência da oclusão do olho direito ao esquerdo (Figura 42.3.5C), se notará o movimento de retomada de fixação pelo olho direito, configurando-se seu desvio. Uma vez configurado o desvio, procura-se qualificá-lo como alternante, ou monocular, pela retirada da oclusão do olho esquerdo, em consonância ao já demonstrado pelas Figuras 42.3.3C e 42.3.3D.

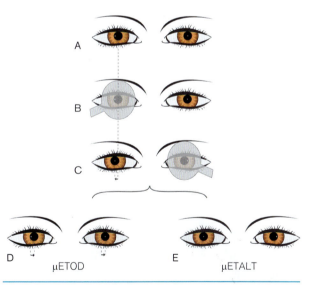

FIGURA 42.3.5. Teste de cobertura alternado quando não há desvio ou quando o desvio não é notado. (A) O desvio do olho direito (OD) é pequeno, muitas vezes imperceptível à simples inspeção (notar a discreta assimetria de posição dos olhos, sugerindo um "microdesvio" do OD para o lado medial). Cobre-se um dos olhos (p. ex., o OD). (B) Como o olho esquerdo é o fixador, manterá a fixação, sem qualquer movimento. (C) Com a oclusão desse olho (OE) nota-se o movimento do OD. Resta determinar se com a posse da fixação, o OD volta a perdê-la quando o OE for descoberto, resultando o diagnóstico de microETOD (D), ou consegue mantê-la, dando o diagnóstico de microET alternante (E).
Fonte: Desenhos de Pedro Morello Abbud.

3. Suponha-se, finalmente, que não há qualquer desvio (Figura 42.3.6). Assim, pela oclusão do olho direito não se notará movimento do esquerdo (Figura 42.3.6B), e ao se transferir a oclusão ao olho direito, também não haverá movimento do esquerdo (Figura 42.3.6C). O teste leva ao diagnóstico de ausência de desvio, a denominada "ortoforia".

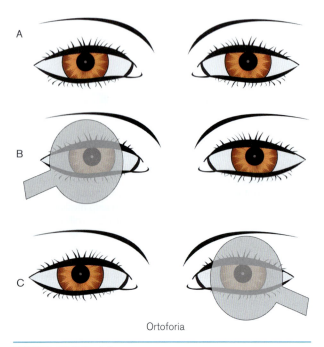

Ortoforia

FIGURA 42.3.6. (A) Teste de cobertura alternado quando não há desvio ou quando o desvio não é notado. (B) A oclusão começa por um deles, indiferentemente, por exemplo, pelo olho direito. (C) Se o olho esquerdo não se mover, passa-se a oclusão ao olho esquerdo. Se o direito também não se mover, fica comprovada a fixação binocular (simultânea) pelos dois olhos.
Fonte: Desenhos de Pedro Morello Abbud.

Pelo teste de cobertura alternada (de um olho a outro, sem se permitir eventual fusão binocular na fase de desoclusão), não se faz distinção se o desvio é compensado (heteroforia), ou não (heterotropia), mas, por essa mesma simplicidade, torna-se o teste básico recomendado a pediatras, para detecção (genérica) de desvios.

Teste muito utilizado para diferenciar desvios manifestos (Figura 4.3.7B, C, D) de pseudoestrabismos (Figura 42.3.7A), em que não apresentam movimento ao teste de cobertura, ortotropia e fixação binocular. Os pseudoestrabismos podem decorrer por epicanto, hipertelorismo, assimetrias craniofaciais ou ângulo Kappa anormais.

• **Teste de cobertura alternada com prismas**

A execução do teste é similar à do teste de cobertura alternado "simples", mas, agora, colocando-se adiante do olho desviado prismas de valores crescentes até a neutralização do movimento ocular da refixação. O valor do prisma que for suficiente para compensar o movimento de fixação representa a medida do ângulo de desvio (isto é, a "quantidade" do estrabismo). Essas medidas devem ser realizadas nas chamadas nove posições básicas do olhar, com a fixação garantida pelo olho preferencial ("fixador", dominante): uma no olhar "em frente" (a "posição primária do olhar"); quatro "cardeais" (à direita, à esquerda, acima, abaixo); e outras quatro "diagnósticas" (acima e à direita, acima e à esquerda, abaixo e à direita, abaixo e à esquerda), com o objetivo de seguimento e planejamento do tratamento clínico e cirúrgico do paciente estrábico. Se o desvio for alternante, as mesmas nove posições de medida devem ser repetidas, mas com a fixação então dirigida pelo outro olho (dominado, ou não preferencial).

Versões

A movimentação ocular é avaliada pelas versões, isto é, movimentos conjugados dos olhos. Avalia-se a limitação ou o aumento da excursão ocular devido a hiper ou hipofunção muscular. Esse estudo permite também a detecção de incomitâncias (desvios assimétricos), nistagmo, paresias ou restrições musculares.

A execução do teste é feita solicitando-se ao paciente fixar um ponto luminoso que se desloca da posição primária do olhar ("em frente") às outras oito posições já referidas; em cada condição observa-se a amplitude da excursão dos olhos de forma comparativa.

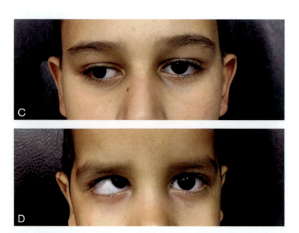

FIGURA 42.3.7. Pacientes ilustrando: (A) Pseudoestrabismo; (B) Esotropia OD; (C) Exotropia OD; (D) Hipertropia e esotropia OD.
Fonte: Acervo da autoria.

Ducções

Se detectada alguma limitação de movimento de um dos olhos no estudo das versões, passa-se ao estudo das "ducções". Isto é, dos movimentos realizados independentemente por um olho ao acompanhar o deslocamento de um objeto, sem que se leve em consideração o que se passa com o outro olho. O teste é importante para esclarecer, na restrição de movimento, se existe hipofunção, paresia ou paralisia de um músculo; ou se sua ação está mecanicamente contida (cicatrizações viciosas, encarceramentos musculares).

O teste diferencial entre uma paralisia muscular e uma contenção mecânica pode se dar pelo resultado desses testes. Outros testes de motilidade ocular e exames da sensorialidade visual mono e binocular são muito específicos e não fazem parte da rotina de exames, nem mesmo da própria área dedicada ao estudo dos estrabismos dentro da oftalmologia e, por isso, deixaram de ser aqui mencionados.

■ Referências bibliográficas

1. WHO. Visual impairment and blindness. World Heal Organ – Fact sheet 2016:282. [Accessed March 15, 2016]. Disponível em: http://www.who.int/mediacentre/factsheets/fs282/en/.
2. Moraes Ibrahim F, Moraes Ibrahim M, Pomepo de Camargo JR et al. Visual impairment and myopia in Brazilian children: a population-based study. Optom Vis Sci. 2013;90:223-7.
3. Salomão SR, Cinoto RW, Berezovsky A et al. Prevalence and causes of visual impairment in low-middle income school children in Sao Paulo, Brazil. Invest Ophthalmol Vis Sci. 2008;49:4.308-13.
4. Furtado JM, Lansingh VC, Carter MJ et al. Causes of blindness and visual impairment in Latin America. Surv Ophthalmol 57:149-77.
5. Trobe JD. The physician's guide to eye care. 4th Ed. (Trobe JD, ed.). São Francisco, American Academy of Ophthalmology; 2012.
6. Preferred Practice Pattern Guidelines – Pediatric Eye Evaluations, American Academy of Ophthalmology <https://www.aao.org/preferred-practice-pattern/pediatric-eye-evaluations-ppp-2017>.
7. Ciner EB, Schmidt PP, Orel-Bixler D et al. Vision screening of preschool children: evaluating the past, looking toward the future. Optom Vis Sci. 1998;75:571-84.
8. Sociedade Brasileira de Oftalmologia Pediátrica. Consenso da SBOP sobre: Prescrição de Óculos na Criança Pré-Verbal. [Internet]. São Paulo. Disponível em: <http://sv51.dna.com.br/sbop/webforms/Interna.aspx?secao_id=69&s=Consenso-da-SBOP&c=CONSENSO-DA-SBOP-SOBRE:-Prescrição-de-Óculos-na-Criança-Pré-Verbal&campo=136>.
9. Bicas HEA, Alves AA, Uras R. Refratometria Ocular. Rio de Janeiro, Cultura Médica. São Paulo, CBO; 2005.
10. Abbud CMM. Estudo do alinhamento ocular no primeiro semestre de vida. Dissertação (Mestrado) – Faculdade de Medicina de Ribeirão Preto da Universidade de São Paulo; 1996. p.1-12.
11. Abbud CMM. Uso da acuidade vernier em um contexto clínico. Dissertação (Doutorado) – Faculdade de Medicina de Ribeirão Preto da Universidade de São Paulo; 2000. p.8-11.
12. Bell A L, Rodes ME, Kellar LC. Childhood Eye Examination. Am Fam Physician. 2013 Aug 15;88(4):241-48.
13. Bicas HEA. Estrabismos – Noções sobre tópicos relevantes. In: Oftalmologia Clínica, Rodrigues MLV, Dantas AM, 2.ed. Rio De Janeiro, Editora Cultura Médica; 2001. p.215-29.
14. Bicas HEA. Oftalmologia: Fundamentos. São Paulo, Editora Contexto; 1991. p.158-74.
15. Bicas HEA, Nóbrega, JFC. Diagnóstico do Estrabismo. In: Estrabismo. Conselho Brasileiro de Oftalmologia. Souza-Dias CR, Almeida HC. São Paulo, Editora Roca; 1993. p.77-92.
16. Buquera MA, Moreira ATR. Exame Oftalmológico. In: Oftalmologia Pediátrica, Dantas AM, Moreira ATR., 2.Ed. Rio de Janeiro, Editora Cultura Médica; 2006. p.43-54.
17. Ferreira Rc. Exame da criança na fase pré-verbal. In: Oftalmopediatria. Nakanami CR, Zin A, Belfort Jr R. São Paulo, Editora; 2010. p.69-78.
18. Moeller CTA, Mendonça TFS. Exame Da Criança Na Fase Verbal. In Oftalmopediatria. Nakanami CR, Zin A, Belfort Jr R. São Paulo, Editora Roca; 2010. p.83-94.
19. Souza-Dias C. Estrabismo. Manual CBO. Rio de Janeiro: Editora Cultura Médica; 1999.
20. Souza-Dias C, Goldchmit M. Os estrabismos. Teoria e casos comentados. Rio de Janeiro, Editora Cultura Médica; 2011. p.36-56.
21. Tanaka HS, Nakanami CR. Estrabismo. In Oftalmopediatria. Nakanami Cr, Zin A, Belfort Jr R. São Paulo, Editora Roca; 2010. p.129-44.
22. Yamane Y, Yamane IS. Estrabismo. In: Oftalmologia pediátrica. Dantas AM, Moreira ATR. 2.ed. Rio De Janeiro, Editora Cultura Médica; 2006. p.190-209.

42.4 – Prevenção da cegueira e reabilitação visual na infância

■ João Marcello Fontes Furtado ■ Rosália Antunes Foschini

■ Introdução

A Organização Mundial da Saúde (OMS) define cegueira como a acuidade visual "apresentada" no olho de melhor visão menor que 0,05, em uma tabela de optotipos de Snellen (ver Figura 42.3.1, Capítulo 42.3, Propedêutica da visão e do estrabismo) na escala decimal[1]. Na maioria das tabelas disponíveis, a medida 0,05 corresponde ao maior optotipo, ou seja, um cego não é capaz de enxergar o maior optotipo na distância para qual a tabela está desenvolvida. Deficiência visual é definida como a acuidade visual "apresentada" no olho de melhor visão menor que 0,3, em uma tabela de optotipos na escala decimal. O termo acuidade visual "apresentada" se refere a como a pessoa comparece no momento da consulta em relação à correção óptica utilizada. Por definição, a medida a ser considerada deve ser feita com óculos ou lentes de contato, caso o paciente esteja com eles, ou sem correção, caso o paciente não esteja com eles, independentemente se a pessoa diz que usa óculos, mas não os trouxe. É importante salientar que o termo "deficiência visual" inclui também a categoria cegueira (visão abaixo de 0,05).

■ Causas de deficiência visual e de cegueira infantil

A ocorrência de cegueira em uma criança ou adolescente é um evento relativamente raro, por isso, é difícil a determinação da prevalência de cegueira infantil em estudos populacionais[2]. Assim, confiamos em estudos organizados a partir de serviços de baixa visão e em escolas para deficientes visuais para estimarmos quais são as doenças causadoras de cegueira em uma determinada região ou país.

O combate à cegueira infantil é uma prioridade do Programa Visão 2020, criado em parceria da OMS e da Agência Internacional para a Prevenção da Cegueira, com o objetivo de eliminar a cegueira evitável até o ano de 2020[3]. Isso porque, apesar da baixa prevalência, a cegueira infantil tem um alto impacto na sociedade, pois as crianças cegas vivem várias décadas com essa deficiência, o que não ocorre com outros tipos de cegueiras, por exemplo, na população idosa. Nesse sentido, o impacto da cegueira infantil é similar à catarata em adultos[4].

Em 2001, Gilbert e Foster estimaram que a maioria das causas de cegueira infantil na América Latina tinha como sítio primário de acometimento ocular a retina[4], provavelmente graças ao impacto que a retinopatia da prematuridade (ROP) e a toxoplasmose congênita têm na região.

A América Latina é a região mundial com o maior número de crianças cegas por ROP, com a estimativa de mais de 20 mil crianças cegas devido a esta causa. Isso corresponde, aproximadamente, um quarto de toda a cegueira infantil na região[5]. Estima-se que 4 mil crianças nasçam com ROP grave na América Latina, e que metade delas desenvolvam cegueira[2].

No Brasil, além da ROP, a toxoplasmose ocular congênita também é importante causa de cegueira infantil. A prevalência de toxoplasmose congênita, assim como a prevalência e a gravidade de lesões oculares são maiores no Brasil que em outras regiões do mundo[2,6].

Em um estudo recém-publicado por Toledo de Paula e colaboradores, em uma população de 0 a 7 anos, de pacientes do serviço de baixa visão do Hospital São Geraldo em Belo Horizonte, Minas Gerais, catarata congênita foi o principal diagnóstico ocular encontrado (14% dos casos), seguido por toxoplasmose ocular (13,5%), glaucoma congênito (12,7%) e ROP (10,9%)[7].

Com relação à deficiência visual, importante causa a ser salientada é a falta de uso de lentes corretivas (óculos). Salomão e colaboradores descreveram em um estudo epidemiológico, realizado na periferia de São Paulo, que mais de 75% dos casos de deficiência visual monocular ou binocular em crianças de 11 a 14 anos eram causados por erros refrativos não corrigidos[8].

Como conclusão, o pré-natal adequado poderia reduzir o impacto da cegueira infantil no Brasil, sobretudo pelo combate e prevenção de possíveis doenças infecciosas transmitidas transversalmente, e também em relação à ROP. Nos casos de deficiência visual, o acesso ao exame oftalmológico e a lentes corretivas são imprescindíveis. E para aquelas que já desenvolveram cegueira irreversível, a reabilitação visual com equipe multidisciplinar faz-se necessária.

■ Auxílios ópticos para a criança com baixa visão

De maneira geral, as crianças com baixa visão, além de ter o material impresso com fontes sem serifa (p. ex., arial) e de tamanho maior e/ou em negrito, são orientadas a utilizar lápis do tipo grafite 2B, ou canetas de ponta grossa, cujo contraste é maior com o fundo branco do caderno, bem como cadernos com linhas mais escuras e altura maior. Alterações no contraste da fonte em relação ao fundo também podem ser utilizados, bem como o uso de lentes filtrantes, em especial nos casos de fotofobia.

Os recursos ópticos mais utilizados são as lupas manuais do tipo pedra e as telelupas. As lupas do tipo pedra são de utilização bastante fácil, já que o seu foco é fixo. Basta correr a lupa ao longo do texto que se deseja ler. As telelupas podem ser mono ou binoculares. As monoculares são as mais utilizadas. Elas promovem a aproximação da imagem que se deseja ver, facilitando a sua discriminação. A desvantagem desse equipamento é que quanto maior o poder da telelupa, maior a restrição do campo visual da criança. Isso significa que a criança conseguirá ver, por exemplo, uma parte menor da lousa, quando estiver utilizando esse equipamento. Sendo assim, treinos para a sua utilização envolvem a percepção espacial do ambiente e a capacidade de memorizar as informações que ela lê por meio da telelupa.

Os óculos com adição para perto também podem ser utilizados, sobretudo quando a necessidade de aproximação para leitura é muito grande. Esse recurso diminui o esforço acomodativo durante a leitura, melhorando a funcionalidade da criança no aprendizado que envolve a visão de perto.

Embora os recursos ópticos sejam ainda bastante utilizados, tem ganhado cada vez mais espaço a utilização de recursos de informática para ampliação eletrônica de textos e imagens. Os *smartphones, tablets* e computadores promovem a ampliação eletrônica de materiais didáticos em geral, facilitando sobremaneira a inclusão das crianças com baixa visão. Além disso, são muito melhor aceitos que os recursos ópticos, já que, ao contrário daqueles que discriminam o usuário, os recursos de informática são uma forma de deixar a criança identificada com os padrões tecnológicos da atualidade.

■ Papel da equipe multiprofissional na reabilitação da criança com baixa visão

A equipe multiprofissional tem em geral uma ação conjunta, cujo objetivo é proporcionar desenvolvimento neuropsicomotor e cognitivo adequados, apesar da diminuição significativa ou até mesmo ausência de visão. Suas ações na reabilitação se complementam:

- **Oftalmologista:** na consulta, a criança e a família são orientadas sobre sua condição visual e sobre a possibilidade de melhora da eficiência visual com auxílios ópticos e/ou eletrônicos, bem como possibilidades de melhorar a sua funcionalidade por meio da intervenção da equipe multiprofissional.

- **Ortoptista:** na avaliação, as crianças são submetidas a treinos para utilização adequada dos recursos ópticos e/ou eletrônicos, sendo o número de treinos variável, e de acordo com as necessidades de cada um. O treino objetiva adaptá-la às (novas) condições de leitura, ou execução de outras atividades manuais, com orientações sobre postura, posicionamento do texto e distâncias de leitura.

- **Assistente social:** atua junto à família com o objetivo de prevenir e/ou intervir perante as dificuldades sociais, econômicas e culturais que possam interferir no processo de reabilitação. Orienta sobre os direitos da pessoa com deficiência visual, incentivando a volta à escola e à sua inserção social, visando ao resgate da cidadania. Dentre as principais orientações buscadas pelos usuários, podemos citar: direitos previdenciários e assistenciais, transporte municipal, intermunicipal e passe livre, acesso à rede socioassistencial e isenção de impostos e lei de cotas.

- **Professor de orientação e mobilidade:** avalia os aspectos relacionados à locomoção e ao tipo de intervenção necessária para cada tipo de dificuldade apresentada. No caso da cegueira congênita, ele acompanha todo o processo de aprender a andar, de forma que ele se torne um processo seguro e ao mesmo tempo estimulante para a criança. O objetivo principal é desenvolver maior segurança, eficiência e independência para caminhar em diversos ambientes. São ensinadas técnicas de exploração visual do ambiente para aqueles que possuem baixa visão, inclusive o uso de pré-bengalas, até a bengala longa, de acordo com as necessidades de cada criança.

- **Pedagogo:** orientação educacional para pais e alunos, bem como para professores que atuam com alunos que apresentam baixa visão ou cegueira, tendo como objetivo principal a inclusão social e escolar. O pedagogo também atua no acompanhamento pedagógico individual, realizando atividades didáticas que possibilitem a integração entre o aluno e o conhecimento, ou seja, adaptando o currículo e introduzindo a didática específica para o ensino de pessoas com baixa visão ou cegueira.

- **Terapeuta ocupacional (crianças):** tem por objetivo habilitar e/ou reabilitar crianças e adolescentes, buscando independência e funcionalidade máxima nas áreas de desempenho das atividades de vida diária, do brincar, da educação e do lazer. As intervenções são realizadas utilizando o brincar como enfoque principal, sempre respeitando o principal papel ocupacional de brincador da criança. Além dos atendimentos individuais com a criança, são realizadas orientações diversas aos familiares e à escola.

- **Psicólogo:** tem o objetivo de minimizar o sofrimento psicológico das crianças e familiares, decorrentes do quadro de baixa visão, além de oferecer espaço de escuta e acolhimento das queixas emocionais. Ele favorece o desenvolvimento de formas de enfrentamento adequadas para lidar com as limitações e as mudanças impostas pela deficiência visual, promovendo assim, maior autonomia, participação social, autoestima e qualidade de vida.

■ Referências bibliográficas

1. World Health Organization. [Acessado 2016 Maio 10]. Disponível em: http://www.who.int/blindness/Change%20 the%20Definition%20of%20Blindness.pdf..

2. Pizzarello L, Abiose A, Fytche T, Duerksen R, Thulasiraj R, Taylor H, Faal H, Rao G, Kocur I, Resnikoff S. VISION 2020: The Right to Sight: a global initiative to eliminate avoidable blindness. Arch Ophthalmol. 2004 Apr;122(4):615-20.

3. Gilbert C, Foster A. Childhood blindness in the context of VISION 2020 – the right to sight. Bull World Health Organ. 2001;79(3):227-32.

4. Gilbert C. Retinopathy of prematurity: a global perspective of the epidemics, population of babies at risk and implications for control. Early Hum Dev. 2008 Feb;84(2):77-82.

5. Vasconcelos-Santos DV, Machado Azevedo DO, Campos WR et al. Congenital toxoplasmosis in southeastern Brazil: results of early ophthalmologic examination of a large cohort of neonates. Ophthalmology. 2009;116:2.199-205.

6. de Paula CH, Vasconcelos GC, Nehemy MB, Granet D. Causes of visual impairment in children seen at a university-based hospital low vision service in Brazil. J AAPOS. 2015 Jun;19(3):252-6.

7. Sampaio MW, Haddad MAO, Costa Filho HA, Siaulys MOC. Baixa visão e cegueira – Os caminhos para a reabilitação, a educação e a inclusão. Rio de Janeiro, Cultura Médica e Guanabara Koogan; 2009.

Sinais e sintomas oculares e suas correlações clínicas

43.1 – Alterações nas pálpebras (hordéolo, pediculose e ptose)

■ Antonio Augusto Velasco e Cruz ■ Flávia Augusta Attié de Castro
■ Sheila Andrade de Paula Cecchetti

■ Introdução

Basicamente, a pálpebra é composta por pele, músculo orbicular (responsável pelo fechamento da fenda palpebral), tarso (estrutura que funciona como uma moldura firme para as pálpebras), septo orbitário (projeção do periósteo do rebordo orbitário que se dirige à margem palpebral, fundindo-se com a aponeurose do músculo levantador da pálpebra superior acima da borda superior do tarso e com os retratores da pálpebra inferior abaixo da borda inferior do tarso), elementos retratores (na pálpebra superior o músculo levantador da pálpebra e o músculo de Mulle e pálpebra inferior a fáscia capsulopalpebral e o músculo tarsal inferior), e conjuntiva[1-3].

■ Hordéolo

Existem glândulas sebáceas localizadas no tarso superior e inferior denominadas glândulas de Meibomius. Tais glândulas produzem secreção oleosa que lubrifica a superfície ocular. Quando ocorre espessamento dessa secreção e consequente obstrução, há ingurgitamento glandular e possibilidade de infecção secundária (geralmente por *Staphylococcus*), formando o que chamamos de hordéolo interno[2,4,5] (Figura 43.1.1).

Também existem glândulas sebáceas (glândulas de Zeiss) na margem palpebral, cujo orifício de drenagem é na raiz dos cílios. Quando há obstrução, inflamação e infecção secundária delas, forma-se o hordéolo externo.

O tratamento dos hordéolos consiste em compressas mornas e massagem local[5,6]. Colírios e pomadas oftalmológicas não são indicadas, uma vez que não há penetração desses agentes no local de maneira adequada.

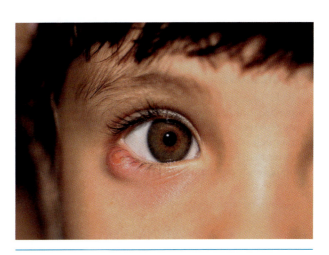

FIGURA 43.1.1. Hordéolo interno.
Fonte: Acervo da autoria.

Casos que evoluem com celulite pré-septal precisam de antibioticoterapia via oral (cefalexina). Quando há formação de abscessos, drenagem cirúrgica deve ser realizada. Quando não drenados, os hordéolos internos podem dar origem a granulomas piogênicos na face conjuntival do tarso. Nesses casos, o uso de corticosteroide tópico na forma de colírios e pomadas pode ser benéfico.

Quando não há resolução do quadro agudo, pode haver formação lesão nodular indolor no tarso, denominada calázio, cujo tratamento é cirúrgico[4,5,7].

CASO CLÍNICO

Menino de 7 anos com "bolinha" em pálpebra inferior esquerda há 2 dias, sentindo dor intensa local. Ao exame, havia lesão palpebral edemaciada, dolorosa, hiperemiada e com ponto de flutuação (Figura 43.1.2) Mãe foi orientada a fazer compressas mornas 6 vezes/dia (10 minutos cada compressa) e massagens no local após cada compressa. Um dia após início das compressas houve drenagem de secreção purulenta pela pele. Após saída da secreção, houve melhora da dor. Paciente continuou a fazer as compressas mornas até resolução do quadro. Não houve necessidade de drenagem cirúrgica, nem de antibioticoterapia sistêmica.

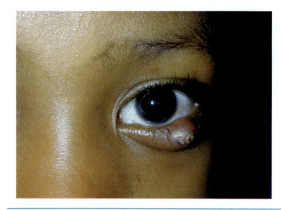

FIGURA 43.1.2. Lesão palpebral edemaciada, dolorosa, hiperemiada e com ponto de flutuação.
Fonte: Acervo da autoria.

■ Pediculose

Pode haver colonização dos cílios das pálpebras inferiores e superiores por *Phthirus púbis* e por *Pediculus capitis*. Os parasitas e seus ovos podem ser vistos nos cílios (Figura 43.1.3). O tratamento é feito com higiene local, retirada mecânica dos parasitas e ivermectina, via oral[8,9]. É importante verificar as condições de contágio e tratar familiares e contactantes.

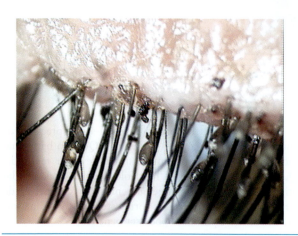

FIGURA 43.1.3. Parasitas e seus ovos nos cílios.
Fonte: Acervo da autoria.

CASO CLÍNICO

Criança de 8 anos de idade foi levada à consulta por coceira intensa nas pálpebras, hiperemia ocular e secreção mucosa. Mãe contou estar fazendo tratamento de pediculose com xampu de deltametrina, pois achou que pudesse ter caído produto químico nos olhos da criança, visto episódio ter sido concomitante ao início do tratamento da pediculose capilar. Ao exame, foi detectada presença de parasitas e ovos nos cílios. Foi então prescrita ivermectina, via oral, limpeza palpebral, cuidados de higiene gerais. Após 1 semana não foram mais detectados piolhos nos cílios.

■ Ptose palpebral (blefaroptose)

Blefaroptose ou simplesmente ptose designa uma condição patológica caracterizada pelo abaixamento da margem palpebral superior[1,4,7]. Para que esse conceito seja aplicado, precisamos definir qual seria a altura normal da margem palpebral superior e como medi-la de maneira adequada.

A altura da margem palpebral é medida em relação ao reflexo que uma luz projetada nos olhos faz sobre a córnea; tal medida é denominada na literatura inglesa *margin reflex distance* (MRD) (Figura 43.1.4). Normalmente, o reflexo luminoso na córnea é praticamente coincidente com o centro da pupila, assim, em pacientes com pupila regular, a medida do centro da pupila à margem palpebral superior pode ser considerada equivalente à MRD. A MRD pode ser medida clinicamente com uma simples régua milimetrada. Durante a aferição, é importante que o examinador imobilize o supercílio do paciente (evitando a elevação frontal e consequente abertura ocular) e peça para que o paciente olhe para frente. Valores de MRD 3,5 mm (± 0,9) são considerados normais. Ptose é definida quando a MRD é menor ou igual a 2 mm[1,5,6]. Mesmo que esse valor absoluto esteja normal, assimetria da MRD maior ou igual 2 mm deve ser investigada, no intuito de verificar se há retração de uma pálpebra ou ptose da outra.

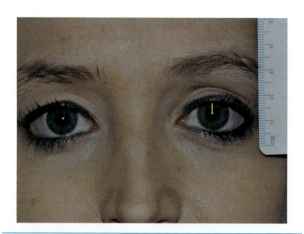

FIGURA 43.1.4. *Margin reflex distance* (MRD).
Fonte: Acervo da autoria.

A posição da pálpebra superior é dada pela ação dos músculos elevadores, em ordem decrescente de importância: levantador da pálpebra superior (inervado pelo III nervo craniano, oculomotor), músculo de Müller (sistema nervoso autônomo simpático) e, acessoriamente, pelo músculo frontal (inervado pelo VII nervo craniano, facial).

De acordo com a causa principal da queda palpebral, as ptoses são classificadas em: miogênica, neurogênica, mecânica e aponeurótica[10].

O principal diagnóstico diferencial são as condições causadoras de pseudoptose, como estrabismo vertical, enoftalmo e microftalmia[1,6,11].

Na ptose miogênica há alteração da função do músculo levantador da pálpebra superior. Essa alteração funcional pode ser secundária a uma distrofia congênita do levantador (isolada: ptose congênita)[1,12] (Figura 43.1.5), (associada: síndromes genéticas, como a blefarofimose) (Figura 43.1.6) ou uma disfunção muscular secundária a miopatias sistêmicas (distrofia miotônica, mitocondriopatias, oftalmoplegia externa progressiva e miastenia).

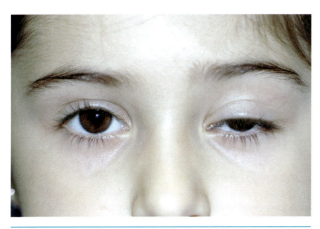

FIGURA 43.1.5. Ptose congênita.
Fonte: Acervo da autoria.

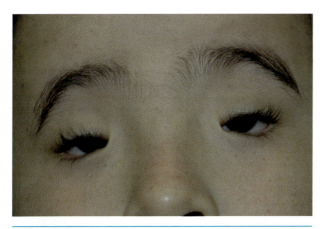

FIGURA 43.1.6. Blefarofimose.
Fonte: Acervo da autoria.

Quando há alteração inervacional, a ptose é denominada neurogênica. Paralisia do terceiro nervo craniano (oculomotor) completa ou incompleta e síndrome de Horner (lesão do sistema nervoso simpático) são os principais exemplos.

A ptose é dita mecânica quando fatores externos impedem a elevação normal da pálpebra ou quando causam peso, abaixando a margem palpebral pela ação da gravidade (p. ex., massas tumorais, edema grande e cicatrizes restritivas).

Finalmente, temos a ptose aponeurótica, que ocorre quando o levantador da pálpebra superior tem sua conexão ao tarso diminuída. Pode ocorrer após traumas, uso de lente de contato, conjuntivites e simplesmente pela idade (ptose senil).

Pediatras devem ficar atentos à presença de ptose congênita e também ao surgimento de ptose durante a infância.

A ptose congênita, em que o centro pupilar fica ocluído, deve ser tratada precocemente, cirurgicamente, de modo a evitar ambliopia.

O surgimento de ptose não detectada ao nascimento pode ser indicativo de inúmeras doenças sistêmicas e uma investigação detalhada deve ser conduzida por oftalmologista e neurologista.

Assim, é de suma importância que o pediatra saiba detectar casos de ptose nas crianças, encaminhando ao colega especialista a tempo de o diagnóstico etiológico e o tratamento serem feitos adequadamente.

CASO CLÍNICO

Criança com história de ptose palpebral à esquerda desde o nascimento (Figura 43.1.6) foi levada à consulta por queixa de estar sendo alvo de brincadeiras sobre sua aparência no colégio. Usava músculo frontal para elevar pálpebra superior esquerda na maior parte do tempo. Ao exame foi detectada acuidade visual pior no olho acometido, erro refracional e ptose palpebral. Foi submetida à cirurgia de correção de ptose sob anestesia geral. Um mês após a cirurgia a altura palpebral ficou adequada tanto do ponto de vista estético quanto funcional (Figura 43.1.7)

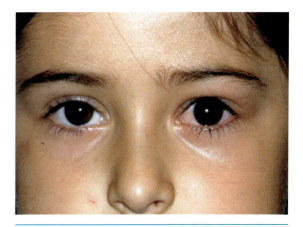

FIGURA 43.1.7. Resultado após 1 mês de cirurgia de ptose palpebral.
Fonte: Acervo da autoria.

Referências bibliográficas

1. Cruz AAVe. Blefaroptoses e retrações palpebrais. Rio de Janeiro, Cultura Médica; 1998.
2. Yanoff M, Duker JS. Oftalmologia. 3.ed. Rio de Janeiro, Elsevier; 2011.
3. Dantas AM. Anatomia funcional do olho e seus anexos. 2.ed. Rio de Janeiro, Colina Editora; 2002.
4. Kanski JJ. Oftalmologia clínica. 3.ed. Rio de Janeiro, Revinter; 2000.
5. Nerad JA. Oculoplastic Surgery. St. Louis, Mosby; 2001.
6. Katowitz JA. Pediatric oculoplastic surgery. New York, Springer; 2002.
7. Soares EJC, Moura EM, Gonçalves JOR. Cirurgia plástica ocular. São Paulo, Roca; 1997.
8. Ameen M, Arenas R, Villanueva-Reyes J, Ruiz-Esmenjaud J, Millar D, Dominguez-Duenas F et al. Oral ivermectin for treatment of pediculosis capitis. The Pediatric infectious disease journal. Nov;29(11):991-3.
9. Ottesen EA, Campbell WC. Ivermectin in human medicine. The Journal of antimicrobial chemotherapy. 1994 Aug;34(2):195-203.
10. Attié-Castro FA. Relação entre o acometimento da musculatura oculorotatória e dos músculos levantador da pálpebra superior, occipitofrontal e orbicular ocular em diferentes tipos de miopatia. Ribeirão Preto, Universidade de São Paulo; 2008.
11. Nesi FA, Lisman RD, Levine MR, Brazzo BG, Gladstone GJ. Smith`s Ophthalmic Plastic and Reconstructive Surgery. 2nd ed. St. Louis, Mosby; 1998.
12. SooHoo JR, Davies BW, Allard FD, Durairaj VD. Congenital ptosis. Survey of ophthalmology. Sep-Oct;59(5):483-92.

43.2 – Doenças inflamatórias oculares e seus diferenciais

43.2.1 – Celulites orbitárias

■ Sheila Andrade de Paula Cecchetti ■ Flávia Augusta Attié de Castro
■ Antonio Augusto Velasco e Cruz

CASO CLÍNICO

Criança, 5 anos, quadro gripal há 7 dias, apresenta edema palpebral, com piora progressiva do quadro há 1 dia. Refere ainda episódios de febre sem aferir.

- Exame físico: edema importante de pálpebras à direita associado a hiperemia e calor local. Difícil verificar olho devido ao edema de pálpebras, portanto, não foi possível verificar motilidade ocular.
- Exames complementares: hemograma (Hb: 11,6 g/dl; leucócitos: 10.000, desvio à esquerda).
- Exames de imagem: tomografia computadorizada (TC) de órbitas evidencia sinusite etmoidal bilateral e maxilar direita, borramento da órbita medial, deslocando o músculo reto medial lateralmente. No corte axial nota-se área delimitada, anteroposterior em parede medial correspondendo a abscesso subperiostal medial.

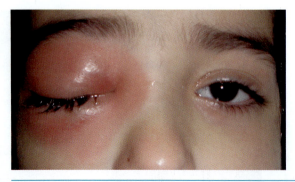 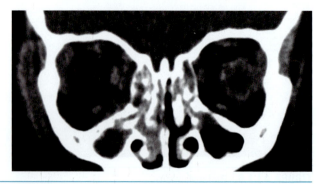

FIGURA 43.2.1.1. Hordéolo em pálpebra inferior com erosão de pele, aumento de volume e hiperemia da pálpebra.
Fonte: Acervo da autoria.

- Diagnóstico: celulite orbitária à direita.
- Tratamento: antibioticoterapia venosa.

▪ Introdução

Celulite em oftalmologia é definida como um acometimento infeccioso das pálpebras (celulite presseptal) ou dos tecidos pós-septais (celulite orbitária). É uma condição muito prevalente em crianças; em um trabalho publicado em 2006, foram estudados exames radiológicos (TC) de 45 pacientes consecutivos do HCFMRPUSP com diagnóstico de celulite orbitária associada a sinusite[1]. Nesse trabalho, 76% dos pacientes estudados tinham idade inferior a 18 anos, reforçando a importância do conhecimento dessa patologia e correto diagnóstico pelos pediatras.

O septo orbitário é a estrutura anatômica que separa a pálpebra da órbita. É uma estrutura fibrosa originada no arcus marginalis, um espessamento do periósteo no rebordo orbitário em toda sua extensão, que se dirige centralmente em direção à margem palpebral, e após fundir-se com aponeurose do levantador da pálpebra superiormente e com a cápsula fasciopalpebral inferiormente, insere-se no tarso superior e inferior, respectivamente. Logo, essa estrutura delimita anteriormente a órbita, definindo o que são as estruturas palpebrais e as orbitárias. Acima do septo existe apenas músculo orbicular do olho e pele, abaixo, todas as estruturas orbitárias (músculos extraoculares, nervo óptico, veias, artérias e nervos) (Figura 43.2.1.2).

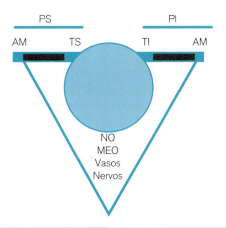

FIGURA 43.2.1.2. Figura esquemática da relação da órbita e septo orbitário (cinza). Originado no rebordo orbitário, o septo se dirige centralmente na órbita, em direção à borda das pálpebras, superior e inferior, funcionando como um tampão orbitário.
Legenda: NO: nervo óptico. MEO: músculos extraoculares. PS: pálpebra superior. PI: pálpebra inferior. TS: tarso superior. TI: tarso inferior. AM: arcus marginalis.
Fonte: Elaborada pela autoria.

▪ Manifestação clínica e diagnóstico

Apesar da difícil distinção entre as celulites orbitária e a presseptal nas fases iniciais, é de extrema importância o correto diagnóstico, pois o acometimento da órbita nas celulites pode levar a complicações potencialmente letais, como abscesso intracraniano e trombose de seio cavernoso[2]. A história, o quadro clínico e os microrganismos envolvidos são bem distintos nas celulites que acometem a órbita e as palpebrais, logo, uma boa anamnese e exame físico bem feito são essenciais no direcionamento diagnóstico para excluir ou não o acometimento orbitário.

• Celulite presseptal

Nela, existe sempre uma "porta de entrada" na pele para infecção, que pode variar desde uma picada de inseto (Figura 43.2.1.3), um hordéolo (Figura 43.2.1.4) ou até mesmo um trauma com defeito de pele. Desse modo, os microrganismos mais prevalentes nas celulites presseptais são os gram-positivos comuns na pele, como *Staphylococcus aureus*, *Staphylococcus epidermidis*, *Streptococcus* sp.

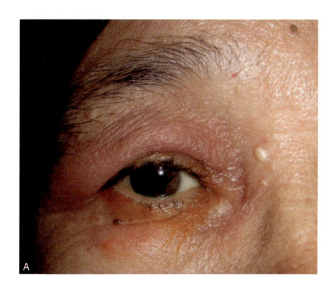

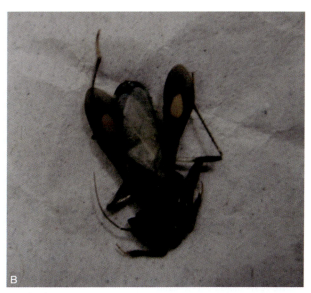

FIGURA 43.2.1.3. Celulite presseptal secundário a picada de inseto. (A) A pálpebra superior e inferior da paciente mostra sinais de flogose: rubor, calor e dor. (B) Paciente traz o inseto para a consulta, apesar de não se ver local da picada na pele.
Fonte: Acervo da autoria.

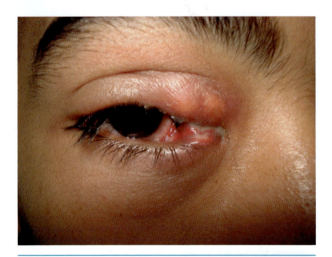

FIGURA 43.2.1.4. Celulite presseptal secundário a hordéolo em olho direito. Nota-se dois hordéolos em canto medial, drenando secreção purulenta. Percebe-se que os sinais de flogose se estendem a toda pálpebra medial superior e inferior.
Fonte: Acervo da autoria.

Por sua vez, as celulites orbitárias são, em grande parte, complicação das rinossinusites. É fácil pensar isso se levarmos em consideração que os seios da face frontal, etimoidal e maxilar compartilham uma parede óssea com a órbita, respectivamente, teto, parede medial, e assoalho da órbita. Devemos ter em mente que a lâmina papirácea do etmoide é extremamente fina, permitindo que o microrganismo atravesse essa parede de forma direta, ou através de defeitos adquiridos (trauma); além disso, existem orifícios por onde veias, artérias e nervos perfuram essa parede, como o canal da artéria e o nervo etmoidal anterior e posterior, fazendo que as sinusites etimoidais sejam as mais associadas às celulites orbitárias[3]. Em um estudo retrospectivo publicado em 2008, de 261 casos de celulite, 35 orbitárias (91%) tinha associação com sinusite aguda[4]. Porém, os trabalhos mostram que a maioria dos pacientes com rinossinusites apresenta um curso benigno, com apenas 5,6% evoluindo com envolvimento da órbita[5].

Podemos citar causas menos comuns de celulite orbitária, como trauma, endoftalmite, dacriocistite, abscesso dentário. As celulites odontogênicas costumam ser graves e de difícil tratamento[6]. Os microrganismos associados à celulite orbitária são aqueles associados às sinusites: *Staphylococcus* sp., *Streptococcus* sp. e *Haemophilus influenza*[7]. Mesmo após a introdução da vacina para *H. influenza*, esse agente continua a ser importante causa de celulite orbitária em pacientes pediátricos[8]. Sempre lembrar que em neonatos, *S. aureus* é um importante agente etiológico[9].

A classificação das celulites orbitárias secundárias à sinusite mais usada é a de Chandler[10], de 1970, ou seja, antes da construção da primeira máquina de TC, que ocorreu em 1972; portanto, trata-se de classificação puramente clínica. Ele classifica as celulites em grau I ao V, como entidades separadas, podendo significar ou não uma evolução do quadro.

Em 2007, autores brasileiros do Hospital das Clínicas da Faculdade de Medicina de Ribeirão Preto da Universidade de São Paulo (HCFMRPUSP) fizeram um estudo revendo a TC de órbitas de 83 pacientes com diagnóstico de celulite e encontram apenas três principais alterações na órbita: infiltração difusa, abscesso subperiostal e abscesso orbitário[11]. Após ampla revisão das classificações existentes, eles propõem uma nova classificação, resumida, que engloba apenas os grupos II, III e IV de Chandler. Nesse artigo, eles alegam que as celulites classificadas por Chandler como grau I já são, na verdade, celulites orbitárias e não pré-septais como comumente referido na literatura, e as celulites grau V, trombose do seio cavernoso, estariam dentro das complicações de celulite orbitária e não poderiam fazer parte da classificação. Uma descrição detalhada da nova classificação proposta em 2007, com base nos achados tomográficos[11], consta a seguir.

QUADRO 43.2.1.1. Resumo da classificação de Chandler para celulites orbitárias secundárias a sinusites.

Grupo I	Edema inflamatório.
Grupo II	Celulite orbitária difusa.
Grupo III	Abscesso subperiosteal.
Grupo IV	Abscesso orbitário.
Grupo V	Trombose do seio cavernoso.

Fonte: Elaborado pela autoria.

- **Celulite orbitária difusa**

Nota-se, na TC, aumento da densidade da gordura intra ou extraconal (Figura 43.2.1.1). No estudo de 2007, que propõe a nova classificação, 46,9% apresentavam esse quadro[11]. Pereira e colaboradores[1], em 2006, encontrou 24,44% dos pacientes com celulite orbitária difusa.

- **Abscesso subperiosteal**

Existe, nesse caso, uma coleção entre o periósteo e uma das paredes da órbita (Figura 43.2.1.5). A proptose nessa apresentação é não axial. O olho se desloca pro lado contralateral ao abscesso, pois esse exerce efeito de massa. Pode ser muito volumoso, levando a compressão dos tecidos orbitários. Os autores encontraram 40,9% em 2007[11] e 62,23% em 2006[1].

- **Abscesso orbitário**

Discreta coleção de pus formada dentro dos tecidos orbitários (Figura 43.2.1.6). Esse padrão é definido pela TC quando se encontra uma área de densidade heterogênea, circular ou não, dentro da gordura orbitária[11]. No estudo apresentado em 2006[1], apenas 13,33% tinham esse padrão, e em 2007, 12,2%[11].

■ Tratamento

Na era atual, com os inúmeros antibióticos disponíveis e de amplo espectro, é natural que diversas alternativas de tratamento existam para essa condição. No HCFMRP uma equipe multidisciplinar chegou a um consenso sobre o esquema antibiótico de escolha para casos de celulite (Quadro 43.2.1.2).

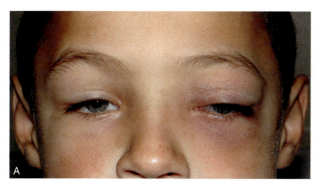
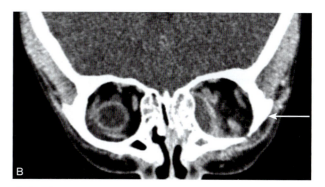

FIGURA 4.3.2.1.5. Celulite orbitária com abscesso subperiostal. (A) Foto clínica revelando sinais de flogose, proptose e discreto deslocamento lateral do olho esquerdo. (B) Corte coronal da TC mostra sinusite etmoidal e maxilar ipsilateral, e abscesso em forma de meia lua (seta) adjacente à parede medial olho direito, devido ao descolamento da periórbita.
Fonte: Acervo da autoria.

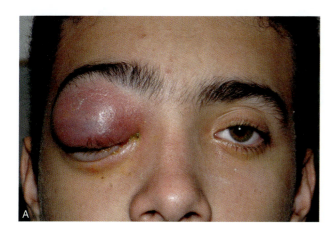
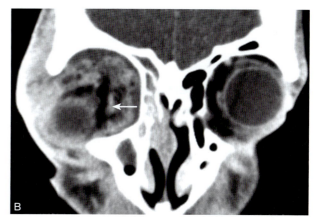

FIGURA 43.2.1.6. Celulite orbitária com abscesso orbitário. (A) Foto clínica revelando edema importante do lado direito, que impede a exposição do olho. (B) Corte coronal da TC mostra sinusite etmoidal e maxilar ipsilateral, e área de densidade heterogênea na gordura orbitária (seta), correspondendo ao abscesso de órbita.
Fonte: Acervo da autoria

QUADRO 43.2.1.2. Protocolo de tratamento de celulite em crianças com função renal normal.

| | Crianças até 40 kg ||
	Opção EV	**Opção VO**
Celulite pré-septal (trauma, lesão cutânea, dacriocistite) • Tratamento no "mínimo 7 dias"	1ª escolha: • Oxacilina 100 mg/kg/dia, 6 em 6 horas ou • Cefalotina 100 mg/kg/dia, 6 em 6 horas 2ª escolha: • Clindamicina 25 a 40 mg/kg/dia, 8 em 8 horas	1ª escolha: • Cefalexina 80 mg/kg/dia, 6 em 6 horas 2ª escolha: • Clindamicina 25 a 40 mg/kg/dia, 8 em 8 horas (máximo 2 g/dia)
Celulite orbitária (inclusive secundária a processo dentário ou sinusite) • Tratamento no "mínimo 14 dias"	1ª escolha: • Oxacilina 200 mg/kg/dia, 6 em 6 horas + ceftriaxone 100 mg/kg/dia, 12 em 12 horas 2ª escolha: • Amoxicilina + clavulanato 100 mg/kg/dia, 8 em 8 horas 3ª escolha: • Cloranfenicol 100 mg/kg/dia, 6 em 6 horas	

Fonte: Elaborado pela autoria.

Nas celulites presseptais, os agentes geralmente são gram-positivos, como citado anteriormente. Devido a benignidade do quadro, opta-se sempre, inicialmente, por um tratamento ambulatorial com antibióticos, via oral, sendo a cefalexina a primeira escolha. A opção de medicamento endovenoso com paciente internado está indicado em casos de impossibilidade de tratamento via oral (vômitos etc.).

Quando o paciente apresenta celulite com envolvimento da órbita, o objetivo do tratamento é cobrir amplamente os microrganismos envolvidos, que, como citado anteriormente, podem ser gram-positivos, negativos ou anaeróbios, já que sua origem, na maioria das vezes, é sinusal. A opção do ceftriaxone entra como primeira escolha, principalmente devido a neuroproteção dada por esse antibiótico, evitando complicações, como trombose do seio cavernoso e abscessos cerebrais. Nas celulites com presença de abscessos, é de grande importância monitorar diariamente a função visual do olho acometido para verificar a indicação de drenagem cirúrgica, que ocorre na maioria das vezes.

■ Diagnóstico diferencial

O diagnóstico diferencial das celulites orbitárias inclui diferentes patologias que podem levar a órbita aguda. A inflamação orbitária idiopática talvez seja o diagnóstico diferencial mais difícil. Alguns tumores de órbita também podem similar celulites, como linfoma, rabdomiossarcoma etc. A presença de doença sinusal é um sinal que fala a favor do diagnóstico de celulite orbitária.

■ Considerações finais

Celulites presseptais, se corretamente tratadas, mostram melhora importante em 48 horas do uso dos antibióticos via oral, ambulatorial; logo, é recomendado um primeiro retorno nesse período para verificar a evolução, sendo suficiente, na maioria das vezes, 7 dias de tratamento.

Já nas celulites orbitárias, o maior problema do tratamento é a necessidade de um tempo prolongado de internação, pois não existe um antibiótico via oral que tenha o mesmo espectro de ação do ceftriaxone, já que esse é a primeira escolha, no caso de uma infecção orbitária (Quadro 43.2.1.2). Logo, apesar desses pacientes mostrarem melhora significativa nas primeiras 48 horas do uso do antibiótico, normalmente a internação do doente costuma ser prolongada por pelo menos 14 dias para completar o ciclo de antibiótico venoso.

Quando há a detecção muito precoce da celulite orbitária, podemos denominá-las "celulites iniciais" ou celulite grau I de Chandle. Nesses casos, em que o paciente apresenta uma celulite orbitária difusa com discreto acometimento da órbita (Figura 43.2.1.7), pode-se iniciar o tratamento com o antibiótico de segunda escolha (amoxicilina + clavulanato 100 mg/kg/dia, EV, 8 em 8 horas) e, se em 48 horas tiver boa evolução, a transição para antibióticos via oral pode ser feita e mantido o tratamento por 14 a 21 dias, com retornos ambulatoriais.

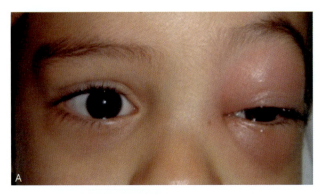

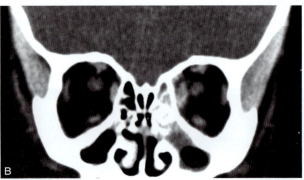

FIGURA 43.2.1.7. Celulite inicial. (A) Foto clínica evidenciando clinicamente uma celulite presseptal. (B) Corte coronal da TC mostrando sinusite etmoidal e maxilar à esquerda com discreto borramento da órbita medial e aumento do reto medial ipsilateral.
Fonte: Acervo da autoria.

■ Referências bibliográficas

1. Pereira FJ, Velasco, Cruz AA, Anselmo-Lima WT, Elias Junior J. Computed tomographic patterns of orbital cellulitis due to sinusitis. Arq Bras Oftalmol. 2006;69(4):513-8.
2. Hicks CW, Weber JG, Reid JR, Moodley M. Identifying and managing intracranial complications of sinusitis in children: a retrospective series. Pediatr Infect Dis J. 2011;30(3):222-6.
3. Goodwin WJ, Jr. Orbital complications of ethmoiditis. Otolaryngol Clin North Am. 1985;18(1):139-47.
4. Botting AM, McIntosh D, Mahadevan M. Paediatric pre and post-septal peri-orbital infections are different diseases. A retrospective review of 262 cases. Int J Pediatr Otorhinolaryngol. 2008;72(3):377-83.
5. Al-Madani MV, Khatatbeh AE, Rawashdeh RZ, Al-Khtoum NF, Shawagfeh NR. The prevalence of orbital complications among children and adults with acute rhinosinusitis. Braz J Otorhinolaryngol. 2013;79(6):716-9.
6. Janakarajah N, Sukumaran K. Orbital cellulitis of dental origin: case report and review of the literature. Br J Oral Maxillofac Surg. 1985;23(2):140-5.
7. McKinley SH, Yen MT, Miller AM, Yen KG. Microbiology of pediatric orbital cellulitis. Am J Ophthalmol. 2007;144(4): 497-501.
8. Sharma A, Liu ES, Le TD, Adatia FA, Buncic JR, Blaser S, et al. Pediatric orbital cellulitis in the Haemophilus influenzae vaccine era. J AAPOS. 2015;19(3):206-10.
9. Cruz AA, Mussi-Pinhata MM, Akaishi PM, Cattebeke L, Torrano da Silva J, Elia J, Jr. Neonatal orbital abscess. Ophthalmology. 2001;108(12):2.316-20.

10. Chandler JR, Langenbrunner DJ, Stevens ER. The pathogenesis of orbital complications in acute sinusitis. Laryngoscope. 1970;80(9):1.414-28.
11. Velasco e Cruz AA, Demarco RC, Valera FC, dos Santos AC, Anselmo-Lima WT, Marquezini RM. Orbital complications of acute rhinosinusitis: a new classification. Braz J Otorhinolaryngol. 2007;73(5):684-8.
12. Guerry D, Kendig EL Jr. Congenital impatency of the nasolacrimal duct. 3rd ed. Arch Ophthal. 1948;39(2):193-204.
13. MacEwen CJ, Young JD. Epiphora during the first year of life. Eye (Lond). 1991;5(Pt 5):596-600.
14. Dias AK, Soccol O, Cunha M, Gomes JAP, Pinheiro RK, Peres MFP. Frequência de obstrução congênita do ducto nasolacrimal na clínica pediátrica da Santa Casa de São Paulo. Arquivos Brasileiros de Oftalmologia. 1994;57(2):118-20.
15. Markowitz GD, Handler LF, Katowitz JA. Congenital euryblepharon and nasolacrimal anomalies in a patient with Down syndrome. J Pediatr Ophthalmol Strabismus. 1994;31(5):330-1.
16. Crigler LW. The treatment of congenital dacryocystitis. JAMA. 1923;81:23-4.
17. Castelo Branco Neto E, Castelo Branco B, Cardoso CC, Carvalho RG, Mota E, Castelo Branco A. [Management of congenital nasolacrimal duct obstruction]. Arq Bras Oftalmol. 2009;72(1):75-8.
18. Rajabi MT, Abrishami Y, Hosseini SS, Tabatabaee SZ, Rajabi MB, Hurwitz JJ. Success rate of late primary probing in congenital nasolacrimal duct obstruction. J Pediatr Ophthalmol Strabismus. 2014;51(6):360-2.

43.2.2 – Epífora na criança

■ Sheila Andrade de Paula Cecchetti ■ Flávia Augusta Attié de Castro
■ Antonio Augusto Velasco e Cruz

CASO CLÍNICO

Criança, 6 meses, lacrimejamento contínuo e secreção em OD desde o nascimento, sem fatores de melhora ou piora.
- Exame físico: menisco lacrimal discretamente aumentado em olho direito.
- Teste de Zappia Milder: positivo em olho direito.

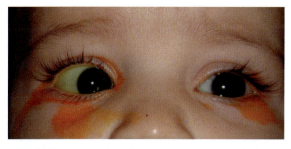

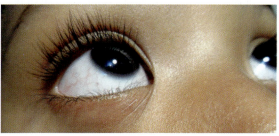

FIGURA 43.2.2.1. Epibléfaro congênito. Prega anormal de pele horizontal que empurra os cílios contra o globo.
Fonte: Acervo da autoria.

- Diagnóstico: obstrução de via lacrimal congênita.
- Tratamento: massagem hidrostática de Crigler até 1 ano; se mantido o quadro, indicar sondagem da via lacrimal.

■ Introdução

Epífora é o nome dado ao lacrimejamento de origem obstrutiva. Outra causa de lacrimejamento é o excesso de produção de lágrima, que geralmente ocorre quando há algum fator irritativo nos olhos. Em crianças é necessário pesquisa de corpo estranho ocular, cílios tocando os olhos, que acontece no epibléfaro congênito, (Figura 43.2.2.1) e até mesmo glaucoma congênito (ver Capítulo 43.5, Malformações oculares mais frequentes).

A obstrução congênita da via lacrimal (OCVL) é a anormalidade mais comum do aparelho lacrimal da criança. Apesar de não termos estudos recentes estimando prevalência, dados antigos mostram que aproximadamente 90% das obstruções de via lacrimal em criança são OCVL, podendo acometer 6 a 20% dos recém-nascidos[12,13]. Um estudo nacional, feito na Santa Casa de São Paulo em 1994 mostrou uma incidência 2,7%[14].

A causa mais frequente da OCVL é a imperfuração da membrana localizada na porção distal do conduto nasolacrimal, também chamada de válvula de Hasner.

■ Manifestações clínicas e diagnóstico

A história de uma criança com OVLC é de lacrimejamento contínuo desde o nascimento, podendo haver piora ou melhor percepção do lacrimejamento pela mãe nas duas primeiras semanas de vida. Além do excesso de lágrimas, pode haver secreção mucopurulenta e crostas nos cílios. É fácil notar nessas crianças um menisco lacrimal aumentado, que pode ser uni ou bilateral. Crianças com síndrome de Down tem associação com OVLC[15].

Para o diagnóstico da obstrução, o primeiro passo é fazer o teste de Zappia Milder, ou teste de desaparecimento do corante, que consiste em pingar uma gota do colírio de fluoresceína que vai colorir a lágrima em cada olho e aguardar 5 minutos, tempo em que ocorre o *turn over* lacrimal. Se após esse tempo ainda restar corante no olho do paciente, é diagnosticado uma "epífora". O exame é feito sempre comparativo com o lado contralateral (Figura 43.2.2.1). Após o teste é importante que se comprima a região do saco lacrimal para observar se há refluxo do conteúdo do saco lacrimal para os olhos, evidenciando se o saco lacrimal está dilatado e retendo lágrima/muco.

■ Tratamento

Uma vez confirmada a epífora, é importante ensinar aos pais a massagear a via lacrimal da maneira correta. Crigler publicou em 1923 um artigo sobre a massagem hidrostática[16], e desde então muitos autores vêm testando e comprovando os benefícios dela. Em um estudo brasileiro, publicado em 2009, com 186 crianças submetidas à massagem de Crigler, 43,6% dos casos curaram com uma massagem[17]. A técnica ensinada por Crigler para a massagem consiste em colocar o dedo indicador sobre o canalículo comum para bloquear a saída de material através canalículo e comprimir o saco lacrimal firmemente para baixo para aumentar a pressão hidrostática e provocar a desobstrução por ruptura da válvula de Hasner.

■ Diagnóstico diferencial

É muito importante ter em mente que o diagnóstico diferencial de lacrimejamento no recém-nascido é amplo. Envolve diferentes patologias, como conjuntivite por nitrato de prata, oftalmia neonatal, glaucoma congênito etc. O primeiro passo para o reconhecimento é fazer a propedêutica da via lacrimal para diferenciar a epífora do lacrimejamento.

■ Considerações finais

O seguimento desses pacientes é mensal, com a execução da massagem hidrostática no consultório, enfatizando aos pais a importância da massagem diária.

Por volta de 1 ano de idade, se persistirem os sintomas, a criança deve ser encaminhada a um oftalmologista oculoplasta, para a sondagem das vias lacrimais, que consiste na ruptura mecânica da válvula de Hasner. Os trabalhos mostram que o sucesso da sondagem diminui no decorrer do tempo. Um trabalho publicado em 2014, com 343 crianças, mostrou sucesso da sondagem (75,8%) em crianças até 5 anos[18]. Após essa idade é bem maior a chance de a sondagem falhar e a criança ter que ser submetida a uma cirurgia de dacriocistorrinostomia.

■ Referências bibliográficas

1. Pereira FJ, Velasco, Cruz AA, Anselmo-Lima WT, Elias Junior J. Computed tomographic patterns of orbital cellulitis due to sinusitis. Arq Bras Oftalmol. 2006;69(4):513-8.
2. Hicks CW, Weber JG, Reid JR, Moodley M. Identifying and managing intracranial complications of sinusitis in children: a retrospective series. Pediatr Infect Dis J. 2011;30(3):222-6.
3. Goodwin WJ, Jr. Orbital complications of ethmoiditis. Otolaryngol Clin North Am. 1985;18(1):139-47.
4. Botting AM, McIntosh D, Mahadevan M. Paediatric pre and post-septal peri-orbital infections are different diseases. A retrospective review of 262 cases. Int J Pediatr Otorhinolaryngol. 2008;72(3):377-83.
5. Al-Madani MV, Khatatbeh AE, Rawashdeh RZ, Al-Khtoum NF, Shawagfeh NR. The prevalence of orbital complications among children and adults with acute rhinosinusitis. Braz J Otorhinolaryngol. 2013;79(6):716-9.
6. Janakarajah N, Sukumaran K. Orbital cellulitis of dental origin: case report and review of the literature. Br J Oral Maxillofac Surg. 1985;23(2):140-5.
7. McKinley SH, Yen MT, Miller AM, Yen KG. Microbiology of pediatric orbital cellulitis. Am J Ophthalmol. 2007;144(4):
8. 497-501.
9. Sharma A, Liu ES, Le TD, Adatia FA, Buncic JR, Blaser S, et al. Pediatric orbital cellulitis in the Haemophilus influenzae vaccine era. J AAPOS. 2015;19(3):206-10.
10. Cruz AA, Mussi-Pinhata MM, Akaishi PM, Cattebeke L, Torrano da Silva J, Elia J, Jr. Neonatal orbital abscess. Ophthalmology. 2001;108(12):2.316-20.
11. Chandler JR, Langenbrunner DJ, Stevens ER. The pathogenesis of orbital complications in acute sinusitis. Laryngoscope. 1970;80(9):1.414-28.
12. Velasco e Cruz AA, Demarco RC, Valera FC, dos Santos AC, Anselmo-Lima WT, Marquezini RM. Orbital complications of acute rhinosinusitis: a new classification. Braz J Otorhinolaryngol. 2007;73(5):684-8.
13. Guerry D, Kendig EL Jr. Congenital impatency of the nasolacrimal duct. 3rd ed. Arch Ophthal. 1948;39(2):193-204.
14. MacEwen CJ, Young JD. Epiphora during the first year of life. Eye (Lond). 1991;5(Pt 5):596-600.
15. Dias AK, Soccol O, Cunha M, Gomes JAP, Pinheiro RK, Peres MFP. Frequência de obstrução congênita do ducto nasolacrimal na clínica pediátrica da Santa Casa de São Paulo. Arquivos Brasileiros de Oftalmologia. 1994;57(2):118-20.
16. Markowitz GD, Handler LF, Katowitz JA. Congenital euryblepharon and nasolacrimal anomalies in a patient with Down syndrome. J Pediatr Ophthalmol Strabismus. 1994;31(5):330-1.
17. Crigler LW. The treatment of congenital dacryocystitis. JAMA. 1923;81:23-4.
18. Castelo Branco Neto E, Castelo Branco B, Cardoso CC, Carvalho RG, Mota E, Castelo Branco A. [Management of congenital nasolacrimal duct obstruction]. Arq Bras Oftalmol. 2009;72(1):75-8.
19. Rajabi MT, Abrishami Y, Hosseini SS, Tabatabaee SZ, Rajabi MB, Hurwitz JJ. Success rate of late primary probing in congenital nasolacrimal duct obstruction. J Pediatr Ophthalmol Strabismus. 2014;51(6):360-2.

43.3 – Conjuntivites (oftalmia neonatal, infecciosas, alérgicas)

■ Sidney Julio de Faria e Sousa ■ Cristina Vianna

■ Introdução

Conjuntiva é uma membrana mucosa e semitransparente que recobre a porção anterior da esclera e as faces internas das pálpebras superior e inferior.

Qualquer inflamação da conjuntiva que persista por mais de 24 horas pode ser considerada conjuntivite. São crônicas quando duram mais de 20 dias e agudas quando duram um período menor que 20 dias.

O quadro típico é de hiperemia conjuntival difusa com secreção que pode ser serosa, purulenta ou mucosa.

As queixas típicas são vermelhidão ocular, sensação de areia nos olhos e visão borrada, que melhoram com o piscar. Dor e redução visual persistente sugerem comprometimento da córnea.

■ Oftalmia neonatal

Conjuntivites que surgem no 1º mês do nascimento são classificadas conjuntivites neonatais. Podem ser causadas por toxicidade medicamentosa, bactérias ou vírus. Entre todas as causas, a mais frequente é por toxicidade ao colírio de nitrato de prata a 0,1%, usado na primeira hora após o parto para prevenir a ceratoconjuntivite gonocócica do neonato[1]. Na concentração correta a toxicidade é incomum, porém com a evaporação essa concentração pode aumentar várias vezes e causar irritação tecidual. Por isso, o colírio deve ser trocado a cada 2 dias.

O quadro clínico é de conjuntivite purulenta discreta, no 1º dia de vida. É uma condição autolimitada que não exige testes laboratoriais ou tratamento, dura em média 36 horas.

A grande vilã nessa faixa etária é a *Neisseria gonorrhoeae*. Essa bactéria tem a capacidade de penetrar na córnea, mesmo com o epitélio íntegro, e produzir perfuração ocular em 24 horas.

Na ausência de medidas profiláticas, cerca de 30 a 40% dos bebês, de mães infectadas, contraem a infecção[2]. A conjuntivite se manifesta entre o 2º e 5º dias do nascimento, com enorme edema palpebral, edema conjuntival e abundante secreção purulenta e hipertrofia ganglionar pré-auricular (Figura 43.3.1).

O diagnóstico diferencial mais importante é com a *Chlamydia tracomatis*, também transmitida no canal do parto, e causadora da conjuntivite de inclusão do recém-nascido. Aparece entre 5 a 14 dias do nascimento, ou até antes, se a membrana amniótica romper precocemente. Sua apresentação pode variar desde uma discreta hiperemia conjuntival, com secreção serosa a uma intensa conjuntivite indistinguível da gonocócica.

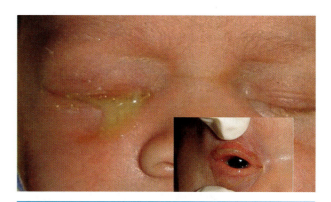

FIGURA 43.3.1. Oftalmia ou ceratoconjuntivite neonatal em recém-nascido de 10 dias, com melhora após 7 dias de uso de eritromicina e ceftriaxone em dose única.
Fonte: Acervo da autoria.

Felizmente, é de prognóstico benigno, uma vez que não ameaça seriamente a visão; quando não tratada, se cura espontaneamente entre 6 a 18 meses. Crianças nascidas de parto normal, oriundas de mães com cervicite por *Chlamydia* tem 50 a 75% de chance de contrair a bactéria na nasofaringe, vagina, reto e conjuntiva[3]. A maior preocupação, nesses casos, é com a infecção dos pulmões e do ouvido médio.

Outras bactérias causadoras de conjuntivite podem afetar o neonato, mas a evolução e o tratamento não diferem das conjuntivites comuns. Os vírus do herpes simplex e os adenovírus também causam infecção da superfície ocular nessa faixa etária.

■ Conjuntivites bacterianas

Geralmente, surgem insidiosamente. O sinal mais típico é o da secreção purulenta. A quantidade de secreção varia com a intensidade da inflamação, que por sua vez, depende do agente etiológico e da resposta do indivíduo. Ela pode ser copiosa como nas conjuntivites gonocócicas ou mínima a ponto de só ser perceptível ao acordar com as pálpebras grudadas (Figura 43.3.2).

Com exceção das gonocócicas, as conjuntivites bacterianas tendem a ser benignas: são autolimitadas e não representam ameaça à visão.

Os dois agentes clássicos de conjuntivite bacteriana aguda são o *Streptococcus pneumoniae* e o *Haemophylus aegyptius*. Ambos produzem conjuntivite mucopurulenta aguda bilateral, às vezes, acompanhadas de hemorragias subconjuntivais e petequiais, particularmente na conjuntiva bulbar superior. Ambos tendem a gerar epidemias, o *Pneumococcus* nos climas frios e o *Haemophylus* nos quentes.

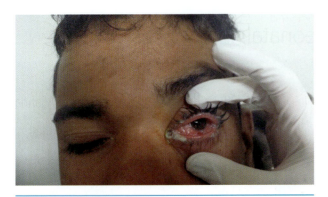

FIGURA 43.3.2. Conjuntivite gonocócica: copiosa secreção purulenta.
Fonte: Acervo da autoria.

Na prática, a maioria das conjuntivites bacterianas é tratada sem avaliação laboratorial. Não é o ideal, mas justificável por razões econômicas, considerando que a maioria delas é de prognóstico benigno.

Os esfregaços conjuntivais e a cultura em ágar chocolate são de suma importância nas conjuntivites neonatais, para afastar a possibilidade de infecção pela *Neisseria gonorrhoeae* ou *Neisseria meningitidis*. As *Chlamydias* aparecem como inclusões citoplasmáticas perinucleares, nos esfregaços do epitélio conjuntival corados pelo Giemsa. Podem também ser detectadas por teste de imunofluorescência específico.

• Tratamento

O tratamento das conjuntivites presumivelmente bacterianas segue os seguintes princípios:

1. Dê preferência aos antibióticos de amplo espectro: cloranfenicol ou fluoroquinolonas (oxifloxacino, ciprofloxacino, gatifloxacino e moxifloxacino).
2. Os aminoglicosídeos (neomicina, gentamicina e tobramicina) são segunda escolha devido à toxicidade.
3. Use compressas de água fria sobre os olhos. Elas proporcionam conforto, devido à vasoconstricção conjuntival.
4. Evite o uso de colírio com corticosteroides. A única indicação formal desses colírios é nas conjuntivites membranosas.

As crianças com oftalmia neonatal de etiologia gonocócica devem ser hospitalizadas e tratadas com uma única dose de ceftriaxone, intramuscular, 50 mg/kg, não ultrapassando 125 mg[4,5,6]. Os pais devem ser tratados com 250 mg de ceftriaxone, intramuscular, em dose única. O tratamento tópico é secundário e desnecessário, embora as *Neisserias* respondam bem aos colírios de fluoroquinolonas.

As infecções por *Chlamydias* devem ser tratadas sistemicamente com eritromicina 50 mg/kg/dia, dividido em 4 doses, por 14 dias[7]. Embora respondam bem às fluoroquinolonas tópicas, o tratamento sistêmico previne a infecção pulmonar e a do ouvido médio.

As demais conjuntivites bacterianas neonatais, muitas delas da contaminação fecal dos olhos, são tratadas como as conjuntivites convencionais.

■ Conjuntivites virais

Os vírus mais frequentemente envolvidos nas infecções da superfície ocular são os adenovírus, os picornavírus, o herpes simplex e o *Molluscum contagiosum*. Entre estes, os principais responsáveis pelas conjuntivites no consultório são o adenovírus e o picornavírus.

O quadro típico das conjuntivites adenovirais é de hiperemia conjuntival unilateral de aparecimento súbito, secreção serosa e linfadenopatia pré-auricular no lado afetado, que na semana seguinte se estende ao olho contralateral, frequentemente acompanhada de febre, faringite e, ocasionalmente, de sintomas gastrintestinais. A conjuntivite desaparece gradualmente entre 7 a 15 dias. Nesse período, o vírus pode ser transmitido pelos banhos de piscina e apertos de mão[8,9].

Em geral, essas conjuntivites se apresentam em surtos epidêmicos sazonais e só esporadicamente como fato isolado. Conforme a cepa do vírus, a conjuntiva pode ser sede de uma inflamação membranosa intensa, cujos produtos tóxicos desepitelizam a córnea, gerando dor e desconforto. Outras cepas geram infiltrados corneanos subepiteliais arredondados, que prejudicam a visão e causam fotofobia intensa (Figura 43.3.3).

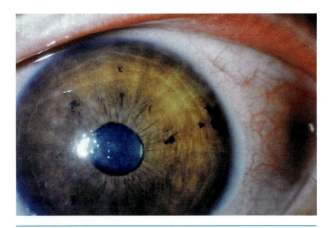

FIGURA 43.3.3. Sequela de ceratoconjuntivite adenoviral: infiltrados subepiteliais.
Fonte: Acervo da autoria.

A infecção pelos picornavírus são mais raras que os adenovírus e ocorrem em surtos. São responsáveis pela ceratoconjuntivite hemorrágica epidêmica, que cursa com hemorragias subconjuntivais[10].

O tratamento é principalmente de suporte, uma vez que os colírios antivirais não são efetivos para os adenovírus e picornavírus. Fazer compressas frias sobre os olhos e usar colírios lubrificantes gelados que produzem grande alívio pelo fato de promoverem vasoconstricção. Os corticosteroides tópicos não são recomendados, pois eles não aceleram o processo de cura.

Os pacientes devem ser informados sobre o curso natural da doença, que os sintomas podem piorar por vários dias, mas que irão se resolver espontaneamente em 2 ou 3 semanas. Devem ser alertados da natureza contagiosa da infecção e sobre as precauções necessárias, como lavar as mãos com frequência, usar toalhas individuais e lenços de papel, evitar apertos de mão ou qualquer outro tipo de contato físico interpessoal.

Conjuntivites alérgicas

O quadro típico de uma conjuntivite alérgica é hiperemia associada a prurido. Quando o estímulo é intenso e agudo, ele é agravado por edema seroso das pálpebras e conjuntiva. Nos casos em que o estímulo inflamatório é intenso e crônico, prevalece a hipertrofia papilar gigante. Nas pálpebras superiores, as papilas gigantes se apresentam como pápulas, de 1 a 3 mm de diâmetro, voltadas para a superfície ocular (Figura 43.3.4). No limbo córneo-escleral a reação papilar forma um anel gelatinoso (Figura 43.3.5). A secreção conjuntival pode ser aquosa ou mucosa.

A blefaroconjuntivite anafilactoide é uma reação de hipersensibilidade, desencadeada por medicações instiladas no saco conjuntival. Pacientes sensibilizados podem reagir, em segundos ou minutos, com edema palpebral seroso, quemose e prurido intenso, quando reexpostos à medicação tópica (Figura 43.3.6)[11,12]. Manifestações sistêmicas concomitantes, típicas de uma reação anafilática clássica, são extremamente raras. Os agentes causais mais frequentes são os colírios ou as pomadas de penicilina, bacitracina, sulfacetamida e anestésicos[13]. O principal diagnóstico diferencial é com a toxicidade medicamentosa, que é uma reação irritativa, não imunológica, desacompanhada de prurido. O tratamento consiste no uso de colírios de corticosteroides e na aplicação de compressas geladas sobre os olhos. O medicamento ofensor deve ser identificado e nunca mais utilizado.

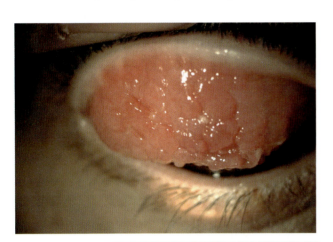

FIGURA 43.3.4. Ceratoconjuntivite vernal, com hipertrofia papilar gigante.
Fonte: Acervo da autoria.

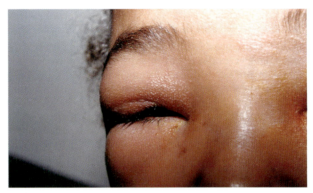

FIGURA 43.3.6. Blefaroconjuntivite anafilactoide, com edema seroso da pálpebra.
Fonte: Acervo da autoria.

A rinoconjuntivite alérgica é provavelmente a enfermidade imunológica ocular mais comum. É desencadeada pela inalação de alérgenos veiculados pelo ar. Prevalece em pacientes com outras manifestações de hipersensibilidade, como asma e dermatite atópica. O quadro se manifesta por surtos de prurido, hiperemia conjuntival e lacrimejamento. Os achados físicos geralmente se restringem à hiperemia conjuntival e à fácies alérgica do paciente (Figura 43.3.7).

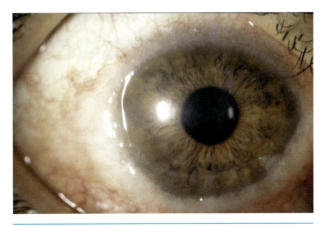

FIGURA 43.3.5. Ceratoconjuntivite vernal, com hipertrofia do limbo.
Fonte: Acervo da autoria.

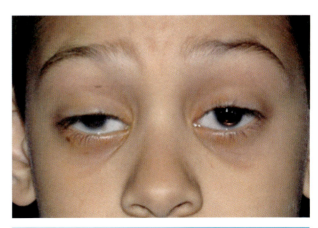

FIGURA 43.3.7. Rinoconjuntivite alérgica em paciente com fácies alérgica.
Fonte: Acervo da autoria.

As enfermidades imunológicas da superfície ocular só são consideradas realmente alérgicas quando mediadas pelos anticorpos IgE. Apresentam-se em três formas clínicas: blefaroconjuntivite anafilactoide, rinoconjuntivite alérgica, conjuntivite vernal.

O prurido tende a ser mais intenso nas carúnculas, devido a sua proximidade com os canalículos lacrimais, que veiculam o alérgeno do nariz ao canto do olho. O tratamento, que é apenas sintomático, admite várias alternativas: compressas oculares de água gelada, colírios vasoconstritores, colírios de anti-histamínicos e colírios de anti-inflamatórios não esteroides (Tabela 43.3.1). Os anti-histamínicos sistêmicos não devem ser utilizados quando o quadro alérgico se restringe aos olhos, pois diminuem a secreção lacrimal, favorecendo a concentração dos antígenos no saco conjuntival.

A ceratoconjuntivite vernal é uma conjuntivite alérgica crônica com pioras sazonais[14]. Caracteriza-se por forte prurido, fotofobia e abundante secreção mucosa. A despeito da intensidade dos sinais e sintomas, tende a desaparecer completamente na adolescência, sem sequelas importantes. À medida que a enfermidade piora, as papilas do estroma da conjuntiva palpebral superior vão se hipertrofiando e atritando contra a superfície ocular (Figura 43.3.4). O limbo córneo-escleral também pode ser sede de hipertrofia papilar (Figura 43.3.5).

O tratamento é feito com colírio de cromoglicato sódico a 4%, 4 vezes/dia e com corticosteroide tópico de 4 a 6 vezes/dia, nos períodos de agravamento, cuidando para não exagerar no seu uso e monitorar os possíveis efeitos colaterais (aumento dada pressão ocular e infecções locais). O primeiro colírio visa reduzir a frequência dos surtos inflamatórios e, o segundo, combater o surto já instalado. Para que o tratamento farmacológico seja eficaz é preciso minimizar as fontes de alergia (ácaros, em particular) mediante a abolição de tapetes, eliminação de sofás com cobertura de pano, banimento dos bichos de pelúcia e acomodação dos animais de estimação fora do ambiente interno da casa.

Outras enfermidades como conjuntivite papilar gigante, reação blefaroconjuntival de contacto, ceratoconjuntivite alergomicrobiana e flictenuloses, por serem reações imunológicas tardias, mediadas por células, não são verdadeiras alergias e, portanto, não se enquadram neste texto.

■ Referências bibliográficas

1. Canadian Paediatric Society Infectious Diseases and Immunization Committee. Recommendations for prevention of neonatal ophthalmia. Paediatr Child Health. 2002;7(7):480-88.
2. Zuppa AA, D'Andrea V, Catenazzi P, Scorrano A, Romagnoli C. Ophthalmia neonatorum: what kind of prophylaxis? J Matern Fetal Neonatal Med. 2011;42(6):769-73.
3. Rours IG, Hammerschlag MR, Ott A, De Faber TJ, Verbrugh HA, de Groot R et al. *Chlamydia trachomatis* as a cause of neonatal conjunctivitis in Dutch infants. Pediatrics. 2008;121(2):e321-6.
4. Teoh DL, Reynolds S. Diagnosis and management of pediatric conjunctivitis. Pediatr Emerg Care. 2003;19(1):48-55.
5. Wagner RS, Aquino M. Pediatric ocular inflammation. Immunol Allergy Clin North Am 2008;28(1):169-88.
6. Thanathanee O, O'Brien TP. Conjunctivitis: systematic approach to diagnosis and therapy. Curr Infect Dis Rep 2011;13 (2):141-8.
7. American Academy of Pediatrics. Chlamydia trachomatis. In: Pickering LK, editor. Red book: 2012. Report of the Committee on Infectious Diseases. Elk Grove Village, IL: American Academy of Pediatrics. 2012. p. 276-81.
8. D'*Angelo*. LJ, Hierholzer JC, Keenlyside RA *et al*: Pharyngoconjunctival fever cused by adenovirus type 4 report of swimming pool-related outbreak with recovery of virus from the pool water. J Infec Dis. 1979;140: 42-7.
9. Nauheim R et al. Survive of adenovirus on various surfaces. Invest Ophthalmol Vis Sci. 1989;30:362-65.
10. Yang YF, Hung PT, Lin KF et al. Epidemic hemorrhagic keratoconjunctivitis. Am J Ophthalmol. 1975; 80(2):192-97.
11. Wilson FM II. Adverse external ocular effects of topical ophthalmic medications. Survey of Ophthalmol. 1979;24:57-88.
12. Wilson FM II. Adverse external ocular effects of topical ophthalmic therapy: an epidemiologic, laboratory and clinical study. Trans Am Ophthalmol Soc. 1983;81:854-965.
13. Wilson FM II. Toxic and allergic reactions to topical ophthalmic medications. In: Arffa RC. Grayson´s disease of the cornea. St Louis: Mosby. 1991. p.632-48.
14. Rice NS, Jones BR. Vernal keratoconjunctivitis: an allergic disease of the eyes of children. Clin Allergy 1961;3:629-37.

TABELA 43.3.1. Principais colírios para alergia ocular.

Colírios	Fármacos	Concentração (%)	Nome comercial	Fabricante	Uso (h)
Anti-histamínicos	Epinastina	0,05	Relestat	Allergan	12 em 12
	Olopatadina	0,1	Patanol	Alcon	12 em 12
	Cetotifeno	0,05	Zaditen	Novartis	12 em 12
Inibidores de mastócitos	Cromoglicato	4	Maxicrom Cromolerg	Alcon Allergan	6 em 6 6 em 6
Anti-inflamatório não esteroide	Cetorolaco de trometamina	0,5	Acular	Allergan	6 em 6
Vasoconstritor	Tetrizolina	0,05	Visodin	Allergan	6 em 6
Esteroides	Prednisolona	1	Pred Forte	Allergan	6 em 6
	Prednisolona	0,12	Pred Mild	Allergan	
	Prednisolona	0,12	Ster MD	Genon	
	Dexametasona	0,1	Maxidex	Alcon	
	Fluorometolona	0,1	Florate	Alcon	
	Fluorometolona	0,1	Fliutinol	Latinofarma	
	Fluorometolona	0,25	Flumex	Allergan	
	Loteprednol	0,5	Loteprol	Bausch-Lomb	

Fonte: Elaborada pela autoria.

43.4 – Ceratoconjuntivites

■ Sidney Julio de Faria e Sousa   ■ Luis Antonio Gorla Marcomini

■ Introdução

Inflamações da superfície ocular que afetam a córnea são chamadas ceratites. Elas se diferenciam das conjuntivites, pois além da inflamação, apresentam baixa de visão aguda. As ceratites acompanhadas de erosão ou falha do epitélio são chamadas úlceras corneanas (Figura 43.4.1). Estas, são enfermidades graves porque podem levar à cegueira e até mesmo a perda do olho. O acometimento simultâneo da córnea e conjuntiva é denominado ceratoconjuntivite. A combinação desses sintomas exige que o paciente seja acompanhado pelo oftalmologista.

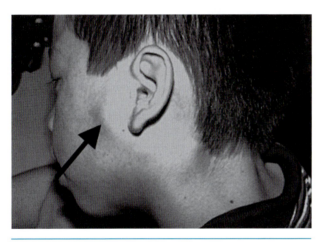

FIGURA 43.4.1. Nódulo pré-auricular palpável e visível em criança com infecção ocular.
Fonte: Acervo da autoria.

As ceratoconjuntivites podem ser de origem bacteriana, fúngica, amebiana, viral, tóxica e traumática.

■ Ceratoconjuntivites microbianas

Cerca de 50% das úlceras com microrganismo isolado de amostra colhida são bacterianas (92%), 7,7% fúngicas e 0,3% amebianas (Tabela 43.4.1). A outra metade compreende casos de úlceras virais (herpes), tóxicas, traumáticas, autoimunes ou estéreis por tratamento prévio à coleta de material. Tais dados ajudam no planejamento terapêutico, uma vez que fornecem a probabilidade de cada classe de agente causal. Por isso, diante de uma úlcera supostamente microbiana, a conduta com maior chance de sucesso é a de iniciar o tratamento como se ela fosse bacteriana. Após a coleta do raspado conjuntival, o oftalmologista inicia um tratamento antibacteriano com um nível de confiança de 92%. No 3º dia de evolução, ele ajusta a terapêutica em conformidade com o resultado da cultura.

TABELA 43.4.1. Distribuição dos principais microrganismos causadores de úlceras de córnea no Hospital das Clínicas da FMRP-USP, de 1990 a 2010.

Reino	Família	Freq.	Porcentagem
Bactéria (92%)	*Staphiloccocaceae*	1.157	52
	Streptoccocaceae	292	13
	Pseudomonadaceae	218	10
	Enterobacteriaceae	200	9
	Pasteurellaceae	67	3
	Outros	112	5
Fungi (7,7%)	Filamentosos	126	6
	Leveduras	46	2
Amoebozoa (0,3%)	*Acanthamoebidae*	15	1

Fonte: Elaborada pela autoria.

Os meios de cultura onde os raspados devem ser semeados, em consultório, são: ágar sangue, ágar chocolate, ágar Sabouraud e tioglicolato líquido. O meio Sabouraud é específico para fungos e o tioglicolato, um meio genérico de alta sensibilidade. Os raspados corneanos são colhidos em consultório, com lâmina de bisturi ou espátula apropriada, sob anestesia tópica. Para que uma cultura seja considerada positiva é preciso que haja crescimento em pelo menos um dos meios sólidos, e isso, por sua vez, exige um número mínimo de bactérias. O meio tioglicolato, sendo menos exigente, funciona como controle da qualidade do raspado. Por exemplo, se a cultura for positiva no tioglicolato e negativa nos meios sólidos, é provável que o raspado tenha sido bem feito. Ele foi adequado na captura dos microrganismos, mas a colonização, provavelmente, não tinha número suficiente de germes para crescimento em meio sólido; tampouco, para ser culpada pela infecção.

O tratamento das úlceras bacterianas é feito com a associação de colírios fortificados de amicacina e cefalotina, acondicionados em frascos separados, na concentração de 33 mg/ml. Eles são preparados em farmácias de manipulação ou pelo próprio oftalmologista. O uso deve ser intenso e assistido nas primeiras horas (15 em 15 minutos nas primeiras 3 horas). Nos primeiros 3 dias, são usados de hora em hora; do 4º ao 7º dia, de 3 em 3 horas; do 7º ao 10º, de 6 em 6 horas. Todo tratamento é feito no período de vigília do paciente. Com esses colírios, as úlceras devem responder com melhora clínica nos primeiros dias e fechar em 10 dias. Não sarando, é preciso explorar três possibilidades: o paciente não aderiu ao tratamento, a úlcera não era bacteriana ou instalou-se uma toxicidade medicamentosa. No último caso, é preciso cessar por completo todas medicações tópicas.

As úlceras fúngicas são tratadas com colírio de pimaricina 5% ou anfotericina B 2,5 mg/ml. Este último, pode ser preparado injetando-se 20 ml de água destilada no frasco da medicação, que contém 50 mg do produto, na forma liofilizada. O colírio deve ser envolto em papel escuro, para o abrigo da luz, e trocado semanalmente. O antifúngico escolhido é instilado no saco conjuntival de hora em hora, no período de vigília, até a cura. A duração média de tratamento é de 45 dias.

As úlceras por *Acanthamoeba* são tratadas com a associação de colírios manipulados de biguanida e clorehexidina, acondicionados em frascos separados, na concentração de 0,02%. São aplicados em horas alternadas, durante o período de vigília do paciente, até a cura. A duração média de tratamento é de 4 meses.

Quando as úlceras são diagnosticadas tardiamente, podem não responder ao tratamento clínico. Nessa situação, o oftalmologista recorre ao transplante de córnea a "quente", outros métodos de reparação tecidual (recobrimento conjuntival, ou enxerto escleral) ou até a evisceração ou enucleação do globo ocular. O pediatra deve compartilhar a responsabilidade do tratamento dessas enfermidades, quando houver parceria com o oftalmologista.

■ Ceratoconjuntivite herpética

O herpes *simplex* é a segunda causa, em frequência, de enfermidade inflamatória ocular nos países desenvolvidos. Só perde para os traumas oculares. As apresentações mais comuns da doença são as feridas periorais, gengivoestomatites e lesões genitais.

Existem dois tipos sorologicamente distintos de herpes: tipo 1 e tipo 2. O tipo 1 afeta a boca, os lábios e os olhos. É provavelmente adquirido na infância pelo beijo dos adultos, que apresentam vesículas herpéticas nos lábios ou que estão disseminando vírus assintomaticamente. Ocasionalmente, causam infecção genital como resultado de contato orogenital. O tipo 2 é a variedade genital, transmitida sexualmente. Só, ocasionalmente, afeta os olhos por meio das secreções genitais infectadas. Isso pode ocorrer em adultos, mas é mais frequente nos recém-nascidos de mães infectadas. Nessa faixa etária, a infecção pelo herpes tipo 2 pode afetar não só a pele e as mucosas como as vísceras e o sistema nervoso central. A despeito disso, a maioria absoluta dos casos que surge no período neonatal é causada pelo tipo 1, ou seja, de origem não venérea.

O primeiro contato com o vírus é chamado infecção primária. Por meio de viremia, o vírus ganha acesso aos gânglios dos nervos trigêmeos (tipo 1) ou aos gânglios sensitivos da medula espinal (tipo 2). Nesses locais, passam a residir em estado latente, protegidos dos antivirais[1]. Quando a resistência do indivíduo cai, o vírus acorda, se replica e desce por um dos três ramos do trigêmeo para colonizar uma estrutura alvo, por exemplo, o olho. É o que se convencionou chamar "herpes recidivante". Acredita-se que a angústia, a febre e a exposição aos raios ultravioletas sejam desencadeantes da recidiva.

A infecção primária do olho, usualmente, se manifesta por conjuntivite folicular e nódulos pré-auriculares palpáveis (Figura 43.4.1). O quadro pode ou não ser acompanhado de vesículas e pústulas cutâneas. As lesões cutâneas facilitam o diagnóstico, uma vez que todas as conjuntivites virais apresentam reação folicular e hipertrofia dos nódulos pré-auriculares ipsilaterais. Por vezes, a conjuntivite é acompanhada de ceratite, na forma de uma ou mais lesões dendríticas. No entanto, os dendritos são de difícil detecção, pelo fato de serem pequenos, tardios e transitórios. Como o estroma da córnea pode ser afetado pela inflamação, o tratamento antiviral deve ser instituído sempre que for detectada a ceratite. Em contrapartida, não há consenso sobre o uso de agentes antivirais quando somente a pele da região periocular é afetada.

O herpes recorrente se manifesta de três formas distintas: (a) ceratite epitelial dendrítica; (b) ceratite estromal; ou (c) endotelite herpética.

A ceratite epitelial dendrítica é autolimitada, durando cerca 10 dias (Figura 43.4.2). Na maioria das vezes, o paciente reclama de sensação de areia nos olhos, lacrimejamento e discreta queda visual. Com o envolvimento do estroma subjacente, surge o ardor e a fotofobia. O comprometimento puramente epitelial não deixa cicatrizes. Ocorre que, a cada recidiva, cresce as chances de envolvimento inflamatório do estroma e, consequentemente, as chances de sequelas cicatriciais. A visão cai à medida que as cicatrizes aumentam. O tratamento dessa condição é feito com aciclovir, pomada tópica ou oral, 5 vezes ao dia, por 10 dias. Os corticosteroides são contraindicados nas ceratites dendríticas.

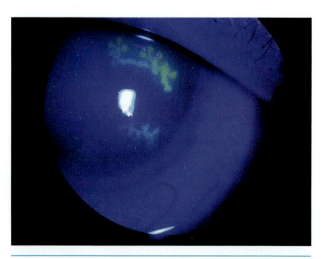

FIGURA 43.4.2. Ceratite dendrítica típica da epiteliopatia herpética, corada com colírio de fluoresceína, indicando os contornos da falha epitelial.

Fonte: Acervo da autoria.

43.4 ■ Ceratoconjuntivites

A infecção direta do estroma, via nervos ciliares longos, é classificada ceratite estromal herpética. Na verdade, a fisiopatologia da enfermidade estromal ainda é mal conhecida. Aparentemente, a devastadora destruição tecidual, característica dessa enfermidade, parece ser muito mais de origem imunológica do que infecciosa. O tratamento é feito por oftalmologista especializado em córnea, utilizando acyclovir, via oral, 5 vezes ao dia e esteroides tópicos.

As endotelites herpéticas causam edema de córnea, focal ou difuso, por interferência com o controle da hidratação do estroma, promovido pelas células endoteliais. A queixa principal é de baixa visão, de aparecimento súbito e discreto desconforto ocular. O tratamento é feito com colírios de corticosteroide e antivirais oral.

O uso preventivo de antivirais oral (aciclovir ou valacyclovir) está indicado quando houver mais de duas recidivas de doença estromal em 1 ano. A proteção reduz à metade a incidência de crises, mas não se prolonga após a interrupção do tratamento[2]. A ideia é que cada recidiva produz agressão tecidual cumulativa com prejuízo para a visão remanescente. O tratamento preventivo daria a oportunidade da área afetada se recuperar. A cada 3 meses devem ser feitos testes da função hepática e renal do paciente, embora os antivirais comumente utilizados para esse fim sejam muito pouco tóxicos.

No adulto, a dose de acyclovir oral é de 400 mg 5 vezes ao dia, de 1 a 10 semanas, dependendo do quadro clínico. A dose profilática é de 400 mg 2 vezes ao dia, por 1 ano. A dose correspondente de valacyclovir é de 500 mg/2x/dia nos tratamentos e de 500 mg 1 vez ao dia na prevenção. As dosagens infantis devem ser verificadas a cada caso. Para o acyclovir, varia de 30 a 80 mg/kg/dia, dividida em 4 doses.

As crianças são mais propensas a apresentar ceratite bilateral, entre 3 a 26% dos casos. A taxa de recorrência dentro do 1º ano de um episódio também parece ser maior que no adulto (de 45 a 50%). A reação inflamatória estromal também é mais intensa, resultando em maior opacidade e irregularidade corneana[3,4,5].

■ Ceratoconjuntivite por *Molluscum contagiosum*

O *M. contagiosum* é um vírus da família dos poxivírus causador de ceratoconjuntivite. O vírus é disseminado pelo contacto com objetos contaminados, como toalhas, roupas e brinquedos. É infecção comum da infância, mas pode ser transmitido pelo contato sexual[6]. O vírus causa lesão verrucosa perlassa, umbilicada e indolor, de 2 a 5 mm, na pele da face, pescoço e braços. Eventualmente, aparece nas pálpebras, ocasião em que causa conjuntivite folicular acompanhada de ceratite epitelial puntata e forte sensação de corpo estranho no olho (Figura 43.4.3). O quadro ocular não é infeccioso, decorre da toxicidade dos produtos virais que caem no saco conjuntival. A lesão da pele, quando não tratada, sara espontaneamente entre 6 e 8 meses. O tratamento inclui as seguintes opções: (1) curetagem do cerne da lesão com uma agulha de injeção; (2) excisão total da lesão; ou (3) crioterapia. Nós preferimos a primeira opção. Quando a lesão é retirada cirurgicamente, o exame anatomopatológico revela hiperplasia epitelial benigna, com um cerne de volumosas inclusões citoplasmáticas eosinofílicas (corpos de Henderson-Patterson).

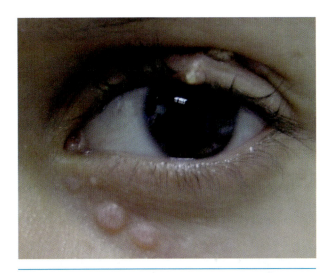

FIGURA 43.4.3. Lesões de molusco contagioso nas pálpebras (seta).
Fonte: Acervo da autoria.

■ Referências bibliográficas

1. Baringer JR, Swoveland P. Recovery of herpes simplex virus from human trigeminal ganglions. N Engl J Med. 1973;288:648.
2. HEDS. Oral acyclovir for herpes simplex eye disease: effect of prevention of epithelial keratitis and stromal keratitis. Herpetic Eye Disease Study Group. Arch Ophthalmol. 2000;118:1.030-36.
3. Chong EM, Wilhelmus KR, Matoba AY et al. Herpes simplex virus keratitis in children. Am J Ophthalmol. 2004;138;474-75.
4. Hsiao CH, Yeung L, Yeh LK, et al. Pediatric herpes simplex keratitis. Cornea 2009;28:249-53.
5. Liu S, Pavan-Langston D, Colby KA. Pediatric herpes simplex of the anterior segment: characteristics, treatment and outcome. Ophthalmology. 2012;119:2.003-8.
6. Cohen J, Powderly WG. *Infectious Diseases*. 2nd ed. New York, Elsevier; 2004. p.2.053-56.

43.5 – Malformações oculares mais frequentes

- Wilian Silva Queiroz - Eduardo Melani Rocha - Marcelo Jordão da Silva
- Jayter Silva de Paula

■ Opacidade de córnea congênita e infantil

A opacidade de córnea ao nascer ou na primeira infância não é uma ocorrência comum e pode ter diferentes causas (Figura 43.5.1). Entre elas estão as alterações do desenvolvimento embrionário, decorrentes de erros genéticos, denominadas "disgenesias de córnea", que podem levar a opacidades periféricas, centrais ou de toda a córnea, além de malformações associadas, como aplanamento, diminuição de diâmetro, aderência de tecido iriano ou malformações da câmara anterior. Elas podem ser unilaterais, bilaterais ou mesmo assimétricas.

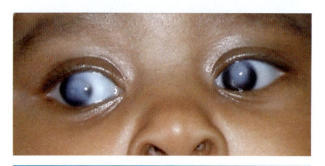

FIGURA 43.5.1. Aspecto de face de criança com opacidade congenital de córnea. Nesse caso, a pupila não é visível, pois a opacidade está anterior à íris.
Fonte: Acervo da autoria.

Essas condições não inflamatórias aparecem ao nascer e o exame pode permitir nomeá-las como síndromes clássicas, entre as quais anomalia de Peters (central), síndrome de Axenfeld-Rieger (periférica), de acordo com os achados. Algumas vezes, variações no fenótipo ou manifestações atípicas tornam mais difícil esse diagnóstico. A diferenciação com distrofia endotelial congênita hereditária (CHED), ou glaucoma congênito, pode não ser fácil diante dos achados de córnea edemaciada e azulada, logo ao nascer.

A história familiar e os exames complementares, como a paquimetria (para investigar córnea com espessura mais espessa) e a tonometria (para investigar hipertensão intraocular) podem apoiar o diagnóstico.

A opacidade de córnea observada no período neonatal também pode ser secundária à oftalmia neonatal com úlcera de córnea resolvida (ver Subcapítulo 43.3, Conjuntivites (oftalmia neonatal, infecciosas, alérgicas)), mas deixando cicatriz ou opacidade intersticial por infecção intrauterina por sífilis. Essas situações estão mais comumente relacionadas a gestação sem acompanhamento pré-natal e podem ter manifestação monocular.

Mais recentemente, temos recebido casos, cuja exposição materna a drogas ilícitas, como cocaína na forma de "crack", tem sido associada a filhos com opacidade, insensibilidade e até úlceras de córnea, sugerindo um mecanismo de hipoplasia dos nervos desse tecido e consequente "lesão neurotrófica". Esses casos podem não ter opacidade ao nascer e a apresentação clínica se assemelha ao igualmente raro, "analgesia congênita", que pode ser sistêmica ou limitada aos olhos[1].

Por fim, lesões por falta de nutrientes, secundárias a malformações intestinais e síndromes de má-absorção ou outras razões, se manifestam com falta de lágrima e devem ser diferenciadas de "alacrimia congênita" por ausência de glândula lacrimal (por vezes associadas a ptose palpebral) ou por distúrbio de inervação autonômica dessas glândulas[2,3].

A raridade e a variedade de causas torna todos esses elementos clínicos relevantes para estabelecer o diagnóstico, prognóstico, aconselhamento genético para os pais e para a futura prole do acometido. Além disso, a forma de abordagem envolve um delicado juízo sobre os riscos e os benefícios do transplante de córnea e da abordagem para estimulação e reabilitação visual (ver Capítulo 42.4, Prevenção da cegueira e reabilitação visual na infância)[4,5].

■ Catarata congênita e infantil

Por definição, catarata é a opacificação da lente natural do olho, o cristalino. Na infância, a catarata denomina-se "congênita", quando presente ao nascimento ou "infantil", quando se desenvolve nos primeiros anos de vida.

A catarata congênita apresenta prevalência de 1 a 15 casos/10.000 nascimentos, sendo que nos países desenvolvidos as taxas variam de 1 a 4/10.000 e nos países em desenvolvimento de 5 a 15/10.000. Estima-se que no mundo exista aproximadamente 1,5 milhão de crianças cegas; destas, 100 mil vivem na América Latina, cerca de 200 mil são devido a catarata congênita e a cada ano surgem aproximadamente 20 a 40 mil casos de catarata pediátrica bilateral[6-8]. A cegueira por catarata congênita constitui uma importante causa evitável de cegueira na infância[9,10], o que levou a iniciativa da Organização Mundial da Saúde (OMS), denominada "VISON 2020: The Right to Sight" (Visão 2020: o direito à visão), a priorizar o tratamento da catarata congênita como recurso de diminuir a prevalência da cegueira na infância.

• Etiologia

Causas de catarata congênita devem-se a diversos fatores, entre eles: infeções intrauterinas (rubéola, toxoplasmose e outras), alterações metabólicas, patologias oculares, fatores genéticos, uso de medicamentos e trauma. Nos países em desenvolvimento, aproximadamente metade dos casos de catarata bilateral não tem causa identificada, 20% tem história familiar, sendo a transmissão autossômica dominante a mais comum, e 30% secundária a outras causas[6].

Nos países com baixo nível de assistência à saúde as principais causas de catarata são a má nutrição, principalmente deficiência de vitamina A, e as infecções durante o período gestacional[12]. Já nos países desenvolvidos, a etiologia da catarata, normalmente, está associado a fatores genéticos[13].

• Sinais e sintomas

Grande parte das crianças com catarata infantil não apresenta sinais e sintomas oculares, sendo os exames físico e oftalmológico essenciais para o diagnóstico da doença. Dentre os sinais apresentados pelas crianças com catarata os mais comuns são: leucocoria, microftalmia, ausência de fixação, estrabismo e nistagmo.

A leucocoria (pupila branca) decorre da opacificação total ou parcial do cristalino. Quando o cristalino fica opaco total ou parcialmente, a pupila perde sua coloração natural escura, apresentando uma cor esbranquiçada (Figuras 43.5.2 e 43.5.3).

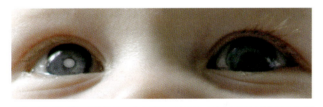

FIGURA 43.5.2. Foto de face de uma criança com leucocoria no olho direito devido opacificação total do cristalino. Note que a opacidade do cristalino está limitada pela íris e assim aparece dentro do contorno da pupila.
Fonte: Acervo da autoria.

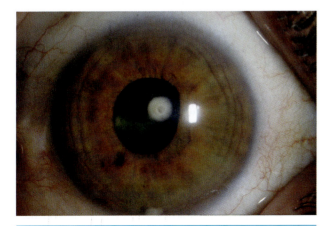

FIGURA 43.5.3. Imagem de globo ocular mostrando opacificação parcial do cristalino (Catarata polar anterior).
Fonte: Acervo da autoria.

Microftalmia é o termo usado para descrever o tamanho de um globo ocular menor. A presença de microftamia pode indicar catarata devido a associação entre as patologias.

Quando a catarata causa deprivação visual (ambliopia), observa-se um impacto significativo no desenvolvimento da estabilidade da fixação ocular. Isso pode levar ao aparecimento de alguns sinais oculares como perda de fixação ocular (a criança passa a não fixar ou a acompanhar objetos), estrabismo (desvio do globo ocular) e nistagmo (movimentos rítmicos, repetidos e involuntários do globo ocular).

Em crianças verbais, normalmente acima de 4 anos de idade, é possível se obter a acuidade visual através de optotipos da tabela de Snellen (Figura 42.3.1). Crianças com catarata, normalmente, apresentam diminuição da acuidade visual do olho afetado.

Em crianças maiores e adolescentes é possível, além da medida da baixa acuidade visual, ouvir queixas como a diminuição da visão, que poderá ser tanto para objetos distantes quanto para pontos próximos, dependendo da localização e da intensidade da catarata, a qual pode impactar nas atividades diárias da criança.

• Diagnóstico

"Teste do reflexo vermelho" ou "teste do olhinho", como é popularmente conhecido no Brasil, é o principal exame para o diagnóstico precoce de catarata congênita e diversas outras doenças que causam cegueira na infância, como glaucoma congênito, retinoblastoma, persistência do vítreo hiperplásico, além de anormalidades na retina e opacidades corneanas[14].

O teste consiste na visualização da pupila do paciente através de um oftalmoscópio direto. Para um exame ser preciso o paciente deve estar posicionado a uma distância de 40 a 50 cm de distância do examinador (um braço de distância), em uma sala de penumbra, para que uma midríase seja provocada, sendo obtido a melhor visualização do reflexo. Outro ponto importante em relação ao exame é que o oftalmoscópio esteja focado no paciente e isso depende da ametropia do examinador e da distância que a criança for posicionada. Para uma pessoa que não usa nenhuma correção, a marcação no aparelho deve estar entre 0 e 2 dioptrias positivas, normalmente marcadas pela cor preta. Examinadores míopes que não usarem os óculos durante o exame necessitam de correção de lentes negativas, marcadas pela cor vermelha no aparelho (Figura 43.5.4).

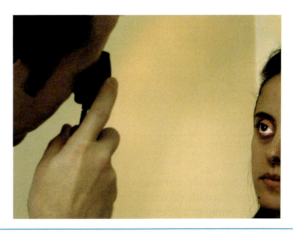

FIGURA 43.5.4. Imagem do posicionamento do examinador e do paciente para o exame do reflexo vermelho.
Fonte: Acervo da autoria.

Para ser considerado normal, o examinador deve observar o reflexo vermelho presente e simétrico em ambas as pupilas. Qualquer alteração do reflexo, como diminuição ou ausência de reflexo em um ou ambos olhos, pontos escuros no reflexo ou presença de reflexo branco, o exame deve ser considerado alterado e a criança deve ser encaminhada a um oftalmologista.

Por ser um exame de extrema importância logo após o nascimento e nos primeiros meses de vida, a Academia Americana de Pediatria recomenda sua realização nos dois primeiros meses de vida por um pediatra ou por um outro médico de cuidados primários que tenha treinamento na técnica, sendo que qualquer alteração percebida no exame, o encaminhamento para o oftalmologista é necessário[14].

No Brasil, diversos estados já apresentam leis próprias cobrando a obrigatoriedade de realização do exame do reflexo vermelho a todos os nascidos vivos (Quadro 43.5.1), porém não existe lei federal que obrigue a realização do exame em todo território nacional.

QUADRO 43.5.1. Estados brasileiros com teste do reflexo vermelho regulamentados por lei.

Estado	Lei Estadual n.	Mês/ano
Rio de Janeiro	3.931	Setembro de 2002
Mato Grosso do Sul	2.897	Outubro de 2004
Paraná	14.601	Dezembro de 2004
Santa Catarina	13.345	Abril de 2005
Minas Gerais	16.672	Janeiro de 2007
São Paulo	12.551	Março de 2007
Mato Grosso	8.800	Janeiro de 2008
Distrito Federal	4.189	Julho de 2008
Piauí	5.872	Julho de 2009
Rio Grande do Sul	13.411	Abril de 2010
Bahia	19.305	Junho de 2011
Alagoas	7.305	Dezembro de 2011
Amapá	0002	Fevereiro de 2012
Espírito Santo	060	Fevereiro de 2012
Amazonas	102	Maio de 2012
Pernambuco	17.807	Agosto de 2012
Goiás	4.340	Dezembro de 2012

Fonte: Elaborado pela autoria.

Apesar de não ser o primeiro a apresentar legislação sobre a obrigatoriedade do reflexo vermelho, o Estado de São Paulo foi o primeiro a implantar um programa de organização do fluxo para tal exame, tendo sua publicação efetivada em março de 2016. "Resolução SS n. 19, de 01/03/16 DOE de 03/03/16, p. 42 – seção 1, n. 40 – Institui o Protocolo de Diagnóstico, Tratamento e Seguimento da Triagem Ocular – Teste do Olhinho – Teste do Reflexo Vermelho no Estado de São Paulo, a ser realizado em todos os estabelecimentos de Saúde da Rede, vinculados ou não ao Sistema Único de Saúde e dá providencias correlatas".

Nesse programa, todas as crianças nascidas no Estado têm o exame garantido e o encaminhamento para os centros de confirmação diagnóstica e tratamento foram estabelecidos. Nas maternidades ou outros locais onde ocorra o parto, o teste será realizado por pediatra dentro das 48 primeiras horas antes da alta hospitalar. Caso o resultado seja normal, a criança receberá o resultado por escrito e o exame deverá ser repetido aos 4, 6,12 meses e aos 2 anos de idade. Se no primeiro exame o resultado for alterado ou duvidoso, a criança será encaminhada dentro de um período de, no máximo, 15 dias a um centro de reteste, onde será avaliada por um oftalmologista. Se confirmado a alteração do reflexo o oftalmologista descreverá a alteração anatômica e a criança terá novamente mais 15 dias para ser avaliada em um centro especializado para o tratamento da catarata congênita.

• Prevenção da cegueira por catarata na infância

Aproximadamente 40% das causas de cegueira na infância podem ser evitadas[8]. Para a catarata pediátrica, diversas medidas podem ser tomadas para evitar ou prevenir a cegueira causada por ela.

As medidas necessárias para a prevenção da catarata pediátrica devem ser tomadas com base nos dados epidemiológicos de cada população. No geral, em países em desenvolvimento, programas de vacinação contra rubéola e uma boa assistência às gestantes, com foco na prevenção de infecções no período gestacional por agentes como "TORCHS" (toxoplasmose, rubéola, citomegalovírus, herpes e sífilis), produzem grande efeito em diminuir a incidência da catarata infantil.

Já nos países desenvolvidos, outras medidas devem ser estimuladas, como o aconselhamento genético de pais com catarata congênita, a identificação e o controle de doenças metabólicas, como diabetes, e a orientação de que crianças submetidas a tratamento com laser para retinopatia da prematuridade podem apresentar catarata ao final do tratamento.

Pacientes que fazem uso de medicamentos à base de corticosteroide tópico ou sistêmico por períodos prolongados podem apresentar catarata. Quando o uso desses medicamentos não puder ser descontinuado, uma visita regular ao oftalmologista deverá ser indicada.

Diversos tipos de trauma podem levar a formação de catarata: traumatismo contuso, perfurante, energia radiante, descarga elétrica e queimaduras químicas. A informação aos familiares e as orientações de prevenção de acidentes podem ajudar a diminuir ou evitar a formação da catarata.

• Tratamento

Clínico

Diferentemente da catarata do adulto, a catarata pediátrica nem sempre apresenta indicação cirúrgica. Para cataratas puntiformes como as cataratas polares anteriores, opacidades menores que 3 mm ou cataratas que não comprometam o eixo visual, um tratamento clínico poderá ser proposto. Dentre as medidas clínicas para o tratamento da ambliopia provocada pela catarata pediátrica, a dilatação farmacológica, o uso de óculos para correção de eventual ametropia e a prescrição de tampão para estimular o desenvolvimento visual do olho afetado constituem alternativas não cirúrgicas para o tratamento de pacientes com catarata pediátrica[15].

Cirúrgico

Quando a opacidade do cristalino é congênita, grave, as condições clínicas permitem a abordagem com anestesia geral e outros aspectos do olho indicam bom prognóstico, o tratamento cirúrgico é a melhor opção. A intervenção precoce se justifica, afinal a cirurgia é o procedimento inicial no tratamento para prevenir a ambliopia[16].

A catarata monocular, em geral, apresenta piores resultados visuais que a catarata bilateral em relação ao olho acometido e tratado, pois na doença monocular o olho saudável tem vantagem no desenvolvimento visual (ver sessão 42.1 do capítulo 42) e a ambliopia já começa a se manifestar a partir da 6ª semana de vida. Para cataratas densas bilaterais, os melhores resultados visuais ocorrem quando o tratamento cirúrgico é realizado até 8 semanas de vida[17,18].

O tratamento cirúrgico da catarata pediátrica apresenta vários desafios, como a dificuldade cirúrgica devido às pequenas dimensões do olho, a decisão sobre o implante ou não de lente intraocular para substituir o cristalino opaco e fazer a correção da afacia pediátrica (ausência do cristalino), a dificuldade nas medidas da curvatura da córnea e da biometria (medida do tamanho do olho), os quais influenciam no poder da lente a ser implantada, a dificuldade na curva de crescimento do olho operado, podendo levar à diferença de ametropia (grau) entre os olhos, as complicações pós-operatórias, como opacidades capsulares e de vítreo anterior, além das complicações mais graves, como glaucoma e infecções pós-operatórias.

• Reabilitação visual

Diferentemente da catarata do adulto, que a cirurgia é extremamente reabilitante por si própria, a cirurgia de catarata congênita e infantil constitui apenas o passo inicial de todo o processo de tratamento da ambliopia, provocada pela opacificação do cristalino. Medidas como correção da ametropia residual, através da prescrição de óculos e/ou lentes de contato e oclusão do olho contralateral são de fundamental importância para o tratamento. A prescrição da oclusão ocular deverá ser mantida até a criança não apresentar mais riscos de ambliopia (ver Capítulo 42.1, Desenvolvimento da visão e ambliopia).

Por fim, todo o tratamento da catarata pediátrica será eficaz, se o diagnóstico e o tratamento forem realizados em tempo adequado e se as famílias forem educadas sobre a importância da ambliopia e aderirem ao tratamento, que poderá durar vários anos.

■ Glaucoma congênito e infantil

Englobam doenças caracterizadas por anormalidades no sistema de drenagem do humor aquoso do olho (trabeculado), com consequente aumento da pressão intraocular (PIO) e degeneração do nervo óptico. A tríade clássica observada é dada por "lacrimejamento, fotofobia e blefaroespasmo", mas a depender da idade, é muito comum a presença de buftalmo (aumento exagerado das dimensões do globo ocular).

Com base nas alterações encontradas, os glaucomas infantis podem ser classificados em primário e secundário. Nos casos primários, não é encontrada nenhuma outra alteração, além da disgenesia trabecular, enquanto nos secundários são encontradas malformações oculares e/ou sistêmicas concomitantes. A disgenesia que obstrui o trabeculado e impede uma adequada drenagem do humor aquoso, levando ao aumento da PIO, define a condição clínica denominada glaucoma congênito primário[19].

Tal condição clínica é a forma mais comum dos glaucomas infantis (em torno de 50% deles), com incidência média de aproximadamente 1/30.000 nascimentos[20]. Apesar de pouco prevalente, o glaucoma congênito primário tem alta incidência de cegueira, correspondendo a 18% de crianças atendidas em instituições especializadas em baixa visão e 5% de crianças cegas em todo o mundo[20]. Na maioria das vezes, é de ocorrência esporádica e nos poucos casos hereditários, possui caráter autossômico recessivo e padrão poligênico[19]. Apresenta-se de forma bilateral em 75% casos, e mais frequentemente (65%) no sexo masculino[20].

A associação entre o glaucoma congênito primário e a mutação do gene CYP1B1, relacionada ao citocromo P450, é conhecida há mais de uma década[20]. O produto desse gene é uma molécula envolvida no desenvolvimento ocular, porém seu mecanismo fisiopatológico exato nessa doença permanece indefinido.

• Apresentação clínica

Uma maneira de classificar o glaucoma tem como base a idade de início. O "glaucoma congênito" está presente ao nascimento, sendo que o "glaucoma infantil" se desenvolve entre as idades de 1 a 24 meses, podendo ser diagnosticado até os 10 anos de idade. Apesar de haver controvérsias, o glaucoma iniciado até os 2 anos poderia também ser chamado de glaucoma congênito primário, sendo que após 3 anos de idade o termo "glaucoma juvenil" poderia ser utilizado, porém, alguns especialistas só consideram esta denominação após os 10 anos de idade. Outra maneira de classificar o glaucoma tem como base a descrição da anormalidade estrutural ou a condição sistêmica que causaram a doença.

A maioria dos casos de glaucoma pediátrico não apresenta causa identificável específica e é considerada glaucoma primário. Quando o glaucoma é causado por ou associado à condição ou doença específica, é denominado glaucoma secundário. Exemplos de condições que podem ser associadas com glaucoma infância incluem a síndrome de Axenfeld-Reiger, aniridia, síndrome de Sturge-Weber, neurofibromatose, uso crônico de corticosteroides, além de trauma ou cirurgia ocular, como a remoção da catarata infantil. Nem todos os pacientes com essas condições irão desenvolver glaucoma, mas devido sua incidência, eles devem ser monitorizados regularmente.

Com o aumento do diâmetro ocular pode ocorrer estiramento das fibras zonulares e subluxação do cristalino. Edema de córnea e ruptura na membrana de Descemet (estrias de Haab) também são sinais frequentes, que se associam ao edema da córnea (Figura 43.5.5).

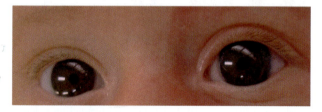

FIGURA 43.5.5. Glaucoma congênito primário – Buftalmia e discreto edema de córnea em olho esquerdo em um paciente com 7 meses de idade.
Fonte: Acervo da autoria.

Mesmos com esses sinais clássicos, o diagnóstico do glaucoma congênito nem sempre é fácil. Várias outras condições oculares podem estar presentes com os mesmos sinais e sintomas de glaucoma. Qualquer criança apresentando os sinais descritos apresenta suspeita de glaucoma e deve ser encaminhada e submetida à anamnese e exame ocular completos.

Alguns exames simples podem ajudar o pediatra no diagnóstico diferencial da doença. Problemas oculares comuns em recém-nascidos, como lacrimejamento e secreção ocular, frequentemente associados à obstrução do ducto nasolacrimal, podem ser diferenciados do glaucoma congênito com a instilação de colírio de fluoresceína[21,22].

Olhos glaucomatosos não apresentarão vestígios do colírio após 5 a 10 minutos, o que não ocorre quando há obstrução do ducto nasolacrimal. Na presença de fotofobia associada à lacrimejamento deve-se aventar a possibilidade de abrasão da córnea, particularmente se de início agudo ou houver história de trauma. A observação de áreas fluorescentes correspondentes à abrasão do epitélio corneano, com uma lanterna com filtro azul cobalto, pode ser feita após uso do colírio de fluoresceína. Secreção conjuntival nas primeiras semanas de vida pode ser resultado de conjuntivite infecciosa ou química (nitrato de prata)[23], merecendo avaliação oftalmológica.

A perda da transparência da córnea nem sempre está associada ao glaucoma congênito. Doenças metabólicas, infecções, distrofias corneanas, trauma no parto podem causar turvação corneana. Inflamações da córnea e do trato uveal (uveítes), além de distrofia de cones podem causar fotofobia e blefaroespasmo[23].

O exame oftalmológico voltado ao diagnóstico de glaucoma em crianças menores ou que não colaboram deve ser realizado sob anestesia. Nesse momento, deve-se realizar o exame na lâmpada de fenda, tonometria, gonioscopia, fundoscopia, medida do diâmetro corneano (vertical e horizontal) e, se possível, a medida do comprimento axial[22-25]. Exames complementares poderão ser usados à medida que a colaboração da criança aumenta.

• **Diagnóstico diferencial**

São algumas das condições que podem simular os sinais citados anteriormente[26]:
- Obstrução congênita das vias lacrimais.
- Conjuntivite neonatal.
- Defeitos corneanos diversos.
- Uveítes.
- Trauma neonatal por fórceps.
- Distrofias corneanas.
- Infecções neonatais que cursam com ceratites (rubéola etc.).
- Megalocórnea.
- Uso inadequado de colírios de cortisona inadvertidamente.

• **Tratamento**

A abordagem cirúrgica é o tratamento de escolha para maioria dos casos de glaucomas infantis, primordialmente os de glaucoma congênito primário. Elas têm o objetivo de diminuir a pressão intraocular. As abordagens possíveis incluem estratégias para aumentar a drenagem do humor aquoso, como a goniotomia, a trabeculotomia, a trabeculectomia, os implantes de drenagem; ou estratégias para diminuir a produção do humor aquoso, como os procedimentos ciclodestrutivos do corpo ciliar. A escolha da técnica a ser utilizada deve levar também em consideração o estágio da doença e os tratamentos prévios[25].

QUADRO 43.5.2. Técnicas cirúrgicas para o tratamento do glaucoma.

Goniotomia	Procedimento seguro e efetivo (sucesso de 94% com uma ou duas abordagens); deve ser evitado em pacientes com córneas muito grandes (> 14 mm) ou baixa transparência. O trabeculado, é aberto em torno de 100 a 120° por agulhas ou lâminas especiais, após microincisão corneana.
Trabeculotomia	Também é um procedimento seguro e com taxas de sucesso acima de 90%, de escolha quando a transparência corneana não permite a goniotomia. O trabeculado é aberto por uma via externa.
Trabeculectomia	Cirurgia rotineiramente utilizada no adulto. A mitomicina C pode ser utilizada como adjuvante antifibrótico em crianças maiores de 1 ano de idade. Nesta técnica, há a confecção de um orifício, com a retirada em bloco de uma pequena porção do trabeculado, permitindo a passagem do humor aquoso da câmara anterior diretamente para o espaço subconjuntival, criando uma bolha nesse local, coberta por um retalho conjuntival.
Implantes de drenagem	Seu emprego nos casos de glaucoma congênito tem crescido. Diversos modelos de implantes podem ser utilizados em crianças. Trata-se de um tubo fixado entre a esclera e a cápsula de Tenon por onde o humor aquoso é drenado da câmara anterior para o espaço subconjuntival.

Fonte: Giampani Jr J e colaboradores[26]; Campos-Mollo E, Moral-Cazalla R, Belmonte-Martínez J[27].

43.6 ■ Infecções e inflamações intraoculares congênitas e da infância

• Acompanhamento e reabilitação

Assim como na catarata infantil que o tratamento precisa de reavaliação oftalmológica periódica, e quando a visão não se desenvolve satisfatoriamente, a reabilitação visual e a educação adaptada para a limitação visual causada pelo dano associado ao glaucoma precisa ser orientada e acompanhada pela equipe médica.

■ Referências bibliográficas

1. Mac Cord Medina F, Silvestre de Castro R, Leite SC, Rocha EM, de Melo Rocha G. Management of dry eye related to systemic diseases in childhood and longterm follow-up. Acta Ophthalmol Scand. 2007 Nov;85(7):739-44.
2. Alves M, Dias AC, Rocha EM. Dry eye in childhood: epidemiological and clinical aspects. Ocul Surf. 2008 Jan;6(1):44-51.
3. Cella W, Urbano AP, Vinhadelli WS, Donatti M, Rocha EM. Xerophthalmia secondary to short bowel syndrome. J Pediatr Ophthalmol Strabismus. 2002 Mar-Apr;39(2):125-7.
4. Lambley RG, Pereyra-Muñoz N, Parulekar M, Mireskandari K, Ali A. Structuraland functional outcomes of anaesthetic cornea in children. Br J Ophthalmol. 2015 Mar;99(3):418-24.
5. Kim YW, Choi HJ, Kim MK, Wee WR, Yu YS, Oh JY. Clinical outcome of penetrating keratoplasty in patients 5 years or younger: peters anomaly versus sclerocornea. Cornea. 2013 Nov;32(11):1432-6.
6. Foster A, Gilbert C, Rahi J. Epidemiology of cataract in childhood: a global perspective. J Cataract Refract Surg. 1997;23 (Suppl 1):601-4.
7. World Health Organization. Prevention of Childhood Blindness. Geneva, WHO, 1992. World Health Organization (WHO).
8. Preventing blindness in children. Report of a WHO/IAPB scientific meeting. Hyderabad, India, 13-17 April 1999.
9. Medsinge A, Nischal KK. Pediatric cataract: challenges and future directions. *Clinical Ophthalmology (Auckland, NZ)*. 2015;9:77-90.
10. World Health Organization. Global Initiative for the Elimination of Avoidable Blindness. WHO: Geneva, 1977, publication no. PBL/97.61.
11. Lambert SR, Drack AV. Infantile cataratcs. Surv Ophthalmol. 1996;40:427-58.
12. Gilbert CE, Wood M, Waddell K, Foster A. Causes of childhood blindness in East Africa: results in 491 students attending 17 schools for the blind in Malawi, Kenya and Uganda. Ophthalmic Epidemiol. 1995; 2:77-84.
13. Gilbert C, Rahi J, Eckstein M, Foster A. Hereditary disease as a cause of childhood blindness: regional variation. Ophthalmic Genet. 1995;16:1-10.
14. Red reflex examination in infants. Section on Ophthalmology. American Academy of Pediatrics. Pediatrics. 2002 May;109(5): 980-1.
15. Choi J, Kim JH, Kim SJ, Yu YS. Clinical characteristics, course, and visual prognosis of partial cataracts that seem to be visually insignificant in children. J AAPOS. 2012;16(2):161-7.
16. Elston JS, Timms C. Clinical evidence for the onset of the sensitive period in infancy. Br J Ophthalmol. 1992;76(6):327-8.
17. Birch EE, Stager DR. The critical period for surgical treatment of dense congenital unilateral cataract. Invest Ophthalmol Vis Sci. 1996;37(8):1.532-8.
18. Dickens CJ, Hoskins JR HD. Epidemiology and Pathophysiology of Congenital Glaucoma. In: The Glaucomas. Ritch R, Shields MB, Krupin T. 2nd ed. Mosby; 1996. p.729-38.
19. Betinjane, AJ. Glaucoma Infantil. In Glaucoma. Susanna Jr R. Cultura Médica. 1999;145-179.
20. Betinjane, AJ. Contribuição ao estudo da biometria ultrassonográfica no glaucoma congênito. Tese de livre docência apresentada à Faculdade de Medicina da Universidade de São Paulo, 1981.
21. Sampaolesi R, Caruso R. Ocular echometry in the diagnosis of congenital glaucoma. Arch Ophthalmol. 1982;100:574-7.
22. Dias JFP, Almeida HG, Prata Júnior JA. Glaucoma. 3.ed. Rio de Janeiro; 2007.
23. Allinghem RR. Shields textbook of glaucoma. 6th ed. Philadelphia; 2011.
24. Shaffer RN. Prognosis of goniotomy in primary infantile glaucoma. Trans Am Ophthalmol Soc. 1982;80:321.
25. Jaffe, NS. Atlas de cirurgia ocular. Barueri, Editora Manole; 1991.
26. Giampani Jr J et al. Efficacy and safety of trabeculectomy with mitomycin for childhood glaucoma: a study of results with long-term follow-up. Clinics 2008; 64:421-6.
27. Campos-Mollo E, Moral-Cazalla R, Belmonte-Martínez J. Combined trabeculotomy-trabeculectomy as the initial surgical procedure of primary developmental glaucoma. Arch Soc Esp Oftalmol. 2008;83:479-86.
28. Gedde SJ, Heuer DK, Parrish RK. Tube versus Trabeculectomy Study Group. Curr Opin Ophthalmol. 2010;21:123-8.

43.6 – Infecções e inflamações intraoculares congênitas e da infância

■ Milena Simões Freitas e Silva ■ João Marcello Fontes Furtado

■ Introdução

Uveíte corresponde a um grupo de doenças caracterizadas pela inflamação da úvea, camada média altamente vascularizada e pigmentada do olho, composta pela íris, corpo ciliar e coroide. Pode ser uma condição ocular primária, contudo é frequentemente associada a doenças sistêmicas, exigindo não só exame oftalmológico completo, mas avaliação clínica cuidadosa. A prevalência varia de acordo com a localização geográfica, a idade do paciente e o desenho do estudo. As uveítes, em geral, são responsáveis por 10% dos casos de cegueira nos Estados Unidos, com morbidade elevada e altas taxas de complicações em crianças[3,5,6].

Com o propósito de desenvolver um sistema padronizado de classificação, nomenclatura, terminologia e gradação, foi publicado em 2005 o resultado de um consenso entre especialistas em uveíte de diferentes centros mundiais chamado Standardization of Uveitis Nomenclature Working Group (SUN, da sigla em inglês), cujas recomendações foram adotadas mundialmente e utilizadas para guiar a abordagem aos pacientes e a elaboração de dados e hipóteses diagnósticas[1-4]. De acordo com a localização anatômica primária da inflamação, podemos dividir as uveítes em:

- Uveíte anterior: sítio primário da inflamação é a câmara anterior (p. ex., irite e iridociclite).

- Uveíte intermediária: sítio primário da inflamação é o vítreo (p. ex., pars planite, ciclite posterior, hialite).

- Uveíte posterior: sítio primário da inflamação é a retina e a coroide (p. ex., coriorretinite, neurorretinite, retinite, retinocoroidite).

- Panuveíte: quando não há sítio predominante de inflamação (a inflamação compromete a câmara anterior, vítreo, retina e coroide).

A uveíte anterior é a forma mais comum de uveíte na infância. As causas idiopáticas são mais frequentes na uveíte anterior, destacando-se a associada a artrite idiopática juvenil. A etiologia infecciosa é mais relacionada à uveíte posterior, e a toxoplasmose responde pela maioria dos achados[3-7].

Estima-se que 5% de todos os pacientes com inflamação uveal tenha idade abaixo de 16 anos, com índices que variam entre 2,2 a 13,8% na literatura[5-7]. É uma condição com grande potencial para gerar danos oculares nessa faixa etária, pela tendência a cronicidade, alto índice de complicações e pela expectativa de vida relacionada aos anos de convivência com a doença. Apresenta-se como inflamação anterior, bilateral, insidiosa e persistente na maioria dos pacientes. A artrite idiopática juvenil é a doença sistêmica mais comumente associada a uveíte na população pediátrica, com prevalência da forma anterior. Nos pacientes com uveíte posterior, a etiologia infecciosa, principalmente por toxoplasmose, é mais frequente, e o acometimento tende a ser unilateral. As taxas de complicação ocular e perda visual são altas, com pior prognóstico nas uveítes posteriores e panuveíte. Catarata, glaucoma secundário, hipotonia, cicatrizes maculares estão entre as principais causas de baixa acuidade visual[3-6].

■ Sinais e sintomas

Variam de acordo com a localização anatômica da inflamação, a etiologia e a presença ou não de complicações. As queixas oculares incluem hiperemia, dor ocular, fotofobia (sensibilidade à luz), lacrimejamento, baixa acuidade visual, escotomas (manchas escuras no campo visual), metamorfopsia (alteração na forma das imagens), fotopsias (flashes de luz), reflexo vermelho alterado, estrabismo e nistagmo. Alguns pacientes são assintomáticos e o diagnóstico pode ser realizado a partir de uma avaliação oftalmológica de rotina, como é frequente nos pacientes com artrite idiopática juvenil. A presença de células e flare (proteínas) na câmara anterior, sinéquias (adesão entre a íris e o cristalino ou córnea), nódulos, vasculite, edema de nervo óptico, lesões coriorretinianas são sinais identificados ao exame oftalmológico, que alertam para a presença de inflamação ocular. Catarata, alterações da pressão intraocular (glaucoma), opacidades corneanas, alterações estruturais retinianas (descolamento, edema), atrofia ocular estão entre as complicações decorrentes da injúria inflamatória crônica[1-6].

■ Diagnóstico

A partir de uma adequada anamnese abordando possíveis achados sistêmicos que possam identificar alguma doença associada, os sintomas oculares compatíveis e a classificação da uveíte com base no exame oftalmológico sistemático, é possível a elaboração de hipóteses diagnósticas e a adequada condução clínica do paciente. A solicitação de exames laboratoriais (testes hematológicos, bioquímicos e sorologias) e de imagem (radiografia, tomografia computadorizada, ressonância magnética) deve ser orientada pelos diagnósticos mais prováveis. A avaliação complementar é particularmente útil nas suspeitas infecciosas e na identificação de condições sistêmicas que exijam tratamento específico. Tecidos e fluidos oculares podem ser utilizados para pesquisa de anticorpos, histopatologia e análise de PCR, auxiliando na identificação da causa[3-7].

■ Tratamento

Tem como objetivo controlar a inflamação ocular e prevenir o desenvolvimento de complicações estruturais e déficit visual. A abordagem multiprofissional, muitas vezes, é necessária para garantir a completa remissão dos sinais e sintomas e permitir a manutenção da saúde e qualidade de vida dos pacientes. Os corticosteroides constituem medicação de primeira linha para o bloqueio da cascata inflamatória. Tipicamente, são prescritos na forma de colírios associados a agentes midriáticos (que dilatam a pupila) para as uveítes anteriores; sistêmicos e peri/intraoculares nas uveítes intermediárias, posteriores ou panuveítes. Medicamentos imunossupressores e agentes biológicos imunomoduladores podem ser necessários nos casos graves e não responsivos, ou quando há a necessidade de imunossupressão crônica. Antibióticos, antiparasitários e antivirais são utilizados no tratamento de causas infecciosas específicas, enquanto a cirurgia ocular é uma opção nos pacientes que desenvolvem complicações, como glaucoma, catarata e alterações retinianas[3,4,5].

■ Referências bibliográficas

1. Jabs DA, Nussenblatt RB, Rosenbaum JT, Standardization of Uveitis Nomenclature (SUN) Working Group. Standardization of uveitis nomenclature for reporting clinical data. Results of the First International Workshop. Am J Ophthalmol 2005;140:509-516.
2. Jabs DA, Busingye J. Approach to the diagnosis of the uveitides. Am J Ophthalmol 2013;152:228-36.
3. American Academy of Ophthalmology Basic and Clinical Science Course: Intraocular Inflammation and Uveitis. San Francisco: American Academy of Ophthalmology; 2014:77-116.
4. Nussenblatt RB, Whitecup SM. Uveitis: fundamentals and clinical practice, 4rd ed. Philadelphia: Mosby, 2010.
5. Smith JA, Mackensen F, Sen HN et al. Epidemiology and course of disease in childhood uveitis. Ophthalmology 2009;116:1.544-51.
6. De Boer J, Wulffraat N, Rothova A. Visual loss in uveitis of childhood. Br J Ophthalmol 2003;87:879-884.
7. Selmi C. Diagnosis and classification of autoimmune uveitis. Autoimmun Reviews 2014;13:591-4.
8. Gonzales Fernandez D, Nascimento H, Nascimento C, Muccioli C, Belforf Jr R. Uveitis in São Paulo, Brazil: 1053 new patients in 15 months. Ocul Immunol Inflamm 2016;25:1-6.

43.6.1 – Uveíte por artrite idiopática juvenil

■ Milena Simões Freitas e Silva ■ João Marcello Fontes Furtado

■ Introdução

Artrite idiopática juvenil (AIJ) compreende um grupo heterogêneo de artrites de etiologia desconhecida, com início antes dos 16 anos e que persiste por pelo menos 6 semanas, após excluídos outros diagnósticos conhecidos. De acordo com a classificação proposta pela International League of Associations for Rheumatology (ILAR) é subdivida em sete categorias, com características clínicas e risco de comprometimento oftalmológico distintos[1-3].

A uveíte é a manifestação extra-articular mais comum relacionada a AIJ. Acomete 30% dos pacientes com fator antinuclear (FAN) positivo[2,3,9] e 12% de todos os pacientes com o diagnóstico da doença[9,10]. É mais frequente no sexo feminino, nas formas oligoarticulares, associada a FAN positivo (70% dos casos), contudo com maiores taxas de complicação e déficit visual no sexo masculino.[3,9,6]

A uveíte na AIJ é tipicamente crônica, indolente, bilateral e assintomática na maioria dos pacientes, com altos índices de complicações estruturais oculares e perda visual, que podem estar presentes ao diagnóstico. Há pouca ou nenhuma correlação entre a atividade inflamatória ocular e a articular. As manifestações oftalmológicas são mais frequentes nos primeiros 4 anos após o diagnóstico da doença, contudo podem preceder as alterações articulares. A idade média de apresentação varia entre 5 e 7 anos de idade, com maiores índices de acometimento ocular quando a afecção sistêmica é diagnosticada antes dos 6 anos de idade[2,3,9,11].

Dentre as formas de apresentação, a uveíte anterior é a mais comum, com mais de 80% dos casos, podendo apresentar-se sem sintomas ou com queixas variadas de dor, hiperemia ocular, fotofobia e baixa de visão. Os sinais oftalmológicos incluem presença de flare (proteínas) e células na câmara anterior, precipitados ceráticos no endotélio corneano e sinéquias (pontos de adesão da íris com o cristalino ou córnea). Uveíte intermediária, posterior e panuveíte são achados menos frequentes. Inflamação ocular persistente e não controlada, complicações oculares presentes ao primeiro exame oftalmológico, curta duração entre o início da artrite e o desenvolvimento de uveíte ou episódio de uveíte precedendo as manifestações articulares, constituem fatores de risco para a ocorrência de complicações e perda visual grave relacionada a AIJ[2,3,5,8-10,12].

■ Acompanhamento clínico e oftalmológico

Todo paciente com AIJ deve ser encaminhado para avaliação oftalmológica dentro do 1º mês após o diagnóstico, pois diferentemente do que ocorre nas demais uveítes, pode haver inflamação ocular sem a presença de quaisquer sintomas. Exame oftalmológico completo, com acuidade visual, biomicroscopia, medida da pressão intraocular (tonometria) e fundoscopia deve ser realizado[1,3,13]. Visitas subsequentes devem ser agendadas, seguindo a estratificação em risco baixo, moderado e alto para ocorrência de manifestações oculares, que leva em consideração o subtipo clínico, a idade do diagnóstico, o tempo de evolução da doença e a presença de anticorpo antinuclear positivo (Tabela 43.6.1.1). Uma vez detectada a uveíte, a frequência das visitas deve ser modificada de acordo com o grau de atividade da doença e a resposta a terapia proposta[1-3,13].

TABELA 43.6.1.1. Frequência de visitas de *follow-up* de acordo com o risco de uveíte associada a AIJ.

Forma	FAN	Idade do diagnóstico	Tempo de evolução da doença	Classificação de risco	Seguimento
Oligoarticular	FAN+	≤ 6 anos	≤ 4 anos	Alto	3 meses
	FAN−	> 6 anos	4 a 7 anos	Moderado	6 meses
		≤ 6 anos	> 7 anos	Baixo	12 meses
		> 6 anos	≤ 2 anos	Moderado	6 meses
			> 2 anos	Risco baixo	12 meses
			≤ 4 anos	Moderado	6 meses
			> 4 anos	Baixo	12 meses
			−	Baixo	12 meses
Poliarticular FR−	FAN+	≤ 6 anos	≤ 4 anos	Alto	3 meses
	FAN−	> 6 Anos	4 a 7 anos	Moderado	6 meses
		≤ 6 anos	> 7 anos	Baixo	12 meses
		> 6 anos	≤ 2 anos	Moderado	6 meses
			> 2 anos	Baixo	12 meses
			≤ 4 anos	Moderado	6 Meses
			> 4 anos	Baixo	12 meses
			−	Baixo	12 meses

(Continua)

(Continuação)

TABELA 43.6.1.1. Frequência de visitas de *follow-up* de acordo com o risco de uveíte associada a AIJ.

Forma	FAN	Idade do diagnóstico	Tempo de evolução da doença	Classificação de risco	Seguimento
Poliarticular FR+	–	–	–	Baixo	12 meses
Associada à psoríase	FAN+ FAN–	≤ 6 Anos > 6 anos ≤ 6 anos > 6 anos	≤ 4 anos 4 a 7 anos > 7 anos ≤ 2 anos > 2 anos ≤ 4 anos > 4 anos –	Alto Moderado Baixo Moderado Baixo Moderado Baixo Baixo	3 meses 6 meses 12 meses 6 meses 12 meses 6 meses 12 meses 12 meses
Sistêmica	–	–	–	Baixo	12 meses
AIJ – relacionada a Entesite	–	–	–	Baixo	12 meses

Legenda: FR–: fator reumatoide negativo. FR+: fator reumatoide positivo. AIJ: artrite idiopática juvenil. FAN: fator antinuclear.
Fonte: Adaptada de Bou e colaboradores[2].

■ Tratamento

A abordagem multidisciplinar incluindo reumatologistas pediátricos e oftalmologistas é fundamental para o correto manejo clínico dos pacientes com AIJ e prevenção da morbidade, complicações e perda visual relacionadas a doença.

A terapia deve ser introduzida tão logo forem identificados os sinais oculares de uveíte. Inicialmente, consiste no uso de corticosteroides em forma de colírio, com frequência variando de acordo com o grau de inflamação detectado ao exame oftalmológico. Agentes midriáticos de ação curta são, frequentemente, associados para garantir a movimentação pupilar e prevenir a ocorrência de sinéquias, normalmente relacionadas ao aparecimento de complicações[2,11]. Nos casos graves e não responsivos à medicação tópica, corticosteroides sistêmicos e perioculares podem ser utilizados. O metotrexato, imunomodulador antimetabólico, é uma opção nas uveítes crônicas e recidivantes, com dados da literatura sugerindo boa reposta ocular e boa tolerabilidade, poupando ainda os pacientes das complicações decorrentes do uso prolongado de corticosteroide. Nos pacientes com doença refratária, o uso de antiTNFα (antifator de necrose tumoral α) e outros agentes biológicos, mostram bons resultados na redução da inflamação ocular e no número de recorrências, além de permitirem o controle ocular com doses decrescentes de corticosteroides tópicos e sistêmicos[2,3,11,14,18]. Ainda, dados da literatura mostram que o uso de imunossupressores está associado a redução do risco de algumas complicações oculares e cegueira, sugerindo um efeito protetor ocular do medicamento[3,8-10,15-18].

Algumas considerações devem ser feitas quanto a escolha e o emprego das diversas opções terapêuticas, levando-se em conta os efeitos adversos em curto e longo prazos e a necessidade de monitorização dos pacientes durante o seu emprego. O uso prolongado de corticosteroides tópicos é associado ao aumento da pressão intraocular, alteração do epitélio corneano e indução de catarata, especialmente se utilizado em doses maiores que 2 gotas/dia, devendo ser mantido pelo mínimo tempo necessário, para se obter o desfecho desejado[3,9,11,14,15,18].

Complicações oculares decorrentes da inflamação crônica são frequentes nos pacientes com AIJ, e podem estar presentes ao diagnóstico em até 60% dos pacientes[12,14,17]. Alterações estruturais, como catarata, ceratopatia em faixa (opacidade corneana horizontal), glaucoma e hipotonia ocular podem levar à perda visual e aumento na morbidade relacionada à doença. A cirurgia ocular pode ser utilizada no manejo dos pacientes com catarata, contudo o momento ideal e o implante de lente intraocular ainda são controversos. O glaucoma deve ser tratado com colírios anti-hipertensivos oculares e a abordagem cirúrgica é uma opção para os casos não responsivos[2,5,11,12,14,17].

■ Referências bibliográficas

1. Petty RE, Southwood TR, Manners P et al. International League of Associations for Rheumatology classification of juvenile idiopathic arthritis. 2nd rev. Edmonton, 2001. J Rheumatol. 2004;31:390-2.
2. Bou R, Adán A, Borrás F et al. Clinical management algorithm of uveitis associated with juvenile idiopathic arthritis: interdisciplinar panel consensus. RheumatolInt. 2015;35:777-85.
3. Thorne JE, Woreta F, Kedhar SR et al. Juvenile idiopathic arthritis-associated uveitis: incidence of ocular complications and visual acuity loss. Am J Ophthalmol. 2007;143:840-46.
4. Ayuso, VK, Makhotkina N, van Tent-Hoeve M et al. Pathogenes of juvenile idiopathic arthritis associated uveitis: the known and unknown. Surv Ophthalmol. 2014;59:517-31.
5. Abu Samra K, Maqhsoudiou A, Roohipoor R, Vaides-Navarro M, Lee S, Foster CS. Current treatment modalities of JIA-associated uveitis and its complications: Literature review. OculImmunolInflamm. 2016;14:1-9.
6. Consolaro A, Ravelli A. Unraveling the phenotypic variability of juvenile idiopathic arthritis across races or geographic areas – Key to understanding etiology and genetic factors? J Rheumatol 2016;43:683-5.
7. Prakken B, Albani S, Martini A. Juvenile idiopathic arthritis. Lancet. 2011;377:2.138-49.
8. Sen ES, Dick AD, Ramanan AV. Uveitis associated with juvenile idiopathic arthritis. Nat Rev Rheumatol. 2015;11:338-48.
9. Qian Y, Acharya NR. Juvenile idiopathic arthritis-associated uveitis. Curr Opin Ophthalmol 2010;21:468-72.
10. Heiligenhaus A, Niewerth M, Ganser G, Heinz C, Minden K. Prevalence and complications of uveitis in juvenile idiopathic arthritis in a population-based nation-wide study in Germany: suggested modification of the current screening guidelines. Rheumatology (Oxford) 2007;46:1015-9.

11. American Academy of Ophthalmology Basic and Clinical Science Course: Intraocular Inflammation and Uveitis. San Francisco: American Academy of Ophthalmology; 2014: 77-116.
12. Woreta F, Thorne JE, Jabs DA, Kedhar SR, Dunn JP. Risk factors of ocular complications and poor visual acuity at presentation among patients with uveitis associated with juvenile idiopathic arthritis. Am J Ophthalmol 2007;143:647-55.
13. Jabs DA, Nussenblatt RB, Rosenbaum JT, Standardization of Uveitis Nomenclature (SUN) Working Group. Standardization of uveitis nomenclature for reporting clinical data. Results of the First International Workshop. Am J Ophthalmol 2005;140:509-516.
14. Hawkins MJ, Dick AD, Lee RJW et al. Managing juvenile idiopathic arthritis-associated uveitis. Surv Ophthalmol 2016;61:197-210.
15. Ringold S, Weiss PF, Beukelman T et al. 2013 Update of the 2011 American College of Rheumatology Recommendations for the Treatment of Juvenile Idiopathic Arthritis. Recommendations for the Medical Therapy of Children with systemic juvenile idiopathic arthritis and tuberculosis screening among children receiving biologic medications. Arthritis Rheumatol 2013;65:2499-2512.
16. Tappeiner C, Miserocchi E, Bodaghi B et al. Abatacept in the treatment of severe, longstanding and refractory uveitis associated with juvenile idiopathic arthritis. J Rheumatol 2015;42:706-11.
17. Gregory AC, Kempen JH, Daniel E et al. Risk factors for loss of visual acuity among patients with uveitis associated with juvenile idiopathic arthritis: The Systemic Immunosuppressive therapy for eye diseases study. Ophthalmology 2013;120:186-92.
18. Jabs DA, Rosenbaum JT, Foster CS et al. Guidelines for the use of immunosupressive drugs in patients with ocular inflammatory disorders: recommendations of na expert panel. Am J Ophthalmol 2000;130:492-513.

43.6.2 – Infecções oculares congênitas

■ Milena Simões Freitas e Silva ■ João Marcello Fontes Furtado

■ Introdução

Múltiplas doenças infecciosas congênitas podem levar a acometimento ocular, como herpes, rubéola, citomegalovirose, toxoplasmose e sífilis, e são importante causa de cegueira infantil no Brasil e em outros países em desenvolvimento. Recentemente, a infecção congênita pelo vírus Zika foi descrita em associação com lesões em retina e coroide, potencialmente causadoras de deficiência visual e cegueira. Neste capítulo, abordaremos as principais causas de uveítes infecciosas em nosso meio.

■ Sífilis congênita

Apesar de não existerem estatísticas oficiais da incidência de sífilis ocular congênita, o aumento no número de casos notificados de sífilis congênita, nos últimos 10 anos[1], indica indiretamente que exista também um aumento no número de casos com manifestações oculares da doença.

As manifestações oculares de sífilis congênita podem ser acompanhadas ou não de manifestações sistêmicas, e podem acometer qualquer estrutura ocular, como a córnea, a conjuntiva, o cristalino (levando a catarata congênita), a retina ou a coroide. Os sinais oftalmológicos podem estar presentes ao nascimento, ou tardiamente, meses ou anos após o nascimento. O achado fundoscópico clássico é o chamado padrão em "sal e pimenta", podendo ser visto em qualquer parte da retina, e que pode levar à deficiência visual, se situado na região macular da retina[2].

Opacidades de córnea podem ser encontradas em sífilis congênita de manifestação tardia, quando não tratadas, e podem resultar em alteração no teste do reflexo vermelho e baixa acuidade visual (por opacidade de meios)[2].

■ Toxoplasmose

A soroprevalência de toxoplasmose é maior na América Latina que em outras partes do mundo[3,4], e pode superar 90% de prevalência em determinadas regiões e faixas etárias estudadas[5]. Estudos clínicos realizados no Brasil e na Colômbia também sugerem que a prevalência de lesões oculares por toxoplasmose também é maior que em outras regiões do mundo[4].

O acometimento ocular é a manifestação mais comum da toxoplasmose congênita, e é uma das principais causas de cegueira infantil no Brasil[6]. A toxoplasmose congênita é manifesta em 30 a 50% das crianças com infecção confirmada; destes, 70 a 90% irão desenvolver lesões retinianas[7].

As manifestações oculares decorrentes de infecção congênita não são necessariamente mais graves que na doença adquirida, mas dada a maior frequência de lesão acometendo a região macular (Figura 43.6.2.1), há maior risco de cegueira[8].

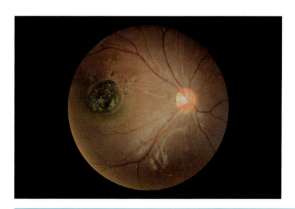

FIGURA 43.6.2.1. Lesão retiniana cicatrizada de toxoplasmose ocular congênita acometendo a região macular do olho direito.
Fonte: Acervo da autoria.

A toxoplasmose ocular pode ser assintomática em crianças, tanto por dificuldade de vocalização das queixas, quanto nos casos de lesões pequenas e fora do polo posterior retiniano, região com maior concentração de fotorreceptores. Parte das crianças pode relatar diminuição da acuidade visual, dor ocular, e os pais ou responsáveis, em alguns casos, podem notar leucocoria e/ou estrabismo no olho acometido[8], ou nistagmo nos casos de deficiência visual bilateral grave.

O sinal clássico de infecção, tanto adquirida como congênita, é de uma lesão esbranquiçada acometendo todas as camadas da retiniana, normalmente (mas não exclusivamente), adjacente à uma cicatriz hiperpigmentada[9,8]. Apesar de não haver consenso em relação ao tratamento da toxoplasmose ocular congênita, o tratamento normalmente, preconizado é o chamado "clássico", composto de sulfadiazina, pirimetamina, ácido folínico, associado a prednisona via oral, enquanto o paciente apresentar sinais de atividade inflamatória. A recuperação visual vai depender do desenvolvimento ou não de complicações oculares (p. ex., catarata e descolamento de retina), e também da localização retiniana das lesões (lesões centrais são mais incapacitantes, mesmo se cicatrizadas)

■ Zika

Recentemente, a infecção congênita pelo vírus Zika (ZIKV) foi relacionada com a ocorrência de lesões retinianas potencialmente causadora de deficiência visual e cegueira.

Ventura e colaboradores foram os primeiros a descreverem três recém-nascidos no Estado de Pernambuco com lesões unilaterais cicatrizadas em fundo de olho, acometendo a região macular, onde mais se concentram os fotorreceptores da retina[10]. O mesmo grupo reportou uma série de dez casos com achados similares, alguns com acometimento bilateral[11]. Um outro grupo do Estado da Bahia descreveu achados oftalmológicos em 10 de 29 recém-nascidos com microcefalia por Zika presumida, sete deles com achados bilaterais[12]. Em todos os estudos descritos haviam evidências epidemiológicas de infecção materna pelo vírus Zika no período gestacional, porém sem comprovação sorológica ou com detecção de RNA viral pela reação em cadeia da polimerase. Não há relatos na literatura de estudos que determinam a prevalência de lesões oculares em recém-nascidos com infecção congênita pelo ZIKV, independentemente do perímetro cefálico encontrado ao nascimento.

■ Referências bibliográficas

1. Ministério da Saúde. Boletim Epidemiológico de Sífilis 2015. [Acessado 2016 Maio 10]. Disponível em: http://www.aids.gov.br/sites/default/files/anexos/publicacao/2015/57978/_p_boletim_sifilis_2015_fechado_pdf_p__18327.pdf.

2. Basic and Clinical Science Course. American Academy of Ophthalmology. Intraocular Inflammation and Uveitis 2011-2012.

3. Dubey JP, Lago EG, Gennari SM, Su C, Jones JL. Toxoplasmosis in humans and animals in Brazil: high prevalence, high burden of disease, and epidemiology. Parasitology. 2012 Sep;139(11):1.375-424.

4. Furtado JM, Winthrop KL, Butler NJ, Smith JR. Ocular toxoplasmosis I: parasitology, epidemiology and public health. Clin Experiment Ophthalmol. 2013 Jan-Feb;41(1):82-94.

5. Glasner PD, Silveira C, Kruszon-Moran D, Martins MC, Burnier Júnior M, Silveira S, Camargo ME, Nussenblatt RB, Kaslow RA, Belfort Júnior R. An unusually high prevalence of ocular toxoplasmosis in southern Brazil. Am J Ophthalmol. 1992 Aug 15;114(2):136-44.

6. Furtado JM, Lansingh VC, Carter MJ, Milanese MF, Peña BN, Ghersi HA, Bote PL, Nano ME, Silva JC. Causes of blindness and visual impairment in Latin America. Surv Ophthalmol. 2012 Mar-Apr;57(2):149-77.

7. Holland GN, O'Connor GR, Belfort Junior R, Remington JS. Toxoplasmosis. In: JS Pepose, GN Holland, KR Wilhelmus, ed. Ocular Infection & Immunity. St. Louis: Mosby, 1996. p.1.183-223.

8. Butler NJ, Furtado JM, Winthrop KL, Smith JR. Ocular toxoplasmosis II: clinical features, pathology and management. Clin Experiment Ophthalmol. 2013 Jan-Feb;41(1):95-108.

9. Holland GN. Ocular toxoplasmosis: a global reassessment. Part II: disease manifestations and management. Am J Ophthalmol. 2004 Jan;137(1):1-17.

10. Ventura CV, Maia M, Bravo-Filho V, Góis AL, Belfort R Jr. Zika virus in Brazil and macular atrophy in a child with microcephaly. Lancet. 2016;387:228.

11. Ventura CV, Maia M, Ventura BV, Linden VVD, et al., Ophthalmologic findings of ten infants with microcephaly and presumable intra-uterus Zika vírus infection. Arq Bras Oftalmol. 2016 Feb;79(1):1-3.

12. de Paula Freitas B, de Oliveira Dias JR, Prazeres J, Sacramento GA, Ko Al, Maia M, Belfort R Jr. Ocular findings in infants with microcephaly associated with presumed zika virus congenital infection in Salvador, Brazil. JAMA Ophthalmol. 2016 Feb 9.

Seção IX
Reumatologia Pediátrica

Coordenadora de Seção: Virgínia Paes Leme Ferriani

Avaliação do sistema musculoesquelético na infância e na adolescência

44

■ Francisco Hugo Rodrigues Gomes ■ Luciana Martins de Carvalho

CASO CLÍNICO

Menino, branco, 7 anos, queixa-se de dor abdominal periumbilical de moderada intensidade há 2 semanas, associada a náuseas, hiporexia e vômitos esporádicos. Há 2 dias houve piora da dor abdominal e da frequência dos vômitos. Nega febre, diarreia e alterações urinárias.

- Exame físico: bom estado geral, desidratado de 1º grau; FC: 112; FR: 22, sem alterações de ausculta cardiorrespiratória. Abdome: plano, doloroso à palpação de mesogástrio e fossa ilíaca direita, com descompressão brusca positiva à direita. Extremidades: pulsos presentes e simétricos, perfusão adequada, sem edemas. Presença de raras petéquias em pés bilateralmente e dor à movimentação e discreto aumento do volume de tornozelos.
- Exames complementares:
  - Hemograma (Hb: 14,2 g/dl; hematócrito: 43%; leucócitos: 17.500 (14.000 segmentados); plaquetas: 366.000).
  - Urina rotina: sem alterações.
  - Ultrassonografia de abdome: exame sugestivo de processo inflamatório em fossa ilíaca direita, inconclusivo para apendicite.
  - Tomografia computadorizada de abdome: espessamento das paredes de cólon ascendente associado a pequena quantidade de líquido livre adjacente e linfonodomegalia regional sugestivo de processo infeccioso/inflamatório.
- Evolução: após 24 horas de antibioticoterapia, endovenosa, sem melhora do quadro, indicada laparotomia exploradora, com os seguintes achados: apêndice de bom aspecto, alças de delgado com espessamento e hiperemia de parede e múltiplos nódulos mesentéricos endurecidos e hiperemiados.

Recebeu alta, mas 4 dias depois retorna mantendo dor abdominal e hiporexia com piora das lesões inicialmente descritas em membros inferiores.

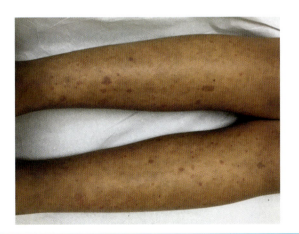 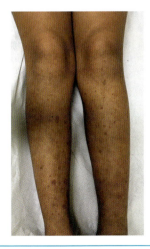

FIGURA 44.1. Lesões purpúricas em membros inferiores em criança com vasculite por IgA.
Fonte: Acervo da autoria.

- Diagnóstico: vasculite por IgA (púrpura de Henoch-Schonlein) simulando abdome agudo.
- Tratamento: prednisolona e ranitidina.

■ Introdução

Queixas musculoesqueléticas são comuns entre crianças e adolescentes, podendo atingir de 4 a 30% dos indivíduos nessas faixas etárias[1]. O aspecto mais importante a ser considerado na avaliação desses casos é o fato de que esses pacientes se encontram em plena fase de crescimento e desenvolvimento, sendo importantes os aspectos fisiopatológicos do processo, como também seu lado psicossocial e cognitivo[2].

A maioria das causas de queixas musculoesqueléticas na infância são benignas, autolimitadas ou associadas a traumas, embora outras condições como infecções e neoplasias possam ser identificadas entre os diagnósticos diferenciais. O primeiro atendimento desses casos é, na maioria das vezes, feito por pediatras gerais que deverão ser capazes de diagnosticar e tratar os casos autolimitados, e ainda saber identificar aqueles que deverão ser encaminhados para as especialidades pediátricas adequadas (reumatologia, infectologia, hematologia-oncologia, ortopedia)[3-5].

Nesse sentido, este capítulo tem por objetivo mostrar de forma prática e concisa um roteiro para o atendimento desses pacientes, incluindo anamnese e exame clínico dirigidos para facilitar a avaliação e condução de tais casos.

■ Avaliação das queixas musculoesqueléticas

História clínica detalhada e exame físico completos são essenciais para caracterizar adequadamente a natureza da queixa musculoesquelética, bem como dirigir seu diagnóstico diferencial. É importante lembrar que, na maioria das vezes, essas queixas estão associadas a problemas agudos, como traumas e lesões mecânicas de menor gravidade, embora causas mais graves, como infecções (artrite séptica e osteomielite) e neoplasias (leucemia e tumores ósseos) necessitem ser afastadas[3,6].

A caracterização que precisa da queixa constitui a parte inicial e a mais importante da consulta. Detalhes como início dos sintomas, fatores associados (febre, mal-estar, perda de peso, queda do estado geral, lesões cutâneas), condições de melhora ou piora, temporalidade das queixas (períodos do dia que os sintomas melhoram e pioram) e acometimento de outros sistemas (sintomas digestivos, respiratórios ou oculares) são importantes para estabelecer a hipótese diagnóstica e conduzir a investigação. O Quadro 44.1 resume as principais causas de queixas musculoesqueléticas na infância[7].

Cabe ressaltar que muitas crianças com queixas musculoesqueléticas não apresentam doença inflamatória. Em contrapartida, quando essas queixas são associadas a sintomas inespecíficos como febre, mal-estar, perda de peso e atraso ou involução do desenvolvimento neuropsicomotor, podemos estar diante de uma doença reumática[6]. Queixas como dor óssea, articular ou muscular, acompanhada ou não de febre, edema, calor ou eritema, claudicação ou alteração funcional de algum membro ou segmento corporal podem ser comuns nas doenças reumatológicas, oncológicas e infecciosas, devendo ser devidamente valorizadas[4].

QUADRO 44.1. Principais causas de queixas musculoesqueléticas na infância, segundo a localização.

Dor no quadril
- No pré-escolar:
  – Infecções (artrite séptica, osteomielite).
  – Alterações do desenvolvimento/congênitas (displasia de quadril).
  – Mecânicas (traumas).
  – Artrite idiopática juvenil (AIJ).
- No escolar:
  – Doença de Perthes.
  – Sinovite transitória.
  – Trauma.
  – AIJ.
- No pré-adolescente/adolescente (> 11 anos):
  – Epifisiólise.(escorregamento epifisário proximal do fêmur)
  – Trauma.
  – Condrólise idiopática.
  – AIJ associada a entesite.

Dor no joelho
- Causas mecânicas:
  – Traumas/associadas a atividade física.
  – Síndrome femoropatelar.
  – Doença de Osgood-Schlatter.
  – Alterações meniscais.
  – Osteocondrite dissecante.
- Causas inflamatórias:
  – AIJ.
  – Artrite associada a doença inflamatória intestinal.
  – Osteomielite multifocal crônica recorrente.
- Infecções:
  – Artrites virais e pós-virais.
  – Infecção bacteriana.
  – Infecção micobacteriana.
- Outras causas:
  – Sinovite vilonodular.
  – Osteoma osteoide.
  – Tumores malignos.
  – Hemartroses.
  – Dor referida.

Dorsalgia
- Postural:
  – Associada ao uso de mochilas escolares.
  – Escoliose.
  – Espondilólise.
  – Espondilolistese.
  – Doença de Scheuermann.
  – Espondiloartropatias.
  – Discite.
  – Tumores (osteoma osteoide).
  – Infecções,

Dor no calcanhar
- Trauma.
- Tenossinovite do tendão de Aquiles.
- Doença de Sever.
- AIJ associada a entesite.

Dor no pé
- Nos dedos dos pés:
  – Trauma.
  – Unhas encravadas.
  – Dactilite com artrite (AIJ associada a entesite).
  – Doença de Freiberg.
- No médio pé:
  – Pé plano.
  – Doença de Kohler.
  – Coalizão tarsal.
  – AIJ.

Fonte: Adaptado de Foster e Cabral[3].

44 ▪ Avaliação do sistema musculoesquelético na infância e na adolescência

• História clínica

Como em uma boa anamnese pediátrica, deve ser detalhada. É importante considerar que os sintomas envolvendo o sistema musculoesquelético podem ser inespecíficos e de difícil avaliação, em função das limitações da criança em descrever e interpretar o que está sentindo.

Dessa maneira, sinais menos objetivos, como dificuldade para dormir, recusa em brincar, irritabilidade ou uso seletivo de um determinado membro, podem denunciar a presença de uma fratura, cujo trauma passou despercebido naquele segmento[6].

Nesse sentido, a consulta pode começar abordando com os pais e cuidadores aspectos gerais como alteração do ritmo de sono, irritabilidade, perda de interesse em brincadeiras antes apreciadas, dificuldade para realizar tarefas previamente executadas ou mudanças de humor. A seguir, outros sinais, como presença de dores, febre, astenia e perda de peso, podem ser indagados.

No caso da presença de dor musculoesquelética, principalmente articular, é importante caracterizar se a dor é de natureza "mecânica" ou "inflamatória" no sentido de identificar as condições mais associadas com esses padrões. Aspectos como horário preferencial da dor, associação com repouso e atividade física, e fatores de melhora e piora podem fornecer informações valiosas sobre o tipo de doença mais frequentemente associada (Quadro 44.2)[4].

Além disso, é importante definir o local das queixas e se elas são localizadas ou generalizadas. Dores localizadas em segmento de membro sugerem distensões musculares e síndromes de dor idiopática localizada (p. ex., distrofia simpático reflexa), enquanto dores articulares podem ser causadas por artrites pós-virais, AIJ ou casos mais graves (p. ex., artrite séptica, osteomielite e tumores ósseos). Dores generalizadas ou difusas podem sugerir diagnósticos benignos (p. ex., síndrome de hipermobilidade e fibromialgia) ou diagnósticos mais preocupantes (p. ex., leucemias, neuroblastoma, AIJ forma sistêmica, lúpus, dermatomiosite e vasculites)[8].

QUADRO 44.2. Diferenças clínicas entre dores articulares de causa mecânica e inflamatória em crianças e adolescentes.

Mecânica:
- Piora com atividade física
- Melhora com repouso
- Dor mais frequente no final do dia
- Ausência de edema ou edema discreto
- Limitação de movimento discreta
- Rigidez matinal ausente

Inflamatória:
- Melhora com atividade física
- Piora com o repouso
- Dor mais frequente no início do dia
- Presença de edema, algumas vezes exuberante
- Limitação de movimento frequente e acentuada
- Rigidez matinal frequente

Fonte: Adaptado de Petty e colaboradores[9].

Além da natureza e da localização da dor musculoesquelética, é importante considerar a "duração da queixa" (se aguda ou crônica) e a presença ou ausência de "sinto-mas constitucionais associados". Dores agudas estão mais associadas com traumas e, quando acompanhadas de comprometimento do estado geral, com sintomas como febre e prostração, fazem pensar em quadros infecciosos, como artrite séptica. Já as dores subagudas ou crônicas sugerem outras condições, como neoplasias, doenças inflamatórias, síndromes dolorosas idiopáticas ou causas ortopédicas mais indolentes (p. ex., doença de Osgood-Schlater e epifisiólise da cabeça do fêmur).

Ainda com relação a sinais e sintomas relacionados ao sistema musculoesquelético, queixas como rigidez, edema, limitação de movimento, fraqueza muscular e alterações tróficas do segmento avaliado não podem ser negligenciadas e precisam ser igualmente bem caracterizadas. A combinação dessas características e o conhecimento das doenças mais prevalentes nas diferentes faixas etárias fornecem pistas diagnósticas importantes a serem investigadas (Quadro 44.1).

Outros aspectos importantes da anamnese que devem ser interrogados são[10]:

a) **Inquérito complementar com relação aos demais órgãos e sistemas:** avaliar queixas cutâneas e mucosas (*rash*, fotossensibildade, úlceras orais), gastrintestinais (dor abdominal, alteração do ritmo intestinal, sangramentos), oculares (hiperemia ocular, turvação visual, sensação de olho seco), vasculares (fenômeno de *Raynaud*), cardíacas e urinárias. Essa avaliação pode auxiliar no diagnóstico de doenças inflamatórias associadas ou colagenoses.

b) **Histórico de viagens recentes:** auxilia na avaliação de doenças infecciosas que podem mimetizar entidades reumatológicas, como a febre do chikungunya, leishmaniose visceral e tuberculose.

c) **História social:** importante para investigar contato com micobactérias e outras doenças infecciosas, bem como saber das condições da dinâmica sociofamiliar, que podem favorecer quadros de amplificação dolorosa, como no caso de crianças que crescem onde um dos pais convive com uma condição dolorosa crônica[11].

d) **História familiar:** avaliar a presença de doenças na família, como artrites, colagenoses, doença inflamatória intestinal e psoríase.

Após uma história clínica bem-feita, cabe a realização de exame físico cuidadoso e detalhado para prosseguir a avaliação desses pacientes.

• Exame físico do sistema musculoesquelético

Deve ser iniciado seguindo os passos do exame geral realizado na rotina pediátrica. Contudo, frequentemente, a avaliação do sistema musculoesquelético é negligenciada ou subvalorizada.

Sabendo que a grande maioria desses pacientes serão inicialmente atendidos por pediatras generalistas, torna-se fundamental uma rotina de exame que seja facilmente executada pelo pediatra em um consultório e que seja capaz de distinguir uma condição "normal" de uma "anormal"[12].

Para facilitar esse processo, Foster e colaboradores desenvolveram um conjunto de três perguntas e 17 manobras simples de exame físico, o pGALS (*paediatric Gait*

Arms Legs and Spine)[13], para avaliar adequadamente o sistema musculoesquelético em crianças, e identificar alterações de marcha (Gait), respectiva aos membros: braços (**A**rms) e pernas (**L**egs), e coluna (**S**pine). A utilização do pGALS por médicos não especialistas em reumatologia propicia a identificação de alterações do sistema musculoesquelético e, quando necessário, o encaminhamento para o especialista, permitindo o diagnóstico precoce de doenças como a AIJ. Idealmente, o pGALS deve ser aplicado em crianças escolares, cujo entendimento e cooperação para realização das manobras é mais fácil[13,14].

As perguntas propostas pelo pGALS são:
- A criança tem alguma dor ou dificuldade para movimentar as articulações, os músculos ou as costas?
- A criança tem alguma dificuldade para se vestir?
- A criança tem dificuldade para subir ou descer escadas?

Vale ressaltar que mesmo quando não houver resposta afirmativa a essas questões, as manobras do exame físico devem ser realizadas. A seguir estão descritas as manobras e os aspectos que elas avaliam:

1. **Observar a criança andando normalmente sobre os calcanhares e nas pontas dos pés**: nesse momento, pesquisar alterações da marcha, presença de alterações em articulações dos tornozelos, tarso, subtalares, dos dedos e da postura do pé (presença ou ausência de arco plantar).

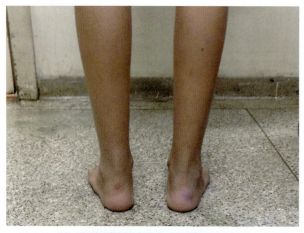

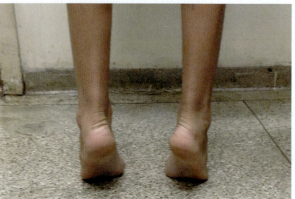

FIGURA 44.2. Avaliação do pé e arco plantar.
Fonte: Acervo da autoria.

2. **Estender os braços e as mãos à sua frente**: avaliar movimentos como a flexão de ombros, extensão de cotovelos, punhos e dedos.

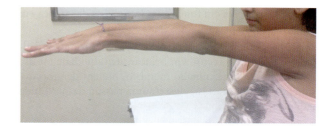

FIGURA 44.3. É possível notar um certo grau de hiperextensão de cotovelos.
Fonte: Acervo da autoria.

3. **Virar as mãos e fechá-las com força**: pesquisar a capacidade de supinação dos punhos, supinação dos cotovelos e flexão das articulações dos dedos.

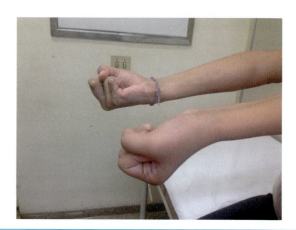

FIGURA 44.4. Flexão adequada dos dedos.
Fonte: Acervo da autoria.

4. **Encostar os indicadores nos polegares**: nesse momento, a destreza manual e a capacidade de coordenação das pequenas articulações dos dedos indicador e polegar são avaliadas.

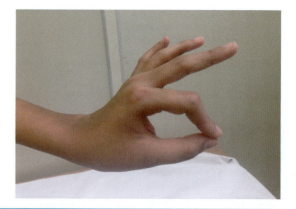

FIGURA 44.5. Movimento de "pinça" de indicador e polegar.
Fonte: Acervo da autoria.

5. **Tocar as pontas de cada dedo com o polegar:** avalia a destreza manual e a capacidade funcional de coordenação dos movimentos das articulações dos dedos e do polegar.

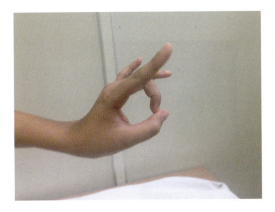
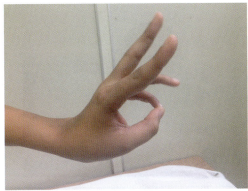

FIGURA 44.6. Movimento de tocar os demais dedos das mãos com os polegares.
Fonte: Acervo da autoria.

6. **Apertar as articulações das mãos:** permite avaliar a presença de dor nas articulações metacarpofalangeanas.

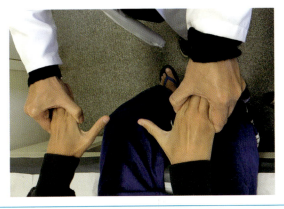

FIGURA 44.7. Compressão das metacarpofalangeanas.
Fonte: Acervo da autoria.

7. **Encostar as palmas das mãos:** permite observar a capacidade de extensão das articulações dos dedos das mãos, a extensão dos punhos e flexão dos cotovelos.

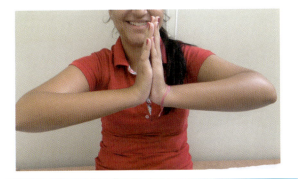

FIGURA 44.8. Observar a dificuldade em manter os cotovelos fletidos e alinhados e a dificuldade de extensão do punho e quinto dedo da mão direita.
Fonte: Acervo da autoria.

8. **Encostar o dorso das mãos, uma contra a outra:** além de continuar avaliando a extensão das articulações dos dedos e da flexão dos cotovelos, permite avaliar a flexão dos punhos.

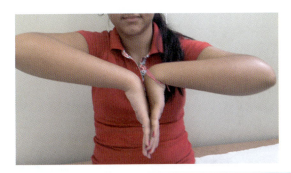

FIGURA 44.9. Notar a dificuldade de flexão completa de punho direito e alinhamento de cotovelo ipsilateral, bem como dificuldade de extensão completa do quinto dedo da mão esquerda.
Fonte: Acervo da autoria.

9. **Levantar os braços e olhar para o teto:** os movimentos de extensão dos cotovelos, dos punhos, abdução dos ombros e extensão do pescoço devem ser observados.

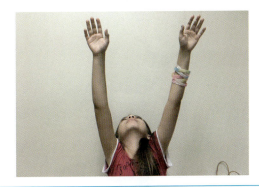

FIGURA 44.10. Avalição do movimento dos ombros, pescoço, cotovelos e punhos (todos adequados).
Fonte: Acervo da autoria.

10. **Colocar as mãos atrás do pescoço:** neste momento, são pesquisados a abdução dos ombros, a rotação externa dos ombros e a flexão de cotovelos.

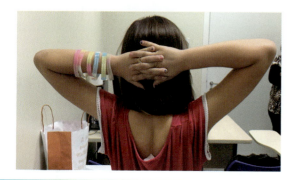

FIGURA 44.11. Movimentos adequados dos ombros e dos cotovelos.
Fonte: Acervo da autoria.

11. **Tentar encostar a orelha no ombro:** a capacidade de lateralização cervical é avaliada.

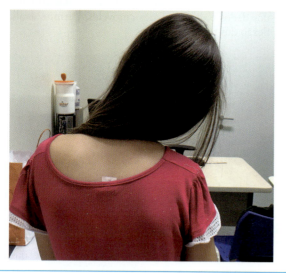

FIGURA 44.12. Lateralização cervical à direita.
Fonte: Acervo da autoria.

12. **Abrir bem a boca e tentar colocar três dedos dentro dela:** a amplitude do movimento da articulação temporomandibular e o desvio da mandíbula durante a manobra devem ser observados.

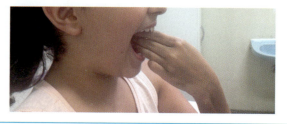

FIGURA 44.13. Amplitude adequada da articulação temporomandibular.
Fonte: Acervo da autoria.

13. **Palpar o joelho e pressionar a patela:** a presença de líquido na cavidade articular pode ser percebida pela palpação do joelho ou durante a pesquisa do "sinal da tecla".

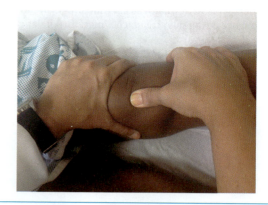

FIGURA 44.14. Pesquisa do "sinal da tecla".
Fonte: Acervo da autoria.

14. **Palpar o joelho durante a flexão e extensão dele:** além de avaliar a capacidade dos movimentos de flexão e extensão da articulação, a presença de crepitação durante a palpação pode indicar a presença de líquido ou outra alteração funcional.

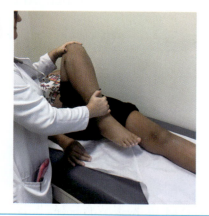
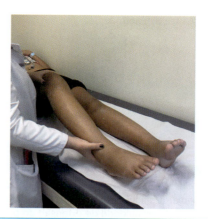

FIGURA 44.15. Palpação do joelho direito durante flexão passiva.
Fonte: Acervo da autoria.

15. **Com o joelho a 90°, fazer a rotação da perna para fora e para dentro:** permite observar a capacidade de flexão do quadril, bem como sua rotação interna e externa.

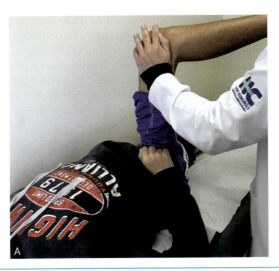
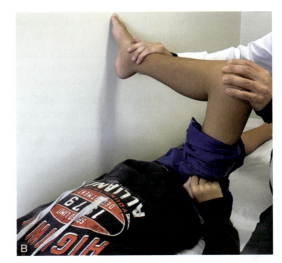

FIGURA 44.16. Pesquisa de rotação interna (A) e externa (B).
Fonte: Acervo da autoria.

16. **Observar a criança de pé (de frente, de costas e de perfil):** com essa medida simples é possível avaliar a postura da criança; se existem lesões de pele; deformidades em membros, como diferenças de tamanho, de alinhamento (presença de varismo ou valgismo); alinhamento da coluna e seus desvios (escoliose/cifose); edema articular; hipotrofia muscular ou pé plano.

17. **Fazer a flexão da coluna vertebral sem dobrar os joelhos:** avalia a amplitude e a capacidade de flexão da coluna toracolombar e a presença de escoliose.

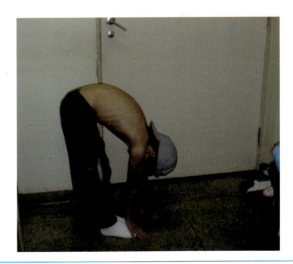

FIGURA 44.18. Observa-se paciente com hiperflexão de coluna toracolombar, sendo indicada pesquisa de outros sinais de hipermobilidade.
Fonte: Acervo da autoria.

■ Avaliação complementar

Após a história e o exame clínico, cuidadosamente realizados, alguns exames complementares iniciais podem ser solicitados para dirigir o diagnóstico. Tais exames podem reforçar a suspeita de uma doença reumática inflamatória ou sugerir a presença de outras doenças que fazem parte do diagnostico diferencial, como infecções e malignidade.

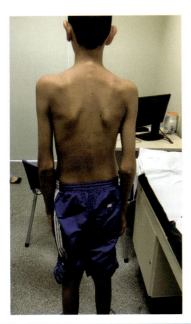

FIGURA 44.17. É possível notar a presença de escoliose à esquerda, com elevação de escápula esquerda e desnivelamento de ombros.
Fonte: Acervo da autoria.

O escopo dos exames laboratoriais empregados na rotina de investigação da reumatologia pediátrica é muito vasto e deve ser reservado para uso do especialista. Contudo, alguns testes simples são úteis na rotina clínica e na avaliação pediátrica inicial, podendo ser feitas algumas recomendações, nesse sentido[10]:

1. **Hemograma e o VHS**: são testes recomendados para crianças com dor articular crônica, pois podem ajudar a excluir infecções e malignidade (nível de evidência C).

2. **Fator antinuclerar (FAN) e o fator reumatoide**: são testes com baixo valor preditivo positivo na avaliação primária e "não são recomendados" na rotina diagnóstica inicial de uma dor articular (nível de evidência C).

3. **Radiografia**: deve ser o primeiro exame de imagem a ser solicitado, pois é útil no diagnóstico diferencial com doenças malignas e fraturas, embora tenha pouco valor na detecção de quadros de artrite (nível de evidência C).

Ao final dessa avaliação, o pediatra deve ser capaz de reconhecer as situações indicativas de gravidade, em que o encaminhamento ao especialista se faz necessário, seja para concluir a investigação diagnóstica, seja para iniciar um manejo terapêutico específico. O Quadro 44.3 sugere as principais características indicativas de benignidade e vice-versa, no caso das queixas musculoesqueléticas mais frequentes.

QUADRO 44.3. Características de benignidade/gravidade de queixas musculoesqueléticas.

Sugere causas benignas:
- Dor aliviada com repouso e piora com movimento.
- Dor no final do dia.
- Dor noturna aliviada por massagem e analgésicos comuns.
- Ausência de edema.
- Articulações hipermóveis.
- Velocidade de crescimento normal.
- Ausência de sintomas constitucionais.
- Bom estado geral.
- Hemograma e VHS normais.
- Radiografia normal.

Sugere causas potencialmente graves:
- Dor aliviada com atividade e piora durante repouso.
- Dor e rigidez matinal.
- Dor noturna sem melhora com analgésicos comuns.
- Edema articular.
- Rigidez articular.
- Diminuição de força muscular.
- Alteração da velocidade de crescimento e perda de peso.
- Sintomas constitucionais/febre.
- Hemograma e/ou VHS alterados.
- Achados radiológicos anormais: edema, osteopenia, elevação periostal, destruição cortical, lise.

Fonte: Adaptado de Petty e colaboradores[9].

Considerações finais

O olhar cuidadoso, a avaliação adequada de cada caso e o seu seguimento são essenciais em toda a prática pediátrica. No caso clínico apresentado no início do capítulo, se as lesões cutâneas e o quadro articular precocemente apresentados pelo paciente tivessem sido devidamente valorizados, o diagnóstico poderia ter sido mais assertivo e sem a necessidade de intervenção cirúrgica. Esse fato só reforça o conceito secular da prática médica de que uma história e um exame clínico bem conduzidos são fundamentais e insubstituíveis.

Referências bibliográficas

1. Davies K, Copeman A. The spectrum of paediatric and adolescent rheumatology. Best Pract Res Clin Rheumatol. 2006;20(2): 179-200.

2. Davis PJ, McDonagh JE. Principles of management of musculoskeletal conditions in children and young people. Best Pract Res Clin Rheumatol. 2006;20(2):263-78.

3. Foster HE, Cabral DA. Is musculoskeletal history and examination so different in paediatrics? Best Pract Res Clin Rheumatol. 2006;20(2):241-62.

4. Malleson PN, Beauchamp RD. Rheumatology: 16. Diagnosing musculoskeletal pain in children. CMAJ. 2001;165(2):183-8.

5. Tan A, Strauss VY, Protheroe J, Dunn KM. Epidemiology of paediatric presentations with musculoskeletal problems in primary care. BMC Musculoskelet Disord. 2018;19(1):40.

6. Foster HE, Kay LJ, Friswell M, Coady D, Myers A. Musculoskeletal screening examination (pGALS) for school-age children based on the adult GALS screen. Arthritis Rheum. 2006; 55(5):709-16.

7. Dobbe AM, Gibbons PJ. Common paediatric conditions of the lower limb. J Paediatr Child Health. 2017;53(11):1.077-85.

8. Goff I, Bateman B, Myers A, Foster H. Acceptability and practicality of musculoskeletal examination in acute general pediatric assessment. J Pediatr. 2010;156(4):657-62.

9. Petty RE, Laxer RM, Lindsley CB, Wedderburn LR. Textbook of Pediatric Rheumatology. Seventh ed. Philadelphia: Elsevier; 2016.

10. Junnila JL, Cartwright VW. Chronic musculoskeletal pain in children: part I. Initial evaluation. Am Fam Physician. 2006;74(1): 115-22.

11. Goodman JE, McGrath PJ. The epidemiology of pain in children and adolescents: a review. Pain. 1991;46(3):247-64.

12. Grier D. Common musculoskeletal problems in children. Current Paediatrics. 2003:469-78.

13. Foster H, Kay L, May C, Rapley T. Pediatric regional examination of the musculoskeletal system: a practice – and consensus-based approach. Arthritis Care Res (Hoboken). 2011;63(11): 1.503-10.

14. Foster HE, Jandial S. pGALS – Paediatric Gait Arms Legs and Spine: a simple examination of the musculoskeletal system. Pediatr Rheumatol Online J. 2013;11(1):44.

Dores em membros

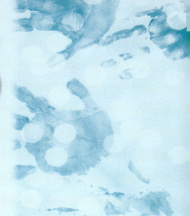

- Luciana Martins de Carvalho
- Francisco Hugo Rodrigues Gomes
- Adriana S. Barone Moreira
- Flávia Menegari Querido

CASO CLÍNICO

Menina, 10 anos, queixa-se de dor difusa pelo corpo há 1 ano.

Refere que há 1 ano iniciou com dor em membros superiores, inferiores e coluna lombar, sem período preferencial, sem localização precisa, diária, com melhora parcial com uso de dipirona. Apesar da intensidade da dor ser de 9 em 10, não afeta nenhuma das atividades diárias da criança. Nunca notou nenhuma alteração no local da dor. Refere dor abdominal em cólica associada a dor em membros. Refere ainda fadiga matinal e cefaleia frontal diária. Geralmente, adormece 1 hora da manhã e acorda 11 horas da manhã ainda cansada, sono não restaurador.

Filha adotiva. Refere comportamento social adequado, tem muitos amigos, porém está mais reservada e calada esse ano. Houve piora do rendimento escolar, que era excelente. Encontrou-se com a mãe biológica antes do início dos sintomas.

- Exame físico: acentuação da lordose lombar, pontos dolorosos positivos 6/18, sem hipermobilidade ou outras alterações ao exame físico.
- Exames complementares: VHS 2 mm/1 hora; Hb: 13 g/dl; hematócrito: 39 g/dl; leucócitos: 6.300 mm³ (neutrófilos 52%, linfócitos 40%, plaquetas 316.000 mm³, proteína C-reativa 0,04 mg/dl).
- Hipótese diagnóstica: fibromialgia juvenil.
- Tratamento: analgésicos, amitriptilina, acompanhamento fisioterápico e psicológico.

■ Introdução

Dor musculoesquelética é uma causa importante de morbidade em crianças, principalmente em escolares e adolescentes, estando entre as dores recorrentes mais comuns em pediatria, após a dor abdominal e cefaleia.

As múltiplas etiologias das dores musculoesqueléticas tornam o diagnóstico diferencial difícil e merecedor de cuidados especiais, visto que as causas inflamatórias, infecciosas, malignas e traumato-ortopédicas necessitam de diagnóstico precoce e rápida intervenção. As características clínicas da dor e a triagem inicial com hemograma, provas de atividade inflamatórias, e radiografias simples de membros, podem ajudar na diferenciação diagnóstica na maioria dos casos[1]. As principais características desses grupos de doenças estão descritas na Figura 45.1.

Quando todas as possíveis causas orgânicas são afastadas, deve-se considerar a possibilidade de condições inespecíficas, na maioria das vezes, idiopáticas, de caráter benigno ou funcional, como a dor musculoesquelética idiopática difusa (fibromialgia), a dor do crescimento e as síndromes relacionadas a esforços mecânicos repetitivos. Nesses casos, os pacientes apresentam características específicas e, necessariamente, o hemograma e as provas de atividade inflamatórias são normais.

Causas não inflamatórias de dor podem representar mais de 50% das consultas ao reumatologista pediátrico e cerca de 10% das consultas ao pediatra.

Sperotto e colaboradores avaliaram escolares entre 8 e 13 anos em relação à dor musculoesquelética crônica (presença de dor contínua ou recorrente por mais de 3 meses, interferindo nas atividades diárias), incluindo exame reumatológico e avaliação de hipermobilidade articular. De 289 crianças avaliadas, 88 (30,4%) tinham dor musculoesquelética crônica (38 síndrome de hipermobilidade articular benigna e 50 delas dor musculoesquelética idiopática, incluindo a dor do crescimento). Das 88 crianças com dor crônica, 77 foram reavaliadas após 3 anos e 38 (54%) permaneciam com dor musculoesquelética difusa. Fatores de risco para persistência dos sintomas foram o sexo feminino, a puberdade e a presença de hipermobilidade[2,3]. Frequência semelhante de dor musculoesquelética em escolares já havia sido descrita, com 32% deles entre 9 e 12 anos, referindo dores musculoesquelética no mínimo uma vez na semana.

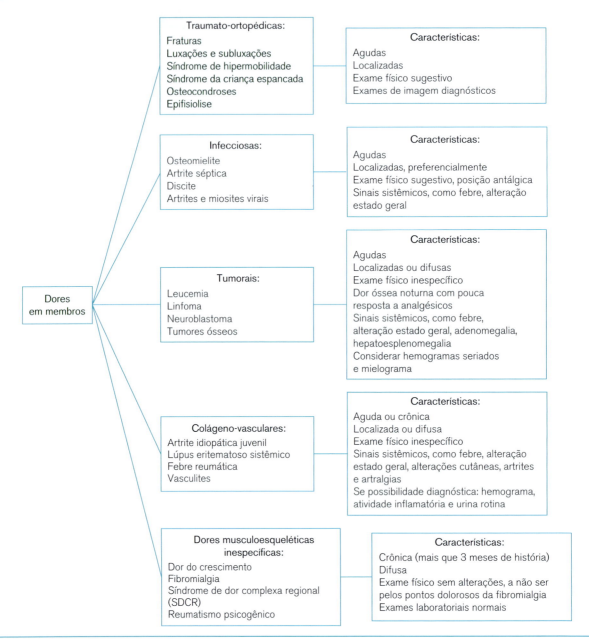

FIGURA 45.1. Principais causas de dores musculoesqueléticas em pediatria.
Fonte: Cassidy e colaboradores[4].

Neste capítulo, serão abordadas as causas não orgânicas de dores em membros mais frequentes, como dor do crescimento, síndromes de amplificação da dor (localizada ou síndrome de dor complexa regional – SDCR, e difusa ou fibromialgia), bem como a síndrome de hipermobilidade articular e as síndromes relacionadas ao hiperuso ou aos traumas repetidos, que apesar de fazerem parte do grupo de origem mecânicas/ortopédicas, são importantes diagnósticos diferenciais para crianças com dores inespecíficas em membros.

■ Dor do crescimento

Termo utilizado para descrever uma síndrome dolorosa caracterizada por dor difusa, não articular, difícil de ser definida, imprecisa, geralmente caracterizada como em aperto, queimação ou "dor no osso". Muitas vezes, a criança demonstra a dor com o friccionar de toda a perna, principalmente tíbia anterior, podendo também ser descrita em panturrilhas, cavo poplíteo e até mesmo em membros superiores. Intermitente, preferencialmente no final do dia, a dor geralmente é de intensidade leve a moderada, mas pode ser intensa e acordar a criança a noite pela dor. Melhora com massagens, analgésicos comuns, é sempre bilateral e os exames físico e complementares são normais. Apesar da dor, a criança está sempre em bom estado geral, voltando às atividades habituais quando apresenta alívio da crise[5]. Geralmente, ocorre 1 a 2 vezes na semana, podendo ser mais frequente e até diária. Acomete crianças de 4 a 14 anos, com frequência semelhante em ambos os sexos. Estima-se que 36,9% das crianças entre 4 e 6 anos apresentam dor do crescimento[6].

A causa da dor continua desconhecida. Embora já tenha sido esclarecido que crescer não traz dor física, o nome foi mantido pelo uso e o entendimento da benignidade do quadro pelos pais que, muitas vezes, já ouviram falar de quadros semelhantes na família. Algumas hipóteses são sugeridas, como o baixo limiar de dor, semelhante à fibromialgia, podendo até ser considerada um padrão inicial da doença na infância, síndrome de hiperuso local associada a diminuição da resistência óssea e fadiga óssea, visto que a síndrome ocorre principalmente no final da tarde e após atividades físicas, alteração de perfusão óssea, similar a cefaleia migrânea, secundária a hipermobilidade e instabilidade mecânica e a deficiência de vitamina D. Distúrbios emocionais são frequentes em crianças com dor do crescimento, assim como em outras síndromes álgicas, como a dor abdominal crônica e a cefaleia. A ansiedade dos familiares pode intensificar o quadro álgico.

O diagnóstico é feito com base nos sintomas clínicos específicos, principalmente na caracterização da dor, bem como na exclusão de outros diagnósticos diferencias. Entre esses diferenciais, merece atenção a dor noturna associada aos tumores ósseos, que, nesse caso, geralmente são unilaterais, respondem pouco a analgésicos comuns, persistem além do período noturno e os pacientes apresentam alterações no local da dor (Quadro 45.1).

O prognóstico é bom, geralmente as dores desaparecem na adolescência, mas há evidências que algumas crianças podem desenvolver síndromes de dor crônica na fase adulta[5].

QUADRO 45.1. Critérios diagnósticos para dor do crescimento.

Característica da dor	Critérios de inclusão	Critérios de exclusão
Frequência e duração	Dor intermitente, 1 a 2 vezes/semana, criança totalmente assintomática entre os episódios; episódios individuais duram de 30 minutos a 2 horas.	Dor persistente ou cuja intensidade aumenta com o tempo.
Localização	Geralmente, nos músculos da panturrilha, músculos da tíbia anterior e fossa poplítea. "Sempre bilateral".	Dor articular. Dor unilateral.
Período preferencial da dor	Final de tarde e noite.	Dor pela manhã, ao acordar, ou noturna, que persiste pela manhã.
Exame físico	Normal.	Sinais de inflamação. Diminuição da amplitude de movimentos.

Fonte: Adaptado de Peterson[7].

■ Distrofia Simpático Reflexa (DSR)

Também conhecida dor musculoesquelética idiopática localizada, é uma síndrome de dor localizada, intensa, associada à alodinia (sensação dolorosa causada por estímulos que habitualmente não causam dor, como um leve toque), edema, limitação de movimento, instabilidade vasomotora, alterações na textura e na cor da pele e desmineralização óssea da área afetada. Apresenta incidência de 1 a 12/100.000 pessoas/ano e as mulheres são 3 a 4 vezes mais acometidas que os homens[8].

A crise álgica geralmente é iniciada de 4 a 6 semanas após um gatilho, como trauma físico ou emocional, fratura ou imobilização e procedimento cirúrgico, seguindo um curso variável de diferentes estágios. Na criança, a apresentação geralmente é mais leve com os estágios menos definidos.

É mais prevalente em membros superiores, porém o acometimento de membros inferiores é 6 vezes mais comum em crianças e adolescentes do que em adultos.

Vários são os possíveis mecanismos que levam à dor, sendo o mais provável a falha na interação entre os controles central e periférico da dor. Nos estágios iniciais, os reflexos simpáticos são afetados. Essa alteração causa aumento da susceptibilidade dos vasos sanguíneos aos hormônios e neurotransmissores, o que resulta em aumento da sensibilidade nos neurônios nociceptivos. Ao mesmo tempo, ocorre redução da oxigenação local (hipóxia), causando mudanças nos níveis de pH dos tecidos (acidose). Secundariamente, ocorre aumento local significativo de diferentes proteínas inflamatórias, o que contribui para a manutenção do processo[9].

Em 2012, foram estabelecidos critérios para auxiliar no diagnóstico, porém esse ainda continua um desafio, principalmente em crianças (Quadro 45.2). A cintilografia óssea, a diferença de temperatura da pele entre o membro afetado e não afetado (medida com termômetro infravermelho), a eletroneuromiografia e os estudos de condução nervosa ou somatosensorial podem ser úteis no auxílio diagnóstico, porém não existe nenhum exame de investigação complementar que seja totalmente específico.

QUADRO 45.2. Critérios diagnósticos para Distrofia Simpático Reflexa (DSR).

1. Dor persistente localizada, desproporcional ao evento desencadeante.	
2. Paciente apresenta, no mínimo, um dos sinais descritos em duas ou mais categorias de sinais.	
3. Há, no mínimo, um sintoma (no momento do exame) em três ou mais das categorias de sintomas.	
4. Ausência de outro diagnóstico que possa explicar os sinais e sintomas clínicos.	
Categorias de sinais e sintomas	
Sensorial	Alodinia e hiperalgesia
Vasomotor	Assimetria de temperatura e/ou alteração da coloração da pele e/ou assimetria da coloração da pele.
Sudorese/Edema	Edema e/ou sudorese alterada, localizadas no membro afetado.
Motor/atrofia	Limitação de movimento e/ou alteração de função motora (tremores, distonias, fraqueza) e/ou alterações tróficas (cabelos, unhas e pele).

Fonte: Critérios diagnósticos de Budapeste aprovado pela Associação de Estudo Internacional da Dor, adaptado de GalveVilla e colaboradores[9].

Fibromialgia juvenil (FMJ)

Doença caracterizada por dor musculoesquelética difusa, com duração acima de 3 meses, associada a múltiplos sinais e sintomas, incluindo fadiga persistente, sono não restaurador, disfunção autonômica, sensorial, cognitiva, de humor e manifestações somáticas, como cefaleia, edema subjetivo de membros e cólon irritável. Dessa forma, é responsável por alta morbidade e piora da qualidade de vida em crianças afetadas e seus familiares[10,11].

A etiologia da fibromialgia não é completamente esclarecida, mas modelos biopsicossociais são propostos. Influência genética, como alteração nos genes moduladores do transporte e de receptores de serotonina, catecolaminas e dopamina; fatores biológicos e neuroendócrinos, alterando as vias de percepção da dor e fatores ambientais, como vida sedentária, estresse, trauma e história familiar, são descritos como responsáveis pela sintomatologia[12].

A maior incidência familiar de fibromialgia e dores crônicas tem sido descrita por fatores genéticos ou por perpetuação do padrão de dor familiar. Em estudo realizado em nosso serviço, 28% dos filhos de mães com fibromialgia apresentavam também dores musculoesqueléticas crônicas, entre elas dores do crescimento e a própria fibromialgia[13].

Apesar da dor na criança ser subestimada, 1 a 2% da população pediátrica tem FMJ funcionalmente significante, sendo as meninas mais afetadas que os meninos[14]. O diagnóstico é principalmente clínico e de exclusão.

Em 1985, Yunus e Masi propuseram os primeiros critérios de classificação para FMJ, que incluía a dor musculoesquelética crônica, com duração acima de 3 meses, associada a sintomas clínicos, como fadiga, dificuldade no sono, ansiedade e pontos dolorosos presentes no exame físico[14]. Em 1990, foram propostos critérios de classificação para adultos pelo Colégio Americano de Reumatologia, que incluía a dor musculoesquelética difusa (presente acima e abaixo do quadril, lado direito e esquerdo do corpo e esqueleto axial), com duração acima de 3 meses, associada a presença de 11 de 18 pontos dolorosos/gatilho, previamente estabelecidos, em diferentes regiões do corpo (Figura 45.2)[15].

Os critérios diagnósticos estabelecidos para adultos, em 1990, são os mais utilizados para auxílio no diagnóstico para a FMJ, porém a avaliação dos pontos dolorosos em crianças é difícil e ainda carente de validações. A força de aplicação 4 kg/cm², sugerida para adultos na pesquisa de pontos dolorosos, parece excessiva para essa faixa etária e menor número de pontos dolorosos positivos poderia ser suficiente para o diagnóstico. Em nosso serviço, crianças que apresentavam contagem menor que 11 pontos dolorosos ao exame físico apresentavam quadro clínico e evolução semelhantes às que preenchiam critérios diagnósticos para fibromialgia, sugerindo que as queixas clínicas e o perfil do paciente deveriam ser acrescentado à avaliação diagnóstica[13].

Em 2010, o American College of Rheumatology elaborou novos critérios preliminares para adultos. Tais critérios têm base no número de regiões dolorosas do corpo e na presença e gravidade da fadiga, do sono não reparador e da dificuldade cognitiva, bem como na extensão de sintomas somáticos. Considera também a gravidade dos sintomas, e foram excluídos desses critérios a palpação dos pontos dolorosos (Quadro 45.3)[15]. Porém, ainda são raros os estudos na faixa etária pediátrica para validação desses novos critérios de classificação. Em adolescentes, os novos critérios de classificação têm sensibilidade de 89,4% e especificidade de 87,5%.

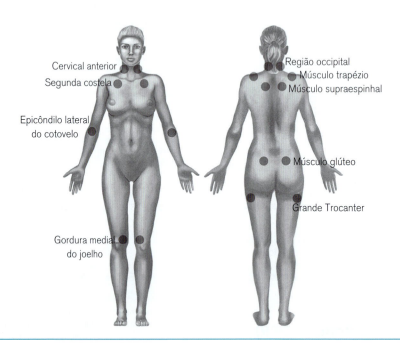

FIGURA 45.2. Pontos dolorosos para diagnóstico de fibromialgia, estabelecidos em 1990 por Wolfe e colaboradores.
Fonte: Wolfe e colaboradores[15].

45 ▪ Dores em membros

QUADRO 45.3. Critérios diagnósticos para fibromialgia do Colégio Americano de Reumatologia, 2010.

Critérios
Para o diagnóstico de fibromialgia, o paciente deve satisfazer as seguintes condições: 1. Índice de dor musculoesquelética inespecífica (DMI) ≥ 7 e escore de SS ≥ 5 ou DMI entre 3 e 6 e SS ≥ 9. 2. Sintomas devem estar presentes em nível de severidade semelhante por no mínimo 3 meses. 3. Exclusão de outras causas que possam justificar os sintomas. Definições 1. DMI: número de áreas nas quais o paciente apresentou dor na última semana. Em quantas áreas o paciente refere dor? Escore possível entre 0 e 19.

Ombro E
Ombro D
Braço E
Braço D
Antebraço E
Antebraço D
Quadril (nádega/trocanter) E
Quadril (nádega/trocanter) D
  Coxa E
  Coxa D
	Perna E
	Perna D
	Articulação temporomandibular E
	Articulação temporomandibular D
	Tórax
	Abdome
	Costas
	Região lombar
	Cervical

2. Escala de SS:
  ☐ Fadiga.
  ☐ Sono não restaurador.
  ☐ Sintomas cognitivos.
Para cada um dos três sintomas acima, indique o nível de gravidade/intensidade durante a última semana usando a seguinte escala:
  ☐ 0 = ausência de sintomas.
  ☐ 1 = sintomas leves, geralmente intermitentes.
  ☐ 2 = sintomas moderados, consideráveis, frequentes.
  ☐ 3 = sintomas graves, contínuos e incapacitantes.
Considerando sintomas somáticos em geral, indique se o paciente apresenta:
  1. Nenhum sintoma.
  2. Poucos sintomas.
  3. Moderado número de sintomas.
  4. Grande número de sintomas.
O escore de escala SS é a soma da severidade dos três sintomas (fadiga, sono não restaurador e sintomas cognitivos) mais a extensão (severidade) dos sintomas somáticos em geral. O escore final varia de 0 a 12.

* Sintomas somáticos que podem ser considerados: dor muscular, síndrome do cólon irritável, fadiga, fraqueza muscular, preocupações, cefaleia, dor abdominal, insônia, depressão, constipação, dor epigástrica, náuseas, nervosismo, dor peito, borramento visual, diarreia, boca seca, fenômeno de Raynaud, vômitos, perda de paladar, olho seco, perda de apetite, dificuldade auditiva, queda cabelo entre outros.

Legenda: DMI: dor musculoesquelética inespecífica. D: direita. E: esquerda.
Fonte: Wolfe e colaboradores[15].

Apesar de difícil aplicação prática, os critérios atuais consideram os sintomas clínicos para diagnóstico, o que para crianças e adolescentes é imprescindível, visto a dificuldade de avaliação e de interpretação dos pontos dolorosos na faixa etária pediátrica. No caso clínico no início do capítulo conseguimos identificar pontos da história e exame físico altamente sugestivos de dor musculoesquelética inespecífica. Dor musculoesquelética acima de 3 meses e sem indícios de doenças orgânica (bom estado geral, sem alterações de exame físico e exames laboratoriais normais). Considerando os critérios ACR 1990, o diagnóstico não poderia ser feito, visto não termos 11 de 18 pontos positivos, e sim 6 de 18. Aplicando os critérios do ACR 2010 para o paciente (Quadro 45.3), encontramos a dor musculoesquelética difusa com escore > 7 (considerando a dor difusa em membros superiores, inferiores e coluna lombar), o escore de SS de 8 (fadiga, sono não restaurador e sintomas cognitivos (escola/comportamento)), intensidade moderada, 2 pontos cada, totalizando 6 pontos, e moderado número de sintomas somáticos (cefaleia, dor abdominal, fadiga matinal) somando-se mais 2 pontos, totalizando 8 pontos. Nesses critérios, conseguiríamos classificar o paciente com fibromialgia e proporcionar o tratamento adequado.

▪ Síndrome de hipermobilidade articular benigna

Termo descrito pela primeira vez em 1967 como sintomas musculoesqueléticos associados a hipermobilidade articular generalizada. A prevalência de hipermobilidade varia de 2,3 a 64%, dependendo da idade, do sexo, da etnia e do critério de classificação utilizado[16].

O escore de Beighton é ainda o mais utilizado para o diagnóstico (Figura 45.3). Doenças hereditárias do tecido conjuntivo, como Ehlers-Danlos, Marfan, síndrome de Down, Klinefelter e síndrome do X frágil, devem ser excluídas. Os critérios de Brighton revisados têm base no escore de Beighton e em outros achados comuns na síndrome de hipermobilidade (Quadro 45.4).

Os pacientes com hipermobilidade articular podem ser assintomáticos ou apresentar sintomas diversos. A dor, que pode ser articular ou difusa, ocorre tipicamente durante e/ou após atividade física, comum em membros inferiores, após andar curtas distâncias, associada a fadiga de estresse. Crepitações e *clicks* articulares podem ocorrer. Instabilidade articular recorrente (três ou mais subluxações ou deslocamentos articulares) podem estar presentes, bem como sintomas de hipotensão ortostática (tontura ao levantar)[17].

Ocasionalmente, ocorre edema articular, que pode durar horas ou dias, sugerindo lesão traumática de tecidos moles. Dificuldade na escrita ocorre em até 40% dos pacientes. A instabilidade de interfalangianas distais e proximais, principalmente de dedos indicador e médio, metacarpofalangianas e articulação carpometacarpica é responsável pela escrita compensatória, inelegível e dolorosa, levando a déficits de aprendizagem[16].

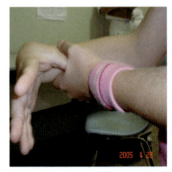
1. Aposição passiva do polegar na face anterior do antebraço.

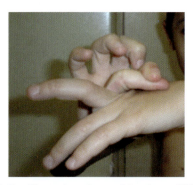
2. Dorsiflexao da metacarpofalangiana a 90°.

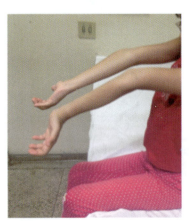
3. Hiperextensão dos cotovelos > 10°.

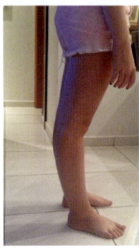
4. Hiperextensão dos joelhos > 10°.

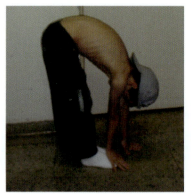
5. Colocar palmas das mãos no chão sem dobrar os joelhos.

FIGURA 45.3. Escore de Beighton para diagnóstico de hipermobilidade – Critérios de 1 a 4, 1 ponto para lado direito e 1 ponto para lado esquerdo, totalizando 8 pontos; critério 5 = 1 ponto (pontuação final 9). Hipermobilidade é definida como a presença de 4 ou mais dos 9 critérios propostos. Síndrome de hipermobilidade é definida pela presença de sintomas musculoesqueléticos associados à hipermobilidade.
Fonte: Acervo da autoria.

QUADRO 45.4. Critérios diagnósticos de Brighton para síndrome de hipermobilidade benigna.

Critérios maiores:
1. Escore Beighton de 4/9 ou maior.
2. Artralgia por mais de 3 meses em quatro ou mais articulações.

Critérios menores:
1. Escore de Beighton de 1, 2 ou 3/9.
2. Artralgia (3 meses ou mais) de uma a três articulações ou dor lombar (acima de 3 meses), espondilosis, espondilolistese.
3. Luxação/subluxação em duas ou mais articulações, ou em uma articulação em mais que uma ocasião.
4. Reumatismo de tecidos moles: três ou mais lesões (tendinites, tenossinovites, bursites).
5. Hábitos marfanoides (magro, alto, relação envergadura/altura > 1,03, aracnodactilia).
6. Hiperelasticidade cutânea.
7. Sinais oculares: miopia, ptose.
8. Varizes, hérnia, prolapso retal ou uterino.

Síndrome de hipermobilidade benigna é diagnosticada na presença de dois critérios maiores ou um maior e dois menores, ou quatro menores. Excluir síndrome genéticas, como Marfan e Ehlers-Danlos. Critério > 1 e < 1 e critério > 2 e < 2 são mutuamente exclusivos.

Fonte: Grahame, Bird, Child[18].

■ Síndromes relacionadas ao hiperuso articular

A prática de atividades físicas deve sempre ser estimulada, lembrando que as crianças e os adolescentes estão sob risco constante de lesões musculoesqueléticas relacionadas ao esporte, assim, essas atividades precisam ser monitoradas. As lesões por hiperuso articular ocorrem principalmente durante a participação das crianças em atividades competitivas e nos treinamentos para aumentar o rendimento. As principais lesões relacionadas ao esporte ocorrem em membros inferiores, principalmente próximo da inserção dos tendões. As mais frequentes são a doença de Osgood-Schlatter, uma osteocondrose da tuberosidade da tíbia por apofisite crônica do tendão patelar, causando dor e edema local, limitante, muito associada ao futebol, e a doença de Sever, apofisite crônica do tendão de Aquiles, causando dor em calcâneo. As duas síndromes correspondem, na literatura, 18% das síndromes relacionadas a hiperuso articular. Em membros superiores, as lesões relacionadas à ginástica artística, com lesões em punho, e a esportes como tênis e beisebol, levando a lesões em ombro e ao "cotovelo do tenista", são as mais prevalentes. Particularmente em ginastas, as lesões musculoesqueléticas são muito frequentes, 79% referem dor em punho durante as competições[19].

Além dos esportes, o uso inadequado de computadores, videogames e minigames são apontados como fator de risco para dores musculoesqueléticas.

Estudo realizado no Brasil avaliou 961 meninos e meninas de 14 a 19 anos que responderam questionários sobre o uso desses dispositivos e queixas relacionadas a dor. A presença de dor musculoesquelética foi reportada em 65,1% dos adolescentes, mais prevalente na coluna toracolombar (46,9%), seguida por dor em membros superiores (20%). O tempo médio de uso de computador e jogos eletrônicos foi de 1.720 e 583 horas/semana, respectivamente. O uso excessivo dos dispositivos mostrou-se um fator de risco para dor cervical e lombar. Silva e colaboradores também avaliaram 791 adolescentes em escolas particulares em São Paulo, e observaram que 99% dos alunos utilizavam computadores, 58% videogames e 30% minigames. Todas as crianças tinham postura inadequada quando utilizavam esses dispositivos. Dor musculoesquelética relacionada foi referida por 312 alunos (quase 50%), localizada na coluna em 23%, 9% em membros superiores e 4% em região de trapézio. Os autores recomendam ações para prevenir as lesões musculoesqueléticas relacionadas ao uso desses dispositivos (Quadro 45.5).

QUADRO 45.5. Recomendações para uso de computadores, videogames e minigames em crianças e adolescentes.

Manter a flexibilidade corporal: alongamento e relaxamento dos braços, punhos, mãos e coluna, em média 10 minutos a cada hora.

Tempo máximo nos dispositivos: 2 horas por dia.

Manter a ergonomia adequada:
- Altura do teclado na altura do cotovelo.
- Punhos retos e apoiados anteriormente ao teclado.
- Apoios especiais para evitar flexibilidade.
- Dedos ligeiramente dobrados.

- Tronco encostado na cadeira e pés no chão.
- Monitor do vídeo não deve inclinar mais que 20º.
- Borda superior da tela na mesma altura dos olhos e na distância de 30 cm.
- O *mouse* deve ser movimentado em frente ao corpo.

Tratamento de fase aguda: repouso, redução/retirada da exposição, paracetamol/naproxeno, bolsas quentes e hidroterapia.

Fonte: Adaptado de Silva[20].

As mochilas e as bolsas escolares também estão relacionadas a dor musculoesquelética crônica, principalmente a dor lombar.

No Quadro 45.6 estão descritas as recomendações da Sociedade Americana de Pediatria sobre segurança do uso das mochilas escolares[21].

QUADRO 45.6. Recomendações da Academia Americana de Pediatria para o uso seguro de mochilas escolares.

- Alças para ombros largas e acolchoadas.
- Mochilas com duas tiras para os ombros para distribuir uniformemente o peso da mochila no corpo.
- Acolchoamento posterior – proteger contra objetos pontiagudos dentro da mochila.
- Tira de cintura – uma alça na cintura pode distribuir melhor o peso de uma carga pesada.
- Peso não deve exceder 10 a 15% do peso corporal.
- Carregar só o necessário para o dia, se possível deixar os materiais no armário da escola.
- Mochilas com rodinhas devem ser carregadas no colo quando subir escada, uma opção para quem carrega muito material.
- Alongamento e fortalecimento dos músculos mais utilizados ao se transportar uma mochila.

Fonte: American Academy of Pediatrics[21].

■ Conduta em pacientes com dores musculoesqueléticas inespecíficas

Abordagem multidisciplinar é o modo ideal para o acompanhamento de crianças e adolescentes com queixas musculoesqueléticas inespecíficas. A equipe deve ser composta por médico, fisioterapeuta, fisiatra, educador físico e psicólogo, e deve trabalhar conjuntamente em tempo único. No Hospital das Clínicas da Faculdade de Medicina de Ribeirão Preto-USP foi criado no ano de 2003 o ambulatório de "Dores em membros". Neste ambulatório já foram atendidas 641 crianças com queixas inespecíficas de dores em membros, totalizando 3.281 consultas de abordagem multidisciplinar. Os pacientes, triados do ambulatório de reumatologia pediátrica, são atendidos pelo médico em conjunto com o psicólogo e o fisioterapeuta no centro de reabilitação. Os tratamentos fisioterápicos e psicológicos ocorrem em grupos ou de forma individual, conforme necessidade do paciente.

O primeiro ponto abordado durante o atendimento é o esclarecimento quanto à benignidade da doença sem menosprezar a sua existência, tranquilizando os pais e a criança, e evitando a busca persistente dos pais por outros diagnósticos e a preocupação exagerada com o prognóstico, interrompendo, dessa forma, o ciclo vicioso.

Atuação do fisioterapeuta em pacientes com diagnóstico de dor em membros

Abordagem fisioterapêutica para as crianças e os adolescentes com dores musculoesqueléticas consiste na melhora da capacidade funcional e na diminuição das queixas dolorosas por meio de esquema terapêutico com ênfase nos exercícios físicos. Além disso, orientações posturais e ergonômicas têm o objetivo de proteger e aliviar sobrecargas em articulações, contribuir para amenizar os prejuízos na rotina diária e fadiga e para reduzir o uso de medicamentos para controle da dor. Contudo, a intervenção fisioterapêutica e a orientação quanto à escolha da atividade física mais apropriada para cada caso irá depender da intensidade dos sintomas e do diagnóstico cinético-funcional do paciente[22].

Durante a realização do exame físico, não é raro observarmos alterações posturais, joelhos valgos e pés planos, como no caso de hipermobilidade articular, necessitando de reeducação postural e, em alguns casos, confecção de palmilhas e orientações de calçados mais adequados. Em outras situações, pode ocorrer diminuição da capacidade funcional com prejuízo da marcha associada à dor intensa sem causa física aparente. A inatividade física, causada pelo quadro de dor, contribui para piora da dor, diminuição da massa muscular, instalação de contraturas e alterações posturais. É imprescindível a indicação de um programa de reabilitação com ênfase na atividade física, pois o repouso só irá agravar o caso.

Além das técnicas de relaxamento, alongamentos, fortalecimento gradual, reeducação postural, treino proprioceptivo, massagem e uso de calor utilizados no tratamento das dores musculoesqueléticas, a literatura aborda outras modalidades, como a acupuntura e a estimulação elétrica para o controle da dor[23].

Nos casos de dor de crescimento, medidas como massagem e aplicação de calor local no membro acometido, associadas às técnicas de alongamentos, trazem bons resultados na diminuição da dor. É importante orientar atividade física regular, ressaltando a importância de equilíbrio entre as atividades físicas ao longo do dia, evitando sobrecarga e piora da dor no final do dia (Figura 45.4)[24].

O tratamento e a reabilitação nos pacientes com SDCR é um grande desafio, visto que os sintomas variam individualmente e entre os pacientes. Uma fisioterapia individualizada é necessária com base na clínica do paciente. O foco deve ser a reabilitação funcional. O tratamento deve ser iniciado o mais precocemente possível e a imobilização do membro afetado é contraindicada. O paciente deve aprender sobre a dor, como manejá-la e conviver com ela. A terapia do espelho é muito utilizada como intervenção na intenção de reeducar o cérebro do paciente e promover uma ilusão visual e cinestésica: o indivíduo realiza uma série de movimentos com o membro saudável que são refletidos pelo espelho e interpretados como se fosse do membro afetado[9].

Para pacientes com diagnóstico de fibromialgia, exercícios aeróbios de intensidade moderada são indicados, trazendo melhoras significativas no condicionamento físico, na redução da dor e na fadiga. Técnicas de relaxamento, orientações de posturas corretas para dormir, assim como a escolha de colchões e travesseiros corretos e um ambiente tranquilo, auxiliam na melhora do sono.

O tratamento da síndrome de hipermobilidade articular benigna tem como base manter estáveis as articulações acometidas por meio de um programa gradual de fortalecimento e resistência, treino proprioceptivo, reeducação da marcha, reeducação e conscientização postural, utilizando como recursos atividades lúdicas, no caso de crianças menores, uso da bola suíça, espelho, hidroterapia de preferência na água aquecida, visto que o calor facilita a realização dos exercícios e a água propicia estabilidade postural (Figura 45.5)[25].

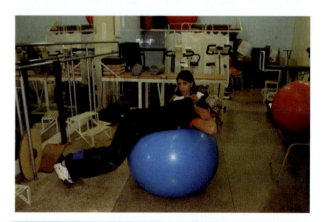

FIGURA 45.5. Exercícios de fortalecimento muscular com bola suíça em paciente com hipermobilidade articular.
Fonte: Acervo da autoria.

As atividades esportivas são sempre recomentadas, com raras exceções, como em quadros álgicos agudos e síndromes de hiperuso articular. Entretanto, devem ser gradativas e flexíveis, além de respeitar a preferência da criança para que ocorra boa adesão à modalidade escolhida.

Esportes sem contato e de baixo impacto são os recomendados, como a natação, o ciclismo e a caminhada, para evitar o risco maior de lesões, podendo evoluir para outras modalidades dependendo de cada caso. No caso da hipermobilidade, o balé e a ginástica artística deverão ser

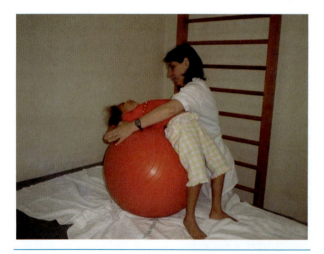

FIGURA 45.4. Exercícios de alongamento com bola suíça em pacientes com dor do crescimento e fibromialgia juvenil.
Fonte: Acervo da autoria.

45 ▪ Dores em membros

evitados, assim como a natação, no caso de frouxidão ligamentar em ombro.

A regularidade e o equilíbrio entre as atividades esportivas, escolares e de lazer são importantes para não causar fadiga e ocasionar piora da dor.

▪ Atuação do psicólogo em pacientes com diagnóstico de dor em membros

A intervenção realizada pela psicóloga do serviço de reumatologia pediátrica do HCFMRPUSP objetiva abordagem psicodinâmica, que consiste em olhar para a subjetividade do sujeito e a relação desta com o meio externo, por meio dos mecanismos de defesa, de identidade, de formas de vinculação, de estratégias de enfrentamento, de capacidades adaptativas e de resiliência do paciente.

Acerca dos pacientes com diagnóstico clínico de dor em membros é possível perceber que são indivíduos com dificuldades na expressão e manutenção de seus estados afetivos, constantemente influenciando e sendo influenciados pela dor física, num interjogo também com o meio externo (sócio familiar). Assim, esses pacientes sinalizam prejuízos na representação mental de seus estados afetivos e tendem a recorrer a estratégias mais arcaicas de funcionamento, por meio de uma expressão somática (a dor física)[26]. No caso de crianças e adolescentes, que é a população deste serviço, esse processo é permeado por aspectos relativos ao desenvolvimento psicossocial inerente à infância e adolescência e sua relação com o ambiente familiar. O trabalho do psicólogo, nesse contexto, se tem como base as intervenções tanto no paciente quanto no meio familiar[27].

A intervenção se inicia já no período pré-diagnóstico em que o paciente é submetido à triagem psicológica na realização de entrevista de anamnese com os pais e avaliação individual do paciente. Assim, é possível, em conjunto com os outros membros da equipe multidisciplinar, elucidar o diagnóstico e realizar um planejamento terapêutico de acordo com as demandas daquele paciente e daquele contexto familiar.

Havendo indicação para acompanhamento psicológico, o paciente inicia psicoterapia individual breve ou de apoio. No caso de crianças, eles são acompanhados em intervenções com base na ludoterapia (individual e em grupo), em que por meio do brincar a criança possa expressar suas vivências e ter um espaço de representação de seus afetos. No caso de adolescentes, é possível uma psicoterapia individual, breve ou de apoio, sendo também realizados grupos de adolescentes. Nesses grupos, o objetivo é promover reflexão e socialização de tal modo, que por meio do jogo de identificações e relatos de experiências, os jovens possam trocar vivências tanto relativas a situações de dor física como vivências típicas da adolescência[27].

Por fim, também são realizados encontros mensais com grupos de família, em conjunto com o médico do serviço para fornecer um espaço de troca de experiências para os cuidadores, trabalhando os impactos dos sintomas dos pacientes no meio familiar e vice-versa. Nesse grupo, também é feito um trabalho de psicoeducação focado em esclarecimento de dúvidas e em trabalhar estratégias para o manejo das dificuldades dos pacientes.

▪ Intervenção medicamentosa em pacientes com diagnóstico de dor em membros

Terapêutica medicamentosa em crianças fica restrita aos casos mais graves, os quais não responderam às orientações e abordagens anteriores, incluindo o tratamento psicológico e fisioterápico.

Anti-inflamatórios não hormonais, como o naproxeno, podem ser utilizados em crianças com dor do crescimento com muitos acordares noturnos, para prevenção dos episódios. Dores agudas podem ser tratadas com analgésicos comuns, além das massagens locais com óleos e cremes[6].

Pregabalina e seu similar, gabapentina, aprovados para o tratamento de neuropatia periférica, têm se mostrado eficazes no controle da dor crônica na fibromialgia juvenil, bem como restaurando o sono e as alterações do humor.

Outras possíveis opções para controle da dor incluem os antidepressivos tricíclicos, como a amitriptilina, e os relaxantes musculares, como a ciclobenzaprina[10].

No nosso serviço, quando indicada a terapia medicamentosa, damos preferência à amitriptilina, iniciando com a dose de 10 mg, administrada 2 horas antes de dormir, com o objetivo de restauração do sono e melhora do limiar de dor, podendo ser aumentada para até 25 mg. Cuidado deve ser tomado em relação ao risco de arritmia cardíaca e bloqueio de ramo durante o uso dessa medicação. Eletrocardiograma deve ser realizado antes do início, após 3 a 6 meses de uso e, se não apresentar alterações, a cada ano. Como segunda opção temos prescrito a gabapentina com bons resultados. A gabapentina é liberada para uso acima de 12 anos, deve ser iniciada na dose de 5 mg/kg/dia e pode ser aumentada, conforme necessidade, para até 15 mg/kg/dia, monitorando o uso com hemograma e função hepática.

▪ Referências bibliográficas

1. Junnila JL, Cartwright VW. Chronic musculoskeletal pain in children: part I. Initial evaluation. Am Fam Physician. 2006;74(1):115-22.
2. Sperotto F, Brachi S, Vittadello F, Zulian F. Musculoskeletal pain in schoolchildren across puberty: a 3-year follow-up study. Pediatric rheumatology online journal. 2015;13:16.
3. Sperotto F, Balzarin M, Parolin M, Monteforte N, Vittadello F, Zulian F. Joint hypermobility, growing pain and obesity are mutually exclusive as causes of musculoskeletal pain in schoolchildren. Clinical and experimental rheumatology. 2014;32(1):131-6.
4. Petty RE, Laxer RM, Lindsley CB, Wedderburn LR. Textbook of Pediatric Rheumatology. 7th ed. Philadelphia, Elsevier; 2016.
5. Mohanta MP. Growing pains: practitioners' dilemma. Indian Pediatr. 2014;51(5):379-83.
6. Uziel Y, Hashkes PJ. Growing pains in children. Pediatr Rheumatol Online J. 2007;5:5.
7. Peterson H. Growing pains. Pediatr Clin North Am. 1986;33(6):1365-72.
8. Bruehl S. Complex regional pain syndrome. BMJ. 2015; 351:h2730.
9. GalveVilla M, Rittig-Rasmussen B, Moeller Schear Mikkelsen L, Groendahl Poulsen A. Complex regional pain syndrome. Man Ther. 2016;26:223-30.
10. Kashikar-Zuck S, Ting TV. Juvenile fibromyalgia: current status of research and future developments. Nat Rev Rheumatol. 2014;10(2):89-96.

11. Zemel L, Blier PR. Juvenile Fibromyalgia: A Primary Pain, or Pain Processing, Disorder. Semin Pediatr Neurol. 2016;23(3):231-41.

12. Borchers AT, Gershwin ME. Fibromyalgia: A Critical and Comprehensive Review. Clin Rev Allergy Immunol. 2015; 49(2):100-51.

13. Carvalho LM, Ferriani VPL. Fibromialgia juvenil: ocorrência familiar e aspectos clínicos. Ribeirão Preto, Universidade de São Paulo (USP); 2001.

14. Buskila D. Pediatric fibromyalgia. Rheum Dis Clin North Am. 2009;35(2):253-61.

15. Wolfe F, Clauw DJ, Fitzcharles MA, Goldenberg DL, Hauser W, Katz RS et al. Fibromyalgia criteria and severity scales for clinical and epidemiological studies: a modification of the ACR Preliminary Diagnostic Criteria for Fibromyalgia. J Rheumatol. 2011;38(6):1.113-22.

16. Armon K. Musculoskeletal pain and hypermobility in children and young people: is it benign joint hypermobility syndrome? Archives of disease in childhood. 2015;100(1):2-3.

17. Pacey V, Adams RD, Tofts L, Munns CF, Nicholson LL. Joint hypermobility syndrome subclassification in paediatrics: a factor analytic approach. Archives of disease in childhood. 2015;100(1):8-13.

18. Grahame R, Bird HA, Child A. The revised (Brighton 1998) criteria for the diagnosis of benign joint hypermobility syndrome (BJHS). The Journal of rheumatology. 2000;27(7):1.777-9.

19. Arnold A, Thigpen CA, Beattie PF, Kissenberth MJ, Shanley E. Overuse Physeal Injuries in Youth Athletes. Sports Health. 2017;9(2):139-47.

20. Silva CA, Zapatta AL, Moares AJ, Doria-Filho U, Leone C. Utilização do computador e de jogos eletrônicos e avaliação da ergonomia com uso do computador em adolescentes de uma escola privada na cidade de São Paulo. Rev Paul Pediatr. 2006;24:104-10.

21. Healtychildren.org. What do I need to know about backpack safety? American Academy of Pediatrics [Internet]. 2015 [Acessado 2018 Mar 3]. Disponível em: http://www.healthychildren.org/English/safety-prevention/at-play/Pages/Backpack-Safety.aspx.

22. Werner R. Guia de patologia para massoterapia clínica. 2.ed. Rio de Janeiro, Guanabara Koogan; 2006.

23. Physical Therapy Treatments for Chronic Non-Cancer Pain: A Review of Guidelines. CADTH Rapid Response Reports. Ottawa (ON), 2016.

24. Oliveira SF, Rodrigues J, Rodrigues L, Santos M. Dores do crescimento. Nascer e crescer. 2012;21(4):230-33.

25. Murray KJ. Hypermobility disorders in children and adolescents. Best Pract Res Clin Rheumatol. 2006;20(2):329-51.

26. Lima C, Carvalho C. Fibromialgia: uma abordagem psicológica. Aletheia. 2008(28):146-58.

27. Molina J, Silva SGL, Teles FM, Fraga MM, Paulo LTSP, Bugni V. Dor musculoesquelética idiopática difusa na infância e na adolescência. Rev Paul Pediatr. 2011;29(2):294-9.

Vasculite por IgA (púrpura de Henoch-Schonlein) e doença de Kawasaki

46

■ Luciana Martins de Carvalho ■ Virgínia Paes Leme Ferriani

CASO CLÍNICO

Menina, 6 meses, negra.

Mãe refere que há 30 dias criança apresentou quadro de hiperemia conjuntival, tosse produtiva, coriza nasal e, 2 dias após, febre diária com picos de até 39 °C, de difícil controle com antitérmicos, que persistiu por 20 dias. Logo após o início da febre, apresentou máculas eritematosas difusas e coalescentes em pele que duraram 5 dias. Após 8 dias do quadro, apresentou hiperemia e fissuras labiais que duraram 10 dias e, 2 dias após as lesões labiais, edema de mãos e pés bilateral com duração de 4 dias, associado à distensão abdominal. Mãe relata que procurou diversas vezes o pronto atendimento, onde foram realizados exames com resultados normais (radiografias, urina rotina e hemograma), e prescritos antitérmicos e anti-histamínicos sem resposta. Evoluiu com hipoatividade e sonolência, sendo realizado liquor e tratada como meningite viral. Ao final da internação, apareceram descamações grossas laminares em mãos e pés. Iniciado ácido acetilsalicílico (AAS), cessando a febre após 3 dias. Encaminhada com hipótese diagnóstica de doença de Kawasaki.

Exames laboratoriais na admissão no nosso serviço:

- Velocidade de hemossedimentação: 55 mm, 1ª hora; proteína C-reativa: 0,9 mg/dl.
- Hemograma: Hb: 9,6 g/dl; hematócrito: 29%; leucócitos: 15.100 mm^3; linfócitos 59% e neutrófilos 26%; plaquetas 847.000 mm^3.
- Ecocardiograma: coronária direita com dilatação desde o óstio até sua porção proximal (5 mm). Coronária esquerda apresenta dilatação do tronco (6 mm) e da descendente anterior (6 mm). A artéria descendente anterior apresenta dilatação aneurismática em seu terço médio (7 mm) – segundo a American Heart Association, aneurismas pequenos < 5 mm, médios de 5 a 8 mm, e gigantes > 8 mm – (Figura 46.1).
- Conduta: pulso de imunoglobulina 2 g/kg/dia, em dose única, em associação ao AAS. Anticoagulação com heparina de baixo peso molecular.

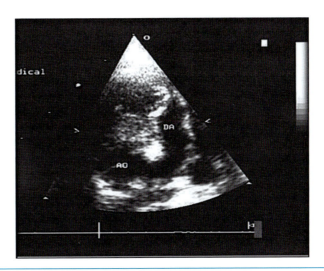

FIGURA 46.1. *Doppler* ecocardiograma de criança com doença de Kawasaki.
Legenda: Ao: arco aórtico. DA: artéria coronária, dilatação aneurismática de descendente anterior.
Fonte: Acervo da autoria.

■ Introdução

Vasculites são definidas por inflamação da parede vascular, com consequente dilatação por destruição de colágeno e elastina, e formação de trombos com oclusão. Essas alterações anatômicas são responsáveis pela vasta sintomatologia desse grupo de doenças[1]. Em 1994, pesquisadores que participaram da International Chapel Hill Consensus Conference on the Nomenclature of Systemic Vasculitides (CHCC 1994) propuseram a classificação geral das vasculites com base nas dimensões dos vasos: vasculites de pequenos, de médios e de grandes vasos; classificação revista e atualizada em 2012 (CHCC 2012) (Quadro 46.1)[2,3].

QUADRO 46.1. Classificação geral das vasculites.

I – Predominantemente de grandes vasos:
- Arterite de Takayasu
- Arterite de células gigantes

II – Predominantemente de vasos de médio calibre:
- Poliarterite nodosa pediátrica (PAN)
- Doença de Kawasaki

III – Predominantemente de vasos de pequeno calibre:
- Vasculites associadas ao anticorpo anticitoplasma de neutrófilo (ANCA): poliangiíte microscópica; granulomatose com poliangiíte (Wegener); granulomatose eosinofílica com poliangeíte (Churg-Strauss).
- Vasculites de pequenos vasos associadas a imunocomplexos: doença do anticorpo antimembrana basal glomerular, vasculite crioglobulinemica, vasculite por IgA (púrpura de Henoch-Schonlein), urticária vasculítica hipocomplementemica (vasculite antiC1q).

IV – Vasculites de vasos variados:
- Doença de Behçet
- Síndrome de Cogan

V – Vasculites de órgão único:
- Angiíte leucocitoclástica cutânea
- Arterite cutânea
- Vasculite primária de sistema nervoso central (arterite isolada)
- Outras

VI – Vasculites associadas com doenças sistêmicas:
- Vasculite lúpica
- Vasculite reumatoide
- Vasculite da sarcoidose
- Outras

VII – Vasculite associada com etiologia provável:
- Vasculite crioglobulinemica associada a hepatite pelo vírus C
- Vasculite associada ao vírus hepatite B
- Aortite associada a sífilis
- Vasculite por imunocomplexos associada a medicamentos
- Vasculites associadas a ANCA induzidas por medicamentos
- Vasculites associadas ao câncer
- Outras

Fonte: International Chapel Hill Consensus Conference on the Nomenclature of Systemic Vasculitides, 2012[3].

As vasculites sistêmicas primárias são relativamente raras em crianças, mas estão associadas a uma significativa morbidade e mortalidade, principalmente quando o diagnóstico é tardio. A incidência estimada está em torno de 50 casos/100.000 crianças/ano[4]. Entre as vasculites primárias, particularmente a vasculite por IgA – Púrpura de Henoch-Schonlein (PHS) e a doença ou síndrome de Kawasaki (DK)

são as mais comuns na infância, com frequência de 81,6% para PHS e 9% para DK[5]. No Brasil, em estudo realizado avaliando o perfil dos atendimentos em centros públicos e privados de reumatologia pediátrica no Estado de São Paulo, de 1.427 casos novos atendidos no ano de 2010, 352 eram PHS (24,6%) e 54 eram DK (3,7%)[6].

É muito importante que o pediatra avalie a hipótese de vasculite diante de sinais e sintomas sugestivos, para que o diagnóstico e o tratamento sejam feitos precocemente, melhorando o prognóstico do paciente (Quadro 46.2).

QUADRO 46.2. Achados clínicos e laboratoriais que sugerem o diagnóstico de vasculite.

Pacientes que subitamente iniciam quadro clínico de:
- Febre, perda de peso, fadiga de origem desconhecida
- Lesões cutâneas (púrpura palpável, urticária vasculítica, livedo reticular, nódulos, úlceras)
- Alterações neurológicas (cefaleia, mononeurite multiplex, lesões focais de sistema nervoso central, distúrbios do comportamento)
- Artralgia ou artrite, mialgia ou miosite
- Serosite
- Hipertensão
- Infiltrados ou hemorragia pulmonar
- Isquemia miocárdica, arritmias

Pacientes que apresentam exames laboratoriais não explicáveis por outras causas, principalmente quando estão prolongadamente alterados:
- Provas de atividade inflamatórias elevadas
- Leucocitose, anemia, trombocitose
- Eosinofilia
- Alterações de exames de urina rotina, principalmente hematúria e proteinúria

Fonte: Adaptado de Petty e Cabral[7].

Em 1990, o Colégio Americano de Reumatologia (ACR) propôs critérios de classificação para adultos com vasculites[8]. Esses critérios foram adaptados e validados para crianças com algumas vasculites (vasculite por IgA/PHS, arterite de Takawasu (TA), poliarterite nodosa (PAN) e granulomatose com poliangiíte/granulomatose de Wegener)[9]. Para DK, os critérios de classificação da American Heart Association ainda são amplamente utilizados para diagnóstico e pesquisas clínicas[10].

■ Vasculite por IgA – Púrpura de Henoch-Schonlein

Púrpura de Henoch-Schonlein, atualmente denominada vasculite por IgA, é a vasculite primária mais comum em crianças[11]. Mediada por depósitos imunes, tipicamente contendo imunoglobulina A (IgA), tem incidência anual entre 13 e 20/100.000 casos abaixo de 17 anos de idade[12]; 90% dos pacientes iniciam a sintomatologia abaixo de 10 anos de idade[13], e a maioria das crianças acometidas são do sexo masculino[14].

Infecções respiratórias agudas são os principais desencadeantes em crianças, porém exposição a medicamentos e doenças malignas são descritas, principalmente em adultos[15]. Vacinação, picadas de insetos, colites por *Campylobacter* e *Shiguela*, hepatite A, hepatite B, citomegalovírus, parvovírus B19 e alergia alimentar, já foram descritos como desencadeantes[16,17].

• Manifestações clínicas e diagnóstico

Caracterizada pela tríade clássica púrpuras palpáveis, artrite e dor abdominal, a vasculite por IgA, atualmente é classificada por critérios propostos em 2008[9].

QUADRO 46.3. Critérios de classificação para vasculite por IgA – Púrpura de Henoch-Schonlein.

Critérios para classificação	Descrição
Púrpura (critério obrigatório)	Púrpura (geralmente palpável) ou petéquias, com predominância em membros inferiores e não relacionada a trombocitopenia.
Dor abdominal	Dor abdominal difusa, em cólica com início agudo avaliada por história e exame clínico.
Histopatologia	Vasculite leucocitoclástica com predominância de depósitos de IgA ou glomerulonefrite proliferativa com predominância de IgA*.
Artrites e artralgias	Artrite com início agudo definida por edema articular ou dor articular e limitação de movimento. Artralgia de início agudo definida como dor articular sem edema ou limitação de movimento.
Envolvimento renal	Proteinúria > 0,3 g/24 horas ou > 30 mmol/mg de relação albumina/creatinina na amostra de urina. Hematúria ou cilindros hemáticos: > 5 hemácias por campo ou cilindros hemáticos no sedimento urinário.
Classificação definida pelo EULAR/PRINTO/PRES Ankara em 2008	Obrigatório: púrpura ou petéquias com predominância em membros inferiores* e no mínimo 1 dos 4 critérios a seguir: • dor abdominal; • biópsia*; • artrites ou artralgias; • envolvimento renal.

* Para púrpura com distribuição atípica, é necessária confirmação de depósito de IgA em biópsia.
Legenda: EULAR: European League Against Rheumatism. PHS: púrpura de Henoch-Schönlein. PRES: Paediatric Rheumatology European Society. PRINTO: Paediatric Rheumatology International Trials Organisation.
Fonte: Ozen e colaboradores[9].

As púrpuras palpáveis afetam predominantemente membros inferiores e nádegas, com característica de acometimento ascendente (gradiente de pressão em membros inferiores) (Figura 46.2). Crianças apresentam alta frequência de artralgia, geralmente oligoartrite de grandes articulações, principalmente joelhos e tornozelos[18].

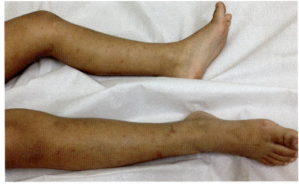
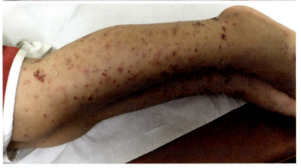

FIGURA 46.2. Púrpura e petéquias, com predominância em membros inferiores – Critério obrigatório para diagnóstico de vasculite por IgA.
Fonte: Acervo da autoria.

O acometimento gastrintestinal é frequente, quase em 2/3 das crianças, sendo a dor abdominal o sintoma mais descrito, podendo também ocorrer náuseas, vômitos e sangramentos. A dor abdominal é caracteristicamente em cólica e localizada em região periumbilical e epigástrica, piorando com a dieta[15,19]. O intestino delgado é o mais acometido, principalmente na segunda porção do duodeno, complicações incluem intussuscepção ileoileal (51%) e ileocólica (39%) e perfurações, podendo simular abdome agudo. Colecistites, hepatomegalia, com aumento de enzimas hepáticas, pancreatite, apendicite e hemorragia intramural são manifestações mais raras[16].

O envolvimento renal tem sido descrito entre 20 e 55% das crianças[20]. Envolvimento renal leve é mais comum, apresentando-se como hematúria microscópica isolada, porém pode variar desde proteinúria leve até síndrome nefrótica e insuficiência renal[15,20]. Insuficiência renal crônica ocorre apenas em 1,8 a 15% das crianças[21]. O acometimento renal se manifesta em até 4 semanas do início dos sintomas em 75 a 85% dos casos, mas pode ocorrer muitos anos após o quadro inicial[20]. Um acompanhamento razoável prevê a coleta de urina rotina semanalmente durante a doença ativa e a cada 3 meses depois desse período[18].

Alterações renais no início da doença, principalmente com proteinúria intensa ou síndrome nefrótica, dor abdominal, *rash* cutâneo persistente, idade acima de 9 anos e diminuição da atividade do fator XII são fatores de risco descritos de acometimento renal grave e glomerulonefrite progressiva[16].

Outros sintomas como edema subcutâneo de membros, e couro cabeludo, edema escrotal (orquite) e peniano

(Figura 46.3) podem ser observados, geralmente acompanhando a púrpura[22]. O envolvimento do sistema nervoso central é raro, podendo se manifestar com cefaleias, alterações do comportamento, convulsões e acidente vascular cerebral isquêmicos, entre outros[23].

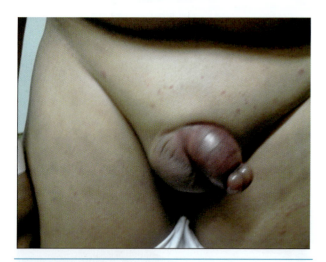

FIGURA 46.3. Edema peniano em criança com vasculite por IgA.
Fonte: Acervo da autoria.

Não existem testes laboratoriais específicos para o diagnóstico. Leucocitose, trombocitose e aumento de provas inflamatórias e IgA sérica podem ser observados. Alteração de sedimentos urinário (hematúria, proteinúria, leucocitúria, cilindrúria e dismorfismo urinário) e aumento de ureia e creatinina caracterizam o acometimento renal[4].

A ultrassonografia abdominal é indicada em casos de dor abdominal, sendo um bom preditor de complicações cirúrgicas[24].

A biópsia renal está indicada nos pacientes que apresentarem síndrome nefrótica, nefrítica, insuficiência renal aguda e proteinúria persistente (superior a 1 g/dia/m^2 em 1 mês ou 0,5 a 1 g/dia/m^2 em 3 meses consecutivos)[25].

• Tratamento

Na maioria das vezes é conservador, e as lesões de pele regridem sem necessidade de qualquer tratamento. A artrite e a artralgia respondem bem a analgésicos ou anti-inflamatórios não hormonais que devem ser utilizados com cautela pela possibilidade de agravar os sintomas gastrintestinais. Manifestações gastrintestinais, incluindo a dor abdominal e testicular, devem ser tratadas com prednisona ou prednisolona na dose de 1 mg/kg/dia, por 2 semanas, e redução gradativa nas 2 semanas subsequentes. O uso de corticosteroides não previne o desenvolvimento de doença renal[26]. Ranitidina é considerada efetiva em pacientes com envolvimento gastrintestinal, quando comparada ao placebo[27].

O tratamento da nefrite deve ser realizado pelo especialista, mas é variável de acordo com o comprometimento renal e achados de biópsia. Pacientes com proteinúria persistente > 0,5 a 1 g/dia por 1,73 m^2 devem ser tratados com inibidor de enzima conversora (IECA), aqueles com valores de proteinúria acima desses níveis, ou sem resposta ao tratamento inicial com IECA, devem ser tratados com curso de corticosteroides por período 6 meses. Caso haja comprometimento da função renal, síndrome nefrótica ou nefrite com crescentes, imunossupressores devem ser associados[28].

• Prognóstico e evolução

Vasculite por IgA, geralmente, é autolimitada, e 80% das crianças apresentam melhora em até 2 semanas do início dos sintomas, mas 2 a 5,5% das crianças podem apresentar acometimento renal persistente[29]. Em média, 33 a 35% das crianças têm uma ou mais recorrências, sendo 90% dessas em até 4 meses do início dos sintomas[30]. Sintomas gastrintestinais são responsáveis pela morbidade precoce[4].

No ambulatório de reumatologia pediátrica do HCFMRPUSP, os pacientes com vasculite por IgA que não apresentaram alterações renais no início do quadro são acompanhados por no mínimo 10 anos com exames periódicos de urina rotina e função renal com intervalo máximo de 6 meses. Em contrapartida, os pacientes que apresentaram alterações renais no início da doença, transitórias ou persistentes, devem ser acompanhados por toda vida, pois apresentam risco de desenvolver insuficiência renal em situações de estresse, como cirurgias e gravidez, mesmo com a doença renal inativa[21].

■ **Doença de Kawasaki**

Descrita em 1967, pelo pediatra japonês Tomisaku Kawasaki, como síndrome mucocutânea febril aguda[31].

A propensão genética do Kawasaki está altamente ligada a etnia: crianças asiáticas tem chance 10 a 20 vezes maior de desenvolver Kawasaki quando comparadas a outros grupos étnicos[32]. Apesar de 53 *single-nucleotide polymorphisms* (SNPs), como ITPKC (regulador inibitório da ativação de células T) e CASP3 (caspase-3 gene) estarem estatisticamente associados a DK, estudos recentes demonstram que a combinação de múltiplos genes estaria mais relacionada a DK e doenças coronarianas quando comparados a genes individuais. Além de predisposição genética, fatores ambientais e superantígenos estariam envolvidos como gatilhos[1,33].

• Manifestações clínicas e diagnóstico

Critérios de classificação da American Heart Association para DK são utilizados para diagnóstico e pesquisas clínicas e foram revistos em 2017 (Quadro 46.4)[10,34]. Tais critérios têm base em achados clínicos altamente sugestivos de DK, principalmente em crianças abaixo de 6 meses de idade com síndromes febris (Figura 46.4).

Outros achados, além dos sinais clássicos, incluem reação cutânea no sítio da vacina BCG, sonolência, diarreia, colecistite, hidropsia de vesícula biliar, icterícia, pancreatite, meningite asséptica, uveíte anterior, artralgia, artrites, otite média aguda, uretrite, descamação perineal, meatite e paralisia do nervo facial[35].

Alterações coronarianas, variando de ectasia a aneurismas gigantes, são as manifestações cardíacas mais frequentes, mas pericardite e miocardite também podem ocorrer[22].

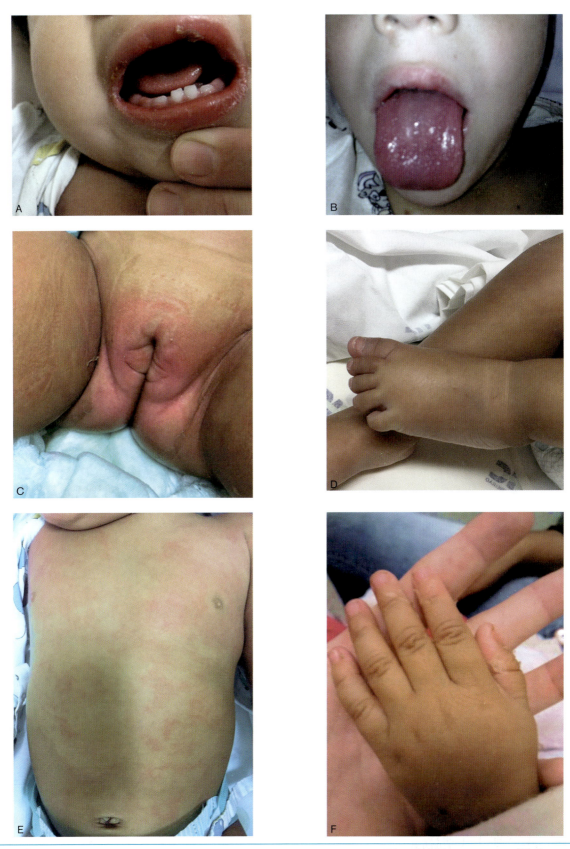

FIGURA 46.4. Doença de Kawasaki. (A e B) Alterações de orofaringe, fissuras labiais e língua em morango. (C) Descamação e hiperemia perineal. (D) Edema de extremidades. (E) Exantema eritematopapular difuso. (F) Descamação laminar de extremidades.
Fonte: Acervo da autoria.

Não há exame laboratorial conclusivo para o diagnóstico. Aumento de provas de atividade inflamatória, leucocitose com desvio esquerda, neutrofilia ($\geq$ 15.000 mm^3) e trombocitose ($\geq$ 450.000 mm^3), após a primeira semana, podem ser observados. Anemia normocrômica e normocítica, aumento de transaminases, hipoalbuminemia, piúria estéril e hiponatremia podem também podem estar presentes[22].

Em alguns casos, pacientes que não preenchem os critérios clássicos de classificação para DK são classificados como Kawasaki incompleto ou atípico. O Kawasaki atípico é mais comum em crianças pequenas e mais velhas. Devemos suspeitar quando o paciente apresenta febre, por no mínimo 5 dias, e dois ou três achados principais. Outra consideração deve ser dada a pacientes com alterações coronarianas no ecocardiograma transtorácico, mesmo sem os achados típicos. Considerar a realização de ecocardiograma em crianças abaixo de 6 meses com febre inexplicável por no mínimo 7 dias, e que apresentam exames laboratoriais com evidência de inflamação sistêmica[10].

Fatores de risco para doença coronariana incluem sexo masculino, diagnóstico abaixo de 6 meses, febre prolongada, atraso no diagnóstico, febre persistente após tratamento, baixo nível de hemoglobina, leucocitose, aumento das proteínas de fase aguda, plaquetopenia e hipoalbuminemia[22].

Diagnósticos diferenciais incluem hipersensibilidade a medicamentos, artrite idiopática juvenil de início sistêmico, estafilococia/síndrome da pele escaldada, síndrome de Stevens-Johnson, estreptococia, síndrome do choque toxico e infecções virais[36].

• Tratamento

Embora existam controversas no manejo da doença de Kawasaki, algumas recomendações são sugeridas pela maioria dos consensos (Quadro 46.5)[37].

QUADRO 46.4. Critérios de classificação da doença de Kawasaki, segundo a American Heart Association.

Critérios diagnósticos	Descrição
Típica: febre $\geq$ de 5 dias associada a quatro dos seguintes critérios:	
Conjuntivite bilateral não purulenta	
Alterações de orofaringe	Eritema ou fissuras de lábios. Língua em morango. Eritema difuso de orofaringe.
Alterações de extremidades periféricas	Eritema de palmas e solas. Edema endurecido de mãos e pés. Descamação de ponta de dedos na fase subaguda da doença.
Rash polimórfico	Exantema maculopapular generalizado. Eritema multiforme-like. *Rash* escarlatiniforme.
Adenomegalia cervical com linfonodo único $\geq$ 1,5 cm de diâmetro	
Atípica: febre $\geq$ de 5 dias associada a dois ou três dos outros critérios.	
Diagnóstico alternativo: aneurismas coronarianos no ecocardiograma transtorácico em criança com febre e alteração de provas de atividade inflamatória.	

Fonte: Adaptado de Newburger e colaboradores[10]; McCrindle e colaboradores[34].

QUADRO 46.5. Recomendações para manejo na fase aguda da doença de Kawasaki.

Fase aguda:
- Imunoglobulina humana 2 g/kg, dose única, administrada entre 10 e 12 horas: (velocidade de infusão – iniciar com 0,6 ml/kg/hora, dobrar a velocidade de infusão a cada 30 minutos, se possível, até a velocidade final de 4 ml/kg/hora), de preferência nos primeiros 10 dias de doença. Porém deve ser administrada após esse período, se febre persistente e/ou aneurismas já estabelecidos, com provas de atividade inflamatória alteradas.
- Ácido acetilsalicílico 80 a 100 mg/kg/dia (em orientais 30 a 50 mg/kg/dia) de 6/6 horas até o paciente estar 48 horas afebril.

Falha de resposta – febre persistente ou com recorrência após 36 horas do término da infusão de imunoglobulina:
- Repetir a dose de imunoglobulina.
- Corticosteroides são reservados à falha de resposta após 2 pulsos de imunoglobulina: pulso de metilprednisolona 30 mg/kg, máximo 1 g dose total, infundido em 2 a 3 horas, administrado 1 vez/dia, por 1 a 3 dias.

Após a fase aguda:
- Ácido acetilsalicílico 3 a 5 mg/kg/dia, manter até 6 a 8 semanas do início da doença e repetir o ecocardiograma. Conforme resultado do ecocardiograma, seguir esquema recomendado Quadro 46.6.

Fonte: Adaptado de Newburger e colaboradores[10]; McCrindle e colaboradores[34].

Mesmo os pacientes que não preenchem critérios diagnóstico para DK, os chamados de doença atípica, devem ser tratados (Figura 46.5)[38].

O tratamento com imunoglobulina é mais efetivo quando realizado em até 10 dias do início dos sintomas, reduzindo a incidência de doença coronária em até 70%, porém pela possibilidade de resposta em pacientes com mais de 10 dias de doença, esta deve ser realizada mesmo em diagnósticos tardios, principalmente quando ainda estão presentes a febre e a alteração das provas de atividade inflamatória[39]. Não há evidências do benefício da imunoglobulina em pacientes que já desenvolveram doença coronariana e já apresentam os sinais de inflamação resolvidos[40].

Se houver falha no tratamento com a imunoglobulina, a criança deve ser reavaliada para excluir a possibilidade de outros diagnósticos, incluindo doenças estreptocócicas e estafilocócicas, que podem preencher os critérios diagnósticos de DK. Entre 10 e 30% dos pacientes falham na resposta à primeira dose. Se o paciente mantém febre após 48 horas da medicação, uma segunda dose de 2 g/kg deve ser realizada[41].

Metilprednisolona intravenosa pode ter influência em complicações com risco de vida, como miocardites e pancardites graves; seu uso é controverso na fase precoce da doença, com benefícios não comprovados nessa fase. Casos resistentes à terapêutica citada, mantendo febre após dois pulsos de imunoglobulina, devem receber pulso de metilprednisolona, 30 mg/kg/dia, por 3 dias consecutivos[42]. Outros imunomoduladores, como infliximabe, podem ter benefícios, mas necessitam de mais estudos[43].

• **Prognóstico e evolução**

Entre 20 e 25% das crianças não tratadas adequadamente apresentarão aneurismas no decorrer da doença. Mesmo em pacientes tratados com altas doses de imunoglobulinas nos primeiros 10 dias de doença, 5% das crianças podem desenvolver pelo menos dilatação transitória de artérias coronárias e 1% aneurismas gigantes[44].

O tamanho do aneurisma, principalmente quando ≥ 8 mm, como no caso descrito no início deste capítulo, sexo masculino e pouca resposta ao tratamento com imunoglobulina endovenosa, são associados a risco de eventos coronarianos (angina instável, infarto agudo do miocárdio e parada cardíaca) em 10 anos[45].

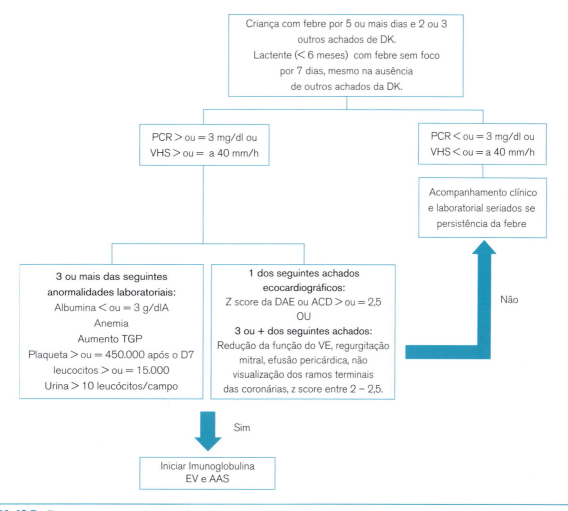

FIGURA 46.5. Proposta para seguimento de crianças com Kawasaki atípico.
Legenda: DK: doença de Kawasaki. PCR: proteína C-reativa. VHS: velocidade de hemossedimentação. DAE: ramo descendente anterior da artéria coronária esquerda. ACD: artéria coronariana direita. VE: ventrículo esquerdo.
Fonte: Adaptada de McCrindle e colaboradores[34].

O seguimento cardiológico dos pacientes com DK é muito importante pela alta morbidade e mortalidade associada às complicações cardíacas na doença. A American Heart Association estabeleceu recomendações para o seguimento em longo prazo com crianças diagnosticadas com DK, com base no risco cardiovascular (Quadro 46.6). Recomenda-se a avaliação ecocardiográfica dos pacientes, em casos não complicados no diagnóstico, 2 semanas e 6 a 8 semanas após[10,34].

QUADRO 46.6. Recomendações para seguimento em longo prazo e manejo para doença de Kawasaki.

Risco nível I – Sem lesão coronariana:
- Ácido acetilsalicílico (AAS) 3 a 5 mg/kg/dia, entre 6 e 8 semanas do início dos sintomas.
- Nenhuma restrição na atividade física após 8 semanas.
- Não há necessidade de testes invasivos.
- Avaliação do risco cardiovascular a cada 5 anos.

Risco nível II – Ectasia coronariana transitória que desaparece até 6 a 8 semanas da doença:
- AAS 3 a 5 mg/kg/dia, entre 6 e 8 semanas do início dos sintomas.
- Nenhuma restrição na atividade física após 8 semanas.
- Não há necessidade de testes invasivos.
- Avaliação do risco cardiovascular a cada 3 a 5 anos.

Risco nível III – Lesão arterial coronariana, pequena a média, solitária:
- AAS 3 a 5 mg/kg/dia, até resolução da lesão.
- Se < 11 anos de idade, nenhuma restrição na atividade física após 8 semanas.
- Se 11 a 20 anos de idade, atividade de física guiada por testes de estresse em anos alternados; esportes de contato são desencorajados para pacientes em uso de antiagreantes plaquetários.
- Seguimento anual com ecocardiograma, eletrocardiograma e avaliação de risco cardiovascular.
- Teste de estresse/avaliação de perfusão miocárdica a cada 2 anos.
- Angiografia quando indicada (se testes não invasivos sugerirem isquemia).

Risco nível IV – Aneurisma gigante ou múltiplos e complexos aneurismas na mesma artéria coronária, sem obstrução:
- AAS 3 a 5 mg/kg/dia, combinado com warfarina (INR alvo 2,0 a 2,5) ou heparina de baixo peso molecular (níveis de antifator Xa alvo 0,5 a 1 U/ml).
- Esportes de contato e alto impacto são desencorajados. Outros esportes são permitidos, guiados por testes de estresse e avaliação evolutiva de perfusão miocárdica.
- Seguimento bianual com ecocardiograma e eletrocardiograma.
- Teste de estresse/avaliação de perfusão miocárdica anualmente.
- Primeira angiografia com 6 a 12 meses ou mais precoce se indicada, repetir angiografia, se testes não invasivos, achados clínicos ou laboratoriais sugerem lesão isquêmica.

Risco nível V – Obstrução artéria coronária:
- AAS 3 a 5 mg/kg/dia, combinado com warfarina (INR alvo 2,0 a 2,5) ou heparina de baixo peso molecular (níveis de antifator Xa alvo 0,5 a 1 U/ml).
- Considerar bloqueadores de canal de cálcio para reduzir consumo oxigênio miocárdio.
- Atividade física guiada por teste de estresse ou *scans* de perfusão miocárdica, porém esportes de contato e alto impacto são contraindicadas.
- Seguimento bianual com ecocardiograma e eletrocardiograma.
- Teste de estresse/avaliação de perfusão miocárdica anualmente.
- Angiografia recomendada para guiar o tratamento.
- Angiografia quando indicada.
- Cirurgia (*bypass*, transplante) quando indicada.

Fonte: Adaptado de McCrindle e colaboradores[34].

■ Referências bibliográficas

1. Shulman ST, Rowley AH. Kawasaki disease: insights into pathogenesis and approaches to treatment. Nature reviews Rheumatology. 2015;11(8):475-82.
2. Ozen S, Ruperto N, Dillon MJ, Bagga A, Barron K, Davin JC et al. EULAR/PReS endorsed consensus criteria for the classification of childhood vasculitides. Annals of the rheumatic diseases. 2006;65(7):936-41.
3. Jennette JC. Overview of the 2012 revised International Chapel Hill Consensus Conference nomenclature of vasculitides. Clin Exp Nephrol. 2013;17(5):603-6.
4. Eleftheriou D, Batu ED, Ozen S, Brogan PA. Vasculitis in children. Nephrology, dialysis, transplantation: official publication of the European Dialysis and Transplant Association – European Renal Association. 2015;30 Suppl 1:i94-103.
5. Ozen S, Bakkaloglu A, Dusunsel R, Soylemezoglu O, Ozaltin F, Poyrazoglu H et al. Childhood vasculitides in Turkey: a nationwide survey. Clinical rheumatology. 2007;26(2):196-200.
6. Terreri MT, Campos LM, Okuda EM, Silva CA, Sacchetti SB, Marini R et al. Profile of paediatric rheumatology specialists and services in the state of Sao Paulo. Rev Bras Reumatol. 2013;53(4):346-51.
7. Petty RE, Cabral DA. Vasculites and its classification. In: Petty RE, Laxer RM, Lindsley CB, Wedderburn LR, editors. Textbook of pediatric rheumatology. 7th ed. Philadelphia, Elsevier; 2016. p.448-51.
8. Mills JA, Michel BA, Bloch DA, Calabrese LH, Hunder GG, Arend WP et al. The American College of Rheumatology 1990 criteria for the classification of Henoch-Schonlein purpura. Arthritis and rheumatism. 1990;33(8):1.114-21.
9. Ozen S, Pistorio A, Iusan SM, Bakkaloglu A, Herlin T, Brik R et al. EULAR/PRINTO/PRES criteria for Henoch-Schonlein purpura, childhood polyarteritis nodosa, childhood Wegener granulomatosis and childhood Takayasu arteritis: Ankara 2008. Part II: Final classification criteria. Annals of the rheumatic diseases. 2010;69(5):798-806.
10. Newburger JW, Takahashi M, Gerber MA, Gewitz MH, Tani LY, Burns JC et al. Diagnosis, treatment, and long-term management of Kawasaki disease: a statement for health professionals from the Committee on Rheumatic Fever, Endocarditis and Kawasaki Disease, Council on Cardiovascular Disease in the Young, American Heart Association. Circulation. 2004;110(17):2.747-71.
11. Sunderkotter CH, Zelger B, Chen KR, Requena L, Piette W, Carlson JA et al. Nomenclature of Cutaneous Vasculitis: Dermatologic Addendum to the 2012 Revised International Chapel Hill Consensus Conference Nomenclature of Vasculitides. Arthritis Rheumatol. 2018;70(2):171-84.
12. Gardner-Medwin JM, Dolezalova P, Cummins C, Southwood TR. Incidence of Henoch-Schonlein purpura, Kawasaki disease, and rare vasculitides in children of different ethnic origins. Lancet. 2002;360(9341):1.197-202.
13. Saulsbury FT. Epidemiology of Henoch-Schonlein purpura. Cleveland Clinic journal of medicine. 2002;69 Suppl 2:SII87-9.
14. Yang YH, Hung CF, Hsu CR, Wang LC, Chuang YH, Lin YT et al. A nationwide survey on epidemiological characteristics of childhood Henoch-Schonlein purpura in Taiwan. Rheumatology. 2005;44(5):618-22.
15. Kang Y, Park JS, Ha YJ, Kang MI, Park HJ, Lee SW et al. Differences in clinical manifestations and outcomes between adult and child patients with Henoch-Schonlein purpura. Journal of Korean medical science. 2014;29(2):198-203.
16. Ebert EC. Gastrointestinal manifestations of Henoch-Schonlein Purpura. Digestive diseases and sciences. 2008;53(8):2.011-9.
17. Heineke MH, Ballering AV, Jamin A, Ben Mkaddem S, Monteiro RC, Van Egmond M. New insights in the pathogene-

sis of immunoglobulin A vasculitis (Henoch-Schonlein purpura). Autoimmun Rev. 2017;16(12):1.246-53.

18. Saulsbury FT. Clinical update: Henoch-Schonlein purpura. Lancet. 2007;369(9566):976-8.

19. Hung SP, Yang YH, Lin YT, Wang LC, Lee JH, Chiang BL. Clinical manifestations and outcomes of Henoch-Schonlein purpura: comparison between adults and children. Pediatrics and neonatology. 2009;50(4):162-8.

20. Narchi H. Risk of long term renal impairment and duration of follow up recommended for Henoch-Schonlein purpura with normal or minimal urinary findings: a systematic review. Archives of disease in childhood. 2005;90(9):916-20.

21. Goldstein AR, White RH, Akuse R, Chantler C. Long-term follow-up of childhood Henoch-Schonlein nephritis. Lancet. 1992;339(8788):280-2.

22. Barut K, Sahin S, Adrovic A, Kasapcopur O. Diagnostic approach and current treatment options in childhood vasculitis. Turk pediatri arsivi. 2015;50(4):194-205.

23. Berube MD, Blais N, Lanthier S. Neurologic manifestations of Henoch-Schonlein purpura. Handbook of clinical neurology. 2014;120:1.101-11.

24. Couture A, Veyrac C, Baud C, Galifer RB, Armelin I. Evaluation of abdominal pain in Henoch-Schonlein syndrome by high frequency ultrasound. Pediatric radiology. 1992;22(1):12-7.

25. Iijima K, Ito-Kariya S, Nakamura H, Yoshikawa N. Multiple combined therapy for severe Henoch-Schonlein nephritis in children. Pediatric nephrology. 1998;12(3):244-8.

26. Chartapisak W, Opastiraku S, Willis NS, Craig JC, Hodson EM. Prevention and treatment of renal disease in Henoch-Schonlein purpura: a systematic review. Archives of disease in childhood. 2009;94(2):132-7.

27. Narin N, Akcoral A, Aslin MI, Elmastas H. Ranitidine administration in Henoch-Schonlein vasculitis. Acta paediatrica Japonica; Overseas edition. 1995;37(1):37-9.

28. Chapter 11: Henoch-Schonlein purpura nephritis. Kidney international supplements. 2012;2(2):218-20.

29. Stewart M, Savage JM, Bell B, McCord B. Long term renal prognosis of Henoch-Schonlein purpura in an unselected childhood population. European journal of pediatrics. 1988;147(2):113-5.

30. Saulsbury FT. Henoch-Schonlein purpura in children. Report of 100 patients and review of the literature. Medicine. 1999;78(6):395-409.

31. Kawasaki T. [Acute febrile mucocutaneous syndrome with lymphoid involvement with specific desquamation of the fingers and toes in children]. Arerugi = [Allergy]. 1967;16(3):178-222.

32. Holman RC, Curns AT, Belay ED, Steiner CA, Effler PV, Yorita KL et al. Kawasaki syndrome in Hawaii. The Pediatric infectious disease journal. 2005;24(5):429-33.

33. Kuo HC, Chang JC, Guo MM, Hsieh KS, Yeter D, Li SC et al. Gene-Gene Associations with the Susceptibility of Kawasaki Disease and Coronary Artery Lesions. PloS one. 2015;10(11):e0143056.

34. McCrindle BW, Rowley AH, Newburger JW, Burns JC, Bolger AF, Gewitz M et al. Diagnosis, Treatment, and Long-Term Management of Kawasaki Disease: A Scientific Statement for Health Professionals From the American Heart Association. Circulation. 2017;135(17):e927-e99.

35. Singh S, Jindal AK, Pilania RK. Diagnosis of Kawasaki disease. Int J Rheum Dis. 2018;21(1):36-44.

36. Saguil A, Fargo M, Grogan S. Diagnosis and management of kawasaki disease. American family physician. 2015; 91(6):365-71.

37. Rowley AH, Shulman ST. Pathogenesis and management of Kawasaki disease. Expert review of anti-infective therapy. 2010;8(2):197-203.

38. Burns JC, Mason WH, Glode MP, Shulman ST, Melish ME, Meissner C et al. Clinical and epidemiologic characteristics of patients referred for evaluation of possible Kawasaki disease. United States Multicenter Kawasaki Disease Study Group. The Journal of pediatrics. 1991;118(5):680-6.

39. Lang B, Duffy CM. Controversies in the management of Kawasaki disease. Best practice & research Clinical rheumatology. 2002;16(3):427-42.

40. Melish ME. Kawasaki syndrome. Pediatrics in review/American Academy of Pediatrics. 1996;17(5):153-62.

41. Burns JC, Capparelli EV, Brown JA, Newburger JW, Glode MP. Intravenous gamma-globulin treatment and retreatment in Kawasaki disease. US/Canadian Kawasaki Syndrome Study Group. The Pediatric infectious disease journal. 1998;17(12):1.144-8.

42. Newburger JW, Sleeper LA, McCrindle BW, Minich LL, Gersony W, Vetter VL et al. Randomized trial of pulsed corticosteroid therapy for primary treatment of Kawasaki disease. The New England journal of medicine. 2007;356(7):663-75.

43. Burns JC, Mason WH, Hauger SB, Janai H, Bastian JF, Wohrley JD et al. Infliximab treatment for refractory Kawasaki syndrome. The Journal of pediatrics. 2005;146(5):662-7.

44. Terai M, Shulman ST. Prevalence of coronary artery abnormalities in Kawasaki disease is highly dependent on gamma globulin dose but independent of salicylate dose. The Journal of pediatrics. 1997;131(6):888-93.

45. Miura M, Kobayashi T, Kaneko T, Ayusawa M, Fukazawa R, Fukushima N et al. Association of Severity of Coronary Artery Aneurysms in Patients With Kawasaki Disease and Risk of Later Coronary Events. JAMA Pediatr. 2018:e180030.

Seção X
Imunologia e Alergia

Coordenador de Seção: Pérsio Roxo-Júnior

Criança com infecção recorrente: quando pensar em imunodeficiências primárias

47

■ Larissa Ferreira Panazzolo Oliveira ■ Pérsio Roxo-Júnior

■ Introdução

Certamente, todo pediatra já se deparou com certa afirmação, proferida, às vezes, até com desespero pelos pais do paciente: "Essa criança fica muito doente. Todo mês tenho de levá-la ao pronto-socorro, ou trazê-la ao consultório, às vezes, até mais de uma vez ao mês!".

Os indivíduos podem ser acometidos por infecções várias vezes ao ano, porém as crianças apresentam maior morbidade. Isso pode ser explicado por uma série de fatores, dentre os quais destacam-se: (1) por se tratar do primeiro contato da criança com o patógeno; (2) maior transmissão de patógenos devido à resposta imunológica menos robusta, em comparação com adultos; (3) contato mais íntimo entre adultos e crianças e entre as próprias crianças; (4) dependendo da idade, o baixo grau de higiene[1].

Durante os primeiros meses de vida, o lactente possui anticorpos (especialmente da classe IgG) transferidos passivamente de sua mãe por meio da placenta, principalmente no terceiro trimestre de gestação. O início da produção de anticorpos torna-se mais expressiva após os 6 meses de vida, e sua maturação ocorrerá no decorrer da infância e adolescência. Os linfócitos, nos primeiros meses de vida, ainda são imaturos (naïve), se diferenciando ao longo das exposições aos antígenos. Os neutrófilos e o sistema complemento também se desenvolverão ao longo do 1º ano de vida. Ou seja, no 1º ano de vida, a criança possui maior susceptibilidade às infecções[2].

Além da imaturidade imunológica, aspectos sociais também contribuem para a ocorrência de infecções de repetição. Cada vez mais, as crianças são cuidadas fora de seu lar, em ambientes coletivos, sendo expostas precocemente a agentes infecciosos. Assim, a predisposição para infecções de repetição estaria vinculada a fatores pessoais das crianças, especialmente as de idade pré-escolar, como levar mãos e objetos à boca, incontinência fecal e poucos hábitos higiênicos. Essas crianças ainda podem servir como portadoras assintomáticas de diversos agentes infecciosos, disseminando-os na comunidade circundante, em um ambiente de aglomeração[3].

Carências nutricionais também podem contribuir para maior susceptibilidade para infecções de repetição. A desnutrição proteico-energética, bem como a deficiência de vitaminas e minerais, como zinco e cobre, estão associadas à redução da ação antioxidante bactericida, e também da formação de interleucinas, interferon e fator de necrose tumoral[4].

A Tabela 47.1 evidencia as principais causas de óbito em crianças de 1 a 4 anos no Brasil e regiões, onde se pode observar a importância das infecções, segundo o Ministério da Saúde[5].

TABELA 47.1. Distribuição do percentual das principais causas de morte em crianças de 1 a 4 anos no Brasil e regiões, em 2014.				
Brasil (regiões)	**Rank**	**Grupo de causas**	**n.**	**%**
Brasil	1	Causas externas na criança	1.400	23
	2	Infecções da criança	1.234	20
	3	Malformações congênitas	736	12
	4	Desnutrição e anemias nutricionais	106	2
	5	Doenças imunizáveis	72	1
Norte	1	Infecções da criança	297	31
	2	Causas externas na criança	240	25
	3	Malformações congênitas	65	7
	4	Desnutrição e anemias nutricionais	25	3
	5	Doenças imunizáveis	13	1

(Continua)

(Continuação)

TABELA 47.1. Distribuição do percentual das principais causas de morte em crianças de 1 a 4 anos no Brasil e regiões, em 2014.

Brasil (regiões)	Rank	Grupo de causas	n.	%
Nordeste	1	Causas externas na criança	405	22
	2	Infecções da criança	319	17
	3	Malformações congênitas	210	12
	4	Desnutrição e anemias nutricionais	31	2
	5	Asma	30	2
Suldeste	1	Causas externas na criança	451	21
	2	Infecções da criança	418	20
	3	Malformações congênitas	305	14
	4	Doenças imunizáveis	41	2
	5	Fatores maternos e perinatais	26	1
Sul	1	Causas externas na criança	156	24
	2	Infecções da criança	97	15
	3	Malformações congênitas	86	13
	4	Desnutrição e anemias nutricionais	11	2
	5	Asma	7	1
Centro-oeste	1	Causas externas na criança	148	27
	2	Infecções da criança	103	18
	3	Malformações congênitas	70	13
	4	Doenças imunizáveis	22	4
	5	Fatores maternos e perinatais	3	1

Fonte: MS/SVS/CGIAE – Sistema de informações sobre mortalidade (SIM)[5].

A Tabela 47.2 evidencia a mudança de panorama infeccioso ao longo de todo o século **XX**, na cidade de São Paulo, mostrando a evolução das causas de óbito de etiologia infecciosa. Nota-se, na virada do século, um predomínio de infecções respiratórias baixas, como pneumonias, broncopneumonias e tuberculose pulmonar, bem como redução das doenças preveníveis por vacinas[6].

TABELA 47.2. Evolução da mortalidade por doenças infecciosas (número absoluto e coeficiente × 100.000) no Município de São Paulo, nos anos de 1901, 1960 e 2000.

Doenças	1901		1960		2000	
Cólera	4	1,4	0	0	0	0
Febre tifoide e paratifoide	68	23,8	2	0,05	0	0
Diarreia e gastrenterites	1.005	351,4	1935	51,2	235	2,3
Tuberculose pulmonar	299	104,5	855	22,6	505	4,9
Outras tuberculoses	38	13,3	131	3,5	80	0,7
Hanseníase	5	1,7	7	0,2	3	0,02
Tétano	12	4,2	150	4	0	0
Difteria	5	1,7	86	2,3	0	0

(Continua)

(Continuação)

TABELA 47.2. Evolução da mortalidade por doenças infecciosas (número absoluto e coeficiente × 100.000) no Município de São Paulo, nos anos de 1901, 1960 e 2000.

Doenças	1901		1960		2000	
Coqueluche	60	21	77	2	0	0
Escarlatina	2	0,7	3	0,1	0	0
Meningites	121	42,3	264	7	86	0,8
Septicemias	19	6,6	0	0	307	2,9
Erisipela	7	2,4	0	0	28	0,3
Sífilis	31	10,8	148	3,9	3	0,02
Raiva	0	0	8	0,2	0	0
Encefalites	4	1,4	0	0	5	0,05
Febre amarela	3	1	0	0	0	0
Varíola	46	16,1	5	0,1	0	0
Sarampo	57	19,9	328	8,7	0	0
Hepatites virais	0	0	0	0	175	1,7
Aids	0	0	0	0	1.379	13,3
Malária	81	28,3	2	0,5	0	0
Leishmaniose	0	0	0	0	2	0,02
Doença de chagas	0	0	0	0	345	3,3
Esquistossomose	0	0	0	0	33	0,3
Gripe	13	4,5	176	4,6	7	0,07
Pneumonias e broncopneumonias	346	121	2.257	59,7	3.234	31,1
Poliomielite aguda	0	0	154	4,1	0	0
Total de doenças infecciosas	2.281		6.920		6.583	

Fonte: Adaptado de Buchalla, Waldman, Laurenti[6].

Destacam-se as infecções respiratórias, tanto do trato respiratório superior quanto do inferior, como as principais causas de infecções de repetição. Elas apresentam importante morbimortalidade, sendo as mais frequentes de etiologia viral e bacteriana. Infecções de vias aéreas superiores, como as faringotonsilites e as otites médias agudas, possuem como principais agentes etiológicos virais os rinovírus, adenovírus, vírus Epstein-Barr, parainfluenza e influenza. Em contrapartida, os principais agentes bacterianos são *Streptococcus pyogenes* e o estreptococo beta-hemolítico do grupo A de Lancefield[7].

Estudo realizado em um hospital terciário de São Paulo, evidenciou, em sua casuística, o vírus sincicial respiratório como mais prevalente, seguido pelo vírus da Influenza, e pelo *S. pyogenes*[8]. O vírus sincicial respiratório acaba tendo importante contribuição na epidemiologia tanto nas infecções de vias aéreas superiores como inferiores, sobretudo no inverno em São Paulo e Porto Alegre, outono no Rio de Janeiro e em outras cidades do Sudeste e nos meses chuvosos em Salvador[9], configurando uma das principais causas de sibilância em crianças menores de 2 anos. É o vírus mais prevalente na faixa etária pediátrica e o principal responsável pelas internações em menores de 6 meses. Outros agentes etiológicos virais apontados são adenovírus, parainfluenza, influenza tipo B e tipo A e, em menor porcentagem, o metapneumovírus humano[9]. Os principais agentes etiológicos bacterianos de pneumonia são: *Streptococcus pneumoniae, Haemophilus influenzae* tipo B, *Staphylococcus aureus* e, responsáveis por quadros pneumônicos atípicos, *Mycoplasma pneumoniae* e *Chlamydia pneumoniae*[10].

Doenças diarreicas também são apontadas como importante problema de saúde pública e ocorrem, frequentemente, na população pediátrica. Os principais agentes etiológicos são: *Shigella sp, Giardia lamblia*, rotavírus, *Campylobacter sp, Clostridium difficile, Salmonella sp, Cryptosporidium sp* e *Escherichia coli*. Quando institucionalizada, a criança tem seu risco aumentado em 30 a 50% de ser acometida por uma gastrenterite[3].

O pediatra deve estar atento aos sinais, diretos ou indiretos, que as infecções estão fora do parâmetro da normalidade. Uma infecção em criança imunocompetente tem como característica não ter um curso prolongado ou complicado, o desenvolvimento é adequado para a idade, permanecendo clinicamente bem entre os episódios infecciosos[11]. Quando as características dos quadros infecciosos de uma criança atravessam essa linha tênue, deve-se pensar em possível imunodeficiência.

CASO CLÍNICO

Criança, 6 anos, sexo masculino, etnia parda, procedente de zona urbana. Progenitor refere que desde 18 meses de vida a criança começou a apresentar episódios de febre, com queda do estado geral, tosse produtiva e dispneia, com frequência de 3 vezes/ano. Sempre fora atendido por pediatra, com diagnóstico de pneumonia. Progenitor refere que na maioria dos episódios houve necessidade de hospitalização devido à necessidade de oxigenioterapia e realização de antibioticoterapia intravenosa. Nega ganho de peso entre as infecções.

- Antecedentes pessoais relevantes: parto cesárea, a termo, com peso de 3.200 g e 47 cm, Apgar 8/10. Teve encefalite viral, 7 dias após a segunda dose da vacina oral contra poliomielite. Desenvolvimento neuropsicomotor: iniciou a marcha com 18 meses de vida. Iniciou na escola com 1 ano de vida.
- Antecedentes familiares: pais saudáveis. Irmão falecido com 6 meses de vida, devido à septicemia.
- Dados relevantes do exame físico:
  - Peso e estatura abaixo do percentil 3 para idade e sexo.
  - Linfonodos não palpáveis.
  - Tonsilas palatinas ausentes.
  - Diâmetro anteroposterior do tórax aumentado.
  - Murmúrio vesicular diminuído em bases, com crepitação.
  - FR: 40 mrpm; FC: 110 bpm; PA: 80 × 60 mmHg.

- Exames laboratoriais relevantes:
  - Hemograma: anemia (Hb: 9,7g/dl).
  - IgG: 200 mg/dl (valores de referência: 799-1.051).
  - IgM: 30 mg/dl (valores de referência: 87-138).
  - IgA: 17 mg/dl (valores de referência: 56-123).
  - IgE: 30 kU/L (valores de referência: até 100).
  - Pesquisa de carga viral para HIV: negativa.
  - Radiograma de tórax: bronquiectasias em bases.
  - Radiograma de cavum: ausência de tonsila faríngea.
- Hipótese diagnóstica: pneumonias de repetição secundárias à imunodeficiência primária humoral (agamaglobulinemia).

■ Imunodeficiências primárias (IDP)

Constituem um grupo de síndromes heterogêneas, devido a alterações genéticas. Consequentemente, a habilidade do organismo em lidar com as infecções é muito baixa ou mesmo inexistente[12]. As IDP acometem cerca de 1/2.000 nascidos vivos[11], mas casuísticas internacionais apontam para uma incidência variada: Hong Kong 1/8.000; Estados Unidos 1/1.200; Turquia 24/100.000; Austrália 2,82/100.000 (desconsiderando deficiência de IgA assintomática, deficiência de subclasses de IgG e deficiência de complemento); e Japão e Suécia contam com cerca de 1/5.000 casos. A deficiência de IgA é a IDP mais comum, ocorrendo em aproximadamente 1:300 a 1:500 casos[13]. A Sociedade Latinoamericana de Imunodeficiências (LASID), responsável pelo registro dos pacientes com IDP em 103 centros de 14 países da América Latina, apresentou, em sua casuística atualizada até fevereiro de 2016, 6.438 pacientes cadastrados[14]. A Figura 47.1 mostra a porcentagem de pacientes registrados, discriminada por países da América Latina.

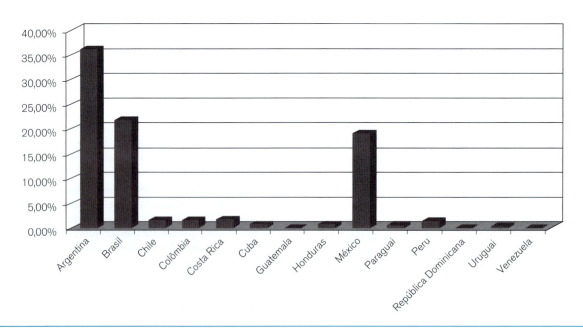

FIGURA 47.1. Porcentagem de pacientes registrados por país.
Fonte: Adaptado de Sociedad Latinoamericana de Inmumodeficiencias. Estatísticas – Registros de IDP[14].

47 ■ Criança com infecção recorrente: quando pensar em imunodeficiências primárias

Atualmente, cerca de 200 IDP já foram descritas[2]. O primeiro marco na história dessas doenças aconteceu em 1952, quando Ogden Bruton descreveu um paciente de 8 anos, com histórico de sepses recorrentes por pneumococos, que apresentava redução na fração de gamaglobulina na eletroforese de proteínas, e se beneficiou com o tratamento de reposição de imunoglobulinas. Posteriormente, esse paciente foi classificado como portador de agamaglobulinemia ligada ao X (a descoberta do gene mutado ocorreu em 1993, por dois grupos independentes e quase simultaneamente)[11,15].

As IDP são classificadas de acordo com critérios clínicos, laboratoriais e genético-moleculares. Esses critérios foram estabelecidos pela International Union of Immunological Societies (IUIS) e a classificação atual é[2]:

1. Imunodeficiências combinadas.
2. Síndromes bem definidas que cursam com imunodeficiência.
3. Deficiências predominantemente de anticorpos.
4. Doenças da desregulação imunológica.
5. Defeitos congênitos do número e/ou função dos fagócitos.
6. Defeitos da imunidade inata.
7. Doenças autoinflamatórias.
8. Defeitos do sistema complemento.
9. Fenocópias de imunodeficiências.

■ Manifestações clínicas infecciosas nas IDP

As IDP apresentam um espectro clínico amplo e heterogêneo, que varia de infecções recorrentes a quadros de imunodesregulação, com autoimunidade e manifestações neoplásicas. Mas, sem dúvida, as primeiras chamam atenção, se não por sua gravidade, pelo curso prolongado de evolução, com resposta inadequada à antibioticoterapia e, por vezes, necessidade de hospitalização. Os germes causadores, geralmente, são específicos ou de baixa virulência[11].

O tipo de agente infeccioso e a sua localização podem sugerir a natureza do defeito imunológico[10]. Pacientes na primeira infância com bronquiolites graves, recorrentes ou persistentes devem ser considerados possíveis portadores de SCID (severe combined immunodeficiency). Pneumonias intersticiais prolongadas por vírus como parainfluenza ou citomegalovírus, ou germes oportunistas como *Pneumocystis jirovecii* sugerem diagnóstico de HIV, SCID, deficiência de CD40 ligante ou outras imunodeficiências combinadas. Infecções sinusais bacterianas, particularmente após os 12 meses de vida, podem indicar uma imunodeficiência humoral. A causa mais comum é hipogamaglobulinemia transitória da infância, mas agamaglobulinemia congênita deve também ser pensada, bem como uma deficiência de anticorpos antipolissacarídeos (melhor diagnosticada após os 5 anos de idade)[16]. De modo geral, esses pacientes apresentam infecções por bactérias encapsuladas extracelulares[11]. O germe mais prevalente é o *S. pneumoniae*, que também pode ser causa de quadros infecciosos graves em pacientes com deficiência de complemento, que apresentam suscetibilidade também para infecções invasivas e recorrentes

por *Neisseria meningitidis* e *Haemophilus influenzae* tipo B[17]. Infecção pulmonar estafilocócica, que leva à formação de pneumatoceles, quando associada a eczema, deve-se suspeitar de síndrome de hiper-IgE autossômica dominante. Pneumonias fúngicas são incomuns e podem ocorrer na doença granulomatosa crônica (DGC)[16]. Complicações supurativas do trato respiratório superior são frequentes, em especial rinossinusites e otites médias supurativas, em pacientes com IDP. As principais complicações pulmonares são bronquiectasias, espessamento brônquico, formação de tampões de muco, hiperinsuflação pulmonar, bronquiolites, alveolites, processos consolidativos ou abscessos, enfisema e alterações fibróticas[18].

O trato gastrintestinal também é comumente envolvido nas IDP. Crianças com retardo no desenvolvimento associado à má-absorção por quadros diarreicos infecciosos podem ser portadoras de deficiências de células T e SCID. Os pacientes apresentam dificuldade no clareamento de diarreias virais, levando ao quadro de má-absorção[16]. Infecções gastrintestinais por enterovírus ou *Giardia lamblia* podem estar presentes nas imunodeficiências humorais[11]. Em crianças com diarreias persistentes sem causa infecciosa aparente, com síndrome disabsortiva grave, necessitando nutrição parenteral, associada à poliendocrinopatia, deve-se suspeitar de imunodesregulação. Abscessos hepáticos por *S. aureus* e fungos podem estar presentes na DGC. Enterites prolongadas por *Cryptosporidium parvum* podem sugerir imunodeficiência de células T, e colangite esclerosante em garotos mais velhos, por esse mesmo agente, pode significar deficiência de CD40 ligante[16].

Manifestações dermatológicas, sobretudo eczema, são comuns nas IDP, bem como manifestações infecciosas cutâneas. Ulcerações perianais, particularmente no período neonatal, associado à acentuada neutrofilia, podem sugerir um quadro de deficiência de adesão leucocitária. Pioderma pode estar associado à deficiência de anticorpos. Candidíase mucocutânea persistente pode sugerir SCID, candidíase mucocutânea crônica ou síndrome hiper-IgE[16]. Esta última, assim como a síndrome de Wiskott-Aldrich, apresenta infecções estafilocócicas recorrentes, associadas ao eczema precoce[19].

Pacientes que apresentam reações vacinais graves, sobretudo a antígenos vivos atenuados, também devem ser triados para o diagnóstico de IDP. Reações graves à vacina BCG podem ocorrer em pacientes com DGC e SCID e poliomielite vacinal pode ocorrer em pacientes com agamaglobulinemia congênita[11].

Quadros neurológicos são mais raros, mas podem ser bastante graves. Meningoencefalites por enterovírus podem estar presentes nas imunodeficiências humorais, sobretudo na agamaglobulinemia congênita[15]. Meningites e outros quadros graves por *Neisseria* sp. podem estar associados a deficiência dos componentes terminais do sistema complemento[11].

Pacientes com alterações na resposta imune inata são suscetíveis a infecções urinárias de repetição, devido à destruição do tecido uroepitelial, cicatrizes parenquimais ou infecção generalizada. Polimorfismos em genes que codificam receptores de reconhecimento de padrões, citocinas e fatores de transcrição, associados à resposta imunológica inata, estão relacionados com infecções no trato urinário na infância[20].

Diagnóstico

Visando o estabelecimento de critérios clínicos para a pesquisa e o diagnóstico dessas doenças geneticamente determinadas, a Fundação Jeffrey Modell, em parceria com a Cruz Vermelha Americana, estabeleceu os "dez sinais de alerta" para diagnóstico das IDP. Esses critérios foram adaptados pelo Grupo Brasileiro para Imunodeficiências (BRAGID), de acordo com a realidade brasileira, e encontram-se expostos a seguir[2]:

1. **Duas ou mais pneumonias no último ano.**

2. Estomatites de repetição ou moniliíase por mais de 2 meses.

3. Quatro ou mais novas otites no último ano.

4. Abscessos de repetição ou ectima.

5. Um episódio de infecção sistêmica grave (meningite, osteoartrite, septicemia).

6. Infecções intestinais de repetição ou diarreia crônica.

7. Asma grave, doença do colágeno ou doença autoimune.

8. Efeito adverso da BGC e/ou infecção por micobactéria.

9. Fenótipo clínico sugestivo de síndrome associada a imunodeficiência.

10. **História familiar de imunodeficiência.**

Observação: o paciente relatado apresentou os sinais assinalados em negrito.

O diagnóstico de IDP requer, necessariamente, investigação laboratorial. O laboratório de análise clínica tem grande importância e coparticipação no diagnóstico, devendo o patologista clínico estar familiarizado com essas doenças, para assessorar o pediatra numa investigação, ao menos inicial, de IDP, garantir que os testes laboratoriais disponíveis preencham os critérios de qualidade e que seus resultados possam ser interpretados com valores de referência correspondentes para a faixa etária da criança, ao método empregado e, preferencialmente, que sejam obtidos da população local.

O aspecto clínico mais comumente observado entre os pacientes com IDP é a elevada predisposição para infecções. Nesse sentido, a maioria dos imunologistas opta por iniciar a investigação por meio da correlação entre os tipos de agentes infecciosos ou os sítios de infecção e a função imunológica afetada.

Para pacientes com maior susceptibilidade às infecções respiratórias e/ou gastrintestinais por patógenos gram-positivos encapsulados e enterovírus, deve-se suspeitar de comprometimento humoral (deficiências predominantes de anticorpos ou de componentes do sistema complemento) e, portanto, dirige-se a investigação para deficiências predominantes de anticorpos ou complemento. Para crianças com maior predisposição para infecções fúngicas, virais, por protozoários ou por bactérias intracelulares de repetição em vias aéreas, tecidos profundos, pele ou mucosas, deve-se suspeitar de defeitos da imunidade celular (isolada ou combinada) ou de fagócitos e, portanto, direcionar a investigação laboratorial para esses sistemas[21].

Como os exames laboratoriais da imunidade são dispendiosos e muitas vezes pouco disponíveis em laboratórios de rotina, na investigação laboratorial de um paciente com suspeita de IDP torna-se necessário exames iniciais de triagem, que apresentem alta sensibilidade, baixa complexidade, fácil execução e baixo custo. O Quadro 47.1 apresenta os exames que podem ser solicitados em uma avaliação inicial para IDP[21].

QUADRO 47.1. Avaliação laboratorial inicial da imunidade.

- Hemograma com diferencial de leucócitos.
- Dosagem de imunoglobulinas (IgG, IgA, IgM e IgE).
- Testes cutâneos de hipersensibilidade tardia (PPD e candidina).
- Teste de redução do NBT ou dihidrorodamina 123 (DHR).
- Complemento hemolítico total (CH50).
- Radiograma de cavum e tórax.
- Sorologia para vírus da imunodeficiência adquirida (HIV).

Fonte: Elaborado pela autoria.

Tratamento

O manejo das IDP envolve vários aspectos, incluindo medidas gerais, como a educação dos pacientes e familiares, os cuidados com a higiene, a profilaxia (medicamentosa ou não) de infecções e o tratamento agressivo delas, bem como as medidas específicas, como reposição de imunoglobulinas, citocinas, transplante de timo, transplante de células tronco hematopoéticas, terapia de reposição enzimática (adenosina deaminase conjugada a polietilenoglicol) e terapia gênica, que está em avanço, atualmente[22].

Pacientes e familiares devem ser orientados sobre imunodeficiência, sobre métodos de prevenção contra infecções e reconhecimento delas, medidas de higiene e sobre as formas de tratamento disponíveis da doença.

Com relação à prevenção contra infecções, algumas condutas são muito importantes, como: higiene pessoal rigorosa, bem como dentária e ambiental; lavagem adequada de mãos; uso de desinfetantes à base de álcool; não compartilhar o leito com familiares; ingerir somente água filtrada ou fervida; não ingerir alimentos crus ou malcozidos; lavar narinas com solução fisiológica com frequência; evitar aglomerações[23].

No caso das infecções, recomenda-se que os pacientes sejam investigados o mais detalhadamente possível para a identificação do agente etiológico (sempre que possível com culturas) e o tratamento deve ser iniciado precocemente. O esquema terapêutico (escolha do antibiótico e dosagem) é similar ao usado para pacientes imunocompetentes, contudo, geralmente o tempo de uso é maior[22,23].

Transplante de timo é uma opção promissora para crianças com profunda deficiência celular devido à ausência de timo, com consequente falha de desenvolvimento de células T funcionais[22].

A terapia de reposição de gamaglobulina humana é considerada "padrão ouro" para o tratamento das IDP que envolvem defeitos na produção de imunoglobulinas[22].

Essa modalidade de tratamento é eficaz na redução do número de infecções, especialmente pulmonares, risco de doença pulmonar crônica e de internações, aumentando qualidade de vida e reduzindo a mortalidade.

47 ▪ Criança com infecção recorrente: quando pensar em imunodeficiências primárias

Com relação ao transplante de células-tronco hematopoéticas, nos últimos 40 anos mais de mil pacientes com diferentes tipos de IDP já foram submetidos, e o que se tem observado é que nas últimas duas décadas os resultados têm sido consideravelmente melhores, principalmente porque o diagnóstico das IDP tem ocorrido mais precocemente, antes do surgimento das infecções oportunistas, reduzindo o número de comorbidades e complicações infecciosas, com repercussões positivas sobre os resultados do transplante[23].

▪ Referências bibliográficas

1. Schmitt H-J, Gröndahl B, Schaaff F, Puppe W. The beginning of a new era: systematic testing for pathogens causing acute respiratory tract infections (ARI) in children. J Pediatr (Rio J). 2007;83(5):391-96.

2. Condino-Neto A. Susceptibilidade a infecções: imaturidade imunológica ou imunodeficiência? São Paulo, Rev Med. 2014;93(2):78-82.

3. Nesti MM, Goldbaum M. Infectious diseases, daycare, and preschool education. Rio de Janeiro, J Pediatr. 2007;83(4):299-312.

4. Macêdo EM, Amorim MA, Silva AC, Castro CM. Efeitos da deficiência de cobre, zinco e magnésio sobre o sistema imune de crianças com desnutrição grave. Rev Paul Pediatr. 2010;28(3):329-36.

5. Saúde Brasil 2015/2016 – Uma análise da situação de saúde e da epidemia pelo vírus Zika e por outras doenças transmitidas pelo Aedes aegypti. Ministério da Saúde, Secretaria de Vigilância em Saúde, Departamento de Vigilância de Doenças e Agravos Não Transmissíveis e Promoção da Saúde – Brasília: Ministério da Saúde, 2017.

6. Buchalla CM, Waldman EA, Laurenti R. A mortalidade por doenças infecciosas no início e no final do século XX. Rev Bras Epidemiol. 2003;6(4):335-344.

7. Balbani AP, Montovani JC, Carvalho LR. Faringotonsilites em crianças: visão de uma amostra de pediatras e otorrinolaringologistas. Rev Bras Otorrinolaringol. 2009;75(1):139-46.

8. Mouro A, Hidal LB, Martino MD, Pasternak J. Prevalence of upper respiratory tract infections at a tertiary care hospital in the city of São Paulo. São Paulo, Eisntein. 2010:8(2):197-9.

9. Ribeiro RS, Dutra MV, Higa LS, Oliveira UT, Stephens PR, Portes SA. Etiologia viral das infecções respiratórias agudas em população pediátrica no Instituto Fernandes Figueira/Fiocruz/RJ. J Bras Patol Med Lab. 2011;47(5):519-27.

10. Simoes EAF, Cherian T, Chow J et al. Acute Respiratory Infections in Children. In: Jamison DT, Breman JG, Measham AR et al. (editors). Disease Control Priorities in Developing Countries. 2nd edition. Washington (DC): World Bank; 2006.

Chapter 25. Disponível em: http://www.ncbi.nlm.nih.gov/books/NBK11786/.

11. Roxo-Junior P, Carvalho BT, Tavares FS. Infecções de repetição: o que é importante para o pediatra. Rev Paul Pediatr. 2009;27(4):430-5.

12. Zeng H, Tao Y, Chen X, Zeng P, Wang B, Wei R, Yao C, Xie Y, Li F, Tang Y, Gui Y, Sun G. Primary immunodeficiency in South China: clinical features and a genetic subanalysis of 138 children. J Investig Allergol Clin Immunol. 2013; 23(5):302-08.

13. McCusker C, Warrington R. Primary immunodeficiency. Allergy, Asthma & Clinical Immunology. 2011;7(Suppl 1):S11.

14. Sociedad Latinoamericana de Inmunodeficiencias. Estatísticas – Registros de IDP. [Acesso 2016 Fev 28]. Disponível em: registrolasid.or/docs/Estatisticas_LASID-2016_02.pdf.

15. Bruton OC. Pediatrics, 1952;9:722-28.

16. Slatter M A, Gennery A R. Clinical Immunology Review Series: an approach to the patient with recurrent infections in childwood. Clin Exp Immunol. 2008;152:389-96.

17. Ingels H, Schejbel L, Lundstedt A C, Jensen L, Laursen I A, Ruder L P, Heegard N H, Konradsen H, Christensen J J, Heilman C, Manquart H V. Immunodeficiency among children with recurrent invasive pneumococcal disease. Pediatr Infect Dis J. 2015;34:644-51.

18. Membrila-Mondragon J, Staines-Boone AT, Sánchez-Sánchez LM, Ruiz-Pedraza MD. Pulmonary complications in pediatric patients with primary immunodeficiency (PI). Gac Med Mex. 2015;151:145-51.

19. Aghamohammadi A, Moghaddam Z G, Abolhassani H, Hallaji Z, Mortazavi H, Pourhamdi S, Mohammadinejad P, Rezaei N. Investiagtion of underlying primary immunodeficiencies in patients with severe atopic dermatitis. Allergol Immunopathol (Madr). 2014;42(4):336-41.

20. Becknell B, Schober M, Korbel L, Spencer J D. The diagnosis, evaluation and treatment of acute and recurrent pediatric urinary tract infections. Expert Rev Anti Infect Ther. 2015;13(1):81-90.

21. Roxo-Junior P, Rodero MR, Nudelman V. Imunodeficiências primárias: investigação inicial. In: Rullo VEV, Roxo-Junior P, Vilela MMS (Eds). Atualização em alergia e imunologia pediátrica: da evidência à prática. São Paulo, Atheneu; 2016. p.243-50.

22. Roxo-Junior P. Primary Immunodeficiency Diseases: Relevant Aspects for Pulmonologists. J Bras Pneumol. 2009;35(10): 1.008-17.

23. Roxo-Junior P, Rodero MR, Dorna MB, Kovalhuk L, Vilela MMS. Imunodeficiências Primárias: tratamento. In: Rullo VEV, Roxo-Junior P, Vilela MMS (Eds). Atualização em Alergia e Imunologia Pediátrica: da evidência à prática. São Paulo, Atheneu; 2016. p.289-307.

Asma 48

■ Jorgete Maria e Silva ■ Pérsio Roxo-Júnior

■ Introdução

Asma é uma doença inflamatória crônica caracterizada por hiper-responsividade (HR) das vias aéreas inferiores e por obstrução variável ao fluxo aéreo, reversível espontaneamente ou com tratamento. Manifesta-se clinicamente por episódios recorrentes de sibilância, dispneia, opressão torácica e tosse, particularmente à noite e pela manhã ao despertar. A tosse crônica como sintoma isolado é uma manifestação frequente[1].

A principal característica fisiopatológica é a inflamação brônquica, resultante da complexa interação entre células inflamatórias, mediadores químicos e células estruturais das vias aéreas. A inflamação encontra-se presente em todos os pacientes asmáticos, inclusive naqueles com asma de início recente, nas formas leves da doença e mesmo entre os pacientes assintomáticos[2].

A asma está associada à reatividade a diferentes estímulos capazes de produzir reações alérgicas e não alérgicas no trato respiratório. Estudos mostram que fatores genéticos, tabagismo durante a gestação e no período pós-natal, infecções virais, prematuridade, poluentes ambientais e exposição a aeroalérgenos intradomiciliares podem ser fatores envolvidos na fisiopatologia da doença[2].

■ Epidemiologia

Considerada a doença crônica mais comum da infância e normalmente inicia-se até os 5 anos de idade, a asma tem frequência bastante variável, de acordo com a localidade e a idade do paciente. A Organização Mundial de Saúde (OMS) estima que 300 milhões de pessoas no mundo, incluindo crianças, sofrem com a asma. No Brasil, ela é responsável por número representativo de internações hospitalares. Somente em 2014, período de janeiro a novembro, foram 105,5 mil internações pela doença, originando um custo de R$ 57,2 milhões para a rede pública de saúde, segundo dados do Sistema de Informações Hospitalares (SIH)[3,4].

Cerca da metade de todos os casos começa a apresentar sintomas antes dos 5 anos de idade e 25% só apresentam sintomas após os 40 anos. Muitos fatores têm sido propostos para explicar o aumento da prevalência de asma observado nas últimas décadas, incluindo aspectos ambientais, nutricionais, econômicos e psicossociais. Contudo, os fatores ambientais são provavelmente os principais determinantes do recente crescimento da prevalência dessa doença.

De acordo com estudo transversal realizado em 2012 (PeNSE), pelo Ministério da Saúde do Brasil em parceria com o Instituto Brasileiro de Geografia e Estatística (IBGE), a prevalência de sintomas de asma (chiado no peito nos últimos 12 meses) no país foi de 23,2%, variando de 24,9 a 19,8% nas regiões Sudeste e Nordeste, respectivamente. Chiado no peito foi mais frequente entre as meninas (24,9%) que entre os meninos (21,4%). O inquérito tem como base questionário estruturado autoaplicável com cerca de 120 perguntas, realizado em escolares dos 8º e 9º anos das escolas públicas e privadas de todos os estados brasileiros e do Distrito Federal. A amostra da PeNSE 2012 foi representativa do Brasil, nas suas cinco regiões, 26 capitais dos estados e no Distrito Federal (n. 109.104). Os resultados encontrados confirmam que o Brasil está entre os países com mais altas prevalências de asma no mundo[3,4].

A mortalidade por asma ainda é baixa, mas vem crescendo em diversos países e regiões. Dados do Ministério da Saúde revelam que em média ocorrem 2 mil mortes por asma no ano[2].

• Mecanismo imunológico

Alergia parece exercer papel importante na asma persistente. Presença de rinite, eczema e de teste cutâneo de hipersensibilidade imediata positivo estão fortemente associados à presença de asma persistente. Reações de hipersensibilidade do tipo I presentes na asma são causadas principalmente por alérgenos intradomiciliares e os anticorpos da classe IgE possuem papel central nas respostas alérgicas do tipo I. Anticorpos IgE causam rápida ativação dos mastócitos e basófilos através da ligação com receptores de alta afinidade para a porção Fc da IgE localizadas na superfície dessas células. A ligação desses receptores induz a ativação de vias de sinalização intracelulares que levam à degranulação e à liberação de mediadores pré-formados e citocinas, como a histamina, a heparina, as proteases, os TNF-α, desencadeando os sintomas da fase imediata da resposta alérgica, que ocorrem entre 5 e 30 minutos após o contato com o alérgeno. Essas reações levam aos eventos de contração da musculatura lisa dos brônquios, vasodilatação, aumento da permeabilidade vascular, hipersecreção de muco e alterações na função mucociliar. Com a liberação de citocinas, de ácido aracdônico e de outras proteínas, ocorre o influxo de células para mucosa do trato respiratório, particularmente eosinófilos, basófilos e linfócitos T, caracterizando a fase tardia da resposta alérgica, que ocorre entre 4 e 6 horas, após o contato com alérgenos. A presença dessas células contribui de maneira efetiva na inflamação do trato respiratório pelo perfil de interleucinas produzidas (IL4, IL5, IL10). Clinicamente, esses mecanismos em conjunto induzem o aparecimento dos sintomas característicos da doença, como tosse, dispneia e secreção de muco, em graus variados de intensidade. O espessamento do calibre das vias aéreas determina diminuição do fluxo aéreo e do volume expirado, ocasionando aumento do esforço respiratório (taquipneia). A obstrução das vias aéreas de pequeno calibre resulta em alvéolos malperfundidos com desbalanço da relação ventilação-perfusão levando à hipoxemia[5].

Todas as células do aparelho respiratório, incluindo as constitutivas, tradicionalmente consideradas como não tendo potencial inflamatório (célula epitelial e célula endotelial vascular), participam das alterações que levam à inflamação do trato respiratório. O envolvimento de todas essas células e mediadores químicos evidenciam a complexidade da resposta imune presentes na asma.

Alguns pacientes apresentam processo inflamatório crônico com maior participação de neutrófilos e há evidências de que estes pacientes apresentam maior percentual de asma fatal e de difícil controle.

• Infecções virais e asma

Evidências acumuladas ao longo dos últimos anos, apesar de não totalmente elucidado o mecanismo, sugerem que as infecções virais são importantes fatores desencadeantes de asma em qualquer idade. A infecção viral estimula a liberação de citocinas pró-inflamatórias, recrutando células como eosinófilo, neutrófilos e macrófagos, produzindo inflamação no tecido pulmonar. A replicação viral dentro da célula epitelial do trato respiratório parece ser o principal fator desencadeante do início da resposta imune e do processo inflamatório das vias aéreas[6].

■ Diagnóstico

Clínico. Diante de um paciente com sintomas sugestivos, recomenda-se uma história clínica completa, valorizando idade do início dos sintomas, tipo de sintomas, gravidade, tratamentos já realizados, exame físico minucioso. Deve-se tentar estabelecer associação dos sintomas com fatores desencadeantes (poeira doméstica, mofo, contato com animais, alterações climáticas, infecções); investigar a resposta clínica aos broncodilatadores (se há melhora da crise após uso); e história familiar de atopia (a persistência de sintomas está fortemente associada à presença de sensibilização alérgica). Nem sempre é possível estabelecer, com segurança, todas essas situações clínicas para confirmar o diagnóstico na primeira consulta. O pediatra deve estar atento, pois tosse, dispneia e sibilância também podem estar associadas a outros diagnósticos, devendo-se em função disso, realizar uma investigação minuciosa das crises de sibilância[2].

Em crianças, as crises de asma, normalmente, se iniciam com tosse seca persistente, podendo evoluir para sibilância, dipneia e queda de saturação. Os sintomas de asma, normalmente, são mais intensos durante a noite e ao despertar. Em alguns pacientes, a crise pode iniciar com sintomas respiratórios mais graves, como dispneia importante e evolução mais rápida, colocando em risco suas vidas.

Os quadros de sibilância são recorrentes e se manifestam por dificuldade expiratória (pela presença de inflamação/hiperreatividade brônquica), com intervalos variáveis entre uma crise e outra. O período intercrise pode ser sintomático (despertar noturno com tosse, sintomas de tosse e/ou dispneia após exercícios físicos de média a baixa intensidades) ou assintomático. Essas características de intensidade e frequência das crises devem ser bem investigadas e analisadas, assim como o tipo de tratamento para controle das crises, se houve necessidade de internação em Unidades de Terapia Intensiva (UTI), uso de ventilação mecânica, pois são esses parâmetros que irão auxiliar no diagnóstico e na proposta terapêutica que deverá ser implementada e individualizada para cada paciente.

■ Exames complementares para diagnóstico de asma na criança

• Espirometria

Diagnóstico de asma pode ser confirmado pela presença de obstrução ao fluxo aéreo, que melhora ou desaparece após uso de broncodilatadores.

A espirometria proporciona medidas objetivas e quantificáveis da função pulmonar, porém não fornece o diagnóstico etiológico. É uma ferramenta importante para seguimento de controle dos pacientes com asma. Deve ser realizada com equipamentos próprios e pessoal técnico especializado. Os testes de função pulmonar medem os volumes pulmonares e os principais parâmetros para avaliação de asma são a capacidade vital forçada (CVF) e o volume expiratório forçado no primeiro segundo (VEF1). O distúrbio ventilatório obstrutivo (DVO) caracteriza-se pela presença da relação VEF1/CVF reduzida e a gravidade da obstrução das vias aéreas tem como base os valores de VEF1, sendo que quanto mais baixo mais grave a disfunção. A resposta ao broncodilatador é avaliada através da variação de VEF1 ou CVF, podendo ser observado melhora em porcentagem do valor inicial, melhora em porcentagem do valor do indivíduo em relação ao valor previsto ou melhora em valores absolutos de VEF1 ou CVF.

• Avaliação de broncoprovocação

Tem como objetivo verificar a presença de hiper-reatividade brônquica (HRB) através da determinação da concentração de substância broncoconstritora inalada capaz de reduzir o VEF1 em 20% do valor inicial. Normalmente, utiliza-se a metacolina em concentrações crescentes, com realização de espirometria, após inalação da metacolina. Não é um exame de rotina nos ambulatórios, mas pode ser utilizado para avaliação diagnóstica em alguns casos. Os pacientes asmáticos apresentam redução do VEF1 com concentrações menores do broncoconstritor.

• Peak flow

Pico de fluxo expiratório (PFE) tem variações diárias características nos asmáticos, com valores menores na madrugada, início da manhã e valores mais altos no meio do dia e início da tarde, voltando a cair à noite. Variabilidade maior de 30% entre PFE matinal/noturno é sugestiva de asma.

• Testes alérgicos

Dosagem sérica da IgE específica ou testes de punctura para identificar possíveis alérgenos desencadeantes dos sintomas são úteis na orientação dos pacientes com o objetivo de evitar tais exposições. Contribuem para o diagnóstico de asma alérgica.

CASO CLÍNICO

Criança de 6 anos, sexo masculino, procurou emergência, pois há 2 dias iniciou com coriza hialina, tosse seca, falta de ar e cansaço, com piora à noite. Negou febre. Fez dois aerossóis, com intervalo de 4 horas, com soro fisiológico e fenoterol, mas não houve melhora. Mãe referiu que criança sempre apresentava esses quadros com mudança do tempo, mas que melhoravam com uso do aerossol. Última crise foi há 30 dias. Negou internações anteriores ou uso de medicações de controle para asma e relatou que o filho vinha apresentando, com mais frequência, esses episódios de tosse e falta de ar, neste ano.

- Exame físico: criança hipoativa, afebril, corada, acianótica, com tiragens intercostais discretas, sem dificuldade para falar. FR: 28 irpm; FC: 85 bpm; SatO$_2$ entre 93 e 95% em ar ambiente. Ausculta pulmonar presença de sibilos esparsos em ambos os hemitórax.
- Diagnóstico: crise de asma leve/moderada.
- Tratamento: iniciado beta-2-agonista de ação rápida a cada 20 minutos (3 doses), com fluxo de O$_2$ 8L/min. Após a segunda dose, criança apresentou melhora do quadro respiratório e aumento da SatO$_2$ (95 a 98%). Criança permaneceu 6 horas em observação, espaçando o uso do beta2-agonista para cada 2 horas. Alta com prescrição de beta2 agonista de ação rápida por mais 5 dias e encaminhado para avaliação em Unidade de Saúde, já que a mãe referia ter percebido maior recorrência dos episódios de sibilância nos últimos 4 meses.

■ Manejo da crise no pronto atendimento

Exacerbação ou crise de asma é caracterizada por dispneia, tosse, sibilância, sensação de opressão torácica e diminuição da função pulmonar. Pode ocorrer em pacientes com diagnóstico preexistente ou como primeiro episódio. Geralmente, é causada por exposição aos aeroalérgenos e/ou por infecções virais, bem como em pacientes já em tratamento para asma, mas com pouca aderência às medicações de controle.

A avaliação da gravidade da crise deve ser realizada no momento da chegada do paciente à unidade de pronto-atendimento para que o tratamento mais adequado seja instituído precocemente, devendo seguir os seguintes passos:

1. Avaliação e classificação da gravidade da crise.
2. Tratamento precoce.
3. Identificação do asmático de risco (Quadro 48.1).
4. Encaminhamento do paciente para atendimento especializado após a alta.

QUADRO 48.1. Identificação do asmático de risco.

- Internação prévia com necessidade de internação em CTI e ventilação mecânica para controle das crises.
- 3 ou mais visitas à emergência ou 2 ou mais hospitalizações no último ano por crise.
- Uso frequente de corticosteroide sistêmico.
- Uso de 2 ou + frascos de beta-2-agonista de ação rápida ao mês.
- Presença de comorbidades.
- Baixa adesão a tratamentos prévios.

Fonte: Adaptado de GINA[8].

• Avaliação inicial

- **Anamnese:** história prévia de asma, uso de medicações de controle para asma, sintomas sugestivos de infecção respiratória atual, tratamentos já realizados antes de chegar ao serviço.
- **Exame físico:** avaliar intensidade da dispneia, tiragens intercostais, subdiafragmáticas ou de fúrcula esternal, sinais vitais como FR e FC, presença de sibilos, dificuldade para falar, cianose, nível de consciência. Quando possível/disponível, avaliar saturação de O$_2$ em ar ambiente e medir o PFE. A medida do PFE servirá como parâmetro para avaliação da resposta ao tratamento (Quadro 48.2).
- **Importante:** procurar por sinais de anafilaxia e avaliar possibilidade de complicações concomitantes (aspiração de corpo estranho, infecções, pneumotórax).

QUADRO 48.2. Avaliação da resposta ao tratamento, de acordo com o PFE.

- Boa resposta: PFE > 70% do predito.
- Resposta incompleta: PFE entre 40 e 70% do predito.
- Má resposta: PFE < 40% do predito.

Fonte: Adaptado de GINA[8].

■ Crianças de 6 a 11 anos e adolescentes

• Crise leve ou moderada[8]

Paciente fala frases completas, não apresenta alterações do estado geral e do nível de consciência. Não apresenta tiragens. Frequência respiratória pode estar elevada. Frequência cardíaca entre 100 e 120 bpm. Saturação de O$_2$ entre 90 e 95% (ar ambiente). PFE > 50% do predito. A Figura 48.1 mostra o fluxograma de atendimento para crise leve ou moderada para crianças de 6 a 11 anos e adolescentes.

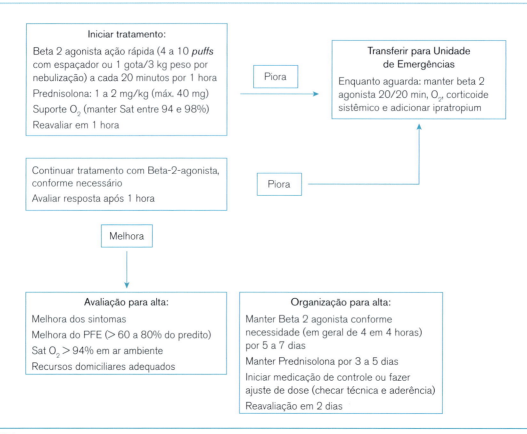

FIGURA 48.1. Fluxograma de atendimento para crise leve ou moderada.
Legenda: FR: frequência respiratória; FC: frequência cardíaca.
Fonte: Adaptada de GINA[8].

- ### Crise grave[8]

Paciente fala palavras (frases incompletas), apresenta alterações de consciência (agitação ou hipoatividade), uso de musculatura acessória (tiragens intercostais, de fúrcula e/ou esternocleidomastóideas). Frequência respiratória > 30 mrpm. Frequência cardíaca > 120 bpm. Saturação de O_2 < 90%. PFE < 50% do predito. A Figura 48.2 mostra o fluxograma de atendimento para crise grave para crianças de 6 a 11 anos e adolescentes.

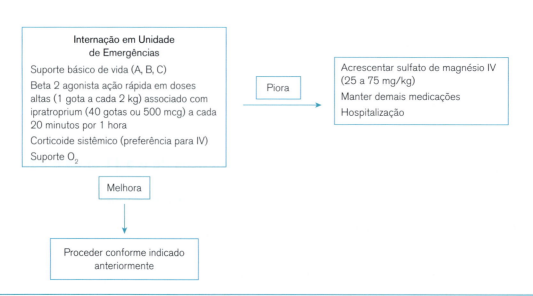

FIGURA 48.2. Fluxograma de atendimento para crise grave.
Fonte: Adaptada de GINA[8].

Crianças menores de 5 anos

• Crise leve ou moderada[8]

Paciente com dispneia, agitação. Frequência cardíaca < 200 bpm (até 3 anos de vida) ou < 180 bpm (4 e 5 anos de vida). Saturação de O_2 > 92% (ar ambiente). A Figura 48.3 mostra o fluxograma de atendimento para crise leve ou moderada para crianças menores de 5 anos.

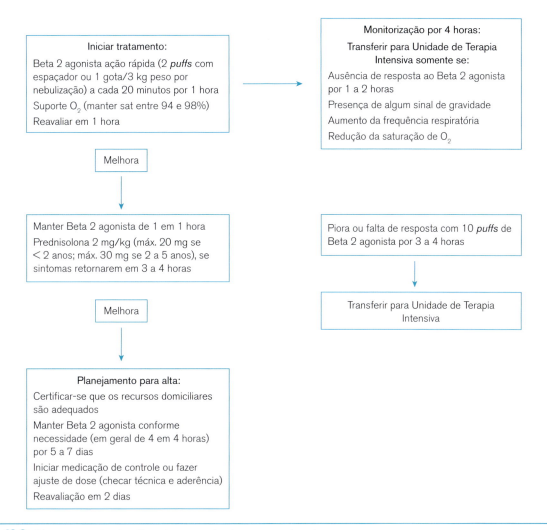

FIGURA 48.3. Fluxograma de atendimento para crise leve ou moderada.
Fonte: Adaptado de GINA[8].

• Crise grave[8]

Paciente não consegue falar ou ingerir líquidos, apresenta cianose central, confusão mental ou sonolência. Tiragens importantes. Murmúrio vesicular reduzido. Frequência cardíaca > 200 bpm (até 3 anos de vida) ou > 180 bpm (4 e 5 anos de vida). Saturação de O_2 < 92% (ar ambiente). A Figura 48.4 mostra o fluxograma de atendimento para crise grave para crianças menores de 5 anos.

As principais indicações de transferência para UTI, além das formais (parada cardiorrespiratória e necessidade de ventilação mecânica), são:

- Hipercapnia, acidose (pH < 7,30) ou hipoxemia.
- Níveis elevados de lactato sérico.

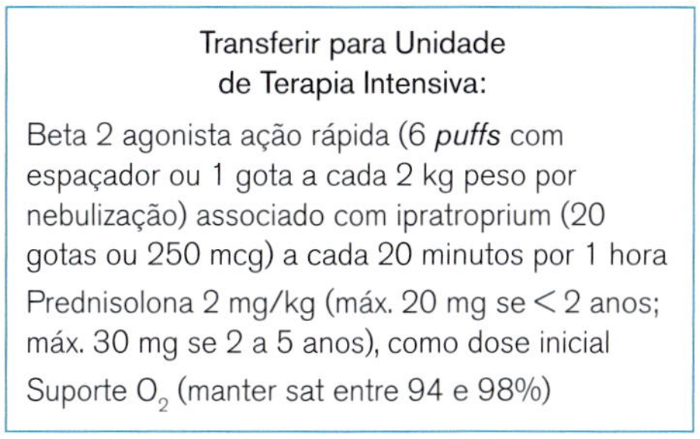

FIGURA 48.4. Fluxograma de atendimento para crise grave.
Fonte: Adaptado de GINA[8].

- Hipotensão arterial ou arritmias cardíacas graves.
- Persistência dos sinais e sintomas de gravidade (sonolência, confusão mental, exaustão, cianose, silêncio respiratório ou PFE < 30% do valor previsto) a despeito do tratamento adequado.
- Necessidade de monitorização acurada em função da gravidade da doença ou do tratamento a ser utilizado (infusões intravenosas com doses elevadas de beta-agonistas, infusões intravenosas de quetamina e utilização de suporte ventilatório não invasivo ou invasivo).

Os principais exames complementares e suas indicações são:

- **Gasometria:** sinais de gravidade, PFE < 30% após tratamento ou $SatO_2$ < 93%.
- **Radiografia de tórax:** possibilidade de pneumotórax, pneumonia, atelectasia ou necessidade de internação por crise grave.
- **Hemograma:** suspeita de infecção. Atenção, pois neutrófilos aumentam 4 horas após o uso de corticosteroides sistêmicos.
- **Eletrólitos:** coexistência com doenças cardiovasculares, uso de diuréticos ou altas doses de beta-agonistas, especialmente se associados a xantinas e corticosteroides. A hipopotassemia decorrente de altas doses de beta-agonistas somente deve ser corrigida se o paciente estiver sintomático.

■ Manejo do período intercrise

Asma é uma doença complexa e a sua abordagem terapêutica exige, não só a prescrição de medicamentos, mas também orientações quanto à profilaxia ambiental, evitar exposição ao tabagismo, apoio psicológico, indicação das vacinas contra pneumococos e influenza e promoção do aleitamento materno para os menores.

O manejo tem como base, principalmente, o nível de controle dos sintomas, para que o paciente tenha atividade normal, possa ir à escola ou mesmo brincar sem restrições. O tratamento deve diminuir o risco de exacerbações e manter a função pulmonar normal ou o mais próximo possível do normal, evitando evolução para limitação fixa ao fluxo aéreo. Para se alcançar esses objetivos são importantes uma boa interação médico-paciente e a adequação do tratamento às reais possibilidades do paciente e da família. Deve-se iniciar o tratamento de controle o mais precocemente possível para evitar maiores danos e riscos de exacerbações mais graves.

O controle dos sintomas da asma é feito de forma retrospectiva, avaliando-se o paciente em relação às últimas 4 semanas, investigando os tipos de sintomas apresentados, a necessidade de medicação de alívio, a limitação das atividades físicas e a intensidade da limitação ao fluxo aéreo. Avaliar sempre o uso correto das medicações pois grande parte dos pacientes com falência de tratamento se deve a má aderência ao tratamento.

• Etapa 1: asma leve

Crises de asma surgem com frequência menor que 2 vezes por mês, de curta duração e sem fatores de risco para exacerbação. O paciente não apresenta sintomas noturnos e respondem bem ao uso de broncodilatador. O paciente fica assintomático entre as crises, com função pulmonar normal (VF1 > 80%). Para esses pacientes, recomenda-se, apenas, o tratamento das crises com medicação de alívio (broncodilatador). Avaliar a necessidade de uso de corticosteroide inalado em baixas doses se surgirem sintomas de tosse, despertar noturno, entre as crises.

• Etapa 2: asma leve com sintomas intercríticos

Crises surgem com frequência maior que duas vezes por mês, o paciente acorda mais que uma vez a noite por mês com sintomas de asma e necessidade de usar broncodilatador. O paciente já apresenta algum grau de limitação nas atividades diárias (tosse ou falta de ar após atividade física). Função pulmonar normal (VF1 > 80%).

Os corticosteroides inalatórios em doses baixas são a primeira escolha nessas situações. Medicações alternativas incluem antileucotrienos.

O manejo da asma leve pode ser feito pelo pediatra geral, objetivando, principalmente, o início precoce do controle dos sintomas.

Considerar a possibilidade de aumentar a dose do corticosteroide inalado se paciente apresentar sintomas de asma mais que três vezes no mês e despertar noturno mais que uma vez por semana.

• Etapa 3: asma moderada

Crises mais frequentes, podendo apresentar sintomas diários (mas não contínuos), despertar noturno mais que uma vez por semana, necessidade de broncodilatador de alívio diariamente e limitação importante das atividades. Função pulmonar alterada (VF1 entre 60 e 80%). Nessas situações, a indicação de tratamento para controle são:

1. **Adultos/adolescentes:** as opções preferidas são combinação de dose baixa de corticosteroide + broncodilatador de ação lenta (CI +LABA) de manutenção com beta-2-agonista de ação rápida (SABA) conforme a necessidade.

   Aumentar a dose de CI e adicionar antileucotrieno ou teofilina de liberação lenta (menos eficaz que CI/LABA).

2. **Crianças de 6 a 11 anos de idade:** a opção preferida é dose média de CI com SABA conforme a necessidade. Pode-se avaliar a associação de dose baixa de CI + LABA (efeito semelhante ao de aumentar CI).

• Etapa 4: asma grave

Sintomas diários e contínuos, acorda até 5 dias na semana com sintomas, uso diário de medicações de alívio, limitações importantes para atividades físicas. Função pulmonar alterada (VF1 < 60%).

Tratamento de controle:

1. Dose moderada de CI + LABA com SABA conforme a necessidade; ou
2. Dose alta de CI + LABA, com SABA conforme a necessidade; ou
3. Dose alta de CI e acrescentar antileucotrieno ou dose baixa de teofilina.
4. Tiotrópio pode ser usado como terapia adicional em adultos com ≥ 18 anos com história de exacerbações frequentes.

• Etapa 5: asma grave de difícil controle

1. Dose moderada ou alta de CI + LABA + antileucotrienos; ou

2. Dose moderada ou alta de CI + LABA + teofilina de liberação lenta. Se ainda sem controle, avaliar uso de: (1) corticosteroide oral na dose mais baixa possível; (2) tratamento com anticorpos monoclonal anti-IgE (omalizumabe);

3. Adicionar tiotrópio pacientes ≥ 18 anos com história de exacerbações frequentes.

Quadros de medicações

QUADRO 48.3. Doses de beta-2-agonistas de ação rápida.

Salbutamol (Aerolin®) 5 mg/ml ou 100 mcg/jato	
Dose inicial	• 0,07 a 0,15 mg/kg/dose (1 gota/3 kg – máx. 20 gotas) em 3 ml de soro fisiológico 0,9%; ou • 2 a 4 jatos/dose.
Caso "não" responda	• Aumentar para 2 gotas/3 kg em 3 ml de soro fisiológico 0,9%; ou • 4 a 8 jatos/dose (máx. 10 jatos/dose).
Salbutamol contínuo inalatório	• 0,3 a 0,5 mg/kg/hora (dose máxima de 10 a 15 mg/hora).
Salbutamol injetável (0,5 mg/ml)	• *Bolus*: 15 a 20 µg/kg, entre 10 e 15 min. • Infusão contínua: 0,5 a 1,0 µg/kg/min. • Aumento das taxas de infusão a cada 20 a 30 min. • Dose máxima 8 a 15 µg/kg/min.
Fenoterol (Berotec®) 5 mg/ml Obs.: deve-se dar preferência para o salbutamol, devido ao perfil de segurança e ao maior número de estudos em crianças e adultos.	
Crianças < 6 anos (< 22 kg)	• 0,05 mg/kg/dose (1 gota/5 kg peso, máx. 4 gotas), sempre sob supervisão médica.
Crianças entre 6 e 12 anos	• 1 a 2 gotas/dose (suficiente na maioria dos casos). • 4 gotas/dose (casos graves). • 6 gotas/dose (casos particularmente graves), sob supervisão médica.
Crianças > 12 anos e adultos	• 2 gotas/dose (suficiente na maioria dos casos). • 5 gotas/dose (casos graves em tratamento hospitalar). • 8 gotas/dose (casos particularmente graves), sob supervisão médica.

Fonte: Adaptada de GINA[8].

QUADRO 48.4. Doses de anticolinérgico.

Brometo de ipratrópio 0,25 mg/ml (Atrovent®)	
Até 10 kg	10 gotas
Acima de 10 kg	20 gotas
Adultos	até 40 gotas

Fonte: Adaptada de GINA[8].

QUADRO 48.5. Doses de corticosteroide sistêmico/sulfato de magnésio.

Prednisolona (1 a 2 mg/kg/dia)	• Até 2 anos: máx. 20 mg • 3 a 5 anos: máx. 30 mg • > 5 anos: máx. 40 mg • Adultos: máx. 50 mg
Metilprednisolona	• 1 a 2 mg/kg, de 6 em 6 horas
Hidrocortisona	• 2 a 4 mg/kg/dose, a cada 4 a 6 horas. • Máximo: 250 mg/dose.
Sulfato de magnésio 10%	• 25 a 75 mg/kg (máx. 2 g). • Infusão entre 20 e 30 min. • Diluir a uma concentração de 60 mg/ml (máx. 200 mg/ml) em soro fisiológico 0,9%.

Fonte: Adaptada de J Bras Pneumol[2].

QUADRO 48.6. Baixas doses diárias de CI para crianças ≤ 5 anos.

Droga	Baixa dose diária total (mcg)
Dipropionato beclometasona (HFA)	100
Budesonida pMDI + espaçador Budesonida inalação Proprionato fluticasona (HFA)	200 500 100
Ciclesonida	160
Furoato mometasona	Ausência de estudos abaixo 4 anos
Triancinolona acetonida	Ausência de estudos nesse grupo etário
Dipropionato beclometasona (HFA)	100

Fonte: Adaptada de GINA[8].

QUADRO 48.7. Doses de corticosteroide inalatório em crianças entre 6 e 11 anos.

Corticosteroide inalatório	Dose baixa	Dose média	Dose alta
Dipropionato beclometasona (CFC)	100 a 200	> 200 a 400	> 400
Diproprionato beclometasona (HFA)	50 a 100	> 100 a 200	> 200
Budesonida (DPI)	100 a 200	> 200 a 400	> 400
Budesonida (nebulização)	250 a 500	> 500 a 1.000	> 1.000
Ciclesonida	80	> 80 a 160	> 160
Furoato fluticasona (DPI)	n.a.	n.a.	n.a.
Propionato fluticasona (DPI)	100 a 200	> 200 a 400	> 400
Propionato fluticasona (HFA)	100 a 200	> 200 a 500	> 500
Furoato mometasona	110	≥ 220 a <440	≥ 440
Triancinolona acetonida	400 a 800	> 800 a 1.200	> 1.200

Fonte: Adaptada de GINA[8].

■ Referências bibliográficas

1. Pérsio Roxo-Júnior, Virgínia Paes Leme Ferriani, Luciana Aparecida R. S. Albuquerque. Cap. IV, Crise de asma em crianças. In: Protocolos clínicos e de regulação: acesso a rede de saúde; 2012.
2. Diretrizes da Sociedade Brasileira de Pneumologia e Tisiologia para o Manejo da Asma, J Bras Pneumol. 2012 Abr;38(Supl.1):S1-S46l.
3. Barreto ML et al. Prevalência de sintomas de asma entre escolares do Brasil: Pesquisa Nacional em Saúde do Escolar (PeNSE 2012) Rev Bras Epidemiol Suppl PeNSE; 2014:106-15.
4. Blog da Saúde do Ministério da Saúde. Asma atinge 6,4 milhões de brasileiros. Publicado em 23/01/2015. Disponível em: www.blog.saude.gov.br/index.php/.../35040-asma-atinge-6-4-milhoes-de-brasileiros.
5. Guidelines for the Diagnosis and Management of Asthma. National Asthma Education and Prevention Program Expert Panel Report 3, (NAEPP) 2007. Disponível em: www.nhlbi.nih.gov/guidelines/asthma/index.htm
6. Gern JE, Busse WW. The role of viral infections in the natural history of asthma. J Allergy Clin Immunol. 2002;106(2).
7. Global Strategy for Asthma Management and Prevention – GINA. Revised 2014. Update 2015. Disponível em: www.ginasthma.org.
8. Global Initiative for Asthma. Global Strategy for Asthma Management and Prevention, 2019, in www.ginasthma.org.

Dermatite atópica 49

■ Paula Danielle Santa Maria de Albuquerque de Andrade
■ Carla Iraí Ferreira ■ Pérsio Roxo-Júnior

■ Introdução

Dermatite atópica (DA) ou eczema atópico é uma doença inflamatória crônica da pele, redicivante e intensamente pruriginosa, que ocorre geralmente no início da vida, e entra em remissão, na maioria dos casos, durante a infância[1,2]. Em casos graves, a DA pode persistir até a idade adulta, iniciando ou recaindo mais tardiamente[3]. No geral, 45% dos casos são registrados nos primeiros 6 meses de vida, 60% no primeiro ano de vida e 85% antes de 5 anos de idade[4].

Muito frequentemente a DA se associa a outras manifestações alérgicas, como asma e rinite[5]. Atopia é um achado comum nesses pacientes[6], e pode ser definida como uma tendência pessoal ou familiar para a produção de anticorpos IgE em resposta a doses baixas de alérgenos, normalmente proteicos[7]. Aproximadamente 80% das crianças com DA podem desenvolver asma e/ou rinite alérgica mais tarde na infância[8]. Alergia alimentar ocorre em aproximadamente 30% das crianças com DA moderada ou grave[4]. Um aumento da taxa de sensibilização aos alimentos e/ou aeroalérgenos tem-se mostrado coexistir em pacientes com DA, ocorrendo em cerca de 50% das crianças com essa patologia[9].

O principal fator de risco para DA em crianças é a ocorrência de doenças atópicas em seus pais. Aproximadamente 20 a 30% das crianças em que um dos pais é atópico e cerca de 40 a 50% das crianças com pai e mãe atópicos podem desenvolver DA. Somente 10% das crianças que são atópicas não possuem pais com tais sintomas[4].

A DA é um grande problema de saúde pública mundial[10]. Cerca de 2 milhões de crianças sofrem dessa doença[11], com uma estimativa de que 20% das crianças nos países desenvolvidos sejam afetadas[10]. A prevalência de DA em adultos é de cerca de 1 a 3%[2]. Ao longo das últimas três décadas, em países industrializados, observou-se um aumento de duas até três vezes a incidência da DA[4], sendo ainda desconhecida a causa desse fenômeno[2]. Alguns estudos sugerem que os fatores ambientais, como tamanho pequeno das famílias, aumento da renda, melhoria na educação, migração das zonas rurais para ambientes urbanos e aumento do uso de antibióticos, podem estar associados a esse aumento. A associação entre os níveis séricos de vitamina D ou obesidade e DA ainda é controversa[2].

A causa da DA é multifatorial, com interação entre predisposição genética e fatores ambientais que iniciam importante processo inflamatório[10]. A fisiopatologia da DA envolve vários mecanismos que unem alteração funcional da barreira cutânea, o desenvolvimento de reação inflamatória, envolvendo imunidade inata e adaptativa, a ação dos fatores ambientais e as alterações do microbioma cutâneo e intestinal[5]. Mutações como perda de função no gene filagrina humana (FLG) – uma proteína de filamento de ligação no estrato córneo – foram identificadas como o principal fator de predisposição genética ao desenvolvimento da DA[10].

No contexto da "marcha atópica", pacientes com DA e mutação da FLG são predispostos ao desenvolvimento de asma. Estudo recente forneceu novas pistas sobre a "marcha atópica", demonstrando a imunidade inata como responsável por iniciar a dermatite em ratos com deficiência da filagrina e a imunidade adaptativa como sendo necessária para o desenvolvimento posterior de uma função pulmonar comprometida[10].

A "marcha atópica" pode ser definida como a história natural das manifestações alérgicas, caracterizada por uma sequência típica de progressão dos sinais clínicos de doença atópica, com alguns sintomas, tornando-se mais proeminentes enquanto outros diminuem no decorrer da idade[12]. Embora os fatores genéticos e ambientais sejam conhecidos por contribuírem para a DA e a asma, os mecanismos subjacentes à "marcha atópica" permanecem ainda pouco compreendidos[10]. De modo geral, a DA precede o desenvolvimento da rinite alérgica e da asma, sugerindo que as manifestações cutâneas sejam a porta de entrada para o desenvolvimento subsequente das alergias respiratórias[12].

■ Manifestações clínicas

DA é uma inflamação não contagiosa da epiderme e da derme[1], cuja lesão elementar é o eczema, caracterizado por prurido de intensidade variável, eritema (que desaparece à digitopressão), edema, pápulas, vesículas, transudação (por perda transepidérmica de água), escamas, crostas, liquenificação (espessamento da camada intradérmica) e xerose[13].

Tem caráter crônico, recorrente e apresenta lesões típicas, cuja distribuição varia com a idade[4]. Nos primeiros meses de vida, uma descamação amarelada no couro cabeludo, conhecido como "tampão de berço", pode ser apresentação precoce de DA[1]. Em lactentes e pré-escolares, as primeiras lesões são eczematosas e acometem principalmente a face (região das bochechas, respeitando o triângulo nasolabial), couro cabeludo (manifestando-se como escamas e eritema, que devem ser distinguidos da dermatite seborreica), pescoço, prega infra e retroauriculares[13]. Podem ter aspecto numular (lesões arredondadas), infiltradas, com aspecto inflamatório, muitas vezes, resistentes ao tratamento[5].

Nos escolares, as lesões ocupam a região da nuca, as superfícies posteriores dos membros e as áreas de flexão das articulações[4] e são acompanhadas por xerose e disfunção cutânea, reflexo do aumento da perda de água transepidérmica[1]. Nos anos seguintes, além das lesões eczematosas ativas, placas liquenificadas podem ser encontradas[4].

Prurido é um dos sintomas mais importantes na DA e, muitas vezes, precede o eczema[1]. É desencadeado pela liberação de vários mediadores inflamatórios na pele, entre eles a histamina[13]. Em casos graves, os pacientes arranham as áreas da pele até causar escoriações com sangramento[1,5]. Prurido noturno prolongado, com consequente perda de sono, é um problema comum nessa patologia[1], e até 84% das crianças com DA referem dificuldades para dormir[11]. Exacerbações muitas vezes começam com o aumento do prurido, sem lesões visíveis na pele, seguido por eritema, pápulas e infiltração[1,13]. Liquenificação é resultado do ato de coçar e esfregar[1].

A xerose está presente na quase totalidade dos pacientes com DA, independentemente do estágio da doença. Caracateriza-se pelo ressecamento da pele, descamação fina, mas sem sinais de inflamação, afetando grande parte da superfície corporal. Ocorre devido à redução do manto lipídico, com consequente diminuição da barreira cutânea e aumento das perdas hídricas, contribuindo com a desidratação dos queratinócitos e aumento da produção de citocinas pró-inflamatórias pruridogênicas[13].

DA tem sido associada com colonização e infecções frequentes pelo *Staphylococcus aureus*, sendo que aproximadamente 90% das lesões crônicas contém este patógeno (em contraste com 5% de colonização cutânea por este patógeno em indivíduos não atópicos). Além de causar infecções piogênicas frequentes, os *S. aureus* podem agir como superantígenos e hiperativar linfócitos T periféricos, culminando com aumento das lesões[11].

Outros patógenos implicados na exacerbação da DA incluem *Staphylococcus epidermidis*, as espécies de leveduras *Malassezia sp*. *Staphylococcus epidermidis* podem ser mais abundantes em pacientes com essa doença e a proporção na pele é maior durante as crises. Pacientes com DA têm níveis mais elevados de anticorpos IgE contra *Malassezia*, em comparação com controles saudáveis[11].

Em crianças com DA, infecções cutâneas virais secundárias são frequentes, especialmente pelo vírus *Herpes simplex* e *Molluscum contagiosum*. É provável que essa maior suscetibilidade ocorra devido à depressão do padrão de resposta Th1 na pele, especialmente na fase aguda da doença[13].

A histopatologia das lesões agudas é caracterizada por hiperplasia epidérmica, espongiose (ocasionalmente levando à formação de vesículas), infiltrado inflamatório composto por linfócitos e histiócitos, número variável de eosinófilos e mastócitos na derme superior e exocitose de linfócitos na epiderme[1]. As lesões crônicas liquenificadas mostram hiper e paraqueratose, hiperplasia epidérmica irregular, infiltrado linfocítico moderado na derme superficial, histiócitos e alguns eosinófilos e aumento do número de mastócitos[1].

CASO CLÍNICO

Criança de 6 anos de idade, começou a apresentar lesões eritemato-papulares em região malar e cervical, poupando sulco nasolabial, a partir do 1° ano de vida. Desde então, as lesões se espalharam pelo corpo, aparecendo também em outros locais. Refere que há períodos de melhora e piora, porém em épocas do ano mais secas, elas tendem a piorar. Progenitora refere irritação e prurido, especialmente à noite. Relata ainda que a criança apresenta episódios de chiado no peito, por vezes, necessitando procurar a emergência para realização de inalação com medicação.

Antecedentes familiares: mãe asmática e pai com história de feridas pruriginosas na infância.

- Dados relevantes do exame físico:
    - Peso e estatura no percentil 50 para idade e sexo.
    - Linfonodos normais à palpação.
    - Eritema pruriginoso e algumas lesões crostosas em fossas poplíteas bilaterais (Figura 49.1).

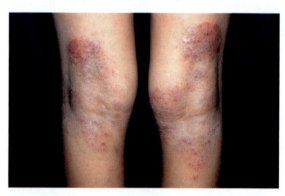

FIGURA 49.1. Eritema e lesões crostosas em fossas poplíteas.
Fonte: Acervo da autoria.

- Exames laboratoriais relevantes:
    - Hemograma: eosinofilia (8%).
    - IgG: 900 mg/dl (valores de referência: 799-1.051).
    - IgM: 100 mg/dl (valores de referência: 87-138).
    - IgA: 87 mg/dl (valores de referência: 56-123).
    - IgE: 390 kU/L (valores de referência: até 100);
- Hipótese diagnóstica: dermatite atópica.

Relação com alergia alimentar

Estudos que avaliaram testes de provocação oral mostraram que cerca de 40% dos lactentes e crianças jovens com DA moderada a grave têm associação com alergia alimentar e, frequentemente, esses pacientes apresentam testes cutâneos positivos e IgE específica elevada para vários alimentos[14].

É possível que a disfunção da barreira epidérmica presente na DA (como a deficiência de filagrina) seja um fator determinante para penetração de proteínas alimentares e posterior sensibilização[15,16]. Desse modo, há evidências que a DA esteja envolvida na gênese da alergia alimentar[15], o que vai de encontro com a progressão da "marcha atópica", na qual a DA geralmente precede alergias alimentares e respiratórias[16].

Portanto, a exclusão de alimentos pode não influenciar a história natural da doença ou levar à sua remissão, mas pode reduzir sua gravidade em alguns indivíduos[16].

Grande proporção das crianças com DA moderada e grave podem ter também alergia alimentar IgE mediada, entretanto, apenas parte dessas crianças apresentam reações clínicas, quando expostas a esses alimentos, sendo fraca a correlação entre a sensibilização aos alérgenos alimentares e as reações eczematosas (imediatas ou tardias). Estudos mostraram que a retirada de alimentos aos quais as crianças são sensibilizadas, não só não foram eficientes na melhora dos sintomas de DA, como aumentaram as chances de reação aguda na exposição ao alimento após período de dieta de exclusão[17].

É difícil o diagnóstico de reações alimentares relacionadas à exacerbação da DA, uma vez que estas são, na maioria das vezes, reações tardias (2 a 6 horas após a ingestão) e não causam piora imediata da DA[15]. Em casos de suspeita de DA desencadeada por alimentos, o teste de provocação oral duplo cego controlado por placebo é fundamental para comprovação[18].

■ Diagnóstico

Feito com base, principalmente, em suas características clínicas, uma vez que não há marcadores histológicos e laboratoriais específicos[19]. Assim, o exame físico deve ser minucioso, com atenção à distribuição e morfologia das lesões cutâneas (Figuras 49.2A, B e C), presença ou não de infecções secundárias e grau de hidratação da pele. Atopia é um fator importante a ser considerado, visto o caráter genético e hereditário da doença[20].

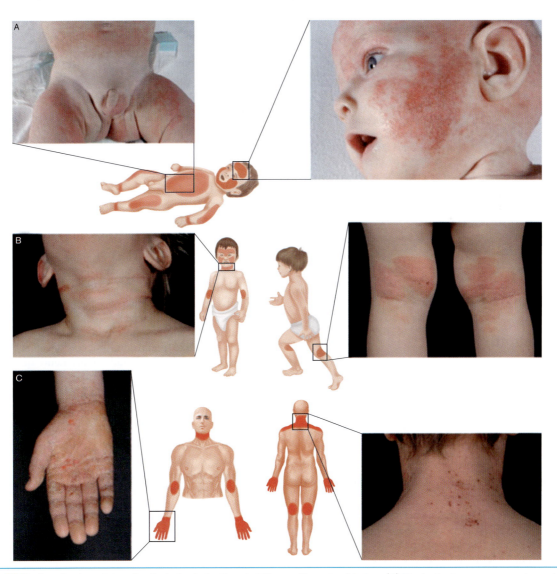

FIGURA 49.2. Aparência e típica distribuição de lesões da DA em diferentes idades. (A) Em lactentes, o eczema é geralmente agudo, com lesões principalmente na face e nas superfícies extensoras dos membros. O tronco pode ser afetado, mas a região da fralda é tipicamente poupada. (B) A partir da idade de 2 anos, tipos diferentes de lesões cutâneas podem ser observados, especialmente em regiões flexoras. (C) Adolescentes e adultos muitas vezes apresentam liquenificação e placas de escoriação nas áreas flexoras, punhos, tornozelos e pálpebras; cabeça e pescoço, tronco superior, ombros e couro cabeludo são envolvidos. Adultos podem ter apenas lesões crônicas nas mãos ou apresentar prurido.
Fonte: Adaptado de Weidinger e Novak[19].

Hanifin e Rajka[6] estabeleceram critérios diagnósticos divididos em maiores e menores (Quadro 49.1). A presença de, no mínimo, três critérios maiores e três menores torna o diagnóstico de DA altamente sugestivo.

QUADRO 49.1. Critérios diagnósticos maiores e menores para DA, com bases em aspectos clínicos.

Critérios maiores	Critérios menores
• Prurido	• Xerose
• Típica distribuição e morfologia das lesões	• Ictiose/hiperlinearidade palmar
• Evolução crônica ou recorrente	• Reatividade do *prick test*
• História pessoal ou familiar de atopia (asma, rinite ou DA)	• IgE sérica elevada
	• Início em idade precoce
	• Susceptibilidade para infecções cutâneas
	• Tendência para dermatite inespecífica de mãos e pés
	• Eczema mamilar
	• Queilites
	• Conjuntivites recorrentes
	• Ceratocone (extremamente raro)
	• Catarata subcapsular anterior
	• Escurecimento orbital
	• Eritema facial
	• Ptiríase alba
	• Pregas anteriores em pescoço
	• Prurido em áreas de suor
	• Intolerância à lã
	• Acentuação perifolicular
	• Alergia alimentar
	• Influência de fatores emocionais e ambientais
	• Dermografismo branco

Fonte: Adaptado de Hanifin e Rajka[6].

■ Tratamento

Por ser uma doença inflamatória crônica, o tratamento deve ser estruturado com perspectivas em longo prazo. Os principais objetivos do tratamento são:

- Identificar os fatores desencadeantes.
- Reduzir sinais, sintomas e recidivas.
- Reduzir a contaminação microbiana secundária.
- Evitar a progressão do processo inflamatório.
- Proporcionar melhor qualidade de vida para os pacientes e seus familiares.

Em muitas situações, falhas no manejo são decorrentes da não aderência ao tratamento, o que pode ocorrer por motivos variados. O tratamento das exacerbações é sempre um desafio, pois requer medidas eficazes de controle dos sintomas agudos em curto prazo, especialmente o prurido, sem comprometer o plano terapêutico elaborado para estabilização da doença em longo prazo. Entretanto, a retirada de fatores desencadeantes, alérgenos e/ou irritantes, bem como o tratamento das infecções podem ser suficientes para o controle das exacerbações em alguns pacientes[21].

• Cuidados gerais com a pele

A pele deve ser limpa delicadamente para retirada das crostas e de secreções, que podem estar presentes em caso de infecção bacteriana secundária. Esse procedimento potencializa a ação de medicações tópicas.

Recomenda-se banhos rápidos (máximo 5 minutos), com água fria ou morna e sabonetes com pH semelhante ao pH fisiológico cutâneo (5 a 6). Podem ser utilizados chuveiros ou banheiras para imersão[21].

A recuperação do manto lipídico cutâneo por meio da utilização de hidratantes é uma das principais estratégias para o tratamento do paciente com DA[21].

• Anti-histamínicos

Como a etiologia do prurido na DA é multifatorial, envolvendo a participação de vários mediadores inflamatórios e não somente a histamina, estes medicamentos são de pouca utilidade para grande parte dos pacientes, exceto aqueles que apresentam prurido intenso[22].

• Corticosteroides tópicos

Para pacientes com eczema de apresentação localizada, estes medicamentos são considerados como primeira escolha nas exacerbações de DA, devido ao seu rápido início de ação. É importante ressaltar que a hidratação cutânea adequada otimiza substancialmente a eficácia dessas medicações. Deve-se dar preferência para os corticosteroides de potência baixa e média, pois os efeitos adversos tópicos estão diretamente relacionados à potência, como estrias, atrofia, telangiectasias e infecções cutâneas secundárias.

• Corticosteroides sistêmicos

Quando indicados, são apenas para casos mais graves e refratários ao tratamento tópico, devendo ser utilizados pelo menor tempo possível, para evitar reações adversas sistêmicas e possível efeito rebote. Os fármacos indicados para crianças são prednisona ou prednisolona, em doses habituais, devendo ser retirados lentamente quando o uso exceder 10 dias[20].

• Imunossupressores tópicos

Ótimas alternativas aos corticosteroides tópicos, devido aos frequentes efeitos adversos dos últimos. Há duas formulações disponíveis, sendo ambas do grupo farmacológico dos inibidores da calcineurina: o pimecrolimo 1% (aprovado para crianças a partir de 3 meses) e o tacrolimo 0,03% (aprovado para crianças a partir de 2 anos) e 0,1% (aprovado para adolescentes a partir de 16 anos). O pimecrolimo está indicado para eczema de intensidade leve e moderada e o tacrolimo para eczema grave. A eficácia de ambos já foi demonstrada em estudos clínicos, podendo ser utilizados por períodos curtos e em longo prazo[13].

• Imunossupressores sistêmicos

Indicados para pacientes com DA grave, extensa, refratária ao tratamento tópico, que apresentam importantes efeitos adversos aos corticosteroides ou não podem, por razões médicas, fazer uso dos corticosteroides e repercussões psicossociais significativas, com comprometimento importante da qualidade de vida. O agente farmacológico mais estudado e utilizado em crianças é a ciclosporina A, na dose de 3 a 5 mg/kg/dia[13].

■ Considerações finais

A exemplo de outras doenças alérgicas, a dermatite atópica apresenta elevada prevalência mundial, precedendo o desenvolvimento de alergia respiratória e asma em muitos pacientes.

As formas graves comprometem significativamente a qualidade de vida dos pacientes e de seus familiares.

O pediatra tem participação importante nos cuidados de rotina de crianças com DA não complicada, devendo estar atento para o diagnóstico diferencial com outras dermatoses. Entretanto, pacientes com formas graves e refratárias devem ser encaminhados ao pediatra alergologista para o manejo adequado.

■ Referências bibliográficas

1. Darsow U, Raap U, Ständer S. Atopic Dermatitis. In: Carstens E, Akiyama T, editors. Itch: Mechanisms and Treatment. Boca Raton (FL): CRC Press/Taylor & Francis; 2014. Chapter 3. Disponível em: http://www.ncbi.nlm.nih.gov/books/NBK200925/

2. Lee JH, Son SW, Cho H. A Comprehensive Review of the Treatment of Atopic Eczema. Allergy Asthma Immunol Res. 2016;8(3):181-90.

3. Garmhausen D, Hagemann T, Bieber T, Dimitriou I, Fimmers R, Diepgen T et al. Characterization of different courses of atopic dermatitis in adolescent and adult patients. Allergy. 2013;68(4):498-506.

4. Oszukowska M, Michalak I, Gutfreund K, Bienias W, Matych M, Szewczyk A et al. Role of primary and secondary prevention in atopic dermatitis. Postepy Dermatol Alergol. 2015;32(6):409-20.

5. Hello M, Aubert H, Bernier C, Néel A, Barbarot S. Atopic dermatitis of the adult. Rev Med Interne. 2016;37(2):91-9.

6. Hanifin J. M, Rajka G. Diagnostic features of atopic dermatitis. Acta Derm. Venereol. Suppl. 1980; 92:44-47.

7. Johansson SGO, Bieber T, Dahl R, Friedmann PS, Lanier BQ, Lockey RF et al. Revised nomenclature for allergy for glo-

bal use: Report of the Nomenclature Review Committee of the World Allergy Organization. J. Allergy Clin. Immunol. 2004;113:832-6.

8. Eichenfield LF, Hanifin JM, Beck LA, LemanskeRF Jr, Sampson HA, Weiss ST, Leung DY. Atopic dermatitis and asthma: parallels in the evolution of treatment. Pediatrics 2003;111:608-16.

9. Eller E, Kjaer HF, Host A, Andersen KE, Bindslev-Jensen C: Food allergy and food sensitization in early childhood: results from the DARC cohort. Allergy 2009;64:1.023-39.

10. Saunders SP et al. Spontaneous atopic dermatitis is mediated by innate immunity, with the secondary lung inflammation of the atopic march requiring adaptive immunity. J Allergy Clin Immunol. 2016;137:482-91.

11. Powers CE, McShane DB, Gilligan PH, Burkhart CN, Morrell DS. Microbiome and pediatric atopic dermatitis. J Dermatol. 2015;42(12):1.137-42.

12. Spergel JM, Paller AS. Atopic dermatitis and the atopic march. J Allergy Clin Immunol. 2003; 112:S118-27.

13. Roxo-Júnior P. Dermatite atópica. In: Roxo-Júnior P. Diagnóstico e tratamento de doenças alérgicas em pediatria. São Paulo, Atheneu; 2011. Cap. 2.

14. Leung DYM. Atopic dermatitis: New insights and opportunities for therapeutic intervention. J Allergy Clin Immunol. 2000;105(5):860-76.

15. Tait C, Goldman RD. Dietary exclusion for childhood atopic dermatitis. Canadian Family Physician – Le Médecin de famille canadien. 2015;61:609-11.

16. Campbell DE. Role of food allergy in childhood atopic dermatitis. Journal of Paediatrics and Child Health. 2012;48:1.058-64.

17. Flinterman AE, Knulst AC, Meijer Y, Bruijnzeel-Koomen CA, Pasmans SG. Acute allergic reactions in children with AEDS after prolonged cow's milk elimination diets. Allergy. 2006;61:370-4.

18. Castro APM. Guia prático para o manejo da dermatite atópica – Opinião conjunta de especialistas em alergologia da Associação Brasileira de Alergia e Imunopatologia e da Sociedade Brasileira de Pediatria. Rev. Bras. Alerg. Imunopatol. 2006;29(6):268-82.

19. Weidinger S, Novak N. Atopic dermatitis. The Lancet. Set, 2015. Disponível em: <http://dx.doi.org/10.1016/S0140-6736(15)00149-X>. Acesso em: 02/03/2016.

20. Roxo-Júnior P. Atualização no tratamento da dermatite atópica. Rev. Paul. Pediatria. 2006;24(4):356-62.

21. Darsow U, Wollenberg A, Simon D, Taïeb A, Werfel T, Oranje A et al. ETFAD/EADV eczema task force 2009 position paper on diagnosis and treatment of atopic dermatitis. JEADV. 2010;24:317-28.

22. Borchard KLA, Orchard D. Systemic therapy of paediatric atopic dermatitis: An update. Austr J Dermatol. 2008;49:123-36.

Urticária e angioedema 50

■ Luisa Karla de Paula Arruda ■ Mariana Paes Leme Ferriani

CASO CLÍNICO

Menina de 9 anos e 6 meses, procura pronto-atendimento por aparecimento de placas avermelhadas, elevadas, disseminadas em todo o corpo, intensamente pruriginosas, que apareceram 1 hora após tomar nimesulida (Figuras 50.1A e B). Além das pápulas, apresentava edema periorbital e de lábios (Figura 50.1C). Há dois dias queixava-se de dor de garganta, sem febre. Aos 7 anos de idade teve pápulas eritematosas disseminadas, sem angioedema, cerca de 2 horas após tomar ibuprofeno para cefaleia. Desde então, usava paracetamol para dor ou febre, sem reações cutâneas.

- Exame físico: pápulas eritemato-edematosas avermelhadas de tamanhos variáveis, algumas isoladas, algumas coalescentes, algumas com centro claro, em todo o corpo. Angioedema em face e lábio superior. Ausência de angioedema em palato, língua ou úvula. Hiperemia de orofaringe. Ausência de adenomegalias cervicais. Ausculta cardiopulmonar normal. PA: 115 × 75 mmHg. Peso = 22 kg.
- Exames complementares:
  - Hemograma (Hb: 14,6g/dl; 6.400 leucócitos com diferencial normal, incluindo eosinófilos 2% (128/mm^3); plaquetas: 189.000).
  - Provas de atividade inflamatória (VHS: 12 mm; proteína C-reativa (PCR): 0,1 mg/100 ml – normal até 0,5 mg/100 ml).
  - Cultura de orofaringe negativa para etreptococco beta-hemolítico do grupo A.

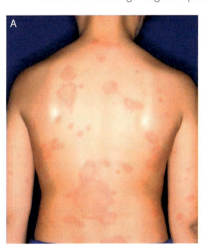
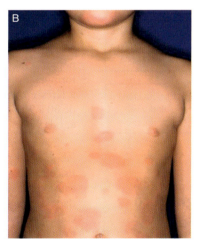
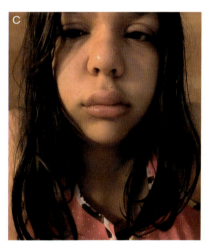

FIGURA 50.1. Urticária e angioedema em criança 1 hora após tomar nimesulida. (A e B) Urticas. (C) Angioedema em lábio e face.
Fonte: Acervo da autoria.

- Diagnóstico: urticária aguda.
- Tratamento: levocetirizina 5 mg/dia, prednisolona 20 mg/dia, por 7 dias.
- Comentário: é provável que a causa seja reação a anti-inflamatórios não esteroidais (AINE), pela ocorrência de urticária logo após o uso de dois AINE (ibuprofeno e nimesulida). Entretanto, não podemos excluir urticária associada a infecção de vias aéreas no episódio atual. A paciente deverá ser encaminhada a alergista/imunologista para investigação diagnóstica, incluindo testes de provocação oral com fármacos. Até que seja feita esta avaliação, recomendar o uso apenas de paracetamol para dor ou febre.

■ Definição e classificação

Urticária é uma doença relativamente comum. Acredita-se que cerca de 25% da população pode apresentar algum tipo de urticária na vida[1,2].

Essa doença é caracterizada pelo aparecimento simultâneo ou não de pápulas eritemato-edematosas (urticas), podendo ser acompanhadas ou não de angioedema. As lesões individuais são, em geral, evanescentes e duram menos que 24 horas, têm tamanhos variáveis, podendo apresentar edema central, e geralmente são circundadas por eritema. Característica importante é o prurido intenso, que tem impacto profundo na qualidade de vida dos pacientes. Alguns pacientes relatam a sensação de queimação no local das lesões. O angioedema está associado a aproximadamente 40% dos casos de urticária, e é caracterizado pelo súbito edema da derme inferior e subcutâneo, associado a desconforto ou dor local, com duração de até 72 horas[3].

Urticária e angioedema podem ser sintomas de quadro de anafilaxia, que cursa com manifestações cutâneas em 90 a 95% dos casos, e podem fazer parte de síndromes autoinflamatórias. O angioedema, quando isolado, deve ser distinguido do angioedema hereditário[3].

A urticária é subdividida de acordo com seu tempo de duração em urticária aguda, com duração menor que 6 semanas, e urticária crônica (UC), com duração maior ou igual a 6 semanas. Atualmente, a UC é classificada em urticária crônica espontânea (UCE), na qual não se identifica causa específica para o aparecimento dos sintomas, e urticária crônica induzível, desencadeada por estímulos como calor, frio, vibração, pressão e contato (Figura 50.2)[3].

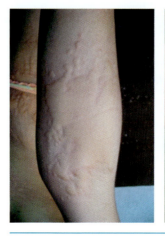
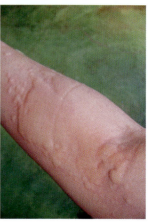

FIGURA 50.3. Urticária aguda em adolescente de 14 anos, 15 minutos após ferroada de marimbondo.
Fonte: Acervo da autoria.

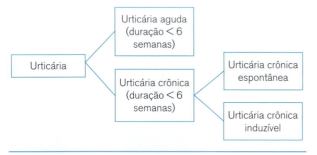

FIGURA 50.2. Classificação da urticária.
Fonte: Adaptada de Zuberbier e colaboradores[3].

■ Apresentação clínica e diagnóstico

• Urticária aguda (UA)

Tipo mais comum de urticária na infância, com prevalência de 20% na vida. É uma das patologias dermatológicas mais frequentes nos serviços de emergência[4]. Em geral, se apresenta como um único episódio, com duração de 2 a 3 semanas. Costuma afetar os sexos igualmente na infância, diferentemente da urticária na vida adulta, que afeta mais as mulheres[5].

A UA tem apresentação clínica variável. As urticas podem surgir isoladas ou acompanhadas de angioedema, variam em tamanho e número, e podem acometer grande extensão da pele (Figura 50.3).

As infecções constituem a principal causa de UA na infância, principalmente infecções virais do trato respiratório. Bactérias, fungos e parasitas também podem estar envolvidos. Outras causas importantes de UA são os fármacos, em especial antibióticos e AINE. Nesse contexto, pode ser difícil a diferenciação da etiologia de UA, uma vez que é frequente o uso destes medicamentos, durante episódios infecciosos. Posterior avaliação por médico alergista/imunologista após resolução do quadro é recomendada para definição diagnóstica[5].

Alimentos são também frequentes causas de UA na infância. Em crianças pequenas os alimentos mais envolvidos são ovo, leite de vaca, soja, amendoim e trigo; já em crianças maiores e adolescentes, predominam peixe, frutos do mar, nozes e castanhas[4].

Outras causas de UA incluem ferroada de insetos himenópteros (abelha, marimbondo e outras espécies de vespas, formiga lava-pé), administração de radiocontrastes, alergia a látex e contato com outros alérgenos específicos. Cerca de 30 a 50% dos casos não se identifica a causa da urticária aguda[2].

Na maioria dos casos, não está indicada investigação laboratorial para a urticária aguda. A anamnese e o exame físico são as principais ferramentas para a identificação da causa da urticária, sendo essenciais para definir a necessidade de investigações futuras. A realização de hemograma completo pode ser útil, uma vez que alterações no leucograma podem alertar para a presença de infecção[6].

Na avaliação inicial de um episódio de UA é de grande importância diferenciá-lo de um quadro de anafilaxia, uma vez que a urticária pode ser seu primeiro sintoma. A associação com sintomas e sinais respiratórios (rouquidão, dispneia, sibilos à ausculta pulmonar), gastrintestinais (dor abdominal, náuseas, vômitos) e/ou sistêmicos (hipotensão) indica a presença de anafilaxia. O reconhecimento precoce da anafilaxia é essencial para o sucesso do tratamento, que deve ser realizado conforme diretriz internacional[7].

As bases do tratamento da UA incluem a identificação e a retirada do fator causal quando possível, e o uso de anti-histamínicos anti-H1. Os anti-histamínicos de primeira geração não são mais recomendados, devido ao seu efeito sedativo. Os anti-histamínicos de segunda geração constituem a primeira linha de tratamento da UA, apresentando excelente perfil de segurança e boa eficácia em crianças e adolescentes. Existem diversas opções licenciadas para uso na faixa etária pediátrica, com posologias de acordo com peso e idade (Quadro 50.1). O uso de corticosteroide oral por período curto (máximo de 10 dias), em associação a anti-histamínico de segunda geração, pode abreviar a duração da urticária aguda[8.] A adrenalina na UA é recomendada apenas quando a urticária faz parte de um quadro de anafilaxia.

Apesar da UA ser uma doença que compromete de modo marcante a qualidade de vida das crianças, seu prognóstico costuma ser favorável. A maioria dos pacientes responde a terapia com anti-histamínicos, com resolução em curto espaço de tempo. Cerca de 20 a 30% dos casos de UA podem evoluir para UC[9.]

Urticária crônica

Definida pela duração maior ou igual a 6 semanas, tem prevalência estimada em 0,1 a 5%. Angioedema está associado a urticária em 40% dos casos, podendo aparecer de forma isolada em cerca de 10% dos casos[12.] É uma doença que leva a redução importante da qualidade de vida das crianças, comparável a doenças crônicas como epilepsia e diabetes[5].

A urticária crônica espontânea (UCE) é o tipo de UC em que urticas e/ou angioedema aparecem sem que seja identificado um fator desencadeante. Embora as lesões apareçam de forma espontânea diariamente ou quase diariamente, em alguns casos é possível identificar causa de base para UCE, incluindo infecções, alimentos, pseudoalérgenos e medicamentos. Entretanto, faltam estudos determinando a real contribuição desses fatores na etiologia da UCE, em que seja documentada a remissão da UCE após a resolução ou a remoção do fator causal específico[2,5].

Acredita-se que cerca de 30 a 60% das UCE em crianças e adultos apresentam etiologia autoimune, sendo denominada urticária crônica autoimune. Embora a fisiopatologia dessa entidade seja pouco compreendida, ela é sugerida pela associação com outras doenças autoimunes, incluindo tireoidite autoimune e lúpus eritematoso sistêmico[13]; positividade do teste cutâneo do soro autólogo (Figura 50.4); e presença de autoanticorpos contra o receptor de alta afinidade da IgE (FcεRI) ou contra IgE. Entre 15 a 30% dos pacientes com UC apresentam autoanticorpos contra a tireoide, em comparação com 6% da população geral[12,14,15].

QUADRO 50.1. Doses e idades de licenciamento para uso de anti-histamínicos de segunda geração em crianças.

Fármaco	Dose	Idade de licenciamento para uso em crianças
Levocetirizina	• 6 meses a 5 anos: 1,25 mg, de 12 em 12 horas. • 6 a 11 anos: 5 mg, de 24 em 24 horas. • ≥ 12anos: 5 mg, de 24 em 24 horas.	Acima de 6 meses.
Desloratadina	• 6 meses a < 2 anos: 1 mg, de 24 em 24 horas. • 2 a 5 anos: 1,25 mg, de 24 em 24 horas. • 6 a 11 anos: 2,5 mg, de 24 em 24 horas. • ≥ 12 anos: 5 mg, de 24 em 24 horas.	
Fexofenadina	• 6 meses a < 2 anos: 15 mg, de 12 em 12 horas. • 2 a 11 anos: 30 mg, de 12 em 12 horas. • ≥ 12 anos: 120 a 180 mg, de 24 em 24 horas.	
Ebastina	• 2 a 5 anos: 2,5 mg, de 24 em 24 horas. • 6 a 11 anos: 5 mg, de 24 em 24 horas. • ≥ 12 anos: 10 a 20 mg, de 24 em 24 horas.	Acima de 2 anos.
Cetirizina	• 2 a 5 anos: 2,5 mg, de 12 em 12 horas. • 6 a 11 anos: 5 mg, de 12 em 12 horas. • ≥ 12 anos: 10 mg, de 24 em 24 horas.	
Loratadina	• 2 a 11 anos ou < 30 kg: 5 mg, de 24 em 24 horas. • ≥ 12 anos ou 30 kg: 10 mg, de 24 em 24 horas.	
Bilastina*	• 20 mg, de 24 em 24 horas.	Acima de 12 anos.
Rupatadina**	• 10 mg, de 24 em 24 horas.	

* A eficácia e a segurança da bilastina em crianças de 2 a 11 anos com urticária ou rinoconjuntivite foi demonstrada em estudo recente, na dose de 10 mg em comprimido dispersível, que pode ser dissolvido em água[10]. ** Nova solução oral de rupatadina (1 mg/ml) foi recentemente autorizada na Europa para uso em crianças de 2 a 11 anos com urticária ou rinite alérgica. Sua eficácia e segurança, nesta faixa etária, foi demonstrada em estudo clínico recente, em doses de 2,5 mg para crianças com peso ≥ 10 kg até < 25 kg; e 5 ml para crianças com peso ≥ 25 kg[11].
Fonte: Elaborado pela autoria.

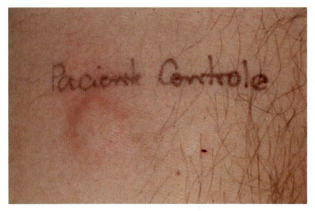 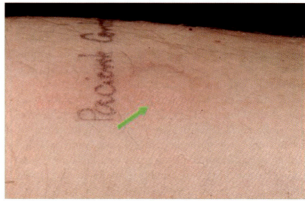

FIGURA 50.4. Teste cutâneo do soro autólogo em adolescente de 17 anos, gênero masculino, com urticária crônica espontânea. Soro autólogo é aplicado por via intradérmica, e após 30 minutos é feita a leitura do teste. A formação de pápula ≥ 8 mm de diâmetro médio, acompanhada de eritema, caracteriza um teste positivo. O controle é feito com solução salina injetada por via intradérmica. A presença de teste cutâneo do soro autólogo positivo sugere presença de autoanticorpos anti-FcεR1 ou anti-IgE no soro, e etiologia autoimune para a urticaria crônica espontânea.
Fonte: Acervo da autoria.

Para a maioria dos pacientes com UCE não é recomendada investigação laboratorial extensa ou testes alérgicos, pois tal investigação raramente resulta na identificação de um agente causal. A diretriz internacional mais recente, preparada pelas entidades European Academy of Allergy and Clinical Immunology; Global Allergy and Asthma European Network; European Dermatology Forum; e World Allergy Organization (diretriz EAACI/GA2LEN/EDF/WAO), recomenda avaliação inicial sucinta com hemograma completo, VHS ou PCR, associada a exclusão de medicamentos suspeitos, como AINE. Com base na história clínica e no exame físico pode-se ampliar a investigação, conforme o Quadro 50.2[3,8]. Em nosso meio, as parasitoses intestinais devem sempre ser consideradas como causa de urticária crônica, dada a sua elevada prevalência. Presença de dor abdominal e eosinofilia em sangue periférico podem indicar parasitose[16,17]. Em casos de urticária refratária ao tratamento com anti-histamínicos, tratamento com antiparasitários de espectro amplo pode ser considerado.

QUADRO 50.2. Investigação diagnóstica recomendada na urticária.

Tipo	Subtipo	Testes diagnósticos de rotina	Investigação diagnóstica estendida (com base na história)
Urticária espontânea	Urticária aguda espontânea	Nenhum	Nenhuma
	Urticária crônica espontânea	Hemograma, VHS ou PCR Excluir medicamentos suspeitos (AINE)	Investigar: doenças infecciosas (H pylori, hepatites B e C, parasitoses intestinais*), alergia mediada por IgE, autoanticorpos funcionais, hormônios tireoidianos, testes cutâneos, dieta sem pseudoalérgenos, teste cutâneo do soro autólogo, biópsia de pele
Urticária induzível	Urticária ao frio	Teste de provocação com gelo	Hemograma, VHS ou PCR, crioproteínas, descartar outras doenças, em especial infecções
	Urticária de pressão	Teste de pressão vertical	Nenhuma
	Urticária ao calor	Teste de provocação com calor (superfície a 45 °C)	Nenhuma
	Urticária solar	Teste com diferentes comprimentos de ondas UV	Excluir outras dermatoses induzidas pela luz solar
	Urticária dermográfica	Teste do dermografismo	Hemograma, VHS ou PCR
	Urticária vibratória	Teste com vórtex	Nenhuma
	Urticária aquagência	Teste com pano molhado com água em temperatura ambiente por 30 minutos	Nenhuma
	Urticária colinérgica	Provocação com exercício e banheira quente	Nenhuma
	Urticária de contato	Teste de provocação cutâneo (prick test)	Nenhuma

Fonte: Zuberbier, Aberer, Asero, Abdul Latiff, Baker, Ballmer-Weber e colaboradores[3].

Urticária crônica induzível

Inclui um grupo de urticárias crônicas nas quais se identifica um fator desencadeante dos sintomas. É o tipo mais frequente de UC na infância[5]. Urticária crônica induzível pode se apresentar isoladamente ou em associação com urticária crônica espontânea e seu diagnóstico tem especial importância, uma vez que certos tipos estão associados a sintomas sistêmicos graves[18,19].

Urticária dermográfica: também chamada de urticária factícia, é o tipo mais comum de urticária induzível, com prevalência na população geral de 1,5 a 4,2%. É caracterizada pelo aparecimento de pápula cerca de 10 minutos após aplicação de pressão na pele por objeto rombo. O prurido, em geral, antecede o aparecimento da pápula[20] (Figura 50.5).

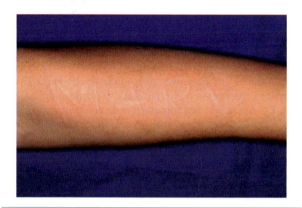

FIGURA 50.5. Urticária dermográfica, caracterizada pelo aparecimento de pápulas, eritema e prurido, aproximadamente 10 minutos após aplicação de pressão na pele com objeto rombo.
Fonte: Acervo da autoria.

- **Urticária induzida por frio:** aparecimento de urticária e/ou angioedema após exposição ao frio, seja pelo contato da pele com o ar frio, seja com líquidos e objetos frios. Cursa com aparecimento de pápulas localizadas ou generalizadas, que podem evoluir com sinais e sintomas sistêmicos, caracterizando anafilaxia. Cerca de um terço das crianças que apresentam essa condição evolui com anafilaxia ao nadarem em águas geladas. Sua forma mais comum é a primária adquirida, porém existe uma forma familiar caracterizada por início mais precoce e acometimento de outros sistemas. O diagnóstico é feito pelo teste do cubo de gelo, que consiste na aplicação de um cubo de gelo revestido por plástico fino na face volar do antebraço. O teste é considerado positivo se há o aparecimento de pápula e eritema após 5 a 10 minutos do contato por 5 minutos com o gelo[20].

- **Urticária solar:** tipo de urticária muito raro na infância, caracterizada pelo aparecimento de pápulas após exposição à luz. Ocasionalmente, pode evoluir com sintomas sistêmicos. O diagnóstico é feito pelo fototeste, que identifica qual o comprimento de luz que desencadeia a urticária no paciente[18].

- **Urticária vibratória:** presença de urticária e/ou angioedema após estímulo vibratório, como manusear uma furadeira ou dirigir motocicleta. O diagnóstico é feito por teste de provocação com um aparelho vibratório como o vórtex a 1.000 rpm, por 10 minutos, com leitura do teste após 10 minutos[20].

- **Urticária de pressão tardia:** surgimento de urticária e/ou angioedema 4 a 6 horas após aplicação de pressão sobre a pele, como elástico de roupas, alça de sacolas e ato de sentar. Esse tipo de UC está frequentemente associado à UCE. O diagnóstico é confirmado pelo teste de pressão vertical sobre o antebraço ou ombro, aplicando pressão de 0,2 a 1,5 kg/cm^2 por 10 a 20 min, sendo realizada a leitura após 4 a 6 horas[19].

- **Urticária ao calor:** tipo raro de urticária induzível, caracterizado pelo aparecimento de pápulas ao contato com calor. O teste de provocação é feito pelo contato da pele por 5 minutos com superfície a 45 °C (copo de vidro ou metal aquecido), e o teste é considerado positivo, se após 10 minutos houver aparecimento de pápula no local do contato[19].

- **Urticária aquagênica:** tipo bastante raro de urticária, caracterizada pelo aparecimento de micropápulas eritemato-pruriginosas, principalmente, em tronco. O diagnóstico é feito por teste de provocação com aplicação sobre a pele de compressa molhada com água em temperatura ambiente por 20 minutos[19].

- **Urticária colinérgica:** aparecimento de micropápulas eritematosas e pruriginosas com predomínio na parte superior do tórax. É causada pelo aumento da temperatura corpórea central, como após um banho quente ou prática de exercício físico. O diagnóstico é feito com teste de provocação com exercício físico (teste ergométrico) e banho quente[18] (Figura 50.6).

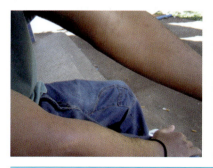
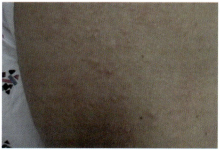
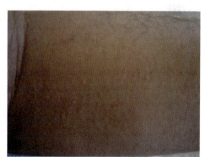

FIGURA 50.6. Urticária colinérgica em adolescente de 16 anos, após caminhada a passos rápidos.
Fonte: Acervo da autoria.

- **Urticária de contato:** aparecimento de urticas 20 minutos após contato com uma substância específica. As substâncias mais frequentemente envolvidas são alimentos, como leite de vaca, amendoim e frutos do mar, e látex. O diagnóstico é feito com teste de puntura com o alérgeno suspeito[19].

■ Tratamento e seguimento

Foco principal do tratamento da urticária em crianças, bem como em adultos, é o controle total dos sintomas até que a doença desapareça[1]. O tratamento de primeira linha recomendado para todos os tipos de urticária é o uso de anti-histamínicos de segunda geração, uma vez que a histamina tem papel central na fisiopatologia da urticária[21]. Na UC é também importante identificar e afastar o agente causal quando possível, particularmente nas urticárias crônicas induzíveis.

A diretriz internacional EAACI/GA2LEN/EDF/WAO recomenda o uso contínuo de anti-histamínicos de segunda geração, sendo mais eficaz que o uso intermitente dessas medicações. Inicialmente, deve ser usada a dose licenciada do anti-histamínico de segunda geração. Se não houver resposta após 2 semanas, recomenda-se aumentar a dose do anti-histamínico em até 4 vezes, como segunda linha de tratamento. A segurança de alguns anti-histamínicos de segunda geração, incluindo cetirizina, levocetirizina, fexofenadina, deslotatadina, ebastina, rupatadina e bilastina, em doses 2 a 4 vezes maiores que as doses habituais, foi demonstrada em adultos. Se após 1 a 4 semanas de tratamento não houver resposta clínica, está indicado o tratamento de terceira linha, com adição de omalizumabe. Se após 6 meses não houver resposta ao omalizumabe, essa terapia deverá ser decontinuada, e ciclosporina deverá ser associada a anti-histamínicos de segunda geração (Figura 50.7)[3].

Não há diretrizes específicas para crianças, portanto, sugere-se aplicar a diretriz EAACI/GA2LEN/EDF/WAO de adultos. O aumento da dose de anti-histamínicos em crianças deve ser adaptado à dose de acordo com o peso corporal, com monitorização individual de efeitos adversos. Cetirizina e levocetirizina são os anti-histamínicos que há maior experiência, tendo sido extensamente estudados em termos de eficácia e segurança em crianças pequenas entre 1 e 2 anos de idade. Os anti-histamínicos cetirizina, desloratadina, fexofenadina, levocetirizina e loratadina têm sido bastantes estudados em crianças, e sua segurança em longo prazo foi estabelecida na população pediátrica.

Do mesmo modo que em adultos, se os sintomas persistirem, tratamento de terceira linha com omalizumabe, ciclosporina e/ou montelucaste são recomendados em crianças. Em todos os momentos, um curso rápido de corticosteroide de até 10 dias de duração (prednisona ou prednisolona 0,5 a 1 mg/kg de peso) pode ser utilizado para controle das exacerbações.

O omalizumabe é um medicamento licenciado no Brasil para tratamento da UCE refratária ao tratamento com anti-histamínicos em pacientes com idade ≥ 12 anos. É um anticorpo monoclonal humanizado anti-imunoglobulina E (IgE). Apesar do seu mecanismo de ação em controlar a urticária não ser completamente conhecido, apresenta excelente eficácia em estudos clínicos controlados, metanálises e estudos de vida real[22]. Omalizumabe mostrou eficácia em doses de 300 mg/mês em crianças com UCE com idade ≥ 12 anos, entretanto ainda não existem estudos em crianças abaixo de 12 anos. Em contrapartida, no Brasil, o omalizumabe é licenciado como terapia adicional para o controle da asma grave em crianças entre 6 e < 12 anos, com eficácia e segurança demonstradas. É uma medicação de administração subcutânea que deve ser aplicada em ambiente hospitalar, devido ao risco presente, embora raro, de anafilaxia, relatada até o momento apenas em pacientes com asma[23].

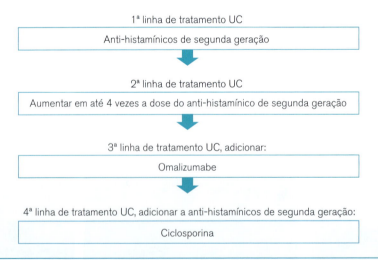

FIGURA 50.7. Tratamento da urticaria crônica espontânea.

* O Update and Revision of the EAACI/GA²LEN/EDF/WAO Guideline for Urticaria 2017, determinou mudança no algoritmo de tratamento da urticária crônica, com a indicação do omalizumabe como a opção preferencial para tratamento de terceira linha. Essa mudança foi feita com base em avaliação usando o sistema GRADE (Grading of Recommendations Assessment, Development and Evaluation), que revelou eficácia do omalizumabe na urticária crônica com alto nível de evidência. Se após 6 meses de tratamento com omalizumabe não houver resposta satisfatória, está indicado o uso de Ciclosporina associada a anti-histamínicos de segunda geração. Antileucotrieno, antagonistas H2, dapsona, e outros imunossupressores foram incluídos como terapias adicionais que podem ser utilizadas na urticária crônica, entretanto com baixo grau de evidência para eficácia (www.urticariaguideline.org).
Fonte: Zuberbier, Aberer, Asero, Abdul Latiff, Baker, Ballmer-Weber e colaboradores[3].

Quando não for possível o uso do omalizumabe, há alguma experiência com o uso de ciclosporina, levando a resolução da urticária entre 2 dias a 3 meses em crianças não respondedoras a anti-histamínicos[24]. Entretanto, o uso da ciclosporina requer monitoramento frequente pela possibilidade de efeitos adversos graves, incluindo hipertensão arterial, nefrotoxicidade, hepatotoxicidade e susceptibilidade aumentada a infecções e neoplasias. Antileucotrienos são seguros em crianças, entretanto sua eficácia na UCE como terapia aditiva a anti-histamínicos de segunda geração é inferior à do omalizumabe ou ciclosporina[3].

Durante o seguimento dos pacientes com UCE podem-se usar ferramentas para avaliar a atividade da doença, como o UAS7 (*Urticaria Activity Score – 7 days*). Este é um escore realizado pelo próprio paciente, em casa, 1 vez/dia, nos 7 dias que antecedem a consulta, que leva em consideração o número de pápulas (urticas) e a intensidade do prurido. O valor máximo possível do UAS7 é 42, e considera-se um escore menor que 6 um indicativo de bom controle da doença (Quadro 50.3)[3].

Uma versão modificada do UAS7 para uso em crianças de 2 a 11 anos foi desenvolvida, em que a avaliação diária foi feita pela criança ou pelos pais/cuidadores usando os seguintes parâmetros para número de urticas: 0 = nenhuma; 1 = leve (1 a < 10 urticas em 24 horas); 2 = moderada (10 a 30 urticas em 24 horas); 3 = grave (> 30 urticas em 24 horas); sendo mantidos os mesmos parâmetros para avaliação de prurido[11].

A urticária crônica provoca um declínio importante da qualidade de vida das crianças, podendo afetar inclusive seu desempenho escolar. Atualmente, não existem questionários de qualidade de vida específicos para urticária validados para a faixa etária pediátrica, porém podem-se utilizar questionários mais abrangentes, como o Kidscreen-52 para mensurar o impacto dessa doença na vida das crianças[5,25].

QUADRO 50.3. UAS7 para avaliação da atividade de doença na UCE*.

Escore	Número de urticas	Prurido
0	Nenhuma.	Ausente.
1	Leve (até 20 em 24 horas).	Leve (não incomoda).
2	Moderada (20 a 50 em 24 horas).	Moderado (incomoda, mas não atrapalha as atividades diárias ou sono).
3	Grave (> 50 em 24 horas).	Grave (atrapalha as atividades diárias e o sono).

Fonte: Zuberbier, Aberer, Asero, Abdul Latiff, Baker, Ballmer-Weber e colaboradores[3].

■ Angioedema

Em geral, se apresenta associado a urticária, porém pode ocorrer isoladamente. O angioedema adquirido histaminérgico é a condição clínica mais frequente, sendo uma forma de urticária crônica espontânea. Geralmente, pacientes com angioedema adquirido histaminérgico apresentam boa resposta a anti-histamínicos, o que pode ajudar no diagnóstico. Entretanto, existem outras importantes causas de angioedema isolado que devem ser salientadas[26].

• Angioedema hereditário (AEH)

Doença genética rara, com prevalência de 1:50.000, de herança autossômica dominante, caracterizada por episódios de angioedema recorrentes, não associados a urticária. Os sintomas têm início, em geral, na infância entre 5 e 11 anos de idade. Os episódios de angioedema duram de 2 a 5 dias, se não forem tratados, afetam predominantemente o tecido subcutâneo, trato gastrointestinal, levando a crises de dor abdominal de forte intensidade, e trato respiratório superior, podendo levar a asfixia[26,27] (Figura 50.8).

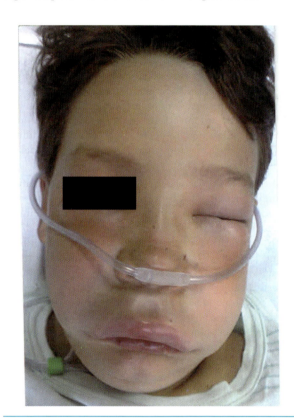

FIGURA 50.8. Menino de 9 anos com angioedema hereditário. Apresentou crise grave de angioedema subcutâneo e obstrução de vias aéreas superiores por edema de laringe, necessitando de internação em UTI, após ser atingido na face pela bola durante jogo de futebol. Trauma, manipulações dentárias, exposição a estrógeno e estresse são desencadeantes frequentes de crises de angioedema hereditário.
Fonte: Acervo da autora.

O AEH é classificado em dois tipos principais: AEH por deficiência do inibidor de C1 (C1-INH-AEH) e AEH com inibidor de C1 (C1-INH) normal. O C1-INH-AEH é causado por mutações no gene *SERPING1*, que leva à deficiência quantitativa e/ou qualitativa do C1-INH[28]. O AEH com C1-INH normal pode ser causado por mutação no gene que codifica o fator XII da coagulação (*F12*) ou pode ter origem desconhecida[29]. Ambos culminam com o aumento dos níveis séricos de bradicinina, responsável pelo angioedema. História familiar positiva sugere o diagnóstico, entretanto 25% dos casos são de ocorrência "de novo". O diagnóstico é feito pelo encontro de baixos valores quantitativos e/ou qualitativos do C1-INH, diminuição de C4, e análise genética nos casos de AEH com C1-INH normal ou casos em que a avaliação dos componentes do complemento seja inconclusiva[30].

As crises de angioedema no AEH não respondem a anti-histamínicos, corticosteroides ou adrenalina, uma vez que o principal mediador é a bradicinina e não a histamina. Portanto, é essencial o diagnóstico precoce dessa doença para instituição do tratamento adequado.

A profilaxia das crises pode ser realizada com o uso de andrógenos atenuados (danazol, oxandrolona ou stanozolol), antifibrinolíticos (ácido tranexâmico, ácido épsilon--aminocaproico) ou concentrado de C1-INH (Cinryze®). Este último é o tratamento de maior eficácia, licenciado para uso em crianças, de administração endovenosa, a cada 2 ou 3 dias, porém tem custo elevado[31]. O concentrado de C1-INH para profilaxia em longo prazo (Cinryze®), ainda não tem registro pela Anvisa no Brasil. Andrógenos atenuados não são recomendados para pacientes < 18 anos de idade, devido a potenciais efeitos em crianças, incluindo alterações na maturação óssea e efeitos adversos no desenvolvimento sexual e crescimento.

O tratamento das crises em crianças deve ser realizado, preferencialmente, com infusão endovenosa de concentrado de C1-INH, porém na realidade brasileira os concentrados de C1-INH são medicamentos de difícil acesso. Apenas o concentrado de C1-INH derivado de plasma humano Berinert® é disponível em nosso meio, enquanto o C1-INH recombinante Ruconest® ainda não está licenciado no Brasil. Para pacientes > 18 anos de idade, o bloqueador de receptor B2 da bradicinina (Icatibanto, Firazyr®) pode ser administrado na dose de 30 mg, via subcutânea. Para crises leves de edema subcutâneo, o aumento da dose dos antifibrinolíticos e andrógenos atenuados pode encurtar a duração da crise. Para as crises abdominais, o tratamento de suporte com hidratação endovenosa, antieméticos e analgésicos está indicado. Para crises graves com risco de asfixia, deve-se instituir tratamento de suporte com oxigenioterapia e avaliação da permeabilidade das vias aéreas, considerando a intubação oro ou nasotraqueal precoce. O plasma fresco congelado pode ser utilizado eventualmente, como tentativa de repor o C1-INH, porém tem eficácia duvidosa, podendo inclusive piorar uma crise[31].

• Angioedema adquirido "por deficiência do inibidor de C1"

Causa rara de angioedema na infância, acontece em associação com doenças que levam ao consumo do C1-INH, como doenças linfoproliferativas, incluindo linfoma e gamopatias monoclonais, e doenças autoimunes, como lúpus eritematoso sistêmico juvenil. Como no AEH, o consumo de C1-INH por fatores tumorais ou autoanticorpos leva ao aumento dos níveis plasmáticos de bradicinina[26].

• Angioedema adquirido por inibidores da enzima conversora de angiotensina (iECA)

Mais comum em adultos, uma vez que crianças raramente fazem uso de iECA. Acomete, principalmente, face, língua e vias aéreas. Acontece em cerca de 1% dos pacientes que usam iECA e o aparecimento do angioedema pode variar entre horas a anos após início da terapia com iECA. Acredita-se que a causa do angioedema seja o aumento dos níveis plasmáticos de bradicinina. O tratamento consiste na retirada do iECA e medidas de suporte nas crises, com oxigenioterapia e manutenção da permeabilidade das vias aéreas. O icatibanto tem sido usado nas crises com boa resposta[26,32].

• Angioedema adquirido idiopático não histaminérgico

Tipo raro de angioedema, não familiar, sem causa identificada, caracterizado pelas crises recorrentes de angioedema e falta de resposta terapêutica a anti-histamínicos. Alguns estudos mostram controle das crises com antifibrinolíticos e icatibanto, sugerindo provável papel da bradicinina na patogênese dessa doença pouco conhecida[26].

■ Considerações finais

Urticária aguda, com ou sem angioedema, é o tipo de urticária mais comum na infância. Em geral, uma causa específica é aparente, e há boa resposta a anti-histamínicos, podendo ser associado curso rápido de corticosteroide para diminuir o tempo de duração dos sintomas. Urticária crônica é rara na infância, e pode ter causa autoimune. Em 40% dos casos está acompanhada de angioedema, podendo ocorrer angioedema isolado em 10% dos casos. Pode ser espontânea ou induzível.

O tratamento de primeira linha de todos os tipos de urticária é o uso de anti-histamínicos de segunda geração, não sendo mais indicados os anti-histamínicos de primeira geração por seus efeitos adversos, particularmente sedação. O objetivo do tratamento da urticária crônica é o controle total dos sintomas, e o tratamento deve ser mantido até que os sintomas desapareçam. Na urticária crônica podem ser necessárias doses maiores de anti-histamínicos de segunda geração, até 4 vezes das doses habituais.

Cerca de 25% dos pacientes com urticária crônica não terão resposta a anti-histamínicos. Nesses casos, o omalizumabe é o tratamento de maior eficácia e segurança, licenciado para crianças ≥ 12 anos de idade. Na impossibilidade de uso do omalizumabe, pode ser utilizada com cautela a ciclosporina. O antileucotrieno montelucaste pode ser usado com segurança em associação a anti-histamínico de segunda geração, mas sua eficácia é baixa e inferior ao uso do omalizumabe ou da ciclosporina.

Angioedema isolado deve ser diferenciado de outras formas de angioedema, particularmente do angioedema hereditário (AEH), que, em geral, tem início na infância. Associação com crises recorrentes de dor abdominal e/ou de edema de vias aéreas superiores; história familiar; e ausência de resposta a anti-histamínicos, corticosteroides e adrenalina nas crises, podem alertar para a presença de AEH. É fundamental o diagnóstico precoce de AEH, pois há tratamentos específicos para crises e para profilaxia em longo prazo, diminuindo os riscos, particularmente de morte por asfixia, e melhorando de forma marcante a qualidade de vida dos pacientes.

■ Referências bibliográficas

1. Staubach P, Gillfert T. Pediatric urticaria. Curr Dermatol Rep. 2015 Feb;4(2):83-9.

2. Zitelli KB, Cordoro KM. Evidence-based evaluation and management of chronic urticaria in children. Pediatr Dermatol. 2011;28(6):629-39.

3. Zuberbier T, Aberer W, Asero R, Abdul Latiff AH, Baker D, Ballmer-Weber B, et al. The EAACI/GA²LEN/EDF/WAO guideline for the definition, classification, diagnosis and management of urticaria. Allergy. 2018 Jul;73(7):1393-1414

4. Bailey E, Shaker M. An update on childhood urticaria and angioedema. Curr Opin Pediatr. 2008;20(4):425-30.

5. Marrouche N, Grattan C. Childhood urticaria. Curr Opin Allergy Clin Immunol. 2012 Oct;12(5):485-90.

6. Sabroe RA. Acute Urticaria. Immunol Allergy Clin North Am. Elsevier Inc. 2014;34(1):11-21.

7. Muraro A, Roberts G, Worm M, Bilò MB, Brockow K, Fernandez Rivas M et al. Anaphylaxis: Guidelines from the European Academy of Allergy and Clinical Immunology. Allergy Eur J Allergy Clin Immunol. 2014;69(8):1026-45.

8. Bernstein JA, Lang DM, Khan DA, Craig T, Dreyfus D, Hsieh F et al. The diagnosis and management of acute and chronic urticaria: 2014 update. J Allergy Clin Immunol. Elsevier Ltd. 2014 May;133(5):1.270-7.

9. Sánchez-Borges M, Capriles-Hulett A, Caballero-Fonseca F. Demographic and clinical profiles in patients with acute urticaria. Allergol Immunopathol (Madr). SEICAP. 2014;43(4):409-15.

10. Novák Z, Yanez A, Kiss I, Kuna P, Tortajada-Girbes M, Valiente R et al. Safety and tolerability of bilastine 10 mg administered for 12 weeks in children with allergic diseases. Pediatr Allergy Immunol. 2016;27(5):493-8.

11. Potter P, Mitha E, Barkai L, Mezei G, Santamaría E, Izquierdo I et al. Rupatadine is effective in the treatment of chronic spontaneous urticaria in children aged 2-11 years. Pediatr Allergy Immunol. 2016;27(1):55-61.

12. Powell RJ, Leech SC, Till S, Huber PAJ, Nasser SM, Clark AT. BSACI guideline for the management of chronic urticaria and angioedema. Clin Exp Allergy. 2015;45(3):547-65.

13. Ferriani MPL, Silva MFC, Pereira RMR, Terreri MT, Saad Magalhães C, Bonfá E et al. Chronic spontaneous urticaria: A survey of 852 cases of childhood-onset systemic lupus erythematosus. Int Arch Allergy Immunol. 2015;167(3):186-92.

14. Fine LM, Bernstein JA. Urticaria Guidelines: Consensus and Controversies in the European and American Guidelines. Curr Allergy Asthma Rep. 2015;15(6).

15. Konstantinou GN, Asero R, Ferrer M, Knol EF, Maurer M, Raap U et al. EAACI taskforce position paper: Evidence for autoimmune urticaria and proposal for defining diagnostic criteria. Allergy. 2013;68(1):27-36.

16. Arik E, Betul Y, Cansin K, Umit S, Sahiner M, Cavkaytar O et al. Parasitic Infections in Children with Chronic Spontaneous Urticaria. Int Arch Allergy Immunol. 2016;171:130-5.

17. Kolkhir P, Balakirski G, Merk HF, Olisova O, Maurer M. Chronic spontaneous urticaria and internal parasites – A systematic review. Allergy Eur J Allergy Clin Immunol. 2016;71(3):308-22.

18. Lima SO, Rodrigues CS, Camelo-Nunes IC, Solé D. Urticárias físicas: revisão. Rev bras alerg imunopatol. 2008;31(6):220-6.

19. Zuberbier T, Asero R, Bindslev-Jensen C, Walter Canonica G, Church MK, Gimenez-Arnau A et al. EAACI/GA2LEN/EDF/WAO guideline: Definition, classification and diagnosis of urticaria. Allergy. 2009;64(10):1.417-26.

20. Trevisonno J, Balram B, Netchiporouk E, Ben-Shoshan M. Physical urticaria: Review on classification, triggers and management with special focus on prevalence including a meta--analysis. Postgrad Med. 2015;127(6):565-70.

21. Pite H, Wedi B, Borrego LM, Kapp A, Raap U. Management of childhood urticaria: Current knowledge and practical recommendations. Acta Derm Venereol. 2013;93(5):500-8.

22. Ensina LF, Valle SOR, Juliani AP, Galeane M, Vieira dos Santos R, Arruda LK et al. Omalizumab in Chronic Spontaneous Urticaria: A Brazilian Real-Life Experience. Int Arch Allergy Immunol. 2016 Apr 8;169(2):121-4.

23. Giménez-Arnau AM, Toubi E, Marsland AM, Maurer M. Clinical management of urticaria using omalizumab : the first licensed biological therapy available for chronic spontaneous urticaria. J Eur Acad Dermatol Venereol. 2016;30(Suppl.5):25-32.

24. Neverman L, Weinberger M. Treatment of chronic urticaria in children with antihistamines and cyclosporine. J Allergy Clin Immunol Pract. Elsevier Inc. 2014;2(4):434-8.

25. Souza JGS, Pamponet MA, Souza TCS, Pereira AR, Souza AGS, Martins AME de BL. Tools used for evaluation of Brazilian children's quality of life. Rev Paul Pediatr. 2014;32(2):272-8.

26. Cicardi M, Aberer W, Banerji a, Bas M, Bernstein J a, Bork K et al. Classification, diagnosis, and approach to treatment for angioedema: consensus report from the Hereditary Angioedema International Working Group. Allergy. 2014;69(5):602-16.

27. Frank MM, Zuraw B, Banerji A, Bernstein JA, Craig T, Busse P et al. Management of children with hereditary angioedema due to C1 inhibitor deficiency. Pediatrics. 2016;138(5).

28. Ferraro MF, Moreno AS, Castelli EC, Donadi EA, Palma MS, Arcuri HA et al. A single nucleotide deletion at the C1 inhibitor gene as the cause of hereditary angioedema: Insights from a Brazilian family. Allergy Eur J Allergy Clin Immunol. 2011;66(10):1.384-90.

29. Moreno AS, Valle SOR, Levy S, França AT, Serpa FS, Arcuri HA et al. Coagulation factor XII gene mutation in brazilian families with hereditary angioedema with normal C1 inhibitor. Int Arch Allergy Immunol. 2015;166(2):114-20.

30. Moreno AS, Maia LSM, Palhas PB, Dias MM, Muglia VF, Castelli EC et al. Genetic Analysis as a Practical Tool for Diagnosis of Hereditary Angioedema With Normal C1 Inhibitor: A Case Report. J Investig Allergol Clin Immunol. 2016;26(1):57-9.

31. Giavina-bianchi P, França AT, Grumach AS. Diretrizes do diagnóstico e tratamento do angioedema hereditário. Rev Bras Alerg Imunopatol. 2011;33(6):241-52.

32. Baş M, Greve J, Stelter K, Havel M, Strassen U, Rotter N et al. A randomized trial of icatibant in ACE-inhibitor-induced angioedema. N Engl J Med. 2015 Jan 29;372(5):418-25.

Rinites alérgicas e não alérgicas 51

■ Ullissis Pádua de Menezes ■ Wilma Terezinha Anselmo Lima

CASO CLÍNICO

Criança de 6 anos, sexo masculino, acompanhada pela mãe, foi atendida no Centro do Respirador Bucal. Segundo a mãe, a criança apresentava roncos, respiração bucal de suplência diurna e noturna, apneia episódica, amigdalites e otites de repetição (4 vez ao ano, nos últimos 2 anos). Queixava, ainda, de coriza hialina frequente, crises de espirros nasais, prurido nasal e ocular. Fazia tratamentos para alergia nas crises, mas não era aderente ao tratamento e nem fazia uso correto da medicação.

Ao exame físico apresentava fácies típica adenoideana, alongada, com lábios entreabertos, retração de lábio superior e hipertrofia de lábio inferior. A otoscopia mostrava importantes alterações, como membrana timpânica opacificada e retraída, com vasos proeminentes e efusão na caixa timpânica bilateralmente. A mãe não sabia dizer se a criança escutava bem. À rinoscopia anterior, as conchas nasais inferiores estavam hipertrofiadas e bem pálidas. As amígdalas estavam aumentadas em grau II. A mãe trazia uma radiografia de cavum com obstrução parcial de adenoide em 50% há 1 ano. A visão endoscópica mostrava a hipertrofia de conchas nasais inferiores e obstrução do cavum em quase 100% (Figura 51.1).

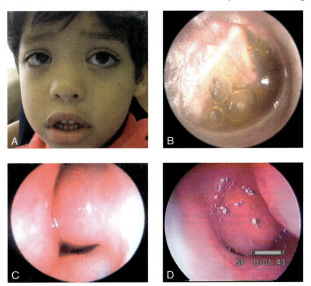

FIGURA 51.1. Criança portadora de rinite alérgica. (A) Fácies típica de respirador bucal. (B) Visão endoscópica da membrana timpânica opacificada e retraída, com vasos proeminentes e efusão na caixa timpânica. (C) Visão endoscópica da hipertrofia de concha nasal inferior. (D) Visão endoscópica do cavum obstruído por adenoide.
Fonte: Acervo da autoria.

■ Conduta: a criança foi medicada com lavagem nasal com solução salina seguida do uso de corticosteroide tópico em dosagem dobrada por 1 mês (de 12/12 horas), associada a anti-histamínico por 30 dias, com técnica correta. A mãe foi devidamente orientada quanto à profilaxia ambiental. No retorno, após 90 dias, a criança ainda apresentava queixa de roncos importantes, mas a sintomatologia alérgica estava bem controlada. Com a região do cavum obstruída em 80%, a criança foi submetida à adenoidectomia com pós-operatório de 1 ano muito bem e sem queixas. Após 2 anos, a mãe voltou ao ambulatório referindo que a criança estava do mesmo jeito e nem parecia que tinha sido operada. O exame físico mostrava descompensação importante do quadro alérgico. A criança foi submetida a um esquema rigoroso do controle da rinite alérgica (RA) com medicamentos, e a mãe, finalmente, entendeu que a cirurgia não era solução de todos os problemas e que ela deveria manter o tratamento constante da RA do filho.

■ Definição e epidemiologia

Definida como uma inflamação da mucosa nasal, a RA é caracterizada por dois ou mais sintomas: congestão/obstrução nasal, rinorreia anterior ou posterior, espirros e prurido nasal por no mínimo 1 hora por dia e por mais de 2 semanas. Nos Estados Unidos, afeta 60 milhões de pessoas, anualmente, com índices de autorrelato em adultos de 10 a 30%, e em crianças 40%. Em estudos recentes, a prevalência em adultos, por meio de diagnóstico médico confirmado, foram: Estados Unidos 14%, América Latina 7% e Ásia 9%[1]. Dentre os fatores de riscos para o desenvolvimento da RA, destacam-se: história familiar de atopia, imunoglobulina E (IgE) sérica > 100 UI/ml em menores de 6 anos de idade, presença de teste cutâneo de leitura imediata positivo e elevado nível socioeconômico. Crianças com história familiar de atopia nos pais desenvolvem sintomas mais frequente e precocemente. A maioria dos pacientes com rinite alérgica relata quadros persistentes e de intensidade moderada grave. Vem aumentando cada vez mais o impacto na qualidade de vida desses pacientes, que pode ser notado pelos distúrbios do sono, fadiga, irritabilidade, depressão, déficit de memória e aprendizado. A ausência no trabalho chega a 10% nos Estados Unidos e 4% na América Latina, com índices acima de 20% de queda na produtividade. O impacto dos custos diretos causados pela RA chega a 3,5 bilhões de dólares e os custos indiretos até 9,7 bilhões anuais[2]. Outro aspecto importante a ser ressaltado é a frequência de comorbidades associadas a RA, com grande impacto na qualidade de vida, como cefaleia, conjuntivite alérgica, otite média, rinossinusites, asma, refluxo gastresofágico, disfunção sexual e distúrbios do sono[3]. A RA constitui fator de risco para asma e rinossinusites em adultos e distúrbios psicológicos, comportamentais e de aprendizado em crianças.

■ Fisiopatologia

Esta inflamação alérgica é mediada por anticorpos da classe IgE em resposta a vários alérgenos ambientais, como ácaros da poeira domiciliar, baratas, pelos de animais, fungos e polens. Reflexos neurogênicos são originados em terminações nervosas do nervo trigêmeo do nariz em receptores sensíveis a vários fatores, como temperatura, estímulos químicos e osmolares e mudanças de PH. Neuropeptídeos atuam em vasos, glândulas, batimentos ciliares nasais e na indução da liberação de interleucinas (IL), como IL-3, IL-4, IL-5 e TNF-α, que ativam os eosinófilos.

A fase de sensibilização se manifesta quando o indivíduo entra em contato com a proteína alergênica na mucosa nasal e este alérgeno é captado pela APC (célula apresentadora de antígeno), processado e apresentado aos linfócitos T, auxiliares que se diferenciam em LTH2 produtores de IL-3, IL-4, IL-5 e IL-13 e fator estimulador de colônias de macrófagos e granulócitos, que levam à diferenciação dos linfócitos B em plasmócitos. Essas células produzem IgE específica ao antígeno, que combina com receptores de alta afinidade (FCεRI) na superfície de mastócitos e basófilos. Uma fase imediata ocorre minutos após a reexposição ao alérgeno, que se combina com as moléculas de IgE específicas na superfície dos mastócitos, gerando degranulação e liberação de mediadores inflamatórios pré-formados e neoformados: histamina, prostaglandinas, leucotrienos e fator ativador de plaquetas, levando à resposta inflamatória em minutos (vasodilatação, aumento da permeabilidade vascular resultando em obstrução nasal, rinorreia, espirros e prurido nasal). A fase tardia da inflamação alérgica caracteriza-se por liberação de mediadores e quimiocinas: IL-5, ICAM-1 (molécula de adesão intercelular-1) e VCAM-1 (molécula de adesão célula-vascular-1), que causam afluxo de células inflamatórias (eosinófilos, basófilos, mastócitos, neutrófilos e linfócitos), que, por sua vez, migram do vaso sanguíneo para mucosa nasal, originando a inflamação alérgica entre 2 e 8 horas após a exposição ao alérgeno (Figura 51.2)[4].

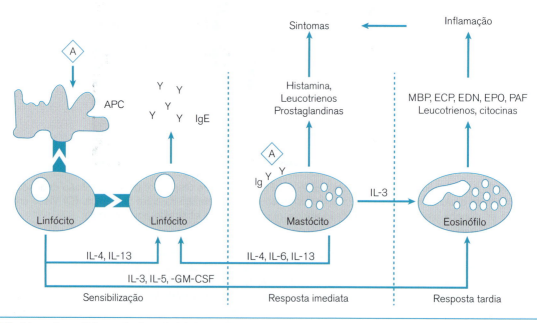

FIGURA 51.2. Mecanismo fisiopatológico da rinite alérgica.

Legenda: A: antígeno. ECP: proteína catiônica eosinofílica. EDN: neurotoxina derivada de eosinófilos. EPO: peroxidase eosinofílica. PAF: fator ativador de plaquetas. GM-CSF: fator estimulador de colônias de granulócitos e macrófagos. MBP: proteína básica principal. IL: interleucina. IgE: anticorpo da classe E.
Fonte: Adaptado de Sole e colaboradores[4].

■ Classificação

RA é classificada com base na duração e na gravidade dos sintomas, segundo o ARIA (Allergic Rhinitis and Its Impact on Asthma) *guideline*[5]. Quanto à duração, pode ser intermitente: sintomas menos de 4 dias/semana, ou menos de 4 semanas/ano, ou persistente: mais de 4 dias/semana e mais de 4 semanas/ano. Quanto à gravidade dos sintomas, pode ser: leve (sono normal, atividades diárias normais – lazer, esporte), escola e trabalho), e moderada-grave (sono anormal, agitado, limitação de atividades diárias – esporte e lazer –, absenteísmo escolar e no trabalho e sintomas persistentes) (Figura 51.3)[5].

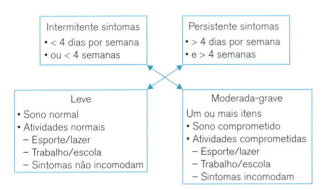

FIGURA 51.3. Classificação da rinite alérgica segundo ARIA.
Fonte: Adaptado de Bousquet e colaboradores[5].

Os três subgrupos de rinite mais aceitos são: RA, rinite infecciosa, rinite não alérgica não infecciosa, porém fenótipos combinados se fazem presentes em muitos indivíduos. Há inúmeros sistemas de classificação que se sobrepõem, com base em critérios independentes, como idade de início, gravidade da doença, frequência e padrão dos sintomas, agentes causais e fisiopatologia de base (Quadro 51.1)[6]. Do ponto de vista clínico, são classificados em bloqueadores e secretores; as anormalidades estruturais ou mecânicas são inclusas por alguns autores no subgrupo rinite não alérgica. A rinite ocupacional pode ser alérgica ou não alérgica. Autores ressaltam a importância de desenvolver sistemas de classificação com base nos mecanismos fisiopatológicos (endótipo)[7].

■ Quadro clínico

Os principais sintomas da RA são: obstrução/congestão nasal, rinorreia, espirros e prurido nasal. Sintomas oculares estão associados com frequência, como lacrimejamento, hiperemia conjuntival, edema palpebral e prurido ocular[8]. Outros sintomas como prurido na garganta e palato também podem estar presentes. A RA, com a hipertrofia adenoamigdaliana, constituem importantes causas de respiração oral, otite média secretora e alterações odontocraniofaciais. A obstrução nasal com retenção de secreção predispõe à rinossinusite infecciosa. A ocorrência de pólipo nasal indica a necessidade de investigação de outras comorbidades, como fibrose cística, síndrome Churg-Strauss, discinesia ciliar, intolerância aos anti-inflamatórios não esteroidais

e outras doenças. Aproximadamente 40% dos indivíduos com RA apresentam associação com asma, e cerca de 80% dos asmáticos relatam queixas nasais de RA. Portanto, o controle dos problemas nasais está associado à diminuição da gravidade e frequência dos sintomas pulmonares em asmáticos[9]. Ao exame físico ressalta-se a importância de sinais, como olheiras e escurecimento periocular, pregas abaixo da linha dos cílios em pálpebras inferiores (sinal de Dennie-Morgan), prega rinítica horizontal no dorso nasal, secundária ao ato de coçar. A rinoscopia anterior permite avaliar as características da mucosa nasal, como a coloração: palidez importante nos alérgicos; presença de secreção hialina e hipertrofia das conchas nasais também são achados peculiares. As alterações crônicas podem provocar mudança do padrão respiratório nasal para bucal, anomalias das arcadas dentárias, má oclusão e deformidades de palato (Figura 51.4). Exposição ambiental podem funcionar como desencadeantes, principalmente aos aeroalérgenos: poeira domiciliar, ácaros, fungos, pelos de animais, polens e tabagismo. Baixa ventilação, elevada umidade, presença de carpetes e tapetes constituem fatores de proliferação de ácaros e fungos[10].

QUADRO 51.1. Rinite alérgica e não alérgica fenótipos.

Fenótipos	Características
Rinite alérgica	Inflamação mediada por IgE.
Rinite causa sistêmica ou estrutural	Doença sistêmica/causa estrutural.
Rinossinusite infecciosa aguda	Infecção.
Rinossinusite crônica	Envolvimentos dos seios paranasais com duração maior que 12 semanas.
Rinite não alérgica	–
Rinite não alérgica eosinofílica	Esfregaço nasal com eosinófilos 5 a 20%.
Rinite gustatória	Sintomas relacionados à ingesta de alimentos.
Rinite gestacional	Gestação > 36 semanas.
Rinite induzida por drogas	Sintomas relacionados a ingestão de medicamentos.
Rinite medicamentosa	Relacionada ao uso prolongado de descongestionantes nasais.
Rinite ocupacional	Sintomas relacionados ao local de trabalho.
Rinite atrófica	Sintomas ocasionados por cirurgias/doença glanulomatosa.
Rinite do idoso	Sintomas relacionados à idade (idosos).
Rinite idiopática	Todos os fenótipos exclusos.
Rinite alérgica local	Sintomas envolvidos por IgE local.

Fonte: Adaptado de Scarupa e colaboradores[6].

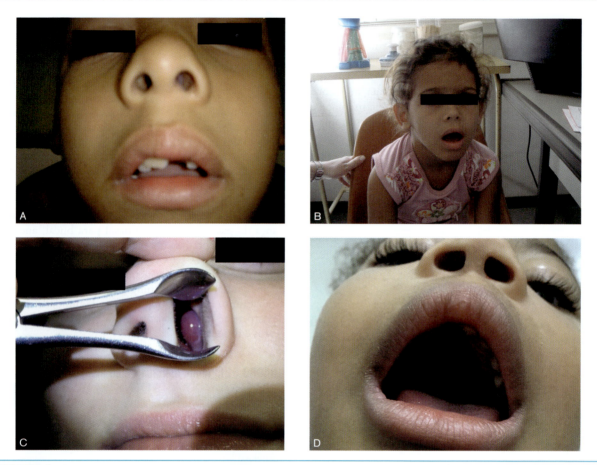

FIGURA 51.4. Crianças respiradoras orais portadoras de RA.
Legenda: (A) Sinal de Dennie-Morgan: prega abaixo da linha dos cílios. (B) Criança respiradora oral: lábios entreabertos, hipertrofia de lábio inferior e retração de lábio superior. (C) Palidez e hipertrofia da concha nasal. (D) Palato atrésico.
Fonte: Acervo da autoria.

■ Diagnóstico

Elaborado com base na história clínica detalhada e no exame físico. Os exames complementares são individualizados e direcionados pela história clínica e auxiliam na confirmação diagnóstica e também para afastar possíveis comorbidades (Figura 51.5)[11].

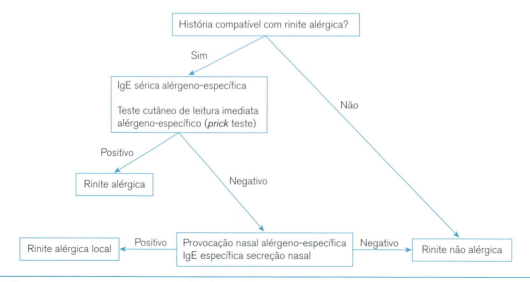

FIGURA 51.5. Algoritmo rinite alérgica, rinite alérgica local e rinite não alérgica.
Fonte: Adaptado de Papadopoulos e colaboradores[11].

O exame endoscópico auxilia na avaliação da cavidade nasal (aspecto da mucosa, conchas nasais, septo nasal) e cavum (hipertrofia de adenoide, obstrução da tuba auditiva), assim como coleta de secreções e biópsias. Exames de imagens, como radiografias (frontonaso, mentonaso e perfil) e tomografia computadorizada de seios paranasais (coronal e axial) devem ser realizados nos casos de obstruções nasais persistentes ou na presença de complicações, como rinossinusites, polipose nasal, tumores nasais, alterações anatômicas. Auxiliam, também, no diagnóstico, tratamento e controle das doenças associadas a RA. O diagnóstico de alergia pode ser confirmado pelo teste cutâneo de leitura imediata (*prick* teste) ou dosagem sérica de IgE específica ao alérgeno suspeito pela história clínica detalhada. O *prick* teste consiste na introdução do antígeno na pele através de um puntor para determinar a presença anticorpos da classe IgE antígeno específico, método mais utilizado para diagnosticar reações do tipo imediatas. O teste é realizado em pele sem lesões, face flexora do antebraço ou dorso; os alérgenos são aplicados a pelo menos 2 cm de distância entre eles. Adiciona-se uma gota dos controles positivo (histamina 10 mg/ml) e negativo (solução salina) e dos extratos alergênicos padronizados (10 a 100 µg/ml) na pele. Insere-se o puntor na gota fazendo a puntura sem provocar sangramento. A leitura é realizada 15 minutos após a aplicação dos extratos. A reação é considerada positiva com formação de pápula com diâmetro médio ≥ 3 mm (Figura 51.6). Deve-se suspender o uso de anti-histamínicos por período de 7 a 10 dias antes do teste pela interferência nos resultados. O teste tem sensibilidade de 85% e especificidade de 77%.

Quando o paciente apresenta lesões de pele ou não consegue descontinuar o uso de anti-histamínicos, impedindo a realização do teste cutâneo, deve-se utilizar outro método *in vitro* na avaliação da alergia, que é a dosagem de IgE antígeno-específica. O primeiro método utilizado foi o RAST (*radioallergosorbent test*), porém novos métodos com fase sólida e maior capacidade de ligação ao antígeno com anticorpos monoclonais marcados com enzima e automatização possibilitam a obtenção de maior sensibilidade e especificidade, que é o Imuno-CAP (Phadia), método fluoroenzimático[10]. A IgE sérica total > 100 Ku/l é considerada elevada e auxilia no diagnóstico de alergia; entretanto é pouco específica e revela níveis elevados em outras doenças. O hemograma é um exame inespecífico: eosinofilia periférica de 5 a 10% pode sugerir doença alérgica. A secreção nasal e ocular em indivíduos atópicos podem conter quantidades aumentadas de eosinófilos. A presença de eosinófilos superior a 10% na secreção nasal sugere alergia. A elevada variabilidade nos mecanismos fisiopatológicos (endótipo) e apresentação clínica (fenótipo) têm motivado esforços para se desenvolverem *guidelines* mais precisos para o diagnóstico e o tratamento[12].

■ Tratamento

As principais estratégias no tratamento da RA são:
1. Controle ambiental/educação e orientações.
2. Farmacoterapia: medicamentos.
3. Imunoterapia específica.
4. Abordagem cirúrgica.

Os objetivos do tratamento são manter o paciente assintomático ou oligoassintomático, melhorar sua qualidade de vida, diminuir o impacto negativo na produtividade no trabalho e rendimento escolar, reduzir custos diretos e indiretos, assim como prevenir as complicações. É fundamental no controle da doença aprimorar o conhecimento dos mecanismos fisiopatológicos, fenótipos e otimizar a aderência ao tratamento[7,12,13].

■ Controle ambiental

As principais medidas de higienização ambiental que diminuem a exposição aos desencadeantes, irritantes e reduzem o agravamento e a exacerbação dos sintomas serão expressas no Quadro 51.2[14]. A comprovação da eficiência das medidas de controle ambientais sobre a rinite esbarra na limitação de estudos científicos adequados para avaliar o potencial benefício dessas medidas[8,12]. Autores mostram que pode haver algum benefício na redução dos sintomas e que as medidas devem ser mantidas pelo período mínimo de 3 a 6 meses. Fatores como o número de alérgenos a que o paciente está sensibilizado e a aderência às medidas propostas podem influenciar nos resultados. Consensos recomendam medidas profiláticas de afastar alérgenos como etapa importante no tratamento[7,12].

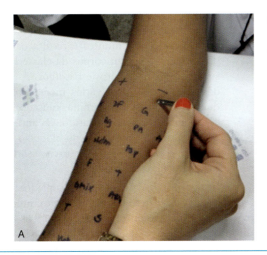 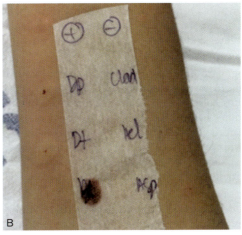

FIGURA 51.6. (A) Teste cutâneo de leitura imediata (*prick* teste). (B) Teste cutâneo positivo para inalantes (ácaros).
Fonte: Acervo da autoria.

QUADRO 51.2. Medidas de profilaxia ambiental.

1	Revestir colchões e travesseiros com capas impermeáveis.
2	Evitar carpetes, tapetes, estofados, cobertores de lã e tecidos de felpos.
3	Trocar roupa de cama e lavar com água quente.
4	Evitar umidade e mofo, ácido fênico 3 a 5% pode ter benefícios, manter umidade < 50%.
5	Limpeza com pano úmido, evitar espanadores e vassouras.
6	Evitar pelúcias.
7	Evitar animais de pelos dentro de casa.
8	Evitar substâncias de cheiro forte, inseticidas, talcos e perfumes.
9	Limpeza de filtros de ar condicionados e filtros de automóveis.
10	Evitar exposição ao tabagismo.
11	Praticar esportes e atividades ao ar livre.
12	Utilizar aspiradores com filtros especiais, reduzir exposição ao alérgenos dos ácaros a níveis < 0,5 µg/g de poeira pode ser benéfico.
13	Pisos devem ser de cerâmica e cortinas de persianas.
14	Evitar estantes de livros e revistas.

Fonte: Adaptado de Rubini[14].

■ Farmacoterapia

- **Descongestionantes:** fármacos agonistas alfa-adrenérgicos com propriedade de reduzir o fluxo sanguíneo nos capilares da mucosa e das conchas nasais (ação vasoconstrictora), com boa ação na congestão. Os descongestionantes orais, por sua ação alfa-adrenérgica, podem causar insônia, irritabilidade, cefaleia, taquicardia, arritmias e hipertensão arterial. Como representantes, é possível citar: pseudoefedrina, fenilefrina e clorfeniramina. Os descongestionantes tópicos possuem boa ação vasoconstrictora local, apresentam menos efeitos colaterais sistêmicos, porém, se utilizados com frequência, podem desencadear taquicardia e irritabilidade[15]. A taquifilaxia com efeito rebote pode ocorrer no uso persistente do medicamento. Os representantes mais frequentes são fenoxazolina, nafazolina, fenilefrina e oximetazolina. Em lactentes e idosos deve-se evitar o uso por riscos de intoxicações.

- **Cromoglicato dissódico:** estabilizador de membrana de mastócitos, apresenta boa segurança com poucos efeitos colaterais, tem ação na congestão nasal, no prurido e na rinorreia. Possui baixa potência anti-inflamatória, quando comparado com os corticosteroides, vida média curta, devendo ser administrado 4 vezes/dia, dificultando a adesão ao tratamento. Deve ser utilizado de forma profilática tópica nasal e até ocular. É seguro em crianças[8,12].

- **Antileucotrienos:** leucotrienos são importantes mediadores inflamatórios derivados do metabolismo do ácido aracdônico desencadeando aumento da secreção, vasodilatação, congestão nasal e inflamação eosinofílica. Os leucotrienos LTC4, LTD4 e LTE4 ligam-se a receptores para exercerem suas ações inflamatórias. Os antileucotrienos bloqueiam a ligação dos leucotrienos nesses receptores, inibindo o processo inflamatório. São indicados em pacientes com rinite e asma associadas. Os pacientes com rinite, polipose nasal e asma, apresentam expressão aumentada da enzima LTC4 sintetase, com produção excessiva de leucotrienos. Os antileucotrienos são indicados nesses pacientes e naqueles que não apresentam boa adesão ao tratamento com medicações tópicas[12,16]. A eficácia é inferior aos corticosteroides nasais, porém proporcionam ação de alívio da congestão e secreção nasal, com bom perfil de segurança. O montelucaste é o representante clássico desse grupo dos antileucotrienos na apresentação oral de 4 mg, 5 mg e 10 mg.

- **Anti-histamínicos:** o processo inflamatório alérgico inicial ocorre em minutos e resulta da combinação do antígeno com anticorpos da classe IgE ligados à superfície de mastócitos e basófilos. A degranulação dos mastócitos libera vários mediadores, dentre os quais destacam-se: histamina, causador de vasodilação, edema, secreção e prurido. Os anti-histamínicos exercem importante papel no bloqueio de sintomas, como prurido, espirros e rinorreia, sendo menos eficazes na congestão nasal.

A histamina age em receptores acoplados à proteína G, em formas ativas e inativas, por meio de equilíbrio dinâmico. A histamina estabiliza a forma ativa e os anti-histamínicos a forma inativa, agindo como agonistas inversos. Os primeiros anti-histamínicos sintetizados foram os clássicos (primeira geração) com potente ação nos receptores H1, porém com importante efeito sedativo (Quadro 51.3)[4].

QUADRO 51.3. Anti-histamínicos clássicos.

Nome	Apresentação	Posologia para crianças	Posologia para adultos e crianças > 12 anos
Dexclorfeniramina	• Xarope: 5 ml/2 mg • Comprimido: 2 mg • Drágea: 6 mg	• 2 a 6 anos: 1,25 ml a cada 8 horas • 6 a 12 anos: 2,5 ml a cada 8 horas	• 5 ml ou 1 comprimido a cada 8 horas ou máximo 12 mg/dia
Hidroxizina	• Xarope: (2 mg/ml) ou comprimido (10 e 25 mg)	• Até 6 anos: 50 mg/dia • > 6 anos: até 100 mg/dia	• Até 150 mg/dia
Cetotifeno	• Xarope: 0,2 mg/ml • Solução oral: 1mg/ml • Comprimido: 1 mg	• 6 meses a 3 anos: 0,05 mg/kg, 2 vezes/dia • 3 anos: 5 ml, 2 vezes/dia	• 1 comprimido a cada 12 horas
Clemastina	• Xarope: 0,05 mg/ml • Comprimido: 1 mg	• < 1 ano: 2,5 a 5 ml a cada 12 horas • 3 a 6 anos: 5 ml a cada hora • 6 a 12 anos: 7,5 ml a cada 12 horas	• 20 ml a cada 12 horas ou 1 comprimido a cada 12 horas
Prometazina	• Xarope: 5 mg/5 ml • Comprimido: 25 mg	• 1 mg/kg/dia, 2 a 3 vezes/dia	• 20 a 60 mg/dia

Fonte: Adaptado de Sole e colaboradores[4].

Pesquisas permitiram a síntese de novos anti-histamínicos não clássicos (segunda geração), com potente ação anti-h1 e menor efeito sedativo, sendo os fármacos de escolha pelo melhor perfil de segurança[8,17] (Quadro 51.4)[4]. Existem anti-histamínicos tópicos nasais e oculares. Os tópicos proporcionam boa ação nas rinites intermitentes, podendo também ter eficácia nas rinites persistentes, quando associados aos corticosteroides tópicos nasais no mesmo dispositivo de aplicação. Os anti-histamínicos sistêmicos orais são preferidos pela eficácia, baixos efeitos colaterais e melhor aderência. Outra forma de apresentação dos anti-histamínicos orais é a associação com descongestionantes com efeitos adicionais na congestão nasal, devendo ser utilizados por períodos curtos – disponíveis (loradadina, desloratadina, ebastina e fexofenadina) –, associadas à pseudoefedrina. Alguns anti-histamínicos provocam efeitos na congestão nasal por bloquearem a quimiotaxia e a ativação de eosinófilos.

QUADRO 51.4. Anti-histamínicos não clássicos.

Nome	Apresentação	Posologia para crianças	Posologia para adultos
Cetirizina	• Gotas: 10 mg/ml • Comprimido: 10 mg • Solução oral: 1 mg/ml	• 6 meses a 2 anos: 2,5 mg, 1 vez/dia • 2 a 6 anos: 2,5 mg/dose a cada 12 horas • 6 a 12 anos: 5 mg/dose a cada 12 horas	• 10 mg/dia
Desloratadina	• Gotas:1,25 mg/ml ou 20 gotas = 1,25 mg • Solução oral: 0,5 mg/ml • Comprimido: 5 mg	• 6 a 11 meses: 16 gotas, 1 vez/dia • 1 a 5 anos: 20 gotas/dia • 6 a 11 anos: 40 gotas/dia • 6 meses a 2 anos: 2 ml, 1 vez/dia • 2 a 6 anos: 2,5 ml, 1 vez/dia • 6 a 11 anos: 5 ml, 1 vez/dia	• 5 mg/dia
Ebastina	• Xarope: 1 mg/ml • Comprimido: 10 mg	• 2 a 6 anos: 2,5 ml, 1 vez/dia • 6 a 12 anos: 5 ml, 1 vez/dia	• 10 mg/dia
Epinastina	• Xarope: 2 mg/ml • Comprimido: 10 mg ou 20 mg	• 6 a 12 anos: 5 a 10 mg, 1 vez/dia	• 10 a 20mg dia
Fexofenadina	• Solução: 6 mg/ml • Comprimido: 60, 120 e 180 mg	• 2 a 11 anos: 30 mg (5 ml), 2 vezes/dia	• 60 mg, 1 comprimido, 2 vezes/dia • 120 mg, 1 comprimido, 1 vez/dia • 180 mg, 1 comprimido, 1 vez/dia
Levocetirizina	• Gotas: 2,5 mg/10 gotas • Comprimido: 5 mg	• 2 a 6 anos: 1,25 mg (5 gotas), 2 vezes/dia • > 6 anos: 5 mg/dia (20 gotas) ou 1 comprimido/dia	• 5 mg/dia
Loratadina	• Solução oral: 1 mg/ml • Comprimido: 10 mg	• Maiores 2 anos e < 30 kg: 5 mg/dia • Maiores 30 kg: 10 mg/dia	• 10 mg/dia
Rupatadina	• Comprimido:10 mg		• 10 mg/dia
Bilastina	• Comprimido: 20 mg		• 20 mg/dia

Fonte: Adaptado de Sole e colaborares[4].

- **Corticosteroides:** fármacos com maior potência anti-inflamatória e agem controlando a síntese proteica; atravessam a membrana celular, se ligam a receptores citoplasmáticos, translocam-se para o núcleo das células, ligando-se, finalmente, ao DNA nuclear, onde aumentam ou inibem a expressão proteica. Os glicocorticoides inibem a ação de fatores de transcrição AP-1 e NF-κβ e diminuem a produção de mediadores inflamatórios (citocinas). Os corticosteroides nasais são os fármacos mais eficazes no controle dos sintomas da RA, principalmente a congestão nasal. A utilização da via tópica em doses baixas diminui a ocorrência de efeitos colaterais. As doses variam de acordo com a potência do fármaco e a intensidade das manifestações clínicas. A potência dos corticosteroides tópicos pode ser avaliada de acordo com sua afinidade pelos receptores de glicocorticoides. Os corticosteroides, como furoato de fluticasona, furoato de mometasona, ciclesonida e o propionato de fluticasona, são os que apresentam maior potência anti-inflamatória com o melhor índice terapêutico. Portanto, devem ser os mais recomendados (Quadro 51.5)[18]. Evidências mostraram que a associação de corticosteroides intranasal (fluticasona) e anti-histamínico (azelastina) proporcionam maior benefício clínico do que quando usados de forma isolada. O tempo de utilização dos corticosteroides nasais deve ser o mais curto possível, com a menor dose capaz de controlar os sintomas nasais.

Outro aspecto importante são os efeitos colaterais que dependem da dose, da técnica de utilização e da biodisponibilidade (Tabela 51.6)[19]. Os principais efeitos colaterais são: locais (perfuração septal, sangramento e irritação) e os sistêmicos (cutâneos, oculares, ósseos, crescimento e interferência no eixo HPA – hipotálamo e hipófise adrenal). Os corticosteroides sistêmicos orais têm sua utilização restrita por períodos curtos não superiores a 5 e 7 dias nas situações de crises nasais graves. A utilização de corticosteroides de depósito, via parenteral, é contraindicada pelos efeitos sistêmicos adversos já observados.

QUADRO 51.6. Corticosteroides intranasal e biodisponibilidade sistêmica.

Corticosteroide	Biodisponibilidade sistêmica
Dexametasona oral	76%
Flunisolina	49%
Acetonida de triancinolona	46%
Diproprionato de beclometasona	44%
Budesonida	34%
Propionato de fluticasona	< 1%
Furoato de fluticasona	0,5%
Furoato de mometasona	< 0,1%
Ciclesonida	< que limite inferior de detecção

Fonte: Adaptado de Sastre e colaboradores[19].

- **Solução salina:** empregada na lavagem nasal em patologias crônicas, como RA e rinossinusites com alterações na depuração mucociliar. A solução salina exerce importante papel na higiene nasal, previamente ao uso de corticosteroides nasais. Já a solução salina hipertônica é usada no pós-operatório otorrinolaringológico por curtos períodos, pela possibilidade de irritação nasal em usos prolongados. Devem-se evitar as fórmulas de solução salinas adicionadas de conservantes, como cloreto de benzalcônio, que provocam efeitos irritativos sobre a mucosa nasal.

- **Imunoterapia específica:** constitui a prática de administração de quantidades progressivamente maiores de determinado extrato alergênico, em indivíduos comprovadamente alérgicos, com o objetivo de melhorar os sintomas à exposição subsequente do mesmo alérgeno e diminuir o grau de sensibilização. Esse tratamento é efetivo em pacientes portadores de doenças alérgicas mediadas por IgE, como RA e asma, com dificuldades ou respostas inadequadas ao tratamento farmacológico, ou pelos efeitos indesejáveis provocados por medicamentos. Alguns aspectos são fundamentais na indicação da imunoterapia: comprovação da sensibilização alérgica mediada por IgE, relevância do alérgeno no desencadeamento dos sintomas e disponibilidade de extratos padronizados para o tratamento. A imunoterapia é um tratamento

QUADRO 51.5. Corticosteroides nasais: apresentação e doses.

Corticosteroide	Dose e apresentação	Dose	Idade
Beclometasona	50 a 100 mcg/jato, 1 a 2 jatos/narina, 1 a 2 vezes/dia.	100 a 400 mcg/dia	> 6 anos
Budesonida	32, 50, 64, 100 mcg/jato, 1 a 2 jatos/narina, 1 vez/dia.	64 a 400 mcg/dia	> 4 anos
Propionato de fluticasona	50 mcg/jato, 1 a 2 jatos/narina, 1 vez/dia.	100 a 200 mcg/dia	> 4 anos
Furoato de mometasona	50 mcg/jato, 1 a 2 jatos/narina, 1 a 2 vezes/dia.	100 a 200 mcg/dia	> 2 anos
Triancinolona	55 mcg/jato, 1 a 2 jatos/narina, 1 vez/dia	110 a 440 mcg/dia	> 2 anos
Furoato de fluticasona	27,5 mcg/jato, 1 a 2 jatos/narina, 1 vez/dia	55 a 110 mcg/dia	> 2 anos
Ciclesonida	50 mcg/jato, 2 jatos cada narina, 1 vez/dia	200 mcg/dia	> 6 anos
Propionato de fluticasona + azelastina	50 mcg fluticasona + 137 mcg azelastina/jato, 1 jato cada narina, 2 vezes/dia	100 mcg/dia	> 12 anos

Fonte: Adaptado de Bernstein DJ e colaboradores[18].

coadjuvante da RA e não exclui outras formas, como o controle ambiental e a farmacoterapia. Benefícios são observados na imunoterapia para alérgenos da poeira domiciliar (ácaros), polens e também para proteínas de animais. Ela atua também na prevenção de novas sensibilizações, sendo a única forma de tratamento que muda o curso natural da doença[20]. A imunoterapia altera a resposta imunológica e os efeitos podem ser prolongados, mesmo após sua interrupção, podendo ser aplicada por via subcutânea e também sublingual, contudo as doses por via sublingual devem ser em concentrações mais elevadas que a subcutânea. A imunoterapia sublingual é segura, com efeitos benéficos na redução de sintomas e da necessidade do uso de medicações em pacientes com rinite e asma. Aspectos sobre a dose adequada, mecanismos de ação e vias de administração ainda devem ser melhor avaliados. A imunoterapia é contraindicada em pacientes com doença coronariana, em uso de betabloqueadores, em portadores de doenças autoimunes ou imunodeficiências. Deve ser realizado em local adequado, sob supervisão médica e com material disponível para atendimento de potenciais reações graves. Atualmente, estudos são realizados com o objetivo de desenvolver alérgenos padronizados com maior antigenicidade e menor reatividade.

- **Anticorpos anti-IgE (omalizumab):** trata-se de anticorpo monoclonal humanizado anti-IgE, utilizado para tratamento da asma e urticária crônica de difícil controle. O omalizumab age ligando-se à molécula de IgE, impedindo sua associação aos mastócitos. Seu uso revelou eficácia na RA sazonal (polínica) em diminuir os sintomas, a necessidade de medicações de resgate e os níveis de IgE. Associado à imunoterapia na rinite alérgica sazonal, o omalizumab mostrou diminuir os efeitos adversos da imunoterapia e aumentar a tolerância e eficácia em pacientes de risco[12].

- **Tratamento cirúrgico:** procedimentos como ressecção de submucosa, turbinoplastia inferior, turbinectomia parcial, eletrocauterização a laser, eletrocauterização de submucosa têm sido realizados de acordo com a experiência dos cirurgiões. Entretanto, deve ficar claro que há necessidade de indicação criteriosa, em casos seletos, em que o tratamento clínico seja totalmente refratário, visando reduzir a hipertrofia da mucosa nasal e permitindo alívio importante na respiração nasal. A turbinectomia total deve ser evitada por alterar a fisiologia e predispor à rinite atrófica.

- **Outras formas de tratamento:** a acupuntura mostrou efeitos benéficos na sintomatologia de pacientes com RA, porém devido à limitação dos estudos ainda não pode ser recomendada como terapêutica de rotina.

- **Adesão ao tratamento:** a RA é uma doença crônica com repercussão na qualidade de vida dos portadores. O tratamento é prolongado e a adesão é fundamental na obtenção de respostas satisfatórias. Estudos atuais propõem uma abordagem com base no controle da doença através de critérios subjetivos e objetivos. Utiliza-se sintomas nasais, interferência na qualidade de vida e medidas objetivas: rinomanometria, pico de fluxo inspiratório nasal e teste de permeabilidade nasal (Quadro 51.7)[12]. A avaliação do controle da rinite é feita nas últimas 4 semanas e independe da classificação prévia da gravidade. Os medicamentos podem ser utilizados de maneira gradual nas diversas etapas do tratamento (Figura 51.7)[12]. O sucesso do tratamento depende da adequada adesão do paciente.

Imunoterapia			
Medidas de controle ambiental			
Etapas de medicação de controle			
1	2	3	4 (especialista)
Uma opção dentre: Anti-histamínico oral Anti-histamínico intranasal Cromona intranasal Antagonista do receptor de leucotrienos (ARLT)	Uma opção dentre: Corticosteroide intranasal (CI) (preferencial) Anti-histamínico oral Anti-histamínico intranasal ARLT	Combinação de CI com um ou mais de: Anti-histamínico oral Anti-histamínico intranasal ARLT	Considerar omalizumabe em pacientes com rinite grave e asma (não aprovado apenas para rinite) Considerar tratamento cirúrgico de patologia concomitante
Medicação de resgate			
Descongestionante (oral/intranasal)			Corticosteroides orais
Anticolinérgicos (intranasal)			
Reavaliar diagnóstico e/ou aderência e avaliar comorbidades potenciais e/ou anormalidades anatômicas antes de considerar *step up*			

FIGURA 51.7. Tratamento da RA com base no controle.

Fonte: Adaptado de Papadopoulos e colaboradores[12].

QUADRO 51.7. Avaliação prática do controle da rinite.

Critérios de controle da rinite	Controlada
Sintomas*	Nenhum sintoma (coriza, espirros, prurido, congestão, gotejamento pós-nasal).
Qualidade de vida (QOL)*	Sem prejuízo na vida diária (escola, trabalho e lazer).
Medidas objetivas*	Pico de fluxo inspiratório nasal normal "teste de boca fechada"*** normal (se possível). Testes objetivos para avaliar permeabilidade nasal normais.

* Avaliar as últimas 4 semanas anteriores à consulta. Avaliar a presença de comorbidades (asma, sinusite, síndrome da apneia obstrutiva do sono); pode afetar o controle da rinite. Necessidade de meditação de resgate pode indicar perda de controle. ** Solicitar ao paciente para fechar a boca e respirar somente pelo nariz por 30 segundos.
Fonte: Adaptado de Papadopoulos e colaboradores[12].

■ Rinites não alérgicas (RNA)

Inflamação da mucosa nasal heterogênea na qual não há sensibilização IgE mediada e de elevada prevalência na população adulta. Apesar de apresentar os mesmos sintomas da RA (espirros, prurido, coriza e obstrução nasal), há dificuldades em estabelecer sua real prevalência pela heterogeneidade clínica e também pelos diferentes critérios de classificação utilizados nos estudos. Perda do olfato, secreção pós-nasal e disfunção da tuba auditiva também são manifestações da RNA. Exposição a fatores irritantes, fumaça de cigarro, poluição e variações bruscas de temperatura e umidade podem agravar o quadro. A ocorrência de comorbidades deve ser investigada. Vários tipos de RNA são descritos de acordo com sua etiopatogenia[11].

■ Rinite eosinofílica não alérgica (RENA)

Apresenta-se com sintomas nasais perenes, como espirros, coriza, prurido nasal e, principalmente, obstrução, podendo ocasionar perda do olfato. Sua etiopatogenia ainda não é bem determinada e acomete mais indivíduos adultos acima de 20 anos de idade. Pode ser desencadeada por irritantes inespecíficos, caracteriza-se por eosinofilia nasal, teste cutâneo de hipersensibilidade imediata negativo e baixos níveis de IgE sérica específica. A polipose nasal pode ocorrer associada à hipersensibilidade à aspirina. O tratamento se baseia na profilaxia de contato com irritantes, deve-se evitar o uso de anti-inflamatórios não esteroidais como aspirina, remoção cirúrgica de pólipos e utilização de corticosteroides tópicos nasais.

■ Rinite hormonal

Esse tipo de rinite ocorre devido a alterações hormonais em diversas situações, como gestação, hipotireoidismo, acromegalia e uso de contraceptivos orais. Na gestação, a congestão nasal é o principal sintoma da rinite e predomina no segundo e terceiro trimestres. A progesterona exerce efeito vasodilatador, aumenta o volume sanguíneo nos vasos nasais e o estrógeno inibe a acetilcolinesterase com predomínio no sistema nervoso parassimpático, causando

edema na mucosa nasal. O tratamento pode ser aplicado durante a gravidez, com anti-histamínicos, cromoglicato dissódico e até corticosteroides de baixa absorção.

■ Rinite induzida por medicamentos

Pode ser causada por medicações orais sistêmicas, como anti-hipertensivos, inibidores da ECA, betabloqueadores, reserpina e outros fármacos (aspirina, anti-inflamatórios não hormonais, sildenafila, clorpromazina, contraceptivos orais e cocaína). A rinite medicamentosa se deve ao uso prolongado de vasoconstritores nasais tópicos, com efeito rebote, de vasodilatação prolongada pela atonia vascular. No tratamento utilizam-se descongestionantes sistêmicos, corticosteroides, preferencialmente, tópicos nasais, solução salina e suspensão imediata dos vasoconstritores nasais.

■ Rinite por irritantes

Os sintomas mais importantes são a congestão nasal e a rinorreia. Ocorre por exposição a fatores físicos (ar frio e seco), químicos, como gases, partículas de óleos, poluentes (monóxido e dióxido de carbono, compostos halogenados, enxofre e nitrogênio), alguns com efeito carcinogênico. A fumaça de cigarro é fator importante em ambiente domiciliar. Promovem danos na mucosa nasal e respiratória, com aumento da produção de muco, diminuição de batimentos ciliares e espessamento epitelial, com aumento das conchas nasais e rinorreia. O principal aspecto no tratamento, além de sintomáticos tópicos e ou sistêmicos, é a profilaxia ambiental.

■ Rinite associada a alimentos

Pode ser provocada por alimentos ou aditivos, sendo rara por mecanismo IgE mediado. Alimentos quentes temperados e condimentados podem induzir à rinite gustatória e também pela capsaicina presente na pimenta. A inalação de trigo, milho, centeio, pode ocorrer em ambientes de trabalho. Bebidas contendo álcool podem desencadear vasodilatação e obstrução nasal e também alergia a alguns dos componentes. A restrição do alimento suspeito é a principal medida. A utilização de brometo de ipratrópio tópico pode ter benefícios na rinite gustatória.

■ Rinite atrófica

Presente em condições como atrofia progressiva da mucosa nasal, reabsorção óssea, ressecamento nasal, anosmia, formação de crostas nasais fétidas e secreção mucopurulenta, etiologia desconhecida, ou processo infeccioso, podendo ser atribuída à *Klebsiella ozenae*. A rinite atrófica secundária pode resultar de tratamentos cirúrgicos radicais, como turbinectomias amplas e exérese de tumores nasais. Fatores como sinusites, granulomatose crônica e traumas contribuem para a rinite atrófica. O tratamento é realizado por meio de antibióticos tópicos e sistêmicos e até abordagem cirúrgica.

■ Rinite infecciosa

Constitui processo inflamatório crônico da mucosa nasal e sinusal; a maioria de natureza infecciosa viral, podendo evoluir com complicação infecciosa bacteriana. Os principais sintomas são: coriza, secreção pós-nasal, obstrução nasal, hiporexia e mialgia. A rinite por vírus é, geralmente, autolimitada em 7 a 10 dias, destacando-se: rinovírus, influenza, parainfluenza, adenovírus e coronavírus. O tratamento visa higiene local com solução salina, descongestionantes, analgésicos e imunizações anuais para vírus da Influenza, com prioridade para grupos de riscos. Nas rinites bacterianas agudas, os agentes mais frequentes são: *S pneumoniae, H. influenzae, S. pyogenes* e *S. aureus*. O tratamento é realizado com antimicrobianos. Alguns casos específicos de rinite crônica se mostram ulcerosos e granulomatosos, associados à leishmaniose, hanseníase, blastomicose e até sífilis. Outros são inespecíficos por doenças, como discinesia ciliar primária, fibrose cística, doenças autoimunes, síndrome de Churg-Straus, sarcoidose e imunodeficiências humorais.

■ Rinite idiopática

Possui fatores desencadeantes inespecíficos e mecanismos ainda não conhecidos, apresentando-se com obstrução nasal, rinorreia e gotejamento posterior. Os testes alérgicos são negativos e os citogramas nasais sem eosinófilos. A hiper-reatividade da mucosa ocorre por estímulos ambientais, odores e irritantes. No tratamento são utilizados corticosteroides nasais.

■ Rinite secundária a alterações estruturais

Dentre as alterações mais frequentes, destacam-se: desvios septais, hipertrofia adenoideana, tumores nasais, hipertrofias ósseas e conchas, degenerações polipoides de conchas, perfurações septais e atresias coanais. A avaliação com exame endoscópico é fundamental no diagnóstico e o tratamento é direcionado ao fator causal.

■ Rinite alérgica local (RAL)

Entidade clínica, caracterizada por sintomas sugestivos de RA, devido à resposta alérgica localizada na mucosa nasal na ausência de atopia sistêmica comprovada por teste cutâneo de leitura imediata (*prick* teste) e dosagem de IgE sérica específica. O diagnóstico é feito por meio do teste de provocação nasal, confirmado pela rinometria acústica, rinomanometria anterior, presença de IgE específica, mediadores, como proteína catiônica esinofílica (PCE) e triptase no lavado nasal, assim como sintomas nasais e oculares. Parte dos pacientes com RNA e rinite idiopática apresenta RAL. Há necessidade de estudos mais abrangentes e delineados para esclarecer se os portadores de RAL evoluirão para quadros de RA. A asma e a conjuntivite alérgica são exemplos de comorbidades em indivíduos com RAL. O teste de provocação nasal é realizado com um ou mais alérgenos e são avaliados os sintomas e a presença de IgE específica, PCE e triptase na secreção nasal nos seguintes períodos: 15 minutos, 1 hora, 2 horas e 24 horas. A triptase aumenta em minutos e a IgE e PCE por volta de 24 horas após os estímulos. Tem sido observado elevada sensibilização aos alérgenos de ácaros e polens em indivíduos adultos. O tratamento inclui educação e medidas profiláticas de exposição aos aeroalérgenos, utilização de anti-histamínicos nasais e sistêmicos e corticosteroides nasais. A imunoterapia específica proporcionou alguns benefícios no escore de sintomas e reduziu o uso de medicações na RAL em sensibilizados aos polens e ácaros[11,12].

■ Referências bibliográficas

1. Meltzer EO, Blaiss MS, Noclerio RM et al. Burden of allergic rhinitis: allergies in America, Latin America, and Asia-Pacific adult surveys. Allergy Asthma Proc. 2012;33:S113-41.
2. Meltzer EO, Bukstein DA. The economic impact of allergic rhinitis and current guidelines for treatment. Ann Allergy Asthma Immunol 2011;106:S12-16.
3. Meltzer EO. Allergic rhinitis. Burden os Illness, Quality of life, comorbidities, and control. Immunol Allergy Clin N Am. 2016;36: 235-48.
4. Sole D, Sakano E, Cruz AA, et al. III Consenso brasileiro sobre rinites. Brazilian Journal of Otorhinolaryngology 2012;75 (6):1-51.
5. Bousquet J, Schunemann HJ, Samolinski B et al. Allergic rhinitis and its impact on asthma. Achievements in 10 years and future needs. J Allergy Clin Immunol 2012;130:1.049-62.
6. Scarupa MD, Kaliner MA. Nonallergic rhinitis, with a focus on vasomotor rhinitis: clinical importance diferental diagnosis, and effective treatment recommendations. World Allergy Organ J 2009;2(3):20-5.
7. Muraro A, Lemanske RF, Hellings PW et al. Precision medicine in patients with allergic diseases: Airway diseases and atopic dermatitis – PRACTALL document of the European Academy of Allergy and Clinical Immunology and The American Academy of Allergy, Asthma & Immunology. J Allergy Clin Immunology 2016;137:1347-58.
8. Greiner AN, Hellings PW, Rotiroti G, Scadding GK. Allergic rhinitis. The Lancet 2011;378:2.112-22.
9. Casake TB, Dykewicz MS. Clinical implications of the allergic rhinitis-asma link. An J Med Sci 2004;327:127-38.
10. Scadding GK, Scadding GW. Diagnosing allergic rhinitis. Immunol Allergy Clin N Am 2016;36:249-60.
11. Papadopoulos NG, Guibas GV. Rhinitis Subtypes, Endotypes and Definitions. Immunol Allergy Clin N Am 2016;36:215-33.
12. Papadopoulos NG, Bernstein JA, Demoly P et al. Phenotypes and endotypes of rhinitis and their impact on management: a PRACTALL report. Allergy 2015;70:474-94.
13. Braido F, Arcadipane F et al. Allergic rhinitis current opitions and future perspectives. Curr Opin Allergy Clin Immunol 2014;14:168-76.
14. Rubini NPM, Wandalsen GF, Rizzo MCV et al. Guia Prático sobre controle ambiental para pacientes com rinite alérgica. Arq Asma Alerg Immunol. 2017;1(1):7-22.
15. Laccourreyea O, Wernerb A, Giroud JP et al. Benefits, limitis and danger of ephedrine and pseudoephedrine as nasal decongestants. Eur Ann Otorhinolaryngol Head Neck Dis. 2015;132:31-4.
16. Philip G, Nayak AS, Berger W et al. The effect of montelukast on rhinitis symptoms in patients with Asthma and seasonal alergic rhinitis. Clin Med Res Opin. 2004;20:1.549-58.
17. Yanai K, Regala B, Chugh K et al. Safety considerations in the management of allergic diseases: focus on antihistamines. Curr Med Res Opin. 2012;28:623-42.
18. Bernstein DJ, Schwartz G, Bernstein JA. Allergic Rhinitis mechanisms and treatment. Immunol Allergy Clin N Am. 2016;36:261-78.
19. Sastre J, Morges R. local and systemic safety of intranasal corticosteroids. J Investig Allergol Clin Immunol. 2012;1-12.
20. Burks W, Calderon MA, Casale T et al. Update on allergy immunotherapy. American Academy of Allergy, Asthma & Immunology/European Academy of Allergy and Clinical Immunology/PRACTALL Consensus Report. J Allergy Clin Immunology. 2013;131:1.288-98.

Anafilaxia 52

■ Maria Eduarda Pontes Cunha de Castro ■ Patrícia Schiavotello Stefanelli

■ Introdução

Anafilaxia é uma emergência clínica e todos os pediatras devem ter conhecimento sobre o manejo correto dessa doença, cada vez mais frequente na população pediátrica. Consiste em reação de hipersensibilidade sistêmica, potencialmente fatal, de início agudo e evolução rápida, que ocorre em resposta à exposição a vários agentes etiológicos e decorre da liberação de mediadores inflamatórios por mastócitos e basófilos[1].

O diagnóstico é clínico e não depende de exames laboratoriais. Apesar de consensos recentes estabelecerem critérios diagnósticos bem definidos, a anafilaxia continua sendo pouco reconhecida pelos profissionais de saúde, o que leva muitas vezes à instituição de tratamentos inadequados.

■ Epidemiologia

Dados epidemiológicos sobre a prevalência da anafilaxia são escassos. A maioria dos estudos é realizado a partir de informações coletadas em departamentos de emergência ou por avaliação das prescrições de epinefrina em diferentes regiões. Predominam estudos observacionais, como revisões e análises de bancos de dados, e poucos trabalhos são incluídos para metanálise devido à variação dos dados coletados e às diferenças no desenho do estudo[2].

Na Europa, estudos mostram incidência estimada de 1,5 a 7,9/100.000 pessoas/ano e prevalência estimada de 0,3%[3,4]. Nos Estados Unidos, a incidência estimada é de 10 a 20/100.000 pessoas/ano e prevalência de 0,05 a 2%.

Tem-se observado aumento na incidência de anafilaxia em vários países, como Estados Unidos, Reino Unido e Austrália. Esse aumento tem ocorrido principalmente na faixa etária dos pré-escolares, sendo o alérgeno alimentar o principal responsável[5].

■ Fatores de risco

Algumas características dos pacientes implicam em pior prognóstico e desfecho desfavorável do quadro, como extremos de idade, gravidez, comorbidades e uso de medicações[1] (Quadro 52.1).

Crianças e adolescentes apresentam maior risco de desenvolver quadros graves de anafilaxia, possivelmente pela demora no diagnóstico.

A presença de comorbidades, como asma ou doenças cardiovasculares, também se apresentam como fator de risco[1]. A asma é um dos fatores de risco mais importantes, especialmente se for grave e não controlada[3].

Medicações como betabloqueadores e inibidores da angiotensina (IECA) interferem no tratamento da anafilaxia e, consequentemente, os pacientes que fazem uso dessas medicações têm maior probabilidade de evoluir para óbito durante uma reação anafilática.

Algumas situações podem amplificar a reação anafilática, como exercício, estresse emocional, período pré-menstrual, infecções agudas, uso de anti-inflamatórios não esteroidais (AINE) e bebidas alcóolicas[3,6]. Em estudo realizado com crianças, quase 20% dos pacientes apresentavam cofatores associados[7].

QUADRO 52.1. Fatores de risco para anafilaxia.

Fatores associados ao paciente:
- Extremos de idade (crianças, adolescentes e idosos).
- Vigência de quadro infeccioso.
- Período menstrual.
- Estresse.
- Gravidez.

Comorbidades:
- Asma.
- Doenças cardiovasculares.
- Mastocitose.

Cofatores:
- Exercício físico extenuante.
- Consumo de bebida alcóolica.
- Uso de alguns medicamentos (AINE, IECA, betabloqueadores).

Fonte: Adaptado de Simons, Ardusso, Bilo e colaboradores[1].

■ Etiologia e mecanismos envolvidos

Anafilaxia é uma síndrome clínica que pode ser causada por vários agentes etiológicos. Na faixa etária pediátrica, os fatores desencadeantes mais comuns são os alimentos, os medicamentos e as picadas de insetos. Entretanto, frequentemente os agentes etiológicos não são identificados facilmente, o que dificulta o diagnóstico clínico[2,3,8].

Com relação aos mecanismos envolvidos, a reação de anafilaxia pode estar associada a mecanismos imunológicos (IgE mediados ou não IgE mediados) e a mecanismos não imunológicos. Os agentes desencadeantes relacionados a cada mecanismo estão descritos no Quadro 52.2[8,10].

QUADRO 52.2. Agentes desencadeantes e seus mecanismos.

Mecanismo IgE mediado	Mecanismo não IgE mediado	Mecanismo não imunológico
Alimentos Medicamentos Venenos de insetos Látex natural Alérgenos ocupacionais Fluido seminal Inalantes Contrastes radiológicos	Dextran Infliximabe (mediada por IgG) Contrastes radiológicos (ativação do complemento)	Exercício físico Extremos de temperatura (frio, calor) Radiação UV Etanol Medicamentos (opioides, inibidores da COX-1, vancomicina, anafilaxia idiopática)

Fonte: Adaptado de Mota, Pereira, Pereira e colaboradores[10].

■ Quadro clínico e diagnóstico laboratorial

• Manifestações clínicas e critérios diagnósticos

Sinais e sintomas de anafilaxia se iniciam minutos a poucas horas após contato com o alérgeno e podem progredir rapidamente. Quadros causados por alergia alimentar costumam ocorrer dentro de 30 minutos da ingestão, enquanto aqueles causados por picadas de himenópteros ocorrem em menor tempo.

Os sintomas mais frequentes são as manifestações cutâneas, presentes em pelo menos 80% dos quadros[10]. Os sintomas envolvendo o aparelho cardiovascular e o sistema respiratório também são bastante frequentes e estão associados à maior gravidade do quadro. Crianças costumam apresentar mais sintomas respiratórios, não sendo tão frequente o acometimento do sistema cardiovascular[3] (Quadro 52.3).

QUADRO 52.3. Sinais e sintomas frequentes na anafilaxia.

Manifestação cutânea (80 a 90% dos casos):
- Eritema localizado ou generalizado, prurido, urticária, *rash* morbiliforme.
- Prurido periorbital, edema e eritema, eritema conjuntival e lacrimejamento.
- Prurido e edema de lábio, língua e úvula.
- Prurido do canal auricular externo.
- Prurido genital e de extremidades.

Manifestação respiratória (70% dos casos):
- Nasal: prurido, congestão, rinorreia e espirros.
- Laringe: prurido, disfonia, rouquidão, tosse seca, estridor, disfagia.
- Pulmão: tosse, taquipneia, dor torácica, sibilância, redução do pico de fluxo respiratório, cianose.

Manifestação gastrintestinal (45% dos casos):
- Náusea, dor abdominal tipo cólica, vômito e diarreia.

Manifestação cardiovascular (45% dos casos):
- Dor torácica, palpitação, taquicardia, bradicardia e outras arritmias.
- Alteração do nível de consciência, hipotensão, perda do controle esfincteriano, choque.

Manifestação do sistema nervoso central (15% dos casos):
- Aura, mal-estar, cefaleia, tontura, confusão mental.
- Turvação visual e, em crianças, distúrbio de comportamento.

Fonte: Adaptado de Mota, Pereira, Pereira e colaboradores[10].

Nas crianças menores de 2 anos há maior dificuldade no diagnóstico, uma vez que elas não relatam sensações como prurido e desconforto na garganta. Além disso, algumas manifestações dessa faixa etária ocorrem também em crianças saudáveis, como irritabilidade, choro inconsolável, sonolência, rubor, disfonia, salivação excessiva, regurgitação e incontinência urinária e fecal[11].

O diagnóstico da anafilaxia é feito com base na relação dos sintomas e no contato com alérgenos específicos. A fim de aumentar a suspeição e auxiliar o diagnóstico da anafilaxia, critérios clínicos foram propostos e apresentam alta sensibilidade (96,7%) e especificidade (82,4%). Esses critérios são apresentados na Quadro 52.4[12].

QUADRO 52.4. Critérios diagnósticos (adaptado do NIAID).

1º critério: início agudo (minutos a algumas horas) com envolvimento de pele e/ou mucosas (urticária e/ou angioedema) e pelo menos um dos seguintes:
a. Comprometimento respiratório (dispneia, sibilância, estridor, redução do PFE, hipoxemia).
b. Hipotensão ou sintomas de disfunção de outros órgãos (hipotonia, desmaios, síncopes, incontinência).

2º critério: dois ou mais dos seguintes sintomas após exposição a "alérgeno provável":
a. Envolvimento de pele/mucosa (urticária difusa, *flushing*, angioedema).
b. Comprometimento respiratório (dispneia, sibilância, estridor, redução do PFE, hipoxemia).
d. Hipotensão ou sintomas de disfunção de outros órgãos (hipotonia, desmaios, síncopes, incontinência).
d. Sintomas gastrintestinais persistentes (dor abdominal em cólica, vômitos).

3º critério: hipotensão após exposição a "alérgeno conhecido":
a. 1 mês a 1 ano de vida: PA sistólica (PAS) < 70 mmHg ou queda maior que 30% da PAS.
b. 1 a 10 anos: PAS < 70 + [2 vezes/idade].
c. 11 a 17 anos: PAS < 90 mm Hg ou queda > 30% na PAS.

Legenda: PFE: Pico de Fluxo Expiratório. PA: pressão arterial. PAS: pressão arterial sistólica.
Fonte: Adaptado de National Institute of Allergy and Infectious Disease and Food Allergy and Anaphylaxis Network criteria for anaphylaxis[12].

Por questões éticas e segurança do paciente não está indicada a realização de testes de provocação para confirmação diagnóstica.

• Formas de apresentação

Anafilaxia pode ser classificada de acordo com a sua evolução: unifásica, bifásica ou protraída. A anafilaxia uni-

52 ∎ Anafilaxia

fásica tem início imediato e reverte com o tratamento sem recorrência do quadro, a não ser que haja reexposição ao alérgeno. Na reação bifásica, ocorre a resolução da reação inicial com a instituição do tratamento, porém os sintomas reaparecem em cerca de 1 a 72 horas após o quadro inicial, enquanto na reação protraída, os sintomas persistem além de 32 horas[13].

• Exames laboratoriais

Até o momento, não há exames ou marcadores laboratoriais que possam confirmar o diagnóstico de anafilaxia. Alguns estudos têm usado as medidas seriadas de triptase sérica, mostrando elevação no início do quadro e correlação com a gravidade do quadro. Essa dosagem também pode ser utilizada para auxiliar no diagnóstico diferencial com mastocitose.

Entretanto, alguns estudos mostraram melhor correlação da medida do fator ativador de plaquetas (PAF) com a gravidade da anafilaxia que a triptase sérica, porém o seu nível retorna ao basal rapidamente dentro de 15 a 20 minutos[14].

A dosagem de histamina sérica também pode ajudar no diagnóstico, principalmente em casos duvidosos, porém apresenta menor especificidade em relação à dosagem de triptase[15] e encontra-se disponível no Brasil apenas em centros de pesquisa.

CASO CLÍNICO

Criança de 6 anos deu entrada no pronto-socorro com perda de consciência havia 15 minutos. Progenitora relatava ter encontrado a criança inconsciente no chão da cozinha e uma embalagem de iogurte aberta próximo ao paciente.

- Antecedentes pessoais: diagnóstico de alergia à proteína do leite de vaca.
- Dados relevantes do exame físico:
  - Paciente inconsciente.
  - Pressão arterial: 50 × 30 mmHg.
- Exames laboratoriais:
  - Última dosagem de IgE específica para caseína: 35 KU/L (valor de referência < 0,1 KU/L).
- Hipótese diagnóstica: anafilaxia alimentar (proteína do leite de vaca).

∎ Situações especiais

• Anafilaxia a alimentos

Alimentos são os principais causadores de anafilaxia entre crianças e adolescentes[3]. Amendoim e castanhas são frequentemente descritos na maior parte dos estudos, mas leite de vaca e ovo também são comuns, por serem alimentos introduzidos precocemente na dieta das crianças[16].

A metanálise de Umasunthar e colaboradores estimou que a incidência de anafilaxia fatal desencadeada por alimentos é rara e varia entre 1,35 e 2,71/1.000.000/ano[17].

Os alimentos mais associados com casos fatais por anafilaxia são amendoim e castanhas. As condições associadas a alimentos mais relacionados a casos fatais são presença de asma principalmente grave ou não controlada; falta de acesso a epinefrina ou falha na sua utilização; casos em adolescentes ou adultos jovens que se expõem com mais facilidade ao alérgeno; pacientes que ficam na posição vertical em vez da supina, aumentado o risco de colapso cardiovascular durante o quadro de anafilaxia[5,18].

Os sintomas ocorrem mais frequentemente com a ingestão do alimento, mas podem também aparecer após contato ou inalação de partículas liberadas durante o cozimento.

Há evidências de que a ingestão de álcool, aspirina e AINE com alimentos pode aumentar a sua absorção e levar a reações mais graves[19]. Estudos em grupos maiores são necessários para entender essa relação e os possíveis mecanismos.

• Anafilaxia induzida por exercício associada a alimento específico

Desordem rara que acomete crianças e adultos. Sintomas de urticária, angioedema, alterações respiratórias e gastrintestinais caracterizando anafilaxia ocorrem durante ou após exercício físico em pessoas que ingeriram os alérgenos desencadeantes cerca de 2 a 4 horas antes do exercício[16].

Nesses casos, o paciente não apresenta sintomas durante a atividade física isolada. Não há também qualquer manifestação clínica associada à ingestão ou ao contato com o alimento isoladamente. Raros casos podem ocorrer quando o alimento foi ingerido logo após o término do exercício.

Mariscos e trigo são os mais descritos em relação a essa manifestação. Há também relatos da associação com tomate, queijo, amendoim, aipo, ervilha, couve-flor. Outros cofatores, como uso de aspirina e AINE, ingesta de álcool, contato com ar ou água fria, também já foram descritos[16].

É aconselhável orientar o paciente a não ingerir o alimento implicado na reação entre 2 e 4 horas antes do exercício, não fazer exercício físico sem estar acompanhado, carregar um ou mais dispositivo de epinefrina autoinjetável e ter sempre um telefone para contato em caso de emergência[20].

O uso de medicações, como corticosteroides ou anti-histamínicos, antes do exercício não foram efetivos na prevenção da anafilaxia[20].

• Anafilaxia por medicamentos

Medicamentos são os principais desencadeantes de reações fatais, conforme evidenciado em estudo realizado em adultos, com 58,8% dos casos[14]. A principal classe implicada foram os antibióticos em 40% dos casos, principalmente penicilinas, cefalosporinas, sulfas e macrolídeos, seguidos por contrastes radiológicos em 27% e antineoplásicos em 12,5%[14].

Alguns fatores também são associados ao aumento do risco de anafilaxia induzida por medicamento, como os pacientes idosos, do sexo feminino e a diminuição ou a deficiência da acetilidrolase, enzima que metaboliza o PAF[1].

• Anafilaxia por picada de insetos

Picadas de insetos, da ordem dos himenópteros, são os principais responsáveis por esse tipo de anafilaxia, podendo causar 1,5 a 34% de todos os casos. Há três famílias com importância clínica: abelhas, vespas e formigas. O veneno de himenópteros contém proteínas alergênicas, com atividade enzimática, e pode ter reatividade cruzada entre os três insetos citados no teste da IgE específica[4].

A sensibilização a esses venenos é comum, podendo ser mensurada através da presença de IgE específica positiva, porém reações clínicas sistêmicas não são tão frequentes. A presença de outras comorbidades alérgicas, como rinite alérgica, asma e alergia alimentar, pode aumentar o risco de anafilaxia por picada de inseto[4].

O início das reações geralmente ocorre entre 10 e 30 minutos após a picada, e a ausência de sintomas cutâneos pode ocorrer em 15 a 30% dos casos, principalmente entre os adultos.

• Anafilaxia idiopática

Definida como ocorrência de seis ou mais episódios/ano ou mais de dois episódios em 2 meses, sem a identificação de um agente desencadeante. Devem ser descartados todos os alérgenos comumente implicados nos casos de anafilaxia antes de definir um caso como de origem idiopática[21].

Após investigação completa e definição do quadro como idiopático, o tratamento preventivo com altas doses de 1 a 2 mg/kg/dia de prednisona, por 1 a 2 semanas, seguido de redução progressiva ao longo de 3 meses, pode ser recomendado, porém apresenta vários efeitos colaterais importantes. Associação com anti-histamínicos é indicado, principalmente anti-histamínicos de segunda geração, como a cetirizina. O uso do anticorpo monoclonal anti-IgE (omalizumabe) também pode apresentar boa resposta e poucos efeitos colaterais[16].

• Anafilaxia ao látex

Uma causa rara de anafilaxia na população geral. Sua real incidência é desconhecida, porém alguns estudos mostraram baixa prevalência de sensibilização ao látex em adultos e crianças[23]. No entanto, alguns grupos apresentam maior risco de desenvolver alergia ao látex natural, como trabalhadores da área de saúde; crianças com espinha bífida ou malformações geniturinárias, que necessitem de intervenções cirúrgicas repetidas e sondagem vesical, e trabalhadores com exposição ocupacional ao látex são os principais grupos de risco. A prevalência de alergia ao látex em crianças com mielomeningocele varia de 1 a 49%, chegando a 72% em alguns estudos[23].

Para avaliar a sensibilidade ao látex, a dosagem da IgE específica é o primeiro passo na investigação e, uma vez confirmado o diagnóstico, o paciente deve ser orientado a evitar o contato com o látex. Procedimentos cirúrgicos e dentários devem ser feitos em salas livres de látex, uma vez que, nesses casos, é comum acontecer anafilaxia perioperatória.

Entre 20 e 60% dos pacientes com alergia ao látex podem apresentar, também, reações alérgicas a alimentos de origem vegetal, especialmente frutas. Nesses casos, o diagnóstico de síndrome látex-fruta deve ser pensado. Mais de 20 alimentos já foram associados a essa síndrome, como kiwi, banana, abacate, tomate, batata, castanha, mamão e outros[23].

■ Tratamento

A Organização Mundial de Alergia elaborou em 2015 um consenso de manejo da doença com as seguintes orientações[21]:

- Plano de emergência por escrito.
- Remover o agente desencadeante, sempre que possível.
- Chamar ajuda pelo 192 ou 193.
- Administração imediata de adrenalina intramuscular (IM) no músculo vasto lateral da coxa (indicado mesmo em pacientes grávidas e cardiopatas).
- Posicionamento do paciente com os membros inferiores elevados, exceto se o paciente apresenta vômito ou desconforto respiratório.
- Instalar monitores.
- Manobras do suporte avançado de vida.

• Adrenalina IM

Tratamento de escolha e de primeira linha para a anafilaxia. É a única medicação que reverte os sintomas nos quadros mais graves. Está indicada para todos os pacientes que preencham critérios para anafilaxia e os consensos atuais indicam o uso também em pacientes com quadro clínico em risco potencial de evolução para anafilaxia[3].

A ação da adrenalina nos alfa-receptores causa vasoconstrição, enquanto a ação nos beta-1-receptores aumenta a frequência cardíaca e a contratilidade miocárdica, revertendo o quadro de choque anafilático. Já a ação nos beta-2-receptores auxilia na resolução do broncoespasmo, por diminuir a broncoconstrição e a liberação de medicadores inflamatórios. Não existem contraindicações quanto ao seu uso no quadro anafilático, uma vez que os benefícios suplantam os eventuais riscos[1,3].

A dose recomendada é de 0,01 mg/kg, que pode ser repetida a cada 5 a 15 minutos, conforme necessário.

Efeitos colaterais farmacológicos comuns às doses recomendadas são: agitação, ansiedade, tremor, cefaleia, palpitação, tontura, palidez. Raramente, pode ocorrer isquemia de miocárdio e infarto, edema pulmonar, aumento do intervalo QT, arritmias ventriculares e hemorragia intracraniana[15].

Todos os pacientes que preencham critérios para anafilaxia devem receber adrenalina, IM, durante o episódio e devem ser orientados a portar e ensinados a utilizar as canetas de adrenalina autoinjetável. Infelizmente, não há disponível no mercado brasileiro nenhuma marca de adrenalina autoinjetável e os pacientes devem ser orientados a importar o produto de outros países. Outra dificuldade é que no mercado existem apenas duas apresentações de adrenalina autoinjetável com 0,15 e 0,30 mg. A Sociedade Canadense de Pediatria recomenda a dose de 0,15 mg para crianças entre 10 e 25 kg.

Já os fabricantes das marcas EpiPen® e Allerject® sugerem que a dose de 0,15 mg seja dada para crianças com peso entre 15 e 30 kg, e aqueles com menos de 15 kg devem aguardar o resgate do 192.

Crianças e adultos obesos podem ter dificuldades em utilizar a medicação autoinjetável, já que a agulha pode não atingir o músculo como esperado[24].

Devido à indisponibilidade da adrenalina autoinjetável no Brasil, muitos pais têm sido instruídos a usar ampolas de adrenalina, porém essa prática não deve ser encorajada, em função de maior risco de doses inadequadas. Apesar da dosagem inadequada para crianças menores de 15 kg, a prescrição dos autoinjetores de 0,15 mg deve ser indicada devido ao risco de agravamento do quadro clínico, quando se retarda o tratamento[22,24].

A utilização da adrenalina não deve ser postergada, pois o atraso na sua administração está associado à mortalidade e desfechos desfavoráveis[18].

• Oxigênio e beta-agonistas

Consensos preconizam uso de oxigênio e beta-agonistas, sobretudo nos casos de anafilaxia protraída, casos de hipoxemia prévia e de disfunção miocárdica. Pode-se usar uma cânula de 4 a 6 L/min, que libera de 25 a 40% de oxigênio, ou máscara de 8 a 12 L/min, que libera entre 50 e 60% de O_2[10].

Pacientes com broncoespasmo resistente à adrenalina respondem bem à nebulização com salbutamol nas mesmas doses preconizadas para tratamento de asma[8].

• Soluções de expansão

Aumento da permeabilidade vascular durante anafilaxia pode deslocar 35% do volume intravascular para o extravascular já nos primeiros 10 minutos, o que compromete o fluxo sanguíneo significativamente[10].

Algumas medidas devem ser instituídas rapidamente, como manter o paciente em decúbito dorsal, elevar os membros inferiores e iniciar reposição volêmica com soro fisiológico 0,9% ou ringer lactato. Em geral, os consensos internacionais indicam o uso do soro fisiológico 0,9%[3,10].

• Adrenalina venosa

Utilização de adrenalina intravenosa está indicada apenas para casos de anafilaxia refratária aos tratamentos prévios, quando houve necessidade de múltiplas doses de adrenalina IM e em casos de choque anafilático refratário à reposição de fluidos.

Há necessidade de monitorização contínua pelo risco de arritmias potencialmente fatais[3].

• Anti-histamínicos

Medicamentos de segunda linha no tratamento da anafilaxia e nunca devem retardar o uso da adrenalina IM. Podem ser úteis nos sintomas cutâneos e devem ser prescritos via oral ou IM. Preferencialmente, devem ser prescritos anti-histamínicos de segunda geração devido ao menor efeito sedativo[16]. A administração endovenosa não é reco-mendada por levar à hipotensão. O uso associado de anti-histamínicos H1 e H2 pode ser benéfico na anafilaxia[3].

• Corticosteroides

Podem ser utilizados com a finalidade de prevenir as reações bifásicas ou protraídas em alguns pacientes, sobretudo naqueles com asma não controlada[11,15,25].

• Vasopressores

Indicados para casos graves, em que a adrenalina e a reposição volêmica não corrigiram a hipotensão[10].

• Glucagon

Pacientes em uso de betabloqueadores podem não responder adequadamente à adrenalina e, nesses casos, o uso de glucagon pode ser útil. O glucagon age diretamente ativando a adenilciclase, revertendo a hipotensão refratária. Pode causar vômito e aspiração, sendo necessária proteção da via aérea[8].

• Azul de metileno

Em casos refratários a todas os medicamentos citados anteriormente, o uso do azul de metileno pode ser útil. Sua ação bloqueando o óxido nítrico, responsável pelo relaxamento da musculatura lisa vascular, pode auxiliar na resolução dos quadros de choque anafilático refratário[18].

O Quadro 52.5 sumariza as principais medicações utilizadas na anafilaxia.

QUADRO 52.5. Agentes terapêuticos para anafilaxia.

Intervenção	Dose e via de administração	Comentários
Adrenalina 1:1000	• 0,2 a 0,5 mg, IM, em adulto • 0,01 mg/kg (até 0,3 mg), IM, em criança	• Dar imediatamente e repetir a cada 5 a 15 min, conforme necessário
Adrenalina infusão	• 1 mg da 1:1.000 (1 mg/1 ml) diluído em 250 ml e infundir a 4 mcg/min, no máximo, 10 mcg/min	• Indicado para casos de choque ou não responsivo a adrenalina IM • Requer monitorização contínua
Expansor de volume	Instalar na primeira hora de atendimento	
Soro fisiológico 0,9% ou ringer lactato	• 1 a 2 litros, EV, em adulto • 20 ml/kg, EV/IO, em criança	• Inserir cateter mais calibroso que permita infusão mais rápida
Anti-histamínico	Agentes de segunda linha de tratamento	
Difenidramina	• 25 a 50 mg, EV/IO, em adulto • 1 mg/kg, EV/IO, em criança	

(Continua)

QUADRO 52.5. Agentes terapêuticos para anafilaxia.

(Continuação)

Intervenção	Dose e via de administração	Comentários
Ranitidina	• 50 mg, EV/IO, em adulto • 12,5 a 50 mg	
Corticosteroides	Agentes de segunda linha de tratamento Nenhuma ação na fase aguda	
Metilprednisolona	• 1 a 2 mg/kg/dia, EV ou IO	
Prednisona	• 0,5 mg/kg/dia, VO	
Vasopressor	• Indicado para os casos de hipotensão não responsivos com adrenalina e reposição volêmica	
Dopamina	• 400 mg em 500 ml de soro fisiológico 5% ou soro fisiológico 0,9% correr a 2 a 5 mcg/kg/min	• Necessita de monitorização cardíaca
Glucagon	• Dose inicial de 1 a 5 mg, EV ou IO, lento e depois 5 a 15 mcg/min	• Considere nos casos complicados pelo uso de betabloqueadores
Azul de metileno	• 1,5 a 2 mg/kg em 100 ml de soro fisiológico 5%	• Dose ideal desconhecida e deve ser evitada em casos de deficiência de *G6PD*, hipertensão pulmonar e insuficiência respiratória aguda

Legenda: EV: endovenoso. IO: intraósseo. VO: via oral.
Fonte: Elaborado pela autoria.

■ Diagnóstico diferencial

Várias doenças podem apresentar sinais e sintomas semelhantes à anafilaxia, que devem ser lembradas no momento do diagnóstico. Um importante diagnóstico diferencial é mastocitose, condição que comumente cursa com lesões de pele semelhantes a urticária em crianças. A prevalência de anafilaxia em crianças com mastocitose é maior que nas crianças hígidas e varia de 1,5 a 9%[26]. Outros diagnósticos diferenciais são citados no Quadro 52.6.

QUADRO 52.6. Diagnósticos diferenciais de anafilaxia.

Condições comuns
• Urticária aguda
• Asma aguda
• Síncope
• Ataque de pânico
• Aspiração de corpo estranho
• Embolia pulmonar
• Infarto miocárdico
• Convulsão, AVC

Síndrome pós-prandial
• Síndrome da alergia oral
• Escombroide
• Glutamato monossódico
• Sulfitos

Excesso de histamina endógena
• Mastocitose/leucemia basofílica

Síndromes de *flushing*
• Peri menopausa
• Síndromes carcinoides
• Epilepsia autonômica
• Carcinoma medular de tireoide

Doenças não orgânicas
• Disfunção de cordas vocais
• Síndrome de Munchausen

Choque
• Hipovolêmico
• Cardiogênico
• Distributivo
• Séptico

Outros
• Angioedema não alérgico
• Síndrome do homem vermelho (pelo uso da vancomicina)
• Urticária vasculite
• Urticária da síndrome de hiper-IgE
• Anafilaxia por progesterona
• Feocromocitoma

Fonte: Adaptado de Matito e Carter[26].

■ Prevenção

Um dos pilares mais importantes do tratamento de pacientes com essa doença. Algumas medidas preventivas devem ser tomadas de acordo com o agente causador da anafilaxia, a fim de se evitar recidivas.

Na anafilaxia desencadeada por alimento, os pacientes devem ser orientados a realizar restrição total do alimento; portanto, eles devem ter cuidado com a leitura de rótulos, buscar por palavras-chave que possam indicar a presença oculta do alérgeno, observar situações de risco de contaminação de um alimento com o alérgeno e fazer as substituições adequadas para evitar distúrbio nutricional[3,16].

Na anafilaxia desencadeada por picada de inseto, o principal é evitar contato com o inseto desencadeante e indicar a imunoterapia alérgeno-específica, que protege 98% das crianças de uma anafilaxia futura[10,16].

Nos casos de anafilaxia por medicamentos, deve-se evitar o uso do medicamento causador e substituí-lo por outro de classe diferente. Em alguns casos que não há outra opção terapêutica segura e necessidade do uso daquele medicamento específico, deve-se indicar a dessensibilização[16,27].

Todos os pacientes que tenham apresentado um episódio de anafilaxia devem receber um plano de ação, com orientações sobre quais medidas tomar em caso de nova reação. Além disso, devem ser orientados a portarem adrenalina autoinjetável em todos os momentos e a utilizarem a medicação sempre que necessário[3].

■ Referências bibliográficas

1. Simons FE, Ardusso LR, Bilo MB et al. International consensus on (ICON) anaphylaxis. World Allergy Organ J. 2014;7:9.
2. Yu JE; Lin RY. The Epidemiology of Anaphylaxis. Clinic Rev Allerg Immunol. 2015.
3. Muraro A, Roberts G, Worm M, Bilo MB et al. on behalf of the EAACI Food Allergy and Anaphylaxis Guidelines Group.

Anaphylaxis: guidelines from the European Academy of Allergy and Clinical Immunology. Allergy. 2014;69:1.026-45.

4. Panesar SS, Javad S, de Silva D, Nwaru B et al. The epidemiology of anaphylaxis in Europe: a systematic review. Allergy. 2013;68(11):1.353-61.

5. Koplin JJ, Martin PE, Allen KJ. An update on epidemiology of anaphylaxis in children and adults. Curr Opin Allergy Clin Immunol. 2011;11:492-6.

6. Simons FE, Ardusso LR, Dimov V, Ebisawa M, El-Gamal YM, Lockey RF, Sanchez-Borges M et al. World Allergy Organization Anaphylaxis Guidelines: 2013 update of the evidence base. Intern Arch Allergy Immunol. 2013;162(3):193-204.

7. Hompes S, Kohli A, Nemat K, Scherer K, Lange L, Rueff F, Rietschel E, Reese T, Szepfalusi Z, Schwerk N, Beyer K, Hawranek T, Niggemann B, Worm M. Provoking allergens and treatment of anaphylaxis in children and adolescents – data from the anaphylaxis registry of German- speaking countries. Pediatr Allergy Immunol. 2011;22:568-74.

8. Campbell RL, Hagan JB, Manivannan V, Decker WW, Kanthala AR, Bellolio MF, Smith VD, Li JTC. Evaluation of national institute of allergy and infectious diseases/food allergy and anaphylaxis network criteria for the diagnosis of anaphylaxis in emergency department patients. Journal of Allergy & Clinical Immunology. 2012;129:748-52.

9. Sampson HA, Munoz-Furlong A, Campbell RL, Adkinson NF, Jr., Bock SA, Branum A et al. (2006) Second symposium on the definition and management of anaphylaxis: summary report– Second National Institute of Allergy and Infectious Disease/ Food Allergy and Anaphylaxis Network Symposium.

10. Mota I, Pereira AM, Pereira C et al. Abordagem e Registro da Anafilaxia em Portugal. Acta Med Port 2015 Nov-Dec;28 (6):786-96.

11. Simons FER, Sampson HA. Anaphylaxis: Unique aspects of clinical diagnosis and management in infants (birth to age 2 people with food allergy: a systematic review and meta-analysis. J Allergy Clin Immunol. 2015;135:1.125-31.

12. Manivannan V, Decker WW, Stead LG et al. National Institute of Allergy and Infectious Disease and Food Allergy and Anaphylaxis Network criteria for anaphylaxis. Int J Emerg Med. 2009;2:3e5.

13. Stark BJ, Sullivan TJ (1986) Biphasic and protracted anaphylaxis. J Allergy. 1986;78:76e83.

14. Jerschow E, Lin RY, Scaperotti MM et al. Fatal anaphylaxis in the United States, 1999-2010: temporal patterns and demographic associations. J Allergy Clin Immunol. 2014;134(6):1.318.

15. Farbman KS, Michelson KA. Anaphylaxis in children. Curr Opin Pediatr. 2016;28.

16. Irani AM, Akl EG. Management and prevetion of anaphylaxis. F1000Research 2015, (F1000 Faculty Rev):1492.

17. Umasunthar T, Leonardi-Bee J, Hodes M et al. Incidence of fatal food anaphylaxis in years. Clin Exp Allergy. 2013;43(12): 1.333-41.

18. Gonzalez-Perez A, Adonte Z, Vidaurre CF, Rodriquez LA. Anaphylaxis epidemiology in patients with and patients without asthma: a United Kingdom database review. J Allergy Clin Immunol. 2010; 125:1.098-1.104.

19. Wolbing F, Biedermann T (2013) Anaphylaxis: opportunities of stratified medicine for diagnosis and risk assessment. Allergy. 68(12):1.499-1.508.

20. Kuruvilla M, Khan DA. Anaphylaxis to Drugs. Immunol Allergy Clin N Am. 2015;35:303-19.

21. Lieberman P, Nicklas RA, Oppenheimer J et al. The diagnosis and management of anaphylaxis practice parameter: 2010 update. J Allergy Clin Immunol. 2010;126(3):477-80.e1-42.

22. Dreborg S, Wen X, Kim L et al. Do epinephrine auto-injectors have an unsuitable needle length in children and adolescents at risk for anaphylaxis from food allergy? Allergy Asthma Clin Immunol (2016) 12:11.

23. Bueno de Sá A et al. Alergia ao látex. Rev. bras. alerg. imunopatol. 2010; 33(5):173-83.

24. Halbrich M, Mack DP, Carr S, Watson S, Kim H. CSACI position statement: epinephrine auto-injectors and children < 15 kg. Allergy, Asth Clin Immunol 2015;11:20.

25. Burks AW, Jones SM, Boyce JA et al. NIAID-sponsored 2010 guidelines for managing food allergy: applications in the pediatric population. Pediatrics. 2011;128:955-963.

26. Matito A, Carter M. Cutaneous and Systemic Mastocytosis in children: A risk factor for anaphylaxis? Curr Allergy Asthma Rep. 2015;15:22.

27. Joint Task Force on Practice Parameters; American Academy of Allergy, Asthma and Immunology; American College of Allergy, Asthma and Immunology et al. Drug allergy: an updated practice parameter. Ann Allergy Asthma Immunol. 2010;105(4):259-73.

Seção XI
Endocrinologia

Coordenadores da Seção: Raphael Del Roio Liberatore Júnior
Sonir Roberto Rauber Antonini
Carlos Eduardo Martinelli Júnior

Triagem neonatal para hipotireoidismo e hiperplasia adrenal

53

■ Mônica Freire Stecchini ■ Sonir Roberto Rauber Antonini

■ Introdução

Programas de triagem neonatal foram implantados em muitos países a partir da década de 1960, quando Robert Guthrie demonstrou que a fenilcetonúria poderia ser detectada precocemente em recém-nascidos (RN), a partir da determinação das concentrações de fenilalanina em amostras de sangue seco coletado em papel filtro[1]. Desde então, outras doenças, como hipotireoidismo congênito, fibrose cística, hemoglobinopatias e hiperplasia adrenal congênita, foram incorporadas à triagem neonatal.

Para que uma condição seja elegível para a triagem neonatal, os seguintes critérios devem ser preenchidos:

1. A doença causa morbidade significativa (e possível mortalidade), porém, clinicamente, não é reconhecida facilmente no período neonatal.
2. A doença tem tratamento eficaz, imediato e de fácil realização. A intervenção médica adequada reduz a morbidade e as possíveis incapacidades associadas.
3. A doença é relativamente frequente (> 1:10.000 a 15.000).

Existe teste de triagem sensível e específico, que seja simples, rápido e econômico[2].

O hipotireoidismo congênito e a hiperplasia adrenal congênita são distúrbios endócrinos que se enquadram nesses critérios e serão abordados em detalhes neste capítulo.

■ Hipotireoidismo congênito

CASO CLÍNICO 1

RN do sexo feminino, a termo, peso de nascimento 3.110 g, Apgar 9 e 10, alta hospitalar no 2º dia de vida, em aleitamento materno exclusivo. É a segunda filha de pais saudáveis e sem consanguinidade conhecida. Irmão com 5 anos, hígido.

Foi convocada para avaliação de urgência por exame alterado (TSH: 75 μU/ml; valor de referência (VR) < 10) no teste de triagem neonatal (TTN ou "teste do pezinho") em amostra do 5º dia de vida.

No primeiro atendimento, com 13 dias de vida, encontra-se bem e os pais não perceberam anormalidades. Está bem ativa, sugando bem o seio materno e evacuando fezes semipastosas, 3 a 5 vezes/dia.

■ Exame físico: peso de 3.435 g, bom estado geral, corada, hidratada, ictérica (+2/+4, zona 2), acianótica, eupneica. Pescoço: ausência de bócio. Ausculta cardíaca e respiratória sem anormalidades. FC: 130 bpm; FR: 32 ipm. Abdome: semigloboso, ruídos hidroaéreos normoativos, depressível, indolor, sem massas palpáveis; presença de coto umbilical gelatinoso. Genitais externos femininos típicos. Reflexos de Moro, sucção, preensão palmar e plantar, marcha, fuga à asfixia, tônico cervical presentes e normais. Sem dismorfias aparentes.

■ Exames complementares (exames confirmatórios):
  ■ TSH (no soro): 98 μUI/ml (VR: 0,5 a 5).
  ■ T_4 total (no soro): 5,1 μg/dl (VR: 6,9 a 15).
  ■ T_4 livre (no soro): 0,6 ng/dl (VR: 0,9 a 1,8).
  ■ Cintilografia tireodiana com tecnécio (^{99m}Tc): tireoide ectópica (base da língua – Figura 53.1).

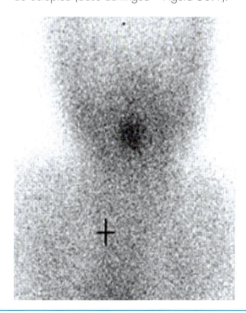

FIGURA 53.1. Cintilografia com ^{99m}TC: tireoide localizada na base da língua.
Fonte: Acervo da autoria.

■ Diagnóstico: hipotireoidismo congênito primário por ectopia tireoidiana.
■ Tratamento: início imediato de levotiroxina, ~15 μg/kg/dia, via oral, 30 minutos antes da primeira mamada da manhã.

■ Hipotireoidismo congênito (HC)

Hormônios tireoidianos têm efeitos fisiológicos sobre quase todos os órgãos e sistemas e exercem papel essencial no crescimento somático e no desenvolvimento neurológico, particularmente nos primeiros anos de vida.

O HC, uma condição inata, na qual há deficiência dos hormônios tireoidianos, representa a principal causa de retardo mental evitável.

Desde a década de 1970, os programas de triagem neonatal obtiveram sucesso em promover a detecção precoce e o tratamento adequado de RN com HC, com a consequente prevenção dos danos neurológicos graves resultantes do diagnóstico tardio[3-5].

■ Epidemiologia

O HC ocorre entre 1:2.000 e 1:4.000 nascidos vivos, com variações entre os diferentes grupos étnicos. É mais comum no sexo feminino (2:1) e nos indivíduos portadores de síndrome de Down[3-5].

■ Etiologia

O HC pode ser classificado de acordo com o componente do eixo hipotálamo-hipófise-tireoide acometido, em primário (defeito na tireoide) ou secundário/central (defeito no hipotálamo ou na hipófise) (Figura 53.1)[3,5,6].

• Hipotireoidismo primário

A maioria dos casos de HC é causada por defeitos na própria tireoide: disgenesia (falha do desenvolvimento tireoidiano) ou disormonogênese (falha da síntese hormonal em tireoide estruturalmente normal) (Figura 53.1).

A disgenesia da tireoide, que corresponde a 85% dos casos de HC primário, é a principal causa de HC. Esse termo inclui agenesia (35 a 45%), ectopia (30 a 45%) e hipoplasia (5%) tireoidianas. Esses defeitos geralmente são esporádicos. Em apenas 2 a 5% dos casos uma causa genética é identificada: mutações que afetam fatores de transcrição envolvidos no desenvolvimento da tireoide e de outros tecidos, com consequente HC sindrômico (Quadro 53.1).

A disormonogênese corresponde a 15% dos casos de HC primário e deve-se a mutações nos genes que codificam proteínas envolvidas na síntese dos hormônios tireoidianos. Esses defeitos têm herança autossômica recessiva e geralmente não estão associados a outras malformações (Quadro 53.2)[3,5,6].

QUADRO 53.1. Genes cujas mutações causam HC primário e síndromes associadas.

Disgenesia

- *PAX8* (anormalidades urogenitais)
- *NKX2-1* (Doença pulmonar/coreia ou doenças neurológicas)
- *FOXE1* (Síndrome de Bamforth-Lazarus)
- *NKX2-5* (cardiopatia congênita)
- *JAG1* (síndrome de Alagille/cardiopatia congênita)
- *GLIS3* (*diabetes mellitus* neonatal/glaucoma congênito/fibrose hepática/rins policísticos)
- *TSH-R*
- *CDCA8*

Disormonogênese

- *TG*
- *TPO*
- *DUOX2*
- *DUOXA2*
- *SLC5A5/NIS*
- *IYD*
- *SLC26A4/PDS* (perda auditiva neurossensorial – síndrome de Pendred)

Fonte: Elaborado pela autoria.

• Hipotireoidismo central

Raramente, o HC pode ser causado por disfunção hipotalâmica ou hipofisária, com consequente redução da síntese e/ou bioatividade do hormônio estimulante da tireoide (TSH). A deficiência de TSH pode ser isolada ou, mais comumente, associada a deficiência de outros hormônios hipofisários (hipopituitarismo) (Figura 53.2).[3,5,6]

Outras causas raras de HC

Incluem resistência aos hormônios tireoidianos, resistência ao TSH e defeito no transporte intracelular dos hormônios tireoidianos[3,5,6].

• Hipotireoidismo transitório

A deficiência dos hormônios tireoidianos pode ser transitória ou permanente. O HC transitório pode ser definido como um aumento do TSH durante o período neonatal, com normalização da função tireoidiana, após a interrupção do tratamento, em uma fase mais tardia da vida. Pode ser resultado de exposição excessiva ou deficiente a iodo

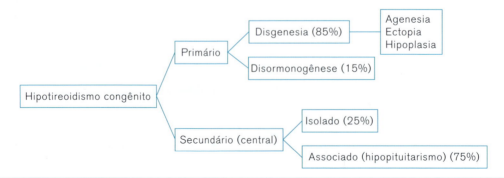

FIGURA 53.2. Formas clínicas do hipotireoidismo congênito.
Fonte: Elaborada pela autoria.

pela mãe; uso de medicamentos antitireoidianos pela mãe com hipertireoidismo; passagem placentária de anticorpos maternos bloqueadores do receptor do TSH; algumas mutações; e hemangiomas hepáticos de grandes dimensões (por maior inativação dos hormônios tireoidianos)[7].

■ Fisiologia e fisiopatologia

A função da tireoide é regulada pelo TSH, sintetizado na hipófise anterior. Por sua vez, o TSH é estimulado pelo hormônio liberador de tireotrofina (TRH), sintetizado no hipotálamo e inibido pelos hormônios tireoidianos (Figura 53.3).

A tireoide produz tiroxina (T_4), um pró-hormônio, e triiodotironina (T_3), o hormônio biologicamente ativo. A maior parte do T_3 circulante (80%) é resultante da conversão periférica de T_4; apenas 20% é produzido na tireoide. Ambos se ligam firmemente às proteínas séricas; apenas uma pequena fração de T_4 (0,02%) e de T_3 (0,3%) circula livremente e está disponível para exercer suas funções biológicas.

No hipotireoidismo primário, o hipotálamo e a hipófise respondem adequadamente à redução da síntese dos hormônios tireoidianos por meio da elevação do TRH e, consequentemente, do TSH (Figura 53.3B). Como o TSH se eleva significativamente diante de pequenas alterações de T_4 livre (T_4L), a dosagem de TSH é o exame mais sensível para o diagnóstico de hipotireoidismo primário. No hipotireoidismo secundário, em contrapartida, as concentrações dos hormônios tireoidianos são baixas, porém o TSH não se eleva adequadamente devido ao defeito hipotalâmico ou hipofisário. Nesses pacientes, as concentrações de TSH podem estar reduzidas, dentro da faixa normal ou, eventualmente, levemente acima do limite superior do normal, porém nunca tão elevadas como no HC primário (Figura 53.3C)[5].

• Tireoide fetal

Começa a se formar cerca de 3 semanas após a concepção, como um espessamento de células na base da faringe primitiva – futura base da língua – e migra, nas semanas seguintes, em direção caudal para a sua posição final, na região cervical anterior. A partir da 10ª semana de gestação, a glândula é capaz de captar iodo e sintetizar hormônios tireoidianos; no entanto, o controle hipotálamo-hipofisário não é estabelecido até o segundo trimestre, e a maturação continua durante o terceiro. Antes do início da síntese de hormônios tireoidianos pelo feto, há dependência completa de T_4 materna, que atravessa a placenta em quantidades limitadas. Essa transferência continua até o terceiro trimestre e corresponde a uma proporção significativa de T_4 fetal ao nascimento, com consequente proteção do cérebro em desenvolvimento da deficiência dos hormônios tireoidianos, mesmo em fetos com HC grave.

Ao nascimento, como resposta à menor temperatura externa no momento do parto, as concentrações de TSH se elevam abruptamente para 60 a 80 μU/ml, com pico cerca de 30 minutos após o parto. Nas primeiras 24 horas, caem para 20 μU/ml e, no final da 1ª semana, para 6 a 10 μU/ml. Valores de TSH > 10 μU/ml no final da primeira semana de vida são considerados elevados (Figura 53.4)[5,8].

■ Apresentação clínica

Ao nascimento, a maioria (> 95%) dos pacientes afetados não têm sinais de HC e apresenta peso e comprimento adequados. Isso se deve à passagem transplacentária de T_4 materna e, em alguns casos, à presença de algum tecido tireoidiano funcionante. Os hormônios tireoidianos têm meia-vida de 6 a 7 dias, portanto os hormônios maternos desaparecem da circulação do neonato após 3 e 4 semanas.

As manifestações clínicas de HC estão descritas no Quadro 53.2. A presença de fontanela anterior ampla e a persistência da fontanela posterior são sinais de atraso da maturação óssea. Alguns pacientes com disormonogênese apresentam bócio ao nascimento, porém essa alteração também pode surgir posteriormente, mesmo com o tratamento.

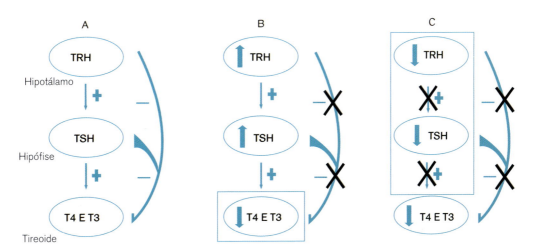

FIGURA 53.3. Eixo hipotálamo-hipófise-tireoide. (A) Eixo normal. (B) Hipotireoidismo primário. (C) Hipotireoidismo central.
Fonte: Elaborada pela autoria.

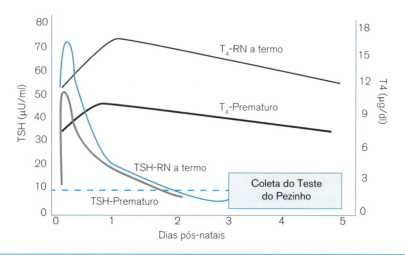

FIGURA 53.4. Função tireoidiana nos RN. O pico de TSH ocorre 30 minutos após o nascimento, tanto em RN pré-termo quanto a termo, e é seguido por elevação gradual de T_4, com pico entre 24 e 36 horas. O incremento de TSH e de T_4 é menor em RN pré-termos.
Fonte: Adaptada de Fisher e colaboradores[8].

QUADRO 53.2. Apresentação clínica do hipotireoidismo congênito.

- Icterícia neonatal prolongada
- Letargia
- Hipotonia
- Dificuldade de alimentação
- Choro rouco
- Constipação intestinal
- Pele seca
- Cabelos ralos
- Fontanelas amplas
- Hérnia umbilical
- Macroglossia
- Face típica, com nariz em sela

Fonte: Elaborado pela autoria.

Aproximadamente 10% dos pacientes com HC têm outras malformações associadas, como cardíacas (principalmente), renais, do trato urinário, gastrintestinais e esqueléticas. Adicionalmente, problemas auditivos podem ocorrer entre 10 e 20% dos pacientes afetados até a idade adulta[5].

■ Diagnóstico

• Triagem neonatal

Existem diferentes estratégias para a triagem neonatal do HC: dosagem de TSH; dosagem de TSH e T_4L simultaneamente; ou dosagem inicial de T_4L, seguida de dosagem de TSH, nos casos com T_4L abaixo do normal.

No Brasil, assim como na maioria dos países, a triagem neonatal do HC no sistema público – disponível desde a década de 1980 – é realizada por meio da dosagem de TSH no papel filtro. Essa abordagem baseia-se na prioridade de detecção do HC primário, que representa a causa mais comum de HC e cujas consequências neurológicas para os indivíduos não tratados são mais deletérias.

É recomendado que a coleta do teste de triagem neonatal para HC, em papel filtro, ocorra entre 48 e 72 horas de vida, quando já ocorreu diminuição do pico pós-natal de elevação fisiológica do TSH. Amostras de sangue obtidas antes desse período, particularmente nas primeiras 24 horas de vida, podem gerar resultados falso-positivos. Em contrapartida, alguns RN com HC podem apresentar atraso na elevação do TSH, com resultado falso-negativo. Esse padrão é particularmente comum em RN pré-termo e de muito baixo peso (< 1.500 g), porém também pode ocorrer em RN de baixo peso (< 2.500 g), gêmeos e RN admitidos em unidade de terapia intensiva. A supressão do TSH por imaturidade do eixo hipotálamo-hipófise-tireoide, por medicamentos, por mistura de sangue fetal entre gêmeos e por outros efeitos de doenças neonatais graves, pode explicar o resultado falso-negativo. Nesses pacientes, um novo teste deve ser coletado com 2 semanas de vida ou 2 semanas após a coleta do primeiro[3-5].

• Convocação

RN com o TSH neonatal alterado devem ser convocados para avaliação e confirmação dos resultados. No Brasil, os valores de corte para o TSH variam entre os diferentes centros de referência, de 5 a 20 $\mu U/ml$. Programas que adotam valores mais elevados (> 10 a 20 $\mu U/ml$) têm menores taxas de falso-positivos, porém podem perder alguns casos de HC. Em contrapartida, quando se adotam valores mais baixos (6 a 10 $\mu U/ml$), há mais falso-positivos, porém a sensibilidade diagnóstica aumenta.

Quando o TSH neonatal está alterado, o resultado deve ser confirmado com dosagem das concentrações séricas de TSH, T_4L e T_4 total (T_4T). Em alguns centros, de acordo com o valor do TSH neonatal, o RN é inicialmente convocado para repetir a dosagem de TSH no papel filtro. Os testes confirmatórios devem ser realizados preferencialmente entre as 1ª e 2ª semanas de vida, quando a faixa superior de normalidade para o TSH é de 10 $\mu U/ml$[3].

A Figura 53.5 mostra o fluxograma utilizado no Hospital das Clínicas da Faculdade de Medicina de Ribeirão Preto da Universidade de São Paulo (HCFMRPUSP) para a triagem neonatal do HC.

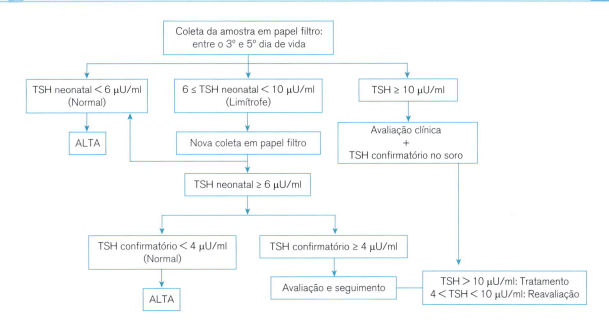

FIGURA 53.5. Fluxograma de triagem neonatal de hipotireoidismo congênito no HCFMRPUSP.
Fonte: Elaborada pela autoria.

- ### Exame físico

RN com indicação de testes confirmatórios no sangue periférico devem ser avaliados por um médico da equipe especializada no dia da convocação ou no dia seguinte. É muito importante não atrasar essa primeira avaliação e o possível início do tratamento, se indicado. Um exame físico minucioso deve ser realizado, com atenção para possíveis sinais de HC, bem como de malformações congênitas.

Não há evidências suficientes para recomendar exames complementares para a identificação das malformações associadas ao HC. Se alguma anormalidade for observada no exame físico, o paciente deve ser encaminhado para investigação dirigida[4].

- ### Exames de imagem

Após confirmação do diagnóstico, exames de imagem da tireoide – ultrassonografia (US) e/ou cintilografia – auxiliam na determinação da causa do HC. No entanto, esses exames complementares não devem atrasar o início do tratamento.

A US cervical permite identificar a presença ou a ausência da glândula, bem como avaliar o tamanho, a ecogenicidade e a estrutura da tireoide tópica. Adicionalmente, tem menor custo e evita exposição à radiação. No entanto, é examinador-dependente e pode não ser ideal para detecção de tireoide ectópica.

A cintilografia permite a identificação de agenesia (ausência de captação), hipoplasia da glândula *in situ*, ectopia (captação em qualquer local do percurso de descida da tireoide durante o período embrionário: da base da língua até a cartilagem tireoide) e tireoide tópica (com captação normal ou anormal). Pode ser realizada com tecnécio-99m (^{99m}Tc) ou com iodo-123 (^{123}I). O ^{99m}Tc é mais disponível, barato e rápido de ser usado. No entanto, o ^{123}I é captado especificamente pela tireoide e fornece uma imagem mais clara. A combinação desses exames de imagem é recomendada para melhorar a acurácia diagnóstica.

A radiografia simples do joelho deve ser solicitada para avaliação da gravidade do hipotireoidismo intrauterino: ausência das epífises femorais e tibiais revela o atraso da ossificação[3,4].

- ### Outros exames complementares

Dosagem de tireoglobulina

Tireoglobulina (TG) reflete a massa de tecido tireoidiano funcional. Existe grande sobreposição de valores de TG entre as diferentes causas de HC, portanto sua dosagem é utilizada apenas em situações especiais, como para a distinção entre agenesia e ectopia tireoidiana. A ausência de tecido tireoidiano tópico à US associada a concentrações mensuráveis de TG sugere a presença de tecido tireoidiano ectópico[3].

Dosagem de anticorpos antitireoidianos

Dosagem de anticorpo antitireoperoxidase (antiTPO) e de anticorpo bloqueador do receptor de TSH (TRAb) pode ser útil para investigar a elevação de TSH em filhos de mães com tireoidite de Hashimoto e com doença de graves[3].

Iodúria

A determinação da iodúria pode confirmar a falta ou o excesso de iodo em casos suspeitos. No entanto, esse dado geralmente pode ser obtido a partir da história clínica[3].

■ Tratamento

- ### Quando tratar?

TSH elevado + T_4L e T_4T baixos

Concentrações séricas de TSH acima de 10 $\mu U/ml$, com T_4L e T_4T baixos, confirmam o diagnóstico de HC primário e indicam o tratamento.

Os valores normais para os hormônios tireoidianos entre 4 e 30 dias de vida são: $T_4L = 0,8$ a 2,3 ng/dl e $T_4T = 7$ a 16 µg/dl.[3]

TSH elevado + T_4L e T_4T normais

Se a concentração sérica de TSH for significativamente elevada (> 10 µU/ml), mesmo com T_4L e T_4T normais, o tratamento deve ser iniciado.

Os pacientes com TSH entre 6 e 10 µU/ml, com T_4L e T_4T normais, deverão ser acompanhados cuidadosamente e submetidos a nova coleta em 1 semana[3].

TSH normal, discretamente elevado ou baixo + T_4L e T_4T baixos

Concentrações baixas de T_4L e T_4T na presença de TSH normal, baixo ou mesmo discretamente elevado confirmam o diagnóstico de HC central e indicam tratamento. É muito importante, nesses pacientes, investigar a deficiência de outros hormônios hipofisários para confirmar ou descartar o diagnóstico de hipopituitarismo.

No entanto, RN prematuros ou com doença grave podem ter TSH normal, com T_4L e T_4T baixos; o tratamento, nesses casos, não é indicado, a menos que haja evidência de doença hipofisária ou hipotalâmica[3].

• Como tratar?

Tratamento do HC deve ser iniciado assim que o diagnóstico for confirmado, preferencialmente nas 2 primeiras semanas de vida, e baseia-se na administração de levotiroxina. Quanto mais cedo for iniciado o tratamento, menor o risco de sequelas, como a redução do quociente de inteligência.

A dose inicial de levotiroxina é 10 a 15 µg/kg/dia. Com essas doses, as concentrações de T_4L e T_4T se normalizam em 3 dias e as concentrações de TSH entre 2 e 4 semanas. As doses subsequentes, recomendadas de acordo com a idade, estão apresentadas no Quadro 53.3[9].

QUADRO 53.3. Dose de levotiroxina por idade.

- Recém-nascido: 10 a 15 µg/kg/dia
- 1 a 6 meses: 6 a 10 µg/kg/dia
- 6 a 12 meses: 5 a 8 µg/kg/dia
- 1 a 3 anos: 4 a 6 µg/kg/dia
- 3 a 10 anos: 3 a 4 µg/kg/dia
- > 10 anos: 1,7 a 3 µg/kg/dia

Fonte: Modificado de Wassner[9].

Os comprimidos de levotiroxina devem ser administrados por via oral, 1 vez/dia, pela manhã. Nos RN e lactentes, a levotiroxina pode ser amassada, diluída em água e oferecida no intervalo entre duas mamadas; nas crianças e adolescentes, deve ser dada em jejum, 30 minutos antes da alimentação. Em caso de vômitos imediatos, a dose deve ser repetida. A administração da levotiroxina com substâncias que interferem na sua absorção, como ferro, cálcio e soja, deve ser evitada.

A família deve receber informações por escrito sobre a doença, o tratamento e os cuidados[3,4].

■ Seguimento clínico e laboratorial

A meta do tratamento é garantir o crescimento linear e o desenvolvimento neuropsicomotor adequados. Esses dois aspectos devem ser cuidadosamente avaliados durante o seguimento.

O monitoramento laboratorial, para ajuste de doses, é realizado a partir das dosagens de TSH, T_4L e T_4T. As concentrações de TSH devem ser mantidas dentro do intervalo de referência para a idade, preferencialmente na metade inferior (0,5 a 2 µU/ml); enquanto as concentrações de T_4L e T_4T devem ser mantidas na metade superior do intervalo de referência para a idade.

A ocorrência de efeitos adversos do tratamento é rara; o monitoramento adequado reduz esse risco. Assim como o tratamento insuficiente pode causar déficit neurológico e de crescimento, o tratamento excessivo e prolongado pode causar craniossinostose e alterações comportamentais, entre outras alterações.

A primeira consulta após o início do tratamento deve ocorrer entre 1 e 2 semanas. Uma nova consulta, com nova coleta de exames, deve ser agendada entre 4 e 6 semanas após cada mudança de dose. Nos primeiros anos de vida, as consultas devem ser mais frequentes, porém o seguimento periódico deve persistir até a vida adulta (Quadro 53.4)[3,4].

QUADRO 53.4. Seguimento clínico e laboratorial.

- Após 2 a 4 semanas do início de levotiroxina.
- A cada 1 a 2 meses nos primeiros 6 meses.
- A cada 2 a 3 meses dos 6 aos 36 meses.
- A cada 4 a 6 meses até o término do crescimento.

Fonte: Modificado de Maciel e colaboradores[3].

■ Reavaliação do diagnóstico aos 3 anos

Reavaliação do eixo tireoidiano aos 3 anos de idade está indicada para os pacientes sem investigação etiológica prévia e para aqueles com tireoide tópica. Nessa idade, após finalizado o período crítico para o desenvolvimento neurocognitivo, o tratamento com levotiroxina é interrompido por 4 a 6 semanas, para avaliação laboratorial (dosagem de TSH, T_4L e T_4T).

Se o diagnóstico de HC for confirmado (TSH elevado após a suspensão temporária da levotiroxina), um exame de imagem (US ou cintilografia da tireoide) deve ser realizado (nos casos sem investigação prévia) e a reposição de levotiroxina deve ser retomada. Se a função tireoidiana for normal, deve-se manter o acompanhamento, sem tratamento[3,4].

■ Aconselhamento genético

Deve envolver a explicação do risco de recorrência do HC em uma família afetada, com base na história familiar e na morfologia tireoidiana.

Na ausência de diagnóstico molecular (maioria dos pacientes), orienta-se que o risco de recorrência em uma próxima gestação é de 25% para casos de disormonogênese ou discretamente elevado para casos de disgenesias tireoidianas.

O estudo molecular, quando disponível, deve ser precedido por uma descrição detalhada do fenótipo do paciente, bem como da morfologia da tireoide[4].

Hiperplasia adrenal congênita

CASO CLÍNICO 2

RN registrado no sexo masculino, a termo, peso de nascimento 3.340 g, Apgar 8 e 10, alta hospitalar no 2º dia de vida, em aleitamento materno exclusivo. Primeiro filho, pais saudáveis e sem consanguinidade conhecida. Foi convocado para avaliação de urgência por exame alterado (17-hidroxiprogesterona [17-OHP]: 176 ng/ml; VR < 45) no TTN em amostra do 4º dia de vida.

No primeiro atendimento, com 15 dias de vida, apresentava histórico de recusa alimentar e alguns episódios de vômitos há 5 dias, porém sem diarreia ou febre. Nas últimas horas estava menos ativo.

- Exame físico: (peso: 3.030 g). Regular estado geral, descorado (+/4+), desidratado grau I/II (mucosas secas, olhos levemente encovados, fontanela um pouco deprimida, pulsos cheios e tempo de enchimento capilar < 3 segundos), acianótico, anictérico. Discretamente taquipneico e taquicárdico. Ausculta cardíaca e respiratória sem anormalidades. Abdome semigloboso, ruídos hidroaéreos normoativos, depressível, indolor, sem massas ou visceromegalias palpáveis. Genitais externos masculinos hiperpigmentados, testículos não palpáveis, pênis medindo 2,9 × 1,4 cm e ausência de hipospádia (Figura 53.6). Sem outras dismorfias aparentes.

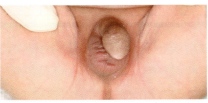
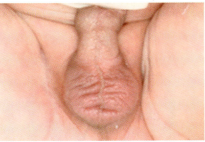

FIGURA 53.6. Genitais externos aparentemente masculinos, porém ambíguos, pela ausência de gônadas.
Fonte: Acervo da autoria.

- Exames complementares (laboratório de urgência): Na: 124 mEq/L; K: 6,5 mEq/L; glicemia: 54 mg/dl; gasometria arterial (pH: 7,12; PCO_2: 25; HCO_3: 15); hemograma e proteína C-reativa sem alterações.

  *Coletada amostra de sangue para dosagens hormonais no laboratório de rotina.

- Impressão diagnóstica: hiperplasia adrenal congênita por deficiência de 21-hidroxilase (17-OHP elevada na TTN, ambiguidade genital [criptorquidia bilateral] e crise aguda de perda de sal).

- Tratamento inicial: dose de ataque de hidrocortisona de 30 mg, EV, seguida de manutenção com 20 mg de 6/6 horas, EV, + hidratação EV com solução isotônica.

- Exames da confirmação diagnóstica: 17-OHP: 21.350 ng/dl (= 213 ng/ml; VR: 40 a 200); testosterona: 280 ng/dl (VR: 60 a 300); androstenediona: 310 ng/dl (VR < 60); renina > 500 mU/L (VR em adultos: 5 a 45). Ultrassonografia pélvica e abdominal: presença de útero; gônadas não visualizadas. Cariótipo: 46, XX. Genotipagem do gene *CYP21A2*: p.Q318X/IVS2-13A/C>G.

- Diagnóstico: hiperplasia adrenal congênita por deficiência de 21-hidroxilase, forma clássica perdedora de sal.

- Conduta e tratamento: redesignação para sexo feminino; acetato de cortisona (15 mg/m²/dia, 2 vezes/dia), fludrocortisona (0,2 mg/dia, 1 vez/dia) e sal (2 g/dia).

Introdução

Hiperplasia adrenal congênita (HAC) corresponde a um conjunto de doenças caracterizadas pela redução da síntese de cortisol por deficiência de uma das cinco enzimas envolvidas na biossíntese desse hormônio[10].

Epidemiologia

Deficiência da enzima 21-hidroxilase é o defeito mais comum, responsável por 90 a 95% dos casos de HAC. As formas clássicas ocorrem entre 1:10.000 e 1:20.000 nascidos vivos, com variação entre diferentes populações, enquanto a forma não clássica, mais frequente, ocorre em 1:1.000 (Figura 53.7).

A deficiência das outras enzimas envolvidas na biossíntese do cortisol causa defeitos mais raros, que correspondem a menos de 5% dos casos de HAC[10,11].

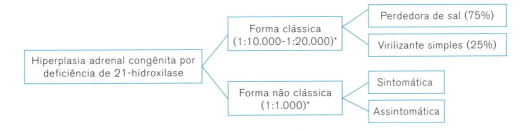

FIGURA 53.7. Formas clínicas da HAC por deficiência de 21-hidroxilase.
* Incidência estimada em número de nascidos vivos/ano.
Fonte: Elaborada pela autoria.

■ Genética

HAC é transmitida por herança autossômica recessiva. Ao contrário de outras doenças com esse padrão, os indivíduos afetados por HAC apresentam, geralmente, mutações diferentes em cada um dos alelos (heterozigotos compostos). Poucos indivíduos afetados são homozigotos para uma mutação: isso ocorre nos casos de mutações frequentes ou de consanguinidade entre os pais.

O gene que codifica a enzima 21-hidroxilase, *CYP21A2*, está localizado no braço curto do cromossomo 6p21.3, próximo ao pseudogene *CYP21A1P*.

Geralmente, há boa associação entre o genótipo e o fenótipo: a gravidade das manifestações clínicas depende do grau de déficit enzimático, o qual é determinado pelo tipo de mutação. Assim, as mutações podem ser divididas em três grupos: (1) comprometimento grave (atividade enzimática ausente/mínima); (2) comprometimento moderado; e (3) comprometimento leve. A forma clínica nos heterozigotos compostos é definida pelo alelo que determina a maior atividade enzimática (Figura 53.8).

Após o diagnóstico clínico e laboratorial, o estudo molecular do indivíduo afetado e dos seus pais é importante para determinar o genótipo do paciente, identificar os portadores assintomáticos e, assim, realizar o aconselhamento genético[12,13].

■ Fisiopatologia

O bloqueio enzimático presente na HAC leva à deficiência de cortisol. A perda da retroalimentação negativa – exercida, normalmente, por esse hormônio –, provoca a hipersecreção compensatória do hormônio adrenocorticotrófico (ACTH), com consequente hiperplasia do córtex adrenal (Figura 53.9). O estímulo do ACTH promove o aumento da síntese dos precursores esteroides proximais ao sítio do defeito enzimático e dos esteroides das vias independentes da enzima afetada.

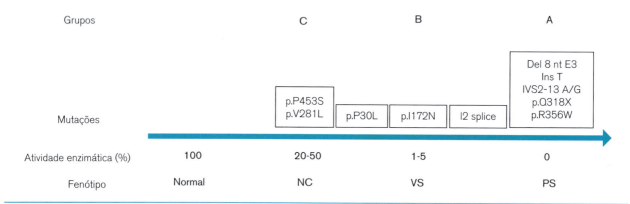

FIGURA 53.8. Variantes gênicas mais frequentemente encontradas em pacientes com HAC por deficiência de 21-hidroxilase e a relação genótipo-fenótipo. Os grupos A, B e C correspondem ao efeito da mutação na atividade enzimática.
Legenda: NC: não clássica. VS: virilizante simples. PS: perdedora de sal.
Fonte: Elaborada pela autoria.

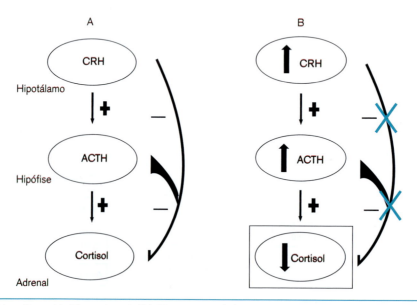

FIGURA 53.9. Eixo hipotálamo-hipófise-adrenal. (A) Eixo normal. (B) Perda da retroalimentação negativa causada pela deficiência de cortisol na HAC por deficiência de 21-hidroxilase.
Fonte: Elaborada pela autoria.

53 ▪ Triagem neonatal para hipotireoidismo e hiperplasia adrenal

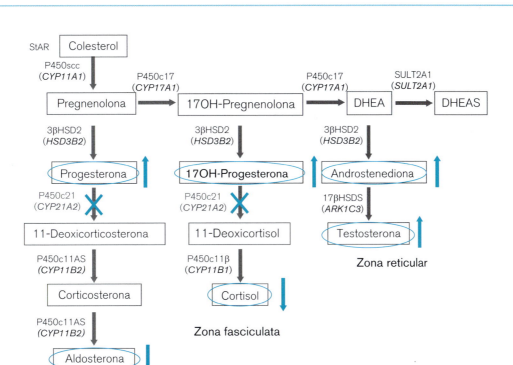

FIGURA 53.10. Esteroidogênese adrenal na HAC por deficiência da enzima 21-hidroxilase ou P450c21 (codificada pelo gene *CYP21A2*). O bloqueio enzimático provoca o acúmulo dos precursores proximais ao defeito, notadamente 17-hidroxi-progesterona, e desvia a esteroidogênese para as vias independentes da enzima afetada, gerando excesso de androgênios.
Fonte: Adaptada de Turcu e colaboradores[11]; Speiser e colaboradores[14].

A enzima 21-hidroxilase participa da síntese de glicocorticoides e mineralocorticoides. Ela converte 17-hidroxiprogesterona (17-OHP) em 11-desoxicortisol e progesterona em desoxicorticosterona, os quais, por fim, são convertidos, por outras enzimas, em cortisol e aldosterona, respectivamente. Diante do defeito na 21-hidroxilase, os precursores são desviados para a síntese excessiva dos androgênios DHEA e androstenediona, a qual é transformada, nos tecidos periféricos, em testosterona (Figura 53.10)[10,11].

▪ Apresentação clínica

HAC por deficiência da enzima 21-hidroxilase é dividida, clinicamente, em forma clássica e não clássica. A forma clássica tem dois subtipos: perdedora de sal (75% dos casos), em que há deficiência de cortisol e de aldosterona, e virilizante simples (25% dos casos), em que há apenas deficiência de cortisol. A forma não clássica pode ser sintomática ou assintomática (Figura 53.7).

A forma clássica caracteriza-se por graus variados de virilização pré-natal da genitália externa no sexo feminino, com aumento do clitóris, fusão labial e formação do seio urogenital (genitália ambígua, classificada segundo os critérios de Prader – Quadro 53.5). Na vida pós-natal, se a condição não é diagnosticada e tratada precocemente, em ambos os sexos, ocorre aumento do clitóris ou pênis, pubarca precoce, crescimento acelerado, estatura elevada e avanço da idade óssea já nos primeiros 2 anos de vida. Adicionalmente, na forma clássica perdedora de sal, pode ocorrer baixo ganho ponderal, desidratação, hiponatremia e hipercalemia, com choque circulatório e óbito entre as 2ª e 4ª semanas de vida, se a condição não for diagnosticada e tratada. É importante ressaltar que o diagnóstico de HAC pode não ser suspeitado no período neonatal, principalmente no sexo masculino, pois a genitália é normal (Quadro 53.6). Essa é a principal justificativa para a triagem neonatal da HAC.

QUADRO 53.5. Escala de Prader para a classificação do grau de ambiguidade da genitália feminina na forma clássica da HAC por deficiência de 21-hidroxilase.

- Prader 1 – Clitorimegalia, sem fusão labial
- Prader 2 – Clitorimegalia, com fusão labial parcial
- Prader 3 – Clitorimegalia, com orifício perineal único e fusão labial quase completa
- Prader 4 – Falo, com orifício único ("hipospádia") e fusão labial completa
- Prader 5 – Masculinização completa, com meato uretral na extremidade e ausência de gônadas

Fonte: Elaborado pela autoria.

QUADRO 53.6. Resumo – Forma clássica da HAC por deficiência de 21-hidroxilase.

Apresentação clínica

46 XX:
- Ambiguidade genital variável ao nascimento.
- Pubarca precoce e virilização pós-natal nos primeiros 2 anos de vida.

46 XY:
- Genitália normal ou com macrogenitossomia.
- Pubarca precoce e virilização pós-natal nos primeiros 2 anos de vida.

Observação: na forma clássica perdedora de sal, nas primeiras semanas de vida, ocorre crise de perda de sal.
  - Perda ponderal.
  - Vômitos.
  - Desidratação/choque hipovolêmico.
  - Hiponatremia e hipercalemia.

Diagnósticos

- Bioquímico:
  - 17-OHP ↑ (geralmente maior que 5.000 ng/dl ou 50 ng/ml).
  - Androstenediona e testosterona ↑.
  - Sódio ↓ e potássio ↑ (forma perdedora de sal).
  - Renina plasmática ↑ (forma perdedora de sal).

- Radiológico:
  - Ultrassonografia/ressonância nuclear magnética: presença ou ausência de derivados mullerianos.
  - Pesquisa de orifício.

- Sexo genético:
  - Cariótipo.

Tratamento:
- Hidrocortisona entre 10 e 15 mg/m²/dia, 3 vezes/dia.
- Fludrocortisona entre 0,05 e 0,2 mg/dia, 1 vez/dia (forma perdedora de sal).
- Sal entre 1 e 2 g ou entre 17 e 34 mEq/dia, várias vezes/dia no 1º ano (forma perdedora de sal).
- Cirurgia de readequação genital.

Fonte: Elaborado pela autoria.

Em contrapartida, a forma não clássica não causa virilização pré-natal e manifesta-se mais tardiamente, em épocas variáveis. Na infância, geralmente entre 4 e 8 anos, pode se apresentar com pubarca precoce e outros sinais de virilização, além de crescimento acelerado e avanço da idade óssea. No sexo feminino, na adolescência e na idade adulta, pode causar amenorreia primária ou secundária, hirsutismo, acne e infertilidade. Nessas pacientes, é fundamental realizar o diagnóstico diferencial entre essa forma de HAC e a síndrome dos ovários policísticos (SOP). No sexo masculino, pode causar infertilidade. Essa forma não está associada a insuficiência adrenal, uma vez que o defeito na síntese de cortisol é leve (Quadro 53.7)[10,11].

QUADRO 53.7. Resumo – Forma não clássica da HAC por deficiência de 21-hidroxilase.

Apresentação clínica
- Sexo feminino:
  - Na criança: pubarca, acne, odor/pelos axilares, aceleração do crescimento e avanço da idade óssea.
  - Início geralmente entre 4 e 8 anos de idade.
  - Na adolescente ou adulta: amenorreia primária ou secundária, acne, hirsutismo, infertilidade.
- O quadro clínico pode ser similar ao da síndrome dos ovários policísticos.

  - Na criança: pubarca, acne, odor/pelos axilares, aceleração do crescimento e avanço da idade óssea.
- Início geralmente entre 4 e 8 anos de idade.
- No adulto: oligospermia/infertilidade.

Diagnóstico
- Bioquímico:
  - 17-OHP basal ↑ (150 a 1.000 ng/dl).
  - Androstenediona e testosterona ↑.
  - Teste de estímulo com 250 µg de ACTH sintético, por via endovenosa:
- 17-OHP pós-estímulo > 1.500 ng/dl: diagnóstico confirmado.
- 17-OHP pós-estímulo entre 1.000 e 1.500 ng/dl: confirmar diagnóstico por exame molecular.

Tratamento
- Quando indicado (nem todos os pacientes precisam de tratamento), hidrocortisona entre 10 e 15 mg/m²/dia, 3 vezes/dia.

Fonte: Elaborado pela autoria.

■ Diagnóstico

O diagnóstico laboratorial da HAC por deficiência de 21-hidroxilase baseia-se na detecção de concentrações elevadas de 17-OHP, que é o marcador da deficiência dessa enzima.

Na forma clássica, os valores de 17-OHP esperados são > 1.500 ng/dl (> 15 ng/ml), porém em quase todos os casos são > 5.000 ng/dl (> 50 ng/ml) (Quadro 53.6).

Na forma não clássica, as concentrações basais de 17-OHP são geralmente moderadamente elevadas (150 a 1.000 ng/dl). Diante da suspeita clínica consistente e de concentrações basais < 1.500 ng/dl (< 15 ng/ml), deve-se realizar o teste de estímulo com ACTH (administração endovenosa de 250 µg de ACTH sintético), para dosagem de 17-OHP antes e 1 hora após. Concentrações > 1.500 ng/dl (> 15 ng/ml) após o estímulo confirmam o diagnóstico. Se os valores se mantiverem moderadamente elevados (entre 1.000 e 1.500 ng/dl), deve-se solicitar exame molecular para se confirmar ou afastar esse diagnóstico (Quadro 53.7).

As concentrações de androstenediona e de testosterona estão sempre elevadas. A concentração de DHEA-S geralmente está pouco ou moderadamente elevada, porém pode estar dentro da faixa normal. A dosagem de ACTH não é obrigatória para o diagnóstico, porém sua concentração também está elevada. Na forma clássica perdedora de sal, ocorre hiponatremia, hipercalemia e elevação da renina plasmática.

Adicionalmente, no período neonatal, durante a investigação de um quadro de genitália ambígua, a US ou a ressonância nuclear magnética (RM) pélvica permite a pesquisa de derivados mullerianos e o cariótipo é essencial para o diagnóstico do sexo genético. Por fim, a pesquisa de orifícios auxilia a programação cirúrgica[14].

■ Tratamento

O tratamento da forma clássica da HAC por deficiência da enzima 21-hidroxilase está indicado para todos os casos e consiste na administração de glicocorticoide e, quando necessário, de mineralocorticoide. O tratamento da forma não clássica é indicado apenas em casos específicos e consiste na administração de glicocorticoide.

Os objetivos do tratamento são prevenir a crise adrenal, evitar as alterações causadas pelo hiperandrogenismo e prevenir as complicações metabólicas em longo prazo (Quadro 53.8).

QUADRO 53.8. Objetivos do tratamento da HAC por deficiência de 21-hidroxilase.

- Prevenir a crise adrenal.
- Evitar as alterações causadas pelo hiperandrogenismo.
- Garantir o crescimento e o desenvolvimento puberal adequados.
- Prevenir as complicações metabólicas em longo prazo.

Obs.: adequar o tratamento à forma clínica, à idade e ao sexo do paciente.

Fonte: Elaborado pela autoria.

O medicamento de escolha para a reposição de glicocorticoide é a hidrocortisona, devido à potência biológica mais semelhante ao cortisol e à meia-vida curta. A hidrocortisona deve ser administrada em comprimidos, na dose de 10 a 15 mg/m²/dia (até 20 mg/m²/dia em adolescentes), dividida em três tomadas/dia. Infelizmente, não existe hidrocortisona em formulação oral disponível no Brasil. Por esse motivo, o acetato de cortisona manipulado em farmácias de extrema confiança também é utilizado, porém requer dose mais elevada (15 a 20 mg/m²/dia, 2 a 3 vezes/dia), por ter menor biodisponibilidade (80%) e potência (2/3), quando comparado à hidrocortisona. No entanto, deve-se ter cuidado com formulações não industriais de hidrocortisona ou acetato de cortisona: efeitos colaterais sérios em função de erros na manipulação e na dispensação não são raros. É importante salientar que formulações líquidas manipuladas são menos estáveis e não são recomendadas.

Nos adultos, glicocorticoides de ação prolongada, como prednisona (5 a 7,5 mg/dia, 1 vez/dia) ou dexametasona (0,25 a 0,5 mg/dia, 1 vez/dia), podem ser utilizados, para facilitar a adesão. Em crianças e adolescentes, essas formulações não são utilizadas pelo risco de comprometer o crescimento.

A adequação do tratamento com glicocorticoide é feita pela avaliação clínica, com ênfase no crescimento linear e no ganho de peso adequados, além da monitorização dos caracteres sexuais secundários.

Para o controle bioquímico, as concentrações de androstenediona e testosterona são os parâmetros mais adequados. No sexo masculino, após o início da puberdade, apenas a androstenediona é utilizada para esse fim, pois a testosterona passa a ser sintetizada também pelos testículos. A normalização das concentrações de 17-OHP não é um dos objetivos do tratamento e a dosagem desse precursor não faz parte da rotina após o diagnóstico em muitos centros de referência, incluindo o HCFMRPUSP. É importante salientar que, se objetivo for normalizar a 17-OHP, geralmente haverá necessidade de doses muito altas de glicocorticoide, com consequente tratamento excessivo. Em pacientes de ambos os sexos, deve-se avaliar a idade óssea, anualmente. Nos pacientes do sexo masculino, na adolescência e na idade adulta, a US testicular deve ser realizada anualmente, para a avaliação do surgimento de restos adrenais nos testículos (TART). A presença de TART é um sinal de mau controle da doença e aumenta o risco de infertilidade.

Na forma clássica perdedora de sal, deve-se associar o mineralocorticoide fludrocortisona, na dose de 0,05 a 0,2 mg/dia, pela manhã. A necessidade de mineralocorticoide é maior em RN no 1º ano de vida (0,15 a 0,2 mg/dia) e menor em escolares (0,1 a 0,15 mg/dia) e nos adultos (0,05 a 0,1 mg/dia). No 1º ano de vida, deve-se, ainda, suplementar 1 a 2 g de sal (17 a 34 mEq/dia de sódio), pois, nessa fase, há menor sensibilidade renal aos mineralocorticoides. Posteriormente, em todas as idades, a ingestão de sal deve ser *ad libitum*. A maioria dos pacientes com HAC na forma clássica perdedora de sal prefere alimentos ricos em sódio. Entretanto, quando exacerbada, essa preferência pode ser indicativo de tratamento insuficiente em mineralocorticoides.

A adequação do tratamento com mineralocorticoide é feita pela avaliação clínica da avidez por sal e da pressão arterial, complementada pela avaliação laboratorial de sódio, potássio e renina plasmática.

O equilíbrio no tratamento da HAC é um desafio. Enquanto o tratamento excessivo com glicocorticoides pode causar síndrome de Cushing iatrogênica, com prejuízo do crescimento, sobrepeso ou obesidade, entre outras complicações, o tratamento insuficiente predispõe à crise adrenal e permite a manutenção do hiperandrogenismo, com consequente avanço da idade óssea, risco de puberdade precoce dependente de gonadotrofinas e baixa estatura final. Do mesmo modo, o excesso de mineralocorticoide pode causar edema e hipertensão arterial, enquanto a falta pode causar avidez por sal e crise de perda de sal.

Na tentativa de tornar o tratamento da HAC mais fisiológico, atualmente, há novas formulações de glicocorticoides em estudo (apresentação de depósito, bomba de infusão). A disponibilidade dessas formulações em um futuro próximo poderá auxiliar na otimização do tratamento dos pacientes.

A correção da genitália ambígua (genitoplastia) nos pacientes do sexo feminino deve realizada antes do 2º ano de vida. É muito importante que esses procedimentos sejam realizados apenas por equipe cirúrgica experiente nessa área e em um centro de referência para o tratamento desses pacientes. Na transição entre a adolescência e a idade adulta, a genitália externa deve ser reavaliada e novos procedimentos podem ser indicados, especialmente para sua adequação para a vida sexual.

O seguimento ambulatorial dos pacientes com a forma clássica, no primeiro trimestre de vida, deverá ser frequente. No início do tratamento, deve ser semanal ou quinzenal. A partir dos 2º ou 3º meses, no HCFMRPUSP, as reavaliações são mensais e, a partir do 6º mês de vida, a cada 2 meses. Após 1 ano de idade, o seguimento deve ser realizado a cada 3 ou 4 meses ou, mais próximo, de acordo com a necessidade de cada paciente. O acompanhamento deve envolver equipe multidisciplinar, que inclua endocrinologista pediátrico, cirurgião, geneticista, psicólogo e assistente social[14,15].

- **Situações de estresse orgânico**

Nessas situações, os indivíduos com HAC não apresentam a resposta fisiológica de aumento do cortisol e apresentam risco elevado de crise adrenal aguda, com risco de morte. Assim, devem receber doses mais elevadas de glicocorticoides que as habituais. Em enfermidades agudas leves com febre, os pacientes devem ser orientados a dobrar a dose do glicocorticoide, por via oral, enquanto persistir a febre ou a condição clínica. Em situações mais graves, como na presença de infecções graves, durante um episódio de insuficiência adrenal aguda ou um procedimento cirúrgico, os pacientes devem receber doses de hidrocortisona por via parenteral (EV ou intramuscular). A dose inicial de hidrocortisona (dose de ataque), nessas situações, é de 100 mg/m²/dose, seguida por dose de manutenção de 50 mg/m²/dose a cada 6, 8 ou 12 horas, conforme a recuperação do paciente. Uma vez que o cálculo da superfície corpórea pode não ser viável em uma situação de emergência, recomendam-se doses de ataque fixas, conforme a idade, como:

menores de 2 anos de idade: 25 mg; entre 2 e 12 anos: 50 mg; e maiores de 12 anos: 100 mg.

Os pacientes devem ser orientados a carregar junto de si, em todos os momentos, uma carta informativa do risco de insuficiência adrenal. Esse documento deve conter orientações sobre a doença e sobre o tratamento de emergência. Adicionalmente, é muito importante – e pode garantir a vida do paciente em caso de emergência ou perda de consciência –, que eles tenham algum tipo de identificação no corpo sobre o risco de insuficiência adrenal. Entre os dispositivos mais indicados, estão pulseira ou colar com o termo "insuficiência adrenal". Mais recentemente, alguns pacientes adolescentes e adultos têm optado pelo uso de tatuagem com essa informação em local estratégico do seu corpo. Essas medidas têm a finalidade de garantir o reconhecimento e o tratamento precoces de um quadro de insuficiência adrenal aguda, durante um atendimento de emergência por equipe que desconhece o histórico de saúde do paciente[14].

■ Triagem neonatal

HAC é uma condição elegível para a triagem neonatal, pois seu diagnóstico e tratamento precoces podem prevenir morbidade e mortalidade significativas. No Brasil, essa condição foi incorporada ao Programa Nacional de Triagem Neonatal em 2013[15,16].

Os objetivos da triagem neonatal para HAC são:
- Evitar a crise de perda de sal, principalmente no sexo masculino.
- Evitar os erros de identificação do sexo nos RN do sexo feminino com intensa virilização.
- Evitar a progressão do quadro de virilização nos indivíduos de ambos os sexos, quando o diagnóstico não é feito ao nascimento (Quadro 53.9).

Para garantir que o primeiro objetivo seja atingido, é fundamental que o resultado do TTN seja obtido rapidamente, pois a crise de perda de sal ocorre nas primeiras semanas de vida[15]. Estudos realizados em diferentes partes do Brasil demonstraram a eficácia da triagem em atingir esses objetivos e a importância da sua implementação em todo o país[17-21].

QUADRO 53.9. Objetivos da triagem neonatal para HAC por deficiência de 21-hidroxilase.

- Prevenir a crise de perda de sal.
- Evitar erros de identificação do sexo.
- Evitar a progressão da virilização no período pós-natal.

Fonte: Elaborado pela autoria.

A coleta de sangue para a determinação da 17-OHP em papel filtro deve ser realizada entre os 3º e 5º dias de vida. O resultado pode ser falso-positivo nos RN pré-termo, de baixo peso ou submetidos a situações de estresse, como infecções ou outras complicações perinatais. No entanto, o resultado pode ser falso-negativo nos RN pré-termo cujas mães receberam glicocorticoide nos últimos 15 dias antes do parto; nesses casos, uma nova amostra deve ser coletada após 2 semanas de vida[15,16].

Para minimizar o número de falso-positivos, recomenda-se que o valor da 17-OHP seja ajustado para o momento da coleta (antes de 72 horas de vida ou após) e para o peso de nascimento ($\leq$ 1.500 g; 1.501 a 2.000 g; 2.001 a 2.500 g; > 2.500 g). Cada laboratório deve estabelecer valores de referência de 17-OHP para sua população. No entanto, dados sobre os valores de corte mais apropriados ainda são conflitantes[15].

A Figura 53.11 apresenta o fluxograma de triagem neonatal para HAC e as Tabelas 53.1 e 53.2 apontam os valores de 17-OHP utilizados no HCFMRPUSP, adaptados de Hayashi e colaboradores[21], e a partir da experiência local.

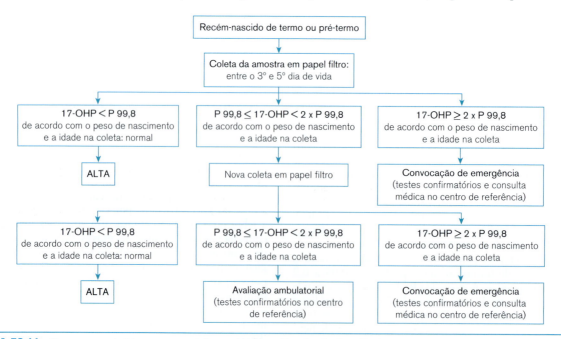

FIGURA 53.11. Fluxograma da triagem neonatal para HAC no Estado de São Paulo.
Legenda: 17-OHP: 17-hidroxiprogesterona. P: percentil (relativo ao limite superior do valor de referência).
Fonte: Elaborada pela autoria.

TABELA 53.1. Pontos de corte das concentrações de 17-OHP (ng/ml) utilizados no HCFMRPUSP, de acordo com o peso ao nascimento para amostras coletadas entre 48 e 72 horas de vida.

Grupos	P99,8	2 × P99,8
≤ 1.500 g	≥ 72	≥ 144
1.501 a 2.000 g	≥ 67	≥ 135
2.001 a 2.500 g	≥ 33	≥ 66
≥ 2.501 g	≥ 18	≥ 36

Legenda: P: percentil.
Fonte: Adaptada de Hayashi e colaboradores[21] com valores utilizados no HCFMRPUSP.

TABELA 53.2. Pontos de corte nas concentrações de 17-OHP (ng/ml) utilizados no HCFMRPUSP, de acordo com o peso ao nascimento para amostras coletadas após 72 horas de vida.

Grupos	P99,8	2 × P99,8
≤ 1.500 g	≥ 154	≥ 309
1.501 a 2.000 g	≥ 68	≥ 136
2.001 a 2.500 g	≥ 56	≥ 113
≥ 2.501 g	≥ 22	≥ 45

Legenda: P: percentil.
Fonte: Adaptada de Hayashi e colaboradores[21] com valores utilizados no HCFMRPUSP.

Concentrações de 17-OHP acima de 2 vezes o percentil 99,8 indicam convocação de emergência para coleta de sangue periférico para testes confirmatórios (17-OHP, cortisol, androstenediona, testosterona, sódio e potássio) e avaliação médica no centro de referência. Nesses casos, a convocação de emergência se justifica pelo risco de crise de perda de sal grave que RN afetados pela HAC forma clássica perdedora de sal desenvolvem tipicamente entre as 2ª e 4ª semanas de vida.

A crise adrenal de perda de sal se caracteriza por perda de peso, vômitos, desidratação, choque hipovolêmico, hipercalemia, hiponatremia, hipoglicemia e acidose metabólica. Nessas circunstâncias, o RN deverá ser internado imediatamente em unidade de cuidados intensivos ou semi-intensivos e uma amostra de sangue deve ser coletada para posterior dosagem de 17-OHP (exame confirmatório). A seguir, o RN deve receber tratamento imediato, que consiste em dose de ataque de hidrocortisona (30 mg), EV, seguida de manutenção com 20 mg de 6/6 horas, EV, além de hidratação com solução isotônica, EV. Não é necessário fazer expansão volumétrica, exceto se houver sinais de choque. Do mesmo modo, habitualmente, não são necessárias medidas suplementares para redução do potássio e aumento do sódio. Essa é uma situação peculiar, diferentemente de outras condições com hipercalemia e/ou hiponatremia, pois a administração de hidrocortisona EV promove restaura-ção da homeostase muito rapidamente. É importante citar também que, durante a crise aguda, não há necessidade de administração de mineralocorticoide, pois a hidrocortisona atua como glicocorticoide e o próprio mineralocorticoide. Geralmente, poucas horas após o início do tratamento, o paciente tem melhora clínica importante, com normalização dos distúrbios eletrolíticos e ácido-básicos.

Todos os pacientes com 17-OHP elevada deverão permanecer em seguimento clínico com especialista, de preferência em centro de referência, até a normalização da 17-OHP sérica e exclusão ou confirmação do diagnóstico de HAC. Aqueles que tiverem o diagnóstico de HAC confirmado deverão ser acompanhados por equipe multidisciplinar, em um centro de referência, durante toda a vida[15].

■ Referências bibliográficas

1. Robert Guthrie and Ada Susi. A simple phenylalanine method for detecting phenylketonuria in large populations of newborn infants. Pediatrics. 1963;32:338-43.
2. Wilson J, Junger G. Principles and Practice of Screening Disease. 1968;34.
3. Maciel L, Kimura E, Nogueira C et al. Hipotireoidismo congênito: recomendações do Departamento de Tireoide da Sociedade Brasileira de Endocrinologia e Metabologia. Arq Bras Endocrinol Metabol. 2013;57(3):184-92.
4. Léger J, Olivieri A, Donaldson M et al. European society for paediatric endocrinology consensus guidelines on screening, diagnosis, and management of congenital hypothyroidism. J Clin Endocr Metab. 2014;99:363-384. doi:10.1159/000358198.
5. Wassner AJ. Congenital hypothyroidism. Clin Perinatol. 2018;45(1):1-18. doi:10.1016/j.clp.2017.10.004.
6. Cherella CE, Wassner AJ. Congenital hypothyroidism: insights into pathogenesis and treatment. Int J Pediatr Endocrinol. 2017;11. doi:10.1186/s13633-017-0051-0.
7. Kanike N, Davis A, Shekhawat PS. Transient hypothyroidism in the newborn: to treat or not to treat. Transl Pediatr. 2017;6(4):349-358. doi:10.21037/tp.2017.09.07.
8. Fisher DA, Klein AH. Thyroid development and disorders of thyroid function in the newborn. N Engl J Med. 1981;304(12):702-712. doi:10.1056/NEJM198103193041205.
9. Wassner AJ. Pediatric Hypothyroidism: Diagnosis and Treatment. Pediatr Drugs. 2017;19(4):291-301. doi:10.1007/s40272-017-0238-0.
10. El-Maouche D, Arlt W, Merke DP. Congenital adrenal hyperplasia. Lancet. 2017;390:2.194-210. doi:10.1016/S0140-6736(17)31431-9.
11. Turcu AF, Auchus RJ. Adrenal steroidogenesis and congenital adrenal hyperplasia. Endocrinol Metab Clin North Am. 2015;44(2):275-96. doi:10.1016/j.ecl.2015.02.002.
12. Bachega T, Billerbeck A, Parente E et al. Estudo multicêntrico de pacientes brasileiros com deficiência da 21-hidroxilase: correlação do genótipo com o fenótipo. Arq Bras Endocrinol Metabol. 2004;48(5):697-704.
13. Coeli-Lacchini F, Turatti W, Elias P et al. A rational, non-radioactive strategy for the molecular diagnosis of congenital adrenal hyperplasia due to 21-hydroxylase deficiency. Gene. 2013;526(4):239-45. doi:10.1016/j.gene.2013.09.035.
14. Speiser PW, Azziz R, Baskin LS et al. Congenital adrenal hyperplasia due to steroid 21-hydroxylase deficiency: An Endocrine Society clinical practice guideline. J Clin Endocrinol Metab. 2010;95(9):4.133-60. doi:10.1210/jc.2009-2631.
15. Souza MAR de, Junior PAGA, Beserra ICR, Guimarães MM. Triagem Neonatal: Hiperplasia Adrenal Congênita. Primeira E. Brasília: Ministério da Saúde; 2015.

16. Honour J, Torresani T, Toublanc J et al. Procedure for neonatal screening for congenital adrenal hyperplasia due to 21-hydroxylase deficiency. Horm Res. 2001;55(5):201-5.

17. Silveira EL, dos Santos EP, Bachega TAS, van der Linden Nader I, Gross JL, Elnecave RH. The actual incidence of congenital adrenal hyperplasia in Brazil may not be as high as inferred – An estimate based on a public neonatal screening program in the state of Goiás. J Pediatr Endocrinol Metab. 2008;21(5):455-60.

18. Hayashi G, Faure C, Brondi MF et al. Weight-adjusted neonatal 17OH-progesterone cutoff levels improve the efficiency of newborn screening for congenital adrenal hyperplasia. Arq Bras Endocrinol Metabol. 2011;55(8):632-637. doi:10.1590/S0004-27302011000800019.

19. Pezzuti IL, Barra CB, Mantovani RM, Januário JN, Silva IN. A three-year follow-up of congenital adrenal hyperplasia newborn screening. J Pediatr (Rio J). 2014;90(3):300-7. doi:10.1016/j.jped.2013.09.007.

20. Kopacek C, de Castro SM, Prado MJ, da Silva CMD, Beltrão LA, Spritzer PM. Neonatal screening for congenital adrenal hyperplasia in Southern Brazil: A population based study with 108,409 infants. BMC Pediatr. 2017;17(1):1-7. doi:10.1186/s12887-016-0772-x.

21. Hayashi GY, Carvalho DF, de Miranda MC et al. Neonatal 17-hydroxyprogesterone levels adjusted according to age at sample collection and birthweight improve the efficacy of congenital adrenal hyperplasia newborn screening. Clin Endocrinol (Oxf). 2017;86(4):480-7. doi:10.1111/cen.13292.

Puberdade precoce central e periférica 54

- Mônica Freire Stecchini
- Mariana T. A. Sarti de Paula
- Carlos Eduardo Martinelli Júnior
- Sonir Roberto Rauber Antonini

CASO CLÍNICO 1

Menina de 6 anos e 8 meses apresentou aumento da velocidade de crescimento a partir dos 5 anos e 8 meses e desenvolvimento de botão mamário aos 6 anos e 5 meses. Não apresentou pelos pubianos ou axilares, sangramento vaginal ou alteração do comportamento. Tem irmã de 15 anos com história de puberdade precoce central iniciada aos 6 anos.

- Exame físico: estatura: 124 cm (Z-score: 0,8), acima do canal familiar (estatura alvo – TH: 160,5 cm); velocidade de crescimento real: 9,5 cm/ano; peso: 21,75 kg; IMC: 14 kg/m²; ausência de dismorfias; M3P1.
- Exames complementares:
  - LH: 0,9 mUI/ml (VR < 0,3).
  - FSH: 3,3 mUI/ml.
  - E_2: 54 pg/ml (VR < 20).
  - Idade óssea: entre 6 anos e 10 meses e 7 anos e 10 meses (Δ de idade óssea: 0,7 anos).
  - Ressonância nuclear magnética de encéfalo: normal.
- Diagnóstico: puberdade precoce central.
- Tratamento: análogo do hormônio liberador de gonadotrofinas (GnRHa).

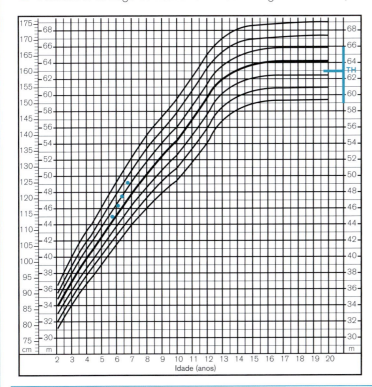
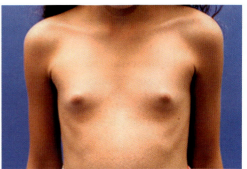

FIGURA 54.1. Puberdade precoce central.
Fonte: Adaptado de Stecchini e colaboradores[32] e acervo da autoria.

■ Introdução

Puberdade é o período de transição – entre a infância e a idade adulta –, em que se completam o crescimento somático e o desenvolvimento sexual, com consequente aquisição da capacidade reprodutiva[1]. Constituída por dois processos fisiológicos distintos: a gonadarca (ativação do eixo hipotálamo-hipófise-gônada – HHG) e a adrenarca (ativação da camada reticular da adrenal)[2].

Os limites de normalidade para o início do desenvolvimento puberal são: entre 8 e 13 anos em meninas e entre 9 e 14 anos em meninos[2]. Apesar de evidências recentes sugerirem que nas duas últimas décadas houve tendência à redução da idade de início da puberdade em meninas, esses limites de normalidade foram mantidos[3].

No sexo feminino, embora inicialmente ocorra discreto aumento da velocidade de crescimento, a telarca (surgimento do botão mamário) é o primeiro sinal de puberdade, seguido pela pubarca (surgimento de pelos pubianos) e, cerca de 2 a 3 anos após, pela menarca (primeira menstruação)[4]. No sexo masculino, o aumento do volume testicular (≥ 4 ml ou cm^3) marca o início dessa fase, seguido também pela pubarca e pelo crescimento peniano[5].

A progressão do desenvolvimento puberal (mamas nas meninas e genitália externa nos meninos, bem como pelos pubianos em ambos) é classificada segundo os critérios de Tanner (de 1, pré-púbere, a 5, adulto). Em média, o intervalo entre dois estágios puberais é de 1 ano; quando inferior a 6 meses, deve ser considerado anormal. Na maioria dos casos, o processo se completa em cerca de 4 anos[4,5].

Durante o estirão de crescimento (pico máximo da velocidade de crescimento), que ocorre entre os estágios 2 e 3 no sexo feminino e 3 e 4 no sexo masculino, a velocidade de crescimento pode atingir o dobro daquela do período pré-puberal e ser 9 a 10 cm/ano nas meninas e 10 a 12 cm/ano nos meninos. Esse estirão pode ser precedido por um período de velocidade de crescimento (VC) mínima (desaceleração pré-puberal) e seguido por uma fase de desaceleração progressiva até o fechamento completo das epífises. Tanto o estirão quanto o fechamento epifisário são regulados pela ação dos esteroides sexuais[4,5].

■ Puberdade precoce (PP)

Uma das condições mais comuns na prática do endocrinologista pediátrico. Clinicamente, é definida pelo desenvolvimento de caracteres sexuais secundários antes dos 8 anos em meninas e antes dos 9 anos em meninos. Seu curso clínico varia amplamente, com formas transitórias, intermitentes, lentamente e rapidamente progressivas. Suas causas podem ser divididas em processos dependentes ou independentes de gonadotrofinas e sua apresentação pode ser classificada como isossexual (características concordantes com o sexo acometido) ou heterossexual (características discordantes)[2].

Diante desses casos, a anamnese deve detalhar: idade de aparecimento e ritmo de progressão dos caracteres sexuais secundários, modificação do crescimento linear, uso de medicamentos, história de alterações congênitas ou adquiridas do sistema nervoso central (SNC), condições perinatais (idade gestacional, peso e comprimento de nascimento, escore de Apgar, intercorrências) e história familiar. O exame físico deve identificar: dados antropométricos (peso e estatura para sexo/idade e canal familiar), estadiamento puberal, outras manifestações puberais (hipertrofia muscular, acne, alteração da voz), lesões cutâneas, massas palpáveis e estigmas típicos de doenças que se apresentam com PP[2].

A avaliação clínica geralmente permite distinguir os quadros dependentes dos independentes de gonadotrofinas e orienta a escolha dos exames complementares. Um exemplo é o fato de que os meninos com PP dependente de gonadotrofinas têm, tipicamente, aumento bilateral simétrico do volume testicular, enquanto aqueles com PP independente de gonadotrofinas têm testículos de volume pré-puberal ou desproporcionalmente pequenos para o grau de virilização. Outro exemplo é o fato de que as meninas com quadro de virilização certamente têm PP independente de gonadotrofinas[6].

Nas duas formas de PP, as concentrações elevadas de esteroides sexuais podem acelerar a VC e a maturação esquelética, com consequente fusão prematura das epífises ósseas e comprometimento da estatura na idade adulta. Portanto, a avaliação da idade óssea (IO), pela radiografia simples de mão e punho esquerdos, é essencial[2,7].

■ Puberdade precoce central (PPC)

Puberdade precoce dependente de gonadotrofinas, também chamada de puberdade precoce central (PPC) ou verdadeira, resulta da ativação precoce do eixo HHG. Desse modo, mimetiza a puberdade fisiológica (sempre isossexual), com aparecimento dos caracteres sexuais secundários na sequência habitual, a intervalos variáveis, de acordo com o tipo de evolução. É uma condição não tão rara (incidência estimada de 1:5.000 a 1:10.000), mais frequente no sexo feminino (cerca de 3 a 23 meninas para cada menino afetado)[7].

As causas são semelhantes em ambos os sexos. Entretanto, os quadros idiopáticos são muito mais comuns nas meninas (mais de 90% dos casos), enquanto os quadros secundários a uma causa identificável são mais comuns nos meninos (60 a 70% dos casos). De modo geral, os pacientes com PPC secundária a alterações no SNC são mais jovens (abaixo de 5 a 6 anos de idade) que os pacientes com PPC idiopática[2]. No Quadro 54.1 estão listadas as causas conhecidas de PPC.

QUADRO 54.1. Causas de PPC.

- Idiopática.
- Causas genéticas:
  - Mutações inativadoras no gene *MKRN3* (mais comuns).
  - Mutações inativadoras no gene *DLKC1*.
  - Mutações ativadoras nos genes *KISS1* e *KISS1R* (muito raras).
- Doenças adquiridas do SNC:
  - Tumor (astrocitoma, pinealoma, glioma óptico, craniofaringioma raro).
  - Paralisia cerebral.
  - Hidrocefalia.
  - Irradiação.
  - Trauma.
  - Infecção (encefalite, abscesso, tuberculose).
  - Doença granulomatosa.
  - Cisto subaracnoide.
- Hamartoma hipotalâmico.
- Neurofibromatose tipo 1.
- Mielomeningocele.
- Síndrome de Sturge-Weber.
- Esclerose tuberosa.
- Interrupção de exposição crônica a hormônios sexuais.
- Exposição a desreguladores endócrinos (?).
- Adoção internacional (dados atuais conflitantes).

Fonte: Elaborado pela autoria.

A grande quantidade de casos considerados idiopáticos sugere a presença de mecanismos implícitos, como fatores genéticos, epigenéticos e/ou ambientais. Entre os genéticos, as mutações do sistema kisspeptina são eventos muito raros[8,9], enquanto os defeitos no gene *makorin ring finger protein 3* (*MKRN3*) representam, atualmente, a causa genética mais frequente de PPC familial[10-12]. Estudos iniciais demonstraram que essas mutações são encontradas em cerca de 20 a 25% dos casos familiares e 8% dos casos aparentemente esporádicos[10,11].

Entre as causas orgânicas, os hamartomas hipotalâmicos (HH) são as mais comuns, em ambos os sexos. São malformações congênitas raras (1:200.000 crianças), não neoplásicas, que consistem de massa heterotópica de tecido hipotalâmico com neurônios displásicos, localizadas, geralmente, na base do crânio, no assoalho do terceiro ventrículo. Podem se manifestar com PPC, crises convulsivas do tipo gelásticas, distúrbios comportamentais ou retardo mental. Suas formas pedunculadas estão mais associadas à PPC antes dos 3 anos de vida, enquanto as sésseis, se maiores que 10 mm, são relacionadas às alterações neurológicas. A fisiopatologia da PP ainda é desconhecida. Apesar de o tratamento da PP ser clínico, por bloqueio da puberdade, já foi demonstrada melhora total do quadro de PP após retirada da lesão[13].

• **Diagnóstico**

Funcional (laboratorial)

Demonstração de concentrações puberais do hormônio luteinizante (LH) em situação basal (matinal) ou após estímulo com hormônio liberador de gonadotrofinas – GnRH (teste de estímulo com GnRH) –, é o dado laboratorial mais importante para a confirmação do diagnóstico de PPC. Outras variáveis, incluindo a concentração do hormônio folículo estimulante (FSH) e a relação LH/FSH, não têm boa acurácia e sensibilidade diagnóstica[2].

O ensaio para a mensuração do LH por quimioluminescência (ICMA) está se tornando o mais utilizado. Em crianças com quadro clínico típico, a concentração de LH plasmático basal (≥ 0,3 UI/L, ICMA) tem grande utilidade para confirmar o diagnóstico (sensibilidade de 89% e especificidade de 100%), sem a necessidade de teste de estímulo. Na fase precoce da ativação do eixo HHG, no entanto, elevações intermitentes dos pulsos de LH podem não ser detectadas. Portanto, quando a progressão do desenvolvimento puberal for discordante da primeira dosagem de LH, o teste de estímulo deve ser indicado. Dados recentes sugerem que concentrações de LH estimulado (pico) ≥ 5 UI/L confirmam o diagnóstico de PPC (especificidade de 89% e sensibilidade de 94%, ICMA)[2,14].

A elevação persistente da testosterona em meninos tem boa correlação com o volume testicular, porém não é suficiente para diferenciar PPC de PPP. Em meninas, a dosagem de estradiol não é um dado laboratorial sensível e específico para o diagnóstico de PPC, devido à sobreposição de valores, na maioria dos ensaios laboratoriais disponíveis atualmente[2].

Etiológico (exame de imagem)

Diante da possibilidade de alteração anatômica do SNC, após a confirmação laboratorial do quadro de PPC, deve-se solicitar exame de ressonância nuclear magnética (RNM) de encéfalo para investigação etiológica em todos os pacientes[2]. Apesar dessa recomendação, alguns autores questionam a necessidade de realizar o exame em meninas com PPC entre 6 e 8 anos[15].

Etiológico (avaliação molecular)

Atualmente, existe a recomendação de avaliar a presença de mutações no gene *MKRN3* em meninas e meninos com o diagnóstico de PPC idiopática, com ou sem história familiar[2,16].

A Figura 54.2 resume a investigação de puberdade precoce central.

• **Tratamento**

Principais razões para o tratamento da PPC são a preservação do potencial de estatura na idade adulta e a prevenção dos problemas psicossociais (desajuste social, risco de abuso sexual e gravidez precoce), principalmente nos casos rapidamente progressivos. As idades de início do quadro e da terapia, associadas ao grau de avanço da IO e do déficit inicial de estatura, são importantes preditores do desfecho da estatura final. Em termos de ganho final de estatura, os melhores resultados são vistos em meninas com início da puberdade antes de 6 anos de idade. Entre 6 e 8 anos, pode não haver resposta significativa; após os 8 anos, o ganho é geralmente pequeno ou insignificante. Em contrapartida, os demais aspectos também devem ser considerados na decisão de se iniciar o tratamento[6,17].

O uso de preparações de análogos de GnRH (GnRHa) com ação prolongada é o tratamento de escolha, disponível desde a década de 1980. Esses compostos se ligam de forma competitiva aos receptores de GnRH nos gonadotrofos e levam à redução do número (*down-regulation*) e dessensibilização dos gonadotrofos. Apesar de causarem um estímulo inicial à síntese de LH e FSH, sua administração crônica inibe o eixo, de maneira constante e completa. Entre as opções disponíveis, com eficácia e segurança semelhantes, a leuprorrelina (3,75 mg mensal ou 11,25 mg/trimestral, intramuscular – IM) e a triptorrelina (3,75 mg/mensal, IM) são as mais utilizadas; já a histrelina (50 mg/anual, implante subdérmico) foi proposta recentemente. A dose ideal é 75 a 100 μg/kg. O tratamento com GnRHa está indicado independentemente da causa de PPC. No entanto, o tratamento da causa, quando existente, deve ser individualizado[2,6,17].

O controle do tratamento é feito pela avaliação clínica – da regressão ou estabilização das características sexuais secundárias e do crescimento linear (estadiamento puberal, VC e IO) – e laboratorial. Concentrações de LH plasmático superiores a 4 mUI/ml em amostra coletada 2 horas após a aplicação do GnRHa sugerem bloqueio incompleto e necessidade de aumento da dose. A interrupção do tratamento, em geral, deve ser feita entre 12 e 12,5 anos de IO nas meninas e entre 13 e 13,5 anos nos meninos. A idade cronológica, a adequação psicossocial e o desejo do paciente também devem ser considerados[2,6].

O bloqueio com GnRH é totalmente reversível e parece não ter efeitos negativos sobre a função reprodutiva, a massa óssea e o IMC[17].

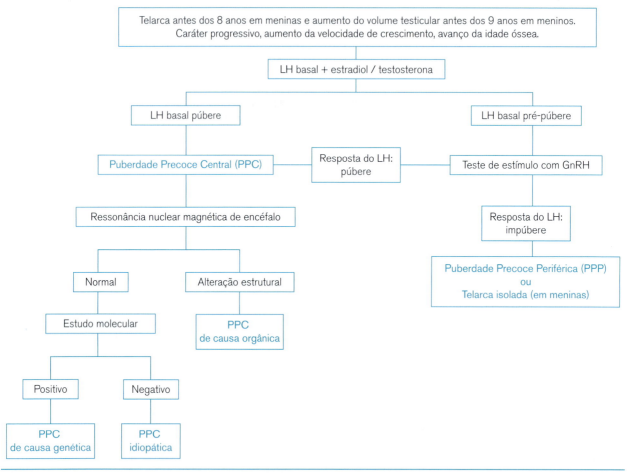

FIGURA 54.2. Investigação de puberdade precoce central.
Legenda: LH: hormônio luteinizante. GnRH: hormônio liberador de gonadotrofinas.
Fonte: Elaborada pela autoria.

CASO CLÍNICO 2

Criança com 9 meses de vida, sexo masculino, apresenta-se com pelos pubianos há 2 meses, associado a aumento peniano e ganho de peso.

- Exame físico: peso: 9 kg (−0,1 DP); comprimento: 68,5 cm (−1,6 DP); FC: 110 bpm; PA: 85 × 55 mmHg; genitália masculina típica; testículos palpáveis medindo 2 cm^3 bilateralmente; pênis medindo 4,5 × 1,5 cm; e presença de pelos pubianos (P3).
- Exames laboratoriais:
  - 17-OHP: 230 ng/dl (VR < 150).
  - DHEA-S: 763 µg/dl (VR < 80).
  - Testosterona: 409 ng/dl (VR < 30).
  - Androstenediona: 1.552 ng/dl (VR < 60).
  - Cortisol salivar às 9 horas: 2 305 ng/dl; às 23 horas: 1.785 ng/dl (VR < 250).
  - Cortisol sérico às 9 horas: 19,6 µg/dl; e após supressão com dexametasona: 21,3 µg/dl (VR < 1,8).
- Exame de imagem: lesão expansiva na topografia de adrenal esquerda.
- Diagnóstico: puberdade precoce independente de gonadotrofinas (periférica), causada por tumor adrenocortical misto (secretor de androgênios e cortisol).
- Tratamento: adrenalectomia via aberta unilateral após estadiamento tumoral.

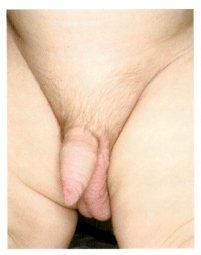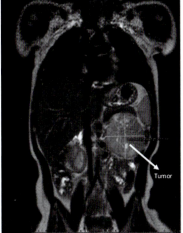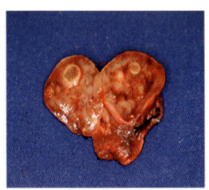

FIGURA 54.3. Puberdade precoce independente de gonadotrofinas (periférica), causada por tumor adrenocortical misto (secretor de androgênios e cortisol).
Fonte: Acervo da autoria.

■ Puberdade precoce periférica (PPP)

Puberdade precoce independente de GnRH, também chamada de puberdade precoce periférica (PPP), é causada pelo excesso de esteroides sexuais. Pode haver produção pelas gônadas ou pelas adrenais ou exposição a hormônios sintéticos (exógena). Desse modo, podem ocorrer sinais puberais desordenados e incompletos, com PP iso ou heterossexual. No entanto, por mecanismos ainda não compreendidos, a exposição prolongada aos esteroides sexuais pode desencadear PPC, geralmente após o início do tratamento do quadro. Tal situação é frequente em pacientes com hiperplasia adrenal congênita (HAC)[6].

• Causas

Condição mais rara que a PPC, tem causas diferentes entre os sexos. Algumas das causas mais comuns em meninas e meninos estão listadas nos Quadros 54.2 e 54.3, respectivamente.

QUADRO 54.2. Principais causas de PPP no sexo feminino.

Telarca/produção de estrogênio	Pubarca/produção de androgênios
• Cisto ovariano • Síndrome de McCune-Albright • Tumor ovariano secretor de estrogênios • Hipotireoidismo primário grave • Exposição exógena a estrogênios	• Hiperplasia adrenal congênita • Tumor adrenocortical secretor de androgênios • Tumor ovariano secretor de androgênios • Síndrome de resistência ao cortisol • Exposição exógena a androgênios

Fonte: Elaborado pela autoria.

QUADRO 54.3. Principais causas de PPP no sexo masculino.

- Hiperplasia adrenal congênita
- Tumor adrenocortical secretor de androgênios
- Testotoxicose familial ou esporádica
- Tumor das células de Leydig
- Tumor secretor de hCG
- Síndrome de resistência ao cortisol
- Exposição exógena a androgênios

Fonte: Elaborado pela autoria.

- **Cisto folicular ovariano:** causa mais frequente de PPP isossexual em meninas. Folículos antrais > 8 mm podem secretar concentrações elevadas de estradiol e provocar desenvolvimento mamário contínuo ou cíclico e sangramento vaginal cíclico, sem pubarca. Pode haver massa palpável e dor abdominal. No caso de cistos de grande volume, há risco de torção e abdome agudo. Na avaliação laboratorial, detectam-se concentrações geralmente muito elevadas de estradiol (> 100 pg/ml), com concentrações pré-puberais de LH. A ultrassonografia (US) pélvica pode auxiliar no diagnóstico. A causa é desconhecida na maioria das pacientes, porém, em todas, o diagnóstico de síndrome de McCunne-Albright deve ser descartado. A conduta geralmente é expectante, pois ocorre regressão espontânea do quadro na maioria dos casos. Deve-se evitar o tratamento cirúrgico, exceto quando houver sinais de torção e abdome agudo. Em casos persistentes, pode-se usar acetato de medroxiprogesterona para acelerar a involução do cisto[18].
- **Tumor de células da granulosa:** neoplasia ovariana mais comum em adultos, porém rara na infância. Produz concentrações elevadas de estradiol, inibina e hormônio antimulleriano. Geralmente, se apresenta

com massa abdominal palpável ou manifestações de hiperestrogenismo, como telarca ou sangramento vaginal e, menos frequentemente, com virilização. Raramente, é um tumor maligno e bilateral. A US pélvica pode auxiliar, porém o diagnóstico definitivo é histopatológico. O tratamento é cirúrgico[19].

- **Síndrome de McCune-Albright:** condição clínica rara, causada por mutação somática ativadora do gene *GNAS1* (localizado no cromossomo 20q13.2), que codifica a subunidade alfa da proteína Gs, com consequente hiperfunção endócrina e maior risco de malignidade. É mais frequente em meninas (2:1). Caracteriza-se pela tríade: manchas café com leite (com bordas irregulares que, geralmente, não ultrapassam a linha média), displasia fibrosa poliostótica (que leva a fraturas patológicas e deformidades progressivas) e PPP geralmente nos 2 primeiros anos de vida (com sangramento vaginal e desenvolvimento mamário intermitentes, aceleração do crescimento em graus variados, sem pubarca). Pode acometer também hipófise (gigantismo/acromegalia), tireoide (tireotoxicose), adrenal (síndrome de Cushing) e paratireoide (hiperparatireoidismo), além de causar raquitismo hipofosfatêmico. As lesões ósseas típicas são evidenciadas por meio de radiografia simples ou, preferentemente, cintilografia óssea. Há aumento variável nas concentrações de estradiol plasmático e concentrações pré-puberais de LH (basal e após estímulo com GnRH). Todas as outras alterações endócrinas listadas anteriormente devem ser rotineiramente pesquisadas nos pacientes afetados[20]. O tratamento da PPP pode ser feito com inibidores da aromatase ou bloqueadores do receptor de estrógeno[21,22].

- **Hipotireoidismo primário:** em algumas meninas, por mecanismos pouco conhecidos, na presença de concentrações muito elevadas de hormônio tireotrófico (TSH), pode haver a formação de cistos ovarianos, telarca e menarca. Sugere-se que o TSH pode atuar sobre os receptores de FSH e gerar efeitos gonadotróficos. O tratamento baseia-se na reposição de levotiroxina, que reverte o quadro. Essa condição, conhecida como síndrome de van Wyk-Grumbach, representa a única causa de PP que é acompanhada por crescimento deficiente e atraso da idade óssea[23].

- **Tumor de células de Leydig:** representa cerca de 3% dos tumores testiculares. Em 10% dos casos é maligno e entre 3 e 10% é bilateral. É causada por mutações ativadoras somáticas do receptor de LH. Provoca aumento testicular unilateral, frequentemente nodular, com concentrações elevadas de testosterona. Raramente, esse tumor não é palpável. Os pacientes apresentam pubarca, crescimento peniano, virilização, aumento da VC e avanço da IO. US ou RNM testicular podem detectar a nodulação. A biópsia testicular deve ser realizada. O tratamento é cirúrgico[24].

- **Tumor produtor de gonadotrofina coriônica humana (hCG):** pode ter etiologia diversa (tumor misto de células germinativas, pinealoma, hepatoma, hepatoblastoma, teratoma, corioepitelioma). Cerca

de 20% dos casos de germinomas mediastinais são associados à síndrome de Klinefelter (o cariótipo deve ser solicitado nessa situação). As concentrações elevadas de hCG estimulam os receptores de LH, com consequente produção de testosterona. O aumento testicular é bilateral, porém discreto (4 a 6 ml) e desproporcional ao tamanho peniano e ao grau de virilização. Os pacientes apresentam pubarca, crescimento peniano, virilização, aumento da VC e avanço da IO. O diagnóstico é confirmado pela presença de concentrações elevadas de hCG e de testosterona, com concentrações normais de sulfato de dehidroepiandrosterona (DHEA-S) e 17-hidroxiprogesterona (17-OHP). Pode haver reação cruzada entre a hCG e o LH, com concentrações falsamente muito elevadas de LH plasmático. No sexo feminino, esses tumores não causam PPP[25].

- **Testotoxicose esporádica ou familiar:** condição genética rara, de herança autossômica dominante, causada por mutações germinativas ativadoras constitutivas do gene do receptor de LH. Promove maturação precoce das células de Leydig, com produção de concentrações elevadas de testosterona. Manifesta-se entre 1 e 4 anos de idade com aumento testicular bilateral discreto (4 a 6 ml), porém desproporcional ao tamanho do pênis e ao intenso grau de virilização, além de avanço da IO e aumento da VC. Na avaliação laboratorial, detectam-se concentrações muito elevadas de testosterona (com elevação da androstenediona) e normais (pré-puberais) de DHEA-S, LH, FSH e hCG. O tratamento é feito com cetoconazol ou com a combinação de um antiandrogênico e um inibidor da aromatase. No sexo feminino, essa mutação não causa PPP[21,26].

- **Hiperplasia adrenal congênita:** compreende um conjunto de doenças autossômicas recessivas, caracterizadas pela deficiência de uma das cinco enzimas envolvidas na biossíntese de cortisol. A deficiência da 21-hidroxilase (HAC-21OHD) é o defeito mais comum, correspondente a 90 a 95% dos casos de HAC[27] (ver Capítulo 53, Triagem neonatal para hipotireoidismo e hiperplasia adrenal, para maiores detalhes).

- **Tumor adrenocortical (TAC):** os TAC são massas primárias do córtex adrenal, geralmente diagnosticadas por manifestações clínicas relacionadas ao excesso hormonal e, menos frequentemente, por massa abdominal ou como incidentaloma. Apresentam comportamento variado em termos de progressão e, provavelmente, resultam de anormalidades moleculares complexas. Na maioria dos pacientes pediátricos, são detectadas mutações inativadoras no gene *P53*, podendo ser caso isolado ou associado à síndrome de Li-Fraumeni – uma síndrome familiar de predisposição a diversos tumores, incluindo do SNC, de mama, sarcomas etc. Os TAC têm incidência bimodal, com ocorrência mais comum nos primeiros 5 anos de vida e entre as 4ª e 5ª décadas. Em qualquer faixa etária, afetam o sexo feminino predominantemente. São raros em crianças e correspondem a 0,2% das malignidades pediátricas. No entanto, sua incidência é 10 a 15 vezes maior nas regiões Sul e Sudeste do Brasil que no restante do mundo. Esse fato está associado à herança da mutação germinativa de baixa penetrância P53 p.R337H em heterozigose, que pode ser detectada na maioria desses pacientes. No tumor, ocorre a perda da heterozigose, constituindo o segundo dano no modelo de Knudson de inativação de genes de supressão tumoral. Nas crianças, a maioria desses tumores é funcionante e apresenta-se com sinais de virilização isolados ou associados a características da síndrome de Cushing. Hipercortisolismo isolado é raro; no entanto, grande parte dos casos com aparente excesso isolado de androgênios pode ter hipercortisolismo associado. Tumores secretores de aldosterona também são raros nessa faixa etária.

A avaliação laboratorial (Figura 54.4) deve incluir a dosagem basal dos androgênios – DHEA-S, androstenediona, testosterona –, bem como 17-OHP. TAC pediátricos podem secretar quantidades variáveis de 17-OHP, portanto, em alguns casos, é necessário descartar o diagnóstico de HAC. Especialmente quando as concentrações de 17-OHP são bastantes elevadas, o teste de supressão com dexametasona por 3 dias (2 mg/dia ou 1 mg/m^2/dia, dividido em 4 doses) pode ser usado para este fim.

Adicionalmente, recomenda-se avaliar a secreção de cortisol em todos os pacientes. A combinação da dosagem de cortisol salivar noturno e matutino pós-1 mg (20 μg/kg) de dexametasona é uma triagem útil em crianças, embora a dosagem do cortisol após o teste longo (3 dias) com dexametasona já possa dar essa informação. Nos casos confirmados, deve-se repor glicocorticoide no período perioperatório.

Na presença de HAS e/ou hipocalemia, a concentração de aldosterona e de renina deve ser avaliada. Devido à possibilidade de secreção de estradiol pelo tumor, a concentração plasmática desse hormônio também deve ser solicitada.

O diagnóstico por imagem é feito pela tomografia computadorizada (TC) ou RNM (melhor escolha por não expor à radiação) de abdome. Uma vez confirmado, o estadiamento é feito com TC de tórax e cintilografia óssea. Na criança, não é possível diferenciar uma lesão maligna de uma benigna pelo exame de imagem, a menos que haja evidência de invasão local ou metástase.

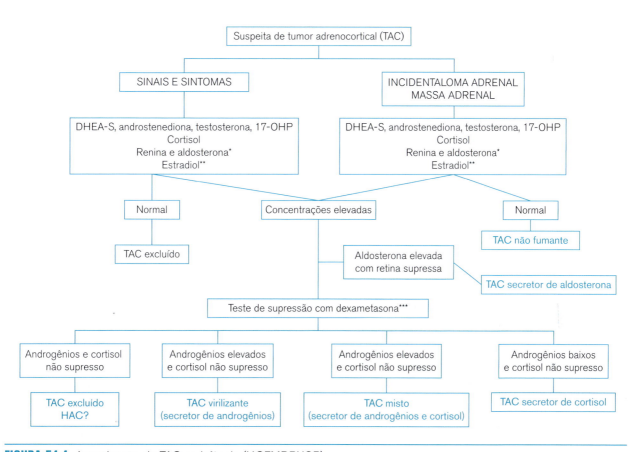

FIGURA 54.4. Investigação de TAC na infância (HCFMRPUSP).

* Renina e aldosterona: se hipertensão arterial sistêmica, com ou sem hipocalemia; ** Estradiol: se sinais sugestivos; *** Teste de supressão com dexametasona: 20 μg/kg (máx.: 1 mg), às 23 horas, ou 1 mg/m^2/dia (máx.: 2 mg/dia), dividido em 4 doses, por 3 dias.
Legenda: DHEA-S: sulfato de dehidroepiandrosterona. 17-OHP: 17-hidroxiprogesterona.
Fonte: Adaptada de Antonini e colaboradores[28].

Não há características histomorfológicas que distinguem o comportamento do TAC pediátrico como benigno ou maligno. Adicionalmente, poucos marcadores moleculares prognósticos foram identificados. A cirurgia é o tratamento mais efetivo. A ressecção total do tumor e de suas metástases é a única forma de cura e aumento da sobrevida, particularmente se realizada nos estágios iniciais da doença. A laparotomia é a via mais segura em crianças. Os tumores são estagiados de I a IV, de acordo com o tamanho tumoral, invasão e metástases.

Há poucas opções farmacológicas para a terapia de pacientes com estágios avançados. O mitotano, um agente adrenotóxico, é o pilar do tratamento nesses casos. Esquemas com mitotano e quimioterápicos são usados para reduzir o tamanho do tumor antes da cirurgia ou para prevenir sua recorrência. Há poucos dados sobre a eficácia desses esquemas para crianças.

O prognóstico é melhor em crianças – principalmente nas menores do que 5 anos –, que em adultos. A maioria delas apresenta TAC no estágio I ou II e a sobrevida média é de 75 a 80%, sendo superior a 90% no estágio I[28].

A exposição exógena a androgênios – condição que tem se tornado mais comum atualmente, causada pela transferência passiva de androgênios contidos em preparações tópicas (creme, gel etc.), utilizadas pelos pais, avôs ou demais cuidadores –, pode levar à virilização em meninas, com clitorimegalia, e pubarca em ambos os sexos. As concentrações de testosterona estão elevadas, enquanto as dos outros androgênios permanecem normais. A interrupção da exposição crônica reverte o quadro, porém a normalização da testosterona pode demorar vários meses[29].

• Diagnóstico da PPP

Independentemente da causa, os exames laboratoriais revelam concentrações pré-puberais ou indetectáveis de LH e FSH – basais e/ou estimulados –, em resposta ao aumento dos esteroides sexuais.

Os testes de hormônios DHEA-S, 17-OHP, androstenediona e testosterona devem ser solicitados para meninas com quadro de virilização e para todos os meninos com suspeita de PPP. Em todos os casos, deve-se solicitar IO.

• Tratamento

Depende da causa e não se baseia no bloqueio da secreção de gonadotrofinas com GnRHa.

• Variações do desenvolvimento puberal normal

Essas variações devem ser cuidadosamente avaliadas para o diagnóstico diferencial com as formas completas e progressivas de PP. São elas:

Telarca precoce isolada

Definida pelo desenvolvimento isolado de tecido mamário uni ou bilateral em meninas com menos de 8 anos de idade, sem outros achados puberais ou consequências sobre o crescimento. É mais frequente nos primeiros 2 anos de vida (80%), durante a minipuberdade, porém tem sido observada entre 6 e 8 anos, principalmente em meninas obesas. Geralmente, regride em alguns meses, porém pode persistir por anos, até a idade de início da puberdade normal. Entre 13 e 20% dos casos, no entanto, pode progredir para a forma completa de PPC; portanto o seguimento dessas pacientes é necessário. Esse achado leva à hipótese de que telarca precoce e PPC podem representar posições diferentes dentro de um contínuo da ativação dos neurônios produtores de GnRH.

Os exames laboratoriais revelam valores pré-púberes de LH, FSH e estradiol, porém com possível aumento do FSH em relação ao LH, tanto em condições basais quanto estimuladas, embora esse dado tenha baixa especificidade e sensibilidade diagnóstica[30].

• Pubarca precoce isolada

Definida pelo aparecimento de pelos pubianos antes dos 8 anos em meninas e dos 9 anos em meninos. De modo geral, não há progressão da pubarca e não há outros sinais puberais, como desenvolvimento genital e aumento da velocidade de crescimento.

A adrenarca (mecanismo subjacente) pode causar, ainda, o desenvolvimento de pelos axilares, odor axilar e acne, além de discreto avanço da IO e aumento da estatura para a idade cronológica, sem comprometimento da estatura final. Geralmente, essa condição tem progressão lenta, porém deve ser diferenciada de outras causas de virilização.

Os exames laboratoriais revelam aumento discreto dos valores de DHEA-S – compatíveis, no entanto, com o estágio dos pelos pubianos.

Há indícios de que pode existir associação entre restrição de crescimento intrauterino, adrenarca precoce e síndrome metabólica na adolescência e na vida adulta. Crianças que nasceram pré-termo ou pequenas para idade gestacional, bem como crianças com sobrepeso ou obesidade, têm maior risco de apresentar adrenarca precoce e, no futuro, doenças cardiometabólicas e síndrome dos ovários policísticos[31].

■ Referências bibliográficas

1. Livadas S, Chrousos GP. Control of the onset of puberty. Curr Opin Pediatr. 2016;28(4):551-8. doi:10.1097/MOP.0000 000000000386.

2. Brito VN, Spinola-Castro AM, Kochi C, Kopacek C, Silva PCA Da, Guerra-Júnior G. Central precocious puberty: revisiting the diagnosis and therapeutic management. Arch Endocrinol Metab. 2016;60(2):163-172. doi:10.1590/2359-3997000000144.

3. Toppari J, Juul A. Trends in puberty timing in humans and environmental modifiers. Mol Cell Endocrinol. 2010;324(1-2):39-44. doi:10.1016/j.mce.2010.03.011.

4. W. A Marshall JMT. Variations in Pattern of Pubertal Changes in Girls. Inst Child Heal Univ London. 1969;(44):291. doi:10. 1136/adc.44.235.291.

5. Marshall W a., Tanner JM. Variations in the Pattern of Pubertal Changes in Boys. Arch Dis Child. 1970;45(239):13-23. doi:10. 1136/adc.45.239.13.

6. Fuqua JS. Treatment and outcomes of precocious puberty: An update. J Clin Endocrinol Metab. 2013;98(6):2.198-207. doi:10. 1210/jc.2013-1024.

7. Macedo DB, Cukier P, Mendonca BB, Latronico AC, Brito VN. Avanços na etiologia, no diagnóstico e no tratamento da puber-

dade precoce central. Arq Bras Endocrinol Metab. 2014;58(2): 1-11. doi:10.1590/0004-2730000002931.

8. Teles MG, Bianco SDC, Brito VN et al. A GPR54-activating mutation in a patient with central precocious puberty. N Engl J Med. 2008;358(7):709-15. doi:10.1056/NEJMoa073443.

9. Silveira LG, Noel SD, Silveira-Neto AP et al. Mutations of the KISS1 gene in disorders of puberty. J Clin Endocrinol Metab. 2010;95(5):2.276-80. doi:10.1210/jc.2009-2421.

10. Abreu AP, Dauber A, Macedo DB et al. Central precocious puberty caused by mutations in the imprinted gene MKRN3. N Engl J Med. 2013;368:2.467-75. doi:10.1056/NEJMoa1302160.

11. Macedo DB, Abreu AP, Reis ACS et al. Central precocious puberty that appears to be sporadic caused by paternally inherited mutations in the imprinted gene makorin ring finger 3. J Clin Endocrinol Metab. 2014;99(6):1.097-103. doi:10.1210/jc.2013-3126.

12. Abreu AP, Macedo DB, Brito VN, Kaiser UB, Latronico AC. A new pathway in the control of the initiation of puberty: The MKRN3 gene. J Mol Endocrinol. 2015;54(3):R131-R139. doi:10.1530/JME-14-0315.

13. Manjila S, Vogel TW, Chen Y, Rodgers MS, Cohen AR. Hypothalamic hamartoma simulating a suprasellar arachnoid cyst: resolution of precocious puberty following microsurgical lesion resection. J Neurosurg Pediatr. 2014;14(1):101-7. doi:10.3171/2014.4.PEDS13371.

14. Harrington J, Palmert MR, Hamilton J. Use of local data to enhance uptake of published recommendations: an example from the diagnostic evaluation of precocious puberty. Arch Dis Child. 2014;99(1):15-20. doi:10.1136/archdischild-2013-304414.

15. Pedicelli S, Alessio P, Scirè G, Cappa M, Cianfarani S. Routine screening by brain magnetic resonance imaging is not indicated in every girl with onset of puberty between the ages of 6 and 8 years. J Clin Endocrinol Metab. 2014;99(12):4.455-61. doi:10.1210/jc.2014-2702.

16. de Bruin C, Dauber A. Insights from exome sequencing for endocrine disorders. Nat Rev Endocrinol. 2015;11(8):455-64. doi:10.1038/nrendo.2015.72.

17. Willemsen RH, Elleri D, Williams RM, Ong KK, Dunger DB. Pros and cons of GnRHa treatment for early puberty in girls. Nat Rev Endocrinol. 2014;10(6):1-12. doi:10.1038/nrendo.2014.40.

18. Papanikolaou A, Michala L. Autonomous Ovarian Cysts in Prepubertal Girls. How Aggressive Should We Be? A Review of the Literature. J Pediatr Adolesc Gynecol. 2015;28(5):292-6. doi:10.1016/j.jpag.2015.05.004.

19. Wu H, Pangas SA, Eldin KW et al. Juvenile Granulosa Cell Tumor of the Ovary: A Clinicopathologic Study. J Pediatr Adolesc Gynecol. 2016;30(1):138-43. doi:10.1016/j.jpag.2016.09.008.

20. Salpea P, Stratakis CA. Carney complex and McCune Albright syndrome: An overview of clinical manifestations and human molecular genetics. Mol Cell Endocrinol. 2014;386(1-2):85-91. doi:10.1016/j.mce.2013.08.022.

21. Soriano Guillén L, Argente J. Pubertad precoz periférica: Fundamentos clínicos y diagnóstico-terapéuticos. An Pediatr. 2012;76(4). doi:10.1016/j.anpedi.2011.09.014.

22. Estrada A, Boyce AM, Brillante BA, Guthrie LC, Gafni RI, Collins MT. Long-term outcomes of letrozole treatment for precocious puberty in girls with McCune-Albright syndrome. Eur J Endocrinol. 2016;175(5):477-83. doi:10.1530/EJE-16-0526.

23. Cabrera SM, Dimeglio LA, Eugster EA. Incidence and characteristics of pseudoprecocious puberty because of severe primary hypothyroidism. J Pediatr. 2013;162(3):637-9. doi:10.1016/j.jpeds.2012.10.043.

24. Verrotti A, Penta L, Zenzeri L, Lucchetti L, Giovenali P, De Feo P. True Precocious Puberty Following Treatment of a Leydig Cell Tumor: Two Case Reports and Literature Review. Front Pediatr. 2015;3(93):3-7. doi:10.3389/fped.2015.00093.

25. Volkl TM, Langer T, Aigner T et al. Klinefelter syndrome and mediastinal germ cell tumors. Am J Med Genet A. 2006;140(5):471-81. doi:10.1002/ajmg.a.31103.

26. Almeida MQ, Brito VN, Lins TSS et al. Long-term treatment of familial male-limited precocious puberty (testotoxicosis) with cyproterone acetate or ketoconazole. Clin Endocrinol (Oxf). 2008;69(1):93-8. doi:10.1111/j.1365-2265.2007.03160.x.

27. Turcu AF, Auchus RJ. The next 150 years of congenital adrenal hyperplasia. J Steroid Biochem Mol Biol. 2015;153:63-71. doi:10.1016/j.jsbmb.2015.05.013.

28. Antonini SR, Leal FL, Cavalcanti MM. Pediatric adrenocortical tumors: Diagnosis, management and advancements in the understanding of the genetic basis and therapeutic implications. Expert Rev Endocrinol Metab. 2014;9(5):445-64. doi:10.1586/17446651.2014.941813.

29. Kunz GJ, Klein KO, Clemons RD, Gottschalk ME, Jones KL. Virilization of young children after topical androgen use by their parents. Pediatrics. 2004;114(1):282-4. doi:10.1542/peds.114.1.282.

30. de Vries L, Guz-Mark A, Lazar L, Reches A, Phillip M. Premature Thelarche: Age at Presentation Affects Clinical Course but Not Clinical Characteristics or Risk to Progress to Precocious Puberty. J Pediatr. 2010;156(3):466-71. doi:10.1016/j.jpeds.2009.09.071.

31. Idkowiak J, Lavery GG, Dhir V et al. Premature adrenarche: Novel lessons from early onset androgen excess. Eur J Endocrinol. 2011;165(2):189-207. doi:10.1530/EJE-11-0223.

32. Stecchini MF, Macedo DB, Reis ACS et al. Time course of central precocious puberty development caused by an MKRN3 gene mutation: A prismatic case. Horm Res Paediatr. 2016;86(2). doi:10.1159/000447515.

Diabetes mellitus e descompensação diabética

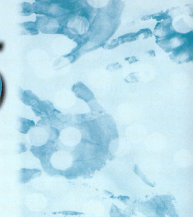

■ Patrícia Volpon Santos Atique ■ Rodrigo José Custódio ■ Raphael Del Roio Liberatore Júnior

CASO CLÍNICO

Menor de 5 anos, diagnóstico de *diabetes mellitus* há 2 anos após cetoacidose diabética.

Está em seguimento regular em uso de insulina NPH nas doses de 8 unidades antes do café e 3 unidades antes de deitar. Pais fazem todas as aplicações nas nádegas e descartam insumos usados em saco plástico de supermercado.

Não apresenta queixas clínicas de hiperglicemia ou hipoglicemia. A Tabela 55.1 apresenta os resultados de glicemias capilares.

TABELA 55.1. Resultado de glicemias capilares.

	Café da manhã	Pós-café da manhã	Almoço	Pós-almoço	Jantar	Pós-jantar	Madrugada
01/01	128		203		325		
02/01	149	182	212		289	412	
03/01	212			200	265		152
04/01	129	156	412		322	HI	
05/01	152		214	203	278		168
06/01	138	164			298	HI	
07/01			263		300		

Fonte: Medições feitas pela família.

Trata-se de uma criança de 5 anos, cujo diagnóstico de DM1 foi feito em cetoacidose diabética aos 3 anos de idade. Nessa idade, frequentemente, o diagnóstico somente é feito, pois nem as famílias e nem os médicos estão atentos às queixas clínicas dessa faixa etária.

Frequentemente, a única queixa clínica é enurese e, normalmente, a polifagia é substituída pela anorexia.

Após 2 anos de diagnóstico, a secreção residual deve ser ínfima; se ainda houver, a insulinização deve ser responsável pelo controle metabólico com doses habitualmente girando em torno de 1 un/kg/dia.

Não se orienta restrição dietética nessa idade e, dessa maneira, a alimentação deve ser a mais adequada possível à faixa etária, às calorias e com distribuição normal com relação aos macronutrientes.

Com relação à insulinoterapia, seria adequado associar insulina regular pré-prandial às doses de insulina NPH, além de ajustar as doses de insulina NPH. Alternativamente, associar análogos de insulina rápida, no lugar da insulina regular.

Outra alternativa seria iniciar o treinamento da família para a contagem de carboidratos e, posteriormente, iniciar terapia basal/bolus, usando insulina análogo de ação lenta, como insulina basal, e análogo de ação rápida, como bolus pré-prandial, permitindo melhor flexibilidade alimentar e de rotina tanto da criança como de sua família.

Resta ainda orientar o rodízio dos locais de aplicação, para prevenir alterações tróficas de pele causadas pela insulina.

Por último, deve haver adequado direcionamento sobre a manutenção da insulina, sempre sob refrigeração, e o descarte de seringas, lancetas e demais materiais perfurocortantes.

■ Introdução

Diabetes mellitus (DM) pode ser definido como uma doença metabólica de etiologia múltipla, caracterizada por hiperglicemia crônica consequente à secreção insuficiente/ausente de insulina ou à resistência às ações desse hormônio nos tecidos-alvos.

Essa definição ampla procura reunir os diversos tipos de DM. No entanto, a partir dela, deve-se salientar a necessidade de caracterizá-las para melhor compreensão e condução dos pacientes portadores dessa doença. Assim, temos o DM tipo 1 (DM1), o DM tipo 2 (DM2) e os outros tipos específicos de DM, como etiologias de DM em crianças e adolescentes; porém, dada sua importância quanto à incidência e à prevalência nessas faixas etárias, nas quais representa 90% dos casos de DM, neste capítulo, será abordado principalmente o DM1.

Entretanto, em função da epidemiologia da obesidade na infância, deve ser ressaltado que o DM2 é o mais prevalente quando consideradas todas as faixas etárias, e tem relação com condições nas quais há resistência insulínica não compensada pelo aumento da secreção desse hormônio.

O DM1 é caracterizado, na maioria dos casos, pela destruição das células betapancreáticas mediada por autoimunidade (tipo 1a). Uma vez iniciado esse processo, estima-se que, no momento em que 80% das células beta estejam destruídas, o paciente passe a apresentar os sinais e sintomas do DM1, o que reflete o estado de insulinopenia absoluta. No DM tipo 1b, há destruição idiopática das células beta.

■ Epidemiologia

A incidência do DM1 nos indivíduos entre 0 e 14 anos de idade varia consideravelmente entre as diversas regiões do mundo. Nota-se uma variação entre 100 e 350 vezes na sua incidência, quando são comparados dados obtidos em estudos realizados em aproximadamente 100 populações distintas oriundas de diversos países. Nesse contexto, a China e a Venezuela se destacam como as menores incidências (0,1 a 4,5/100.000/ano e 0,1/100.000 ano, respectivamente).

No outro extremo, incidências altas como 36,5/100.000/ano e 36,8/100.000/ano são verificadas na Finlândia e Sardenha, respectivamente. Países ou populações com índices menores que 1/100.000 até 5/100.000 são considerados de baixa incidência. Nesse grupo, estão países asiáticos (China) e da América do Sul (0,5/100.000/ano no Peru e 3,7/100.000/ano no Chile). Incidências maiores que 20/100.000 são consideradas altas. Finlândia, Suécia, Noruega, Portugal, Reino Unido, Canadá e Nova Zelândia apresentam alta incidência de DM1.

Incidência intermediária (entre 5 e 10/100.000/ano) é descrita em até metade das populações europeias e em alguns países da América do Sul (10,3/100.000/ano na Argentina). Há poucos dados disponíveis sobre a incidência do DM1 em países africanos. No Brasil, a incidência é intermediária, variando entre 7 e 8/100.000, sendo que em alguns estudos esse índice é de até 18,5/100.000.

Geralmente, o início do DM1 ocorre antes dos 30 anos de idade (principalmente antes dos 20 anos). Desse modo, o pico de incidência ocorre próximo à puberdade entre os 10 e 14 anos de idade. No entanto, outro pico menor de incidência é observado entre os 5 e 9 anos de idade. Além disso, o início da doença ocorre pouco mais cedo nas meninas, nas quais o pico de incidência ocorre entre os 5 e 9 anos. O início da doença abaixo de 1 ano é considerado raro.

Há 60 anos, documenta-se o aumento na incidência do DM1. Estudos apontam que a incidência em menores de 5 anos de idade vem aumentando principalmente nas populações em que esse índice é considerado baixo ou intermediário (grupo no qual o Brasil está inserido). A faixa etária entre 0 e 4 anos é a que apresentou os maiores aumentos na incidência (entre 4 e 5,8%/ano), verificados de maneira consistente em diversas populações. Entretanto, a velocidade de crescimento da incidência tem variado consideravelmente de acordo com a população estudada. No período entre 1989 e 2003, por exemplo, o crescimento da incidência foi de 1,3%/ano na Noruega e 9,8%/ano na Polônia. Em uma determinada região da China, que apresentava baixa incidência, no período entre 1990 e 2000, houve aumento de 7%/ano, em média, da incidência de DM1.

Apesar da etiologia em sua maioria ser autoimune no DM1, em geral, a relação da incidência entre meninos e meninas é aproximadamente 1. Entretanto, nota-se discreto predomínio de meninos em populações de alta incidência e, do mesmo modo, pequeno predomínio de meninas nas regiões de baixa incidência. No DM1 iniciado na idade adulta há evidente predominância masculina.

Dados mundiais atualizados da prevalência do DM1 são relativamente raros. Nos Estados Unidos, o DM1 é a terceira doença crônica mais prevalente, sendo que asma e a obesidade ocupam as primeiras posições. Dados norte-americanos mostram que prevalência do DM1 em menores de 20 anos de idade é de 2/1.000 em indivíduos brancos não hispânicos, 1,31/1.000 em afro-americanos, e 0,99/1.000 em hispânicos. Em menores de 10 anos, a maioria absoluta dos casos de DM era do tipo 1. Em menores de 20 anos de idade, a prevalência é de 1,1/1.000 na Arábia Saudita, sendo que no Brasil esse índice é de 2/1.000.

■ Diagnóstico do diabetes na infância e na adolescência

Critérios de diagnóstico para o diabetes têm base em medições de glicose no sangue e presença ou ausência de sintomas[1,4]. Diferentes métodos podem ser utilizados para diagnosticar o diabetes (Quadro 55.1), e na ausência de hiperglicemia inequívoca, deve ser confirmada por repetição do teste.

Diabetes em jovens, geralmente, se apresenta com sintomas característicos, como poliúria, polidipsia, noctúria, enurese, perda de peso – o que pode ser acompanhada por polifagia e visão turva. Prejuízo ao crescimento e suscetibilidade a infecções também podem acompanhar estados de hiperglicemia crônica.

Nos quadros mais graves, o diagnóstico é realizado por achado de cetoacidose ou menos comumente síndrome hiperosmolar não cetótica, podendo o paciente apresentar-se com rebaixamento de nível de consciência, coma e, na ausência de tratamento eficaz, evolução para óbito.

Se os sintomas estão presentes, glicosúria e cetonúria, ou glicosimetria capilar, são ferramentas de triagem simples e sensíveis. Se o nível de glicose no sangue está elevado, deve haver encaminhamento imediato para um centro com experiência na gestão de crianças com diabetes. Não é necessário esperar para encaminhar ao serviço de referência uma nova medição de glicose confirmatória em outro dia, sobretudo se houver cetonemia e/ou cetonúria presentes. Quando cetonas estão presentes no sangue ou na urina, o tratamento é urgente, pois cetoacidose pode evoluir rapidamente.

Situações que o diagnóstico de diabetes pode não ser claro:

- Ausência de sintomas, por exemplo, hiperglicemia detectada incidentalmente ou em crianças que participaram de estudos de rastreio.
- Presença de sintomas leves/atípicos de diabetes.
- Hiperglicemia detectada sob condições de infecção aguda, trauma, choque circulatório ou outras formas de estresse.

Nessas situações, o diagnóstico de diabetes não deve ter base em uma única medida da concentração de glicose no plasma; deve-se avaliar glicemias de jejum e pós-prandias (2 horas) e/ou um teste de tolerância oral a glicose (GTT) para confirmar o diagnóstico.

QUADRO 55.1. Critérios diagnósticos para *diabetes mellitus* (tipos 1 e 2).

- Sintomas clássicos de diabetes mellitus (poliuria, polidipsia, polifagia, enurese, nocturia) ou crise hiperglicêmica, com glicemia plasmática ≥ 200 mg/dl
- Glicemia de jejum ≥ 126 mg/dl (jejum de 8 horas)
- Glicemia plasmática ≥ 200 mg/dl) no tempo 120 min do GTT (o teste deve ser realizado com 75 g ou 1,75 g/kg (máximo 75 g) de glicose anidra diluída em água)
- HbA1c (hemoglobina glicada) > 6,5%

Considerações: 1. Na ausência de hiperglicemia, deve-se confirmar o diagnóstico repetindo-se o exame. 2. Hemoglobina glicada abaixo de 6,5 não exclui diagnóstico de *diabetes mellitus* na criança e no adolescente. Logo, na presença de sintomas e HbA1c < 6,5, outro exame deve ser realizado para confirmação ou exclusão de *diabetes mellitus*. O papel da HbA1c isoladamente para diagnóstico de *diabetes mellitus* tipo 1 na infância e na adolescência ainda não está bem esclarecido.
Fonte: Elaborado pela autoria.

• Glicemia de jejum alterada e tolerância diminuída à glicose

São estágios intermediários entre as alterações iniciais no metabolismo de carboidratos e a instalação do diabetes per si. Representam diferentes alterações na regulação glicêmica. Pacientes com uma dessas alterações podem apresentar risco aumentado para desenvolvimento de diabetes e/ou doenças cardiovasculares.

Glicemia de jejum alterada e tolerância diminuída à glicose podem estar associadas à síndrome metabólica, que inclui, além das alterações glicêmicas, obesidade (especialmente obesidade visceral abdominal) ou dislipidemia e hipertensão.

■ Tratamento

• Nutricional

Orientação nutricional é um dos pilares do tratamento do *diabetes mellitus* na infância e na adolescência. As recomendações dietéticas para crianças com essa doença têm como base as recomendações alimentares saudáveis adequadas para todas crianças e adolescentes. Do mesmo modo, a escolha do regime de insulina deve considerar os hábitos alimentares e o estilo de vida da criança.

Um nutricionista pediátrico com experiência em diabetes na infância deve, sempre que possível, estar disponível como parte de uma equipe de tratamento da diabetes interdisciplinar, para fornecer educação, monitoramento e apoio à criança, pais e encarregados.

Regularidade na hora das refeições e rotinas em que a criança e a família fazem as refeições juntos, estabelecem melhores práticas alimentares, e o controle da ingestão de alimentos mostrou associação a melhores resultados glicêmicos[7-9].

O nutricionista deve aconselhar sobre planejamento, conteúdo calendário de lanches/refeições no contexto das circunstâncias individuais, estilo de vida de cada criança e os perfis de ação da insulina. É importante que toda a família esteja envolvida em fazer as alterações apropriadas com base em princípios alimentares saudáveis. O impacto do diabetes no comportamento alimentar não deve ser subestimado e pode causar distúrbios psicológicos. Portanto, os profissionais experientes devem facilitar mudanças na dieta e no estilo de vida.

Tais recomendações de princípios alimentares saudáveis têm como objetivo auxiliar o controle glicêmico ideal, reduzir fatores de risco cardiovasculares e promover a manutenção do bem-estar psicossocial e familiar.

O tratamento tem por princípio:

- Incentivar comportamento alimentar adequado e vida saudável preservando o bem-estar social, cultural e psicológico.
- Três refeições principais por dia que incorporem ampla variedade de alimentos nutritivos de todos os grupos alimentares, com lanches saudáveis apropriados (se necessário), fornecendo todos os nutrientes essenciais para o crescimento ideal, desenvolvimento adequado e boa saúde.
- Manutenção de peso saudável e evitar hábitos de ingesta compulsivos (que implicam resultados significativos no controle glicêmico).
- Atingir equilíbrio entre ingestão de alimentos, necessidades metabólicas, gasto de energia e perfis de ação da insulina para atingir o controle glicêmico ideal.
- Prevenir e tratar complicações agudas da diabetes, como hipoglicemia, episódios hiperglicêmicos, doenças e problemas relacionados com o exercício.
- Reduzir o risco de complicações micro e macrovasculares.

Ingesta diária recomendada:

- Hidrato de carbono entre 50 e 55%.
- Ingestão de sacarose moderada (até 10% da energia total).
- Gordura entre 25 e 35% (sendo < 10% gordura saturada, < 10% gordura poli-insaturada e até 20% do total de gordura monoinsaturada).
- Proteína entre 15 e 20%.

Contagem de carboidratos é um planejamento alimentar que tem como princípio o hidrato de carbono como nutriente primário, que afeta resposta glicêmica pós-prandial. Sabe-se que a quantidade de hidratos de carbono e a insulina disponível são fatores importantes que influenciam o controle da glicemia pós-prandial. Logo, a contagem de carboidratos tem como objetivo melhorar o controle glicêmico e permitir maior flexibilidade alimentar.

No entanto, é essencial que a contagem de carboidratos seja incorporada como parte da abordagem baseada nos princípios alimentares saudáveis.

Três níveis de contagem de carboidratos foram identificados pela Academia Americana de Nutrição e Dietética:

- **Nível 1:** introduz o conceito básico de hidratos de carbono como o componente alimentar que aumenta a glicemia. É incentivada a ingestão de carboidratos de maneira fracionada e utilizando-se tabelas de substituições. É apropriado para pacientes em uso de insulina, sendo 2 vezes/dia de insulina.

- **Nível 2:** é um passo intermediário; nele, os pacientes comem carboidratos de forma regular, usando uma dose de insulina basal e monitorando os níveis de glicemia capilar. Eles aprendem a reconhecer padrões de resposta da glicemia capilar, conforme a ingestão de carboidratos, modificado pela insulina e o exercício. Com esses dados, pode-se fazer ajustes mais adequados da dose de insulina para alimentação e exercício, atingindo-se, assim, as metas glicêmicas.

- **Nível 3:** adequado para pacientes que usam terapia com múltiplas injeções diárias (MDI) ou com bomba de insulina. Ela envolve o cálculo da razão insulina/carboidrato, que é individualizado para cada criança de acordo com idade, sexo, estado puberal, duração do diagnóstico e atividade física. Isso permite que as crianças e os adolescentes com diabetes ajustem a sua dose prandial de insulina de acordo com o consumo de carboidratos.

• Suporte psicoterápico

Crianças e adolescentes com diabetes parecem ter maior incidência de depressão, ansiedade, distúrbios psicológicos e distúrbios alimentares em comparação com seus pares saudáveis. Pacientes diabéticos com mau controle metabólico crônico, incluindo cetoacidose diabética recorrente, são mais propensos a problemas psicossociais subjacentes ou transtornos psiquiátricos que crianças em bom controle metabólico. Sendo assim, é de fundamental importância a presença de profissionais com expertise na saúde mental e no comportamental de crianças e adolescentes diabéticos. Nessa equipe de especialistas em saúde mental, devem estar presentes psicólogos, assistentes sociais e psiquiatras.

Sabe-se que crianças e adolescentes com diabetes têm maior risco para distúrbios de aprendizagem, em especial se houver histórico de hipoglicemias graves ou hiperglicemia crônica. Portanto, a avaliação dos progressos do desenvolvimento em todos os domínios de qualidade de vida (ou seja, o desenvolvimento intelectual, o acadêmico, o emocional e o social) deve ser realizada rotineiramente pela equipe de saúde mental, com possíveis intervenções em casos em que alterações forem encontradas.

A avaliação da rotina dos pacientes, para eventuais ajustes de terapia, e a compreensão do diabetes pelo paciente e família, incluindo o conhecimento da doença, das insulinas, dos objetivos glicêmicos, dos ajustes de doses, das habilidades em resolução de situações problema (p. ex., hipoglicemia), da adesão ao tratamento, da autonomia e do autocuidado são especialmente importantes para um bom tratamento e qualidade de vida.

Identificação de problemas psicossociais de ajuste, depressão, transtornos alimentares e outros transtornos psiquiátricos deve ser realizada em intervalos planejados e por profissionais de saúde mental com formação adequada. Essas avaliações são particularmente importantes nos pacientes que não atingem os objetivos do tratamento ou que apresentam cronicamente mau controle metabólico (p. ex., HbA1c altas, cetoacidoses recorrentes).

Conflitos familiares estão associados a menor adesão e ao mau controle. O estabelecimento de acordos, pela equipe de saúde mental, sobre gestão de responsabilidades, resolução de problemas, suporte familiar, facilita o controle glicêmico e a adesão, devendo ser estimulado por essa equipe. A equipe interdisciplinar deve avaliar a dinâmica familiar (conflitos, coesão, adaptabilidade e psicopatologia parental) e funcionamento relacionado ao diabetes (comunicação, envolvimento dos pais e apoio, papéis e responsabilidades para os comportamentos de autocuidado), e procurar disponibilizar intervenções preventivas para os pacientes e familiares: a participação adequada da família e apoio (ou seja, trabalho em equipe), a resolução eficaz de problemas, e as expectativas realistas sobre o controle glicêmico. Lembrar que os adolescentes devem assumir responsabilidade crescente no gerenciamento do diabetes, mas o envolvimento e o suporte dos pais e familiares deve continuar também nesse período.

■ Referências bibliográficas

1. Stanescu DE, Lord K, Lipman TH. The Epidemiology of Type 1 Diabetes in Children. Endocrinol Metab Clin N Am. 2012,41:679-94.

2. Maahs DM, West NA, Lawrence JM, Mayer-Davis EJ. Epidemiology of Type 1 Diabetes. Endocrinol Metab Clin North Am. 2010,39(3):481-97.

3. Borchers AT, Uibo R, Gershwin ME. The geoepidemiology of type 1 diabetes. Autoimmunity Reviews. 2010;9:A355-A365.

4. Sperling MA, Acerini C, Craig M, Beaufort C, Maahs DM, Hanas R et al. ISPAD Clinical Practice Consensus Guidelines 2014 Compendium.

5. World Health Organisation. Definition and Diagnosis of Diabetes Mellitus and Intermediate Hyperglycaemia: Report of a WHO/IDF Consultation. Geneva, Switzerland: World Health Organisation, 2006.

6. American Diabetes Association. Diagnosis and classification of diabetes mellitus. Diabetes Care. 2014;37(Suppl.1):S81-S90.

7. American Diabetes Association. Standards of medical care in diabetes – 2014. Diabetes Care. 2014;37(Suppl.1):S14-S80.

8. Craig ME, Twigg SM, Donaghue K, Cheung NW et al. For the Australian Type 1 Diabetes Guidelines Expert Advisory Group. National Evidence-Based Clinical Care Guidelines for Type 1 Diabetes in Children, Adolescents and Adults. Canberra: Australian Government, Department of Health and Aging, 2011.

9. National Institute for Clinical Excellence. Diagnosis and Management of Type 1 Diabetes in Children, Young People

55 ∎ *Diabetes mellitus* e descompensação diabética

and Adults 2004. Disponível em: http://www.nice.org.uk/pdf/type1diabetes.

10. Mann J, De Leeuw I, Hermansen K et al, on behalf of the Diabetes and Nutrition Study Group of the European Association for the Study of Diabetes. Evidence based nutritional approaches to the treatment and prevention of diabetes mellitus. Nutr Metab Cardiovasc Dis. 2004;14:373-94.

11. Canadian Diabetes Association Clinical Practice Guidelines Expert Committee. Clinical practice guidelines. Nutrition therapy. Can J Diabetes. 2013;37:S45-S55.

12. Delahanty LM, Halford BN. The role of diet behaviors in achieving improved glycemic control in intensively treated patients in the Diabetes Control and Complications Trial. Diabetes Care. 1993:16:1.453-58.

13. Øverby N, Margeirsdottir H, Brunborg C, Andersen L, Dahl-Jørgensen K. The influence of dietary intake and meal pattern on blood glucose control in children and adolescents using intensive insulin treatment. Diabetologia. 2007:50:2.044-51.

14. Kawamura T. The importance of carbohydrate counting in the treatment of children with diabetes. Pediatr Diabetes 2007;8:57-62.

15. Scavone G, Manto A, Pitocco D et al. Effect of carbohydrate counting and medical nutritional therapy on glycaemic control in type 1 diabetic subjects: a pilot study. Diabet Med. 2010:27:477-9.

16. Lowe J, Linjawi S, Mensch M, James K, Attia J. Flexible eating and flexible insulin dosing in patients with diabetes: results of an intensive self-management course. Diabetes Res Clin Pract. 2008:80: 439-43. DAFNE Study Group. Training in flexible, intensive insulin management to enable dietary freedom in people with type 1 diabetes: Dose Adjustment for Normal Eating (DAFNE) randomised controlled trial. Br Med J. 2002;325:746-49.

17. Delamater AM. ISPAD Clinical Practice Consensus Guidelines 2009 Compendium: psychological care of children and adolescents with diabetes. Pediatr Diabetes. 2009:10(Suppl.12):175-84.

18. Hampson SE, Skinner T, Hart J et al. Behavioral interventions for adolescents with type 1 diabetes: how effective are they? Diabetes Care. 2000: 23:1.416-22.

19. Winkley K, Landau S, Eisler I, Ismail K. Psychological interventions to improve glycaemic control in patients with type 1 diabetes: systematic review and meta-analysis of randomised controlled trials. BMJ. 2006;333:65.

Dislipidemia 56

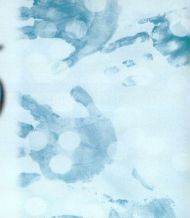

■ Renato Augusto Zorzo ■ Vivian Marques Miguel Suen ■ Raphael Del Roio Liberatore Júnior

CASO CLÍNICO

LDL, 11 anos, sexo masculino, natural e procedente de Ribeirão Preto (SP).

- Queixa principal e duração (QPD): colesterol aumentado em exame de sangue recente.
- História da moléstia atual: paciente assintomático. Realizou exames de sangue recentemente solicitados pelo seu pediatra de seguimento, a pedido da mãe, que tem diagnóstico de hipercolesterolemia desde os 28 anos de idade. Ao checar o perfil lipídico aumentado, e associado ao fato de o paciente estar com IMC na faixa do sobrepeso, de acordo com a curva correspondente, o paciente foi encaminhado ao Ambulatório de Obesidade Infantil do HCFMRPUSP para seguimento. Foi a primeira vez que o adolescente foi submetido a dosagens séricas de colesterol e frações.
- Antecedentes familiares:
  - Mãe: 40 anos de idade, IMC 26,2, com diagnóstico de hipercolesterolemia desde os 28 anos, quando fez exames admissionais para um emprego, e faz uso de estatinas desde essa idade. Anualmente, faz exames laboratoriais de rotina, nega doenças cardiovasculares ou diabetes.
  - Pai: 45 anos, IMC 35, sem queixas, com exames laboratoriais recentes normais (perfil lipídico e glicemia de jejum). É hipertenso, controlado com uso de IECA.
- Exame físico: peso: 44,1kg; estatura: 145 cm; IMC: 21 (Z escore entre +1 e +2). Presença de xantomas em pálpebras, ausência de acantose nigrans. Abdome globoso, circunferência abdominal 92 cm. Restante do exame sem alterações.
- Exames laboratoriais:
  - Hemograma (Hb: 13,5; Ht: 40,5; RDW: 12,4%, plaquetas: 450.000; GB: 9.000 (1-45-1-0-43-5)).
  - Glicemia de jejum: 88 mg%.
  - Ácido úrico: 2,5 mg/dl.
  - Perfil lipídico: colesterol total 280 mg/dl; HDL: 50 mg/dl; LDL: 211 mg/dl; VLDL: 19 mg/dl; triglicérides: 95 mg/dl.
- Hipótese Diagnóstica: hipercolesterolemia isolada, sobrepeso.

■ Introdução

Define-se dislipidemia como a presença de valores alterados na dosagem sérica de um ou mais lipídios circulantes. Incluem nessa definição: valores aumentados do colesterol total (CT), dos triglicérides (TG) e da lipoproteína de baixa densidade (LDL), ou valores baixos da lipoproteína de alta densidade (HDL)[1].

Os valores referenciais para o perfil lipídico sérico na população pediátrica estão relacionados na Tabela 56.1.

TABELA 56.1. Valores referenciais do perfil lipídico para a faixa etária entre 2 e 19 anos.

Variáveis lipídicas	Valores (mg/dl)		
	Desejáveis	Limítrofes	Elevados
CT	< 150	150 a 169	≥ 170
LDL	< 100	100 a 129	≥ 130
HDL	≥ 45		
TG	< 100	100 a 129	≥ 130

Fonte: Xavier, Izar, Faria Neto, Assad, Rocha, Sposito e colaboradores[2].

A coleta de sangue para análise do perfil lipídico deverá ser realizada após 12 horas de jejum, para a determinação dos níveis de TG e também do valor da LDL através da "fórmula de Friedewald (LDL = CT − [HDL + TG/5])". As determinações isoladas de CT e LDL não necessitam jejum prévio[2].

As lipoproteínas têm a função de transportar os lípides na corrente sanguínea. Como os TG e o colesterol esterificado não são hidrossolúveis, eles precisam estar ligados a moléculas bipolares, que são revestidas de fosfolípides, apoproteína e colesterol não esterificado, para transportar no seu interior o colesterol esterificado. As lipoproteínas diferem entre si pelo tamanho, densidade, teor lipídico e também o tipo de apoproteína, a qual confere especificidade quanto aos receptores teciduais (Tabela 56.2)[10].

TABELA 56.2. Características das lipoproteínas plasmáticas.

Lipoproteína	Densidade (g/dl)	Diâmetro (cm)	Composição (%)					Apo
			CE	CL	TG	FL	PR	
QM	< 0,95	800 a 5.000	5	2	84	7	2	B48, E, C
VLDL	< 1,006	300 a 800	12	7	55	18	8	B100, E, C
IDL	1,006 a 1,019	250 a 350	23	8	32	21	16	B100, E, C
LDL	1,019 a 1,063	180 a 280	38	10	9	22	21	B100
HDL2	1,063 a 1,125	90 a 120	16	6	4	30	44	A-I, A-II
HDL3	1,125 a 1,210	50 a 90	12	3	4	26	55	A-I, A-II

Legenda: QM: quilomícron. VLDL: lipoproteína de muito baixa densidade. IDL: lipoproteína de densidade intermediária. LDL: lipoproteína de baixa densidade. HDL: lipoproteína de alta densidade. CE: colesterol esterificado. CL: colesterol livre. TG: triglicérides. FL: fosfolípides. PR: proteínas. Apo: apoproteínas.
Fonte: Romaldini[18].

A dislipidemia é uma doença de relevância pública, sendo fator de risco para o desenvolvimento de aterosclerose, em especial doença arterial coronariana (DAC)[2,3]. A alteração do perfil lipídico está associada a diminuição da ação da insulina sobre a lipase lipoprotéica, menor captação de glicose e aumento da liberação de ácidos graxos livres e glicerol na circulação, resultando em maior produção hepática de TG e lipoproteínas de muito baixa densidade (VLDL)[17].

Não há dados de prevalência de dislipidemia na população geral em idade pediátrica, embora saibamos que cerca de metade das crianças dislipidêmicas permanecerão com a desordem na idade adulta[4].

Não se recomenda a triagem universal do perfil lipídico em crianças menores de 10 anos de idade porque, além de dispendiosa, essa prática não traz benefícios clínicos, e pode levar ao risco da prescrição medicamentosa desnecessária na maioria dos casos[5]. No entanto, vários estudos têm demonstrado que em crianças com dislipidemia, o processo de aterogênesese inicia em tenra idade, sendo possível a detecção de alterações histológicas em exames ultrassonográficos já na faixa etária pediátrica, como espessamento de camada íntima da carótida[2,6-8]. Esses dados sugerem que a precocidade no diagnóstico deve estar no rol de preocupações do pediatra geral.

■ Classificação laboratorial e etiológica

Dislipidemias podem ser classificadas por critérios laboratoriais ou etiológicos[2].

Segundo o perfil laboratorial, as dislipidemias podem ser de quatro tipos, a saber[2]:

- **Hipercolesterolemia isolada:** elevação somente do LDL.
- **Hipertrigliceridemia isolada:** elevação somente dos TG.
- **Hiperlipidemia mista:** elevação tanto do LDL como dos TG.
- **Baixo HDL:** valores de HDL menores do que os recomendados.

Do ponto de vista etiológico, as dislipidemias podem ser primárias ou secundárias[9].

As primárias são as causadas por alterações genéticas, que podem ser monogênicas ou poligênicas. Dentre elas, algumas dependem de fatores ambientais para se expressarem clinicamente, enquanto outras somente a alteração genética é suficiente para tanto. Dentre as causas primárias, podemos listar[10]:

- Hipercolesterolemia poligênica.
- Hipercolesterolemia familiar (monogênica).
- Hipertrigliceridemia familiar.
- Hiperquilomicronemia familiar.
- Hiperlipidemia familiar combinada.
- Disbetalipoproteinemia familiar.
- Hipolipidemias primárias (diminuição de LDL e HDL).

As secundárias são causadas por outras doenças e uso de medicamentos, lembrando que em adolescentes e adultos, o tabagismo e o alcoolismo também devem ser considerados. Algumas situações que estão relacionadas à gênese das dislipidemias são obesidade, síndrome metabólica, *diabetes mellitus*, hipotireoidismo, síndrome nefrótica, insuficiência renal crônica, colestase, hipercortisolismo, anorexia nervosa, além de uso de medicamentos, como diuréticos, anticoncepcionais orais, betabloqueadores, corticosteroides, isotretinoína, anabolizantes, ciclosporina e antirretrovirais[10]. Importante ressaltar que, independentemente das causas, os fatores ambientais, como alimentação inadequada, sedentarismo e obesidade, contribuem sempre para aumentos nos níveis dos lípides circulantes[4].

No Brasil, existem vários estudos mostrando que os fatores mais frequentemente associados às dislipidemias, na população pediátrica, são o excesso de peso e os hábitos alimentares inadequados. Aproximadamente um terço de crianças e adolescentes com sobrepeso e obesidade apresentam dislipidemia[11-14].

■ Quadro clínico e diagnóstico

Em geral, a dislipidemia é uma condição assintomática, sendo a formação da placa de ateroma um processo contínuo e silencioso. Um evento coronariano agudo pode ser a primeira manifestação clínica da doença[2].

Achados clínicos podem estar presentes, e são mais comuns nos casos cujos níveis de colesterol circulante estão particularmente elevados, como na hipercolesterolemia familiar. Os achados mais comuns são relativos aos depósitos extravasculares de colesterol, como xantomas tendíneos, xantelasmas e arco corneano. A presença de acantose nigrans também deve ser valorizada, pois está relacionada ao hiperinsulinismo, que, como já vimos, está presente na fisiopatologia da dislipidemia[15,17].

Entretanto, como esses achados somente aparecem em ocasiões extremas e de longa evolução, a determinação do perfil lipídico deve ser realizada a partir de critérios clínicos com base na história pessoal e familiar da criança, antecedendo assim os sinais físicos[15]. Adotar como único critério a presença de parentes próximos com história de DAC mostrou-se uma estratégia de baixa sensibilidade, como ficou provado em uma metanálise conduzida em 2015. Kelishadi e colaboradores avaliaram mais de 17 mil estudos e concluíram que, embora as crianças com história familiar positiva para DAC de fato têm maior chance de apresentar dislipidemia, a prevalência da doença em crianças sem história familiar de DAC é considerável, e seria negligenciada se o único critério fosse esse[16].

De acordo com a V Diretriz Brasileira de Dislipidemias e Prevenção de Aterosclerose, recomenda-se a determinação do perfil lipídico em crianças a partir de 2 anos e adolescentes quando[15]:

- Avós, pais, irmãos e primos de primeiro grau apresentam dislipidemia, principalmente grave ou manifestação de aterosclerose prematura.
- Há clínica de dislipidemia.
- Tenham outros fatores de risco.
- Há acometimento por outras doenças, como hipotireoidismo, síndrome nefrótica, imunodeficiência etc.
- Há utilização de contraceptivos, imunossupressores, corticosteroides, antirretrovirais e outros medicamentos que possam induzir a elevação do colesterol.

Além desses critérios, a I Diretriz Brasileira de Hipercolesterolemia Familiar recomenda o rastreamento universal em todas as crianças acima de 10 anos de idade. A dosagem do perfil lipídico deve ser considerada a partir dos 2 anos de idade, nas seguintes situações[15]:

- Quando houver história familiar de doença aterosclerótica prematura (homens < 55 anos e mulheres < 65 anos), ou de dislipidemia.
- Se a própria criança ou adolescente apresentar achado de doença aterosclerótica, alterações de exame físico compatíveis com hiperlipidemia ou fatores de risco (hipertensão arterial, *diabetes mellitus*, tabagismo, alcoolismo, obesidade).

■ Tratamento não medicamentoso

Consiste nas mudanças do estilo de vida, que incluem redução do peso corporal, aumento da atividade física e terapia nutricional. Essas medidas devem ser sempre adotadas. Em se tratando da hipercolesterolemia, é altamente recomendada a ingestão de alimentos ricos em fibras solúveis, fitosterois, e a redução da ingestão de ácidos graxos saturados.

Os alimentos aos quais se deve dar preferência são os cereais integrais, vegetais crus ou cozidos, legumes, frutas frescas ou congeladas, peixe magro e oleoso, frango sem a pele, temperos como vinagre, ketchup, mostarda, molho sem gordura. Os alimentos devem ser grelhados, cozidos ou preparados no vapor. Alguns alimentos devem ser consumidos com moderação, como massas, frutas secas, geleias, compotas, sorvetes, leite semidesnatado, queijos, maionese, margarinas e alimentos refogados ou assados. Os vegetais preparados na manteiga ou creme, embutidos, queijos amarelos e cremosos, gema de ovo, gordura de porco, óleo de côco, alimentos fritos devem ser consumidos ocasionalmente.

No caso da hipertrigliceridemia as orientações incluem perda de peso, redução do consumo de bebidas alcoólicas, ingestão de açúcares simples, carboidratos, substituir os ácidos graxos saturados pelos mono e polinsaturados e aumentar a atividade física[15].

■ Tratamento farmacológico

• Hipercolesterolemia

Até o momento, o medicamento mais eficaz na redução da hipercolesterolemia são as estatinas, pela inibição da enzima hidroximetilglutaril coenzima A redutase. A redução do colesterol intracelular estimula a síntese e a expressão de receptores para a captação de colesterol circulante, incluindo o LDL colesterol. Além de reduzirem o LDL plasmático, as estatinas reduzem também os triglicérides, pois aumentando a expressão dos receptores de LDL, também ocorre a remoção de lipoproteínas ricas em triglicérides. Elas também elevam o HDL colesterol pelo aumento do estímulo à síntese de Apo A1, ABCA1 e ABCG1, inibição da síntese de CETP e do substrato para a troca de triglicérides por colesterol éster via CETP, as lipoproteínas VLDL, IDL e LDL.

As diretrizes da American Heart Association e da American College of Cardiology dividiram as estatinas de acordo com a potência em reduzir a concentração de LDL colesterol. As estatinas mais potentes reduzem o LDL colesterol em aproximadamente 50% (p. ex., atorvastatina nas doses de 40 a 80 mg/dia e a rosuvastatina nas doses de 20 a 40 mg/dia). As estatinas de potência moderada reduzem o LDL colesterol em 30 a 50% (p. ex., atorvastatina 10 a 20 mg, rosuvastatina 5 a 10 mg, pravastatina 40 a 8 mg e lovastatina 40 mg). Os efeitos colaterais incluem dores musculares (10% dos pacientes), além de aumentarem o risco de diabetes em 10%. Outros efeitos colaterais mais graves e mais raros são hepatite, miosite e rabdomiólise. A hepatite é mais comum em pacientes que tomam niacina ou fibratos junto a estatina.

• Ácido nicotínico (niacina)

Niacina inibe a atividade da enzima diacilglicerol aciltransferase-2 (DGAT-2) nos microssomos dos hepatócitos e, assim, a síntese hepática de TG. Resulta dessas ações menor disponibilidade de TG intra-hepático e, por consequência, aumento no catabolismo de apo B e menor secreção de VLDL e LDL. Indiretamente, ocorre aumento do HDL-C (até 30%).

A dose máxima do ácido nicotínico é de 3 a 4,5 g. A intolerância à niacina é comum. Ela causa sensação de calor conhecida como *hot flashes*, mediada pela liberação de prostaglandinas e pruridos, sendo que ambos os efeitos colaterais podem ser atenuados pela ingestão prévia de 85 a 321 mg/dia de aspirina. A dose da niacina deve ser progredida semanalmente.

• Sequestradores de ácidos biliares

Ou resinas, incluem a colestiramina, colesevelam e colestipol. Essas resinas se ligam aos ácidos biliares no intestino, reduzindo a circulação enterohepática de sais biliares. O fígado, então, aumenta a síntese dos sais biliares e, para isso, utiliza o colesterol hepático. Portanto, aumenta a atividade dos receptores de LDL, reduzindo o LDL colesterol sanguíneo. No entanto, cuidado deve ser tomado em pacientes com hipertrigliceridemia, pois essas resinas podem aumentar os triglicérides. Elas são contraindicadas se os triglicérides estiverem acima de 500 mg/dl. A dose recomendada da colestiramina é de 4 a 24 mg/dia, durante as refeições. Os efeitos colaterais são sintomas gastrintestinais, como constipação e flatulência.

• Fibratos

Agonistas do receptor PPAR-gama, levam à redução dos triglicérides e à elevação do HDL colesterol. Eles reduzem o LDL em 10 a 15% e os triglicérides em 40% e aumentam HDL em 15 a 20%. Os fibratos disponíveis e as doses recomendadas são respectivamente: bezafibrato 400 a 600 mg/dia; cirofibrato 100 mg/dia; etofibrato 500 mg/dia; fenofibrato 160 e 200 mg ou 250 mg/dia; genfibrozila 600 a 1200 mg/dia. Eles podem ser associados com as estatinas, porém essa associação aumenta o risco de efeitos colaterais, como a miopatia. Deve-se evitar a sinvastatina para a associação. O genfibrozila não pode ser associado com nenhuma estatina, pois aumenta muito o risco de rabdomiólise.

• Ácidos graxos ômega-3

Ácidos graxos poli-insaturados derivados do óleo de peixe são o ácido docosa-hexaenoico (DHA) e o ácido eicosapentaenoico (EPA). Eles reduzem os triglicérides plasmáticos em doses altas (3 a 10 g/dia) e aumentam discretamente o HDL colesterol e, ocasionalmente, o LDL colesterol. Apesar de reduzir os triglicérides, metanálises recentes não mostram benefício dos ácidos graxos ômega-3 na redução de eventos cardiovasculares ou mortalidade global. Assim, a sua prescrição para prevenção cardiovascular não está indicada (recomendação III, evidência A)[2].

■ Referências bibliográficas

1. Agencia Nacional de Vigilância Sanitária. Saúde e Economia. 2011;3(6):1-4

2. Xavier HT, Izar MC, Faria Neto JR, Assad MH, Rocha VZ, Sposito AC et al. Sociedade Brasileira de Cardiologia. V Diretriz Brasileira de Dislipidemias e Prevenção da Aterosclerose. Arq Bras Cardiol 2013;101(4Supl.1):1-22.

3. American Heart Association. Heart disease and stroke statistics, 2004 update. Dallas, Texas: American Heart Association; 2003.

4. Kelishadi R, Haghdoost AA, Moosazadeh M, Keikha M, Aliramezany M. A systematic review and meta-analysis on screening lipid disorders in the pediatric age group. J Res Med Sci. 2015 Dec; 20(12):1.191-9.

5. Schroeder AR, Redberg RF. Cholesterol screening and management in children and young adults should start early – NO! ClinCardiol. 2012;35:665-8.

6. Pires A, Sena C, Selça R. Dyslipidemia and cardiovascular changes in children. CurrOpinCardiol. 2016;31(1):95-100.

7. Khandelwal P, Murugan V, Hari S, Lakshmy R, Sinha A, Hari P et al. Dyslipidemia, carotid intima-media thickness and endothelial dysfunction in children with chronic kidney disease. PediatrNephrol. 2016 Feb 26.

8. Francoso LA, Coates V. Anatomicopathological evidence of the beginning of atherosclerosis in infancy and adolescence. ArqBrasCardiol 2002;78:131-42.

9. Smiderle L, Fiegenbaum M. Aspectos nutrigenéticos nas dislipidemias. In: Dal Bosco SM, Genro JP. Nutrigenética e implicações na saúde humana. São Paulo, Atheneu; 2014. p.141-7.

10. De Paula ID, Machado JC. Dislipidemias. In: Vannucchi H, Marchini JS. Nutrição e Metabolismo, Nutrição Clínica. Rio de Janeiro, Guanabara-Koogan; 2012. p.205-20.

11. Alcântara Neto OD, Silva RCR, Assis AMO, Pinto EJ. Fatores associados à dislipidemia em crianças e adolescentes de escolas públicas de Salvador, Bahia. Rev BrasEpidemiol. 2012;15(2):335-45.

12. Ribeiro RQC. Epidemiologia das dislipidemias em escolares. Dissertação [Mestrado]. Belo Horizonte: Universidade Federal de Minas Gerais, 2000.

13. Giuliano ICB, Coutinho MSSA, Freitas SFT, Pires MMS, Zunino JN, Ribeiro RQC. Lípidesséricos em crianças e adolescentes de Florianópolis SC – Estudo Floripa Saudável 2040. ArqBrasCardiol. 2005;85(2):85-91.

14. Moura EC, Castro CM, Mellin AS, Figueiredo DB. Perfil lipídico em escolares de Campinas, SP, Brasil. Rev Saúde Publ. 2000;34(5):499-505.

15. Santos RD, Gagliardi ACM, Xavier HT, Casella Filho A, Araújo DB, Cesena FY et al. Sociedade Brasileira de Cardiologia. I Diretriz Brasileira de Hipercolesterolemia Familiar (HF). Arq Bras Cardiol 2012;99(2Supl.2):1-28.

16. Kelishadi R, Haghdoost AA, Moosazadeh M, Keikha M, Ali Ramezany M. A systematic review and meta-analysis on screening lipid disorders in the pediatric age group. J Res Med Sci. 2015 Dec; 20(12):1.191-9.

17. Sociedade Brasileira de Pediatria. Departamento Científico de Nutrologia. Obesidade na infância e adolescência: Manual de orientação. 2.ed. São Paulo, SBP; 2012. 142p.

18. Romaldini CC. Abordagem da hiperlipidemia em crianças e adolescentes. In: Delgado AF, Cardoso AL, Zamberlan P. Nutrologia básica e avançada. Barueri, Manole; 2010. p. 67-82.

Hiperinsulinismo congênito 57

■ Raphael Del Roio Liberatore Júnior

CASO CLÍNICO

Menino, 1 mês e 18 dias, com peso de 3,915 kg.

■ Contexto: desde o primeiro dia de vida apresentou dificuldade de sucção e crises convulsivas – episódio tônico-clônico com cianose e palidez perioral. Evoluiu com piora e persistência das crises, além de perda de peso. Aos 20 dias de vida pesava 2.800 g.

■ História gestacional/perinatal: parto cesárea, a termo (38 semanas), Apgar 9/9. Sem intercorrências no pré-natal, informa apenas ITU no 1º trimestre. Teste do pezinho ainda sem resultado. Comp.: 49 cm. Peso: 3.749 g. Sorologias maternas negativas.

■ História familiar: pais hígidos. Uma irmã paterna com episódio isolado de crise convulsiva. Uma irmã paterna com asma. Uma filha do casal morreu aos 2 anos por escorpionismo.

Transferido ao serviço em uso de ampicilina. Realizado rastreio infeccioso, incluindo punção lombar. Afebril em todo momento. Usou ceftriaxona + aciclovir, suspensos após descartar infecção. Liquor normal, inclusive com pesquisa para herpes.

Evoluiu com persistência das crises convulsivas e detectadas hipoglicemias (em torno do 20º dia de vida), sem relatos prévios de ocorrência. Iniciada hidratação venosa com TIG 4 devido às convulsões. Necessitado aumento progressivo da TIG devido a glicemias limítrofes/hipoglicemias. Piora dos episódios de hipoglicemias, quando foi coletada amostra crítica. Usou TIG máxima de 12 mg/kg/min, e ainda mantinha glicemias em torno de 60 a 80 mg/dl.

Mantém baixa aceitação de leite materno. Em uso de dieta contínua por sonda orogástrica (SOG).

Amostra crítica (glicemia capilar 37 mg/dl). Glicose: 34 mg/dl. Cetonemia: negativa. Gasometria: pH 7,36; pCO2 44,1; pO2 109; HCO3 23,9. Lactato:1,9. Insulina: 4,55 mUI/ml. Cortisol: 1,4 mg/dl. GH: 2,35 mg/dl.

Inicialmente, com esse quadro de convulsões, teria sido importante afastar distúrbios eletrolíticos e hipoglicemia desde o início. Foi pensado em quadro infeccioso, mas não haviam dados clínicos que o sugerissem, como amniorexe prematura.

Com relação à amostra crítica, apresentou insulina bem detectável com cetonemia negativa, o que sugeriu hiperinsulinismo.

Os resultados dos demais exames estavam normais e tanto os níveis de cortisol como os de hormônio de crescimento encontravam-se baixos, pois a resposta desses hormônios à hipoglicemia é mais tardia.

Os portadores de hiperinsulinismo, normalmente, têm má aceitação da dieta, portanto, nesses casos, recomenda-se alimentação por sonda e a possível instalação de gastrostomia o mais precocemente possível.

Tanto antes da coleta como depois dela a amostra crítica é fundamental à manutenção de níveis glicêmicos normais, com infusão de soro com glicose por via endovenosa, sendo necessário, frequentemente, acesso venoso central.

A medicação de escolha é o diazoxido, associado a um tiazídico, para evitar sobrecarga hídrica e pelo efeito hiperglicemiante dos tiazidicos.

■ Introdução

Manutenção de adequados níveis glicêmicos é de vital importância em todas as idades, mas é particularmente importante no período neonatal e lactância. A ocorrência de hipoglicemias nessa fase da vida pode trazer danos cerebrais, na maioria das vezes, graves e irreversíveis.

A secreção de inapropriados níveis de insulina e sem relação com os níveis de glicemia caracteriza hiperinsulinemia, que é a principal causa de hipoglicemia persistente e recorrente também nessa fase da vida.

Essa situação clínica é marcada pelo aumento da utilização da glicose pelos tecidos sensíveis às ações da insulina, ao mesmo tempo que o aumento da concentração de insulina inibe a produção endógena de glicose, bloqueando a glicólise e neoglicogênese. Em decorrência desse bloqueio, não ocorre a produção de corpos cetônicos.

A queda acentuada dos níveis glicêmicos e a falta de produção do combustível de segunda linha (corpos cetônicos) são as causas da enorme ocorrência de danos cerebrais associados a essa condição clínica. O cérebro ávido por combustível, acaba ficando sem nenhum.

As formas congênitas podem se apresentar com variadas características clínicas e subgrupos histológicos, mas o aspecto mais recente estudado é o das diferenças moleculares.

Os sinais e sintomas de hipoglicemia são os marcadores clínicos e podem ocorrer em qualquer faixa etária. No período neonatal, esses sinais e sintomas são mais inespecíficos e a possibilidade de hipoglicemia deve ser sempre descartada na vigência de palidez, má-perfusão tecidual, letargia, falta de sucção e convulsões.

Também, nessa época da vida, se observa macrossomia como resultado dos níveis elevados de insulina intrauterinamente, embora macrossomia não ocorra em todos os casos.

Níveis anormalmente baixos de glicemia, em episódios repetidos e que necessitam infusão endovenosa de glicose são características bastante sugestivas e devem ser investigados como tal.

A necessidade de infusão contínua de glicose em níveis maiores que 10 mg/kg/min, para a manutenção dos níveis glicêmicos e a dependência do aporte de glicose endovenosa, são marcadores de hiperinsulinismo congênito[1-5].

Durante o episódio de hipoglicemia, que pode ser espontâneo ou provocado pelo jejum, a confirmação diagnóstica da HH necessita da coleta de exames adicionais, conhecidos como "amostra crítica" pela maioria dos autores. A amostra crítica é a coleta de amostras para dosagem sérica de glicose, cetonas, ácidos graxos, gasometria (pH e bicarbonato), lactato, piruvato, amônia, hormônio de crescimento, cortisol e insulina e/ou peptídeo C, além da pesquisa para erros inatos de metabolismo.

O diagnóstico laboratorial envolve a presença de hipoglicemia com presença de nível dosável de insulina, cetonemia e dosagem de ácidos graxos negativos. Por vezes, somente uma dosagem não é suficiente para a conclusão diagnóstica e, na dúvida, a necessidade de altas taxas de infusão endovenosa de glicose deve dirigir o diagnóstico[1,2].

Com relação à fisiopatologia, pode didaticamente ser dividida em "canelopatias" ou "metabolitopatias", quando envolvem, respectivamente, defeitos nos canais das células B pancreáticas ou quando ocorre acúmulo de metabólitos intermediários que desencadeiam a secreção de insulina.

Nas células B pancreáticas, os canais de potássio sensíveis à adenosina-trifosfato (canal KATP) exercem papel fundamental no controle da síntese de insulina estimulada pela glicose. Esses canais são complexos proteicos hetero-octaméricos transmembrana e compostos de quatro canais retificadores de potássio (Kir6.2) e quatro receptores 1 de sulfonilureia (SUR1).

Quando a glicose se acopla ao canal KATP, leva ao aumento da relação ATP/ADP intracelular e o fechamento desses canais, com consequente despolarização da membrana celular, influxo de cálcio e exostose da insulina.

Defeitos desses canais podem resultar em secreção deficiente ou, no caso da HH, secreção descontrolada de insulina[6-10].

Quanto às metabolitopatias, os defeitos podem envolver três enzimas principais: glutamato dehidrogenase, glicoquinase e SCHD. As mutações ativadoras da enzima glutamato dehidrogenase são a segunda causa mais frequente de HH congênita. Nesses casos, conhecidos antigamente como HH sensível a leucina, ocorre elevação dos níveis de amônia associado à HH, sem, no entanto, existir clínica de hiperamonemia (letargia, cefaleia). A mutação da glutamato dehidrogenase leva ao aumento da relação ATP/ADP no interior da célula B pancreática, desencadeando o fechamento do canal KATP e liberando insulina. Assim, a hipoglicemia pode ocorrer tanto após a ingestão de leucina, como após um período de jejum, em recém-natos, mas também em crianças mais velhas. Tipicamente, essas crianças apresentam convulsões do tipo ausência associadas a alterações eletroencefalográficas de padrão de epilepsia generalizada[11].

A enzima glicoquinase é importante com sensor celular do nível de glicose. As mutações que causam ativação dessa enzima reduzem o nível de disparo da secreção de insulina mediada pelo nível glicêmico, desse modo, liberando insulina mesmo sob níveis baixos de glicose. Os portadores desse tipo de defeito sofrem de HH sensível ao diazóxido, na imensa maioria das vezes. Recentemente, foi descrito um portador de HH grave e não responsiva ao diazóxido e que apresentava uma mutação "de novo" no gene da glicoquinase[12].

Há duas formas histológicas: forma difusa e forma focal. A forma difusa, antigamente conhecida como nesidioblastose, apresenta todas as células B com o padrão histológico anteriormente descrito. Pode ser familiar ou esporádica e ser resultado de mutação de transmissão recessiva ou dominante. Já na forma focal, somente pequenas regiões do pâncreas, medindo de 2 a 10 mm, apresentam adenomatose. Esses casos são normalmente esporádicos.

A incidência das formas esporádicas varia entre 1:40.000 e 1:50.000 nascidos vivos. Nas formas familiares, essa incidência pode chegar a 1/2.500 nascimentos.

As mutações em sete diferentes genes são responsáveis por cerca de 50% dos casos, o restante dos casos ainda permanece com etiologias desconhecidas, mas a descrição de novas mutações e/ou novos genes envolvidos deverão resultar na elucidação de outros casos.

Os sete genes envolvidos são, respectivamente: *ABCC8, KCNJ11, GLUD1, CGK, HADH, SLC16A1* e *HNF4A*[13-15].

• ABCC8 e KCNJ11

Esses dois genes localizam-se em regiões vizinhas do cromossomo 11 (11p15.1) e são responsáveis pelas proteínas SUR1 e Kir6.2, já citadas anteriormente e responsáveis pelo controle de secreção de insulina pela célula B pancreática.

As mutações inativadoras nesses dois genes são responsáveis pelas formas mais comuns e mais graves, pois tratam-se de mutações de transmissão recessiva. Nesses casos, os portadores de HH da forma difusa não respondem ao tratamento medicamentoso e necessitam de pancreatectomia subtotal para controle dos níveis glicêmicos.

As mutações de transmissão autossômico-dominantes são responsáveis por formas mais leves, inclusive responsíveis ao tratamento medicamentoso. Assim, podem ocorrer duas formas diferentes de mutações e a apresentação histológica é normalmente a forma focal.

As mutações encontradas nesses dois genes são normalmente responsáveis por cerca de 50% dos casos com etiologia genética determinada. Entretanto, em japoneses, somente 20% dos casos descritos envolvem mutações desses genes.

• GLUD1 e GCK

Esses dois genes são responsáveis por codificar, respectivamente, as enzimas glutamato dehidrogenase e glucoquinase.

As mutações ativadoras de *GLUD1* (10q23.3) levam à síndrome de HH e hiperamonemia, que é a segunda forma mais frequente. A ativação dessa enzima aumenta a oxidação de glutamato e aumenta a relação ATP/ADP na célula B. Já as mutações ativadoras de *GCK* (7p15-p13) reduzem o limite da secreção de insulina estimulada pela glicose.

Todas as mutações descritas nesses dois genes apresentaram transmissão dominante e a forma histológica descrita é a forma difusa e sem resposta medicamentosa.

Os demais genes são responsáveis por reduzida porcentagem dos casos e não serão objeto deste capítulo.

Como se pôde notar, a HH é uma doença grave de alta morbimortalidade. Em cerca de metade dos casos está envolvida etiologia genética com o acometimento de sete diferentes genes.

■ Tratamento

O tratamento da hipoglicemia na urgência visa a rápida correção da glicemia tornando-a normal no menor período de tempo possível. Nos lactentes, dada sua vulnerabilidade, esse objetivo deve ser perseguido de forma mais célere.

O fornecimento de glicose deve ser feito por via adequada à condição da criança no momento da hipoglicemia; ou seja, nos episódios leves em que não há perda de consciência, crise convulsiva ou qualquer dificuldade de deglutição, a via oral pode ser utilizada para a oferta de glicose. Entretanto, na hipoglicemia grave, quando há sintomas neuroglicopênicos, que, geralmente, impossibilitam a via oral, o tratamento deve ser realizado utilizando-se solução glicosada, no máximo, a 10% em via endovenosa periférica na dose de 1 a 2 ml/kg/dose em bolus. Nas situações graves, em que a via endovenosa inicialmente estiver impossibilitada, a infusão intraóssea deve ser procedida. Ainda quando houver dificuldade de obtenção do acesso endovenoso, pode ser considerado o uso de glucagon intramuscular na dose de 0,5 a 1 mg nos pacientes com hiperinsulinismo ou durante hipoglicemia decorrente do tratamento de *diabetes mellitus*[1].

Após a infusão em bolus de glicose, é fundamental manter o aporte de glicose para a manutenção da glicemia dentro de valores normais e, para tanto, habitualmente, a infusão endovenosa é mantida, porém controlando-se a taxa de infusão de glicose. Caso a criança já esteja recebendo soro de manutenção endovenoso, a taxa de infusão deve ser aumentada. Deve ser lembrado que, quando necessário, soluções glicosadas mais concentradas (> 10%) podem ser utilizadas desde que seja disponível acesso venoso calibroso, preferencialmente central.

O tratamento da hipoglicemia, fora das situações de urgência, depende, em parte, da sua etiologia. Poucas são as formas de hipoglicemia hiperinsulinêmica que não se beneficiam do uso de diazóxido via oral, portanto esse é o medicamento de escolha nas situações de hiperinsulinismo, na dose de 5 a 20 mg/kg/dia, divididas em 3 tomadas/dia. Nas formas de hipoglicemia hiperinsulinêmica não responsivas ao diazóxido, pode ser utilizado octreotide, via subcutânea, na dose de 5 a 30 μg/kg/dia, de maneira contínua ou intermitente a cada 6 ou 8 horas. Entretanto, nos casos resistentes ao tratamento clínico, a pancreatectomia subtotal pode ser indicada[1,3].

■ Referências bibliográficas

1. Hussain K, Balnkestein O, De Lonlay P, Christesen HT. Hyperinsulinemic hypoglycaemia: biochemical basis and the importance of maintaining normoglycaemia during management. Arch Dis Child. 2007;92:598-70.
2. Fournet JC, Junien C. The genetics of neonatal hyperinsulinism. Horm Res. 2003;59:30-4.
3. Glaser B, Thornton PS, Otonkoski T, Junien C. The genetics of neonatal hyperinsulinism. Arch Dis Child. 2000;82:79-86.
4. de Lonlay P, Fournet JC, Touati G, Groos MS, Martin D, Sevin C, Delagne V, Mayaud C, Chigot V, Sempoux C, Brusset MC, Laborde K, Bellane-Chantelot C, Vassault A, Rahier J, Junien C, Brunelle F, Nihoul-Fe´ke´te´ C, Saudubray JM, Robert JJ. Heterogeneity of persistent hyperinsulinaemic hypoglycaemia. A series of 175 cases. Eur J Pediatr. 2002;161:37-48.
5. Meissner T, Mayatepek E. Clinical and genetic heterogeneity in congenital hyperinsulinism. Eur J Pediatr. 2002;161:6-20.
6. Marthinet E, Bloc A, Oka Y, Tanizawa Y, Wehrle-Haller B, Bancila V, Dubuis JM, Philippe J, Schwitzgebel VM. Severe congenital hyperinsulinism caused by a mutation in the Kir6.2 subunit of the adenosine triphosphate-sensitive potassium channel impairing trafficking and function. J Clin Endocrinol Metab. 2005;90:5.401-6.
7. Tornovsky S, Crane A, Cosgrove KE, Hussain K, Lavie J, Heyman M, Nesher Y, Kuchinski N, Ben-Shushan E, Shatz O, Nahari E, Potikha T, Zangen D, Tenenbaum-Rakover Y, de Vries L, Argente J, Gracia R, Landau H, Eliakim A, Lindley K, Dunne MJ, Aguilar-Bryan L, Glaser B. Hyperinsulinism of infancy: novel ABCC8 and KCNJ11mutations and evidence for additional locus heterogeneity. J Clin Endocrinol Metab. 2004;89:6.224-34.
8. Huopio H, Reimann F, Ashfield R, Komulainen J, Lenko HL, Rahier J, Vauhkonen I, Kere J, Laakso M, Ashcroft F, Otonkoski T. Dominantly inherited hyperinsulinism caused by a mutation in the sulfonylurea receptor type 1. J Clin Invest. 2000;106:897-906.
9. Thornton PS, MacMullen C, Ganguly A, Ruchelli E, Steinkrauss L, Crane A, Aguilar-Bryan L, Stanley CA. Clinical and molecular characterization of a dominant form of congenital hyperinsulinism caused by a mutation in the high-affinity sulfonylurea receptor. Diabetes. 2003;52:2.403-10.
10. Pinney SE, MacMullen C, Becker S, Lin YW, Hanna C, Thornton P, Ganguly A, Shyng SL, Stanley CA. Clinical characteristics and biochemical mechanisms of congenital hyperinsulinism associated with dominant KATP channel mutations. J Clin Invest. 2008;118:2.877-86.
11. Miki Y, Taki T, Ohura T, Kato H, Yanagisawa M, Hayashi Y. Novel missense mutations in the glutamate dehydrogenase gene in the congenital hyperinsulinism hyperammonemia syndrome. J Pediatr. 2000;136:69-72.

12. Gloyn AL, Noordam K, Willemsen MA, Ellard S, Lam WW, Campbell IW, Midgley P, Shiota C, Buettger C, Magnuson MA, Matschinsky FM, Hattersley AT. Insights into the biochemical and genetic basis of glucokinase activation from naturally occurring hypoglycemia mutations. Diabetes. 2003;52:2433-40.

13. James C, Kapoor RR, Ismail D, Hussain K. The genetic basis of congenital hyperinsulinism. J Med Genet. 2009;46:289-99.

14. Hussain K. Diagnosis and management of hyperinsulinaemic hypoglycaemia of infancy. Horm Res. 2008;69:2-13.

15. Kapoor RR, James C, Hussain K. Advances in the diagnosis and management of hyperinsulinemic hypoglycemia. Nature Clinical Practice Endomet. 2009;5:101-12.

Osteopenia e osteoporose 58

■ Soraya Lopes Sader Milani ■ Carlos Eduardo Martinelli Júnior

■ Introdução

Osteoporose é uma alteração esquelética, caracterizada por comprometimento da constituição óssea, com aumento do risco de fraturas.

O desenvolvimento do esqueleto tem início na vida intrauterina, estendendo-se por toda a infância e adolescência. Cerca de 50% da massa mineral óssea do adulto é adquirida nos 4 anos que sucedem o início da puberdade, e o pico de massa óssea é atingido durante a 3ª década de vida[1,2].

Diversos fatores (genéticos, nutricionais, hormonais, inflamatórios e ambientais) interferem na aquisição de massa óssea, podendo comprometê-la de maneira importante e, algumas vezes, irreversível.

Alterações que comprometam a formação e a mineralização ósseas ou situações que aumentem a reabsorção óssea podem levar à osteoporose ainda na infância. A identificação, a prevenção e o manejo dessas condições são de extrema importância para reduzir as consequências da fragilidade óssea ao longo da vida.

■ Definição e diagnóstico

Definição de osteoporose, em crianças, não é totalmente estabelecida. Em 2013, foram elaboradas diretrizes pela Sociedade Internacional de Densitometria Clínica (International Society for Clinical Densitometry – ISCD) para o diagnóstico de situações nas quais há comprometimento da densidade mineral óssea na população pediátrica[3]. O principal aspecto a ser considerado é a fragilidade óssea, que se manifesta por fraturas aos mínimos traumas. Entretanto, em crianças, a intensidade do trauma nem sempre é conhecida.

Além do número de fraturas, também constitui critério diagnóstico a avaliação da densidade mineral óssea, que será detalhada no decorrer deste capítulo, no tópico "Exames de imagem".

Segundo as diretrizes da ISCD, o diagnóstico de osteoporose na infância é sugerido conforme mostra a Quadro 58.1.

O termo "osteopenia" é reservado à condição de baixa densidade mineral óssea em mulheres após a menopausa e em homens acima dos 50 anos; para crianças e jovens, homens até os 50 anos e mulheres na menacme, o termo empregado é "baixa massa óssea para a idade".

QUADRO 58.1. Critérios diagnósticos de osteoporose em crianças.

Uma ou mais fraturas vertebrais de compressão
(na ausência de doença local ou trauma de alta energia; ou
Na ausência de fratura vertebral:
- DMO: z-score ≤ −2; e
- história clínica significativa de fratura, conforme segue:
  - 2 ou + fraturas de ossos longos até os 10 anos; ou
  - 3 ou + fraturas de ossos longos até os 19 anos.

Fonte: Traduzida de Harrington[16].

■ Diagnóstico etiológico

• Osteoporose primária (OP)

Condição rara na população pediátrica. As causas de OP podem ser divididas em dois grupos, que diferem quanto à fisiopatologia. O primeiro grupo é constituído por doenças nas quais há alteração na matriz óssea, abrangendo defeitos na molécula do colágeno, em sua estabilidade ou em seu processamento e clivagem. O segundo grupo reúne doenças decorrentes de alterações da linhagem osteoblástica e de suas funções.

• Osteogênese imperfeita

Entre as causas de osteoporose primária pertencente ao primeiro grupo, a principal delas é a osteogênese imperfeita, que acomete cerca de 1:20.000 indivíduos[4]. É uma doença genética, com apresentação heterogênea, caracterizada por baixa massa óssea e fraturas recorrentes. A maioria dos casos resulta de defeitos da síntese ou do metabolismo do colágeno tipo 1. A idade de início e a gravidade dos sintomas variam de formas graves e letais a formas brandas, conforme o gene e o tipo de mutação[5].

O diagnóstico é eminentemente clínico e radiológico (Quadro 58.2), podendo ser confirmado pelo estudo molecular.

QUADRO 58.2. Possíveis apresentações da osteogênese imperfeita.

- Encurtamento e deformidade dos ossos longos à ultrassonografia gestacional.
- Deformidades ao nascimento.
- Fraturas recorrentes aos mínimos traumas.
- Escleras azuladas.
- Dentinogênese imperfeita.
- Perda auditiva (de condução e/ou neurossensorial).
- Hipermobilidade ligamentar.
- Baixa estatura.
- Cifoescoliose.
- Risco de invaginação basilar.
- Ossos wormianos na radiografia de crânio.
- Densidade mineral óssea normal nas formas mais brandas e reduzida nas formas moderadas e graves.

Fonte: Elaborado pela autoria.

• Osteoporose idiopática juvenil (OIJ)

Doença heterogênea, caracterizada por fraturas de compressão vertebrais, dores ósseas e fraturas metafisárias dos ossos longos em crianças previamente hígidas. Os principais sintomas são dor lombar, nos quadris e nos pés, podendo haver dificuldade de deambulação e fraqueza muscular difusa. O início das manifestações ocorre por volta dos 8 ou 9 anos, antes do início da puberdade, e persistem por 4 a 5 anos. O quadro evolui, então, para resolução espontânea após o período puberal. Embora muitos pacientes não apresentem sequelas, alguns podem evoluir com deformidades vertebrais permanentes. O diagnóstico da OIJ é feito por exclusão de outras causas.

• Osteoporose pseudoglioma

Trata-se de uma síndrome causada por comprometimento da sinalização da linhagem osteoblástica e cursa com amaurose, além da osteoporose. Possui herança autossômica recessiva.

• Displasia fibrosa (DF)

Condição na qual a diferenciação osteoblástica está comprometida, podendo acometer um ou mais ossos. As manifestações clínicas são dores ósseas nos locais das lesões e fragilidade óssea, com maior número de fraturas até os 10 anos de idade. A DF pode estar associada a síndromes genéticas, como a síndrome de McCune-Albright, bem como a raquitismo hipofosfatêmico/osteomalácia por excesso da produção de FGF23, fator fosfatúrico. À radiografia, as lesões têm aspecto lítico nas metáfises e/ou diáfises. A cintilografia óssea é o método mais sensível para o diagnóstico da DF.

• Hipofosfatasia

Doença com manifestações heterogêneas, causada pela mutação do gene da fosfatase alcalina não tecido específica (*tissue nonspecific alcaline phosphatase* – TNSALP). Devido à falta da ação enzimática, há comprometimento da mineralização dos ossos e dentes, com fraturas recor-

rentes, deformidades semelhantes ao raquitismo e perdas dentárias precoces, secundário ao acúmulo de pirofosfato inorgânico. Além disso, o acúmulo de outros precursores pode levar à outras manifestações clínicas da doença, como crises convulsivas. As manifestações clínicas podem estar presentes desde a vida intrauterina ou podem ter início durante a infância ou mesmo na vida adulta. O diagnóstico é feito por concentrações reduzidas da fosfatase alcalina, ajustadas para idade e sexo, e dosagem elevada da vitamina B6[6].

• Osteoporose secundária (OS)

Condição decorrente de doenças crônicas e/ou de seus tratamentos. As manifestações clínicas incluem dores ósseas, fraturas recorrentes – tanto de ossos longos quanto vertebrais –, deformidades e perda de estatura. Além disso, esse comprometimento ocorre no momento em que deveria haver ganho de massa óssea para que se obtivesse pico de massa óssea satisfatório.

• Osteoporose induzida por glicocorticoides (OIGC)

Configura uma das principais causas de fragilidade óssea na infância, e as fraturas vertebrais (FV) constituem sua principal manifestação. Estudos mostram prevalência de FV em cerca de 7% das crianças no primeiro ano da corticoterapia, principalmente nas primeiras semanas após o início do tratamento[7,8].

Vários são os mecanismos pelos quais os glicocorticoides (GC) comprometem a densidade mineral óssea:

- Reduzem a proliferação e a diferenciação dos osteoblastos, diminuindo, assim, a formação óssea.
- Aumentam a apoptose dos osteócitos e osteoblastos.
- Aumentam o recrutamento e a diferenciação dos osteoclastos, aumentando a reabsorção óssea.
- Reduzem a força muscular.
- Reduzem as concentrações de LH, FSH, testosterona e estradiol.
- Reduzem a absorção intestinal de cálcio e aumentam e excreção urinária desse íon.

• Doenças inflamatórias

Doenças que motivam o uso dos GC também são causa de osteoporose secundária. As citocinas inflamatórias aumentadas nas doenças reumatológicas, como artrite reumatoide juvenil, dermatomiosite e lúpus eritematoso sistêmico, estimulam a osteoclastogênese e a reabsorção óssea.

Outros medicamentos, além dos GC, também contribuem para o comprometimento ósseo nessas crianças, como o metotrexato e a ciclosporina.

• Atraso puberal/hipogonadismo

Esteroides sexuais estão claramente relacionados ao crescimento linear e à aquisição de massa óssea. O estra-

58 ▪ Osteopenia e osteoporose

diol está associado à redução da atividade osteoclástica, bem como ao aumento da apoptose dos osteoclastos. A falta desse hormônio, como na síndrome de Turner, pode comprometer precocemente a massa óssea. A testosterona está associada à redução da apoptose dos osteoblastos e ao aumento da sua proliferação. Desse modo, é importante confirmar o diagnóstico de hipogonadismo para a programação da reposição dos esteroides sexuais.

• Doença óssea da prematuridade

Apresenta-se com osteoporose e defeitos de mineralização e ocorre em bebês prematuros, sendo mais grave quanto menor a idade gestacional. As fraturas costumam ter início por volta de 10 semanas de vida e, desde que haja aporte nutricional adequado para a mineralização óssea, deixam de ocorrer aos 6 meses, aproximadamente[9].

• Imobilização

Doenças que levam à imobilização, como paralisia cerebral, distrofias musculares (principalmente a de Duchenne) e lesões medulares estão associadas à osteoporose. As fraturas mais comuns são dos membros imobilizados, mas podem ocorrer, também, fraturas vertebrais, principalmente nas distrofias musculares generalizadas. A avaliação densitométrica dessas crianças é dificultada pela postura, necessita de adaptação técnica, mas auxilia na avaliação do risco de fraturas[10].

• Desnutrição/anorexia nervosa/doenças disabsortivas

Osteoporose pode ser secundária a condições em que os nutrientes necessários à formação óssea não estejam disponíveis ao organismo.

A desnutrição por carência de aporte de alimentos, principalmente ricos em cálcio, que pode estar associada à deficiência de vitamina D por falta de exposição solar, compromete a mineralização óssea, aumentando o risco de fraturas.

Nas crianças nascidas pequenas para a idade gestacional (PIG), a renutrição leva a um aumento na altura da cartilagem de crescimento e no remodelamento ósseo, podendo haver redução transitória na qualidade óssea[11].

Na anorexia nervosa, mais prevalente nas meninas, além da desnutrição pela baixa ingesta alimentar, sobrepõem-se o hipogonadismo hipotalâmico, com amenorreia, e a elevação das concentrações de cortisol. Nessa condição, há redução importante da massa óssea e o risco de fraturas é 7 vezes maior[12].

As doenças disabsortivas, como a doença celíaca, têm comprometimento ósseo multifatorial. A má-absorção do cálcio e da vitamina D, que por si só compromete a mineralização, pode levar a hiperparatireoidismo secundário, com aumento da reabsorção óssea. Além disso, as citocinas inflamatórias aumentam a atividade osteoclástica.

▪ Avaliação da saúde óssea

• Avaliação clínica

Avaliação da saúde óssea na criança deve considerar todas as possíveis variáveis que interferem na aquisição da massa óssea. O Quadro 58.3 detalha o que deve constar na anamnese.

QUADRO 58.3. Anamnese da criança com provável fragilidade óssea.

- História gestacional
- Peso e comprimento ao nascimento
- Alimentação, com ênfase na ingesta de cálcio
- Prática de exercícios físicos
- Exposição solar
- Corticoterapia, uso de anticonvulsivantes e outras medicações
- Doenças crônicas
- Histórico familiar de fraturas
- História de fraturas: idade de início, número, sítio, mecanismo e intensidade do trauma
- Dor lombar:
  - necessidade de uso de analgésicos
  - interferência com o sono
  - intervenções ortopédicas

Fonte: Elaborado pela autoria.

O exame físico pode fornecer outros dados que auxiliem na condução do diagnóstico, como mostra o Quadro 58.4.

QUADRO 58.4. Exame físico da criança com provável fragilidade óssea.

- Peso
- Estatura
- Estadiamento puberal
- Avaliação de deformidades e assimetrias dos ossos longos
- Avaliação de desvios da coluna
- Presença de esclera azulada
- Qualidade da dentição
- Estigmas genéticos
- Sinais de hipercortisolismo
- Força muscular
- Hipermobilidade articular

Fonte: Elaborado pela autoria.

• Avaliação laboratorial

Essa avaliação deve contemplar as concentrações dos íons e demais fatores envolvidos no metabolismo ósseo, bem como a função de órgãos diretamente relacionados a ele, como rins e fígado. É no fígado que ocorre a primeira hidroxilação do colecalciferol/ergocalciferol. Na sequência, por ação da 1-alfa-hidroxilase, ocorre a segunda hidroxilação nos rins, produzindo a $1,25(OH)_2$ vitamina D, forma biologicamente ativa da vitamina D.

A opção pelos exames da lista que consta no Quadro 58.5, deve considerar as hipóteses e os possíveis diagnósticos diferenciais da causa da fragilidade óssea.

QUADRO 58.5. Exames laboratoriais para investigação da fragilidade óssea.

- Cálcio total
- Albumina (para correção do valor do cálcio total circulante)
- Fósforo inorgânico
- Fosfatase alcalina
- Calciúria de 24 horas
- 25(OH) vitamina D
- PTH
- Ureia
- Creatinina
- TGO (AST)
- TGP (ALT)
- Gama GT
- TSH
- Anticorpo antiendomísio
- LH, FSH, estradiol/testosterona total
- Marcadores inflamatórios

Fonte: Elaborado pela autoria.

• Exames de imagem

- **Radiografia simples:** para avaliação, principalmente, dos ossos longos, do crânio e da coluna vertebral. Essas imagens podem mostrar redução da mineralização óssea, fraturas e áreas de consolidação, deformidades e alterações típicas de doenças ósseas, como os ossos wormianos, característicos da osteogênese imperfeita. Radiografia de idade óssea pode ser útil na interpretação da densitometria óssea.

- **Ressonância magnética:** pode ser útil na avaliação de fraturas de compressão vertebrais quando a radiografia simples não permite boa visualização.

- **Densitometria óssea (*dual-energy x-ray absorptiometry* – DXA):** quantifica a quantidade de tecido mineralizado em uma área específica ou em todo o corpo, com mínima quantidade de radiação (0,1 a 6 microSv), e ajuda a predizer o risco atual e futuro de fraturas. Entretanto, a avaliação da densidade mineral óssea em indivíduos de até 20 anos tem muitas particularidades. Os sítios recomendados para avaliação densitométrica dessa população são a coluna lombar (CL) e o corpo total excluída a cabeça (CTSC). As medidas habitualmente consideradas são a densidade mineral óssea areal (DMOa) e o conteúdo mineral ósseo (CMO). Por serem obtidas de forma bidimensional, tais medidas não consideram a estatura do indivíduo e o tamanho de seus ossos. Esse fato subestima a DMOa em crianças mais baixas e superestima a DMOa em crianças mais altas. A principal consequência desse viés é vista no seguimento de crianças com doenças crônicas, que terão impacto tanto sobre a massa óssea quanto sobre o crescimento longitudinal. Para tornar a avaliação densitométrica a mais fidedigna possível, o densitometrista pode fazer ajustes na interpretação dos valores. Além dessas limitações, a DXA não individualiza os compartimentos cortical e trabecular dos ossos.

- **Tomografia computadorizada quantitativa periférica de alta resolução (HRpQCT):** ao contrário da DXA, coleta informações tridimensionais da tíbia ou rádio distal e permite a avaliação dos diferentes compartimentos ósseos. A radiação é pequena (3 microSv), mas os equipamentos ainda são pouco disponíveis em nosso meio.

• Testes genéticos

A suspeita diagnóstica pode nortear a solicitação de testes genéticos para a sua confirmação. Mais de uma dezena de genes têm mutações descritas, levando ao diagnóstico genético de osteogênese imperfeita, com quadros clínicos de diferentes gravidades e características[5]. As mutações mais comumente pesquisadas são dos genes *COL1A1* e *COL1A2*, que codificam as cadeias alfa-1 e alfa-2 do colágeno, respectivamente. Outras doenças que cursam com osteoporose na infância também têm sua origem genética identificada, como mutações no gene *LRP5*, em pacientes com osteoporose idiopática juvenil, e mutações com perda de função no gene que codifica a fosfatase alcalina nos pacientes com hipofosfatasia[6].

■ Tratamento

Tratamento da osteoporose na infância inicia-se por medidas não medicamentosas, como exercícios físicos programados para a condição física e a faixa etária da criança. Quando há impossibilidade de executar os exercícios propostos, a criança deve ter acesso à fisioterapia motora. Plataformas vibratórias de alta frequência podem auxiliar no ganho de massa óssea e força muscular.

A deficiência de vitamina D deve ser corrigida com doses de ataque. A maioria das deficiências é corrigida com colecalciferol 50.000 UI/semana por 6 semanas ou 30.000 UI/semana por 8 semanas. Em crianças em uso de anticonvulsivantes ou com síndromes disabsortivas pode haver necessidade de se repetir a dose de ataque. Concentrações de 25(OH)D > 20 ng/ml indicam suficiência da vitamina D; entretanto, em pacientes com risco elevado de fraturas, a manutenção da 25(OH)D acima de 30 ng/ml pode ser necessária[13]. Dietas pobres em cálcio devem, também, ser corrigidas de acordo com as necessidades diárias de cada idade e, na impossibilidade da ingestão adequada, a complementação com sais de cálcio, como carbonato ou citrato, faz-se necessária[14].

As intervenções farmacológicas para osteoporose na infância não são totalmente estabelecidas. A maioria das medicações para esse fim, utilizadas em adultos, são contraindicadas para crianças, pelo tipo de molécula, pelos efeitos colaterais ou pela falta de estudos randomizados suficientes e pela pouca experiência clínica com elas.

As medicações mais utilizadas são os bisfosfonatos, principalmente o pamidronato, fármaco com estrutura química básica dos pirofosfatos, inibidor natural da reabsorção óssea. As doses e as diluições foram estabelecidas pelo Ministério da Saúde, com base em referências internacionais[15]. Podem ser utilizadas para o tratamento da osteoporose secundária os mesmos esquemas utilizados para o tratamento da osteogênese imperfeita.

■ Prevenção e acompanhamento

Para a prevenção da osteoporose na infância são importantes a avaliação periódica do aporte de cálcio, da suficiência da vitamina D, bem como do ganho de massa óssea esperado para essa faixa etária, de acordo com a densitometria óssea. É importante lembrar que a densitometria óssea subestima a massa óssea de pacientes com baixa estatura, o que frequentemente ocorre em crianças em corticoterapia prolongada. Quando o uso de glicocorticoides é imperativo, a busca pela menor dose necessária para o controle da doença auxilia na preservação da saúde óssea. E, para os pacientes púberes, é necessário garantir que a produção dos esteroides sexuais esteja ocorrendo de maneira ótima ou promover a reposição deles, quando necessário.

CASO CLÍNICO

FMOS, sexo masculino, mulato, 9 anos e 6 meses.

Criança queixa-se de dores nas mãos com duração de 2 meses, às vezes associada a parestesias, que melhorava com calor e piorava ao longo do dia. Evoluiu com dificuldade para escrever e manusear talheres, além de progressão da dor para braços, pernas, pés e quadril. Ao exame físico, apresentava-se hipertenso (PA: 160 × 110 mmHg). Exames laboratoriais evidenciaram proteinúria, FAN+ e AntiDNA > 1:320, corroborando o diagnóstico de lúpus eritematoso sistêmico e nefrite lúpica.

Recebeu pulso de metilprednisolona por 3 dias, seguido por prednisona 60 mg, enalapril 20 mg, meio comprimido, 12/12 horas, e furosemida 40 mg até os 10 anos e 9 meses, quando a prednisona foi, então, reduzida para 40 mg. Nesse intervalo, recebeu outros 4 pulsos de metilprednisolona. A dose de prednisona foi sendo gradativamente reduzida até que, aos 14 anos e 7 meses, recebia 15 mg/dia. A velocidade de crescimento era de 1 cm/ano durante os 4 anos anteriores.

Aos 14 anos e 9 meses, procurou auxílio médico com queixa de dor lombar com duração de 1 mês, que havia se intensificado há 2 dias, durante o banho, e que piorava com os movimentos. Solicitou-se radiografia da coluna lombar, que mostrava perda de altura dos corpos vertebrais L1-L2.

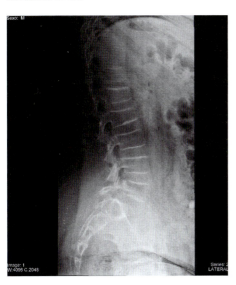

FIGURA 58.1. Radiografia em perfil da coluna lombossacra do paciente FMOS.
Fonte: Acervo da autoria.

Devido à combinação de baixa massa óssea na densitometria e fratura vertebral, recebeu diagnóstico de osteoporose secundária ao uso de glicocorticoide e passou a receber bisfosfonatos periodicamente.

■ Referências bibliográficas

1. Bailey DA. The Saskatchewan Pediatric Bone Mineral Accrual Study: bone mineral acquisition during the growing years. Int J Sports Med. 1997;18(suppl 3):S191-S194.
2. Seeman E. Reduced bone density in women with fractures: contribution of low peak bone density and rapid bone loss. Osteoporosis Int. 1994;4(Suppl1):15-25.
3. Gordon CM, Leonard MB, Zemel BS. 2013 Pediatric Position Development Conference: executive summary and reflections. J Clin Densitom. 2014;17:219-24.
4. Andersen PE Jr, Hauge M. Osteogenesis imperfecta: a genetic, radiological, and epidemiological study. Clin Genet. 1989;36:250-55.
5. Van Dijk FS, Sillence DO. Osteogenesis imperfecta: clinical diagnosis, nomenclature and severity assessment. Am J Med Genet A.2014;164a:1.470-81.
6. Whyte MP. Hypophosphatasia – Aetiology, nosology, pathogenesis, diagnosis and treatment. Nature Rev Endocrinol. 2016;12, 233-46.
7. Huber AM, Gaboury I, Cabral DA et al. Prevalent vertebral fractures among children initiating glucocorticoid therapy for the treatment of rheumatic disorders. Arthritis Care Res (Hoboken). 2010;62-(4):516-26.
8. Rodd C, Lang B, Ramsay T et al. Incident vertebral fractures among children with rheumatic disorders 12 months after glucocorticoid initiation: a national observational study. Arthritis Care Res (Hoboken). 2012;64(1):122-31.
9. Bishop N, Sprigg A, Dalton A. Unexplained fractures in infancy: looking for fragile bones. Arch Dis Child. 2007;92:251-6.
10. Henderson RC, Berglund LM, May R et al. The relationship between fractures and DXA measures of BMD in the distal femur of children and adolescents with cerebral palsy or muscular dystrophy. J Bone Miner Res. 2010;25(3):520-6.
11. Pando R, Masarwi M, Shtaif B, Idelevich A et al. Bone quality is affected by food restriction and by nutrition-induced catch-up growth. J Endocrinol. 2014 Dec;223(3):227-39.
12. Fazeli PK, Klibanski A. Anorexia nervosa and bone metabolism. Bone 2014 Sep;66:39-45.
13. Mäkitie O. Causes, mechanisms and management of paediatric osteoporosis. Nat Rev Rheumatol. 2013;9:465-75.
14. ANVISA. Resolução RDC n. 269, de 22 de setembro de 2005.
15. Protocolo Clínico e Diretrizes Terapêuticas. Osteogênese Imperfeita. Portaria SAS/MS n. 1.306, de 22 de novembro de 2013.
16. Harrington J, Sochett E. Pediatr Clin North Am. 2015 Aug;62(4):841-55. doi: 10.1016/j.pcl.2015.04.006. Epub 2015 May 13.

Seção XII
Gastrenterologia e Hepatologia

Coordenadoras da Seção: Maria Inez Machado Fernandes
Regina Sawamura

Síndromes diarreicas: manejos clínico e laboratorial 59

■ Maria Inez Machado Fernandes ■ Lívia Carvalho Galvão
■ Regina Sawamura ■ Edgard Ferro Collares

■ Introdução

Diarreia consiste na alteração do hábito intestinal, com diminuição da consistência das fezes, aumento do volume e/ou maior conteúdo de fluído fecal, com ou sem aumento do número de evacuações.

Cuidado! Esse conceito não se aplica a lactente com alimentação natural e ao *soiling* ou "perda fecal" que acompanha a constipação intestinal crônica.

■ Fisiopatologia

Má-absorção e/ou aumento de secreção pelo tubo digestório de água, eletrólitos e nutrientes em proporções e intensidades variadas.

Os mecanismos fisiopatológicos responsáveis pelo desencadeamento e manutenção da diarreia são:

- aumento da secreção de água e eletrólitos pela mucosa;
- aumento da osmolaridade intraluminar no intestino;
- alteração no transporte de íons na mucosa;
- alteração da motilidade intestinal;
- aumento da pressão tecidual.

Dependendo da etiologia da diarreia, na maioria das vezes, há combinação desses mecanismos. As síndromes diarreicas observadas na infância e na adolescência são: diarreia aguda, diarreia persistente e diarreia crônica.

■ Diarreia aguda

Conceitua-se diarreia aguda aquela potencialmente autolimitada, de origem predominantemente infecciosa e de duração não superior a 14 dias. Na diarreia aguda infecciosa o agente pode estar no tubo digestivo (diarreia aguda infecciosa enteral), muito mais frequente e tende a ser mais grave; ou fora do tubo digestivo (diarreia aguda parenteral), muito menos frequente e pouco intensa (p. ex., na infecção urinária aguda ou na otite média aguda em lactentes).

As doenças diarreicas, embora venham reduzindo a sua prevalência, ainda são causas importantes de morbimortalidade em crianças abaixo de 5 anos de idade, nos países de baixo e médio grau de desenvolvimento. Estima-se que a utilização da hidratação oral tenha evitado 1 milhão de óbitos/ano nestas regiões. Segundo a OMS (1995), a diarreia aguda ainda é responsável por 19% dos óbitos nesta faixa etária em países em desenvolvimento. No Brasil, segundo dados do Ministério da Saúde, em 1997, a mortalidade proporcional por diarreia, no mesmo grupo etário, variou de 2,69 a 17,65, segundo os Estados; em São Paulo, este índice foi de 3,03.

Crianças abaixo de 5 anos, nessas regiões, têm em média 2,7 episódios diarreicos/ano (2,1 a 3,2). A incidência não tem diminuído de maneira importante, porém, a mortalidade por diarreia tem diminuído significativamente, de 4,6 milhões em 1980 para 526 mil em 2015, uma queda de 89%. Entretanto, o sucesso da redução da mortalidade se deve ao melhor cuidado no manejo da diarreia que na sua prevenção, como vacinação, tratamento de água, saneamento, segurança alimentar, nível de educação das mães, nutrição e acesso a serviços de saúde.

Fatores ligados ao meio ambiente, ao hospedeiro e aos agentes (menos importantes) têm influência na epidemiologia da doença. No primeiro grupo, os principais são as condições de saneamento, as condições socioeconômicas e de higiene da família, desmame precoce, permanência em creches e hospitalizações frequentes. Com relação ao hospedeiro, a idade e o estado nutricional são os fatores mais importantes e são responsáveis pela imaturidade ou comprometimento dos mecanismos de defesa do trato gastrintestinal, respectivamente. Fatores ligados ao agente destacam-se mecanismo de ação e sua localização no trato gastrintestinal.

A maioria dos episódios de diarreia aguda infecciosa ocorre nos 5 primeiros anos de vida.

O modo de transmissão dos enteropatógenos é, principalmente, pela contaminação de água e alimentos, embora não seja desprezível a disseminação de pessoa a pessoa (fecal-oral). Tem sido sugerida, porém não comprovada, que a transmissão do rotavírus ocorre através da via respiratória. Em adição a essas formas de transmissão, a *Salmonella* e *Escherichia coli* êntero-hemorrágica (ECEH), podem ser transmitidas pela ingestão de carne malcozida proveniente de animais portadores, como gado, porco e carneiro.

• Etiologia, patogenia e fisiopatologia

Agentes etiológicos mais comuns na diarreia aguda são bactérias e vírus (Quadro 59.1). Os protozoários e os fungos são citados como prováveis agentes etiológicos, entretanto sem comprovação efetiva. Observações indicam que a frequência de parasitas em grupos de crianças com diarreia é aproximadamente a mesma que a observada nos grupos controle. Muitas vezes, os pacientes sãos assintomáticos ou, eventualmente, apresentam diarreia crônica intermitente, na dependência de condições do hospedeiro. A infecção por rotavírus é pouco comum nos 6 primeiros meses, provavelmente por proteção conferida pela mãe.

QUADRO 59.1. Principais causas da diarreia aguda.

Causas	Agentes	
Infecciosa	Bactérias: • *E. coli*: enteropatógena (enteroaderente) • Enterotoxigênica • Enteroinvasiva • Enterohemorrágica • *Shiguela* • *Salmonela* • *Campylobacter* • Yersínia • Vibrião colérico	
	Vírus	• Rotavírus e outros
	Protozoário	• *Giardia lamblia* • *Entaomeba histolytica* • *Cryptosporidium*
	Helmintos	• *Strongiloides*
Não infecciosa	Funcional, imunoalérgicas, metabólicas Má digestão/má-absorção Tóxicas, endócrinas e motoras	

Fonte: Elaborado pela autoria.

No Brasil, estudos buscando a possível etiologia da diarreia aguda na idade pediátrica, indicaram variabilidade nos resultados, de acordo com as características da população estudada, sendo, de maneira geral, a *E. coli* e o rotavírus os agentes mais frequentemente encontrados. A frequência do rotavírus nas fezes de crianças com diarreia aguda, em estudos nacionais da década de 1980, variou de 13 a 20%. Nesses estudos, alguns patógenos foram pouco frequentes, como o *Campylobacter*, a *Yersínia* e o vibrião colérico. Outros têm participação pequena ou mal determinada, como outros vírus (calicivírus, adenovírus entéricos, Norwalk vírus e astrovírus) e outras bactérias (*Aeromonas, Plesiomonas*).

Dependendo do agente etiológico, vários são os mecanismos responsáveis pela diarreia, podendo alguns patógenos agir através de mais de um mecanismo (Quadro 59.2).

QUADRO 59.2. Mecanismos patogênicos dos principais enteropatógenos da diarreia aguda.

Invasivo	Enterotóxico	Citotóxico	Aderente
ECEI	ECET	*C. difficile*	ECEA
Shiguela	*V. colérico*	ECEP	ECEH
Salmonela	*Yersinia*	ECEH	
Yersinia	*C. difficile*	*Shiguela*	
Campilobacter			

Legenda: ECET: *E. coli* enteretoxigênica. ECEA: *E. coli* enteroaderente. ECEP: *E. coli* enteropatogênica. ECEI: *E. coli* enteroinvasiva. ECEH: *Escherichia coli* êntero-hemorrágica.
Fonte: Adaptado de Anderson[1].

- **Bactérias invasivas:** na infecção por esses patógenos, ocorre invasão da mucosa e submucosa, que induz ao processo inflamatório com exsudação, produção de substâncias vasoativas e translocação bacteriana (bacteremia). O local do intestino mais acometido é o cólon, podendo a *E. coli* e a *Salmonella* atingirem também o íleo; a *Shiguella* manifesta-se, principalmente, pelo envolvimento do segmento mais distal do intestino grosso.

- **Rotavírus:** localizam-se no intestino delgado, principalmente nos segmentos mais proximais; invadem os enterócitos, destruindo as microvilosidades, levando a migração acelerada das células das criptas para as vilosidades, com consequente colocação de células imaturas para absorção, bem como diminuindo a área absortiva, tendo como resultado final uma diarreia osmótica por má-absorção de carboidratos (principalmente lactose). Em adição, estudos recentes sugerem, para esse agente, também um efeito enterotóxico.

- **Agentes produtores de enterotoxinas:** enterotoxinas ativam adenilciclase e/ou guanilciclase, que atuando no ATP ou GMP, geram AMP_C e GMP_C, respectivamente, diminuindo a absorção nas vilosidades e aumentando a secreção nas criptas.

- **Agentes produtores de citotoxinas:** exemplo clássico é a *E. coli* êntero-hemorrágica. O provável mecanismo envolvido na diarreia seria por destruição das células da mucosa intestinal. A *Shiguella* também produz citotoxinas, enterotoxinas e neurotoxina.

- **Mecanismo de adesão:** vários padrões de adesão têm sido descritos para algumas espécies de *E. coli*, entre elas os dois padrões mais importantes são a enteroagregativa e a outra difusa. Os mecanismos responsáveis pela diarreia na infecção por esses patógenos não são claros, tendo sido sugerido a destruição das microvilosidades dos enterócitos e a produção de enterotoxinas.

- ***E. coli* enteropatogênicas:** existem muitas controvérsias a respeito do mecanismo patogênico desse grupo de bactérias, que não tem características invasivas, mas aderem-se à mucosa intestinal e produzem lesão histopatológica característica, com alterações ultraestruturais conhecidas como "*attaching*" e *effacing*.

• **Diagnóstico**

Clínico

No quadro clínico, temos os sintomas digestivos (diarreia, vômitos, dor abdominal), os sistêmicos (febre, astenia, anorexia, perda de peso) e outros (sintomas respiratórios e síndrome hemolítico-urêmica). A presença e a intensidade de tais sintomas diferem, segundo o mecanismo patogênico (Quadro 59.3).

Laboratorial

Único exame de utilidade em alguns casos de diarreia aguda é a coprocultura. Tal exame tem limitações e não é necessário na grande maioria das vezes. Portanto, fica reservado aos casos de evolução atípica e aos estudos epidemiológicos.

• **Tratamento e profilaxia**

Quanto ao tratamento, pode ser dividido em hidratação, alimentação e medicamentoso.

A hidratação é importantíssima e deve ser oral na grande maioria dos casos, sendo a parenteral reservada aos casos especiais, cuja hidratação oral não seja tolerada ou que haja urgência absoluta na reposição de água e eletrólitos (pré-choque ou choque). O soro de hidratação da OMS é o mais utilizado, e tem se mostrado seguro e eficaz. Apresenta concentração equimolar de glicose e sódio (75 mOsm/L). A hidratação oral é recomendada tanto para tratamento da desidratação quanto para sua prevenção.

A alimentação deve ter como objetivo manter o estado nutricional da criança, manter a defesa imunológica e promover a adequada recuperação das alterações digestivas decorrentes da infecção. Recomenda-se a manutenção da alimentação habitual, respeitando o seu apetite, que na maioria dos casos está comprometido. Está comprovado que dietas restritivas dificultam a manutenção e a recuperação do estado nutricional e do trófico intestinal. Erros alimentares grosseiros devem ser corrigidos (p. ex., excesso de carboidratos no leite). Fórmulas especiais devem ser reservadas a situações em que haja indícios de intolerâncias secundárias, consequentes ao desenvolvimento das duas complicações mais frequentes, como a desnutrição proteico-calórica e a diarreia persistente.

Quanto ao uso de medicamento, os inibidores de peristaltismo e outros antidiarreicos, são formalmente contraindicados.

Medicamentos específicos (antibióticos ou quimioterápicos) são recomendados em 5 a 10% dos casos. Nas diarreias de origem bacteriana, o uso de antibiótico vai depender da idade da criança e de seu estado nutricional. A terapia antibiótica, de maneira prática, deve seguir as seguintes regras:

- **Está indicada para os seguintes enteropatógenos:** *Vibrio cholerae*, *Shigella*, *Campylobacter* e *Giardia lamblia*.
- **Enteropatógenos nos quais a terapia antimicrobiana está indicada somente em circunstâncias especiais:**
  - *ECEP:* de curso prolongado, epidemias em berçários;
  - *ECEI:* com base nas características sorológicas e genéticas e na ação patogênica semelhante à *Shigella*;
- *Yersinia*: nos casos de pacientes com anemia falciforme.
- *Salmonella*: nos lactentes pequenos e nos recém-nascidos com hemocultura positiva ou febre.

QUADRO 59.3. Apresentações clínicas da diarreia aguda na criança e no adolescente.

Ação patogênica predominante	Local da infecção	Agente	Quadro clínico
Efeito citopático direto	Intestino delgado (proximal)	Rotavírus Adenovírus entérico Calicivírus Norwalk ECEP *Giardia lamblia*	Diarreia aquosa copiosa Vômitos Desidratação moderada a grave Má-absorção de lactose frequente Hematoquezia ausente Pode haver evolução grave
Enterotoxigenicidade	Intestino delgado	*Vibrio cholerae* ECET ECEA *Klebsiella pneumoniae* *Cryptosporidium*	Diarreia aquosa Pode ser copiosa na cólera ou na ECET Hematoquezia ausente Evolução usualmente leve
Invasiva	Íleo distal e cólon	*Salmonella* *Shigella* *Yersinia* *Campylobacter* ECEI	Disenteria (evacuações frequentes) Cólicas, febre, hematoquezia frequente com leucócitos nas fezes Desidratação variável Evolução pode ser protraída
Citotoxicidade	Cólon	*C. difficile* ECEH *Shigella*	Disenteria, cólicas abdominais, febre, hematoquezia Síndrome hemolítico-urêmica (ECEH e *Shigella*)

Legenda: ECET: *E. coli* enterotoxigênica. ECEA: *E. coli* enteroaderente. ECEP: *E. coli* enteropatogênica. ECEI: *E. coli* enteroinvasiva. ECEH: *Escherichia coli* êntero-hemorrágica.
Fonte: Modificado de Zim e Cantalice Neto[26].

- **Contraindicações formais ao uso de antibióticos:** infecção por rotavírus ou por *Salmonella* em crianças maiores (exceto febre tifoide).

- **Outros medicamentos:**
  - *antieméticos, adsorventes, antisecretores:* apresentam baixa evidência de recomendação na avaliação dos últimos *guidelines* (p. ex., o racecadotril);
  - *zinco:* pode ser recomendado em crianças acima de 6 meses, em países onde exista deficiência;
  - *probióticos:* associados à hidratação oral são efetivos na redução da duração e da intensidade dos sintomas. Estudos recentes com *Lactobacillus rhammosus GG* e *Saccharomyces boulardii* recomendam sua utilização com moderado grau de evidência nos últimos *guidelines* sobre diarreia aguda.

Quanto à profilaxia, sabe-se que as medidas mais eficazes na prevenção da diarreia aguda infecciosa são aquelas que otimizam as condições de saneamento e melhoram as condições de vida da população. Do ponto de vista médico, tem efeito significativo o estímulo ao aleitamento materno, a orientação na dieta de desmame, a orientação de medidas higiênicas domiciliares e a vacinação, em geral, da criança. Quanto à vacinação específica, a única liberada para uso em humanos é a vacina contra rotavírus, por via oral.

■ Diarreia persistente

Estabelecido em 1987 pela Organização Mundial da Saúde, o termo diarreia persistente define a diarreia que surge como consequência de um processo agudo, geralmente de causa infecciosa, com duração superior a 14 dias. Foi inicialmente referida por Avery, em 1968, dentro da síndrome denominada "diarreia intratável", posteriormente denominada também diarreia prolongada ou síndrome pós-enterite.

Causa de importante agravo no estado nutricional em crianças, é responsável por cerca de 45% dos óbitos por diarreia, e surge como complicação da diarreia aguda em proporções variáveis de 3 a 25%. Essa variabilidade ocorre, principalmente, em função dos seguintes fatores de risco para o desenvolvimento da diarreia persistente:

- **Idade:** é conhecido que a diarreia persistente predomina nos lactentes e é tão mais frequente quanto mais jovem a criança, sendo rara após os 2 anos de idade.

- **Estado nutricional:** essa síndrome diarreica incide mais frequentemente em crianças desnutridas. A imunidade celular comprometida, a deficiência de fatores de proteção do trato digestivo, a existência de lesões gastrintestinais prévias e a dificuldade na regeneração da mucosa são responsáveis pela não limitação de um processo diarreico agudo nas crianças desnutridas.

- **Alimentação prévia:** criança com aleitamento materno, excepcionalmente, desenvolverá diarreia persistente. Além disso, estudos demonstram que a amamentação exclusiva durante pelo menos 3 meses de vida, protege a criança quanto à instalação dessa síndrome.

- **Episódios anteriores de diarreia:** crianças que apresentam previamente surtos de diarreia aguda infecciosa são mais predispostas a desenvolver a forma persistente. Esse fator está muito associado ao ambiente de promiscuidade e às condições de higiene e saneamento deficientes, comuns nas nossas populações de nível socioeconômico baixo. Episódios frequentes de diarreia comprometem o estado nutricional e dificultam a regeneração do epitélio intestinal lesado.

- **Peso baixo de nascimento:** traduz carência nutricional desde o período gestacional, presente também em populações de baixa renda.

- **Manuseio inadequado da diarreia aguda:** o uso inadequado de antibióticos pode interferir na flora bacteriana normal e diminuir um dos mecanismos de defesa contra o patógeno. Em contrapartida, o uso de inibidores de peristaltismo pode agir sobre o mecanismo de "varredura" desses agentes, determinando a maior permanência do patógeno no tubo gastrintestinal. O jejum prolongado agrava o estado nutricional das crianças, dificultando a cura do processo.

- **Etiologia do processo agudo:** embora vários agentes da diarreia aguda sejam citados como causas mais comuns de prolongamento de diarreia (rotavírus, *Salmonella* e *Yersinia*), o único que se destaca de maneira comprovada é a *E. coli* enteroaderente.

- **Outros:** imunodeficiência (primária ou secundária), doenças prévias (p. ex., sarampo), baixa escolaridade materna, deficiência de micronutrientes e de vitaminas (principalmente, zinco e vitamina A).

• Patogenia e fisiopatologia

A patogenia da diarreia persistente está esquematizada na Figura 59.1. Os dois mecanismos principais são a lesão de mucosa e o supercrescimento bacteriano no intestino delgado. O real papel deste último tem sido muito discutido e colocado em dúvida, talvez pelas dificuldades de demonstração do fenômeno.

As consequências da lesão da mucosa variam de acordo com sua intensidade. A mais comum é a redução dos níveis da lactase na mucosa. Essa enzima é a mais comprometida, por ser expressa principalmente no terço distal das vilosidades, o que origina redução significativa de sua produção em decorrência do aumento da velocidade de renovação celular, mesmo em lesões menos acentuadas. Se o acometimento da mucosa é mais intenso, pode haver redução das outras dissacaridases, sendo que elas hidrolisam a maltose, as últimas a se alterarem, pois são produzidas em maior quantidade. Quando ocorre maior atrofia das vilosidades, pode haver deficiência de absorção de todos os nutrientes, inclusive monossacarídeos, indicando má-absorção global de nutrientes. Isso ocorre, geralmente, em crianças previamente muito desnutridas, pequenas e/ou imunodeficientes.

Em contrapartida, a lesão de mucosa leva ao aumento da permeabilidade intestinal e ao comprometimento da barreira da mucosa à passagem de macromoléculas. As macromoléculas proteicas têm alto poder alergênico e podem sensibilizar o indivíduo, levando à alergia secundária, particularmente, à proteína do leite de vaca.

O supercrescimento bacteriano de intestino delgado agrava a lesão intestinal e determina desconjugação precoce dos sais biliares, prejudicando a formação de micelas e, assim, comprometendo a absorção de gorduras. A presença de sais biliares livres na luz intestinal inibe absorção de glicose e tem ação lesiva sobre a mucosa intestinal, agravando a má-absorção. No cólon aumenta a secreção de água e eletrólitos, desencadeando a diarreia colerética.

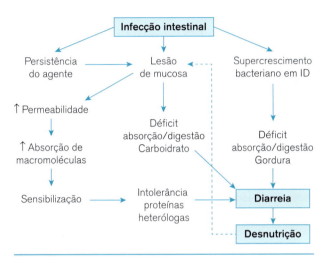

FIGURA 59.1. Patogênese da diarreia persistente.
Fonte: Modificado de Walker-Smith[25].

• Diagnóstico

Eminentemente clínico, baseia-se na história de diarreia aguda, geralmente infecciosa, que se prolonga por período superior a 14 dias. O exame físico deve ser cuidadoso, avaliando-se o estado nutricional, observando-se os sinais que sugiram alergia alimentar e a presença de edema (possibilidade de enteropatia com perda proteica), bem como lesão da pele da região glútea, perineal e perianal (sugere má-absorção de carboidratos).

Os exames laboratoriais auxiliam muito pouco no diagnóstico, visto que, na maioria das vezes, o agente infeccioso não está mais presente (cultura de fezes negativa). São utilizados principalmente para diagnóstico de doenças associadas, como infecções extra-intestinais, parasitoses, distúrbios hidroeletrolíticos e anemia. Um exame de pH e substâncias redutoras nas fezes pode auxiliar no diagnóstico da má-absorção de carboidratos, desde que feito na vigência de dieta com o açúcar suspeito e com os cuidados exigidos pela técnica (fezes recém-emitidas, pesquisa na porção líquida das fezes e não contaminada com urina).

• Tratamento

Basicamente dietético e deve ter como princípio o conhecimento das alterações fisiopatológicas presentes na diarreia persistente. O tratamento medicamentoso não é necessário, na grande maioria dos casos, exceto a administração de polivitamínicos, recomendados quando a criança é desnutrida.

A escolha do tipo de alimentação tem como base os aspectos clínicos de cada paciente, principalmente no que diz respeito às características da diarreia e ao comprometimento do estado nutricional da criança, além da presença de outros fatores de risco, como idade e imunodeficiência.

Em resumo, tem como base o conhecimento dos mecanismos patogênicos dessa síndrome e consta de manobras dietéticas adequadas a cada caso, tendo como princípio o de não fazer manipulações desnecessárias e não aumentar o comprometimento do estado nutricional ou o risco de vida da criança.

As manobras dietéticas variam desde a simples redução ou retirada da lactose, muitas vezes sendo necessárias mudanças para fórmulas infantis à base de hidrolisados proteicos ou de aminoácidos e, até nos casos muito graves, a introdução de alimentação parenteral.

■ **Diarreia crônica**

Diarreia cujo curso não é autolimitado e não se origina de processo agudo infeccioso. Tem duração superior a 3 semanas, sem início bem definido, evolução progressiva e contínua ou com surtos frequentes, com ou sem recuperação clínica completa entre eles.

Em lactentes, o quadro pode ser confundido com diarreia persistente. Do ponto de vista prático, um lactente com diarreia com mais de 2 semanas de duração é recomendável, inicialmente, considerar como tendo diarreia persistente e avaliar as evidências (clínicas e laboratoriais), que são a favor e contra essa possibilidade, antes de considerar o quadro de diarreia crônica.

• Etiologia, patogenia e fisiopatologia

São descritas aproximadamente 80 causas de diarreia crônica do recém-nascido até a adolescência, sendo que dez são mais comuns, dependendo do local e do grupo populacional estudado.

Em nosso meio, segundo nossa experiência, as causas mais frequentes são: diarreia funcional, enteropatia ambiental (na qual estão presentes parasitas intestinais), intolerância primária às proteínas heterólogas, doença celíaca e fibrose cística.

As causas mais frequentes de diarreia crônica, segundo a patogenia, são apresentadas no Quadro 59.4.

QUADRO 59.4. Etiologias mais frequentes de diarreia crônica na criança, segundo a patogenia da doença.

Patogenia	Doença
Alterações na mucosa	
Morfológicas: • Lesão de enterócitos • Obstrução linfática	• Desnutrição, giardiase, estrongiloidiase, doença celíaca, alergia alimentar • Linfangiectasia intestinal

(Continua)

(Continuação)

QUADRO 59.4. Etiologias mais frequentes de diarreia crônica na criança, segundo a patogenia da doença.

Patogenia	Doença
Funcionais: • Defeitos enzimáticos • Defeitos de transporte	• Hipolactasia, deficiência de sacarase-isomaltase • Má-absorção de glicose-galactose
Alterações em lúmen	
• Insuficiência pancreática-exócrina • Deficiência de sais biliares • Alteração de flora em intestino delgado • Alterações Anatômicas	• Fibrose cística • Síndrome Schwashman-Diamond • Colestase crônica • Cirrose hepática • Síndrome de contaminação do intestino delgado • Ressecções cirúrgicas
Miscelâneas	
• Funcional • Inflamatória	• Diarreia funcional • Síndrome do intestino irritável • Doença intestinal inflamatória • Tuberculose intestinal • Amebíase

Fonte: Adaptado de Anderson[1].

A fisiopatologia e, consequentemente, o quadro clínico das diarreias crônicas diferem, segundo as diversas etiologias do processo diarreico.

Do ponto de vista etiológico e da fisiopatologia, podemos, didaticamente, dividir as causas de diarreia crônica em quatro grupos:

1. **Doenças que cursam com má-absorção importante de nutrientes (p. ex., fibrose cística e doença celíaca):** na fibrose cística, a má-absorção ocorre por insuficiência pancreática exócrina e, na doença celíaca, por atrofia das vilosidades intestinais.

2. **Doenças que cursam com má-absorção de intensidade variável (p. ex., parasitoses intestinais, intolerância à lactose do tipo adulto, intolerância à sacarose-isomaltose):** nas parasitoses intestinais, a intensidade da má-absorção varia com o agente e com as condições do hospedeiro. Nas intolerâncias à lactose e à sacarose-isomaltose, o grau de má-absorção depende da quantidade do açúcar ingerido, da forma da doença e dos mecanismos adaptativos do indivíduo.

3. **Doenças que não cursam com má-absorção (p. ex., diarreia funcional – definida segundo os critérios do ROMA IV – Quadro 59.5):** dados de vários serviços especializados colocam essa disfunção como a causa mais frequente de diarreia crônica (50 a 80% dos casos) em crianças de 6 meses aos 3 anos de idade. Nessa disfunção, assim como na síndrome do intestino irritável da criança maior e adultos (Quadro 59.6), embora a patogenia ainda não esteja completamente esclarecida, a incapacidade de controle do complexo motor migratório (MMC), após a ingestão do alimento, determina o aparecimento precoce, ainda durante

a digestão, da sua fase III, levando maior sobrecarga para o cólon de líquidos e substâncias osmolares que interferirão na sua capacidade de absorção e motilidade, responsáveis pela diarreia.

QUADRO 59.5. Critérios diagnósticos para diarreia funcional, segundo ROMA IV.

1. Quatro ou mais evacuações diárias, não dolorosas, de fezes amolecidas.
2. Sintomas por período superior a 4 semanas.
3. Início dos sintomas entre 6 e 60 meses de idade.
4. Não há comprometimento pôndero-estatural, se a ingestão proteico-calórica for adequada.
Sinônimos: diarreia crônica inespecífica, cólon irritável da criança.

Fonte: Adaptado de Benninga[4].

QUADRO 59.6. Critérios diagnósticos para síndrome do intestino irritável (padrão adulto), segundo ROMA IV.

Criança com maturidade suficiente para informar de maneira adequada e detalhada a ocorrência nos últimos 2 meses das seguintes queixas:
1) Dor abdominal por até 4 dias por mês associada com uma ou mais das seguintes características: a) que alivia com a evacuação; b) início associado com alteração na frequência das evacuações; c) início associado com alteração na forma (aparência) das fezes. 2) Crianças com constipação, quando a dor não responde ao tratamento da constipação. 3) Após avaliação adequada, os sintomas não têm explicação por qualquer outra condição médica.

Fonte: Adaptado de Hyams[17].

4. **Doenças em que há associações de fatores geradores de diarreia (p. ex., doença inflamatória crônica intestinal e linfangiectasia intestinal – primária ou secundária):** na doença inflamatória crônica intestinal, a diarreia ocorre por má-absorção de nutrientes, quando há acometimento de intestino delgado ou por má-absorção de água e eletrólitos, quando acomete ílio distal e cólon e/ou pelo processo inflamatório em si. Na linfangiectasia intestinal, se associam os mecanismos de má-absorção de gorduras e de perda proteica intestinal.

Outro aspecto muito importante é a localização do processo no tubo gastrintestinal. A fisiopatologia poderá apresentar variações na dependência do acometimento do intestino delgado ou dos cólons. Nas doenças do intestino delgado, predomina a má-absorção de nutrientes e de água, por lesão ou defeito no enterócito ou por deficiência de enzimas que agem no lúmen. Nas doenças que acometem intestino grosso, a diarreia ocorre por processo inflamatório seguido de aumento de motilidade (colite ou retocolite), perda intestinal de proteínas, ou por alteração funcional de motilidade do cólon. Deve ser lembrado que algumas doenças podem acometer tanto o intestino delgado quanto o grosso, como a doença inflamatória intestinal, a alergia às proteínas heterólogas ou as gastrenteropatias eosinofílicas.

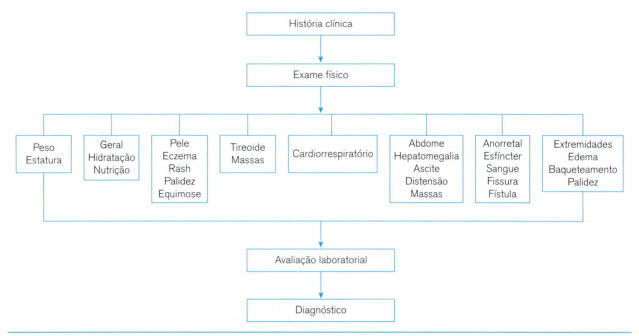

FIGURA 59.2. Fluxograma para abordagem investigativa de pacientes com diarreia crônica, com ênfase nos principais dados de exame físico a serem pesquisados.
Fonte: Adaptada de Schiller[22].

- ## Diagnóstico

Clínico

De extrema importância, dado à multiplicidade de causas de diarreia crônica. É imprescindível se ter um direcionamento das prováveis causas do processo pelos dados clínicos, evitando-se, assim, investigações exaustivas e onerosas. Todos os dados clínicos devem ser coletados e considerados para elaboração das hipóteses diagnósticas. Os aspectos clínicos dessa síndrome diarreica são extremamente variáveis, na dependência da etiologia.

A diarreia é observada na grande maioria dos casos, podendo faltar em algumas doenças de apresentação atípica, como doença celíaca e linfangiectasia intestinal. Geralmente, é de início insidioso e de caráter contínuo ou ser intermitente em determinadas situações (parasitoses, intolerâncias alimentares).

Serão abordadas algumas características importantes para o diagnóstico clínico das possíveis causas do processo.

1. **Idade do início:** diarreia pode ter início nos primeiros meses de vida ou mais tardiamente. Em cada faixa etária temos diferentes etiologias. No período neonatal, a diarreia é relativamente rara, mas esse início precoce sugere distúrbios congênitos e genéticos e, em geral, com maior gravidade e necessidade de hospitalização. No lactente, ainda podem se apresentar algumas etiologias genéticas e começam as causas ambientais e as relacionadas à introdução de alimentos. Na criança maior, os distúrbios funcionais e as inflamações inespecíficas já devem ser consideradas.

QUADRO 59.7. Etiologias mais frequentes de diarreia crônica, segundo a idade de aparecimento.

Neonatal (0 a 1 mês)	• Má-absorção de glicose-galactose • Doença da inclusão das microvilosidades • Acrodermatite enteropática • Abetalipoproteinemia • Cloridorreia congênita
1º ano de vida	• Alergia alimentar (APLV, soja) • Deficiência de sacarase-isomaltase • Fibrose cística • Doença celíaca • Imunodeficiência (deficiência de IgA)
1 a 4 anos	• Parasitoses (giardíase, estrongiloidíase) • Alergia alimentar • Doença celíaca • Diarreia funcional Fibrose Cística • Doença celíaca
> 4 anos	• Hipolactasia tipo adulto • Síndrome do intestino irritável • Doença intestinal inflamatória (DII)
Adolescentes	• Síndrome do intestino Irritável • Doença intestinal inflamatória (DII) • Tumores • Imunodeficiência adquirida

Fonte: Adaptado de Guarino, Lo Vecchio, Berni Canani[14].

2. **Características das fezes e das evacuações:**
   - *Frequência das evacuações:* varia com a intensidade e a localização do processo. Na diarreia por comprometimento do intestino delgado, as evacuações são, em geral, menos frequentes, mas com maior conteúdo

líquido, enquanto na diarreia de cólon, a frequência é maior, mas com pequeno volume líquido. Neste último caso, a frequência também pode ser menor quando se está diante de uma doença funcional, como na síndrome do intestino irritável.

QUADRO 59.8. Características das evacuações, segundo a localização intestinal.

Achados	Intestino delgado	Intestino grosso
Frequência de evacuações	Baixa (1-5)	Alta (> 10)
Alimento não digerido	Pode estar presente	Ausente
Volume das fezes	Grande	Pequeno
Muco	Ausente	Pode estar presente
Sangue	Ausente	Pode estar presente
Pus	Ausente	Pode estar presente
Tenesmo	Ausente	Pode estar presente
Distensão abdominal	Geralmente presente	Geralmente ausente

Fonte: Elaborado pela autoria.

- *Período do dia em que predominam as evacuações:* nas doenças funcionais (diarreia funcional e síndrome do intestino irritável) a diarreia predomina no período da manhã (provavelmente por motilidade colônica mais exacerbada), enquanto nos processos com má-absorção, ocorre intensificação do quadro à tarde e início da noite (acúmulo de nutrientes não absorvidos na luz). A presença de evacuações durante o sono sugere doença orgânica (doença inflamatória intestinal).

- *Volume e consistência das fezes:* as fezes serão menos consistentes e mais volumosas nas doenças que afetam o intestino delgado, na dependência do grau e tipo de má-absorção. O conteúdo líquido será maior quando houver presença de açúcares não absorvidos na luz (efeito osmótico).

- *Odor das fezes:* está alterado na má-absorção de nutrientes. Assim, quando há predomínio de carboidratos, o odor é ácido (pela fermentação bacteriana do açúcar); quando há esteatorreia, o odor pode ser rançoso ou pútrido/rançoso.

- *Presença de restos alimentares:* é uma queixa muito comum e a valorização dessa informação pelo médico deve ser cuidadosa, visto que componentes alimentares não digeridos pelo homem (fibras não digeríveis) são facilmente visualizadas nas fezes amolecidas de qualquer criança. Assim, só se deve valorizar tal queixa quando são visualizados alimentos que deveriam ser totalmente digeridos e absorvidos.

- *Presença de muco:* traduz comprometimento colônico, mas não necessariamente colite. Como há produção de muco pelas células caliciformes no cólon, a simples aceleração do trânsito pode levar a aumento deste muco nas fezes muito ácidas (aumento da produção funcionando como filme protetor da mucosa).

- *Presença de sangue:* é característica das colites de qualquer etiologia; deve-se ter cuidado para não confundir com o sangramento de fissuras, relativamente comuns no lactente com diarreia fermentativa.

3. **Outras manifestações do tubo digestivo:**

- *Vômitos:* comuns na alergia à proteína heteróloga, mas também podem ocorrer nas situações com má-absorção grave (vômitos de estase), como na doença celíaca.

- *Cólica abdominal:* pode estar presente nas parasitoses intestinais e na má-absorção, principalmente de carboidratos.

- *Distensão abdominal:* um dos sinais mais frequentes na doença celíaca, mas pode ocorrer em qualquer situação de má-absorção e/ou desnutrição. Tende a ficar mais acentuada com o decorrer do dia (fim da tarde e começo da noite).

- *Lesões perineais e perianais:* assaduras e fissuras estão associadas à má-absorção de açúcares, enquanto fístulas e ulcerações podem ocorrer nas doenças inflamatórias intestinais.

4. **Manifestações extraintestinais associadas:** algumas são importantes para o diagnóstico, fazendo parte do quadro clínico das doenças. Uma das principais é a perda de peso referida ou detectada durante o processo. Ocorre quando a doença cursa com má-absorção significativa e/ou doença inflamatória associadas ou não ao comprometimento do apetite. Sintomas respiratórios podem estar presentes na alergia alimentar, na fibrose cística ou nas imunodeficiências. A característica do quadro respiratório difere, sendo do tipo broncoespasmo nas alergias, pneumopatia obstrutiva evolutiva na fibrose cística e infecções de repetição nas imunodeficiências. Além disso:

- *Eczema e/ou rush:* associados à alergia alimentar.

- *Edema:* edema hipoalbuminêmico pode ocorrer nas doenças com má-absorção grave e na perda proteica intestinal (enteropatia com perda proteica). Linfedema associado à diarreia crônica sugere linfangiectasia intestinal primária.

- *Febre prolongada:* acompanha o quadro da doença inflamatória intestinal ou imunodeficiência (Aids).

QUADRO 59.9. Sinais e sintomas associados a determinadas causas de diarreia.

Sintomas/sinais	Causas
Anorexia	Má-absorção intestinal
Aumento do apetite, sudorese excessiva, prolapso retal	Insuficiência pancreática exócrina
Sede, cólica abdominal, desconforto, flatulência	Má-digestão/absorção de carboidratos
Vômitos, dermatite, eczema	Alergia a proteínas
Astenia, irritabilidade, distensão abdominal	Doença celíaca
Febre, dor abdominal, artralgia, fissura, fístulas	Doença intestinal inflamatória

Fonte: Elaborado pela autoria.

5. **Relação do início do quadro com a introdução de alimentos:** importante nas doenças desencadeadas por alimentos, como na doença celíaca e na alergia alimentar. Além disso, a história alimentar pregressa e atual têm valor fundamental para se detectar erros alimentares que podem desencadear diretamente a diarreia ou ser responsável pela desnutrição primária com diarreia, como na enteropatia ambiental.

Em adição aos itens de 1 a 5, dados de história familiar também são importantes.

A referência de casos semelhantes na família sugere doença de origem hereditária.

Na alergia às proteínas heterólogas, a existência de pais ou outros familiares com qualquer tipo de doença alérgica é fator de risco para essa doença na criança. Famílias de obesos são mais propensas a cometer erros com sobrecarga alimentar.

O exame físico minucioso associado à avaliação dos dados antropométricos auxilia muito o diagnóstico, tanto na detecção de desnutrição aguda ou crônica como pelo achado de alterações associadas.

Considerando toda avaliação clínica podemos sugerir os diagnósticos etiológicos mais prováveis, segundo algumas características desses quadros clínicos, conforme representação nas Figuras 59.3, 59.4, 59.5 e 59.6.

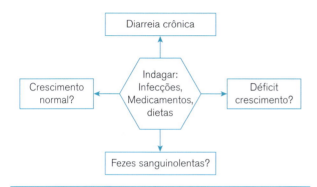

FIGURA 59.3. Tópicos importantes a serem investigados na diarreia crônica, na procura etiológica.
Fonte: Elaborada pela autora.

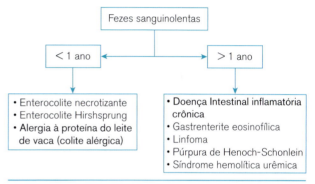

FIGURA 59.4. Principais diagnósticos etiológicos na presença de fezes sanguinolentas, segundo faixa etária.
Fonte: Modificada de Baldassano e Liacouras[2].

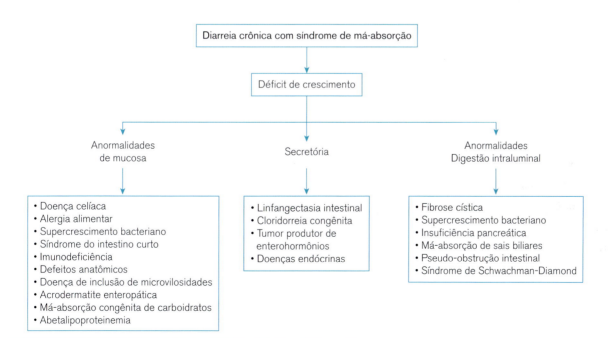

FIGURA 59.5. Principais diagnósticos etiológicos na presença de diarreia crônica com síndrome de má-absorção (déficit de crescimento), segundo anormalidades detectadas (de mucosa, digestão intraluminal ou secretória).
Fonte: Modificada de Baldassano e Liacouras[2].

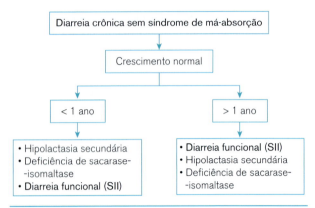

FIGURA 59.6. Principais diagnósticos etiológicos na presença de diarreia crônica sem síndrome de má-absorção (crescimento normal).
Legenda: SII: síndrome do intestino irritável.
Fonte: Modificada de Baldassano e Liacouras[2].

Laboratorial

Não há exame laboratorial de rotina para diarreia crônica. Até o exame parasitológico de fezes, que é o mais solicitado pela alta prevalência de parasitoses intestinais em nosso meio, poderá ser dispensado em casos em que o quadro clínico sugere outras doenças. A seguir, são citados os exames mais comumente solicitados:

- **Exame parasitológico de fezes:** detecta parasitas que podem ser responsáveis por diarreia crônica, como *Giardia lamblia*, *Strongyloides stercoralis* e, menos comumente, *Entamoeba histolytica*.
- **Hemograma com VHS:** é útil quando se suspeita de anemia associada à diarreia, principalmente a causada por deficiência de ferro. A eosinofilia sugere verminose ou doença alérgica, principalmente quando se manifesta como colite. Entretanto, níveis normais de eosinófilos não afastam essas possibilidades. O VHS deve ser solicitado quando se suspeita de doença inflamatória intestinal.
- **Teste da D-xilose:** por ser um carboidrato absorvido sem digestão prévia e não metabolizado no organismo, esse teste é útil sempre que se suspeita de doença com lesão de vilosidades intestinais.
- **Testes de absorção de gorduras:** existem vários, como aqueles semiquantitativos e menos acurados, que identificam a presença de gordura em excesso nas fezes (teste de Sudan e esteatócrito), utilizados principalmente como triagem e no controle de tratamento. Os mais fidedignos são a determinação de gordura fecal, pelo método de Van de Kamer (método clássico), e a determinação da curva de absorção de triglicérides. Esses testes devem ser solicitados na suspeita de má-absorção de gordura.
- **Teste de tolerância aos açúcares:** indicado quando se suspeita de doença primária de digestão/absorção de carboidratos, como intolerância à sacarose-isomaltose.
- **Determinação de sódio e cloro no suor:** indispensável para diagnóstico de fibrose cística.
- **Dosagem de imunoglobulinas:** na suspeita de imunodeficiências, sendo a mais frequente a deficiência de IgA.
- **Sorologia para doença celíaca:** anticorpo contra gliadina, endomísio, transglutaminase e gliadina deaminada.
- **Biopsia intestinal:** indicada para confirmação de doença celíaca, preferencialmente após testes de absorção alterados, testes sorológicos alterados ou quando a suspeita clínica for muito forte.
- **Outros:** na dependência do quadro, podem ser solicitados alguns outros exames, como testes de perda proteica intestinal, exames de imagem, endoscopia digestiva alta ou baixa etc.

De modo didático, apresentamos nos Quadros 59.10 a 59.13 os exames laboratoriais que podem ser utilizados na investigação de má-absorção intestinal.

QUADRO 59.10. Exames iniciais para avaliar má-absorção intestinal e possíveis alterações nutricionais.

Exame laboratorial	Causas
↓ Hemoglobina (sérica)	Má-absorção de ferro, B12, ácido fólico, perda sanguínea
↓ Linfócitos (sérico)	Linfangiectasia intestinal
↓ Triglicérides (sérico)	Má-absorção grave de gordura
↓ Colesterol (sérico)	Má-absorção de gordura e/ou sais biliares
↓ Albumina (sérica)	Desnutrição grave, enteropatia perdedora de proteínas
↓ Na, K, Cl, bicarbonato	Má-absorção por perda crônica
↓ Ferro, ferritina	Doença celíaca, perda sanguínea
Protoparasitológico (fezes)	Pesquisa de ovos, parasitas
Sangue oculto (fezes)	Doença intestinal erosiva ou ulcerativa, alergia alimentar, tumores
pH (fezes)	< 5,5 indica má-absorção de carboidratos
Substância redutoras (fezes)	Má-absorção de carboidratos (glicose, galactose, frutose, maltose e lactose)
Leucócitos (fezes)	Doença intestinal inflamatória

Fonte: Elaborado pela autoria.

59 ▪ Síndromes diarreicas: manejos clínico e laboratorial

QUADRO 59.11. Exames da segunda fase na investigação de síndrome de má-absorção.

Exame	Pesquisa
Xilosemia	Lesão de mucosa intestinal
Hidrogênio expirado	Má-absorção de carboidrato
Teste de sobrecarga de carboidrato	Má-absorção de carboidrato
Gordura fecal	Esteatorreia
Esteatócrito	Estimativa da má-absorção de gordura
Sudan	Avaliação simples, qualitativa de esteatorreia
A1-antitripsina fecal	Perda proteica fecal
Eletrólitos no suor	Fibrose cística

Fonte: Elaborado pela autoria.

QUADRO 59.12. Testes sorológicos utilizados na investigação da síndrome de má-absorção.

Testes	Diagnóstico
Anticorpos antigliadina Anticorpos Antiendomísio Anticorpos Antitransglutaminase	Doença celíaca
Anticorpos antinúcleo	Enteropatia autoimune, doença celíaca, vasculite, esclerodermia
HLA-DR, DQ	Doença celíaca, doença de Crohn
Imunoglobulinas séricas	Deficiência seletiva de IgA, imunodeficiência comum variável
Anticorpos anti-HIV	AIDS
ASCA pANCA	Doença de Crohn Retocolite ulcerativa

Fonte: Elaborado pela autoria.

QUADRO 59.13. Exames de terceira fase da avaliação de má-absorção intestinal.

Exame subsidiário	Diagnóstico
Ultrassonografia de abdome	Auxilia no diagnóstico de síndrome da alça estagnada
Radiografia simples de abdome	Doença de Crohn, sem alça estagnada Linfangiectasia intestinal
Endoscopia digestiva alta (EDA) Colonoscopia	Doença de Crohn, outras doenças do intestino delgado e coleta de biópsias
Biópsia intestinal (cápsula de Watson ou EDA)	Diagnóstico de várias patologias (enteropatias alérgicas, eosinofílicas, glúten sensível)

Fonte: Elaborado pela autoria.

Na Figura 59.7, são apresentados uma síntese desses exames e sua orientação sequencial de investigação.

• Tratamento

Tratamento básico da diarreia crônica tem como foco a alimentação, e em poucas situações com uso medicações.

Tratamento dietético

Terapêutica de exclusão ou redução de nutrientes. Quando se exclui um determinado alimento da dieta é importante avaliar se essa exclusão não acarretará desequilíbrios dietéticos. Tanto quanto possível, substituir o alimento excluído por um do mesmo grupo e que tenha o mesmo valor nutricional.

São incluídos nessas condições:

1. **Exclusão ou redução de lactose:** no déficit primário de lactase (bastante raro) e na hipolactasia do tipo

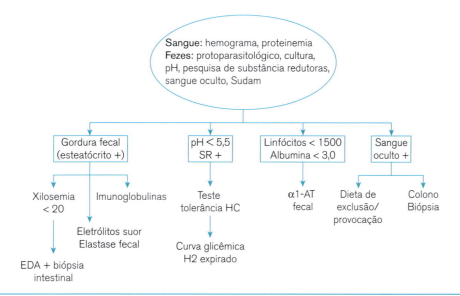

FIGURA 59.7. Avaliação laboratorial na diarreia crônica.
Fonte: Modificada de Baldassano e Liacouras[2].

adulto. Nesta última situação, as manifestações iniciam-se a partir do 4º ano de vida e a dor abdominal é manifestação mais frequente que a diarreia.

2. **Exclusão da sacarose e isomaltose:** no déficit de sacarase-isomaltase. Trata-se de uma deficiência congênita dessas enzimas, transmitida por gene autossômico recessivo e cuja sintomatologia se inicia após introdução desses açúcares na alimentação da criança.

3. **Exclusão de monossacarídios:** na má-absorção primária de glicose-galactose, frequentemente confundida com a alactasia primária congênita, pelo fato de as manifestações se iniciarem logo após o nascimento com o início do aleitamento natural ou as fórmulas artificiais com lactose (ocorre também se o açúcar for dextrina-maltose).

4. **Exclusão do glúten da dieta:** importante lembrar que a resposta terapêutica à exclusão dessa proteína não deve ser usada como critério diagnóstico único para a doença celíaca (ver Capítulo 60, Doença celíaca).

5. **Exclusão de proteínas heterólogas:** nessa situação, temos a alergia primária à proteína do leite de vaca como condição mais comum. Essa entidade é de diagnóstico clínico na maioria das vezes, com base principalmente na relação entre os sintomas e a introdução da proteína na dieta e na história familiar de atopia, acrescida à resposta clínica à retirada do leite. Na literatura não há consenso quanto aos demais critérios, principalmente no que diz respeito à provocação com a proteína suspeita. Recomendamos a reintrodução de leite de vaca pelo menos uma vez, de preferência sob observação médica e após pelo menos oito semanas de dieta de exclusão da proteína.

6. **Redução de triglicérides de ácidos graxos de cadeia longa:** o exemplo clássico seria a linfangiectasia intestinal primária ou secundária. Como alternativa de substituição, emprega-se a gordura de coco (rica em ácidos graxos de cadeia média) ou preparações comerciais de triglicérides de cadeia média (TCM) como fonte calórica temporária ou por tempo prolongado. Gorduras com essas características são úteis em todas as situações em que há má-absorção de gorduras, como obstrução das vias biliares, síndrome do intestino curto, síndrome da alça cega etc. Não se deve fazer restrição absoluta de triglicérides de cadeia longa por tempo prolongado, pois pode ocorrer deficiência de ácido graxo essencial (linoleico). Manter pelo menos 3 a 5% da ingestão calórica com óleo de girassol ou canola.

Terapêutica de modificações dietéticas sem exclusão ou redução

1. **Correções de erros alimentares:** adequação de horários, adequação calórica. Evitar excessos de bebidas açucaradas e frutas com altas concentrações de frutose e guloseimas.

2. **Aumento de gordura na dieta:** tem-se observado que em pacientes com diarreia funcional e síndrome do intestino irritável, ocorre controle da diarreia em parte considerável dos casos com a simples normalização ou mesmo aumento do conteúdo de gorduras da dieta. O mecanismo desse fenômeno parece estar relacionado com a interferência da gordura na motilidade do intestino delgado, adequando ou normalizando o complexo motor migratório pós-prandial e reduzindo a sobrecarga de solutos para o cólon.

3. **Tratamento medicamentoso.**

4. **Reposição de enzimas:** de maneira permanente ou temporária, estão ausentes no tubo digestivo. Na grande maioria das situações as enzimas que faltam e são passíveis de substituição, são aquelas produzidas pelo pâncreas. As indicações de utilização dessas enzimas são bastante precisas e, quando necessárias, devem ser empregadas preparações potentes e em doses adequadas.

5. **Reposição de zinco:** acrodermatite enteropática, doença autossômica recessiva e mortal, quando não tratada, é uma condição em que há má-absorção de zinco por motivos não muito claros. Tal doença é caracterizada por lesões de extremidades, periorificiais, acompanhada de alopécia, déficit de crescimento e diarreia. O tratamento consiste em administrar 1 a 2 mg/kg de zinco ao dia por toda a vida, com resultados espetaculares.

6. **Outros:** fármacos anti-inflamatórias nos casos de doença inflamatória intestinal, antiparasitários nas parasitoses, tratamento de doenças associadas, como infecções, hipovitaminoses e anemias.

■ Referências bibliográficas

1. Anderson CM. The child persistently abnormal stools. In: Gracey M & Burke V. 3nd ed. Pediatric Gastroenterology and Hepatology; 1993, p.373-9.

2. Baldassano RN, Liacouras CA. Chronic diarrhea. A practical approach for the pediatrician. Pediatr Clin North Am. 1991;38(3): 667-86.

3. Barbieri D, Kotze LMS, Rodrigues M, Romaldini CC. Atualização em doenças diarreicas da criança e do adolescente. São Paulo, Atheneu; 2010.

4. Benninga MA, Faure C, Hyman PE, St James Roberts I, Schechter NL, Nurko S. Childhood functional gastrointestinal disorders: Neonate/Toddler. Gastroenterology. 2016;150: 1443-55.

5. Bhutta ZA, Hendricks KM. Nutritional management of persistent diarrhea in childhood: a perspective from the developing world. J Ped Gastroenterol Nutr. 1996;22:17-37.

6. Black RE, Persistent diarrhea in children of developing countries. Pediatric Infect Dis J. 1993;12:751-61.

7. Canani RB, Terin G, Cardillo G, Tomaiuolo R, Castaldo G. Congenital diarrheal disorders: Improved understanding of gene defects is leading to advances in intestinal physiology and clinical management. J Pediatr Gastroenterol Nutr. 2010;50:360-6.

8. Cohen MB, Laney DW. Infectious Diarrhea. In: Wyllie R & Hyams JS. 2nd ed. Pediatric Gastrintestinal Disease; 1999. p348-70.

9. Collares EF. Diarreia crônica. In: Hessel G, Ribeiro AF, Editores. Gastroenterologia e Hepatologia Pediátrica. Diagnóstico, Tratamento e Casos Clínicos. Savier Editora de Livros Médicos; 2011. p.150-188.

10. DuPont H L. Persistent diarrhea. A Clinical Review. JAMA. 2016;315:2.712-23.

11. Fernandes MIM, Sawamura R. Diarreia Persistente. In: Hessel G, Ribeiro AF, Editores. Gastroenterologia e Hepatologia Pediátrica. Diagnóstico, Tratamento e Casos Clínicos. Savier Editora de Livros Médicos; 2011. p.139-49.

12. Freedman SB, Ali S, Oleszczuk M, Gouin S, Hartling L. Treatment of acute gastroenteritis in children: an overview of systematic review of interventions commonly used in developed countries. Evid Based Child Health. 2013;8:1.123-37.

13. Gracey M. Nutritional effects and management of diarrhoea in infancy. Acta Paediatr Suppl. 1999;430:110-26.

14. Guarino A, Lo Vecchio A, Berni Canani R. Chronic diarrhoea in children. Best Pract Res Clin Gastroenterol. 2012;26(5):649-61.

15. Guarino A, Ashkenazi S, Gendrel D, Lo Vechio A, Shamir R, Szajewska H. European Society for Gastroenterology, Hepatology and Nutrition/European Society for Pediatric Infectious Diseases Eviden-Based guidelines for the Management of Acute Gastroenteritis in Children in Europe: Update 2014. J Pediatr Gastroenterol Nutr. 2014;59:132-52.

16. Gutiérrez Castrellón P, Polanco Allué I, Salazar Lindo E. Manejo de la gastroenteritis aguda en menores de 5 años: un enfoque basado en la evidencia. Guia de práctica clínica Ibero-Latinoamericana. An Pediatr (Barc) 2010;72(3):220.e1-220.e20.

17. Hyams JS et al. Childhood functional gastrointestinal disorders: Child/Adolescent. Gastroenterology. 2016;150:1456-68.

18. Lomazi EA, Fernandes MIM. Síndrome do Intestino Irritavel. In: Morais MB (Editor). Gastroenterologia e Hepatologia na prática Pediátrica. Série atualizações pediátricas. 2.ed. São Paulo, Atheneu; 2013. p.119-27.

19. Oliveira CAGO, Fagundes Neto U. Diarreia Persistente. In: Ferreira CT, Carvalho E, Silva LR. Gastroenterologia e Hepatologia em Pediatria; 2003. p.145-51.

20. Pezzella V, De Martino L, Passarielo A, Cosenza L, Terrin G, Canani RB. Investigation of chronic diarrhea in infancy. Early Human Development. 2013;89:893-7.

21. Pinto EALC, Barros-Filho AA, Barros MBA. Fatores de risco para diarreia persistente em crianças hospitalizadas. Arq Gastroenterol. 1998;35:126-31.

22. Schiller LR. Definitions, pathophysiology, and evaluation of chronic diarrhoea. Best Pract Res Clin Gastroenterol. 2012;26(5):551-62.

23. Schmitz J. Maldigestion and Malabsorption. In: Walker WA, Goulet O, Kleinman RE, Sherman PM, Shneider BL, Sanderson IR. 4.ed. Pediatric Gastrointestinal Disease; 2004. p.8-20.

24. Torrente F, Murch SH. Food-Allergic Enteropathy. In: Eosinophilic Gastroenterites. In: Walker WA, Goulet O, Kleinman RE, Sherman PM, Shneider BL, Sanderson IR. 4.ed. Pediatric Gastrointestinal Disease; 2004. p.944-58.

25. Walker-Smith JA. Cow´s milk intolerance as a cause of postenteritis diarrhoea. J. Pediatr. Gastroenterol. Nutr.1982;1(2):163-73.

26. Zim MCA, Cantalice Neto AF. Diarreia Aguda. In: Ferreira CT, Carvalho E, Silva LR. Gastroenterologia e Hepatologia em Pediatria; 2003. p.115-31.

Doença celíaca

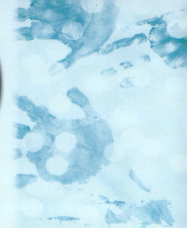

■ Regina Sawamura ■ Lívia Carvalho Galvão ■ Maria Inez Machado Fernandes

CASO CLÍNICO

Lactente com 1 ano e 4 meses de idade, apresenta diarreia desde o 8º mês de vida, caracterizada por fezes semilíquidas, volumosas com cheiro forte, 4 vezes/dia, sem muco ou sangue. Apresenta emagrecimento importante, distensão abdominal e eliminação excessiva de gases. Sem relato de febre. Antecedentes alimentares: aleitamento materno até 4 meses, fórmula a partir de então; introduziu papas com 5 meses, macarrão e pão com 6 meses.

- Exame físico: peso: 8 kg (p3); estatura: 75 cm (p10); regular estado geral; um pouco irritado; descorado 2+/4; eupneico; hidratado. Abdome distendido, musculatura hipotrófica.
- Exames complementares:
  - Fezes (pH: 5, substância redutoras positivas, parasitológicos de fezes negativos, esteatócrito 4%).
  - Hemograma: hematócrito 28%; Hb: 9 g/dl.
  - Xilosemia: 15 mg\dl.
  - Antitransglutaminase (IgA) positivo.
  - Biópsia duodenal por endoscopia: atrofia vilositária, Marsh 4.

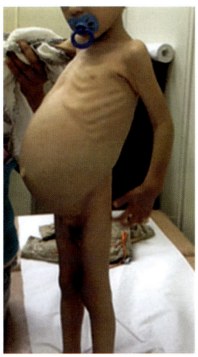
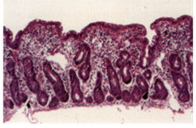

FIGURA 60.1 Biópsia de duodeno distal: atrofia vilositária, hipertrofia de cripta e aumento de infiltrado linfocitário.
Fonte: Acervo da autoria.

- Diagnóstico: doença celíaca.
- Tratamento: sulfato ferroso por 6 meses, fórmula sem lactose por 2 meses, dieta isenta de glúten.

■ Introdução

Doença celíaca é uma doença crônica, de origem autoimune, que tem como alvo principal a mucosa do intestino delgado, embora possa acometer outros órgãos e sistemas. Ocorre em indivíduos susceptíveis, após a introdução do glúten na dieta.

Foi descrita pela primeira vez por Dickens, em 1953. Fergunson e colaboradores descreveram pela primeira vez a sua patogenia em 1975. A partir de então, vem sendo detectada em todo o mundo e é considerada a doença autoimune mais frequente em crianças, e uma das mais frequentes doenças autoimunes intestinais na população geral[1].

No Brasil, casos da doença foram detectados a partir da década de 1970, mas a primeira publicação data de 1983[2].

À medida que foram sendo adicionados conhecimentos clínicos da doença celíaca e suas múltiplas possibilidades de apresentação clínica, vários termos foram sendo utilizados para definir os diversos aspectos da doença. Com a finalidade de homogeneizar e facilitar a compreensão desses termos, um grupo com experiência em doença celíaca se reuniu em Oslo[3]. A partir de então, apenas as definições a seguir têm sido recomendadas:

1. **Formas da doença:**
   - *Doença celíaca clássica (ou típica):* presença de sinais e sintomas de má-absorção, como diarreia, esteatorreia, perda de peso, déficit de crescimento (mais frequentes). Outros: distensão abdominal, letargia, hiporexia e irritabilidade ou apatia.
   - *Doença celíaca não clássica (ou atípica):* sem sinais ou sintomas de má-absorção. Queixas mais comuns: constipação intestinal, dor abdominal, vômitos.
   - *Doença celíaca potencial (ou latente):* indivíduos com sorologia positiva (antitransglutaminase ou antiendomísio) e mucosa intestinal normal (desde que sejam coletados quatro fragmentos de mucosa).
   - *Doença celíaca refratária:* presença de sintomas e sinais de má-absorção e atrofia vilositária a despeito da dieta sem glúten por mais de 12 meses. Essa forma é subdividida em tipo 1 (com leucócitos intraepiteliais normais) e tipo 2 (com aumento de leucócitos intraepiteliais aberrantes).

2. **Outros termos:**
   - *Autoimunidade para doença celíaca:* anticorpos positivos em pelo menos duas determinações e biopsia normal.
   - *Doenças relacionadas ao glúten:* ataxia, dermatite herpetiforme, *diabetes mellitus* tipo 1, sensibilidade ao glúten não celíaca.
   - *Risco genético de doença celíaca:* membros familiares de portadores de doença celíaca com teste genético positivo para HLADQ2 e/ou DQ8.

■ Patogênese

Estão envolvidos fatores genéticos e ambientais[4,5].

1. **Fator genético:** genes HLA classe II (DQ2 e DQ8). São fatores indispensáveis ao desencadeamento da doença celíaca.

2. **Fatores ambientais:**
   - *Glúten:* trata-se de um complexo de proteínas insolúvel em água, existente no trigo (gliadina e gluteniна), no centeio (secalina) e na cevada (hordeína). São peptídeos que possuem alta afinidade pelo HLADQ.
   - *Enterovirose:* considerado um fator no desencadeamento da doença em indivíduos predispostos e em contato com glúten. O provável mecanismo seria o estímulo de secreção de citocinas e diferenciação das células Th1, desencadeando a resposta ao glúten.
   - *Microbiota:* embora ainda não comprovado, há indícios de diferenças na flora de indivíduos predispostos, que poderiam também ser um fator desencadeador da doença.

■ Mecanismo patogênico

Peptídeos remanescentes da digestão do glúten induzem resposta imune inata, caracterizada pela presença de IL-15 produzido pelo enterócito. Essa interleucina promove a liberação de fatores transcricionais e gera estresse oxidativo, que mantém a resposta inata. Ocorre, então, indução de apoptose no enterócito e abertura da junção firme, aumentando a permeabilidade e permitindo a entrada de peptídeos deaminados do glúten. As moléculas HLADQ2/8 apresentam esses peptídeos aos linfócitos C8+T, liberando citocinas responsáveis pela lesão epitelial típica da doença celíaca – aumento de linfócitos intraepiteliais, hiperplasia de criptas, atrofia vilositária e processo inflamatório[1].

■ Epidemiologia

É aceito que a frequência de doença celíaca na população caucasiana seja de 1% (Figura 60.2). No entanto, prevalência de aproximadamente 2% é encontrada em estudo na Suécia, no México e na Finlândia. Estudos recentes encontraram alta prevalência também na África e na Índia[6,7,8].

No Brasil, os estudos de prevalência ainda são escassos, se considerarmos a dimensão do país. Estudos em doadores de sangue detectaram prevalências que variam entre 1:681 e 1:214[9]. A frequência é maior em mulheres (3:1).

Apesar dos avanços no conhecimento da doença, acredita-se, considerando estudos de triagem, que um a dois casos em cada três portadores dessa doença não são diagnosticados. Assim, desde o início dos estudos dessa doença, continua-se a aceitar que os casos diagnosticados se encontram limitados ao topo da pirâmide de distribuição da doença[10]. Esse é um fato preocupante, visto que a doença celíaca não tratada pode levar à morbidade e mortalidade, que poderiam ser evitadas com o tratamento dietético[11].

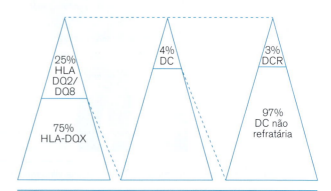

FIGURA 60.2. Prevalência aproximada da doença celíaca, forma não refratária e refratária, na população caucasiana.
Fonte: Modificado de Tjon[10].

Manifestações clínicas

O quadro clínico da doença celíaca varia de acordo com a forma de apresentação da doença e assume padrões de início e evolução variáveis em função da idade.

A forma clássica, mais comum nas crianças pequenas, segue o padrão do caso clínico no início do capítulo (diarreia crônica, perda de peso e distensão abdominal). Além disso, são comuns apatia ou irritablilidade e hiporexia. Foi a forma predominante nos períodos iniciais de detecção da doença. Atualmente, os casos, na maioria das vezes, têm sido detectados mais precocemente.

Na criança maior e no adulto as formas não clássicas predominam. Nelas, os sinais e os sintomas são variáveis e podem ser definidos como digestivos e extradigestivos. O quadro digestivo, nesse tipo de apresentação, pode se caracterizar por dor abdominal, constipação intestinal e vômitos[8]. Já as apresentações extradigestivas mais comuns são: irritabilidade, hiporexia, déficit de crescimento estatural, anemia resistente a tratamento, dermatite herpetiforme, aftas de repetição, hipoplasia de esmalte dentário e osteopenia.

A Figura 60.3 apresenta as possíveis evoluções da doença.

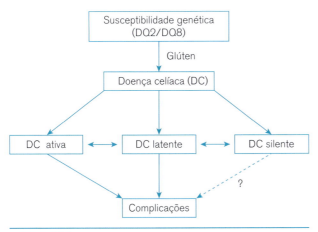

FIGURA 60.3. História natural da doença celíaca.
Fonte: Adaptado de Rewers[8].

Várias doenças autoimunes são associadas à doença celíaca. No Quadro 60.1 encontram-se aquelas que são comprovadamente associadas à doença celíaca (mais comuns que em não celíacos). A maioria delas regride com o tratamento com dieta sem glúten, mas algumas necessitam de tratamento específico.

Diagnóstico

Para a triagem de doença celíaca, dispõe-se os seguintes testes sorológicos (Quadro 60.2):

- **Anticorpo antigliadina:** foi o primeiro teste a ser desenvolvido com esse intuito. Tem baixa sensibilidade e especificidade e não deve ser utilizado para triagem de doença celíaca.
- **Anticorpo antiendomísio:** tem alta sensibilidade e especificidade para diagnóstico de doença celíaca. Inicialmente, utilizou-se esôfago de macaco como substrato. Posteriormente, cordão umbilical de humanos, tornando o teste bastante caro. Além do mais, requer um técnico para avaliar a imunofluorescência, acarretando uma variabilidade inter-observador na interpretação do teste.
- **Anticorpo antitranglutaminase (tTG):** em 1997 foi descoberto que o antígeno contra o qual o anticorpo endomísio se formava era a enzima transglutaminase tecidual. Com a tecnologia recombinante, a tTG humana tornou-se disponível para uso comercial à baixo custo. A determinação do anti-tTG pode ser realizada em amostra de soro ou plasma através de diferentes métodos imunométricos (Elisa, radioimunoensaio, ensaios fluorimétricos etc.), utilizando TG2 humano ou recombinante. Atualmente, alguns testes anti-tTG expressam seus resultados em unidades arbitrárias quantitativas, calculados com base em padrões de referência específicos.
- **Anticorpo antipeptídeo de gliadina deaminado (DGP):** é o teste sorológico de última geração. Não oferece qualquer vantagem em relação a medida da anti-tTG como teste de triagem. Entretanto, o antiDGPIgG é ligeiramente mais sensível que o anti-tTGIgG e deve ser escolhido nos pacientes com deficiência seletiva de IgA[12,13].

QUADRO 60.1. Doenças autoimunes associadas à doença celíaca.

Localização	Doenças
Fígado e vias biliares	Cirrose biliar primária, hepatite autoimune, colangite esclerosante primária
Pâncreas	Insuficiência pancreática exócrina
Intestino grosso	Colite microscópica
Sistema hematopoético	Doenças tromboembólicas
Sistema endócrino	*Diabetes mellitus* tipo 1, tireoidite autoimune, doença de Addison
Pele	Dermatite herpetiforme, alopécia areata dermatomiosite, psoríase
Sistema neurológico	Neuropatia periférica, ataxia por glúten
Articulações	Lúpus eritematoso sistêmico

Fonte: Adaptado de Lauret e Rodrigo[19].

TABELA 60.1. Testes sorológicos para diagnóstico de doença celíaca.

Antígeno	Tipo de anticorpo	Teste	Sensibilidade (%)	Especificidade (%)
Gliadina	IgA	Elisa	85	90
	IgG	Elisa	80	80
Endomísio	IgA	IF	95	99
	IgG	IF	80	97
Transglutaminase	IgA	Elisa	98	98
	IgG	Elisa	70	95
Peptídeo deaminado de gliadina	IgA	Elisa	88	90
	IgG	Elisa	80	98

Legenda: IF: imunofluorescência.
Fonte: Adaptado de Rashid[12].

A anti-tTGIgA é o teste preferível para triagem de pacientes em todas as idades. A sensibilidade dos testes sorológicos é menor em crianças menores de 2 anos de idade, por esse motivo, nessa faixa etária, recomenda-se a determinação do antiDPG (IgA e IgG), juntamente à anti-tTG.

- **Resultados sorológicos falso-positivos:** algumas patologias, como doenças autoimunes, câncer, doenças hepáticas e infecciosas, podem apresentar níveis baixos de anti-tTG. Em geral, esses resultados positivos, não estão associados com EMA IgA positivo. Existem relatos de pacientes pediátricos assintomáticos com anti-tTG e EMA IgA positivos, HLA compatível e histologia negativa, que se tornam soronegativos no decorrer de 1 a 2 anos.

- **Resultados sorológicos falso-negativos:** idade menor de 2 anos, erro de laboratório, redução ou eliminação do glúten da dieta, deficiência seletiva de IgA e uso de corticosteroides ou medicamentos imunomoduladores[12,13].

Um importante aspecto, confirmado por numerosos estudos, é a correlação entre os títulos de anti-tTG e o dano histológico. Alessio e colaboradores, em estudo retrospectivo com 412 pacientes que realizaram anti-tTG e EMA e que foram submetidos à biópsia, observaram que aqueles cujo anti-tTG eram maiores de 7 vezes, o *cut-off*, tinham valores preditivos positivo para lesão de mucosa de 99,7%[14].

■ Biópsia intestinal

Para o diagnóstico, a biópsia intestinal deve ser realizada nos pacientes que estão consumindo glúten. A lesão de mucosa geralmente é mais pronunciada no intestino proximal, e discretos ou ausentes distalmente. A localização, o número, a qualidade (tamanho e orientação) das amostras de biópsia podem influenciar a capacidade diagnóstica desse exame. Em 70% dos casos as lesões da mucosa podem ser salteadas ou descontínuas. Os espécimes coletados no duodeno próximo à ampola de Vater podem ter artefatos e serem falsamente interpretados como "careca". Estudos recentes têm estimado que aproximadamente 13% dos pacientes podem ter enteropatias localizadas somente no bulbo duodenal. Para aperfeiçoar a acurácia diagnóstica, devem ser coletados cinco ou mais fragmentos de mucosa da segunda ou terceira porção, incluindo amostra do bulbo, o último em frasco separado. Os achados histológicos mais característicos na microscopia ótica são os de atrofia vilositária, hiperplasia de cripta e aumento do número de linfócitos intraepiteliais (LIE), especialmente no topo da vilosidade, infiltrado na lâmina própria por células mononucleares e anormalidades estruturais das células epiteliais. Algumas anormalidades histológicas, como o aumento do número de LIE, não são característicos de doença celíaca, podendo se encontradas em outras situações, como giardíase, imunodeficiência comum variável, doença de Crohn e infecção por *Helicobacter pylori*. Os pacientes com teste sorológico positivo, cuja histologia mostra somente aumento dos LIEP, são considerados candidatos potentes para doença celíaca. Entretanto, aquele com achado único de aumento dos LIE não tem doença celíaca[13,15].

A classificação mais utilizada para graduar a lesão intestinal é a de Marsh-Oberhuber, que descreve o grau de alterações arquiteturais em três categorias:

1. **Tipo 1:** infiltrativa.
2. **Tipo 2:** infiltrativa-hiperplástica.
3. **Tipo 3:** atrófica, subdividida em: (a) atrofia leve; (b) moderada; e (c) total.

Os pacientes com diagnóstico de sensibilidade ao glúten não celíacos, não apresentam alterações significantes da mucosa duodenal, e essa normalidade é essencial para o diagnóstico dessa entidade[13].

■ Testes genéticos

O HLA DQ2 e/ou DQ8 são encontrados em quase todos pacientes com doença celíaca, mas também entre 30 e 40% da população caucasiana ocidental, sendo que somente 3% dos indivíduos com esses haplótipos desenvolverão doença celíaca (Figura 60.1). A análise do HLA tem alto valor preditivo negativo (> 99%). É importante nos pacientes com diagnósticos duvidosos, por exemplo, soronegativos para anti-tTG, mas com enteropatia, e naqueles que já estão em vigência de dieta sem glúten[15].

O diagnóstico de doença celíaca é realizado quando os resultados dos anticorpos celíaco-específicos e a biópsia intestinal forem ambos anormais. Ele é confirmado quando os sintomas resolvem após a instituição da dieta isenta de glúten (DIG) e os anticorpos se tornarem negativos. Testes sorológicos que revertem de positivo para negativo na vigência de DIG podem ser utilizados como suporte para o diagnóstico, e são particularmente valiosos nos indivíduos com sintomas discretos. Pacientes que não apresentam resposta sorológica com a DIG, ou se a biópsia endoscópica inicial não for típica para doença celíaca, podem requerer uma segunda biópsia na vigência da dieta sem glúten para esclarecer o diagnóstico.

Até o presente momento, pelo menos uma biópsia intestinal endoscópica é requerida para estabelecer o diagnóstico. Somente a resposta sorológica ou a resposta sintomática com a dieta sem glúten não são suficientes para o diagnóstico de doença celíaca, pois não permitem distinguir patologias como a sensibilidade ao glúten não celíaca, que é definida como uma intolerância dose dependente ao glúten após a exclusão do diagnóstico de doença celíaca e alergia ao trigo.

Em 2012, a ESPGHAN (European Society of Pediatric Gastroenterology, Hepatology, and Nutrition) publicou diretrizes permitindo, em indivíduos selecionados, que o diagnóstico de doença celíaca poderia ser realizado sem a biópsia intestinal. Para tanto, deveriam ser preenchidos os seguintes critérios: ter sintomas típicos; títulos de anti-transglutaminase (tTG-IgA) > 10 vezes o limite superior de normalidade; anti-endomísio (EMA) positivo, obtido em amostra de soro separado e presença de antígenos de histocompatibilidade HLA)-DQ2 e/ou DQ8. Nesses casos, o diagnóstico seria confirmado, se os sintomas e os testes sorológicos revertessem com a dieta livre de glúten. Essa estratégia permanece controvérsia por causa da variabilidade e não padronização dos testes sorológicos disponíveis para DC[12].

■ Pacientes com dieta sem glúten, sem diagnóstico confirmado

É comum, na prática clínica, pacientes se apresentarem para avaliação de possível doença celíaca após tempo variável de dieta isenta de glúten. O mais prático é iniciar a investigação com teste sorológico (anti-tTG e/ou DGP) e tipagem de HLA. Se o teste sorológico for positivo, o diagnóstico de doença celíaca é provável e se indica biópsia intestinal. Entretanto, um teste sorológico negativo, nessa situação, tem valor limitado. A doença celíaca é excluída naqueles pacientes negativos para HLA-DQ2 ou HLA-DQ8. Se a sorologia e a biópsia forem negativas, mas o indivíduo carreia o HLA-DQ2 ou DQ8, então deve-se fazer o desafio com o glúten. Estudos recentes têm ajudado a definir o tempo, a dose e a duração do desafio com glúten. Sabe-se que a lesão da mucosa pode ser detectada na maior parte dos pacientes com somente 2 semanas de desafio, antes até da soroconversão; e que nível baixo de gliadina (2 a 3 g/dia, equivalente a 1 a 2 fatias de pão) é bem tolerada e eficaz para o diagnóstico[15].

O algoritmo para investigação de doença celíaca está resumido na Figura 60.4.

■ Manejo da doença celíaca[16]

Dieta isenta de glúten (DIG) é o único tratamento efetivo para a doença celíaca, visto que, até o presente momento, não existe uma medicação confiável e segura que possa prevenir a lesão de mucosa. As principais fontes de glúten da dieta são o trigo, a cevada e o centeio. O termo "isenta de glúten" implica na completa eliminação de todas as fontes de glúten, o que na realidade é praticamente impossível, devido à contaminação dos alimentos com traços de glúten. A quantidade exata abaixo do qual o glúten não é lesivo é desconhecida e estudos sugerem que níveis menores de 10 mg/dia é seguro para a maioria dos pacientes. O Codex Alimentar Internacional define como alimentos isentos de glúten aqueles com menos de 20 ppm de glúten.

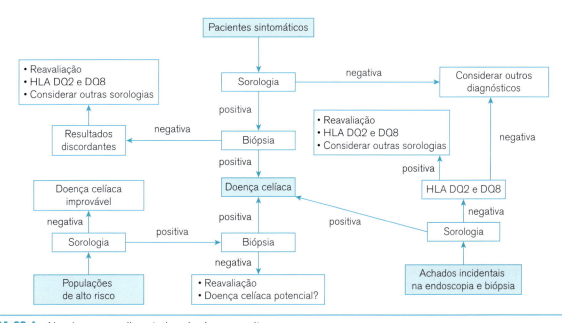

FIGURA 60.4. Algoritmo para diagnóstico de doença celíaca.
Fonte: Adaptado de Kelly[15].

A DIG resultará em resolução dos sintomas e normalização da lesão de mucosa na maioria dos celíacos. A não adesão à dieta aumenta o risco de consequências adversas à saúde e ao aumento na mortalidade. Existe risco aumentado de doenças malignas (adenocarcinoma de intestino delgado, câncer de esôfago, linfoma não Hodgkin de células B e T).

Com o tratamento ocorre melhora dos parâmetros nutricionais nos adultos e nas crianças com a doença, incluindo melhora do peso corporal, índice de massa corpórea e da mineralização óssea. Mulheres com doença celíaca tem risco aumentado de infertilidade, aborto espontâneo, parto prematuro e de crianças de baixo peso ao nascer; com o tratamento, o risco se assemelha ao da população geral.

Existem evidências recentes de que a aveia no estado puro e não contaminado por outros grãos que contenham glúten, pode ser seguramente ingerida pela maioria dos indivíduos celíacos, desde que em quantidade limitada. O consumo de aveia melhora o conteúdo de nutrientes da DIG, aumentando a ingestão de fibras, vitaminas, magnésio e ferro. Um pequeno número de celíacos pode ser intolerante à aveia pura e desenvolver uma resposta imunológica a avenina. Portanto, se a aveia for introduzida na dieta de celíacos, eles devem ser cuidadosamente seguidos para monitorar sinais clínicos e sorológicos de recaída.

A dieta de exclusão é difícil, visto que existem muitos produtos comerciais com fontes não referidas de glúten. Os pacientes devem ser cuidadosamente orientados sobre a dieta e seguidos periodicamente, para monitorar a aderência à dieta e a presença de deficiências nutricionais (ferro, ácido fólico, vitamina B12 e B6 e vitamina D), adequação da ingestão de fibras, ganho de peso. Obesidade pode surgir com a dieta sem glúten e deve ser controlada. Outras deficiências descritas incluem a de cobre, zinco e carnitina.

■ Tratamento não dietético[15,17]

Utilização de medicamentos, como os corticosteroides locais/sistêmicos ou com imunomoduladores, é indicada apenas para a doença celíaca refratária.

As terapias com suplementos de enzima, endopeptidases ou proteases de bactérias ou fungos, utilizadas para germinação de cereais, têm sido propostas para promover completa digestão das prolaminas e destruição dos peptídeos de glúten indutores da doença. Nesse sentido, os principais agentes em pesquisa são: ALV003 (medicamento recombinante, administrado por via oral, protease glúten-específica) e o larazotide acetato, um peptídeo oral que modula as junções firmes intestinais, reduzindo os sintomas de pacientes durante o desafio com glúten.

■ Prevenção da doença celíaca[18]

Até o presente momento, a prevenção primária da doença celíaca não é possível. Com base em alguns estudos sobre a "janela de oportunidades", sugeriu-se que a prevenção poderia ser realizada através da introdução do glúten entre 4 a 6 meses de idade, e, principalmente, que fosse realizada em vigência de aleitamento materno. Entretanto, resultados de recentes estudos prospectivos têm mostrado que o tempo de introdução do glúten e a duração ou manutenção do aleitamento materno não influenciam no desenvolvimento da doença. O que seria possível e deve ser realizado é a prevenção secundária através do diagnóstico e do tratamento precoces.

■ Monitoração da doença celíaca[16]

Recomendações:

1. Indivíduos com doença celíaca devem ser monitorados regularmente para verificar manutenção ou aparecimento de novos sintomas, aderência à dieta e avaliação de complicações. Na criança, deve-se ter atenção especial para assegurar crescimento e desenvolvimento normais.

2. A monitoração da aderência à DIG deve ter base a combinação da história e a sorologia (anti-tTGIgA ou anti-DPG IgA ou IgG).

3. Endoscopia com biópsia é recomendada para monitorar casos que não respondem clinicamente ou recaem os sintomas a despeito da DIG.

Recomendações adicionais estão descritas no Quadro 60.2.

QUADRO 60.2. Monitoração dos pacientes com doença celíaca.

Testes	Intervalos	Comentários
Sorologia	A cada 3 a 6 meses até normalizar, após a cada 1 a 2 anos	Aumentos persistentes indicam transgressão significante da dieta.
Avaliação nutricional	A cada 3 a 6 meses até normalizar, após a cada 1 a 2 anos	Deficiências comuns: ferro, vitamina D, vitamina B12, folato e zinco. Monitorar ganho de peso, ingestão de fibras e constipação.
Densidade mineral óssea	Uma vez nos primeiros 2 anos de tratamento	Melhora significante na densidade mineral óssea, ocorre no 1º ano após o diagnóstico.
Transaminases hepáticas	Ao diagnóstico e a cada 1 a 2 anos	Aumentos persistentes indica comorbidade hepática associada.
Teste de função tiroidiana	Ao diagnóstico e a cada 1 a 2 anos	Tiroidite autoimune é encontrada em aproximadamente 15 a 20% dos adultos celíacos.
Biópsia duodenal	Considerar 1 a 2 anos após o diagnóstico	A biópsia pode ser realizada para avaliar cicatrização, entretanto não é clara a sua necessidade em pacientes que estão bem.
Triagem de câncer	Igual a população geral.	Embora a taxa de certos tipos de câncer esteja aumentada, esses não são suficientemente comuns para justificar a triagem específica.

Fonte: Adaptado de Kelly[15].

■ Referências bibliográficas

1. Tjon JM, van Bergen J, Koning F. Celiac Disease: how complicated can it get? Immunogenetics. 2010;62(10):641-52.
2. Koda YKL, Barbieri D. Doença Celíaca, estudo clínico em 27 crianças: problemas no retardo diagnóstico. Pediatria. São Paulo. 1983;5:38-41.
3. Ludvigsson JF, Leffler DA, Bai JC et al. The Oslo definitions for celiac disease and related terms. Gut. 2013;62(1):43-52.
4. Kagnoff MF. Overview and Pathogenesis of Celiac Disease. Gastroenterology. 2005;128(4 Suppl 1):S10-8.
5. Troncone R, Discepolo V. Celiac Disease andautoimmunity. J Pediatr Gastroenterol Nutr. 2014;59 Suppl1:S9-S11.
6. Amstrong MJ, Hegade VS, Robins G. Advances in coeliac disease. Curr Opin Gastroenterology. 2012;28(2):104-12.
7. Reilly NR, Green PH. Epidemiology and clinical presentation of celiac disease. Semin Immunopathol. 2012 Jul;34(4):473-8.
8. Rewers M. Epidemiology of Celiac Disease. What are the Prevalence, Incidence and Progression of Celiac Disease? Gastroenterol. 2005;128(4Suppl 1):S47-51.
9. Sdepanian VL, Neufeld CB. Doença Celíaca. In: Gastroenterologia e Hepatologia na Prática Pediátrica. 2.ed. São Paulo, Atheneu; 2012. p.63-76.
10. Carlsson A. Currently diagnosed cases of coeliac disease are just the tip of the iceberg. Editorial. Acta Paediatr. 2016;105(4):346-8.
11. Catassi C, Gatti S and Lionetti E. World perspective and celiac disease epidemiology. Dig Dis. 2015; 33(2):141-6.
12. Rashid M, Lee J. Serologic testing in celiac disease: Practical guide for clinicians. Can Fam Physician. 2016;62(1):38-43.
13. Tonutti E, Bizzaro N. Diagnosis and classification of celiac disease and gluten sensivity. Autoimmun Rev. 2014;13(4-5):472-6.
14. Alessio MG, Tonutti E, Brusca I, Radice A, Licini L, Sonzogni A et al. Correlation between IgA tissue transglutaminase antibody ratio and histological finding in celiac disease. J Pediatr Gastroenterol Nutr. 2012;55:44-9.
15. Kelly CP, Bai JC, Liu E, Leffler DA. Advances in diagnosis and management of cealic disease. Gastroenterology. 2015;148(6):1.175-86.
16. Rubio-Tapia A, Hill ID, Kelly CP, Calderwood AH, Murray JA. American College of Gastroenterology. ACG Clinical Guidelines: Diagnosis and Management of Celiac Disease. Am J Gastroenterol. 2013; 108:656-76.
17. Kaukinen K, Lindfors K. Novel treatments for celiac disease: glutenase and beyond. Dig Dis. 2015;33(2):277-81.
18. Mearin ML. The prevention of coeliac disease. Best Pract Res Clin Gastroenterol. 2015 Jun;29(3):493-501.
19. Lauret E, Rodrigo L. Celiac disease and autoimmune-associated conditions. Biomed Res Int. 2013:127589.

Fibrose cística 61

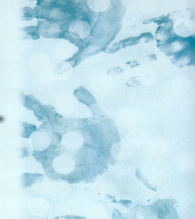

■ Ieda Regina Lopes Del Ciampo ■ Lidia Alice Gomes Monteiro Marin Torres

CASO CLÍNICO

Menina, 4 anos de idade, branca, nasceu prematura em más condições. Permaneceu internada na UTI até 2 meses de vida, em ventilação assistida. Após alta, manteve tosse produtiva, dispneia e sibilância. Foram realizadas diversas tentativas terapêuticas para asma, sem sucesso. Os períodos de atenuação dos sintomas ocorriam durante antibioticoterapia para "pneumonias". As manifestações respiratórias nunca desapareciam completamente e eram mais evidentes pela manhã. Apesar disso, a piora foi progressiva, culminando com a eliminação de secreção matutina esverdeada e vômica esporádica. Com poucos meses de idade, iniciou diarreia, com eliminação de fezes pútridas e dificuldade no ganho ponderal. Aos 10 meses de idade, foi pensado em fibrose cística (FC) e solicitado o teste de triagem neonatal (TNN), com resultado negativo e, com isso, afastada essa hipótese. Há 1 ano passou a apresentar cianose e dependência de oxigênio. Há 3 meses fez cirurgia para prolapso retal. Durante passeio em outra cidade, apresentou crise grave com internação em UTI, onde foi confirmada a suspeita de FC pela genotipagem (F508del em homozigose). Encaminhada ao Centro de Referência para tratamento da doença, com peso de 10.310 g e estatura de 96 cm, ambos dados menores que o percentil 10 dos padrões de referência. O cloro no suor foi de 93,6 mEq/l (VR < 40 mEq/l), confirmando FC. Permaneceu 2 meses internada. Recebeu alta em uso contínuo de oxigênio, fisioterapia pulmonar, reposição enzimática, suplementação nutricional, pesando 12.500 g.

■ Comentários: TNN é importante para detectar a FC. Entretanto, só é confirmada pela dosagem do cloro no suor. Quando negativa, não afasta a doença, devendo ser restrita às primeiras 4 semanas de vida (após esse período, ocorre queda do IRT – tripsinogenio imunorreativo). O quadro clínico apresentado é típico, com vários sinais característicos preenchendo os critérios diagnósticos da FC. Por isso, o diagnóstico de FC poderia ter sido realizado no período de lactente. O seu atraso implicou em sérias complicações, possivelmente irreversíveis. A infecção pulmonar crônica por *Pseudomonas aeruginosa* (cepa mucoide), presente nessa paciente, é de difícil controle e poderia ter sido postergada. Mesmo com o ganho de 2.190 g, a falta de terapia de reposição enzimática e de adequação dietética para controle do estado nutricional desde tenra idade, contribuiu para a péssima evolução pulmonar e ainda selou o diagnóstico de desnutrição crônica.

■ Introdução

FC é uma doença genética, ocasionada pela mutação no gene *CFTR* (*Cystic Fibrosis Transmembrane Condutance Regulator*) que codifica a proteína do mesmo nome, e que funciona como um canal de cloro, responsável pela regulação do volume líquido nas células epiteliais. Isso ocorre por meio da secreção de cloreto e inibição da absorção de sódio. É a doença autossômica recessiva e limitante da vida, mais frequente nos caucasianos, acometendo aproximadamente 1:3.000 nascidos vivos no mundo; mas no Brasil, nos estados em que já está implantada a triagem há mais de 10 anos, a estimativa é de 1:9.500 nascidos vivos[31]. A mutação mais comum, encontrada em aproximadamente 70% dos pacientes, é a deleção de uma fenilalanina no códon 508 do braço longo do cromossomo 7 (phe508del, conhecida anteriormente como ΔF508). Foram detectadas mais de 2 mil mutações, ocasionando efeitos variáveis na função da *CFTR*, e que resultam em diferentes fenótipos da doença[44].

A expressão genética da doença decorre da presença de mutações em dois alelos e acomete múltiplos órgãos, afetando principalmente pâncreas, pulmões, glândulas sudoríparas e ausência congênita dos vasos deferentes no sexo masculino, por obstrução dos canalículos no período intrauterino. Isso irá ocasionar uma diversidade de fenótipos, de manifestação precoce ou tardia. É conhecido que 90% dos pacientes com FC se tornam insuficientes pancreáticos, a maioria no 1º ano de vida, e que sem esse diagnóstico, seguido de terapia com reposição enzimática, tanto mortalidade quanto morbidade se elevam[27]. O mesmo ocorre com as alterações metabólicas decorrentes da elevada perda de sódio e cloro pelo suor, principalmente nos primeiros 2 anos de vida. Por isso, é importante considerar o paciente com FC de forma integral, já que inúmeros sistemas e aparelhos serão afetados desde o início da vida do indivíduo. Respeitar a necessidade de manutenção do estado nutricional é fundamental, já que vários estudos têm demonstrado expectativa de vida progressivamente maior nos pacientes que se mantém nutridos[1,25]. Outro aspecto importante é o acometimento do trato respiratório, apontado como a causa mais comum de morte. A deterioração pulmonar progressiva decorre de inflamação, retenção de muco, infecção bacteriana crônica, hiperinsuflação, instabilidade e obstrução das vias aéreas, sendo a *P. aeruginosa* o patógeno predominante; no entanto, progressivamente, outros agentes podem surgir e agravar o quadro. A infecção pulmonar crônica e a inflamação levam à perda progressiva da função pulmonar e à morte precoce devido à insuficiência respiratória, estando também associada à maior morbidade.

O diagnóstico precoce é fundamental e pode modificar a evolução da doença, o que revela a importância da triagem neonatal, implantada no Brasil recentemente. Na triagem, utiliza-se uma amostra de sangue coletada do RN nos primeiros dias de vida, na qual se quantifica a IRT (tripsina imunorreativa), precursora da enzima pancreática. A fibrose pancreática pode ocorrer intrautero nos pacientes com FC, com isso, a IRT reflui, ficando elevada no sangue, permanecendo 2 a 5 vezes mais elevada nesses pacientes. A coleta do sangue para a primeira IRT deve ser realizada entre os 3º e 7º dias de vida. De acordo com padronização realizada pela Secretaria de Saúde do Estado de São Paulo, se o primeiro IRT for > 80 ng/ml, nova amostra deve ser coletada entre os 16º e 30º dias de vida. Se na segunda amostra o valor do IRT for > 70 ng/ml, deve-se realizar a dosagem de cloro no suor para afastar ou confirmar a doença[34].

■ Critérios diagnósticos para FC

A Cystic Fibrosis Foundation (CFF), instituição americana para tratamento da doença, com extensas pesquisas na área, estabeleceu critérios clínicos e laboratoriais aceitos no mundo todo, considerados fundamentais para o diagnóstico da doença (Quadro 61.1). Caso haja um critério clínico associado a um critério laboratorial, pode ser confirmado o diagnóstico de FC. Essas são consideradas alterações fenotípicas características.

As condições menos típicas associadas ao diagnóstico de FC são: colangite esclerosante, bronquectasias difusas sem causa aparente, pancreatite aguda ou recorrente, azoospermia obstrutiva, aspergilose broncopulmonar alérgica, rinossinusite crônica de difícil controle e exaustão ou choque pelo calor. Esses pacientes podem ser portadores de formas atípicas e devem ser acompanhados de perto, para observar se não há aparecimento de outros sintomas e sinais da doença. É preciso ainda lembrar que o teste de triagem neonatal apresenta porcentagem em torno de 5% de falsos-negativos. Dessa forma, é importante estar atento aos seguintes sinais clínicos, mesmo em pacientes triados, a saber: dificuldade de crescimento, quadros de sibilância de repetição e de difícil controle, incluindo asma que não responde ao tratamento usual, ileomeconial, prolapso retal, quadros de edema e hipoproteinemia, diarreia prolongada sem causa aparente, icterícia neonatal prolongada, deficiências de vitamina K, polipose nasal, síndromes de exaustão com o calor, intussuscepção e quadros obstrutivos intestinais idiopáticos, cirrose não esclarecida, colestase e cálculos biliares[7].

QUADRO 61.1. Critérios diagnósticos para a FC: são necessários pelo menos um dado positivo da primeira coluna e um da segunda coluna para confirmação.

	Um dos dados a seguir	Associados a/ao
Sinais fenotípicos	• Bronco-sinuso--pneumopatia crônica • Anormalidades GI ou nutricionais • Síndromes de perda de sal • Anormalidades urogenitais masculina	• Aumento do cloro no suor
História familiar	• História de FC num irmão ou parente próximo	• Duas mutações ligadas a FC
Triagem	• Teste de triagem positivo	• Anormalidade no transporte nasal de íons

Fonte: Adaptado de Borowitz[6].

■ Manifestações clínicas e manejo

Didaticamente subdivididas, mas que ocorrem simultaneamente nos pacientes com FC, são descritas a seguir.

• Manifestações gastrintestinais

Normalmente diversas e os locais de acometimento podem ser o pâncreas, esôfago, intestino delgado, cólon, reto e fígado.

• Insuficiência pancreática e desnutrição

A maioria dos pacientes com FC manifesta insuficiência pancreática (IP) até o final do 1º ano de vida, e o seu diagnóstico precoce é muito importante, tanto para a sobrevivência dos pacientes com fenótipos graves quanto para a adequação nutricional daqueles com fenótipos mais leves[27]. O desenvolvimento adequado dessa criança com doença crônica é fundamental nos primeiros anos de vida, pois refletirá no seu futuro.

A IP decorre da obstrução dos ductos pancreáticos, prejudicando a liberação das enzimas e de bicarbonato. Consequentemente, ocorrerá prejuízo da digestão e posterior absorção intestinal, principalmente de gordura e das vitaminas lipossolúveis.

Sem tratamento, a IP manifesta-se como distensão abdominal e esteatorreia, caracterizada por eliminação de fezes pálidas e volumosas, com odor rançoso e que flutuam no vaso sanitário. É comum a queixa de que a criança se alimenta muito e não engorda. A desnutrição proteico--calórica pode progredir insidiosamente. Sem o diagnóstico precoce, os lactentes com IP podem manifestar desnutrição sob a forma de edema, anemia e hipoproteinemia. A evolução do edema é lenta e, inicialmente, pode-se criar falsa impressão sobre a manutenção adequada do seu ganho de peso. Por isso, na suspeita de FC, é muito importante a pesquisa dos sinais de edema ao exame físico (Figura 61.1).

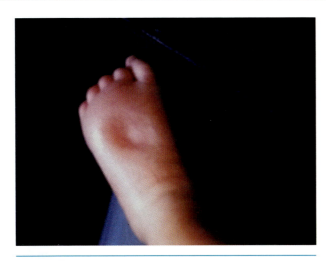

FIGURA 61.1. Sinal de cacifo positivo em lactente com a forma inicial de edema hipoprotweinêmico, sem a terapia de reposição das enzimas pancreáticas, ao diagnóstico de FC. Paciente com 45 dias de vida, com peso adequado para idade, recém-admitida no Ambulatório de Triagem Neonatal para fibrose cística do HCFMRPUSP.
Fonte: Acervo pessoal da autora Ieda Regina Lopes Del Ciampo.

Poderão ainda ser observadas manifestações clínicas relacionadas à deficiência das vitaminas A, D, E e K.

A desnutrição energético-proteica crônica resulta em prejuízo permanente da estatura, rápido declínio da função pulmonar, retardo da maturação sexual, dentre outros aspectos clínicos.

A desnutrição resulta de uma combinação de fatores, como perdas de energia, necessidades energéticas elevadas e ingestão inadequada de nutrientes[11]. A principal causa de perda de energia é a má-absorção decorrente da insuficiência pancreática[24].

A medida de excreção de gordura nas fezes é considerada o melhor teste para a avaliação de má-absorção ou de má digestão. Pode ser determinada por testes quantitativos ou qualitativos. O teste considerado padrão é o teste quantitativo, de Van de Kamer, mas apresenta dificuldades técnicas, particularmente nas crianças. Dentre os testes qualitativos temos o teste de Sudan III e o teste de tolerância aos triglicérides. O esteatócrito é um método semiquantitativo de avaliação da gordura fecal com base em microcentrifugação, de fácil realização, de baixo custo e não invasivo. De uso mais recente é o teste da elastase fecal, que é uma enzima eliminada pelas fezes sem degradação e a sua detecção nas fezes em níveis menores que 200 μ/g, sugerem IP[36].

A avaliação do estado nutricional deve ser realizada regularmente, pois qualquer alteração deve ser tratada, objetivando-se manter a sua adequação.

Na prática clínica essa avaliação pode ser realizada pela avaliação de peso e estatura, além de exames séricos laboratoriais.

O índice de massa corpórea (IMC) é o indicador antropométrico utilizado e os níveis de adequação do estado nutricional são o percentil 50 (0 DP) de IMC das referências de peso e comprimento para a população do mesmo sexo e idade, para a faixa etária entre 2 e 18 anos de idade. Para os maiores de 18 anos, consideram-se IMC > 22 kg/m² e IMC > 23 kg/m² para os sexos feminino e masculino, respectivamente. Já as crianças menores que 2 anos deveriam manter-se no percentil 50 (0 DP) das referências de peso e comprimento para a população do mesmo sexo e idade[9,37].

Além disso, é importante a avaliação do estágio de maturação sexual pelo estadiamento puberal de Tanner e a sua correlação com o desenvolvimento (que pode estar comprometido pelo processo de desnutrição) e o crescimento (já que nos períodos de maior crescimento existe maior gasto energético).

Realiza-se, anualmente, a investigação laboratorial do estado nutricional dos pacientes em seguimento por meio de proteína albumina, hemograma, ureia, creatinina, vitaminas lipossolúveis (A, D e E) séricos, eletrólitos, entre outros.

A FC com IP deve ser sempre incluída no diagnóstico diferencial daqueles lactentes que evoluem com ganho ponderal insatisfatório, mesmo com a orientação alimentar adequada, pois mesmo onde existe a triagem neonatal para FC, o teste pode não ter detectado a doença (casos falso-negativos).

Para o tratamento da IP, é necessária a suplementação com enzimas pancreáticas a cada refeição (exceto frutas com baixo teor de gorduras). As necessidades variam de acordo com o grau de IP e são determinadas pela quantidade de lipase necessária para a digestão do conteúdo de lipídeo dietético. Uma forma prática de iniciar o tratamento é considerar a faixa etária do indivíduo.

QUADRO 61.2. Sugestões para a terapia de reposição de enzima pancreática, considerando-se a lipase, de acordo com os consensos.

Faixa etária	Suplementação sugerida
até 12 meses	• 2.000 a 4.000 UI lipase/120 ml de fórmula alimentar ou ingestão estimada de leite materno e aproximadamente 2.000 UI lipase/g de gordura dietética.
1 a 4 anos	• 2.000 a 4.000 UI lipase/g de gordura dietética, aumentando a dose conforme necessário (dose 10.000 UI lipase/kg/dia).
> 4 anos e adultos	• Iniciar com 500 UI lipase/kg/refeição, aumentando conforme necessário, até a dose máxima de: – 1.000 a 2.500 UI lipase/kg/refeição; ou – 10.000 UI lipase/kg/dia; ou – 2.000 a 4.000 UI lipase/g de gordura dietética.

Legenda: UI: unidades internacionais.
Fonte: Adaptado de Turck[39].

- **Refluxo gastresofágico (RGE)/doença do refluxo gastresofágico (DRGE)**

O RGE e a DRGE são mais frequentes nos pacientes com FC que nos indivíduos saudáveis, porém esse tema ainda carece de maior quantidade de pesquisas[5,28].

Atualmente, os mecanismos primários propostos para a presença do RGE na FC seriam o número elevado de relaxamento transitório do esfíncter esofágico inferior (EEI), pressão reduzida do EEI, acidificação esofágica prolongada e esvaziamento gástrico prolongado. Os secundários parecem ser fisioterapia respiratória, tosse, uso de medicamentos que possam contribuir para o RGE, modificações dietéticas com elevado teor de gordura e alterações pulmonares próprias da doença.

Os sintomas do RGE nos pacientes com FC podem ser típicos (eructações, vômitos, regurgitação) ou extra-esofágicos (tosse, rouquidão, chiado), mas eles também podem ser silenciosos.

Embora existam várias formas de avaliar o RGE/DRGE, a impedância/pHmetria de 24 horas é o método mais sensível para detectar refluxos ácidos e não ácidos. De acordo com alguns pesquisadores, o teste deve ser realizado, sempre que possível, logo após o diagnóstico da FC. O teste pode se alterar na presença de alguns medicamentos (p. ex.: betamiméticos, antagonistas do receptor H2, bomba inibidora de prótons e procinéticos, como a eritromicina), por esse motivo, devem ser descontinuados por vários dias antes da realização do exame.

O tratamento medicamentoso agressivo da DRGE deve ser realizado desde o seu diagnóstico, por ser causa importante de piora da doença pulmonar na FC. O uso de bloqueador dos receptores de H2, inibidores da bomba de próton e procinéticos são utilizados para o manejo dos sintomas dispépticos, retardo do esvaziamento gástrico e distensão abdominal. Há relato de que os inibidores da bomba de próton parecem ser os mais potentes para a supressão da secreção ácida, mas não seriam os mais efetivos na prevenção da aspiração pulmonar de conteúdos gástricos, principalmente do refluxo biliar. Antibióticos e broncodilatadores podem afetar a flora gástrica e duodenal, levando ao prejuízo da função do EEI, com piora dos sintomas do DRGE. Outros medicamentos, como progesterona, alfa-adrenérgicos, morfina e bloqueadores do canal de cálcio também são prejudiciais, pois reduzem a pressão do EEI[18].

Ainda são escassos os estudos sobre a indicação de procedimento cirúrgico para controle do RGE/DRGE em pacientes com FC. Um estudo revelou que a fundoplicatura com a técnica de Nissen (em que pese suas complicações) é efetiva, outro estudo corrobora essa eficácia após transplante pulmonar e outro ainda justifica que ela é eficaz tanto para refluxo ácido quanto para não ácido. São necessários mais estudos para detalhar a causa da DRGE em pacientes com FC, e para identificar as melhores terapias.

• Síndrome da obstrução intestinal distal (*distal intestinal obstruction syndrome* – DIOS)

Define-se DIOS como uma obstrução intestinal, completa ou incompleta, por massa fecal, na região ileocecal. Decorre do acúmulo de massa no lúmen intestinal, constituído de material fecal viscoso com muco pegajoso, de difícil remoção pela sua aderência à parede intestinal do íleo e do ceco e forte ligação às criptas e vilosidades[20].

Alguns fatores de risco que predispõem a DIOS são: insuficiência pancreática, episódio prévio de DIOS, genótipos associados a fenótipos graves, ileomeconial no período neonatal, diabetes relacionado a FC, desidratação precipitada por doença intercorrente, controle inadequado da má-absorção de gordura e pós-transplante.

As manifestações clínicas mais frequentes são dor abdominal, distensão e vômitos. Apresenta-se com maior frequência sob a forma subaguda, quando ocorre dor abdominal intermitente, geralmente associada à distensão abdominal. Quando aguda, leva à obstrução intestinal.

Ao exame físico, observa-se massa palpável em quadrante inferior direito do abdome, que pode ser visualizada na ultrassonografia simples de abdome[2].

O diagnóstico diferencial mais comum deve ser feito com a constipação intestinal simples, que ocorre com frequência nos pacientes com FC; porém, nesse caso, a sintomatologia é mais crônica e o material fecal e a radiografia simples de abdome evidenciam o material fecal distribuído pelo cólon. É importante afastar apendicite, abscesso apendicular, intussuscepção, doença de Crohn, adesões, volvo, colonopatia fibrosante e tumores.

O tratamento da DIOS ainda é empírico, tanto para os quadros agudos quanto para os crônicos, mas já são descritos em diretrizes[10]. Para os episódios agudos, aspectos práticos demonstram que os quadros incompletos apresentam boa resposta à combinação de reidratação oral e laxativos. O objetivo é fluidificar as fezes, com consequente resolução da distensão, dor abdominal e vômitos. O uso de soluções iso-osmolares contendo PEG, água e eletrólitos em sua concentração são as preferidas. A dose utilizada de PEG é 2 g/kg/dia (dose máxima 80 a 100 g/dia), via oral. Para as soluções iso-osmolares já preparadas, utilizam-se 20 a 40 ml/kg/hora chegando ao máximo de 1 litro/hora até 8 horas.

Dentre outras alternativas, o uso alternativo de Gastrografina®, por via oral ou por sonda nasogástrica (50 ml em 200 ml de água ou suco para crianças menores de 6 anos, e 100 ml diluído em 400 ml de água ou suco para os maiores, no primeiro dia e metade da dose nos dias subsequentes enquanto for necessário), tem sido observado em pesquisas. O uso oral de N-acetilcisteína pode ser uma opção para substituir a medicação anteriormente citada.

Nos casos de DIOS completo, com obstrução moderada e o paciente sem vômitos, o PEG pode ser usado conforme descrito anteriormente. Nas situações de obstrução mais grave, com vômito bilioso, ou quando a terapia de lavagem não foi eficiente, o paciente deve ser hospitalizado para reidratação por via endovenosa e iniciada a aspiração nasogástrica. Pode-se utilizar o enema com Gastrografina. No entanto, essa substância pode causar deslocamento de fluido do intestino para a circulação com graves complicações (p. ex., choque, perfuração e enterocolite necrosante). Para maior segurança, esse procedimento só deve ser realizado por um radiologista experiente. Com o tratamento clínico precoce e agressivo, a cirurgia raramente é necessária.

Como profilaxia do DIOS, deve-se manter tratamento laxativo com PEG oral (0,5 a 1 g/kg/dia, máximo 40 g/dia), por 6 a 12 meses, para evitar sua recorrência. O uso de lactulona pode causar dor e flatulência, mas é outra opção disponível. O aumento de fibras na dieta ainda não está claro como profilaxia da recorrência de DIOS. Outras medidas profiláticas incluem ajuste da dose das enzimas pancreáticas e orientações para evitar a desidratação.

• Ileomeconial

Caracteriza-se pela obstrução intestinal ocasionada pela impactação de mecônio espesso, ressecado, rico em proteína localizado na parte distal do ileoterminal, e decorre da deficiência de enzimas pancreáticas associada à produção anormal de mucina.

É outra causa de obstrução intestinal. Estudos mostram que 75% dos neonatos que apresentam ileomeconial são portadores de FC, além de ocorrer como manifestação inicial em 20% dos casos da doença, o que torna obrigatório o seu diagnóstico diferencial e cuidadoso acompanhamento da criança.

Embora a triagem neonatal seja importante para a detecção da FC, o seu benefício parece não ser tão efetivo nos neonatos com ileomeconial, já que os valores detectados podem ser menores[19].

Os casos complicados podem cursar com perfuração intestinal e, por isso, o tratamento do ileomeconial pode variar, sendo necessário apenas o uso de enemas de gastrografina até a realização de cirurgia com ou sem ressecção de alça intestinal.

• Doença celíaca (DC)

Tem incidência elevada em pacientes com FC[40]. Nos casos em que ainda exista suspeita de má-absorção, a despeito do manejo adequado da terapia de reposição das enzimas pancreáticas, a sorologia positiva para DC (antitransglutaminase ou antiendomísio) aliada à biópsia de duodenal pode ser útil. Se confirmada a doença celíaca, será necessária a eliminação do glúten da dieta, além da terapêutica para FC.

• Prolapso retal

Diagnosticado com muita frequência nas décadas anteriores, teve sua incidência diminuída com a identificação e o tratamento precoces da FC. A FC deve ser incluída no seu diagnóstico diferencial[15].

• Doença hepática relacionada à fibrose cística (DHRFC)

Com incidência de 2,5% na primeira década de vida, chegando entre 27 e 35% até os 18 anos de idade. Pode decorrer das alterações da *CFTR*, dos efeitos extra-hepáticos da doença e das lesões de origem iatrogênica. A lesão típica é a cirrose biliar focal, que pode evoluir para cirrose biliar multilobular, hipertensão portal e complicações relacionadas[38].

A cirrose multilobular ocorrerá entre 5 e 10% dos pacientes com FC durante a primeira década de vida e é responsável por 2,5% da mortalidade na FC, decorrente de complicações, principalmente, como sangramento de varizes esofágicas. A falência hepática é rara na faixa etária pediátrica.

A esteatose hepática moderada associa-se a deficiências nutricionais, incluindo os ácidos graxos essenciais e o metabolismo alterado dos fosfolípides.

A DHRFC é frequentemente subclínica e a maioria dos pacientes permanece assintomático até mesmo com a instalação da cirrose multilobular. A hepatomegalia, com ou sem alterações séricas das enzimas hepáticas, é a apresentação clínica mais comum e, geralmente, está associada a sinais de hipertensão portal.

Considera-se DHRFC quando dois ou mais dos critérios diagnósticos descritos a seguir estejam presentes:

- Hepatomegalia (aumento do fígado em relação à idade ou borda hepática palpável > 2 cm abaixo da margem costal na linha hemiclavicular, confirmado por ultrassonografia), lóbulo esquerdo palpável na região epigástrica (frequentemente observado em casos de cirrose multilobular) e/ou esplenomegalia, confirmado por ultrassonografia.
- Elevação acima dos limites da normalidade das transaminases (ALT e AST) e Gama-GT por pelo menos três determinações consecutivas acima de 12 meses (após excluir outras causas de doença hepática).
- Evidências ultrassonográficas de comprometimento hepático (ecogenicidade elevada e/ou heterogênea, margens irregulares, modularidade), ou de hipertensão portal, ou de anormalidades das vias biliares (dilatação do ducto biliar).

A biopsia hepática pode informar sobre o tipo de lesão (esteatose ou cirrose biliar focal) e a extensão da fibrose portal, mas não é rotineiramente indicada por poder subestimar a gravidade da doença, já que as lesões apresentam características de descontinuidade.

Recomenda-se avaliação anual, incluindo exame abdominal, avaliação bioquímica (AST, ALT, Gama-GT, fosfatase alcalina, tempo de protrombina e plaquetas), além de ultrassonografia abdominal. A tomografia ou a ressonância magnética serão necessárias se existir preocupação sobre a natureza da lesão hepática (esteatose, hemangioma, hiperplasia nodular focal e hepatocarcinoma) ou envolvimento do trato biliar.

A endoscopia digestiva alta (EDA) permite o rastreamento de varizes esofágicas nos pacientes com cirrose e esplenomegalia e/ou sinais de hiperesplenismo. Se normal, repetir o exame a cada 2 ou 3 anos, se alterada, realizar anualmente e tratar as varizes de grosso calibre.

Detectar precocemente os sinais de falência hepática é difícil, pois a função do fígado é mantida até a fase terminal. Orienta-se, pelo menos 1 vez/ano, a realização de marcadores inespecíficos de falência hepática, como do tempo de protrombina (alterado, se > 13,5 seg ou atividade < 70% do normal) e fatores de coagulação (alterado, se cofatores diminuídos).

Nos pacientes cirróticos, realizar ultrassonografia e dosagem sérica dos níveis de alfa-fetoproteína para monitorar possível desenvolvimento de carcinoma hepatocelular.

Na DHRFC, os requerimentos energéticos devem ser acima de 150% da RDA (40 a 50% do conteúdo dietético diário, com suplementação em TCM e atenção especial aos ácidos graxos poli-insaturados) e só raramente adicionando suplementos de carboidratos (polímeros de glicose), pelo risco do desenvolvimento de diabetes relacionado à fibrose cística. Assegurar a ingestão proteica de 3 g/kg/dia naqueles sem sinais de insuficiência hepática. Evitar a suplementação de sal nos pacientes com cirrose e hipertensão portal, pois pode precipitar o desenvolvimento de ascite. Prescrever vitaminas lipossolúveis em altas doses diárias (vitamina A: 5.000 a 15.000 UI; vitamina E-alfa tocoferol: 100 a 500 mg/dia; vitamina D "alfa calcidiol": 50 ng/kg, com dose máxima igual a 1 μg; vitamina K: 1 a 10 mg). De modo geral, existem diretrizes para a nutrição dos pacientes com FC, incluindo os requerimentos energéticos e vitamínicos diários[39].

O uso do ácido ursodesoxicólico (20 mg/kg/dia, dividido em 2 doses ou mais) é recomendado assim que se faça o diagnóstico da DHRFC, a fim de retardar a progressão da doença. Após o início, avaliação bioquímica das enzimas hepáticas deve ser realizada a cada 3 ou 6 meses. Maiores detalhes podem ser encontrados em diretrizes sobre o tema[13].

A colestase neonatal pode ocorrer nos neonatos e lactentes com ileomeconial, nutrição parenteral ou cirurgia abdominal; desaparece nos primeiros meses de vida e não se correlaciona ao desenvolvimento futuro da DHRFC. Medicamentos para o tratamento da FC, além de infecções, também pode alterar as enzimas hepáticas.

■ Acometimento do aparelho respiratório

• Fisiopatologia da doença respiratória

O *CFTR* é um gene de aproximadamente 250-kb e codifica a proteína *CFTR*, com 1.480 aminoácidos, da classe de transportadores ABC. Essa proteína é um canal de cloro e bicarbonato, localizado na superfície apical das células epiteliais e nas glândulas submucosas[17]. Esse canal está diretamente relacionado ao canal de transporte de sódio, ENaC, e atua desregulando essa estrutura e levando à reabsorção de sódio. A água acompanha essa movimentação dos íons, permanecendo dentro da célula e não sendo secretada para o fluido periciliar. Outra alteração observada é a ausência de secreção de bicarbonato, tornando as secreções, além de espessas, mais ácidas, o que dificulta a atuação das citocinas e quimiocinas antibacterianas[41].

Atualmente, estão descritas seis classes de mutações *CFTR*. As mutações das classes I, II, III e VI são consideradas mais graves e associadas à expressão fenotípica mais característica e de pior evolução clínica, havendo pouca ou nenhuma proteína *CFTR* na membrana plasmática. As mutações das classes IV e V geram fenótipos mais leves, com perda parcial da atividade *CFTR*. Cada mutação genética pode estar associada a um desses tipos de alteração de transportador, o que justifica a grande variabilidade dos quadros clínicos. Nos dias de hoje, há vários corretores parciais para a função desse transportador, sendo que alguns atuam como corretores do defeito e outros como potencializadores da ação da proteína, já em uso em outros países. Os estudos mostram resultados promissores, mas são produtos ainda em fase de aprovação no nosso país[33].

A ausência do transporte correto do íon cloro e, consequentemente da água, desencadeia redução do fluido peri-

ciliar e aumento de sua densidade por desidratação. Isso irá interferir no *clearance* mucociliar, com diminuição da drenagem do muco, dificultando a esterilização bacteriana das vias aéreas e impedindo a ação das defensinas presentes no aparelho respiratório[29]. Vários estudos mais recentes demonstram que a própria retenção do muco, mesmo antes da presença de infecção, pode ser um fator importante na perpetuação do processo inflamatório presente nas vias aéreas[12].

Após a desidratação do muco, as placas ficam aderidas entre si e facilitam o crescimento de bactérias, já que não ocorre o aumento da quantidade do fluido periciliar em resposta à infecção. O muco espesso facilita a adesão de bactérias e impede a penetração e adequada função dos neutrófilos, o que impede a sua eliminação. Esse é o meio adequado para o crescimento da pseudomonas, pois é rico em nutrientes e microaerófilo. Assim que a infecção se estabelece e cronifica, aparecem as bronquectasias, que agravam a produção do muco, cada vez mais espesso, devido as altas concentrações de DNA, proveniente tanto de bactérias quanto dos neutrófilos degranulados no local.

Também é importante a participação de vírus e outros fatores ambientais, como prematuridade, tabagismo na família e outros, no início da doença, já que podem ser os desencadeantes do processo inflamatório.

• Infecção respiratória na FC

Os germes que colonizam, inicialmente, as vias aéreas dos pacientes com FC são os germes habituais nas crianças. Os vírus são fatores complicadores frequentes e podem desencadear processos inflamatórios intensos, que abrem caminho para a instalação das bactérias, sendo ainda, muitas vezes, responsáveis pelas exacerbações[3].

Das bactérias, o *S. aureus* sensível à oxacilina e *H. influenzae* são os primeiros germes isolados e são sucedidos pela *P. aeruginosa*, que encontra facilidade de crescimento no meio pulmonar. A manutenção da infecção pode se aprofundar e desencadear a produção de anticorpos específicos contra si mesmas, com agravamento do quadro clínico e evoluindo com bronquectasias disseminadas (Figura 61.2). Com a coleta rotineira de escarros ou *swabs* passou-se a observar isolamento cada vez mais precoce de germes como *P. aeruginosa*, com piora significativa do prognóstico, caso não seja erradicada[22,23].

Os neutrófilos são abundantes, mas não há macrófagos em quantidade suficiente para remover as células mortas, havendo, portanto, quantidade excessiva de compostos celulares tóxicos que ficam sobrenadantes no fluido periciliar, amplificando a resposta inflamatória e perpetuando as lesões.

Com a cronificação do processo, a *P. aeruginosa* passa a apresentar um fenótipo mucoide e perde a motilidade, produzindo um biofilme, que dificulta a fagocitose. Esse biofilme é um mecanismo de escape da bactéria, que aparece como resposta a um estresse (déficit de oxigênio, agressão pelos PMN, antibióticos etc.). Consiste numa membrana que recobre as colônias, que apresenta consistência viscosa na placa de cultura. As bactérias passam a formar um sincício, havendo troca de informações genéticas entre os núcleos. Nessas colônias, as bactérias ficam protegidas tanto da ação dos antibióticos quanto da fagocitose. Não existe terapêutica capaz de eliminar o biofilme, embora em alguns casos, tenha sido observada a modificação do perfil genético bacteriano de mucoide para não mucoide, mas ainda não se sabe o efeito que isso tem em relação à evolução clínica dos pacientes[4,42].

As bactérias devem ser erradicadas tanto quanto possível, já que sua presença perpetua o processo inflamatório, que leva à destruição do epitélio e das fibras colágenas, principalmente a *Pseudomonas*, que está associada a uma queda da função pulmonar e redução da sobrevida em longo prazo. Geralmente, o tratamento deve ser feito com antibióticos específicos, evitando monoterapia e sempre utilizando um aminoglicosídeo juntamente a um antibiótico específico para o agente, como a Ceftazidima (primeira escolha) e o Meropenem (segunda escolha) para casos mais graves. Nos casos em que se opta pela erradicação domiciliar, a Ciprofloxacina tem sido empregada por vários grupos, em associação com a Tobramicina ou Colomicina inaladas. O estafilococo oxacilina-sensível deve ser tratado com amoxicilina no domicílio ou oxacilina, se o quadro clínico justificar a internação. A terapia sempre deve ser guiada pela cultura. O tratamento deve se prolongar por pelo menos 14 dias, mas pode ser necessário prolongar a antibioticoterapia, caso não haja resposta durante o período, devendo ser estendido até 7 dias após o desaparecimento dos sintomas[16,8].

- **Manifestações clínicas respiratórias**

Tosse é um sintoma frequente e muito importante para a mobilização das secreções. Deve ser produtiva, mas sempre que possível deve ser eliminado o escarro, pois a sua deglutição, que é comum nas crianças pequenas, pode levar a dificuldades de alimentação. No início do quadro, a tosse pode ser seca, apertada, principalmente no lactente jovem, e pode levar a insuficiência respiratória, devido à dinâmica desfavorável do tórax. Portanto, sempre que houver sinais de exacerbação, será necessário intensificar os procedimentos de fluidificação e drenagem do muco. Outros sinais presentes são a sibilância de difícil controle, que na maioria das vezes não respondem à terapêutica com broncodilatadores e corticosteroides, pois eles podem ocasionar desabamento das vias aéreas e dificultar a drenagem das secreções. Essas últimas medicações só devem ser utilizadas em FC quando houver sinais definidos de asma concomitante, não havendo nenhum benefício em outras situações. Com a progressão da doença podem aparecer dispneia e intolerância ao esforço físico[8].

Após a instalação das bronquectasias o paciente passa a apresentar eliminação de grande quantidade de secreção amarelada ao acordar. Devido a essa secreção espessa, pode ocorrer a oclusão de alguns brônquios e aparecimento de atelectasias.

Esses pacientes, com frequência, apresentam episódios de aumento dos sintomas respiratórios basais, que podem ser ocasionadas por aumento do crescimento de germes já existentes ou pela presença de infecções novas, denominadas exacerbações. Esses episódios são preocupantes, pois estão associados a queda da função pulmonar (que não se recupera), aumentando a morbidade da doença e diminuindo a expectativa de vida. São sintomas considerados sugestivos de exacerbação: alteração na cor ou na quantidade do escarro, aumento de tosse, dispneia ou queda de saturação periférica de oxigênio, dor torácica ou sensação de opressão, presença de hemoptise ou aumento dela, mal-estar e fadiga exagerados, anorexia, perda de peso, febre, alterações na ausculta pulmonar, queda da função pulmonar em mais que 10% em relação à prova anterior, novas alterações em radiografia de tórax, entre outras[8,43].

O comprometimento das vias aéreas superiores estabelece-se em pacientes mais velhos, com aparecimento de sinusite crônica, caracterizado por obstrução nasal de difícil controle, fala anasalada persistente, cefaleia e sensação de pressão na face, que, inclusive, podem se iniciar na infância. Não é comum a ocorrência de gotejamento na faringe posterior, nem coriza amarelada, por causa da dificuldade de drenagem dessas secreções, que evoluem como se fosse uma "cola" dentro das cavidades paranasais. Alguns estudos têm demonstrado que a infecção por *Pseudomonas* inicia-se nos seios da face e depois progride para os brônquios, motivo pelo qual há várias tentativas de tratamentos para facilitar a drenagem desse local, sem sucesso até o momento. A progressão da doença em seios da face pode levar ao aparecimento de mucocele, com destruição da parede óssea e aparecimento de pólipos, com elevada morbidade. Nesse ponto, apenas a retirada cirúrgica leva a algum alívio, mas é bem descrita a recorrência dos pólipos[30].

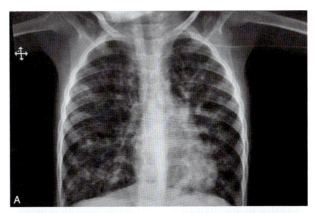

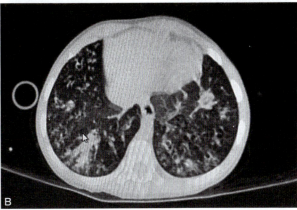

FIGURA 61.2. Bronquectasias disseminadas em paciente de diagnóstico tardio de FC. (A) Radiografia de tórax já evidencia imagens sugestivas de bronquectasias preenchidas por secreção. (B) A imagem da tomografia computadorizada de alta resolução mostra brônquios de paredes espessadas, alguns mais dilatados, e áreas de impactação mucoide na seta (muco muito espesso ocluindo completamente a luz do brônquio).

Fonte: Acervo da autora Lidia Alice Gomes Monteiro Marin Torres.

• Tratamento da doença respiratória

Fisioterapia respiratória com a fluidificação do muco são partes fundamentais para a manutenção da saúde do paciente e devem ser realizadas diariamente. A solução salina hipertônica 7% e a alfa-dornase são utilizadas como fluidificantes efetivos. A solução salina age por efeito hiperosmolar, atraindo água para as vias aéreas, desempenhando, portanto, efeito broncoconstritor, pois ela tem característica irritante para as vias aéreas, devendo ser utilizada após uso de broncodilatadores. Já a alfa-dornase age provocando lise no DNA, presente em altas concentrações no muco. Nessa reação, é produzido calor e consumida energia com produção de água ao final. Ambas são igualmente efetivas no processo de liquefação dessa secreção, mas a alfa-dornase teria alguns efeitos anti-inflamatórios, por facilitar a drenagem da secreção e minimizar o risco de crescimento bacteriano. Essa medicação ainda propicia a ação das defensinas bacterianas, por reduzir as pontes que unem o DNA, nas quais elas ficariam aderidas.

Antibióticos inalatórios, orais e endovenosos são a pedra angular do tratamento da doença respiratória e já foram citados anteriormente. Em conjunto com a alfa-dornase são responsáveis pela melhora da expectativa de vida observada em todo o mundo para essa doença depois da década de 1990[21].

■ Distúrbios eletrolíticos

Hiponatremia, hipocalemia, hipocloremia e hiperbicarbonatemia podem, algumas vezes, ocorrer nos pacientes portadores de FC. Esses distúrbios são mais frequentes antes dos 2 anos de idade e podem se apresentar de forma crônica ou subaguda. A forma subaguda é ocasionada por exposição a ambientes climáticos com calor excessivo, vômitos, suor excessivo, diarreia e infecção pulmonar. Esses pacientes podem apresentar vômitos, desidratação, inapetência e/ou dificuldades para ganhar peso e estatura.

Os distúrbios eletrolíticos devem ser sempre lembrados e a avaliação dos eletrólitos e gasometria, com alcalose metabólica, geralmente auxiliam no diagnóstico.

Em nosso serviço, devido ao clima quente, a reposição diária de 2 mEq/kg/dia de sódio, dividida em 3 a 4 doses, faz parte do protocolo (com posterior ajuste de acordo com a necessidade individual). Embora não exista um consenso, existem diretrizes que recomendam a reposição de até 4 mEq/kg/dia de sódio[6]. Lembrar que o leite materno é o indicado para a nutrição dos lactentes com FC, mas que o seu teor de sódio pode não ser suficiente para a demanda apresentada.

■ Outras complicações

Conforme a sobrevida dos pacientes se eleva, são descobertas novas comorbidades e situações específicas, como o diabetes relacionado a FC, a alteração do metabolismo ósseo, a gestação na FC etc. Entretanto, como descrever todas essas situações foge ao escopo deste capítulo, recomenda-se a leitura desta e de outras diretrizes[14,26,35].

■ Considerações finais

Como a FC é uma doença que acomete diversos sistemas, enfatiza-se a importância da sua abordagem de modo holístico, incluindo terapêutica multidisciplinar e multiprofissional, além dos cuidados adequados ao paciente em seu ambiente social, para que ocorra maior sobrevida associada a uma melhor qualidade de vida.

■ Referências bibliográficas

1. Abèly M. Traitement de l'inflammation bronchique dans la mucoviscidose. Archives de pédiatrie. 2007;14:1350-5.
2. Agrons GA, Corse WR, Markowitz RI, Suarez ES, Perry DR. Gastrointestinal manifestations of cystic fibrosis: radiologic-pathologic correlation. Radiographics. 1996;16:871-93.
3. Almeida MB, Zerbinati RM. Tateno AF et al. Rhinovirus C and Respiratory Exacerbations in Children with Cystic Fibrosis. Emerg Infect Dis. 2010 Jun;16(6):996-9.
4. Bjarnsholt T et al. Quorum sensing and virulence of Pseudomonas aeruginosa during lung infection of cystic fibrosis patients. PLoS One. 2010;5:e10115.
5. Blondeau K, Pauwels A, Dupont L et al. Characteristics of gastroesophageal reflux and potential risk of gastric content aspiration in children with cystic fibrosis. J. Pediatr. Gastroenterol. Nutr. 2010;50:161-6.
6. Borowitz D, Robinson KA, Rosenfeld M, Davis SD, Sabadosa KA et al. Cystic Fibrosis Foundation evidence-based guidelines for management of infants with cystic fibrosis. J Pediatr. 2009;155:S73e93.
7. Boyle MP. Nonclassic cystic fibrosis and CFTR-related diseases. Curr Opin Pulm Med. 2003;9(6):498-503.
8. Bush A et al. Clinical guidelines for the care of children with cystic fibrosis 2014. Royal Brompton Hospital, NHS. [Acessado 2017 Jan]. Disponível em: www.rbht.nhs.uk/childrencf.
9. Chinuck R, Dewar J, Baldwin DR, Hendron E. Appetite stimulants for people with cystic fibrosis. Cochrane Database Syst Rev. 2014;7:CD008190.
10. Colombo C, Ellemunter H, Houwen R, Munck A, Taylor C, Wilschanski M et al. Guidelines for the diagnosis and management of distal intestinal obstruction syndrome in cystic fibrosis patients. J Cyst Fibros. 2011;10(Suppl. 2):24-8.
11. Culhane S, George C, Pearo B, Spoede E. Malnutrition in cystic fibrosis: a review. Nutr Clin Pract 2013;28:676e83.
12. VanDevanter DR et al. Journal of Cystic Fibrosis. 2016;15:147-57.
13. Debray D, Kelly D, Houwen R, Strandvik B, Colombo C. Best practice guidance for the diagnosis and management of cystic fibrosis-associated liver disease. J. Cyst. Fibros. 2011;10:S29-S36.
14. Edenborough FP, Borgo G, Knoop C et al. Guidelines for the management of pregnancy in women with cystic fibrosis Journal of Cystic Fibrosis. 2008;7:2-3.
15. El-Chammas KI, Rumman N et al. Rectal prolapse and cystic fibrosis. JPGN. 2015;60:110-2.
16. Gibson RL, Burns J, Ramsey BW. Pathophysiology and management of pulmonary infections in Cystic Fibrosis. Am J Resp Crit Care Med. 2003;168:918-51.
17. Guggino WB. Outwardly rectifying chloride channels and CF: a divorce and remarriage. J Bioenerg Biomembr. 1993;25:27-35.
18. Haller W, Ledder O, Lewindon PJ, Couper R, Gaskin KJ, Oliver M. Cystic fibrosis: an update for linicians. Part 1: nutrition and gastrointestinal complications. J Gastroenterol Hepatol. 2014;29:1344-55.
19. Heeley AF, Bangert SK. The neonatal detection of cystic fibrosis by measurement of immunoreactive trypsin in blood. Ann Clin Biochem.1992;29:361-76.
20. Houwen RH, van der Doef HP, Sermet I et al. on behalf of the ESPGHAN Cystic Fibrosis Working Group. Defining DIOS and constipation in cystic fibrosis with a multicentre study on the incidence, characteristics, and treatment of DIOS. J Pediatr Gastroenterol Nutr. 2010;50:38-42.

21. Konstan MW1, Wagener JS, Pasta DJ et al. Clinical use of dornase alpha is associated with a slower rate of FEV1 decline in cystic fibrosis. Pediatr Pulmonol. 2011 Jun;46(6):545-53.

22. Kosorok MR, Lan Zeng MS, West SEH et al. Pediatr Pulmonol. 2001;32:277-87.

23. Langton Hewer SC, Smyth AR. Antibiotic strategies for eradicating Pseudomonas aeruginosa in people with cystic fibrosis. Cochrane Database Syst Rev. 2014 Nov 10;(11):CD004197.

24. Li L, Somerset S. Digestive system dysfunction in cystic fibrosis: challenges for nutrition therapy. Dig Liver Dis 2014;46:865e74.

25. Mitchell I, Nakielna E, Tullis E, Adair C. Cystic fibrosis. Chest. 2000; 118:80-4.

26. Moran A, Brunzell C, Cohen RC et al. Clinical care guidelines for CFRD: recommendations from the cystic fibrosis foundation, the American diabetes association and the pediatric endocrine society. Diabetes Care. 2010;33:2.697-708.

27. O'Sullivan BP, Baker D, Leung KG, Reed G, Baker SS, Borowitz D. Evolution of pancreatic function during the first year in infants with cystic fibrosis. J Pediatr. 2013;162:808-12.

28. Pauwels A, Blondeau K, Mertens V et al. Gastric emptying and different types of reflux in adult patients with cystic fibrosis. Aliment. Pharmacol. Ther. 2011;34:799-807.

29. Pezzulo AA, Tang XX, Hoegger MJ et al. Reduced airway surface pH impairs bacterial killing in the porcine cystic fi brosis lung. Nature. 2012;487:109-113.

30. Qureishi A, Lennox P, Bottrill I. Bilateral maxillary mucoceles: an unusual presentation of cystic fibrosis. J Laryngol Otol. 2012;126(3):319-21.

31. Raskin S, Phillips III JA, Krishnamani AR et al. DNA analysis of cystic fibrosis in Brazil by direct PCR amplification from Guthrie cards. Am J Med Genet. 1993;46:665-9.

32. Roseinstein BJ, Cutting GR. The diagnosis of cystic fibrosis: a consensus statement. Cystic Fibrosis Consensus Panel. J Pediatr.1998;132:589-95.

33. Rowe SM, Verkman AS. Cystic Fibrosis Transmembrane Regulator Correctors and Potentiators. Cold Spring Harb Perspect Med. 2013;3: a009761.

34. Sermet-Gaudelus I, Mayell SJ, Southern KW. Guidelines on the early management of infants diagnosed with cystic fibrosis following newborn screening. J Cyst Fibros. 2010;9(5):323-9.

35. Sermet-Gaudelus I, Bianchi ML, Garabédian M, Aris RM, Morton A, Hardin DS, Elkin SL, Compston JE, Conway SP, Castanet M et al. European cystic fibrosis bone mineralisation guidelines. J Cyst Fibros. 2011;10:S16-S23.

36. Sinaasappel M, Stern M, Littlewood J, Wolfe S, Steinkamp G, Heijerman HG et al. Nutrition in patients with cystic fibrosis: a European Consensus. J Cyst Fibros. 2002;1:51e75.

37. Smyth AR, Bell SC, Bojcin S, Bryon M, Duff A, Flume P et al. European cystic fibrosis Society standards of care: best practice guidelines. J Cyst Fibros.2014;13(Suppl. 1):S23e42.

38. Sokol RJ, Durie PR. Recommendations for management of liver and biliary tract disease in cystic fibrosis. Cystic Fibrosis Foundation Hepatobiliary Disease Consensus Group. J Pediatr Gastroenterol Nutr. 1999;28(Suppl 1):1-13.

39. Turck D et al. ESPEN-ESPGHAN-ECFS guidelines on nutrition care for infants, children, and adults with cystic fibrosis. Clinical Nutrition. 2016; 35:557.

40. Valleta EA, Mastella G. Incidence of celiac disease in a cystic fibrosis population. Acta Paediatr Scand.1989;78:784-5.

41. Vece TJ, Young LR. Update on Diffuse Lung Disease in Children. Chest. 2016 Mar;149(3):836-45.

42. Winstanley C, O'Brien S, Brockhurst MA. Pseudomonas aeruginosa Evolutionary Adaptation and Diversification in Cystic Fibrosis Chronic Lung Infections. Trends Microbiol. 2016 May;24(5):327-37.

43. Zemanick ET, Harris JK, Wagner BD, Robertson CE, Sagel SD, Stevens MJ et al. Inflammation and airway microbiota during cystic fibrosis pulmonary exacerbations. PLoS One. 2013;8:e62917. doi:10.1371/journal.pone.0062917.

44. Zielenski J, O´Brien A, Tsui LC. Cystic fibrosis mutation database. Toronto: The Hospital for Sick Children. 1989 [Atualizada em 2016 Jan; acesso 2017 Jan]. CFMDB Statistics. Disponível em: htpp://www.genet.sickkids.on.ca/cftr/StatisticsPage.html.

Alergia alimentar 62

■ Ieda Regina Lopes Del Ciampo ■ Patrícia Schiavotello Stefanelli

CASO CLÍNICO

Criança do sexo feminino, 2 meses e 15 dias de vida, apresenta-se com eliminação de sangue nas fezes há 2 semanas, sem nenhuma história de um provável fator desencadeante, como gastrenterocolite. Em nenhum momento foi observada perda de peso ou alteração em seu estado geral. Alimenta-se exclusivamente ao seio materno. Nascida de parto normal, a termo. Ao nascimento pesava 3.200 g e, atualmente, seu peso é 5.100 g.

- Exame físico: encontra-se em bom estado geral, afebril, eupneica, mucosas úmidas e descoradas +/4+, anictérica, turgor firme, elasticidade preservada. Sem alterações ao exame físico especial.
- Exames complementares: hemograma (Hb: 9,5 g/dl; leucócitos: 9.200; plaquetas: 356.000).
- Hipótese diagnóstica: proctocolite induzida pela proteína do leite de vaca.
- Conduta: a mãe foi orientada a excluir o leite de vaca e derivados da dieta e à suplementação oral de cálcio. Após 2 semanas, não foi mais observada a eliminação de sangue nas fezes da criança, que mantinha ganho adequado de peso e bom estado geral.

■ Introdução

Alergia alimentar corresponde a uma reação adversa ao alimento, decorrente de uma resposta imune específica, e que ocorre de maneira reprodutível, sempre que se tem contato com o alérgeno alimentar[1] É comum surgir casos de alergia alimentar tanto nos consultórios quanto nos locais onde se realiza o pronto-atendimento pediátrico.

A maioria de tais reações não é ocasionada pela alergia alimentar, mas relacionada à presença de toxinas bacterianas ou às propriedades farmacológicas de determinadas substâncias presentes no alimento, como cafeína, tiramina etc. A classificação dos diversos tipos de reações adversas aos alimentos é apresentada na Figura 62.1[2].

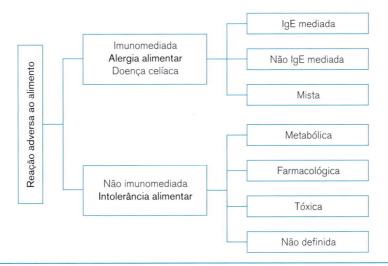

FIGURA 62.1. Classificação das reações adversas aos alimentos de acordo com o mecanismo imunológico.
Fonte: Adaptada de Sampson[2].

Os principais diagnósticos diferenciais de reação adversa aos alimentos estão relacionados no Quadro 62.1[3].

QUADRO 62.1. Diagnóstico diferencial das reações adversas aos alimentos.

Doenças gastrintestinais (vômito e/ou diarreia)
- Anomalias estruturais: refluxo gastresofágico, hérnia hiatal, estenose pilórica, doença de Hirschsprung, fístula traqueoesofágica.
- Deficiências enzimáticas (primárias e secundárias): deficiências de dissacaridases, como lactase e sacarase-isomaltase, galactosemia, fenilcetonúria.
- Outras: malignidade, doença celíaca, insuficiência pancreática da fibrose cística ou síndrome de Scwachman-Diamond, doença da vesícula biliar, úlcera péptica.

Contaminantes e aditivos
- Flavorizantes e conservantes: metabissulfito de sódio, glutamato monossódico, nitritos/nitratos; corantes (tartrazina e outros azocorantes); toxinas bacterianas (Clostridium botulinum, *Staphylococcus aureus*), fúngicas (aflatoxinas, ergotamina); doenças associadas a produtos do mar (envenenamento pela histamina do peixe, como atum e cavala), envenenamento pela ciguatera da garoupa, barracuda, saxitoxina dos mariscos; agentes infecciosos, como bactérias (Salmonella, Shiguella, Echerichia coli, Yersinia, Campylobacter), parasitas (Giardia, Trichinella, Anisakis simplex), vírus (hepatite, rotavírus, enterovírus); contaminantes acidentais, como metais pesados (níquel, cobre), pesticidas; antibióticos (penicilina).

Agentes farmacológicos
- Cafeína (café, refrigerante); teobromina (chocolate, chá); histamina (peixes, chucrute); triptamina (tomate, ameixa); serotonina (banana, tomate); tiramina (queijos, arenque em conserva); solanina (batatas).

Reações psicológicas

Fonte: Adaptada de Beyer e Teuber[3].

O enfoque deste capítulo é a alergia alimentar. Estima-se que sua prevalência mundial varie entre 2 e 10%, devido a diferentes metodologias, populações estudadas (crianças ou adultos) e formas diagnósticas[4].

A prevalência de alergia alimentar tem aumentado de maneira significativa, sobretudo na última década, elevando-a a um problema de saúde pública mundial, devido ao risco de reação potencialmente fatal. Corroborando as dificuldades para a obtenção de uma prevalência específica, em 2013 a Organização Mundial de Alergia publicou dados da prevalência de alergia alimentar entre maiores e menores de 5 anos de idade, coletados em uma revisão que incluiu 89 países participantes da associação. Observou-se que na maioria dos estudos, o diagnóstico teve base apenas nos relatos de familiares, não tendo sido realizados os testes para avaliação de sensibilização ao alérgeno ou o teste de provocação com o alimento. Dentre os estudos que avaliaram o diagnóstico pelos testes de provocação oral entre menores de 5 anos, estavam incluídos somente 10% dos países participantes, com variação de prevalência de 1 a 10%[5].

■ Classificação

De acordo com o mecanismo imunológico envolvido, existem três classificações:

- Mediadas por IgE ou imediatas, manifestadas por urticária, angioedema, rinoconjuntivite, asma, anafilaxia, anafilaxia induzida por exercício associada a alimento, síndrome da alergia oral, sintomas gastrintestinais imediatos, que ocorrem dentro de minutos até 2 horas após a ingestão do alimento.

- Não mediadas por IgE ou tardias, manifestadas pela proctocolite induzida por proteína alimentar, enteropatia induzida por proteína alimentar, enterocolite induzida por proteína alimentar e aparecem cerca de 6 a 8 horas após a ingestão do alimento, podendo ocorrer até semanas após contato com o alimento.

- As mistas (IgE mediadas e não IgE mediadas) são as doenças gastrintestinais eosinofílicas e dermatite atópica[6].

■ Fisiopatologia

O sistema imune do trato gastrintestinal é importante na proteção contra toxinas e organismos patogênicos. Em indivíduos saudáveis existem mecanismos de defesa, como as barreiras físicas representadas pelas enzimas digestivas, ácido gástrico, integridade da mucosa, secreção de muco, além do sistema imune inato e adaptativo, que reduzem a penetração de patógenos e de proteínas alimentares. A falha em qualquer uma das etapas pode desencadear a alergia alimentar.

Após os antígenos alimentares terem sido ingeridos, inalados ou penetrados pela pele, serão captados por células apresentadoras de antígenos que interagem com linfócitos T helper. Em pessoas geneticamente predispostas os linfócitos T se diferenciam em TH2, liberam interleucinas IL4, IL5 e IL13 que estimulam os linfócitos B a produzirem IgE especifica. Estas, por sua vez, se ligam a receptores de alta afinidade presentes em mastócitos e basófilos. Se houver contato posterior com o mesmo alérgeno, ele se liga a IgE, ocasionando a degranulação das células e a liberação de mediadores inflamatórios responsáveis pelos sintomas da alergia alimentar. Conforme descrito, é necessário a exposição prévia ao antígeno para a posterior manifestação clínica da alergia alimentar mediada por IgE. Em muitas crianças, os sintomas são detectados à primeira exposição ao alimento e, para esses casos, evidências atuais sugerem que a exposição inicial tenha sido decorrente da ruptura da barreira cutânea (dermatite atópica), ocasionando sensibilização prévia. Nas reações mistas e não IgE mediadas os mecanismos fisiopatogênicos incluem os já mencionados nas manifestações clínicas mediadas por IgE, com participação de linfócitos T, eosinófilos e citocinas pró-inflamatórias; associados a mecanismos celulares complexos demonstrados pela presença de linfócitos CD8 no epitélio.

Sugere-se que a patogênese da doença eosinofílica consiste de uma resposta do tipo TH2 caracterizada por níveis elevados de interleucinas IL4, IL5 e IL13, sendo a IL5 a citocina responsável pelo recrutamento e ativação dos eosinófilos.

Já o desenvolvimento de tolerância a proteínas alimentares depende de células T reguladoras que liberam IL10 e TGF beta, suprimindo a diferenciação dos linfócitos, a produção de IgE e o recrutamento de células efetoras[7].

62 ▪ Alergia alimentar

▪ Alérgenos alimentares

Componentes específicos do alimento que desencadeiam a alergia alimentar. Em geral, são proteínas, mas é prudente lembrar que existe a descrição de reação alérgica desencadeada por um carboidrato denominado alfa-gal, presente nas carnes bovina, suína e ovina. Esses componentes são reconhecidos por células do sistema imune, desencadeando o processo de sensibilização.

As principais vias de sensibilização são três: tratos digestório, respiratório e via cutânea. Em crianças, a principal forma ocorre pela ingestão do alérgeno, que é estável ao calor e resistente à proteólise pelo ácido gástrico.

A estrutura do alérgeno que se liga a IgE específica denomina-se epítopo e pode ser conformacional ou linear (sequencial). O conformacional apresenta a característica de se modificar com o processamento térmico, reduzindo assim a chance da ocorrência de sintomas alérgicos, além de permitir que o paciente que tenha desenvolvido a alergia alimentar consiga tolerar preparações assadas (preparadas a uma temperatura de 180 a 200 °C, por 30 a 40 minutos).

O epítopo linear é estável ao calor, assim, na maioria dos casos, o paciente torna-se sintomático à ingestão de todas as formas de preparação do alimento[8].

Atualmente, mais de 170 alérgenos alimentares estão descritos. Entretanto, acima de 80% das reações na faixa etária pediátrica encontram-se relacionadas ao leite de vaca, ovo, soja, trigo, amendoim, castanhas, peixes e frutos do mar. Mesmo assim, é importante destacar que o alérgeno ("gatilho") pode estar presente em qualquer alimento.

Mais comuns entre os adultos, pode ainda ocorrer a sensibilização pelos alérgenos de polens, com posterior reação cruzada com alimentos que apresentem semelhança estrutural e desencadeamento de reatividade clínica, conforme Quadro 62.2[9-10].

▪ História natural da alergia alimentar

Varia de acordo com a faixa etária e os tipos de alérgenos. A maioria das crianças supera a alergia ao leite de vaca, ovo, soja, trigo, ainda na infância; mas é bom lembrar que pequeno percentual pode permanecer com a alergia até a idade adulta. Entretanto, quando alérgicas ao amendoim, castanhas, peixes e frutos do mar, geralmente, elas se mantêm persistentes ao longo da vida, embora 20% das crianças possa se tornar tolerante ao amendoim e 10% às castanhas. Nos últimos anos, as taxas de resolução em relação ao leite, ovo, soja e trigo, têm ocorrido mais tardiamente e muitas crianças na idade escolar (6 a 7 anos) ainda apresentam sintomas com os alimentos. Estudos mostram que alguns parâmetros podem estar associados a um pior prognóstico, como níveis de IgE específico mais elevados no início da vida, maior tamanho da pápula no *Prick Test* inicial ou dermatite atópica grave no início da vida[8].

▪ Manifestações clínicas

• Manifestações clínicas IgE mediadas

Os sintomas mais comuns decorrentes das manifestações IgE mediadas são cutâneos (eritema, prurido, urticária, angioedema, *rush* mobiliforme, eczema), respiratório (obstrução nasal, rinorreia, espirro, tosse, dispneia, sibilância, edema de laringe), gastrintestinal (diarreia, vômito, dor abdominal, náusea). Podem variar de leves a graves (anafilaxia), com reações geralmente imediatas que se iniciam desde alguns minutos até 2 horas após a ingestão.

É importante ressaltar que as reações agudas do trato respiratório são comuns em casos de anafilaxia. Entretanto, a alergia alimentar raramente causa sintomas respiratórios crônicos de rinite e asma do modo isolado. Os pacientes asmáticos, sobretudo os não controlados, têm risco significativamente aumentado de reações graves induzidas por alimentos.

QUADRO 62.2. Possibilidade de reações cruzadas entre alimentos.

Alimento	Possível reação cruzada	Risco clínico	Proteína comum
Leguminosas (p. ex.: amendoim)	Ervilha, lentilha, feijão, soja	5%	Vicilinas, globulinas
Castanha (p. ex.: nozes)	Castanha do Pará, avelã, castanha de caju	37%	Prolaminas
Peixe (p. ex.: salmão)	Peixe-espada, linguado	50%	Parvalbuminas
Crustáceo (p. ex.: camarão)	Caranguejo, siri (ácaros e baratas)	75%	Tropomiosina
Grão (p. ex.: trigo)	Centeio, cevada	20%	Inibidores de proteases, alfa-amilases
Leite de vaca	Carne bovina	10%	Albumina sérica bovina
Leite de vaca	Leite de cabra	92%	Caseínas, proteínas do soro.
Pólen	Frutas e vegetais crus	55%	Proteases
Látex	Frutas (kiwi, banana, abacate)	35%	Proteínas de transferência de lipídeos
Fruta	Látex	11%	Proteínas de transferência de lipídeos

Fonte: Adaptado de Breiteneder[9]; Sicherer[10].

Quanto às manifestações clínicas cutâneas, 30 a 35% dos casos de dermatite atópica moderada e grave estão associados à alergia alimentar, principalmente ao ovo. Já a urticaria crônica, raramente encontra-se associada à alergia alimentar.

• Manifestações clínicas não IgE mediadas

Nessa categoria encontram-se as enterocolites, as enteropatias e as proctocolites.

Apresenta caráter mais crônico, com manifestações clínicas que ocorrem horas após a ingestão do alimento gatilho que provocará a alergia alimentar, ocasionando maior dificuldade em correlacionar a manifestação clínica com o alimento desencadeante.

Enterocolites induzidas por proteínas alimentares

Também conhecida pela sigla FPIES, do inglês *Food Protein Induced Enterocolitis Syndrome*. Seu diagnóstico é mais prevalente nos lactentes jovens (1 semana a 3 meses de vida). As proteínas do leite de vaca e do leite de soja são os alérgenos mais frequentemente observados, embora as do frango, do trigo, do amendoim, das nozes e dos peixes possam desencadear enterocolites em adultos.

As manifestações clínicas mais frequentes são vômitos e diarreia, podendo ocasionar quadro grave de desidratação e acidose metabólica em alguns pacientes. Distensão abdominal e ganho pôndero-estatural insuficientes podem acompanhar o quadro[11].

Enteropatias induzidas por proteínas alimentares

Costumam ocorrer nos primeiros meses de vida. As proteínas do leite de vaca são os alérgenos desencadeantes mais frequentes, ressaltando-se que as dos ovos, soja, arroz, trigo, frango e peixe também podem ser gatilhos responsáveis. A manifestação clínica é ganho ponderal insuficiente, acompanhado por diarreia. Podem ocorrer vômitos e esteatorreia. A má-absorção intestinal crônica traduz-se pelo baixo ganho estatural e anemia em alguns casos[11].

Proctite ou proctocolite induzida por proteínas alimentares

Mais prevalente em lactentes nos primeiros meses de vida, geralmente eutróficos, porém com eliminação de sangue nas fezes, micro ou macroscopicamente. Os principais alérgenos desencadeantes são as proteínas do leite de vaca ou soja. Cerca de 60% dos casos ocorrem em lactentes em aleitamento materno, decorrente da passagem dos antígenos alimentares no leite da mãe, embora também possa se manifestar em crianças utilizando fórmulas de soja e, mais raramente, fórmulas extensamente hidrolisadas. Nos adultos é menos frequente e sua sintomatologia depende da extensão da doença e das camadas intestinais envolvidas[12].

• Manifestação clínica mista (IgE e não IgE mediada)

Nesse grupo, estão incluídas esofagite eosinofílica, gastrenteropatia eosinofílica, proctocolite eosinofílica, dermatite atópica e asma. No momento, discutiremos apenas as manifestações gastrintestinais.

Embora não seja o tipo de manifestação clínica mais frequente na alergia alimentar, sua prevalência tem se elevado progressivamente.

Esofagite eosinofílica

Suas manifestações clínicas são insidiosas e decorrem da infiltração do revestimento esofágico. Mais comum em crianças do sexo masculino, manifesta-se por vômitos, refluxo gastresofágico, saciedade precoce, aversão e recusa alimentares crônicos, que culminam em *"failure to thrive"*. Em adolescentes e adultos, a sintomatologia é semelhante à doença do refluxo gastresofágico, resistente ao tratamento com inibidor de bomba de prótons, em fase avançada, pode desencadear estenose esofágica decorrente da inflamação crônica do esôfago, levando à impactação do alimento, dor torácica, epigastralgia e disfagia. Em crianças, frequentemente encontra-se associada a doenças atópicas (rinite, sinusite, asma e alergia alimentar), com menor frequência nos adultos.

Gastrenteropatia eosinofílica

Predomina no sexo masculino, entre 3ª e 5ª décadas de vida, embora possa afetar indivíduos de qualquer faixa etária. O estomago e o duodeno são os locais mais frequentemente acometidos, entretanto, pode ocorrer em qualquer parte do trato gastrintestinal. As manifestações clínicas são diarreia, náuseas, vômitos, dor abdominal, perda de peso, ascite, enteropatia perdedora de proteínas (incluindo a possibilidade de edema generalizado em crianças). Os sintomas variam de acordo com o segmento do trato digestório e o predomínio da camada envolvida (mucosa, muscular ou serosa)[13].

■ Diagnóstico

O diagnóstico de alergia alimentar pode ser complexo. A utilização de alguns recursos clínicos e/ou laboratoriais apresentam indicações específicas que podem auxiliar esse processo. A escolha dos recursos diagnósticos depende da hipótese clínica e do tipo de alergia alimentar (IgE mediada, não IgE mediada e mista). A seguir, encontra-se uma descrição mais detalhada de cada elemento diagnóstico.

• História clínica

Feita de maneira bem elaborada, é o instrumento diagnóstico mais importante. Elementos chave ajudam a distinguir alergias alimentares de outras desordens alimentares. Além disso, é útil para a identificação dos possíveis alimentos envolvidos no quadro de alergia alimentar. Para isso, torna-se necessário investigar o tempo entre a exposição e o início do sintoma, o tipo de exposição (oral, cutânea ou inalatória), qual a forma de apresentação do alimento ingerido (*in natura*, assado), a duração dos sintomas, os tipos de tratamentos recebidos, além do uso concomitante de medicamentos, álcool ou realização de atividade física, que podem interferir na absorção do alérgeno.

A história clínica pertinente permite que se faça a suposição do mecanismo imunológico envolvido e de como se deve proceder a investigação. Comorbidades como asma, rinite ou dermatite atópica, podem indicar um risco aumentado de alergia alimentar IgE mediada.

• Exame físico

Útil para a observação da presença de sinais indicativos de reação alérgica, desde os compatíveis com asma até os que detectam anafilaxia, além de outros sugestivos de atopias frequentemente associadas à alergia alimentar, como a dermatite atópica. A detecção de sinais não compatíveis com a suspeita de alergia alimentar também é importante. Sempre deve ser valorizada a avaliação antropométrica, pois pacientes com alergia alimentar tendem a sofrer prejuízos em seu padrão de crescimento.

• Exames complementares

Os instrumentos diagnósticos variam de acordo com o tipo de alergia alimentar.

Alergia alimentar IgE mediada

Teste de hipersensibilidade imediata (prick test)

A investigação nos casos suspeitos de reação IgE mediada deve ser iniciada pelo teste cutâneo de hipersensibilidade imediata (*prick test*). Embora esse teste tenha valor preditivo positivo variável, ele possui elevado valor preditivo negativo, o que ajuda a afastar o diagnóstico das reações IgE mediadas. Além disso, trata-se de um teste de menor custo, com resultado imediato. Pode ser feito com alérgenos naturais, com recombinantes ou pelo *prick to prick* (na prática, usam-se os alérgenos de frutas frescas, castanhas e vegetais diretamente na pele), o que aumenta sua sensibilidade.

O local de realização do teste varia de acordo com a idade da criança. É feito no dorso das crianças menores de 2 anos ou no antebraço das maiores. Deve-se sempre fazer o controle positivo com o uso de histamina e o negativo com solução salina. Considera-se positivo quando há presença de pápula com diâmetro médio acima de 3 mm, após 15 minutos do contato com o antígeno específico. Teste intradérmico não deve ser utilizado na investigação, em função do maior risco de reação sistêmica[14].

Dosagem de IgE sérica específica para alimentos (método IMMUNOCAP)

Nos casos de anafilaxia recente, de pacientes que estão em uso contínuo de anti-histamínico ou de dermatite atópica não controlada, deve-se optar pela dosagem dos níveis de IgE séricos para alimentos (método IMMUNOCAP). É importante que esse exame não seja solicitado aleatoriamente. Ele deve ser direcionado pela história alimentar detalhada, com a finalidade de determinar os possíveis alimentos suspeitos de estarem correlacionados com a manifestação clínica. Testes realizados de forma aleatória podem resultar em falsos positivos, induzindo a um erro diagnóstico e à restrição dietética desnecessária de alimentos importantes para o crescimento e o desenvolvimento adequados

da criança. Não é indicada e nem justificada a determinação da IgE específica para alimentos antes da introdução da alimentação complementar para o lactente.

Pesquisas atuais têm correlacionado os valores de referência para IgE com o valor preditivo positivo de 95%, nos testes de provocação oral. Algumas correlações já descritas encontram-se no Quadro 62.3[15].

QUADRO 62.3. Valores preditivos da IgE específica para diferentes alimentos em relação ao teste de provocação oral.

Alérgeno	IgE (kU/L)	VPP (%)
Ovo	7	98
< 2 anos	2	95
Leite de vaca	15	95
< 2 anos	5	95
Amendoim	14	100
Peixe	20	100
Castanha	15	95
Soja	30	73
Trigo	26	74

Fonte: Adaptado de Sampson[15].

Hoje, é possível também medir a IgE específica para determinadas frações proteicas de cada alimento, como a caseína do leite ou o ovomucoide do ovo, e que podem auxiliar no acompanhamento desses pacientes.

Com relação aos testes citados anteriormente, é importante enfatizar que apesar dos testes com resultados positivos indicarem sensibilização ao alimento, eles isoladamente não fazem o diagnóstico de alergia alimentar. Níveis mais elevados de IgE específica para alimentos ou maiores diâmetros das pápulas no *prick* não estão associados a maior gravidade dos sintomas.

Patch *teste*

Tal teste não é útil nas reações IgE mediadas, mas poderia ser útil para detectar reações de hipersensibilidade tardia. Sua técnica consiste na aplicação do alimento suspeito de ocasionar a alergia alimentar diretamente na pele do dorso do indivíduo. Após 48 a 96 horas do contato do alimento com a pele, a leitura do resultado é realizada.

Apesar de sua provável utilidade, existe o problema de que ainda não há uma padronização do teste e das suas alterações.

Teste de provocação oral

Ferramenta importante para determinar se um alimento específico é mesmo o responsável pelos sintomas relatados, monitoração da resolução dos sintomas, expansão da dieta de pacientes com alimentação muito restrita e a avaliação da possibilidade de reação cruzada.

Existem três tipos de teste de provocação oral:

1. **Teste de provocação oral simples cego:** o médico sabe o que está sendo ofertado e o paciente não; deve-se mascarar o sabor e a textura do alimento avaliado.

2. **Teste duplo cego randomizado controlado com placebo:** depende de um profissional para preparar o alimento, pois o paciente e o médico não sabem o que está sendo oferecido. É o padrão-ouro para o diagnóstico da alergia alimentar.

3. **Teste oral aberto:** o alimento oferecido está na sua forma normal de apresentação. Dentre os três tipos, esse teste é o mais fácil de ser executado, visto que não necessita de preparação especial. É uma boa opção para *screening,* quando vários alimentos estão sob suspeita. Recomenda-se cuidado na interpretação, pois sintomas subjetivos (desconforto abdominal, queimação da língua, palpitações e náuseas) podem ocorrer. Sempre se indica o teste aberto para lactentes menores de 1 ano (alguns autores aumentam o limite para os menores que 3 anos), visto que raramente apresentam sintomas subjetivos.

Na suspeita de alergia alimentar não IgE mediada, não existe nenhum teste de sensibilização padronizado disponível. Embora o *patch test* seja um recurso para identificar uma provável sensibilização (e não alergia) a determinado alimento, sua limitação decorre da falta de métodos padronizados para a interpretação dos resultados e a falta de reagentes. Além disso, pode sensibilizar crianças durante o exame. O padrão-ouro também é o teste de provocação oral duplo cego controlado, embora seja difícil a sua execução. Colonoscopia e endoscopia, com respectivas biopsias, são ferramentas importantes para auxiliar a condução da suspeita diagnóstica.

Em casos suspeitos de enterocolite não IgE mediada, a exclusão do(s) alimento(s) suspeito(s) com resolução dos sintomas 72 horas após, associada ao seu reaparecimento com o teste de provocação oral, estabelece o diagnóstico. Geralmente, outros exames são desnecessários. Em casos de maior complexidade, é importante que a criança seja avaliada pelo especialista, que pode observar a presença de sangue oculto, neutrófilos e eosinófilos nas fezes, além de realizar a biópsia de duodeno, que pode revelar o achatamento das vilosidades, edema e aumento da quantidade de linfócitos, eosinófilos e mastócitos.

O diagnóstico da enteropatia induzida pela proteína alimentar se estabelece após a identificação do alérgeno e sua exclusão da dieta, com completa resolução dos sintomas em dias a semanas, e o seu reaparecimento com a reintrodução do alimento desencadeante. Nos casos em que existe a necessidade de endoscopia, observa-se atrofia irregular das vilosidades, com poucos eosinófilos e infiltrado mononuclear à biópsia.

Quando se deseja confirmar a presença de alergia alimentar mista (IgE mediada e não IgE mediada), o padrão-ouro também é o teste de provocação oral duplo cego controlado. Como também existe a alergia mediada por IgE, pode-se observar se há sensibilização (e não alergia) pelo alérgeno alimentar utilizando-se os testes descritos para avaliação da IgE. A suspeita diagnóstica de esofagite eosinofílica deve ser feita após a exclusão de outras causas, principalmente a doença do refluxo gastresofágico. Para o seu diagnóstico, devem estar presentes três critérios: sintomatologia de disfunção esofágica; aumento de eosinófilo limitado ao esôfago em quantidade maior que 15 eosinófilos por campo de maior ampliação; exclusão de Doença do Refluxo Gastroesofágico

como causa da eosinofilia (pela falta de reposta a qualquer inibidor de bomba de prótons ou pHmetria negativa. Para a confirmação diagnóstica é necessária a endoscopia digestiva alta (EDA), em que é possível se observar ulcerações, placas esbranquiçadas, estenoses, anéis concêntricos da parede esofágica ("traqueização"). Entretanto, tais disfunções podem não estar presentes em todos os pacientes, podendo inclusive ser macroscopicamente normal.

Na suspeita de gastrenterite eosinofílica, a realização da EDA também auxilia a confirmação da hipótese diagnóstica. Áreas ulcerativas, friáveis, nodulares e eritematosas podem ser visualizadas e não são patognomônicas. À biópsia procura-se encontrar uma quantidade maior que 50 eosinófilos por campo de grande aumento em uma ou mais áreas do trato digestório, que pode ou não estar associada à eosinofilia periférica. Outras causas de eosinofilia devem ser excluídas.

Para o diagnóstico da proctocolite eosinofílica, a colonoscopia mostra uma mucosa friável e edemaciada, heterogênea com pequenas úlceras e áreas hemorrágicas, principalmente com envolvimento da porção distal do intestino. À biopsia, a característica histológica demonstra infiltrado eosinofílico extenso da lâmina própria e das criptas. Um número de eosinófilos maior que 25 a 30 por campo de maior ampliação é necessário. A confirmação diagnóstica é feita pela resolução dos sintomas em 72 horas após a exclusão do(s) provável(is) alimento(s) alergênico(s)[16].

■ Tratamento

• Medidas preventivas

Os últimos consensos sobre alergia alimentar reforçam o aleitamento materno exclusivo nos primeiros 4 a 6 meses e, se não for possível mantê-lo e a criança for de um grupo de risco (pais ou irmãos com antecedente de doenças alérgicas), considerar uso de fórmula parcialmente hidrolisada ou extensamente hidrolisada para possível prevenção de dermatite atópica e alergia alimentar, e não atrasar a introdução dos alimentos sólidos além dos 6 meses. Não fazer restrições na dieta da mãe durante a gestação ou amamentação, pois isto não mostrou benefício em relação a prevenção de doenças alérgicas. Uso de suplementação na dieta materna ou da criança com probióticos ou prebióticos como maneira de prevenção de alergia alimentar ainda é controverso na literatura.

• Dietas de exclusão

Dieta de eliminação das substâncias gatilho para a alergia mediada por IgE e/ou não mediada por IgE deve ser específica e limitada aos alimentos relevantes. Deve ser feita por um período mínimo de 6 a 12 meses. É a terapia primária, associada à educação do paciente (ou responsável) sobre o preparo dos próprios alimentos, os riscos à exposição oculta e a importância da leitura cuidadosa dos rótulos de alimentos, medicamentos e até cosméticos que podem conter traços de proteínas, como leite de vaca ou trigo. Em geral, os gatilhos encontram-se descritos nas embalagens dos alimentos industrializados, mas nos casos não óbvios é importante lembrar-se do potencial da contaminação cruzada comumente presente em padarias, buffets, restaurantes étnicos, sorveterias etc. Acompanhamento com profissional especialista em nutrição e crescimento infantil é fundamental para a adequação das recomendações e requerimentos dietéticos diários necessários para sexo e faixa etária.

Plano de ação para tratamento de anafilaxia em caso de ingestão acidental do alimento é essencial para os pacientes. Familiares e cuidadores devem reconhecer rapidamente os primeiros sinais de reações alérgicas graves. Orientação sobre o uso de epinefrina autoinjetável deve ser realizado, principalmente para pacientes com risco de anafilaxia por alimentos, como asma grave e não controlada, adolescentes, alergia a amendoim ou outras castanhas, alergia a múltiplos alimentos, com acesso difícil (mais de 20 minutos) até unidade médica[17].

Manifestação clínica não IgE mediada induzida por proteínas alimentares (enterocolite, enteropatia, proctocolite, proctite)

Tratamento das alergias alimentares não IgE mediadas consiste na dieta de exclusão dos alimentos que contêm as proteínas alergênicas, porém com atenção adequada para a manutenção de um condizente estado nutricional. Não há indicação de medicamentos para estágios crônicos. Os alérgenos alimentares mais comuns detectados são as proteínas do leite de vaca e da soja. Em geral, essas crianças permanecem assintomáticas enquanto estão em amamentação exclusiva, entretanto, quando se trata de proctocolite alérgica, 60% das crianças já apresentam sintomas.

Ao sinal de qualquer manifestação, a dieta de exclusão estrita desses alimentos deve ser direcionada à nutriz. Inicia-se com a restrição do leite de vaca e derivados e observa-se que o sangramento cessa poucos dias após, naqueles com proctocolite e aleitamento materno exclusivo. Se não houver sucesso, restringe-se também a soja. Quando a nutriz não consegue aderir à dieta ou nos casos das crianças em aleitamento artificial, as fórmulas preparadas com hidrolisado proteico costumam ser bem toleradas, porém, 10 a 15% podem necessitar da fórmula de aminoácidos.

Nos casos cuja alergia está relacionada aos alimentos sólidos, as proteínas de cereais (arroz, aveia), ovos, peixes e frango são os gatilhos mais comuns nas crianças, enquanto frutos do mar e moluscos nos adultos, e a exclusão deve ser direcionada à suspeita clínica. Nas crianças com sintomas típicos (menos que duas reações com sintomas clássicos em um período de 6 meses), o desafio oral não é necessário para o diagnóstico, mas para a determinação posterior de quando se deve cessar a dieta[18].

Manifestação clínica mista – IgE mediada e não IgE mediada (esofagite eosinofílica, gastrenteropatia eosinofílica, proctocolite eosinofílica)

Na suspeita de esofagite eosinofílica é aconselhável excluir anteriormente a presença do refluxo gastresofágico como causa dos sintomas, utilizando-se um inibidor de bomba de prótons durante 8 semanas.

A dieta de exclusão empírica dos alimentos suspeitos ou o uso das fórmulas de aminoácidos pode ser utilizada.

Na esofagite eosinofílica, a resposta varia entre 53 a 83% em adultos e crianças. Os antígenos alimentares mais comuns encontram-se no leite de vaca, trigo, ovo, soja, nozes, amendoins, peixes e frutos do mar, sendo os três primeiros os mais frequentes, predominando o leite de vaca e derivados. Ainda pode ser realizada a dieta empírica com a exclusão dos seis alérgenos alimentares mais comuns (leite, ovo, soja, trigo, amendoim/oleaginosas, peixes e frutos do mar), com posterior inclusão gradativa daqueles com maior para os de menor potencial de alergenicidade.

As fórmulas de aminoácidos parecem apresentar maiores taxas de sucesso (em torno de 90%), mas são menos palatáveis, restringindo a sua aceitação. A corticoterapia sob a forma de *spray* (*puffs*) usada deglutida, também pode ser uma forma terapêutica e, geralmente, útil para a remissão de sintomas graves. Em nosso meio utiliza-se a fluticasona, entretanto os estudos ainda são controversos, pois cada pesquisador utilizou uma dose. Ainda não é conhecido o tempo adequado para a manutenção de sua administração e após a deglutição é adequado que se aguarde 30 minutos para a ingestão de alimentos, além de se efetuar a limpeza da cavidade bucal, já que um dos efeitos colaterais pode ser a candidíase oral ou esofágica. Há ainda a possibilidade do uso da dieta de exclusão associada à corticoterapia[19].

Na gastrenteropatia eosinofílica, a dieta de exclusão do leite de vaca e derivados, com a fórmula extensamente hidrolisada ou com a dieta de exclusão dos alimentos suspeitos parece ter boa resposta. Para os casos mais graves, a melhor terapia na gastrenteropatia eosinofílica, parece ser a corticoterapia por via oral, por curto período, quanto possível. Como se trata de uma doença crônica, a sintomatologia pode recrudescer à diminuição da dose do corticosteroide.

• Imunoterapia (ITO)

Modo de tratamento em que se administra doses progressivamente maiores dos alimentos por via oral, sublingual ou epicutânea para induzir mudanças imunológicas e, dessa forma, tentar atingir a tolerância; porém, ainda não são incluídos como tratamento de rotina, sendo feitos em centros de referência e lembrando da possibilidade de reações sistêmicas. Múltiplos estudos têm mostrado a capacidade da ITO induzir dessensibilização para leite de vaca, ovo, amendoim, ou seja, o paciente passa a ingerir doses maiores e sem manifestação clínica, porém o desenvolvimento da verdadeira tolerância permanece controverso na terapêutica de alergias alimentares e continua a ser uma área de pesquisa ativa[20].

• Uso de proteína extensamente aquecida (*baked*)

Numerosos estudos mostram que a maioria dos pacientes alérgicos ao leite de vaca ou ovo toleram as formas assadas do alimento (*baked*). Um desses estudos mostrou que 75% dos pacientes se beneficiaram do uso regular de alimentos assados, aumentando suas chances de se ter tolerância a todas as formas do leite ou ovo e mais rapidamente do que o grupo que mantém a dieta de restrição total. Por isso, se o paciente já come regularmente esses alimentos sem apresentar sintomas, devem ser encorajados e estimulados a mantê-lo, porém, se nunca os comeram, será necessário realizar antes o teste de provocação oral com supervisão médica para posterior liberação[21].

QUADRO 62.4. Fórmulas infantis (com exemplos disponíveis comercialmente) indicadas na prevenção e no tratamento da alergia à proteína do leite de vaca.

Fórmula	Nome comercial
Fórmula parcialmente hidrolisada	• Aptamil Proexpert HA (Danone) • Nan HA (Nestlé) • Nan Supreme (Nestlé)
FEH sem lactose	• Pregomin Pepti (Danone) • Alfaré (Nestlé) • Pregestimil Premium (Mead Johnson) • Nutramigen Premium (Mead Johnson)
FEH com lactose	• Aptamil Pepti (Danone) • Althera (Nestlé)
Fórmula de aminoácidos	• Neocate LCP (Danone) • Alfamino (Nestlé) • Puramino (Mead Johnson)
Fórmula de soja	• Nan soy (Nestlé) • Aptamil soy (Danone)

Legenda: FEH: fórmula extensamente hidrolisada.
Fonte: Elaborado pela autoria.

■ Referências bibliográficas

1. Boyce JA, Assa'a A, Burks AW et al. Guidelines for the Diagnosis and Management of Food Allergy in the United States: Report of the NIAID- Sponsored Expert Panel. J Allergy Clin Immunol. 2010; 126(6):1105-18.
2. Sampson HA, Aceves S, Bock SA et al. Food allergy: a practice parameter update – 2014. J Allergy Clin Immunol. 2014; 134(5):1016-25.
3. Beyer K, Teuber SS. Food Allergy diagnostic: scientific and unproven procedures. Curr Opin Allergy Clin Immunol. 2005;5:261-6.
4. Wesley Burks, Mimi Tang, Scott Sicherer, Antonella Muraro, Philippe A. Eigenmann, Motohiro Ebisawa, Alessandro Fiocchi, Wen Chiang, and others. ICON: Food allergy. J Allergy Clin Immunol. 2012;129(4):906-20.
5. Prescott SL, Pawankar R, Allen KJ, Campbell DE, Sinn JKh, Fiocchi A, Ebisawa M, Sampson HA, Beyer K, Lee BW. A global survey of changing patterns of food allergy burden in children. World Allergy Organ J. 2013;6(1):21.
6. Bhavisha Y. Patel, Gerald W. Volcheck. Food Allergy: Common Causes, Diagnosis, and Treatment. Mayo Clin Proc. 2015; 90(10):1411-19.
7. Berin MC, Mayer L. Can we produce true tolerance in patients with food allergy? J Allergy Clin Immunol. 2013;131(1):14-22.
8. Wood RA, Sicherer SH, Vickery BP et al. The natural history of milk allergy in an observational cohort. J Allergy Clin Immunol. 2013;131(3):805-81.
9. Breiteneder H. Molecular aspects of food proteins that contribute to allergenicity. 60th Annual Meeting of AAAAI, San Francisco, CA. 2004 Março:19-23.
10. Sicherer SH. Clinical implications of cross-reactive food allergens. J Allergy Clin Immunol. 2001;108:881-90.
11. Nowak-Wegrzyn A, Katz Y, Mehr SS, Koletzko S. Non-IgE-mediated gastrointestinal food allergy. J Allergy Clin Immunol. 2015;135(5):1114-24.
12. Venter C, Groetch M. Nutritional management of food protein-induced enterocolitis syndrome. Curr Opin Allergy Clin Immunol. 2014;14(3):255-62.
13. Dellon ES. Diagnosis and management of eosinophilic esophagitis. Clin Gastroenterol Hepatol. 2012;10(10):1066-78.
14. Carrard A, Rizzuti D, Sokollik C. Update on food allergy. Allergy. 2015;70(12):1511-20.
15. Sampson HA. Update on food allergy. J Allergy Clin Immunol. 2004;113:805-19.
16. Prussin C. Eosinophilic gastroenteritis and related eosinophilic disorders. Gastroenterol Clin North Am. 2014;43(2):317-27.
17. Lieberman P, Nicklas RA, Oppenheimer J et al. The diagnosis and management of anaphylaxis practice parameter: 2010 update. J Allergy Clin Immunol. 2010;126(3):477-80.
18. Geboes K. Eosinophilic Colitis. In: Colitis, Geboes K et al., Editors. Springer International Publishing; 2014. p.151-3.
19. Fotis L, Xatzipsalti M, & Papadopoulou A. Eosinophilic Esophagitis: update on treatment approaches. Hippokratia. 2012;16(3):200-4.
20. Burbank AJ, Sood P, Vickery BP, Wood RA. Oral Immunotherapy for Food Allergy. Immunol Allergy Clin North Am. 2106;36(1):55-69.
21. Kim JS, Nowak-Wegrzyn A, Sicherer SH, Noone S, Moshier EL, Sampson HA. Dietary baked milk accelerates the resolution of cow's milk allergy in children. J Allergy Clin Immunol. 2011;128(1):125-31.

Doença péptica e refluxo gastresofágico 63

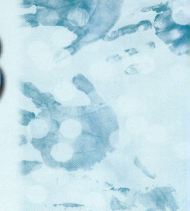

■ Ana Gabriela de Oliveira Nicolela ■ Mateus Andrade

CASO CLÍNICO

Paciente pré-escolar, sexo masculino, com 4 anos e 8 meses de idade, apresenta quadro de dor abdominal há 8 meses, associado a alguns episódios de vômitos. Apresentou piora clínica há 4 semanas, sendo que a dor, com localização epigástrica, passou a ser diária, principalmente após as refeições. A criança passou a manifestar recusa alimentar e perda de peso. No antecedente pessoal, a mãe relata que o paciente já apresentara quatro episódios de otite média nos últimos 8 meses.

■ Exame físico: peso: 16 kg (p15-50), estatura: 105 cm (p15-50), bom estado geral, corado, eupneico, hidratado; seguimento cefálico sem alterações; aparelho respiratório e cardíaco sem alterações; abdome plano para semigloboso, ruído hidroaéreo presente, flácido, indolor e sem visceromegalias.

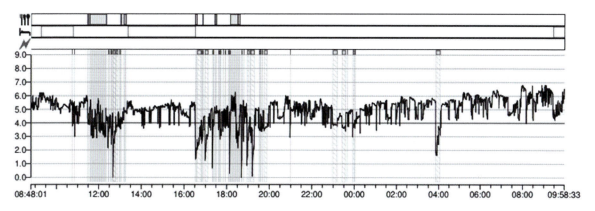

Sensor posicionado 5 cm do eie.

Tabela de períodos:

Item	Total	Em pé	Deitado	Refeição	Pré-prandial	Pós-prandial
Duração do período (HH:MM)	25:03	19:52	05:10	01:33	15:15	08:14
Número de refluxos ácidos	36	35	1	0	8	28
Número de refluxos prolongados	10	10	0	0	4	6
O mais longo refluxo ácido (min:seg)	13:20	13:20	00:20	00:00	13:20	11:40
Tempo total de refluxo (min)	148	148	0	0	45	104
Fração do tempo com refluxo (%)	9,9	12,4	0,1	0,0	4,9	20,9
Índice de refluxo (reft/h)	1,4	1,8	0,2	0,0	0,5	3,4
Clareamento esofágico (min/reft)	4,1	4,2	0,3	0,0	5,6	3,7

FIGURA 63.1. Phmetria de 24 horas 1 canal.
Fonte: Elaborada pela autoria.

■ Diagnóstico: doença do refluxo gastresofágico.
■ Tratamento: orientação postural e prescrição medicamentosa.

■ Doença péptica

Patologias pépticas ou ácido-pépticas são definidas como doenças que possuem o ácido clorídrico envolvido em sua patogenia. São, portanto, patologias decorrentes da ação da secreção gástrica sobre o trato gastrintestinal.

Como possíveis localizações da doença péptica, temos: esôfago, estômago, duodeno, jejuno (em pacientes submetidos à gastrojejunostomia) e divertículo de Meckel com mucosa gástrica.

• Classificação

Doenças pépticas são classificadas conforme a etiologia, de acordo com o tipo de lesão e em função da sua localização (Quadro 63.1).

QUADRO 63.1. Classificação da doença péptica.

Etiologia	Primária	
	Secundária	
Tipo de lesão	Ulcerosa	
	Não ulcerosa	Erosiva Não erosiva
Localização	Esofágica	
	Gástrica	
	Duodenal	

Fonte: Elaborado pela autoria.

A doença péptica gastroduodenal primária ocorre na ausência de doenças sistêmicas e apresenta grande associação com a infecção pelo *Helicobacter pylori*. Já a doença péptica de etiologia secundária pode ocorrer em conjunto com outras patologias, como em pacientes com quadro séptico, trauma grave, grandes queimaduras, sinais de insuficiência respiratória e insuficiência renal, gastrenteropatia eosinofílica, além de uso de medicações como anti-inflamatórios não hormonais, ácido acetilsalicílico e corticosteroides.

As lesões pépticas primárias, relacionadas à infecção pelo *H. pylori*, em geral, apresentam curso clínico crônico, acometem principalmente o duodeno e são mais prevalentes em crianças maiores de 10 anos de idade.

As úlceras pépticas de causa secundárias são de curso clínico agudo e são mais frequentemente localizadas no estômago, em crianças menores de 6 anos, principalmente neonatos e lactentes, tendo seu mecanismo etiopatogênico definido dependendo da causa da doença de base.

Na doença péptica gastroduodenal ulcerosa, as lesões são profundas, ultrapassando a mucosa, muscular da mucosa, submucosa e camada muscular, levando a cicatriz, cuja regeneração é acompanhada de fibrose. Diferentemente, na doença péptica gastroduodenal não ulcerosa não há a presença da úlcera, porém, existem outras alterações, como enantema, atrofia, nodosidades ou erosões, sendo as lesões classificadas como gastrite ou duodenites de acordo com a localização. É importante ressaltar que o termo gastrite deve ser usado após avaliação histológica, com a demons-

tração da presença do infiltrado inflamatório. O termo duodenite deve ser utilizado para caracterizar a presença de inflamação na mucosa duodenal, sendo classificada conforme o número de neutrófilos. As duodenites, além de geradas por processos pépticos, podem ser ocasionadas por vírus, bactérias, parasitas e fungos.

A doença péptica gastroduodenal primária, tipo úlcera gástrica ou duodenal, tem baixa prevalência na faixa etária pediátrica, com a média de 5 a 7 casos novos/ano, contrastando com a alta incidência em adultos. Sabe-se que é rara antes dos 10 anos de idade e que sua prevalência aumenta nos adolescentes. Com relação ao sexo, há predomínio no sexo masculino e, com relação à localização, há maior incidência da úlcera duodenal sobre a gástrica (7:1) em pacientes pediátricos.

• Fisiopatologia

Multifatorial, envolvendo aspectos genéticos, ambientais, o sistema de regulação da homeostase das mucosas gástrica e duodenal com os mecanismos de defesa, para se preservar da sua autodigestão pelos componentes como o ácido clorídrico e a pepsina, e da presença do *H. pylori*. A descoberta da associação dessa bactéria na gênese dessa patologia foi realizada por Warrem e Marshall em 1983, na Austrália. Os pesquisadores, ao ingerirem *H. pylori*, demonstraram o aparecimento de gastrite aguda neles próprios e, posteriormente, a cicatrização das lesões ulcerosas com a utilização do tratamento antimicrobiano.

• Quadro clínico

Entre as manifestações clínicas mais comuns na doença péptica temos a dor abdominal, os vômitos e os sinais de hemorragia digestiva alta através da presença da hematêmese e melena. A dor abdominal ocorre principalmente no período de jejum e durante a noite, interrompendo o sono, podendo ser aliviada com a ingestão de alimentos.

Em crianças menores pode haver manifestações como choro e irritabilidade, além de recusa alimentar. Nos recém-nascidos prematuros pode haver sinais de hemorragia e perfuração gástrica.

Outros sintomas também podem estar presentes, como náusea, azia, anorexia e emagrecimento.

• Diagnóstico

O exame de escolha para o diagnóstico da doença péptica é a endoscopia digestiva alta, pois permite a confirmação diagnóstica, a caracterização da lesão (localização, morfologia, grau de lesão e aspecto cicatricial), coleta de material para pesquisa de *H. pylori* e, em caso de sangramento, permite a realização do tratamento com a hemostasia endoscópica.

O achado endoscópico mais frequentemente observado em crianças infectadas pelo *H. pylori* é uma lesão de aspecto nodular, localizada predominantemente na mucosa do antro gástrico, e caracterizada por irregularidades que se tornam mais evidentes quando recobertas com sangue oriundo do local da biópsia.

O aspecto endoscópico da úlcera depende do momento em que a lesão for observada, sendo classificada em três

63 ■ Doença péptica e refluxo gastresofágico

fases descritas por Sakita: fase inicial, denominada ativa (A – *active*), seguida de uma fase intermediária, em que a úlcera se encontra em cicatrização (H – *healing*), e a última fase em que a úlcera se encontra cicatrizada (S – *scar*).

• Tratamento

Objetiva controlar a secreção cloridropéptica, visando aliviar os sintomas, levar à cicatrização das lesões e prevenir recidivas.

As medidas terapêuticas gerais preconizadas para a abordagem de crianças e adolescentes com doença péptica envolvem:

Orientações alimentares

Os erros alimentares na infância, tão prevalentes na atualidade, devem ser evitados, como uso abusivo de leite de vaca, refrigerantes, alimentos industrializados com alto teor de corantes e conservantes, sucos cítricos, condimentos e alimentos gordurosos.

Os adolescentes devem ser aconselhados a evitar o tabagismo e não fazer uso de álcool, evitar tempo prolongado de jejum e alimentar-se sempre com intervalos regulares.

Medicações

Entre as medicações utilizadas para o controle da secreção ácida temos os antiácidos que são usados apenas como sintomáticos, produzindo alívio da dor poucos minutos após sua ingestão, porém com tempo curto de ação, o que necessitaria de doses elevadas e curtos intervalos de administração. Os mais utilizados são os compostos de hidróxido de alumínio e hidróxido de magnésio, cujos principais efeitos colaterais são a constipação e a diarreia.

Entre os medicamentos antissecretores disponíveis mais utilizadas estão os antagonistas dos receptores H2 da histamina e os inibidores da bomba de prótons.

Os antagonistas dos receptores H2 compreendem a cimetidina, a ranitidina, a famotidina e a nizatidina. Todos agem reduzindo a secreção gástrica por inibição seletiva do receptor H2 das células parietais. Sua absorção é rápida, alcançando níveis séricos em 60 a 90 minutos. Esses antagonistas não devem ser administrados concomitantemente com antiácidos. Devem ser usados pouco antes ou durante as refeições, pois, ao iniciarem sua ação, já terá passado o feito de tamponamento dos alimentos. As doses das medicações podem ser visualizadas no Quadro 62.2.

Os inibidores de bomba de prótons (IBP) levam à inibição da produção do ácido clorídrico por sua ligação à enzima H+/K+ATPase nos canalículos das células parietais da mucosa gástrica. São mais efetivos em inibir a secreção gástrica que os antagonistas dos receptores H2 da histamina. Entre os IBP temos o omeprazol, considerado efetivo e seguro na faixa etária pediátrica. Pode ser utilizado sempre antes da primeira refeição do dia, de preferência com a cápsula intacta. Nas crianças que não são capazes de deglutir o medicamento inteiro, a recomendação é que se abra a cápsula, dilua os grânulos em iogurte, suco de frutas ácidas ou papa de maçã, e ofereça logo após a diluição. Há também no mercado a formulação MUPS (*Multi Unit Pellts System*)

que pode ser diluído em água. Nos pacientes com gastrostomia ou sonda nasogástrica, a medicação deve ser diluída em suco ácido e, após a infusão, a sonda deverá ser lavada evitando a aderência da medicação ao longo de seu trajeto. Quando o medicamento for infundido em meio alcalino (via duodenal ou jejunal) poderá ser dissolvido em água.

Para o tratamento da úlcera péptica associada à infecção pelo *H. pylori*, o esquema mais eficaz consiste em um inibidor de bomba de prótons e dois antimicrobianos. É recomendado que pelo menos um dos antimicrobianos tenha ação sistêmica, ou seja, depois de absorvido, seja excretado na mucosa gástrica de forma ativa, entre eles, citam-se os macrolídeos e os derivados imidazólicos (tinidazol e metronidazol). Um dos esquemas mais utilizado é a associação de omeprazol, claritromicina e amoxicilina por 14 dias. Importante ressaltar que o inibidor de bombas deve ser mantido, em geral, por período adicional de 2 a 4 semanas.

■ Refluxo gastresofágico (RGE)

Definido como a passagem do conteúdo gástrico através do esfíncter esofágico inferior (EEI) para o esôfago, com ou sem regurgitação e/ou vômito. É considerado um processo fisiológico normal que ocorre em bebês saudáveis, crianças e adultos. Representa uma das queixas mais frequentes em consultórios de pediatria e de gastrenterologia pediátrica, e a maioria dos episódios é de curta duração e não causa sintomas, lesões esofágicas ou outras complicações.

Em contrapartida, a DRGE está presente quando os episódios de refluxo são responsáveis por alterações relacionadas à nutrição, à lesão de esôfago, à função respiratória ou ao aparecimento de sintomas neurocomportamentais. A DRGE pode apresentar sintomas típicos, como vômitos ou regurgitações, ou pode manifestar-se de modo oculto, posteriormente sendo diagnosticado devido a suas consequências ou complicações.

• Epidemiologia

A prevalência da DRGE em crianças vem crescendo em todo mundo, embora não esteja claro se esse crescimento reflete ao aumento de identificação do caso, aos aumentos da obesidade ou a outras condições.

As taxas mais elevadas da DRGE são observadas em crianças com transtornos do desenvolvimento e neuromusculares, como a distrofia muscular e a paralisia cerebral. As crianças portadoras de síndrome de Down também apresentam risco maior para a DRGE e para outras anormalidades motoras do esôfago, por razões que não são bem conhecidas. Esses grupos de crianças também possuem um risco maior de desenvolver complicações respiratórias relacionadas a DRGE e representam proporção significativa de crianças encaminhadas para cirurgia antirrefluxo. Em comparação com os indivíduos sem esse defeito congênito, as complicações da DRGE, incluindo o esôfago de Barrett e o adenocarcinoma esofágico, apresentam incidência aumentada nos indivíduos que foram submetidos à correção de atresia de esôfago no período perinatal. A DRGE também é relativamente comum em crianças com fibrose cística.

O RGE é extremamente comum em crianças saudáveis, em que o conteúdo gástrico pode refluir para o esôfago

30 ou mais vezes/dia. O lactente torna-se sintomático nos primeiros meses de vida com um pico por volta dos 4 meses. Nem todos os episódios de refluxo podem resultar em regurgitação para a cavidade oral. A frequência de refluxo, assim como a proporção dos episódios de refluxo que resultam em regurgitação, diminui com o aumento da idade, de tal modo que a regurgitação fisiológica ou vômitos diminuem na maioria dos casos por volta do final do 1º ano de vida. Nos demais, por volta de 24 meses. Já em crianças maiores, os sintomas assemelham-se aos dos adultos, ou seja, são sintomas crônicos.

• Fisiopatologia

Os mecanismos do refluxo não estão bem estabelecidos, mas ocorrem quando há falhas nos mecanismos da barreira antirrefluxo. A região esofagogástrica apresenta várias estruturas que atuam como barreira antirrefluxo: o EEI, o ângulo de His, o ligamento freno-esofágico, o diafragma crural e a roseta gástrica.

• Manifestações clínicas

Sintomas mais comuns de RGE e DRGE variam de acordo com a idade, embora possa existir sobreposição. Nos lactentes, o RGE é comum e, na maioria dos casos, não é patológico. Poucas crianças desenvolvem sintomas sugestivos de DRGE, incluindo sinais de esofagite (irritabilidade, recusa alimentar, arqueamento, sufocamento e engasgos), hematêmese, anemia, sintomas respiratórios e déficit de crescimento. As apresentações respiratórias podem manifestar-se como apneia obstrutiva, estridor ou doenças das vias aéreas inferiores.

As crianças em idade pré-escolar com DRGE podem apresentar regurgitações intermitentes. Menos comumente, elas podem ter complicações respiratórias, diminuição da ingestão alimentar, diminuição do ganho de peso ou aversão a alimentos sem quaisquer outras queixas. Todos esses sintomas são inespecíficos e insuficientes para se obter um diagnóstico definitivo da DRGE.

Um sintoma mais específico da DRGE é a síndrome de Sandifer, caracterizada por uma postura incomum, consistindo de arqueamento das costas, torção do pescoço e levantando-se do queixo.

As crianças em idade escolar e os adolescentes apresentam sintomas semelhantes aos observados nos adultos, como azia e/ou regurgitação. Podem ser observadas também complicações da DRGE, incluindo esofagite, estenoses, esôfago de Barrett e rouquidão, devido à laringite induzida por refluxo. As crianças mais velhas podem se queixar de náuseas, disfagia e/ou dor epigástrica, mas muitos pré-adolescentes podem não localizar a dor e relatar desconforto abdominal difuso.

As crianças pequenas ou não verbais podem ser observadas batendo seu peito. A DRGE é comum nos autistas e pode se manifestar apenas por comportamentos inexplicáveis ou autoprejudiciais.

• Diagnóstico

Para o diagnóstico inicial da DRGE são necessários a história clínica e o exame físico completo. A avaliação inicial aponta para a identificação dos pontos positivos pertinentes à confirmação da DRGE e de suas complicações e dos pontos negativos, que podem tornar o diagnóstico improvável.

É extremamente importante ter conhecimento das características dos exames que são indicados para avaliar os indivíduos com sintomas de RGE ou DRGE. A abordagem clínica para selecionar quais exames serão utilizados depende das características presentes em cada paciente.

O tratamento empírico da supressão ácida é frequentemente utilizado como um teste de diagnóstico e é sugerido para crianças mais velhas e adolescentes com azia, na ausência de sinais de alarme. O tratamento consiste no uso da medicação de supressão de ácido (p. ex., IBP) de 2 a 4 semanas. Essa terapêutica não é utilizada rotineiramente em lactentes e crianças jovens, nos quais os sintomas da DRGE são menos específicos.

A radiografia contrastada do esôfago não apresenta sensibilidade e especificidade para o diagnóstico da DRGE. Quando comparada com estudos de pHmetria esofágica, tem sensibilidade entre 31 e 86%, especificidade entre 21 e 83% e valor preditivo positivo entre 80e 82%. Embora a avaliação radiológica não seja útil para confirmar ou excluir DRGE, a imagem é útil para identificar anomalias congênitas, como pâncreas anular ou má rotação. A imagem também é importante na avaliação de pacientes com apresentações atípicas, como disfagia ou odinofagia, sendo possível demonstrar hérnia hiatal, acalasia ou estenoses associadas à esofagite ácida ou eosinofílica.

A avaliação endoscópica do trato gastrintestinal superior é indicada nos pacientes com suspeita de esofagite ou de gastrite, incluindo crianças e adolescentes com azia, hematêmese ou dor abdominal epigástrica, que não respondem ao tratamento ou apresentam recaídas após o tratamento empírico. Além disso, a endoscopia pode ser valiosa na avaliação de pacientes com vômitos recorrentes, disfagia, odinofagia ou história de impactação alimentar; ou ainda em crianças com RGE persistente desde a infância até depois de 2 anos de idade.

Na endoscopia, o examinador inspeciona o aspecto visual da mucosa esofágica e a anatomia dos órgãos, e coleta biópsias seriadas para análise histológica. Os resultados ajudam a determinar a presença e a gravidade da esofagite e as complicações, como estenoses ou esôfago de Barrett, e outras patologias, como doença eosinofílica, péptica ou esofagite infecciosa.

As anormalidades histológicas observadas na DRGE incluem aumento do número de eosinófilos intraepitelial, espessamento da camada de células basais e alongamento das papilas epiteliais.

Em pacientes com aumento importante de eosinófilos na mucosa esofágica, deve ser considerada a possibilidade de esofagite eosinofílica (EoE), que é uma desordem imunológica crônica, caracterizada por um aumento dos eosinófilos intraepiteliais em maior número dos observados na DRGE. A EoE é cada vez mais reconhecida em crianças e adultos, e os sintomas e a histologia se sobrepõem a DRGE, de tal modo que, em alguns casos, pode ser difícil distinguir claramente entre os distúrbios. Em crianças com DRGE, a inflamação eosinofílica tende a ser leve (< 15 eo-

sinófilos por campo de grande aumento) e limitada ao esôfago distal; enquanto nas crianças com EoE a inflamação tende a ser grave (> 15 eosinófilos por campo de grande aumento) e localizada no esôfago médio e proximal. Além disso, muitos pacientes com EoE têm história de atopia e eosinofilia periférica, e são mais propensos a não responder ao tratamento antirrefluxo.

A endoscopia pode ser realizada com segurança em lactentes, pré-escolares, crianças e adolescentes; requer sedação, atenção médica, preferencialmente de um anestesista. As complicações relacionadas ao procedimento endoscópico e à biópsia são raras (cerca de 5%). As intercorrências mais comuns são odinofagia e rouquidão transitória, que ocorrem em cerca de 35% dos pacientes.

A pHmetria esofágica permite a avaliação da frequência e a duração da exposição ácida na mucosa esofágica e sua relação com sintomas. No entanto, os resultados podem não se correlacionar de forma consistente com a gravidade dos sintomas, embora não haja uma correlação com a presença de esofagite à endoscopia. Assim, a monitoração do pH pode aumentar ou diminuir a suspeita da DRGE, mas não é um teste de diagnóstico definitivo 5. Para realizar o teste, um microeletrodo ligado a um pequeno cateter é passado através do nariz e posicionado no esôfago distal. A posição deve ser verificada radiologicamente. Em situações especiais, pode ser realizada a pHmetria de dois canais, na qual dois sensores são utilizados para determinar se o refluxo ácido estende para o esôfago proximal.

O índice de refluxo, definido pela porcentagem de tempo total em que o pH esofágico é inferior a 4, fornece uma estimativa da exposição ácida esofágica cumulativa, e é considerada a medida mais válida de refluxo. Os resultados da pHmetria esofágica devem ser interpretados no contexto de outras informações clínicas. O índice de refluxo, geralmente, é interpretado como se segue:

- **Crianças:** índice de refluxo acima de 7% é considerado anormal e entre 3 e 7%, indeterminado.
- **Crianças mais velhas e adultos:** limite superior da normalidade para o índice de refluxo entre 4 e 7%.

A impedância intraluminal é outra técnica que permite a medição de todos os episódios de refluxo, incluindo aqueles que são ácidos, ligeiramente ácidos e alcalinos. Tal técnica já está disponível em muitos centros e, geralmente, é usada combinada com a monitoração do pH, de modo que os episódios de refluxo ácido podem ser distinguidos dos refluxos não ácidos. Embora não tenham sido estabelecidos padrões de normalidade para a faixa pediátrica, essa técnica pode ser útil para determinar se existe correlação entre episódios de refluxo e certos sintomas.

A broncoscopia com lavado broncoalveolar (LBA) é usada para avaliar a evidência de aspiração de pequeno volume recorrente. No entanto, essa técnica tem baixa sensibilidade e especificidade.

Os testes que empregam a cintilografia nuclear são projetados para detectar a aspiração ou o esvaziamento gástrico retardado. No entanto, devido à baixa sensibilidade e especificidade, eles têm um papel limitado no diagnóstico da DRGE em crianças.

A manometria esofágica é pouco utilizada para o diagnóstico da DRGE típica, e em crianças encontra-se dificuldade técnica para sua realização. Seu principal objetivo é diagnosticar um transtorno motor primário do esôfago, como acalásia. Além disso, a manometria esofágica pode auxiliar na avaliação da função peristáltica antes da cirurgia antirrefluxo. Se a dismotilidade esofágica detectada for significativa, a cirurgia antirrefluxo deve ser abordada com cautela, porque pode agravar a dificuldade de deglutir alimentos e saliva.

- **Tratamento**

A maioria dos refluxos em lactantes é de curta duração, não associada a sintomas ou complicações, mas gera angustia e ansiedade nos pais, por isso necessita ser abordado e orientado durante a consulta.

Vários tipos de mudanças de estilo de vida são sugeridos às crianças com DRGE, ou àqueles com refluxo simples. Em estudo realizado com 50 crianças com refluxo, num período de 2 semanas de mudanças combinadas no estilo de vida (dieta sem leite, alimentos engrossados, posicionamento antirrefluxo e evitando a fumaça do tabaco), os sintomas melhoraram substancialmente em 60%, e foram resolvidos em 25%.

Mudanças no volume e na frequência das refeições podem mostrar resultados efetivos, visto que o refluxo simples é promovido pela distensão gástrica. Em geral, isso é mais relevante para lactentes alimentados por mamadeira. Para os bebês com baixo ganho ponderal, pode ser útil diminuir o volume, aumentar a frequência e concentrar a fórmula.

Com relação ao posicionamento do bebê durante a mamada, a posição vertical durante 10 a 20 minutos após a mamada demonstra reduzir a probabilidade de refluxo. A posição semissupina (em um assento infantil) não é útil, uma vez que aumenta a pressão intra-abdominal e consequentemente o refluxo.

Todas as crianças com menos de 12 meses de idade devem ser colocadas na posição supina para dormir, mesmo as que apresentam quadros de refluxo. Embora a posição prona (decúbito ventral) tende a reduzir o refluxo, também está associada a um maior risco de síndrome da morte súbita infantil (SMSI), o qual ultrapassa o potencial efeito benéfico do dormir de bruços. A posição lateral não é recomendada em lactentes e não apresenta efeito importante no refluxo; além disso, está associada a um risco aumentado de SMSI. A elevação da cabeceira também não é recomendada, pois não tem efeito.

Outro tratamento recomendado é a exclusão do leite de vaca da dieta das crianças com RGE e especialmente das crianças com sangue visível nas fezes, eczema e uma história familiar de atopia. Alguns estudos relatam que até 40% das crianças com RGE têm alergia ao leite de vaca.

Em lactentes com aleitamento materno, a exclusão da proteína do leite de vaca é recomendada às mães por um período de 4 a 6 semanas, como teste terapêutico, especialmente se a condição é complicada por baixo ganho de peso, irritabilidade e recusa alimentar. Aos lactentes alimentados por fórmula, sugere-se mudança para fórmula extensamente hidrolisada. Se a criança não melhora e persiste a suspeita de alergia à proteína do alimento, pode ser necessário trocar para fórmula de aminoácidos livres.

Os bebês que respondem à mudança alimentar são geralmente mantidos em uma dieta isenta de leite até 1 ano de idade, momento em que muitos lactentes se tornaram tolerantes à proteína. Os bebês que não respondem à restrição dietética devem retornar à alimentação anterior após o período de teste

A farmacoterapia não é indicada para crianças com refluxo sem complicações, devido à falta de eficácia e ao fato de os sintomas desaparecerem sem tratamento. Na maioria dos bebês com refluxo, os sintomas melhoram ao longo do tempo com medidas conservadoras.

Os antiácidos são comumente usados para alívio rápido dos sintomas de RGE em adultos, mas não são recomendados para bebês e crianças pequenas. Já as crianças em idade escolar e os adolescentes podem utilizar quando necessário.

Os agentes procinéticos aumentam a pressão do EEI e melhoram o esvaziamento gástrico, mas não demonstram muita eficácia para a DRGE, além dos efeitos adversos superarem os efeitos benéficos.

Os antagonistas do receptor da H2 da histamina são agentes antissecretores largamente utilizados e demonstram benefícios no tratamento da esofagite leve a moderada, sendo considerados terapêutica de primeira linha.

Os IBP conferem efeito antirrefluxo mais potente por bloquearem os canais ATPase de hidrogênio-potássio do trajeto final, comum na secreção ácida gástrica. Os IBP são superiores no tratamento da esofagite grave e erosiva.

QUADRO 63.2. Doses orais dos antagonistas dos receptores H2 e inibidores de bomba de próton.

Antagonistas dos receptores H2	
Ranitidina	• Neonatos: 2 a 4 mg/kg/dia, 3 a 4 vezes/dia • 1 mês a 16 anos: 5 a 10 mg/kg/dia, de 12 em 12 horas ou 3 mg/kg/dose, de 8 em 8 horas (máx. 300 mg/dia). • Adulto: 150 mg, de 12 em 12 horas (máx. 400 mg/dia)
Famotidina	• 5 a 10 mg/kg/diade 12 em 12 horas
Nizatidina	• 6 a 10 mg/kg/diade 12 em 12 horas
Inibidores de bomba de próton	
Omeprazol	• 0,7 a 3,5 mg/kg/dia, dose média de 1,4 mg/kg/dia, dose única ou de 12 em 12 horas (máx. 40 mg/dia)
Lanzoprazol	• 15 mg/dia (< 15 kg) • 30 mg/dia (> 15 kg)
Esomeprazol	• 1,7 mg/kg/dia

Fonte: Elaborado pela autoria.

Geralmente, a cirurgia não é necessária em crianças saudáveis com DRGE. Ela pode ser uma opção para algumas crianças que têm complicações graves de refluxo, como esofagite refratária, estenoses e riscos de morbidade significativo por doença pulmonar crônica, que não podem ser controladas com medicamentos. Alguns dos riscos da fundoplicatura incluem uma técnica "muito apertada" (produzindo disfagia ou retenção de gases) ou "muito frouxa" (incompetente). A precisão diagnóstica pré-operatória da DRGE e a qualidade do cirurgião são dois dos mais importantes preditores do resultado bem-sucedido.

■ Referências bibliográficas

1. Behrman RE, Kliegman RM, Jenson HB. Nelson. Tratado de Pediatria. 17. ed. Elsevier. 1997, 304:1303-05.
2. Bourke B, Jones N. *Helicobacter Pilory* infection and peptic ulcer disease in children. Pediatr Infect Dis. 1996;15:1-13.
3. Campanozzi A, Boccia G, Pensabene L et al. Prevalence and natural history of gastroesophageal reflux: pediatric prospective survey. Pediatrics. 2009;123:779.
4. Carvalho AS. Úlcera péptica. Rio de Janeiro, JPed. 2000;76 (Suppl. 2):S127-34.
5. Colletti RB, Christie DL, Orenstein SR. Statement of the North American Society for Pediatric Gastroenterology and Nutrition (NASPGN). Indications for pediatric esophageal pH monitoring. J Pediatr Gastroenterol Nutr. 1995;21:253.
6. Davies I, Burman-Roy S, Murphy MS, Guideline Development Group. Gastro-esophageal reflux disease in children: NICE guidance. BMJ. 2015;350:g7703.
7. Ferreira CT, Carvalho E, Sdepanian VL, Morais MB, Vieira MC, Silva LR. Gastroesophageal reflux disease: exaggerations, evidence and clinical practice. Rio de Janeiro, J Pediatr. 2014;90:105-18.
8. Ferreira CT, Carvalho E, Silva LR. Gastroenterologia e hepatologia em pediatria – Diagnóstico e tratamento. Ed Medsi. 2003;1:3-29.
9. Gold BD. *Helicobacter pilory* Infection in children. Curr Probl Pediatr. 2001;9:247-66.
10. Gold BD, Kennedy M, Stockwell J, Friedman CR. Epidemiology of peptic ulcer disease and *H. pilory* in hospitalized children using the Pediatric Hospital Hargrove CB, Upper gastrointestinal endoscopy in children: diagnostic usefulness and safety. Pediatrics. 1984;74:828-31.
11. Lightdale JR, Gremse DA, Section on Gastroenterology, Hepatology, and Nutrition. Gastroesophageal reflux: management guidance for the pediatrician. Pediatrics. 2013;131:e1684.
12. Marcondes E, Vaz FAC, Ramos JLA, Okay Y. Pediatria básica – Tomo II Pediatria Clínica Geral. 9.ed. Editora Sarvier. 2003;8:589-97.
13. Marshall BJ. Unidentified curved bacilli on gastric epithelium in active chronic gastrits. Lancet. 1983;1:1273-5.
14. Nelson SP, Chen EH, Syniar GM, Christoffel KK. One-year follow-up of symptoms of gastroesophageal reflux during infancy. Pediatric Practice Research Group. Pediatrics. 1998;102:E67.
15. Nelson SP, Chen EH, Syniar GM, Christoffel KK. Prevalence of symptoms of gastroesophageal reflux during infancy. A pediatric practice-based survey. Pediatric Practice Research Group. Arch Pediatr Adolesc Med. 1997;151:569.
16. Rosen R, Fritz J, Nurko A et al. Lipid-laden macrophage index is not an indicator of gastroesophageal reflux-related respiratory disease in children. Pediatrics. 2008;121:e879.
17. Tafuri G, Trotta F, Leufkens HG, Martini N, Sagliocca L, TraversaG. Off-label use of medicines in children: can available evi-dence avoid useless paediatric trials; The case of proton pumpinhibitors for the treatment of gastroesophageal reflux disease. Eur J Clin Pharmacol. 2009;65:209-16.
18. Van der Pol R, Smite M, Benninga MA, van Wijk MP. Nonpharmacological therapies for GERD in infants and children. JPediatr Gastroenterol Nutr. 2011;53:S6-8
19. Van der Pol RJ, Smits MJ, van Wijk MP, Omari TI, Tabbers MM,Benninga MA. Efficacy of protonpump inhibitors in chil-

63 ■ Doença péptica e refluxo gastresofágico

dren with gastroesophageal reflux disease: a systematic review. Pediatrics. 2011;127:925-35.

20. Vandenplas Y, Goyvaerts H, Helven R, Sacre L. Gastroesophageal reflux, as measured by 24-hour pH monitoring, in 509 healthy infants screened for risk of sudden infant death syndrome. Pediatrics. 1991;88:834.

21. Vandenplas Y, Rudolph CD, Di Lorenzo C et al. Pediatric gastroesophageal reflux clinical practice guidelines: joint recommendations of the North American Society for Pediatric Gastroenterology, Hepatology, and Nutrition (NASPGHAN) and the European Society for Pediatric Gastroenterology, Hepatology, and Nutrition (ESPGHAN). J Pediatr Gastroenterol Nutr. 2009;49:498.

22. Weinstein WM. Gastrits and gastropathy. In Syvak MV (Ed). Gastroenterologic Endoscopy. 2nd Ed. Filadelfia; W.B. Saunders Company. 2000:642-70.

23. Wenzl TG, Moroder C, Trachterna M, Thomson M, Silny J, Heimann G et al. Esophageal pH monitoring and impedance measurement: a comparison of two diagnostic tests for gastroesophageal reflux. J Pediatr Gastroenterol Nutr. 2002;34:519-23.

24. Wenzl TG. Role of diagnostic tests in GERD. J Pediatr Gastroenterol Nutr. 2011;53:S4-6.

Constipação intestinal 64

■ Rosa Helena Monteiro Bigélli ■ Maria Inez Machado Fernandes ■ Regina Sawamura

CASO CLÍNICO

Pré-escolar, com 5 anos de idade, apresenta dificuldade para evacuar há 2 anos. A mãe refere que o fato ocorreu após internação de 1 semana para tratamento de pneumonia. A criança evacua 1 vez/semana, com dor, fezes endurecidas, ressecadas e calibrosas, que chegam a entupir o vaso sanitário. Já observou sangramento no papel higiênico por algumas vezes. A criança tem se tornado mais quieta e quando tem vontade de evacuar, chora e se esconde atrás do sofá. Há cerca de 1 ano, vem apresentando escape fecal 2 a 3 vezes ao dia, e por esse motivo se recusa a ir para a escolinha, pois os colegas têm caçoado dele. Mãe nega distensão abdominal, elimina flatos normalmente, nega enurese noturna. Está crescendo normalmente. Já fez diversos tratamentos, com supositórios de glicerina e laxantes via oral, sem sucesso. Não come verduras e legumes e come poucas frutas. A ingestão hídrica também é pobre. A mãe refere que ela e o irmão da criança de 7 anos também são constipados, mas com menor gravidade.

■ Exame físico: peso e estatura no percentil 50. Bom estado geral, corado. Abdome plano, sem distensão gasosa, RHA hiperativo, fezes endurecidas palpáveis em fossa ilíaca esquerda e hipogástrio. Região sacral sem anormalidades. Exame do períneo: com escape fecal em roupas íntimas, fissura de 5 mm na parte inferior do ânus, presença de plicoma. Toque retal com esfíncter anal normotônico, ampola retal ampla, com fezes endurecidas.

■ Exames complementares: não foi realizada nenhuma investigação complementar e iniciado tratamento clínico imediato.

■ Diagnóstico: constipação intestinal crônica funcional (CICF).

■ Tratamento: desimpactação por 3 dias. Medicação via oral: polietilenoglicol. Orientado dieta rica em fibras, aumento da ingestão hídrica e treinamento esfincteriano.

■ Introdução

Constipação intestinal é muito frequente em consultas ambulatoriais de pediatria. Estima-se que 0,3 a 8,0% da população pediátrica seja acometida por constipação e que 1 a cada 10 crianças necessite cuidados médicos para tal problema em alguma época da vida. Há dados que evidenciam que a constipação corresponde a 5% das consultas em pediatria geral e 20 a 25% das de gastropediatria. Os estudos de prevalência no Brasil mostram taxas bastante elevadas, variando entre 17,5 e 38,4%[1,2,3] (Quadro 64.1).

QUADRO 64.1. Prevalência de constipação intestinal funcional na população pediátrica brasileira.

Autor/cidade	Local de estudo/N/faixa etária	Prevalência da constipação
Zaslavsky e colaboradores, 1988 (Porto Alegre, RS)	Ambulatório de Pediatria N = 1005 Idade < 12 anos	36,5%
Maffei e colaboradores, 1997 (Botucatu, SP)	Escola: alunos do 1º e 2º anos, ciclo básico N = 1145 Idade: entre 6 e 16 anos	28,8 a 38,4%
Motta e Silva, 1998 (Recife, PE)	Comunidade de baixa renda N = 536 Idade < 11 anos	Lactentes: 21,8% Pré-escolares: 18,3% Escolares: 14,7%
Aguirre, 1988 (Embu, SP)	Unidade Básica de Saúde N = 277 Idade: < 2 anos	21,5%
Borgo, 1998 (Bauru, SP)	Creche N = 57 Idade: entre 6 e 40 meses	Retrospectivo: 17,5% Prospectivo: 24,6%
Sant'Anna e colaboradores, 1999 (Rio de Janeiro, RJ)	Escola de 1º grau N = 391 Idade: entre 8 e 10 anos	28%
Del Ciampo e colaboradores, 1999 (Ribeirão Preto, SP)	Unidade Básica de Saúde N = 312 Idade: entre 1 e 10 anos	26,8%

Fonte: Adaptado de Morais e Maffei[2].

■ Conceito

Na definição de constipação considera-se as mudanças na frequência, no tamanho, na consistência e na facilidade da passagem das fezes. Alguns estudos avaliando a frequência de evacuações em crianças normais mostraram que 85% das crianças entre 1 e 4 anos de idade tem 1 a 2 evacuações/dia e 96% tinham frequência de evacuações variando de 3 vezes por dia até 1 vez/cada 2 dias. Outros pesquisadores evidenciaram que nos primeiros 3 anos de vida, 97% das crianças saudáveis tinham pelo menos 1 evacuação/cada 2 dias e após o 3º ano de vida, 95% das crianças tinham esse padrão. Com base nesses dados, o critério ROMA III estabeleceu a definição de constipação dividindo as crianças em dois grupos: grupo 1, crianças até 4 anos de idade, e grupo 2, crianças acima de 4 anos de idade. Em ambos os grupos a definição de constipação tem base na presença de pelo menos duas manifestações dentre as seguintes: frequência de evacuações menor que 3 vezes/semana, pelo menos 1 escape fecal/semana, retenção voluntária das fezes e/ou comportamento para evitar a defecação, evacuações dolorosas ou com esforço importante, presença de grande quantidade de massa fecal no reto e eliminação de fezes com grande diâmetro que pode entupir o vaso sanitário. No grupo 1 é necessário que a sintomatologia esteja presente por pelo menos 1 mês, enquanto no grupo 2 por pelo menos 2 meses.

■ Classificação da constipação intestinal[1,2] e tempo de duração

Constipação pode ser classificada como "aguda" ou "crônica". Não se encontra na literatura um limite de tempo para se diferenciar um quadro agudo de um crônico, visto que a maioria das constipações crônicas são decorrentes da falta de diagnóstico ou manejo inadequado de uma constipação aguda. Um episódio agudo de constipação pode surgir a partir de uma mudança de dieta ou ambiente, um período febril, um período de desidratação ou de repouso no leito.

■ Etiologia

Constipação pode ser classificada em orgânica e funcional.

• Orgânicas

Constipações cujo fator etiológico é conhecido. Podem ser classificadas como:

- **Causas neurogênicas:** doença de Hirschsprung, pseudo-obstrução intestinal crônica, desordens do sistema nervoso central (SNC), como meningomielocele, tumor, paralisia cerebral e hipotonia.

- **Causas anais:** fissuras, ânus anteriorizado, estenose e atresia anal.

- **Causas endócrinas:** hipotireoidismo, acidose renal, diabete insípido e hipercalcemia.

- **Uso de medicamentos:** metilfenilato, fenitoína, imipramina, fenotiazida, antiácidos e medicamentos contendo codeína.

• Funcionais

Aquelas em que o fator etiológico é desconhecido. Segundo descrições da literatura, correspondem a 95% das constipações apesentadas pelas crianças.

■ Fisiopatologia (CICF)

Continência fecal é mantida por contrações musculares voluntárias e involuntárias. Enquanto o esfíncter anal interno tem um tônus de repouso involuntário que diminui quando as fezes entram no reto, o externo tem controle voluntário. A vontade de evacuar é percebida quando as fezes entram em contato com a mucosa das partes mais baixas do reto. Se a criança não deseja evacuar, ela contrai o esfíncter anal externo e a musculatura glútea, com isso, as fezes voltam para as partes mais superiores do reto, abolindo a vontade de evacuar. Se esse comportamento for mantido, o reto dilata para acomodar a massa fecal retida, e a capacidade de propulsão do reto é diminuída. Quanto mais tempo as fezes ficam no reto, mais endurecidas elas ficam. As eliminações dessas fezes tornam-se muito dolorosas e podem causar fissuras anais. A criança fica com medo de evacuar abolindo as evacuações. Estabelece-se, assim, a CICF.

Já foram descritas várias alterações envolvendo o mecanismo de defecação e continência em crianças com CICF, como pressão esfincteriana anal muito elevada, sensibilidade retal reduzida, falta de relaxamento ou contração paradoxal do esfíncter anal externo, esfíncter anal interno menos responsivo à distensão retal, anormalidades de plexo mioentérico, redução de peptídeo intestinal vasoativo (VIP) e de peptídeo histidinametionina (PHM) em músculo liso circular colônico, aumento de serotonina na mucosa e aumento de ácido hidroxindolacético em mucosa e músculo circular de cólon sigmoide e diminuição na liberação de motilina[4].

■ Quadro clínico da CICF

Dificuldades de defecação afetam crianças em todas as faixas etárias, sendo mais frequentes entre 1 e 5 anos de idade. Na literatura, encontrou-se que 15% das crianças tornam-se constipadas entre 0 e 1 ano de idade, 70% entre 1 e 5 anos, e 15% acima de 5 anos. A forma de apresentação clínica varia com o período de vida em que a criança se encontra. Dentro do período compreendido entre os 2 primeiros anos de vida e todo o período pré-escolar, a frequência de constipação entre meninos e meninas é de 1:1. A constipação torna-se crônica por um manejo inadequado de um problema agudo. Como as evacuações são dolorosas, a criança começa a realizar comportamentos como contrair glúteos, fechar as pernas, se esconder atrás das portas, na tentativa de evitar as evacuações. As crianças em idade escolar, comumente são levadas para consulta médica devido ao escape fecal. O escape fecal é usualmente decorrente de uma constipação de longa duração. Ele é definido como perda involuntária de fezes nas roupas, em crianças acima de 4 anos de idade, consequente à impactação fecal no reto. Considera-se a idade de 4 anos, pois espera-se que, até então, a criança já esteja apta para controlar o esfíncter anal. A constipação é acompanhada de escape em 4 a 8% da população pediátrica. Além do escape fecal, pode-se notar

64 ▪ Constipação intestinal

nas crianças em idade escolar, a presença de evacuações incompletas e evacuações periódicas de fezes muito calibrosas e recusa de sentar no vaso sanitário. Muitos pacientes têm dor abdominal recorrente. A anorexia só está presente em quadros mais graves. Os estudos evidenciaram dor abdominal entre 10 e 50% das crianças, falta de apetite em 26%, queixas urinárias (infecções de trato urinário e enurese) em 15%, e problemas psicológicos em 20% dos casos (sendo frequentemente secundários à constipação). Ao exame físico, pode-se detectar, peso abaixo do percentil 5 em até 10% dos casos, sintomas de retenção fecal crônica, distensão abdominal em 20%, massa abdominal entre 30 e 50% e impactação fecal entre 40 e 80% dos casos. A massa abdominal é mais comumente palpável na região suprapúbica e na linha média, podendo ocupar completamente os quadrantes abdominais inferiores direito e esquerdo. O exame anorretal é muito importante nos quadros de CICF, permitindo excluir estenoses anais, ânus imperfurado e anomalias espinhais maiores com agenesia sacral. A dilatação anal está presente em 18% das crianças constipadas, a fissura em 26%, e prolapso retal em 5% dos casos. Em 3/4 das crianças há dilatação anal, impactação fecal ou sinais perianais (fissuras, vermelhidão e arroxeamento). Ao exame digital no reto, na CICF, normalmente se constata uma ampola retal cheia de fezes de consistência endurecida, ou mais comumente a superfície externa da impactação de consistência de "argila" e o centro tem consistência de "rocha". Não se percebe, porém, impactação fecal em crianças que em período recente ao exame físico tiveram evacuações contendo fezes calibrosas[1,2] (Quadro 64.2).

QUADRO 64.2. Sintomas e sinais associados a CICF.

Sintomas	Porcentagem
Dor abdominal	10 a 50%
Falta de apetite	26%
Queixas urinárias	15%
Problemas psicológicos	20%
Peso < percentil 5	0 a 10%
Escape fecal	4 a 8%
Distensão abdominal	20%
Massa abdominal	20%
Impactação fecal	40 a 80%
Dilatação retal	18%
Fissura anal	26%
Prolapso retal	5%

Fonte: Adaptado de Bigélli[1].

▪ Investigação diagnóstica

O diagnóstico de CICF é obtido, na maioria dos casos, através de dados de história clínica e exame físico cuidadoso. Os exames laboratoriais são utilizados quando se suspeita de uma causa orgânica de constipação, principalmen-

te a doença de Hirschsprung, ou quando se quer estudar melhor os mecanismos fisiopatológicos envolvidos em um quadro de CICF. Os seguintes sinais devem ser analisados no exame físico por serem sugestivos de causas orgânicas de constipação: déficit de crescimento, distensão abdominal, flacidez das nádegas, estenose anal, reto comprido e vazio no toque retal, na presença de massa abdominal, eliminação de fezes explosivas no toque retal, ânus anteriorizado ou ânus ectópico anterior, alterações neurológicas e motoras. Dentre os exames laboratoriais mais comumente utilizados, podem-se destacar: exames bioquímicos, estudos radiológicos (radiografia simples abdominal, enema opaco), manometria anorretal e biópsia retal (Quadro 64.3).

QUADRO 64.3. Diagnóstico diferencial entre doença de Hirschsprung (forma clássica) e CICF.

	CICF	Doença de Hirschsprung
Retenção fecal desde o nascimento	Rara	Sempre
Escape fecal	Presente	Ausente
Estado nutricional comprometido	Incomum	Comum
Massa fecal abdominal	Comum	Incomum
Fezes na ampola retal	Comum	Incomum
Enema opaco		
Segmento espástico	Ausente	Presente
Manometria anorretal		
Tônus do esfíncter anal	Variável	Aumentado
Reflexo retroesfincteriano	Presente	Ausente
Biópsia retal		
Células ganglionares	Presentes	Ausentes
Atividade da acetilcolinesterase	Ausente	Presente

Fonte: Adaptado de Bigélli[1].

• Exames bioquímicos

São indicados quando se suspeita de deficiências ou excessos de hormônios tireoidianos ou adrenais e distúrbios eletrolíticos.

• Exames radiológicos

- **Radiografia abdominal simples:** indicada quando se suspeita de constipação intestinal crônica, quando a história clínica não elucida o diagnóstico e, ao toque retal, não se palpam fezes na ampola retal. Esse exame avalia a presença ou ausência de retenção fecal e sua extensão, caso ela esteja presente. Avalia também se a parte mais baixa da espinha é normal em criança com escape fecal, em que está ausente a massa fecal no abdome e reto.

- **Enema opaco:** indicado quando há forte suspeita de doença de Hirschsprung ou outras desordens neuronais, ou seja, em crianças com história de atraso na eliminação de mecônio, em que a constipação se iniciou em idade muito precoce (principalmente < 6 meses), com distensão intestinal importante, com toque retal evidenciando uma zona de estreitamento (chamado "sinal de dedo de luva"), e à retirada do dedo, eliminação explosiva de fezes e, finalmente, nas crianças que, sendo conduzidas como CICF, não tem boa resposta à terapêutica. É desnecessário nos quadros não complicados de constipação, mas é útil no estabelecimento da doença de Hirschsprung, em que a zona de transição entre o segmento intestinal agangliônico e ganglionico pode ser visualizada, e de outras desordens neurônios, em que uma dilatação intestinal extensa possa ser vista.

- **Manometria anorretal:** desde 1935, com os clássicos experimentos de Denny Brown e Robertson, o procedimento manométrico tem provado ser o mais apropriado instrumento no estudo da motilidade anorretal. Atualmente, a manometria anorretal é um exame bastante utilizado no paciente pediátrico e bem reconhecido por ajudar no estabelecimento do diagnóstico diferencial da constipação intestinal, incontinência fecal e na avaliação pré e pós-operatória de anomalias retais congênitas, adquiridas ou traumáticas. Os achados manométricos mais comumente verificados nas crianças com CICF e escape fecal são: hipertonia anal, hipotonia anal, falta de relaxamento do esfíncter anal externo e assoalho pélvico durante a tentativa de defecação, habilidade do esfíncter anal interno, para relaxar completamente durante a distensão retal, aumento da complacência retal e do limiar de sensibilidade retal consciente, além de diminuição da contratilidade retal. A manometria anorretal, na investigação da constipação intestinal crônica tem, basicamente, as mesmas indicações do enema opaco, tendo importância destacada nos casos de doença de Hirschsprung ultracurto, em que o enema opaco é normal, embora, na manometria anorretal não se observa o reflexo reto esfincteriano.

- **Biópsia retal:** utilizada, basicamente, quando na avaliação clínica e/ou laboratorial da criança constipada (estudos radiológicos e manométricos dentre outros) existe forte suspeita de que a constipação seja de causa orgânica, sendo as mais importantes a doença de Hirschsprung e as displasias neuronais. É considerada o exame-padrão no diagnóstico da doença de Hirschsprung. A biópsia retal pode ser feita por sucção superficial ou biópsia de camada completa. No material de biópsia de reto por sucção, pode ser utilizada a coloração pelo método tradicional hematoxicilina e eosina, bem como o método histoquímico para a acetilcolinesterase. Na doença de Hirschsprung, como há aumento significativo do número e do tamanho das fibras nervosas colinérgicas na lâmina própria e muscular da mucosa, o teste da acetilcolinesterase é positivo. Esse teste é bastante confiável para confirmar ou afastar a suspeita clínico-radiológica da doença de Hirschsprung. Pela biópsia de camada completa, é possível avaliar as anormalidades presentes nos plexos submucoso e mioentérico, como aganglionose, hipoganglionose e hiperganglionose[6-8].

■ Tratamento da constipação intestinal

• Aguda

Nos casos de constipação aguda, a boa resposta ocorre quando se faz a correção dos fatores precipitantes e o tratamento sintomático. Aumenta-se o aporte de fibras na dieta e quando isso não é suficiente para o controle do quadro, deve-se usar laxativos por períodos curtos (3 a 4 dias). Raramente, necessita-se do uso de enemas ou supositórios[9].

• Crônica

- **Orgânica:** deve ser direcionada a causa básica. Exemplificando: reposição de hormônios tireoidianos no hipotireoidismo, retirada do segmento aganglionico na doença de Hirschsprung clássica[10].

- **Funcional:** quando a anamnese e o exame físico não indicam elementos compatíveis com constipação secundária a causas intestinais e extraintestinais, deve prevalecer, provisoriamente, a hipótese diagnóstica de CICF. Muitas vezes, existe resistência da família às medidas terapêuticas da constipação, ou ainda, a família nem sempre valoriza as manifestações clínicas de constipação que seus filhos apresentam. Antes de iniciar o tratamento, portanto, é importante a elaboração de um plano organizado e bem fundamentado. O objetivo de cada conduta a ser instituída deve ser explicado aos pais ou responsáveis pela criança e, se possível, inclusive, à própria criança em uma linguagem apropriada ao entendimento de todos, a fim de que todo o plano possa ser realizado integralmente e de maneira adequada. Atualmente, existem basicamente quatro tipos de tratamento propostos no manejo dos quadros funcionais de constipação: tratamento clínico (convencional), tratamento psicológico, tratamento através do *biofeedback* e tratamento cirúrgico.

• Tratamento clínico (convencional)[11-13]

Dividido em quatro fases: educação, desimpactação, prevenção de reacumulação de fezes e recondicionamento para hábitos intestinais normais.

Educação

Explicar aos pais, e quando possível para a própria criança, o motivo da constipação e do escape fecal. Isso é fundamental para que as mudanças de hábitos e atitudes não constituam uma nova fonte de tensão direcional contra a criança. Deve-se enfatizar que o escape é involuntário e, usualmente, ocorre sem o conhecimento da criança. O escape fecal não é um distúrbio psicológico ou comportamental das crianças, nem é culpa dos pais. Precisam ser abordados, também, os problemas de relacionamento que a criança com escape fecal enfrenta tanto na escola como com a própria família. É fundamental que as tensões familiares sejam reduzidas para que os sentimentos de insegurança e inferioridade da criança não a dominem e ocasionem diminuição da sua autoestima.

Desimpactação

O esvaziamento do fecaloma pode ser considerado a linha mestra do tratamento, quando a massa impactada é identificada na palpação abdominal, no toque retal e/ou na radiografia simples do abdome. A desimpactação incompleta e a reimpactação são causas frequentes de insucesso terapêutico. A desimpactação pode ser feita através de lavagens intestinais, utilizando-se soro fisiológico com glicerina 10%, soro fisiológico e óleo de cozinha na proporção de 2:1 ou com enemas fosfato-hipertônicos, na quantidade de 10 ml/kg. No caso de enema, utiliza-se, no máximo, 100 a 120 ml da solução. Geralmente, 1 a 2 lavagens são suficientes para o clareamento intestinal. Os enemas de fosfato-hipertônicos podem levar a criança à desidratação, além de aparecerem distúrbios eletrolíticos, como hipernatremia, hiperfosfatemia, hipocalcemia e hipocalemia. Devido a isso, prefere-se utilizá-los em crianças acima de 2 anos de idade. A desimpactação inicial também pode ser feita através da ingestão oral de grandes doses de óleo mineral (15 a 30 ml/ano de idade/dia, no máximo 240 ml) ou através de soluções balanceadas, dadas por via oral ou sonda nasogástrica, em crianças que temem ou recusam a utilização da via anorretal para a desimpactação.

Prevenção da reacumulação de fezes

Realizada através da utilização de fibras alimentares, ingestão hídrica e uso de laxativos.

- **Fibras alimentares:** existem dois tipos de fibras: as solúveis e as insolúveis. Ambas são importantes no tratamento da CICF. Os alimentos que encerram, proporcionalmente, maiores quantidades de fibras solúveis estão nos legumes, na aveia, nas maçãs e nas frutas cítricas; enquanto as fibras insolúveis são encontradas em maiores proporções no farelo de trigo e nos cereais. Uma dieta equilibrada, composta por cereais, frutas e folhas verdes guarda uma relação fibra insolúvel: solúvel de 3:1. O Comitê de Nutrição da Academia Americana de Pediatria recomenda que a quantidade de fibra alimentar seja da ordem de 0,5 g/kg/dia, ou seja, aproximadamente 10 g/1.000 Kcal, atingindo um valor limite na adolescência de 30 g/dia. A Fundação Americana de Saúde (American Health Foundation) preconiza que, a partir do término do período de lactância até atingir a vida adulta, a ingestão diária de fibra deva ser a idade em anos acrescida de 5 g, atingindo o máximo de 25 g, na puberdade. Nos quadros de CICF é possível observar o diário alimentar que, na maioria das crianças, consiste numa alimentação com baixa quantidade de fibras. O aleitamento natural é fator de proteção contra a constipação no primeiro semestre de vida. Deve-se, portanto, em lactentes desmamados, prevenir a constipação, orientando a introdução precoce de fibras alimentares, como cereais e frutas. Desde que não esteja mais recebendo leite humano, não existe limite inferior de idade para a introdução de fibra alimentar na dieta de lactentes, a fim de prevenir a constipação intestinal, já que esta, frequentemente, se inicia com o desmame. As fibras utilizadas para o tratamento da constipação podem ser as encontradas nos próprios alimentos ou através de medicamentos. Sempre damos preferência às não medicamentosas, já que são mais saborosas e também mais fáceis de serem utilizadas na alimentação da criança. A vantagem do uso de fibras medicamentosas está no fato de que, em uma pequena quantidade de medicamento, consegue-se concentrar uma grande quantidade de fibras. Apesar do sabor ser bem aceito pelas crianças, no início e no decorrer da terapêutica, gera intolerância com grande frequência. A quantidade de fibras fornecidas à criança durante o tratamento é geralmente empírica, pois é muito difícil determinar com exatidão a quantia em gramas que a criança está ingerindo, principalmente devido ao fato de as crianças constipadas terem alimentação muito irregular e inadequada. Procura-se, assim, no momento em que se institui a alimentação com fibras, como medida terapêutica, corrigir a alimentação da criança, adequando-a qualitativa e quantitativamente e, também, acertando os horários das refeições. Assim, espera-se, pelo menos, estar fornecendo uma quantidade de fibras que atenda às necessidades do paciente.

- **Ingestão hídrica:** o fornecimento de líquidos é muito importante na determinação da consistência fecal. Assim, deve-se fazer uma rigorosa recomendação de ingestão hídrica em crianças constipadas, de cerca de 1 a 2 litros de líquido/dia. Um método prático de avaliar se a quantidade de líquido ingerido está adequada é através da análise da diurese. Se a ingestão estiver adequada, a diurese será volumosa e praticamente sem cor. Entretanto, o último consenso da ESPGHAN e NASPGHAN em 2014, preconiza que tanto a ingestão hídrica quanto a ingestão de fibras não devam ser muito maiores que as recomendadas para crianças sem constipação.

- **Laxativos:** devem ser iniciados já no dia da primeira consulta da criança. Eles são utilizados sempre levando em consideração a idade, o peso e a gravidade da constipação. Os laxativos são, preferencialmente, usados em crianças acima de 6 meses de idade. Abaixo de 6 meses, a modificação da dieta costuma regularizar a função intestinal das crianças com constipação funcional e é arriscado o uso de laxantes devido a seus efeitos colaterais. Atualmente, acredita-se que a escolha da medicação seja menos importante que a aderência dos pais e das crianças à terapêutica instituída. Há somente uma dose inicial para cada criança, que deve ser ajustada para induzir 1 a 2 evacuações diárias com eliminação de fezes que garanta o esvaziamento diário e completo do intestino grosso e previna escape fecal e dor abdominal. Os laxativos mais comumente utilizados são: o óleo mineral ou o leite de magnésia, na dose de 1 a 2 ml/kg/dia e o polietilenoglicol, na dose de 0,5 a 1 g/kg/dia, 1 a 2 vezes por dia.

Recondicionamento da criança para hábito intestinal normal

Quando a criança já adquiriu controle esfincteriano, procura-se incentivá-la a sentar no vaso sanitário, a fim de aproveitar a presença do reflexo gastrocólico. Sendo assim, a criança é orientanda a sentar-se no vaso sanitário 1 a 3 vezes por dia, após o café da manhã e as grandes refeições (almoço e jantar), por um período de 5 a 10 minutos para tentar defecar. O recondicionamento é programado após ter sido feita a desimpactação e ter sido iniciado o uso do laxativo, pois assim, a evacuação torna-se mais fácil e indolor. No acompanhamento da criança constipada é essencial que se esteja sempre verificando a adequação da criança às medidas terapêuticas instituídas (orientação alimentar, condicionamento esfincteriano e uso de laxativos) e a resposta dela ao tratamento instituído; para isso, pode-se fazer uso de diários de frequência e características das evacuações e do escape, assim os pais e as próprias crianças tornam-se mais envolvidos e mais estimulados na resolução da constipação. Além dos diários, são importantes os retornos médicos que, no início, devem ser mais próximos e, depois, podem ser mais espaçados, à medida que os pais e as crianças já compreenderam a dinâmica da terapêutica. Nas consultas médicas, além da conversa com os pais e os pacientes, o médico dispõe do exame abdominal e retal, para se assegurar de que a constipação está sendo adequadamente tratada, fazendo-se os ajustes necessários nas doses de laxativos a fim de garantir hábito intestinal regular. Após se conseguir um hábito intestinal regular, a dose do laxativo é gradualmente reduzida, de modo a se manter um hábito intestinal diário, sem escape fecal.

• Tratamento psicológico

Distúrbios psicológicos apresentados pelas crianças constipadas são, na maioria das vezes, secundários ao quadro clínico da própria constipação intestinal. O escape fecal destaca-se como sinal mais importante no desencadeamento desses distúrbios. Sendo assim, a resposta satisfatória à terapêutica da constipação com a eliminação dos sinais e sintomas, bem como os esclarecimentos necessários e apoio dados pelo próprio médico que cuida da criança são, geralmente, suficientes para resolver os distúrbios psicológicos. Opta-se, porém, para a intervenção de psicólogos e psiquiatras quando não se encontra adesão ao tratamento e/ou o paciente apresenta distúrbios comportamentais que não melhoram com a atuação exclusiva do médico.

• Tratamento *biofeedback*

Difundido a partir de 1986, quando através de estudos manométricos, Robinson e Gibbons *apud* Keren e colaboradores (1988) demostraram a contração do esfíncter anal externo durante a tentativa de defecação em crianças com constipação crônica e escape fecal. O *biofeedback* visa treinar o paciente a relaxar o esfíncter anal externo durante o ato do esforço para a evacuação. A técnica envolve a colocação de um tubo de metal, de plástico ou de borracha, atado a balões de látex, dentro do canal anal e reto, que monitora a contração paradoxal do esfícter anal externo, durante a distensão do balão retal ou a tentativa voluntária de esforço para evacuação. Estudos do uso do *biofeedback* em crianças com constipação intestinal e contração paradoxal do esfíncter anal externo são concordantes em evidenciar que esse tipo de tratamento é superior ao tratamento convencional. Normalmente, é o método utilizado isoladamente na recuperação das crianças com constipação, quando elas são acompanhadas em curto prazo; já na avaliação em longo prazo, outros estudos são necessários. Um estudo que acompanhou crianças constipadas com contração paradoxal do esfíncter anal externo por 1 ano evidenciou sucesso terapêutico maior em crianças em que o *biofeedback* era associado ao tratamento convencional, com 6 meses de seguimento, porém, esse resultado não se manteve com 12 meses de seguimento. Nesse estudo, ocorreu melhora clínica e dos parâmetros manométricos, que deve ser considerado como um recurso a mais no tratamento da criança constipada com dissinergia do assoalho pélvico[14-16].

• Tratamento cirúrgico da CICF

Há alguns anos, a utilização do tratamento cirúrgico nos quadros de constipação era basicamente destinada aos casos de constipação, decorrentes da doença de Hirschsprung e de malformações anorretais. Atualmente, a cirurgia tornou-se uma das modalidades terapêuticas para pacientes que apresentam constipação crônica de causas não orgânicas. A cirurgia não é o tratamento de escolha para todos os tipos de constipação, porém ser uma opção terapêutica às pessoas que, desesperadas, buscam uma solução para sua constipação, que foi rotulada como "intratável" devido ao fato de apresentar trânsito lento ou a chamada obstrução de saída. Nas crianças, o tratamento cirúrgico restringe-se, principalmente, aos casos de megacólon e megarreto, quando se emprega colectomia parcial, e miomectomia do esfíncter anal interno em crianças portadoras de hipertonia do esfíncter, com resultados favoráveis[17,18].

■ Resposta da criança com CICF ao tratamento

Os critérios utilizados para definir recuperação de crianças com constipação crônica funcional são variáveis de autor para autor. Enquanto alguns autores definem como critério de recuperação a frequência de $\geq$ 3 evacuações/semana sem escape fecal em crianças não usando medicamentos ou qualquer outro tratamento por pelo menos 1 mês, outros consideram curadas as crianças com pelo menos 5 evacuações/semana sem escape fecal e com uso ocasional de laxativos (menos que 1 vez/semana) e melhoradas, as crianças com pelo menos 3 evacuações/semana e que apresentem escape fecal menos de 1 vez/semana.

A recuperação ou não recuperação da CICF, com ou sem escape fecal, é dependente da gravidade da obstipação manifestada, bem como das anormalidades evidenciadas na manometria anorretal. Dentre os fatores mais comumente estudados, que se acredita estarem envolvidos na resposta terapêutica à constipação intestinal, destacam-se: problemas psicológicos, nível socioeconômico e cultural, complacência ao tratamento, gravidade da constipação, anormalidades no funcionamento dos esfíncteres anais interno e externo, alterações na contratilidade e sensibilidades retais.

A experiência de vários centros médicos tem demonstrado que somente 50% de todas as crianças com constipação, seguidas durante 6 a 12 meses, se recuperam com sucesso e deixam de necessitar o uso de laxantes.

64 ▪ Constipação intestinal

▪ Referências bibliográficas

1. Bigélli RHM, Fernandes MIM, Galvão LC. Constipação intestinal na criança. Ribeirão Preto, Medicina. 2004;37:65-75.
2. Morais MB, Maffei HVM. Constipação intestinal. Rio de Janeiro, J Pediatr. 2000;76(Supl.2):147-56.
3. van den Berg MM, Benninga MA, Di Lorenzo C. Epidemiology of childhood constipation: a systematic review. Am J Gastroenterol. 2006;101:2401-9.
4. Biggs WS, Dery WH. Evalution and treatment of constipation in infants and children. Am Fam Physician. 2006;73:479-82.
5. Bigélli RHM, Fernandes, Vicente YAMVA, Dantas RO, Galvão LC, Campos AD. Anorectal manometry in children with chronic functional constipation. Arq Gastroenterol. 2005;42:178-81.
6. Fagundes-Neto U. Constipação intestinal funcional na infância: diagnóstico e tratamento. Pediatria Moderna. 2014;50:316-24.
7. Benninga MA, Voskuijl WP, Akkerhuis GW, Taminiau JA, Büller HA. Colonic transit times and behaviour profiles in children with defecation disordens. Arch Dis Child. 2004;89:13-6.
8. Southwell BR, King SK, Hutson JM. Chronic constipation in children: Organic disorders are a major cause. J. Paediatr Child Heath. 2005;41:1-15.
9. Bae SH. Diets for constipation. Pediatr Gastroenterol Hepatol Nutr. 2014;17(4):203-8.
10. Tobias N, Mason D, Lutkenhoff M, Ferguson D. Management Principles of Organic Causes of Childhood Constipation. J. Pediatr Health Care. 2008;22:12-23.
11. Xinias I, Mavroudi A. Constipation in Childhood. An update on evaluation and management. Hippokratia. 2015;19:11-9.
12. Paré P, Fedorak RN. Systematic review of stimulant and nonstimulant laxatives for the treatment of functional constipation. Can J Gastroenterol G Hepatol. 2014;28:549-57.
13. Tabbers MM, DiLorenzo C, Berger MY, Faure C, Langendam MW, Nurko S, Staiano A Vandenplas Y & Benninga MA. Evaluation and Treatment of Functional Constipation in Infants and Children: Evidence-Based Recommendations from ESPGHAN and NASPGHAN. J Ped Gastrol Nutr. 2014; 58:258-74.
14. Barreto AS. Tratamento convencional e associado ao biofeedback de crianças com dissinergia do assoalho pélvico. 2006. 95f. Tese (Doutorado em Saúde da Criança e do Adolescente), Faculdade de Medicina, Universidade Federal de Minas Gerais; 2006.
15. Youssef NN, Pensabene L, Barksdate JrE, Di Lorenzo C. Is there a role for surgery beyond colonic aganglionosis and anorectal malformations in children with intractable constipation? J Pediatr Surg. 2004;39:73-7.
16. Culbert TP, Banez GA. Integrative Approaches to childhood constipation and encopresis. Pediatr Clin Am. 2007;54:927-47.
17. Stabile G, Kamm MA, Phlillips RKS, Hawley PR & Lennard-Jones JE. Partial colectomy and coloanal anastomosis for idiopathic megarectum and megacolon. Dis Colon Rectum. 1992;35:158-62.
18. Steward J, Kumar D, Keighley MRB. Results of anal or low rectal anastomosis and pouch construction for megarectum and megacolon. Br J Surg. 1994;81:1051-3.
19. Robinson e Gibbons *apud* Keren e colaboradores. 1988.

Diagnóstico diferencial da colestase na criança e no adolescente

65

■ Regina Sawamura

CASO CLÍNICO

Lactente, sexo feminino, 2 meses de idade, apresenta icterícia desde o nascimento, mantendo bom estado geral. No 10° dia de vida, passou a apresentar também colúria e hipocolia fecal. A hipocolia, que no início era intermitente, a partir do 20° dia de vida passou a ser acolia mantida. Com esses sintomas, a mãe tem notado aumento do volume abdominal. Mantendo bom estado geral e desenvolvimento pôndero-estatural normal.

- Antecedentes pessoais: nasceu a termo, sem intercorrências. Mãe fez pré-natal, sem anormalidades. Nega internações e patologias prévias, nega hemotransfusões. Alimentação: leite materno complementado com fórmula desde o 1° mês de vida. Antecedentes familiares: mãe e pai hígidos, ausência de consanguinidade entre eles. Exame físico: peso e estatura no percentil 50. Ictérico 3+/4, ativo. Fígado papável a 4 cm RCD, endurecido; baço palpável a 3 cm RCE.
- Exames de entrada:
  - Bilirrubina total: 8,9 mg/dl; direta = 7,5 mg/dl;
  - TGO: 264 UI/L (VR < 38); TGP: 218 U/L (VR < 41);
  - GGT: 700 UI/L (VR < 50); fosfatase alcalina: 1.000 (VR < 650);
  - Proteínas totais: 5,9 g/dl; albumina: 3,7 g/dl;
  - Tempo de protrombina INR: 1,2;
  - Ultrassonografia abdome: parênquima discretamente heterogêneo, sinal do cordão triangular presente. Vesícula não visualizada.

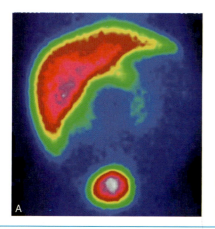 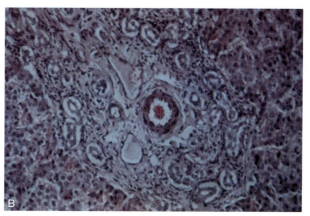

FIGURA 65.1. (A) Cintilografia biliar DISIDA ^{99m}Tc (6 horas): ausência de radiotraçador no intestino. (B) Biópsia hepática: intensa proliferação ductular.
Fonte: Acervo da autoria.

- Diagnóstico: atresia biliar.
- Tratamento: cirurgia de Kasai.

Introdução

Colestase se refere à diminuição ou parada do fluxo biliar a qualquer nível desde o hepatócito até a junção da via biliar no duodeno. Um defeito na produção intra-hepática, no transporte transmembrana da bile, ou uma obstrução mecânica impedindo o fluxo biliar leva ao acúmulo de componentes biliares no fígado, no sangue e nos tecidos extra-hepáticos. Os principais sinais clínicos são a icterícia e a acolia/hipocolia fecal, entretanto outras manifestações podem aparecer, como a colúria, o prurido, o sangramento inexplicável e a esteatorreia. O principal marcador bioquímico de colestase é a hiperbilirrubinemia conjugada, podendo ocorrer aumento dos níveis séricos de gamaglutamiltranspeptidase (GGT), fosfatase alcalina e ácidos biliares de jejum[1,2].

Colestase neonatal

Esse diagnóstico sindrômico se aplica quando a colestase atinge crianças até 3 meses de idade. Embora a icterícia seja uma condição bastante comum no recém-nascido, na grande maioria das vezes é decorrente da icterícia fisiológica, icterícia do leite materno ou hemólise; são condições associadas à hiperbilirrubinemia indireta (ou não conjugada) e não serão revisadas neste capítulo. A hiperbilirrubinemia conjugada é muito menos comum, afetando aproximadamente 1:2.500 crianças. A icterícia obstrutiva é o principal sinal clínico da maioria das doenças hepatobiliares que tem início da infância. Essa condição é sempre patológica em qualquer idade, por esse motivo, é fundamental solicitar a determinação das bilirrubinas fracionadas quando a icterícia se prolonga por mais de 14 dias de vida no neonato a termo ou mais de 21 dias no pré-termo, na presença ou não de fezes despigmentadas. Considera-se hiperbilirrubinemia conjugada no neonato quando a bilirrubina direta sérica for > 1,0 mg/dl se a BT for < 5 mg/dl ou > 20% da BT se essa for > 5 mg/dl. A colestase neonatal deve ser encarada como um diagnóstico de urgência, no sentido de reconhecer as desordens que podem ser passíveis de intervenção médica precoce (p. ex., galactosemia e infecção do trato urinário) ou cirúrgica (p. ex., atresia biliar e cisto de colédoco). Outro ponto extremamente importante é a administração intravenosa ou subcutânea de vitamina K (2 a 10 mg) para prevenir o acidente vascular cerebral hemorrágico devido à má-absorção dessa vitamina lipossolúvel, que é essencial para a síntese de certos fatores de coagulação. A determinação do tempo de protrombina (INR) após a vitamina K ajuda a diferenciar duas entidades: a colestase pura, quando ocorre a normalização do INR, da insuficiência hepática; e quando a despeito da administração dessa vitamina, ocorre alargamento do tempo de protrombina. Além disso, o diagnóstico precoce facilita a instituição de tratamento médico e nutricional no sentido de promover o crescimento e o desenvolvimento ideal, melhorar o prognóstico e a qualidade de vida desses pacientes[1,5].

A icterícia colestática no recém-nascido e no lactente engloba grande número de possibilidades diagnósticas, que podem ser divididas em duas categorias: extra-hepática e intra-hepática (Figura 65.1). Das várias etiologias, a atresia biliar (AB) representa o diagnóstico mais prevalente, representando 35 a 41% das causas, seguido pela colestase intra-hepática familiar progressiva (PFIC) (10%), colestase do pré-termo (10%), desordens metabólicas e endócrinas (9 a 17%), síndrome de Alagille (2 a 6%), doenças infecciosas (1 a 9%), mitocondriopatias (2%), bile espessa (2%), e, finalmente, as causas idiopáticas (13 a 30%)[3]. No Quadro 65.1 estão listados os principais diagnósticos etiológicos da colestase neoanatal.

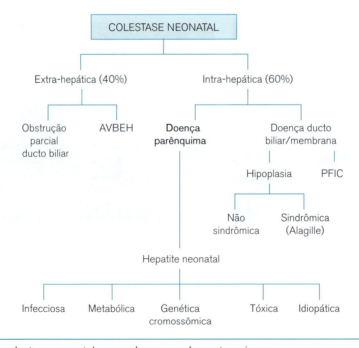

FIGURA 65.2. Causas de colestase neonatal, segundo as grandes categorias.
Legenda: AVBEH: atresia de vias biliares extra-hepáticas. PFIC: colestase intra-hepática familiar progressiva
Fonte: Acervo da autoria.

65 ▪ Diagnóstico diferencial da colestase na criança e no adolescente

QUADRO 65.1. Diagnóstico diferencial de colestase neonatal.

Extra-hepático
- Atresia de vias biliares extra-hepáticas (AVBEH)
- Cisto de colédoco
- Perfuração espontânea de ducto biliar
- Bile espessa
- Massa: cálculos, tumores

Intra-hepático
- Hepatocelular
  - Hepatite neonatal idiopática
  - Doenças metabólicas:
    - Desordem do metabolismo de aminoácidos: tirosinemia
    - Desordem do metabolismo de lipídeo: doença de Gaucher, doença de Niemann-Pick, doença de depósito de ésteres de colesterol (síndrome de Wolman)
    - Desordem do metabolismo de carboidrato: galactosemia, intolerância hereditária a frutose, doença de depósito de glicogênio
    - Desordem do metabolismo, transporte e excreção do ácido biliar
    - Síndrome de Zellweger e outras desordens do metabolismo do peroxissoma
    - Desordens mitocondriais
    - Deficiência de alfa-1-antitripsina
    - Fibrose cística
    - Hemocromatose neonatal
  - Desordens endócrinas
    - Hipotiroidismo.
    - Hipopituitarismo e displasia do septo óptico.
  - Infeciosas
    - Sepse (infecção do trato urinário, endotoxemia, enterocolite)
    - Infecções congênitas TORSCH (toxoplasmose, rubéola, sífilis, citomegalovírus, herpes vírus)
    - Hepatites B
    - Vírus da imunodeficiência humana
  - Drogas, medicamentos e toxinas
    - Nutrição parenteral total
    - Medicações
    - Síndrome fetal alcoólica

Desordens dos ductos biliares intra-hepáticos
- Síndrome de Alagille
- Hipoplasia de ductos biliares intra-hepáticos
- Doença de Caroli

Outros
- Anomalias vasculares: síndrome de Budd-Chiari
- Hepatoendotelioma/hemangioma
- Insuficiência cardíaca e hipoperfusão
- Anomalias cromossômicas
- Trissomia do 21
- Trissomia do 18

Fonte: Modificado de Harb e Thomas[1].

▪ Anamnese e exame físico[4,5]

Para se estabelecer um diagnóstico provável, vários elementos importantes devem ser considerados: a história clínica, os antecedentes familiares, as alterações perinatais e o exame físico objetivo. Na Tabela 65.1 estão listadas algumas correlações que podem ser úteis em um primeiro enquadramento diagnóstico. Deve ser investigada a presença de consanguinidade, história familiar de doença neurológica progressiva, história obstétrica materna, especialmente doenças infecciosas e a presença de colestase na gravidez. No recém-nascido deve ser valorizado o peso ao nascimento, a dificuldade de alimentação, o crescimento, a presença de irritabilidade, o aparecimento de vômitos, diarreia e letargia. Deve ser verificado se a icterícia tem alguma relação temporal com a introdução de algum alimento como galactose ou frutose/sacarose. No exame físico devem ser procuradas alterações neurológicas, cardíacas, de pele, articular, dismorfia, hepatomegalia e hepatoesplenomegalia. A presença de lesões purpúricas, hematomas ou sinais de hemorragia podem estar relacionados com coagulopatia por má-absorção de vitamina K ou por insuficiência hepática. A presença de fezes hipo ou acólicas sugere uma obstrução biliar, e pode ser o primeiro sinal de alarme. Deve-se avaliar repetidamente a cor das fezes; para tanto, pode ser útil utilizar um colorímetro adequado; verificar se a acolia é intermitente ou persistente, pois é uma informação extremamente útil para o diagnóstico de atresia biliar. Lembrar que a utilização de fórmulas à base de hidrolisado proteico pode mudar a cor normal das fezes. A urina de um lactente normalmente é transparente, por esse motivo, na presença de urina escura deve-se suspeitar colúria e, consequentemente, colestase; a ausência desses dados não devem impedir uma investigação mais aprofundada. Retardo psicomotor, hipotonia ou convulsões pode indicar distúrbios do metabolismo ou mitocondrial.

TABELA 65.1. Níveis séricos de referência para GGT em lactentes (média ± 2 desvios-padrão).

Idade	Níveis séricos (UI/l)
Cordão umbilical	102 (11 a 194)
0 a 1 mês	71 (0 a 150)
1 a 2 meses	48 (0 a 114)
2 a 4 meses	33 (0 a 180)
4 a 7 meses	17 (0 a 34)
7 a 12 meses	11 (0 a 23)

Fonte: Modificado de Lacaille[5].

▪ Exames laboratoriais[4]

Uma estimativa da gravidade da doença hepática pode ser obtida a partir do estudo das funções de síntese: albumina, tempo de protrombina-INR, amônia arterial, glicemia e colesterol. Os níveis da bilirrubina conjugada e das transaminases não são preditivos do diagnóstico etiológico. A alanina aminotransferase (ALT) e aspartato aminotransferase (AST) são indicadores sensíveis, mas pouco específicos para lesão hepatocelular e de baixo valor prognóstico. Quanto aos níveis de GGT, deve-se ressaltar que seus valores são fisiologicamente maiores no recém-nascido (Quadro 65.2). O aumento da GGT é um marcador específico de obstrução biliar, entretanto níveis baixos ou normais de GGT estão presentes em algumas formas de colestase intra-hepática familiar progressiva (PFIC), nos defeitos na síntese do ácido biliar e na síndrome ARC (artrogripose, disfunção renal e colestase). A fosfatase alcalina pode ser elevada, mas é um achado pouco específico, pois também se localiza no osso e no rim. A pesquisa de hipoglicemia é importante, quando presente pode apontar para um possível erro inato do metabolismo ou pan-hipopituitarismo. A dosagem dos sais biliares é bastante útil, visto que existe aumento acentuado na PFIC, enquanto níveis baixos associados com hiperbilirrubinemia conjugada persistente sugerem defeito na síntese de ácidos biliares. Os níveis de colesterol e triglicérides são altos na síndrome de Alagille e na colangite esclerosante. É importante excluir patologias que requerem um tratamento oportuno, como sepses (hemocultura e cultura de urina), pan-hipopituitarismo (eletrólitos, glicemia, TSH e T4) e erros inatos do metabolismo (galactosemia, intolerância a frutose e tirosinemia).

A pesquisa de infecções congênitas é orientada pela clínica e sorologia materna. A presença de baixos níveis de alfa-1-globunina, obtidos pela eletroforese de proteínas, pode ser indício de deficiência de alfa-1-antitripsina, que deve ser confirmada pela determinação sérica da proteína e fenotipagem ou genotipagem. O rastreio para a fibrose cística é realizado pelo IRT (teste do pezinho) e confirmado pelo teste do cloro no suor. Alguns exames na urina são importantes, por exemplo, se a GGT sérica for normal, em que devem ser dosados os ácidos biliares na urina; a pesquisa de substância redutoras na urina é triagem importante para o diagnóstico de galactosemia e intolerância à frutose. A cultura de urina é importante para descartar pielonefrite. Outros exames laboratoriais vão depender da orientação clínica, como radiografia de coluna, para busca de vértebra em asa de borboleta, ecocardiograma na suspeita de cardiopatia congênita etc.

Através do oftalmoscópio podem ser vistas as lesões de infecções congênitas, como lesões coriorretinianas da toxoplasmose, a doença retiniana do CMV, ou catarata da rubéola ou galactosemia. Pela lâmpada de fenda pode se pesquisar a presença de embriotoxon posterior, na câmara anterior do olho, característica da síndrome de Alagille.

Nos últimos anos, ampliaram-se as possibilidades de recorrer, para muitas doenças, a investigações de biologia molecular e pesquisa de genes relacionados.

QUADRO 65.2. Indicações clínicas úteis para o diagnóstico diferencial na colestase neonatal.

Dado clínico	Suspeita diagnóstica
Baixo peso de nascimento	Infecção congênita, síndrome de Alagille
Microcefalia	Infecção congênita
Irritabilidade, vômito e letargia	Infecção congênita, pielonefrite, sepse, hipopituitarismo, erro inato metabolismo (galactosemia, tirosinemia), encefalopatia
Diarreia	Fibrose cística, PFIC
Ileomeconial	Fibrose cística
Hipoglicemia	Galactosemia, frutosemia, pan-hipopituitarismo
Início do quadro com introdução do aleitamento materno, fórmula com frutose/sacarose, frutas	Galactosemia, frutosemia
Fácies sindrômica ou outra anomalia congênita	Síndrome de Alagille, cromossomopatia
Esplenomegalia	Infecção congênita, doença de acúmulo (Niemann-Pick), hipertensão portal
Cardiopatia congênita	Síndrome de Alagille, AVBEH, rubéola congênita
Alteração ocular	Embriotoxon posterior (síndrome Alagille), corioretinite (infecção congênita), catarata (infecção, galactosemia), hipoplasia do nervo óptico (pan-hipopituitarismo)
Micropênis	Hipopituitarismo idiopático
Retardo psicomotor, hipotonia, convulsão	Erro inato do metabolismo, doença mitocondrial
Síndrome de poliesplenia	AVBEH
Vértebra asa borboleta	Síndrome de Alagille
Raquitismo	Tirosinemia

Legenda: PFIC: colestase familiar intra-hepática progressiva; AVBEH: atresia de vias biliares extra-hepáticas.
Fonte: Modificado de Fornaro e Valletta[4].

• Exames que auxiliam na diferenciação de causa intra da extra-hepática

- **Ultrassonografia abdominal:** pode ser útil na pesquisa de dilatação das vias biliares, bile espessa, cisto de colédoco, colelitíase e perfuração espontânea de ducto biliar. Uma vesícula biliar ausente ou pequena pode sugerir uma AB, bem como o sinal do cordão triangular, que identifica fibrose ao nível do hilo hepático, um achado associado com alta sensibilidade (73 a 100%) e especificidade (98 a 100%) para atresia biliar, com valor preditivo positivo de 88 a 100%. A ultrassonografia também pode detectar defeitos associados, como poliesplenia ou *viscerum situs inversus*[3].

- **Cintilografia hepatobiliar:** ausência de excreção intestinal do radiotraçador (ácido iminodiacético marcado com Tc[99]) sugere obstrução biliar. Apresenta alta sensibilidade (98,7%) para o diagnóstico de AVB, mas a especificidade é baixa (70,4%), pois ausência de excreção também pode ocorrer em obstruções funcionais (coledocolitíase, hipoplasia vias biliares e disfunção hepatocitária). A utilização de medicação antes do teste melhora sua especificidade [fenobarbital (72,2%), fenobarbital e colestiramina (70,8%) e ácido ursodesoxicólico (84,8%)][6].

- **Colangiografia endoscópica retrógrada (CPRE):** utilizando um duodenoscópio, consiste na cateterização da papila duodenal, injeção de contraste e visualização da árvore biliar. Trata-se de um procedimento especializado, tecnicamente difícil, necessita

65 ■ Diagnóstico diferencial da colestase na criança e no adolescente

de operadores treinados, e na prática raramente é disponível[4].

- **Biópsia hepática:** sua indicação vai depender da clínica (colestase completa ou não), da idade e das condições clínicas da criança e perícia local. O único diagnóstico de urgência é de atresia biliar. Nesse caso, observam-se sinais de obstrução de excreção biliar, que são proliferação dos ductos biliares, presença de *plugs* biliares, inflamação e fibrose portais. Representa um modo altamente confiável para o diagnóstico definitivo e precoce dessa entidade. A histologia hepática também pode ser útil para detectar uma escassez de ductos biliares (síndrome de Alagille), sinais específicos de algumas outras doenças (presença de inclusão citomegálica ou hepatócitos espumosos na doença de Niemann-Pick). A presença de hepatócitos multinucleadas (células gigantes) é comum, independentemente da causa[5].

- **Colangiografia intraoperatória:** nos casos em que persiste dúvida quanto ao diagnóstico de AVB, indica-se a laparotomia exploradora e a colangiografia intraoperatória. Se for demonstrado que existe obstrução da árvore biliar, confirma-se a suspeita e indica a intervenção de portoenteroanastomose a Kasai[4].

O sumário dos diagnósticos diferenciais e a abordagem diagnóstica no neonato e no lactente podem ser vistos no Quadro 65.3. A seguir, serão abordados somente duas causas mais frequentes de colestase neonatal.

QUADRO 65.3. Principais diagnósticos diferenciais e sumário da abordagem investigativa no neonato e no lactente.

Doença	Abordagens
Obstrução do ducto bile	
Atresia biliar	Ultrassonografia, cintilografia hepatobiliar, biópsia hepática, colangiografia intraoperatória
Síndrome de Alagille	Fácies típica, vértebra em asa de borboleta (radiografia de tórax), cardiopatia (ecocardiograma), embriotóxon posterior (exame oftalmológico), biópsia hepática (ductopenia)
Cisto de colédoco	US, CRM
Síndrome/doença Caroli	US (fígado e rins), CRM, gene PKHD-1 (ARPKD)
Litíase ou barro biliar	US, CRM
Colangite esclerosante neonatal	CRM, biópsia hepática
Hep. neonatal de células gigantes	Biópsia hepática, Coombs, exclusão de outras doenças
PFIC	Biópsia hepática, análise genética, GGT ($\downarrow$: tipo 1, 2 e 4; $\uparrow$: tipo 3)
Doenças metabólicas, de depósito e outras	
Fibrose cística	Triagem neonatal (IRT), cloro no suor, análise genética
Deficiência de A1AT	Níveis séricos A1AT, fenotipagem (análise Pi ZZ, SZ e MZ)
EIM de síntese de ácidos biliares	Análise urinária de ácidos biliares, análise genética
Niemann Pick tipo C	Teste de Filipin, aumento de quitotriosidase, análise genética
Doença de Wolman, Déficit LAL	Lipase ácida liposomal $\downarrow\downarrow$ em células mononucleares do sangue periférico
Desordens mitocondriais	Lactato de jejum e pós-prandial, relação lactato/piruvato > 20, ensaios funcionais, análise genética
Deficiência de citrina	Citrulina, ferritina e alfa-fetoproteína aumentados
Desordens peroxisomal (Zellweger e outros)	Zellweger: dismorfismo craniofacial típico, retardo mental, hepatomegalia, doença renal glomerulocística, catarata, retinopatia pigmentar VLCFA $\uparrow$, padrão de plasmalogênios, ácido fitânico, ácido pristânico
Galactosemia clássica	Triagem neonatal, $\downarrow\downarrow$ atividade galactose-1-fosfato uridil transferase em eritrócitos
Desordens congênitas da glicosilação (CDG)	Fácies dismórfica, estrabismo convergente, mamilos invertidos, retardado mental, convulsões, distrofia, hepatomegalia, fibrose/esteatose hepática, vômitos cíclicos e diarreia, coagulopatia, enteropatia perdedora de proteínas com hipoalbuminemia (CDG1b), triglicérides $\uparrow$, ATIII $\downarrow$, fator XI $\downarrow$, proteína C e S $\downarrow$, transferrina IEF
Desordens endócrinas	
Hipotiroidismo	Triagem neonatal (TSH $\uparrow$)
Pan-hipopituitarismo	Glicose $\downarrow$, cortisol $\downarrow$, TSH $\downarrow$, fT4 $\downarrow$, IGF1 $\downarrow$, IGFBP $\downarrow$

(Continua)

(Continuação)

QUADRO 65.3. Principais diagnósticos diferenciais e sumário da abordagem investigativa no neonato e no lactente.

Doença	Abordagens
Desordens tóxicas ou secundárias	
Colestase associada a NPT e drogas	Exclusão de outras causas
Desordens imunológicas	
Doença hepática gestacional aloimune (hemocromatose neonatal)	Ferritina ↑↑ (> 1.000 µg/l), biópsia da mucosa oral e biópsia hepática (depósito de ferro), ressonância magnética (depósito de ferro extra-hepático)
Lúpus eritematoso neonatal	Passagem transplacentária de ANA, anti-RoSSA, antiLa/SSB, antiU1RNP, eco, ECG (bloqueio cardíaco congênito)
Linfohistiocitose hemofagocítica	Febre (> 7 dias), hepatoesplenomegalia com disfunção hepática, pancitopenia, CD25 (> 2.400 µg/ml), ferritina (> 500 µg/l), triglicérides (> 3 mmol/l), hipofibrinogenemia (< 150 mg/dl), níveis séricos de citocina de ambos interferon gama (> 75 pg/ml) + IL-10 (> 60 pg/ml) ↑
Desordens infecciosas	
Septicemia, ITU, TORCH, hepatite A-E, EBV, HIV, Echo, adeno, vírus coxsackie, Parvo B19, HHV 6-8, VZV, sífilis, leptospirose	PCR, microbiologia, sorologia, exame oftalmológico (toxoplasmose, CMV, rubéola)
Malformação vascular	
Shunts portosistêmicos	US, MRI, enzimas hepáticas ↑, galactosemia inexplicada, manganemia
Insuficiência cardíaca congestiva	Eco (anomalias cardíacas), US, biópsia hepática
Miscelanea	
Desordens genéticas	Trissomia 21, Trissomia 18
Síndrome ARC	Artrogripose múltipla congênita, dismorfia facial, distrofia, acidose tubular renal, colestase, disfunção plaquetária, ictiose
Síndrome Aagenaes	Linfaedema e síndrome colestática 1 (LCS1)
Doença da inclusão microvilositária	Diarreia aquosa congênita fatal – tipo secretória. Histologia: atrofia de microvilosidades, detecção de grânulos PAS+ e CD10+ em corpos de inclusão em microscopia ótica e eletrônica

Legenda: CMV: citomegalovírus. CRM: colangiorressonância. EIM: erros inatos do metabolismo. ECG: Eletrocardiograma. GGT: gamaglutamiltransfe-rase. LAL: lipase ácida lipossomal. PCR: Reação da Polimerase em Cadeia. PFIC: colestase familiar intra-hepática progressiva. VLCFA: ácidos graxos de cadeia muito longa. ITU: infecção do trato urinário. US: ultrassonografia;
Fonte: Modificado de Harb e Thomas[1].

• Atresia biliar (AB)

Causa mais frequente e grave de colestase neonatal, com incidência entre 1:17.000 e 19.000 nascidos vivos. Trata-se de um processo inflamatório ascendente da árvore biliar que leva a obliteração progressiva dos ductos biliares intra e extra-hepáticos, resultando em cirrose biliar. Existe a forma embrionária ou fetal, pouco frequente, que pode ser parte de uma síndrome e se associa com outras malformações congênitas, como a poliesplenia (110%), situs inverso (50%), anomalias cardíacas (50%) e/ou malformações vasculares, por exemplo, veia porta pré-duodenal (60%). A forma mais comum é a perinatal clássica ou "adquirida", em que não existem malformações associadas[3]. Desse modo, os bebes são aparentemente saudáveis, os sinais de doença hepática desenvolvem gradualmente; surge a icterícia, as fezes que inicialmente são coradas, tornam-se hipo/acólicas e a urina colúrica; surge a hepatomegalia e, subsequentemente, a esplenomegalia, como um resultado de progressão para hipertensão portal. A etiopatogenia exata da AB ainda é desconhecida, os dados disponíveis apontam para a existência de fatores de susceptibilidade e/ou desencadeamento como os polimorfismos de nucleotídeo único (p. ex., os genes *CFC1* e *ADD3*) e extrínsecos (p. ex., vírus e toxinas) que teriam como alvo as vias biliares, que provocando uma injuria inicial desencadearia uma resposta desregulada ou imatura, produzindo um fenótipo fibrosante e obstrutivo da atresia biliar[7]. A cirurgia de Kasai (hepatoportoenterostomia e suas variantes) é o primeiro passo para a restauração do fluxo biliar. Quando a cirurgia é realizada antes de 8 semanas de vida, as chances de sucesso são maiores. Entretanto, mesmo nesses casos, 60% das crianças necessitarão de transplante hepático antes de 20 anos de vida. Quando necessário, o transplante representa uma excelente segunda chance de sobrevida em longo prazo, com qualidade de vida próxima ao normal. A AB é a principal causa de transplante hepático na criança[8].

• Colestase intra-hepática familiar progressiva (PFIC)

Grupo heterogêneo de doenças hepáticas autossômicas recessivas, em que a colestase aparece já no período neonatal ou nos primeiros anos de vida. Sua prevalência estimada é de 1:50.000 a 1:100.000 nascimentos. Existem três tipos principais, PFIC1, PFIC2 e PFIC3, sendo as mutações responsáveis, respectivamente, *ATP8B1*, *ABCB11* e *ABCB4*. Cada um desses genes codifica uma proteína transportadora hepatocanalicular, que é essencial para a correta formação de bile. O defeito básico na *PFIC* 1 e 2 é a secreção prejudicada de sais biliares, enquanto no tipo 3, é a redução da secreção de fosfolípides. Mutações em *ATP8B1* e *ABCB11* podem levar a PFIC e também a formas de colestase episódica, denominado colestase intra-hepática recorrente benigna (BRIC) do tipo 1 e 2. Nos pacientes com PFIC 1, a colestase surge nos primeiros meses de vida com episódios recorrentes de icterícia e prurido, que se tornam progressivamente permanentes. Na PFIC2, a evolução é mais grave, com icterícia permanente desde o início, evolução rápida para insuficiência hepática, risco de HCC e colangiocarcinoma. A PFIC3 raramente começa no período neonatal e pode se manifestar mais tardiamente na infância ou em adultos jovens. A GGT é normal em PFIC1 e PFIC2, e aumentada na PFIC3. A ultrassonografia hepática é utilizado para excluir anatomia patológica da via biliar. Se realizada, a colangiografia pode mostrar uma árvore biliar normal e excluir colangite esclerosante. A biópsia hepática fornece informações importantes do tipo de doença e a sua progressão. A genotipagem deve ser utilizada para confirmar o diagnóstico de PFIC em todos os casos. A terapia com ácido ursodesoxicólico (UDCA) geralmente é útil. Nos casos com pior evolução, é indicado o transplante de fígado[4,9].

■ Colestase na criança mais velha e no adolescente

Também nessa faixa etária, frente à icterícia, será essencial determinar os níveis das bilirrubinas, para diferenciar se a hiperbilirrubinemia é conjugada ou não conjugada; se não conjugada pode ser secundária à hemólise ou por defeito na conjugação, como ocorre na síndrome de Gilbert. A hiperbilirrubinemia conjugada resulta de causas obstrutivas ou hepatocelulares[1]. Assim, a colestase pode ser uma forma de apresentação de doença hepática aguda, crônica ou cirrose nessa faixa etária (Quadro 65.4). Neste capítulo, abordaremos algumas causas mais comuns ou relevantes.

QUADRO 65.4. Diagnóstico diferencial de icterícia colestática na criança maior e no adolescente.

Obstrutivo
- Cisto de colédoco
- Massa: cálculos, tumores, parasitas

Intra-hepático
- Hepatocelular
  - Autoimune
  - Hepatite autoimune
  - Colangite esclerosante primária
- Hipoplasia de ductos biliares intra-hepático
  - Síndrome de Alagille
  - Hipoplasia não sindrômica
  - Fibrose hepática congênita/Doença de Caroli

- Desordens metabólicas
  - Doença de Wilson
  - Desordens do transporte de bilirrubinas
  - Mitocondriopatias
  - Deficiência de alfa-1 antitripsina
  - Fibrose cística
  - Hemocromatose
- Endocrinopatias
  - Hipotiroidismo
- Infecciosa
  - Sepse (endotoxemia, enterocolite)
  - Hepatite A, B, C, E
  - Vírus da imunodeficiência humana
- Drogas, medicamentos e toxinas
  - Nutrição parenteral total
  - Medicações
- Outros
  - Anomalias vasculares
  - Síndrome de Budd-Chiari
  - Hemangioma
  - Insuficiência cardíaca e hipoperfusão
  - Anomalias cromossômicas
  - Trissomia 21

Fonte: Modificado de Harb e Thomas[1].

• Colelitíase

Representa a causa mais comum de obstrução biliar na criança mais velha. Caracteriza-se pela presença de um ou mais cálculos alojados no ducto biliar comum, desencadeando a colestase. As etiologias associadas ao cálculo biliar variam entre os diferentes grupos etários da população pediátrica, sendo que a nutrição parenteral total, a cirurgia abdominal, a doença hemolítica e a doença hepatobiliar são causas comuns entre crianças do nascimento e 11 anos de idade. A colestase secundária à coledocolitíase frequentemente é transitória e resolve espontaneamente com a passagem do cálculo ou por procedimento terapêutico, como a colangiopancreatografia endoscópica retrógrada (CPRE)[10].

Além dos cálculos ou barros biliares, nesse grupo etário existem outras causas obstrutivas do ducto biliar comum que resultam em icterícia, como as infestações parasitárias (áscaris), colangite esclerosante primária, cistos biliares e tumores[11].

• Cistos biliares

Previamente descritos como cisto de colédoco, também podem desencadear colestase. Consistem de dilatações císticas da árvore biliar. São divididos em cinco tipos diferentes, dependendo da sua localização, do número de dilatações císticas e do envolvimento da junção pancreático-biliar. Os cistos podem ser congênitos ou adquiridos. Na maioria dos pacientes são diagnosticados antes dos 10 anos de idade, e, usualmente, se apresentam com a tríade de dor abdominal, icterícia e massa palpável. Podem também ser detectados incidentalmente em exames de imagem. Os cistos biliares podem desencadear grande número de complicações, incluindo colelitíase, estreitamento ductal, colangite, cirrose biliar secundária e até mesmo colangiocarcinoma[10]. Exames como ultrassonografia ou tomografia computadorizada fazem o diagnóstico do cisto; a colangioressonância magnética pode ser necessária para determinar detalhes da anatomia, antes da cirurgia[12].

• Colangite esclerosante primária (CEP)

Doença inflamatória e fibrosante crônica do sistema biliar que leva a estreitamento e estenose progressiva dos ductos biliares, com dilatação proximal. Pode envolver os ductos biliares intra (14 a 40%) ou extra-hepáticos (~10%) ou ambos (40 a 60%). A CEP de pequenos ductos é o termo usado para definir pacientes com imagem biliar normal, cuja biópsia hepática mostra características clássicas de colangite escleroante. O diagnóstico tem como base achados característicos típicos, bioquímicos (aumento da fosfatase alcalina e GGTn e aminostransferases moderadamente elevadas), radiológicos (estreitamentos, dilatações e aspecto de colar de contas da árvore biliar intra e extra-hepática) e alterações histológicas (lesão de ducto biliar, fibrose periductal, aspecto em casca de cebola e cirrose). A clássica aparência em casca de cebola não é comum na criança. Com os episódios recorrentes de colangite, a doença pode evoluir para cirrose. A CEP tem forte associação com o gênero masculino e a doença intestinal inflamatória (30 a 80% dos casos), principalmente a retocolite ulcerativa. A colangite esclerosante pode ser secundária à histiocitose, deficiência imunológica, fibrose cística, doença falciforme etc. Outras variantes incluem a colangite esclerosante neonatal e a sobreposição com hepatite autoimune. Os pacientes podem apresentar sintomas como dor abdominal, fadiga, retardo de crescimento, atraso na puberdade, icterícia, prurido, febre, hepatoesplenomegalia e ascite. Alguns podem se apresentar com hipertensão portal, poucos podem ser assintomáticos. As crianças com doença intestinal inflamatória e CEP podem ser positivas para anticorpo anticitoplasma de neutrófilos (p-ANCA). Nos casos de sobreposição, o prognóstico é melhor nas crianças que nos adultos. O transplante hepático pode ser necessário em 20% das crianças após 6 a 7 anos do diagnóstico, principalmente devido à colangite recorrente ou doença hepática terminal[11].

• Síndrome de Alagille

Condição multissistêmica, de herança autossômica recessiva, causada pela mutação do gene *JAG1* ou na via de sinalização do *NOTCH2*. É caracterizada por hiploplasia de vias biliares intra-hepática, com no mínimo três de cinco características clínicas: colestase crônica, defeito cardíaco, anormalidades esqueléticas, anormalidades oculares e fácies sindrômica. A maioria dos pacientes com colestase tem déficit de crescimento, má-absorção de gordura, baixa massa óssea, prurido e hipercolesterolemia com xantomas[7]. Embora muitos pacientes apresentem colestase antes de 1 ano de idade, alguns podem apresentá-la mais tardiamente. Anormalidades laboratoriais podem ser expressivas, com valores de bilirrubinas séricas acima de 30 vezes e de sais biliares acima de 100 vezes os valores de referência[10].

• Colestase induzida por medicamentos e drogas ilícitas

Pode se apresentar como uma desordem colestática aguda ou crônica. O diagnóstico requer suspeita clínica, história detalhada do uso da substância (incluindo drogas lícitas, ilícitas e ervas medicinais) nas últimas 6 semanas, relação temporal dos sintomas após o uso da substância, melhora com a retirada da medicação e exclusão de outras condições colestáticas. A colestase aguda induzida por medicamentos usualmente se manifesta com dor ou desconforto abdominal, podendo ou não estar associado com hepatite. Os medicamentos comumente associados incluem os contraceptivos orais, o ácido amoxicilina-clavulânico, eritromicina, clorpromazina, antidepressivos tricíclicos, flucloxacilina e terbinafina. O prurido é a queixa predominante na colestase crônica induzida por medicamentos, que pode se apresentar como uma lesão de ducto biliar, síndrome de hipoplasia de ducto biliar ou quadro similar da colangite esclerosante[12,13] (Quadro 65.5).

QUADRO 65.5. Classificação, características clínicas, bioquímica e substâncias indutoras das síndromes colestáticas induzidas por medicamentos.

Classificação	Características clínicas	Bioquímica	Substâncias
Intra-hepática			
Aguda			
Colestase sem hepatite	Pródromo influenza-like (náusea, anorexia, mal-estar)	↑ bilirrubina < 3× fosf. alcalina 1 a 8× ↑AST/ALT	Esteroides anabólicos, estrogênios, tamoxifen, azatioprina, ciclosporina, infliximabe, cetirizina, nevirapina, glimepiride, metolazona
Colestase com hepatite	Pródromo influenza-like, sintomas de hipersensibilidade, dor no quadrante superior D mimetizando colangite ou colecistite	↑ bilirrubina > 3× fosf. alcalina 2 a 10× ↑ AST/ALT	Isoniazida, halotano, metildopa, antibiótico macrolídeo, antidepressivo tricíclico, amoxicilina-clavulanato, azatioprina, oxipenicilina, NSAID, clorpromazina troglitazona, celecoxibe, carbamazepina, repaglinide, terbinafine, cefalexina, fenofibrato, hidroclorotiazida, ticlopidina piritinol metimazol, metformina, gemcitabina, orlistat gabapentina, propafenona, acitretina, isoflurano, bupropiona, captopril, propafenona, clorambucil risperidona, glimepirida, propiltiouracil, itraconazol, dextrometorfano, atorvastatina, *Senna Cascara sagrad, Lycopodium serratum*
Colestase com lesão de duto biliar	Eosinofilia, falência renal, síndrome de Stevens-Johnson, icterícia prolongada (> 6 meses) pode progredir para ductopenia	↑ bilirrubina > 3× fosf. alcalina ↑ GGT 2 a 10× ↑ AST/ALT	Toxina carmustine (paraquat, metilenedianiline), flucloxacilina, dextropropoxifeno, tenoxicam, pioglitazona, amoxicilina-clavulanato

(Continua)

65 ▪ Diagnóstico diferencial da colestase na criança e no adolescente

(Continuação)

QUADRO 65.5. Classificação, características clínicas, bioquímica e substâncias indutoras das síndromes colestáticas induzidas por medicamentos.

Classificação	Características clínicas	Bioquímica	Substâncias
Intra-hepática			
Crônica			
Leve, lesão de ducto hepático 43433 inespecífica	Assintomático	Aumento discreto fosf. alcalina e GGT	
Ductopenia	Hepatoesplenomegalia, hiperlipidemia, xantelasma, xantomas, pode levar a cirrose	↑ bilirrubina > 3× fosf. alcalina 2 a 10× ↑ AST/ALT ↑ GGT hipercolesterolemia	Ajmaline, amineptina, amitriptilina, amoxicilina-clavulanato, ampicilina, azatioprina, barbitúricos, carbamazepina, carbutamida, clorotiazida, clorpromazina, cimetidina, ciprofloxacina, clindamicina, cotrimoxazol, ciamemazina, ciclohexil, propionato, ciproeptadina, d-penicilamina, diazepam, eritromicina, estradiol, flucloxacillina, glibenclamide, glicirrizina, haloperidol, ibuprofeno, imipramina, metiltestosterona, norandrostenediona, fenilbutazona, fenitoína, proclorperazina, terbinafina, tetraciclina, tiabendazol, tiopronin, trifluoperazina, tolbutamida, trimetropima sulfametoxazol, troleandomicina
"CE like"	Icterícia surge entre 3 e 6 meses da administração do medicamento	↑ bilirrubina > 3× fosf. alcalina 2 a 10× ↑ AST/ALT hipercolesterolemia	Floxuridine, agentes intralesional: salina hipertônica, iodina solução, formaldeído, álcool absoluto, nitrato de prata
Extra-hepática			
Colelitíase	Cálculo e cólica biliar, pancreatite, dilatação de ducto biliar comum	↑ bilirrubina ↑ fosf. alcalina	
"CE like"	Icterícia surge entre 3 e 6 meses da administração do medicamento	↑ bilirrubina > 3× fosf. alcalina 2 a 10× ↑ AST/ALT hipercolesterolemia	

CE: Colangite esclerosante.
Fonte: Modificado de Padda e colaboradores[13].

• Fibrose cística

Doença hepática associada à fibrose cística (DHFC) ocorre em um terço dos fibrocísticos. Pacientes do gênero masculino, com mutação grave do gene *CFTR*, insuficiência pancreática e história de ileomeconial possuem maior risco para desenvolver a doença hepática. A fluidez da bile encontra-se reduzida, causando impactação da secreção biliar com inflamação dos pequenos ductos biliares[12]. As formas clínicas de apresentação da DHFC são elevação das enzimas hepáticas, esteatose hepática, cirrose biliar focal ou multilobular, colestase neonatal (mimetizando atresia biliar), colelitíase, colecistite e microvesícula biliar. Muitos pacientes apresentam icterícia e prurido no final da primeira década[14].

• Hepatites virais

Várias infecções bacterianas ou virais podem causar hepatite aguda, que na maioria dos casos, resolve espontaneamente e não causa danos em longo prazo. As hepatites virais, incluindo as desencadeadas pelos vírus A, B, C, e E, podem desencadear aumento das aminotransferases e da colestase. As hepatites A e E desencadeiam infecção aguda, autolimitada e se disseminam por via fecal-oral; quanto mais jovem a criança, maior a chance de evolu-

ção assintomática ou sintomática anictérica; entretanto, quando acomete indivíduo maior de 14 anos, a chance de apresentar icterícia varia de 70 a 80%. A fase colestática da hepatite aguda pode se entender por até 12 semanas. As aminotranferases são tipicamente elevadas na hepatite viral aguda, mas pode ser mais próxima do normal ou flutuante na hepatite crônica, especialmente na hepatite C. Infecções virais sistêmicas também podem causar hepatite. O quadro hepático da mononucleose aguda causada pelo vírus Epstein-Barr (EBV), geralmente, é autolimitado, sendo que icterícia ocorre em menos de 10% das crianças. O citomegalovírus (CMV) em paciente imunocompetente geralmente se apresenta de maneira subclínica e resolve espontaneamente. Em pacientes imunocomprometidos, a infecção pelo CMV pode ser disseminada, causando graves danos em órgãos, incluindo mortalidade. O herpes simplex ocorre predominantemente em neonatos, gestantes e imunocomprometidos, podendo apresentar-se na forma de hepatite fulminante, com alta mortalidade[11,12].

As hepatites B e C podem se apresentar na criança maior ou adolescente como infecção crônica. A hepatite B crônica na criança manifesta-se como uma doença leve, normalmente assintomática, com crescimento e exame físico normal. Entretanto, entre 1,7 e 4,5% das crianças e adolescentes infectadas verticalmente têm cirrose na biópsia hepática, e 0,01 a 0,03% desenvolvem carcinoma hepatocelular. A maioria das crianças com hepatite C crônica, clinicamente, estão bem. A infecção adquirida na infância mostra uma progressão lenta com alterações discretas ao longo de décadas de seguimento. Muitas crianças têm fibrose hepática mínima, poucas com elevação discreta nas enzimas hepáticas. Cirrose significante pode demorar anos para se desenvolver, 5 a 20% após 20 anos de infecção. Uma pequena parcela apresenta doença hepática importante (2% desenvolvem cirrose na infância) e podem necessitar de transplante hepático. Carcinoma hepatocelular devido a HVC é extremamente incomum na criança, com casos raros tendo sido relatados[15].

• Doença de Wilson

Desordem autossômica recessiva do armazenamento de cobre associada a mutações no gene *ATP7B*. Sua prevalência mundial é de aproximadamente 1:30.000, com ligeira predominância no sexo masculino. A principal característica da doença é a reduzida incorporação de cobre pela ceruloplasmina e consequente diminuição da excreção de cobre na bile. Como resultado, ocorre acúmulo de cobre em vários órgãos, mas principalmente no fígado, cérebro, córnea, e rim, desencadeando distúrbios hepáticos e neuropsiquiátricos progressivos. Apesar do acúmulo de cobre começar ao nascimento, os sintomas raramente ocorrem antes de 5 anos de idade. Aproximadamente 40 a 60% dos pacientes apresentam sintomas durante a segunda década de vida. Na população pediátrica, as anormalidades hepáticas são mais prevalentes; as anormalidades neurológicas têm início mais tardio. As manifestações hepáticas da doença de Wilson variam muito e consistem de alterações laboratoriais assintomáticas, esteatose, hepatite aguda e insuficiência hepática aguda associada a anemia hemolítica, hepatite crônica e cirrose. As alterações bioquímicas podem incluir transaminases elevadas, ceruloplasmina sérica baixa, cobre urinário de 24 horas elevado, teste de Coombs negativo, anemia hemolítica, trombocitopenia e coagulopatia. A biópsia hepática mostra uma alta concentração de cobre. Os parentes de primeiro grau de qualquer paciente recém-diagnosticado devem ser rastreados para a doença de Wilson[10,11].

• Deficiência de alfa-1 antitripsina (A1AT)

Importante causa de colestase e prurido nos lactentes e crianças caucasianas maiores. A deficiência de A1AT afeta o pulmão, fígado e, raramente, a pele. É a causa genética mais comum de doença hepática que leva a indicação de transplante hepático pediátrico. A A1AT é uma glicoproteína sintetizada principalmente no fígado e secretada em grandes quantidades no soro. Sua função fisiológica é inibir as proteases dos neutrófilos, liberados durante períodos de inflamação, para proteger o tecido do hospedeiro de uma lesão não específica. Existem muitas mutações conhecidas do gene, mas a maioria dos pacientes com doença hepática é homozigota para o alelo mutante Z (Pi*ZZ). Acomete cerca de 1:2.000-5.000 nascimentos na América do Norte e população europeia. O gene mutante Z leva a síntese de uma proteína anômala que é anormalmente dobrada e

retida intracelularmente no hepatócito em vez de ser excretada. O acúmulo da proteína mutante dentro dos hepatócitos desencadeia uma cascata de apoptose hepatocelular crônica, regeneração e lesões de órgãos-alvos, o que ocasiona lesão hepática, cirrose e carcinoma hepatocelular. Os pacientes podem se apresentar no período neonatal com colestase, e os adolescentes com transaminases elevadas, GGT elevada, e hepatomegalia[11]. Os pacientes com prurido na biópsia hepática apresentam hipoplasia de ductos biliares intra-hepáticos. A presença de inclusões PAS (ácido periódico de Schiff), diastase resistente, embora clássica, não é um achado específico. O diagnóstico tem como base os baixos níveis séricos de A1AT e na fenotipagem ou genotipagem[12].

• Hepatite autoimune (HAI)

Trata-se de uma hepatite inflamatória crônica, que afeta crianças e adultos. Caracteriza-se por níveis elevados de transaminases, autoanticorpos circulantes não órgãos específicos, e aumento dos níveis de imunoglobulina G, na ausência de uma etiologia conhecida. Dois tipos de HAI são reconhecidos de acordo com a soropositividade, o anticorpo antimúsculo liso e/ou anticorpos antinucleares definem a HAI tipo 1 e anticorpos para o microssomo de fígado-rim definem a tipo 2[15]. Seu início geralmente é insidioso com muitos sintomas inespecíficos, incluindo fadiga, náusea, dor abdominal, artralgia e icterícia. Entretanto, seu espectro de apresentação clínica é bastante amplo, variando de quadros assintomáticos até hepatite fulminante. Laboratorialmente, pode haver alta concentração de gamaglobulina sérica, elevação de aminotransferase, GGT, fosfatase alcalina e/ou bilirrubina. O gênero feminino é mais afetado (3,6:1), pode se manifestar em todas as idades e grupos étnicos. As crianças com HAI podem se associar com colangite esclerosante. A biópsia hepática é recomendada para estabelecer o diagnóstico de HAI e guiar o tratamento. O achado histológico mais comum é a hepatite de interface, infiltrado plasmocitário, infamação lobular, fibrose e raramente granulomas. O tratamento é similar nas crianças e nos adultos, sendo que as crianças devem iniciar o tratamento imediatamente após o diagnóstico de HAI, independentemente do grau de gravidade da doença, pois a população pediátrica parece ter essa doença com evolução mais grave. A terapia padrão nas crianças consiste em prednisona associada com azatioprina. A azatioprina pode ser utilizada também como terapia de manutenção isoladamente. As doenças refratárias à terapia padrão progridem para cirrose e podem necessitar de transplante hepático[11].

■ Referências bibliográficas

1. Harb R, Thomas DW. Conjugated Hyperbilirubinemia: Screening and Treatment in Older Infants and Children. Pediatr. Rev. 2007;28;83-91.
2. Fischler B, Lamireau T. Cholestasis in the newborn and infant. Clin Res Hepatol Gastroenterol. 2014 Jun;38(3):263-7.
3. Götze T, Blessing H, Grillhösl C, Gerner P, Hoerning A. Neonatal Cholestasis - Differential Diagnoses, Current Diagnostic Procedures, and Treatment. Front Pediatr. 2015 Jun 17;3:43.
4. Fornaro M, Valletta E. La colestasi nella prima infanzia. Quaderni acp. 2014;21(2):51-9.

5. Lacaille F. Neonatal cholestasis. Arch Pediatr. 2016;23(3): 309-16.
6. Hadzic N, Verkade HJ. The changing spectrum of Neonatal Hepatitis. J Pediatr Gastroenterol Nutr. 2016 Mar 21. [Epub ahead of print].
7. Verkade HJ, Bezerra JA, Davenport M, Schreiber RA, Mieli-Vergani G, Hulscher JB, Sokol RJ, Kelly DA, Ure B, Whitington PF, Samyn M, Petersen C. Biliary atresia and other cholestatic childhood diseases: Advances and future challenges. J Hepatol. 2016 May 6. pii: S0168-8278(16)30186-6.
8. Nizery L, Chardot C, Sissaoui S, Capito C, Henrion-Caude A, Debray D, Girard M. Biliary atresia: Clinical advances and perspectives. Clin Res Hepatol Gastroenterol. 2016 Jun; 40(3):281-7.
9. Srivastava A. Progressive familial intrahepatic cholestasis. J Clin Exp Hepatol. 2014 Mar;4(1):25-36.
10. Khalaf R, Phen C, Karjoo S, Wilsey M. Cholestasis beyond the Neonatal and Infancy Periods. Pediatr Gastroenterol Hepatol Nutr. 2016;19(1):1-11.
11. Mavis AM, Alonso EM. Liver disease in the adolescent. Clin Liver Dis. 2015;19(1):171-85.
12. Jagadisan B, Srivastava A. child with Jaundice and Pruritus: How to Evaluate? Indian J Pediatr. 2016. Mar 2. [Epub ahead of print].
13. Padda MS, Sanchez M, Akhtar AJ, Boyer JL. Drug-induced cholestasis. Hepatology. 2011;53(4):1377-87.
14. Kobelska-Dubiel N, Klincewicz B, Cichy W. Liver disease in cystic fibrosis. Prz Gastroenterol. 2014;9(3):136-41.
15. Malik R, Hardikar W. Hepatitis B and C in Children. Indian J Pediatr. 2016 Apr 20. [Epub ahead of print].
16. Liberal R, Vergani D, Mieli-Vergani G. Update on Autoimmune Hepatitis. J Clin Transl Hepatol. 2015 Mar;3(1):42-52.

Seção XIII
Pneumologia

Coordenadora de Seção: Lidia Alice Gomes Monteiro Marin Torres

Tosse crônica 66

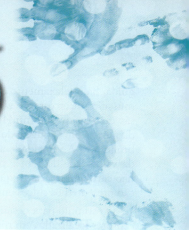

■ Lidia Alice Gomes Monteiro Marin Torres ■ Albin Eugênio Augustin

CASO CLÍNICO

PLS, 3 anos, sexo masculino, natural e procedente de Ribeirão Preto.

- História clínica: iniciou com quadro de coriza hialina, tosse seca e febrícula há 5 semanas e foi avaliado em pronto-socorro sendo medicado com sintomáticos. Evoluiu sem melhora, passando depois de 2 semanas a apresentar tosse produtiva e ronqueira no peito. Procurou novamente o posto de saúde, e foi medicado com azitromicina, com estabilização do quadro por 5 dias e depois passou a ter febre; a tosse foi ficando mais intensa e frequente e passou a apresentar chiado no peito e dificuldade para mamar. Procurou novamente o posto de saúde, onde foram realizados três aerossóis com oxigênio e administrada uma dose de corticosteroide endovenoso, com prescrição de broncodilatadores e corticosteroides para casa. O paciente foi liberado para voltar ao seu domicílio, mas voltou no mesmo dia, com dificuldade respiratória ainda mais intensa, dependência de oxigênio e gemência.

Foi realizada radiografia de tórax que mostrou apenas sinais de hiperinsuflação e velamento reticulado peri-hilar bilateral, sem borrar as bordas cardíacas. Na UBS o diagnóstico foi interpretado como "pneumonia" e o paciente foi encaminhado para internação.

No hospital, foi avaliado o observou-se FR 48 irm, com tiragem, expiração prolongada, sibilos e estertores de médias bolhas difusos pelos campos pulmonares. Saturação periférica de oxigênio em 93%. Coletado hemograma com leucócitos normais (8.600 GB) com desvio a D (bast: 2; segmentados: 68; linfócitos: 20; monócitos: 10), e PCR de 130.

História familiar de asma e atopia foram negativas. Sem história de contato prévio com tossidor crônico ou irmãos com tosse. Vacinação em dia. Sem história prévia de qualquer quadro respiratório, exceto quatro resfriados por ano.

- Diagnóstico: bronquite bacteriana protraída.
- Conduta: iniciada amoxicilina + clavulanato, com melhora somente após 7 dias; a medicação foi mantida por 15 dias sem recorrência do quadro no acompanhamento de 6 meses.

■ Introdução

Tosse é um dos sintomas mais frequentes em atendimento de urgência e atinge todas as faixas etárias. Trata-se de manifestação importante das doenças torácicas, já que existem receptores para tosse ao longo de todo o aparelho respiratório, exceto no alvéolo. Embora durante muito tempo tenha sido dividida em tosse de vias altas e baixas, atualmente vários conceitos têm demonstrado a integralidade das vias aéreas, mostrando que alterações em seios da face ou laringe podem ter resposta nos bronquíolos[1].

Pode ser definida como aguda, quando dura até 3 semanas, subaguda de 3 a 8 semanas, e crônica, quando persiste por 8 semanas ou mais, independentemente da causa que a deflagrou e outros fatores etiológicos que podem se somar ao longo da evolução[2]. Portanto, na maioria das vezes, não se mantém as características do início do quadro, ocorrendo alguns episódios de exacerbação durante a evolução, o que pode dificultar o diagnóstico clínico e levar ao tratamento equivocado. Para efeito didático, consideraremos aqui as causas de tosse subaguda e crônica, chamando-as genericamente de crônicas, já que as etiologias dos dois grupos se sobrepõem.

Apesar de ser considerado um quadro de difícil resolução pela maioria dos médicos, os estudos de literatura mostram que uma investigação racional e ordenada, com base em uma história clínica detalhada e exames simples, chegam ao esclarecimento diagnóstico em 90% dos casos, e isso pode evitar evolução para doenças mais graves e incapacitantes[3].

■ Funções da tosse

Tosse é o principal mecanismo de defesa inespecífico do aparelho respiratório, eliminando bactérias, muco e material particulado que se deposita ao longo da traqueia e dos brônquios. Outras funções importantes são: evitar que o alimento penetre no aparelho respiratório e evitar a hiperdistensão das vias aéreas, prevenindo sua ruptura.

■ Fisiopatologia

O objetivo da tosse é gerar um fluxo de ar em alta velocidade, que varre toda a árvore traqueobrônquica. Isso é obtido por meio de uma inspiração profunda, seguida por fechamento das cordas vocais, glote e epiglote. Em seguida, há o relaxamento do diafragma, com contração dos músculos intercostais e abdominais, o que gera uma pressão de mais de 300 mmHg. Ocorre então, abertura súbita da glote, com expulsão do material presente em traqueia e brônquios. A velocidade atingida nesse processo é a de ¾ da velocidade do som e provoca o colabamento da parte não cartilaginosa da traqueia para deslocamento da secreção presente nos sulcos entre os anéis[4].

O estímulo para desencadeamento da tosse vem de receptores localizados em todo o aparelho respiratório, desde a faringe até os bronquíolos respiratórios. A via aferente é dada pelo vago e glossofaríngeo e o centro de integração desse reflexo é o chamado centro da tosse, localizado na ponte e no tronco superior. A via aferente ocorre por meio do vago, frênico, nervos motores espinhas para a laringe, diafragma, músculos torácicos, abdominais e do assoalho pélvico.

■ Causas de tosse crônica

Há poucos dados estatísticos sobre a causa da tosse crônica e, naturalmente, isso varia de acordo com as características de cada local e de acordo com a faixa etária, mas há alguns quadros mais frequentemente associados a essa manifestação, como sinusite, doença do refluxo gastresofágico (DRGE), rinite e asma.

Dentre os quadros que podem evoluir para tosse destacam-se:

• Rinite e rinossinusite alérgica

Pela respiração bucal e chegada de ar ressecado às vias aéreas inferiores, pode haver estimulação dos receptores da tosse, também havendo participação do gotejamento pós-nasal que, nesse caso, é pouco intenso[5]. É um tipo de tosse seca, irritativa, que ocorre no início da noite. Não costuma ser um quadro grave, nem evoluir. O tratamento consiste no uso de anti-histamínicos e instituição de medicação profilática, caso o quadro de base justifique.

Os mesmos fatores citados para a rinite alérgica estão agravados na sinusite com outros sinais, como cefaleia, otite média secretora, além do "gotejamento pós-nasal" ser mais intenso (Figura 66.1). A tosse é noturna e seca, ocorrendo "logo ao deitar", no início do quadro. Entretanto, se não for instituído o tratamento, a tosse pode passar a produtiva ou rouca e incessante, ocorrendo durante todo o dia. A presença da sinusite pode agravar a asma, e alguns estudos mostram esse efeito que, nesse caso, pode estar associada à sibilância[6]. Sabe-se, atualmente, que o diagnóstico da sinusite é clínico, sendo a rinoscopia simples associada à avaliação da faringe um dos os melhores métodos para detectar a doença. Em alguns casos, está indicada a realização de nasofibroscopia e até tomografia para melhor elucidação do quadro. A dificuldade de posicionar corretamente a cabeça da criança para realização da radiografia de seios da face e o fato de poder ocorrer a drenagem espontânea desses seios, diminui a validade desse exame para o diagnóstico da sinusite em crianças. Entretanto, pode ser considerado em situações excepcionais de sinusites de longa duração, associado ao quadro clínico. Entretanto, só deve ser valorizado quando há velamento unilateral ou presença de nível líquido na imagem obtida dos seios paranasais.

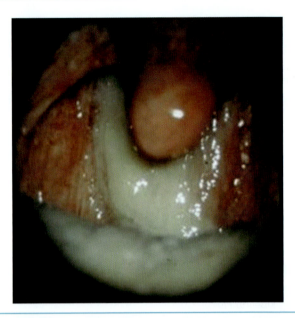

FIGURA 66.1. Gotejamento pós-nasal abundante e amarelado em criança com tosse crônica, obstrução nasal acentuada e cefaleia intensa.
Fonte: Acervo da autoria.

• Asma

Tosse na asma tanto pode fazer parte da sintomatologia intercrítica quanto pode ser a própria forma de apresentação, a chamada asma variante tosse[6]. No primeiro caso, pode se apresentar durante ou após a realização do exercício físico ou durante a noite e no início da manhã, mas a criança também apresenta as crises clássicas. O segundo caso é um quadro mais frequentemente encontrado em crianças acima de 10 anos, quando a manifestação de chiado e dispneia são menos intensas, mas a tosse é persistente. Esse é considerado um quadro de risco, uma vez que há dificuldade em se fazer o diagnóstico de asma e, portanto, ela pode não ser adequadamente tratada, aumentando a chance de a inflamação levar ao remodelamento ou crises graves. Em casos de tosse crônica, em crianças maiores que 6 anos, é obrigatória a realização da espirometria, que pode esclarecer a causa da tosse, documentando a presença de obstrução brônquica e hiper-reatividade, confirmando, assim, o diagnóstico[7]. Se a espirometria for normal, pode-se, ainda, solicitar o teste de broncoprovocação, que pode auxiliar, inclusive, no diagnóstico de asma com apresentação clínica exclusiva de tosse. No entanto, a espirometria tem sido feita mais em pesquisas, por ser um método de difícil realização. Algumas vezes, e principalmente em crianças menores, o diagnóstico definitivo é feito quando a resolução da tosse é alcançada com tratamento específico para asma.

• Doença do refluxo gastresofágico

Entre as causas mais frequentes da tosse, pode causá-la por vários mecanismos. O mais conhecido é por aspiração direta do material proveniente do esôfago. Pode ocasionar quadros inflamatórios brônquicos e peribrônquicos, se a quantidade for < 1 ml, mas, se o volume aspirado for maior que isso, podem ocorrer pneumonias e atelectasias. Com o prolongamento do processo inflamatório, o quadro pode evoluir até para pneumopatia crônica intersticial.

Pode ocorrer febre e evolução do quadro para lesão parenquimatosa intensa, que leva, muitas vezes, à necessidade crônica de utilização do oxigênio. O segundo mecanismo seria por meio do estímulo de receptores irritantes localizados na traqueia e brônquios, em que a presença ou queda de ph levaria a um quadro de espasmo laríngeo ou de traqueia que restringiriam o material aspirado às vias aéreas superiores. Nesses casos, a tosse costuma ser rouca, alta, estridente, mas não produtiva. Normalmente, os 2 mecanismos estão envolvidos na tosse em consequência do refluxo gastresofágico (RGE). No terceiro mecanismo, existe uma ação irritativa à distância. Já foi demonstrado por Boyle e colaboradores[8] que a instilação de material ácido no esôfago leva à broncoconstrição a distância. Isso ocorreria por estímulo dos receptores térmicos, de estiramento ou de pH existentes na mucosa, levando à broncoconstrição reflexa[9]. A esofagite também pode levar à hiperreatividade brônquica, embora isso dependa mais do clareamento do material refluído que do número de episódios de refluxo. No caso de RGE, a tosse pode ser rouca, com ou sem estridor laríngeo e acompanhada de sufocação, se o quadro predominante for alto; pode ainda ser seca, irritativa ou apertada tanto pela aspiração direta como por broncoconstrição reflexa. Muitas vezes esse quadro pode ser confundido com laringite de repetição e crupe, sendo uma das hipóteses que deve entrar no diagnóstico diferencial desses quadros[10]. Também pode estar associada à rinite, sinusite e otite média crônicas ou recorrentes, por ação do conteúdo gástrico refluído nesses locais. Com esses eventos, a tosse também pode ser modificada. Normalmente, 50 a 75% dos casos de refluxo evoluem sem sintomas gastrintestinais, o que dificulta o diagnóstico[11]. Com a aspiração crônica podem ocorrer bronquectasias e bronquiolite obliterante, por isso, deve-se desconfiar de velamentos bilaterais que ocorrem com a criança bem e afebril e que persistam fora dos quadros agudos.

• Bronquite bacteriana protraída

Doença descrita em 2006 como consequência de uma infecção viral que progride para uma infecção secundária. Atinge crianças de 6 meses a 3 anos de idade e apresenta tosse produtiva de mais de 4 semanas de duração. Nesse quadro, encontram-se bactérias em altas concentrações ($> 10^4$ unidades formadoras de colônia) no lavado broncoalveolar e, pelo tempo de permanência nas vias aéreas periféricas, esses germes passam a formar biofilmes que dificultam ainda mais a sua erradicação espontânea. Nas primeiras descrições do quadro era considerado fundamental o critério laboratorial, mas depois de vários estudos, passou a ser considerado suficiente apenas o critério clínico, ou seja, "tosse produtiva, matinal e noturna" no início e depois diurna e a resposta apenas ao tratamento com antibióticos por tempo prolongado. Atualmente, no critério clínico sugerido devem ser afastadas outras causas de tosse produtiva e asma, antes de se fechar o diagnóstico. Os agentes mais frequentemente implicados são: *H. influenzae* e *S pneumoniae*. O quadro clínico consiste de tosse produtiva, sibilância de difícil controle e sem resposta a broncodilatadores e/ou corticosteroides, com produção de escarro amarelado visto na boca da criança ou após tosse emetizante. Muitas vezes está presente dependência de oxigênio; outras vezes a tosse pode tornar-se coqueluchoide, sendo necessário fazer o diagnóstico diferencial com a coqueluche. Entretanto, o hemograma apresenta sinais de infecção bacteriana, desvio a E ou D, leucocitose pode ou não estar presente, mas a

proteína C-reativa (PCR) encontra-se alterada. O tratamento de escolha é feito com amoxicilina + clavulanato, 30 a 50 mg/kg, por 14 a 28 dias, sendo a ceftriaxona, na dose de 50 a 100 mg/kg/dia, a segunda escolha[12].

■ Outras síndromes aspirativas

Existem várias situações que podem levar à aspiração por distúrbios de deglutição, ocasionando tosse crônica. Isso pode ocorrer por ação direta do conteúdo deglutido no aparelho respiratório como por causar rinite, sinusite e otites de repetição. O distúrbio de deglutição ocorre com frequência em crianças com neuropatias ou com anormalidades anatômicas, como fístulas traqueoesofágicas, fendas submucosas, micrognatia, macroglossia, atresia de coanas e outras mais simples, como hipertrofia acentuada de amígdalas e adenoides. Outras causas de aspiração seriam as fístulas traqueoesofágicas, as sondas de alimentação enteral ou intubação orotraqueal prolongada. Não se pode esquecer que a incoordenação da motilidade esofagiana, que se segue à correção da atresia de esôfago, também pode levar à aspiração por lentificação do esvaziamento esofagiano, sendo outro fator de causa de aspiração e tosse crônica[13]. Ainda, pouco lembrado como causa de tosse crônica, mas muito comum, está o hábito de alimentar a criança adormecida e/ou deitada, pois, com isso, se perde os mecanismos de proteção contra a penetração do leite para a laringe.

• Infecções crônicas e arrastadas

Tanto a *Chlamidia trachomatis* (lactentes) como a *Chlamidia pneumoniae* e o *Mycoplasma pneumoniae* (mais comuns a partir dos 5 ou 6 anos), podem levar à tosse crônica e seca, irritativa, acompanhada de velamento reticulado bilateral. A febre pode fazer parte do quadro, mas habitualmente é baixa. A resolução mais lenta de uma bronquiolite viral aguda também é causa de tosse crônica e pode estar associada à hiperreatividade[11]. A tuberculose também pode ocasionar tosse de mais de 8 semanas de duração, tanto por lesão parenquimatosa quanto por compressão extrínseca ganglionar.

• Bronquiolite obliterante ou doença de pequenas vias aéreas

Descrita, inicialmente, como complicação de uma bronquiolite viral, atualmente vem sendo descrita associada a uma série de processos de agressão ao parênquima pulmonar, como DRGE, inalação de vapores e gases tóxicos, uso de oxigênio em longo prazo ou como sequela da displasia broncopulmonar. Além da tosse de mais de 6 semanas de duração, ocorrem sibilância de base com algumas exacerbações mais graves. É frequente a necessidade de suplementação de oxigênio. Geralmente, evolui ou vem acompanhada de bronquectasias[14].

• Compressão extrínseca

Pode ser causada por tumores mediastinais, classificados didaticamente de acordo com a sua localização. Cistos tímicos ou timomas e linfomas, geralmente, são anteriores e superiores, ao passo que os tumores de células germinativas e neuroblastomas localizam-se no mediastino posterior. Mais rara é a ocorrência de anomalias vasculares, das quais as mais importantes são o arco aórtico a D com ligamento arterioso a E e o duplo arco aórtico, que levam à compressão traqueal. Ainda, uma causa de tosse de difícil resolução é a presença de corpos estranhos esofágicos ou dilatação desse órgão, afetando a traqueia adjacente. Geralmente, provocam tosse metálica, estridente, repetitiva e desencadeada por mudança deposição. Obviamente, o tratamento medicamentoso é ineficaz e a evolução pode ser complicada pela dificuldade de drenagem da secreção e aparecimento de bronquectasia.

• Bronquectasias

Podem levar à tosse, primariamente, nas alterações congênitas, fibrose cística ou discinesia ciliar, como, secundariamente, aos processos já citados de agressão pulmonar. A tosse é produtiva, matinal, sem relação com esforço físico e não ocorre durante a noite. Geralmente, responde mal aos antitussígenos, antialérgicos e broncodilatadores, mas apresenta melhora com uso de antibióticos e fisioterapia e, em alguns casos, está indicado o uso de fluidificantes. As causas pós-infecciosas, como as que ocorriam após sarampo e coqueluche, têm diminuído de incidência após as vacinações em massa.

• Medicamentos

Betabloqueadores usados no tratamento de enxaqueca e como antiarrítmicos são causa conhecida de tosse crônica causada por broncoconstrição. Já os inibidores da enzima conversora de angiotensina, usados para minimizar os efeitos da hipertensão pulmonar, também causam tosse, mas o mecanismo ainda não está bem esclarecido. Outra situação que pode ocorrer tosse é após a inalação de *sprays* com cloro flúor-carbono. Essa substância pode induzir à broncoconstrição e à tosse irritativa. Nesse caso, deve ser utilizada medicação em pó seco. A utilização de quimioterápicos antineoplásicos em doses cada vez maiores tem ocasionado um número crescente de pneumopatias crônicas, que, por sua vez, podem desencadear quadros de pneumonite intersticial e/ou doença bronquiolar, sendo a bleomicina a principal causadora desse tipo de lesão. É importante também lembrarmos da maconha e do cigarro por consumo próprio ou por exposição passiva, que podem levar à hiperreatividade brônquica, agindo também como irritantes inespecíficos. Interromper o consumo dessas substâncias pode levar à melhora do quadro, embora após a quimioterapia possam persistir algumas lesões irreversíveis.

• Mecanismos de defesa prejudicados

Entre esses, o quadro mais comum é a tosse ineficaz. Ocorre com frequência quando há perda de força muscular, hipotonia, traqueostomia, paralisia de cordas vocais ou de diafragma e deformidade torácica. Nessas situações, as secreções do aparelho respiratório não conseguem ser eliminadas, passando a obstruir os brônquios. Portanto, não tossir pode ser uma causa importante de tosse.

• Tosse psicogênica

Normalmente, deve ser considerada como um diagnóstico de exclusão e só deve ser cogitada quando todas as outras causas foram descartadas. Costuma ser uma tosse anormalmente alta e quando é emitida a criança observa o efeito causado sobre as pessoas que a rodeiam. É uma tosse rouca, estridente, seca e nunca ocorre durante o sono nem em acessos, ao contrário da maioria dos quadros. Geralmente, diminui quando o fator de estresse desaparece e, caso não ocorra, pode ser tentada a psicoterapia e a hipnose. A criança deve ser tranquilizada sobre o que está sendo investigado e tratado[15].

• Anomalias congênitas

Várias malformações podem ocasionar tosse e algumas delas inclusive no período além do lactente, pois alterações do tipo sequestro pulmonar ou malformações adenomatoide cística podem passar a ser sintomáticas posteriormente. Entretanto, algumas são características nos primeiros meses de vida, como a laringotraqueomalácia, o enfisema lobar congênito e alguns cistos broncogênicos. A fístula traqueoesofágica em H pode ser muito pequena e o período de manifestação é variável. Na maioria dos casos o diagnóstico é difícil, pois os sintomas são inespecíficos, passando a criança a ter velamento pulmonar mantido e quadros de sibilância repetidos, com lesões progressivas. Nas anomalias congênitas, a tosse pode ter origem variada, podendo ser causada por compressão extrínseca ou por obstrução brônquica, ou ainda ambos os mecanismos[9].

• Miscelânea

Outras causas menos comuns de tosse crônica são lesões de conduto auditivo persistentes ou do ouvido médio por ação irritativa a distância, cardiopatias com ou sem hiperfluxo e corpo estranho em traqueia e esôfago.

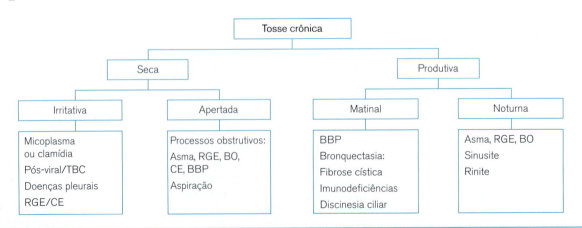

FIGURA 66.2. Algoritmo simplificado para procura de etiologia da tosse crônica, de acordo com as características clínicas.
Legenda: RGE: refluxo gastresofágico; CE: corpo estranho; BO: bronquiolite obliterante; BBP: bronquite bacteriana protraída; TBC: tuberculose.
Fonte: Elaborada pela autoria.

■ Diagnóstico

Deve ter como base a história clínica e o exame físico, já que há uma ampla gama de doenças a ser analisada (ver Figura 66.1), e isso deve direcionar os exames a serem realizados. Entretanto, algumas investigações são obrigatórias para todos os casos, dentre elas: a radiografia de tórax, o hemograma, a PCR e a pesquisa para tuberculose. Nos casos de tosse produtiva, ainda se impõe a realização de dosagem de imunoglobulinas e cloro no suor. Em outros casos, a investigação para DREG deve ser realizada, com solicitação de seriografia e phmetria, principalmente nos chiadores em que se descarta asma (ou não se obtém resposta com o tratamento de prova) e a sinusite passa a ser recorrente. A espirometria é necessária em todas as crianças acima de 5 e 6 anos, já que a asma pode ser diferenciada com rapidez pela presença de obstrução com resposta ao uso de broncodilatador.

A tomografia de tórax impõe-se nos casos em que haja velamento na radiografia de tórax, mesmo com diminuição dos sintomas e após realização do tratamento (mesmo sendo mantido por mais de 90 dias após resolução do quadro clínico), ou quando persistem os sintomas e a alteração radiológica no mesmo período. Lembrar que, atualmente, tem sido restrita a realização desse tipo de exame ao mínimo indispensável, já que a quantidade de radiação ionizante presente na tomografia é 100 vezes maior que na radiografia. Além disso, a tomografia tem sido associada a uma maior incidência de neoplasias[16].

■ Tratamento

Deve ser, sempre, dirigido à doença de base, evitando-se a utilização de medicamentos sintomáticos. Embora existam estudos realizados em adultos com bronquite que mostram melhora da tosse com a utilização de brometo de ipratrópio, codeína e dextrometorfano, em criança os resultados são indistinguíveis do placebo[17].

Devemos lembrar as orientações da American Association of Pediatrics, publicadas em 1997, sobre esses medicamentos: "não existem estudos científicos bem controlados que demonstrem a eficácia e a segurança dos narcóticos (incluindo codeína) ou dextrometorfano como antitussígenos. Não existem indicações precisas para sua utilização em crianças"[18].

Os opiáceos, além do efeito depressor respiratório, causam constipação, náusea, vômito e cefaleia, e não devem ser prescritos para crianças menores de 30 meses, devendo ser evitados em asmáticos, na suspeita de síndrome da apneia do sono e nos pacientes com idade inferior a 5 anos[18].

O dextrometorfano deprime a atividade ciliar, facilitando o acúmulo de secreção e não parece ter uma ação realmente efetiva como antitussígeno.

Já os pró-tussígenos, como fluidificantes e soluções hipertônicas, têm sua indicação somente em pacientes com muco anormalmente espesso, pois nas crianças normais podem causar dificuldade na eliminação do muco, pois ele fica completamente fluído e dificulta o batimento ciliar[11].

Como visto anteriormente, a tosse que cursa com aumento de secreção não deve ser sedada. O melhor método para a fluidificação das secreções é por meio de hidratação oral, inaloterapia, como soro fisiológico e fisioterapia, o que facilita a expectoração e propicia que os acessos de tosse se tornem mais curtos e menos frequentes. A terapêutica inalatória visa a hidratação das secreções das vias aéreas superiores, em que a maioria das partículas da solução inalada fica retida e pode amenizar o processo inflamatório da mucosa. Através dessa via é possível à veiculação de medicamentos beta-2-adrenérgicos, indicados quando existe broncoconstrição e que também podem incrementar o batimento ciliar, facilitando a eliminação das secreções. O brometo de ipratrópio, através da sua ação colinérgica, pode ressecar e diminuir as secreções, mas, em alguns casos, isso pode ser prejudicial. A fisioterapia respiratória deve ser realizada várias vezes ao dia, antes das refeições e de dormir, como mecanismo coadjuvante ao tratamento específico, principalmente se ela for produtiva e não houver broncoconstrição ou dispneia intensa associada, situações que podem ser prejudiciais.

■ Considerações finais

Tosse crônica é um processo que se estende por 4 a 8 semanas, muitas vezes com modificações nas características iniciais de apresentação do quadro. Os quadros mais frequentes são causados por rinossinusites, bronquite bacteriana protraída (surgindo nos últimos 10 anos e apresentando incidência crescente), asma e DRGE. O diagnóstico tem como base a história clínica e o exame físico, e os exames subsidiários principais a serem solicitados são radiografia de tórax, hemograma, PCR, espirometria e investigação para tuberculose, embora a realização de outros exames, como cloro no suor e dosagem de imunoglobulinas, estejam indicados em situações especiais de persistência ou recorrência de tosse produtiva. O tratamento que obtém o maior sucesso é aquele dirigido à doença de base que desencadeou o processo. Quando não é possível uma resposta imediata, ou mesmo após algumas infecções, cuja melhora é mais lenta, medidas de suporte como inaloterapia com soro fisiológico, limpeza nasal e fisioterapia podem ser realizadas na maioria dos pacientes. A utilização de antitussígenos, expectorantes e fluidificantes está formalmente contraindicada, a não ser que façam parte do tratamento da doença de base, como ocorre com a última classe para a fibrose cística.

■ Referências bibliográficas

1. Cruz AA. The 'united airways' require an holistic approach to management. Allergy. 2005;60(7):871-4.
2. Morice AH et al. The diagnosis and management of chronic cough. Eur Respir J. 2004;24:481492.
3. Chang AB, Van Asperen PP, Glasgow N et al. Children with Chronic Cough: When Is Watchful Waiting Appropriate? Development of Likelihood Ratios for Assessing Children with Chronic Cough. CHEST. 2015;147(3):745-53.
4. Black P. Evaluation of chronic or recurrent cough. In Hilman, B. Pediatric Respiratory Disease. 1st Ed. Philadelphia, WB Saunders; 1993.
5. Chung KF, Pavord ID. Prevalence, pathogenesis, and causes of chronic cough. Lancet. 2008;371(9621):1364-74.
6. Cash H, Trosman S, Abelson T, Yellon R, Anne S. Chronic cough in children. JAMA Otolaryngol Head Neck Surg. 2015;141(5): 417-23.
7. Thiadens HA et al. Can peak expiratory flow measurements reliably identify the presence of airway obstruction and broncho-

dilator response as assessed by FEV1 in primary care patiients presenting with a persistent cough? Thorax. 1999;54:1055-60.

8. Boyle JT et al. Mechanisms for the association of gastroesophageal reflux and bronchospasm. Am Rev Respir Dis. 1985;131(Suppl):16-8.

9. Platzker ACG. Gastroesophageal reflux and aspiration syndromes In Chernik & Boat, Kendig's Disorders of the respiratory tract in children. 6th Ed. Philadelphia, W B Saunders; 1998.

10. Greifer M, Santiago MT, Tsirilakis K et al. Pediatric patients with chronic cough and recurrent croup: The case for a multidisciplinary approach. International Journal of Pediatric Otorhinolaryngology. 2015;79: 749-52.

11. Irwin, RS. Managing cough as a defense mechanism and as a symptom. A consensus panel report of the American College of Chest Physician. Chest. 1998;114:133S-181S.

12. Chang AB, Upham JW, Masters B et al. Protracted Bacterial Bronchitis: the last decade and the road ahead. Pediatric Pulmonol. 2016;51:225-42.

13. Cartabuke RH, Lopez R, Thota PH. Long-term esophageal and respiratory outcomes in children with esophageal atresia and tracheoesophageal fistula. Gastroenterology Report; 2015. p.1-5.

14. Zhang L and Silva FA. Bronquiolite obliterante em crianças. Rio de Janeiro, J Pediatria. 2000;76:185-92.

15. Grunnet GW. Psychogenic coughing. A review and case report. Compr Psychiatry. 1987;27:28-34.

16. Drescher FS, Sirovich BE. Use of Computed Tomography in Emergency Departments in the United States: A Decade of Coughs and Colds. JAMA Intern Med. 2016;176(2):273-5.

17. Taylor JA. Efficacy of cough supressants in children. J Pediatr. 1993;12:799-802.

18. Commitee on Drugs AAP. Use of codeine and dextromethorphan – containing cough remedies in children. Pediatrics. 1997;99: 918-20.

19. Cocozza AM et al. Tosse crônica. In Vilela MMS, Lotufo JP. Alergia, imunologia e pneumologia. São Paulo, Atheneu; 2004.

Bronquiolite viral aguda 67

■ Albin Eugênio Augustin

CASO CLÍNICO

Lactente, sexo masculino, 7 meses, levado à consulta pela mãe, com relato de há 2 dias ter iniciado quadro de nariz entupido e corrimento nasal transparente. Conta que a criança está mamando menos e não está dormindo como habitualmente; acorda várias vezes à noite e se mexe muito. Há 1 dia apareceu febre de 38,2 °C por 2 vezes e notou barulho no peito. Nega falta de ar, a não ser pelo nariz entupido. Apesar de tudo, conta que a criança brinca "como se não tivesse nada" enquanto não está com febre, mas o barulho no peito aumenta. Queixa-se que faltou no trabalho e não pode deixar o filho na creche como normalmente faz.

Criança nasceu de parto normal, a termo, pesou 3.745 g e não teve intercorrências. Mamou no peito exclusivamente até os 4 meses, com introdução de fórmula e alimentos a partir dessa idade. A mãe o colocou na creche em período integral para voltar ao trabalho há 1 mês. Nunca tinha ficado doente.

O paciente tem seguimento pediátrico mensal e nunca faltou. Seu cartão de vacina está atualizado. É o segundo filho de mãe e pai hígidos. Sua irmã mais velha, de 4 anos, também hígida, estava gripada na semana passada, mas "já sarou".

Ao exame físico, encontrava-se com peso e comprimento adequados. Apresentava rinorreia hialina com hiperemia de orofaringe e membranas timpânicas. Mantinha taquipneia de 56 ipm sem taquicardia e com saturação de oxigênio em ar ambiente de 98%. Não apresentava tiragens de tórax ou batimentos de aletas nasais. Observou-se estertoração de finas bolhas que mudavam de lugar com a tosse. Crepitações foram auscultadas, mas também desapareciam ou mudavam de lugar. A criança estava em bom estado geral e o restante do exame estava normal.

O diagnóstico foi de bronquiolite viral aguda, e seus cuidadores foram orientados a manter a criança em repouso em ambiente tranquilo e arejado. Foi prescrito antitérmico para redução da temperatura corporal, se o lactente apresentasse febre. A observação evolutiva do caso foi orientada e oferecido retorno ao serviço de saúde em caso de piora do estado geral, do padrão respiratório ou para o esclarecimento de qualquer dúvida que os cuidadores pudessem apresentar.

■ Introdução

Bronquiolite viral aguda (BVA) é a doença do trato respiratório inferior mais comum em lactentes. É causada por vários tipos de vírus e tem sua maior incidência nos meses de inverno. Em áreas de clima equatorial, essa sazonalidade é questionada. Esses vírus têm tropismo pelo epitélio respiratório dos bronquíolos em menores de 2 anos, justificando os achados clínicos da doença. Os países em desenvolvimento sofrem mais, observa-se grandes impactos financeiros com absenteísmo laboral dos cuidadores, bem como gastos significativos com atendimentos ambulatoriais, de urgência e hospitalar. Cerca de 1 a 2% dos casos necessitam de internação, e destes, 10 a 15% utilizam unidades de terapia intensiva (UTI). Pacientes em contato com tabagistas, atopia, falta de aleitamento materno e prematuros são mais propensos a serem internados. Os pneumopatas, os cardiopatas e os prematuros extremos têm mais risco de necessitarem de UTI.

■ Etiologia

Vírus sincicial respiratório (VSR) é o agente etiológico mais comum, sendo a epidemiologia da doença confundida com a do próprio agente. Os meses de outono e inverno são os mais críticos para incidência da doença em países de clima temperado, e até os 4 anos de idade quase todas as crianças já entraram em contato com o VSR. Os vírus da Influenza, para-influenza, rinovírus e metapneumovírus também podem causar a doença. A bronquiolite causada pelo adenovírus de sorotipos 3, 7, 14 e 21, apesar de pouco frequente, está relacionada com manifestações clínicas mais graves e evolução para bronquiolite obliterante. Mais de um vírus pode estar envolvido na etiologia da bronquiolite viral aguda (BVA) e, em alguns casos específicos, pode existir associação com doenças bacterianas, como otite média aguda e pneumonia.

■ Fisiopatologia

Em crianças maiores, os vírus responsáveis pela BVA são causadores de infecções restritas às vias aéreas superiores, como gripes e resfriados. Em bronquíolos de lactentes, esses agentes causam necrose do epitélio respiratório, destruição de cílios, inflamação e edema de mucosa com acumulo de debris e *plugs* celulares, que podem se estender aos alvéolos. Ocasiona graus variáveis de obstrução e até obliteração, resultando em colabamentos de segmentos do pulmão (atelectasias). A intensidade do acometimento tecidual pulmonar varia regionalmente. Observa-se alteração na complacência do parênquima pulmonar, bem como na resistência das vias aéreas. As alterações na relação entre ventilação e perfusão justificam a presença da hipoxemia observada nos casos mais graves.

■ Apresentação clínica

A grande maioria dos casos de BVA são leves e muitos deles não chegam a ser levados ao serviço de saúde para avaliação do médico. Os lactentes têm como sintomas principais rinorreia e tosse, acompanhadas ou não de febre. Astenia e hiporexia são queixas frequentes, mas não chegam a impactar no estado geral. A duração dos sintomas é, em média, de 3 dias. A taquipneia leve é um achado frequente, porém a existência de tiragens, batimentos de aletas nasais, hipoxemia ou cianose são sinais de gravidade. Na ausculta pulmonar pode-se notar a existência de estertoração e crepitações em graus e extensões variáveis. Frequência respiratória alta, que impossibilite a ingestão, a saturação de O_2 abaixo de 92% e impossibilidade, mesmo que emocional, dos cuidadores assistirem o paciente, constituem critérios de hospitalização independentemente do estado geral da criança.

■ Diagnóstico

Exames laboratoriais, como hemograma, são de pouca utilidade no seguimento habitual de casos leves, podem apresentar-se de forma variável e não espelham a gravidade ou a etiologia da doença. Achados radiográficos, como condensações, atelectasias e infiltrados reticulares, podem ser vistos e não guardam ligação exclusiva com a BVA ou sua gravidade ou evolução, sendo reservados apenas aos pacientes que necessitam internação hospitalar. Existem exames para detecção viral com resultados relativamente rápidos, porém quando negativos, não excluem a doença. A gasometria arterial e a dosagem de eletrólitos podem ajudar apenas em casos graves. Uma anamnese completa e um exame físico criterioso continuam sendo os melhores parâmetros para o diagnóstico da BVA.

■ Tratamento

Apesar de esforços incessantes da comunidade científica, o tratamento dessa doença pouco mudou e continua sendo feito com base em cuidados inespecíficos e de suporte. Garantir um ambiente confortável e tranquilo, cuidar da hidratação, administrar antitérmicos e suplementar oxigênio de forma adequada ainda são as melhores condutas. A atenção para as medidas de isolamento de contato deve ser dada principalmente aos pacientes internados.

Mesmo que efeitos broncodilatadores de medicamentos como salbutamol, fenoterol, brometo de ipratrópio e epinefrina sejam particularmente atrativos em uma patologia que causa obstrução de vias aéreas, vários estudos mostraram que o seu uso na BVA não se traduziu em melhora na evolução da doença, na necessidade de hospitalização ou no tempo de internação, apesar desses fármacos figurarem frequentemente nas prescrições médicas. Alguns benefícios, muito discutíveis, foram observados em pacientes com BVA que tinham história pessoal ou familiar de alergia respiratória.

Do mesmo modo, os corticosteroides orais ou inalatórios não têm seu uso justificado pela literatura na fase aguda da doença. Discussões são realizadas a respeito da utilização de corticosteroides inalatórios nas semanas subsequentes à fase aguda da doença em pacientes que persistem com sibilância.

A solução salina hipertônica, a 3%, nebulizada, tem propriedades osmóticas e teoricamente poderia aumentar o espaço livre das vias aéreas pela redução do edema, da produção de muco e da reidratação do líquido periciliar. Estudos recentes e análises sistemáticas sugerem que a solução salina hipertônica poderá ser benéfica apenas para neonatos já internados, e que seu impacto em internações de prevenção é fraco.

O uso de antibióticos somente é justificado na comprovação ou forte suspeita de infecção bacteriana associada.

A ribavirina, um antirretroviral, discutida exaustivamente no passado, sequer figura em publicações mais recentes. É considerada apenas em casos de pacientes com imunodeficiência.

A gamaglobulina hiperimune contra o VSR, palivizumab, não tem qualquer efeito na fase aguda da doença. Devido ao seu alto custo, está indicada para prevenção da infecção pelo vírus em pacientes prematuros extremos, portadores de cardiopatias congênitas e broncodisplásicos menores de 2 anos, com necessidade de tratamento medicamentoso. É administrada em doses mensais nos meses de inverno.

O oseltamivir é um agente antiviral que pode ser utilizado em casos de BVA com isolamento do vírus da Influenza A. Seu melhor desempenho é evidenciado quando iniciado em até 2 dias do início dos sintomas.

A grande maioria dos pacientes com BVA desenvolve um quadro leve e autolimitado, sendo que a resolução se dá em poucos dias. Nota-se um aumento no risco de asma, principalmente em pacientes com história de rinite alérgica e/ou dermatite atópica. Alguns podem apresentar recorrência do chiado, que melhoram espontaneamente por volta dos 4 anos, e casos raros evoluem com sibilância persistente, grave e com obliteração bronquiolar denominado bronquiolite obliterante.

■ Referências bibliográficas

1. Amantéa SL, Silva FA. Bronquiolite viral aguda: um tema ainda controvertido. Rio de janeiro, J Pediatria. 1998;74(Supl.1):37-47.
2. Bedran RM et al. Atualizações no tratamento de bronquiolite viral aguda. Revista Médica de Minas Gerais. 2016;26(Supl.2):23-5. ISSN: 0103-880X.
3. Caballero MT, Polack FP, Stein RT. Viral bronchiolitis in Young infants: new perspectives for management and treatment. Rio de Janeiro, J Pediatria. 2017;93(Supl.1):75-83.
4. Erickson EN, Mendez MD. Bronchiolitis. Pediatric. StatPearls Publishing LLC. 2018. [Acesso 2018 Out]. Disponível em: https://www.ncbi.nlm.nih.gov/books/NBK519506/.
5. NICE. National institute for health care and excellence. Bronchiolitis: diagnosis and management of bronchiolitis in children. Clinical. UK, London, *guideline* n. 9, 2015.
6. Ralston SL et al. Clinical practice guideline: the diagnosis, management, and prevention of bronchiolitis. Pediatrics. 2014;134(35):1474-1502. [Acesso 2018 Out]. Disponível em: http://dx.doi.org/10.1542/peds.2014-2742.
7. Tapiainem T et al. Finnish guidelines for the laryngitis, wheezing bronchitis and bronchiolitis in children. Acta Paediatrica. 2016;105(1):44-9. [Acesso 2018 Out]. Disponível em: http://dx.doi.org/10.1111/apa.13162.
8. Wohl MEB. Brochilitis. In: Chernick V et al. Kendig's Disorders of the Tract in Children. 7 ed. United States of America, Saunders Elsevier; 2006. Cap. 25, p.423-32.

Pneumonias

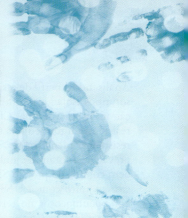

■ Lidia Alice Gomes Monteiro Marin Torres ■ Albin Eugênio Augustin

CASO CLÍNICO

Paciente com 7 anos, eutrófico, com história de tosse há 3 dias e febre baixa há 5 dias, com piora progressiva, passando a ficar com dor para respirar, inapetência e apatia. Tinha história de há 20 dias ter apresentado infecção após uma picada de inseto, tendo evoluído com impetigo; foi tratado com medicação tópica. Fora essa ocorrência, negava qualquer outra doença prévia. Foi visto em pronto-socorro sendo diagnosticada gripe e entrado com medicações sintomáticas. Na época, o hemograma apresentava leucócitos de 8.000, com desvio a E e HB de 12, com plaquetas aumentadas. Como não melhorava, procurou outro serviço, sendo diagnosticada pneumonia, com radiografia mostrando extenso velamento em base D; foi introduzida amoxicilina. Usou por 3 dias, mas a tosse e a febre foram piorando gradativamente, passando a ficar muito dispneico e torporoso. Foi internado, com hemograma com 250.000 leucócitos, hemoglobina 7, desvio a E até metamielócitos, e a radiografia mostrava velamento extenso a D, com múltiplas áreas císticas e derrame pleural. Foi internado com pneumonia grave, tendo sido medicado com oxacilina e ceftriaxona. O tórax precisou ser drenado, tendo ficado com área de pneumotórax encistado e várias cavidades pulmonares. Tirou o dreno com 10 dias e teve alta após 20 dias, mas ainda com lesões pulmonares residuais para acompanhamento clínico. Só recuperou a radiografia de tórax após 3 meses da alta.

■ Pneumonia bacteriana

Pneumonia é um quadro inflamatório do tecido pulmonar, causado por um agente infeccioso que estimula uma resposta imunológica e ocasiona uma lesão do parênquima pulmonar. É frequente em crianças, secundário à penetração e invasão das bactérias, que se faz tanto por contiguidade – pela penetração das bactérias encontradas nas vias aéreas superiores –, quanto por via hematogênica. É um dos quadros mais graves e que causa a maior mortalidade no mundo todo nesse grupo etário. Dados da Organização Mundial da Saúde (OMS) revelam que ainda morrem cerca de 4 milhões de crianças no mundo por pneumonia. Os quadros são mais graves nas crianças menores e nos indivíduos com fatores de risco[1-3].

Atualmente, embora tenha havido uma queda de 40% na incidência nos últimos 14 anos, a estimativa mundial da incidência de pneumonia adquirida na comunidade (PAC) entre crianças menores de 5 anos ainda é de cerca de 0,11 episódios/ano, que equivale a uma incidência anual de 1,8 milhão de casos/ano, dos quais de 7 a 13% necessitam internação hospitalar devido à gravidade. O Brasil está entre os 15 países com a maior incidência da doença[3].

Os principais fatores de risco são ambientes com fumantes ou queima da biomassa no ambiente domiciliar, indivíduos aglomerados em ambientes sem ventilação e com baixa higiene, ausência de aleitamento materno, desnutrição, ciclo pulmonar de parasitoses, frequência a creches muito populosas, prematuridade etc.

■ Etiologia

• Streptococcus pneumoniae

Agente etiológico mais frequente da pneumonia bacteriana no mundo inteiro, principalmente nos menores de 5 anos, excetuando-se os recém-nascidos (RN). É uma bactéria Gram-positiva, com uma espessa cápsula de polissacarídeo, que dificulta a fagocitose em menores de 2 anos e pacientes com anemia falciforme, pois esse grupo de pacientes não possui quantidades significativas de IGS para resposta aos AG capsulados. Existem inúmeros sorotipos e isso condiciona a virulência e a imunogenicidade dessa bactéria. Os *S. pneumoniae* são germes sensíveis a baixas doses de penicilina, apesar de a resistência a ela começar a ser comprovada desde a década de 1970, aumentando progressivamente na década de 1980. Atualmente, essa resistência já tem apresentando valores bem razoáveis em nosso meio, quando comparado à prevalência em países da África e alguns da Europa[4].

De acordo com trabalho realizado em mais de 100 crianças com pneumonia estreptocócica em São Paulo, os sorotipos mais envolvidos foram 14, 1, 5, 6B e 3, com alguma preocupação em relação a esse último, já que tem sido associado à pneumonia necrotizante e derrame pleural extenso em vários países e também no nosso meio. Segundo esse estudo, atualmente, a proporção de sorotipos cobertos pelas vacinas em uso no mercado seria 86,5% para a vacina conjugada 10-valente, e 96,9% para a 13-valente.

Analisando o perfil de resistência dessas bactérias, 93% dos sorotipos isolados foram sensíveis à penicilina (concentração inibitória mínima, CIM < 2 μg/ml), 6,5% obtiveram resistência intermediária (CIM = 4 μg/ml) e nenhum com resistência plena (CIM > 8 μg/ml), e os meses de maior prevalência foram de junho a outubro. Esses dados coincidem com os do projeto SIREVA, do Instituto Adolfo Lutz em conjunto com a UNICEF, para vigilância de infecção por pneumococos no território nacional. Além dos sorotipos citados anteriormente, o projeto SIREVA mostrou a eficiência dos sorotipos 19A e 23F, e também do 6A; entretanto, não houve isolamento de sorotipo 3, que tem sido considerado como um emergente à vacinação com a vacina 7-valente. Esse sorotipo não estava incluído nas primeiras vacinas por ser considerado de baixa virulência. Entretanto, após vacinação massiva com a vacina 7-valente, ele passou a ser mais agressivo e causador de pneumonia necrotizante e/ou com derrame pleural, observando-se, portanto, que essas complicações também aconteciam com o sorotipo 19A[5,6]. A emergência desses sorotipos ocasionou a introdução das vacinas 10 e 13 valente, para melhor cobertura. Mas é necessário fazer vigilância constante, pois esses agentes estão em contínua modificação.

• Haemophilus influenzae

Cocobacilo que afeta e coloniza o aparelho respiratório de crianças abaixo de 5 anos, sendo que os sorotipos encapsulados são os mais agressivos. Trata-se de uma bactéria microaerófila e, portanto, apresenta dificuldades para crescimento em cultura. Esse agente demonstrou uma queda significativa em prevalência após a instituição da vacinação em massa com vacina anti-HiB, realizada a partir de 1999. Alguns relatos mostram prevalência ainda presente em países em desenvolvimento, sendo que na Índia corresponde a cerca de 20% das infecções bacterianas pulmonares, mesmo considerando que muitos espécimes, nesse estudo, foram coletados de orofaringe. Entretanto, um estudo recente demonstra que somente para esse agente existe correlação entre o material coletado na faringe e o que foi recuperado do tecido pulmonar.

O tratamento de escolha nesses casos é a amoxicilina + clavulanato de potássio, na dose de 30 a 50 ml/kg de amoxicilina. Outra opção é a ceftriaxona pelo tempo estipulado.

• Staphylococcus aureus

Coco Gram-positivo que se agrupa em forma de cacho de uva e apresenta-se como germe altamente patogênico devido a várias proteínas de superfície como a proteína A e o polissacarídeo da cápsula, moléculas de adesão e proteínas extracelulares. Essas proteínas, as hemolisinas, coagulases e enterotoxinas, podem ocasionar síndrome do choque tóxico e a mais recentemente estudada leucocidina, denominada leucocidina de Panton-Valentine, uma citotoxina que leva à destruição de leucócitos e necrose tecidual. Ela está frequentemente associada a pneumonias necrotizantes e muito presente em S. aureus meticilina resistentes, advindos da comunidade.

O S. aureus é um agente que pode estar presente na faringe dos pacientes, e, em condições normais e de estabilidade orgânica, dificilmente causam algum problema. Pode haver disseminação hematogênica desse agente quando o indivíduo sofre algum processo de imunossupressão ou desequilíbrio dessa estabilidade, agressões cirúrgicas, quebra de barreira, ou disseminação hematogênica a partir de lesões de pele. Entretanto, a forma de disseminação habitual é por contiguidade, sendo inalado ou aspirado a partir das vias aéreas superiores. Nesse tipo de infecção pulmonar, os infiltrados radiológicos progridem rapidamente e podem evoluir com amplas áreas de consolidação, que depois coalescem e aparecem como grandes cavidades, muitas vezes com conteúdo líquido no interior. Pode ainda ocorrer retenção aérea por lesão brônquica, com pneumatoceles em 50% dos casos e efusão pleural em 90%, sendo muitas vezes caracterizada como empiema. Além disso, o piopneumotórax também é uma complicação comum[4,8].

• Agentes atípicos: Chlamydia trachomatis, Chlamydia pneumoniae, Mycoplasma pneumoniae

Esses agentes são chamados atípicos, pois apresentam características celulares diferentes dos outros agentes e são causa frequente de pneumonia em crianças maiores de 5 anos e adultos jovens, chegando a 40% de prevalência em algumas séries.

O M. pneumoniae é um agente que não apresenta parede celular, lipopolissacarídeo, nem peptidioglican, que são estruturas imunogênicas e podem levar à resposta inflamatória. Por esse motivo, passou-se muito tempo até ser entendido o mecanismo pelo qual é desencadeado seu processo inflamatório. Atualmente, sabe-se que uma lipoproteína inflamatória produzida por essa bactéria (2,3-dihidroxipropil cisteína) é semelhante à endotoxina da E. coli e pode ativar a IL-6 dos macrófagos, desencadeando um processo que só aparece nos indivíduos de sistema imunológico maduro, com baixa frequência nos menores que 5 anos e nos idosos. Os achados radiológicos da pneumonia por micoplasma podem variar desde padrões intersticiais e/ou broncopneumônicos similares à pneumonia viral, até desencadear pneumonia segmentar e/ou lobular com derrame pleural semelhante à pneumonia bacteriana típica. O que chama a atenção na grande maioria dos casos é o discreto comprometimento clínico, com alterações radiológicas mais intensas[9,10].

O tratamento recomendado é a utilização de macrolídeos, apesar de ainda não existir um consenso do melhor esquema e da segurança dessas medicações, definida com base em estudos de metanálise para essa doença[11].

A C. trachomatis foi descrita inicialmente em 1911 como uma conjuntivite de inclusão; depois de alguns anos, como uma doença de transmissão sexual e que o RN adquiria no canal de parto ou por via ascendente. No fim da década de 1970, foi descrita a síndrome de desconforto respiratório, afetando RN e lactentes até 3 meses, causada por esse agente. Atualmente, mais de 100 mil RN/ano estão expostos a esse agente. Tem início insidioso e a criança pode persistir com taquidispneia por algumas semanas, mas com poucas manifestações clínicas. A imagem radiológica mostra um infiltrado peri-hilar tênue e o hemograma pode estar associado a altos níveis de eosinofilia na criança a termo. O tratamento também deve ser realizado com macrolídeos, mas principalmente a eritromicina e a azitromicina, já que não há segurança para utilização da claritromicina nessa faixa etária[12,13].

A *C. pneumoniae* também é um agente atípico frequente nos maiores que 5 anos e apresenta características clínicas e radiológicas semelhantes aos anteriores, mas tem sido pouco descrito recentemente em países ocidentais, estando a grande maioria dos relatos procedentes da China e Vietnã. Assim, não é possível saber a real importância desse patógeno no nosso meio. Sabe-se, entretanto, que é um agente sensível aos macrolídeos.

QUADRO 68.1. Agentes mais encontrados nas pneumonias de acordo com as faixas etárias.

Agente	Faixa etária	Características especiais
S. pneumoniae	2 meses a 18 anos	Em queda de prevalência pela vacinação.
H. influenzae	2 meses a 5 anos	Tem correspondência com a flora de faringe; tipáveis e não tipáveis[10].
S. aureus	6 meses a 5 anos	Imunossuprimidos ou disseminação hematogênica.
M. catarrhalis	2 meses a 5 anos	Prevalência amplamente desconhecida.
Vírus (Influenza, VSR etc.)	3 semanas a 3 meses	Mais frequentes em alguns estudos, sozinhos ou associados a bactérias.
M. pneumoniae	4 meses a 15 anos	Prevalência próxima da do pneumococo nessa idade.
B. pertussis	< 2 meses e adultos	Isolado da faringe, mas pouca relação com condensações.

Fonte: Elaborado pela autoria.

■ Quadro clínico

"Tosse e taquipneia" são os sinais mais importantes, não sendo comum a presença de sibilância, exceto nos pacientes com antecedentes de asma, nas pneumonias graves – em que pode haver bronquite necrotizante – e nos atípicos. A "febre" pode ser alta ou baixa, mas sempre ocorre. Atenção no diagnóstico de "pneumonia seca", descrita como aquela sem febre ou tosse, que pode tratar-se de um velamento crônico pulmonar que necessita investigação, ou mesmo um quadro de bronquite bacteriana protraída, muito mais que uma pneumonia aguda. A única exceção para esse quadro seria o quadro de pneumonia afebril do lactente, cujos sintomas são pouco intensos, apesar de presentes.

"Toxemia, palidez e prostração" são sinais mais característicos de quadro bacteriano e não melhoram, mesmo após controle da febre.

Dor abdominal e meningismo também são sinais que podem aparecer, mas geralmente nos casos de pneumonias

dos segmentos posteriores e de ápices. A dor que aparece à inspiração profunda pode ser pleurítica e sinal de derrame pleural, podendo estar associada à tosse seca irritativa.

■ Avaliação da gravidade

Alguns critérios são importantes e, nos países em desenvolvimento, a OMS considera tosse e taquipneia os indicadores mais importantes da presença de pneumonia, conforme descrito no Quadro 68.2.

QUADRO 68.2. Sinais e sintomas indicadores do possível diagnóstico de pneumonia e de sua gravidade.

Sinal ou sintoma	Classificação da pneumonia
Cianose central, sudorese, palidez	Pneumonia muito grave
Dispneia grave e intensa	Pneumonia muito grave
Incapacidade de ingerir alimentos	Pneumonia muito grave
Tiragem em um ou dois locais	Pneumonia grave
Taquipneia	Pneumonia
Estertores crepitantes ou finos à ausculta	Pneumonia
Sem qualquer desses sinais	Não é pneumonia

Fonte: Adaptado das Diretrizes brasileiras em pneumonia adquirida na comunidade em pediatria[2].

Além dos sinais de pneumonia muito grave descritos no Quadro 68.2, também deve-se considerar os casos de hipoxemia, que geralmente precedem a cianose, como a alternância entre sonolência e agitação. Utilizar, nesses casos, os oxímetros de pulso, pois eles permitem mensuração adequada e guardam estreita relação com a pressão parcial de oxigênio no sangue arterial. Os níveis de oximetria que sugerem suplementação de oxigênio seriam os abaixo de 95%.

■ Tratamento

1. **Entre 0 e 2 meses:** pela maior frequência de germes Gram-negativos nessa faixa etária, os antibióticos de escolha são: penicilina cristalina 100.000 a 200.000 U/kg/dia, de 4/4 ou 6/6 horas ou ampicilina 200 mg/kg/dia, de 6/6 horas + amicacina 7 a 15 mg/kg/dia, de 12/12 horas, em 30 minutos, ou garamicina 3 a 5 mg/kg/dia.

2. **Entre 2 meses e 5 anos:** todos os estudos mostram a maior prevalência de pneumococo nessa faixa etária. Portanto, o antibiótico de escolha é a penicilina procaína (50.000 UI/kg/dia), via endovenosa, ou amoxicilina 50 a 80 mg/kg/dia, vira oral, de 7 a 10 dias dependendo da gravidade do quadro. A amoxicilina tem se mostrado o antibiótico mais eficaz no tratamento das pneumonias, exceto nos casos de velamento intersticial ou quadro atípico, nos quais os macrolídeos são tam-

bém eficazes, embora não haja estudos mostrando que sejam mais eficazes. As sugestões de macrolídeos são eritromicina na dose entre 30 e 50 mg/kg/dia, divididos de 6/6 horas ou claritromicina 7,5 mg/kg/dose, de 12/12 horas.

3. **Quadros graves (com comprometimento do estado geral), quadro radiológico (com comprometimento extenso) ou evolução rápida**: pode ser tentado uso prévio de penicilina cristalina em dose mais alta (300.000 a 400.000 U) ou já iniciar com oxacilina (100 mg/kg/dia, de 6/6 horas) e ceftriaxona (100 mg/kg/dia).
4. **Hidratação endovenosa**: deve ser programada para 80% das necessidades diárias da criança.
5. **Suplementação de oxigênio**: deve ser iniciada sempre que a saturação periférica de oxigênio for < 95% para crianças.

■ Considerações finais

Não ocorreram mudanças consideráveis nos últimos anos com relação ao tratamento ou à etiologia das pneumonias, embora tenha havido pequenas diferenças entre os grupos etiológicos, após a vacinação contra o pneumococo. Apesar disso, a mortalidade nos países em desenvolvimento caiu pouco, pois é necessário cuidado e atenção para que o diagnóstico não passe despercebido. É necessário também que as condições ambientais e de saneamento melhorem e o tratamento seja instituído precocemente, a fim de evitar ou minimizar as complicações que aumentam consideravelmente a morbidade da doença.

■ Referências bibliográficas

1. British Thoracic Society guidelines for the management of community acquired pneumonia in children: update 2011. Thorax 2011;66:ii1eii23.
2. SBP. Diretrizes brasileiras em pneumonia adquirida na comunidade em pediatria – 2007. J Bras Pneumol. 2007;33(Supl.1):S31-S50.
3. Fórum Internacional de Sociedades Respiratórias – 2017. O impacto global da doença respiratória. 2.ed. [Acesso 2019]. Disponível em: http//www.who.int/gard/publications/The_Global_Impact_of_Respiratory_Disease_POR.pdf.
4. Reynolds JH, Mcdonald G, Alton H et al. Pneumonia in the immunocompetent patient. The British Journal of Radiology. 2010;83:998-1009.
5. Yoshioka CRM, Martinez MB, Brandileone MCC et al. Análise das cepas de *Streptococcus pneumoniae* causadores de pneumonia invasiva: sorotipos e sensibilidade aos antimicrobianos. J. Pediatr. 2011;87:70-5.
6. Fletcher MA, Schmitt H-J, Syrochkina M et al. Pneumococcal empyema and complicated pneumonias: global trends in incidence, prevalence, and serotype epidemiology. Eur J Clin Microbiol Infect Dis. 2014;33:879-910.
7. Das A, Patgiri Sj, Saikia L et al. Bacterial Pathogens Associated with Community-acquired Pneumonia in Children Aged Below Five Years. Indian Paediatrics. 2016;53:225-7.
8. Thomas B, Pugalenthi A, Chivers M. Pleuropulmonary complications of PVL-positive Staphylococcus aureus infection in children. Acta Pediatrica. 2009;98:1372-5.
9. Shimizu T. Inflammation-inducing Factors of Mycoplasma pneumoniae. Front Microbiol. 2016;7:414.
10. Park DE, Baggett HC, Howie SRC, Shi Q, Watson NL, Brooks WA et al. Colonization Density of the Upper Respiratory Tract as a Predictor of Pneumonia – Haemophilus influenzae, Moraxella catarrhalis, Staphylococcus aureus, and Pneumocystis jirovecii. Clin Infect Dis. 2017;64(Suppl.3):S328-S335.
11. Gardiner SJ, Gavranich JB, Chang AB. Antibiotics for community-acquired lower respiratory tract infections secondary to Mycoplasma pneumoniae in children. Cochrane Databasis Systematic Review. 2015; Issue 1:CD0004875.
12. Darville T. *Chlamydia trachomatis* infections in neonates and young children. Semin Pediatr Infect Dis. 2005;16:235-244.
13. López-Hurtado M, Arteaga-Troncoso G, Sosa-González IE et al. Eosinophilia in Preterm Born Infants Infected with *Chlamydia trachomatis*. Fetal Pediatr Pathol. 2016;11:1-10.

Tuberculose 69

Jorgete Maria e Silva

CASO CLÍNICO 1

Menina branca, 12 anos, encaminhada para avaliação de tosse com duração de 3 meses. Mãe referia início de tosse seca persistente, sem horário preferencial, mas com discreta piora à noite, prejudicando o sono. Nas 2 primeiras semanas do quadro de tosse, paciente apresentou febre baixa, sem necessidade de medicação para controle da febre. Paciente referia dificuldade para se alimentar pelo desconforto da tosse, com perda de peso de 5 kg nesses 3 meses, mas negava vômitos pós-prandiais. Apresentava também queixa de coriza e prurido nasal, principalmente durante o período em que permanecia na escola. Negava quadros semelhantes na família, morava com os pais, saudáveis, e avó materna, hígida. Já havia feito uso de antibióticos (claritromicina, azitromicina, clavulim), salbutamol *spray* oral, e medicações para controle de refluxo gastresofágico, sem melhora ou mudança no padrão da tosse.

- Exame físico: paciente em REG, emagrecida, eupneica, afebril, com tosse seca durante todo o período da consulta, pulmões com discreta diminuição do murmúrio vesicular em HTD, sem outras alterações dignas de nota.
- Exames complementares:
    - hemograma: GV: 4,17; Hb: 12,8; Ht: 38; GB: 7.700 (N: 64%; L: 27%; M: 5,6%; E: 2,6%; B: 0,8%);
    - radiografia de seios da face: sem alterações;
    - radiografia de tórax (início do quadro): sem alterações;
    - radiografia de tórax atual: discreto velamento difuso, flocoso em terço médio HTD;
    - teste rápido molecular para tuberculose no escarro: positivo;
    - prova tuberculínica (PPD): 12 mm;
    - VHS: 30;
    - proteína C-reativa (PCR): 0,4 mg/100 ml (normal até 0,5 mg/100 ml);
    - enzimas hepáticas dentro dos padrões de normalidade;
    - ureia, creatinina: normais;
    - endoscopia (realizada em outro serviço): normal, sem evidências de refluxo gastresofágico.
- Diagnóstico: tuberculose pulmonar (TB).
- Tratamento: esquema de rifampicina + isoniazida + pirazinamida + etambutol por 2 meses, seguidos de rifampicina + isoniazida por mais 4 meses. No 20º dia de tratamento, paciente já se apresentava assintomática e com ganho de peso de 2 kg. Não foi detectado caso fonte de infecção para essa paciente (adulto bacilífero contato da paciente).

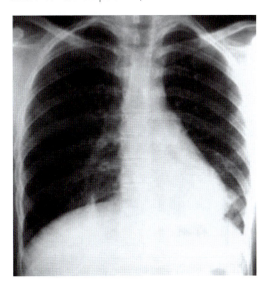

FIGURA 69.1. Radiografia de tórax discreto velamento difuso, flocoso em terço médio HTD.
Fonte: Acervo da autoria.

CASO CLÍNICO 2

Menino, 7 anos, branco, contactante da bisavó em tratamento para TB bacilífera há 4 meses.

Epidemiologia caso índice: bisavó hipertensa, diabética, permaneceu sintomática (tosse, expectoração, emagrecimento) por ± 6 meses até diagnóstico (só quando apresentou escarro hemoptoico) e início do tratamento.

Tipo de contato: criança há 2 meses mora na mesma casa ("aglomerado familiar"), oito adultos e duas crianças (o paciente e uma prima de 2 anos). Dormia no quarto com quatro adultos, sendo que dois desses adultos fizeram diagnóstico de TB durante investigação do caso da bisavó.

Acompanhante da criança (avó) negava sintomas respiratórios como tosse, chiado no peito ou febre ou perda de peso. Trouxe porque o "pessoal do posto disse que tinha que avaliar". Dormia bem, boa aceitação da dieta oral, bom rendimento escolar.

Relatava pneumonia há 30 dias, tratada ambulatorialmente com amoxicilina, com boa evolução; negava outras patologias, internações, uso de medicações ou quadros de sibilância recorrente.

- Exame físico: ao exame, criança eutrófica, BEG, sem desconforto respiratório, afebril AP MV+ presença de estertores em AHT, FR: 20 irpm, sem outras alterações dignas de nota.
- Exames complementares:
    - hemograma: GV: 5480; Hb: 8,4; Ht: 27,5; GB: 5.480 (N: 54%; L: 35%; M: 6%; E: 4%; B: 1%);
    - prova tuberculínica (PPD): 18 mm;
    - radiografia de tórax: presença de infiltrado difuso peri-hilar com adenomegalias hilar a direita.
- Diagnóstico: tuberculose pulmonar.
- Tratamento: iniciado rifampicina + isoniazida + pirazinamida por 2 meses, seguido de rifampicina + isoniazida por mais 4 meses. Boa evolução clínica. Radiografia de controle 7 meses após início do tratamento, com remissão das alterações antes do tratamento.

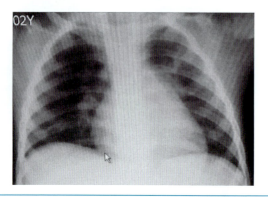

FIGURA 69.2. Radiografia de tórax presença de infiltrado difuso peri-hilar com adenomegalias hilar à direita.
Fonte: Acervo da autoria.

Introdução

Tuberculose continua a ser considerada um agravo de saúde pública de grande magnitude, transcendência e vulnerabilidade, apesar de já existirem recursos tecnológicos capazes de promover seu controle. Apesar disso, novos desafios surgem com a emergência e a propagação de cepas resistentes[1].

Estima-se que um terço da população mundial esteja infectada pelo *M. tuberculosis*, segundo a Organização Mundial da Saúde (OMS). O Brasil notificou, entre 2005 e 2014, uma média de 70 mil casos novos e 4.400 mortes por tuberculose/ano, e entre 2012 e 2015, 840 casos novos de tuberculose drogarresistente, que são os casos que apresentam qualquer tipo de resistência aos fármacos utilizados para tratamento[1,2].

A tuberculose está no mesmo patamar do HIV, como maior causa de mortes por doença infecciosa. Das 1,5 milhão de pessoas mortas por tuberculose em 2014 no mundo, 400 mil eram HIV positivas. O total de mortes por HIV em 2014 foi de 1,2 milhão, o que incluiu as 400 mil mortes por tuberculose entre pessoas com HIV[2].

O Brasil está ainda entre os 22 países responsáveis por 80% do total de casos de tuberculose no mundo. Nos últimos 10 anos, o coeficiente de incidência da tuberculose no Brasil vem apresentando diminuição, sendo em 2004, 43,4/100 mil habitantes, caindo para 32,8/100 mil habitantes em 2014 (Figura 69.3)[2].

Na infância, os dados da incidência de tuberculose mostram grande variabilidade e dificuldades de mensuração, não permitindo um conhecimento exato do que realmente ocorre. No entanto, o número de casos de tuberculose na criança está diretamente relacionado com a prevalência da doença no adulto, refletindo a continuidade da transmissão na comunidade. Logo, a presença dessa doença em crianças deverá ser vista como um evento sentinela da saúde pública, visto que se refere a uma infecção recente devido ao contado com um adulto bacilífero[3].

Segundo a OMS, não se tem um conhecimento melhor dos casos de tuberculose na infância pelo subdiagnóstico e subnotificação da doença[4]. Uma das principais razões para essa dificuldade se deve ao fato da apresentação paucibacilar da doença em crianças (principalmente para menores de 10 anos), não permitindo, na maioria das vezes, um diagnóstico etiológico. Associa-se a esse fato as formas de apresentação clínica e radiológica variadas, não havendo indicador algum que caracterize e defina o diagnóstico de maneira adequada e certa. A incidência da tuberculose na criança varia entre 1 e 15% em menores de 15 anos, dependendo da região e da população estudada. Crianças com menos de 2 anos têm o dobro da taxa de adoecimento que crianças maiores, e a maior taxa de mortalidade por tuberculose está entre as crianças de 0 a 4 anos[2].

No Peru, em 2012, o Programa Nacional de Controle da Tuberculose apresentou taxa de incidência de 95/100 mil e 7,9% desses doentes na população entre 0 e 14 anos de idade; nos Estados Unidos, em 2011, a incidência foi de 3,4/100 mil habitantes, com 6% desses casos em crianças. No Brasil, de acordo com dados de notificação reportados pelo Ministério da Saúde (MS), estima-se que, dentre os casos notificados no país, 3,2% desse total seja em menores de 15 anos[1,2].

A fim de enfrentar o desafio e alcançar a todas as crianças com tuberculose ou em risco de adoecerem por tuberculose, o 3º Encontro Regional sobre a Tuberculose Infantil e Tuberculose Multirresistente nas Américas, entre os dias 21 e 22 de outubro de 2015, em Brasília, propôs estratégias e ações com base em três pilares principais[5]:

1. **Melhorar a detecção de casos**: buscar ativamente sintomáticos respiratórios, capacitar profissionais de saúde (médico, enfermeiros, auxiliares) para suspeitar e diagnosticar tuberculose na criança, disponibilizar o teste rápido para diagnóstico de tuberculose, desenvolver métodos diagnósticos mais eficazes para diagnóstico da tuberculose na criança, entre outras medidas.

2. **Otimizar o tratamento**: tanto da forma ativa da doença como da latente, não deixar faltar medicação, investir em fórmulas de medicações mais adequadas

para uso infantil (melhorar a adesão ao tratamento), implementar tratamento supervisionado para todas as formas da doença, mesmo para crianças.

3. **Investir na educação em saúde sobre a doença**: capacitar a equipe de saúde para aplicação e interpretação da prova tuberculínica, manejo e orientação às famílias sobre a importância do tratamento preventivo (tuberculose latente), elaborar cartilhas e materiais explicativos sobre o controle da doença para os profissionais envolvidos no atendimento dessas famílias etc.

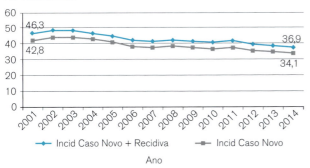

FIGURA 69.3. Incidência da tuberculose no Brasil, entre 2001 e 2014*.

* Dados preliminares sujeitos a revisão. Caso novo = caso novo + não sabe + pós-óbito.
Fonte: SES/MS/Sinan e IBGE. In CGPNCT/DEVIT – Secretaria de Vigilância em Saúde Ministério da Saúde. Programa Nacional de Controle da Tuberculose[15].

■ Fisiopatologia da tuberculose

A transmissão da tuberculose se dá por via aérea a partir de um paciente portador da doença ativa. Ao tossir, espirrar ou falar, os bacilos presentes na secreção pulmonar são "atomizados" em gotículas microscópicas que, após sofrerem evaporação, permanecem em suspensão no ar na forma de um núcleo infeccioso, contendo de um a dois bacilos. Este núcleo, de dois a dez micra de diâmetro, pode ser aspirado por uma pessoa sadia, ultrapassar os mecanismos de defesa inespecíficos da árvore respiratória e alcançar os alvéolos, iniciando aí o processo patológico. A possibilidade de instalação de uma lesão progressiva (patogenicidade, segundo Rich) é diretamente proporcional ao número de bacilos inalados, à virulência destes, à hipersensibilidade do organismo; e é inversamente proporcional à resistência natural e adquirida do hospedeiro. Três situações, então, podem acontecer após o primeiro contato do paciente com o *M.tuberculosis*: (1) a resposta imune elimina completamente a micobactéria; (2) a resposta imune não consegue impedir a replicação dos bacilos, causando a doença primária; ou (3) o sistema imune consegue conter a replicação do bacilo, estabelecendo a forma latente, formando um granuloma, que pode reativar em situações futuras com a queda da defesa imune[6].

Em aproximadamente 95% dos indivíduos o sistema imunológico consegue bloquear o complexo primário contendo a infecção, com pouco ou nenhum sintoma. Em 5% dos casos a infecção pode evoluir para a forma primária de adoecimento (tuberculose primária), e apresentar-se clinicamente, de forma aguda e grave, com manifestações pulmonares, linfonodos intratorácicos e sistêmicas, e com apresentações radiológicas de disseminação hematogênica (micronódulos parenquimatosos). Essas formas ocorrem mais em pacientes imunocomprometidos, usualmente portadores de outras comorbidades, ou em crianças menores de 2 anos devido a uma relativa imaturidade do sistema imunológico. A imunidade na tuberculose é mediada pelo sistema imunológico celular, principalmente, através dos fagócitos mononucleares (macrófagos alveolares) e linfócitos T. As células T se tornam indispensáveis para a formação de granulomas estáveis, ficando em contato com fagócitos mononucleares e influenciando seu estado de diferenciação e ativação. O *M. tuberculosis* permanece vivo contido no granuloma, podendo persistir por décadas nas lesões, em uma forma latente, sem desencadear a doença. A imunodepressão, seja devido ao precário estado de saúde do indivíduo, seja por infecção pelo HIV, seja pelo uso de medicamentos imunossupressores, é a causa mais frequente da multiplicação de bacilos enclausurados no granuloma e reativação da TB, acarretando a tuberculose pós-primária ou secundária (reativação endógena). A doença também pode ocorrer por um novo contato e, nessa situação, é chamada de doença por reinfecção (reativação exógena). A tuberculose secundária é a forma de apresentação mais comum nos adolescentes e adultos[7].

A história natural da doença mostra que a idade em que ocorreu a infecção primária e o estado imunológico são as variáveis mais importantes para determinar o risco de progressão para doença ativa[7].

■ Critérios para diagnóstico de tuberculose na criança

• Manifestações clínicas

Podem ser variadas e inespecíficas e se confundem com infecções próprias da infância, o que traz dificuldades para a suspeição diagnóstica. Quanto menor a criança, mais inespecífico é o quadro clínico. Na prática, o diagnóstico tem como base a identificação da fonte contagiante, nos dados clínicos, no estado nutricional do paciente, na presença de imagem radiológica e no resultado da prova tuberculínico (Figura 69.4)[1]. A existência de sintomas clínicos é de grande valor no diagnóstico da tuberculose em crianças. A avaliação de todos esses critérios aliada à experiência do profissional é que contribuirão para a determinação desse diagnóstico. Assim como no adulto, a forma pulmonar é a apresentação clínica predominante, respondendo por cerca de 70 a 80% dos casos. Essas crianças podem apresentar tosse, como manifestação clínica persistente, por mais de 2 semanas de duração e com piora progressiva, não respondendo ao tratamento com medicações usuais para controle da tosse (expectorantes, broncodilatadores). Nas fases iniciais, a tosse pode ser seca, mas tende a evoluir para produtiva. As crianças geralmente não apresentam outros sintomas respiratórios. A ausculta pulmonar pode ser normal ou apresentar ruídos adventícios. É "mandatório" considerar e investigar o diagnóstico de tuberculose em uma criança com pneumonia ou asma que não melhoraram com tratamento habitual, com antibioticoterapia e broncodilatadores, persistindo tosse e não melhorando da pneumonia.

Deve-se se suspeitar de tuberculose na criança, nos seguintes casos:

- Toda criança que teve contato com paciente com TB.
- Pacientes com sintomas gerais inespecíficos (perda de peso, síndrome febril prolongada (≥ 15 dias, mais no final do dia), irritabilidade, diminuição de apetite, sudorese noturna, astenia, pouca tosse (síndrome de impregnação bacilar).
- Pacientes com quadro respiratório persistente sem resposta a tratamentos prévios e/ou radiografia sugestiva de tuberculose;
- Pneumonia que não melhora com o uso de antimicrobianos para germes comuns.
- Hemoptise (em adolescentes).
- Pacientes imunodeprimidos ou infectados pelo HIV que apresentem qualquer tipo de quadro respiratório recorrente ou persistente.
- Pacientes com prova tuberculínica positiva.
- Quando a criança é comunicante, ou contato de doente de tuberculose (mesmo se assintomática), deve ser pesquisada, pois a TB pode estar passando despercebida. Nessas situações, a radiografia de tórax e a prova tuberculínico são de grande valia.
- Mesmo com a dificuldade de se comprovar bacteriologicamente a doença (criança não escarra como adulto, além de ser paucibacilar), deve-se "sempre insistir na coleta de escarro". A indução do escarro é um procedimento pouco invasivo e rendimento superior ao lavado gástrico. Deve-se orientar aerossóis com solução salina hipertônica (3%) e ajudar a criança para realização da coleta de escarro.

As formas extrapulmonares de tuberculose mais frequentes nas crianças são em gânglios periféricos, pleura, ossos e meninges, e ocorrem em aproximadamente 25% do total de casos notificados. Alguns grupos de risco são conhecidos para tuberculose extrapulmonar: idade ≤ 4 anos, desnutridos graves, infectados por HIV e presença de imunodeficiências (Quadro 69.1).

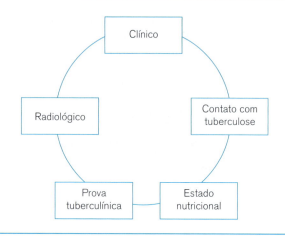

FIGURA 69.4. Parâmetros para o diagnóstico da tuberculose na criança.
Fonte: Adaptado do Manual de recomendações para o controle da tuberculose no Brasil, Ministério da Saúde[1].

■ Achados radiológicos

Como já mencionado, não existe imagem radiológica patognomônica de tuberculose na infância. A radiografia de tórax é de fundamental importância no diagnóstico, pois pode mostrar alterações estruturais antes do aparecimento dos sintomas clínicos, apesar da sua normalidade não excluir o diagnóstico. Podem ser visualizadas pequenas opacidades de limites imprecisos, pequenos nódulos ou estrias, encontrar alargamento do hilo e/ou adenopatias peri-hilares. O foco pulmonar corresponde, geralmente, a pequena opacidade parenquimatosa, frequentemente unifocal, acometendo mais lobo superior e lobo médio. Há uma preferência pelo pulmão direito. A linfadenomegalia é comumente unilateral, embora possa ser bilateral. As regiões mais comprometidas, principalmente em crianças até 2 anos de idade, são a hilar e paratraqueal direita. Pode haver compressão extrínseca de via aérea pela linfoadenomegalia com consequente atelectasia. Pode ocorrer ainda disseminação broncogênica, levando a consolidação pneumônica indistinguível de uma pneumonia bacteriana comum com broncograma aéreo[7,8].

QUADRO 69.1. Diagnóstico da tuberculose extrapulmonar.

Avaliação	Pleural	Meningite	Ganglionar	Osteoarticular
Clínica	Dor pleural, ventilatório dependente, decúbito antálgico	Vômitos, febre, fontanela abaulada, convulsão, letargia, rigidez de nuca. Pode estar associada a forma pulmonar de disseminação miliar	Linfadenite cervical	Artralgia, impotência funcional
Radiologia	Derrame pleural unilateral			Osteoporose regional, edema de partes moles, abscessos frios
Diagnóstico bacteriológico	Toracocentese, liquido pleural linfocitário, proteína aumentada biópsia	Liquor com pleiocitose, proteína aumentada, glucose normal ou pouco diminuída	Aspirado ou biópsia	biópsia

Fonte: Manual de recomendações para o controle da tuberculose no Brasil, Ministério da Saúde[1].

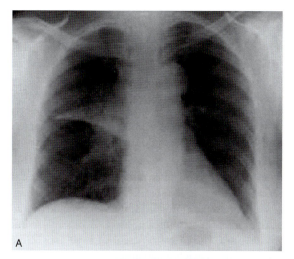
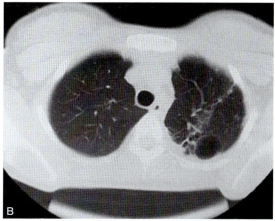

FIGURA 69.5. (A) Radiografia de tórax de paciente com 8 anos de idade com TB, presença de opacidade com atelectasia em lobo médio à direita. (B) Tomografia de tórax de paciente de 12 anos de idade com TB, apresentando extensa lesão em lobo superior esquerdo, com presença de bronquectasia e pneumatocele.

Fonte: Acervo da autoria.

A prova tuberculínica pode ser interpretada como sugestiva de infecção pelo *M. tuberculosis* quando: (1) ≥ 5 mm – crianças não vacinadas com BCG ou vacinadas há mais de 2 anos; ou (2) com qualquer condição imunossupressora ≥ 10 mm em crianças vacinadas com BCG há menos de 2 anos.

A PT é um teste de baixo custo, que apresenta sensibilidade entre 70 e 80% em imunocompetentes. Porém, é necessário que todas as etapas de sua realização sejam padronizadas e realizadas por pessoas treinadas, para que se tenha confiabilidade no seu resultado. Por ser de aplicação *in vivo*, às vezes, tem sua interpretação dificultada na repetição do exame em função da possibilidade do efeito *booster*, como também apresenta a desvantagem de necessitar de uma segunda visita ao serviço de saúde para a leitura do teste[9].

É importante ressaltar que muitas situações clínicas podem contribuir para um teste falso-negativo, a saber: estados febris durante a realização do teste, outras doenças infecciosas agudas, imunossupressão importante (AIDS, uso de quimioterápicos ou imunossupressores, corticosteroides em doses imunossupressoras)[9,10].

Prova tuberculínica (PT)

Método auxiliar no diagnóstico da tuberculose. Isoladamente, indica apenas a presença de infecção e não é suficiente para o diagnóstico da tuberculose doença. Este teste está indicado para investigação de tuberculose latente tanto no adulto como na criança, e na investigação da tuberculose doença na criança. No Brasil, a tuberculina utilizada é o PPD RT23, derivado proteico do *M. tuberculosis*, para medir a resposta imune celular a esse antígeno. Deve ser aplicado, via intradérmica, no terço médio da face anterior do antebraço esquerdo, na dose de 0,1 ml, equivalente a 2 UT. A leitura deve ser realizada entre 48 e 72 horas após a aplicação. O maior diâmetro transverso da área do endurado palpável deve ser medido com régua milimetrada transparente e o resultado registrado em milímetros. A interpretação e a conduta diante do resultado da prova tuberculínica dependem do tamanho do endurado: (1) probabilidade de infecção latente pelo *M. tuberculosis*; (2) risco de adoecimento por tuberculose.

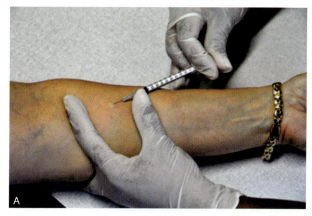
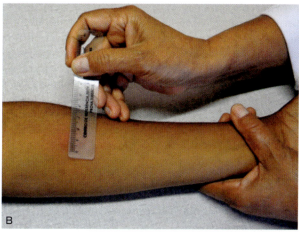

FIGURA 69.6. Técnicas de aplicação e leitura da prova tuberculínica.

Fonte: Manual de recomendações para o controle da tuberculose no Brasil, Ministério da Saúde[16].

■ Estado nutricional

Quando a infeção se instala, ocorrem interações complexas que resultam da resposta do ser humano à infecciosidade do microrganismo, sendo essas interações capazes de modular a resposta metabólica e a perda de peso. Durante o desenvolvimento da tuberculose doença, o processo catabólico responsável pela perda de massa corporal é habitualmente anterior ao diagnóstico, o gasto energético em repouso está aumentado devido a um aumento da produção de citocinas com atividade lipolítica e proteolítica, o que eleva as necessidades energéticas básicas[11]. Em paralelo, a ingestão alimentar tende a diminuir devido à presença de anorexia associada à doença. Tais alterações resultam em perda de peso, com eventual perda de massa muscular, sempre que a ingestão alimentar não aumenta ou o gasto energético em repouso não diminui[12].

Sabe-se também que má nutrição e pobreza são fatores de risco para doença. Dependendo da gravidade e/ou da duração do desequilíbrio nutricional, pode haver comprometimento do estado nutricional do paciente. Fica evidente, assim, a importância da avaliação nutricional de pacientes com tuberculose ou em investigação diagnóstica[6,11]. Ressalta-se, no entanto, que há muitos casos de TB em crianças eutróficas, sem que ainda apresentem perdas ponderais decorrentes da infecção. Desse modo, não podemos ter como base esse achado para confirmar ou descartar a doença ativa em crianças. Se faz necessário avaliação do conjunto de fatores (Figura 69.4) que predispõe ou contribui no diagnóstico.

■ História de contato – Epidemiologia

Definimos como contato toda pessoa que convive no mesmo ambiente com um caso positivo de tuberculose (caso índice/adulto bacilífero). No caso das crianças, a grande maioria desses contatos ocorre em casa (principalmente nos menores de 2 anos de idade), podendo também ocorrer na escola, pré-escola, vizinhança e outros ambientes[1,12]. Quanto maior o tempo de contato, maior a exposição ao paciente com sintomas (tosse, espirros) sem tratamento específico e maior a chance de disseminação da infecção entre as crianças e outros adultos da casa. Sempre, na história clínica do paciente, devemos detalhar o tipo de convívio da criança com o caso índice: se dormem no mesmo quarto ou na mesma cama, e também avaliar o tipo de habitação, se a casa é bem arejada e ensolarada. Do mesmo modo, quando suspeitamos de tuberculose na criança, devemos investigar exaustivamente todos os seus contatos, independentemente da forma clínica na criança, a fim de se identificar o caso índice e interromper a cadeia de transmissão.

Contatos eventuais, esporádicos não requerem investigação, desde que não apresentem qualquer tipo de doença imunossupressora; mas devem ser orientados quanto aos sintomas da doença. Na dúvida, pode-se orientar acompanhamento clínico para detecção precoce de sintomas suspeitos.

Todos os contatos de risco devem ser avaliados clinicamente, os sintomáticos respiratórios devem realizar exame de escarro e radiologia de tórax, e submetidos à prova tuberculínica para diagnóstico da tuberculose latente. As crianças que são contatos, mesmo que assintomáticas, devem realizar prova tuberculínica e radiografia de tórax, além de serem acompanhadas com avaliações clínicas periódicas pelo risco de desenvolverem a doença posteriormente ou de surgirem novos casos de tuberculose nos seus contatos. Como o risco de adoecimento é mais frequente nos dois primeiros anos após o contato, o ideal seria acompanhar a criança por 2 anos após diagnóstico do caso índice.

Mas nem sempre encontramos o caso fonte da infecção na criança, e isso não significa que não precise tratá-la, uma vez que estejam presentes os critérios clínicos, radiológicos e prova tuberculínica positiva. Aconselha-se iniciar o tratamento como prova terapêutica e, se após 2 meses de tratamento o paciente não apresentar melhora, suspender o tratamento e fazer investigação de outros prováveis diagnósticos.

■ Escore para diagnóstico

Devido à dificuldade diagnóstica da tuberculose na criança, os critérios diagnósticos por escore vêm sendo elaborados para facilitar a abordagem dos casos suspeitos, principalmente, para pacientes ambulatoriais e serviços com poucos recursos diagnósticos. São escores clínicos-radiológicos recomendados para utilização em nosso meio para crianças HIV negativas.

Estes podem ser em forma de sistemas de pontuação, classificação diagnóstica ou algoritmos diagnósticos. As características mais frequentemente utilizadas nesses escores são a prova tuberculínica, os achados na radiografia de tórax, a história de contato, a perda ou o ganho inadequado de peso, a desnutrição, a tosse, os achados bacteriológicos, a linfadenopatia, a febre, a recuperação inadequada dos quadros infecciosos da infância, a duração dos sintomas e os achados histopatológicos. Pode-se encontrar como critérios a persistência de pneumonia, a má resposta a antibioticoterapia para o quadro pneumônico, a baixa idade, os outros sintomas respiratórios (sibilância, estridor ou dificuldade respiratória), a hepatomegalia, a esplenomegalia, as náuseas, os vômitos, as reações de hipersensibilidade (eritema nodoso), a tuberculose prévia e as condições socioeconômicas.

O Ministério da Saúde adaptou em 2010 o escore de avaliação, visando, principalmente, otimizar o diagnóstico e o tratamento da tuberculose em crianças[9] HIV negativas (Quadro 69.2). Desde então esse escore vem sendo implantado e utilizado nos atendimentos de crianças com suspeita de tuberculose, principalmente nos serviços de atendimento básico e secundário. Estudos disponíveis na literatura mostraram que, com ponto de corte de 30 pontos, o escore apresentava sensibilidade de 88,9 a 99,3%, e uma especificidade de 70 a 86,5%, e com ponto de corte de 40 pontos, sensibilidade de 40 a 58%, com especificidade de 85 a 98%, validando, dessa maneira, a utilização desse método para o diagnóstico presuntivo de tuberculose em crianças[14].

69 ▪ Tuberculose

QUADRO 69.2. Escore de pontos para o diagnóstico de tuberculose em crianças e adolescentes, proposto pelo Ministério da Saúde do Brasil, 2010.

Quadro clínico-radiológico		Contato com adulto tuberculoso	Teste tuberculinica	Estado nutricional
Febre ou sintomas como tosse, adinamia, emagrecimento, sudorese > 2 semanas (+15 pontos)	Adenomegalia peri-hilar ou padrão miliar; Condensação ou infiltrado > 2 semanas sem melhora com uso de antibióticos para germens comuns (+15 pontos)	Contato próximo nos 2 últimos anos (+10 pontos)	≥ 5 mm em crianças não vacinadas com BCG ou vacinadas há mais de 2 anos, imunossuprimidos Ou ≥ 10 mm em vacinados com BCG há menos de 2 anos (+15 pontos)	Desnutrição grave (+5 pontos)
Assintomático ou com sintomas < 2 semanas (0 ponto)	Condensação ou infiltrado de qualquer tipo por < 2 semanas (+5 pontos)	Ocasional ou negativo (0 ponto)	0 a 4 mm (0 ponto)	Eutrofia (0 ponto)
Infecção respiratória com melhora clínica após antibióticos ou sem antibióticos (0 ponto)	Radiografia normal (0 ponto)			

Interpretação: ≥ 40 pontos: diagnóstico muito provável; 30 a 35 pontos: diagnóstico possível; ≤ 25 pontos: diagnóstico pouco provável.
Fonte: Adaptado do Manual de recomendações para o controle da tuberculose no Brasil, Ministério da Saúde[1].

▪ Diagnóstico bacteriológico

• Baciloscopia direta no escarro e cultura para micobactéria

Método simples e seguro de pesquisa de bacilo álcool-ácido resistente (BAAR) no escarro, pelo método de Ziehl-Nielsen. A baciloscopia de escarro permite detectar de 60 a 80% dos casos de tuberculose pulmonar. Em crianças e/ou adolescentes que conseguem fazer a coleta do escarro, o exame deve ser realizado, e material de escarro também deve ser encaminhado para cultura. A cultura é um método de elevada especificidade e sensibilidade no diagnóstico da tuberculose. O exame de cultura permite o isolamento e o crescimento dos BAAR de amostras clínicas em meios específicos. É considerado o exame padrão-ouro para a detecção de TB pulmonar e extrapulmonar. Nos casos de doença pulmonar com baciloscopia negativa, a cultura pode aumentar em 30% o diagnóstico bacteriológico da doença.

• Teste rápido molecular para tuberculose (TRM-TB)

Método molecular para diagnóstico da TB. Trata-se de reação em cadeia da polimerase em tempo real de material biológico (escarro) para detecção do DNA do *M. tuberculosis*. O gene *Xpert*, como também é chamado, foi implantado inicialmente nas cidades do Rio de Janeiro e Manaus e, a partir dessa primeira experiência, disponibilizado para outras regiões de todo o território nacional, segundo critérios epidemiológicos. Esse método apresenta alta sensibilidade (em torno de 95% na identificação dos casos) e rapidez de resultado, implementando assim o diagnóstico e o início do tratamento. Uma vez que a criança com suspeita de tuberculose consiga coletar escarro, este deve ser encaminhado prioritariamente para realização do TRM-TB já na primeira consulta, ou contato com a unidade de saúde, para garantir o diagnóstico rápido (24/48 horas) e o tratamento, quando indicado.

• Lavado gástrico

Exame realizado numa tentativa de se identificar o agente etiológico, principalmente, em crianças que não alcançaram pontuação diagnóstica pelo sistema de escore preconizado pelo MS, 2010. Nesses casos, o lavado gástrico tem sido considerado o procedimento de escolha para a confirmação diagnóstica de TB, pelo fato de as crianças não conseguirem produzir escarro e apresentarem pequeno número de bacilos nas lesões, além de ser um exame de custo relativamente baixo. A técnica de lavado gástrico visa coletar as secreções respiratórias que foram engolidas durante a noite. A coleta é feita logo pela manhã, após a criança passar a noite em jejum (no mínimo 8 horas). Passa-se uma sonda nasogástrica na criança; em seguida aspira-se a secreção gástrica. O material coletado é então processado para pesquisa de bacilos álcool-ácido resistentes. A opção pela aplicação de líquido de infusão, o momento, a solução e o volume utilizado variam, conforme diferentes protocolos. Normalmente, essa coleta é realizada em ambiente hospitalar e deve ser feita em 3 dias consecutivos. Sua acurácia varia de 20 a 52%.

• Lavado broncoalveolar

Broncoscopia representa um método diagnóstico confiável para pacientes com suspeita de tuberculose pulmonar, em associação com a biópsia transbrônquica e o lavado broncoalveolar, permitindo, principalmente, o diagnóstico diferencial com outras doenças. É um exame bem mais invasivo, requer internação e sedação para sua realização e pouco indicado para crianças pela sua relação de risco/benefício. O material coletado do lavado é submetido à pesquisa de BAAR e encaminhado para cultura; do material de biópsia é feito análise histopatológica para identificação da micobactéria.

• Exames hematológicos e bioquímicos

Hemograma

Alterações no hemograma e em exames bioquímicos, eventualmente encontradas nessa doença, são pouco sensíveis e inespecíficas. O hemograma tende a ser normal, contudo, podem ocorrer anemia e leucocitose em 10% dos casos. Geralmente, a anemia é normocrômica e normocítica, e a leucocitose, discreta, havendo habitualmente linfocitose e monocitose. Ocorre discreta elevação dos marcadores bioquímicos de infecção, aumento da velocidade de sedimentação e da PCR.

Teste IGRA

Do inglês *interferon gamma release assay*, esse teste fundamenta-se na resposta do hospedeiro a duas proteínas, ESAT-6 e CFP-10. Elas são fortes indutoras da secreção de interferon-gama (IFN-γ) pelo paciente, produzidas apenas pelas bactérias do complexo *M. tuberculosis* e por todas as cepas patogênicas de *M. bovis*, estando ausentes no BCG e na maioria das micobactérias não tuberculosas. Nesse teste, sangue total ou células mononucleares do sangue periférico, oriundos do paciente, são expostos aos antígenos ESAT-6 e CFP-10 que, produzidos em laboratório, estimulam os linfócitos T a secretarem IFN-γ. Se o paciente já teve contato com a micobactéria causadora de TB, os linfócitos T de memória irão secretar grande quantidade de IFN-γ. No IGRA, pode ser detectada a secreção de IFN-γ pelo método Elisa, ou a quantidade de linfócitos T secretores de IFN-γ pela técnica ELISpot.

Tuberculose latente

A suscetibilidade à infecção é praticamente universal, principalmente em países como o nosso, onde ainda há larga disseminação dos bacilos no meio ambiente.

Fatores relacionados à competência do sistema imunológico podem aumentar esse risco de adoecimento, como a infecção pelo HIV, doenças ou tratamentos imunossupressores, idade menor que 2 anos e maior que 60 anos e a desnutrição.

Nessas situações de risco de desenvolvimento da doença ativa deve-se instituir o tratamento preventivo da tuberculose. O medicamento de escolha tem sido a isoniazida na dose de 5 a 10 mg/kg/dia, com dose máxima de 300 mg/dia, por 6 meses. Essa medida reduz o risco de adoecimento em até 90%, dependendo da adesão ao tratamento. A indicação para tratamento de infecção latente de tuberculose (ILTB) depende do resultado da prova tuberculínica, da idade do paciente, da probabilidade de adoecimento e do risco de adoecimento. O Quadro 69.3 apresenta algumas das situações clínicas em que se indica tratamento profilático ou preventivo, cabendo sempre ao médico ou profissional da saúde responsável pelo atendimento avaliar todos os fatores envolvidos para cada caso que justifique ou não esse tratamento.

Nos casos de recém-nascidos que coabitam com adultos bacilíferos, pelo alto risco de transmissão e adoecimento de formas graves da doença, recomenda-se não vacinar a criança com BCG, iniciar e manter isoniazida por 3 meses. Após esse período, realizar a prova tuberculínica. Se o resultado for ≥ 5 mm, deve-se permanecer com isoniazida por mais 3 a 6 meses, e acompanhar a evolução da doença nesse contexto familiar. O que muitas vezes ocorre é que novos casos são diagnosticados, ou o caso índice continua bacilífero (má-adesão ao tratamento ou outras situações), e a cadeia de transmissão da tuberculose se mantém por períodos longos nos contatos intradomiciliares. Caso o resultado seja negativo, pode-se suspender a isoniazida e realizar o BCG.

QUADRO 69.3. Indicações de tratamento profilático para tuberculose latente de acordo com a idade, o resultado da prova tuberculínica e o risco de adoecimento.

Risco	PT ≥ 5 mm	PT ≥ 10 mm	Conversão da prova tuberculínica
Pacientes de maior risco, com indicação de tratamento em qualquer idade	Pacientes HIV/Aids (avaliar indicação conforme cada caso)	Pacientes diagnosticados de silicose	Contatos de tuberculose bacilífera
	Contatos de paciente com tuberculose, adultos e crianças não vacinados com BCG ou vacinados há mais de 2 anos	Crianças, contatos de paciente com tuberculose, vacinados com BCG há menos de 2 anos	Profissional de saúde
	Pacientes com indicação do uso de antiTNFα Recomenda-se usar a isoniazida de 30 a 60 dias antes de iniciar o antiTNFα	Neoplasia de cabeça e pescoço	Profissional de laboratório de micobactéria
	Presença de fibrose pulmonar sugestiva de sequela de TB, sem tratamento prévio	Insuficiência renal em diálise	Trabalhador de sistema prisional
	Transplantados em terapia imunossupressora		Trabalhadores de instituições de longa permanência
Pacientes com risco moderado (indicado tratamento em < 65 anos)	Uso de corticosteroide (> 15 mg/dia de prednisona por mais de 1 mês)	*Diabetes mellitus*	
Pacientes com risco menor (indicado tratamento em < 50 anos)		Baixo peso (< 85% do peso ideal)	
		Tabagismo (≥ 1 maço/dia)	
		Calcificação pulmonar isolada (sem fibrose) visualizada na radiografia	

Fonte: Adaptada de Pai e Menzies[17].

69 ▪ Tuberculose

▪ Tratamento

• Esquema básico para adultos e adolescentes (≥ 10 anos)

R (rifampicina), H (isoniazida), Z (pirazinamida), E (etambutol) – RHZE. Indicado para casos novos (paciente que nunca usou ou usou por menos de 30 dias medicamentos antituberculose), para as formas de tuberculose pulmonar e extrapulmonar (exceto meningoencefalite), infectados ou não pelo HIV.

QUADRO 69.4. Esquema básico de tratamento para tuberculose em adultos e crianças maiores de 10 anos.

Regime	Fármacos	Faixa de peso	Unidades/dose	Meses
2RHZE (fase intensiva)	RHZE 150/75/400/275 comprimido em dose fixa combinada	20 a 35 kg 36 a 50 kg > 50 kg	2 comprimidos 3 comprimidos 4 comprimidos	2
4RH (fase de manutenção)	RH 300/200 ou 150/100 cápsula	20 a 35 kg 36 a 50 kg > 50 kg	1 cápsula 300/200 1 cápsula 300/200 + 1 cápsula 150/100 2 cápsulas 300/200	4

Importante: As medicações devem ser dadas juntas pela manhã e em jejum.
Fonte: Manual de recomendações do PNCT, Ministério da Saúde[1].

O esquema com RHZE pode ser administrado nas doses habituais para gestantes, e está recomendado o uso de piridoxina (50 mg/dia) durante a gestação, e pela toxicicidade neurológica (devido à isoniazida) no recém-nascido.

• Esquema básico para criança (< 10 anos), exceto meningoencefalite

QUADRO 69.5. Esquema básico de tratamento para tuberculose em crianças (< 10 anos), exceto meningoencefalite*.

Fase de tratamento	Fármacos (mg/kg/dia)		
Fase de ataque 2 meses de tratamento	Rifampicina	10	Máximo 600 mg/dia
	Isoniazida	10	Máximo 300 mg/dia
	Pirazinamida	35	Máximo 2.000 mg/dia
Fase de manutenção 4 meses de tratamento	Rifampicina	10	Máximo 600 mg/dia
	Isoniazida	10	Máximo 300 mg/dia

Importante: As medicações devem ser dadas juntas pela manhã e em jejum.
* Nos casos de tuberculose meningoencefálica, a fase de manutenção do tratamento deve ser feita por 7 meses.
Fonte: Manual de recomendações do PNCT, Ministério da Saúde[1].

▪ Referências bibliográficas

1. Ministério da Saúde. Secretaria de Vigilância em Saúde – Departamento de Vigilância Epidemiológica – Coordenação Geral do Programa Nacional de Controle da Tuberculose. Manual de recomendações para o controle da tuberculose no Brasil. Brasília, Ministério da Saúde; 2011.
2. Datasus. 2014a. [Acesso 2016 Jun 15]. Disponível em: http://tabnet.datasus.gov.br/cgi/defto htm.exe?ibge/cnv/popuf.def.
3. Chiang SS et al. Barriers to the diagnosis of childhood tuberculosis: a qualitative study, Int J Tuberc Lung Dis. 2015;19(10):1144-52.
4. Rossoni AMO et al. Critérios de pontuação para diagnóstico de tuberculose em crianças. Rio de Janeiro. 2013;22(3):65-9.
5. World Health Organization. Global tuberculosis report 2014 [Internet]. Geneva: World Health Organization; 2014 [cited 2015 Feb 20]. Disponível em: http://www.who.int/tb/publications/global_report/en/.
6. Venâncio TS, Tuan TS, Nascimento LFC Incidência de tuberculose em crianças no estado de São Paulo, Brasil, sob enfoque espacial. Rio de Janeiro, Ciênc. Saúde coletiva. 2015 maio;20(5).
7. Perez-Velez CM, Marais BJ. Tuberculosis in children. N Engl J Med. 2012;367(4):348.
8. Sant'Anna et al. Evaluation of a proposed diagnostic scoring system for pulmonar tuberculosis in Brazilian children. Int J Tuberc Lung Dis. 2006;10(4):463-561.
9. Ruffino A. Interpretação da prova tuberculínica. São Paulo, Revista de saúde pública. 2006;40(3):546-7.
10. Ruffino A. In Ecologia e desenvolvimento humano. Santoro JR e col. Ribeirão Preto, Funpec Editora; 2008. p.394-408.
11. Brands A, Volz A. Tuberculosis infantil en las Americas: desafios, oportunidades y pasos a seguir. Residência Pediatrica. 2016;6(1):11-5.
12. Kant S, Gupta H, Ahluwalia S. Significance of nutrition in pulmonary tuberculosis. Critical Reviews in Food Science and Nutrition. 2015 Jun 7;55(7):955-63. doi: 10.1080/10408398.2012.679500.
13. Indian J Med Res. 20016 March:143:259-60. DOI:10.4103/0971-5916.182612. Unite all the services against childhood tuberculosis.
14. World Health Organization (WHO) – Toman's Tuberculosis case detection, treatment and monitoring: questions and answers. Geneva; 2004.
15. SES/MS/Sinan e IBGE. In CGPNCT/DEVIT – Secretaria de Vigilância em Saúde Ministério da Saúde. Programa Nacional de Controle da Tuberculose. Maio 2018. Ministério da Saúde. Disponível em: http://portalarquivos2.saude.gov.br/images/pdf/2018/julho/11/APRES-PADRAO-MAI-18-periodo-eleitoral-reduzida.pdf. p.6
16. Ministério da Saúde. Secretaria de Vigilância em Saúde – Departamento de Vigilância das Doenças Transmissíveis – Coordenação Geral do Programa Nacional de Controle da Tuberculose. Manual de recomendações para o controle da tuberculose no Brasil. Brasília, Ministério da Saúde; 2014.
17. Pai M, Menzies R. Diagnosis of latent tuberculosis infection in adults. Waltham: UpToDate, 2013. Disponível em: http://www.uptodate.com/online.

Seção XIV
Cardiologia

Coordenador de Seção: Paulo Henrique Manso

Sopro cardíaco na criança e avaliação para atividades físicas

70

■ Fernando Amaral ■ Paulo Henrique Manso

CASO CLÍNICO

Mãe trouxe criança de 7 anos para atestado de educação física na escola. Refere que já passou várias vezes pelo pediatra e nunca falaram nada sobre sopro. A criança apresentava-se totalmente assintomática.

Ao exame, sopro sistólico 2+/6 em borda esternal esquerda, suave, sem irradiação. O pediatra frequentemente é solicitado para fornecer atestado para liberar seus pacientes para a prática de atividades físicas.

Vários aspectos devem ser levados em consideração na avaliação médica. Por um lado, vivemos uma epidemia de obesidade na infância, com crianças cada vez mais adquirindo problemas relacionados à obesidade e sedentarismo; por outro lado, há a preocupação de escolas, clubes e academias para evitar processos legais, caso a criança sofra algum mal ao praticar atividade física em suas dependências.

Cabe ao pediatra estimular a criança e os familiares sobre uma prática de atividades físicas regulares, informando sobre os vários benefícios provenientes, como melhora da saúde cardiovascular, manutenção de peso saudável, melhora da saúde "óssea", além de melhorar a autoconfiança e desenvolver habilidades sociais. É recomendado que o pediatra estimule a criança na prática de atividades físicas vigorosas diárias, com pelo menos 60 minutos de duração, além de desestimular tempo excessivo de tela (internet/computador/celular)[20-22].

Para a prática de atividades físicas recreacionais, a anamnese e o exame físico são suficientes para a liberação médica. O pediatra deve atentar para os seguintes dados:

■ Anamnese: dor torácica ao esforço físico; síncope; arritmias ou palpitações; dispneia ou fadiga excessivas e desproporcionais ao esforço físico realizado; história pregressa de sopro, cardiopatia congênita ou alteração da pressão arterial.

■ Antecedentes familiares: morte súbita em parente de primeiro grau antes de 50 anos de idade; história de cardiopatia congênita em parente de primeiro grau.

■ Exame físico: sopro; arritmia; medida da pressão arterial; pulsos em membros inferiores; estigmas da síndrome de Marfan.

Caso todos esses itens estejam normais, o paciente pode ser liberado para atividade física recreacional, de acordo com sua capacidade. Se em um desses itens houver dúvida sobre a presença ou não de algum tipo de alteração cardiovascular, o paciente deve ser encaminhado ao cardiologista pediátrico para avaliação e exames.

Há uma grande discussão na literatura sobre a importância da realização de eletrocardiograma em uma avaliação inicial. A nosso ver, a realização de exames só se justificaria em casos em que a anamnese e o exame físico mostrassem alguma alteração, ou se o paciente solicitar liberação para treinamentos em nível muito avançado.

A diretriz da sociedade brasileira de cardiologia preconiza que em casos de atividades físicas programadas, o paciente deva ser submetido a um eletrocardiograma antes de sua liberação[20-22].

No caso clínico em questão, a criança estaria autorizada à prática de atividades físicas recreacionais, sem nenhuma necessidade de exame complementar.

■ Introdução

O inquestionável desenvolvimento tecnológico verificado na área médica nas últimas décadas tem possibilitado diagnósticos cada vez mais confiáveis e terapêuticas mais bem-sucedidas. Particularmente, no âmbito das cardiopatias congênitas, imagens altamente sofisticadas têm sido obtidas por ecocardiograma, ressonância magnética e angiotomografia, permitindo que a grande maioria dos pacientes tenham seus diagnósticos confirmados sem necessidade de métodos propedêuticos absolutamente invasivos. No entanto, a anamnese e o exame físico da criança com suspeita de cardiopatia continuam sendo de inestimável valor, sobretudo nos centros de ensino mais tradicionais, onde o valor dessa prática foi sedimentado ao longo de décadas.

Os motivos que levam o pediatra a encaminhar um paciente ao cardiologista pediátrico podem ser bastante variados, sendo os mais frequentes: sopro, dor precordial, suspeita de arritmia e queixas de cansaço e dispneia. Em 1995, num estudo envolvendo 2 mil crianças consecutivas, encaminhadas para avaliação cardiológica pediátrica, notamos que os motivos anteriormente mencionados correspondiam a 93% dos casos[1], e que a maioria deles (70%) tinha sido encaminhado para consulta especializada devido à presença de sopro cardíaco. Outras causas menos frequentes detectadas nessa investigação foram: cianose, presença de outros ruídos cardíacos de difícil definição pelo pediatra, radiografia de tórax aparentemente anormal, passado de febre reumática, hipertensão arterial e outras.

Estudos enfatizando a análise e as interpretações dos sopros cardíacos datam de muitos anos, tendo se verificado, ao longo do tempo, que a presença desse ruído sempre foi realmente muito frequente em crianças, e que uma abordagem cuidadosa se fazia necessária, pois era considerada uma indicação importante de cardiopatia[2-4]. A leitura dessas clássicas investigações e a experiência adquirida com a prática mais contemporânea tem comprovado que a detecção de um sopro cardíaco numa criança pode se constituir num momento de grande importância prognóstica para o paciente. A identificação precoce do ruído pode levar a uma intervenção terapêutica realizada em tempo hábil, enquanto a não identificação ou a negligência em relação à sua importância podem propiciar uma evolução complicada da cardiopatia, oferecendo dificuldades importantes para seu manejo posterior. Sendo assim, uma abordagem detalhada e cuidadosa do paciente portador de sopro cardíaco é de fundamental importância, procurando rigorosamente obedecer às clássicas normas determinadas pelos grandes estudiosos da semiologia cardiovascular[5-7].

■ Identificação do ruído

Na grande maioria dos casos, o impacto causado na família é considerável, além se frequente observarmos pais ansiosos a tal ponto de dificultar a compreensão do possível problema. Nesse momento, que pode ter consequências importantes na relação médico-paciente, é fundamental uma abordagem humanizada e tecnicamente segura.

Um detalhe relevante na avaliação desses pacientes, que precisa ser adequadamente valorizado, é o ambiente no local de atendimento, que deve ser o mais silencioso possível. Pacientes atendidos em ambulatórios com grande concentração de pessoas e ruídos externos exacerbados devem ser examinados em outro local, ou reavaliados em outra consulta. Sopros suaves, patológicos, são frequentes e podem não ser notados nessas circunstâncias. Os pacientes devem ser examinados após alguns minutos de repouso e, inicialmente, em decúbito dorsal, sendo comum a prática de mudança de posição durante a ausculta, dependendo do tipo de ruído encontrado. É importante salientar que nem sempre é possível, numa primeira avaliação, a perfeita caracterização do sopro, com todas suas nuances semiológicas. É comum a criança se apresentar chorando, com febre ou com anemia; tais fatores podem causar o aparecimento do sopro devido a um estado de hipercinesia ou dificultar a análise de um sopro patológico. Nessas situações, recomenda-se ao examinador uma boa dose de paciência, além do emprego de técnicas que visem distrair e agradar a criança. A presença dos pais junto ao leito no momento do exame físico costuma ser bastante útil. Nos casos mais difíceis é aconselhável novo exame clínico com a criança em melhores condições, antes de se comprometer com um diagnóstico inicial.

■ Tipos de sopro

Podem ser sistólicos, diastólicos ou contínuos. Essa caracterização depende, inicialmente, de uma compreensão no mínimo razoável da fisiologia cardiovascular e de uma atividade prática tutorada durante o processo de formação individual. A percepção durante a ausculta cardíaca dos intervalos sistólicos e diastólico é crucial para a perfeita identificação do ruído. Normalmente, os sopros em crianças são sistólicos e de intensidade variável, dependendo de sua etiologia. O sopro sistólico, mais frequentemente encontrado, é o sopro inocente, por ocorrer em crianças normais. Entre os sopros sistólicos considerados patológicos, a causa mais comum é pela presença de uma comunicação interventricular (CIV), com característica de alta frequência e com dificuldade de ser percebido. Já o sopro diastólico isolado é bastante raro em crianças e uma das possibilidades é a presença de uma valva aórtica bicúspide insuficiente. Na maioria dos casos, o sopro diastólico será encontrado em associação com um sopro sistólico originado na valva pulmonar ou aórtica. O sopro contínuo é um ruído interessante e temos notado que, por vezes, pode trazer alguma confusão. O termo contínuo significa que o sopro é audível durante todo o ciclo cardíaco, ou seja, na sístole e na diástole, não havendo intervalo sem sopro durante a ausculta. A causa mais frequente é a persistência do canal arterial (PCA). Fístulas arteriovenosas podem levar ao aparecimento de um sopro contínuo, como as fístulas coronário-cavitárias e, mais raramente, as fístulas pulmonares e cerebrais.

■ Sopro inocente

Devido sua alta prevalência de 50% em crianças normais[4], a discussão de suas características semiológicas merece atenção especial. A prática diária tem mostrado que essa ocorrência tem se mantido constante e, assim, as gerações atuais e futuras de cardiologistas pediátricos devem estar preparadas para o reconhecimento desse tipo de sopro. Na grande maioria dos casos, esse ruído é sistólico, suave, sem frêmito, e pode variar de intensidade com a movimentação do paciente. Sopro diastólico inocente não existe. Todos são patológicos. Há somente um tipo de sopro contínuo inocente: o "zumbido" (rumor) venoso, causado pelo fluxo de entrada da veia jugular externa na veia cava superior. Uma peculiaridade desse ruído é que ele pode ser abolido por meio de uma delicada compressão da veia jugular logo acima do local onde está aplicada a campânula do estetoscópio.

São quatro os tipos de sopro sistólico inocente:

1. **Sopro sistólico de Still:** interessante ruído que chama particularmente a atenção do pediatra e mesmo do cardiologista quando avaliação inicial devido sua característica de sonoridade. Audível na altura do 3° e 4° espaços intercostal esquerdo, na linha paraesternal, sua musicalidade é facilmente identificável, podendo sugerir um sopro patológico. Pode, eventualmente, ser confundido com o sopro da CIV pequena ou com aquele habitualmente encontrado na estenose subvalvar aórtica.

2. **Sopro sistólico no foco pulmonar:** ruído bastante comum em crianças. Caracteristicamente é suave à ausculta, sem frêmito e, às vezes, pode diminuir de intensidade com a mudança de decúbito ou, simplesmente, pela movimentação da cabeça. Pode ser confundido com o sopro sistólico encontrado em pacientes portadores de comunicação interatrial (CIA), lembrando

70 ∎ Sopro cardíaco na criança e avaliação para atividades físicas

que, nessa entidade, outros elementos semiológicos costumam estar presentes. Devido sua suavidade à ausculta, requer atenção e cuidados para sua perfeita identificação.

3. **Sopro supraclavicular:** também muito comum em crianças, pode ser audível bilateralmente na região logo acima das clavículas e sem provocar frêmito. Pode ser confundido com a irradiação do sopro encontrado em pacientes com estenose aórtica valvar, no entanto, nessa anomalia, existe sopro bem audível no foco aórtico.

4. **Sopro dorsal/axilar:** sistólico, frequentemente encontrado em recém-natos normais, costuma ser melhor audível nas axilas e no dorso. Sua origem é atribuída à desproporção de diâmetro entre as artérias pulmonares centrais e periféricas, e desaparece espontaneamente.

∎ Sopro patológico

Pode ser sistólico, diastólico ou contínuo, dependendo da lesão estrutural presente. Conforme já bem demonstrado pelos grandes estudiosos da semiologia cardiovascular nas cardiopatias congênitas[4-8], existe um grau considerável de especificidade do sopro na cardiopatias consideradas "simples", como comunicação interatrial (CIA), comunicação interventricular (CIV), persistência de canal arterial (PCA), estenose aórtica e estenose pulmonar. Nessas entidades, a análise cuidadosa do sopro pode possibilitar, com grande frequência, o diagnóstico clínico do defeito cardíaco com base exclusivamente nas características desse ruído. Obviamente que essa interpretação depende de treinamento adequado e da experiência do examinador. No entanto, o mesmo não ocorre nas cardiopatias complexas. Nesses casos, habitualmente, existem lesões associadas ao defeito básico, que dificultam a determinação da origem do sopro.

Na abordagem da criança com sopro patológico o detalhamento semiológico é de extrema importância diagnóstica e esses aspectos devem ser enfatizados:

1. **Local:** inicialmente, é importante procurar definir o foco de ausculta máxima (FAM) do sopro, ou seja, o local no precórdio onde ele é mais intenso. Simultaneamente, deve-se anotar a variação na intensidade do ruído à medida que o estetoscópio se afasta do FAM. Essa informação é bastante importante para o diagnóstico, no entanto, em recém-natos e, mesmo lactentes, pode haver um pouco de dificuldade devido ao tamanho do tórax. Citaremos alguns exemplos para ilustrar as informações: em crianças portadoras de CIV isolada, o sopro sistólico é melhor audível no 3° e 4° espaços intercostal esquerdo, diminuindo intensidade nos outros focos; na estenose pulmonar valvar isolada, o sopro sistólico é melhor audível no foco pulmonar; na estenose aórtica valvar, a maior intensidade do sopro é percebida no foco aórtico. Uma curiosidade em relação ao local do sopro é o que ocorre na CIA. Classicamente, nos pacientes portadores dessa lesão, o sopro sistólico é bem audível no foco pulmonar. No entanto, esse ruído não é causado pelo defeito propriamente dito, mas por uma estenose pulmonar relativa resultante da passagem de um volume de sangue exagerado pela valva pulmonar. Entre as lesões mais complexas, citaremos o exemplo da tetralogia de Fallot, uma frequente cardiopatia cianótica. Nessa situação, o sopro sistólico é

originado na via de saída do ventrículo direito e é mais facilmente audível no foco pulmonar.

2. **Intensidade:** esse aspecto do sopro patológico nos revela um detalhe interessante que dever considerado. A determinação do grau de intensidade é subjetiva e depende de uma análise comparativa com uma ausculta anterior, ou seja, o que é intenso para um observador pode não ser para outro. Classicamente, um sopro sem frêmito é considerado de pouca intensidade, enquanto um sopro com frêmito é considerado mais intenso. Essa caracterização da intensidade do sopro é importante no diagnóstico clínico, e aqui deve ser salientado que não existe necessariamente uma relação direta entre a intensidade e a gravidade do problema. Por exemplo, na CIA, o sopro sistólico localizado no foco pulmonar tem característica suave, raramente provoca frêmito associado e não há diferença de intensidade nas formas com pouca ou importante repercussão hemodinâmica. Na CIV pequena, sem repercussão importante, é comum notarmos um sopro intenso, frequentemente com frêmito. Em contrapartida, tanto na estenose valvar aórtica quanto na pulmonar existe relação direta entre a intensidade do sopro e a gravidade do defeito.

3. **Ruídos adicionais:** o refinamento da ausculta cardíaca, gradativamente desenvolvido ao longo de décadas devido à necessidade de se encontrar elementos clínicos importantes para o diagnóstico diferencial, permitiu a caracterização de outros ruídos cardíacos que se tornaram fundamentais para a elaboração do diagnóstico "à beira do leito". Lembraremos a seguir alguns desses ruídos que podem auxiliar no diagnóstico:

   a) *Primeira bulha (B1):* como nas quatro bulhas, sua intensidade e desdobramento precisam ser determinados. Desdobramento fisiológico é comum e hiperfonese pode ocorrer em pacientes com CIA de importante repercussão.

   b) *Segunda bulha (B2):* quando hiperfonética, pode estar relacionada à hipertensão pulmonar importante (P2) ou à anteriorização da aorta (A2), como nos casos de transposição dos grandes vasos. O desdobramento fisiológico precisa ser bem caracterizado para que possa ser diferenciado do desdobramento fixo, usualmente presente nos portadores de CIA. A análise desse fenômeno requer paciente em decúbito dorsal após alguns minutos de repouso e observação passiva da expansão do tórax com o estetoscópio no foco pulmonar.

   c) *Terceira bulha (B3):* frequentemente audível em crianças normais, pode ser considerada patológica, como nos pacientes com insuficiência mitral grave.

   d) *Quarta bulha (B4):* raramente fisiológica, costuma estar presente na estenose aórtica grave e na miocardiopatia hipertrófica.

   e) *Click:* esse é um ruído curioso e, habitualmente, de difícil percepção por aqueles que estão iniciando seu período de treinamento. Sua análise e documentação, bem-sedimentada ao longo dos anos, oferece a possibilidade de contribuição importante no diagnóstico clínico. Pode ser percebido logo depois da B1 em pacientes portadores de estenose valvar aórtica (melhor audível no foco mitral) e pulmonar (varia com a respiração e melhor audível no foco pulmonar), precedendo o sopro sistólico. O *click* sistólico tardio, às vezes múltiplo, é um achado semiológico frequente em pacientes portadores de prolapso da valva mitral.

f) *Estalido de abertura:* tradicionalmente, esse termo é empregado na caracterização do ruído causado pela abertura de uma valva atrioventricular estenótica, sendo raramente detectado em crianças, atualmente. O estalido de abertura da valva mitral pode ser útil no diagnóstico da estenose mitral reumática, felizmente de baixa ocorrência.

Importante lembrar que a contribuição desses ruídos cardíacos, frequentemente associados a um sopro patológico, pode ser mais bem estudada nos textos clássicos de cardiopatias congênitas. O detalhamento de suas características, desenvolvido numa era de parcos recursos tecnológicos, é leitura recomendada àqueles interessados em semiologia cardiovascular[4-8].

■ Diagnóstico diferencial

Considerável salientar que a diferenciação entre sopro inocente e patológico é um processo essencialmente clínico e tem como base inúmeras investigações quem ressaltam essa possibilidade[9]. No entanto, um aspecto crucial e frequentemente discutido na literatura é a necessidade de realização de exames complementares[10]. Três são as situações nesse caso: (1) se o sopro for claramente inocente, com base na avaliação de um examinador atento e bem treinado, não há necessidade de encaminhar o paciente para uma avaliação cardiológica pediátrica; (2) o paciente portador de um sopro nitidamente patológico deve ser submetido à avaliação cardiológica e realização, num primeiro momento, de exames não invasivos, como eletrocardiograma, radiografia de tórax e ecocardiograma. No entanto, em alguns casos, (3) pode haver dúvida quanto ao tipo do sopro e alguns autores costumam classificá-lo como duvidoso. Nessa situação acreditamos que o paciente também deva ser avaliado pelo cardiologista pediátrico.

Deve ser enfatizado que, sendo a avaliação do tipo de sopro um exercício essencialmente subjetivo, erros podem ocorrer e o principal deles é não investigar um paciente com sopro aparentemente inocente. Procurando contribuir para o equacionamento desse problema e levando em consideração o alto custo de exames complementares indiscriminadamente empregados[11], particularmente, quando se considera que metade da população pediátrica tem um sopro inocente, analisamos um grupo de 233 pacientes consecutivos encaminhados para avaliação de sopro cardíaco[12]. Na análise desses dados concluímos que a possibilidade de erro diagnóstico foi pequena. Posteriormente, analisamos especificamente a incidência de erros diagnósticos na avaliação inicial de crianças com sopro[13], concluindo que esses erros podem ocorrer, são infrequentes e dificilmente comprometem o paciente em longo prazo.

■ Conduta

Se houver certeza quanto à natureza benigna (inocente) do sopro, não há necessidade de investigação complemen-

tar nem de seguimento ambulatorial, sendo importante salientar que essas crianças devem ter alta. Não se justifica o seguimento de uma criança com sopro inocente. Se houver dúvida no diagnóstico clínico, o paciente deve ser investigado. Uma questão frequentemente abordada pelos pais é a possibilidade que existe de desaparecimento do sopro inocente. Apesar desse fato ocorrer com muita frequência, acreditamos que essa perspectiva não deva ser alimentada. Mesmo quando a questão não é levantada pela família, acreditamos que orientar quanto à benignidade do ruído é importante, independentemente do seu possível desaparecimento com o tempo.

Quando existe dúvida em relação à benignidade do sopro ou quando ele é nitidamente patológico, o paciente deve ser investigado. O processo de investigação cardiológica é sequencial, envolvendo eletrocardiograma, radiografia simples do tórax e exames de imagens mais sofisticados, como ecocardiograma, ressonância magnética e angiotomografia. A indicação de exames invasivos, cada vez menos frequente, depende do tipo e da gravidade da cardiopatia.

Em 1995, analisando 1.217 pacientes consecutivos, encaminhados para avaliação de sopro cardíaco, concluímos que 82% eram inocentes[14], sugerindo que a grande maioria deles talvez pudesse ter seu diagnóstico realizado na avaliação pediátrica inicial, sem causar ansiedade ou onerar a família com nova consulta e/ou exames complementares.

■ Considerações finais

A abordagem da criança com sopro cardíaco deve ser cuidadosa[15]. A identificação do ruído pelo pediatra costuma ser o passo inicial de um processo de investigação diagnóstica, que pode levar, inclusive, à indicação de intervenção num paciente com cardiopatia congênita. O reconhecimento do sopro inocente pode ser feito pelo pediatra, bastando um treinamento adequado em ambulatório especializado[16]. Pacientes com sopro duvidoso, e aqueles claramente patológicos, devem ser encaminhados para avaliação especializada.

Apesar do grande desenvolvimento verificado nas últimas décadas, possibilitando a sobrevida da grande maioria de crianças nascidas com cardiopatia congênita, gostaríamos de enfatizar que sempre será necessária uma avaliação clínica desses pacientes, independentemente da tecnologia diagnóstica e terapêutica disponíveis. Nesse contexto, os elementos clínicos para o diagnóstico cardiológico nunca se tornarão obsoletos[17], devendo sempre ser confrontados com os dados obtidos por meio de exames complementares para que a excelência diagnóstica seja alcançada.

A experiência adquirida ambulatorialmente com crianças encaminhadas com suspeita de cardiopatia, particularmente na rede pública[18], nos ensina que o exame clínico cuidadoso e o uso judicioso dos exames complementares precisam ser muito bem observados, particularmente em países com perfil social semelhante ao nosso. Profissionais residindo em regiões com poucos recursos diagnósticos serão mais eficientes se forem dotados de boa formação semiológica.

■ Perspectivas

Treinamento adequado durante o processo de formação médica pode ser complexo e difícil em função da disponibilidade tutorial, pacientes adequados e tempo, entre outros. Tendo como objetivo contornar essas dificuldades, há mais de 40 anos, foi criado um simulador de exame clínico cardiovascular (Harvey), hoje em dia bastante difundido e disponível na grande maioria das escolas médicas. Essa alternativa, que tem sido gradativamente modificada ao longo dos anos, tem se mostrado útil no ensino da semiologia cardiovascular, pois esse "paciente virtual" está sempre disponível para treinamento[19]. No entanto, apesar de sua reconhecida contribuição pedagógica, não deve ser considerado um substituto, mas um complemento à prática tradicional do ensino.

■ Referências bibliográficas

1. Amaral FTV, Granzotti JA, Nunes MA. Avaliação cardiológica em crianças com suspeita de cardiopatia. Resultados preliminares em 2.000 pacientes. J Pediatr. 1995;71:209-13.
2. Thayer WS. Reflections of the interpretation of systolic cardiac murmurs. Am J Med Sci. 1925;169:313-21.
3. Gibson S. Clinical significance of heart murmurs in children. Med Clin North Am. 1946;30:35-6.
4. Friedman S, Robie WA, Harris TN. Ocurrence of innocent adventitious cardiac sounds in childhood. Pediatrics. 1949;4:782-9.
5. Wood P. Diseases of the heart and circulation. 2nd ed. Eyre and Spottiswoode. Londres; 1956.
6. Zarco P. Exploracion Clinic del Corazon. 5th ed. Madrid, Alhambra; 1973.
7. Leatham A. Auscultation of the heart and phonocardiography. 2nd ed. Edinburgh London and New York, Churchill Livingstone; 1975.
8. Perloff JK. The clinical recognition of congenital heart disease. W. B. Philadelphia London Toronto, Saunders Company.; 1970.
9. Tavel ME. The systolic murmur: innocent or guilty? Am J Cardiol. 1977;39:757-9.
10. Smythe JF, Teixeira OHP, Vlad P, Demers PP, Feldman W. Initial evaluation of heart murmurs: are laboratory tests necessary? Pediatrics. 1990;497-500.
11. Danford DA, Nasir A, Gumbiner C. Cost assessment of the evaluation of heart murmurs in children. Pediatrics. 1993;91:365-8.
12. Amaral FTV, Granzotti JA, Nunes MA. Abordagem da criança com sopro cardíaco. Importância diagnóstica dos exames complementares não invasivos. Arq Bras Cardiol. 1995;64:195-9.
13. Amaral F, Granzotti JA. Erros diagnósticos na avaliação inicial de crianças com suspeita de cardiopatia. Prevalência e possíveis consequências a longo prazo. Arq Bras Cardiol. 2003;81:148-51.
14. Amaral FTV, Granzotti JA, Nunes MA. Sopro cardíaco na criança. Experiência de um ambulatório especializado. Rev Paul Ped. 1995;13(2):39-41.
15. Amaral F, Granzotti JA. Abordagem da criança com sopro cardíaco. Medicina Ribeirão Preto. 1998;31:450-5.
16. Amaral F. Sopros inocentes em crianças. In: Porto CC. Doenças do Coração. Prevenção e tratamento. 2. ed. Guanabara-Koogan. 1995;84:402-4.
17. Amaral F. Diagnóstico em cardiologia pediátrica. Elementos clínicos não são obsoletos. Arq Bras Cardiol. 1996;67(1):35-7.
18. Amaral F, Granzotti JA. Cardiologic evaluation of children with suspected heart disease: experience of a public outpatient clinic in Brasil. São Paulo Med J. 1999;117(3):101-7.
19. Woolliscroft JO, Calhoun JG, Tenhaken JD, Judge RD. Harvey: the impact of a cardiovascular teaching simulator on student skill acquisition. Med Teach. 1987;9(1):53-7.
20. Chatard JC; Mujika I; Goiriena JJ; Carré F. Screening young athletes for prevention of sudden cardiac death: Practical recommendations for sports physicians. Scand J Med Sci Sports. 2016:26:362-74.
21. Lehman PJ; Carl RL. The Preparticipation Physical Evaluation. Pediatr Ann. 2017;46(3):e85-e92.
22. Barros RR; Silva LR; Quadros TMB; Gordia AP; Mota J; Barros MVG; Guimarães I; Azevedo H; Guedes P; Solé D. Promoção da Atividade Física na Infância e Adolescência. Manual de Orientação da Sociedade Brasileira de Pediatria. Grupo de Trabalho em Atividade Física. 2017 Julho;(1).

Arritmias cardíacas em pediatria 71

■ Kelly Luisa Cintra ■ Paulo Henrique Manso

CASO CLÍNICO

Criança de 6 anos de idade veio à consulta com queixa de palpitação, com crises de mal-estar, e referia que o coração acelera há 1 mês. Não havia relação com atividades físicas, e havia melhora espontânea após alguns minutos. Fez eletrocardiograma (ECG) que mostrou intervalo PR curto e onda Delta. A Figura 71.1 mostra o ECG do paciente.

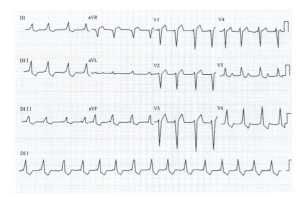

FIGURA 71.1. ECG do caso clínico.
Fonte: Acervo da autoria.

■ Comentário: paciente portador da síndrome de Wolff-Parkinson-White e, provavelmente, vem apresentando episódios paroxísticos de taquicardia supraventricular. Pode se beneficiar de controle farmacológico e de ablação por meio de estudo eletrofisiológico.

■ Introdução

Define-se arritmia cardíaca a condição clínica em que existe a condução ou a formação anormal do estímulo cardíaco pelas estruturas do coração.

Em pediatria, a maioria das arritmias é resultado de outras enfermidades em curso no paciente, entretanto, encontra-se frequentemente arritmias cardíacas na faixa pediátrica decorrentes de distúrbios primários do coração. Dessa forma, é de suma importância, além do reconhecimento do ritmo cardíaco patológico, realizar anamnese e exame clínico minuciosos, os quais fornecerão dados essenciais para o reconhecimento e o pronto tratamento do paciente. Dentre as patologias encontradas em pediatria, as mais costumeiramente associadas às arritmias cardíacas, sejam primárias, sejam secundárias são: miocardite, distúrbios eletrolíticos, intoxicações, complexo QT prolongado, cardiopatias congênitas, miocardiopatia hipertrófica.

Com a finalidade de uma compreensão adequada dos ritmos patológicos e suas consequências, é essencial que se tenha conhecimento do ritmo cardíaco normal. A seguir, será disposto breve auxílio para o entendimento do traçado eletrocardiográfico e a sua correlação clínica na fisiologia cardiovascular.

■ Eletrofisiologia normal

Em um coração sem alterações anatômicas e funcionais é esperado que o estímulo elétrico se origine do nó sinusal e propague-se na forma de ondas até englobar os átrios. Tal evento é conhecido como despolarização atrial, correspondendo no ciclo cardíaco pela contração atrial, e registrado no ECG pela onda P.

Na sequência, o estímulo se propaga até o nó atrioventricular, onde é retardado em aproximadamente 0,1 segundos, e registrado como uma pausa no traçado eletrocardiográfico, denominado intervalo PR. Essa pausa é necessária para o devido esvaziamento atrial e o enchimento dos ventrículos na diástole ventricular. Após a pausa no nó AV, o estímulo se propaga para a despolarização ventricular através do feixe de His e seus ramos direito e esquerdo, registrado no ECG pelo complexo QRS e correspondente à sístole ventricular. O complexo QRS é seguido de uma nova pausa identificada como intervalo ST. Por fim, ocorre a repolarização ventricular, registrado no traçado como a onda T.

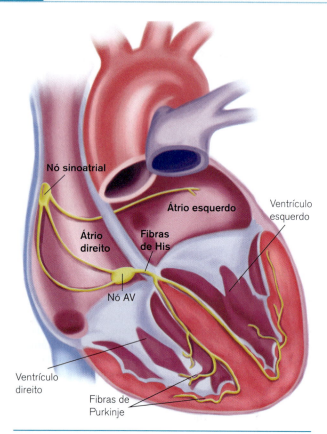

FIGURA 71.2. Anatomia da condução elétrica cardiovascular.
Fonte: Adaptada de Friedmann[7].

Com a finalidade de ajudar o examinador a obter uma interpretação rápida do ECG, a seguir está uma análise segmentar do traçado:

1. **Ritmo:** pode-se dizer que o ritmo é sinusal quando o traçado apresentar ondas "P" positivas em D1, D2, AVF. A onda P positiva nas derivações frontais, anteriormente mencionadas, mostra-se com direção e sentido habitual, eixo aproximadamente a 60°.
2. **Frequência cardíaca:** geralmente, a velocidade do traçado eletrocardiográfico é igual a 25 mm/s. Desse modo, 1 minuto equivale a 60 segundos × velocidade do papel 25 milímetros = 1.500. Para se obter a FC, divide-se 1.500 pelo número de "quadradinhos" de um ciclo cardíaco (RR).

QUADRO 71.1. Esquema ilustrativo para cálculo da frequência cardíaca.

- 1 min = 25 mm × 60 s = 1.500 mm
- FC: 1.500 ÷ RR
- RR = intervalo entre 2 ciclos

Fonte: Elaborado pela autoria.

É valido ressaltar que o ECG é traçado em papel milimetrado e que 1 mm na abscissa (1 quadradinho na horizontal) corresponde a 0,04 segundos ou 40 milissegundos; 1 mm na ordenada (1 quadradinho na vertical) corresponde a amplitude de 0,1 mV, valores esses correspondentes à velocidade 25 mm/s. A cada 5 mm há uma marcação com uma linha mais escura.

3. **Eixo elétrico do coração (SÂQRS):** cada derivação do ECG representa um ponto de vista diferente para o mesmo estímulo elétrico. Qualquer objeto pode ser observado de pontos diferentes. A seguir a figura demonstra as derivações frontais e suas orientações em espelho no coração.

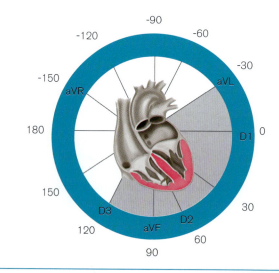

FIGURA 71.3. Derivações no plano frontal.
Fonte: Adaptada de Friedmann[7].

Para estimar o eixo elétrico do coração, utiliza-se como "regra prática" as derivações D1 e AVF e, a seguir, verifica-se em qual quadrante se encontra o complexo QRS. Pode-se também escolher quaisquer outras derivações que sejam perpendiculares no sistema hexa-axial eletrocardiográfico, como DII e AVL e DII e AVR.

Nesse tópico é importante salientar algumas peculiaridades encontradas no ECG pediátrico, que devem ser recordadas ao se realizar leitura do exame. No período neonatal e em lactentes por volta dos 6 meses de idade, o eixo elétrico do coração está à direita (2° quadrante). Para melhor compreensão dessa informação é passível que se recorde dos padrões da circulação fetal e sua transição no período neonatal. Não é objetivo deste capítulo detalhar a fisiologia da circulação fetal, apenas, brevemente, lembrar que no período intraútero há hipertrofia VD em decorrência da elevada resistência vascular pulmonar.

■ Sobrecarga atrial ou ventricular

• Sobrecarga atrial direita (SAD)

Nesse tópico é importante recordar-se que a despolarização atrial no ritmo sinusal ocorre no nó sinusal que, por sua vez, localiza-se na desembocadura da veia cava superior, no átrio direito. Desse modo, o AD é o primeiro componente da formação da onda P. Por mais que essa câmara aumente de tamanho em decorrência de uma sobrecarga, a duração da onda P tende a não se alterar; em contrapartida, sua amplitude se modifica. A melhor derivação para avaliar a sobrecarga de átrio direito é a DII. As alterações provocadas pela sobrecarga nos parâmetros da onda P são:

1. Aumento da amplitude > 2,5 mm.
2. Formato da onda P mais pontiagudo.
3. Verticalização do eixo da onda P (desvio para direita).

A sobrecarga atrial direita encontra-se frequentemente na prática pediátrica quando diante de cardiopatias congênitas, como CIA, DSAV, atresia pulmonar, atresia tricúspide, drenagem anômala parcial de veias pulmonares, doença de Ebstein, coarctações de aorta com gradiente elevado no período neonatal e também em outras cardiopatias, a depender do grau de evolução e repercussão hemodinâmica.

Dentre as cardiopatias congênitas correlacionadas à sobrecarga ventricular direita estão: CIA, DSAV, tetralogia de Fallot, atresia pulmonar, estenose pulmonar com gradiente de moderado a grave e quaisquer patologias de ventrículo único que apresente em sua anatomia estenose pulmonar.

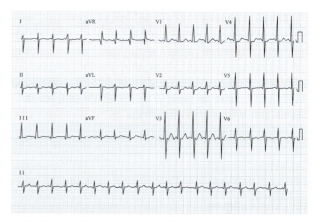

FIGURA 71.5. Aumento de VD em paciente de 7 anos portador de estenose valvar pulmonar (desvio do eixo no plano frontal para a direita e aumento da onda R em V1 e prevalência de ondas S em V5 e V6).
Fonte: Acervo da autoria.

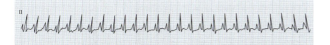

FIGURA 71.4. ECG de sobrecarga do átrio direito em paciente recém-nascido portador de interrupção do arco aórtico.
Fonte: Acervo da autoria.

• **Sobrecarga atrial esquerda (SAE)**

Átrio esquerdo é o segundo componente da formação da onda P. Quando essa câmara está sobrecarregada, evidencia-se aumento da duração total da onda P sem alteração significativa da amplitude. Dentre as cardiopatias congênitas que cursam com sobrecarga de átrio esquerdo estão: PCA, janela aortopulmonar, cor triatriatum, atresia mitral. Melhor derivação para avaliar a sobrecarga atrial esquerda é a derivação precordial V1. As alterações provocadas pela sobrecarga atrial esquerda nos parâmetros da onda P são:

1. Aumento da duração da onda P > 0,1 s (amplitude constante).
2. Onda P mais achatada.
3. Predomínio em V1 da porção negativa da onda P (plus minus/índice de Morris).

• **Sobrecarga ventricular direita (SVD)**

Nesses casos, pode-se encontrar o eixo elétrico do QRS desviado para a direita. As ondas R apresentam maior amplitude nas derivações precordiais V1 e V2, as quais são derivações que se deparam, primeiramente, com o ventrículo anterior, ou seja, o ventrículo direito. Portanto, na sobrecarga ventricular direita há elevadas amplitudes de onda R. Como já abordado anteriormente, esses achados são normais no período neonatal até os 6 meses de idade em decorrência das peculiaridades fisiologia de transição da circulação fetal. Nas crianças é frequente que se encontre uma alteração da repolarização ventricular de V1 a V4 (ondas T negativas nessas derivações). Caso as ondas T estejam positivas nessas derivações na faixa pediátrica, tem-se mais um indício de sobrecarga ventricular direita.

• **Sobrecarga ventricular esquerda (SVE)**

Aqui, o eixo elétrico do QRS está desviado para a esquerda e pode-se observar amplitudes elevadas nas derivações precordiais V5 e V6 (derivações que melhor definem o ventrículo posterior que é o esquerdo) e, também, será observado ondas S, com altas amplitudes nas derivações que se depararam com o ventrículo anterior (direito) sobre as ondas R, que seria o habitual para se encontrar. É válido lembrar que, em pediatria, os índices de Sokolow-Lyon, Cornell e Romhilt, para estimar a sobrecarga ventricular esquerda, não são utilizados, uma vez que anatomicamente a criança apresenta um diâmetro anteroposterior reduzido e os índices anteriormente mencionados dimensionariam a leitura do ECG pediátrico. Dentre as cardiopatias congênitas correlacionadas à sobrecarga ventricular esquerda estão: CIV, DSAV, atresia tricúspide, obstruções na via de saída do ventrículo esquerdo não críticas, como coarctações de aorta com gradiente leve a moderado, estenose aórtica não crítica, miocardiopatia hipertrófica.

■ **Distúrbios do ritmo cardíaco**

Como previamente citado, as arritmias cardíacas são originadas através da condução ou da formação anormal do estímulo elétrico. São classificadas em grupos, como bradiarritmias, taquiarritmias e ritmo de colapso. Para detectar um distúrbio do ritmo cardíaco pode-se ter em mente algumas perguntas que nortearão o examinador para determinada arritmia:

1. As ondas "P" apresentam aspecto normal? (Eixo normal da onda P é > 60^0 positiva e precedendo o complexo QRS nas seguintes derivações frontais D1, D2 e AVF).

2. Os complexos QRS são estreitos < 0,12 segundos ou alargados > 0,12 segundos? (Complexos estreitos remetem às arritmias supraventriculares e complexos alargados às arritmias ventriculares).
3. Existe relação entre as ondas P e os complexos QRS?
4. O ritmo é regular ou irregular?

Antes de discorrer a respeito de cada grupo de arritmias, a Tabela 71.1 mostra a correlação da FC normal para determinado grupo etário.

TABELA 71.1. Faixa de variação da frequência cardíaca de acordo com a faixa etária pediátrica.

Idade	Frequência cardíaca
RN a 1 ano	100 a 160
1 a 3 anos	95 a 150
4 a 5 anos	80 a 140
6 a 12 anos	70 a 120
13 a 18 anos	60 a 100

Fonte: Adaptada de Aehlert[5].

- **Arritmia sinusal**

Denomina-se arritmia sinusal ou arritmia fásica, e também arritmia respiratória, o ritmo cardíaco em que há uma variação normal dos complexos QRS, e tal variação está diretamente correlacionada ao ciclo respiratório. Na inspiração a frequência cardíaca acelera, e na expiração diminui.

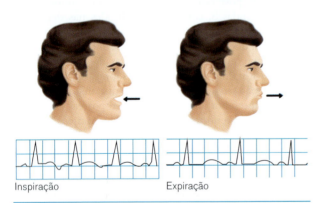

FIGURA 71.6. Demonstração da variação fisiológica da frequência cardíaca, de acordo com o ciclo respiratório.
Fonte: Adaptada de Thaler[6].

- **Bradiarritmias**

Enquadra-se, nesse grupo, crianças que apresentam frequência cardíaca abaixo do mínimo estimado para a idade. São divididas nos seguintes grupos:

Bradicardia sinusal

Encontrada em diversas situações, pode corroborar com a normalidade para o paciente ou ser em decorrência de situações provocadas, como as intoxicações exógenas que ocorrem com a nafazolina. Outras medicações que podem ser citadas como predisponentes da bradicardia sinusal são os digitálicos, os betabloqueadores e os bloqueadores de canal de cálcio. Pessoas que exercem atividades laborais com organofosforados também estão susceptíveis ao distúrbio do ritmo.

Quando se trata do âmbito hospitalar, é plausível que se investigue situações como hipotermia, hipoglicemia, distúrbios eletrolíticos, hipoxemia e sepse. A bradicardia sinusal associada a vômitos e hipertensão arterial (tríade de Cushing) tem relação com a hipertensão intracraniana. Outras situações muito comuns para o distúrbio do ritmo são: reflexo vagal e manobra de valsalva. O tratamento da bradicardia sinusal é alcançado através do controle da causa de base.

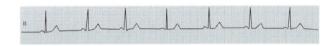

FIGURA 71.7. Bradicardia sinusal.
Fonte: Adaptada de Aehlert[5].

Disfunção do nó sinusal

Geralmente, encontrado em pós-operatório de cirurgia cardíaca em que há lesão do nó sinusal ou acometimento de seu suprimento sanguíneo. Caracteriza-se pela ocorrência de bradicardia atrial com escape atrial ou juncional. Nesse momento, se o paciente apresenta instabilidade hemodinâmica e/ou disfunção importante, ativa-se os fios de marcapasso implantados durante procedimento cirúrgico. Espera-se recuperação do ritmo sinusal após intervalo transcorrido da atividade inflamatória cirúrgica. Caso não ocorra recuperação para ritmo sinusal, o paciente é candidato a implante marca-passo definitivo.

Bloqueio atrioventricular (BAV)

Trata-se de um retardo na condução ou na interrupção da transmissão do impulso elétrico do átrio para os ventrículos. O distúrbio pode estar localizado no nó atrioventricular ou no sistema de His-Purkinje. Pode ser encontrado em pacientes com distúrbios eletrolíticos, metabólicos, intoxicações medicamentosas, miocardite, trauma cirúrgico, afecções inflamatórias, como as doenças reumatológicas e cardiopatias congênitas que acometem o nó atrioventricular. A seguir, serão explicitados os tipos de bloqueio atrioventricular.

Bloqueio atrioventricular de primeiro grau

Nesse caso, o intervalo PR encontra-se prolongado, ou seja, maior que o esperado para a idade, geralmente, > 0,12 s.

Bloqueio atrioventricular de segundo grau

Subdividido em dois tipos:
- BAV de segundo grau Mobitz tipo I ou fenômeno de Wenckebach;

- BAV de segundo grau Mobitz tipo II.

O BAV de segundo grau do tipo Mobitz I, também denominado fenômeno de Wenckebach, caracteriza-se por alargamento progressivo do intervalo PR até que haja um bloqueio completo de um impulso, ou seja, a despolarização atrial (onda P) não conduzirá o estimulo elétrico até os ventrículos. Reconhece-se essa situação pelo fato de o ECG do paciente fornecer indícios de que em algum momento a condução do estímulo elétrico irá falhar (pelo aumento progressivo do intervalo PR).

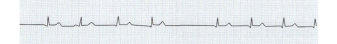

FIGURA 71.8. Bloqueio atrioventricular tipo Mobitz I – paciente de 10 anos.
Fonte: Acervo da autoria.

O BAV de segundo grau do tipo Mobitz II caracteriza-se por uma interrupção abrupta e isolada da condução atrioventricular sem que haja um aumento progressivo prévio do intervalo PR.

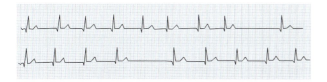

FIGURA 71.9. Bloqueio atrioventricular tipo Mobitz II – paciente de 10 anos.
Fonte: Acervo da autoria.

Bloqueio atrioventricular de terceiro grau ou bloqueio atrioventricular total

Não há nenhuma correlação entre a despolarização atrial e a ventricular, ou seja, as ondas P estão totalmente dissociadas dos complexos QRS. Em geral, células do automatismo cardíaco localizadas no nó atrioventricular ou localizadas em topografia ventricular assumirão o ciclo cardíaco.

O tratamento é um implante marca-passo e a indicação do procedimento dependerá do tempo transcorrido do aparecimento do BAVT, sua repercussão hemodinâmica e se a condição é congênita ou adquirida.

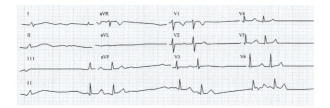

FIGURA 71.10. Bloqueio atrioventricular total – paciente de 10 anos.
Fonte: Acervo da autoria.

■ Taquiarritmias

Enquadra-se, nesse grupo, crianças que apresentam frequência cardíaca acima do estimado para a idade. Ao se deparar com uma taquiarritmia, o examinador deverá avaliar o complexo QRS e se questionar se o ritmo em questão apresenta QRS estreito ou alargado.

As taquiarritmias de complexo QRS estreito são denominadas taquicardias supraventriculares, ou seja, são provenientes de focos acima do nó atrioventricular. Já as taquiarritmias com complexo QRS alargado são denominadas taquiarritmias ventriculares, provenientes de focos abaixo do nó atrioventricular. Elas são divididas nos seguintes grupos:

• Taquicardia sinusal

Decorrente de situações que se faz necessário o aumento da demanda metabólica e/ou da resposta fisiológica do organismo para aumentar o débito cardíaco e, assim, compensar alguma situação clínica. Vale a pena recordar que o débito cardíaco de um paciente é dependente da frequência cardíaca e do volume sistólico (DC = FC × VS). Os exemplos a serem citados, que suscitam a hipótese de taquicardia sinusal, são: febre, anemia, choro, dor, ansiedade, hipovolemia, hipoxemia, hipertireoidismo. A taquicardia é caracterizada por ondas P precedendo os complexos QRS, os quais são estreitos, e a frequência cardíaca, geralmente, não ultrapassa 220 bpm.

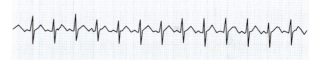

FIGURA 71.11. Taquicardia sinusal.
Fonte: Adaptado de Aehlert[5].

• Taquicardia atrial

Origina-se nos átrios. Geralmente, as ondas P são regulares e com morfologia distinta da encontrada no ritmo sinusal. Caso o examinador tenha dúvida se a taquicardia é de origem atrial, é possível realizar manobras vagais ou administrar adenosina. Estas medidas, na maioria das vezes, não cessarão a taquicardia atrial, demonstrando, assim, que tanto o nó sinusal quanto o nó atrioventricular não têm interferência no circuito da taquicardia atrial. As condições que podem predispor esse tipo de taquicardia são: pós-operatório de cirurgia cardíaca, principalmente nos procedimentos cuja manipulação atrial é realizada, como nas derivações cavo-pulmonar (cirurgias de Glenn e Fontan) ou na correção de transposição de grandes artérias via cirurgia de Senning. Em geral, as opções terapêuticas medicamentosas para essa condição são amiodarona e betabloqueadores; mas, em alguns casos, se faz necessário realizar ablação do feixe ectópico.

• Taquicardia supraventricular

Como dito anteriormente, a taquicardia supraventricular consiste em uma taquiarritmia de QRS estreito, sendo a taquicardia por reentrada nodal e a taquicardia por reentrada atrioventricular (Wolff-Parkinson-White) as mais encontradas. O tratamento terá como base o *status* hemodinâmico do paciente. Caso haja repercussão hemodinâmica, deve-se realizar cardioversão elétrica sincronizada (0,5 a 1 J/kg, podendo chegar a 2 J/kg, caso na carga inicial não se obtenha sucesso terapêutico) ou cardioversão química, se acesso venoso disponível (adenosina 0,1 mg/kg e, se ineficaz, dobrar a dose 0,2 mg/kg, não ultrapassando 6 mg na primeira dose e 12 mg na segunda dose). A adenosina é um medicamento que deve ser infundido EV rápido em 1 a 2 segundos, seguido de *flush* de soro fisiológico. As manobras vagais (gelo na fronte da face, estímulo do seio carotídeo, manobras de valsalva) podem ser realizadas nos casos em que o paciente se encontra com taquicardia supraventricular sem repercussão hemodinâmica; mas é válido ressaltar que não se deve retardar a administração da medicação, caso já se tenha acesso venoso e medicação preparados apenas para visualizar se as manobras vagais administradas obterão êxito. Caso as medidas citadas forem ineficazes, pode-se utilizar, como alternativa, a amiodarona ou a procainamida, com a hipótese diagnóstica de não se tratar especificamente de uma taquicardia supraventricular, apesar do QRS estreito.

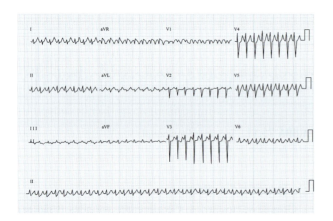

FIGURA 71.12. Taquicardia supraventricular.
Fonte: Acervo da autoria.

• *Flutter* atrial

Trata-se de uma taquiarritmia de complexo estreito. No ECG é possível identificar um padrão de "serra dentada". Pode-se desenvolver em crianças com corações anatomicamente normal, porém sua maior frequência está nos pacientes que apresentam dilatação atrial, como nos pacientes portadores de cardiopatias congênitas que cursam com dilatação do átrio direito (p. ex., atresia tricúspide). Ainda pode ser observado nos pós-operatórios de cirurgia cardíaca, em que há uma cicatriz que propicia um circuito de reentrada. Nessa taquiarritmia, o nódulo atrioventricular não faz parte do circuito e, portanto, a condução AV pode variar. A frequência atrial pode exceder 300/min, ao passo que a frequência ventricular é mais baixa e pode ser irregular.

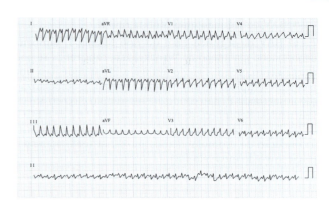

FIGURA 71.13. *Flutter* atrial.
Fonte: Acervo da autoria.

• Fibrilação atrial

Nessa taquiarritmia tem-se diversos focos ectópicos provenientes dos átrios que emitem inúmeros impulsos. O átrio não se despolariza completamente por nenhum impulso e, portanto, não gera ondas P normais, além de, esporadicamente, um dos impulsos atravessar o nó atrioventricular e chegar até os ventrículos. Uma das principais preocupações dessa taquiarritmia é a formação de trombos no interior dos átrios, em função do seu esvaziamento incompleto e consequente tromboembolismo pulmonar ou demais eventos cardiovasculares, como AVC ou trombose. Pode ser encontrada em situações em que há dilatação atrial e em pós-operatórios em que foi necessário a manipulação do átrio direito, como correção da transposição de grandes artérias via *switch* atrial (cirurgia de Senning ou cirurgia de Mustard).

• Taquicardia juncional ectópica (JET)

Arritmia mais comum no pós-operatório de cardiopatia congênita, especialmente nas correções em que há manipulação próxima do nó atrioventricular e do feixe de Hiss, como na correção das cirurgias de tetralogia de Fallot, da comunicação interventricular ou do defeito do septo atrioventricular. Tal arritmia é causada pelo aumento do automatismo do feixe de Hiss em decorrência de irritação ou trauma. Geralmente, inicia-se nas primeiras 48 horas do pós-operatório e é autolimitada, tendendo a desaparecer no pós-operatório tardio. Apresenta complexo QRS estreito, acompanhado por dissociação atrioventricular, sendo a frequência ventricular, geralmente, mais elevada que a frequência atrial. Raramente responde ao tratamento-padrão utilizado para as taquicardias supraventriculares, como adenosina ou cardioversão elétrica. Apesar de inefetiva, a adenosina pode ser útil para ajudar na diferenciação entre taquicardia supraventricular e JET. O tratamento para JET consiste em diminuir a temperatura central do paciente, corrigir distúrbios hidroeletrolíticos e metabólicos e tentar, caso possível, reduzir aminas vasoativas, principalmente catecolaminas, que podem ser precursoras da taquiarritmia. Medicamentos antiarrítmicos, como a amiodarona e a procainamida, têm sido utilizados para a reversão da JET, com bons resultados.

- **Taquicardia ventricular**

Consiste em uma taquiarritmia de complexo QRS alargado gerada nos ventículos. A frequência ventricular pode variar de próxima do normal a mais de 200 bpm. As ondas P, frequentemente, não são identificáveis e, quando presentes, podem não estar relacionadas ao complexo QRS.

A taquicardia ventricular subdivide-se em monomórfica e polimórfica (torsades de pointes). Geralmente, os pacientes pediátricos que apresentam taquicardia ventricular apresentam doença cardíaca de base, como síndrome do QT longo, miocardite, cardiomiopatia, cirurgias para correção de cardiopatia congênita. Outras causas passíveis de taquicardia ventricular são intoxicação exógena por medicamentos ou drogas (antidepressivos, cocaína, anfetaminas) e distúrbios eletrolíticos (hipercalcemia, hipocalcemia, hipomagnesemia).

Com relação ao tratamento da taquiarritmia, caso o paciente esteja estável hemodinamicamente, pode-se tentar cardioversão química com amiodarona ou procainamida. Porém, se paciente instável, perfusão periférica lentificada, o tratamento é a cardioversão elétrica sincronizada com carga de 0,5 a 1 J/kg e, se a carga inicial não for eficaz, dobrar a dose para 2 J/kg. Lembrar ainda que em pacientes com taquicardia ventricular polimórfica (torsades de pointes) está indicado realizar sulfato de magnésio. Os pacientes com taquicardia ventricular podem evoluir para ritmo colapso (taquicardia ventricular sem pulso/fibrilação ventricular).

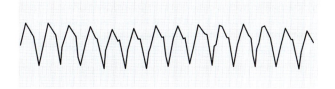

FIGURA 71.14. Taquicardia ventricular monomórfica.
Fonte: Adaptado de Aehlert[5].

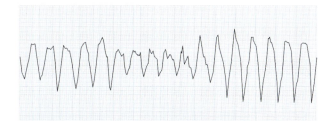

FIGURA 71.15. Taquicardia ventricular polimórfica.
Fonte: Adaptado de Aehlert[5].

▪ Ritmos de colapso

Dentre os ritmos de colapso encontram-se a fibrilação ventricular, a taquicardia ventricular sem pulso, a assistolia e a atividade elétrica sem pulso (AESP).

Ao se deparar com um ritmo de colapso, o examinador deverá se perguntar se aquele ritmo é chocável ou não. A resposta será positiva quando se estiver diante de uma fibrilação ventricular ou taquicardia ventricular sem pulso. Quando se tratar de assistolia ou AESP, a cardioversão elétrica não está indicada; nesses casos, o examinador deverá buscar as causas reversíveis que possam ter conduzido o paciente a esse desfecho. Dentre as causas reversíveis de um ritmo de colapso em assistolia/AESP estão: hipoxemia, hipotermia, hipoglicemia, hipovolemia, hiper/hipocalemia, hidrogênio (acidose), tensão no tórax (pneumotórax), tamponamento cardíaco, toxinas, trombose pulmonar, trombose coronária. Em todas essas causas citadas (6H e 5T), o examinador deve prontamente atuar com o objetivo de evitar que o paciente vá a óbito.

O ritmo de colapso mais frequente na faixa pediátrica é a assistolia e a atividade elétrica sem pulso e, frequentemente, relacionado à hipoxemia. Porém, em um serviço de pós-operatório de cirurgia cardíaca pediátrica, o examinador deve sempre estar pronto para atuar com a fibrilação ventricular e a taquicardia ventricular sem pulso.

- **Assistolia**

Consiste em ritmo de colapso sem pulso e sem atividade elétrica cardíaca. A confirmação é feita pela ausência de pulso palpável, apneia e visualização de linha reta no monitor cardíaco (verificar cabos do monitor, aumentar ganho da derivação, verificar os eletrodos no paciente). O tratamento consiste na ressuscitação cardiopulmonar (compressões torácicas, abertura de vias aéreas, ventilação/oxigenação – CAB), administração de adrenalina EV ou intraóssea (0,01 mg/kg a 0,1 ml/kg, 1:10.000) ou endotraqueal (0,1 mg/kg a 0,1 ml/kg, 1:1.000) e reconhecimento das causas reversíveis da parada cardiocirculatória (6H e 5T). As compressões torácicas deverão ser executadas por 2 minutos, e após deverá ser checado novamente o ritmo cardíaco. Os medicamentos EV/IO poderão ser repetidas a cada 3 minutos, se necessário.

- **Atividade elétrica sem pulso (AESP)**

Ausência de pulso central palpável e presença de atividade elétrica visível no monitor. Nesse caso, o tratamento seguirá o descrito anteriormente na assistolia.

- **Fibrilação ventricular**

Caracteriza-se por uma série caótica e desorganizada de despolarizações ventriculares que resultam em miocárdio trêmulo e sem contrações efetivas. A sístole ventricular não ocorre e os pulsos não são palpáveis. O ECG evidencia ondas caóticas sem presença de onda P, QRS ou T. Trata-se de um ritmo cardíaco de colapso passível de desfibrilação elétrica. Prontamente, deve-se iniciar a ressuscitação cardiopulmonar (CAB) até que a desfibrilação possa ser efetivada. A dose inicial a ser administrada é de 2 J/kg. Após o choque ser administrado, imediatamente deve-se retornar às compressões torácicas, e após 2 minutos novamente checar se o ritmo é ou não passível de nova desfibrilação. A verificação do ritmo não deve exceder 10 segundos. Se o paciente for passível de nova desfibrilação, a carga deverá ser dobrada 4 J/kg e, concomitantemente, poderá avaliar a administração de adrenalina nas doses supracitadas, com possibilidade de a dose ser repetida a cada 3 minutos, se

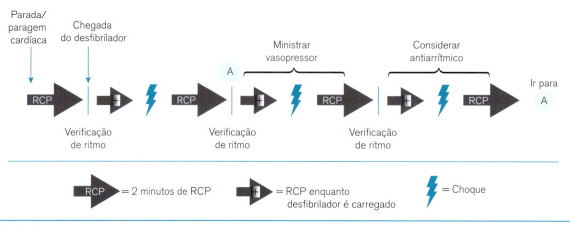

FIGURA 71.16. Organograma para manejo PCR.
Fonte: Adaptado de Guimarães[4].

necessário. Após o novo choque seguido de compressões torácicas por mais 2 minutos, deve-se novamente checar o ritmo cardíaco, se chocável ou não. Em caso afirmativo, poderá ser desferido novo choque até carga máxima de 10 J/kg ou carga máxima para o adulto, que equivale a 300 J para aparelhos monofásicos e 200 J para aparelhos bifásicos. Não havendo melhora do ritmo, pode-se usar amiodarona (5 mg/kg) ou lidocaína (1 mg/kg), seguida de nova desfibrilação.

■ Referências bibliográficas

1. Wren C. Concise Guide to Pediatric Arrhythmias. Wiley-Blackwell; 2012.
2. Magalhães LP, Guimarães ICB, Melo SL, Mateo EIP, Andalaft RB, Xavier LFR, Lorga Filho AM,Fagundes AA, Moreira DAR, Hachul DT, Sternick EB, Andrea EM, Cannavan FPS, Oliveira FJB,Darrieux FCC, Lima GG, Atié J, Elias Neto J, Zimerman LI, Miana L, Pellanda LC, Sacilotto L, Jatene MB,Soares MM, Binotto MA, Scanavacca MI, Oliveira Junior NA, Zielinsky P, Salerno PR, Teixeira RA,Kuniyoshi RR, Costa R, Schames Neto S, Pedra SRFF, Gimenez SC, Wu TC, Aiello VD. Diretriz de arritmias cardíacas em crianças e cardiopatias congênitas. 2016 Jul;107(1) (Sup.3).
3. Andalaft RB. Arritmias cardíacas em crianças e adolescentes. In de Souza OF e Scanavacca MI. Arritmias cardíacas. Diagnóstico e tratamento. Rubio; 2016.
4. Guimarães HP. Projeto Diretrizes da American Heart Association. Guidelines 2015 CPR.
5. Aehlert B. Pediatric Advanced Life Suport Study Guide. 4.ed. 2018.
6. Thaler, Malcolm S. ECG essencial. Eletrocardiograma na prática diária. 7. ed. Porto Alegre, Artmed; 2013.
7. Friedmann AA. Eletrocardiograma em 7 aulas. 2.ed. 2016.

Cardiopatias congênitas

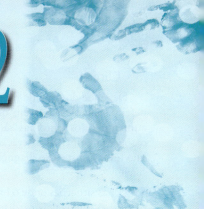

■ Maria Fernanda Ferrari Balthazar Jacob ■ Tarcisio José da Silva Junior

■ Introdução

Estima-se que a prevalência das cardiopatias congênitas seja em torno de 8 a 10:1.000 nascidos vivos, ou seja, aproximadamente a cada 100 recém-nascidos, 1 apresentará algum defeito cardíaco congênito[2]. Dessa forma, torna-se imprescindível ao pediatra a capacidade de diagnosticar e conduzir inicialmente as principais cardiopatias congênitas.

Com a implantação da triagem neonatal para cardiopatias congênitas críticas (teste do coraçãozinho), o pediatra ganhou um forte aliado no diagnóstico precoce de recém-nascidos cardiopatas com maior risco de óbito no período neonatal. No entanto, as demais cardiopatias, se não identificadas, podem levar a desfechos não menos trágicos nos primeiros meses de vida[4,5,20].

História clínica e gestacional são fundamentais e devem ser realizadas meticulosamente (idade e doenças maternas; medicações maternas e abuso de drogas ilícitas; realização adequada do pré-natal – com ou sem ecocardiografia fetal; possível exposição do feto a infecções; idade gestacional e evolução nas primeiras horas de vida)[3,4].

Ao exame físico, a presença do sopro facilita a suspeita do pediatra, no entanto, nos primeiros dias de vida, pode estar ausente, devendo o profissional estar atento à presença de outros sintomas, como taquidispneia, taquicardia, cianose, irritabilidade, palidez, sudorese e dificuldade às mamadas[3-5].

Métodos diagnósticos auxiliares de baixo custo e fácil disponibilidade, como radiografia de tórax e eletrocardiograma, fornecem em conjunto ao exame clínico dados essenciais ao diagnóstico das principais cardiopatias congênitas[4,5].

A ecocardiografia ainda é o principal método de diagnóstico por imagem, fornecendo dados precisos sobre anatomia e função cardíaca; porém, sua disponibilidade ainda é limitada a serviços especializados[4,16,32]. Atualmente, a angiotomografia ganha cada vez mais espaço no auxílio da determinação precisa da anatomia, além de fornecer dados fundamentais na decisão cirúrgica ou percutânea[33].

Quanto mais precoce o diagnóstico e a instituição da terapêutica apropriada, seja ela para o controle da insuficiência cardíaca, seja na manutenção da permeabilidade do canal arterial, menor a morbidade para o paciente[4,5].

Em sua maioria, os pacientes portadores de cardiopatia congênita necessitarão de intervenção cirúrgica e/ou percutânea em algum momento. A indicação da abordagem e sua forma, em geral, dependerão do tipo de defeito cardíaco e do grau de repercussão para o paciente[5,15].

De maneira didática, este capítulo é dividido em cardiopatias congênitas acianosantes e cianosantes, e dentro do tema abordaremos o padrão de fluxo pulmonar e sistêmico, bem como as principais alterações clínicas, radiológicas e eletrocardiográficas, além do planejamento cirúrgico.

■ Cardiopatias congênitas acianosantes

Caracterizam-se pela ausência de hipoxemia e, portanto, sem manifestação de cianose[3-5]. Em sua maioria, quando lembradas as cardiopatias acianogênicas, são prontamente associadas à hiperfluxo pulmonar (comunicação interatrial, comunicação interventricular, persistência do canal arterial, defeito do septo atrioventricular), esquecendo-se daquelas consequentes à obstrução ao fluxo (estenose pulmonar, estenose aórtica, coarctação de aorta)[2-5].

A apresentação clínica pode variar desde a ausência de sintomas até quadros graves de insuficiência cardíaca ou choque e com o tempo de surgimento dependendo do tamanho da comunicação ou grau de obstrução. Por não apresentarem alterações no teste do coraçãozinho, muitas vezes o exame clínico e os sintomas são determinantes no diagnóstico e prognóstico do paciente[2-4].

■ Cardiopatias acianosantes de hiperfluxo pulmonar

Cardiopatias com desvio de sangue da esquerda para a direita, com desequilíbrio entre os fluxos sanguíneos sistêmico e pulmonar, com preferência ao último devido à baixa resistência apresentada por ele[2,3].

O volume ejetado em excesso para os pulmões leva a hipertensão arterial pulmonar, que em casos de não correção do defeito, pode provocar hipertensão venocapilar pulmonar e consequente síndrome de Eisemenger[2,4,9,12].

• Clínica

Depende do grau de hiperfluxo pulmonar e do tipo do defeito. Nas situações em que o fluxo pulmonar é pouco aumentado, os sintomas são ausentes ou frustros, sendo o sopro a principal alteração identificada, podendo sozinho levar à suspeição diagnóstica (sopro contínuo, rude ou suave)[3,9,11-13].

Já nas situações onde o hiperfluxo é moderado ou acentuado, a insuficiência cardíaca é facilmente diagnosticada. Há dispneia (principalmente às mamadas em lactentes e aos esforços em pré-escolares e escolares), hepatomegalia, taquicardia, baixo ganho ponderal (tanto pela dificuldade de ingesta quanto pelo alto consumo metabólico da patologia)[3,8,9,11-13].

Alterações no padrão da sintomatologia são sinais de alerta. Desaparecimento do sopro e aparecimento de cianose, geralmente, refletem graus importantes de hipertensão pulmonar[3,11-12,32].

• Exames complementares

Radiografia de tórax e eletrocardiograma constituem duas das principais armas no auxílio diagnóstico, com baixo custo e fácil acesso. A radiografia permite avaliação da repercussão cardíaca através da evidência de cardiomegalia e aumento da trama vascular pulmonar (Figura 72.1)[4,9,11-13]. O eletrocardigrama pode sugerir o diagnóstico com evidências, como desvio do eixo do QRS, sobrecarga de câmaras por alterações nas ondas P, R e S, além de distúrbios de ritmo comumente associados (bloqueio divisional ântero-superior esquerdo – CIV, DSAV –, bloqueio de ramo direito e arritmias atriais – CIA). (Figura 72.2)[3,4,9,11].

A ecocardiografia, atualmente, é o método de escolha para o diagnóstico das cardiopatias congênitas. Esclarecimento detalhado sobre a anatomia, a função e as repercussões cardíacas fornecem especificidade elevada a esse método. No entanto, seu alto custo e necessidade de habilidade técnica especializada fazem que sua disponibilidade seja reduzida[4,9,16,32].

O detalhamento proporcionado pela angiotomografia tem tornado seu uso cada vez mais rotineiro. Delimitações precisas de calibre, extensão e diâmetro das estruturas, com reconstrução tridimensional, auxilia de modo significativo na decisão de clínicos e cirurgiões[4,16,33].

Anteriormente, muito utilizado para diagnóstico, o estudo hemodinâmico hoje fica reservado para casos específicos de dúvida, principalmente quanto à repercussão do hiperfluxo pulmonar na pressão do leito vascular pulmonar[4,16,27].

As alterações características de cada patologia serão explicitadas no Quadro 72.1.

• Conduta

De maneira geral, não há necessidade de suporte intensivo nessa classe de cardiopatias. No entanto, principalmente no período neonatal, naqueles pacientes com defeitos amplos, esse recurso pode fazer-se necessário.

A ação inicial consiste basicamente na restrição à oferta hídrica, que varia a cada caso, conforme a necessidade, para a minimização dos sintomas. Volumes ao redor de 100 ml/kg/dia costumam ser suficientes para o equilíbrio hemodinâmico[6,7].

Nos casos de recém-nascidos e lactentes, a primeira opção é sempre manter o aleitamento materno; no entanto, algumas vezes o gasto energético de tal atividade não supera seus benefícios, sendo necessária substituição por fórmulas[6,7].

Como o aporte ideal para ganho calórico satisfatório normalmente não é tolerado, opta-se por dietas moduladas, utilizando maltodextrina e triglicérides de cadeia média, além de diluições não usuais das fórmulas lácteas (1:20 ou 1:25), atingindo concentrações calóricas superiores a 1 kcal/ml[6,7].

Diuréticos são amplamente utilizados, com excelente resposta na redução dos sintomas e na necessidade de restrição hídrica drástica. Dentre eles, destacam-se a furosemida, a hidroclorotiazida e o espironolactona. A dosagem varia conforme a clínica de cada paciente; normalmente, utiliza-se de 1 a 4 mg/kg/dia. É necessário, porém, a monitoração sérica rotineira de eletrólitos, tanto por espoliação quanto pelo acúmulo[24].

Outra alternativa válida, sem estudos consistentes na população pediátrica, porém de resultados empíricos significativos, é a classe dos inibidores da enzima conversora de angiotensina (IECA). Representado principalmente pelo Captopril, esse grupo promove redirecionamento do fluxo pulmonar para o sistêmico através da vasodilatação periférica. A grande limitação está na agressão renal que pode ser provocada pelo uso, sendo essencial monitoração da função renal[25,26].

A indicação para correção cirúrgica depende da repercussão clínica e cardiovascular, podendo ser realizada tanto nos primeiros meses de vida quanto na idade escolar ou na adolescência[3,9].

QUADRO 72.1. Resumo das principais cardiopatias acianosantes de hiperfluxo pulmonar.

Doença	Exame físico	Radiografia	Eletrocardiograma	Planejamento cirúrgico
Comunicação interatrial (CIA)	• Assintomático ou dispneia aos esforços, com cianose eventual até insuficiência cardíaca • Sopro sistólico suave em foco pulmonar • Infecções respiratórias de repetição	• Normal ou com sinais de aumento de câmaras direitas • Trama vascular pulmonar normal ou aumentada	• Normal ou sobrecarga de ventrículo direito (onda R pura em V1 e V2 e onda S profunda em V5 e V6) • Bloqueio de ramo direito • Desvio do eixo QRS para a direita	• Seguimento se assintomático e sem repercussão hemodinâmica • Atriosseptoplastia cirúrgica (selo de pericárdio bovino) ou percutânea (implantação de prótese)

(Continua)

(Continuação)

QUADRO 72.1. Resumo das principais cardiopatias acianosantes de hiperfluxo pulmonar.

Doença	Exame físico	Radiografia	Eletrocardiograma	Planejamento cirúrgico
Comunicação interventricular (CIV)	• Assintomático ou taquidispneia aos esforços, baixo ganho ponderal, sudorese profusa, cianose eventual • Sopro sistólico rude em borda esternal esquerda baixa, com irradiação em faixa • Infecções respiratórias de repetição	• Normal ou área cardíaca aumentada por meio de ventrículo direito e átrio esquerdo • Trama vascular pulmonar normal ou aumentada	• Normal ou com sinais de sobrecarga ventricular direita e átrio esquerdo • Desvio do eixo QRS para direita ou bloqueio divisional ântero-superior esquerdo (BDASE)	• Bandagem de artéria pulmonar (procedimento paliativo para restrição do fluxo pulmonar) • Ventriculosseptoplastia cirúrgica (correção definitiva com selo de pericárdio bovino)
Defeito do septo atrioventricular (DSAV)	• Assintomático ou taquidispneia aos esforços, baixo ganho ponderal, sudorese profusa, cianose eventual • Sopro semelhante ao da CIV • Segunda bulha pode estar hiperfonética • Infecções respiratórias de repetição	• Área cardíaca aumentada globalmente, com aumento da trama vascular pulmonar	• Sobrecarga biventricular • Bloqueio divisional ântero-superior esquerdo na maioria dos casos	• Bandagem de artéria pulmonar (procedimento paliativo para restrição do fluxo pulmonar) • Correção cirúrgica total (selo de pericárdio bovino atrial e ventricular e plastia da valva atrioventricular)
Persistência do canal arterial (PCA)	• Sopro contínuo (em maquinaria) em região infraclavicular esquerda, com segunda bulha hiperfonética • Pulsos amplos com ou sem sinais de insuficiência cardíaca • Diferencial de pressão sistólica e diastólica amplo • Precórdio hiperdinâmico • Infecções respiratórias de repetição	• Normal ou aumento de câmaras esquerdas • Trama vascular pulmonar normal ou aumentada	• Normal ou sobrecarga ventricular esquerda (onda S profunda em V1 e V2 e onda R aumentada em V5 e V6), ou até sobrecarga biventricular	• Em prematuros cujo canal arterial apresente repercussão hemodinâmica, o ibuprofeno, via oral, por 3 dias (10 mg/kg/dia no 1º dia e 5 mg/kg/dia nos 2º e 3º dias) é uma alternativa válida Pode-se repetir o ciclo se ainda persistir o fluxo pelo canal arterial (Atenção para controle laboratorial de plaquetas e função renal) • Oclusão percutânea do canal arterial (prótese) • Ligadura ou clampeamento cirúrgico do canal arterial

Fonte: Elaborado pela autoria.

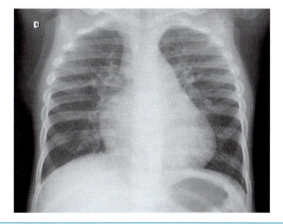

FIGURA 72.1. Radiografia de tórax de paciente portador de comunicação interventricular. Observar parênquima pulmonar com sinais de hiperfluxo pulmonar e área cardíaca aumentada por meio de câmaras direitas e tronco pulmonar abaulado.

Fonte: Imagem de pacientes acompanhados pela autoria no Serviço de Cardiologia Pediátrica HC-Criança HCFMRPUSP.

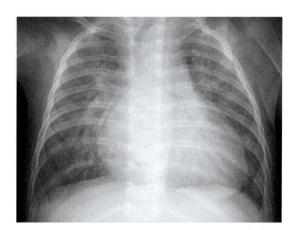

FIGURA 72.2. Radiografia de tórax de paciente portador de defeito do septo atrioventricular. Observar parênquima pulmonar com sinais de hiperfluxo pulmonar e área cardíaca globalmente aumentada, com predomínio de câmaras direitas.

Fonte: Imagem de pacientes acompanhados pela autoria no Serviço de Cardiologia Pediátrica HC-Criança HCFMRPUSP.

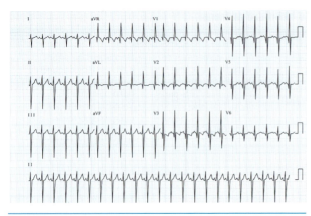

FIGURA 72.3. Eletrocardiograma de paciente portador de defeito do septo atrioventricular. Presença de desvio do eixo elétrico ântero-superiormente (bloqueio divisional ânterosuperior esquerdo) e sobrecarga ventricular direita.

Fonte: Imagem de pacientes acompanhados pela autoria no Serviço de Cardiologia Pediátrica HC-Criança FMRP-USP.

■ Cardiopatias acianosantes obstrutivas

Cardiopatias nas quais há obstrução ao fluxo anterógrado do sangue para a circulação sistêmica ou pulmonar[2,3].

• Clínica

Sintomas dependem da eficácia dos mecanismos de compensação, podendo variar de totalmente assintomáticos até sintomas graves. Geralmente, em defeitos discretos o paciente é assintomático e o diagnóstico é realizado após ausculta de sopro em consultas de rotina[3,4,9]. Na estenose valvar mitral o sopro é diastólico; já quando a obstrução se dá nas valvas pulmonar e aórtica, caracteriza-se por sopro sistólico rude e de intensidade proporcional ao grau da estenose[10,17,19].

Nos pacientes em que a obstrução ao fluxo piora de maneira progressiva, os sintomas se comportam do mesmo modo; dispneias leves tornam-se piores, a tolerância aos esforços se reduz e o sopro auscultado é cada vez mais rude[3,4].

Pode haver descompensação súbita após o fechamento do canal arterial devido à queda na pressão pulmonar, que leva a baixo débito sistêmico e insuficiência cardíaca (taquipneia, taquicardia, hepatomegalia e pulsos finos)[3,4,9,14,17].

A análise dos pulsos ao exame clínico é parte fundamental no diagnóstico e na diferenciação das cardiopatias acianosantes obstrutivas. A persistência, a ausência e a discordância nos achados ao exame físico podem direcionar sozinhos o correto diagnóstico[3,10,14].

As características próprias de sopros e alterações ao exame clínico causadas por cada patologia desse bloco serão especificadas no Quadro 72.2.

• Exames complementares

Assim como em todas as cardiopatias congênitas, nesse grupo, o eletrocardiograma e a radiografia de tórax são os grandes aliados do pediatra na investigação diagnóstica.

O eletrocardiograma permite a avaliação do grau e o local da obstrução por meio da repercussão causada, seja ela representada por sobrecarga ventricular (direita, esquerda ou ambas), seja ainda por alterações de repolarização

QUADRO 72.2. Resumo das principais cardiopatias acianosantes obstrutivas.

Doença	Exame físico	Radiografia	Eletrocardiograma	Planejamento cirúrgico
Estenose pulmonar	• Sopro sistólico rude em foco pulmonar • Segunda bulha hiperfonética • Presença ou não de sinais de insuficiência cardíaca direita	• Área cardíaca normal ou aumento de câmaras direitas • Trama vascular pulmonar normal ou pouco diminuída	• Desde normal até sinais de sobrecarga ventricular direita (onda R pura em V1 e V2; onda S profunda em V5 e V6)	• Valvoplastia pulmonar percutânea (dilatação com balão) • Comissurotomia valvar pulmonar cirúrgica
Estenose aórtica	• Sopro sistólico rude em foco aórtico • Presença ou não de sinais de insuficiência cardíaca esquerda	• Área cardíaca normal ou aumento de câmaras esquerdas • Trama vascular pulmonar normal ou pouco aumentada	• Desde normal até sinais de sobrecarga ventricular esquerda (onda S profunda em V1 e V2 e onda R aumentada em V4, V5 e V6) e eventualmente direita	• Valvoplastia aórtica percutânea (dilatação com balão) • Comissurotomia valvar aórtica cirúrgica
Estenose mitral	• Sopro diastólico em foco mitral • Presença ou não de insuficiência cardíaca	• Área cardíaca normal • Trama vascular pulmonar normal ou com sinais de congestão	• Normal ou apresentando sinais de sobrecarga atrial esquerda (onda p com *plus minus*) e ventricular direita (onda R aumentada em V1 e V2 e onda S profunda em V5 e V6)	• Valvoplastia mitral cirúrgica
Coarctação da aorta	• Sopro	• Área cardíaca normal ou aumento de câmaras esquerdas • Trama vascular pulmonar normal ou com sinais de congestão	• Normal ou sobrecarga biventricular ou somente ventricular direita	• Aortoplastia cirúrgica ou percutânea (*stent*)

Fonte: Elaborado pela autoria.

(ondas T negativas nas derivações precordiais direitas ou esquerdas) (Figura 72.3)[3,14,17,19].

Na radiografia de tórax, a área cardíaca pode apresentar-se de múltiplas formas, refletindo a origem da lesão, como na dilatação da aorta ascendente com visualização em bordo esternal superior direito, decorrência de estenose aórtica (Figura 72.4)[3,14,17,19].

A ecocardiografia confirma o diagnóstico da obstrução tanto por visibilização da redução da abertura valvar ou do estreitamento local (no caso da coarctação de aorta), como pela avaliação ao *Doppler* colorido da aceleração do fluxo e gradiente no local da lesão, auxiliando na determinação do grau de repercussão cardíaca.[10,14,17,19,32]

O estudo hemodinâmico, além de avaliar o grau de obstrução e o gradiente local, é peça chave no tratamento, visto que possibilita a remoção da obstrução, seja através da dilatação valvar (estenoses valvares aórtica e pulmonar), seja da colocação de próteses para restabelecimento do fluxo normal (coarctação da aorta)[3,27].

• Conduta

Nesse grupo de pacientes a conduta é determinada pelo grau de obstrução e repercussão da cardiopatia, atingindo os dois extremos: seguimento ou abordagem imediata.

No caso de estenoses graves, aórtica e pulmonar, após o estabelecimento do diagnóstico, a dilatação percutânea é o tratamento de escolha, o que leva à necessidade de laboratório de hemodinâmica e equipe especializada. Caso não esteja disponível no serviço de origem do paciente, a manutenção da permeabilidade do canal arterial através de prostaglandina em infusão contínua (0,01 a 0,1 mcg/kg/min) é essencial até a transferência[10,14,17,19].

É importante salientar que, na maioria dos casos, surge insuficiência valvar pós-procedimento, geralmente bem tolerada pelos pacientes; porém, em alguns casos, pode ser necessário uso de suporte hemodinâmico e ventilatório até estabilização completa[10,17,32,34].

Nos casos de impossibilidade de realização do tratamento percutâneo, a valvotomia cirúrgica é a alternativa de escolha, bem como nos casos de obstruções subvalvares que impeçam o fluxo anterógrado através das valvas[10,17].

Na coarctação da aorta diagnosticada no período neonatal, a manutenção da permeabilidade do canal arterial também se faz necessária, e a opção entre tratamento cirúrgico ou por via percutânea dependerá do local e das características da lesão. Em pacientes maiores, cujo diagnóstico foi realizado tardiamente, a aortoplastia percutânea com dilatação e implantação de *stents* vem ganhando cada vez mais espaço[3,14,35].

Cabe lembrar que nos casos citados, tanto das lesões valvares como da aorta, as recidivas não são raras, devendo o pediatra estar atento para o ressurgimento de sintomas e/ou piora dos padrões encontrados na ecocardiografia, principalmente durante os estirões de crescimento[10,14,17,32,34,35].

Na obstrução grave da valva mitral, a abordagem cirúrgica é a opção mais adequada[19].

Nessa classe de patologias, geralmente, não há necessidade de restrição de oferta hídrica aos pacientes, no entanto a avaliação individual de cada caso é extremamente importante para a tomada de conduta adequada. Suporte hemodinâmico e ventilatório podem ser necessários, dependendo da repercussão e da gravidade das lesões[3,10,14,17].

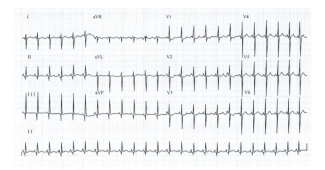

FIGURA 72.4. Eletrocardiograma de paciente portador de estenose pulmonar grave. Presença de desvio do eixo elétrico para direita e sobrecarga ventricular direita.

Fonte: Imagem de pacientes acompanhados pela autoria no Serviço de Cardiologia Pediátrica HC-Criança HCFMRPUSP.

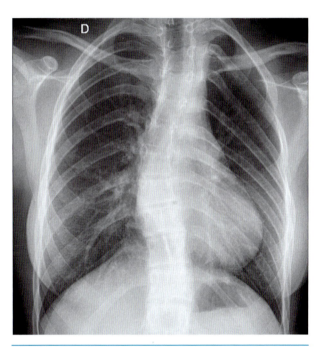

FIGURA 72.5. Radiografia de tórax de paciente portador de coarctação de aorta, cujo diagnóstico foi realizado tardiamente. Área cardíaca no limite superior da normalidade, com sinais de aumento de ventrículo direito; trama vascular pulmonar aumentada.

Fonte: Imagem de pacientes acompanhados pela autoria no Serviço de Cardiologia Pediátrica HC-Criança HCFMRPUSP.

■ Cardiopatias congênitas cianosantes

Caracterizam-se por malformações cardíacas que provocam hipoxemia. São doenças nas quais a mistura de sangue leva hemácias não oxigenadas para a circulação sistêmica. Comumente denominadas doenças com *shunt* direita-esquerda, entendendo-se com essa informação que o sangue venoso (das cavas, do lado direito) atinge a circulação sistêmica (da aorta, do lado esquerdo) sem ter passado pelo pulmão para se oxigenar[2,3,15,16].

Tem-se o costume de pensar que o que gera cianose é a redução do volume de sangue que chega aos pulmões, mas isso não é uma verdade; o que gera a cianose é a presença de sangue insaturado na circulação sistêmica. Com isso, temos também no grupo de cianosantes a separação clínica pela presença ou não de hiperfluxo pulmonar[2,3,4,16].

Lembrando que hiperfluxo pulmonar é associado aos sintomas de taquidispneia, edema pulmonar, infecções pulmonares de repetição, sudorese e interrupção das mamadas. O paciente com doença cianosante "sem" hiperfluxo pulmonar não costuma ter sintomas como esses[2,3,18].

• Teste do coraçãozinho

Teste de triagem que deve ser realizado no período neonatal, antes da alta da maternidade. Tornou-se obrigatório desde junho de 2014, e tem por objetivo a identificação precoce de cardiopatias congênitas cianogênicas. Consiste em medir e comparar a saturação de oxigênio por meio de oximetria de pulso nas extremidades dos membros da criança com cerca de 24 a 48 horas de vida. Mede-se a saturação do membro superior direito (membro com irrigação sanguínea por ramo da aorta pré-ductal) e um dos membros inferiores (membros com irrigação por ramo da aorta pós-ductal), sendo alterado quando identificar saturação abaixo de 95% ou diferença maior que 3% entre membros[5,20].

Em se identificando alteração no teste, deve-se repeti-lo em 1 hora e, se mantiver o resultado alterado, está indicada a realização da ecocardiografia antes da alta. Caso não haja rápida disponibilidade desse exame, recomenda-se o início da infusão de prostaglandinas até maior esclarecimento do diagnóstico, tendo em vista a possibilidade de se tratar de cardiopatia dependente do canal arterial[5,20].

Precisa-se ter em mente que se trata de teste de triagem, logo a frequência de falsos-positivos é significativa, e pode representar principalmente a manutenção do padrão fetal de circulação com pressão pulmonar suprassistêmica; o que se normaliza em dias, geralmente[20].

• Cianosantes de hiperfluxo pulmonar

Doenças que cursam com sangue venoso atingindo a circulação sistêmica e o aumento do fluxo pulmonar, por não apresentarem estenose pulmonar associada, como transposição de grandes artérias, drenagem anômala total de veias pulmonares, truncus arteriosus, dupla via de saída do ventrículo direito e as doenças que cursam com ventrículo único funcional sem estenose pulmonar associada. Nesse grupo, encontram-se atresia tricúspide, síndrome do coração esquerdo hipoplásico, atresia mitral e dupla via de entrada do ventrículo sem estenose pulmonar[2,3,4,18].

Clínica

Pacientes que apresentam, principalmente, os sintomas de cianose central e taquidispneia. Por cursarem com fluxo pulmonar aumentado, por vezes, são associados a cianose discreta, o que reforça a importância do teste do coraçãozinho, pois comumente não manifestam cianose visível precocemente[2,18].

É importante lembrar que a capacidade do olho humano de identificar hipoxemia é de 5 g/dl de hemoglobina insaturada, com isso, muitos pacientes hipoxêmicos não terão cianose central visível[15,5].

No exame físico, a presença de sopro não é obrigatória, e devido alteração dos posicionamentos das estruturas, por vezes, os focos de ausculta não refletem bem a anomalia encontrada[21].

Exames complementares

Principais diagnósticos diferenciais, desse quadro, são as afecções pulmonares, como taquipneia transitória, doença da membrana hialina, aspiração meconial e sepse neonatal precoce por infecção pulmonar. Para melhor esclarecimento e direcionamento da conduta, exame simples e de fácil acesso, como a radiografia de tórax, é de extrema relevância, por evidenciar acometimento da área cardíaca e parênquima pulmonar. No entanto, é de baixa especificidade, visto que a doença cardíaca pode afetar os campos pleuropulmonares pelo edema secundário, e nem todas as cardiopatias são associadas às alterações de área cardíaca[3,15,21].

A ecocardiografia é um exame obrigatório para o esclarecimento de todas as cardiopatias congênitas, com detalhamento da anatomia, relação entre estruturas e análises de fluxos; porém, não está sempre disponível com agilidade e qualidade necessárias, por isso, faz-se importante a identificação de sinais sugestivos em exames mais simples, como radiografia de tórax e eletrocardiograma. Peculiaridades sobre esses exames são comentadas no Quadro 72.3[3,4,21-22].

Cateterismo cardíaco, angiotomografia e ressonância nuclear magnética do coração são outras armas diagnósticas que podem ser usadas em casos de dúvidas deixadas pelo ecocardiograma[16,22].

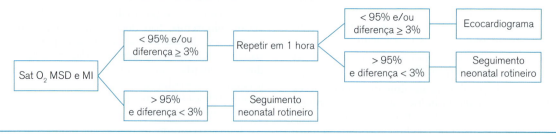

FIGURA 72.6. Fluxograma do teste do coraçãozinho.
Fonte: Elaborada pela autoria.

Conduta

Por não terem o fluxo pulmonar dependente do canal arterial, em geral, dispensam o uso da prostaglandina; no entanto, algumas exceções precisam ser destacadas, como a síndrome do coração esquerdo hipoplásico, na qual o canal arterial determina a irrigação dos vasos sistêmicos e a transposição de grandes vasos, que por vezes, depende do canal para realizar trocas de sangue entre as duas circulações em paralelo[15,23].

O manejo pré-operatório incluirá uso de diuréticos e/ou restrição hídrica, conforme o padrão respiratório, devendo-se associar medicações e aumentar doses até atingir padrão respiratório aceitável; atentando-se sempre para os riscos associados a essa terapêutica, como distúrbios eletrolíticos e disfunção renal. Os inibidores de enzima conversora de angiotensina, apesar de terem pouca evidência científica, são comumente utilizados por reduzirem a resistência vascular sistêmica e, consequentemente, desviarem parte do fluxo que iria aos pulmões para o leito sistêmico. Seu uso também deve ser cauteloso pelos riscos de disfunção renal e hipercalemia[7,24,25].

O suporte nutricional é essencial para todos os pacientes que necessitarem de restrição hídrica, considerando-se que ao reduzir o volume de leite materno ou fórmula ingerido, reduz-se também o aporte calórico. Recomenda-se um aporte calórico em torno de 120 a 150% do Holliday para ganho de peso adequado, o que implica em uma ingesta de 170 a 220 ml/kg/dia do leite materno ou fórmula em diluição padrão (1:30), que muitas vezes não é tolerável pelo padrão respiratório cansado do paciente. Nesses casos, faz-se necessário, então, concentrar a fórmula (1:25 ou 1:20) ou mesmo modulá-la com módulos de lipídios (óleo vegetal ou triglicérides de cadeia média) e módulos de carboidrato (maltodextrina)[7,28].

A terapia com oxigênio suplementar é recomendada somente para manter saturações acima de 75%, pois esse valor é considerado o corte para manter o desenvolvimento neurológico adequado. E a suplementação é, por vezes, pouco eficaz, visto que o motivo da cianose é o desvio de sangue intracardíaco e não dificuldade de troca gasosa pulmonar, além de também ser prejudicial por induzir vasodilatação pulmonar, que aumentará ainda mais o fluxo pulmonar em detrimento do sistêmico[15,18,29].

Todas as cardiopatias cianosantes necessitam de cirurgia para normalização da saturação de oxigênio, o que prolonga sobrevida e melhora o prognóstico neurológico dessas crianças[29]. A definição do planejamento cirúrgico depende da resposta ao seguinte questionamento: "É possível reestabelecer uma circulação biventricular?", ou seja, realizar correção cirúrgica de modo que o ventrículo direito seja responsável pela circulação pulmonar e o ventrículo esquerdo pela sistêmica? Sempre que a resposta a essa pergunta for sim, a correção biventricular é recomendada; quando não, prefere-se a correção univentricular[21,30].

A correção biventricular consistirá em reimplantar vasos anômalos aos seus locais habituais diretamente ou através de tecido protético e fechar comunicações existentes. Já a univentricular, também denominada cirurgia de Fontan, é caracterizada pela mudança no padrão de fisiologia cardiopulmonar. Nessa cirurgia, estabelece-se uma circulação em série dependente somente de "um" ventrículo funcionante. Dessa maneira, o ventrículo único será responsável pelo bombeamento do sangue somente para a aorta, enquanto o fluxo pulmonar será fornecido pelo retorno venoso sistêmico (cavas), que será conectado diretamente aos ramos pulmonares[16,21,30].

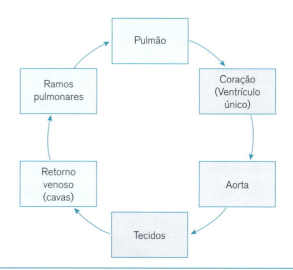

FIGURA 72.7. Fisiologia da circulação de Fontan.
Fonte: Elaborada pela autoria.

Confira o Quadro 72.3 com o resumo desse grupo de doenças.

QUADRO 72.3. Breve resumo das principais cardiopatias cianogênicas de hiperfluxo pulmonar.

Doença	Exame físico	Radiografia	Eletrocardiograma	Planejamento cirúrgico
Transposição de grandes artérias • Aorta emerge do ventrículo direito e artéria pulmonar do esquerdo • Duas circulações em paralelo	• Sopro da comunicação associada • Segunda bulha hiperfonética e única • Cianose precoce	• "Ovo deitado", por apresentar mediastino superior estreitado • Aumento de trama pulmonar	• Nenhuma alteração específica • Geralmente, normal para idade, ou sinais de sobrecarga direita	• Cirurgia de *switch* arterial (Jatene), até 3ª semana de vida, preferencialmente • Incisão acima do plano das valvas, com reimplante em posições trocadas + reimplante das coronárias

(Continua)

(Continuação)

QUADRO 72.3. Breve resumo das principais cardiopatias cianogênicas de hiperfluxo pulmonar.

Doença	Exame físico	Radiografia	Eletrocardiograma	Planejamento cirúrgico
Truncus arteriosus • Aorta e artéria pulmonar compõem um vaso único	• Pulsos amplos e pressão divergente • Sopro sistólico em focos da base, semelhante à estenose aórtica; segunda bulha única • Cianose leve a moderada • Taquidispneia	• Trama vascular pulmonar aumentada • Cardiomegalia global	• Geralmente, normal para a idade ou sobrecarga biventricular	• Correção biventricular ao diagnóstico • Conexão de ramos pulmonares no ventrículo direito diretamente ou através de tubo protético + fechamento da comunicação interventricular, ficando a valva truncal associada ao ventrículo esquerdo
Drenagem anômala total de veias pulmonares • As quatro veias pulmonares drenam direta ou indiretamente no átrio direito	• Sem sopros característicos • Sinais de baixo débito sistêmico • Taquidispneia • - Cianose discreta	• Trama vascular pulmonar muito aumentada • Cardiomegalia importante por meio de câmaras direitas	• Sobrecarga importante de câmaras direitas	• Correção biventricular ao diagnóstico • Redirecionamento do fluxo das veias pulmonares ao átrio esquerdo
Ventrículo único funcional – atresia tricúspide, atresia mitral, dupla via de entrada do ventrículo único, síndrome do coração esquerdo hipoplásico, entre outras que cursam com um dos ventrículos hipoplásico	• Sem sopros específicos • Cianose • Taquidispneia	• Trama vascular pulmonar aumentada • Cardiomegalia	• Atresia tricúspide: sobrecarga de átrio direito e ventrículo esquerdo e eixo desviado com aVF negativo • Demais doenças sem alterações específicas	• Correção univentricular (Fontan) • Conectam-se as veias cavas aos ramos pulmonares, de maneira que o retorno venoso direcione o sangue aos pulmões para oxigenação e, posteriormente, atingem o coração pelas veias pulmonares

Fonte: Elaborado pela autoria.

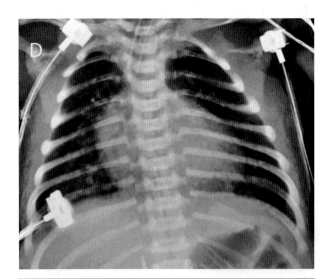

FIGURA 72.8. Radiografia de tórax de paciente portador de transposição de grandes artérias. Observar parênquima pulmonar com sinais de hiperfluxo pulmonar e área cardíaca sem aumento significativo.

Fonte: Imagem de pacientes acompanhados pela autoria no Serviço de Cardiologia Pediátrica do Instituto da Criança do HC.

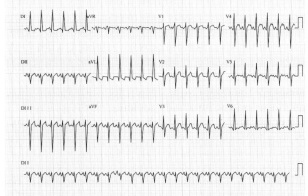

FIGURA 72.9. Eletrocardiograma de paciente portador de atresia tricúspide. Observar eixo QRS desviado para o 4º quadrante; sobrecarga atrial direita e ventricular esquerda.

Fonte: Imagem de pacientes acompanhados pela autoria no Serviço de Cardiologia Pediátrica HC-Criança HCFMRPUSP.

• Cianosantes de hipofluxo pulmonar

Malformações cardíacas que associam mistura de sangue no sentido direito-esquerdo com baixo fluxo pulmonar. Nesse grupo, estão doenças como tetralogia de Fallot, estenose valvar pulmonar grave, atresia pulmonar com septo íntegro ou com comunicação interventricular, dupla via de saída de VD com estenose pulmonar e cardiopatias de ventrículo único funcional com estenose pulmonar (entre elas: atresia tricúspide, mitral, dupla via de entrada)[3].

A alteração comum a esse grupo é a presença de estenose ou atresia pulmonar (subvalvar, valvar ou supravalvar) associada a outra alteração que desvia o sangue venoso à circulação sistêmica. De acordo com a gravidade da estenose, o fluxo sanguíneo através dos ramos pulmonares pode independer ou ser dependente total ou parcialmente do canal arterial[3,4].

• Clínica

Sintoma de maior destaque é a cianose central precoce, que na maioria das vezes é grave. Em comparação com as cardiopatias cianosantes de hiperfluxo pulmonar, as cianosantes de hipofluxo pulmonar apresentam cianose mais intensa por apresentarem a mistura sanguínea intracardíaca proporcionalmente mais pobre em sangue oxigenado (menor volume que vem dos pulmões para o coração)[3,4].

Faz-se exceção relevante a tetralogia de Fallot, que por apresentar estenose pulmonar muscular (subvalvar), tende a ter piora progressiva da cianose ao longo do 1º mês de vida, não tendo manifestação precoce desse sintoma. Essa característica muscular da estenose pulmonar do Fallot lhe confere também uma flutuação importante da cianose, pois de acordo com estado de contratilidade muscular, se configura o grau de estenose pulmonar e o percentual de sangue venoso, atingindo a aorta[3,31].

Crise hipoxêmica

Caracteriza-se por estado agudo de hipercianose, que pode levar à agitação ou ao rebaixamento do nível de consciência, além de complicações, como isquemia cerebral e sintomas neurológicos focais e até a morte. Tal crise está relacionada a situações de estresse da criança, principalmente choro e esforço físico[15,16,29,31].

Todas as doenças cianogênicas, em situações de hipertensão pulmonar, podem incluir episódios de crise hipercianótica em sua clínica, no entanto, estão mais intimamente relacionadas às de hipofluxo pulmonar e, principalmente, à tetralogia de Fallot. A natureza muscular da estenose pulmonar, nessa doença, como já comentado anteriormente, faz que situações de estresse e liberação de catecolaminas induzam maior contratilidade da musculatura cardíaca, reduzindo ainda mais a luz da via de saída para a artéria pulmonar e, consequentemente, desviando ainda mais sangue venoso para a circulação sistêmica[16,31].

O tratamento da crise hipoxêmica visa aumentar a oferta e reduzir o consumo de oxigênio, além de tentar aumentar o fluxo pulmonar. A medida mais importante para o tratamento é acalmar o paciente, seja simplesmente acalentando-a no colo da mãe, seja com sedação medicamentosa (principalmente com morfina – 0,1 a 0,2 mg/kg, intramuscular ou endovenosa, podendo ser repetida até 4 vezes). Essas medidas são efetivas por agirem na causa da crise, reduzindo a liberação catecolaminérgica. Com o intuito

de aumentar o fluxo pulmonar, recomenda-se a posição de flexão genupeitoral, que por aumentar a resistência vascular sistêmica, acaba por desviar sangue no sentido pulmonar e a oferta de oxigênio suplementar, que além de aumentar a oxigenação sanguínea, possui ação vasodilatadora pulmonar, facilitando o influxo sanguíneo aos pulmões. O uso de propranolol endovenoso (0,2 mg/kg em bolus lento[16]) também pode ser útil. Reposição de fluidos e de bicarbonato também podem ser benéficas[15,16,31].

Para a tetralogia de Fallot, pelo alto risco de crises hipoxêmicas, discute-se o uso do betabloqueador propranolol por via oral, como profilático, por sua ação de relaxamento da musculatura cardíaca, diminuindo a frequência e a gravidade das crises; porém, carece de evidência científica[16].

Exames complementares

Habitualmente, radiografia simples de tórax mostra trama vascular pulmonar pobre, com ausências de vasos em ápices e periferias de campos pleuropulmonares. Quanto à área cardíaca, pode apresentar acometimentos variados das câmaras e o principal achado associado é o aumento da concavidade do arco médio (arco da silhueta cardíaca esquerda estabelecido pela artéria pulmonar, que usualmente está reduzida/hipoplásica nesse grupo de doenças)[4].

O eletrocardiograma tem poucas alterações específicas, mas auxilia no raciocínio diagnóstico ao demonstrar sinais de sobrecarga de câmaras[4].

A ecocardiografia dará o detalhamento diagnóstico, com descrição das câmaras cardíacas, suas conexões e relações anatômicas, direções e velocidades de fluxos. E se persistirem perguntas mal-esclarecidas, o cateterismo cardíaco, a angiotomografia e a ressonância nuclear magnética do coração podem acrescentar informações importantes[16,4,22].

Conduta

Algumas doenças desse grupo podem ser dependentes do canal arterial para manter a perfusão da vasculatura pulmonar e, consequentemente, a oxigenação sanguínea, por isso, recomenda-se o uso de prostaglandina E (0,01 a 0,1 mcg/kg/min em infusão contínua[16,23]) até a correção ou paliação cirúrgica. Atentando-se para efeitos colaterais importantes, como apneia e hipertermia e também para a duração limitada dos efeitos. Um plano cirúrgico deve ser estabelecido ainda dentro do período neonatal, pois não mais se consegue garantir eficácia após esse período[15,23].

O uso do oxigênio suplementar é recomendado para manter oxigenação sanguínea acima de 75% e é benéfico por promover vasodilatação pulmonar, facilitando o influxo de sangue aos pulmões[15].

Esses pacientes, habitualmente, não se beneficiam de restrição hídrica, pois essa medida pode reduzir ainda mais o fluxo pulmonar, piorando a cianose.

Pelo risco de complicações neurológicas e até óbito secundários à hipoxemia, a correção ou paliação cirúrgica é recomendada para todos os pacientes precocemente; e, assim como no grupo anterior, deve-se definir por correção biventricular ou univentricular[16,21,30].

QUADRO 72.4. Resumo simplificado das principais cardiopatias cianogênicas de hipofluxo pulmonar.

Doença	Exame físico	Radiografia	Eletrocardiograma	Planejamento cirúrgico
• Tetralogia de Fallot • Aorta cavalga septo interventricular • CIV • Estenose pulmonar muscular • Hipertrofia de ventrículo direito	• Sopro sistólico de foco pulmonar e/ou em rebordo esternal esquerdo baixo • Cianose flutuante, principalmente ao choro	• "Tamanco holandês" hipertrofia do ventrículo direito eleva a ponta do coração e artéria pulmonar hipoplásica determina aumento da concavidade do arco médio	• Sobrecarga de ventrículo direito	• Cirurgia biventricular eletiva • Fechamento da CIV, deixando a aorta relacionada somente ao VE e abertura da estenose pulmonar
• Atresia pulmonar com CIV • Ausência de conexão entre ventrículo direito e ramos pulmonares • Dependente do canal arterial	• Sopro contínuo do canal arterial • Cianose importante	• Semelhante ao da tetralogia de Fallot • Trama vascular pulmonar pobre	• Sobrecarga de ventrículo direito	• Correção biventricular • Conexão dos ramos pulmonares ao ventrículo direito diretamente ou através de tubo protético + fechamento da CIV
• Atresia pulmonar com septo íntegro • Ausência de conexão entre ventrículo direito e ramos pulmonares • Ventrículo direito de tamanho variável (geralmente hipoplásico) • Dependente do canal arterial	• Sopro contínuo do canal arterial • Cianose importante	• Trama vascular pulmonar pobre • Arco médio escavado (tronco pulmonar hipoplásico)	• Sobrecarga do átrio direito e ventrículo esquerdo	• Correção uni ou biventricular (dependente do tamanho do ventrículo direito) • Univentricular: necessita de cirurgia paliativa prévia (cirurgia de Blalock-Taussig modificado, seguido de procedimento tipo Fontan) • Biventricular: ampliação da via de saída do ventrículo direito, por cateterismo ou cirurgia
• Ventrículo único funcional com estenose pulmonar – atresia tricúspide, atresia mitral, dupla via de entrada do ventrículo único com estenose pulmonar	• Sopros variáveis, pouco específicos • Cianose importante	• Trama vascular pulmonar pobre • Cardiomegalia	• Atresia tricúspide: sobrecarga de átrio direito e ventrículo esquerdo e eixo desviado com aVF negativo • Demais doenças sem alterações específicas	• Correção univentricular (Fontan) • De acordo com o grau de estenose pulmonar pode precisar de cirurgia paliativa prévia (cirurgia de Blalock-Taussig modificado)

Fonte: Elaborado pela autoria.

Um resumo das doenças desse grupo está no Quadro 72.4, e nas Figuras 72.10 e 72.11 com imagens de radiografia de tórax de crianças com tetralogia de Fallot e atresia pulmonar, respectivamente.

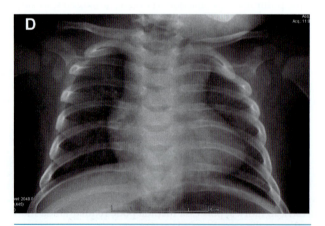

FIGURA 72.10. Radiografia de tórax de paciente portador de tetralogia de Fallot. Observar a perfusão pobre do parênquima pulmonar; arco pulmonar escavado e aumento de ventrículo direito (ápice cardíaco elevado).

Fonte: Imagem de pacientes acompanhados pela autoria no Serviço de Cardiologia Pediátrica HC-Criança FMRP-USP.

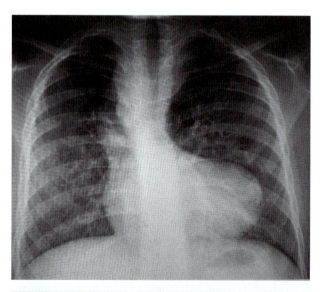

FIGURA 72.11. Radiografia de tórax de paciente portador de atresia pulmonar. Observar concavidade importante em topografia de arco pulmonar, com estreitamento do mediastino; vasculatura pulmonar pobre e aumento da área cardíaca, som predomínio de ventrículo direito.

Fonte: Imagem de pacientes acompanhados pela autoria no Serviço de Cardiologia Pediátrica HC-Criança FMRP-USP.

72 ■ Cardiopatias congênitas

■ Referências bibliográficas

1. Cauduro AS. Insuficiência cardíaca congestiva. In Atik E; Ramires JAF; Kalil Filho R. Cardiopatias congênitas guia prático de diagnóstico – Tratamento e conduta geral. São Paulo: Atheneu; 2014. p.3-16.

2. Atik E; Moreira VM. Classificação das Cardiopatias Congênitas visando ao diagnóstico clínico. In Atik E; Moreira VM. Imagens e correlações em cardiologia pediátrica. São Paulo, Roca; 2011. p. 2-5.

3. Atik E; Moreira VM. Aspectos fisiopatológico, de diagnóstico clínico e evolutivo das cardiopatias congênitas. In Atik E; Moreira VM. Imagens e correlações em cardiologia pediátrica. São Paulo, Roca; 2011. p.6-23.

4. Silva ML, Mattos SS. Abordagem inicial da criança com suspeita de cardiopatia. In Croti UA, Mattos SS, Pinto Jr. VC, Aiello VD, Moreira VM. Cardiologia e cirurgia cardiovascular pediátrica. 2. ed. São Paulo, Roca; 2012. p.99-118.

5. Oster, ME; Kochilas, L. Screening for Critical Congenital Heart Disease. Clinics In Perinatology. 2016 Mar;43(1):73-80.

6. Alten JÁ, Rhodes LA, Tabbut S, Cooper DS, Graham EM, Ghanayem N, Marino BS, Figueroa MI, Chanani NK, Jacobs JP, Dononhue JE, Yu S, Gaies M. Perioperative feeding management of neonates with CHD: analysis of the Pediatric Cardiac Critical Care Consortium (PC4) registry. Cardiology in the Young. 2015 Dez;25(8):1.593-601.

7. Zuckerberg AL; Lefton-Greif MA. Nutrition and metabolism in the critically ill child with cardiac disease. In: Nichols DG, Ungerleider RM, Spevak PJ, Greeley WJ, Cameron DE, Lappe DG et col. Critical Heart Disease in Infants and Children. 2nd ed. Philadelphia, Mosby Elsevier; 2006. p.379-404.

8. Chacur P, Dancini JL. Persistência do canal arterial. In Santana MVT. Cardiopatias congênitas no recém-nascido: diagnóstico e tratamento. 2.ed. São Paulo, Atheneu; 2005.

9. Becker CL; Eltayeb O; Mongé MC; Mazwi ML; Costello JM. Shunt Lesions Part I: Patent Ductus Arteriosus, Atrial Septal Defect, Ventricular Septal Defect, and Atrioventricular Septal Defect. Pediatric Critical Care Medicine. 2016 Aug;17:302-9.

10. Vida VL, Bottio T, Milanesi O, Reffo E, Biffani R, Bonato R, Stellin G. Critical aortic stenosis in early infancy: surgical treatment for residual lesions after ballon dilation. Annals of Thoracic Surgery. 79(1): 47-51.

11. Costa, Anabel GC, Duarte ML, Kraychete NC. Comunicação Interatrial. In Croti UA, Mattos SS, Pinto Jr. VC, Aiello VD, Moreira VM. Cardiologia e cirurgia cardiovascular pediátrica. 2. ed. São Paulo, Roca; 2012. p.361-90.

12. de Marchi CH, de Godoy MF, Sobrinho SH, Croti UA. Comunicação Interventricular. In Croti UA, Mattos SS, Pinto Jr. VC, Aiello VD, Moreira VM. Cardiologia e cirurgia cardiovascular pediátrica. 2.ed. São Paulo, Roca; 2012. p.401-22.

13. sMiller A, Siffel C, Lu C, Colarusso TR, Frías JL, Correa A. Long-Termo Survival of Infants with Atrioventricular Septal Defects. The Journal of Pediatrics. 2010 Jun;156(6):994-1000.

14. Torok RD, Campbell MJ, Fleming GA, Hill KD. Coarctation of the aorta: management from the infancy to adulthood. The World Journal of Cardiology. 2015 Nov:7(11):765-75.

15. Dolbec, K; Mick, NW. Congenital Heart Disease. Emergency Medicine Clinics of North America. 2011 Nov;29(4):811-27.

16. Rao, PS. Diagnosis and Management of Cyanotic Congenital Heart Disease: Part I. Indian Journal Of Pediatrics. 2009 Jan;76:57-70.

17. Prieto LR, Latson LA. Pulmonary Stenosis. In Moss and Adams'heart disease in infants, children, and adolescentes: including fetus and Young adult. 7th ed. Philadelphia, Lippincott Williams & Wilkins; 2008. p.835-58.

18. Tanamati C, Ravetti CVL. Tronco arterial comum. In Croti UA, Mattos SS, Pinto Jr. VC, Aiello VD, Moreira VM. Cardiologia e cirurgia cardiovascular pediátrica. 2.ed. São Paulo: Roca; 2012. p.587-602.

19. Baylen BG, Atkinson DE. Mitral Inflow Obstruction. In: Moss and Adams'heart disease in infants, children, and adolescentes: including fetus and Young adult. 7th ed. Philadelphia, Lippincott Williams & Wilkins; 2008. p.922-36.

20. Brasil. Portaria n. 20, de 10 de junho 2014. DOU n. 110, de 11 de junho de 2014, p.56.

21. Santos CCL, Figueira FAMS, Moraes F. Conexão Atrioventricular univentricular. In Croti UA, Mattos SS, Pinto Jr. VC, Aiello VD, Moreira VM. Cardiologia e cirurgia cardiovascular pediátrica. 2.ed. São Paulo, Roca; 2012. p.119-40.

22. Grau CRPC, Kozak MF, Guerra VC. Ecocardiografia. In Croti UA, Mattos SS, Pinto Jr. VC, Aiello VD, Moreira VM. Cardiologia e cirurgia cardiovascular pediátrica. 2.ed. São Paulo, Roca; 2012. p.119-40.

23. Karl TR, Kirshbom PM. Transposicion of great arteries and the arterial swicht operation. In Nichols DG, Ungerleider RM, Spevak PJ, Greeley WJ, Cameron DE, Lappe DG et. col. Critical Heart Disease in Infants and Children. 2nd ed. philadelphia, Mosby Elsevier; 2006. p.715-30.

24. Ricci Z et al. Furosemide versus ethacrynic acid in pediatric patients undergoing cardiac surgery: a randomized controlled trial. Critical Care. 2015:19(1):2-9.

25. Lee GJ et al. Angiotensin Converting Enzyme Inhibitor (ACEI)-Induced Acute Renal Failure in Premature Newborns with Congenital Heart Disease. J Pediatr Pharmacol Ther. 2010:15(4):290-6.

26. Lindle KA et al. Angiotensin-Converting Enzyme Inhibitor Nephrotoxicity in Neonates with Cardiac Disease. Pediatr Cardiol. 2013 Nov:35(3):449-506.

27. Pedra CAC, Oliveira EC, Neves J, da Costa RN, Arrieta SR, Fontes VF. Estudo hemodinâmico diagnóstico e intervencionista. In Croti UA, Mattos SS, Pinto Jr. VC, Aiello VD, Moreira VM. Cardiologia e cirurgia cardiovascular pediátrica. 2.ed. São Paulo, Roca; 2012. p.163-94.

28. Tchakmakian LA, Pereira MAG, Silva SMCS, Fragella VS. Nutrição na criança cardiopata. In Croti UA, Mattos SS, Pinto Jr. VC, Aiello VD, Moreira VM. Cardiologia e cirurgia cardiovascular pediátrica. 2.ed. São Paulo, Roca; 2012. p.265-78.

29. Khalil A et al. Brain abnormalities and neurodevelopmental delay in congenital heart disease: systematic review and meta-analysis. Ultrasound Obstet Gynecol. 2013 Dez;43(1):14-24.

30. Davies, R. Decision-making for surgery in the management of patients with univentricular heart. Frontiers in Pediatrics. 2015;(3):1-19.

31. Tsze, DS et al. Treatment of Tetralogy of Fallot Hypoxic Spell with Intranasal Fentanyl. Pediatrics. 2016 Jul;134(1):266-9.

32. Lai WW, Mwetens LL, Cohen MS, Geva T. Echocardiography in Pediatric and Congenital Heart Disease: From Fetus to Adult. West Sussex: Wiley – Blackwell; 2009.

33. Moreira VM. Ressonância magnética e tomografia computadorizada em cardiopatias congênitas. In: Croti UA, Mattos SS, Pinto Jr. VC, Aiello VD, Moreira VM. Cardiologia e cirurgia cardiovascular pediátrica. 2.ed. São Paulo, Roca; 2012. p.141-62.

34. Simões LC, Neves F, Athayde JG, Lopes FAL, Oliveira PS. Valvoplastia pulmonar e aórtica com balão: do recém-nascido ao adulto jovem. Revista Brasileira de Cardiologia Invasiva. 2005;13(2):77-84.

35. Chamé F, Chamé D, Simões LCN, Silva RM. Uso de *stent* recoberto no tratamento da coarctação de aorta. Revista Brasileira de Cardiologia Invasiva. 23(2):139-44.

Hipertensão arterial 73

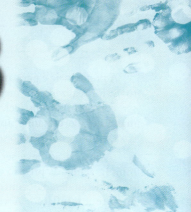

- Ivan Coelho Machado - Paulo Henrique Manso - Vanessa Scaranti

CASO CLÍNICO

Escolar, 7 anos de idade, sexo masculino, atendido em consulta de rotina da Unidade Básica de Saúde. Sem outra história patológica pregressa, nasceu termo, com peso adequado para idade gestacional. Apresenta importante erro alimentar e fica períodos longos na televisão e no videogame. Pai, 40 anos, negro, obeso, hipertenso em uso de medicações anti-hipertensivas. Mãe hígida. O exame físico era normal, exceto por sobrepeso. Sua pressão arterial foi aferida quando ele estava calmo, pelo método oscilométrico, com manguito adequado para o diâmetro do seu braço direito, sendo os valores tensionais sistólicos e diastólicos compreendidos inicialmente 118/80 (acima do percentil 90, para idade, sexo e estatura). Foram realizadas mais duas medidas pelo método auscultatório, com manguito adequado e criança tranquila, verificou-se, então, a média das medidas 114/72 mmHg (acima do percentil 90, porém abaixo do percentil 95 para idade, sexo e estatura).

Feito a hipótese de pressão arterial elevada e solicitado retorno para confirmação dos níveis tensionais em mais duas visitas para assentir o diagnóstico. Paciente recebeu orientações para uma alimentação saudável e prática de atividade física, como nadar, brincar no parquinho, correr e saltar, pelo menos 60 minutos, 3 vezes/semana.

Não foram prescritas medicações anti-hipertensivas.

Paciente adotou a modificação do estilo de vida e retornou após 6 meses. Na ocasião, constatou-se peso e estatura no percentil 90 e IMC menor que percentil 85. Realizada novamente a medida da pressão arterial, todas aferições ficaram abaixo de 110/60 mmHg (< percentil 90 para idade, sexo e estatura), compatível com pressão arterial normal para idade.

■ Introdução

A hipertensão arterial sistêmica (HAS) é um problema crescente na infância e na adolescência. Trata-se de uma patologia multifatorial, caracterizada por níveis elevados e persistentes de pressão arterial (PA).

A prevalência geral entre 3 a 18 anos é de aproximadamente 3,5%, com taxas mais altas entre crianças e adolescentes com sobrepeso e obesidade. Existe uma relação direta da hipertensão e a idade, com prevalência de HAS superior a 60% nos idosos.

Há evidências que a hipertensão em adultos tem seus antecedentes durante a infância, e os níveis de pressão arterial no início da vida são preditores dos níveis de pressão arterial na maioridade, estabelecendo uma relação entre esses níveis na infância e na vida adulta. A elevação da pressão arterial na infância desencadeia alterações crônicas no sistema cardiovascular. A hipertensão arterial sistêmica pode contribuir para a aterosclerose precoce e o desenvolvimento de doença cardiovascular. Desse modo, identificar crianças com hipertensão e tratá-las adequadamente pode ter um impacto importante nos resultados em longo prazo, evitando complicações graves.

As recomendações atuais consideram obrigatória a medida da pressão arterial a partir dos 3 anos de idade, anualmente, durante consulta médica ou antes, e com mais frequência na presença de fatores de risco: história de prematuridade com < 32 semanas de gestação ou pequeno para idade gestacional, muito baixo peso ao nascer, uso de cateter umbilical arterial, doença cardíaca congênita, malformação urológica ou doença renal conhecida, infecção urinária de repetição, hematúria ou proteinúria, história familiar de doença renal congênita, doenças sistêmicas que cursam com HAS (p. ex., neurofibromatose), esclerose tuberosa, anemia falciforme, evidência de hipertensão intracraniana, pacientes submetidos a transplantes ou em uso de medicamentos que aumentam a pressão arterial.

A medida inicial da pressão arterial pode ser realizada pelo método oscilométrico através de aparelhos automáticos validados para uso na população pediátrica, ou auscultatório com um esfigmomanômetro com coluna de mercúrio ou aneroide. No entanto, o diagnóstico de hipertensão arterial somente pode ser feito com a utilização da técnica auscultatória, pois os aparelhos oscilométricos superestimam sistematicamente os valores de PA sistólica e diastólica.

Durante a aferição, a criança ou o adolescente deve estar confortavelmente sentado, em um local calmo, com o braço direito apoiado sobre uma superfície sólida no nível do coração. O estetoscópio deve ser colocado sobre a artéria braquial, proximal e medial na fossa cubital.

A preferência é para aferição no membro superior direito. Se for realizada nos membros inferiores, o paciente deve ser colocado, se possível, em decúbito ventral. Utilizar manguito de tamanho apropriado, colocado no meio da coxa, com o estetoscópio sobre a artéria poplítea.

A insuflação deve ser feita até uma pressão 20 a 30 mmHg acima da pressão arterial sistólica; tal pressão corresponde ao desaparecimento do pulso radial na palpação, durante a insuflação. A velocidade de desinsuflação deve ser 2 a 3 mmHg/segundo. A pressão arterial sistólica corresponde ao primeiro som auscultado durante a desinsuflação do manguito (primeiro som de Korotkoff), e a pressão arterial diastólica corresponde ao desaparecimento do som (quinto som de Korotkoff).

O manguito, reservatório inflável de borracha dentro da braçadeira do aparelho, deve ser de tamanho apropriado para a medida precisa da PA. O maior erro técnico na obtenção dos valores de pressão arterial consiste na escolha errada do tamanho do manguito.

Com o manguito adequado será possível medir a distância do acrômio ao olecrano, no ponto médio dessa distância, e a circunferência do braço. A altura do reservatório de ar deve medir, no mínimo, 40% da circunferência do braço. O comprimento do reservatório de ar deve corresponder entre 80 e 100% da circunferência do braço.

A escolha de um manguito maior que o ideal pode subestimar a pressão arterial, e o manguito menor costuma superestimar a medida de pressão arterial. Na falta do manguito ideal, escolha sempre o manguito maior, pois o viés é menor.

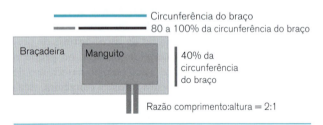

FIGURA 73.1. Escolha do manguito.
Fonte: Elaborada pela autoria.

Os valores obtidos devem ser interpretados, segundo sexo, idade e estatura. Novas tabelas de referência de pressão arterial, com base em crianças e adolescentes com peso normal, foram apresentadas na diretriz da American Academy of Pediatrics (AAP), 2017. Elas incluem os valores de pressão arterial sistólica (PAS) e pressão arterial diastólica (PAD) organizados por idade, sexo e estatura. Porém, essas tabelas não incluem valores com sobrepeso e obesidade; portanto, representam valores normativos da pressão arterial para crianças e adolescentes com peso normal.

É importante ressaltar que os dados utilizados para a formulação das tabelas de referência foram realizados por meio de uma técnica auscultatória, que pode fornecer valores diferentes da medida obtida por dispositivos oscilométricos.

Se a pressão arterial na primeira medida estiver elevada, ou seja, acima do percentil 90, o profissional deve realizar duas aferições adicionais (oscilométrica ou auscultatória) e fazer a média delas. Se estiver usando o método auscultatório, esse valor é usado para determinar a categoria de pressão arterial da criança. Se a média da leitura oscilométrica for ≥ percentil 90, duas aferições auscultatórias devem ser realizadas, e calculada a média para definir a categoria de pressão arterial.

A pressão arterial normal é definida como valores de PAS e PAD abaixo do percentil 90, segundo idade, sexo e estatura. Pressão arterial elevada é quando PAS e/ou PAD está ≥ percentil 90 e < percentil 95; para os adolescentes (igual ou maiores que 13 anos) é quando PAS ≥ 120 e < 129, e PAD < 80 mmHg, ou > percentil 90 e < percentil 95, o que for menor.

A hipertensão foi definida como a média clínica da PAS e/ou PAD ≥ percentil 95 ou acima de 130/80. A HAS foi ainda classificada como hipertensão de estágio 1 ou estágio 2. Sendo estágio 1 se ≥ percentil 95 e < 95 + 12 mmHg, ou PAS/PAD entre 130/80 a 139/89 mmHg; estágio 2 ≥ percentil 95 + 12 mmHg ou ≥ 140/90 mmHg.

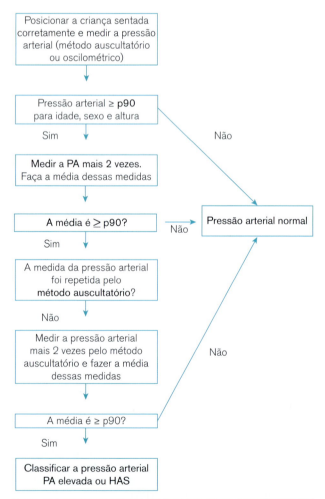

FIGURA 73.2. Algoritmo para medida de pressão arterial sistêmica.
Fonte: Adaptada de Flynn, Kaelber, Baker-Smith e colaboradores[2].

73 ■ Hipertensão arterial

QUADRO 73.1. Diagnóstico de acordo com os valores de pressão arterial encontrados para idade, sexo e percentil de estatura em crianças e adolescentes (2017).

	Crianças de 1 a 13 anos	≥ 13 anos
PA normal	• < P90	• < 120/< 80
PA elevada	• ≥ P90 e < P95 ou • 120/80 e < P95 (o que for menor)	• ≥ 120/< 80 a 129/< 80
HA estágio 1	• ≥ P95 e < P95 + 12 mmHg ou • 130/80 a 139/89 mmHg	• ≥ 130/80 a 139/89
HA estágio 2	• ≥ P95 + 12 mmHg ou • ≥ 140/90 mmHg	• ≥ 140/90 mmHg

Fonte: Adaptado de Flynn, Kaelber, Baker-Smith e colaboradores[2].

TABELA 73.1. Valores de pressão arterial de acordo com o percentil para meninos, com idade e estatura.

Idade (anos)	Percentis de PA	PAS (mmHg)							PAD (mmHg)						
		Estatura e percentil de estatura							Estatura e percentil de estatura						
		5%	10%	25%	50%	75%	90%	95%	5%	10%	25%	50%	75%	90%	95%
1	Estatura (cm)	77,2	78,3	80,2	82,4	84,6	86,7	87,9	77,2	78,3	80,2	82,4	84,6	86,7	87,9
	P50	85	85	86	86	87	88	88	40	40	40	41	41	42	42
	P90	98	99	99	100	100	101	101	52	52	53	53	54	54	54
	P95	102	102	103	103	104	105	105	54	54	55	55	56	57	57
	P95 + 12 mmHg	114	114	115	115	116	117	117	66	66	67	67	68	69	69
2	Estatura (cm)	86,1	87,4	89,6	92,1	94,7	97,1	98,5	86,1	87,4	89,6	92,1	94,7	97,1	98,5
	P50	87	87	88	89	89	90	91	43	43	44	44	45	46	46
	P90	100	100	101	102	103	103	104	55	55	56	56	57	58	58
	P95	104	105	105	106	107	107	108	57	58	58	59	60	61	61
	P95 + 12 mmHg	116	117	117	118	119	119	120	69	70	70	71	72	73	73
3	Estatura (cm)	92,5	93,9	96,3	99,0	101,8	104,3	105,8	92,5	93,9	96,3	99,0	101,8	104,3	105,8
	P50	88	89	89	90	91	92	92	45	46	46	47	48	49	49
	P90	101	102	102	103	104	105	105	58	58	59	59	60	61	61
	P95	106	106	107	107	108	109	109	60	61	61	62	63	64	64
	P95 + 12 mmHg	118	118	119	119	120	121	121	72	73	73	74	75	76	76
4	Estatura (cm)	98,5	100,2	102,9	105,9	108,9	111,5	113,2	98,5	100,2	102,9	105,9	108,9	111,5	113,2
	P50	90	90	91	91	93	94	94	48	49	49	50	51	52	52
	P90	102	103	104	105	105	106	107	60	61	62	62	63	64	64
	P95	107	107	108	108	109	110	110	63	64	65	66	67	67	68
	P95 + 12 mmHg	119	119	120	120	121	122	122	75	76	77	78	79	79	80
5	Estatura (cm)	104,4	106,2	109,1	112,4	115,7	118,6	120,3	104,4	106,2	109,1	112,4	115,7	118,6	120,3
	P50	91	92	93	94	95	96	96	51	51	52	53	54	55	55

(Continua)

(Continuação)

TABELA 73.1. Valores de pressão arterial de acordo com o percentil para meninos, com idade e estatura.

Idade (anos)	Percentis de PA	PAS (mmHg)							PAD (mmHg)						
		Estatura e percentil de estatura							Estatura e percentil de estatura						
		5%	10%	25%	50%	75%	90%	95%	5%	10%	25%	50%	75%	90%	95%
5	P90	103	104	105	106	107	108	108	63	64	65	65	66	67	67
	P95	107	108	109	109	110	111	112	66	67	68	69	70	70	71
	p95 + 12 mmHg	119	120	121	121	122	123	124	78	79	80	81	82	82	83
6	Estatura (cm)	110,3	112,2	115,3	118,9	122,4	125,6	127,5	110,3	112,2	115,3	118,9	122,4	125,6	127,5
	P50	93	93	94	95	96	97	98	54	54	55	56	57	57	58
	P90	105	105	106	107	109	110	110	66	66	67	68	68	69	69
	P95	108	109	110	111	112	113	114	69	70	70	71	72	72	73
	P95 + 12 mmHg	120	121	122	123	124	125	126	81	82	82	83	84	84	85
7	Estatura (cm)	116,1	118	121,4	125,1	128,9	132,4	134,5	116,1	118,0	121,4	125,1	128,9	132,4	134,5
	P50	94	94	95	97	98	98	99	56	56	57	58	58	59	59
	P90	106	107	108	109	110	111	111	68	68	69	70	70	71	71
	P95	110	110	111	112	114	115	116	71	71	72	73	73	74	74
	P95 + 12 mmHg	122	122	123	124	126	127	128	83	83	84	85	85	86	86
8	Estatura (cm)	121,4	123,5	127	131	135,1	138,8	141	121,4	123,5	127	131	135,1	138,8	141
	P50	95	96	97	98	99	99	100	57	57	58	59	59	60	60
	P90	107	108	109	110	111	112	112	69	70	70	71	72	72	73
	P95	111	112	112	114	115	116	117	72	73	73	74	75	75	75
	P95 + 12 mmHg	123	124	124	126	127	128	129	84	85	85	86	87	87	87
9	Estatura (cm)	126	128,3	132,1	136,3	140,7	144,7	147,1	126	128,3	132,1	136,3	140,7	144,7	147,1
	P50	96	97	98	99	100	101	101	57	58	59	60	61	62	62
	P90	107	108	109	110	112	113	114	70	71	72	73	74	74	74
	P95	112	112	113	115	116	118	119	74	74	75	76	76	77	77
	P95 + 12 mmHg	124	124	125	127	128	130	131	86	86	87	88	88	89	89
10	Estatura (cm)	130,2	132,7	136,7	141,3	145,9	150,1	152,7	130,2	132,7	136,7	141,3	145,9	150,1	152,7
	P50	97	98	99	100	101	102	103	59	60	61	62	63	63	64
	P90	108	109	111	112	113	115	116	72	73	74	74	75	75	76
	P95	112	113	114	116	118	120	121	76	76	77	77	78	78	78
	P95 + 12 mmHg	124	125	126	128	130	132	133zz	88	88	89	89	90	90	90
11	Estatura (cm)	134,7	137,3	141,5	146,4	151,3	155,8	158,6	134,7	137,3	141,5	146,4	151,3	155,8	158,6
	P50	99	99	101	102	103	104	106	61	61	62	63	63	63	63
	P90	110	111	112	114	116	117	118	74	74	75	75	75	76	76
	P95	114	114	116	118	120	123	124	77	78	78	78	78	78	78
	P95 + 12 mmHg	126	126	128	130	132	135	136	89	90	90	90	90	90	90

(Continua)

73 ■ Hipertensão arterial

(Continuação)

TABELA 73.1. Valores de pressão arterial de acordo com o percentil para meninos, com idade e estatura.

Idade (anos)	Percentis de PA	PAS (mmHg)							PAD (mmHg)						
		Estatura e percentil de estatura							Estatura e percentil de estatura						
		5%	10%	25%	50%	75%	90%	95%	5%	10%	25%	50%	75%	90%	95%
12	Estatura (cm)	140,3	143	147,5	152,7	157,9	162,6	165,5	140,3	143	147,5	152,7	157,9	162,6	165,5
	P50	101	101	102	104	106	108	109	61	62	62	62	62	63	63
	P90	113	114	115	117	119	121	122	75	75	75	75	75	76	76
	P95	116	117	118	121	124	126	128	78	78	78	78	78	79	79
	P95 + 12 mmHg	128	129	130	133	136	138	140	90	90	90	90	90	91	91
13	Estatura (cm)	147	150	154,9	160,3	165,7	170,5	173,4	147	150	154,9	160,3	165,7	170,5	173,4
	P50	103	104	105	108	110	111	112	61	60	61	62	63	64	65
	P90	115	116	118	121	124	126	126	74	74	74	75	76	77	77
	P95	119	120	122	125	128	130	131	78	78	78	78	80	81	81
	P95 + 12 mmHg	131	132	134	137	140	142	143	90	90	90	90	92	93	93
14	Estatura (cm)	153,8	156,9	162	167,5	172,7	177,4	180,1	153,8	156,9	162	167,5	172,7	177,4	180,1
	P50	105	106	109	111	112	113	113	60	60	62	64	65	66	67
	P90	119	120	123	126	127	128	129	74	74	75	77	78	79	80
	P95	123	125	127	130	132	133	134	77	78	79	81	82	83	84
	P95 + 12 mmHg	135	137	139	142	144	145	146	89	90	91	93	94	95	96
15	Estatura (cm)	159	162	166,9	172,2	177,2	181,6	184,2	159	162	166,9	172,2	177,2	181,6	184,2
	P50	108	110	112	113	114	114	114	61	62	64	65	66	67	68
	P90	123	124	126	128	129	130	130	75	76	78	79	80	81	81
	P95	127	129	131	132	134	135	135	78	79	81	83	84	85	85
	P95 + 12 mmHg	139	141	143	144	146	147	147	90	91	93	95	96	97	97
16	Estatura (cm)	162,1	165	169,6	174,6	179,5	183,8	186,4	162,1	165	169,6	174,6	179,5	183,8	186,4
	P50	111	112	114	115	115	116	116	63	64	66	67	68	69	69
	P90	126	127	128	129	131	131	132	77	78	79	80	81	82	82
	P95	130	131	133	134	135	136	137	80	81	83	84	85	86	86
	P95 + 12mmHg	142	143	145	146	147	148	149	92	93	95	96	97	98	98
17	Estatura (cm)	163,8	166,5	170,9	175,8	180,7	184,9	187,5	163,8	166,5	170,9	175,8	180,7	184,9	187,5
	P50	114	115	116	117	117	118	118	65	66	67	68	69	70	70
	P90	128	129	130	131	132	133	134	78	79	80	81	82	82	83
	P95	132	133	134	135	137	138	138	81	82	84	85	86	86	87
	P95 + 12 mmHg	144	145	146	147	149	150	150	93	94	96	97	98	98	99

Fonte: Traduzida de Flynn, Kaelber, Baker-Smith e colaboradores[2].

TABELA 73.2. Valores de pressão arterial de acordo com o percentil para meninas, com idade e estatura.

Idade (anos)	Percentis de PA	PAS (mmHg) Estatura e percentil de estatura							PAD (mmHg) Estatura e percentil de estatura						
		5%	10%	25%	50%	75%	90%	95%	5%	10%	25%	50%	75%	90%	95%
1	Estatura (cm)	75,4	76,6	78,6	80,8	83	84,9	86,1	75,4	76,6	78,6	80,8	83	84,9	86,1
	P50	84	85	86	86	87	88	88	41	42	42	43	44	45	46
	P90	98	99	99	100	101	102	102	54	55	56	56	57	58	58
	P95	101	102	102	103	104	105	105	59	59	60	60	61	62	62
	P95 + 12 mmHg	113	114	114	115	116	117	117	71	71	72	72	73	74	74
2	Estatura (cm)	84,9	86,3	88,6	91,1	93,7	96	97,4	84,9	86,3	88,6	91,1	93,7	96	97,4
	P50	87	87	88	89	90	91	91	45	46	47	48	49	50	51
	P90	101	101	102	103	104	105	106	58	58	59	60	61	62	62
	P95	104	105	106	106	107	108	109	62	63	63	64	65	66	66
	P95 + 12 mmHg	116	117	118	118	119	120	121	74	75	75	76	77	78	78
3	Estatura (cm)	91	92,4	94,9	97,6	100,5	103,1	104,6	91	92,4	94,9	97,6	100,5	103,1	104,6
	P50	88	89	89	90	91	92	93	48	48	49	50	51	53	53
	P90	102	103	104	104	105	106	107	60	61	61	62	63	64	65
	P95	106	106	107	108	109	110	110	64	65	65	66	67	68	69
	P95 + 12 mmHg	118	118	119	120	121	122	122	76	77	77	78	79	80	81
4	Estatura (cm)	97,2	98,8	101,4	104,5	107,6	110,5	112,2	97,2	98,8	101,4	104,5	107,6	110,5	112,2
	P50	89	90	91	92	93	94	94	50	51	51	53	54	55	55
	P90	103	104	105	106	107	108	108	62	63	64	65	66	67	67
	P95	107	108	109	109	110	111	112	66	67	68	69	70	70	71
	P95 + 12 mmHg	119	120	121	121	122	123	124	78	79	80	81	82	82	83
5	Estatura (cm)	103,6	105,3	108,2	111,5	114,9	118,1	120	103,6	105,3	108,2	111,5	114,9	118,1	120
	P50	90	91	92	93	94	95	96	52	52	53	55	56	57	57
	P90	104	105	106	107	108	109	110	64	65	66	67	68	69	70
	P95	108	109	109	110	111	112	113	68	69	70	71	72	73	73
	P95 + 12 mmHg	120	121	121	122	123	124	125	80	81	82	83	84	85	85
6	Estatura (cm)	110	111,8	114,9	118,4	122,1	125,6	127,7	110	111,8	114,9	118,4	122,1	125,6	127,7
	P50	92	92	93	94	96	97	97	54	54	55	56	57	58	59
	P90	105	106	107	108	109	110	111	67	67	68	69	70	71	71
	P95	109	109	110	111	112	113	114	70	71	72	72	73	74	74
	P95 + 12mmHg	121	121	122	123	124	125	126	82	83	84	84	85	86	86
7	Estatura (cm)	115,9	117,8	121,1	124,9	128,8	132,5	134,7	115,9	117,8	121,1	124,9	128,8	132,5	134,7
	P50	92	93	94	95	97	98	99	55	55	56	57	58	59	60

(Continua)

73 ▪ Hipertensão arterial

(Continuação)

TABELA 73.2. Valores de pressão arterial de acordo com o percentil para meninas, com idade e estatura.

Idade (anos)	Percentis de PA	PAS (mmHg) Estatura e percentil de estatura							PAD (mmHg) Estatura e percentil de estatura						
		5%	10%	25%	50%	75%	90%	95%	5%	10%	25%	50%	75%	90%	95%
7	P90	106	106	107	109	110	111	112	68	68	69	70	71	72	72
	P95	109	110	111	112	113	114	115	72	72	73	73	74	74	75
	P95 + 12 mmHg	121	122	123	124	125	126	127	84	84	85	85	86	86	87
8	Estatura (cm)	121	123	126,5	130,6	134,7	138,5	140,9	121	123	126,5	130,6	134,7	138,5	140,9
	P50	93	94	95	97	98	99	100	56	56	57	59	60	61	61
	P90	107	107	108	110	111	112	113	69	70	71	72	72	73	73
	P95	110	111	112	113	115	116	117	72	73	74	74	75	75	75
	P95 + 12 mmHg	122	123	124	125	127	128	129	84	85	86	86	87	87	87
9	Estatura (cm)	125,3	127,6	131,3	135,6	140,1	144,1	146,6	125,3	127,6	131,3	135,6	140,1	144,1	146,6
	P50	95	95	97	98	99	100	101	57	58	59	60	60	61	61
	P90	108	108	109	111	112	113	114	71	71	72	73	73	73	73
	P95	112	112	113	114	116	117	118	74	74	75	75	75	75	75
	P95 + 12 mmHg	124	124	125	126	128	129	130	86	86	87	87	87	87	87
10	Estatura (cm)	129,7	132,2	136,3	141	145,8	150,2	152,8	129,7	132,2	136,3	141	145,8	150,2	152,8
	P50	96	97	98	99	101	102	103	58	59	59	60	61	61	61
	P90	109	110	111	112	113	115	116	72	73	73	73	73	73	73
	P95	113	114	114	116	117	119	120	75	75	76	76	76	76	76
	P95 + 12 mmHg	125	126	126	128	129	131	132	87	87	88	88	88	88	88
11	Estatura (cm)	135,6	138,3	142,8	147,8	152,8	157,3	160	135,6	138,3	142,8	147,8	152,8	157,3	160
	P50	98	99	101	102	104	105	106	60	60	60	61	62	63	64
	P90	111	112	113	114	116	118	120	74	74	74	74	74	75	75
	P95	115	116	117	118	120	123	124	76	77	77	77	77	77	77
	P95 + 12 mmHg	127	128	129	130	132	135	136	88	89	89	89	89	89	89
12	Estatura (cm)	142,8	145,5	149,9	154,8	159,6	163,8	166,4	142,8	145,5	149,9	154,8	159,6	163,8	166,4
	P50	102	102	104	105	107	108	108	61	61	61	62	64	65	65
	P90	114	115	116	118	120	122	122	75	75	75	75	76	76	76
	P95	118	119	120	122	124	125	126	78	78	78	78	79	79	79
	P95 + 12 mmHg	130	131	132	134	136	137	138	90	90	90	90	91	91	91
13	Estatura (cm)	148,1	150,6	154,7	159,2	163,7	167,8	170,2	148,1	150,6	154,7	159,2	163,7	167,8	170,2
	P50	104	105	106	107	108	108	109	62	62	63	64	65	65	65
	P90	116	117	119	121	122	123	123	75	75	75	76	76	76	76
	P95	121	122	123	124	126	126	127	79	79	79	79	80	80	81
	P95 + 12 mmHg	133	134	135	136	138	138	139	91	91	91	91	92	92	93

(Continua)

(Continuação)

TABELA 73.2. Valores de pressão arterial de acordo com o percentil para meninas, com idade e estatura.

Idade (anos)	Percentis de PA	PAS (mmHg)							PAD (mmHg)						
		Estatura e percentil de estatura							Estatura e percentil de estatura						
		5%	10%	25%	50%	75%	90%	95%	5%	10%	25%	50%	75%	90%	95%
14	Estatura (cm)	150,6	153	156,9	161,3	165,7	169,7	172,1	150,6	153	156,9	161,3	165,7	169,7	172,1
	P50	105	106	107	108	109	109	109	63	63	64	65	66	66	66
	P90	118	118	120	122	123	123	123	76	76	76	76	77	77	77
	P95	123	123	124	125	126	127	127	80	80	80	80	81	81	82
	P95 + 12 mmHg	135	135	136	137	138	139	139	92	92	92	92	93	93	94
15	Estatura (cm)	151,7	154	157,9	162,3	166,7	170,6	173	151,7	154	157,9	162,3	166,7	170,6	173
	P50	105	106	107	108	109	109	109	64	64	64	65	66	67	67
	P90	118	119	121	122	123	123	124	76	76	76	77	77	78	78
	P95	124	124	125	126	127	127	128	80	80	80	81	82	82	82
	P95 + 12 mmHg	136	136	137	138	139	139	140	92	92	92	93	94	94	94
16	Estatura (cm)	152,1	154,5	158,4	162,8	167,1	171,1	173,4	152,1	154,5	158,4	162,8	167,1	171,1	173,4
	P50	106	107	108	109	109	110	110	64	64	65	66	66	67	67
	P90	119	120	122	123	124	124	124	76	76	76	77	78	78	78
	P95	124	125	125	127	127	128	128	80	80	80	81	82	82	82
	P95 + 12 mmHg	136	137	137	139	139	140	140	92	92	92	93	94	94	94
17	Estatura (cm)	152,4	154,7	158,7	163	167,4	171,3	173,7	152,4	154,7	158,7	163	167,4	171,3	173,7
	P50	107	108	109	110	110	110	111	64	64	65	66	66	66	67
	P90	120	121	123	124	124	125	125	76	76	77	77	78	78	78
	P95	125	125	126	127	128	128	128	80	80	80	81	82	82	82
	P95 + 12 mmHg	137	137	138	139	140	140	140	92	92	92	93	94	94	94

Fonte: Traduzida de Flynn, Kaelber, Baker-Smith e colaboradores[2].

■ Investigação diagnóstica

Maior parte dos pacientes com HAS apresenta-se assintomática, e o exame físico pode ser normal, mostrando apenas o aumento da pressão arterial.

Quanto mais jovem a criança, maior a chance de se tratar de HAS secundária. As nefropatias parenquimatosas, renovasculares e obstrutivas são responsáveis pela maioria dos casos. Distúrbios endócrinos, como excesso de mineralocorticosteroide, corticosteroide ou catecolaminas, doenças da tireoide e coarctação da aorta são responsáveis pelo restante dos casos.

■ Anamnese

Devem ser detalhados dados de nascimento, crescimento e desenvolvimento, antecedentes pessoais de doenças renais, urológicas, endócrinas, cardíacas e neurológicas.

É importante caracterizar o padrão de atividade física, ingesta alimentar, tabagismo e consumo de bebida alcoólica, uso de esteroides, anfetaminas, simpaticomiméticos, antidepressivos tricíclicos, anticonceptivos e substâncias ilícitas, assim como o padrão do sono, uma vez que distúrbios do sono estão associados a HAS, sobrepeso e obesidade. A investigação de antecedentes familiares para HAS, doenças renais e outros fatores de risco cardiovasculares é fundamental.

■ Exame físico

Deve-se calcular o IMC para avaliar se há sobrepeso ou obesidade. O retardo do crescimento pode ser sugestivo de doença crônica. Taquicardia persistente pode sugerir hipertireoidismo ou feocromocitoma. A presença de pulsos diminuídos em membros inferiores leva à suspeita de coarc-

73 ▪ Hipertensão arterial

tação de aorta. A hipertrofia das adenoides está associada a distúrbios do sono. Acantose nigricans sugere resistência à insulina e *diabetes mellitus* (DM). Frêmitos e sopros abdominais podem indicar doença renovascular.

▪ Passos para o diagnóstico de HAS

- **Primeiro passo:** o paciente realmente tem HAS?

  Devemos lembrar que a medida de pressão arterial em crianças dependente de vários fatores, como o estado de agitação da criança, o uso de manguito adequado e o uso de medicações. Em uma consulta de rotina, caso a pressão (que deve ser preferencialmente aferida em membro superior direito) esteja acima dos limites para a idade, sexo e peso do paciente, a pressão deve ser aferida ainda num total de três visitas médicas, antes de se ter o diagnóstico definitivo. Apenas casos com sintomatologia ou emergência hipertensiva não necessitarão de confirmação em outras visitas, devendo ser encaminhados para tratamento o mais rápido possível.

  Em caso de medida de pressão alta, pode-se solicitar que o paciente meça a pressão em alguma unidade de saúde perto de casa, mas deve-se ter em mente que a unidade nem sempre terá manguitos adequados para tal, e a informação poderá se perder.

  Outra maneira de se confirmar a presença de HAS é através da medida ambulatorial da pressão arterial (MAPA), em que o paciente fica com um dispositivo que mede a pressão com intervalos de 15 a 30 minutos, por um período de 24 horas. Caso a realização de MAPA não seja possível pela falta de colaboração da criança ou por manguitos inadequados, as medidas realizadas ambulatorialmente em três visitas médicas bastam para o diagnóstico.

- **Segundo passo:** procurar por causas de HAS, comorbidades e lesões de órgão-alvo.

  Com o diagnóstico de HAS em crianças, devemos sempre que possível procurar por causas secundárias, mesmo em adolescentes obesos. Na anamnese devemos dar ênfase na pesquisa de doenças crônicas, cardiopatias e alterações urinárias. Além disso, precisamos perguntar sobre uso de medicações, alimentação e atividade física. O exame físico deve ser focado em palpar pulsos e medir PA nos membros superiores e inferiores; além de manchas na pele que sugiram acantose nigricans ou esclerose tuberosa. O IMC deve ser sempre calculado.

  Exames laboratoriais devem ser solicitados, visando o diagnóstico das causas mais comuns e a avaliação de comorbidades e lesão de órgão-alvo.

  Desse modo, devemos solicitar função renal (ureia, creatinina), eletrólitos, urina I e urocultura; glicemia de jejum e lipidograma. Ultrassonografia de rins e vias urinárias com *Doppler* de artérias renais e ecocardiograma também podem ser solicitados nessa triagem inicial.

Fundoscopia também pode ser solicitada para avaliação de tempo de HAS e lesão de retina.

- **Terceiro passo:** definir diagnóstico definitivo e propor tratamento específico.

  Dependendo da suspeita levantada pela história, exame físico e exames de triagem, devemos agora aprofundar-nos na hipótese diagnóstica mais plausível, solicitando os exames pertinentes. Assim, caso o paciente tenha clínica de hipertireoidismo, é necessário que se faça a pesquisa de hormônios tireoideanos; caso a suspeita seja de feocromocitoma, solicitar os metabólitos pertinentes. Em casos cuja suspeita seja doença renal, outros exames podem ser solicitados, como ressonância magnética ou cintilografia, entre outros. Se a suspeita for de HAS secundária à obesidade ou síndrome metabólica, a investigação pertinente deve ser feita.

  Caso não se chegue a um diagnóstico por meio desses passos, devemos considerar a HAS como primária ou essencial.

▪ Urgência e emergência hipertensiva

Apesar de não serem condições consideradas frequentes em serviços de pronto atendimento de pediatria, devido ao fato de apresentarem sintomatologia inespecífica, merecem atenção no diagnóstico para conduta adequada, evitando agravamento e complicações, além de possível diagnóstico de causa secundária.

Os sintomas podem estar mais associados à velocidade da elevação da PA que aos valores em absoluto. Uma criança previamente hígida com elevação brusca da PA, por síndrome nefrítica pós-estreptocócica, por exemplo, pode apresentar mais sintomas que um paciente com doença renal crônica com HAS já em tratamento, porém com descompensação por má-adesão medicamentosa.

A hipertensão secundária costuma ser a causa de urgência e emergência hipertensiva nos prontos atendimentos de pediatria, ao contrário dos adultos, que frequentemente apresentam descompensação da HAS primária. Deve-se iniciar uma avaliação diagnóstica na entrada, que incluiu: ureia, creatinina, eletrólitos, glicemia, hemograma completo, urina rotina, eletrocardiograma, radiografia de tórax, ecocardiografia, tomografia de crânio. Em alguns casos, solicita-se exames toxicológicos e exame de gravidez. A depender da história clínica e do exame físico, inclui-se também a realização de outros exames, conforme já discutido anteriormente.

Com relação às medidas de PA no pronto atendimento, o uso de aparelhos oscilométricos (automáticos) pode ser adequado, porém, em caso de PA > percentil 90, deve-se confirmar por método auscultatório. Os métodos oscilométricos podem ser muito úteis para monitoração mais frequente, principalmente em pacientes em unidades de emergência. A medida da pressão intra-arterial é considerada a mais acurada, mas sua punção não deve atrasar a terapia e, geralmente, fica reservada para os casos mais graves, em unidade de cuidados intensivos ou semi-intensivos que possuam equipe para manejo de tal dispositivo.

■ Emergência hipertensiva

Elevação grave e sintomática da PA "com" sintomas de risco de vida e dano agudo em órgão-alvo. Comumente, ocorre em elevação acima de 30 mmHg do percentil 95. As manifestações mais comuns são: convulsão, edema cerebral, papiledema, hemorragia retiniana, exsudato retiniano, falência cardíaca e lesão renal. A encefalopatia hipertensiva é uma das principais manifestações clínicas.

A intervenção na PA deve ser iniciada após alguns cuidados iniciais. Se o paciente apresentar sintomas neurológicos, é necessário excluir a possibilidade de hipertensão intracraniana, o que muda a abordagem. Deve-se confirmar, portanto, a possibilidade de traumatismo craniano recente, massa cerebral, obstrução de derivação ventrículo-peritoneal (DVP), entre outras possibilidades, sendo necessário incluir a realização de exames de imagem.

O paciente deve ser levado à unidade de emergência onde será realizada sua monitoração, proteção de vias aéreas, obtenção de acesso venoso (preferencialmente dois) e, quando possível, aferição de pressão arterial invasiva.

O tratamento inicial é feito endovenoso, evitando diminuição da PA além de 25% do valor inicial, nas primeiras 8 horas e, posteriormente, atingindo o percentil 95 nas próximas 12 a 24 horas, quando o risco de maiores complicações já reduz significativamente. Quedas muito acentuadas na PA podem ocasionar lesões de órgãos-alvo com sequelas irreversíveis. Por exemplo: realizar bolus de hidralazina endovenosa e, então, iniciar outra medicação endovenosa contínua, como o nitroprussiato de sódio, titulando sua dose.

Pacientes que apresentam sinais de sobrecarga volêmica devem receber terapia diurética (p. ex.: furosemida endovenosa), porém sempre em associação com outro anti-hipertensivo.

■ Urgência hipertensiva

Elevação da pressão arterial "não" associada a sintomas de lesão de órgãos-alvo com potencial risco de vida.

Pode haver sintomas considerados leves, como náuseas, cefaleia e vômitos, porém a diferenciação se tais sintomas são considerados graves ou não é difícil na prática, e deve ser feita com cuidado, com rigorosa observação hemodinâmica e neurológica.

Geralmente, as complicações ocorrem quando a PA está acima do percentil 95 + 12 mmHg, sendo mais comum em descompensações de condições crônicas, como em pacientes com cardiopatias ou doença renal crônica. Ao contrário da emergência hipertensiva, nesses casos, a pressão arterial deve ser normalizada com terapia oral, mais lentamente, em cerca de 1 a 2 dias, ou até mais.

Apesar de muito difundido anteriormente, não se recomenda, como medicamentos de primeira escolha, o uso de nifedipia de curta ação (sublingual) ou enalapril.

QUADRO 73.3. Medicamentos endovenosos para tratamento de emergências e urgências hipertensivas na criança e no adolescente.

Medicamento	Administração, dose e duração	Comentários
Labetalol (bloqueador alfa e beta-adrenérgico)	• Bolus: 0,2 a 1 mg/kg/dose, até 40 mg/dose • Infusão IV: 0,25 a 3 mg/kg/hora • Início da ação: 2 a 5 min, com duração entre 2 e 6 horas	• Contraindicação relativa na asma brônquica, displasia broncopulmonar (DBP), IC Pode mascarar sintomas Hipoglicemia
Nicardipina (bloqueador de canal de cálcio)	• Bolus: 30 mcg/kg, até 2 mg/dose • Infusão I: 0,5 a 4 mcg/kg/min • Início da ação: 2 a 5 min, com duração entre 30 min e 4 horas (aumenta com o tempo de infusão)	• Pode causar taquicardia reflexa
Hidralazina (vasodilatador direto)	• Infusão IV: 0,1 a 0,2 mg/kg/dose, até 0,4 mg/kg/dose, com máximo de 20 mg/dose • Início da ação: 10 a 80 min, com duração entre 4 e 6 horas	• Taquicardia reflexa e hipotensão prolongada
Esmolol (bloqueador beta-adrenérgico)	• Infusão IV: 100 a 500 mcg/kg (ataque) • Manutenção: 100 a 500 mcg/kg/min • Início de ação imediato, com duração entre 10 e 30 min	• Contraindicação relativa na asma brônquica, DBP, IC Bradicardia profunda
Nitroprussiato de sódio (vasodilatador direto)	• Dose inicial: 0,3 a 0,5 mcg/kg/min • Dose habitual: 3 mcg/kg/min • Máximo: 8 a 10 mcg/kg/min • Início ação: segundos	• Pode aumentar pressão intracraniana Monitorar nível sérico de tiocianato se uso > 72 horas ou lesão renal Metabólito dialisável

Observações: Se paciente com sobrecarga volêmica: furosemida, 1 mg/kg IV, em bolus. Labetalol e nicardipina são as medicações mais utilizadas em emergências hipertensivas pediátricas. Hidralazina e nitroprussiato são as medicações disponíveis no HCRP.
Fonte: Adaptado de Flynn, Kaelber, Baker-Smith e colaboradores[2].

73 ■ Hipertensão arterial

■ Terapia medicamentosa no manejo crônico

O objetivo do tratamento é reduzir a chance de lesão de órgão-alvo nas crianças e nos adolescentes, bem como a proteção das doenças cardiovasculares quando atingirem a idade adulta. O tratamento não farmacológico é indicado para todos os pacientes, porém a terapia medicamentosa é iniciada para alguns pacientes selecionados, conforme será discutido posteriormente.

Recentemente, o limite para controle da pressão arterial está mais rigoroso. O alvo atual para crianças e adolescentes é < percentil 90 ou < 130 × 80 mmHg nos maiores de 13 anos. Pacientes com doença renal crônica exigem controle mais rigoroso ainda, com indicação de MAPA anual, cujo alvo das médias das PA deve ser < percentil 50 nas medidas em 24 horas.

As orientações não farmacológicas devem estar sempre presentes, independentemente do estágio da HAS. Para se atingir o controle da pressão arterial é fundamental que se oriente hábitos de vida saudáveis, com orientação nutricional e de atividade física.

Podemos seguir as orientações da dieta DASH (*Dietary Approaches to Stop Hypertension*) adaptada para crianças, que consiste em alta ingesta de frutas, vegetais, fibras, cereais integrais, peixes, aves e carne vermelha magra, leite e derivados com baixo teor de gordura. Além disso, deve-se atentar para reforçar uma baixa ingesta de açúcar (com atenção para bebidas açucaradas) e à ingesta de sódio, que deve ser limitada ao máximo de 2 g de sódio (ou 5 g de sal) no adulto, e deve ser ajustado para crianças pelas necessidades calóricas.

Outra recomendação é dar preferência para atividades físicas de lazer, limitando o tempo gasto em televisão, celular e jogos eletrônicos. Recomenda-se atividade física regular, em geral de 5 a 6 vezes/semana, 30 a 60 min/sessão. Crianças e adolescentes com hipertensão podem participar de esportes, inclusive competitivos, desde que as lesões de órgãos-alvos e fatores de risco tenham sido avaliados e a PA esteja controlada.

A terapia farmacológica deve ser iniciada assim que estabelecido o diagnóstico, apenas em um grupo específico de pacientes: aqueles que apresentam hipertensão sintomática ou em qualquer estágio de HAS, desde que associada a doença renal crônica (DRC) ou DM. Também está indicada para aquelas crianças que se mantiveram hipertensas apesar das orientações não farmacológicas ou HAS estágio 2 sem um fator modificável evidente, como obesidade.

Deve-se iniciar o tratamento com monoterapia em dose baixa, e fazer o aumento gradual da medicação até atingir a dose máxima, ou surgir efeito colateral não tolerável. Se o alvo de controle da PA não foi atingido com monoterapia, deve-se então associar outros medicamentos. O acompanhamento passa a ser então mensal para controle da medicação ou antes, a depender dos sintomas e complicações.

Não é rara a necessidade de associação de outros medicamentos, porém, quando são utilizados três medicamentos ou mais, em dose máxima, esses casos são considerados como refratários à terapia. Em adultos considera-se que um desses deve ser um diurético. Em casos refratários ou de difícil controle devemos estar atentos à adesão medicamentosa, ganho de peso, ingesta de sal e possível causa secundária ainda não investigada. A realização da MAPA pode ser essencial nesse contexto, descartando, por exemplo, hipertensão do jaleco branco.

O medicamento de escolha inicial é tema controverso, principalmente em pediatria, devido à escassez de estudos em longo prazo nessa faixa etária. Os mais utilizados como medicação de primeira escolha são os IECA, BRA e bloqueadores de canal de cálcio de ação prolongada. Já os betabloqueadores devem ser evitados como medicação de primeira escolha. Os diuréticos tiazídicos podem ser utilizados como primeira escolha, mas geralmente são indicados como segundo agente.

Antes da prescrição de cada medicamento é necessário checar suas interações medicamentosas, monitoramento laboratorial e possíveis efeitos colaterais. Há medicamentos potencialmente graves, que podem ocasionar, por exemplo, broncoespasmo (com uso de betabloqueadores) ou malformação e óbito fetal (pelo uso de IECA).

Devemos estar atentos a um possível benefício ligado a escolha de um anti-hipertensivo em relação à doença de base, como no uso de IECA com efeito antiproteinúrico nos pacientes com DRC ou DM.

QUADRO 73.4. Medicamentos utilizados em pacientes com hipertensão arterial crônica.

Inibidores da enzima de conversão da angiotensina (IECA)	• Contraindicações: gestação e angioedema • Efeitos adversos comuns: tosse, cefaleia, tontura, astenia • Efeitos adversos graves: hiperpotassemia, IRA, neutropenia, toxicidade fetal • Cautela: estenose artéria renal	
1 Captopril	• DI − Lactente: 0,05 mg/kg/dose, 1 a 4 vezes/dia • DI − Criança: 0,3 a 0,5 mg/kg/dose, 3 vezes/dia • DM − Até 6 mg/kg/dia (150 mg/dia)	• Adulto: 50 mg, cada 8 horas • Comprimidos: 12,5; 25 e 50 mg
2 Enalapril	• DI: 0,08 mg/kg/dia até 5 mg/dia • DM: 0,6 mg/kg/dia até 40 mg/dia, em 1 a 2 tomadas	• Adulto: 20 mg, cada 12 horas • Comprimido: 5, 10 ou 20 mg
Bloqueador do receptor de angiotensina (BRA)	• Contraindicação: gestação • Efeitos adversos comuns: cefaleia, tontura • Efeitos adversos graves: hiperpotassemia, IRA, toxicidade fetal	
1 Losartana	• Crianças ≥ 6 anos • DI: 0,7 mg/kg até 50 mg/dia • DM: 1,4 mg/kg até 100 mg, em 1 tomada	• Adultos: 50 mg, 1 vez/dia, máximo de 100 mg • Pacientes com depleção de volume intravascular: dose inicial de 25 mg/dia • Comprimidos revestidos: 12,5 mg; 50 e 100 mg

(Continua)

QUADRO 73.4. Medicamentos utilizados em pacientes com hipertensão arterial crônica.

(Continuação)

Bloqueador de canal de cálcio	• Efeitos adversos comuns: rubor, edema periférico, tontura, vertigem • Efeitos adversos graves: angioedema	
1 Nifedipina retard ou de liberação prolongada	• DI: 0,2 a 0,5 mg/kg/dia • DM: 3 mg/kg/dia até 120 mg/dia, 1 a 2 tomadas • Cortar ou amassar faz perder o efeito *retard*	• Adulto: – Comprimido *retard*: 10 ou 20 mg, 2 vezes/dia – Comprimido de liberação prolongada: 20, 30 e 60 mg, 1 vez/dia • Obs: "**não utilizar** cápsulas gelatinosas de liberação rápida: 10 mg", intervalo de pelo menos 2 horas entre as tomadas
2 Anlodipina	• Crianças de 1 a 5 anos: – DI: 0,1 mg/kg, dose única –M: 0,6 mg/kg até 5 mg/dia, dose única • Crianças ≥ 6 anos: – DI: 2,5 mg, dose única – DM: 10 mg, dose única	• Adulto: 5 a 10 mg, dose única • Comprimidos: 5 e 10 mg
Diuréticos tiazídicos	• Contraindicação: anúria • Efeitos adversos comuns: tontura, hipocalemia • Efeitos adversos graves: arritmias cardíacas, icterícia colestática, DM, pancreatite	
1 Hidroclorotiazida	• DI: 1 mg/kg/dia • DM: 2 mg/kg/dia até 37,5 mg/dia, em 1 a 2 tomadas	• Adulto: 25 a 50 mg/dia • Comprimidos: 25 e 50 mg
2 Clortalidona	• DI: 0,3 mg/kg • DM: 2 mg/kg até 50 mg, dose única	• Adulto: 25 a 50 mg, pela manhã • Comprimidos: 12,5; 25 e 50 mg

Legenda: DI: dose inicial; DM: dose máxima.
Fonte: Adaptado de Flynn, Kaelber, Baker-Smith e colaboradores[2]; Approach to hypertensive emergencies and urgencies in children[7].

QUADRO 73.5. Outros medicamentos utilizados em pacientes com hipertensão arterial crônica.

Diurético de alça	Efeitos adversos: hiperglicemia, alcalose metabólica, hipopotassemia, hipomagnesemia, elevação do ácido úrico e hipercalciúria	
1 Furosemida	• DI: 0,5 a 2 mg/kg/dose • DM: 6 a 10 mg/kg/dia até 80 mg/dia, 2 a 4 tomadas	• Adulto: 20 a 40 mg/dia. • Tratamento inicial: 20 a 80 mg/dia. Manutenção: 20 a 40 mg/dia. • Comprimido: 40 mg.
Vasodilatadores diretos	• Efeitos adversos: retenção de sal e água, taquicardia	
1 Minoxidil	• Crianças < 12 anos: • DI: 0,1 a 0,2 mg/kg/dose até 50 mg/dia, em 2 a 3 tomadas • Crianças ≥ 12 anos: • DI: 5 mg/dia até 100 mg/dia, 2 a 3 tomadas (Início: 60 min Duração: 8 a 12 horas) • Hipertricose	• Adulto: – Dose usual: 5 a 40 mg/dia, em 1 a 2 tomadas. – DM: 100 mg/dia. – DI: 0,1 a 0,2 mg/kg/dose, cada 12 horas + betabloqueador + diurético de alça, administrados antes da 1ª dose. Ajustar a cada 7 dias até o efeito desejado. • Comprimidos: 5 mg.
2 Hidralazina	• DI: 0,75 a 1,0 mg/kg/dia, em 3 a 4 tomadas • DM: 7,5 mg/kg/dia, até 100 a 200 mg/dia • Lupus-like	• Adulto: 25 a 50 mg, 2 vezes/dia. • Drágeas: 25 e 50 mg.
Betabloqueadores	• Contraindicado: asma brônquica, bradicardia sinusal e ICC • Efeitos adversos: bradicardia, insônia, fadiga, broncoespasmo, agranulocitose, distúrbios gastrintestinais	
1 Propranolol	• DI: 1 a 2 mg/kg/dia, 2 a 3 tomadas • DM: 4 mg/kg/dia até 640 mg/dia, 2 a 3 tomadas	• Adulto: – DI: 40 mg cada 12 horas (80 mg/dia). – DM: 120 a 240 mg/dia, raramente 640 mg/dia. • Comprimidos: 10, 40 e 80 mg.
2 Atenolol	• DI: 0,5 a 1 mg/kg/dia • DM: 2 mg/kg/dia até 100 mg/dia, em 1 a 2 tomadas	• Adulto: 50 a 100 mg, dose única. • Comprimidos: 25, 50 e 100 mg.

(Continua)

73 ▪ Hipertensão arterial

(Continuação)

QUADRO 73.5. Outros medicamentos utilizados em pacientes com hipertensão arterial crônica.

Agonista alfa-adrenérgico central	• Efeitos adversos: boca seca, sedação Efeito rebote, se suspensão abrupta	

1 Clonidina	• Criança < 12 anos: *off label* para uso crônico
	• Crianças > 12 anos:
	• DI: 5 a 10 µg/kg/dia (0,005 a 0,01 mg/dia)
	• Manutenção: 200 a 600 µg/dia (0,2 a 0,6 mg/dia)
	• DM: 10 µg/kg/dose, de 6/6 a 8/8 horas, ou 2400 µg/dia (2,4 mg/dia), em 2 a 3 tomadas
	• Início: entre 15 e 30 minutos, com duração entre 6 e 8 horas
		• **Adulto**:
		  – DI: 75 a 200 µg, à noite.
		  – Manutenção: 100 a 200 µg, 1 a 2 vezes/dia.
		  – DM: 300 µg, 3 vezes/dia.
		• Comprimidos: 100 (0,100 mg), 150 (0,150 mg) e 200 µg (0,200 mg).

Legenda: DI: dose inicial; DM: dose máxima.
Fonte: Adaptado de Flynn, Kaelber, Baker-Smith e colaboradores2; Approach to hypertensive emergencies and urgencies in children7.

▪ Considerações finais

Tratamento da hipertensão em crianças e adolescentes, principalmente nas causas primárias mais graves, reduz o risco cardiovascular nos adultos, com impacto na morbidade e na mortalidade.

A avaliação geral da criança e do adolescente deve ser realizada rotineiramente, o que inclui a avaliação de crescimento pôndero-estatural, estadiamento puberal, imunização, avaliação do perfil social e psicológico, identificando-se na anamnese e no exame físico possíveis fatores de risco para obesidade, dislipidemia, DM, uso de álcool, drogas ilícitas, entre outros fatores de risco que podem surgir no acompanhamento.

Após o controle adequado da PA, as consultas podem ser espaçadas para cada 3 a 6 meses, checando-se eficácia das medicações, possíveis efeitos colaterais, exames laboratoriais de controle e exames de lesão de órgão-alvo (avaliação renal, fundo de olho, ecocardiografia). A maioria das crianças, principalmente aquelas com mais chances de hipertensão secundária, devem ser encaminhadas para seguimento com especialista.

A educação em saúde da família e do paciente é fundamental para compreensão e participação no tratamento, o que facilita os autocuidados na adesão às medicações, colaboração com exames, hábitos de vida saudáveis, assim como a transição para o seguimento no serviço de adultos.

▪ Referências bibliográficas

1. Malachias MVB, Souza WKSB, Plavnik FL, Rodrigues CIS, Brandão AA, Neves MFT et al. 7ª Diretriz Brasileira de Hipertensão Arterial. Arq Bras Cardiol; 2016.
2. Flynn JT, Kaelber DC, Baker-Smith CM et al. Clinical Practice Guidelines for Screening and Management of High Blood Pressure in Children and Adolescents. Pediatrics; 2017.
3. Schmidt A, Pazim A, Maciel BC. Medida indireta da pressão arterial sistêmica. Ribeirão Preto, Medicina. 2004 jul/dez:37:240-5.
4. Levine GN et al. Guideline for the Prevention, Detection, Evaluation, and Management of High Blood Pressure in Adults. Hypertension; 2018.
5. Williams B et al. 2018 ESC/ESH Guidelines for the management of arterial hypertension. European Heart Journal; 2018.
6. Carey RM et al. Resistant Hypertension Detection, Evaluation, and Management. The American Heart Association; 2018.
7. Approach to hypertensive emergencies and urgencies in children: UpToDate: 22/02/2018.

Seção XV
Hematologia e Oncologia

Coordenadores de Seção: Carlos Alberto Scrideli
Luiz Gonzaga Tone

Diagnóstico diferencial das anemias 74

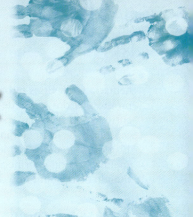

■ Ana Luiza Leite Morais ■ Carlos Alberto Scrideli

CASO CLÍNICO

Criança parda, 2 anos de idade, procurou serviço médico com história de há 3 dias ter iniciado quadro de febre, edema discreto de mãos e pés e palidez cutâneo-mucosa. Ao exame, bom estado geral, descorada (3+/4+), ictérica (+/4+), acianótica. Membrana timpânica abaulada e hiperemiada à direita. Presença de baço palpável há 2 cm do rebordo costal direito. Restante do exame físico sem alterações. Exames laboratoriais apresentaram os seguintes resultados:

- Hemograma (Hb: 7,2 g/dl; VCM: 60 fl; HCM: 18 pg; GB: 18.300 (2% bastões, 78% neutrófilos, 20% linfócitos); plaquetas: 250.000/mm³.
- RDW: 24%; reticulócitos corrigidos 3,5%; bilirrubina indireta: 1,8 g/dl. Eletroforese de hemoglobina: S: 92%; A2: 5,5%; F: 2,5%.

Os resultados dos exames levantaram dúvida sobre os seguintes diagnósticos: α-talassemia; β–talassemia; Sβ-talassemia; e anemia falciforme.

- Comentário: trata-se de um de um quadro de Sβ-talassemia. O quadro clínico é compatível com a doença, há presença de anemia microcítica e hipocrômica e a eletroforese de hemoglobina apresenta HbS com aumento da HbA$_2$. Na anemia falciforme, em geral, não se observa microcitose e hipocromia, e o valor da HbA$_2$ é normal. Não se observa a presença de HbS nos casos de β-talassemia e de α-talassemia.

■ Introdução

Classicamente, a anemia tem sido definida como redução da massa eritrocitária ou da concentração de hemoglobina sanguínea, dois desvios-padrão acima ou abaixo da média da população normal, com variações segundo idade, sexo e altitude em relação ao nível do mar, tendo como resultado uma diminuição da capacidade de transporte de oxigênio pelo sangue para os tecidos. Interessante ressaltar que nessa definição, 2,5% da população normal será classificada como anêmica e uma porcentagem igual de indivíduos com déficit de hemoglobina serão alocados dentro de intervalos de valores considerados como normais. De acordo com a Organização Mundial de Saúde (OMS), são considerados anêmicos indivíduos com valores de hemoglobina e hematócrito inferiores aos descritos nas Tabelas 74.1 e 74.2.

TABELA 74.1. Valores de referência de hemoglobina e hematócrito de acordo com idade, segundo OMS 2011.

Idade	Hemoglobina (g/dl)	Hematócrito (%)
6 a 59 meses	11	33
5 a 11 anos	11,5	34
12 a 14 anos	12	36
Mulheres não grávidas (> 15 anos)	12	36
Mulheres grávidas	11	33
Homens (> 15 anos)	13	39

Fonte: Elaborada pela autoria.

TABELA 74.2. Valores de hemoglobina média e menos 2 desvios-padrão (–2-DP) de crianças entre 0 e 6 meses.

Idade	Hemoglobina média (g/dl)	–2-DP
Nascimento	16,5	13,5
1 a 3 dias	18,5	14,5
2ª semana	16,6	13,4
1 mês	13,9	10,7
2 meses	11,2	9,4
6 meses	12,6	11,1

Fonte: Elaborada pela autoria.

A anemia fisiológica da infância pode, às vezes, ser confundida com condição patológica. Ela ocorre devido à diminuição abrupta da síntese de eritropoietina nas primeiras semanas de vida, associada a uma menor vida média da hemácia fetal. Esses fatores resultam em uma diminuição progressiva dos níveis de hemoglobina, com maior efeito entre 6 e 12 semanas após o nascimento, quando as concentrações de hemoglobina podem atingir valores entre 9 e 11 g/dl na criança a termo e 7 a 9 g/dl nos pré-termos. Tal anemia é do tipo normocítica e normocrômica, não necessitando de nenhum tipo de tratamento.

■ Classificação das anemias

Anemias podem ser classificadas com base em sua fisiopatologia, morfologia ou produção eritrocitária, sendo a combinação dessas abordagens, geralmente, utilizada para determinação do diagnóstico diferencial inicial.

A classificação fisiopatológica das anemias tem base em parâmetros como a diminuição ou a ineficiência de produção, a destruição (hemólise) ou a perda das hemácias. As principais causas de anemia, segundo essa classificação estão detalhadas no Quadro 74.1.

QUADRO 74.1. Classificação fisiopatológica das anemias.

Diminuição de produção	Anemias hemolíticas	Outras
1. Falência medular: • Anemia aplástica • Aplasia pura de série vermelha – Síndrome Blackfan-Diamond	1. Defeitos da hemoglobina: • Hemoglobinopatias: anemia falciforme, talassemias, outras	Perda sanguínea
2. Invasão medular: • Neoplasias: leucemias, neuroblastoma etc. • Osteopetrose • Mielofibrose	2. Defeitos de membrana: • Esferocitose • Piropoiquilocitose • Outras	Sequestro esplênico
3. Diminuição da produção de eritropoetina: • Doença renal crônica • Hipotireoidismo, hipopituitarismo • Inflamação crônica • Desnutrição	3. Defeitos do metabolismo: • Deficiência G6PD • Deficiência piruvato-quinase • Outras	
4. Doenças da maturação eritroide e eritropoese inefetiva: 4.1. Anormalidades da maturação citoplasmática: • Deficiência de ferro • Anemias sideroblásticas • Intoxicação por chumbo 4.2. Anormalidades da maturação nuclear: • Deficiência de B12 • Deficiência de ácido fólico • Acidúria orótica 4.3. Anemias diseritropoieticas primárias	4. Mediada por anticorpo • Autoimune • Induzida por medicamentos	

5. Mecânicas: • Anemia hemolítica microangiopática		
6. Infecção: • Malária • Bactérias		
7. Agentes químicos e físicos: • Medicamentos e drogas ilícitas • Toxinas • Queimaduras		
8. Hemoglobinúria paroxística noturna		

Fonte: Elaborado pela autoria.

A classificação morfológica tem como base o tamanho das células vermelhas, segundo o volume corpuscular médio (VCM) em microcíticas, normocíticas e macrocíticas. A anemia pode também ser caracterizada com base nos valores da hemoglobina corpuscular média em normocrômica ou hipocrômica. As principais causas de anemia, segundo essa classificação, são mostradas no Quadro 74.2.

QUADRO 74.2. Classificação morfológica das anemias.

Microcítica	Macrocítica	Normocítica
Deficiência de ferro	Com medula óssea megaloblástica: • Deficiência B12 • Deficiência ácido fólico • Acidúria orótica	Anemia hemolíticas congênitas: • Hemoblobinas mutantes • Defeitos enzimáticos • Defeitos de membrana
Síndromes talassêmicas	Sem medula óssea megaloblástica: • Anemia aplástica • Síndrome de Blackfan-Diamond • Hipotireodismo • Doença hepática • Infiltração medular • Anemias diseritropoéticas	Anemias hemolíticas adquiridas: • Mediada por anticorpo • Anemia hemolítica microangiopática • Secundária à infecção
Anemia sideroblástica		• Perda aguda
Inflamação crônica		• Sequestro esplênico
Intoxicação metal pesado		• Doença crônica
		Infiltração de medula óssea: • Leucemias • Neuroblastoma • Osteopetrose
		• Aplasia de medula óssea

Fonte: Elaborado pela autoria.

74 ▪ Diagnóstico diferencial das anemias

Na classificação, segundo a produção eritrocitária, também são avaliadas a produção ou destruição/perda dos eritrócitos, utilizando-se como parâmetro a contagem corrigida de reticulócitos.

QUADRO 74.3. Classificação das anemias segundo produção eritrocitária.

Contagem reticulócitos aumentada	Contagem reticulócitos diminuída
Produção eritrocitária aumentada • Destruição periférica (hemólise) • Perda aguda	Produção eritrocitária diminuída • Anemias carenciais • Infiltração medular • Aplasia medular • Anemia doença crônica etc.

Fonte: Elaborado pela autoria.

▪ Roteiro diagnóstico das anemias

Avaliação clínica da criança com anemia deve ser conduzida de maneira sistemática, incluindo uma história detalhada e um exame físico completo, de modo que o diagnóstico possa ser estabelecido com um mínimo de exames laboratoriais essenciais. A maioria das anemias tem uma única causa, mas algumas podem ser multifatoriais e não se adequar a uma categoria específica.

▪ Anamnese

Deve ser detalhada, e alguns pontos da história do paciente devem ser investigados:

- **Idade:** as causas de anemia podem variar com a idade. Nos recém-nascidos, as causas mais frequentes são isoimunização, infecção congênita, perda sanguínea recente ou manifestação inicial de anemia hemolítica congênita. Nos lactentes e pré-escolares, as principais causas de anemia são deficiências nutricionais, especialmente de ferro, defeitos na síntese ou estrutura da hemoglobina, defeitos enzimáticos, defeitos de membrana, anemias hemolíticas adquiridas (autoimunes, induzida por medicamentos, vírus), e menos frequentemente leucemias e aplasias medulares. Nas crianças maiores e nos adolescentes deficiência de ferro, anemia de doença crônica, perda sanguínea, defeitos de síntese de hemoglobina e defeitos de membrana, anemias hemolíticas adquiridas, leucemia e outras patologias da medula óssea são as causas mais comumente observadas.
- **Sexo:** algumas anemias são ligadas ao X e presentes apenas em meninos, como deficiência de glicose 6-fosfato desidrogenase (G6-PD) e de piruvatoquinase.
- **Etnia:** anemia falciforme e hemoglobinopatia C são mais frequentes em negros, e β-talassemia entre pacientes de origem mediterrânea.
- **Antecedentes neonatais:** história de hiperbilirrubinemia pode sugerir anemia hemolítica congênita. Prematuridade e baixo peso ao nascimento é uma predisposição ao desenvolvimento de anemia ferropriva.

- **Dieta:** investigar ingestão de alimentos ricos em ferro, vitamina B12 e folato.
- **Medicamentos:** investigar uso de medicamentos que podem induzir hemólise ou aplasia de medula.
- **Infecções:** pesquisar malária, viroses associadas à anemia hemolítica, hepatite desencadeando aplasia de medula, verminose.
- **Antecedentes familiares:** pesquisar consanguinidade, história familiar de anemia, icterícia, cálculo biliar ou esplenomegalia.
- **Presença de diarreia:** doenças do intestino delgado podem levar à má-absorção de ferro, folato e vitamina B12. Pesquisar doença inflamatória intestinal e enteropatias associadas a sangramento intestinal.
- **Outros:** pesquisar a presença de doenças crônicas, pneumonias de repetição, perda de peso, déficit de crescimento, atraso do desenvolvimento neuropsicomotor.

▪ Manifestações clínicas

De modo geral, os sintomas de anemia não são específicos e podem não estar presentes em todos os casos, especialmente, se a anemia for crônica. Esses sintomas podem incluir cansaço, fadiga, perda de energia, irritabilidade, distúrbios do sono, palpitações e, em casos mais graves, sinais de insuficiência cardíaca congestiva. De acordo com a causa da anemia, outros sintomas podem estar associados e incluem icterícia, dores ósseas e articulares, sangramentos, febre e adenomegalia.

Ao exame físico, em geral, são observadas alterações na pele e nas mucosas, especialmente palidez, alterações de fâneros, eventualmente taquicardia, presença de sopro cardíaco e, em casos mais graves, ritmo de galope e insuficiência cardíaca congestiva. Na dependência da causa da anemia outros sinais podem estar associados e incluem icterícia, equimoses e petéquias, alterações musculoesqueléticas, queilite angular, língua careca, hepatomegalia, esplenomegalia, adenomegalia, insuficiência respiratória.

▪ Exames laboratoriais

Na suspeita de anemia, o hemograma é o primeiro exame a ser indicado. Sua interpretação correta pode nos fornecer informações importantes e nos orientar tanto no diagnóstico diferencial da anemia, como nos exames complementares mais adequados a serem solicitados. Esse exame permite a avaliação do grau da anemia, bem como através dos valores do volume corpuscular médio (VCM) e da hemoglobina corpuscular média (HCM), definir se a anemia é microcítica, normocítica, macrocítica, hipocrômica ou normocrômica. Ele também nos permite, através da amplitude de variação eritrocitária (RDW), medir a intensidade da anisocitose. Além disso, a análise do esfregaço do sangue periférico pode indicar a etiologia da anemia com base na morfologia da célula vermelha ou na presença de inclusões no interior dos glóbulos vermelhos (Quadro 74.4). O hemograma nos permite também avaliar as séries branca e plaquetária.

Outro exame importante a ser solicitado é a contagem corrigida de reticulócitos, que é um indicador de atividade eritropoética. Ele pode ajudar a distinguir anemias relacionadas à baixa produção (e consequente redução da contagem de reticulócitos) daquelas associadas à destruição de hemácias (com aumento da contagem de reticulócitos).

QUADRO 74.4. Alterações morfológicas e inclusões comumente observadas nas anemias.

Alterações morfológicas ou inclusões	Diagnósticos prováveis
Esferócitos	• Esferocitose hereditária, anemia hemolítica autoimune, hiperesplenismo, incompatibilidade ABO em neonatos.
Hemácias em alvo	• Talassemias, hemoglobinopatia S, C, D e E, pós-esplenectomia, doença hepática, ferropenia.
Eliptócitos	• Eliptocitose hereditária, talassemias, anemia megaloblástica.
Estomatócitos	• Estomatocitose hereditária, doença hepática.
Dacriócitos	• Mielofibrose, diseritropoiese grave, anemias hemolíticas, anemia megaloblástica.
Hemácias crenadas (equinócitos)	• Artefato de estocagem, uremia, deficiência de piruvatoquinase.
Acantócitos	• Doença hepática, pós-esplenectomia, hipobetalipoproteinemia.
Esquizócitos	• Anemias hemolíticas microangiopáticas, anemia megaloblástica, CIVD, queimadura, próteses valvares.
Hemácias falciformes	• Anemia falciforme e síndromes falcêmicas.
Hemácias empilhadas (Rouleaux)	• Processos inflamatórios, infecciosos e neoplásicos.
Corpúsculo de Heinz	• Hemoglobinas instáveis; deficiência de G6PD; talassemias.
Corpúsculo de Howell-Jolly	• Esplenectomia, anemia perniciosa, anemia diseritropoética.
Pontilhado basófilo	• Talassemia, intoxicação por chumbo, anemia hemolítica, deficiência de ferro.

Fonte: Elaborado pela autoria.

Na suspeita de anemia por deficiência de ferro solicitar dosagem de ferro sérico, capacidade total da ligação do ferro (TIBC) para o cálculo da saturação da transferrina (ferro sérico/TIBC × 100 – valor normal > 16%). A dosagem de ferritina para avaliar os depósitos de ferro também pode ser solicitada. Vale lembrar que a ferritina é uma proteína de fase aguda e pode estar aumentada em vigência de processos inflamatórios e infecciosos.

Para as anemias em que há suspeita de defeitos da hemoglobina, a eletroforese de hemoglobina é o exame de escolha. Na suspeita de anemia hemolítica dosagem de bilirrubina indireta, desidrogenase láctica, teste de Coombs, dosagem de enzimas eritrocitárias, curva de fragilidade osmótica e avaliação do esfregaço sanguíneo são exames importantes para o diagnóstico preciso da anemia.

Nas anemias megaloblásticas, são indicadas a dosagem de ácido fólico, vitamina B12, pesquisa de erros inatos de metabolismo, provas de função hepática, renal e endocrinológica (especialmente função tireoidiana).

Eventualmente, outros exames podem ser solicitados no diagnóstico diferencial das anemias: as sorologias para vírus associados com anemia, a pesquisa de sangue oculto nas fezes e na urina, a ultrassonografia abdominal com *Doppler*, entre outros.

Mielograma e biópsia de medula óssea devem ser reservados para os casos em que há suspeita de doença invasiva de medula (leucemias, tumores metastáticos medulares), doenças mieloproliferáticas ou hipoplasia/aplasia medular.

Os principais exames laboratoriais úteis no diagnóstico diferencial das anemias e sua interpretação são mostrados no Quadro 74.5.

QUADRO 74.5. Principais exames laboratoriais utilizados no diagnóstico das anemias e sua interpretação.

Exames laboratoriais	Interpretação
Contagem corrigida de reticulócitos	• Diminuída: anemias hipoproliferativas • Aumentada: anemias por destruição (hemolíticas, perda aguda)
Ferro sérico	• Diminuído: ferropenia, anemia de doença crônica • Aumentado: sobrecarga de ferro
Capacidade total da ligação do ferro	• Diminuída: neoplasias • Aumentada: ferropenia
Saturação de transferrina	• Diminuída (<16%): ferropenia, anemia de doença crônica • Aumentada: Anemias hemolíticas, sobrecarga de ferro
Ferritina	• Diminuída: ferropenia • Aumentada: processos inflamatórios, infecciosos, neoplasias
Eletroforese de hemoglobina	• HbS: anemia falciforme, síndromes falciformes (Sβ-talassemia, hemoblobinopatia SC) • HbH: α-talassemia • HbA$_2$ aumentada: β-talassemia e outras síndromes talassêmicas (Sβ-talassemia)
Dosagem de bilirrubina indireta, desidrogenase láctica (DHL)	• Aumentadas nas anemias hemolíticas
Coombs	• Presença de anticorpos antieritrocitários
Dosagem de enzimas eritrocitárias (G6PD, piruvaroquinase etc.)	• Avaliação de defeitos enzimáticos
Curva de fragilidade osmótica	• Avaliação de defeitos de membrana

(Continua)

74 ■ Diagnóstico diferencial das anemias

(Continuação)

QUADRO 74.5. Principais exames laboratoriais utilizados no diagnóstico das anemias e sua interpretação.

Exames laboratoriais	Interpretação
Dosagem de folato, vitamina B12, pesquisa de erro inato do metabolismo	• Anemias megaloblásticas
Sorologias	• Parvovírus B19, HIV, EBV, CMV
Provas de função renal, hepática, hormonais (TSH, hormônios sexuais)	• Anemias secundárias
Pesquisa de sangue oculto nas fezes, urina rotina	• Pesquisa de sangramento crônico
Ultrassonografia de abdome com *Doppler*	• Pesquisa de hiperesplenismo
Mielograma/biópsia medula óssea	• Doenças de infiltração medular, hipoplasia ou aplasia de medula óssea, síndrome mielodisplásica.

Fonte: Elaborado pela autoria.

■ Considerações finais

Anemia é manifestação frequente na criança e deve ser prontamente investigada e tratada. A utilização parcimo-niosa e sistematizada de exames laboratoriais norteados pelas informações obtidas na anamnese, no exame físico e no raciocínio clínico é fundamental para um diagnóstico mais objetivo e para a definição do tratamento adequado.

■ Referências bibliográficas

1. Braga JAP, Loggetto SR, Tone LG. Hematologia para o pediatra. São Paulo, Atheneu; 2007.
2. Broadway-Duren JB, Klaassen H. Anemias. Crit Care Nurs Clin North Am. 2013;25(4):411-26.
3. Greer JP et al. Wintrobe's Clinical Hematology. 13th ed. Philadelphia, Wolters Kluwer Lippincott Williams & Wilkins Health; 2014.
4. Janus J, Moerschel SK. Evaluation of anemia in children. Am Fam Physician. 2010;81(12):1462-71.
5. Loggetto SR, Braga JAP, Tone LG. Hematologia e hemoterapia pediátrica. São Paulo, Atheneu; 2014.
6. Parker-Williams, EJ. Investigation and management of anaemia. Medicine. 2009;37(3):137-42.
7. Orkin SH, Nathan DG. Nathan and Oski's Hematology of Infancy and Childhood. 7th ed. Philadelphia, PA: Elsevier; 2009.
8. Vieth JT, Lane DR. Anemia. Emerg Med Clin North Am. 2014;32(3):613-28.
9. World Health Organization. Dept. of Nutrition for Health and Development. Iron deficiency anaemia: assessment, prevention and control: a guide for programme managers. Disponível em: http://www.who.int/iris/handle/10665/66914.

Diagnóstico diferencial das coagulopatias

75

■ Ana Luiza Leite Morais ■ Carlos Alberto Scrideli

CASO CLÍNICO

Menino, 13 anos de idade, com história de sangramento mantido após ferimento corto-contuso em perna direita há 1 semana. Refere edema facial e de membros inferiores há 2 semanas. Procurou atendimento na cidade de origem e após realização de hemograma e coagulograma foi encaminhado a serviço terciário de saúde.

Ao exame apresentava-se em bom estado geral, corado, acianótico, ictérico (+/4+), edema em face e membros inferiores (2+/4+). Presença de lesão corto-contusa em terço-médio da perna direita de 1 cm com sangramento local leve. Restante do exame físico sem alterações.

■ Foram solicitados exames laboratoriais, cujos resultados foram:

- ■ Albumina: 2,1 g/dl (VN: 3,5 a 5,2 g/dl); ureia: 25 mg/dl (VN: 17 a 49 mg/dl); creatinina: 0,6 mg/dl (VN: 0,3 a 0,8 mg/dl).
- ■ Hemograma (Hb: 10,9 g/dl; GB: 6.700/mm³ (neutrófilos: 65%; linfócitos: 30%; eosinófilos: 3%; monócitos: 2%); plaquetas: 124.000 mm³. TTPA: ratio 3,2; INR 4,0.
- ■ Dosagem de fator V: 10% (VN: 50 a 150%); dosagem de fator VIII: 120% (VN: 60 a a150%); dosagem de fator IX: 4% (VN: 60 a 150%); dosagem de fator XI: 10% (VN: 60 a 150%); fibrinogênio 60 mg/dl (VN: 180 a 350 mg/dl). D-dímeros: 400 ng/ml (VN: < 500 ng/ml).

■ Os resultados dos exames levantaram dúvida sobre os seguintes diagnósticos: deficiência de vitamina K; coagulação intravascular disseminada; síndrome de Bernard-Solier; e insuficiência hepática.

■ Comentário: trata-se de um caso de insuficiência hepática. Como será visto no decorrer do texto, todos os fatores de coagulação descritos neste caso são produzidos no fígado, exceto o fator VIII, que também é produzido pelas células endoteliais. Dentro os valores, apenas a dosagem do fator VIII não se encontra diminuída. A presença de contagem plaquetária e de D-dímeros dentro dos valores normais e a ausência de fator desencadeante descartam a hipótese de CIVD. Os exames laboratoriais apresentados também não são compatíveis com deficiência de vitamina K ou síndrome de Bernard-Soulier.

■ Introdução

Coagulopatias são caracterizadas por doenças decorrentes de alterações quantitativas e ou qualitativas de um ou mais fatores de coagulação e ou plaquetas. Geralmente, essas doenças caracterizam-se pela ocorrência de sangramentos, que podem variar em relação à gravidade e à causa (espontânea ou traumática); porém, elas podem também ser diagnosticadas apenas por alterações laboratoriais.

O conhecimento dos mecanismos básicos da coagulação é de extrema importância para uma correta investigação diagnóstica em casos suspeitos de coagulopatias.

■ Fisiopatologia da coagulação

Componentes do sistema hemostático incluem os vasos sanguíneos, as plaquetas, as proteínas da coagulação do sangue, os anticoagulantes naturais e o sistema de fibrinólise. Esses componentes e os mecanismos envolvidos no processo de coagulação devem ser regulados para cessar o sangramento (evitando assim hemorragias) e, simultaneamente, evitam a formação de trombos intravasculares, decorrentes de formação excessiva de fibrina.

Quando ocorre lesão do endotélio vascular, o fator de von Willebrand (fvW) liga-se ao colágeno exposto e desencadeia a ativação das plaquetas circulantes, que, por sua vez, passam a "rolar" na área da lesão e se ligam ao fvW através da glicoproteína GPIb/IX. Uma vez ativadas, as plaquetas sofrem diversas alterações de forma, secreção de grânulos, liberação de ADP/ATP e tromboxano A2 e ativação de glicoproteínas presentes na membrana, acarretando no recrutamento de mais plaquetas e na agregação entre elas, que é mediada pela integrina GPIIb/IIIa.

Assim, essa fase inicial da hemostasia, em que se forma o "tampão plaquetário", tem como principais mediadores as plaquetas e o fvW. Quando ocorre qualquer disfunção nessa fase, denominados distúrbio de hemostasia primária.

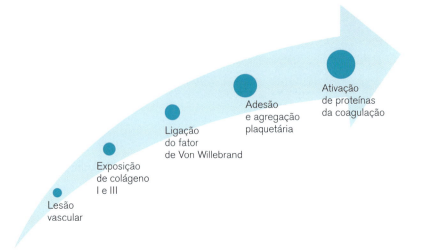

FIGURA 75.1. Fisiopatologia hemostasia.
Fonte: Elaborada pela autoria.

Já a hemostasia secundária tem como chave principal a geração de trombina. Na década de 1960, foi proposto o modelo de "cascata" da coagulação sanguínea, em que a coagulação ocorreria por um processo sequencial de ativação proteolítica, resultando na formação de trombina e, assim, convertendo fibrinogênio em fibrina. Nesse modelo, a coagulação foi dividida em uma via extrínseca e uma via intrínseca, que convergem no ponto de ativação do fator X (via final comum). Atualmente, essa separação das vias não corresponde exatamente com a fisiopatologia da coagulação. Experimentos conduzidos nas últimas três décadas demonstraram que as vias intrínseca e extrínseca não apresentam funcionamento independente.

Recentemente, foi proposto o modelo com base em superfícies celulares, no qual a hemostasia requer substâncias pró-coagulantes ativadas, que permaneçam localizadas no sítio da lesão, para a formação de tampão plaquetário e de fibrina nesse local. Nesse novo modelo, o processo de coagulação sanguínea é iniciado pela exposição de fator tecidual (FT) na corrente sanguínea.

A via do fator tecidual é iniciada quando ocorre lesão celular ou ação de citocinas e o sangue é exposto ao FT, uma proteína de membrana celular expressa nas porções internas da parede vascular, e que também pode estar presente nas células endoteliais. O fator VII ativado (fVIIa) liga-se ao FT, acarretando ativação do fator X (fXa) e do fator IX (fIXa). Então, o fXa liga-se ao fator V ativado (fVa), formando o complexo protrombinase, o qual promove ativação da protrombina com geração de pequena quantidade de trombina. Essa pequena quantidade de trombina será responsável pela ativação das plaquetas, do fator V e do fator VIII. Já o fIXa liga-se ao fator VIII ativado (fVIIIa), formando o "complexo tenase intrínseco", que será responsável pela segunda via de ativação do fX e maior produção de trombina.

Na fase final, a trombina quebra o fibrinogênio, produzindo monômeros de fibrina, os quais sofrem polimerização e são estabilizados pelo fVIIIa. Assim, em conjunto ao "tampão plaquetário", formam o coagulo estável.

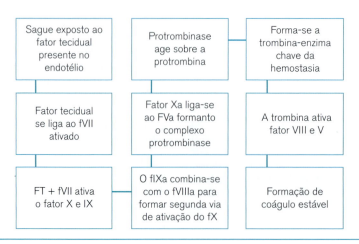

FIGURA 75.2. Fisiopatologia da via do fator tecidual.
Fonte: Elaborada pela autoria.

Todo esse processo de formação do coágulo é contrarregulado pelos anticoagulantes naturais, como a antitrombina (AT), o sistema de proteína C/proteína S e o inibidor da via do fator tecidual (TPFI), limitando, assim, a deposição de fibrina.

A AT é o inibidor primário da trombina e também exerce função inibitória em relação a fIXa, fXa e fXIa. Ela também acelera o processo de dissociação e impede a reassociação do fVIIa com o FT. A proteína C, quando ligada ao seu receptor no endotélio, é ativada após a ligação da trombina ao receptor endotelial de trombomodulina, inibindo a coagulação, clivando e inativando os fatores Va e VIIIa. Tal processo é potencializado pela proteína S, que atua como um cofator enzimático. Já o TPFI é uma proteína plasmática associada a uma lipoproteína que forma um complexo com o FT, o fVIIa e o fXa, inibindo a via do FT.

Ao final, a fibrina será degradada pelo sistema fibrinolítico, composto, principalmente, por plasminogênio e pelo ativador do plasminogênio tecidual. O sistema fibrinolítico gera a plasmina, que age sobre a fibrina dissolvendo o coagulo formado e liberando, assim, os produtos de degradação da fibrina, dentre ele os D-dímeros. É importante lembrar que o sistema fibrinolítico também é regulado por inibidores da fibrinólise. Todo esse processo ocorre de forma simultânea, para promover uma hemostasia adequada sem risco aumentado de tromboses.

O fígado sintetiza a grande maioria dos fatores de coagulação e de proteínas envolvidas na fibrinólise, incluindo todas os fatores dependentes da vitamina K (II, VII, IX, X, proteínas C e S), fatores V, XI, XII, XIII, fibrinogênio e antitrombina. O fator VIII, além da produção hepática, também é sintetizado pelo endotélio vascular. O fvW é sintetizado principalmente pelas células endoteliais. Esses dois fatores, em geral, apresentam níveis normais ou elevados em pacientes com insuficiência hepática grave em virtude dos seus aumentos de produção pelas células endoteliais. Quando a função hepática é comprometida, os fatores V e VII são os mais afetados, em função de suas meias-vidas mais curtas (12 horas e 4 a 6 horas, respectivamente).

■ Quadro clínico

História clínica e exame físico, nos distúrbios de coagulação, deverão ser sempre minuciosos. É importante lembrar que nem sempre o paciente possui história clínica relevante e seus achados laboratoriais surgem em exames de rotina ou pré-operatórios. A anamnese deve sempre conter informações sobre:

- **História familiar de sangramento:** sugerindo coagulopatias hereditárias, porém a ausência de história familiar não exclui novas mutações ou distúrbios de coagulação adquirido/secundário.
- **Localização e intensidade do sangramento:** lembrar que sangramentos de mucosa ou cutâneos sugerem distúrbios de hemostasia primária (doenças plaquetárias ou von Willebrand). Já sangramentos profundos, como articulações (hemartroses), sangramentos musculares ou grandes hematomas, sugerem deficiência de fator de coagulação (hemofilias).

- **Idade do surgimento do sangramento:** caracterizar se houve sangramento desde o nascimento ou quando lactente.
- **Condições associadas ao sangramento:** esclarecer se os sangramentos ocorrem de maneira espontânea ou apenas após traumas. Sempre questionar se o paciente passou por algum desafio hemostático (cirurgias, extração dentária, menarca etc.).
- **Anemia e necessidade de transfusão de hemocomponente:** constitui uma maneira objetiva de quantificar o sangramento, se a criança apresentou anemia importante após sangramento ou teve necessidade de reposição de hemocomponente.
- **Medicações:** questionar uso de medicações que possam alterar o sistema de coagulação (cumarínicos, indandionas, antibiótico de amplo espectro, colestiramina, quimioterápicos, ácido acetilsalicílico, anti-inflamatórios).

■ Exames laboratoriais

Deverão ser solicitados com base na história clínica. A seguir, estão listados os principais exames de prova de coagulação e a sua utilidade durante a investigação.

- **Tempo de sangramento (TS):** consiste em realizar pequeno corte de 2 mm de profundidade e avaliar o tempo que o sangramento cessará. Pode ser realizado pelos métodos de Duke (lóbulo da orelha) e de Ivy (antebraço). Cada vez menos disponível.
- **Plaquetas:** avaliação quantitativa e, se necessário, avaliação morfológica em esfregaço. Avaliar também distúrbios primários da coagulação.
- **Teste de agregação plaquetária:** avalia agregação plaquetária com ristocetina, colágeno, ADP, ATP, adrenalina. Constitui análise qualitativa das plaquetas. Importante para o diagnóstico diferencial das plaquetopatias e para alguns tipos da doença de von Willebrand.
- **Citometria de fluxo:** expressão de complexos de glicoproteínas Ib/IX (CD42b/CD42a) e complexo IIa/IIIb (CD41/CD61). Importante ferramenta no diagnóstico de alteração qualitativas de plaquetas: síndrome de Bernard-Solier e trombastenia de Glanzmann.
- **Tempo de tromboplastina parcial ativada (TTPA):** avalia via intrínseca e via comum da coagulação composta pelos fatores XII, XI, IX, VIII, X, V, II, I, pré-calicreína, cininogênio. É importante lembrar que a deficiência de fator XII, pré-calicreína e cininogênio, alteram o TTPA; porém, não há relevância clínica, pois não levam a sangramento.
- **Tempo de atividade de protrombina (TP):** avaliza via extrínseca e comum da coagulação com participação dos fatores VII, X, V, II e I. Padronizado conforme o International Normalized Ratio (INR), para evitar variações de reagentes. É usado para controle de pacientes em uso de warfarina, por avaliar fatores dependente da vitamina K.

- **Tempo de trombina (TT):** avalia a passagem de plasmina a fibrinogênio.

- **Dosagem de protrombina (fator II), fatores V, XII, VIII, IX:** determina a atividade de cada fator de coagulação.

- **Atividade de fvW, quantificação do antígeno de von Willebrand, atividade do cofator de ristocetina (RICOF), pesquisa de multímeros de von Willebrand:** exames para diagnóstico e classificação da doença de von Willebrand.

- **Função hepática:** em hepatopatias graves, em geral, todos os fatores de coagulação estão diminuídos, exceto os fatores VIII e de von Willebrand, que são produzidos pelas células endoteliais.

▪ Diagnóstico diferencial

Diagnósticos diferenciais das coagulopatias hereditárias deverão ser divididos em distúrbios de hemostasia primária (plaquetopatias e alguns tipos de doença da von Willebrand) e distúrbios de hemostasia secundária (deficiência de fator de coagulação).

As alterações plaquetárias podem ser quantitativas ou qualitativas, adquiridas ou hereditárias. Nos Quadros 75.1 e 75.2 estão descritos, respectivamente, os principais diagnósticos diferencias das plaquetopatias e das deficiências hereditárias e adquiridas do fator de coagulação, bem como as manifestações clínicas, a fisiopatologia e as principais alterações laboratoriais.

QUADRO 75.1. Diagnóstico diferencial das plaquetopatias.

Diagnóstico	Manifestações clínicas	Fisiopatologia	Alterações laboratoriais
Plaquetopenias adquiridas	• Sangramentos de pele e mucosa: equimoses, epistaxe recorrente, gengivorragia, hemorragia	• Plaquetopenia induzida por vírus: parvovírus, HIV, EBV, hepatites, sarampo • Bacterianas • Protozoários (leishmaniose, toxoplasmose) • Tóxicos e fármacos (heparina e anticoagulantes) • Autoimune: colagenoses, PTI • Leucemias, aplasias de medula óssea • Consumo: CIVD, síndrome de Kasabach-Merrit • Sequestro esplênico, queimaduras • Quimioterapia, radioterapia	• Plaquetopenia
Alterações qualitativas de plaquetas adquiridas	• Sangramentos de pele e mucosa: equimoses, epistaxe recorrente, gengivorragia, hemorragia gastrintestinal etc.	• Diminuição da capacidade de adesão/agregação plaquetária secundárias. (Causas mais frequentes: uremia, uso de medicamentos inibidores de COX, bloqueadores do canal de cálcio)	• TS aumentado • Alteração nos testes da adesão/ agregação plaquetária
Síndrome de Bernard-Soulier	• Sangramentos de pele e mucosa: equimoses, epistaxe recorrente, gengivorragia, hemorragia gastrintestinal etc.	• Ausência ou alteração na GPIb-IX, importante na adesão plaquetária • Autossômica recessiva	• Agregação plaquetária: hipoagregação com ristocetina • Plaquetas gigantes no esfregaço de sangue periférico • Pode apresentar plaquetopenia • Citometria de fluxo: baixa expressão de CD42b/CD42a
Tromboastenia de Glanzmann	• Sangramentos de pele e mucosa: equimoses, epistaxe recorrente, gengivorragia, hemorragia gastrintestinal etc. • Pode variar a gravidade do sangramento, de acordo com o grau de deficiência	• Defeito na proteína IIb-IIIa, responsável pela agregação plaquetária • Tipo I: deficiência grave na Gp • Tipo II: restam aproximadamente 15% de GP • Autossômica recessiva	• Agregação plaquetária: hipoagregação com adrenalina, ADP e colágeno • Plaquetas normais em quantidade • Citometria de fluxo: baixa expressão de CD41/CD61
Doença do pool plaquetário	• Pequena tendência hemorrágica após traumas e cirurgias	• Defeitos dos grânulos das plaquetas, em que estão contidos os agentes agregantes plaquetários	• Agregação plaquetária: ausência da segunda onda, em que ocorre agregação plaquetária com ADP e epinefrina • Alargamento do TS

Legenda: HIV/Aids: síndrome da imunodeficiência adquirida. EBV: Epstein-Barr vírus. PTI: trombocitopenia imune primária. CIVD: coagulação intravascular disseminada. TS: tempo de sangramento. ADP: adenosina difosfato. COX: ciclooxigenase.
Fonte: Elaborado pela autoria.

75 ▪ Diagnóstico diferencial das coagulopatias

QUADRO 75.2. **Deficiências adquiridas e hereditárias de fatores de coagulação.**

Fator deficiente	Quadro clínico	Exames laboratoriais
fXII, cininogenio, pré-calicreína	• Ausência de sangramento	• TTPA prolongado
Fator XI	• Hemorragias em cirurgias, exodontias, acidentes • Hemartrose é raro	• TTPA prolongado • Fator XI diminuído
Fator X	• Hemorragias de intensidade moderada a grave. • Hemartrose: raro	• TTPA prolongado • TP prolongado • Fator X diminuído

Fator IX (hemofilia B)	• Hemartrose, hematoma muscular, sangramentos espontâneos	• TTPA prolongado
		• Fator IX diminuído:
		  –< 1%grave
		  – 1 a 5% moderado
		  –> 5% leve

Fator VIII (hemofilia A)	• Hemartrose, hematoma muscular, sangramentos espontâneos	• TTPA prolongado
		• Fator VIII diminuído:
		  –< 1% grave
		  – 1 a 5% moderado
		  –> 5% leve

fvW	• Sangramento mucocutâneo, pós-trauma, pós-cirúrgico • Pode ocorrer sangramentos espontâneos e hemartroses em casos de dVW tipo 3	• TTPA prolongado ou normal. • Agregação plaquetária com ristocetina anormal. • RICOF e fvW diminuídos • Pode apresentar-se como defeito qualitativo ou quantitativo
Fator VII	• Variável • Menorragia, epistaxe • Hemartrose e hematomas são raros	• TP prolongado • Diminuição fator VII
Fator V	• Variável • Desde hemorragias leves a graves	• TP e TTPA prolongado • TT normal • Fator V diminuído ou normal com função alterada
Fator II (protrombina)	• Sangramento leve a moderado	• TP e TTPA prolongado • Diminuição fator II
Fibrinogênio (fator I)	• Menorragias, gengivorragias e epistaxes, sangramento de coto umbilical	• TP e TTPA prolongado • Diminuição fator I
Fator XIII	• Sangramento coto umbilical, hemorragia, aborto de repetição	• TP e TTPA normais com história de sangramento. • Teste de solubilidade do coágulo – alterado nas formas graves
Insuficiência hepática	• Sangramento variado	• TP e TTPA alargados, diminuição dos fatores de coagulação exceto FVIII e fvW
Deficiência de vitamina K (doença hemorrágica do recém-nascido, síndrome de má-absorção, dicumarínicos, uso prolongado de antibióticos etc.)	• Sangramento variado	• TP e TTPA alargados
Coagulação intravascular disseminada, leucemia promielocítica aguda	• Sangramento e trombose da microvasculatura	• Plaquetopenia, TP e TTPA prolongados, aumento de D-dímeros e de PDF

Legenda: PDF: produtos de degradação da fibrina. DVW: doença de von Willebrand. fvW: fator de von Willebrand. TTPA: Tempo de tromboplastina parcial ativada; TP: tempo de protrombina. TT: Tempo de trombina.
Fonte: Elaborado pela autoria.

■ Considerações finais

Suspeita clínica e laboratorial de distúrbios da coagulação em crianças devem ser prontamente identificadas e investigadas, e encaminhadas ao hematologista, quando necessário, para acompanhamento e tratamento precoces, afim de se evitar sangramentos graves e sequelas futuras.

■ Referências bibliográficas

1. Braga JAP, Loggetto SR, Tone LG. Hematologia para o pediatra. São Paulo, Atheneu; 2007.
2. Brasil. Ministério da Saúde. Secretaria de atenção à saúde. Departamento de atenção especializada. Manual das coagulopatias raras. Brasília, Ministério da Saúde; 2015.
3. Brasil. Ministério da Saúde. Secretaria de atenção à saúde. Departamento de atenção especializada. Manual de diagnóstico e tratamento da doença de von Willebrand. Brasília, Ministério da Saúde; 2008. 44p. (Série A – Normas e manuais técnicos).
4. Brasil. Ministério da Saúde. Secretaria de atenção à saúde. Departamento de atenção especializada. Manual de hemofilia. 2.ed. Brasília, Ministério da Saúde; 2015.
5. Franco RF. Fisiologia da coagulação, anticoagulação e fibrinólise. Ribeirão Preto, Medicina. 2001;34(3/4):229-37.
6. Ferreira, CN et al. O novo modelo da cascata de coagulação baseado nas superfícies celulares e suas implicações. Rev. Bras. Hematol. São Paulo, Hemoter. 2010;32(5):416-21.
7. Loggetto SR, Braga JAP, Tone LG. Hematologia e hemoterapia pediátrica. São Paulo, Atheneu; 2014.
8. Orkin SH, Nathan DG. Nathan and Oski's Hematology of Infancy and Childhood. 7th ed. Philadelphia, Elsevier; 2009.

Leucemias agudas na infância e na adolescência 76

■ Carlos Alberto Scrideli ■ Luiz Gonzaga Tone

CASO CLÍNICO

Menina, 36 meses de idade, procurou atendimento médico em virtude de um quadro de febre há 4 dias, hiporexia, cansaço fácil, gengivorragia e manchas roxas em membros e tronco. Ao exame físico, apresentava-se em regular estado geral, com palidez cutâneo-mucosa, acianótica, anictérica. Presença de equimoses e petéquias em membros e tronco. Fígado palpável a 3 cm rebordo costal direito e baço a 4 cm rebordo costal esquerdo.

- Solicitados exames que mostraram:
  - Hemograma: (Hb: 7,5 g/dl; glóbulos brancos: 53.000/mm³; plaquetas: 12.000/mm³).
  - Mielograma relação leuco-eritrocitária 32:1; série vermelha e megacariocítica hipocelular, série branca hipercelular, 90% de blastos.
  - Imunofenotipagem positiva para Tdt, CD19 e CD10; negativo para CD13, CD34, mieloperoxidase e CD3.
- Os resultados dos exames levantaram dúvida sobre os seguintes diagnósticos: leucemia linfoide aguda de linhagem B; leucemia linfoide aguda de linhagem T; leucemia megacarioblástica aguda; e leucemia promielocítica aguda.
- Comentário: trata-se de leucemia linfoide aguda de linhagem B, pois o paciente apresenta sinais sugestivos de falência medular e infiltração do sistema retículo endotelial caracterizados pela presença de palidez, equimoses/petéquias e hepatoesplenomegalia. Mielograma constituído na imensa maioria por células blásticas (90%), que imunofenotipagem mostrou serem positivas para marcador de célula de linhagem B (CD19), com expressão de CD10, sendo negativas para marcadores de células T e mieloides.

■ Introdução

Leucemias são um grupo complexo e heterogêneo de neoplasias, nas quais a transformação maligna ocorre em células hematopoéticas pluripotencias, que se proliferam na medula óssea, substituindo o tecido normal, levando a expansão clonal, proliferação anormal e diminuição da morte celular programada (apoptose). Podem ser subdivididas em leucemias agudas, quando uma célula tronco hematopoética sofre uma transformação maligna para uma célula primitiva indiferenciada (blasto), ou crônicas, quando a neoplasia se origina de uma célula hematopoética pluripotencial anormal, que mantém a sua capacidade maturativa.

Em virtude dessa substituição, elas podem induzir anemia, trombocitopenia e leucopenia. Como é uma doença carreada pelo sangue, habitualmente, ela infiltra diversos órgãos e sistema, incluindo baço, fígado, linfonodos, sistema nervoso central, intestinos e gônadas.

As leucemias correspondem a cerca de 25 a 30% de todas as neoplasias em crianças e adolescentes, e cerca de 95% delas, nessa faixa etária, são representadas pelas leucemias agudas.

■ Leucemia linfoide aguda (LLA)

Considerada um paradigma do sucesso do tratamento oncológico, o que evidencia um aumento progressivo da eficácia dos esquemas de quimioterapia multimodal, obtidos, principalmente, pela estratificação da intensidade do tratamento com base em achados clínicos do paciente, características biológicas das células leucêmicas e avaliação de resposta precoce ao tratamento. Com isso, foi observado um aumento das taxas de sobrevida de menos de 10% nos anos 1960, para mais de 80% atualmente.

• Incidência e epidemiologia

A LLA é a leucemia mais frequente na criança e no adolescente e corresponde a cerca de 80% dos casos nessa faixa etária. A sua taxa anual de incidência tem mostrado variações nas diferentes partes do mundo, com 4 a 50 casos/1.000.000 de crianças menores de 15 anos de idade. Dados do Instituto Nacional do Câncer (INCA) estimaram 3 mil casos/ano de LLA no Brasil em crianças menores de 19 anos para os anos entre 2012 e 2013. O pico de incidência ocorre entre 2 e 5 anos de idade, apresentando prevalência discretamente maior em meninos (1,3:1).

• Etiopatogenia

Ainda é desconhecida. A LLA é uma doença multifatorial, sendo necessária uma susceptibilidade genética inicial e alterações em genes críticos para o desenvolvimento de células linfoides. Essas alterações incluem translocações, deleções e mutações gênicas.

Menos de 5% dos casos está associado à predisposição genética. Algumas síndromes genéticas, incluindo as de Down, Bloom, Shwachman-Diamond, Klinefelter, ataxia--telangectasia e neurofibromatose tipo 1, estão associadas com maior predisposição para o desenvolvimento de LLA. Fatores ambientais, como radiação ionizante, agentes químicos (pesticidas, benzeno, agentes alquilantes), vírus (EBV, HIV, HTLV3), ingestão materna de alimentos e vegetais contendo altas doses de inibidores de topoisomerase II (flavanoides), imunodeficiências, exposição a campos eletromagnéticos, uso materno de álcool, contraceptivos, maconha, tabaco e exposição intraútero a químicos e solventes, têm sido associados de maneira controversa a maior risco de desenvolvimento de LLA.

Em mais de 95% dos casos as anormalidades genéticas encontradas são adquiridas, estando presente apenas nas células leucêmicas e desaparecendo durante a remissão. Tais anormalidades genéticas podem apresentar implicações diagnósticas, terapêuticas e prognósticas importantes.

• Quadro clínico

Apresentação clínica da LLA pode ser bastante variável, e depende de características biológicas e genéticas dos subtipos da doença. Os sintomas podem ter gravidade variável, com duração dos sintomas de dias a meses. Eles são decorrentes da infiltração medular pelas células leucêmicas, ocasionando anemia, sinais de sangramento, infecções e, eventualmente, hiperleucocitose, bem como infiltração extramedular, que pode ocorrer em qualquer órgão ou sistema. Anorexia é comum, mas perda de peso significante é infrequente em crianças com LLA. Os principais achados clínicos observados ao diagnóstico nas LLA são mostrados no Quadro 76.1.

QUADRO 76.1. Principais achados clínicos observados em LLA da infância.

Achados clínicos ao diagnóstico	Porcentagem
Febre	61%
Sangramento (petéquias e equimoses)	48%
Dor óssea	23%
Linfadenopatia	50%
Hepatoesplenomegalia	63%
Massa mediastinal	10% (50 a 60% nas LLA-T)
Palidez	80%
Infiltração testicular	2%
Infiltração sistema nervoso central	3 a 5%

Fonte: Adaptado de Rabin, Gramatges, Margolin, Poplack[17].

Outros sinais e sintomas observados nas LLA incluem: alterações renais por infiltração leucêmica ou nefropatia úrica, síndrome de compressão mediastinal/veia cava superior (mais frequente em pacientes com LLA-T), sintomas gastrintestinais, síndrome de lise tumoral, especialmente em crianças com grande infiltração tumoral extramedular e hiperleucocitose, resultando em hiperuricemia, hipopotassemia, hiperfosfatemia e hipocalcemia.

• Investigação diagnóstica

Tem como objetivo não só a confirmação do diagnóstico de LLA, mas também a caracterização biológica, imunológica, genético-molecular, avaliação de disseminação extramedular e de fatores de risco, e consequente classificação em grupo de risco, para receber terapia mais ou menos intensiva, bem como a avaliação de distúrbios hidroeletrolícos que podem acompanhar as LLA.

Em geral, o hemograma é o primeiro exame a ser solicitado, pois ele fornece informações importantes que levam o médico à suspeita do diagnóstico de leucemia aguda. São comuns os achados de anemia normocítica e normocrômica e trombocitopenia. Alterações dos glóbulos brancos são frequentes e podem variar de leucopenia a grandes leucocitoses, em geral, associadas à neutropenia e presença em porcentagens variadas de blastos no sangue periférico. Vale ressaltar que as alterações hematológicas podem ser leves e cerca de 20 a 30% dos casos não são observados blastos no sangue periférico. As frequências dos achados de hemograma observados ao diagnóstico de LLA são mostradas na Tabela 76.1.

TABELA 76.1. Achados observados em crianças com LLA ao diagnóstico.

Achados laboratoriais ao diagnóstico	Porcentagem
Contagem de leucócitos	
• < 10.000/mm³	53
• 10.000 a 50.000/mm³	30
• > 50.000/mm³	17
Hemoglobina	
• < 7 g/dl	43
• 7 a 11 g/dl	45
• > 11 g/dl	12
Contagem de plaquetas	
• < 20.000/mm³	28
• 20.000 a 100.000/mm³	47
• > 100.000/mm³	25

Fonte: Adaptada de Rabin, Gramatges, Margolin, Poplack[17].

Análise da medula óssea por mielograma ou biópsia é exame essencial para o diagnóstico de LLA. Em geral, encontramos uma medula óssea hipercelular com aumento importante da relação leuco-eritrocitária. Para o diagnóstico de LLA é necessário a presença de mais de 25% de blastos linfoides no aspirado. A precisa distinção do subtipo de LLA é feita através da imunofenotipagem, considerado atualmente o método-padrão para o diagnóstico das leucemias agudas. Esse método possibilita, por meio do uso de anticorpos monoclonais, o estudo da expressão antígenos de superfície e citoplasmáticos expressos nas células blásticas, que são associados à diferenciação leucocitária, capazes de determinar a linhagem e o estágio de maturação do blasto leucêmico. O Grupo Europeu de Classificação Imunológica de Leucemias (EGIL) considera quatro subtipos de leucemias B-derivadas e quatro grupos de leucemias T (Quadro 76.2).

QUADRO 76.2. Classificação imunofenotípica das LLA, segundo o EGIL, e frequência de apresentação na população pediátrica.

Classificação imunofenótipo (EGIL)	Frequência
LLA de linhagem B CD19+ e/ou CD79a+ e/ou CD22+	80 a 85%
• BI (Pró-B) Sem expressão de outros antígenos • BII (B comum) CD10+ • BIII (pré-B) IgM+ citoplasmático • BIV (B madura) Cadeia κ+ ou λ+	3 a 4% 60 a 70% 20 a 30% 1 a 2%
LLA de linhagem T CD3+ citoplasma/membrana	10 a 15%

• TI (pró-T) CD7+
• TII (pré-T) CD2+ e/ou CD5+ e/ou CD8+
• TIII (T cortical) CD1a+
• TIV (T madura) CD3+ superfície, CD1a(−)
  −α/β (grupo a) antiTCR α/β
  −γ/δ (grupo b) antiTCR γ/δ	

Fonte: Elaborado pela autoria.

Atualmente, a definição de alterações genético-moleculares em blastos leucêmicos tem se mostrado essencial para a classificação, o prognóstico e a estratificação de tratamento em crianças com LLA. Essas alterações podem ser avaliadas por citogenética convencional, bem como por diferentes técnicas de biologia molecular. Alterações numéricas (ploidia) podem ser avaliadas por citogenética convencional ou indiretamente pela medida do índice de DNA por citometria de fluxo. Altas hiperdiploidias (> 50 cromossomos) têm sido associadas a prognóstico favorável, enquanto hipodiploidia (<4 5 cromossomos) a um maior risco de recaída e menor sobrevida. Amplificação intracromossômica do cromossomo 21 (iAMP21) também tem sido associada com prognóstico desfavorável.

Outras alterações frequentemente observadas em LLA são as translocações cromossômicas. Elas estão não só relacionadas a eventos leucemogênicos importantes, mas também podem ser preditivas de resposta ao tratamento. A translocação mais frequentemente encontrada nas LLA é a t(12;21), que leva à fusão dos genes *ETV6/RUNX1* (antigamente denominado *TEL/AML1*). Essa translocação tem sido associada com fenótipo B comum e bom prognóstico. Translocações envolvendo o gene *MLL* (localizado no 11q23) tem sido observada em associação com mais 70 genes diferentes, sendo mais frequentemente translocado com o gene *AFF1* (*AF4*), ocasionando a t(4;11). Translocações envolvendo o *MLL* têm sido associadas com fenótipo pró-B

em crianças menores de 12 meses de idade, presente em cerca de 70% dos casos e com resultado de piora no prognóstico. A t(9;22) ou cromossomo Philadelphia (Ph) envolve a fusão dos genes *BCR/ABL1* e está associada às leucemias B-derivadas, crianças maiores e doença mais agressiva. Pacientes com essa translocação beneficiam-se de maneira importante de protocolos de tratamento com base em inibidores de tirosinoquinases (p. ex., mesilato de imatinibe). Outras translocações que são observadas com mais frequência em leucemias incluem a t(1;19) (*TCF3/PBX1*), principalmente em crianças com LLA pré-B (cIg +) e altas contagens leucocitárias. Em protocolos dos anos 1990, a presença dessa translocação era considerada de pior prognóstico, mas nos protocolos atuais, com a intensificação da quimioterapia, apresenta boa resposta, além de não ter sido mais considerada fator prognóstico. Os pacientes com LLA B-madura apresentam, na quase totalidade dos casos, translocações envolvendo o gene *MYCC* no cromossomo 8, geralmente com o gene de imunoglobulina de cadeia pesada no cromossomo 14, resultando na t(8;14). Alternativamente, o gene *MYCC* pode estar translocado com os genes de imunoglobulina de cadeia leve kappa e lamba, localizados nos cromossomos 8 e 22, respectivamente. Outras translocações menos frequentes têm sido observadas.

Estudos de expressão gênica têm mostrado que alterações envolvendo genes que regulam o desenvolvimento normal de linfócitos de linhagem B são identificadas em cerca de 40% das LLA B-derivadas. O mais comumente envolvido é o *PAX5*, um gene-chave no processo de maturação de linfócitos da linhagem B. Outros genes reguladores do desenvolvimento linfoide B incluem os da família IKAROS de fatores de transcrição (*IKZF1, IKZF2, IKZF3*), *EBF1, TCF3, LEF1, RAG1/2, BLNK* e *VPREB1*. Deleções ou mutações do gene de desenvolvimento linfoide *IKZF1* e do gene supressor de tumor *CDKN2A/B* têm sido associados com maior risco de recaída. As principais alterações observadas nas LLA de linhagem B são mostradas no Quadro 76.3.

QUADRO 76.3. Principais alterações genético-moleculares observadas em crianças e adolescentes com LLA.

Anormalidade genética	Frequência	Prognóstico
Hiperdiploidia (> 50 crom)	20%	Favorável
Hipodiploidia (< 50 crom)	2%	Desfavorável
t(12;21) *ETV6/RUNX1*	20 a 25%	Favorável
t(1;19) *TCF3/PBX1*	5%	Neutro
t(4;11) *AF4/MLL*	2% (70% < 12 meses)	Desfavorável
t(9;22) *ABL/BCR*	3 a 5%	Desfavorável
CDKN2A/B	30 a 35%	Desfavorável
PAX5	30 a 35%	Neutro
iAMP21	2%	Desfavorável
IKZF1	15%	Desfavorável

Fonte: Elaborado pela autoria.

As LLA-T podem ser subdivididas em genótipos de células T, que envolvem genes específicos de desenvolvimento linfoide, como os genes bHLH (*MYC, TAL1, LYL1*), homeobox (*HOX*), LIM (*LMO1* e *LMO2*) e *HOXA* clusters. Quando rearranjados com os loci 14q11.2, 7q34-q35 ou 7p15, que contém, respectivamente, os genes dos receptores de células T alfa e delta (*TRA@/TRD@*), beta (*TRB@*) e gama (*TRG@*), se tornam ativos, alterando a expressão de fatores de transcrição com potencial leucemogênico. Diferentes assinaturas com base no perfil de expressão gênica têm indicado diferentes subgrupos de LLA-T associados a estágios específicos do desenvolvimento dos timócitos. O subtipo *ealry T precursor* (ETP) tem sido observado em cerca de 20% dos casos de LLA-T e associado com altos índices de recidiva. Alterações cromossômicas envolvendo o gene *NOTCH1*, que regula o desenvolvimento da célula T normal e outros tecidos durante o período embrionário, são raras em LLA-T; entretanto, mutações ativadoras, envolvendo esse gene, têm sido descritas em mais de 59% dos casos de LLA-T.

Além da classificação imunofenotípica proposta pelo EGIL, como discutido anteriormente, uma classificação com base em anormalidades genético-moleculares tem sido proposta pela Organização Mundial de Saúde (OMS), revisada em 2016 (ver Quadro 76.4).

QUADRO 76.4. Classificação das LLA, segundo OMS (modificada em 2016).

Leucemia/linfoma linfoblástico B:
- Leucemia/linfoma linfoblástico B, NOS
- Leucemia/linfoma linfoblástico B com anormalidades genéticas recorrentes
  - Leucemia/linfoma linfoblástico B com t(9;22)(q34;q11.2); *BCR-ABL1*
  - Leucemia/linfoma linfoblástico B com t(v;11q23); rearranjo *MLL*
  - Leucemia/linfoma linfoblástico B com t(12;21)(p13;q22) *ETV6-RUNX1*
  - Leucemia/linfoma linfoblástico B com hiperdiploidia
  - Leucemia/linfoma linfoblástico B com hipodiploidia
  - Leucemia/linfoma linfoblástico B com t(5;14)(q31;q32) *IL3-IGH*
  - Leucemia/linfoma linfoblástico B com t(1;19)(q23;p13.3); *TCF3-PBX1*
- Leucemia/linfoma linfoblástico B *BCR-ABL1*-like (entidade provisória)
- Leucemia/linfoma linfoblástico B com iAMP21 (entidade provisória)

Leucemia/linfoma linfoblástico T
- Leucemia/linfoma *early T-cell precursor* (entidade provisória)

- Leucemia/linfoma linfoblástico de células natural killer (NK) (entidade provisória)

Fonte: Elaborado pela autoria.

Além dos exames específicos para o diagnóstico de leucemia, como discutido anteriormente, exames complementares para a avaliação de presença de leucemia extramedular, como liquor cefarraquidiano, exames de imagem (radiografia, ultrassonografia, tomografia computadorizada ou ressonância nuclear magnética), exames para avaliação de função renal, hepática, desidrogenase láctica, eletrólitos, gasometria, glicemia, amilase, coagulograma, dosagem de ácido úrico e sorologias, devem ser solicitados para a avaliação inicial de todos os casos de leucemia. Outros exames podem ser necessários na dependência dos achados clínicos e laboratoriais observados.

• Diagnóstico diferencial

Deve ser feito com patologias que apresentam sinais e sintomas comumente observados em crianças com leucemias agudas, como alterações hematológicas, adenomegalia e hepatoesplenomegalia. Essas patologias podem ser benignas e incluem doenças infecciosas (p. ex., mononucleose infecciosa, citomegalovírus, AIDS, coqueluche, leishmaniose visceral), doenças imunológicas (p. ex., púrpura trombocitopênica imune, lúpus eritematoso sistêmico, artrite reumatoide juvenil), doenças associadas à falência hematológica (p. ex., neutropenias congênitas ou adquiridas, citopenias imunes, aplasia de medula óssea e outras síndromes de falência medular). Neoplasias malignas, que podem infiltrar medula óssea, também devem ser lembradas, e incluem LMA, linfomas, sarcoma de Ewing, retinoblastoma, neuroblastoma, rabdomiossarcoma, síndrome mielodisplásica e outras doenças mieloproliferativas.

• Fatores prognósticos

Vários fatores clínicos e laboratoriais presentes ao diagnóstico, bem como fatores de resposta precoce à terapia de indução, apresentam valor prognóstico. A identificação desses fatores é fundamental para estratificação dos pacientes em grupo de risco e para o desenvolvimento de protocolos mais racionais de tratamento.

Dos critérios clínicos, a idade e a leucometria ao diagnóstico são os mais amplamente usados. Pacientes com idade inferior a 12 meses e maiores de 9 a 10 anos, bem como aqueles com leucometria > 50.000/mm^3 ao diagnóstico, tendem a apresentar doença mais agressiva e, em geral, são estratificados para protocolos de alto risco de recidiva. Outros critérios clínicos, como sexo, raça/etnia, estado nutricional, infiltração de SNC e grandes adenomegalias e hepatoesplenomegalias, têm sido associados de modo variado a maior risco de recaída.

Características biológicas dos blastos leucêmicos, como perfil imunofenotípico e alterações genético-moleculares, também têm sido associadas a prognóstico. Pacientes portadores de imunofenótipo T, especialmente o subtipo ETP, e pró-B apresentam menores taxas de sobrevida em 5 anos. Presença de hiplodiploidia, deleção do gene *IKZF1*, iAMP21, translocações envolvendo o gene *MLL* e presença de t(9;22) também têm sido associadas a maior chance de recidiva e menor sobrevida.

A velocidade de resposta ao tratamento, medida por meio da queda do número de células leucêmicas no sangue periférico e medula óssea, é também um indicador importante de prognóstico. Os critérios que têm sido mais comumente utilizados para medir a velocidade de resposta são contagem de blastos no sangue periférico após 1 semana de utilização de corticosteroides e terapia intratecal. A presença de > 1.000 blastos/mm^3 está associada a maior risco de recaída. O *status* da medula óssea nos dias 14 e 35 da terapia de indução também está associado a prognóstico.

A presença de > 25% de blastos leucêmicos no dia 14 e > 5% no dia 28 estão associados com menor sobrevida.

Mas, recentemente, a detecção e a quantificação de células blásticas abaixo do limite obtido pela citologia convencional, denominada doença residual mínima (DRM), tem se mostrado o fator prognóstico independente mais importante em crianças com LLA. O estudo da DRM pode ser feito através de diferentes técnicas, como citometria de fluxo, e técnicas moleculares, como a reação em cadeia da polimerase. Diversos grupos têm mostrado que pacientes com níveis de DRM maiores que 0,1 a 1%, ao final da terapia de indução, apresentam alta chance de recidiva e menor sobrevida.

• Tratamento

LLA é uma doença heterogênea e deve ser tratada de acordo com estratificação de risco com base em fatores prognósticos clínico-laboratoriais, genético-moleculares e de resposta medular precoce. Estudos clínicos recentes têm mostrado taxas de sobrevida livre de doença acima de 80% em 5 anos, sendo, em geral, maiores que 85 a 90% para os pacientes classificados como baixo risco e 65 a 75% para aqueles classificados com alto risco. Leucemias em lactentes, com deleção do gene IKZF1, hipodiploides e com presença de t(9;22), apresentam menores chances de sobrevida. O grande desafio está em reduzir os efeitos tardios relacionados ao tratamento. Na tentativa de balancear risco/benefício, protocolos mais ou menos intensos são propostos para pacientes com maior ou menor risco de recaída, de acordo com os critérios prognósticos discutidos anteriormente.

De modo geral a terapia da LLA é composta de quatro diferentes fases de tratamento: indução, intensificação (consolidação/reindução), profilaxia de sistema nervoso central (SNC) e manutenção.

Na terapia de indução, que tem duração na maioria dos protocolos entre 28 e 35 dias, o objetivo é fazer o paciente atingir a remissão, definida pela ausência de sinais de leucemia, avaliado por exame físico e hematológico, e pela presença de menos de 5% de blastos leucêmicos na medula óssea ao final dessa fase. Geralmente, são utilizados quatro medicamentos (corticosteroide, vincristina, antracíclico e L-asparaginase). Após atingir a remissão, a terapia de intensificação é necessária para prevenir recaída. A função da terapia, nessa fase, é manter uma citorredução contínua, suprimindo o crescimento leucêmico e impedindo o surgimento de clones leucêmicos resistentes ao tratamento. Diferentes períodos de intensificação, utilizando terapia multimodal, são usados para evitar o desenvolvimento de resistência aos medicamentos. Essa fase tem, em geral, duração entre 4 e 8 meses, dependendo do protocolo utilizado. Protocolos mais atuais têm como base a intensidade da terapia de intensificação em critérios de resposta medular precoce, especialmente doença residual mínima, estratificando pacientes em grupo de bom respondedor ou respondedor lento. A fase de profilaxia do SNC se apoia no conceito de que o SNC funciona como um santuário, onde as células blásticas são protegidas pela barreira hematoencefálica das concentrações dos medicamentos administrados sistemicamente. Nessa fase são utilizadas diferentes abordagens, que se iniciam na indução e são realizadas durante todo o tratamento. Tais abordagens incluem a terapia intratecal, em que os medicamentos (metrotrexate, corticosteroides e citarabina) são administrados diretamente no espaço intratecal, intensificação de doses administradas sistemicamente, especialmente metrotrexate e citarabina, e em casos selecionados de radioterapia. Após intensificação, uma terapia de manutenção é mantida por 2 a 3 anos. Em geral, essa terapia tem como base o uso contínuo de baixas doses de 6-mercaptopurina e metrotrexate, associado ou não a pulsos de outros medicamentos. O transplante de medula óssea tem sido reservado para pacientes com leucemias de muito alto risco, com altos índices de DRM durante a terapia de intensificação e leucemias recidivas, especialmente recidivas precoces.

Para os subgrupos de leucemias de linhagem T, de lactentes (especialmente com rearranjos do gene MLL) e pacientes com t(9;22), protocolos específicos têm sido utilizados pela maioria dos grupos de tratamento, na tentativa de aumentar a sobrevida livre de doença.

■ Leucemia mieloide aguda (LMA)

• Incidência e epidemiologia

LMA corresponde a um grupo heterogêneo de leucemias com prognósticos bastante distintos. Com incidência entre 15 e 20% das leucemias em pacientes menores de 15 anos; no entanto, ela é responsável por um terço das mortes por leucemia. Apresenta uma incidência variável nas diferentes partes do mundo, variando de 2 (Kwait) a 14,4 (Nova Zelândia) por 1.000.000/ano em menores de 15 anos. Alguns subtipos de LMA parecem estar associados a diferentes grupos étnicos. Hispânicos e chineses apresentam incidência significantemente maior de leucemia promielocítica aguda, quando comparados a outros grupos.

A LMA acomete igualmente meninos e meninas e sua incidência varia com a idade, apresentando na faixa pediátrica uma incidência maior e crianças menores de 1 ano de idade e adolescentes. Entretanto, a incidência da doença aumenta dramaticamente em pacientes acima de 50 anos de idade.

• Etiopatogenia

De maneira semelhante ao discutido anteriormente para as LLA, diferentes fatores genéticos e ambientais têm sido relacionados ao desenvolvimento de LLA na criança e no adolescente. Em crianças, a LMA, em geral, ocorre "de novo", sendo que leucemias secundárias são raras e, quando ocorrem, normalmente, são precedidas por evolução clonal de doenças miloproliferativas, especialmente síndrome mielodisplásica e leucemia mielomonocítica juvenil. Algumas síndromes genéticas, como anemia de Fanconi, Bloom, ataxia-telangectasia, Noonan e neurofibromatose tipo 1, estão associadas a maior risco de desenvolvimento de LMA. Crianças com síndrome de Down apresentam um risco 500 a 600 vezes maior de desenvolver leucemia megacarioblástica aguda até os 3 anos de idade que a população não Down. Esse aumento de incidência está associado à mutação somática do gene GATA1, frequente nesses pacientes. Essa leucemia, usualmente, é altamente sensível à quimioterapia, com um bom índice de sobrevida. A síndrome de Down também está associada com uma alteração mieloide específica, denominada mielopoiese anormal transitória (TAM), que ocorre em cerca de 10% dos neonatos e é clinicamente semelhante à leucemia megacarioblástica aguda, porém, geralmente, com resolução espontânea em poucas semanas. Aproximadamente 20 a 30% dos pacientes com TAM irão desenvolver leucemia megacarioblástica aguda até os 4 anos de idade.

Entre os fatores ambientais, exposição à radiação ionizante, uso de agentes alquilantes e inibidores de topoisomerase II são de grande importância. O uso de alimentos ricos em inibidores de topoisomerase II (flavanoides e catecinas) pela mãe durante a gestação tem sido associado ao aumento de LMA, com rearranjo de *MLL*. Exposição à carcinógenos, como benzeno, pesticidas, derivados de petróleo e metais pesados, também têm sido associados a uma maior chance de desenvolvimento de LMA.

Anormalidades genéticas adquiridas são frequentes em LMA e, de maneira semelhante ao observado nas LLA, podem apresentar implicações diagnósticas, terapêuticas e prognósticas importantes.

• Quadro clínico

LMA se apresenta com uma variedade de sinais e sintomas resultantes da infiltração das células leucêmicas nos diferentes órgãos e tecidos. A substituição das células hematopoéticas normais da medula óssea por blastos irá resultar em anemia, neutropenia e plaquetopenia, levando à palidez, fadiga, infecções e sangramento. Hepatoesplenomegalia tem sido observada em metade dos casos, e linfadenomegalia em cerca de 10 a 20% dos pacientes. Infiltração de pele (*leukemia cutis*) e hipertrofia gengival também podem ser observadas.

Presença de coleções tumorais de mieloblastos, conhecidas como sarcomas granulocíticos ou cloromas, podem ocorrer isoladamente ou acompanhar infiltração medular. Podem aparecer em qualquer sítio anatômico, mas são mais comuns em ossos, pele, região retro orbitária, região paravertebral, parênquima cerebral e testículos. Estão mais frequentemente associados às leucemias com translocação envolvendo o gene *MLL,* com t(8;21) e inv(16), mas podem ocorrer em outros subtipos.

Hiperleucocitose (> 100.000 glóbulos brancos/mm³) tem sido reportada em cerca de 20% das crianças. Os sintomas mais frequentemente observados incluem alterações neurológicas e respiratórias associadas à leucoestase e complicações metabólicas, especialmente síndrome de lise tumoral. Acometem mais os subtipos M1, M4, M5, inv(16) e com *FLT3-ITD*.

Coagulopatia pode ser observada em qualquer subtipo de LMA, mas é mais frequente nos subtipos FAB M4, M5 e, especialmente, na leucemia promielocítica aguda (M3). Reconhecimento e tratamento precoce dessa complicação é crítico, especialmente em pacientes com LMA M3. Início precoce de ácido transretinoico (ATRA) nos pacientes com leucemia promielocítica aguda, bem como suporte agressivo com hemoderivados, são fundamentais para reduzir o risco de sangramento grave e óbito nesses pacientes.

• Investigação diagnóstica

De modo semelhante ao discutido anteriormente para as LLA, a investigação diagnóstica é importante não só para a confirmação diagnóstica, mas também para a caracterização biológica, imunológica, genético-molecular, avaliação de disseminação extramedular e determinação de fatores de risco.

Hemograma, coagulograma, exame do liquor cefarraquidiano, exames de imagem, exames para avaliação de função renal, hepática, desidrogenase láctica, eletrólitos, gasometria, glicemia, amilase, dosagem de ácido úrico e sorologias devem ser solicitados para a avaliação inicial de todos os casos.

Análise da medula óssea por mielograma ou biópsia é essencial para o diagnóstico de LMA, sendo necessária a presença de mais de 20% de blastos mieloides no aspirado para a confirmação diagnóstica. A distinção precisa do subtipo de LMA é feita através da análise morfológica/citoquímica, associada à imunofenotipagem. Os marcadores frequentemente usados para a imunofenotipagem incluem os de linhagem mieloide (Cd11b, CD13, CD14, CD15, CD33, CD64 e CD48), de linhagem eritroide (glicoforina A e hemoglobina A), de linhagem megacariocítica (CD36, CD41, CD42, CD61) e de células tronco (CD34, CD117). Essa classificação foi proposta pelo grupo FAB (franco--americano-britânico) e diferencia oito subtipos específicos (Quadro 76.5)

QUADRO 76.5. Classificação FAB para as LMA.

M0 – Leucemia mieloblástica aguda indiferenciada
M1 – Leucemia mieloblástica aguda sem maturação
M2 – Leucemia mieloblástica aguda com maturação
M3 – Leucemia promielocítica aguda ou promielocítica
M4 – Leucemia mielomonocítica aguda • M4Eo- variante eosinofílica
M5 – Leucemia monocítica aguda
M6 – Leucemia eritroide aguda ou eritroleucemia
M7 – Leucemia megacarioblástica aguda

Fonte: Elaborado pela autoria.

De maneira semelhante ao discutido para as LLA, presença de alterações genético-moleculares em blastos leucêmicos mieloides tem se mostrado essencial para a classificação, o prognóstico e a estratificação de tratamento em crianças com LMA.

Alterações cromossômicas, como cariótipo complexo, definido por pelo menos três aberrações cromossômicas diferentes, monossomia do cromossomo 7, monossomia do 5 ou del 5q, deleção do 9q, trissomia do 8 e alterações no 17p, além de translocações cromossômicas, são alterações citogenéticas mais frequentemente observadas em crianças e adolescentes com LMA, e algumas delas estão associadas a prognóstico. Rearranjos gênicos envolvendo o gene *MLL*, t(8;21) (mais frequente em LMA M2), inv(16) (mais frequente em LMA-M4Eo) e t(15;17) (associada a LMA-M3) e alterações gênicas, como mutação dos genes *NPM1, CEBPA, WT1* e *FLT3-ITD,* são as mais frequentemente encontradas na população pediátrica e também têm sido associadas a prognóstico.

Além da classificação morfológica/imunofenotípica proposta pela FAB, uma classificação com base em anormalidades genético-moleculares tem sido proposta pela OMS, revisada em 2016 (Quadro 76.6).

QUADRO 76.6. Classificação das LMA, segundo a OMS (modificada 2016).

LMA e neoplasias relacionadas
LMA com anormalidades genéticas recorrentes • LMA com t(8;21)(q22;q22); *RUNX1-RUNX1T1* • LMA com inv(16)(p13.1q22) ou t(16;16)(p13.1;q22); *CBFB-MYH11* • LMA com t(15;17)(q22;q12); *PML-RARA* • LMA com t(9;11)(p22;q23); *MLLT3-MLL* • LMA com t(6;9)(p23;q34); *DEK-NUP214* • LMA com inv(3)(q21q26.2) ou t(3;3)(q21;q26.2); *RPN1-EVI1* • LMA (megacarioblástica) com t(1;22)(p13;q13); *RBM15-MKL1*
LMA com mutações gênicas • LMA com *NPM1* mutado • LMA com *CEBPA* mutado • LMA com *BCR-ABL1* (entidade provisória) • LMA com *RUNX1* mutado (entidade provisória)
LMA relacionada a transformação de mielodisplasia
LMA relacionada ao tratamento de neoplasias mieloides
• LMA sem outra classificação específica • LMA com diferenciação mínima • LMA sem maturação • LMA com maturação • Leucemia mielomonocítica aguda • Leucemia monoblástica/monocítica aguda • Leucemia eritroide aguda • Leucemia megacarioblástica aguda • Leucemia basofílica aguda • Panmielose com mielofibrose aguda
Sarcoma mieloide
Proliferação mieloide relacionada com a síndrome de Down • Mielopoese anormal transitória • LMA associada com a síndrome de Down

Fonte: Elaborado pela autoria.

O diagnóstico diferencial das LMA deve ser feito com as mesmas patologias que foram descritas anteriormente para as leucemias linfoides agudas.

• **Fatores prognósticos**

Alguns fatores clínicos têm sido associados a prognóstico desfavorável em LMA da criança e do adolescente, e incluem leucometria inicial > 100.000/mm^3, raça (negros e hispânicos) e menor velocidade da resposta à terapia de indução avaliada após o primeiro ciclo, analisado através de morfologia convencional ou mais recentemente por doença residual mínima, utilizando marcadores genético-moleculares presentes ao diagnóstico ou por imunofenotipagem através de citometria de fluxo. Diferentemente do observado para as LLA, a detecção e a interpretação dos níveis de DRM em LMA são mais complexas e ainda não estão completamente estabelecidas. Pacientes com síndrome de Down, menores que 4 anos de idade, apresentam um prognóstico mais favorável, com índices de sobrevida em 5 anos maiores de 80%.

Características genético-moleculares também têm sido associadas a prognóstico, como presença de t(8;21), inv(16) e t(15;17), que apresentam índices de sobrevida maiores que 70 a 80%. Mutações dos genes *NPM1* e bialélica do *CEBPA* também têm sido relacionadas a prognóstico mais favorável. Monossomia do cromossomo 7, do 5, del(5q), inv(3), translocações específicas envolvendo o gene *MLL* [t(4;11), t(6;11) e t(10;11)], mutação do gene *WT1* e presença de *FLT3-ITD,* também apresentam prognóstico desfavorável.

• **Tratamento**

Apesar da grande evolução no conhecimento dos mecanismos que levam ao desenvolvimento das LMA, na comparação com as LLA, o seu prognóstico ainda é reservado, com sobrevida global livre de doença em 5 anos, variando de 30 a 60% nos diferentes protocolos de tratamento. Esse prognóstico desfavorável está associado principalmente à resistência intrínseca das células blásticas aos quimioterápicos comumente utilizados e à alta mortalidade em virtude das complicações advindas do tratamento, especialmente infecciosas e coagulopatias.

Classicamente, o tratamento da LLA é composto de duas fases: a indução da remissão e a consolidação/intensificação. A grande maioria dos protocolos utiliza durante a terapia de indução dois ciclos de citarabina e antracíclicos, acrescidos ou não de etoposide. Na fase de consolidação/intensificação, em geral, são utilizadas altas doses de citarabina, acrescidos de antracíclicos e etoposide por um período de 4 a 6 meses. O uso de quimioterapia em baixas doses de manutenção após a fase de consolidação/intensificação, como utilizado nas LLA, parece não alterar a sobrevida dos pacientes com LMA e não tem sido usado pela maioria dos grupos cooperativos. Exceção feita às leucemias promielocíticas agudas, em que a terapia de manutenção utilizando ciclos de ácido transretinóico (ATRA), associado a 6-mercaptopurina e metotrexate, tem sido amplamente utilizada por diferentes protocolos de tratamento.

O uso de transplante alogênico de medula óssea (TMO) em primeira remissão tem sido reservado para pacientes com LMA de alto risco. Os pacientes considerados como de alto risco são aqueles com cariótipo complexo, −7, −5, del(5q), presença de *FLT3-ITD* sem mutação do *NPM1*, resposta morfológica pobre ao final da terapia de indução ou manutenção de altos índices de DRM. Pacientes recidivados e com LMA secundária ao tratamento ou síndrome mielodisplásica também são candidatos a TMO.

Alguns subtipos de LMA possuem particularidades biológicas e devem ser tratados com protocolos diferenciados. Na leucemia promielocítica aguda, o acréscimo de agentes de diferenciação, como o ATRA e, eventualmente, o trióxido de arsênico, associado à quimioterapia (antracíclicos ± citarabina) nas fases de indução e intensificação, e uso de terapia de manutenção com ATRA, 6-mercaptopurina e metotrexate, elevou a sobrevida livre de doença destes pacientes para 85 a 90% em 5 anos.

Em pacientes com síndrome de Down e leucemia megacarioblástica aguda, o uso de regimes quimioterápicos menos intensivos, com redução de dose, é capaz de elevar a sobrevida desses pacientes em 80 a 90%.

Para pacientes com LMA secundária, o uso de inibidores de topoisomerase II e agentes alquilantes, bem como as LMA secundárias à síndrome mielodisplásica, o uso de transplante alogênico de medula óssea, parece ser, até o momento, a melhor opção terapêutica.

Em razão dos altos índices de complicações, especialmente infecção bacteriana grave, infecção fúngica invasiva e complicações hemorrágicas, o tratamento das LMA deve ser reservado a centros de alta complexidade, para que as melhores chances de cura possam ser atingidas.

■ Referências bibliográficas

1. Arber DA, Orazi A, Hasserjian R, Thiele J, Borowitz MJ, Le Beau MM, Bloomfield CD, Cazzola M, Vardiman JW. The 2016 revision to the World Health Organization classification of myeloid neoplasms and acute leukemia. Blood. 2016;127(20):2391-405.
2. Arceci RJ, Meshinchi S. Acute Myeloid Leukemias and Myelodysplasic Syndromes. Acute lymphoblastic leukemia. In Pizzo PA, Poplack DG. Principles and Practice of Pediatric Oncology. 7th ed. Philadelphia, Lippincott Williams and Wilkins; 2015. p.498-54.
3. Biondi A, Scrideli CA, Cazzaniga G. Acute Lymphoblastic Leukemia. In Leonard, DGB. Molecular Biology in Clinical Practice. 2nd Edition. Springer; 2016. p.561-77.
4. de Rooij JD, Zwaan CM, van den Heuvel-Eibrink M. Pediatric AML: From Biology to Clinical Management. J Clin Med. 2015;4(1):127-49.
5. Howard SC, Metzger ML, Wilimas JA, Quintana Y, Pui CH, Robison LL, Ribeiro RC. Childhood cancer epidemiology in low-income countries. Cancer. 2008;112(3):461-72.
6. Hunger SP, Mullighan CG. Acute Lymphoblastic Leukemia in Children. N Engl J Med. 2015;373(16):1541-52.
7. Inaba H, Greaves M, Mullighan CG. Acute lymphoblastic leukaemia. Lancet. 2013;381(9881):1943-55.
8. Kolb EA, Meshinchi S. Acute myeloid leukemia in children and adolescents: identification of new molecular targets brings promise of new therapies. Hematology Am Soc Hematol Educ Program; 2015. p.507-13.
9. Lee MLM, Scrideli CA, Loggetto SR, Benites ECA, Mori BMO. Leucemias na infância e adolescência. In Loggetto SR, Braga JAP, Tone LG. Hematologia e hemoterapia pediátrica. São Paulo, Atheneu; 2014. p.353-84.
10. Loggetto SR. Benites ECA. Leucemia linfoide aguda. In Braga JAP, Tone LG, Loggetto SR. Hematologia para o Pediatra. São Paulo, Atheneu; 2007. p.283-97.
11. Pinheiro VRP. Diagnóstico clínico e laboratorial das leucemias na infância. In Loggetto SR, Park MVF, Braga JAP. Oncologia para o Pediatra. São Paulo, Atheneu; 2012. p.131-42.
12. Pui CH, Evans WE. Treatment of acute lymphoblastic leukemia. N Engl J Med. 2006;354(2):166-78.
13. Pui CH, Mullighan CG, Evans WE, Relling MV. Pediatric acute lymphoblastic leukemia: where are we going and how do we get there? Blood. 2012;120(6):1165-74.
14. Pui CH, Pei D, Campana D, Cheng C, Sandlund JT, Bowman WP, Hudson MM, Ribeiro RC, Raimondi SC, Jeha S, Howard SC, Bhojwani D, Inaba H, Rubnitz JE, Metzger ML, Gruber TA, Coustan-Smith E, Downing JR, Leung WH, Relling MV, Evans WE. A revised definition for cure of childhood acute lymphoblastic leukemia. Leukemia. 2014;28(12):2336-43.
15. Pui CH, Robison LL, Look AT. Acute lymphoblastic leukaemia. Lancet. 2008;371(9617):1030-43.
16. Pui CH, Yang JJ, Hunger SP, Pieters R, Schrappe M, Biondi A, Vora A, Baruchel A, Silverman LB, Schmiegelow K, Escherich G, Horibe K, Benoit YC, Izraeli S, Yeoh AE, Liang DC, Downing JR, Evans WE, Relling MV, Mullighan CG. Childhood Acute Lymphoblastic Leukemia: Progress Through Collaboration. J Clin Oncol. 2015;33(27):2938-48.
17. Rabin KR, Gramatges MM, Margolin JF, Poplack, DG. Acute lymphoblastic leukemia. In Pizzo PA, Poplack DG. Principles and Practice of Pediatric Oncology. 7th ed. Philadelphia, Lippincott Williams and Wilkins; 2015, p.463-97.
18. Rubnitz JE, Inaba H. Childhood acute myeloid leukaemia. Br J Haematol. 2012;159(3):259-76.
19. Scrideli CA, Assumpção JG, Ganazza MA, Araújo M, Toledo SR, Lee ML, Delbuono E, Petrilli AS, Queiróz RP, Biondi A, Viana MB, Yunes JA, Brandalise SR, Tone LG. A simplified minimal residual disease polymerase chain reaction method at early treatment points can stratify children with acute lymphoblastic leukemia into good and poor outcome groups. Haematologica. 2009;94(6):781-9.
20. Taga T, Tomizawa D, Takahashi H, Adachi S. Acute myeloid leukemia in children: Current status and future directions. Pediatr Int. 2016;58(2):71-80.
21. Zwaan CM, Kolb EA, Reinhardt D, Abrahamsson J, Adachi S, Aplenc R, De Bont ES, De Moerloose B, Dworzak M, Gibson BE, Hasle H, Leverger G, Locatelli F, Ragu C, Ribeiro RC, Rizzari C, Rubnitz JE, Smith OP, Sung L, Tomizawa D, van den Heuvel-Eibrink MM, Creutzig U, Kaspers GJ. Collaborative Efforts Driving Progress in Pediatric Acute Myeloid Leukemia. J Clin Oncol. 2015;33(27):2949-62.

Tumores sólidos mais comuns 77

77.1 – Tumores do sistema nervoso central em crianças e adolescentes

■ Elvis Terci Valera ■ Maristella Bergamo dos Reis

■ Introdução

Tumores do sistema nervoso central (SNC) correspondem a um conjunto de neoplasias de graus variáveis de malignidade que acometem o cérebro e a medula espinhal. Trata-se do tumor sólido mais frequente em crianças. Dados do Registro Central de Tumores Cerebrais dos Estados Unidos (CBTRUS) apontam para uma taxa de incidência de 5,57 casos/100.000/ano na faixa etária de 0 a 19 anos. A taxa de prevalência desses tumores nos Estados Unidos é estimada em 35,4/100.000 crianças e adolescentes. Para o ano de 2016, são esperados nos Estados Unidos cerca de 4.630 casos novos de tumores cerebrais primários em crianças e adolescentes[1]. Dados brasileiros de base populacional são menos disponíveis. Dados compilados pelo Ministério da Saúde (MS), Instituto Nacional do Câncer (Inca) e Sociedade Brasileira de Oncologia Pediátrica (Sobope) mostram maior taxa de incidência ajustada para sexo masculino, variando de 7,9 em Belém a 36,8/1.000.000 em Porto Alegre[2]. A mortalidade no Brasil, a despeito da mudança de classificação dos óbitos para o SNC no país, mostrou aumento a partir do ano de 1996[2].

Algumas particularidades se aplicam aos tumores cerebrais em pediatria. O contínuo desenvolvimento do cérebro na infância e na adolescência o torna particularmente vulnerável aos efeitos deletérios relacionados à neoplasia. A isso, soma-se ainda os possíveis danos relacionados do tratamento neurocirúrgico, radioterápico e quimioterápico. Assim, os tumores cerebrais em pediatria devem, idealmente, ser tratados no contexto multiprofissional por equipes habilitadas no manejo desses pacientes.

■ Manifestações clínicas

Sinais e sintomas clínicos relacionados aos tumores cerebrais em crianças são muito variáveis, sendo o diagnóstico por vezes desafiador. Muitos sintomas frequentes na população pediátrica, como vômitos, cefaleias e problemas de comportamento, associados à baixa habilidade de comunicação em crianças pequenas, normalmente dificultam ou atrasam o diagnóstico. Não existe um sintoma típico para o diagnóstico desses tumores. Habitualmente, a suspeita diagnóstica se faz com base no tipo, na intensidade e na duração dos sintomas relatados. Durante a consulta pediátrica é imperativo sempre estar alerta às queixas e aos sintomas de ocorrência frequente, avaliar cuidadosamente história familiar para tumores ou síndromes genéticas associadas às neoplasias cerebrais. Também é essencial a realização de exame clínico completo que inclua a medida do perímetro cefálico em crianças menores de 2 anos e seu acompanhamento, avaliação do crescimento físico, exame neurológico e visual e avaliação do estado puberal.

A problemática do atraso no diagnóstico de crianças com tumores cerebrais não é exclusividade do Brasil. Trata-se de uma questão recorrente também nos países desenvolvidos, sendo que vários esforços internacionais têm sido empreendidos nesse sentido. No Reino Unido, que também conta com um sistema de saúde hierarquizado como o brasileiro, esforços conjuntos promoveram educação médica e da população sobre uma série de sinais clínicos e sintomas que podem sugerir tumores cerebrais em crianças. Um guia para auxiliar os profissionais de saúde e definir crianças sob risco, e que necessitam de avaliação especializada e de imagem, foi descrito por Wilne e colaboradores[3]. Seis grandes grupos de sinais clínicos e sintomas potencialmente associados à neoplasia cerebral infantil foram estratificados, a saber: cefaleia; náuseas e vômitos; distúrbios visuais; sinais e sintomas motores; alterações no crescimento e no desenvolvimento; alterações no comportamento. Crianças com fatores predisponentes para neoplasias cerebrais e que apresentem algum desses sintomas sugestivos, mesmo que de menor duração ou intensidades, também merecem pronta investigação diagnóstica. As características desses sinais/sintomas de maior relevância para o diagnóstico de câncer cerebral são resumidas no Quadro 77.1.1.

QUADRO 77.1.1. Características dos sinais e dos sintomas de alerta para tumores cerebrais em crianças e adolescentes, que requerem consulta com especialista e exame de imagem cerebral (preferencialmente, ressonância magnética).

A. Cefaleia:
1. Cefaleia persistente (mais de 4 semanas), que acorda a criança.
2. Cefaleia persistente (mais de 4 semanas), que ocorre no período matinal.
3. Cefaleia persistente (mais de 4 semanas), em qualquer criança com menos de 4 anos de idade.
4. Confusão e/ou desorientação associados a dor de cabeça, independentemente da duração.

B. Náusea e vômito:
1. Vômitos matinais persistentes sem causa definida (excluir gravidez em adolescentes).
2. Vômitos e náuseas persistentes (mais de 2 semanas).

C. Sinais e sintomas visuais:
1. Papiledema.
2. Atrofia do nervo óptico.
3. Nistagmo de início recente.
4. Redução da acuidade visual não relacionada à problema de refração.
5. Redução ou alteração do campo visual.
6. Proptose.
7. Início recente de estrabismo paralítico.

D. Sinais e sintomas motores:
1. Regressão de uma habilidade motora previamente adquirida.
2. Fraqueza motora localizada.
3. Marcha anormal ou coordenação motora anormal (exceto de outra causa bem definida).
4. Paralisia de Bell (paralisia periférica do sétimo par craniano), que não se resolve após 4 semanas.
5. Dificuldades de deglutição sem outra causa bem definida.

E. Alterações no crescimento e desenvolvimento:
1. Retardo no crescimento sem outras causas bem definidas.
2. Puberdade precoce ou atraso puberal sem outras causas bem definidas.
3. Poliúria/polidipsia de provável causa central (*diabetes insípidus*).

F. Alterações no comportamento:
1. Letargia sem causa ambiental/familiar que justifique.

G. Fatores predisponentes para tumor cerebral:
1. História pessoal ou familiar de tumores cerebrais, leucemias, sarcomas e neoplasias de mama em idade precoce.
2. História prévia de irradiação do SNC.
3. Neurofibromatose do tipo 1 ou 2.
4. Esclerose tuberosa.
5. Outras síndromes genéticas familiares.

Fonte: Wilne, Koller, Collier, Kennedy, Grundy, Walker[3].

■ Diagnóstico

Pacientes suspeitos para tumores cerebrais com base nos achados clínicos e de exame físico devem ser prontamente avaliados por exame de imagem, preferencialmente ressonância magnética (RNM). Ao se fazer um diagnóstico possível ou presumível de tumor de SNC, o médico responsável pelo caso deve rapidamente referendar ou contatar o paciente a um serviço especializado no tratamento de câncer infantil. Além da RNM de encéfalo, o estudo da coluna total, com as incidências cervical, torácica e lombo-sacra, está indicado na suspeita de tumores da fossa posterior, canal medular e pineal. Crianças pequenas, frequentemente, necessitam de anestesia ou sedação para o exame de RNM; definir e solicitar o exame das áreas adequadas, de início, ajuda a poupar tempo e recursos para o diagnóstico. Sempre que possível, o contato prévio com o radiologista, sobre o caso, a fim de se definir protocolos específicos de aquisição de imagens, de injeção de contraste (particularmente, para tumores de tronco cerebral), e avaliações especiais com espectroscopia auxiliam na qualidade e na informação do exame. Nos serviços em que a RNM não é prontamente disponível, exame de tomografia computadorizada (TC) pode auxiliar na avaliação mais geral de lesões cerebrais. A TC apresenta, como desvantagens de uso da irradiação ionizante e seu potencial carcinogênico, a necessidade de contraste iodado e menor sensibilidade para detecção de algumas lesões, particularmente dos gliomas de tronco cerebral. Berrington de Gonzalez e colaboradores[4] demonstraram ainda a associação entre as baixas doses de irradiação administradas nos exames de TC com a ocorrência de tumores cerebrais e leucemia na população pediátrica. Em determinadas situações em que existe a suspeita de neoplasia associada à hidrocefalia ou à hipertensão intracraniana, a TC pode ser um exame importante para rápida intervenção sobre uma complicação potencialmente grave.

A abordagem neurocirúrgica requer equipe de neurocirurgia habilitada em cirurgia oncológica cerebral de crianças. Diversas técnicas e acessos, assim como o uso de aspirador ultrassônico e, em casos definidos, a neuronavegação ou a RNM intraoperatória, são ferramentas modernas que auxiliam a melhor ressecção possível, com a menor morbi/mortalidade associada ao procedimento. O seguimento pós-operatório em Centro de Terapia Intensiva (CTI) pediátrico é essencial para se reduzir a morbidade associada ao procedimento e à doença.

O exame anatomopatológico deve também ser realizado por patologista familiarizado em neuropatologia pediátrica. A nova classificação da Organização Mundial de Saúde (OMS), editada em 2016, divide os tumores cerebrais nos seguintes grandes grupos: (i) astrocitomas difusos e tumores oligodendrogliais; (ii) outros tumores astrocíticos; (iii) tumores ependimais; (iv) outros gliomas; (v) tumores do plexo coroide; (vi) tumores neuronais e tumores mistos neuronais-gliais; (vii) tumores da região da pineal; (viii) tumores embrionários; (ix) tumores dos nervos craniais e paraespinais. Para uma revisão mais aprofundada das diferentes histologias, recomenda-se a leitura da classificação publicada por Louis e colaboradores[5].

77.1 ▪ Tumores do sistema nervoso central em crianças e adolescentes

Frequentemente, a biópsia de congelação no intraoperatório auxilia o cirurgião a definir o plano de ressecção de tumores profundos, marginais ou infiltrativos no tronco cerebral e da região da pineal. Atualmente, os grandes centros oncológicos pediátricos conservam fragmentos tumorais em nitrogênio líquido para estudos futuros de marcadores de diagnóstico, de prognóstico e para estudos em patologia molecular.

• Tumores supratentoriais

Tumores que ocorrem na região anatômica acima da tenda do cerebelo são definidos como tumores supratentoriais. Diversas neoplasias com diferentes histologias ocorrem nessa região do cérebro. O Quadro 77.1.2 resume alguns dos diagnósticos mais frequentes dos tumores supratentoriais e os sinais/sintomas clínicos mais comuns.

QUADRO 77.1.2. Histologia dos tumores supratentoriais e sintomas clínicos mais frequentes.

Tipo histológico	Sinais, sintomas frequentes e observações importantes
Astrocitomas supratentoriais	Apresentação influenciada pela idade, local da lesão e histologia. Crises convulsivas focais/perda de força muscular/hidrocefalia e hipertensão intracraniana em lesões de alto grau (astrocitoma anaplásico e glioblastoma – GBM). Frequentemente, lesões em pediatria são graus I ou II (baixo grau de malignidade). Alterações nos genes *BRAF* ou ativação de mutações no *BRAF*^{v600E}.
Gliomas de vias ópticas e hipotálamo	Proptose, diminuição da mobilidade ocular e perda visual nas lesões confinadas ao nervo óptico. Estrabismo, papiledema, palidez do nervo óptico, ptose palpebral, nistagmo pendular horizontal. Hidrocefalia nas obstruções do terceiro ventrículo pela lesão. Associação frequente com NF-1. Pode ser mais indolente ou involuir espontaneamente em pacientes com NF-1. Uso de protocolos quimioterápicos para gliomas de baixo grau em lesões progressivas ou que evoluem com perda da visão ou distúrbios endocrinológicos.
Ependimomas supratentoriais	Habitualmente, surgem do epêndima dos ventrículos cerebrais. Apresentam calcificações e cistos intratumorais na TC. Sintomas dependem da área e das dimensões da lesão, e incluem cefaleia, vômitos, perdas motoras focais, letargia. Grau de ressecção tem fator prognóstico direto, sendo melhor a sobrevida para crianças com ressecção completa. Perfil de metilação de DNA dos ependimomas, recentemente, definiu nove subgrupos moleculares, sendo três supratentoriais, três da fossa posterior e três da medula espinhal. Fusões envolvendo os genes *RELA* e *YAP1* em ependimoma anaplásico supratentorial[6].
Tumor neuroectodérmico primitivo supratentorial (sPNET)	Tumores bastante agressivos. Sintomas de curta duração, predominantemente, cefaleia, vômitos, sinais de hipertensão intracraniana, irritabilidade, crises convulsivas, distúrbios do comportamento. Macrocefalia, involução neurológica e irritabilidade em lactentes.
Tumores da hipófise	Sintomas relacionados à disfunção endócrina. Em crianças pré-púberes: cefaleia, queixas visuais e atraso no crescimento. Meninas pós-púberes: parada em puberdade, hipogonadismo e, eventualmente, galactorreia.
Tumores da região da pineal	Cefaleia, náuseas e vômitos. Hidrocefalia obstrutiva. Síndrome de Parinaud. Mais raramente puberdade precoce e *diabetes insípidus* em tumores multifocais. Avaliação de α-fetoproteína e β-HCG. Os subtipos histológicos que podem acometer a pineal são os tumores de células germinativas, os tumores do parênquima da pineal, os tumores neuroectodérmicos, meningiomas e outros tumores raros.
Oligodendrogliomas	Curso frequentemente indolente. Pode apresentar náuseas, vômitos, cefaleia, déficits neurológicos focais, afasia, hipertensão intracraniana. Frequentemente, a neoplasia apresenta deleções de 1p e 19q. Cirurgia com ressecção radical, sempre que possível, melhora a sobrevida livre de doença.
Meningiomas	Tumores raros em crianças. Associação frequente com NF-2. Podem ser primários ou radioinduzidos. Pacientes apresentam cefaleia, crises convulsivas ou déficits neurológicos focais. Quando acometem a órbita ou asa do esfenoide podem apresentar proptose ou perda visual. A histologia divide essas lesões em meningiomas típicos (grau I), atípicos (grau II) e anaplásicos (grau III). A maioria das lesões pediátricas são grau I. Lesões grau II tendem a recorrer localmente com mais frequência. O tratamento radioterápico de lesões grau II é controverso e, frequentemente, se reserva para as lesões recidivadas ou irressecáveis.
Gangliomas supratentoriais	Tumor raro, de origem mista (glial e neural). Os tumores se localizam no lobo temporal. Clínica mais frequente é a de epilepsia refratária ao tratamento. Corresponde entre 20 e 40% dos diagnósticos histopatológicos de crianças submetidas à cirurgia do lobo temporal para epilepsia. Tratamento cirúrgico exclusivo. Observar resíduos pelo risco remoto de transformação maligna.
Astrocitoma subependimário de células gigantes (SEGA)	Associado à esclerose tuberosa. Neoplasias periventriculares e no corno do terceiro ventrículo, de crescimento lento. Tratamento principal consiste em ressecção cirúrgica. Uso de inibidores da via mTOR (Everolimus) em casos específicos.
Tumor disembrioplásico neuroepitelial (DNET)	Diagnosticado nas primeiras duas décadas de vida. História típica de epilepsia refratária ao tratamento. Ressecção cirúrgica completa é frequentemente curativo.
Xantoastrocitoma pleomórfico	Tipicamente ocorre em adolescentes e adultos jovens. Epilepsia refratária e mais raramente sinais de hipertensão intracraniana. Cirurgia com excisão completa é quase sempre curativa. A terapia adjuvante à cirurgia não está bem estabelecida.
Tumores do plexo coroide	Tumor cerebral raro. Frequentemente, acomete lactentes e crianças pequenas. Hidrocefalia, fontanela ampla e tensa, irritabilidade, letargia e vômitos são sinais clínicos frequentes. Tumores altamente friáveis e sangrantes na cirurgia. Nos papilomas do plexo coroide a cirurgia radical é quase sempre curativa. Pacientes com carcinoma do plexo coroide necessitam de tratamento adjuvante que, frequentemente, inclui radioterapia (em crianças maiores de 3 anos) e quimioterapia/TMO autólogo em lactentes. Associação com mutações *germline* do *TP53*. Prognóstico reservado nos carcinomas.

Fonte: Elaborado pela autoria.

• Tumores infratentorias

Tumores da fossa posterior incluem os astrocitomas cerebelares, o meduloblastoma (MB), o tumor teratoide-rabdoide atípico (ATRT), os ependimomas infratentoriais, tumores de tronco cerebral e outras histologias raras. O Quadro 77.1.3 resume características clínicas e informações gerais sobre esses tumores. Os tumores da medula espinhal são mais raros de ocorrerem e, por esse motivo, não serão abordados neste capítulo.

■ Bases de tratamento dos tumores mais prevalentes

• Neurocirurgia

Técnicas e ferramentas auxiliares em neurocirurgia têm evoluído de modo constante. O uso do microscópio intraoperatório, técnicas de estereotaxia para biópsias, abordagens endoscópicas endonasal para diversos tumores de base do crânio, biópsias via endoscópica e ventriculostomias, auxílio de imagem intraoperatória (RNM), entre outros, têm auxiliado para minimizar sequelas relacionadas ao procedimento. As indicações neurocirúrgicas, discussões sobre o objetivo de ressecção cirúrgica e vias de acesso cirúrgico, frequentemente, são discutidos de modo multidisciplinar, reduzindo a morbimortalidade e preservando o melhor prognóstico possível para cada tipo de neoplasia.

• Quimioterapia

Parte essencial do tratamento da maioria dos tumores malignos do SNC. Também tem sido incorporada no tratamento de tumores de baixo grau de malignidade (gliomas de vias ópticas) para se evitar ou retardar a progressão de perda visual ou sintomas endocrinológicos. A quimioterapia também tem papel fundamental no tratamento de lactentes e crianças pequenas, na tentativa de se postergar ou evitar a radioterapia nessa população. A seguir, alguns protocolos aplicados aos principais tumores cerebrais pediátricos:

QUADRO 77.1.3. Histologia dos tumores infratentoriais e sintomas clínicos mais frequentes.

Tipo histológico	Sinais, sintomas frequentes e observações importantes
Astrocitomas infratentoriais	Lesões, geralmente, de curso indolente. Lesões cístico/sólidas, localizadas em hemisférios cerebelares e de histologia favorável (astrocitoma pilocítico grau I). Lesões de baixo grau apresentam história longa e intermitente de cefaleia, vômitos esporádicos e mais raramente disfunções cerebelares. Muito raramente lesões cerebelares podem ser de alto grau de malignidade (astrocitoma anaplásico e glioblastoma). Cirurgia com ressecção completa é, frequentemente, curativa para as lesões de baixo grau. Atenção para possibilidade de mutismo cerebelar no pós-operatório. Lesões de alto grau necessitam de radioterapia e quimioterapia adjuvantes.
Meduloblastoma	Tumor maligno cerebral mais frequente em pediatria. Normalmente, se origina do *vermis* cerebelar. Cirurgia com ressecção completa (aceitável como ressecção completa até 1,5 cm^2 de resíduo na RNM até 72 horas de pós-operatório). Imperativo RNM de neuroeixo, além do encéfalo no pré-operatório. Coleta de liquor para estadiamento no 14º dia do pós-cirúrgico, caso não haja contraindicação. Subtipos clássico, desmoplásico/nodular e anaplásico à histologia. Classificação molecular atual divide em quatro subgrupos moleculares (grupos Wnt, Shh, 3 e 4 – para revisão mais aprofundada sugerimos leitura Taylor e colaboradores[7]). Tratamento-padrão inclui radioterapia de crânio e neuroeixo, com *boost* em leito tumoral. A associação de quimioterapia após a radioterapia permitiu reduzir doses de radioterapia, mantendo boa sobrevida e reduzindo sequelas tardias de terapia. Tratamento especial para lactentes e crianças pequenas inclui a quimioterapia e TMO autólogo, postergando ou evitando a radioterapia, com muito boas chances de cura e redução de sequelas relacionadas ao tratamento. Subgrupo desmoplásico/nodular em crianças pequenas tem excelente prognóstico, e alguns protocolos sugerem tratamento com quimioterapia exclusiva nesse subgrupo de lactentes, com excelentes chances de cura.
Tumor teratoide-rabdoide atípico (ATRT)	Tumores raros e altamente malignos. Grande propensão à disseminação liquórica. Acomete, preferencialmente, lactentes e crianças menores. Geralmente, apresentação clínica de curta duração, com náuseas, cefaleia, vômitos e sinais de hipertensão intracraniana. Tumores localmente invasivos, o que torna a cirurgia de ressecção completa difícil. Anormalidades no gene supressor de tumor *INI1/SMARCB1* em 85% dos ATRT. Tratamento adjuvante inclui esquemas agressivos de quimioterapia e TMO autólogo em crianças menores de 3 anos. A radioterapia é parte importante do tratamento desse tumor.
Ependimomas infratentoriais	Tumores mais agressivos que os de origem supratentorial. Podem ser grau II ou III. Os sintomas são, predominantemente, cefaleia, vômitos, sinais de hipertensão intracraniana, irritabilidade. Mais raramente sinais e sintomas cerebelares. Os ependimomas de origem lateral no cerebelo tendem a maior agressividade e recorrência. Grau de ressecção tem fator prognóstico direto, sendo melhor a sobrevida para crianças com ressecção completa. Radioterapia adjuvante à cirurgia está indicada em tumores da fossa posterior. Radioterapia de coluna apenas se implantes tumorais presentes ao diagnóstico. Indicado quimioterapia e TMO autólogo em crianças menores de 3 anos.
Tumores do tronco cerebral	Corresponde a 15% dos tumores cerebrais pediátricos. Dividem-se anatômica e histologicamente em quatro subgrupos: (1) tumores do teto do mesencéfalo; (2) tumores da transição cérvico-medular; (3) tumores dorsais exofíticos; e (4) gliomas difusos e infiltrativos da ponte (DIPG). Os três primeiros tipos, geralmente, apresentam sintomas insidiosos e focais e são de histologia favorável (astrocitomas de baixo grau, na sua maioria). Os DIPG são lesões altamente agressivas, com sintomas exuberantes, envolvendo pares cranianos e paralisias/plegias motoras, com mortalidade de 90% em 18 meses. O diagnóstico radiológico é fundamental, pois frequentemente não se realiza biópsia dessas lesões fora do contexto de protocolos de pesquisa ou de lesões exofíticas e lesões atípicas no exame de RNM. Tratamento dos DIPG inclui radioterapia, com melhora da sobrevida em meses e, frequentemente, melhora temporária de alguns dos sintomas.

Fonte: Elaborado pela autoria.

Meduloblastoma (MB)

Packer e colaboradores demonstraram na década de 1990 a importância da associação do esquema CCNU/cisplatina e cincristina para permitir a redução da radioterapia no neuroeixo (de 3600cGy para 2340cGy)[8]. Pacientes com MB de baixo risco de recidiva experimentaram sobrevida acima de 80% em 5 anos. Posteriormente, e esquema com CCNU foi comparado a ciclofosfamida/cisplatina e vincristina, sendo mantidas excelentes chances de cura para esses pacientes, com menores toxicidades agudas e tardias[9]. A partir desses estudos, a associação radioterapia de dose reduzida em neuroeixo à quimioterapia passou a ser o padrão de tratamento para pacientes de MB de baixo risco. Já para pacientes de alto risco de recaída diversas outras estratégias foram testadas, incluindo esquemas de quimioterapia pré-operatória, radioterapia hiperfracionada, entre outros. A sobrevida para esses pacientes de alto risco (ressecção subtotal ou parcial, implantes medulares e disseminação da doença) se mantém inferiores aos de baixo risco. Estratégias como o uso de quimioterapia submieloablativa, com suporte de células-tronco autólogas periféricas, também têm sido avaliadas para grupos de alto risco, com resultados promissores[10].

Gliomas de baixo grau em vias ópticas e hipotálamo

Tais tumores, apesar de crescimento lento, frequentemente cursam com alta morbidade e com alterações visuais e endocrinológicas. Esquemas de quimioterapia com carboplatina e vincristina[11] e vimblastina semanal[12], entre outros, são amplamente utilizados em pacientes selecionados.

Lactentes e pré-escolares com tumores cerebrais

Crianças com menos de 3 a 5 anos são, particularmente, susceptíveis aos efeitos deletérios da radioterapia. Diversos protocolos foram desenvolvidos no sentido de se evitar ou postergar a radioterapia. Os protocolos denominados Head-Start, sob coordenação do professor Jonathan Finlay, foram pioneiros nesse conceito em crianças com tumores cerebrais. Os medicamentos utilizados nesses protocolos incluem metotrexate em altas doses, cisplatina, ciclofosfamida, etoposide, vincristina, temozolomide (Head Start 3), entre outros. Além de excelentes chances de cura para subgrupos específicos, os efeitos cognitivos em longo prazo são bem menores quando comparados a esquemas que utilizam a radioterapia nesse subgrupo de pacientes[13].

Radioterapia

Ainda é parte fundamental do tratamento de diversos tipos de neoplasias cerebrais pediátricas. Novas modalidades de tratamento radioterápico, que incluem radioterapia conformacional, radioterapia de intensidade modulada (IMRT), e mais recentemente a arcoterapia volumétrica modulada (VMAT), apresentam a vantagem de oferecer planejamentos terapêuticos melhor direcionados. Com relação aos efeitos tardios dessas novas modalidades, ainda é cedo para definir se haverá algum impacto positivo na sua utilização.

■ Considerações finais

Os tumores cerebrais correspondem à neoplasia sólida mais frequente em crianças. A mortalidade relacionada a essas neoplasias ainda é alta, quando comparadas a outras neoplasias pediátricas, como as leucemias agudas. Pacientes com sinais e sintomas compatíveis com neoplasia cerebral devem ser referendados, de maneira ágil, para serviços com experiência no tratamento dessas crianças. O tratamento multidisciplinar e coordenado é muito importante na melhora das chances de cura e na redução da morbidade e efeitos tardios nessas crianças.

■ Referências bibliográficas

1. Ostrom QT, Gittleman H, Fulop J et al. CBTRUS Statistical Report: Primary Brain and Central Nervous System Tumors Diagnosed in the United States in 2008-2012. Neuro Oncol. 2015;17(s4):iv1-iv66.
2. Câncer da criança e adolescente no Brasil: dados dos registros de base populacional e de mortalidade/Instituto Nacional de Câncer. Rio de Janeiro, Inca; 2008. 220p. il.
3. Wilne S, Koller K, Collier J, Kennedy C, Grundy R, Walker D. The diagnosis of brain tumours in children: a guideline to assist healthcare professionals in the assessment of children who may have a brain tumour. Arch Dis Child. 2010 Jul;95(7):534-9.
4. Berrington de Gonzalez A, Salotti JA, McHugh K, Little MP, Harbron RW, Lee C, Ntowe E, Braganza MZ, Parker L, Rajaraman P, Stiller C, Stewart DR, Craft AW, Pearce MS. Relationship between pediatric CT scans and subsequent risk of leukaemia and brain tumours: assessment of the impact of underlying conditions. Br J Cancer. 2016 Feb 16;114(4):388-94.
5. Louis DN, Perry A, Reifenberger G, von Deimling A, Figarella-Branger D, Cavenee WK, Ohgaki H, Wiestler OD, Kleihues P, Ellison DW. The 2016 World Health Organization Classification of Tumors of the Central Nervous System: a summary. Acta Neuropathol. 2016 Jun;131(6):803-20.
6. Pajtler KW, Witt H, Sill M, Jones DT, Hovestadt V, Kratochwil F, Wani K, Tatevossian R, Punchihewa C, Johann P, Reimand J, Warnatz HJ, Ryzhova M, Mack S, Ramaswamy V, Capper D, Schweizer L, Sieber L, Wittmann A, Huang Z, van Sluis P, Volckmann R, Koster J, Versteeg R, Fults D, Toledano H, Avigad S, Hoffman LM, Donson AM, Foreman N, Hewer E, Zitterbart K, Gilbert M, Armstrong TS, Gupta N, Allen JC, Karajannis MA, Zagzag D, Hasselblatt M, Kulozik AE, Witt O, Collins VP, von Hoff K, Rutkowski S, Pietsch T, Bader G, Yaspo ML, von Deimling A, Lichter P, Taylor MD, Gilbertson R, Ellison DW, Aldape K, Korshunov A, Kool M, Pfister SM. Molecular Classification of Ependymal Tumors across All CNS Compartments, Histopathological Grades, and Age Groups. Cancer Cell. 2015 May 11;27(5):728-43.
7. Taylor MD, Northcott PA, Korshunov A, Remke M, Cho YJ, Clifford SC, Eberhart CG, Parsons DW, Rutkowski S, Gajjar A, Ellison DW, Lichter P, Gilbertson RJ, Pomeroy SL, Kool M, Pfister SM. Molecular subgroups of medulloblastoma: the current consensus. Acta Neuropathol. 2012 Apr;123(4):465-72.
8. Packer RJ, Sutton LN, Goldwein JW, Perilongo G, Bunin G, Ryan J, Cohen BH, D'Angio G, Kramer ED, Zimmerman RA et al. Improved survival with the use of adjuvant chemotherapy in the treatment of medulloblastoma. J Neurosurg. 1991 Mar;74(3):433-40.
9. Packer RJ, Gajjar A, Vezina G, Rorke-Adams L, Burger PC, Robertson PL, Bayer L, LaFond D, Donahue BR, Marymont MH, Muraszko K, Langston J, Sposto R. Phase III study of craniospinal radiation therapy followed by adjuvant chemotherapy for newly diagnosed average-risk medulloblastoma. J Clin Oncol. 2006 Sep 1;24(25):4202-8.

10. Strother D, Ashley D, Kellie SJ, Patel A, Jones-Wallace D, Thompson S, Heideman R, Benaim E, Krance R, Bowman L, Gajjar A. Feasibility of four consecutive high-dose chemotherapy cycles with stem-cell rescue for patients with newly diagnosed medulloblastoma or supratentorial primitive neuroectodermal tumor after craniospinal radiotherapy: results of a collaborative study. J Clin Oncol. 2001 May 15;19(10):2696-704.

11. Packer RJ, Ater J, Allen J, Phillips P, Geyer R, Nicholson HS, Jakacki R, Kurczynski E, Needle M, Finlay J, Reaman G, Boyett JM. Carboplatin and vincristine chemotherapy for children with newly diagnosed progressive low-grade gliomas. J Neurosurg. 1997 May;86(5):747-54.

12. Bouffet E, Jakacki R, Goldman S, Hargrave D, Hawkins C, Shroff M, Hukin J, Bartels U, Foreman N, Kellie S, Hilden J, Etzl M, Wilson B, Stephens D, Tabori U, Baruchel S. Phase II study of weekly vinblastine in recurrent or refractory pediatric low-grade glioma. J Clin Oncol. 2012 Apr 20;30(12):1358-63.

13. Espinoza JC, Haley K, Patel N, Dhall G, Gardner S, Allen J, Torkildson J, Cornelius A, Rassekh R, Bedros A, Etzl M, Garvin J, Pradhan K, Corbett R, Sullivan M, McGowage G, Stein D, Jasty R, Sands SA, Ji L, Sposto R, Finlay JL. Outcome of young children with high-grade glioma treated with irradiation-avoiding intensive chemotherapy regimens: Final report of the Head Start II and III trials. Pediatr Blood Cancer. 2016 Jun 22. doi: 10.1002/pbc.26118.

77.2 – Tumores abdominais malignos mais frequentes na infância

■ Maristella Bergamo dos Reis ■ Elvis Terci Valera

CASO CLÍNICO

Bebê, 3 meses de idade, foi levado ao atendimento médico em virtude de perda de peso, queda do estado geral e irritabilidade. Foram solicitadas ultrassonografia de abdome e tomografia que mostraram massa retroperitoneal em topografia de rim esquerdo, extensa e ultrapassando a linha média, com diversas calcificações. Mielograma mostrou infiltração de medula óssea. Com base nos sintomas, houve dúvida sobre os seguintes diagnósticos: neuroblastoma; tumor de Wilms; tumor de seio endodérmico; e linfoma.

■ Comentário: trata-se de um caso de neuroblastoma. A idade de aparecimento, a localização – ultrapassando a linha média –, a presença de calcificações e a infiltração da medula óssea pelo tumor corroboram com o diagnóstico.

■ Introdução

Massas abdominais na infância apresentam as mais variadas etiologias e podem ser, didaticamente, classificadas, de acordo com a localização, em massas retroperitoneais e intraperitoneais. Na maioria das vezes, os achados são benignos, como bolo de áscaris, hidronefrose, hepatoesplenomegalia infecciosa. Os tumores abdominais malignos são doenças raras[1].

Os tumores abdominais ocupam o terceiro lugar das neoplasias mais comum na infância, ficando atrás das leucemias e dos tumores do sistema nervoso central. Correspondem, então, ao grupo de tumores sólidos extracranianos mais frequentes nessa faixa etária[2].

Nos Estados Unidos, os tumores renais correspondem a 6,3% das neoplasias malignas em crianças abaixo dos 15 anos de idade. O neuroblastoma é responsável por 7,8% e o linfoma por aproximadamente 15% dos casos.

No Brasil, segundo dados compilados do Ministério da Saúde, da Sociedade Brasileira de Oncopediatria (Sobope) e do Instituto Nacional do Câncer (Inca), a maior incidência de tumores renais foi encontrada em Goiânia, com 20,2 casos/1.000.000 de crianças até 15 anos de idade. As maiores taxas de neuroblastoma foram encontradas em Recife, com 14,2 casos/1.000.000, e linfoma em Campo Grande, com 51,3 casos/1.000.000 de crianças abaixo de 15 anos[4].

■ Manifestações clínicas

Quadro clínico dos tumores abdominais varia de acordo com a localização e o grau de agressividade do tumor.

O tumor de Wilms apresenta-se, na maioria das vezes, como uma massa abdominal assintomática detectada pelo pediatra em exame de rotina ou pelos pais ao palpar o abdome. Geralmente, a massa é regular, em flanco, preenche a loja renal e pode ultrapassar a linha média. A criança, geralmente, está em bom estado geral[5].

A associação de algumas síndromes genéticas com a ocorrência de tumor de Wilms é bem estabelecida. As mais frequentemente relacionadas são anomalias geniturinárias, aniridia, síndrome de Beckwith-Wiedemann, síndrome de Deny-Drash e síndrome de Frasier[6].

Os pacientes portadores de neuroblastoma podem apresentar sintomatologia frustra, até comprometimento sistêmico. Geralmente, apresentam uma massa fixa, endurecida, com bordas difíceis de definir, que, na maioria das vezes, ultrapassa a linha média e tem origem retroperitoneal. No caso de apresentarem metástases abdominais, pode ocorrer compressão da drenagem venosa e linfática, com edema em genitálias. Mais raramente, podem apresentar hipertensão, taquicardia, rubor facial e sudorese, decorrentes da liberação de catecolaminas[5,7].

77.2 ■ Tumores abdominais malignos mais frequentes na infância

A criança portadora de linfoma não Hodgkin abdominal, mais frequentemente o linfoma de Burkitt, pode estar em bom estado geral ou apresentar vômitos, diarreia, dor abdominal, distensão e, ocasionalmente, intussuscepção (abaixo de 1 ano de idade, altamente suspeita de linfoma). O abdome mostra-se, normalmente, globoso, com massa palpável endurecida e mal limitada, descrita como "saco de batatas". Pode ter associados sintomas B, febre, sudorese e perda de peso[1,3].

■ Diagnostico diferencial

Para se investigar uma massa abdominal, deve-se iniciar com história clínica e exame físico detalhados, especialmente avaliando o estado geral da criança e o aspecto da massa abdominal.

A idade da criança tem importante papel na investigação diagnóstica. Massas abdominais no período neonatal podem representar malformações congênitas e, geralmente, têm melhor prognóstico. Na faixa etária entre 1 e 5 anos de idade, os tumores malignos são mais frequentes[3].

As crianças portadoras de tumor de Wilms, geralmente, apresentam bom estado geral, diferentemente daquelas com neuroblastoma. No caso de linfoma não Hodgkin, mais frequentemente o linfoma de Burkitt, pode apresentar-se de duas formas. A primeira é uma massa de crescimento rápido, produzindo dor e sintomas de compressão do trato urinário e gastrintestinal, com possibilidade de estar associada com lise tumoral. A segunda forma pode apresentar-se com intussuscepção[8].

Determinar a localização da massa, seu tamanho, se ultrapassa a linha média, se há presença de ascite, a extensão para a pelve, a congestão ou a distensão venosa no abdome, indica a presença de um tumor menos ou mais agressivo e direciona a investigação[3].

Após a história e o exame físico detalhados, a investigação laboratorial é mandatória. O hemograma completo pode direcionar para causa infecciosa ou inflamatória, além de mostrar comprometimento medular em tumores mais agressivos, como neuroblastoma. Exame de urina deve ser obtido, se houver suspeita de massa de origem geniturinária. Marcadores tumorais, como catecolaminas urinárias, também devem ser solicitados, se houver suspeita de neuroblastoma[1,8].

A investigação deve seguir com exames de imagem. Radiografia e ultrassonografia abdominais são exames iniciais, facilmente obtidos. Em seguida, a tomografia ou a ressonância magnética abdominal devem ser realizadas, conforme indicação. Exames como radiografia ou tomografia de tórax, cintilografia óssea complementarão a investigação.

QUADRO 77.2.1. Diagnóstico diferencial das principais massas abdominais na infância.

Idade	Localização	Tumor	Sintoma	Exame inicial
Neonato	Retroperitoneal	Neuroblastoma	Massa abdominal, irritabilidade	Ultrassonografia de abdome, hemograma
Lactente	Retroperitoneal	Neuroblastoma Tumor de Wilms	Massa abdominal, perda de peso, febre, irritabilidade Massa notada pelos pais ou pediatra, sem queda do estado geral	Radiografia de abdome pode mostrar calcificação. Ultrassonografia de abdome, hemograma Ultrassonografia de abdome, radiografia de tórax com nódulos pulmonares favorece tumor de Wilms
	Gastrintestinal	Hepatoblastoma	Massa palpável hipocôndrio direito com dor, vômitos, anemia	Ultrassonografia de abdome, hemograma, alfa feto proteína
	Genital/pélvica	Teratoma maligno	Massa pélvica	Ultrassonografia de abdome e pelve, BHCG e alfa feto proteína
Criança	Retroperitoneal/ geniturinária	Neuroblastoma Tumor de Wilms Rabdomiosarcoma	Neuroblastoma, Tumor de Wilms e Rabdomiosarcoma Massa abdominal com queda do estado geral	Ultrassonografia de abdome. Radiografia de tórax, hemograma
	Trato gastrintestinal	Hepatoblastoma Leucemia Linfoma	Hepatoblastoma Leucemia Linfoma Massa abdominal com queda do estado geral	Ultrassonografia de abdome, hemograma
Adolescentes	Retroperitoneal/ geniturinária	Tumor de ovário Carcinoma de adrenal	Massa abdominal Virilização	Ultrassonografia de abdome e pelve, BHCG e alfa feto proteína
	Trato gastrintestinal	Hepatocarcinoma Linfoma	Massa abdominal com queda do estado geral	Ultrassonografia de abdome, hemograma

Fonte: Elaborado pela autoria.

■ Tratamento

Crianças com suspeita de tumores abdominais devem ser encaminhadas o mais rápido possível para um centro de referência em oncologia pediátrica, e o tratamento deve ser iniciado imediatamente após a confirmação do diagnóstico.

A hipótese de um tumor de Wilms é levantada pelo exame radiológico. A imagem é típica e não necessita de biopsia, salvo alguns casos específicos. O tratamento segue com quimioterapia neoadjuvante, cirurgia e, em casos considerados mais agressivos, radioterapia. Grupos cooperativos internacionais e o grupo brasileiro para tratamento de tumor de Wilms (GBTTW) obtêm, com o tratamento atual, sobrevida global em torno de 90%[9].

Os pacientes com suspeita de neuroblastoma devem ser submetidos à biopsia, inicialmente, e, se possível, cirurgia buscando a máxima ressecção possível. A depender do estádio da doença, o tratamento varia de apenas observação (nos casos de pacientes abaixo de 1 ano de idade estádio 4S), até quimioterapia em altas doses, radioterapia e transplante autólogo de medula óssea, nos casos de pior prognóstico (estádio 4, com amplificação do gene *MYCN*). A sobrevida global varia de 100%, nos casos do estádio 4S, a 31% nos casos de pior prognóstico[10,11].

Os casos de linfoma abdominal, como o linfoma de Burkitt, tem como base a quimioterapia. A cirurgia se limita, na maioria das vezes, ao diagnóstico, e a radioterapia tem papel específico, como parte do tratamento de resgate. Uma pré-fase de quimioterapia tem o objetivo de fazer a citorredução mais lenta, evitando os efeitos mais intensos da lise tumoral.

A biologia molecular e o desenvolvimento de terapia alvo vêm se mostrando fundamentais para o tratamento do câncer na infância, incluindo as massas abdominais. No tumor de Wilms e neuroblastoma, por exemplo, estudos buscam identificar subgrupos com aspectos genéticos e moleculares semelhantes para, então, desenvolver terapia-alvo[9,11].

■ Referências bibliográficas

1. Caran EMM, Luisi FAV, Cypriano M. Tumores abdominais malignos mais frequentes na infância: diagnóstico diferencial. Pediatria Moderna. 2013;49(3):117-22.
2. Scheurer ME, Bondy ML, Gurney JG. Epidemiology of childhood cancer. In Pizzo PA, Poplack DG, editor. Principles and practice of pediatric oncology. Philadelphia; 2011.
3. Golden CB, Feusner JH. Malignant abdominal masses in children: quick guide to evaluation and diagnosis. The pediatric clinics of North America. 2002;49:1369-92.
4. Câncer da criança e adolescente no Brasil: dados dos registros de base populacional e de mortalidade/Instituto Nacional de Câncer – Rio de Janeiro, INCA; 2008. 220p. il.
5. Camargo B. Tumor de Wilms. In Oncologia pediátrica – Diagnóstico e tratamento. São Paulo, Atheneu; 2013.
6. Scott RH, Stiller CA, Walker L et al. Syndromes and Constitutional chromosomal abnormalities associated with Wilms tumor. J Med Genet. 2006;43:705-15.
7. Brodeur GM, Hogarty MD, Mosse YP, Maris JM. Neurobalstoma. In Pizzo PA, Poplack DG (Ed). Principles and practice of pediatric oncology. Philadelphia; 2011.
8. Kilburn LB, Malogolowkin MH, Quinn JJ, Siegel SE, Steuber P. Clinical Assessment and differential diagnosis of the child with suspected cancer. In Pizzo PA, Poplack DG (Ed). Principles and practice of pediatric oncology. Philadelphia; 2011.
9. Dome JS, Graf N, Galler J et al. Advances in Wilms Tumor Treatment and Biology: Progress Through International Collaboration. Journal of Clinical Oncology. 2015;27(33): 2999-3007.
10. Chan E, Harris RE, Emery KH et al. Favorable Histology, MYC-N Ampliefed 4S Neonatal Neuroblastoma. Pediatric Blood Cancer. 2007;48:479-82.
11. Pinto NR, Applebaum NA, Volchenboum SL et al. Advances in Risk Classification and treatment Strategies for Neuroblastoma. Journal of Clinical Oncology. 2015;27(33):3008-16.

77.3 – Sarcomas de partes moles

■ Ricardo Defavery

■ Introdução

Sarcomas de partes moles pertencem a um grupo heterogêneo de neoplasias malignas que têm origem a partir de células mesenquimais primitivas, com diferenciação em diferentes tipos tumorais e encontrados em vários tecidos do corpo humano. As células mesenquimais, normalmente, sofrem diferenciação em tecidos de musculatura estriada (rabdomiossarcoma), musculatura lisa (leiomiossarcoma), adipócitos (lipossarcoma), musculatura nervosa periférica, tecidos vasculares (angiossarcoma) e outros (sarcoma pleomórfico indiferenciado[1,2].

As neoplasias tipo sarcomas de partes moles são de ocorrência rara e correspondem a menos de 1% dos tumores diagnosticados nos Estados Unidos[2,3].

■ Rabdomiossarcoma

Sarcoma de partes moles mais observado em crianças e adolescentes, correspondendo a aproximadamente metade de todos os casos, sendo a cabeça e o pescoço as localizações mais frequentes. É responsável por 5 a 8% de todas as neoplasias da infância, com incidência discretamente maior no sexo masculino, mais comum na faixa etária dos 5 aos

77.3 ■ Sarcomas de partes moles

9 anos de vida, sendo os 5 anos a idade média do diagnóstico. A incidência anual de rabdomiossarcomas em crianças e adolescentes menores de 20 anos de idade é de 4,3 casos/1.000.000 de crianças, contabilizando, aproximadamente, 350 novos casos diagnosticados nos Estados Unidos a cada ano. Entre os tumores sólidos extracranianos, o rabdomiossarcoma é a terceira neoplasia mais comum em crianças, depois de neuroblastoma e tumor de Wilms[4-6].

Histologicamente, o rabdomiossarcoma se enquadra na categoria de tumores da criança de pequenas células redondas e azuis e é classificado, basicamente, em três subtipos: (a) embrionário: mais comum em crianças (60%) e que apresenta melhor prognóstico. São mais comumente encontrados em cabeça, pescoço, bexiga, vagina, próstata, testículos ou região paratesticular. Uma variante do subtipo embrionário é o botrioide, que confere melhor prognóstico; (b) alveolar: mais comum em crianças mais velhas e adolescentes. O prognóstico é mais reservado e é mais frequente em regiões de extremidades do corpo; e (c) pleomórfico: muito raro em crianças[7,8].

Embora a maioria dos casos de rabdomiossarcoma ocorra de forma esporádica, tem sido observada associação do desenvolvimento desse tumor com algumas síndromes genéticas de ocorrência familiar, como a neurofibromatose e a síndrome de Li-Fraumeni. Tais síndromes conferem ainda maior incidência de rabdomiossarcoma associado com carcinoma adrenocortical e aparecimento precoce de câncer de mama em familiares. A síndrome de Li-Fraumeni está associada às mutações da linhagem germinativa do gene supressor *TP53*[9,10]. As mutações mais frequentemente verificadas em rabdomiossarcoma são as que ocorrem em oncogenes da família *RAS*[11]. Os dois subtipos histológicos de rabdomiossarcoma mais frequentes em crianças possuem algumas alterações genéticas distintas que, provavelmente, exercem um papel importante na patogênese tumoral. O tipo alveolar apresenta translocação característica entre o braço longo do cromossomo 2 e o braço longo do cromossomo 13, t(2;13)(q35;q14). Esse subtipo (alveolar) pode apresentar uma fusão de genes *PAX3-FOXO1*, que confere maior agressividade tumoral[12,13]. Já o tipo embrionário é molecularmente conhecido por apresentar perda de heterozigosidade no locus 11p15, apresentando melhor sobrevida[14].

Aproximadamente 40% dos casos de rabdomiossarcoma ocorrem na região da cabeça e pescoço como locais primários, seguidos pelo trato geniturinário, extremidades, tórax e retroperitônio. Nessas regiões, os sítios mais acometidos são órbita (mais frequente), região parameníngea (nasofaringe, cavidade nasal seios paranasais, osso temporal, fossa pterigopalatina, fossa infratemporal) e sítios não parameníngeos[15-18]. Aproximadamente metade dos casos de rabdomiossarcoma de cabeça e pescoço apresentam tumores irressecáveis ao diagnóstico, enquanto um terço tem tumores completamente ressecáveis ou que apresentam doença residual microscópica. Os casos de rabdomiossarcoma primário parameníngeo apresentam crescimento bastante rápido, e a doença, muitas vezes, em estado avançado[19].

Apesar de ser possível detectar o rabdomiossarcoma em qualquer parte do corpo, existem locais preferenciais que estão relacionados com a idade de diagnóstico e com a histologia. Assim, em crianças menores de 8 anos, os locais preferenciais são cabeça e pescoço, e estão mais relacionados com o tipo histológico embrionário. Em contrapartida, tumores de extremidades são mais frequentemente observados em adolescentes, e são, habitualmente, do tipo alveolar. A única forma de rabdomiossarcoma que ocorre na bexiga ou na vagina consiste da variante botrioide, e ocorre quase exclusivamente em crianças mais jovens[20].

O diagnóstico diferencial de rabdomiossarcoma inclui algumas condições não oncológicas, principalmente traumas que podem ocorrer em extremidades, face ou tronco. O crescimento de uma massa não dolorosa, especialmente sem história de trauma local, deve alertar o médico para considerar uma investigação mais aprofundada, não podendo ser descartada uma biópsia local[21]. Com relação aos achados clínicos, suas manifestações clínicas são extremamente variáveis e depende de sua localização, uma vez que o rabdomiossarcoma pode se manifestar em qualquer parte do organismo humano em virtude da sua origem de células mesenquimais primitivas. Desse modo, em regiões de cabeça e pescoço, o tumor pode, a princípio, não ser detectado ao exame físico, mas pode se tornar aparente devido ao aparecimento de cefaleia ou de alguma outra dor localizada ou de algum outro distúrbio funcional. Pode, também, manifestar-se como uma massa cervical indolor progressiva. Em tumores orbitais e parameníngeos, alterações oculares, como a proptose de evolução rápida, podem ser observadas. Outras manifestações importantes são oftalmoplegia, vômitos, obstrução nasal com secreção, muitas vezes mucopurulenta e paralisia facial[21]. Com relação ao trato geniturinário, o rabdomiossarcoma é mais comumente observado na bexiga e na próstata. Hematúria, obstrução urinária e visualização de tecido mucossanguinolento podem ocorrem, principalmente em tumores do tipo botrioide. Tumores prostáticos podem apresentar massa pélvica[22]. O rabdomiossarcoma de extremidade pode se apresentar como um aumento de volume da parte do corpo afetada. Dor, edema e hiperemia podem ocorrer[23]. Aproximadamente 15 a 25% de novos casos diagnosticados já têm metástases a distância. O sítio mais frequente de metástase é o pulmão (40 a 50%). Outros locais menos comuns são medula óssea, ossos e linfonodos[24]. Assim, como o rabdomiossarcoma apresenta manifestações muito heterogêneas, em função das suas características imprecisas de localização, ocorre disseminação local para estruturas vizinhas, e a distância, principalmente para os pulmões, requer avaliação clínica com exame físico regional minucioso, seguido de exames de imagens adequados.

Com base nisso, para pacientes que apresentam sintomas em região de cabeça e pescoço, os exames de tomografia computadorizada e de ressonância magnética são fundamentais. Na ressonância magnética é possível verificar imagens detalhadas de estruturas de tecidos moles, crucial para o entendimento da extensão do tumor primário. A ressonância magnética é útil para observação da dura-máter, envolvimento de estruturas orbitares, invasão do sistema nervoso central e invasão em medula óssea. A tomografia computadorizada mostra detalhes de estruturas ósseas, podendo identificar erosão cortical[25]. O PET-CT, exame relativamente recente, em estágios iniciais da doença, tem sido útil para identificar e verificar a extensão das lesões metastáticas. O PET-CT, principalmente em rabdomiossarcoma de cabeça e pescoço, é usado para avaliação da doença após quimioterapia e radioterapia, a fim de definir seguimentos clínicos[26]. Em investigação de rabdomiossarcoma em aparelho geniturinário, exames de ultrassonografia abdominal e de vias urinárias, tomografia computadorizada e de ressonância magnética estão indicados para visualização e identificação de possíveis massas tumorais. Com relação ao rabdomiossarcoma paratesticular, o diagnóstico diferencial consiste em torção testicular, hidrocele e epididimite. O exame de ultrassonografia de bolsa escrotal está indicado em crianças com suspeita de qualquer massa de origem escrotal, sendo possível caracterizar o padrão cístico do tumor, medir o seu tamanho e definir o provável envolvimento testicular[22]. Tendo em vista o rabdomiossarcoma de extremidades, exames de imagens, como radiografia simples, e exames mais detalhados, como ultrassonografia, ressonância magnética e cintilografia óssea, estão indicados[27]. Radiografia simples e tomografia computadorizada de tórax estão indicados para investigação de metástases a distância em pulmões. Outros exames para identificação de metástases a distância são cintilografia óssea e mielograma[28].

O estadiamento de rabdomiossarcoma pode ser feito pelo sistema TNM ou pela classificação Intergroup Rhabdomyosarcoma Study (IRS) (Quadro 77.3.1). Esses dois sistemas de estadiamento se complementam, e ambos são usados nos esquemas mais recentes para avaliação prognóstica e terapêutica do rabdomiossarcoma[29].

QUADRO 77.3.1. Estadiamento de rabdomiossarcoma proposto pelo IRS.

Grupo I:
A: Tumor localizado, confinado ao órgão de origem, completamente ressecado.
B: Tumor localmente infiltrativo, completamente ressecado.

Grupo II:
A: Tumor localizado, ressecção total com restos microscópicos da doença.
B: Tumor localmente extenso, comprometendo linfonodos regionais ou órgãos adjacentes, completamente ressecado.
C: Tumor extenso com comprometimento de linfonodos regionais, ressecção com restos microscópicos da doença.

Grupo III:
A: Tumor localizado ou localmente extenso, restos tumorais grosseiros após somente biópsia.
B: Tumor localizado ou localmente extenso, restos tumorais após ressecção após ressecção de 50% ou mais da lesão.

Grupo IV:
Tumor primário de qualquer tamanho com ou sem comprometimento linfonodal, com presença de metástase a distância, independentemente de abordagem cirúrgica do tumor primário.

Fonte: Raney RB, Anderson JR, Barr FG, Donaldson SS e colaboradores[27].

O IRS criou um estadiamento clínico muito útil há três décadas, a fim de classificar a gravidade neoplásica. Atualmente, os protocolos do Children's Oncology Group (COG) utilizam os estadiamentos e a estratificação de grupos de risco do IRS para o tratamento de rabdomiossar-

coma[27,30]. Desse modo, o manejo ideal do tratamento do rabdomiossarcoma envolve abordagem multifatorial com combinação de quimioterapia e controle local do tumor, com cirurgia e radioterapia[31]. Assim, consequentemente, as três modalidades de tratamento de rabdomiossarcoma reconhecidas em crianças são: (a) remoção cirúrgica (quando possível); (b) radioterapia para controle de doença residual ou tumores microscópicos; e (c) quimioterapia sistêmica para citorredução primária e erradicação de metástases macro ou microscópicas[27,29]. Pode-se observar que o desenvolvimento de protocolos internacionais, principalmente pelo IRS nos Estados Unidos e pela Sociedade Internacional de Oncologia Pediátrica (SIOP) na Europa, ofereceram sucessivos avanços tanto no conhecimento, como nas diretrizes do tratamento da doença, melhorando a sobrevida dos pacientes com rabdomiossarcoma. Em pacientes com doença não metastática, observa-se taxa de cura maior de 70%. Infelizmente, ao diagnóstico, na maioria das vezes, os tumores se encontram em estágios avançados e com invasão local[32,33].

Dessa maneira, verifica-se que o rabdomiossarcoma representa uma neoplasia muito heterogênea que, em virtude da sua grande diversidade de sinais e sintomas, necessita de um enfoque multidisciplinar para o seu tratamento e seu acompanhamento clínico.

■ Sarcomas de partes moles não rabdomiossarcomas

Embora os sarcomas de partes moles, derivados de células mesenquimais primitivas, sejam responsáveis por menos de 1% de todos os casos de câncer diagnosticados na população em geral, eles são considerados frequentes em crianças, representando aproximadamente 7% de todos os cânceres em pacientes menores de 20 anos de idade. O rabdomiossarcoma, como já discutido anteriormente, é o mais comum dos sarcomas observados em crianças, compreendendo a metade dos casos de sarcomas. Os outros tipos de sarcomas de partes moles mais frequentes são o sarcoma sinovial (7,7%), histiocitoma, fibrossarcoma, lipossarcoma, leiomiossarcoma, entre outros[34].

Em função da sua raridade, os sarcomas de partes moles não rabdomiossarcomas, geralmente, não são suspeitados pelo pediatra geral que realiza a avaliação inicial. A mais frequente forma de apresentação desses sarcomas é o aparecimento de uma massa indolor, sem história de trauma local, principalmente em extremidades e em tronco, apesar de poder aparecer em qualquer local do corpo. Sintomas sistêmicos, como febre, suor noturno e perda de peso, também podem ser observados[35].

Os fatores mais importantes na sobrevida de pacientes com esse tipo de tumor e que influenciam no seu tratamento e prognóstico são:

1. Extensão da doença (não metastático *versus* metastáticos);

2. grau histológico (baixo grau *versus* alto grau de malignidade);

3. tamanho do tumor primário (menor ou igual a 5 cm *versus* maior que 5 cm);

4. extensão da ressecção cirúrgica (ressecção *versus* não ressecado)[36].

77.3 ▪ Sarcomas de partes moles

Tendo como base esses quatro fatores, os sarcomas são agrupados em alto risco, risco intermediário ou baixo risco, de acordo com o seu grupo histológico. Os pacientes classificados como alto risco têm doença metastática. Os classificados como risco intermediário, incluem pacientes sem doença metastática, mas com doença irressecável. Pacientes classificados na categoria de baixo risco incluem casos não metastáticos, tumores ressecáveis e tumores de no máximo 5 cm de diâmetro. Esses pacientes têm sobrevida em longo prazo de aproximadamente 90%. Desse modo, os sarcomas de partes moles não rabdomiossarcomas que conferem melhor prognóstico são os classificados como baixo grau, não metastáticos, totalmente ressecados e com tamanho menor ou igual a 5 cm em sua extensão[36].

Em sarcomas de partes moles, a primeira consideração terapêutica a ser feita é determinar como alcançar o melhor controle local da doença. Quando possível, a ressecção cirúrgica completa deve ser realizada, tendo como objetivo a excisão do tumor primário com margens cirúrgicas suficientes para a prevenção de recorrência local. A radioterapia adjuvante é fundamental para o controle local adequado após a ressecção de margens tumorais. Para tumores não ressecáveis, o uso de quimioterapia pré-operatória, radioterapia ou a combinação de ambas as modalidades podem facilitar a ressecção tumoral[37]. Assim, o tratamento de tumores de partes moles em crianças deve ser feito por equipe multidisciplinar, que inclui cirurgião pediátrico (com experiência oncológica), radioterapêuta, ortopedista e oncologista pediátrico, entre outros.

A seguir, estão listados alguns tipos de sarcomas não rabdomiossarcomas:

- **Sarcoma alveolar:** muito raro. A principal apresentação em crianças são massas, principalmente, em extremidades. A ressecção cirúrgica total com margens de segurança é o tratamento de escolha, e radioterapia após a ressecção para o tratamento da doença microscópica residual[38].

- **Sarcoma sinovial:** sarcoma de partes moles mais comum em crianças após o rabdomiossarcoma, apesar da sua raridade. É um tumor mesenquimal de alto grau de malignidade, que afeta crianças, adolescentes e adultos jovens. Citogeneticamente, cerca de 90% dos casos de sarcoma sinovial apresentam a translocação t(x;18)(p11.2;q11.2). A localização anatômica mais comum são extremidades. No diagnóstico, 10% das crianças têm evidência de metástases a distância. O local mais comum de metástase é o pulmão. O tratamento é cirúrgico, com radioterapia adjuvante, se margens tumorais comprometidas. Em tumores localizados e ressecados, a sobrevida em 5 anos é de, aproximadamente, 90%[39,40,41].

- **Lipossarcoma:** corresponde a 2,8% dos casos de sarcomas de partes moles em crianças. A maioria dos tumores derivados de adipócitos representam lipoblastomas ou lipomas. Aproximadamente metade dos casos de lipossarcomas ocorre em extremidades inferiores. O envolvimento de linfonodos é incomum. O tratamento de escolha é cirúrgico. O papel da quimioterapia adjuvante em criança ainda é incerto. O prognóstico em longo prazo é muito bom, apenas com cirurgia[42].

Outros tipos de sarcomas de partes moles menos frequentes em crianças são o neurofibrossarcoma, o leiomiossarcoma, o sarcoma epitelioide, o fibrossarcoma, o histiocitoma maligno, o dermatofibroma, entre outros[43].

▪ Referências bibliográficas

1. Boue DR, Parham DM Weber B, Crist WM et al. Clinicopathologic study of ectomesenchymomas from Intergroup Rhabdomyosarcoma Study Groups III and IV. Pediatr Dev Pathol. 2000;3:290-300.

2. Jemal A, Siegel R, Xu J, Ward E. Cancer statistics, 2010. CA Cancer J Clin. 2010;60:277-300.

3. Farias, TP, Filho PCM, Dias FL, Rangel LG et al. Efetividade do tratamento cirúrgico em sarcoma de partes moles da cabeça e pescoço. Rev Bras Cir Cabeça Pescoço. 2008;37(1):51-5.

4. Huh WW, Skapek, SX. Childhood rhabdomyosarcoma: new insight on biology and treatment. Curr Oncol Rep. 2010;12:402-10.

5. Gaiger AM, Soule EH, Stevens MM. Pathology of rhabdomyosarma: experience of the Intergroup Study. Natl Cancer Inst Monogr. 1986;56:19-20.

6. Rodany C, Rey A, Oline D, Flamant F et al. Prognostic factors in 281 children with nonmetastatic rhabdomyosarcoma at diagnosi. Med Pediatr Oncol. 1988;16(2):71-7.

7. Wurm J, Constantinidis J; Grabenbauer GG, Iro H et al. Rhabdomyosarcoma of the nose and paranasal sinuses; treatment results in 15 cases. Otolaryngol Head Neck Surg. 2005;133:42-50.

8. Morotti R, Nicol KK, Parham DM, Teot LA et al. Na immunohistochemicalalgorithm to facilitate diagnosis and subtyping of rhabdomyosarcoma: the Children's Oncology Group experience. Am J Surg Pathol. 2006;30:962-8.

9. Malkin D, Li FP, Strong LC, Fraumeni JF et al. Germ line p53 mutations in a familial syndrome of breast cancer, sarcomas, and other neoplasms. Science. 1990;250:1233-8.

10. Diller L; Sexsmith E, Gottlieb A, Li FP et al. Germline p53 mutations are frequently detected in Young children with rhabdomyosarcoma. J Clin Invest. 1995;95:1606-11.

11. Sttratton MR, Fisher C, Gusterson BA, Cooper CS. Detection of point mutation in N-ras and k-ras genes of human embryomal rhabdomyosarma s using oligonucleotide probes and the polymerase chain reaction. Cancer Res. 1989;49:6324-7.

12. Arnold MA, Anderson JR, Gastier-Foster JM, Barr FG et al. Histology, fusion status and outcome in alveolar rhabdomyosarcoma with low-risk clinical features: a report from the Children's Oncology Group. Pediatri Blood Cancer. 2016;63(4):634-9.

13. Linardic CM. PAX3-FOXO1 fusion gene rhabdomyosarcoma. Cancer Lett. 2008;270(1):10-8.

14. Scrable H, Witte D, Shimada H, Seemayer T et al. Molecular differential pathology of rhabdomyosarcoma. Genes Chomosomes Cancer. 1989;1:23-35.

15. Months S, Raney RB. Rhabdomyosarcoma of the head and neck in children: the experience at the Children' Hospital of Philadelphia. Med Pediatr Oncol. 1986;14:288-92.

16. Sturgis EM, Potter BO. Sarcoma of the head and neck region. Curr Opin Oncol. 2003;15(3):239-59.

17. Lyos TA, Goepfert H; Luna MA, Jaffe N et al. Soft tissue sarcoma of the head and neck in children and adolescents. Cancer. 1996;77(1):193-200.

18. Reilly BK, Kim A, Pena MT, Dong TA et al. Rhabdomyosarcoma of the head and neck in children: rewiew and update. Int J Pediatr Otolaryngol. 2015;79:1477-83.

19. Raney RB. Soft-tissue sarcoma in children and adolescence. Curr Oncol Rep. 2002;4:291-8.

20. Rosenberg HK, Eggli KD, Zerin JM, Ortega W et al. Bening cystitis in children mimicking rhabdomyosarcoma. J Ultrasound Med. 1994;13:921-32.

21. Cunningham MJ, Myers EN, Bluestone CD. Malignant tumors of the head and neck in children: a twenty-year review. Int J Pediatri Otorhinolaryngol. 1987;13:279-92.

22. Shapiro E, Strother D. Pediatric genitourinary rhabdomyosarcoma. J Urol. 1992;148:1761-8.

23. Hays DM, Soule EH, Lawrence WJr, Geham EA et al. Extremity lesions in the Intergroup Rhabdomyosarcoma Study (IRS-I): a preliminary report. Cancer. 1982;49:1-8.

24. Raney RB, Teffi M, Maurer HM, Ragab AH et al. Disease patterns and survival rate in children with metastatic soft-tissue sarcoma. Cancer. 1988;62:1257-66.

25. Patel SC, Silbergleit R, Talati SJ. Sarcomas of the head and neck. Top Magn Reson Imaging. 1999;10:362-75.

26. Frederico SM, Spunt MJ, Krasin CA, Billup CA et al. Comparision of PET\CT and conventional imaging in staging pediatric rhabdomyosarcoma. Pediatr Blood Cancer. 2013;60:1128-34.

27. Raney RB, Anderson JR, Barr FG, Donaldson SS et al. Rhabdomyosarcoma and undifferentiated sarcoma in the first two decades of life: a selective review of intergroup rhabdomyosarcoma study gruop experience and rationale for Intergruop Rhabdomyosarcoma Study V. J Pediatric Hematol Oncol. 2001;23(4):215-20.

28. Ruymann FB, Newton WA, Ragab AH, Donaldson MH et al. Bone marrow metastases at diagnosis in children and adolescents with rhabdomyosarcoma: a report from the Intergroup Rhabdomyosarcoma Study. Cancer. 1984;53:368-73.

29. Breitfeld PP, Meyer WH. Rhabdomyosarcoma: New Windows of opportunity. Oncologist. 2005;10:518-20.

30. Papo AS, Meza JL, Donaldson SS, Wharam MD et al. Treatment of localized nonorbital, nonparameningeal head and neck rhabdomyosarcoma: lessons learned from Intergroup Rhabdomyosarcoma Studies III and IV. J Clin Oncol. 2003;21(4):638-45.

31. Malempati DS, Hawkins. Rhabdomyosarma: Review of the Children's Oncology Group (COG) soft-tissue Sarcoma committee experience and rationale for current COG studies. Pediatr Blood Cancer. 2012;59:5-10.

32. Moretti G, Guimaraes R, Oliveira KM, Sanjar F et al. Rhabdomyosarcoma of the head and neck: 24 cases and literature review. Braz J Otorhinolaryngol. 2010:76.

33. Abbas A, Awan S. Rhabdomyosarcoma of the middle ear and mastoid. A case report and review of the literature. Ear Nose Throat J. 2005;84(12):780-4.

34. Ries LA, Smith MA, Gurney J et al. Cancer incidence and survival among children and adolescents: United States SEER Program 1975-1995. Bethesda, MD: National Cancer Institute, 1999. SEER Program Pub. (99):4649.

35. Haimi M, Peretz Nahum M, Bem Arush, MW. Delay in diagnosis of children with cancer: a retrospective study of 315 children. Pediatr Hematol Oncol. 2004;21:37-48.

36. Coindre JM, Terrier P, Guillou L, Le Doussay V et al. Predictive value of grade for metastasis development in the main histologic types of adult soft tissue sarcomas: a study of 1240 patients from the french Federation of Cancer Centers Sarcoma Group. Cancer. 2001;91:1914-26.

37. Ferrari A, Miceli R, Meazza C, Zaffignani E et al. Soft tissue of childhood and adolescence: the prognostic role of tumor size in relation to patient body size. J Clin Oncol. 2009;27:371-6.

38. Casanova M, Ferrari A, Bisogno G, Cecchetto G et al. Alveolar soft part sarcoma in children and adolescents: a report from the Soft Tissue Sarcoma Italian Cooperative Group. Ann Oncol. 2000;11:1145-9.

39. Yang JC, Chang AE, Baker AR, Sindelar WF et al. Randomized prospective study of the benefit of adjuvant radiation therapy in the treatment of soft tissue sarcomas of the extremity. J Clin Oncol. 1998;16:197-203.

40. Mansuy L, Bernier V, Ranchére-Vince D, Mainard L et al. Synovial sarcoma in children and adolescents. Bull Cancer. 2016;103(2):210-8.

41. Spunt SL, Pappo AS. Childhood nonrhabdomyosarcoma soft tissue sarcomas are not adult-type tumors. J Clin Oncol. 2006:24:1958-9.

42. Alaggio R, Coffin CM, Weiss SW, Bridge JÁ, Liposarcoms in Young patients: a study of 82 cases occurring in patients Young than 22 years of age. Am J Surg Pathol. 2009;33:645-58.

43. Fletcher CDM. World Health Organization, International Agency for Research on Cancer. WHO Classification of Tumors of Soft Tissue and Bone. 4th Ed. Lyon, France, IARC Press; 2013.

Seção XVI
Nefrologia

Coordenadora de Seção: Inalda Facincani

Infecção do trato urinário na infância

78

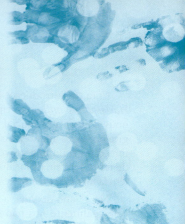

■ Inalda Facincani ■ Larissa Rodrigues Chagas

CASO CLÍNICO

Criança, 9 meses de idade, sexo masculino, foi levada ao pronto atendimento da sua cidade. A mãe relata que há 3 dias a criança estava apresentando febre de 39,5 °C, cerca de 3 a 4 picos/dia, acompanhada de diminuição do apetite. Negava tosse, coriza, diarreia, manchas na pele, alterações urinárias ou outras queixas. A criança teve dois episódios de vômitos pela manhã, no dia da consulta, de conteúdo alimentar. Apresentava-se menos ativa mesmo quando não estava em vigência de febre. Negou doença ou internações prévias. Negou também contato com outras pessoas doentes. Carteira de vacinação estava completa. Mãe referia ter feito acompanhamento pré-natal a partir do 2° mês de gestação, tendo realizado duas ultrassonografias gestacionais, que foram normais.

Ao exame físico, o lactente encontrava-se com estado geral pouco comprometido, ativo e reativo, afebril no momento, anictérico, acianótico, hidratado, descorado (+/4+). Oroscopia e otoscopia sem alterações. Ausculta respiratória normal, sem sinais de desconforto respiratório, com frequência de 28 ipm. Ausculta cardiovascular sem alterações e frequência cardíaca de 101 bpm. Pulsação e perfusão periféricas adequadas. Abdome sem alterações. Genitália externa masculina, glande parcialmente exposta sem hiperemia ou secreção. Criança não apresentava sinais meníngeos.

Foi dado o diagnóstico de lactente com febre sem sinais localizatórios e optado por iniciar a investigação. Foram pedidos os seguintes exames: hemograma e urina tipo 1 (fita reagente + sedimento), sendo a urina coletada por saco coletor.

- Resultados dos exames:
  - Hemograma: Hb: 11 g/dl; hematócrito: 33%; leucócitos totais: 20.000/mm³; neutrófilos bastonetes: 7%; neutrófilos segmentados: 52%; linfócitos: 39%; plaquetas: 351.000/mm³.
  - Neutrófilos com abundantes granulações tóxicas.
  - Urina tipo 1: pH: 6,0; densidade: 1.015; proteína, glicose e nitrito: negativos; leucócitos: 100 a 150 células/campo de grande aumento; hemácias: 5 a 10 células/campo de grande aumento; presença de várias células epiteliais.

Com base no resultado do hemograma e do exame de urina, foi decidido coletar nova amostra para cultura por sondagem vesical transuretral e, após a coleta, foi iniciado tratamento com amoxicilina + clavulanato na dose de 40 mg/kg/dia de amoxicilina. A primeira dose foi feita por via oral na unidade de pronto atendimento. Criança teve boa aceitação da medicação, sem novos episódios de vômitos. Após 4 horas, foi liberada para casa, e solicitado retorno ambulatorial em 2 dias, para reavaliação e conferência do resultado da urocultura.

No retorno médico, a mãe relatou desaparecimento da febre 24 horas após o início da medicação e melhora do apetite. Urocultura mostrou crescimento de *Escherichia coli* com mais de 100.000 UFC/ml. No antibiograma, a bactéria era sensível ao antibiótico que estava sendo utilizado. A pediatra orientou completar 10 dias de tratamento e solicitou um exame de ultrassonografia (USG) de rins e vias urinárias, para ser realizado dentro de 1 mês. Até a realização do exame, foi optado por manter a criança com trimetoprim em dose profilática. Esse medicamento foi suspenso após o resultado normal do exame de imagem.

A mãe do paciente foi orientada quanto à importância do seguimento regular de puericultura da criança e a necessidade de procurar atendimento médico precocemente, caso a criança voltasse a apresentar novo quadro febril semelhante.

■ Introdução

Trato urinário é muitas vezes invadido por bactérias, mas o estabelecimento de bacteriúria e infecção são eventos mais raros. A infecção do trato urinário (ITU) é definida pela multiplicação de bactérias na urina, localizada em qualquer segmento do trato urinário, normalmente estéril, confirmada pelo encontro de número significativo de unidades formadoras de colônias por mililitro de urina (UF/ml) na urocultura e associada à presença de sintomas, que variam com a idade do paciente.

A definição de ITU evidencia um conceito importante, pois, para ser considerada infecção, deve haver a presença de sintomas, diferenciando, assim, ITU de bacteriúria assintomática (BA), sendo que esta última não deve ser manejada da mesma maneira que a infecção sintomática.

Com a introdução no calendário vacinal contra o *Haemophilus influenzae* tipo B e o *Streptococcus pneumoniae*, houve queda substancial nos casos de bacteremia e meningite por esses agentes. Assim, a ITU passou a representar a infecção bacteriana grave mais comum e a principal causa de febre sem sinais localizatórios nos lactentes, com prevalência alta de cerca de 5%.

No 1º ano de vida, a ITU é mais comum em meninos, principalmente nos não circuncidados, com proporção de 3:2 em relação ao sexo feminino. Em lactentes menores de 3 meses, com febre, a ITU está presente em 2,4% dos meninos submetidos à circuncisão, e em até 20,1% dos meninos não circuncidados. Já na faixa etária dos pré-escolares e escolares, as meninas apresentam maior incidência, com proporção de três meninas para cada menino. Em meninas maiores de 2 anos, a prevalência de ITU chega a 7,8%, com pico de incidência na época do treinamento de toalete e, na adolescência, após início da atividade sexual.

A ITU pode ser a primeira manifestação clínica de malformações do rim e do trato urinário (CAKUT – *congenital anomalies of the kidney and urinary tract*), sendo essas alterações fatores de risco importantes para um correto manejo clínico dos pacientes. Com o advento da USG morfológica realizada no pré-natal, tais alterações passaram a ser diagnosticadas antes mesmo de a criança apresentar a primeira ITU sintomática.

O diagnóstico precoce e o tratamento adequados da ITU associada com malformações têm extrema importância na pediatria, principalmente para evitar o desenvolvimento de cicatrizes renais. Durante uma pielonefrite, há redução da função renal no rim acometido, evidenciado pela cintilografia com DMSA em 85% dos casos. Após o tratamento medicamentoso, cerca de 10% desses pacientes apresenta cicatrizes renais permanentes, que podem determinar menor crescimento do rim, aumentar a chance de pielonefrites recorrentes, surgimento de hipertensão arterial de início precoce e piora gradativa de função renal, embora a evolução para doença renal crônica terminal esteja mais relacionada à presença de malformações acompanhadas de displasia renal (alteração congênita), como refluxo vesicoureteral (RVU) graus IV e V.

Além disso, em lactentes com malformações mais graves do trato urinário, a ITU pode se manifestar como urosepse, condição grave e potencialmente fatal. Por essas razões, quanto mais rápido o diagnóstico e o início do tratamento, e quanto mais novos episódios de pielonefrites forem prevenidos, melhor o prognóstico renal para a criança, evitando-se complicações em curto e longo prazos.

■ Etiopatogenia

Principal via de ITU é via ascendente, na qual bactérias que colonizam a região do ânus, períneo e terço distal da uretra ascendem retrogradamente para a bexiga. Essa ascensão é facilitada tanto por fatores de virulência dos agentes, como por fatores de risco do hospedeiro. Em um número menor de casos, a infecção pode ocorrer por via hematogênica, principalmente em neonatos e imunossuprimidos.

A bactéria causadora da maioria das ITU na infância é a *E. coli*, responsável por 80 a 90% dos casos. Um dos fatores de virulência mais importantes desse agente é a presença de proteínas de adesão na superfície bacteriana, que reconhecem receptores específicos nas células do hospedeiro. Essas fímbrias ou pilli possibilitam associação com o urotélio, e esse estado de adesão dificulta a eliminação da bactéria pelo fluxo de urina, facilita a ascensão ao parênquima renal, a ação de toxinas e de fatores de invasão bacterianos, resultando em infecção.

Outros agentes bacterianos, como *Klebsiella pneumoniae, Proteus mirabilis, Proteus vulgaris, Enterobacter* sp., *Enterococcus* sp. *e Pseudomonas* sp., podem estar associados com ITU, principalmente no 1º ano de vida. Bactérias Gram-positivas, como *Staphylococcus saprophyticus* e *Streptococcus* do grupo B, podem ser causadoras de ITU, em menor proporção, principalmente em adolescentes sexualmente ativas. *Staphylococcus aureus, Salmonella* sp., *Pseudomonas* sp. e *Proteus* sp. também podem causar pielonefrite pela via hematogênica, geralmente em pacientes imunocomprometidos, principalmente nos internados em terapia intensiva.

Infecções urinárias por agentes menos comuns, como fungos, principalmente por *Candida* sp., estão presentes em pacientes com história de uso prolongado de antibiótico de largo espectro, cateteres urinários de longa permanência e imunossupressão de diversas causas. As infecções virais, como as causadas pelo adenovírus, geralmente são restritas ao trato urinário inferior, com presença de hematúria macroscópica associada aos sintomas comuns de cistite, com exceção dos pacientes imunossuprimidos, que podem ter sintomas sistêmicos.

Além dos fatores de virulência das bactérias, fatores do hospedeiro também contribuem para a ocorrência de ITU. Algumas características do sistema imunológico, relacionadas à produção de imunoglobulinas, lisozimas e complemento, bem como a resposta a antígenos pelos linfócitos B e T, podem variar de acordo com a carga genética e o ambiente de exposição de cada indivíduo. Pacientes com história familiar de ITU em parentes de primeiro grau têm maior chance de desenvolver ITU na infância.

Crianças que utilizam vários antibióticos (p. ex., amoxicilina e cefalexina) para o tratamento de outras infecções também têm risco maior de ITU, pois tais agentes podem alterar a microbiota intestinal, facilitando a colonização da região perineal por bactérias uropatogênicas.

Após o 1º ano de vida, o sexo feminino é considerado um fator de risco para o desenvolvimento de infecção urinária, sendo a prevalência de ITU febril em lactentes do sexo feminino de aproximadamente 7%.

Em lactentes do sexo masculino, com menos de 3 meses de idade, a ITU febril corresponde 20,1% dos casos em meninos sem circuncisão, contra 2,4% nos já submetidos à postectomia. Por essa razão, embora não recomendada como rotina, a circuncisão deve ser considerada nos meninos com casos de ITU recorrente ou com aumento significativo do risco de desenvolver a infecção.

Anormalidades obstrutivas estruturais ou funcionais também são fatores importantes, pois a urina estagnada é ótimo meio de cultura para as bactérias que ascendem pelo trato urinário.

A constipação intestinal pode estar associada a quadros recorrentes de ITU. O termo diagnóstico disfunção da bexiga e do intestino (DBI) é utilizado para descrever crianças, sem anormalidade anatômica ou neurogênica da bexiga, que apresentam sintomatologia relacionada ao tra-

to urinário inferior em associação à constipação intestinal funcional. Nesse cenário clínico, sintomas vesicais, como urgência, alteração da frequência de micções (para menos ou para mais) e incontinência, são causados por problemas relativos às fases de esvaziamento ou de enchimento da bexiga. A distensão excessiva do reto, pelas fezes retidas, pode comprimir a bexiga, diminuir a capacidade vesical, propiciando o aparecimento de urgência e aumento da frequência urinária. Pode também determinar obstrução à saída de urina, prejudicando o esvaziamento vesical adequado, com aumento do resíduo pós-miccional, facilitando o aparecimento de ITU, RVU secundário e hidronefrose.

Além disso, os tratos gastrintestinal e geniturinário compartilham a mesma origem embrionária, localização pélvica, inervação e passagem através da musculatura do elevador do ânus. A criança constipada costuma retardar a evacuação para não sentir dor, e a contração do esfíncter anal externo por períodos prolongados pode levar à alteração funcional do assoalho pélvico, com contração anormal durante a fase de micção, podendo evoluir para o não relaxamento do esfíncter uretral, que resulta na dissinergia detrusor-esfincteriana. Inicialmente, a disfunção do intestino e da bexiga manifesta-se por sintomas de frequência e urgência, com ou sem incontinência urinária. Os quadros mais intensos associam-se à instabilidade da bexiga, dissinergia detrusor-esfincteriana e bexiga hipotônica.

Posturas viciosas, na tentativa de impedir a diurese para não interromper a brincadeira (p. ex., cruzar as pernas, segurar os órgãos genitais ou pressionar o calcanhar contra o períneo), aumentam o risco de ITU, principalmente em meninas. À medida que a bexiga se torna repleta, ocorre contração do detrusor e, quando a criança assume essas posturas viciosas, a consequente compressão da uretra pode levar ao relaxamento automático da bexiga. A criança volta, então, a brincar sem urinar, até que ocorra um novo espasmo vesical, predispondo a urge-incontinência e micções infrequentes.

A contração voluntária do assoalho pélvico durante o fluxo urinário é outra condição que aumenta o risco de ITU, pois aumenta a pressão intravesical e produz fluxo turbulento, podendo também cortar o jato urinário de forma prematura, o que gera grande resíduo vesical pós-miccional.

Outras situações que também aumentam o risco de ITU incluem atividade sexual, gravidez, instrumentação do trato urinário (sondagem vesical de demora), litíase urinária, infecções perineais, como vulvovaginite e balanopostite (com sintomas muitas vezes semelhantes aos da infecção urinária, com dor ao urinar, impedindo um bom relaxamento e o esvaziamento vesical completo).

▪ Quadro clínico

Sintomas e sinais clínicos da ITU em crianças variam em relação à localização da infecção (cistite ou pielonefrite) e em relação à idade da criança. A cistite ocorre quando a infecção se limita à bexiga e/ou uretra, mais frequentemente vista em meninas maiores de 2 anos. Já a pielonefrite é a infecção que acomete o parênquima renal, sendo a forma mais grave de ITU na infância. Nem sempre é possível fazer clinicamente essa distinção no início do quadro.

Na cistite, as principais manifestações clínicas são dor ao urinar (disúria), polaciúria, urgência miccional, urina turva, febre baixa ou ausente e dor ou desconforto em região hipogástrica. Na pielonefrite, os sintomas são mais sistêmicos e incluem febre alta (geralmente acima de 38,5 °C), muitas vezes sem outro foco aparente de infecção (principalmente em lactentes), calafrios, dor lombar, vômitos, dor abdominal e mal-estar. Além disso, nos lactentes, os sintomas costumam ser mais inespecíficos, e incluem irritabilidade, letargia, náuseas e vômitos, ingestão alimentar diminuída, diarreia, entre outros, como pode ser visto no Quadro 78.1.

QUADRO 78.1. Principais sinais e sintomas nas crianças com ITU.

Idade (meses)	Sinais e sintomas		
	Mais comuns ◄────►		**Menos comuns**
< 3	Febre Vômitos Letargia Irritabilidade	Recusa alimentar Baixo ganho ponderal	Dor abdominal Icterícia Hematúria
> 3 Pré-verbal	Febre	Dor abdominal Dor lombar Vômitos Recusa alimentar	Letargia Irritabilidade Hematúria Baixo ganho ponderal
Verbal	Disúria Polaciúria	Micção disfuncional Mudança no padrão de continência urinária Dor abdominal Dor lombar	Febre Mal-estar Vômitos Hematúria Urina fétida

Fonte: Adaptado de Urinary Tract Infection in Children, National Collaborating Centre for Women's and Children's Health[10].

Na anamnese da criança com suspeita de ITU, além dos sintomas presentes, deve-se investigar a presença dos fatores de risco já mencionados:

- História de doença renal ou malformação do trato urinário, já diagnosticadas previamente (pesquisar USG pré-natais ou pós-natais).
- História de outros episódios de ITU, incluindo a presença de quadro clínico sugestivo e método de coleta de urina na ocasião do diagnóstico.
- História de quadros de febre recorrente sem sinais localizatórios.
- Presença de constipação intestinal, avaliando o padrão das fezes através da escala fecal de Bristol.
- Padrão miccional da criança, incluindo frequência urinária, jato (intensidade, continuidade e duração).
- Avaliar presença de esforço para iniciar a micção, perda urinária crônica na calcinha ou cueca.
- História familiar de doença renal crônica ou de RVU.
- Manobras para "segurar o xixi".
- Histórico sexual em adolescentes.

No exame físico deve-se dar maior atenção aos seguintes pontos:

- Peso e estatura, avaliando se estão adequados para a idade da criança.
- Aferição da pressão arterial.
- Palpação abdominal em busca de massa (hidronefrose, ureterohidronefrose, bexigoma e presença de fezes palpáveis ou fecaloma).
- Sinal de Giordano ou punho percussão lombar: fraco golpe com a porção muscular hipotenar da mão na região dorsal dos flancos, que pode desencadear dor intensa, caso haja distensão da cápsula renal.
- Exame genital externo, em busca de malformações locais ou sinais de inflamação localizada (balanopostite ou vulvovaginite).
- Exame da região glútea e lombossacra, em busca de sinais de disrafismo oculto.
- Descartar outros focos infecciosos.

■ Diagnóstico clínico-laboratorial

Pode ser suspeitado pelo quadro clínico e pelo exame de urina tipo 1, mas deve ser confirmado, em crianças, pelo exame de cultura de urina, desde que a urina tenha sido coletada de maneira adequada. Pode-se também utilizar a cintilografia renal estática (Tc-99m DMSA) na fase aguda, para a confirmação do diagnóstico de pielonefrite; porém, esse exame é pouco utilizado com essa finalidade na prática clínica diária por seu alto custo e pouca disponibilidade na maioria dos centros do nosso país.

Para os lactentes, sem controle esfincteriano, existem três métodos de coleta de urina disponíveis em nosso meio: saco coletor, cateterismo vesical e punção suprapúbica. O método mais utilizado na prática clínica é o do saco coletor. Este método é pouco confiável, já que existe uma colonização bacteriana na região periuretral e na uretra distal, sendo muito alta a chance de contaminação, com resultados falso-positivos em 70 a 88% dos casos. O saco coletor deve ser colocado depois de adequada antissepsia da região genital da criança e trocado a cada 30 a 60 minutos, com renovação da limpeza local, caso não haja saída de urina nesse período. O resultado da urocultura, obtido através desse método, deve ser valorizado "apenas quando negativo", pois esse método tem alto valor preditivo negativo. Não deve ser utilizado em crianças com quadros mais graves que demandam o início precoce de antibioticoterapia. Nessa situação, é indicada a coleta por método invasivo, com chance muito menor de contaminação.

A obtenção de urina por saco coletor pode servir como um teste de triagem de ITU no lactente febril em bom estado geral e que não está exigindo o início imediato de antibioticoterapia. Se o resultado do exame de urina tipo 1 for normal, dispensa-se a realização da cultura de urina. Contudo, se o resultado do exame for indicativo de ITU, a urina deve ser novamente coletada e obrigatoriamente por método mais adequado (cateterismo ou punção suprapúbica) para a realização de cultura.

Para a coleta de urina através do método de cateterismo vesical transuretral, realiza-se a correta antissepsia da região perineal e uma sonda vesical, de número adequado para a idade da criança, é introduzida na uretra através de técnica estéril. Os primeiros 2 a 3 ml de urina devem ser desprezados, pois a coleta da urina inicial está mais relacionada com contaminação, sendo o restante coletado em frasco estéril. Quando a aspiração suprapúbica não puder ser realizada ou por preferência dos pais, o cateterismo é considerado um método apropriado para o diagnóstico de ITU em crianças que ainda não adquiriram controle do esfíncter urinário.

No método de punção suprapúbica, padrão-ouro para a coleta na suspeita de ITU em lactentes, deve ser realizada antissepsia adequada da região abdominal inferior e pélvica, palpar a sínfise púbica, e com a utilização de agulha e seringa, puncionar a parede abdominal e a bexiga aproximadamente 2 cm acima da sínfise púbica. A agulha deve ser direcionada para o fundo da bexiga, em sentido caudal, quando então a aspiração deverá ser realizada. Essa técnica tem sido largamente utilizada e a experiência acumulada indica que é simples, segura e causa mínimo desconforto ao paciente. O procedimento não deve ser realizado se o lactente tiver urinado há menos de 1 hora, se apresentar distensão abdominal importante, anormalidades mal definidas do trato urinário ou alterações hematológicas que possam resultar em hemorragia. O uso de USG para guiar a punção e para avaliar a presença de urina na bexiga aumenta muito a chance de sucesso do procedimento.

Nas crianças que já obtiveram o controle do esfíncter urinário, outro método disponível para a coleta de urina é o do jato médio, no qual a urina é coletada após antissepsia da região geniturinária, em recipiente estéril, desprezando-se o primeiro jato para evitar contaminação das bactérias da região periuretral e uretra distal.

Quanto à interpretação do resultado da cultura, existe um número mínimo de unidades formadoras de colônias bacterianas por mililitro de urina para definição de bacteriúria significativa, de acordo com o método de coleta (Quadro 78.2). Além disso, na ITU, geralmente há o crescimento de apenas uma espécie de bactéria. O encontro de dois ou mais germes na cultura é, em geral, sugestivo de contaminação.

QUADRO 78.2. Número necessário de unidades formadoras de colônias por mililitro de urina (UFC/ml) para definição de bacteriúria significativa, de acordo com o método de coleta de urina.

Método	UFC/ml
Jato médio	≥ 100.000
Cateterismo vesical < 2 meses de idade 2 a 24 meses de idade	10.000 a 50.000 ≥ 50.000
Punção suprapúbica	Qualquer número de bactérias G(−) > 2.000 a 3.000 bactérias G(+)

Legenda: G(−): bactérias Gram-negativas; G(+): bactérias Gram-positivas.
Fonte: American Academy of Pediatrics[1].

Apesar de a urocultura ser o exame de maior importância clínica para o diagnóstico de ITU, o resultado positivo, com o

78 ■ Infecção do trato urinário na infância

antibiograma, costuma ser finalizado apenas 48 horas após a semeadura da urina. Por isso, faz-se necessário solicitar também exames indicativos de ITU, como o exame de urina rotina ou urina tipo 1 (fita + sedimento urinário), que não confirma isoladamente, mas pode presumir o diagnóstico de ITU e deve ser usado em conjunto com a urocultura. De acordo com as diretrizes da Academia Americana de Pediatria (AAP) de 2011, o diagnóstico de ITU requer um exame de urina que sugira infecção associado à presença de positividade para um único patógeno em urocultura coletada por método adequado (cateterismo ou punção suprapúbica em lactentes e jato médio nas crianças com controle do esfíncter urinário).

Para assegurar adequada sensibilidade e especificidade da amostra, a urina deve ser fresca (processada até 1 hora após sua coleta ou até 4 horas, se refrigerada).

Os testes indicativos de ITU no exame de urina rotina são: esterase leucocitária, nitrito, leucocitúria e bacteriúria (Quadro 78.3).

QUADRO 78.3. Sensibilidade e especificidade dos principais componentes do exame de urina tipo 1.

Teste	Sensibilidade	Especificidade
Esterase leucocitária	83%	78%
Nitrito	53%	98%
Leucocitúria	73%	81%
Bacteriúria	81%	83%

Fonte: American Academy of Pediatrics[1].

A presença de leucocitúria e, consequentemente, a positividade para esterase leucocitária são testes pouco específicos para ITU. Eles estão presentes em outras condições clínicas, como febre por outras causas (infecções estreptocócicas, doença de Kawasaki), doenças inflamatórias (como lúpus eritematoso sistêmico), exercícios físicos vigorosos, bacteriúria assintomática etc. Já a ITU sem piúria é rara. Portanto, esse achado não confirma ITU, mas sua ausência torna esse diagnóstico bem menos provável.

O teste positivo do nitrito, quando os nitratos urinários provenientes da dieta são convertidos em nitrito na presença de bactérias entéricas Gram-negativas na urina, é um teste pouco sensível para o diagnóstico de ITU em crianças pequenas, principalmente nos lactentes não continentes. Essas crianças costumam urinar com muita frequência e

é necessário que a urina permaneça 2 a 3 horas na bexiga para que a enzima bacteriana nitrato redutase possa fazer a redução do nitrato a nitrito. Além disso, nem todas as bactérias causadoras de ITU têm essa habilidade. Esse teste, portanto, tem pouco valor para excluir ITU quando negativo, mas é bastante específico e indicativo de ITU quando positivo, se o exame foi realizado em amostra de urina fresca, coletada adequadamente.

■ Tratamento

Tem como objetivos principais prevenir a disseminação da infecção (sepse), aliviar os sintomas agudos, evitar lesões renais em longo prazo (cicatrizes renais) e prevenir as recorrências.

O tratamento deve ser realizado após o diagnóstico correto, com o uso de antibioticoterapia. Inicialmente, deve-se avaliar clinicamente se a infecção é classificada como cistite ou pielonefrite, se há possibilidade de tratamento oral ou se o tratamento deve ser feito via parenteral.

As principais indicações de internação hospitalar da criança com ITU são:

- Crianças com menos de 3 meses de idade.
- Imunossuprimidos (paciente HIV positivo com carga viral elevada ou linfopenia importante, transplantado, uso de corticosteroides em doses imunossupressoras etc.).
- Desidratação, vômitos ou inabilidade para ingestão de medicação oral.
- Falha na terapêutica oral.
- Sepse ou estado de toxemia.
- Doenças obstrutivas do trato urinário ou malformações complexas.
- Doença renal crônica.
- Indicação social.

Se a criança está com estado geral bastante comprometido, toxemiada ou séptica, o antibiótico deve ser prontamente iniciado na suspeita de ITU, após a coleta de urina pelo método adequado, para realização de exame de urina rotina e cultura. Nessa situação, em lactentes com febre sem sinais localizatórios, não se deve realizar a coleta de urina por saco coletor. Após o resultado da cultura e antibiograma e a depender da resposta clínica da criança, o antibiótico previamente iniciado deve ser revisto ou modificado.

No Quadro 78.4 estão listados os principais antibióticos e doses utilizadas no tratamento da ITU.

QUADRO 78.4. Antibióticos e doses mais utilizados no tratamento da ITU comunitária na infância.

Via de administração	Antibiótico	Dose
Oral	Ácido pipemídico (não usar, se quadro sugerir PNA)	25 a 40 mg/kg/dia, de 12 em 12 horas (máx.: 400 mg/dose)
	Amoxicilina + clavulanato	20 a 40 mg/kg/dia de amoxicilina, de 8 em 8 horas (máx.: 500 mg/dose)
	Cefalexina	25 a 50 mg/kg/dia, de 6 em 6 horas (máx.: 500 mg/dose)
	Cefuroxima	20 a 30 mg/kg/dia, de 12 em 12 horas (máx.: 250 mg/dose)

(Continua)

QUADRO 78.4. Antibióticos e doses mais utilizados no tratamento da ITU comunitária na infância. *(Continuação)*

Via de administração	Antibiótico	Dose
Oral	Ciprofloxacina (não é primeira escolha em ITU na infância)	20 a 40 mg/kg/dia, de 12 em 12 horas (ITU baixa – máx.: 250 mg/dose; ITU alta – máx.: 500 mg/dose)
	Nitrofurantoina (não usar em criança < 6 meses, com função renal reduzida e em PNA)	5 a 7 mg/kg/dia, de 6 em 6 horas (máx.: 100 mg/dose)
	Norfloxacina (não é primeira escolha em ITU na infância)	20 a 30 mg/dose, de 12 em 12 horas (máx.: 400 mg/dose)
	Sulfametoxazol + trimetoprim (não usar em criança < 2 meses)	6 a 12 mg/kg/dia de TMP, de 12 em 12 horas (máx.: 160 mg/dose de TMP)
Parenteral	Amicacina (não usar dose única em recém-nascido)	15 mg/kg/dia, 1 vez ao dia (máx.: 500 mg/dia)
	Amoxicilina + clavulanato	20 a 40 mg/kg/dia de amoxicilina, de 8 em 8 horas (máx.: 500 mg/dose)
	Ampicilina (uso isolado apenas em ITU por enterococo sensível)	100 mg/kg/dia, de 6 em 6 horas (máx.: 500 mg/dose)
	Ceftazidima (usar em ITU por germes resistentes, não primeira escolha)	100 a 150 mg/kg/dia, de 8 em 8 horas (máx.: 1 g/dose)
	Ceftriaxona (não usar em lactente < 6 semanas)	75 mg/kg/dia, 1 vez ao dia (máx.: 1 g/dia)
	Cefotaxima	150 mg/kg/dia, de 8 em 8 horas (máx.: 1 g/dose)
	Ciprofloxacina	20 a 30 mg/kg/dia, de 12 em 12 horas (ITU baixa – máx.: 200 mg/dose; ITU alta: 400 mg/dose)
	Gentamicina (não usar dose única em recém-nascido)	5 mg/kg/dia, 1vez ao dia (dose máx.: 240 mg/dia)

Fonte: Elaborado pela autoria.

Após 48 horas de tratamento com antibiótico, todas as crianças, internadas ou não, devem ser reavaliadas, para averiguar se houve boa resposta clínica ao tratamento e para checar o resultado da urocultura e antibiograma.

Nas cistites sem complicações e em crianças maiores com bom estado geral, o tratamento deve ser feito por via oral por 5 a 7 dias. Nas cistites de repetição, deve ser realizado por 7 a 10 dias.

Já nas pielonefrites em lactentes menores de 3 meses, em crianças com história de ITU prévia, diagnóstico de malformações do trato urinário, RVU de alto grau ou com alguma indicação de internação, o tratamento deve ser parenteral nas primeiras 48 horas ou até o desaparecimento da febre. Depois, o antibiótico pode ser mudado para via oral. Se o estado geral da criança estiver preservado e não houver indicação de internação, o tratamento da pielonefrite pode ser feito por via oral. O antibiótico deve ser usado por 10 a 14 dias.

Além do uso de antibióticos, algumas medidas gerais são importantes no tratamento de ITU. Uma das principais, tanto no quadro agudo como posteriormente para evitar recorrências, é o tratamento da constipação intestinal. Além disso, deve-se orientar hábito urinário correto, com intervalo adequado entre as micções (cerca de 2 a 3 horas), evitando posturas de "segurar a urina". As meninas devem urinar em vaso sanitário com assento de tamanho adequado (pode ser necessário utilização de redutor de assento) para facilitar seu posicionamento durante a micção e com pés totalmente apoiados. Se o vaso for mais alto que o ideal, deve-se colocar um apoio para os pés. Deve-se também orientar que a menina abaixe completamente a calcinha de modo que ela não permaneça nos joelhos, para facilitar o relaxamento da musculatura perineal.

Ultimamente, tem sido estimulado o consumo de suco de oxicoco (*cranberry*) por pacientes com ITU de repetição. O oxicoco contém proantocianidina, substância com capacidade de bloquear a interação entre a fímbria bacteriana e o urotélio. A revisão Cochrane (2008), incluindo 10 estudos randomizados e controlados com mais de mil pacientes, mostrou que o consumo de suco de oxicoco diminuiu o número de ITU sintomática no período de 12 meses, especialmente entre mulheres com ITU recorrente; no entanto, tal evidência não foi demonstrada em crianças. Entretanto, um estudo canadense randomizado e controlado com placebo, envolvendo 40 crianças, em 2012, mostrou que o suco de oxicoco, com altas concentrações de proantocianidina, foi eficaz na prevenção de ITU não febril.

Com relação às orientações para a família, é importante salientar a necessidade de procurar atendimento médico, caso o lactente apresente novo quadro febril sem foco aparente, de preferência nas primeiras 48 horas, para diagnóstico precoce e tratamento adequado de novos episódios de ITU.

O papel d pediatra é fundamental no sentido do diagnóstico correto da causa da febre para evitar o uso abusivo de antibióticos e o desenvolvimento de resistência bacteriana. A criança com fator de risco para ITU deve ser adequadamente avaliada em cada episódio febril, pois muitas vezes a febre pode ser secundária a quadro viral e não relacionada ao trato urinário.

Investigação através de imagens

No passado, toda criança era submetida a vários exames de imagens após a primeira ITU febril. Essa abordagem tinha por objetivo detectar precocemente a presença de cicatrizes renais e a identificação de malformações urinárias, principalmente o RVU, de qualquer grau, na tentativa de evitar a nefropatia do refluxo e suas sequelas em longo prazo (hipertensão arterial e evolução para doença renal crônica terminal). Os registros pediátricos de doença renal crônica, o aperfeiçoamento e a difusão da USG pré-natal têm mostrado que a lesão renal, previamente associada com cicatrizes decorrentes de PNA, é muitas vezes de natureza congênita, sendo a hipodisplasia bastante frequente e, costumeiramente, acompanha as anomalias do trato urinário, como a uropatia obstrutiva e o refluxo de alto grau.

Devido a esses novos conhecimentos, as orientações atuais para o manejo da primeira ITU febril vêm sendo modificadas, favorecendo abordagens menos agressivas em relação aos exames de imagens. As recomendações atuais para a investigação através de imagens de crianças com ITU febril, de diferentes serviços, estão resumidas no Quadro 78.5.

• USG de rins e vias urinárias

De acordo com a Academia Americana de Pediatria (AAP), todos os lactentes que tiveram uma ITU confirmada devem ser submetidos ao exame de USG de rins e vias urinárias para investigação de malformações que possam predispor a criança a novos episódios (Figura 78.1).

O exame de USG é recomendado nas primeiras 48 a 72 horas de tratamento da ITU para identificar complicações quando o quadro clínico é muito grave ou quando não há boa resposta clínica ao tratamento empírico instituído. Nas demais situações, o exame, no intuito de investigação de malformações, deve ser evitado durante o tratamento, pois certas toxinas bacterianas podem produzir dilatação do sistema urinário em vigência de pielonefrite, resultando em exame falso-positivo para hidronefrose. Assim, recomenda-se iniciar a investigação após 30 dias do término do tratamento.

QUADRO 78.5. Indicação de estudo por imagens após a primeira ITU febril em crianças, de acordo com várias diretrizes internacionais.

	NICE (2007) < 6 meses	NICE (2007) > 6 meses	TODA (2007)	APP (2011) (2 a 24 meses)	ISPN (2012)
USG	Sim	Não	Não	Sim	Sim
UCM	Se USG alterada e/ou ITU atípica[a]	Se DMSA agudo alterado	Se DMSA agudo alterado	Se USG alterada	Se USG alterada e/ou se fatores de risco[c]
DMSA precoce	Não	Sim	Sim	Não	Não
DMSA tardio	Se ITU atípica[a]	Se DMSA agudo alterado	Se DMSA agudo alterado	Não	Se USG alterada e/ou RVU

[a] Criança gravemente enferma, jato urinário fraco, massa abdominal ou vesical, creatinina sérica elevada, sepse, ausência de resposta ao antibiótico adequado dentro de 48 horas, infecção por outros germes que não a *E coli*. [b] USG com dilatação, jato urinário fraco, infecção por germe diferente de *E coli*, história familiar de RVU. [c] USG pré-natal alterada, história familiar de RVU, sepse, insuficiência renal, lactente do sexo masculino com menos de 6 meses de idade, provável falta de adesão familiar ao tratamento, esvaziamento vesical anormal, ausência de resposta clínica ao tratamento antibiótico correto dentro de 72 horas, infecção por germe diferente da *E coli*.
Legenda: USG: ultrassonografia de rins e vias urinárias (IF). DMSA: cintilografia renal estática (ácido dimercaptossuccinico – DMSA-99mTc) (IF).
Fonte: American Academy of Pediatrics[1]; Ammenti e colaboradores[2]; Urinary tract infection in under 16s: diagnosis and management[16]; Preda, Jodal, Sixt e colaboradores[17].

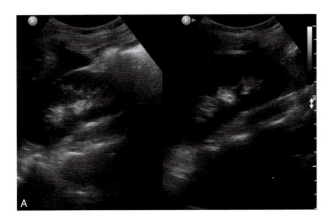
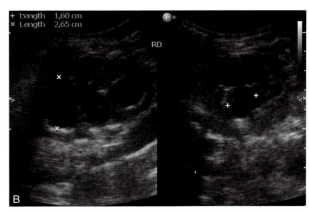

FIGURA 78.1. (A) USG de rim normal. (B) Rim com hidronefrose moderada.
Fonte: Imagens gentilmente cedidas pelo Dr. Eduardo Lima, médico radiologista do Hospital Infantil Albert Sabin, Fortaleza (CE).

- **Uretrocistografia pós-miccional (UCM)**

Era previamente indicada para todos os casos de ITU nos lactentes (Figura 78.2).

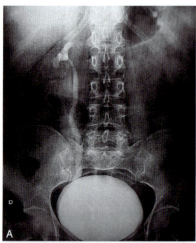

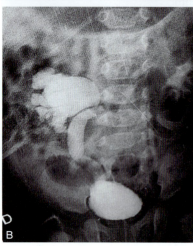

FIGURA 78.2. Uretrocistografia miccional. (A) RVU grau III à direita. (B) RVU grau V à direita.

Fonte: Imagens gentilmente cedidas pelo Dr. Francisco Abaeté das Chagas Neto, radiologista do Hospital Antônio Prudente, Fortaleza (CE).

Atualmente, a UCM só está indicada nos casos cujo exame de USG mostrar alguma alteração estrutural do sistema urinário ou nos casos de ITU classificados como atípicos ou recorrentes (Quadro 78.6).

QUADRO 78.6. Características da ITU atípica e recorrente.

ITU atípica	ITU recorrente
• Sepse • Presença de massa abdominal palpável • Jato urinário fraco • Infecção causada por outra bactéria que não a *E. coli* • Resposta clínica inadequada após 48 horas de tratamento • Piora da função renal	• Dois episódios de pielonefrite aguda • Um episódio de pielonefrite aguda e um episódio de cistite • Três episódios de cistite

Fonte: Elaborado pela autoria.

- **Cintilografia renal estática (Tc-99m DMSA)**

Utiliza o ácido dimercaptossuccínico marcado com tecnécio-99 (Tc-99m DMSA), pode ser realizada 6 meses após o tratamento da pielonefrite aguda, para avaliar presença de cicatrizes renais permanentes; mas também pode ser utilizada para diagnóstico de pielonefrite, na fase aguda da infecção. Não tem indicação após episódio de cistite.

■ Antibioticoterapia profilática

Em lactentes, após um episódio de pielonefrite aguda e até que se complete a investigação do trato urinário, costuma-se indicar uso de antibióticos, em dose profilática, no intuito de evitar novos episódios infecciosos.

No entanto, resultados do estudo multicêntrico, randomizado, placebo controlado, RIVUR (*Randomized Intervention for Children with Vesicoureteral Reflux*), demonstraram que a quimioprofilaxia prolongada reduziu em 50% a chance de recorrência da ITU; porém, não houve diferença quanto à ocorrência de cicatrizes renais durante o seguimento por 2 anos nos dois grupos estudados (em torno de 11%, tanto nas crianças que utilizaram o sulfametoxazol-trimetoprima profilático, como nas que utilizaram placebo). Nos casos de recorrência de ITU por *E. coli*, a resistência aos antibióticos aumentou no grupo que utilizou o medicamento. Portanto, a profilaxia foi eficaz para reduzir as recorrências, mas não mostrou evidências de melhora quanto ao desfecho final (formação das cicatrizes), e aumentou a chance de resistência bacteriana, sendo necessários mais estudos para haver uma recomendação formal sobre esse tema.

Na falta de estudos mais conclusivos, a quimioprofilaxia tem sido indicada de rotina após a primeira ITU, quando há suspeita de malformação do trato urinário, enquanto aguarda-se a realização dos exames de imagem ou nos casos de ITU de repetição. Após investigação, se constatado RVU, a maioria dos autores indica o uso de profilaxia apenas nos casos de graus IV e V, ou nas uropatias obstrutivas, consideradas fatores de risco para ITU de repetição.

■ Infecção urinária assintomática ou bacteriúria assintomática

Condição clínica na qual a bactéria está presente na urina, mas não há sintomatologia atribuída ao trato urinário. Sua frequência varia, na população saudável, em relação ao sexo e à idade, sendo mais comum nos adultos que na população pediátrica (Quadro 78.7).

QUADRO 78.7. Frequência de bacteriúria assintomática, segundo faixa etária e sexo.

Faixa etária	Frequência (%) Sexo feminino	Frequência (%) Sexo masculino
Crianças < 3 anos	0,4 a 1,8	0,5 a 2,5
Pré-escolares	0,8 a 1,3	0,5
Escolares e adolescentes	1,1 a 1,8	Próxima de zero
Adultos jovens	0,8 a 5,2	Próxima de zero
Adultos entre 65 e 80 anos	18 a 43	1,5 a 15,3

Fonte: Adaptado de Nicolle[18].

A *E. coli* é a bactéria mais comumente encontrada, mas diferentemente das cepas uropatogênicas que causam pielonefrite aguda, com vasto arsenal de fatores de virulência, as que causam bacteriúria assintomática são cepas atenuadas, que sofreram, por exemplo, mutações nos genes relacionados às fimbrias ou perderam ilhas de patogenicidade.

Estudos randomizados e controlados sobre o tratamento de bacteriúria assintomática em crianças, dentre outros grupos estudados, não mostrou diminuição da prevalência de bacteriúria, da frequência de pielonefrite ou da progressão de cicatrizes renais. Além disso, não foram identificados quaisquer benefícios em curto ou longo prazos, sendo a reinfecção após a utilização de antibióticos frequente e muitas vezes associada com isolamento de germe de maior resistência bacteriana.

A utilização de antibióticos para tratamento de bacteriúria assintomática não confere nenhum benefício clínico, exceto em dois grupos específicos: mulheres grávidas e pacientes que irão se submeter a procedimentos urológicos em que se antecipa lesão de mucosa (Quadro 78.8).

QUADRO 78.8. Recomendações para manejo da bacteriúria assintomática.

Rastreamento e tratamento recomendados
- Mulheres grávidas.
- Ressecção transuretral de próstata.
- Outros procedimentos urológicos traumáticos (sangramento e lesão de mucosa).

Rastreamento e tratamento não recomendados
- População pediátrica.
- Mulheres antes da menopausa e não grávidas.
- Mulheres diabéticas.
- Idosos vivendo na comunidade ou institucionalizados.
- Pacientes com lesão de coluna vertebral.
- Pacientes com cateteres de longa permanência.

Fonte: Adaptado de Nicolle[18].

Houve, portanto, uma mudança importante sobre o significado e o manejo da bacteriúria assintomática, nos últimos 50 anos. Ela passou a ser considerada uma condição benigna em muitas populações e, mais recentemente, pesquisadores passaram a avaliar a utilização de suas cepas como terapêutica potencial para evitar infecção sintomática em indivíduos portadores de anomalias geniturinárias ou infecção urinária de repetição.

■ Considerações finais

ITU é a principal infecção bacteriana grave em crianças menores de 2 anos com febre sem sinais localizatórios. Nessa população, o diagnóstico precoce é importante em função da associação com malformações do trato urinário e recorrência do quadro com desenvolvimento de cicatrizes renais e suas consequências. Nas crianças maiores, a associação de ITU com constipação intestinal não pode ser esquecida.

O diagnóstico de ITU deve ser feito mediante coleta de urina por método adequado, para evitar resultados falso-positivos. O acompanhamento das crianças com ITU deve ser direcionado para corrigir fatores de risco e evitar novos episódios. É importante diferenciar infecção urinária de bacteriúria assintomática, evitando-se, dessa maneira, o uso indevido de antibióticos e a seleção de germes resistentes.

■ Referências bibliográficas

1. American Academy of Pediatrics. Urinary Tract Infection: Clinical Practice Guideline for the Diagnosis and Management of the Initial UTI in Febrile Infants and Children 2 to 24 Months. Pediatrics 2011;128(3):595-609.
2. Ammenti A et al. Febrile urinary tract infections in young children: recommendations for the diagnosis, treatment and follow-up. Acta Paediatr 2012;101:451-7.
3. Arora R, Mahajan P. Evaluation of child with fever without source: review of literature and update. Pediatr Clin N Am. 2013; 60(5):1049-62.
4. Arshad M, Seed PC. Urinary Tract Infections in the Infant. Clin Perinatol. 2015;42:17-28.
5. Austin, P.F. et al. The Standardization of Terminology of Lower Urinary Tract Function in Children and Adolescents: Update Report from the Standardization Committee of the International Children's Continence Society. J Urol. 2014;191:1863-65.
6. Beetz, R, Westenfelder M. Antimicrobial therapy of urinary tract infections in children. Inter J Antimicrob Ag. 2011; 38S:42-50.
7. Delbet JD et al. An update on the new antibiotic prophylaxis and treatment for urinary tract infections in children. Expert Opinion on Pharmacotherapy; 2017. Disponível em: https://doi.org/10.1080/14656566.2017.1383383
8. Jackson EC. Urinary Tract Infections in Children: Knowledge Updates and a Salute to the Future. Pediatrics in Review. 2015; 36(4):153-66.
9. Morello W et al. Acute pyelonephritis in children. Pediatr Nephrol. 2016;31(8):1253-65.
10. National Collaborating Centre for Women's and Children's Health (NICE). Urinary tract infection in children, Clinical Guideline. RCOG Press; 2007.
11. Nicolle LE. The paradigm shift to non-treatment of asymptomatic bacteriuria. Pathogens. 2016;5:38. doi:10.3390/pathogens 5020038.
12. Riccabona M. Imaging in childhood urinary tract infection. Radiol Med. 2016;121(5):391-401.
13. Santos J et al. Recommendations for the management of bladder bowel dysfunction in children. Pediatr Therapeut. 2014;4:191. doi:10.4172/2161-0665.1000191.
14. Schmidt B, Copp HL. Work-up of Pediatric Urinary Tract Infection. Urol Clin N Am. 2015;42:519-26.
15. The RIVUR Trial Investigators. Antimicrobial Prophylaxis for Children with Vesicoureteral Reflux. N Engl J M. 2014;370: 2367-76.
16. Urinary tract infection in under 16s: diagnosis and management. National Institute for Health Excellence (NICE), Clinical Guideline [CG54]. Published date: August 2007. Last updated: October 2018. Disponível em: https://www.nice.org.uk/guidance/cg54.
17. Preda I, Jodal U, Sixt R et al. Normal dimercapto succinic acid scintigraphy makes voiding cystourethrography unnecessary after urinary tract infection. J Pediatr. 2007;151:581.
18. Lindsay E. Nicolle et al. Clinical Practice Guideline for the Management of the Asymptomatic Bacteriuria: 2019. Update by the Infectious Diseases Society of America. Clinical Infectious Diseases, 2019; 68 (10): e83-110.

Síndrome nefrótica na infância

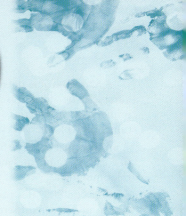

■ Enzo Ricardo Russo ■ Ivan Coelho Machado ■ Inalda Facincani

CASO CLÍNICO

Criança, sexo feminino, 4 anos de idade, levada pelos pais ao pronto atendimento, com queixa de edema vulvar. Referem que há 1 semana apresentou quadro de tosse, coriza e espirros, sem febre, evoluindo com melhora de tais sintomas após início de "xarope para tosse". Após 3 dias houve aparecimento de edema bipalpebral matutino, com melhora no decorrer do dia, inicialmente atribuído à "alergia ao xarope". Há 1 dia evoluiu com edema de vulva, motivo pelo qual procuraram pronto atendimento. Não notaram alteração no volume e na cor da urina.

Ao exame físico, encontrava-se 2 kg acima do peso do mês anterior. Apresentava edema bipalpebral, edema de membros inferiores (2+/4+) e edema vulvar leve. Aparelho respiratório sem alterações. Aparelho cardiovascular com os seguintes resultados: FC: 112 bpm; PA: 98 × 56 mmHg (< P90 para idade, sexo e percentil de estatura). Abdome: hepatomegalia discreta e presença de ascite de pequeno volume.

- Exames laboratoriais:
  - Hemograma: Hb: 15 g/dl; Ht: 45%; creatinina sérica: 0,4 mg/dl, com taxa de filtração glomerular estimada (TFGe) pela fórmula de Schwartz acima de 75 ml/min/1,73 m² (110). Albumina sérica: 1,4 g/dl; proteínas totais: 4,2 g/dl; colesterol total: 300 mg/dl; e triglicérides: 250 mg/dl.
  - Urina rotina: densidade: 1,022; pH 6; proteinúria: 4+. Hemácias: 8/campo de grande aumento, sem leucócitos ou cilindros. Relação proteína-creatinina em amostra de urina (RPC u): 2,8 mg/mg.

A interpretação dos exames demonstra hemoconcentração, função de filtração renal normal, hipoalbuminemia e dislipidemia. Urina com hematúria microscópica discreta e proteinúria maciça.

Diagnóstico sindrômico: proteinúria + hipoalbuminemia + edema = síndrome nefrótica (SN).

Diagnóstico etiológico: síndrome nefrótica (SN) pura ou SN sem componente nefrítico (ausência de hipertensão arterial, de hematúria macroscópica e de déficit da função renal).

Comportamento inicial e evolutivo: por se tratar de SN pura, em criança com idade entre 1 e 11 anos, foi feito o diagnóstico de síndrome nefrótica idiopática da infância (SNII). Orientou-se ingestão de água, apenas para aliviar a sede (com exclusão de sucos e chás), dieta geral sem adição de sal, albendazol 400 mg/dia, por 3 dias, carbonato de cálcio 500 a 1000 mg/m²/dia e prednisona 60 mg/m² diariamente.

Após 4 semanas não houve resposta ao tratamento, com manutenção da proteinúria nefrótica. Foi realizado, então, pulso de metilprednisolona na dose de 1 g/1,73m², em dias alternados, totalizando 6 doses. Nos dias que não recebeu a medicação IV, foi administrada prednisona pela manhã (60 mg/m²/dia). Após 2 semanas da última dose de metilprednisolona houve negativação da proteinúria, resolução do edema e posterior normalização da albumina sérica. Assim, foi iniciada redução de prednisona, porém houve reaparecimento de proteinúria maciça, não associada ao quadro infeccioso, quando a dose de prednisona foi reduzida para 40 mg/m² em dias alternados. Assim, a paciente foi classificada como portadora de SN corticossensível (provavelmente, lesão glomerular mínima – LGM), mas dependente de dose alta de prednisona para manter-se em remissão (SN corticodependente em nível alto). Foi reiniciada prednisona em dose alta e diária para indução de remissão e prescrito ciclofosfamida na tentativa de mudança de comportamento.

A ciclofosfamida foi utilizada, via oral, por 3 meses, e foi possível a diminuição gradativa da dose do corticosteroide, com sua suspensão em 6 meses. Atualmente, a criança está em remissão, sem medicamento, há 7 meses.

■ Introdução

SN é definida pela presença de proteinúria maciça e hipoalbuminemia, geralmente associadas a edema generalizado e alterações do metabolismo lipídico. Proteinúria maciça é caracterizada como: ≥ 40 mg/m²/hora ou 50 mg/kg/dia em urina de 24 horas ou relação proteína-creatinina em amostra de urina (RPC u) > 2 mg/mg (ou 2.000 mg/g). Hipoalbuminemia em criança se caracteriza por albumina sérica < 2,5 g/dl[1].

A SN não é uma doença propriamente dita, mas a manifestação de diferentes doenças glomerulares. Pode ser primária ou secundária às doenças sistêmicas, uso de medicamentos (IF), infecções e neoplasias.

A principal causa de SN idiopática na população infantil é a SNII, também denominada nefrose ou lesão glomerular mínima.

Cerca de 80% dos pacientes pediátricos com SN idiopática mostram remissão da proteinúria com a utilização de corticosteroides[2], sendo classificados portadores de síndrome nefrótica corticossensível (SNCS). A evolução para a cura antes da puberdade costuma ser a regra nos pacientes que respondem a corticoterapia, já que a maioria dos casos cursa com várias recidivas e/ou dependência do uso prolongado de prednisona para manutenção do estado de remissão. Embora nas publicações históricas haja relatos de que menos de 10% das crianças com SNCS continuam a ter recidivas na idade adulta, estudos contemporâneos do tipo coorte sugerem proporções maiores, em torno de 16 a 42%. Apesar do grande número de recidivas, o prognóstico renal é favorável. Em um estudo de 2015, com 287 crianças nefróticas sensíveis ao corticosteroide, seguidas por mais de 15 anos, 85% obtiveram remissão em longo prazo, e menos de 5% delas apresentaram doença renal crônica (DRC) após 10 anos de doença[14].

Epidemiologia

SNII é a doença glomerular mais comum na faixa pediátrica. Geralmente, tem início entre 2 e 7 anos de idade, sendo que 2/3 dos casos ocorrem antes dos 5 anos, e o pico de incidência é aos 3 anos de idade[3]. Nos Estados Unidos e na Europa, a incidência é de 1 a 3 casos novos/ano/100.000 na população abaixo de 16 anos de idade, correspondendo à prevalência de 16/100.000 crianças[4].

Em crianças abaixo dos 8 anos, a proporção entre crianças do sexo masculino e feminino gira em torno de 2:1 em vários estudos. Em crianças mais velhas, adolescentes e adultos, a prevalência é dividida igualmente entre os sexos. Cerca de 70% dos pacientes com LGM são menores de 5 anos na abertura do quadro. Somente 20 a 30% dos adolescentes com SN idiopática têm LGM nos achados de biópsia[3].

Um levantamento realizado no serviço de Nefrologia Pediátrica do HCFMRPUSP, através da análise de prontuários médicos (1983-1995) compreendendo 201 crianças com diagnóstico de nefrose, evidenciou predomínio do sexo masculino sobre feminino na proporção de 1,6:1. A idade média no início do quadro foi de 3,9 anos, sendo que 65% iniciaram entre 2 e 7 anos de idade. Na avaliação inicial, 86% se mostraram sensíveis ao corticosteroide e 14% resistentes a ele. Esses dados são semelhantes aos encontrados na literatura internacional.

Nos casos de SN de apresentação clínica atípica ou sugestiva de causa secundária, a possibilidade de outra etiologia que não LGM aumenta. Está indicada, então, a realização de exames subsidiários, como dosagem sérica de complemento (fração C3 e C4), autoanticorpos (fator antinúcleo e antiDNA nativo) e sorologias (hepatites B e C, Lues, toxoplasmose, HIV, VDRL etc.).

Classificação da SN

QUADRO 79.1. Definição de SN e dos comportamentos inicial e evolutivo da SNII, em função do uso de corticosteroide.

Classificação	Definição
SN	Proteinúria maciça (RPCu ≥ 2 mg/mg), hipoalbuminemia (albumina sérica ≤ 2,5 g/dl) e edema.
Remissão completa	RPCu < 0,2 mg/mg, por 3 dias consecutivos.
Remissão incompleta	Redução de 50% ou mais da proteinúria inicial com RPCu entre 0,2 e 2 mg/mg (proteinúria subnefrótica).
Ausência de remissão	Manutenção da proteinúria nefrótica (RPCu > 2 mg/mg).
Respondedor inicial/ corticossensível	Remissão completa após tratamento inicial com 4 a 8 semanas de uso de corticosteroide.
Não respondedor inicial/ corticorresistência	Manutenção da SN após 8 semanas de corticosteroide (VO e IV).
Não respondedor tardio	Proteinúria persistente durante 4 ou mais semanas de corticosteroide em paciente que já experimentou anteriormente uma ou mais remissões sob corticoterapia.
Recidiva	Retorno da RPCu ≥ 2 mg/mg, por 3 dias consecutivos.
Recaída	Retorno da proteinúria maciça, geralmente, em vigência de estresse infeccioso, com remissão espontânea (sem retorno a doses altas de corticosteroide) após resolução do processo infeccioso em 1 a 2 semanas.
Recidiva infrequente ou espaçada	Recidiva após 6 meses da suspensão do corticosteroide.
Recidiva frequente	Recidiva entre 2 semanas a 6 meses da suspensão do corticosteroide.
Corticodependente	Recidiva durante a terapia ou em até 14 dias após a suspensão do corticosteroide
Corticodependente nível alto	Recidiva da doença em uso de dose maior que 20 mg/m² de prednisona em dias alternados.
Corticodependente nível baixo	Recidiva da doença em uso de dose igual ou menor a 20 mg/m² de prednisona em dias alternados.

Fonte: Adaptado de Kidney Disease Improving Global Outcomes[1]; Ministério da Saúde[19].

79 ■ Síndrome nefrótica na infância

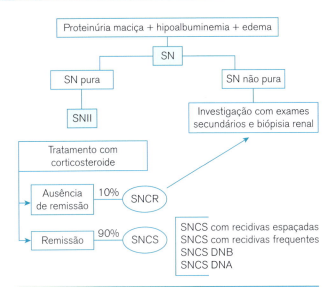

FIGURA 79.1. Classificação e conduta na SN na infância.
Legenda: SN: síndrome nefrótica. SN pura: sem hipertensão arterial mantida, sem hematúria macroscópica, sem insuficiência renal + idade compatível. SNII: síndrome nefrótica idiopática da infância. SNCR: SN corticorresistente. SNCS: síndrome nefrótica corticossensível. DNB: dependente nível baixo. DNA: dependente nível alto.
Fonte: Elaborada pela autoria.

■ Biópsia renal

Rotineiramente, num primeiro momento, ela não é indicada para crianças com SN pura. Em 1978, foi publicado estudo multicêntrico, com 521 crianças nefróticas de vários países, ficando bem estabelecido que as que respondem ao curso inicial de corticosteroide não necessitam de biópsia renal, pois o prognóstico da SNII depende da resposta ao tratamento, e não do tipo histológico[5].

Na SNCS, o padrão histológico mais encontrado na biópsia renal é o de LGM, totalizando cerca de 80 a 85% dos casos, enquanto a glomeruloesclerose segmentar e focal (GESF) é responsável por quase 15 a 20% do restante.

Os achados histopatológicos na LGM se caracterizam por microscopia de luz comum normal, podendo apresentar pequenos desvios da normalidade, sem representar importância clínica. Geralmente, a imunofluorescência apresenta-se negativa. Na microscopia eletrônica pode ser observada a fusão dos processos podais dos podócitos, lesão ultraestrutural típica, porém não específica da LGM[9].

QUADRO 79.2. Indicação de biópsia renal em crianças com SN.

• Suspeita de outra etiologia que não SN idiopática por LGM. Idade < 1 ano ou > 11 anos. • Componente nefrítico (hematúria macroscópica, HAS mantida, déficit da função renal glomerular). • História familiar de outras causas de SN ou de DRC.
SNCR.
Controle do uso de inibidores de calcineurina.
Falha tardia ao tratamento após resposta inicial, isto é, não respondedor tardio.

Legenda: SN: síndrome nefrótica. SNCR: SN corticorresistente. LGM: lesão glomerular mínima. DRC: doença renal crônica. HAS: hipertensão arterial.
Fonte: Adaptado de Kidney Disease Improving Global Outcomes[1]; Ministério da Saúde[19].

■ Tratamento

• Tratamento geral

Repouso

Repouso é "contraindicado". Durante o período de atividade da doença, a criança encontra-se em um estado de hipercoagulabilidade em virtude do aumento dos níveis plasmáticos de fibrinogênio, fatores V e VIII da coagulação, perda urinária de antitrombina III, alterações do sistema fibrinolítico e trombocitose. Deve-se, portanto, estimular a atividade física da criança, respeitando o seu limite. Na criança com anasarca e acamada, é importante fazer profilaxia de trombose venosa, o que inclui mudança horária de decúbito, fisioterapia passiva e uso de anticoagulantes.

Dieta

Orienta-se dieta balanceada, com quantidades normais de proteínas e calorias. Com o objetivo de evitar o aumento do edema e da pressão arterial, não se deve acrescentar sal aos alimentos durante o período ativo da doença (proteinúria maciça e hipoalbuminemia) e durante o tratamento diário com prednisona. Para melhorar o sabor dos alimentos é recomendada a utilização de temperos caseiros na sua preparação (salsa, cebolinha, limão, cebola, orégano etc.).

Deve-se oferecer água para sede e limitar a ingestão de leite (1 a 2 copos/dia), em função da quantidade de sódio. Não oferecer líquidos adoçados (suco, chá ou refrigerante) nesse período, pois são mais atrativos que a dieta sem sal, contribuindo para o aumento do edema.

• Tratamento medicamentoso

Corticosteroides

Apesar dos esforços em pesquisas com alvo no mecanismo da doença, o tratamento da SNII é praticamente o mesmo há décadas. O tratamento de primeira linha é a terapia com corticosteroides que, apesar dos seus efeitos colaterais, conseguem atingir remissão em até 80 a 90% dos casos.

É recomendado o tratamento com antiparasitário antes de iniciar a prednisona, devido ao risco de estrongiloidíase disseminada e entidade clínica relacionada a estados de imunossupressão.

Geralmente, utiliza-se a prednisona (comprimidos de 5 ou 20 mg) ou prednisolona (solução com 3 mg/ml) em doses equivalentes (1 mg de prednisona = 1 mg de prednisolona). Não parece existir diferença em relação à resposta terapêutica entre as duas apresentações. Por isso, passaremos a utilizar somente o termo prednisona neste capítulo.

Se após 4 semanas do uso de prednisona em dose alta e diária não houver negativação da proteinúria, indica-se a realização de pulso de metilprednisolona na dose de 1 g/1,73 m², em dias alternados, totalizando, no mínimo, 3 e no máximo 6 aplicações. Administrar prednisona (60 mg/m²), pela manhã, antes das 9 horas, nos dias em que o pulso não for realizado. Se o paciente mantiver a proteinúria nefrótica após o término da pulsoterapia, passa a ser considerado resistente ao tratamento corticosteroide (SNCR).

A indução da remissão é sempre feita com uso diário de prednisona e, em alguns casos, com pulso de metilprednisolona. Após a negativação da proteinúria, a prednisona passa a ser administrada em dias alternados (DA); tal esquema tem menor impacto no crescimento estatural, sem alterar a eficácia do tratamento.

Com relação ao tempo e à dose de corticosteroide na indução do primeiro episódio de SN, acreditava-se que a utilização de períodos mais longos (6 meses) era superior aos curtos (2 a 3 meses), diminuindo a chance de recidivas posteriores. Recentemente, estudos com menos viés metodológico, controlados e randomizados, não demonstraram diferença entre os regimes curtos e longos, conforme revisão sistemática da Cochrane em 2015. Talvez a diminuição das recidivas nos regimes mais longos esteja relacionada à dose cumulativa maior. Em 2014 foi iniciado um estudo multicêntrico randomizado duplo-cego (PREDNOS Trial), com duração prevista de 5 anos e 10 meses, para avaliação de esquemas mais longos de tratamento com corticosteroide no primeiro episódio de SN em comparação ao proposto pelo KDIGO, em 2012.

Há vários protocolos de tratamento de diferentes serviços, porém a recomendação atual é de utilizar prednisona diariamente por 4 a 6 semanas, seguido de redução para dias alternados por pelo menos mais 6 semanas[14]. No primeiro episódio de SN, o serviço de Nefrologia Pediátrica do HCFMRPUSP utiliza o esquema de tratamento descrito no Quadro 79.3, com duração total de 3 a 4 meses.

Como a maioria dos pacientes apresenta várias recidivas durante o acompanhamento da doença até a cura, o ideal é um ajuste individual do tratamento com corticosteroide, a depender do comportamento evolutivo.

Nos pacientes que recidivam após a diminuição da dose de prednisona para menos de 20 mg/m^2 em dias alternados (SNCDNB), a meta é, após nova indução de remissão, manter por mais tempo a menor dose possível do corticosteroide para o controle da doença. Por exemplo, se paciente recidivo, sempre que a dose de prednisona é diminuída de 20 para 10 mg/m^2, em dias alternados, a tendência é man-

ter 20 mg/m^2 em dias alternados por 6 a 12 meses, antes de nova tentativa de retirada do medicamento. Desse modo, a doença pode ser controlada com doses baixas de corticosteroide e evita-se a utilização de imunossupressores.

Os pacientes recidivantes frequentes, e principalmente os corticodependentes com doses acima de 20 mg/m^2 em dias alternados, geralmente apresentam efeitos colaterais relacionados aos corticosteroides. Sendo assim, associa-se agentes poupadores de corticosteroides para evitar os efeitos deletérios de doses altas de prednisona.

Muitos pacientes apresentam recidiva da proteinúria e mesmo da SN em associação com infecções banais, comumente do trato respiratório superior, sendo a resolução do quadro infeccioso, muitas vezes, acompanhada da remissão da proteinúria e da SN.

Alguns estudos sugerem que pacientes SNCD e SNRF devem receber prednisona diariamente por 5 a 7 dias durante um quadro de infecção de vias aéreas superiores, visando reduzir o risco de recidiva da SN. Atualmente, um grande estudo multicêntrico sobre esse tema está em execução (PREDNOS 2).

O mecanismo pelo qual a infecção induz recidiva da SN ainda não está claro, mas parece ser mediada pela estimulação de célula T e produção de citocinas. O uso de corticosteroide diário, nessa situação, poderia diminuir ou abolir essa estimulação, facilitando a resolução da proteinúria, sem a necessidade de retorno da corticoterapia para doses altas[6].

Agentes poupadores de corticosteroides

Utilizados nos pacientes com comportamento de SNRF e SNCD, que desenvolvem ou potencialmente podem desenvolver os efeitos colaterais da terapia esteroide prolongada.

Agentes alquilantes

Ciclofosfamida

• Iniciar, preferencialmente, após a negativação da proteinúria.

QUADRO 79.3. Esquema de tratamento utilizado no HCRP-USP no primeiro episódio de SN.

KDIGO (2012)[1]	• Tratamento total mínimo: 12 semanas. • Dose: 60 mg/m²/dia ou 2 mg/kg/dia (máx.: 60 mg/dia), diariamente, por 4 a 6 semanas, seguido de dias alternados com 40 mg/m²/DA ou 1,5 mg/kg/DA (máx.: 40 mg, em dias alternados). • Progredir redução da dose por 2 a 5 meses, até suspender.
Yoshikawa e colaboradores (2015)	• Estudo multicêntrico randomizado controlado por placebo. Sugere não haver diferença entre o tratamento por 2 meses ou 6 meses em relação à frequência de recidivas da SN no seguimento em longo prazo. • 2 meses: dose de 60 mg/m²/dia, por 4 semanas, seguido de 40 mg/m²/DA, por mais 4 semanas. • 6 meses: dose de 60 mg/m²/dia, por 4 semanas, seguido de 60 mg/m²/DA, por 4 semanas, 45 mg/m²/DA, por 4 semanas, 30 mg/m²/DA, por 4 semanas, 15 mg/m²/DA, por 4 semanas, 7 a 5 mg/m²/DA, por 4 semanas.
HCFMRPUSP (2018)*	• Fase I: 60 mg/m² (máx.: 60 mg/dia), dose diária pela manhã, por 4 a 6 semanas. • Fase II: 40 mg/m², em dias alternados, por 4 semanas. • Fase III: 20 mg/m², em dias alternados, por 2 semanas. • Fase IV: 10 mg/m², em dias alternados, por 2 semanas. • Fase V: suspensão do medicamento. • Na prática: iniciar fase I com avaliação em 2 semanas. Se houver negativação da proteinúria, completar 4 semanas de tratamento e prosseguir para fase II. Se não houver resposta, avaliar na 4ª semana; se ainda não respondeu, iniciar pulso de metilprednisolona ou completar até 8 semanas de prednisona diária.

* Protocolo adaptado utilizado no HCFMRP-USP desde 2018.

- Dose habitual: via oral: 2 mg/kg/dia, por 8 a 12 semanas; uso endovenoso: 500 a 750 mg/m², mensalmente, por 6 meses; dose acumulada máxima: 168 mg/kg[1].

- Efeitos colaterais: azoospermia (geralmente relacionada com doses maiores que 200 a 300 mg/kg), alopecia, supressão medular, cistite hemorrágica, complicações oncológicas.

- Realizar acompanhamento quinzenal com hemograma devido ao risco de leucopenia e plaquetopenia (nadir com 1 a 2 semanas, recuperação em torno do 20º dia) e mensal com aspartato aminotransferase (TGO) e alanina aminotransferase (TGP).

- Em caso de leucopenia, a dose do medicamento deverá ser reduzida em 50%. Se a contagem de leucócitos for < 3.000 mm³, neutrófilos < 1.500/mm³ e/ou plaquetas < 100.000/mm³, o tratamento deverá ser suspenso até a normalização do hemograma. Dosagens de TGO e TGP deverão ser realizadas mensalmente. Se os valores das transaminases forem superiores entre 2 e 2,5 vezes o valor basal (limites superiores variam conforme o laboratório), a ciclofosfamida deverá ser suspensa.

Clorambucil

- Alternativa à ciclofosfamida.

- Dose habitual: 0,1 a 0,2 mg/kg/dia, por 8 semanas[1]; dose acumulada máxima: 11,2 mg/kg.

- Efeitos colaterais mais comuns: supressão medular, convulsões, alucinações, intolerância gastrintestinal, fibrose pulmonar, leucemia, infertilidade, hepatotoxicidade.

Não é recomendado utilizar um segundo curso de agente alquilante, sendo necessário, portanto, escolha de outro agente poupador de corticosteroide, casa haja falha com o uso de um dos dois medicamentos citadas anteriormente.

Inibidores de calcineurina (IC)

Costumam ser utilizados por tempo prolongado, pois a maioria dos pacientes apresenta recidiva quando esses agentes são suspensos. A dose deve ser ajustada pelo nível sérico, evitando-se, assim, subdoses ou toxicidade. O tempo de tratamento total ainda é controverso, sendo sugerido pelo menos 1 ano, e no máximo 2 a 4 anos. Quando indicada a utilização de IC, idealmente, deve-se realizar biópsia renal antes do início do tratamento e 1 a 2 anos depois, em virtude da possibilidade de comprometimento tubular e intersticial (cerca de 40% dos pacientes).

Ciclosporina

- Dose: 4 a 6 mg/kg/dia, dividido em 2 doses.

- Nível sérico no vale (30 minutos antes da ingestão regular do medicamento): 80 a 150 ng/ml[1].

- Efeitos colaterais potencialmente importantes: nefrotoxicidade, hepatotoxicidade, hiperuricemia, hipertensão arterial e efeitos cosméticos (hipertricose e hiperplasia gengival). Evitar associação com nifedipina nos pacientes com hiperplasia gengival.

Tacrolimo

- Dose inicial: 0,1 mg/kg/dia, dividido em 2 doses.

Nível sérico no vale: 5 a 10 ng/ml[1].

- Utilizado preferencialmente quando os efeitos colaterais da ciclosporina são muito importantes, principalmente os efeitos cosméticos.

- Efeitos colaterais: nefrotoxicidade, tremores, *diabetes mellitus*, hipertensão arterial. Monitorar função renal, glicemia e eletrólitos.

Outros agentes

Levamisol

- Bem indicado em casos não graves, principalmente de SNCDNB e recidivas em vigência de infecção de vias aéreas superiores.

- Dose habitual: 2,5 mg/kg/dia, em dias alternados, por no mínimo 1 ano. Os efeitos colaterais são raros e incluem leucopenia e efeitos gastrintestinais leves. Raros casos de vasculite cutânea já foram descritos. Monitorar o hemograma mensalmente nos primeiros 3 meses, no 6º mês e, em seguida, a cada 4 a 6 meses.

Ácido micofenólico

- Antiproliferativo: indicado para pacientes com falha ou efeitos colaterais intoleráveis dos tratamentos anteriores.

- Dose habitual: micofenolato mofetil (MMF) 1.200 mg/m²/dia (30 mg/kg/dia), dividido em 2 tomadas, por pelo menos 1 ano.

- Efeitos colaterais menos frequentes incluem diarreia, dor abdominal, dislipidemia, hiperglicemia, hipomagnesemia, leucopenia. Estudos em andamento com MPA (micofenolato de sódio). Monitorar o hemograma e a função renal a cada 1 a 2 meses.

Rituximabe

- Anticorpo monoclonal antiCD20, depletor de linfócitos B. Alternativa aos pacientes que falharam ou apresentaram efeitos colaterais graves com os tratamentos anteriores.

- Dose habitual: 375 mg/m², semanalmente, por 1 mês. Existem estudos em pediatria com dose única. Geralmente, há recidiva, quando a contagem de células CD20 retorna ao normal[7-8].

- Os efeitos colaterais são frequentes e incluem reações agudas, como febre, vômito, diarreia, erupções cutâneas, broncoespasmo.

Outros medicamentos

Utilização de estatinas, antiproteinúricos (inibidores de enzima conversora de angiotensina ou bloqueadores do receptor da angiotensina II) ou esquemas de anticoagulação, podem ser úteis nos pacientes com proteinúria prolongada, como nas SNCR; porém, há indicações específicas. Tais pacientes devem ser encaminhados para nefrologista pediátrico para um manejo mais adequado.

QUADRO 79.4. Opções de tratamento para a SNCS (RF e CD).

Medicamento	Vantagem	Desvantagem	Comentário
Levamisole	Toxicidade baixa. Preço acessível.	Menos eficaz em casos de SNCDNA. Disponibilidade. Não liberado pelo SUS para SN.	Primeira opção para os casos menos graves.
Ciclofosfamida ou clorambucil	Tratamento curto pode induzir remissão prolongada.	Toxicidade com uso prolongado (infertilidade).	Parece ser menos eficaz em pacientes mais velhos e do sexo feminino. Não repetir tratamento.
Ácido micofenólico (MMF)	Ausência de nefrotoxicidade. Poucos efeitos colaterais.	Dependência ao MMF. Menos eficaz que os ICa. Proporção que alcança remissão prolongada não está clara. Preço alto. Não liberado pelo SUS para SN.	Alternativa aos inibidores da calcineurina. Monitoramento da dose terapêutica pode não ter efeito sobre a resistência ao corticosteroide.
Ciclosporina (CsA)	Eficaz em casos de corticodependência em nível alto.	Dependência a CsA. Efeitos colaterais: nefrotoxicidade, HAS, efeitos cosméticos.	Utilizar a menor dose possível. Monitorar nível sérico.
Tacrolimo (Tac)	Eficaz em casos de corticodependência em nível alto.	Dependência ao Tac. Risco de *diabetes mellitus*. Nefrotoxicidade.	Utilizar a menor dose possível. Monitorar nível sérico.
Rituximab	Eficaz em casos de corticodependência em nível alto.	Reações agudas frequentes. Efeitos em longo prazo ainda desconhecidos. Preço alto. Não liberado pelo SUS para SN.	Proporção de pacientes em remissão prolongada após uso da medicação é desconhecida.

Legenda: RF: recidivas frequentes. CD: corticodependentes MMF: micofelonato de mofetila; SUS: Sistema Único de Saúde; SN: síndrome nefrótica; SNCDNA: síndrome nefrótica corticodependente em nível alto
Fonte: Adaptado de KDIGO[1]; Husen e Kemper[20].

Sintomáticos (manejo hídrico, indicações de diuréticos e albumina)

Manejo hídrico

O mecanismo do edema na SN é multifatorial. Há controvérsias quanto ao principal mecanismo envolvido na gênese do edema, porém é bem estabelecido que a hipoalbuminemia secundária à proteinúria maciça provoca queda da pressão oncótica e ocasiona um estado de hipovolemia funcional. A hipovolemia, por sua vez, desencadeia mecanismos fisiológicos compensatórios, que aumentam a retenção renal de sódio e de água (*underfill hypothesis*), propiciando o aumento do edema. Em contraste ao descrito anteriormente, temos o mecanismo de retenção primária ou patológica de sódio e água, podendo ocasionar hipervolemia funcional (*overfill hypothesis*), presente, principalmente, em SN secundárias. O plasminogênio plasmático filtrado através da barreira de filtração glomerular alterada na SN é convertido à plasmina pela ação da uroquinase presente no túbulo coletor. A plasmina, por sua vez, ativa o canal epitelial de sódio (ENac), resultando em retenção primária de sódio e, consequentemente, o aparecimento de edema.

O entendimento do mecanismo predominante auxilia no manejo hídrico, evitando hipovolemia, lesão renal aguda, iatrogenia no uso de diuréticos e infusão de albumina[9]. Por isso, é importante avaliar cuidadosamente o estado hemodinâmico do paciente. Deve-se checar sinais e sintomas que podem indicar "hipovolemia" (dor abdominal, extremidades frias, taquicardia, pulso fino e hipotensão arterial) ou "hipervolemia" (crepitação em bases pulmonares, desconforto respiratório e hipertensão arterial).

QUADRO 79.5. Achados clínicos e laboratoriais de acordo com o mecanismo de edema predominante.

Overfill	PA normal ou elevada, tendência à bradicardia, déficit de função renal glomerular. FENa* > 0,5; Ku/Ku + Nau** < 0,6.
Underfill	PA normal, tendência à taquicardia, extremidades frias, dor abdominal, pulso fino, hipotensão postural, FENa* < 0,5 (geralmente < 0,2); Ku/Ku + Nau** > 0,6; albumina sérica muito baixa (< 2) TFGe geralmente normal. Aumento do hematócrito e do ácido úrico, elevação maior da ureia em relação à creatinina.

* FENa (excreção fracionada de sódio): (Na urina/Na sérico) dividido por (creatinina urina/creatinina sérica) × 100. ** Ku/Ku + Nau (relação entre potássio na urina dividido pela soma da excreção na urina de sódio e potássio): valores ≥ 0,6 indicam níveis aumentados de aldosterona e hipovolemia funcional.
Fonte: Elaborado pela autoria.

Diuréticos

A indicação de diuréticos deve ser criteriosa. Os diuréticos têm indicação no paciente cujo mecanismo predominante é o de *overfill*, portanto, raramente utilizados na SN pura. O uso indevido nos pacientes com hipovolemia funcional pode ter efeitos graves, como trombose venosa, tromboembolismo, lesão renal aguda e distúrbios eletrolíticos.

O diurético mais frequentemente utilizado é o diurético de alça, geralmente 0,5 a 1,0 mg/kg/dose de furosemida, cada 6 a 12 horas. Quando necessário, seu uso é via oral por tempo prolongado; mas, assim como nos pacientes corticorresistentes, ele deve ser acompanhado de monitoração laboratorial e de medicamentos para profilaxia de trombose. Pode haver uma baixa eficácia dos diuréticos de alça em virtude da hipoalbuminemia em si e a grande quantidade de albumina no interior do túbulo renal, podendo ser necessária a utilização de doses maiores ou a associação de um diurético tiazídico ou poupador de potássio (bloqueio da reabsorção de sódio no túbulo distal, túbulo coletor cortical e duto coletor). A dose habitual da hidroclorotiazida é: < 6 meses: 2 a 3 mg/kg/dia; > 6 meses: 2 mg/kg/dia, dividido em 2 doses. Não exceder 100 mg/dia[9,10]. Amilorida: 0,4 a 0,625 mg/kg/dia, VO, 1 tomada pela manhã (não exceder 20 mg/dia). Associação tiazida + amilorida: 25/2,5 e 50/5,0 mg.

Albumina

Na SN, a utilização da albumina tem indicações bem específicas (Quadro 79.6), não devendo ser guiada apenas pelo nível de albumina sérica ou edema clínico, nem por questão estética. A identificação clínica e laboratorial de um estado de hipovolemia funcional, conforme orientado no Quadro 79.5, fornece mais embasamento para sua indicação objetiva no manejo do edema.

Em função do risco de sobrecarga hídrica durante a infusão de albumina, a furosemida pode ser utilizada na dose de 0,5 mg/kg/dose no meio e/ou no final da infusão da albumina 20%. Alguns pacientes não necessitam do diurético, sendo apenas a infusão de albumina suficiente para reestabelecer as condições hemodinâmicas, a diurese e balanço hídrico negativo.

QUADRO 79.6. Tratamento com albumina na SN.

Indicações:
- Ascite volumosa, prejudicando a respiração e o retorno venoso e linfático.
- Derrame pleural importante com comprometimento respiratório.
- Oligúria, com lesão renal aguda incipiente.
- Edema palpebral prejudicando a visão.
- Edema grave da bolsa escrotal ou vulva.
- Edema importante com fissuras cutâneas.

Dose:
- Albumina, EV, 20% (frasco: 10 g/50 ml).
- 0,5 a 1,0 g/kg/dia, em 2 a 4 horas, 1 a3 vezes/dia. Doses maiores podem aumentar o risco de hipertensão e edema agudo de pulmão. Infusões lentas podem comprometer a eficácia do tratamento.
- As soluções com albumina 5% aumentam o volume intravascular, porém com menos impacto sobre a pressão oncótica, sendo indicado, por exemplo, nos casos associados a choque hipovolêmico e queimaduras.

Precauções:
- Custo elevado.
- Não disponível em muitos serviços.
- Risco de transmissão de doença contagiosas (adquirido por múltiplas doações de sangue).
- HAS/edema agudo de pulmão.
- Hipocalcemia.

Fonte: Adaptado de Ellis[9].

■ Vacinas

Como todo paciente com doença crônica, o calendário vacinal básico deve estar completo para a idade, e expandido, preferencialmente, com imunização contra varicela e hepatite A.

É recomendada a administração rotineira da vacina pneumocócica, se ela não fizer parte do calendário vacinal oficial, e vacinação anual contra a influenza (incluindo os contactantes domiciliares).

De maneira geral, deve-se evitar a realização de qualquer vacina durante o uso de dose alta e diária de prednisona. Os efeitos imunossupressores do tratamento com esteroide variam, mas considera-se que dose equivalente entre 1 e 2 mg/kg de peso corporal, em dias alternados, ou dose total de 20 mg/dia de prednisona, como suficientemente imunossupressora para suscitar preocupação com a segurança da imunização com vacinas de vírus vivos. Os corticosteroides, usados em doses maiores que a fisiológica, podem também reduzir a resposta imunológica às vacinas.

Vacinas de vírus vivos são contraindicadas para pacientes em uso de medicações poupadoras de corticosteroides, e devem ser adiadas ao menos 1 mês após a suspensão de ciclosporina, tacrolimo, levamisol e micofenolato, e 3 meses após a suspensão de ciclofosfamida ou clorambucil[1].

■ Complicações

• Tromboembolismo

Fenômenos tromboembólicos são complicações potencialmente graves. Entre as mais comuns estão a trombose venosa, por exemplo, em veia renal, levando à hematúria macroscópica. Geralmente, a causa é multifatorial, em virtude da hiperviscosidade do sangue, uso indevido de diurético, perda urinária de fatores anticoagulantes (p. ex.: antitrombina III), aumento da síntese hepática de fatores pró-coagulantes (fibrinogênio, fator V e VIII), além de trombocitose e de aumento da agregação plaquetária.

• Infecções

Pacientes com SN em atividade são considerados imunodeprimidos por vários fatores. Além da imunossupressão medicamentosa, ocorre disfunção linfocitária, perda urinária de fator B e redução na síntese de imunoglobulinas, sendo estes fatores de risco para infecção, principalmente por germes encapsulados (p. ex.: *Streptococcus pneumoniae*, *Haemophilus influenzae*, e estreptococos do grupo B). Peritonite, celulite e pneumonia estão entre as infecções mais comuns, podendo levar à sepse[11].

• Outras complicações

Pacientes com SN de longa duração, principalmente os resistentes aos esteroides, podem apresentar outras complicações. A perda da proteína ligante de vitamina D, entre outros metabólitos e minerais, pode levar à disfunção do metabolismo ósseo com deficiência de vitamina D e hipocalcemia, justificando acompanhamento laboratorial e suplementação em alguns casos[12]. A perda urinária de triiodotironina (T3), tiroxina (T4) e da globulina transportadora do hormônio tireoidiano pode ocasionar hipotireoidismo, alguns com necessidade de reposição hormonal[13].

A dislipidemia e suas complicações podem ser mais graves nesses pacientes, assim como a probabilidade de lesão renal glomerular devido à proteinúria intensa e prolongada. Esses pacientes, excepcionalmente, portanto, podem necessitar de cuidados especiais, como uso de reposição de vitamina D, cálcio, estatinas, antiagregantes plaquetários e medicamentos antiproteinúricos.

■ Seguimento e prognóstico

Embora o curso mais comum da doença seja a cura próxima à idade da puberdade, em função das características da doença o seguimento ambulatorial das crianças com SN costuma ser prolongado.

A alta ambulatorial é considerada para pacientes que utilizaram apenas prednisona e que estão sem medicação e sem apresentar recidivas há pelo menos 2 anos. Já para os pacientes que necessitaram de associação de outros medicamentos, o tempo de seguimento é aumentado para 5 anos.

Novas medicações e abordagens estão em estudo. O tratamento ideal deve possibilitar que as crianças com SN cheguem à idade de cura com o mínimo de efeitos colaterais e com seu máximo potencial de crescimento, desenvolvimento e qualidade de vida.

■ Referências bibliográficas

1. Kidney Disease Improving Global Outcomes. KDIGO Clinical practice guideline for glomerulonephritis. Kidnet Int. Suppl. 2012;2:1-274.
2. Lombel RM, Gipson DS, Hodson EM. Treatment of steroid--sensitive nephrotic syndrome: new guidelines from KDIGO. Pediatr Nephrol. 2013;28:415-26.
3. Eddy AA, Symons JM. Nephrotic syndrome in childhood. Lancet. 2003;362:629-39.
4. Gipson DS et al. Pediatrics. 2009;124:747-57.
5. International Study of Kidney Didease in Children. Nephrotic syndrome in children: Prediction of histopathology from clinical and laboratory characteristics at time of diagnosis. Kidney Int. 1978;13:159-65.
6. Gulati A et al. Daily Corticosteroids Reduce Infection-associated Relapses in Frequently Relapsing Nephrotic Syndrome: A Randomized Controlled Trial; 2011. p.63-9.

7. Marks SD, Tullus K, Marks SD. Indications for use and safety of rituximab in childhood renal diseases Indications for use and safety of rituximab in childhood renal diseases; 2012.
8. Gulati A et al. Efficacy and Safety of Treatment with Rituximab for Difficult Steroid Resistant and Dependent Nephrotic Syndrome: Multicentric Report; 2010.
9. Ellis D. Pathophysiology, evaluation, and Management of edema in Childhood Nephrotic Syndrome. 2016:1-11.
10. Kapur G, Valentini RP, Imam AA, Mattoo TK. Treatment of Severe Edema in Children with Nephrotic Syndrome with Diuretics Alone – A Prospective Study; 2009. p.907-13.
11. Andolino TP, Reid AJ. Nephrotic syndrome. Pediatr. Rev. 2015;36:117-25.
12. Esmaeeili M, Azarfar A, Hoseinalizadeh S. Calcium and Vitamin D Metabolism in Pediatric Nephrotic Syndrome; An Update on the Existing Literature. Int. J. Pediatr. 2015;3:103-9.
13. Iglesias P. Thyroid dysfunction and kidney disease. Eur. J. Endocrinol; 2009. p.503-15.
14. Noone DG, Iijima K, Parekh R. Idiopathic nephrotic syndrome in children. Lancet. 2018;392:61-74.
15. Teeninga, N. et al. Extending Prednisolone Treatment Does Not Reduce Relapses in Childhood Nephrotic Syndrome. J. Am. Soc. Nephrol. 2013;24:149-59.
16. Hahn D, Em H, NsW, JcC. Corticosteroid therapy for nephrotic syndrome in children (Review), 2015. Disponível em: www.cochranelibrary.com
17. Yoshikawa N et al. A multicenter randomized trial indicates initial prednisolone treatment for childhood nephrotic syndrome for two months is not inferior to six-month treatment. Kidney Int. 2015;87:225-32.
18. Sinha A et al. Extending initial prednisolone treatment in a randomized control trial from 3 to 6 months did not significantly influence The course of illness in children with steroid--sensitive nephrotic syndrome. Kidney Int. 2015;87:217-24.
19. Protocolo clínico e diretrizes terapêuticas – síndrome nefrótica primária em crianças e adolescentes. Ministério da Saúde Secretaria de Atenção à Saúde. Portaria n. 459, de 21 de maio de 2012.
20. van Husen, M. & Kemper, M.J. New therapies in steroid--sensitive and steroid-resistant idiopathic nephrotic syndrome. Pediatr Nephrol (2011) 26: 881. https://doi.org/10.1007/s00467-010-1717-5.

Glomerulonefrite aguda pós-estreptocócica 80

Elaine Mara Lourenço

CASO CLÍNICO

LMSS, sexo feminino, branca, 6 anos e 3 meses de idade.

- História da moléstia atual: há 4 dias mãe observou edema palpebral ao acordar, que desapareceu após algumas horas. Há 3 dias acordou novamente com edema facial e aumento abdominal, que vem se mantendo. Há 2 dias mãe observou que a urina estava mais escura e muito diminuída. Dia anterior à consulta, procurou serviço médico, e foram solicitados exames. Retornou à consulta para checar resultados; última micção foi noite anterior à consulta.
- Exame físico: peso: 23,3 kg; apática; FC: 94 bpm; PA: 110 × 65 mmHg (pressão arterial sistólica e diastólica abaixo do percentil 90 para idade, sexo e percentil de estatura); edema face; edema de membros inferiores; e ascite.
- Interrogatório sobre os diversos aparelhos (IDA): "resfriado" há 2 semanas, com febre e dor garganta; apresentou boa evolução após uso de sintomáticos.
- Exames: hemograma sem alterações significativas; ureia: 96 mg/dl; creatinina: 1,3 mg/dl; urina tipo I: densidade: 1.028, proteína 4+/4+; campo tomado por hemácias e vários leucócitos.

Foi indicada internação, dieta sem sal, restrição hídrica e furosemida. Houve aumento progressivo da diurese e desaparecimento do edema. A criança recebeu alta após 3 dias com 22 kg (menos 13.000 g do peso da internação) e PA 100 × 70 mmHg (ambas abaixo do percentil 90 para idade, sexo e percentil de estatura).

Retornou no 7º dia, sem edema, com 21 kg e PA 140 × 100 mmHg (Pressão Sistólica ou Pressão Arterial Sistólica (PS ou PAS) e Pressão Diastólica ou Pressão Arterial Diastólica (PD ou PAD) acima do P90 para idade, sexo e percentil de estatura), sendo iniciado nifedipina, VO. Exames laboratoriais: ureia 20 mg/dl e creatinina 0,9 mg/dl. UR: sem proteinúria, leucócitos 8 a 10/campo e hemácias 100 a 150/campo. Normalização da pressão arterial no 2º dia após introdução de anti-hipertensivo, que foi suspenso em 1 semana. Peso, nessa ocasião, era 20,6 kg.

Após 3 meses do quadro inicial, criança assintomática, pressão arterial e função renal normais. O exame de urina evidenciava hematúria microscópica, mas sem leucocitúria ou proteinúria.

Recebeu alta ambulatorial após 6 meses do quadro inicial e exame de urina sem alterações.

■ Introdução

Glomerulonefrite aguda (GNA) compreende um conjunto específico de doenças renais, cujo mecanismo imunológico desencadeia inflamação e proliferação do tecido glomerular, podendo resultar em danos à membrana basal, ao mesângio ou ao endotélio capilar. A doença glomerular aguda mais comum e melhor estudada na infância é a glomerulonefrite aguda pós-estreptocócica (GNAPE), desencadeada por cepas nefritogênicas do estreptococo β-hemolítico do grupo A.

A apresentação clínica da GNAPE é bastante variável, incluindo desde quadros assintomáticos, com apenas hematúria microscópica, até uma síndrome nefrítica aguda bem definida, com hematúria macroscópica, edema e hipertensão arterial e, mais raramente, proteinúria maciça e falência renal.

Sua incidência é maior na população pediátrica, entre 5 a 15 anos de idade, sendo rara abaixo dos 3 anos; no entanto, pode acontecer em qualquer idade, do recém-nascido ao idoso.

■ Epidemiologia

GNAPE continua sendo a glomerulonefrite mais prevalente na população pediátrica em todo o mundo. A estimativa mundial é de 450.000 casos/ano, sendo a grande maioria (97% nas estimativas anteriores) em países em desenvolvimento, onde a infecção de pele tipo impetigo é muito comum. Nesses países são relatados de 9,5 a 28,5 casos novos/100.000 indivíduos/ano.

Nos países desenvolvidos tem sido observada queda significativa na incidência nas últimas três décadas, com relato de menos de 6 casos/100.000/ano; porém, a GNAPE ainda continua sendo a maior causa de glomerulonefrite aguda na infância. Também já foram relatados casos de GNAPE por estreptococos do grupo C, estreptococos do grupo G e *Streptococcus zooepidemicus*.

GNA pós-infecciosa não estreptocócica pode resultar da infecção por outras bactérias, vírus, parasitas ou fungos, mas esse diagnóstico requer a exclusão da etiologia estreptocócica.

As cepas nefritogênicas do estreptococo β-hemolítico do grupo A são divididas em dois subgrupos: os que causam faringite e os que causam piodermite. Os sorotipos comumente associados à faringite incluem o 12, seguido por 1, 4 e 25, enquanto os associados à infecção de pele incluem 49, 2, 42, 56, 57 e 60.

A GNAPE pode se apresentar de forma epidêmica nos países do hemisfério Norte, com maior incidência no verão e outono, secundária às infecções de pele e, no inverno e na primavera, secundária à faringite. Nos países de clima temperado, estando nesse contexto os países em desenvolvimento, não se observa essa alternância sazonal em relação à infecção estreptocócica.

Tem se observado queda na incidência da GNAPE nos países desenvolvidos, principalmente pela diminuição dos casos de piodermite e o uso precoce de antibióticos, que limita a disseminação de cepas nefritogênicas. O mesmo se dá em relação às faringites, em que os antibióticos têm sido imediatamente utilizados no início dos quadros agudos. Outras intervenções sociais contribuem para a queda do número de casos, como a facilidade de acesso ao atendimento médico em âmbito primário e o tratamento da água consumida, com adição de flúor, que tem ação bactericida.

Deve-se salientar que a GNAPE é uma doença subnotificada, pois pacientes com pouca ou nenhuma sintomatologia e aqueles com evolução rápida e favorável, provavelmente, não chegam a procurar atendimento médico ou não são diagnosticados corretamente. Estudos realizados com irmãos ou contatos próximos de pacientes com GNAPE evidenciaram que a taxa de doença subclínica é 3 a 4 vezes a de casos sintomáticos.

■ Patogênese

Vem sendo pesquisada ao longo dos anos. No início da década de 1910, foi especulado corretamente que a lesão glomerular devia ser causada por complexos imunes em virtude da semelhança entre os quadros de glomerulonefrite e a doença do soro. A deposição de C3, demonstrada anteriormente à deposição de IgG, indicaria que a resposta inflamatória seria ativada principalmente pela presença do antígeno estreptocócico no glomérulo. Posteriormente, confirmou-se que os complexos imunes eram os responsáveis pelas alterações renais patológicas da GNAPE, mas ainda persistem incertezas quanto aos antígenos estreptocócicos desencadeantes e como os imunocomplexos se tornam presentes nos glomérulos.

Existem três teorias sobre o mecanismo da lesão renal por imunocomplexos nos glomérulos:

1. Formação do imunocomplexo (antígeno estreptocócico + anticorpo) na circulação e subsequente aprisionamento no glomérulo.

2. Deposição do antígeno estreptocócico nos componentes do glomérulo e posterior ligação com anticorpo *in situ*, formando o imunocomplexo.

3. Alguns antígenos do estreptococo do grupo A no soro são semelhantes a componentes da membrana basal glomerular (mimetismo molecular), facilitando uma reação cruzada com anticorpos e formação de complexos no glomérulo.

Evidências comprovando e contradizendo cada uma dessas teorias incluem o padrão de ativação da via do complemento, ou seja, a via alternativa (contrário à primeira teoria) e as semelhanças com outras doenças induzidas pelo estreptococo do grupo A (apoio à terceira teoria); mas, atualmente, a teoria da deposição do antígeno do estreptococo *in situ,* com posterior formação do imunocomplexo, é considerada a mais provável.

Do mesmo modo, o antígeno que desencadeia a formação do imunocomplexo ainda é motivo de especulação. Os principais candidatos são o receptor de plasmina associado à nefrite (NAPIr), que é uma enzima glicolítica com atividade GAPDH, e a exotoxina estreptocócica pirogênica B (SPE B), uma proteinase catiônica. Ambos os antígenos foram encontrados no interior dos complexos imunes na avaliação histopatológica através da biópsia renal, e a determinação sorológica evidenciou aumento dos títulos de anticorpos contra eles em pacientes com GNAPE. Há fortes evidências para ambos os antígenos, em diferentes partes do mundo e, portanto, pode haver vários antígenos que provocam a doença em diferentes populações, com risco para o desenvolvimento da doença estar mais relacionado ao hospedeiro.

Embora não se conheça exatamente os mecanismos que levam à formação do imunocomplexo, existe uma resposta inflamatória no glomérulo, com deposição de complemento, infiltração de leucócitos e proliferação de células mesangiais, que resultam em muitos dos sinais e sintomas clínicos da doença. Essa reação inflamatória resulta em diminuição difusa da perfusão capilar e redução da filtração glomerular, sendo o grau de obliteração do capilar glomerular correlacionado com o decréscimo da taxa de filtração glomerular (TFG). Por isso, nem sempre a queda da filtração fica evidenciada pelo aumento da creatinina sérica.

Em consequência da diminuição da TFG, ocorre retenção de sódio e água, com aumento do volume extracelular e sobrecarga hídrica. Pode haver também acúmulo de produtos do metabolismo, normalmente excretados pelos rins, como ureia, ácidos orgânicos e potássio.

■ Manifestações clínicas

Apresentam-se após um período de latência de 1 a 2 semanas nas infecções de vias aéreas e após 3 a 6 semanas nas infecções de pele.

A tríade mais comum de apresentação é hematúria macroscópica, hipertensão arterial e edema, que podem se apresentar em diferentes combinações. Em um menor número de casos pode-se apresentar com ausência de um ou outro sintoma, e até de forma subclínica, com hematúria microscópica, níveis pressóricos levemente alterados e edema discreto, que pode passar despercebido clinicamente. A GNAPE deve entrar também no diagnóstico diferencial de escolares trazidos à unidade de urgência com quadro de hipertensão arterial aguda, mesmo que ainda não apresentem edema clínico e o exame inicial de urina seja normal.

Apesar de hematúria ocorrer em praticamente todos os pacientes, apenas 1/3 deles apresentarão hematúria macroscópica, que pode se prolongar por até 10 dias, podendo microscopicamente persistir por meses. A apresentação clínica mais comum é de urina cor de chá mate ou de Coca-Cola, com coloração amarronzada devido à oxidação da hemoglobina em presença da acidez urinária.

Embora a hematúria macroscópica possa reaparecer durante doenças febris nas semanas que se seguem ao diagnóstico de GNAPE, essas exacerbações são incomuns e é preciso fazer o diagnóstico diferencial com outras glomerulopatias, como a nefropatia por IgA.

A presença de sobrecarga cardiovascular é quase constante e pode constituir o único elemento, ou o mais importante para o diagnóstico de GNA. O edema, em graus variáveis, é consequência de sobrecarga de volume por retenção de sódio e água. Inicialmente, é periorbitário, mais evidente pela manhã, podendo se generalizar. Insuficiência cardíaca congestiva e edema pulmonar não são comuns, mas podem acontecer nos casos mais graves.

A redução da TFG em presença de função tubular renal preservada poderia constituir o estímulo para o aumento da reabsorção tubular de sódio. Esse fenômeno expande o líquido extracelular, aumenta o volume circulante, causando sobrecarga de volume e hipertensão arterial.

É necessário considerar que o espaço intravascular é o primeiro a acomodar a retenção de sódio e de água. A passagem de líquidos para o interstício, constituindo o edema, representaria processo de acomodação. Em alguns casos, porque o aporte de sódio é mantido não dando tempo para a acomodação intersticial (edema), ou por haver maior resistência individual à passagem de líquidos do espaço intravascular para o intersticial, é possível a instalação de um quadro grave de sobrecarga cardiovascular, com insuficiência cardíaca e edema agudo de pulmão, com edema periférico praticamente ausente ou pouco importante.

Como a hematúria macroscópica, o edema costuma se resolver entre 7 e 10 dias.

Hipertensão arterial ocorre em 60 a 80% dos casos, podendo variar bastante de intensidade. A avaliação dos níveis pressóricos deve ser feita com atenção e cuidado para evitar conclusões precipitadas e procedimentos terapêuticos desnecessários, muitas vezes iatrogênicos. A pressão arterial deve ser medida, após tranquilização da família e da criança, com manguito adequado seguindo padronização internacional.

A hipertensão arterial pode estar presente na admissão ou aparecer horas ou dias após o início do quadro, ou aparecer após um período de níveis pressóricos iniciais adequados. A intensidade da hipertensão arterial correlaciona-se diretamente com o grau de sobrecarga de fluidos e inversamente com a atividade de renina plasmática. A atividade de renina plasmática e a concentração sérica de aldosterona estão diminuídas em crianças com GNAPE, o que sugere a não participação do sistema renina-angiotensina aldosterona no âmbito periférico na gênese da hipertensão arterial e da retenção de sódio. Entretanto, os níveis plasmáticos podem não refletir o que acontece no âmbito renal. Os níveis intrarrenais de renina devem estar, provavelmente, aumentados nos pacientes com GNAPE, que apresentem diminuição da perfusão através do capilar glomerular.

Comprometimento do sistema nervoso central associado à hipertensão arterial pode acometer 1/3 dos pacientes, e se caracteriza por cefaleia e distúrbios visuais, sendo encefalopatia hipertensiva relatada em até 11% dos casos de pacientes não tratados.

Oligúria (diurese < 300 ml/m^2/dia) e mesmo anúria (diurese < 60 ml/m^2/dia) podem ser encontradas em até 50% dos pacientes internados durante os primeiros dias da doença.

Sempre há diminuição da diurese nos pacientes com GNAPE, mesmo que o volume urinário esteja acima dos valores definidos para oligúria, e a retenção hidrossalina está presente mesmo antes do aparecimento dos primeiros sinais ou sintomas, o que é denominado período assintomático ou oligossintomático.

Na maioria dos casos, em tempo que varia do 3º ao 10º dia de evolução, ocorre aumento progressivo do volume urinário, atingindo valores considerados normais e, em seguida, poliúricos. Essa "diurese aumentada" é necessária para o estabelecimento do balanço negativo de sódio e água e retorno ao estado de equilíbrio anterior ao início da doença.

Na presença de oligúria é obrigatória a avaliação da função renal e as consequências da diminuição da taxa de filtração glomerular (TFG), como níveis séricos de potássio, cálcio, sódio, fósforo e equilíbrio ácido-base. Pode ser necessária a realização de procedimento dialítico agudo, preferencialmente a dialise peritoneal nas crianças.

É frequente a dissociação entre os valores séricos de ureia e a creatinina, sendo os valores da ureia desproporcionalmente maiores que os da creatinina, consequente ao baixo fluxo intratubular que afeta a excreção de ureia, mas não a de creatinina.

Outros sintomas gerais, como mal-estar, fraqueza, náuseas, leve dor nos flancos e dor abdominal, podem ocorrer, e, provavelmente, são secundários a algum grau de uremia ou à inflamação.

■ Exames laboratoriais

O diagnóstico da GNAPE é eminentemente clínico, sendo indicados alguns poucos exames para sua confirmação.

O exame sumário de urina é o maior auxiliar no diagnóstico e no seguimento. É observado hematúria, proteinúria e leucocitúria (expressão do processo exsudativo), presença de cilindros céreos (devido à presença de proteína), cristalúria e, na urina fresca, hemácias dismórficas e cilindros hemáticos. Como a lesão é glomerular e as funções tubulares permanecem íntegras, a osmolaridade e a densidade urinárias não são comprometidas. A concentração acompanha a diminuição da diurese, geralmente acima de 1.025, o que corresponde a uma osmolaridade superior 900 mOsm/kg/H$_2$O, e a urina é ácida devido à preservação da função tubular.

Proteinúria leve ou moderada é comum na GNA. Síndrome nefrótica, com proteinúria maciça e hipoalbuminemia está presente em apenas 2 a 4% dos casos. A persistência de proteinúria importante ($3+$ ou $4+$ na fita reagente) é incomum, e diagnósticos alternativos devem ser considerados nessa circunstância.

Não é necessário o encontro de uma cultura positiva para o estreptococo para o diagnóstico de GNAPE. A cultura bacteriana de secreção de orofaringe para identificar o estreptococo apresenta positividade em apenas 20 a 25%

dos casos na apresentação clínica da GNAPE, e o diagnóstico de impetigo é feito clinicamente, geralmente pela presença de lesões residuais.

Outra maneira para confirmar uma infecção estreptocócica anterior, e a mais comumente utilizada, é através da dosagem de anticorpos contra a estreptolisina O (ASO). Os títulos de ASO, geralmente, apresentam um pico em 2 a 4 semanas após um quadro de faringite e permanecem elevados por alguns meses. Mas o resultado desse exame pode ser um falso-negativo, quando coletado muito precocemente ou quando a GNAPE for secundária às infecções de pele, pois a estreptolisina pode se ligar aos lipídeos da pele. A pesquisa de anticorpos contra outros antígenos estreptocócicos, como DNAse B, hialuronidase e outros, aumenta a possibilidade de diagnóstico, mas ainda não está disponível em muitos serviços. Portanto, a busca por uma evidência laboratorial de infecção estreptocócica somente estaria indicada na ausência de história prévia sugestiva de faringite ou impetigo, pela possibilidade de outra etiologia infecciosa.

A dosagem sérica de C3 é o teste de maior valor diagnóstico. O C3 está diminuído em mais de 90% dos casos de GNAPE e persiste diminuído por até 8 semanas. A dosagem de C4 é, invariavelmente, normal nessa doença. Embora a dosagem do C3 seja valiosa para o diagnóstico de GNAPE, ela não é necessária na imensa maioria dos casos, já que sua colaboração para o diagnóstico é restrita a casos excepcionais, como em um segundo episódio de GNA, GNA em crianças abaixo de 2 anos de idade ou quando existe a possibilidade de outra nefropatia glomerular.

O hemograma pode mostrar leucocitose, principalmente se a infecção estreptocócica for recente, discreta diminuição de plaquetas e diminuição dos níveis de hemoglobina em virtude da diluição por excesso de volume. Frequentemente, os eletrólitos estão normais, mas pode ocorrer hiponatremia secundária à hemodiluição. Com a queda da TFG, poderemos observar hiperpotassemia e acidose, assim como aumento dos níveis séricos de ureia e creatinina (aumento de mais de 50% do basal, deverá ser monitorada pelo risco de glomerulonefrite rapidamente progressiva).

■ Biópsia renal

Não é realizada de rotina devido ao curso benigno da grande maioria dos casos, sendo indicada apenas em situações especiais, como presença de proteinúria maciça ou hematúria macroscópica além de 4 semanas, lesão renal aguda, sem sinal de melhora no 5º dia de evolução em virtude da possibilidade de GN rapidamente progressiva, queda persistente do C3 por mais de 3 meses, recidiva de GNA ou quadro de apresentação atípica (criança abaixo de 2 anos, dosagem normal de C3 ou síndrome nefrótica na apresentação).

O diagnóstico clínico de GN rapidamente progressiva é feito no contexto de GNA com falência renal rápida e precoce, e costuma estar associado à presença de crescentes epiteliais na biopsia renal. O diagnóstico histológico não deve ser postergado, pois o tratamento imunossupressor instituído na fase de crescentes celulares pode provocar a regressão do quadro, o que não acontece se a fibrose já estiver instalada.

• Achados histológicos

Na microscopia ótica observa-se aumento global glomérulos em função do aumento da celularidade e da infiltração de polimorfonucleares. Pode haver também lesões associadas, como crescentes epiteliais focais ou difusas. A microscopia de imunofluorescência é positiva para C3, IgG e IgM (indicando deposição de imunocomplexos).

O achado característico da GNAPE é o encontro de complexos imunes, que são visualizados no espaço subepitelial como corcovas de camelo (*humps*), tanto na microscopia ótica como na eletrônica.

■ Manejo da GNAPE

Antibiótico deve ser prescrito apenas na fase aguda da infecção estreptocócica, geralmente já resolvida quando surgem os sinais de GNA. Nunca deve ser a primeira coisa a ser feita na unidade de emergência e não está indicado para todos os pacientes.

Nos países em desenvolvimento, principalmente em crianças que ficam em creches ou vivem em aglomerados, preconiza-se o uso do antibiótico para erradicar cepas nefritogênicas, principalmente em períodos de epidemia.

Embora o tratamento precoce do processo infeccioso possa teoricamente diminuir o tempo de exposição aos antígenos e interferir no grau de resposta imunológica, não há comprovação de que possa evitar a GNA. Em geral, utiliza-se para tratamento de faringoamigdalite aguda secundária ao *Streptococcus pyogenes* a penicilina benzatina, dose única, IM, na dose de 600.000 unidades para crianças com < 25 kg e 1.200.000 unidades para as crianças com peso ≥ 25 kg, ou amoxicilina por 10 dias. Como alternativa para pacientes alérgicos à penicilina, pode-se administrar eritromicina na dose de 40 a 50 mg/kg/dia, VO, fracionada em 4 tomadas (de 6/6 horas), por 10 dias, ou clindamicina por 10 dias ou azitromicina por 5 dias.

■ Tratamento

Prognóstico em longo prazo é muito bom na maioria dos casos, mas atenção especial deve ser dada nos primeiros dias da doença, em que se manifestam as situações de maior risco.

O tratamento da GNAPE é sintomático, isto é, depende da presença e da intensidade dos sintomas.

A restrição de sódio constitui a terapêutica de base para evitar o aparecimento ou agravamento dos sintomas. Quando ausentes ou discretos, o regime sem sal constitui a única medida terapêutica.

Deve-se prescrever restrição hídrica e dieta pobre em sódio na presença de edema. Nos pacientes que não apresentam sobrecarga cardiovascular, a ingestão hídrica total, incluindo a água dos alimentos, deve ser limitada às perdas insensíveis (400 ml/m^2/dia), somadas ao volume de diurese e outras perdas, se presentes diarreia e/ou vômitos.

Com relação ao edema associado com sobrecarga cardiovascular, secundários à retenção de sal e água, a instituição imediata de uma dieta pobre em sódio e uma maior restrição hídrica evitam sua progressão. Para aumentar a diurese e a excreção de sódio, podem ser indicados diuréticos tiazídicos, como a hidroclortiazida (0,5 mg/kg, a cada 12 ou 24 horas), se TFG estimada > 30 ml/min/1,73 m² ou diuréticos de alça, sendo a furosemida a mais comumente utilizada, na dose de 1 a 2 mg/kg, a cada 8 horas. Na presença de edema agudo de pulmão, administrar furosemida IV (1 a 2 mg/kg, no máximo 40 mg).

A restrição de fluidos e de sódio em combinação com diuréticos de alça é a primeira linha de tratamento para a hipertensão arterial leve ou moderada. Se não houver controle da pressão arterial, a despeito de resposta diurética e desaparecimento de sinais de sobrecarga fluídica, costuma-se associar, preferencialmente, vasodilatadores, como a hidralazina (dose de 2 a 4 mg/kg/dia, dividida em 2 a 3 tomadas) ou bloqueadores de canal de cálcio, como a nifedipina retard (dose de 0,5 a 2 mg/kg/dia, dividida em 2 tomadas) ou amlodipina (2,5 a 5 mg/dia, em 1 ou 2 tomadas).

Inibidores da enzima conversora de angiotensina ou bloqueadores do receptor de angiotensina podem ser utilizados no tratamento da hipertensão arterial da GNAPE. Teoricamente, eles seriam eficazes devido aos níveis séricos diminuídos de renina e aldosterona. Contudo, os níveis intrarrenais de renina, provavelmente estão aumentados nos pacientes com diminuição da perfusão do capilar glomerular. A preocupação com o uso desses agentes está relacionada com possível piora da filtração glomerular e hipercalemia.

Nas crises hipertensivas recomenda-se a utilização intravenosa de labetalol (dose inicial EV, de 0,25 a 1 mg/kg/dia, em bolus com dose máxima de 40 mg/dose, seguido de infusão contínua de 0,25 mg/kg/hora, diluído a 1 mg/ml, e titular a dose pelo efeito até o máximo de 3 mg/kg/hora; dose oral de 4 a 40 mg/kg/dia, dividido em 2 ou 3 tomadas) ou nitroprussiato de sódio (EV em infusão contínua, iniciar com 0,3 a 0,5 mcg/kg/min e aumentar de acordo com a resposta de 0,5 em 0,5 mcg/kg/min; dose máxima de 8 a 10 mcg/kg/min – usar por apenas alguns minutos pela toxicidade do tiocianato), para redução gradativa da pressão arterial.

Em virtude da intensa proliferação mesangial associada ao processo exsudativo, existe comprometimento da função de filtração em praticamente todos os casos de GNA, nem sempre havendo repercussão clínica. Em alguns casos, a diminuição da TFG é mais importante com desenvolvimento de falência renal parcial e, mais raramente, essa diminuição pode ser intensa, estabelecendo falência renal aguda completa, ambas geralmente de curta duração. Na maioria das vezes, o tratamento conservador é suficiente para controle da homeostase e, raramente, é necessária depuração extrarrenal, mais comumente a diálise peritoneal.

■ Prognóstico

Independentemente do curso inicial da doença o prognóstico é bom. A sobrecarga de volume se resolve em poucos dias e a função renal se restabelece em 3 a 4 semanas. Se há presença de proteinúria, ela se resolve nas primeiras semanas, mas a hematúria pode persistir por meses ou ano.

A recorrência é muito rara e pode acontecer por cepas nefritogênicas de outro sorotipo. O óbito é pouco frequente em todos os países e está relacionado à sobrecarga de volume e falência cardíaca; pode ocorrer quando o paciente necessita de cuidados intensivos ou diálise e esses não estão acessíveis.

Os pacientes com pior prognóstico são aqueles que apresentaram níveis normais de complemento, síndrome nefrótica e biópsia renal com crescentes. Quanto ao seguimento, esses pacientes devem ser avaliados quanto à pressão arterial, realização de urina rotina periódica (observar presença de hematúria e proteinúria), com frequência maior no 1º ano, a cada 3 a 4 meses.

■ Referências bibliográficas

1. Niaudet P. Poststreptococcal glomerulonephritis. UpToDate; 2014 [Cited 2016 Oct 1]. Disponível em: https://www.uptodate.com/contents/poststreptococcal-glomerulonephritis&selectedTitle=3~150.
2. Parmar MS. Acute glomerulonephritis. Updated in Aug 04, 2016. Medscape. Disponível em: http://emedicine.medscape.com/article/239278-overview
3. VanDeVoorde RG III. Acute Poststreptococcal Glomerulonephritis: The Most Common Acute Glomerulonephritis. Pediatr Rev. 2015;36(1).
4. Bernardo Rodrigues-Iturbe and James M Musser. The current state of poststreptococcal glomerulonephritis. J Am Soc Nephrol. 2008;19:1855-64.
5. McCaffrey J, Shenoy M. The glomerulonephritides; 2011.
6. Davner E, Harmon WE, Nioudet P; Yoshikawa N. Pediatric Nephrology. 6 th. N AEHWNPY (Ed). Springer; 2009. p.743-55.
7. Habib R, González-Burchard G. Glomérulonephrite aiguë post-infectieuse. 3rd ed. Royer P, Habib R, Mathieu H, Broyer M, editors. Paris: Flammarion Médecine-Sciences; 1983. p.294-305.
8. Franco P et al. A criança com doença renal. Volume 1: Glomérulonefrite aguda. Faculdade de Medicina de Ribeirão Preto da Universidade de São Paulo. Departamento de Puericultura e Pediatria. Disciplina de Nefrologia Pediátrica. Ribeirão Preto, SP, Brasil: Biblioteca da Faculdade de Medicina de Ribeirão Preto da USP; 2001.
9. Rodriguez-Iturbe B, Musser JM. The Current State of Poststreptococcal Glomerulonephritis. J Am Soc Nephrol. 2008;19(10): 1855-64.
10. Rodriguez-Iturbe B, Musser JM. The Current State of Poststreptococcal Glomerulonephritis. JASN. 2008 Oct;19(10)1855-64. DOI: https://doi.org/10.1681/ASN.2008010092. Disponível em: https://jasn.asnjournals.org/content/19/10/1855.

Síndrome hemolítico-urêmica 81

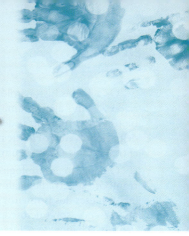

■ Fernanda Eugênia Santos Calgaro Morgantetti ■ Geórgia de Araújo Pacheco

CASO CLÍNICO

Menino, 2 anos e 7 meses. Há 9 dias com história de dor abdominal, três picos febris aferidos ao dia, vômitos e diarreia líquida. Inicialmente, apresentava 4 evacuações/dia que evoluíram com aumento da frequência e presença de sangue e muco há 3 dias. Há 48 horas apresentou melhora da diarreia, porém, no dia anterior à consulta, evoluiu com queda do estado geral, palidez e diminuição da diurese.

- Exame físico: mal-estado geral; hipocorado; FC: 160 bpm; FR: 38 a 40 mrpm; PA: 125/55 mmHg. Edema bipalpebral e de membros inferiores 2+/4+.
- Exames laboratoriais: Hb: 6,2 g/dl; hematócrito: 19%; presença de esquizócitos; leucócitos: $16 \times 10^3/mm^3$; plaquetas: $42 \times 10^9/l$; ureia: 124; creatinina: 3,6.
- Diagnóstico: síndrome hemolítico urêmica.
- Tratamento: suporte da insuficiência renal aguda com tratamento conservador, seguido de terapia dialítica em virtude da evolução para anúria e aumento progressivo das escórias nitrogenadas. Transfusão sanguínea em função da anemia acompanhada de repercussão clínica.

■ Introdução

O termo síndrome hemolítico urêmica (SHU) foi usado em 1955 por Gausser para descrever cinco crianças que apresentaram insuficiência renal aguda, trombocitopenia e anemia hemolítica. Incluída no grupo das microangiopatias trombóticas, desde sua primeira descrição, a SHU se diferencia das demais pelo importante acometimento renal.

A microangiopatia trombótica (MAT), por sua vez, foi descrita por Simmers em 1952, e se refere à formação de trombos ocluindo a microvasculatura, cuja apresentação consiste em anemia hemolítica microangiopática não autoimune, trombocitopenia por consumo e disfunção do órgão acometido. Clinicamente, o paciente apresentará palidez decorrente da anemia e sintomas relacionados ao consumo de plaquetas e ao grau de isquemia do órgão em questão. O diagnóstico laboratorial inclui:

1. Anemia hemolítica microangiopática não autoimune:
   a. Níveis de hemoglobina inferiores ao limite, de acordo com idade e sexo do paciente.
   b. Teste do Coombs direto negativo.
   c. Haptoglobina indetectável.
   d. Elevação de desidrogenase láctica (LDH) e reticulocitose.
   e. Presença de esquizócitos (hemácias fragmentadas) em sangue periférico.
2. Trombocitopenia (contagem de plaquetas abaixo de $150 \times 10^9/l$, frequentemente abaixo de $100 \times 10^9/l$).
3. Disfunção orgânica (sem sinais de CIVD) – alterações laboratoriais de acordo com órgão/sistema acometido.

Com múltiplos fatores desencadeantes (Quadro 81.1), as patologias mais frequentemente associadas a MAT são a SHU e a púrpura trombocitopênica trombótica (PTT). Distinguir essas duas manifestações de MAT, através de exames laboratoriais de rotina, até hoje é um desafio; já clinicamente, elas possuem histórias naturais distintas. Sabe-se que a PTT está associada às manifestações sistêmicas mais evidentes e a maior acometimento das células endoteliais neurais e, consequentemente, alterações neurológicas; enquanto na SHU a lesão é predominantemente glomerular, ocasionando a já conhecida insuficiência renal aguda, característica da síndrome.

Diferenciar esses dois diagnósticos, apesar da rara frequência da PTT (5 a 10 casos/1.000.000 pessoas/ano, sendo mais frequente na população adulta), torna-se essencial, pois nesses pacientes, em que o defeito de ADAMTS13 é responsável pelo quadro de MAT, há benefício comprovado da infusão de plasma.

QUADRO 81.1. Fatores desencadeantes de MAT.

Induzido por infecções	Anormalidades do complemento (SHUa)	Medicações
• STEC (SHU) • S. pneumoniae (SHU) • HIV	• Mutação genética • Defeitos adquiridos	• Tacrolimus, ciclosporina • Rifampicina • Clopidogrel
Transplante • Rejeição • Toxidade por medicamentos	Defeitos de ADAMTS 13 (PTT) • Anormalidades genética • Autoanticorpos	Doenças sistêmicas • Lúpus eritematoso sistêmico • Síndrome antifosfolípide • Defeito no mecanismo da cobalamina
Hipertensão maligna	Malignidade	Gestação

Fonte: Elaborado pela autoria.

Os achados histopatológicos das biópsias renais são variados. Como apenas uma pequena parcela dos casos são biopsiados, as amostras de tecido obtidas são, geralmente, de pacientes com SHU de pior evolução, e representam um extremo mais grave de um amplo espectro de alterações.

O quadro morfológico renal das microangiopatias trombóticas é tradicionalmente dividido nas fases precoce (até 2 meses dos primeiros sintomas) e tardia (crônica). Na fase precoce, sob microscopia óptica e eletrônica, predominam os achados de oclusão arterial, necrose fibrinoide do tufo glomerular e edema endotelial, enquanto na fase tardia há tendência à reduplicação da membrana basal glomerular (MBG), espessamento fibroelástico da íntima arterial e recanalização das luzes vasculares trombosadas.

■ Classificação

Classicamente precedida por quadro infeccioso e causada por liberação de toxinas, a SHU é, então, definida pela tríade composta por anemia hemolítica, trombocitopenia e lesão renal aguda, sendo o acometimento renal variável, com possibilidade de se manifestar por hematúria, proteinúria ou aumento do nível sérico de creatinina. Porém, há ainda a apresentação não clássica da síndrome, em que ocorre hiperativação da via do complemento (podendo essa hiperativação ser ou não precedida por quadros infecciosos). Desse modo, podemos dividir a SHU em: típica e atípica.

• SHU típica

SHU típica afeta principalmente crianças pré-escolares, com incidência anual de 6,1 casos/100.000 crianças abaixo de 5 anos e em torno de 2 casos/habitantes na população geral. Na Argentina, a SHU tornou-se um problema de saúde pública, com incidência anual variando de 10 a 17 casos/100.000 crianças abaixo de 5 anos. A literatura brasileira ainda carece de dados específicos de nosso país, pois apesar de a doença ser, por lei, de notificação compulsória, no Brasil ainda não há dados sistematizados sobre sua ocorrência em razão da falta de notificação e de um sistema apropriado de vigilância.

Mundialmente, a principal causa de SHU típica na infância é a infecção por *Escherichia coli* êntero-hemorrágica produtora de Shigatoxina (STEC), chegando a responder por 90% dos casos. O sorotipo O157:H7 é o mais prevalente (70% desse total), porém outros diversos sorotipos dessa bactéria podem estar envolvidos, como O111:H8, O103:H2, O121, O145, O26, e ainda O104:H4, que levou em 2011 a um surto na Alemanha e epidemia na França. Em menor número, o episódio infeccioso pode ser secundário a outros microrganismos produtores de toxinas, como a *Shighella dysinteriae* tipo 1 (Shigatoxina), ou até mesmo a *Campylobacter* ou *Streptococcus pneumoniae*.

A forma de transmissão mais prevalente da STEC é por meio do consumo de água, carnes e leite contaminados – sobretudo carnes cruas ou malcozidas e leite não pasteurizado – ou ainda pessoa a pessoa por via fecal-oral. A contaminação fecal de outros alimentos, como sucos e verduras, também pode ocorrer, como no surto verificado no Japão em 1996, consequente ao consumo de salada de rabanete.

Convém lembrar que após uma infecção por STEC, esta pode ser eliminada pelas fezes durante várias semanas após a resolução dos sintomas, particularmente em crianças mais novas (menores 5 anos de idade), que em um terço dos casos pode transmitir o organismo por mais de 20 dias.

A SHU causada por doença invasiva pelo *S. pneumoniae* vem ganhando importância, visto que hoje sabe-se que ela compreende 5% dos casos de SHU em crianças e 40% dos casos não associados à STEC. Possui também a peculiaridade de ser induzida pela neuroaminidase, enzima produzida pela bactéria que quebra o ácido n-acetil-neuramínico, constituinte das glicoproteínas das membranas celulares das células endoteliais, plaquetas, hemácias e células glomerulares, expondo assim o antígeno Thomsen-Friedenreich, com consequente ligação de anticorpos pré-formados pelo hospedeiro (IgM) à superfície destas células, desencadeando os eventos responsáveis pela SHU. Em virtude desse mecanismo de ligação de anticorpos aos antígenos T, a SHU desencadeada pelo pneumococo pode apresentar teste do Coombs direto positivo.

• Quadro clínico e fisiopatologia

Após a contaminação, em um período médio de incubação de 3 a 8 dias, a criança pode evoluir com um quadro clínico bem variável, desde uma diarreia não complicada, até possibilidade de evolução para colite hemorrágica e SHU.

Inicialmente, os sintomas podem ser inespecíficos, como dor abdominal, vômitos e febre, podendo ser confundidos com aqueles presentes em outras infecções entéricas ou ainda na apendicite.

A diarreia pode tornar-se hemorrágica em 70% dos casos e, em torno do 6º dia após o início do quadro, 10% dos casos podem resultar em SHU, que, clinicamente, pode ser identificada pela palidez súbita da criança e diminuição abrupta da diurese (Figura 81.1).

O mecanismo pelo qual uma infecção pode desencadear SHU está relacionado a uma resposta inflamatória aguda, que leva a um quadro de doença renal com diversas complicações sistêmicas.

Após a ingestão da bactéria, esta permanece no cólon do hospedeiro, aderindo-se à intimina, um receptor proteico presente na borda em escova dos enterócitos, iniciando, assim, a liberação de toxinas (Stx). Tais processos levam à liberação de citocinas pró-inflamatórias, como a IL-8, pelas células intestinais, recrutando neutrófilos e macrófagos para o sítio de infecção na lâmina própria, alterando transitoriamente sua função de barreira de proteção. Em seguida, a Stx é direcionada para a circulação, atravessando o epitélio através de um mecanismo ainda não totalmente esclarecido.

A Stx 1 e 2, os dois principais tipos associados ao desenvolvimento de SHU, é composta por múltiplas subunidades proteicas AB_5, as quais se ligam ao receptor globotriaosilceramida (Gb3) presente na superfície endotelial de diversos órgãos – em alta concentração nos rins, mas também encontrado no cérebro, fígado, coração, pâncreas, células hematopoiéticas A ligação aos receptores da membrana celular se faz através da subunidade pentamérica B, seguida da internalização da toxina e transporte retrógrado da subunidade A ao retículo endoplasmático, onde ocorre sua ativação, levando a inibição da síntese proteica ribossomal e consequente apoptose celular.

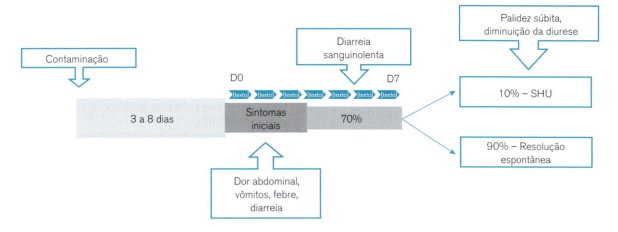

FIGURA 81.1. Evolução da SHU típica.
Fonte: Elaborada pela autoria.

Nas células endoteliais, o dano ocasionado induz à liberação de fator tecidual e fator de von Willebrand – os quais estão envolvidos na coagulação e agregação plaquetária, que são os eventos desencadeantes da MAT –, além de induzir resposta inflamatória, atraindo neutrófilos, monócitos e macrófagos ativados, com liberação de citocinas (NFkB, TNF-a, IL-1, IL-6, IL-8, entre outras).

Tanto a microtrombose quanto o dano tecidual são agravados pela isquemia tecidual e pela presença dessas citocinas pró-inflamatórias, que, por sua vez, aumentam a expressão do Gb3, perpetuando o estado pró-trombótico nos vasos sanguíneos.

Manifestações renais

Envolvimento renal na SHU desencadeada por STEC decorre da ligação da Stx aos glomérulos (podócitos, células mesangiais e células endoteliais glomerulares) e aos túbulos proximais, pois ambos expressam receptores Gb3 em altas densidades em sua superfície, tornando o rim o órgão-alvo primário.

O grau do acometimento renal é variável, porém metade dos casos evolui para oligúria e lesão renal aguda, com cerca de um terço dos pacientes necessitando de terapia dialítica.

Geralmente, em curto prazo, o prognóstico da injúria renal é favorável, com mais de 95% das crianças apresentando recuperação da fase aguda. A persistência de anúria por mais de 5 dias, oligúria superior a 10 dias, desidratação, leucocitose acima de 20.000/mm^3 e hematócrito acima de 23%, além da necessidade e duração da diálise, são fatores que predizem evolução desfavorável. Contudo, o grau de lesão histológica é o melhor indicador, sendo a presença de microangiopatia em mais de 50% dos glomérulos, a microangiopatia arterial e a necrose cortical indícios de pior prognóstico renal em longo prazo.

Cronicamente, a lesão renal pode ser mantida em virtude do mecanismo de hiperfiltração dos néfrons remanescentes, mesmo naqueles pacientes que vieram a apresentar recuperação total ou parcial da função renal após o evento agudo. Tal mecanismo decorre da persistência da proteinúria com ou sem hipertensão arterial, com perda progressiva de função renal.

Manifestações extrarrenais

Além do rim, outros órgãos e sistemas podem ser gravemente acometidos, devendo-se dar notoriedade ao envolvimento do sistema nervoso central, pois esta é a complicação aguda mais grave da SHU, presente entre 20 e 25% dos casos, e relacionada ao aumento de morbimortalidade da doença. Está associado a uma gama de sinais e sintomas, como letargia, convulsões, coma, hemiparesia, síndrome piramidal ou extrapiramidal, cegueira cortical, entre outras. Tais manifestações neurológicas são consequentes à combinação de fatores associados à injúria vascular induzida pela Stx, disfunção endotelial, hipertensão arterial e distúrbios eletrolíticos.

Podemos citar ainda a possibilidade de outras desordens sistêmicas, com envolvimento do trato digestivo (colite hemorrágica, necrose e perfuração intestinal, prolapso retal, peritonite e intussuscepção), *diabetes mellitus* secundário ao acometimento pancreático, isquemia e disfunção cardíaca.

• Tratamento

Baseia-se, primordialmente, no tratamento dos sintomas e das complicações da doença, como anemia, plaquetopenia, desidratação, insuficiência renal, hipertensão e outras complicações extrarrenais possíveis.

A transfusão de concentrado de hemácias pode ser necessária em cerca de 80% dos pacientes com anemia sintomática; já a transfusão de plaquetas é indicada apenas na presença de hemorragia importante ou antes de procedimentos invasivos.

Em razão das elevadas perdas gastrintestinais pode ocorrer desidratação com diminuição do volume plasmático. Corrigir a hipovolemia precocemente pode ajudar a conservar a diurese, permitindo tratamento conservador, sem necessidade de diálise e com consequente melhor prognóstico renal.

Parte significante dos pacientes que evoluem com SHU necessitam de terapia de substituição renal para correção dos distúrbios hidroeletrolíticos e metabólicos, sendo a diálise peritoneal a modalidade mais comumente utilizada.

Agentes antimotilidade e anti-inflamatórios devem ser evitados.

Antibioticoterapia durante a infecção por STEC não é recomendada, podendo, inclusive, elevar o risco de desenvolver SHU em virtude da maior produção e liberação de toxinas pela bactéria.

- **SHU atípica**

Quadro clínico e fisiopatologia

SHU atípica (SHUa) pode ser encontrada em qualquer idade, nas formas esporádica ou familiar, e corresponde a 5 a 10% dos casos de SHU. Sua suspeita diagnóstica ocorre principalmente quando na presença de um quadro de MAT com acometimento renal não são encontrados os fatores causais mais comuns de SHU, como a infecção prévia por *E. coli* produtora de Stx ou Pneumococo. Entretanto, tal suspeita também deve ser levantada sempre que o quadro acomete menores de 6 meses ou quando o paciente apresenta quadros recorrentes de SHU, mesmo que acompanhados de diarreia.

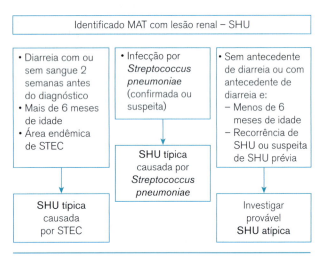

FIGURA 81.2. Algoritmo diagnóstico para distinguir entre as diferentes síndromes urêmicas hemolíticas.
Fonte: Elaborada pela autoria.

Mutações em genes codificadores das proteínas reguladoras da via alternativa do complemento correspondem a cerca de 60% das causas de SHUa (Quadro 81.2). Uma hiperexpressão de cofatores ativadores (fator B), ou a inativação de proteínas inibitórias (fatores I e H, proteína cofator de membrana e trombomodulina) do sistema complemento levam à hiperatividade desse sistema, ocasionando dano celular, adesão e agregação plaquetária (a íntima relação entre o sistema complemento e a cascata de coagulação explica a formação da MAT). A mutação mais frequente corresponde ao fator H, sendo que esta, habitualmente, evolui para doença renal crônica terminal cerca de 1 ano após a apresentação inicial.

Assim como na PTT, entre 10 a 15% dos pacientes não apresentam alterações na ADAMTS13. Há descrição de pacientes com quadro de SHUa sem anormalidades no sistema complemento, o que sugere existir mecanismos fisiopatológicos da MAT ainda desconhecidos.

QUADRO 81.2. Anormalidades genéticas e evolução em pacientes com SHUa.

Gene	Proteína afetada	Frequência (%)	Evolução a longo prazo
FHC	Fator H	20 a 30	Taxa de morte ou IRC: 70 a 80%
PCM	PCM	10 a 15	Taxa de morte ou IRC: < 20%
FIC	Fator I	4 a 10	Taxa de morte ou IRC: 60 a 70%
FBC	Fator B	1 a 2	Taxa de morte ou IRC: 79%
C3	C3	5 a 10	Taxa de morte ou IRC: 60%
TM	TM	5	Taxa de morte ou IRC: 60%

Legenda: PCM: proteína cofator de membrana; TM: trombomodulina.
Fonte: Elaborado pela autoria.

Evidências de que dois terços dos pacientes que carregam mutações desenvolveram a doença até a idade adulta, e destes, aproximadamente dois terços foram precedidos por quadro infeccioso, reforçam a hipótese de que fatores ambientais ativam a via do complemento nesses pacientes, ocasionando quadro de SHUa.

Diagnóstico

Uma vez que a suspeita diagnóstica de SHUa tenha sido levantada, faz-se necessária a avaliação dos níveis de: complemento total (CH50); via alternativa (AH50); e componentes do sistema complemento (C3, C4, fatores H e I). Todos podem ser dosados no plasma, porém seus níveis séricos correspondem apenas a sua presença e não a sua atividade, podendo não detectar anormalidades genéticas associadas à cascata do complemento. Portanto, níveis séricos normais não excluem mutações e, sempre que possível, avaliação genética deve ser realizada.

Tratamento

Somado ao tratamento de suporte destinado a qualquer SHU, os pacientes com a apresentação atípica da doença se beneficiam da plasmaférese, evidenciando que, após a introdução desta terapêutica, a mortalidade caiu de 50 para 25%. A terapia com plasma deve ser instituída o mais precocemente possível, inicialmente com 1 sessão/dia, que deve ser progressivamente espaçada até 3 sessões/semana. Apesar de vários parâmetros determinarem boa resposta ao tratamento (contagem de plaquetas, níveis de LDH e hemoglobina), nenhum deles determina o tempo de tratamento, e é recomendado mantê-lo no mínimo por até 2 dias após a remissão completa do quadro.

Com a descoberta do envolvimento do sistema complemento na SHUa iniciou-se, como opção terapêutica, o uso do eculizumab, anticorpo monoclonal, que ao ligar-se ao fator C5 bloqueia a fase final da via do complemento (C5a e C5b9). Estudos têm demonstrado bons resultados, tanto na recuperação da função renal como na prevenção da recorrência da doença, e o eculizumab pode ser indicado como primeira opção terapêutica, em substituição à plasmaférese. O tempo ideal de tratamento, ainda indefinido (estudos em longo prazo ainda estão sendo realizados e, por enquanto, os resultados propõem que uma vez iniciada a medicação não seja descontinuada), e o alto custo da medicação tornam essencial sua indicação criteriosa.

■ Considerações finais

SHU é responsável por 0,2 a 4,28/100.000 casos de IRA na população pediátrica mundial e sua suspeita diagnóstica é realizada em pacientes que apresentam a tríade clássica: anemia, plaquetopenia e comprometimento renal. O diagnóstico diferencial entre a apresentação típica e a atípica é importante pelo prognóstico reservado dos quadros atípicos.

Porém, mesmo nos casos de boa evolução na fase aguda, cerca de 3% das crianças com SHU evoluirão com falência renal terminal após 4 anos do diagnóstico e 25% terão algum déficit da função renal durante suas vidas. Tal evolução torna necessário o seguimento ambulatorial desses pacientes em longo prazo, com atenção aos marcadores de evolução para doença renal crônica, como hipertensão arterial sistêmica, proteinúria e elevação dos níveis de creatinina.

■ Referências bibliográficas

1.Ariceta G, Besbas N, Johnson S, Karpman D, Landau D, Licht C et al. Guideline for the investigation and initial therapy of diarrhea-negative hemolytic uremic syndrome. Pediatric Nephrology. 2009;24:687-96.

2. Besbas N, Karpman D, Landau D, Loirat C, Proesmans W, Remuzzi G et al. A classification of hemolytic uremic syndrome and thrombotic trombocytopenic pupura and related disorders. International Society of Nephrology. 2006;70:423-31.

3. Boyer O, Niaudet P. Hemolytic Uremic Syndrome: New Developments in Pathogenesis and Treatment. International Journal of Nephrology. 2011; ID 908407:10 p.

4. Noris M, Remuzzi G. Glomerular Diseases Dependent on Complement Activation, Including Atypical Uremic Syndrome, Membranoproliferative Glomerulonephritis, and C3 Glomerulopathy: Core Curriculum 2015. American Journal of KidneyDiseases. 2015 Aug;66(2):359-75.

5. Noris M, Remuzzi G. Hemolytic Uremic Syndrome. Journal of the American Society of Nephrology. 2005;16:1035-50.

6. Picard C, Burley S, Bornet C, Curti C, Montana M, Vanelle P. Pathophysiology and treatment of typical and atypical hemolytic uremic syndrome. Pathologie Biologie. 2015;63:136-43.

7. Polito MG, Kirsztajn GM. Microangiopatias trombóticas: púrpura trombocitopênica trombótica e síndrome hemolítico-urêmica. Jornal Brasileiro de Nefrologia. 2010;32(3):303-15.

8. Renaud C, Niaudet P, Gagnadoux MF, Broyer M, Habib R. Haemolytic uraemic syndrome: prognostic factors in children over 3 years of age. Pediatric Nephrology. 1995;9(1):24-9.

9. Repetto HA. Long-term course and mechanisms of progression of renal disease in hemolytic uremic syndrome. Kidney International. 2005;68(97):102-6.

10. Taylor CM, Chua C, Howie AJ, Ridon RA. Clinico-pathological findings in diarrhoea-negative haemolytic uraemic syndrome. Pediatric Nephrology. 2004;19(4):419-25.

11. Trachtman H, Austin C, Lewinski M, Stahl RA. Renal and neurological involvement in typical Shiga toxin-associated HUS. Nature Reviews Nephrology. 2012;8(1):658-69.

12. Vaisbich MA. Síndrome Hemolítico-urêmica na infância. Jornal Brasileiro de Nefrologia. 2014;36(2):208-20.

13. Vaisbich MA, Henriques LS, Watanabe A, Metran CC, Malheiros DA, Modanez F et al. Uso do eculizumab na síndrome hemolítica urêmica atípica – Relato de caso e revisão da literatura. Jornal Brasileiro de Nefrologia. 2013;35(3):237-41.

Seção XVII
Ortopedia

Coordenador de Seção: Daniel Augusto Maranho

Alterações do alinhamento dos pés e joelhos 82

■ Daniel Augusto Maranho

■ Introdução

Alinhamento angular do joelho na criança sofre variações fisiológicas e naturais com o crescimento ósseo. O recém-nascido apresenta geno varo e, gradativamente, adquire alinhamento retilíneo dos joelhos entre 12 e 18 meses de idade. Após, os joelhos tornam-se valgos e o ângulo de valgismo aumenta gradativamente até atingir pico entre 3 e 4 anos. Em seguida, o geno valgo diminui até adquirir angulação em valgo por volta de 6 a 7 graus, normal do adulto, por volta dos 7 anos[1-3].

O pé na criança também sofre variações fisiológicas de formato ao longo do crescimento[4-6]. Naturalmente, a criança mais nova apresenta frouxidão ligamentar e o tecido conjuntivo articular alonga-se fisiologicamente quando submetido aos estímulos. No pé da criança, a descarga de peso faz que as cápsulas e ligamentos estruturais das articulações alonguem-se, o arco plantar fica diminuído, o retropé em valgo, e o antepé mais abduzido. Por isso, o pé plano valgo é comum na infância. Com o amadurecimento esquelético, a frouxidão ligamentar diminui, a musculatura intrínseca do pé fica mais forte e as articulações mais resistentes. Assim, o formato do pé estabiliza-se, em geral, a partir dos 7 anos.

O objetivo deste capítulo é apresentar princípios sobre os padrões fisiológicos do desenvolvimento dos joelhos e pés, de modo que seja possível suspeitar das variações patológicas na infância e na adolescência.

■ Alinhamento fisiológico do joelho na criança

Variações angulares do joelho na criança são muito frequentes, e constituem uma das principais causas de dúvidas e preocupações para os pais e familiares em relação ao sistema musculoesquelético. Variações fisiológicas e benignas estão presentes na grande maioria dos casos, e a função do médico é tranquilizar a família e esclarecer sobre o padrão normal do crescimento dos membros inferiores[3].

As variações acontecem principalmente no plano frontal. Geno varo é a variação anatômica em que o vértice do ângulo formado entre o fêmur e a tíbia é orientado para lateral. No geno varo, os tornozelos estão próximos e os joelhos afastados. Geno valgo ocorre quando o vértice aponta medialmente, o que pode fazer que os joelhos se toquem durante a marcha (Figura 82.1).

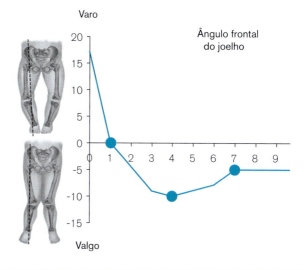

FIGURA 82.1. Padrão normal de alinhamento frontal do joelho na criança em desenvolvimento.
Fonte: Acervo da autoria.

• Padrão normal de alinhamento de acordo com a idade

Normalmente, a criança apresenta cerca de 10 a 20 graus de varismo dos joelhos ao nascimento. À medida que a criança se desenvolve e cresce, durante o 1º ano de vida, o varismo diminui gradativamente, e os joelhos adquirem alinhamento retilíneo (neutro), aproximadamente entre 12 e 18 meses de vida. Após, ocorre valgização, gradual e progressiva, até atingir ápice entre 3 e 4 anos. No ápice, o ângulo de valgismo pode atingir 10 graus, ou mais. Após os 4 anos, o valgismo gradativamente diminui, até estabilizar-se por volta dos 7 anos, em cerca de 6 a 8 graus, que é o padrão semelhante ao do adulto[7]. Na adolescência, durante o estirão de crescimento, pode haver um pequeno aumento transitório do valgismo dos joelhos, mas, após isso, permanece o alinhamento normal em valgo da fase adulta[3] (Figura 82.1).

Em todo o desenvolvimento esquelético as angulações são discretas, leves e simétricas. A criança é assintomática. É importante salientar que, em situações de normalidade, o varismo nunca aumenta ou progride. No entanto, o valgismo aumenta gradativamente até perto dos 4 anos[3].

Contudo, nem toda criança segue exatamente o padrão mais habitual e algumas variações podem ocorrer. Algumas crianças podem apresentar atraso na diminuição do varismo ou apresentar angulação em valgo mais acentuada, o que chama a atenção dos familiares. Ou seja, a criança pode apresentar desenvolvimento fisiológico, mas com idades ou ângulos superiores ou inferiores ao mais habitual, sem que isso seja patológico (Figura 82.2).

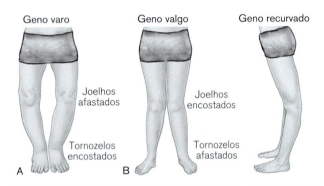

FIGURA 82.2. Características do geno varo (A) e valgo (B) fisiológicos são a simetria.
Fonte: Acervo da autoria.

Uma medida clínica importante para acompanhamento dessas variações é a medida intercondilar para o geno varo e a intermaleolar para o valgo. O aumento ou diminuição sequencial dessas medidas é importante para determinar mais objetivamente o comportamento da angulação dos joelhos[3]. As radiografias panorâmicas são importantes para avaliar a anatomia óssea e o alinhamento, embora o uso sequencial aumente a incidência de radiação.

• **Padrões anormais de alinhamento**

Para o varismo, a evolução natural da normalidade é que ele sempre diminua e que os joelhos entrem em valgo, mesmo que haja atraso temporal. O aumento ou assimetria do varismo dos joelhos sugere anormalidade (Figura 82.3A). As principais afecções que cursam com geno varo são o raquitismo, a tíbia vara de Blount, síndromes genéticas associadas à displasia óssea, crianças com doença renal crônica, distúrbios metabólicos e lesão da cartilagem de crescimento secundária a trauma ou infecção[8].

O valgismo é mais difícil de se avaliar em função da evolução, pois há um período inicial em que há aumento, e depois diminuição. O acompanhamento periódico é essencial. Casos graves e assimétricos sugerem anormalidade (Figura 82.3B). Fraturas proximais da tíbia podem evoluir transitoriamente com geno valgo assimétrico.

A assimetria e a intensidade do desvio são parâmetros importantes para sugerir anormalidade. Casos suspeitos de anormalidade devem obrigatoriamente ser avaliados pelo pediatra, para investigação de raquitismo, distúrbios osteometabólicos ou endócrinos. A doença de base deve ser tratada e os níveis laboratoriais normalizados. Existe tendência de melhora espontânea após a estabilização da doença de base, e boa parte dos casos não necessita cirurgia.

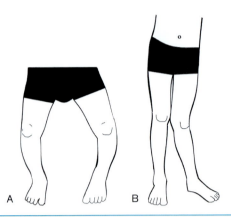

FIGURA 82.3. (A) Geno varo patológico: assimétrico e acentuado. (B) Geno valgo assimétrico associado ao encurtamento da tíbia.
Fonte: Acervo da autoria.

Na presença de desvios patológicos, o tratamento ortopédico pode ser indicado. Crianças com idade inferior a 4 anos podem ser submetidas ao tratamento com gesso ou órteses corretivas que, em geral, apresentam taxa de sucesso variável.

Crianças entre 5 e 10 anos, com desvios patológicos acentuados, podem ser tratadas cirurgicamente com bloqueio seletivo do crescimento, ou seja, hemiepifisiodese. O princípio de correção é interromper assimetricamente o crescimento ósseo longitudinal por meio da modulação da placa de crescimento de fêmur ou da tíbia, utilizando implantes. Para geno varo é realizada hemiepifisiodese lateral, e para geno valgo, hemiepifisiodese medial. Antigamente, eram utilizados grampos de Blount, mas havia altas taxas de complicações. Hoje, a tendência é utilizar placas de epifisiodese (Figura 82.4), que talvez necessitem ser retiradas assim que a correção for obtida.

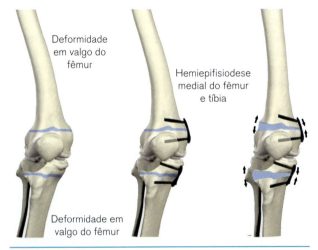

FIGURA 82.4. Ilustração do princípio da hemiepifisiodese para correção angular do membro inferior. A deformidade angular pode ser tratada por meio de bloqueio seletivo do crescimento. Na face da hemiepifisiodese, a placa de crescimento não desenvolve, e na face contrária há crescimento, provocando correção angular.
Fonte: Acervo da autoria.

• Geno valgo do adolescente

Na adolescência pode existir pico anormal de valgização dos joelhos, com característica progressiva e acentuada[9]. Como o final do crescimento esquelético é próximo, o prognóstico difere do geno valgo na infância. O geno valgo do adolescente (Figura 82.5) tende a ser simétrico, progressivo e acentuado, e não se corrige espontaneamente. O limite clínico aceitável, em geral, é a distância intermaleolar de 10 cm. Pacientes obesos podem gerar falsa impressão de valgismo, em virtude do volume aumentado da coxa. Radiografias panorâmicas devem ser realizadas para determinar o alinhamento ósseo real.

O grande problema de se encontrar o valgismo ou varismo acentuado no adulto é o desenvolvimento de dor e degeneração precoce da articulação, além do comprometimento estético e funcional.

Nesse caso, é indicada cirurgia percutânea para hemiepifisiodese medial (Figura 82.5), geralmente do fêmur. A preferência é utilizar parafuso periférico com roscas atravessando a placa de crescimento, que bloqueiam o crescimento medial e permitem o crescimento lateral normal, corrigindo gradativamente o desvio patológico[9]. A idade da cirurgia deve ser precisamente calculada, para não ocorrer hipo ou hipercorreção.

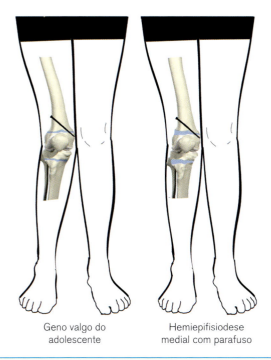

FIGURA 82.5. Representação de geno valgo assimétrico do adolescente, mais acentuado no lado direito. O tratamento é o bloqueio seletivo do crescimento, por meio de hemiepifisiodese medial com parafuso.
Fonte: Acervo da autoria.

■ Alinhamento fisiológico do pé e variações na criança

O pé humano é estrutura anatômica muito desenvolvida evolutivamente, pois associa resistência e estabilidade mecânica para suportar o peso do corpo, flexibilidade para exercer os movimentos e adaptações ao solo, força para nos impulsionar, sensibilidade para proteção, entre outras funções.

O pé adquire diferentes posicionamentos durante o desenvolvimento embrionário e deformidades congênitas podem estar associadas, hipoteticamente, com mau posicionamento intrauterino ou atraso no desenvolvimento embriológico do pé. Ao nascimento, o calcâneo, o tálus, os metatarsais e as falanges já possuem núcleo de ossificação, mas o navicular, o cuboide e os cuneiformes ainda são cartilaginosos[10].

O arco plantar longitudinal medial é mantido pela associação de fortes ligamentos e ação muscular. Desequilíbrios musculares podem provocar aumento ou diminuição do arco plantar.

• Pé calcâneo valgo no recém-nascido

Trata-se de variação postural secundária ao posicionamento intrauterino, com bom prognóstico. É achado comum no berçário e a maioria dos casos é leve e benigno. O calcanhar é saliente, há dorsiflexão acentuada do tornozelo e pé (Figura 82.6), com eversão, ou seja, a planta do pé fica voltada para lateral[11].

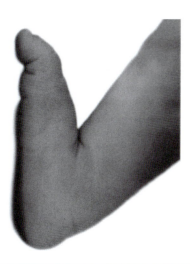

FIGURA 82.6. Pé calcâneo valgo no recém-nascido.
Fonte: Acervo da autoria.

O papel do médico é tranquilizar a família após o nascimento e orientar manipulações até a correção completa. Existem raros casos graves que necessitam tratamento mais prolongado com manipulações e órtese noturna. Ainda, alguns casos de pé calcâneo valgo grave podem estar associados com deformidade da tíbia e/ou com encurvamento posterolateral.

• Pé plano valgo no paciente esqueleticamente imaturo

O pé plano é definido pela diminuição do arco plantar. A incidência na infância é desconhecida, porém é muito prevalente e consiste em fonte de dúvidas e ansiedade nos pais e avós. Geralmente, a família se preocupa com o formato do pé, com a "pisada torta", o desgaste e a deformação dos calçados. No passado, diversas medidas foram utilizadas para "corrigir" a deformidade em "pé chato", em geral, com uso de botas ortopédicas rígidas para o pé em desenvolvimento. Hoje, tal conduta é condenada por ser considerada hipertratamento, comprovadamente sem eficácia.

O pé plano é condição específica para a idade, visto que tem relação com a grande flexibilidade do pé no paciente esqueleticamente imaturo. Entre 1 e 3 anos, o coxim plantar medial pode mascarar o arco plantar já em desenvolvimento[12]. Nesses casos, o retropé é alinhado e não existe excesso de valgo. Em muitos casos, a gênese do pé plano pode ser associada ao encurtamento do tendão calcâneo. Raramente, existem alterações reais, como deformidades dos ossos do pé, pé tálus oblíquo ou vertical, coalizão tarsal.

O padrão fisiológico do pé plano é regra na infância e deve apenas ser observado. As crianças não apresentam dor, o pé é flexível, o formato é simétrico, e o arco plantar desenvolve-se naturalmente com o crescimento esquelético. Na marcha, a criança não apresenta claudicação, e nas atividades físicas não há prejuízos ou afastamentos por queixas nos pés. Se o arco plantar for ausente quando a criança está em ortostase, o examinador deve avaliar também o formato do pé sem o apoio do peso corporal, pois o arco plantar é restabelecido sem aplicação de carga. Ainda, a flexibilidade do pé deve ser avaliada na manobra da ponta dos pés, em que há aumento do arco plantar medial e alinhamento em varo do retropé, o que sugere que o pé seja flexível e normal. Sinais de frouxidão ligamentar global são comumente encontrados, como hiperflexibilidade das articulações dos punhos e dedos, hiperextensão dos cotovelos e joelhos e grande amplitude de movimento articular geral (Figura 82.7).

O desenvolvimento e a estabilização do arco plantar medial seguem padrão bem estabelecido durante o amadurecimento esquelético[5]. No início da marcha, o pé é plano e a borda medial do pé faz contato com o solo durante o apoio. Gradativamente, o arco plantar estabiliza-se, a borda medial do pé apoia cada vez menos no solo, e por volta dos 7 a 8 anos a impressão plantar assemelha-se ao padrão final do adulto[6]. Na maturidade esquelética, o apoio plantar durante a marcha ocorre inicialmente na lateral no calcanhar, passa pelo centro do retropé, pela borda lateral do mediopé e, após, distribui-se pelas cabeças metatarsais e falanges para impulsão. A borda medial no mediopé fica elevada no apoio médio. O arco plantar é detalhe anatômico importante na fisiologia e biomecânica do pé. A presença da fáscia plantar, musculatura intrínseca, e o músculo tibial posterior são essenciais para a estabilização do arco plantar, cuja função é absorver energia, diminuir impacto e atuar como tirante para transferir a energia como impulsão.

O não desenvolvimento do arco plantar também é um evento normal na população adulta. Não é bem determinada a frequência, mas estima-se que cerca de 20% da população possa ter algum grau de pé plano, sem que haja prejuízo funcional, dor ou degeneração[10]. Por isso, o pé plano é considerado variação da normalidade.

Assim, as características que determinam bom prognóstico para o pé plano funcional e fisiológico são:

- pés flexíveis;
- simetria;
- pés assintomáticos;
- melhora progressiva com o crescimento;
- variações leves do formato.

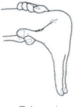
Polegar toca o antebraço

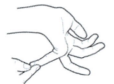
Dedo mínimo estende > 90 graus (metacarpofalangeana)

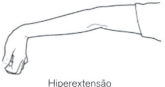
Hiperextensão do cotovelo

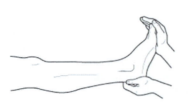
Hiperextensão do joelho

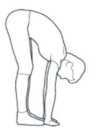
Toca as palmas da mão no solo com os joelhos estendidos

FIGURA 82.7. Sinais de frouxidão ligamentar.

Fonte: Modificado de https://www.bsth.be/application/files/8314/5949/1665/educational_ehlers-danlos_syndrome_f._malfait_a_part_ii.pdf

Caso alguma dessas características não seja encontrada, o paciente necessita ser investigado mais detalhadamente. Se há deformidade progressiva, o médico deve preocupar-se, pois não é o esperado. Deve-se buscar causa nos casos de assimetria significativa. Casos com alteração grave do formato têm mais risco de apresentar dor e degeneração, além de apresentarem déficit funcional. A rigidez nos pés também representa sinal de alerta e gravidade. Em todas essas situações, uma etiologia deve ser pesquisada.

Casos com encurtamento do tendão calcâneo devem ser submetidos a tratamento com alongamento específico e fisioterapia[10]. O tendão calcâneo encurtado provoca relativo equino do retropé, e como há excesso de flexibilidade, as articulações do mediopé compensam o equinismo durante o apoio para o pé ficar plantígrado. Com isso, há desaparecimento do arco plantar, excesso de valgismo do retropé e abdução do mediopé. Exercícios específicos são necessários para o alongamento.

O pé plano flexível, leve, assintomático e simétrico deve apenas ser observado. É importante orientar os pais e tranquilizá-los, de modo a não realizar tratamento desnecessário e ineficaz. A literatura científica já comprovou que o uso de botas ortopédicas e palmilhas não mudam a história natural da evolução do formato do pé[12]. Pessoas que desenvolveriam bem o arco plantar, o fariam independentemente de terem usado ou não esses dispositivos, e pessoas que desenvolveriam pé plano, não teriam benefício algum com o uso dos mesmos dispositivos.

A palmilha com suporte do arco plantar medial pode ser usada como medida sintomática. Em algumas crianças muito ativas com pé plano pode haver dor medial no retropé e na perna em virtude do excesso de esforço muscular para estabilizar o pé ou hiperpressão medial. A palmilha auxilia no alívio da dor. Deve ficar claro que o objetivo do uso da palmilha não é de modificar o formato definitivo do pé.

• **Variações patológicas do pé plano valgo**

Cirurgias podem ser indicadas para casos de pé plano moderados e graves, sintomáticos ou com deformidade progressiva. Num extremo, o pé plano valgo pode ser hiperflexível, com instabilidade ligamentar grave associada à subluxação, e no outro extremo, pode apresentar rigidez dolorosa associada à coalização tarsal.

Os casos hiperflexíveis podem estar associados às síndromes genéticas que cursam com hiperfrouxidão, como a trissomia do 21. O tratamento inicial pode ser realizado com órteses de posicionamento, para tentar evitar progressão ou encurtamentos tendíneos secundários. Geralmente, após 6 ou 7 anos, cirurgias podem ser indicadas para alinhar o pé.

Geralmente, os casos rígidos são identificados na adolescência, após os 8 anos, quando a ossificação do pé se torna mais completa e os pacientes iniciam quadro de dor. A rigidez do retropé é mais comum com bloqueio da inversão e eversão. O achado é a coalisão tarsal, defeito embrionário de segmentação dos ossos do retropé. As mais comuns são entre o tálus e o calcâneo (Figura 82.8A), e entre o calcâneo e o navicular (Figura 82.8B).

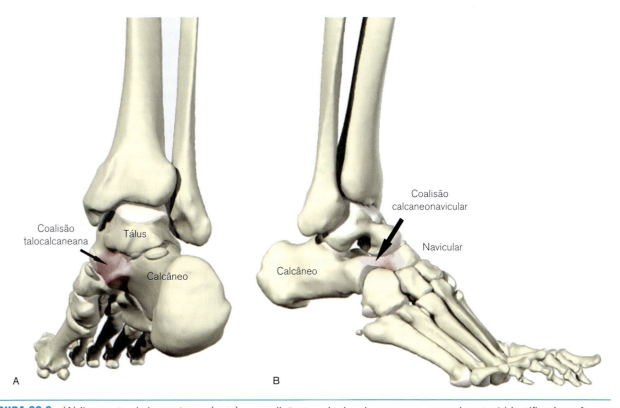

FIGURA 82.8. (A) Ilustração da barra óssea (seta) ou coalisão tarsal talocalcaneana, que geralmente é identificada na faceta média da articulação subtalar. (B) Ilustração de barra óssea (seta) ou coalisão tarsal entre o calcâneo (processo anterior) e o navicular.
Fonte: Acervo da autoria.

• Pé torto congênito e pé metatarso varo

Pé torto congênito é de fácil diagnóstico e, hoje, o tratamento pelo método de Ponseti tornou-se extremamente resolutivo e eficiente[13]. O pé torto congênito é a combinação complexa das deformidades rígidas em equino, cavo, varo e aduto (Figuras 82.9). Idealmente, o diagnóstico é realizado pelas ultrassonografias gestacionais, ou seja, pré-natal. Assim a família e a equipe de saúde já podem precocemente programar o tratamento. Antigamente, a criança era submetida a prolongado tratamento com gessos e extensas cirurgias, com resultados invariavelmente insatisfatórios. O tratamento pelo método de Ponseti mudou o prognóstico da doença de maneira simples e efetiva, mais de 90% das crianças têm potencial de desenvolver vida normal, inclusive praticar esportes em nível profissional[14]. Para o tratamento manipulações são realizadas e aparelho gessados longos até a coxa, por cerca de 2 meses, e é necessária cirurgia percutânea para alongamento do tendão calcâneo que cicatriza satisfatoriamente[15]. Três semanas após a tenotomia, o gesso é retirado e é iniciado o uso da órtese de dupla abdução, por tempo integral até o início da marcha, e 14 horas por dia entre 1 e 4 anos. É importante o pediatra salientar sobre o tratamento de manutenção, com manipulações e uso de órtese de dupla abdução, que tem uma barra entre os pés para evitar recidiva. Nas famílias cujo tratamento de manutenção não é realizado, as recidivas ocorrem em até 80% das vezes, e quando a órtese é utilizada corretamente, as recidivas ocorrem em apenas 25% dos casos.

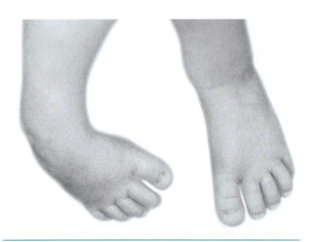

FIGURA 82.9. Ilustração de pé torto congênito à direita, com deformidade não redutível em aduto, cavo, varo e equino.
Fonte: Acervo da autoria.

O pé metatarso varo pode ser considerado variante mais simples do pé torto, pois o retropé é normal e existe apenas a deformidade em adução do mediopé. O prognóstico é bom, muitas vezes com melhora espontânea até os 2 anos. É recomendada manipulação diária pelos pais e, em casos mais rígidos e deformados, correção com trocas gessadas.

O pé torto postural apresenta o mesmo formato do pé torto congênito, porém todas as deformidades são flexíveis e redutíveis. Acredita-se que não haja alteração genética e tecidual associada, como no pé torto congênito.

Manipulação domiciliar diária é, na maioria das vezes, suficiente para correção em dias ou semanas.

• Pé tálus vertical

Nessa afecção congênita complexa, o pé apresenta formato convexo ou em "mata-borrão". O retropé está em equino máximo, e o médio e antepé apresentam dorsiflexão. O tálus tem seu eixo paralelo ao eixo da tíbia ("verticalizado") e a cabeça do tálus é palpável na planta do retropé. Há luxação dorsal completa da talonavicular, irredutível e rígida, com grave encurtamento do tendão calcâneo.

Uma variação intermediária é o pé tálus oblíquo, cujas alterações são moderadas; o pé é parcialmente flexível, e a subluxação talonavicular é redutível.

O tratamento é mais difícil e o prognóstico mais reservado em relação ao pé torto congênito. As trocas gessadas são amplamente utilizadas, seguidas por cirurgias.

• Pé cavo adquirido

Deformidade caracterizada pelo aumento do arco plantar. Está associado a alterações neurológicas em dois terços das vezes[16]. O aparecimento de pé cavo, bilateralmente, de maneira progressiva, com início entre 8 e 10 anos, sugere fortemente neuropatia sensitivo motora, possivelmente a doença de Charcot-Marie-Tooth. A doença é genética e familiar, tem vários tipos e graus, e causa desequilíbrio muscular que deforma os pés.

A avaliação pelo neurologista é obrigatória, e o tratamento ortopédico é individualizado. Podem ser necessárias palmilhas e, eventualmente, cirurgias para melhorar o alinhamento e o apoio plantar.

■ Alinhamento rotacional dos joelhos e pés

Parte das queixas dos pais referem-se aos desvios dos pés para dentro ou para fora durante a marcha. A determinação da etiologia é desafiadora e depende da avaliação semiológica precisa e efetiva.

A marcha com os pés rodados para dentro pode ter origem na pelve, no fêmur, na tíbia, no pé, de maneira isolada ou combinada.

Uma rotação da pelve é incomum. Pode acontecer em síndromes genéticas e na paralisia cerebral, e a identificação é bastante desafiadora, muitas vezes sendo necessária avaliação em laboratório de marcha.

O fêmur é um osso longo, com características peculiares. A cabeça femoral é excêntrica em relação ao eixo anatômico diafisário, o que cria angulação no plano frontal e axial. No plano frontal pode haver varo ou valgo, mas no plano axial pode haver anteversão ou retroversão femoral. No adulto normal, o fêmur apresenta ângulo de anteversão de aproximadamente 15 graus. No recém-nascido, esse ângulo é inicialmente de 40 graus, e diminui lentamente com o crescimento, normalizando-se por volta de 12 anos[17] (Figura 82.10).

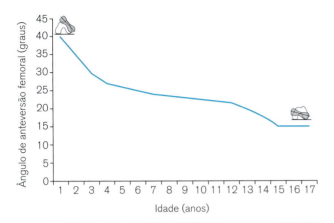

FIGURA 82.10. Padrão evolutivo normal do ângulo de anteversão femoral.
Fonte: Acervo da autoria.

Desse modo, algumas crianças apresentam marcha com progressão interna das patelas e dos pés em função do aumento do ângulo de anteversão femoral. É mais comum em meninas e em crianças com frouxidão ligamentar, e apresentam tendência de sentar em "W" (Figura 82.11), com dificuldade para cruzar as pernas.

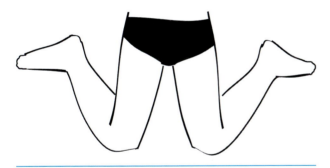

FIGURA 82.11. Excesso de rotação interna encontrado nos casos de aumento da anteversão femoral.
Fonte: Acervo da autoria.

O aumento da anteversão femoral na infância é apenas variação da normalidade, e os pais devem ser tranquilizados quanto à tendência de redução gradual e normalização com a maturidade esquelética. Não há medidas conservadoras que mudem a evolução natural, não existe evidência de melhora no alinhamento da criança ao proibí-la sentar-se em "W", muito menos dispositivos ortopédicos, botas, palmilhas ou bandagens. A conduta deve ser expectante[17].

O desvio em rotação interna pode ser na tíbia, menos frequentemente. Nesse caso, o ângulo entre o plano bimaleolar e o plano frontal, que deveria ser de 20 graus de rotação externa, apresenta-se diminuído. Ainda, o desvio pode ser localizado no pé[17,18] (Figura 82.12).

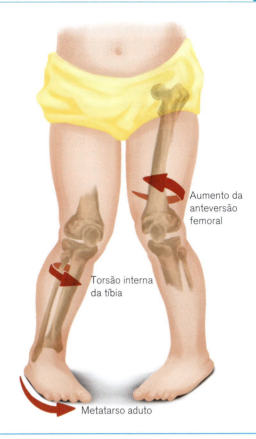

FIGURA 82.12. Ilustração dos desvios em rotação interna nos membros inferiores da criança.
Fonte: Adaptada de https://www.massgeneral.org/ortho-childrens/conditions-treatments/intoeing.aspx

■ Referências bibliográficas

1. Engel GM, Staheli LT. The natural history of torsion and other factors influencing gait in childhood. A study of the angle of gait, tibial torsion, knee angle, hip rotation, and development of the arch in normal children. Clin Orthop Relat Res. 1974 Mar-Apr;(99):12-7.
2. Salenius P, Vankka E. The development of the tibiofemoral angle in children. J Bone Joint Surg Am. 1975 Mar;57(2):259-61.
3. Maranho D. Geno valgo e geno varo na criança. In Volpon J (Ed). Fundamentos de ortopedia e traumatologia. São Paulo, Atheneu; 2013. p.284-6.
4. Ricco A, Richards B, Herring J. Disorders of the foot. In Herring J (Ed). Tachdjian's Pediatric Orthopaedics. Philadelphia, Elsevier; 1993. p.761-883.
5. Staheli LT, Chew DE, Corbett M. The longitudinal arch. A survey of eight hundred and eighty-two feet in normal children and adults. J Bone Joint Surg Am. 1987 Mar;69(3):426-8.
6. Volpon JB. Footprint analysis during the growth period. J Pediatr Orthop. 1994 Jan-Feb;14(1):83-5.
7. Heath CH, Staheli LT. Normal limits of knee angle in white children-genu varum and genu valgum. J Pediatr Orthop. 1993 Mar-Apr;13(2):259-62.
8. Johnston C, Young M. Disorders of the leg. In Herring J (Ed). Tachdjian's Pediatric Orthopaedics. Philadelphia, Elsevier; 2014. p.713-60.
9. Volpon JB. Idiopathic genu valgum treated by epiphyseodesis in adolescence. Int Orthop. 1997;21(4):228-31.
10. Ricco A, Richards B, Herring J. Disorders of the foot. In Herring J (Ed). Tachdjian's Pediatric Orthopaedics. Philadelphia, Elsevier; 2014. p.761-883.

11. Volpon JB. Pé calcaneovalgo. In Volpon JB (Ed). Fundamentos de ortopedia e traumatologia. São Paulo, Atheneu; 2013. p.275-6.
12. Volpon JB. Pé plano. In Volpon JB (Ed). Fundamentos de ortopedia e traumatologia. São Paulo, Atheneu; 2013. p.288-90.
13. Maranho D, Volpon JB. Pé torto congênito. Acta Ortopédica Brasileira. 2011;19(3):163-9.
14. Ponseti IV. Congenital clubfoot: fundamentals of treatment. New York: Oxford University Press; 1996.
15. Maranho DA, Nogueira-Barbosa MH, Simao MN, Volpon JB. Ultrasonographic evaluation of Achilles tendon repair after per-cutaneous sectioning for the correction of congenital clubfoot residual equinus. Journal of Pediatric Orthopedics. 2009; 29(7): 804-810.
16. Maranho DA, Volpon JB. Pé cavo adquirido na doença de Charcot-Marie-Tooth. Revista Brasileira de Ortopedia. 2009;44(6): 479-86.
17. Lincoln TL, Suen PW. Common rotational variations in children. J Am Acad Orthop Surg. 2003 Sep-Oct;11(5):312-20.
18. Karol LA. Rotational deformities in the lower extremities. Curr Opin Pediatr. 1997 Feb;9(1):77-80.

Crianças e adolescentes que mancam 83

■ Daniel Augusto Maranho

■ Introdução

Na infância e na adolescência a claudicação é comum e representa desafio diagnóstico para a equipe médica, pois podem existir diversas hipóteses diagnósticas[1-6]. Consequentemente, a avaliação da marcha é essencial na determinação do tipo de claudicação. As articulações devem ser examinadas para identificar sinais inflamatórios, como edema, derrame, calor, rubor, dor e reatividade articular, além da amplitude de movimento e possível mau posicionamento antálgico ou deformidades. A investigação complementar pode necessitar de exames de imagens e laboratoriais que dependem da suspeita diagnóstica e da idade.

O objetivo deste capítulo é apresentar os princípios de diagnóstico e uma breve discussão sobre as causas mais comuns de claudicação na criança e no adolescente, de acordo com a faixa etária.

■ Padrões mais comuns de claudicação

Determinar o padrão ou o tipo de claudicação é essencial para elaborar uma hipótese diagnóstica precisa. É necessária a avaliação global da marcha, desde os movimentos dos membros superiores, tronco, pelve, quadris, joelhos e pés. A familiaridade e a experiência são importantes na avaliação.

• Marcha antálgica

Na tentativa de evitar dor, a criança tende a diminuir o período de tempo da fase de apoio no lado acometido. Por isso, ela tende a trocar a passada de modo mais rápido, e a fase de apoio na marcha é assimétrica, com predomínio de tempo e apoio no lado não acometido.

Se a causa da dor estiver num nível superior ao quadril, como pelve e coluna, a criança pode andar devagar e evitar movimentar o tronco para diminuir a dor[4].

• Marcha com insuficiência do glúteo médio

Fraqueza do mecanismo abdutor provoca distúrbios no equilíbrio da pelve e no tronco durante a fase de apoio da marcha. A musculatura glútea, em especial o músculo glúteo médio, pode apresentar desvantagens mecânicas secundárias às alterações anatômicas do quadril, ou a própria musculatura pode estar enfraquecida por alteração intrínseca ou neurológica. Durante a marcha, o resultado é que na fase de apoio do lado afetado, a musculatura abdutora do quadril apresenta falha em estabilizar a pele, que sofre inclinação inferior no lado em balanço. Para manter o centro de gravidade e o equilíbrio, o paciente necessita inclinar o tronco para o lado de apoio (Figura 83.1). Na maioria das vezes, a criança não sente dor e, por isso, não procura acelerar a troca da passada[7].

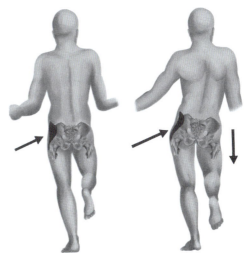

Normal: A contração do músculo glúteo médio estabiliza a pelve e mantém altura do quadril contralateral

Anormal: Na fraqueza do músculo glúteo médio, a pelve inclina e o quadril contralateral fica mais baixo

FIGURA 83.1. Representação esquemática da marcha com insuficiência do glúteo médio e sinal de Trendelenburg.
Fonte: Adaptado de: http://www.cram.com/flashcards/pk-gait-2-3519445

• Marcha com assimetria dos membros inferiores ou pelve

Nesse caso, há discrepância de comprimento entre os membros inferiores, e na fase de apoio há desnivelamento para baixo de toda a pelve e tronco no lado mais encurtado, além de elevação, quando o apoio é no lado mais alongado[8] (Figura 83.2). No lado mais longo, pode haver compensações nas articulações do quadril (flexão, adução), joelho (flexão), ou pode haver compensação em equino no tornozelo do lado mais encurtado. Outras afecções relacionadas à marcha por assimetria anatômica são deformidades, como geno valgo ou varo, ou deformidades que cursam com obliquidade pélvica, como adução ou abdução fixa do quadril, distúrbios rotacionais ou deformidade em equino.

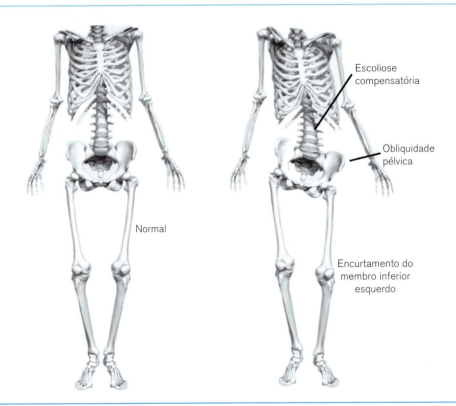

FIGURA 83.2. Representação da assimetria por discrepância de comprimentos dos membros inferiores, que podem cursam com claudicação e obliquidade pélvica.
Fonte: Acervo da autoria.

- ## Marcha espástica

Espasticidade, de modo geral, pode ocasionar déficit de coordenação e desequilíbrio muscular. Existem diversos padrões de marcha espástica, que comumente envolvem desequilíbrio de tônus muscular, com predomínio da hipertonia. Há também desequilíbrio entre músculos agonistas e antagonistas, que pode produzir rigidez, perda do controle motor seletivo e reações deficientes de equilíbrio[9,10]. Como característica, os movimentos são mais rápidos, sutis e menos coordenados, e a criança gasta mais energia que o indivíduo normal. Podem ser encontrados diversos tipos de deformidades, e as mais comuns são o equinismo, a adução dos quadris (marcha em tesoura), o flexo dos joelhos e quadris, entre outras. A espasticidade pode estar presente em um lado ou nos dois lados.

- ## Marcha com outras insuficiências musculares

Em geral, a fraqueza muscular específica determina o vetor para onde o centro de gravidade é deslocado na marcha. Por exemplo, a fraqueza do glúteo máximo está associada com marcha em hiperextensão dos quadris, anteriorização da pelve e inclinação do tronco para trás, para compensar a insuficiência muscular posterior (Figura 83.3). A marcha com insuficiência do quadríceps está associada com hiperextensão do joelho. O sinal de Gowers está presente nas distrofias musculares, cujo acometimento inicial é da musculatura pélvica, e a criança utiliza os membros superiores para conseguir levantar-se do solo[4] (Figura 83.4).

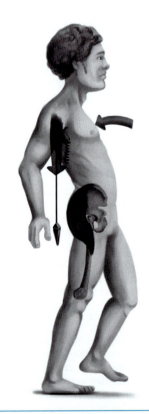

FIGURA 83.3. Representação esquemática da marcha com insuficiência do glúteo máximo.
Fonte: Adaptada de: http://www.cram.com/flashcards/pk-gait-2-3519445
http://www.cram.com/flashcards/pk-gait-2-3519445

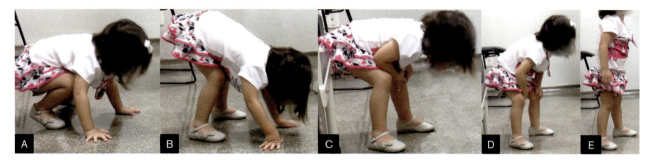

FIGURA 83.4. Sequência das etapas do sinal de Gowers.
Fonte: Acervo da autoria.

Suspeita diagnóstica por idade

Claudicação no início da marcha (entre 1 e 2 anos)

A investigação pode ser difícil, visto que a marcha está em amadurecimento e os padrões de desenvolvimento são variáveis. No exame, é comum a criança recusar-se a andar e começar a chorar no consultório. Vídeos feitos em ambiente domiciliar podem auxiliar. De qualquer modo, o padrão de marcha é diferente do adulto, pois a criança mais nova ainda não adquiriu coordenação motora e equilíbrio por completo, portanto, cai mais frequentemente, e anda com os pés afastados (base alargada) e flexão dos joelhos e quadris. Para manter o equilíbrio é importante apoiar os dois pés por mais tempo. O balanço dos membros superiores pode não ser bem sincronizado.

No caso de claudicação dolorosa, a hipótese de trauma deve sempre ser lembrada. A criança pode ter sofrido queda sem que alguém tenha percebido. Fraturas nessa idade podem ser incompletas ou ocultas e, dependendo da avaliação clínica, exames de imagem podem ser necessários (Figura 83.5). É obrigação do profissional da saúde conhecer a síndrome de maus tratos e tê-la como hipótese diagnóstica nos casos suspeitos, especialmente em fraturas do fêmur em crianças nessa faixa etária.

Infecções osteoarticulares podem estar presentes, especialmente em situações de febre, com reação inflamatória local no membro inferior, como calor, rubor, dor e aumento de volume. Muitas vezes, a criança para de andar. Outra causa de claudicação que pode ocorrer em qualquer idade são as lesões tumorais ou pseudotumorais musculoesqueléticas, que faz parte do diagnóstico diferencial das infecções osteoarticulares.

Já a claudicação indolor pode ter outras hipóteses, sendo as principais a displasia do desenvolvimento do quadril, as síndromes que cursam com diferenças de comprimento nos membros inferiores e doenças neurológicas.

Claudicação a partir dos 3 anos até o estirão de crescimento

Como a criança é mais colaborativa e cooperativa, e o desenvolvimento da marcha já está mais amadurecido, o exame físico é mais elucidativo.

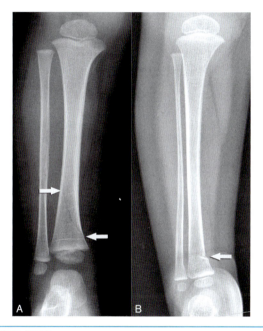

FIGURA 83.5. Fraturas incompletas podem ser causa de claudicação em crianças mais novas, como a fratura metafisária oblíqua em (A), ou fratura tipo torus em (B). Radiografias são de crianças com 2 anos de idade, com dor e edema na perna, sem deformidades evidentes clinicamente.
Fonte: Acervo da autoria.

Na claudicação antálgica, temos como suspeita a sinovite transitória do quadril e os quadros de infecção osteoarticular para as crianças mais novas, em geral, entre 2 e 4 anos. Para as crianças mais velhas, entre 5 e 7 anos, a hipótese de maior gravidade é a doença de Legg-Calvé-Perthes.

No entanto, as crianças são muito ativas e susceptíveis às quedas e traumas, hipótese que sempre deve ser lembrada.

Claudicação no estirão de crescimento e na adolescência

Nesses casos, a avaliação da marcha é mais direta e precisa. O escorregamento epifisário proximal do fêmur é a causa ortopédica mais grave, e provoca claudicação antálgica, com tendência de causar encurtamento, insuficiência do glúteo médio e desvio em rotação externa. O adolescente tem perfil de sobrepeso ou obesidade, em geral, e pode perder completamente a capacidade de apoiar.

A claudicação com dor no pé, uni ou bilateralmente, associada à deformidade rígida em valgo, pode estar associada com coalizão tarsal, um defeito de segmentação embriogênica nos ossos do tarso.

■ Diagnóstico diferencial

Para tanto, são discutidas as afecções ortopédicas mais comuns. Embora extremamente frequentes na infância e na adolescência, os traumas e as fraturas provocam claudicação, mas pela história e pelo tratamento mais típico e diretos, não são abordados neste capítulo.

• Displasia do desenvolvimento do quadril (DDQ)

Afecção congênita em que pode haver instabilidade na articulação do quadril, subluxação ou luxação, displasia acetabular e deformidades proximais do fêmur (Figura 83.6). A claudicação na criança mais nova ocorre, geralmente, por causa da subluxação ou luxação do quadril, quadro mais grave da DDQ, em que a cabeça femoral é excêntrica e não contida pelo acetábulo, que é displásico e raso. Com isso, há acentuada instabilidade e encurtamento do membro inferior afetado. A marcha é tipicamente claudicante com componente de discrepância e insuficiência do glúteo médio, porém é indolor[11]. Quando bilateral, a marcha é dita balançante, pois a pelve e o tronco sofrem inclinações para os lados, alternadamente. O exame físico em crianças após 1 ano, com acometimento unilateral, evidencia frequentemente o encurtamento do membro afetado, há assimetria de pregas cutâneas, assimetria do contorno lateral da pelve com abaulamento no lado afetado, a cabeça do fêmur é palpável na musculatura glútea, déficit parcial de abdução do quadril, sinais da telescopagem e de Galeazzi presentes, entre outros achados. Casos bilaterais podem não apresentar assimetria evidente.

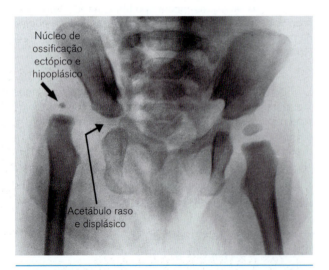

FIGURA 83.6 Radiografia anteroposterior da pelve com displasia do desenvolvimento do quadril direito e luxação congênita. Observe a assimetria do núcleo de ossificação proximal do fêmur, ectópico no lado direito, e acetábulo raso e displásico.
Fonte: Acervo da autoria.

• Sinovite transitória ou artrite reativa do quadril

Causa mais comum de claudicação dolorosa na infância, principalmente na criança mais nova entre 2 e 4 anos, mas pode ser diagnosticada até os 8 anos de idade[12,13]. A história típica é de início de claudicação súbita, sem história de trauma, mas frequentemente há quadro associado de infecção viral. A dor é variável, e algumas crianças podem parar de apoiar o lado acometido. Pode haver febre baixa, poucos episódios, mas que desapareçam espontaneamente. O estado geral da criança não se agrava com a evolução. No exame físico, o quadril é reativo e a criança sente dor à movimentação passiva. Pode haver restrição antálgica dos movimentos. Exames laboratoriais apresentam-se normais ou com linfocitose (característicos de infecção viral). As radiografias da pelve devem ser realizadas, embora sejam invariavelmente normais. Caso seja identificada alguma anormalidade radiográfica, deve-se suspeitar de outra etiologia para a dor. Como o quadril é articulação profunda de difícil palpação e inspeção, a ultrassonografia pode ser útil, e na sinovite transitória há, geralmente, discreto espessamento sinovial e derrame (Figura 83.7).

O principal e mais grave diagnóstico diferencial é a artrite séptica[12,13]. Casos duvidosos podem ser submetidos à artrocentese do quadril, e na sinovite transitória o líquido é transparente, sem sedimentações.

A sinovite transitória não necessita tratamento específico, apenas observação domiciliar, repouso e anti-inflamatórios orais não esteroidais. Casos mais graves e com dúvidas diagnósticas, podem ser observados durante algumas horas sob supervisão médica, com curva térmica. A resolução é espontânea e ocorre entre dias e semanas (em geral 10 dias), mas pode recidivar em algumas crianças[4]. O prognóstico é bom.

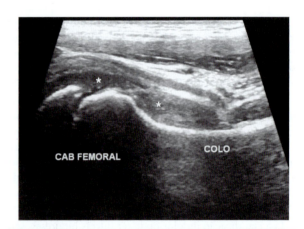

FIGURA 83.7. Imagem de ultrassonografia do quadril, evidenciando derrame articular e espessamento sinovial (asteriscos) na sinovite transitória.
Fonte: Acervo da autoria.

• Artrite séptica e osteomielite agudas

Infecções osteoarticulares agudas são condições graves, que podem ocasionar septicemia e comprometimento significativo do estado geral, e a complicação mais temível é o choque séptico. O quadro clínico é iniciado com claudicação, dor e febre e história de trauma é, geralmente, referida pelos pais. A febre é alta e repetitiva, o estado geral da criança agrava-se progressivamente e os exames laboratoriais são alterados, sugerindo infecção bacteriana[4,14]. Em qualquer suspeita diagnóstica de infecção osteoarticular deve-se realizar artrocentese ou punção óssea no segmento acometido, para pesquisa da presença de pus para exame do líquido articular. O tratamento é combinado: cirúrgico e clínico, com antibioticoterapia prolongada. O atraso no tratamento pode ocasionar sequelas permanentes.

• Doenças neurológicas

Paralisia cerebral é relativamente comum no nosso meio e, em geral, está associada ao atraso no início da deambulação. As crianças podem ser hipotônicas nos 1º e 2º anos de vida, mas após essa idade desenvolvem quadro de hipertonia e espasticidade. O desequilíbrio muscular mais comum ocasiona alterações da marcha, como flexo dos joelhos e quadris, marcha em adução, equinismo e marcha em rotação interna dos quadris[9,10].

A distrofia muscular é condição mais rara, relacionada também a distúrbios da marcha, como fraqueza muscular, lentidão, quedas, desequilíbrio e, eventualmente, dificuldade para levantar-se do chão (sinal de Gowers) (Figura 83.4).

• Marcha em equino idiopático

Caracterizada pelo apoio preferencial no antepé (Figura 83.8), realizado desde o início da marcha, que no caso ocorreu no período normal de tempo, ao redor de 1 ano. O equinismo idiopático é bilateral, simétrico e não apresenta piora progressiva. O exame neurológico é normal e deve ser obrigatoriamente realizado.

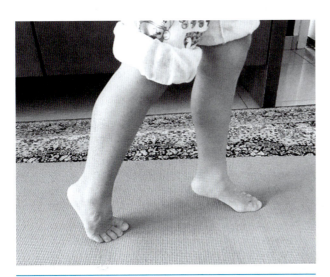

FIGURA 83.8. Equino idiopático é bilateral, simétrico e não progressivo.
Fonte: Acervo da autoria.

Quando examinada, a criança apresenta marcha em equino bilateralmente, mas quando solicitada, ela pode andar apoiando o calcanhar ou mesmo pisar apenas com o calcanhar. No exame físico há graus variados de encurtamento do tríceps sural ou seletivamente dos gastrocnêmios, o que diminui o grau de extensão passiva do tornozelo. No entanto, não é raro identificar casos com encurtamento mínimo do tendão calcâneo e que ainda estão associados à marcha em equino.

Uma hipótese é a de que o tendão calcâneo seja congenitamente encurtado, mas ainda há hipótese de que durante o desenvolvimento da marcha haja desequilíbrio entre músculos agonistas e antagonistas, e o músculo tibial anterior seja relativamente hipoativo.

O tratamento deve ser realizado precocemente com fisioterapia, com alongamento passivo do tendão calcâneo e estímulo de fortalecimento e controle motor do músculo tibial anterior.

O prognóstico é bom e há resolução em mais de 90% dos casos. Casos de exceção, que apresentaram falhas no tratamento com fisioterapia, podem ser candidatos ao tratamento cirúrgico para alongamento do tendão calcâneo.

Qualquer suspeita de transtornos de espectro autista deve ser investigada, pois a marcha em equino é relativamente comum em crianças autistas. Nesses casos, o prognóstico de resolução é inferior e a etiologia do equinismo não é totalmente esclarecida.

• Doença de Legg-Calvé-Perthes

Ocorre em crianças entre 3 e 12 anos, mas é mais comum entre 4 e 7 anos[15]. As crianças com Perthes iniciam claudicação antálgica, que piora aos esforços e logo após acordar; mas a dor pode não ser a queixa principal. O importante é lembrar que a dor pode ser referida no joelho ou na coxa, o que pode causar atraso diagnóstico. No exame físico existe variedade de achados, desde pequena perda de abdução e rotação interna até o quadril bem doloroso e bloqueado. As radiografias são suficientes para diagnóstico, e o primeiro achado é diminuição da altura do núcleo de ossificação proximal do fêmur acometido. Após, há esclerose do núcleo de ossificação, com borramento do trabeculado ósseo, que caracteriza a necrose (Figura 83.9). Casos duvidosos podem ser submetidos à ressonância magnética.

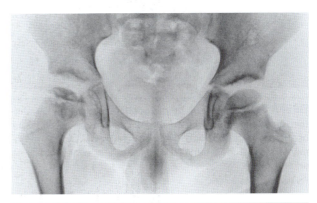

FIGURA 83.9. Radiografia anteroposterior da pelve, evidenciando doença de Legg-Calvé-Perthes à direita com diminuição da altura e esclerose intensa do núcleo de ossificação proximal do fêmur.
Fonte: Acervo da autoria.

A doença de Perthes é caracterizada pela necrose idiopática da epífise proximal do fêmur, e afeta mais o sexo masculino. Ela é autolimitada, ou seja, a necrose é reabsorvida, um tecido ósseo novo desenvolve-se no local e depois há remodelamento.

O papel principal do tratamento é evitar que o osso necrótico sofra colapso. Por isso, em casos com fatores de risco, como grande área necrótica, acometimento da porção (pilar) lateral da epífise, rigidez antálgica do quadril, subluxação lateral, criança obesa ou com mais de 8 anos, o prognóstico é pior. Se a doença está ainda na fase suscetível à deformação (necrose, fragmentação), uma cirurgia pode ser indicada para proteger a esfericidade da cabeça femoral.

- **Escorregamento epifisário proximal do fémur (EEPF)**

Trata-se de uma das afecções do quadril mais comuns na adolescência e ocorre principalmente entre 9 e 14 anos. É doença potencialmente grave e de tratamento cirúrgico. No período do estirão de crescimento a placa de crescimento proximal do fêmur pode adquirir estado de instabilidade, e a epífise torna-se excêntrica em relação ao colo. O desvio rotacional pode ser agudo ou progressivo[16]. A etiologia é controversa, mas existem fatores bioquímicos (desequilíbrio hormonal, leptina) e anatômicos (morfologia do fêmur e acetábulo), que podem predispor à doença.

O adolescente inicia claudicação antálgica e com insuficiência do glúteo médio, e o membro inferior afetado apresenta deformidade em rotação externa. A dor pode ser referida no joelho. Existem casos em que a instabilidade da placa de crescimento é acentuada, e o adolescente não consegue apoiar no membro acometido.

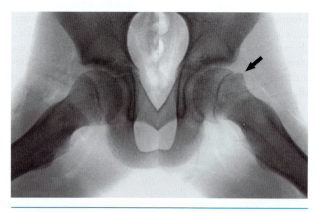

FIGURA 83.10. Imagens de radiografia em perfil de Lauenstein, mostrando escorregamento epifisário proximal do fêmur esquerdo (seta). O lado direito está normal. O escorregamento epifisário é uma das causas de claudicação na adolescência.
Fonte: Acervo da autoria.

Radiografias da pelve devem ser obrigatoriamente realizadas na incidência anteroposterior e, quando a movimentação do quadril permite, uma incidência em perfil ou Lauenstein (Figura 83.10). Um dos sinais mais precoces é o de radiolucência peritubérculo[17]. O grau de desvio é variável. Nos casos graves, há acentuado conflito mecânico entre o colo femoral e o rebordo acetabular, o que bloqueia os movimentos do quadril, causa muita dor e limita acentuadamente o apoio.

O tratamento é cirúrgico, para promover a estabilização da epífise. O procedimento mais comum é a epifisiodese (fechamento da placa de crescimento), realizada geralmente com a inserção de um parafuso no centro da epífise, atravessando a placa de crescimento. Casos com desvios e deformidades podem ser submetidos à osteotomia.

■ Referências bibliográficas

1. Fischer SU, Beattie TF. The limping child: epidemiology, assessment and outcome. J Bone Joint Surg Br. 1999 Nov;81:1029-34.
2. Flynn JM, Widmann RF. The limping child: evaluation and diagnosis. J Am Acad Orthop Surg. 2001 Mar-Apr;9:89-98.
3. Lawrence LL. The limping child. Emerg Med Clin North Am. 1998 Nov;16:911-929, viii.
4. Herring JA, Birch JG. The Limping Child. In Herring J (Ed). Tachdjian's Pediatric Orthopaedics. Philadelphia, Elsevier; 2014. p.79-89.
5. Leet AI, Skaggs DL. Evaluation of the acutely limping child. Am Fam Physician. 2000 Feb 15;61:1011-18.
6. Leung AK, Lemay JF. The limping child. J Pediatr Health Care. 2004 Sep-Oct;18:219-223.
7. Hensinger RN. Limp. Pediatr Clin North Am. 1986 Dec;33:1355-64.
8. Kaufman KR, Miller LS, Sutherland DH. Gait asymmetry in patients with limb-length inequality. J Pediatr Orthop. 1996 Mar-Apr;16:144-150.
9. Brunt D, Scarborough N. Ankle muscle activity during gait in children with cerebral palsy and equinovarus deformity. Arch Phys Med Rehabil. 1988 Feb;69:115-7.
10. Hullin MG, Robb JE, Loudon IR. Gait patterns in children with hemiplegic spastic cerebral palsy. J Pediatr Orthop B. 1996 Fall;5:247-51.
11. Volpon JB. Displasia do desenvolvimento do quadril. In Volpon JB (Ed). Fundamentos de ortopedia e traumatologia. São Paulo, Atheneu; 2013. p.269-73.
12. Hart JJ. Transient synovitis of the hip in children. Am Fam Physician. 1996 Oct;54:1587-91, 1595-86.
13. Kocher MS, Zurakowski D, Kasser JR. Differentiating between septic arthritis and transient synovitis of the hip in children: an evidence-based clinical prediction algorithm. J Bone Joint Surg Am. 1999 Dec;81:1662-70.
14. Waters E. Toxic synovitis of the hip in children. Nurse Pract. 1995 Apr;20:44-46, 48, 51.
15. Volpon JB. Doença de Legg-Calvé-Perthes. In Volpon JB (Ed). Fundamentos de ortopedia e traumatologia. São Paulo, Atheneu; 2013. p.290-2.
16. Maranho DA. Escorregamento epifisário proximal do fêmur. In Volpon J (Ed). Fundamentos de ortopedia e traumatologia. São Paulo, Atheneu; 2013. p.292-5.
17. Maranho DA, Miller PE, Novais EN. The Peritubercle Lucency Sign is a Common and Early Radiographic Finding in Slipped Capital Femoral Epiphysis. J Pediatr Orthop. 2018 Aug;38:e371-e376.

Infecções osteoarticulares 84

■ Daniel Augusto Maranho

■ Introdução

Abordagem e estruturação multidisciplinar colaborativa são essenciais para o diagnóstico e o tratamento das infecções osteoarticulares pediátricas. Comumente, uma criança com quadro de infecção ortopédica necessita cuidados do pediatra, ortopedista, infectologista, radiologista, patologista, equipe de centro cirúrgico, laboratório e enfermagem[1].

A infecção pode causar significativa queda do estado geral, e algumas crianças com choque séptico necessitam de cuidados de terapia intensiva. O grande desafio na identificação e no tratamento das infecções osteoarticulares é padronizar o raciocínio em equipe, com base nas evidências científicas e no padrão local das infecções.

Existe tendência epidemiológica de identificação de agentes cada vez mais virulentos, organismos mais agressivos e resistentes. Mais frequentemente, o estafilococo comunitário apresenta resistência à penicilina. Também tem sido sugerida maior incidência de trombose venosa profunda em crianças com infecção musculoesquelética[1]. Outro desafio é diferenciar quadros de osteomielite de certos tumores, como osteossarcoma ou tumor de Ewing.

A presença de pus dentro do tecido ósseo ou da articulação, com intensa ação lítica das enzimas e pressão hidrostática aumentada, ocasiona destruição tecidual. Dependendo do local onde há destruição, as sequelas podem ser devastadoras e comprometer a funcionalidade no membro acometido da criança, definitivamente[2].

Os agentes etiológicos mais frequentes são o *Staphylococcus aureus* (80 a 90% dos casos), *Streptococcus* do grupo B (neonatos), *Salmonella* sp. (anemia falciforme), entre outros[2].

■ Osteomielite

O termo osteomielite é usado para indicar processo inflamatório do tecido ósseo, e inclui uma série de condições que dependem do agente etiológico, da idade da criança, da prematuridade, da internação em centro de terapia intensiva, do estado imunológico, da presença de implantes metálicos ou corpos estranhos, entre outros. A osteomielite acomete 1 a 5/10.000 crianças, e é cerca de três vezes mais frequente nos meninos[2]. Os quatro tipos de osteomielite são: aguda, subaguda, crônica e crônica recorrente multifocal[1].

A patogenia da osteomielite aguda é iniciada por quadro de bacteremia. Do ponto de vista circulatório, os capilares sinusoidais da metáfise dos ossos longos constituem local de baixo fluxo[3]. A cartilagem de crescimento é avascular e cria barreira de fluxo sanguíneo entre a epífise e a metáfise. A porção venosa dos capilares sinusoidais metafisários apresentam adicionalmente baixa pressão de oxigênio. Todos esses fatores facilitam a aderência e a multiplicação de microrganismos. Com a implantação bacteriana, é iniciado processo inflamatório, que depende do grau de virulência e da imunidade da criança. Em geral, os *S. aureus* são bastante agressivos e desencadeiam intensa resposta imune, tornando o processo inflamatório de defesa intenso. Há edema intraósseo e grande infiltração de células de defesa[4]. Dentro de 2 a 3 dias, a ação lítica inicia destruição do tecido ósseo infectado e formação de pus, o que gera aumento da pressão e dor intensa, secundários ao abscesso intraósseo (Figura 84.1). O quadro de bacteremia pode se estender, e os pacientes podem evoluir com septicemia. A alteração de fluxo sanguíneo pode estimular a ocorrência de trombose em pequenos vasos e necrose óssea. O aumento da pressão e da quantidade de pus pode estimular disseminação para o canal medular, provocando pandiafisite ou rompimento do córtex ósseo, drenagem do pus para o espaço subperiosteal (abscesso subperiosteal), e até fistulização externa ou acometimento articular (Figura 84.1). Apesar da resposta na fase aguda resultar em alterações fisiológicas e metabólicas, caracterizadas por febre, queda do estado geral, letargia, permeabilidade vascular alterada, leucocitose, alterações da função hepática, o objetivo é isolar e neutralizar o local sede do agente infeccioso[5].

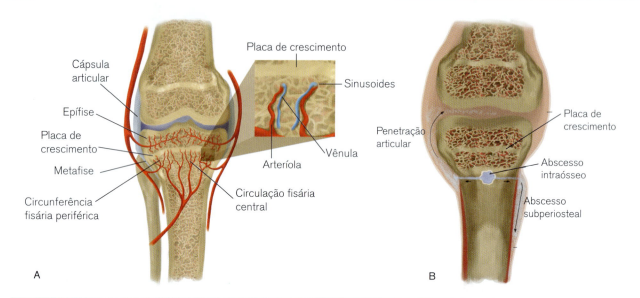

FIGURA 84.1. Esquematização da patogenia da osteomielite aguda. (A) A região metafisária dos ossos longos possui região de baixo fluxo sanguíneo e baixa pressão de oxigênio na porção venosa dos capilares sinusoidais metafisários, que é susceptível à implantação bacteriana, frequentemente relacionada à trauma local. (B) O aumento da pressão e da quantidade de pus pode estimular drenagem para o espaço subperiosteal ou para a articulação.
Fonte: Adaptada de: Copley LAB, Herring JA.

Cerca de 2 a 3 semanas após a instalação do quadro, se não houver tratamento adequado, a área resultante de necrose pode decorrer em segmento de osso morto e infectado, sem perfusão, o que define a fase crônica da doença. O organismo cria invólucro de isolamento, denominado sequestro ósseo. O sequestro é identificado nos exames de imagem como área de tecido ósseo esclerótico, circundado por área lítica, e pode ser identificado durante o ato cirúrgico.

■ Artrite séptica

Processo infeccioso que acomete a sinóvia dentro da cápsula articular. De modo simplificado, podemos dizer que a sinóvia é um tecido que recebe bastante circulação sanguínea e produz o líquido sinovial. A cartilagem hialina articular é avascular e nutrida pelo líquido sinovial, que tem como características ser transparente e viscoso.

Durante bacteremia, o microrganismo pode alojar-se no tecido sinovial e causar infecção. Outras vias de contaminação para a artrite séptica são a invasão direta por trauma, a injeção intra-articular ou a osteomielite em determinadas regiões anatômicas em que a metáfise é intracapsular, como quadril, ombro, cotovelo e tornozelo[1,2].

É interessante lembrar que em crianças mais novas, em geral entre 1 e 2 anos, existem anastomoses que conectam a epífise com a metáfise através da placa de crescimento[6], e o quadro de artrite séptica pode ocorrer concomitante à osteomielite metafisária adjacente (Figura 84.2). Essa informação é extremamente importante e exige tratamento adequado das duas condições.

A artrite séptica é quadro grave, pois pode produzir destruição articular irreversível. O diagnóstico e o tratamento adequados podem mudar essa história natural.

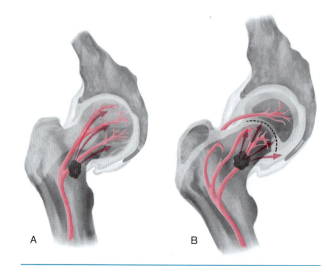

FIGURA 84.2. Esquematização da vascularização proximal do fêmur. (A) No recém-nascido há anastomoses entre a vascularização da epífise e a metáfise, e uma infecção metafisária pode acometer a epífise e causar necrose da cabeça femoral. (B) Após o desenvolvimento do núcleo de ossificação secundária, na criança mais velha, a vascularização é independente e a placa de crescimento funciona como barreira contra a disseminação de infecção da metáfise para a epífise. No caso do quadril, como a metáfise é intracapsular, pode haver artrite séptica associadamente.
Fonte: Adaptada de: Copley LAB; Herring JA.

■ Abordagem inicial dos casos agudos

Crianças de qualquer idade, com quadro infeccioso, febre e dor no aparelho locomotor, podem apresentar infecção musculoesquelética. O local da dor sugere fortemente

84 ■ Infecções osteoarticulares

o local do acometimento. Deve-se lembrar que afecções do quadril podem ocasionar dor referida na coxa e no joelho.

Na história, a criança apresenta febre alta de difícil controle. O acometimento do estado geral é variável, mas pode ocasionar grave comprometimento, inclusive choque séptico. Há letargia, irritabilidade, anorexia.

Localmente, encontram-se sinais clássicos de aumento de volume, dor, eritema, hiperemia e calor. História prévia de trauma local é comum, embora seja difícil estabelecer relação direta. Uma hipótese é que trauma local aumente a perfusão e diminua as defesas nos tecidos lesados, o que facilita a aderência bacteriana. Dor para pisar, claudicação ou parada da deambulação sugerem fortemente acometimento musculoesquelético nos membros inferiores.

Embora a infecção esteja localizada no sistema musculoesquelético, sua origem é hematogênica. Assim, a avaliação clínica completa é mandatória[2]. A origem da bacteremia pode estar numa otite, amigdalite ou pneumonia. Pode haver infecção do trato urinário. Endocardite com êmbolos sépticos representa condição grave e associada com múltiplos focos infecciosos. Ainda, uma simples lesão de pele pode estar relacionada com a porta de entrada para a infecção.

A osteomielite aguda acomete principalmente a metáfise dos ossos longos, especialmente nos membros inferiores e, geralmente, é monofocal, embora em cerca 10 a 20% dos casos mais graves, ela seja multifocal[2].

A artrite séptica apresenta a mesma característica de acometimento, preferencialmente, monoarticular. No entanto, articulações profundas, como o quadril, não apresentam sinais superficiais. No quadril há dor para a tentativa de mobilização e posicionamento antálgico em flexão, abdução e rotação externa, posição que mais acomoda o excesso de volume intra-articular.

Em neonatos prematuros e pacientes imunodeficientes, a apresentação pode ser mais insidiosa, porém são também casos muito graves. Pacientes em incubadoras e leitos de CTI podem apresentar infecção osteoarticular concomitante com pneumonia ou outras infecções, e o exame físico, nesses casos, é dificultado pelas condições clínicas, presença de acessos vasculares, imobilizações e isolamento, por exemplo.

A importância do diagnóstico precoce deve ser salientada, pois a história natural da osteomielite e da artrite séptica aguda pode ser alterada com tratamento adequado. Deve-se salientar que a história e o exame clínico são as ferramentas mais importantes para indicar e guiar o tratamento.

A investigação complementar necessita de exames de imagem e de laboratório, que também são importantes no acompanhamento e na evolução.

■ Estudo por imagem

Radiografias simples nos casos agudos de infecção com menos de 10 dias, em geral, são importantes principalmente para excluir condições como tumor ou trauma. Na artrite séptica ou na osteomielite, as radiografias simples, normalmente, são normais durante os primeiros 7 a 10

dias da afecção, no entanto, devem obrigatoriamente ser realizadas[2].

As radiografias devem ser realizadas ao menos em duas incidências ortogonais (AP e perfil) e localizadas. Inicialmente, o tecido ósseo é normal, mas podem ser percebidos aumento de volume de partes moles, mau posicionamento articular antálgico e, em casos de artrite séptica grave, subluxação ou luxação.

As lesões líticas da osteomielite podem demorar entre 10 e 14 dias para aparecerem nas radiografias, pois há certa demora para reabsorção do tecido ósseo destruído[2]. Após 2 semanas, as lesões líticas são evidentes e variadas. Mais tardiamente, pode haver evidenciação de tecido ósseo esclerótico com borramento do trabeculado, características do osso necrótico. A presença isolada de ilha de osso esclerótico, circundada por invólucro de área lítica, caracteriza o sequestro ósseo da osteomielite crônica[2].

A tomografia apresenta as mesmas características da radiografia, e raramente é realizada para infecções osteoarticulares agudas.

Em contrapartida, a ressonância magnética é bastante sensível para evidenciar alterações ósseas precocemente, e pode ser solicitada já nos 1º ou 2º dias da suspeita diagnóstica[2]. No entanto, o acesso é limitado e, no nosso meio, esse exame pode ser indisponível. A cintilografia óssea com tecnécio 99^m também é bastante sensível para sugerir precocemente infecção osteoarticular, apesar de ser pouco específica. Pode sugerir hipercaptação nos primeiros dias de acometimento[2].

A ultrassonografia é método que pode ser bastante útil na elucidação diagnóstica[1]. Nas articulações profundas como quadril, o derrame articular acompanhado de líquido com grumos sugere a presença de pioartrite. Ainda, a localização de abscessos subperiosteais pela ultrassonografia indicam quadro de osteomielite aguda. Articulações superficiais, como joelho ou cotovelo, são mais facilmente examinadas, e a ultrassonografia pode acrescentar poucas informações adicionais. Além disso, o exame é dependente da experiência do médico que o realiza.

■ Exames laboratoriais

Hemograma apresenta, geralmente, leucocitose com desvio à esquerda, a velocidade de hemossedimentação e os níveis de proteína C-reativa estão aumentados. Hemoculturas podem ser positivas em até metade dos casos[2], porém o uso prévio de antibióticos diminui a sensibilidade desse exame.

■ Tratamento

Tratamento das infecções osteoarticulares deve ser multidisciplinar e combina tratamento medicamentoso com cirúrgico.

O tratamento isolado com antibióticos é reservado apenas para casos extremamente iniciais, nas primeiras 24 a 48 horas de sintomas, em que ainda não houve tempo de produzir abscesso e pus[2]. Essa situação é muito rara no nosso meio e, mesmo assim, o tratamento é hospitalar, com antibiótico endovenoso e reavaliação constante, pois podem haver falhas.

A criança deve ser internada assim que houver suspeita diagnóstica de infecção osteoarticular aguda, seguindo coleta dos exames laboratoriais e de imagem. Trata-se de urgência médica. A assistência médica pediátrica é essencial para o controle hidroeletrolítico, medidas gerais e controle da febre[2].

O momento de início da antibioticoterapia é controverso. Idealmente, ela é iniciada após coleta das amostras de tecido. Porém, o início não deve ser postergado em situações de septicemia ou choque, nem mesmo em condições em que o acesso ao centro cirúrgico é demorado, situação comum no nosso meio.

Como o *S. aureus* é o agente mais comum, a escolha do antibiótico deve ser direcionada até reajuste de acordo com as culturas. Para infecções comunitárias em locais com baixos índices de resistência bacteriana, penicilina ou cefalosporina de primeira geração podem ser iniciadas, por via endovenosa. No entanto, muitos centros já têm como protocolo iniciar oxacilina, pois os índices de resistência bacteriana do *S. aureus* são altos em nosso meio. Situações de exceção, como neonatos, imunossuprimidos, infecção por ferimento no pé ou por mordedura, anemia falciforme, devem ter tratamento com amplo espectro de antibioticoterapia, incluindo Gram-positivos e negativos e anaeróbios.

"A abordagem cirúrgica inicial para suspeitas de infecção osteoarticular é a punção[1,2]. Todo caso de suspeita de infecção deve ser submetido à punção diagnóstica, seja de partes moles, do periósteo, do osso, seja da articulação." A punção auxilia também na localização e determinação do local de drenagem.

A punção óssea ou articular é realizada sempre no centro cirúrgico sob anestesia. Uma agulha grossa e longa é utilizada para puncionar o osso metafisário e o espaço subperiosteal, e radioscopia é importante para guiar o local da punção e evitar dano iatrogênico à placa de crescimento. Para artrocentese, o mesmo procedimento é realizado. Nos casos em que há dúvida entre osteomielite ou artrite séptica, o local menos provável de haver infecção é puncionado primeiro, mas tanto o osso como a articulação devem ser investigados. Crianças com menos de 2 anos e articulações com metáfise intracapsular (quadril, cotovelo, ombro e tornozelo) podem apresentar artrite séptica e osteomielite associadamente.

Muitas dúvidas surgem quando há osteomielite metafisária, associada a pequeno derrame no joelho (clinicamente), ou no quadril (ultrassonografia), por exemplo. Em geral, o derrame é reacional, secundário ao aumento perfusional local. Porém, a avaliação clínica detalhada deve ser realizada e, em casos de dúvida persistente, a artrocentese é indicada para avaliar a presença de líquido sinovial normal ou pus.

Em casos ainda duvidosos após a punção, o material aspirado pode ser submetido à análise laboratorial, antes da decisão sobre drenagem cirúrgica.

Na presença de pus, a drenagem cirúrgica é obrigatória, associada ao desbridamento do tecido necrótico. Se houver cronicidade, a sequestrectomia deve ser realizada. Casos muito iniciais, com falha do tratamento isolado com antibióticos, também devem ser submetidos à abordagem cirúrgica. Na cirurgia é realizada a drenagem do abscesso e de todo o pus. Na osteomielite, perfurações do córtex ou abertura de janela no córtex são realizadas para acesso ao osso metafisário e drenagem. Na artrite séptica é realizada capsulotomia ampla e drenagem, que pode ser feita por via aberta ou endoscópica. A coleta de material para cultura e exame anatomopatológico é essencial.

A filosofia do tratamento cirúrgico é de diminuir a agressividade do processo e acelerar a cura. A cirurgia pode ser invasiva, porém a presença ativa de infecção osteoarticular é muito mais agressiva e mórbida. A antibioticoterapia prolongada pode até controlar a infecção, mas as sequelas podem ser irreversíveis e devastadoras, se não houver a drenagem e a descompressão.

Após a drenagem, imobilização é aplicada para proteção e analgesia. Em alguns centros, preconiza-se a manutenção de irrigação e drenagem, o que é controverso.

O período de antibioticoterapia é, no total, de 3 semanas para a artrite séptica, e de 6 semanas para a osteomielite. Existe tendência geral de diminuir ao máximo o tempo de internação e antibioticoterapia endovenosa. Assim, logo que o quadro infeccioso sistêmico for controlado e a criança deixar de apresentar febre ou dor, e estiver com cicatriz seca e fechada, o antibiótico pode ser transicionado para oral até completar o tempo total.

A prevenção das complicações deve ser feita com restrição inicial do apoio para prevenir fraturas patológicas, e mobilização precoce para prevenir rigidez. Em crianças pequenas, com artrite séptica do quadril, utiliza-se gesso em abdução ou tração no leito para prevenir subluxação após capsulotomia.

Acompanhamento prolongado deve ser preconizado. Outras complicações tardias podem ocorrer: condrólise, necrose da cabeça femoral, lesão da placa de crescimento com desvios angulares ou encurtamento. Nos ossos longos pode também haver discreto hipercrescimento secundário ao excesso de fluxo sanguíneo durante o processo infeccioso e de cicatrização.

■ Abordagem nos casos subagudos

Casos subagudos são definidos como sinais e/ou sintomas de processo infeccioso com mais de 2 semanas, com quadro mais brando e arrastado[1,2]. Pode haver febre baixa ou ausência de febre. O segmento afetado pode não apresentar alterações evidentes ou sinais atípicos de inflamação, como dor leve, mau posicionamento articular com rigidez parcial, edema, calor e rubor leves.

As alterações dos exames laboratoriais também são ausentes ou atípicas. Não há hemograma típico de infecção bacteriana.

A patogenia envolve microrganismos de virulência mais baixa. Bactérias como os *Estreptococcus* são comuns e podem ser encontrados fungos ou micobactérias.

A osteomielite subaguda não forma pus e pode haver lesão lítica típica, cercada por osso esclerótico reacional, que caracteriza o abscesso de Brodie. O diagnóstico diferencial é com tumores ósseos ou cartilaginosos.

Para a artrite séptica atípica, microrganismos como fungos ou micobactérias causam sinovite prolongada, com aumento de volume, derrame, dor, claudicação persistentes. Pode haver subluxação ou luxação, e quando acomete o quadril, pode haver dificuldade de distinção entre artrite séptica e sinovite transitória. A biópsia pode ser indicada e análise anatomopatológica e culturas são essenciais.

Em geral, o tratamento com antibióticos é o recomendado, pois não há abscessos com pus; mas em alguns casos, a cirurgia pode ser benéfica.

O diagnóstico diferencial deve também ser realizado com monoartrites inflamatórias ou reumáticas e, mais recentemente, com artrites crônicas pós-viroses, reações autoimunes e reações vacinais.

■ Referências bibliográficas

1. Copley LAB, Herring JA. Infections of the musculoskeletal system. In Herring J (Ed). Tachdjian's Pediatric Orthopaedics. Philadelphia, Elsevier; 2014. p.1024-76.
2. Garcia FL. Infecções. In Volpon JB (Ed). Fundamentos de ortopedia e traumatologia. São Paulo, Atheneu; 2013. p.225-32.
3. Trueta J. The 3 types of acute hematogeneous osteomyelitis. Schweiz Med Wochenschr. 1963;93:306.
4. Foglar C, Lindsey RW. C-reactive protein in orthopedics. Orthopedics. 1998;21(6):687-91. Quiz 92-3.
5. Jaye DL, Waites KB. Clinical applications of C-reactive protein in pediatrics. Pediatr Infect Dis J. 1997;16(8):735-46. Quiz 46-7.
6. Kember NF, Sissons HA. Quantitative histology of the human growth plate. J Bone Joint Surg Br. 1976;58-B(4):426-35.

Apofisites e osteocondroses 85

■ Daniel Augusto Maranho

■ Introdução

Apofisite é o termo usado para designar condição inflamatória da apófise, ou seja, do centro de ossificação secundário que recebe a inserção de unidade musculotendínea. O termo osteocondrose é mais genérico e é utilizado para agrupar um conjunto de afecções do esqueleto imaturo, que resultam do crescimento anormal, lesões por repetição ou sobrecarga, alterações da cartilagem de crescimento e dos centros de ossificações secundários adjacentes[1]. Algumas dessas condições são mais bem classificadas como apofisites, como a apofisite calcânea ou da tuberosidade anterior da tíbia. Outras são definidas como osteocondroses, embora o termo seja controverso (Figura 85.1).

A etiologia das apofisites e das osteocondroses é, em geral, desconhecida, mas pode estar associada com fatores genéticos, traumáticos, vasculares, mecânicos, hormonais, infecciosos etc. A característica comum das apofisites e das osteocondroses é o envolvimento do núcleo de ossificação secundário adjacente à cartilagem de crescimento, que atua como barreira avascular da circulação sanguínea intraóssea, podendo, teoricamente, interferir no potencial e na velocidade de cicatrização tecidual.

Durante todo o desenvolvimento do esqueleto podem ocorrer osteocondroses, porém cada doença tem sua própria epidemiologia e faixa etária. No geral, os meninos são mais frequentemente afetados, mesmo em consequência da maior exposição aos traumas repetitivos.

As osteocondroses não devem ser confundidas com osteocondrite dissecante, condição que afeta a cartilagem articular com o osso subcondral adjacente, tanto no paciente imaturo como no adulto. A osteocondrite dissecante pode apresentar mau prognóstico e necessitar de cirurgias, enquanto as osteocondroses, em geral, possuem evolução autolimitada, normalmente, com prognóstico bom.

■ Cotovelo

• Apofisite do epicôndilo medial

Afeta principalmente meninos que praticam atividades físicas com membro superior, como tenistas e arremessadores, em que há aplicação repetitiva de força pela musculatura do antebraço[1].

Há dor localizada no epicôndilo medial, com edema (Figura 85.1). Nas radiografias do cotovelo AP e perfil há fragmentação do núcleo de ossificação do epicôndilo medial e pode haver fratura por avulsão nos casos mais graves.

O tratamento é repouso, analgésicos ou anti-inflamatórios não esteroidais por via oral, compressas de gelo e fisioterapia.

• Doença de Panner

Causa de dor lateral no cotovelo da criança (Figura 85.1), sem origem externa, como trauma. É caracterizada pela ossificação anormal, necrose e fragmentação do núcleo de ossificação do capítulo, evidentes nas radiografias de crianças com menos de 10 anos[1]. A cabeça do rádio pode estar aumentada nos casos mais tardios.

Geralmente, os sintomas são brandos, pode haver diminuição da mobilidade e o prognóstico é, de modo geral, benigno. Doença autolimitada, o tratamento é repouso, analgésicos ou anti-inflamatórios não esteroidais por via oral, compressas de gelo e fisioterapia.

■ Coluna

• Doença de Scheuermann

Condição que cursa com dor e hipercifose rígida localizada na coluna torácica. A etiologia é desconhecida. Há acometimento das placas terminais das vértebras torácicas, que resultam em encunhamento e deformação. A combinação de várias vértebras encunhadas leva ao aumento da cifose torácica e ocasiona a aparência estética de "corcunda", que não melhora com a extensão ativa ou passiva do dorso, e piora no estirão de crescimento. Nas radiografias há pelo menos cinco vértebras com formato em cunha, com inclinação de pelo menos 5 graus cada. Há irregularidades nas placas terminais das vértebras acometidas e aumento da cifose[2] (Figura 85.1).

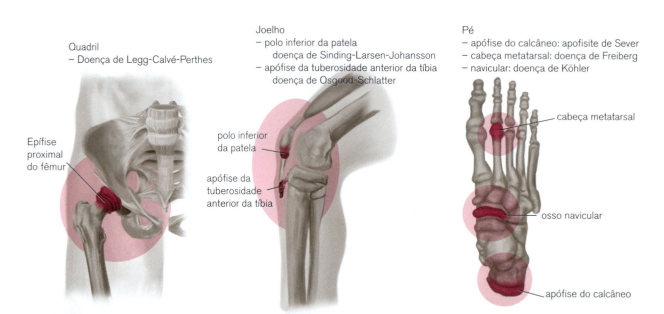
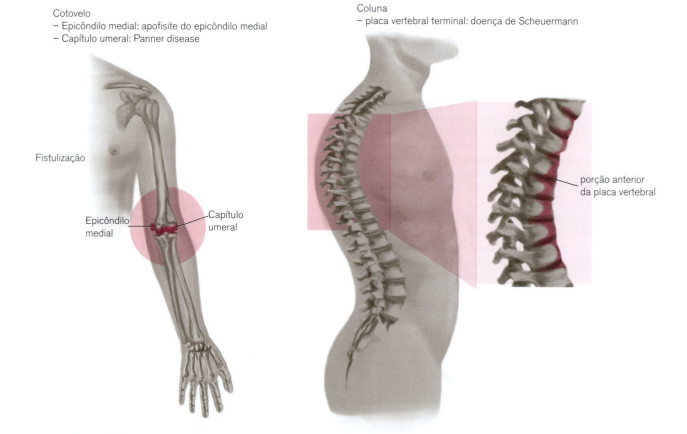

FIGURA 85.1. Sítios anatômicos mais frequentemente acometidos por apofisites e osteocondroses.
Fonte: Adaptada de: Atanda A Jr1; Shah SA; O'Brien K.

85 ▪ Apofisites e osteocondroses

As evidências científicas sugerem que a maioria dos casos pode ser tratada não cirurgicamente. Coletes podem ser indicados para curvas progressivas em pacientes esqueleticamente imaturos. As cirurgias são reservadas para casos graves, com cifose maior que 70 a 75 graus, após a maturidade esquelética[1,2]. O diagnóstico diferencial, nessa idade, é a cifose postural ou dorso curvo juvenil.

▪ Quadril

• Doença de Legg-Calvé-Perthes

Trata-se da necrose avascular da epífise proximal do fêmur (Figura 85.2), de etiologia desconhecida (idiopática)[3].

A hipótese na fisiopatogênese é de interrupção parcial ou total da perfusão no núcleo de ossificação secundário da epífise femoral. Como a circulação é terminal, ocorre necrose avascular de extensão variável.

A fase inicial da doença é caracterizada por sinovite, que causa claudicação e dor. A dor pode ser na virilha, na coxa ou no joelho. Após, a fase de necrose acomete o tecido ósseo do núcleo de ossificação epifisário (Figura 85.3), tornando-se avascular. Com período de tempo variável, geralmente meses, novos vasos lentamente penetram no tecido ósseo necrótico e permitem o processo de reabsorção gradual da necrose. A fase de fragmentação é caracterizada pela reabsorção do tecido necrótico (Figura 85.3),

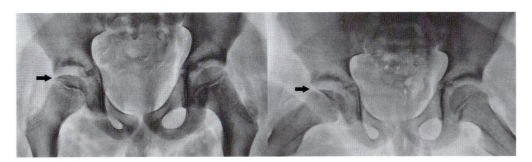

FIGURA 85.2. Imagens radiográficas de um menino com 8 anos de idade, com doença de Legg-Calvé-Perthes no quadril direito e extensa necrose da epífise. As radiografias da pelve em anteroposterior e Lauenstein mostram diminuição e esclerose do núcleo de ossificação da cabeça femoral, com evidente assimetria em relação ao lado normal esquerdo.
Fonte: Acervo da autoria.

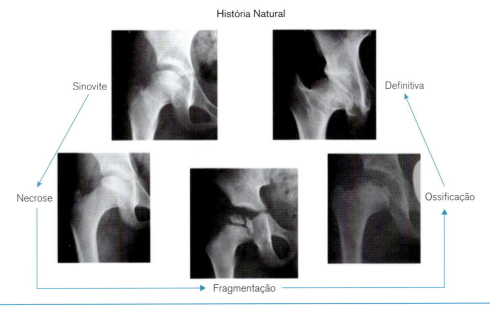

FIGURA 85.3. Radiografias anteroposteriores da pelve mostrando evolutivamente a doença de Perthes. Fase de necrose: diminuição da altura da epífise, esclerose do núcleo de ossificação e fratura subcondral. Fase de fragmentação: início de reabsorção do osso necrótico, com áreas de líse entremeadas à esclerose e achatamento do núcleo de ossificação. Fase de reossificação: preenchimento das áreas líticas com tecido ósseo neoformado. Fase tardia: forma definitiva e reossificada da cabeça femoral, em que podem permanecer deformidades residuais, no caso o encurtamento do colo femoral, discreto aumento da cabeça femoral e o trocanter maior mais alto.
Fonte: Adaptado de MARANHO, DAC. Doença de Legg-Calvé-Perthes: avaliação com ressonância magnética do labrum e da cartilagem acetabular em quadris com deformidades sugestivas de impacto femoroacetabular. 2011. 125 f. Tese (Doutorado) – Faculdade de Medicina de Ribeirão Preto, Universidade de São Paulo, Ribeirão Preto, 2011.

processo que também tem período variável e dura meses. Gradativamente, um tecido ósseo novo e saudável desenvolve-se no núcleo de ossificação, a denominada fase de reossificação (Figura 85.3). Após, o tecido ósseo neoformado sofre processo de remodelamento (fase de remodelação), e o quadril pode adquirir novo formato anatômico, típico da fase tardia da doença de Perthes (Figura 85.3). O quadril pode adquirir uma série de deformidades, caracterizadas pela coxa plana, magna, breva e vara, com o trocanter maior relativamente elevado[3].

Nas fases de necrose e fragmentação, com presença de osso necrótico fragilizado e áreas de reabsorção, existe considerável fragilidade mecânica. Pode haver fratura subcondral. O formato do núcleo pode ser alterado e a cabeça pode sofrer colapso e achatamento[3]. Algumas características podem proteger o quadril da deformação, em geral, a extensão pequena de necrose, preservação do pilar lateral do núcleo de ossificação, adequada cobertura da cabeça femoral, criança mais nova (menos de 6 anos) e sem sobrepeso, boa amplitude de movimentos etc.

No entanto, se nessa fase plástica houver fatores de risco, como extensão da necrose para mais de 50% do núcleo de ossificação, acometimento do pilar lateral, subluxação, extrusão, obesidade, idade maior que 8 anos, bloqueio de movimentos do quadril, dor e reatividade articular duradouros, entre outros, a cabeça femoral pode deformar-se definitivamente. Nessas situações, existem evidências que o tratamento cirúrgico seja benéfico, por meio de osteotomia pélvica ou femoral, com objetivo de aumentar a contenção da epífise e permitir que o acetábulo esférico sirva como "molde" durante o processo de cicatrização e remodelação da cabeça femoral.

Clinicamente, a doença de Perthes acomete preferencialmente meninos, quatro vezes mais que meninas, entre 4 e 8 anos, embora possa ocorrer antes ou depois dessa faixa etária[2]. A história é de início de claudicação sem antecedente de trauma e dor na virilha, coxa ou joelho (referida). O quadril pode apresentar limitação da abdução e da rotação interna, podendo ainda ser doloroso.

Radiografias da pelve são suficientes para o diagnóstico, e o primeiro achado é a diminuição do tamanho do núcleo de ossificação da epífise proximal do fêmur. Em seguida, há indefinição do trabeculado ósseo no núcleo de ossificação, com esclerose que carateriza a fase de necrose. Na fase de fragmentação há áreas líticas que se entremeiam na esclerose. Na reossificação, osso neoformado aparece no núcleo, e na fase de remodelamento e tardia, a cabeça adquire seu formato final.

A doença é autolimitada, porém o problema é o formato que o quadril pode adquirir. Casos que apresentam fatores de baixo risco são tratados de maneira conservadora, com restrição das atividades, repouso e exercícios para manutenção da amplitude de movimentos. A conduta nos casos de risco é o tratamento cirúrgico. O uso de gesso ou órteses é controverso na literatura e, no nosso meio, apresenta baixa adesão e alta taxa de insucesso.

■ Joelho

• Doença de Osgood-Schlatter

Também chamada de apofisite da tuberosidade anterior da tíbia, é a condição inflamatória que causa dor anterior no joelho da criança e do adolescente, mais especificamente na tuberosidade anterior da tíbia[1]. Acredita-se que traumatismos com tração repetitiva do ligamento patelar sobre o centro de ossificação da tuberosidade anterior da tíbia provoque microlesões crônicas, responsáveis pela dor e, eventualmente, hipertrofia[4].

Os pacientes apresentam sintomas entre 8 e 14 anos, e a afecção é bilateral em um terço dos pacientes. Atividades esportivas predispõem ao aparecimento dos sintomas, principalmente futebol e atividades de corrida, chute ou salto[4].

No exame há dor localizada na tuberosidade anterior da tíbia (Figura 85.4A), eventualmente com edema e aumento de volume. Casos crônicos podem apresentar hipertrofia. Atividades físicas, como correr, chutar, saltar, ajoelhar, exacerbam a dor.

Radiografias são realizadas e podem mostrar a fragmentação do núcleo de ossificação da tuberosidade anterior da tíbia e aumento de partes moles localmente[4] (Figura 85.4B). Em pacientes mais velhos pode haver hipertrofia. Outros exames não são necessários.

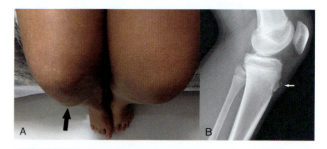

FIGURA 85.4. (A) A seta indica o ponto de dor na tuberosidade anterior da tíbia, com aumento de volume, na doença de Osgood-Schlatter. (B) Radiografia em perfil do joelho, que mostra ossificação irregular na tuberosidade anterior da tíbia no ponto de inserção do ligamento patelar (seta), característico da doença de Osgood-Schlatter.
Fonte: Acervo da autoria.

A doença é autolimitada e os sintomas cessam com a ossificação da placa de crescimento e o aumento da vascularização intraóssea. Os sintomas podem persistir por meses a anos, durante a adolescência. O tratamento é sintomático, com repouso, analgésicos e anti-inflamatórios não esteroidais por via oral, quando necessário. A fisioterapia é importante para reequilibrar e alongar os músculos isquiotibiais e quadríceps, quando necessário. As atividades podem ser mantidas conforme a tolerância da criança[4]. Raros casos são operados na fase adulta, geralmente quando há hipertrofia e saliência óssea sintomática.

• Doença de Sinding-Larsen-Johansson

Semelhante à doença de Osgood-Schlatter, porém localizada no polo inferior da patela (Figura 85.5). É resultado de tendinopatia por tração, com calcificações secundárias à avulsão parcial do ligamento patelar[1], apresentando as mesmas características epidemiológicas, porém menos frequente.

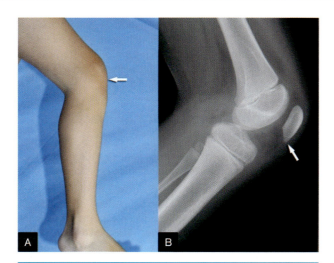

FIGURA 85.5. (A) A seta indica o ponto de dor no polo inferior da patela, na doença de Sinding-Larsen-Johansson. (B) Radiografia em perfil do joelho, mostrando ossificação irregular no polo inferior da patela, no ponto de origem do ligamento patelar (seta), característico da doença de Sinding-Larsen-Johansson.
Fonte: Acervo da autoria.

As radiografias mostram fragmentação óssea no polo inferior da patela, com aumento de volume de partes moles. Pode haver aspecto de avulsão parcial ou ossificação proximal no ligamento patelar. Também é autolimitada e de tratamento sintomático, com repouso, analgesia e fisioterapia.

■ Pé

• Doença de Sever

Apofisite do calcâneo ou doença de Sever é a causa mais comum de dor no calcanhar de atletas esqueleticamente imaturos, entre 8 e 12 anos, principalmente meninos. Existe a hipótese de que associadamente ao trauma direto do ato esportivo, o tendão calcâneo exerça forças de tração sobre a apófise, transmitidas à fáscia plantar, com vetor resultante que comprime a apófise do calcâneo contra a placa de crescimento. Microlesões no tecido ósseo do núcleo de ossificação da apófise do calcâneo, combinadas ao isolamento vascular em virtude da cartilagem adjacente, causam processo inflamatório local crônico[5].

A dor é na tuberosidade posterior do calcâneo (Figura 85.6A), bem localizada, intensificada por calçados sem salto ou andar descalço, e no exame físico há dor, principalmente, à compressão laterolateral da apófise, sem outros achados significativos. A palpação direta é menos dolorosa, geralmente. Alguns pacientes apresentam discreto encurtamento do tendão calcâneo[5].

A radiografia perfil do calcanhar é normal[6] (Figura 85.6B). Eventualmente, há achado pouco específico, com segmentação do núcleo secundário de ossificação da apófise do calcâneo, o que não tem valor diagnóstico. É importante realizar radiografia para excluir fraturas, osteomielite ou tumor.

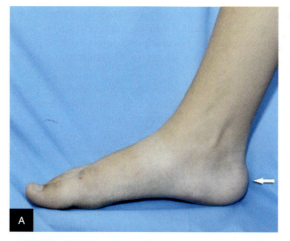

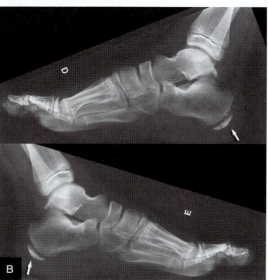

FIGURA 85.6. (A) A seta indica o ponto de dor na tuberosidade posterior do calcâneo, na apofisite de Sever. (B) Radiografias em perfil dos pés direito e esquerdo mostram os núcleos de ossificação secundários da tuberosidade posterior do calcâneo (setas), que normalmente podem ser irregulares, escleróticos ou com mais um centro de ossificação. É importante realizar radiografias para descartar tumores, fraturas ou infecções.
Fonte: Acervo da autoria.

O tratamento é sintomático, com uso de palmilha para elevação do calcanhar ou calcanheiras de silicone, que diminuem as solicitações mecânicas locais. Medidas auxiliares são analgesia ou anti-inflamatórios não esteroidais por via oral, quando necessário, repouso, alongamento do tendão calcâneo e da fáscia plantar, perder peso, se houver obesidade, entre outros.

A cura definitiva ocorre quando a apófise se ossifica e se une ao calcâneo, estabelecendo, assim, bom padrão vascular. A afecção é autolimitada e não deixa complicações.

• Doença óssea de Köhler

Trata-se da osteocondrose do navicular. Acontece na criança mais nova, a partir dos 2 anos até os 8, e acomete três vezes mais meninos. A causa é desconhecida e não há história de trauma, fraturas, infecções prévias. Existe a hipótese de que o navicular possa sofrer estresse por compressão em situações de atraso de ossificação ou mesmo necrose avascular[1,7].

A criança inicia claudicação e dor no mediopé, e no exame há dor localizada sobre o navicular, possivelmente com edema ou calor. O diagnóstico é clínico.

As radiografias (AP, perfil e oblíqua) podem mostrar alterações no osso navicular, com esclerose, achatamento, deformação e fragmentação.

A doença é autolimitada, dura em geral 1 ano e meio a 3 anos, e o tratamento é sintomático, pois não altera o tempo de resolução da doença. Há bom prognóstico e não é necessário cirurgia. Casos com muita dor e claudicação podem ser tratados com restrição da descarga de peso por meio de repouso e proteção, como uma imobilização gessada ou órtese removível (3 a 4 semanas). Uma palmilha com suporte do arco plantar medial pode também aliviar a dor.

• Doença de Freiberg

Trata-se da osteocondrose da cabeça metatarsal, na grande maioria das vezes, do segundo metatarsal[1,7]. Pode estar relacionada a traumas de repetição, microfraturas, uso inadequado de calçados ou distúrbios vasculares, porém a causa é desconhecida e, provavelmente, envolve necrose avascular da cabeça do segundo metatarsal. Acomete preferencialmente meninas.

O quadro é iniciado em meninas adolescentes, por volta de 13 anos. A fase aguda é de dor acentuada na região metatarsal, acompanhada de edema e limitação antálgica de movimentos.

A radiografia AP e oblíqua do antepé mostram esclerose óssea na cabeça metatarsal, geralmente do segundo, e graus variados de achatamento da superfície articular.

Na maioria das pacientes, o tratamento é conservador, com modificação no uso de calçados, evitando saltos mais altos, modificação na rotina de atividades físicas, palmilhas acolchoadas e com apoio retrocapital para metatarsalgia.

A doença é autolimitada, porém, se houver deformação da articulação, pode ocorrer dor crônica e limitações, semelhante ao que acontece na doença de Perthes. Nas pacientes adultas, cirurgias preservadoras podem melhorar a função e aliviar a dor. Procedimentos possíveis são o desbridamento articular, a artroplastia de interposição, a osteotomia metatarsal e a curetagem e enxertia, entre outros, a ser definido caso a caso[7].

■ Encaminhamento para avaliação do ortopedista

Em geral, toda osteocondrose com sintomas persistentes devem ser idealmente avaliadas pelo especialista.

Casos iniciais e leves das doenças Osgood-Schlatter, Sinding-Larsen-Johansson e Sever podem ser conduzidos pelo pediatra, pois o prognóstico é bom, e são muito raros os casos de complicações. Mas, caso haja persistência dos sintomas e dúvidas, a avaliação especializada é recomendada.

Pacientes com possível acometimento articular, como ocorre nas doenças Legg-Calvé-Perthes, Freiberg e Panner, e na cifose de Scheuermann, devem obrigatoriamente ser avaliados pelo especialista, em virtude do risco potencial de complicações. Por exemplo, na doença de Perthes com sinais de risco, o tratamento pode teoricamente mudar a história natural final da doença.

■ Referências bibliográficas

1. Atanda AJr., Shah SA, O'Brien K. Osteochondrosis: common causes of pain in growing bones. Am Fam Physician. 2011;83(3):285-91.
2. Johnston C. Kyphosis. In Herring J (Ed). Tachdjian's Pediatric Orthopaedics. Philadelphia, Elsevier; 2014. p.308-27.
3. Maranho DA. Doença de Legg-Calvé-Perthes: avaliação com ressonância magnética do labrum e da cartilagem acetabular em quadris com deformidades sugestivas de impacto femoro-acetabular. Ribeirão Preto, Universidade de São Paulo; 2011.
4. Volpon JB. Doença de Osgood-Schlatter. In Volpon JB (Ed). Fundamentos de ortopedia e traumatologia. São Paulo, Atheneu; 2013. p.298-9.
5. Volpon JB. Apofisite do calcâneo (doença de Sever). In Volpon JB (Ed). Fundamentos de ortopedia e traumatologia. São Paulo, Atheneu; 2013. p.299-300.
6. Volpon JB, Carvalho-Filho G. Avaliação radiográfica na apofisite do calcâneo. Revista Brasileira de Ortopedia. 1998;33(1):36-40.
7. Ricco A, Richards B, Herring J. Disorders of the foot. In Herring J (Ed). Tachdjian's Pediatric Orthopaedics. Philadelphia, Elsevier; 2014. p. 761-883.

Índice Remissivo

A

Abdome e pelve, métodos de imagem, 134
Abscesso(s), 220
   cerebral, 332
   dentário, 188
   extradural, 332
   orbitário, 340, 364
   periamigdaliano, 186
   peritonsilar, 314
   retrofaríngeo, 186
   subperiosteal, 340, 364
Abuso sexual, 274
   anticoncepção de emergência no, 184
   e infecções sexualmente transmissíveis, 182
Acantose nigricans, 255, 257
Acidente(s), 97
   ações preventivas, 99
      de acordo com a faixa etária, 99
      primária, 99
      secundária, 99
      terciária, 99
   adolescentes, 99
   características da criança mais predisposta a
      sofrer, 99
   características de quem sofre, 98
   de trânsito, 5
   escolar, 98
   fatores relacionados aos, 97
   lactente, 98
   pré-escolar, 98
   prevenção, 99
   recém-nascido, 98
Ácido(s)
   clorogênico, 94
   graxos ômega-3, 506
   micofenólico, 703, 704
   nicotínico, 505
Acne, 257
Acometimento do aparelho respiratório, 546
Acrodermatite papulosa infantil, 227

Acuidade visual, 347, 351, 355
Adenite bacteriana aguda, 188
Adenoamigdalectomia, 321-322
Adenoidectomia, 317
Adiponectina, 82
Adrenalina, 466, 467
Adrenarca, 494
Aerolin®, 433
Afecções
   cerebrovasculares, 4
   cirúrgicas, 197
Agentes
   anorexígenos, 86
   produtores
      de citotoxinas, 520
      de enterotoxinas, 520
Agonista(s)
   alfa-adrenérgico central, 651
   dos receptores a2-adrenérgicos, 110
Alarme cirúrgico do recém-nascido, 193
Albumina, 705
Álcool, 46
Aldosterona, 82
Alérgenos alimentares, 553
Alergia alimentar, 551
   classificação, 552
   diagnóstico, 554
   dietas de exclusão, 556
   exame(s)
      complementares, 555
      físico, 555
   fisiopatologia, 552
   história
      clínica, 554
      natural da alergia alimentar, 553
   manifestações clínicas, 553
   mediadas
      por IgE ou imediatas, 552, 555
      preventivas, 556
   mistas, 552

não mediadas por IgE ou tardias, 552

    tratamento, 556

Alimentação da criança e do adolescente, 17

Alimentos isentos de glúten, 537

Alinhamento

    dos olhos, 346

    fisiológico

        do joelho na criança, 721

        do pé e variações na criança, 723

    rotacional dos joelhos e pés, 726

Alopecia, 241

    adquiridas, 241

    areata, 242

    autoinduzida, 243

    de tração, 244

Alterações

    congênitas sem aumento da fragilidade capilar, 240

    da haste

        capilar, 240

        com aumento da fragilidade, 241

    de espessura, 220

    do alinhamento dos pés e joelhos, 721

    nas pálpebras, 359

    simultâneas das várias séries, 121

    ungueais, 238, 239

Ambliopia, 345, 346

Ametropias, 346, 348

Amigdalectomia, 317

Aminoácidos, 93

Amoxicilina, 329

    com clavulanato, 330

Anafilaxia, 463

    a alimentos, 465

    ao látex, 466

    classificação, 464

    diagnóstico diferencial, 464, 468

    epidemiologia, 463

    etiologia, 463

    fatores de risco, 463

    idiopática, 466

    induzida por exercício associada a alimento específico, 465

    manifestações clínicas e critérios diagnósticos, 464

    por medicamentos, 465

    por picada de insetos, 466

    prevenção, 468

    quadro clínico, 464

    tratamento, 466

Analgesia, 105

Analgésicos, 110, 112-113, 289

Análise morfológica do sangue periférico, 118

Androgênios

    efeitos colaterais e complicações, 90

    epidemiologia, 89

    farmacologia, 90

Androstenediona, 90

Anel linfático de Waldeyer, 311

Anemia(s)

    anamnese, 657

    classificação das, 656

        fisiopatológica das, 656

        morfológica das, 656

        segundo produção eritrocitária, 657

    diagnóstico, 657

    diagnóstico diferencial, 664

    exames laboratoriais, 657, 663

    ferropriva, 5

    manifestações clínicas, 657

    quadro clínico, 663

Anestesia tópica, 106

Anestésicos locais, 113

Anexos, 221, 252

Angioedema, 442, 447

    adquirido

        idiopático não histaminérgico, 448

        por deficiência do inibidor de C1, 448

        por inibidores da enzima conversora de angiotensina, 448

    hereditário, 447

Angiotensinogênio, 82

Anisometropia, 346

Anlodipina, 650

Anomalia(s)

    anorretal, 209

        malformações associadas à, 209

    congênitas, 5

    de Peters, 376

    nuclear de Pelger-Huët, 119

Anorexia nervosa, 260, 513

Anorexígenos, 86

    originários no SNC, 81

Anos

    de vida perdidos

        ajustados pela incapacidade, 5

        por morte prematura (YLL), 5

    vividos com incapacidade (YLD), 5

Anovulação crônica, 262

    de causa central, 260, 262

    hiperandrogênica, 255

Índice remissivo

Anti-histamínicos, 295, 438, 456, 467
    clássicos, 457
    de segunda geração, 443, 446
    não clássicos, 457
    não hormonais, 112-113
Antibióticos sistêmicos, 328
Anticolinérgico, 433
Anticoncepção, 265
    aspectos éticos, 265
    de emergência no abuso sexual, 184
    gravidez na adolescência, 265
Anticoncepcionais combinados orais (ACO), 258
Anticorpo(s)
    anti-IgE, 459
    antiendomísio, 535
    antigliadina, 535
    antipeptídeo de gliadina deaminado, 535
    antitranglutaminase, 535
Antileucotrienos, 456
Antimicrobianos, 327
Antropometria, 17, 43
Aparelhos de amplificação sonora individual, 309
    não implantáveis, 309
Apendicite aguda, 199
Apneia do sono, 319, 323
    diagnóstico, 320
    manifestações clínicas, 319
    tratamento, 321
        cirúrgico, 321
        com pressão positiva, 322
        medicamentoso, 321
    obstrutiva do sono na infância, 297, 321
Apofisite, 741
    da tuberosidade anterior da tíbia, 744
    do epicôndilo medial, 66, 741
Aptidão aeróbia, 57
Áreas anêmicas, 220
Arritmia(s) cardíaca(s), 619
    fásica, 622
    sinusal, 622
Articulação do cotovelo, 66
Artrite(s), 300
    idiopática juvenil, 383
    reativa do quadril, 732
    séptica, 188, 733, 736
        abordagem
            inicial dos casos agudos, 736
            nos casos subagudos, 738
        estudo por imagem, 737

exames laboratoriais, 737
    tratamento, 737
Asma, 427, 590
    alergia, 427
    diagnóstico, 428
    epidemiologia, 427
    exames complementares, 428
    grave, 430- 432
        de difícil controle, 433
    infecções virais, 428
    leve 429, 431, 432
        com sintomas intercríticos, 432
    manejo
        da crise no pronto atendimento, 429
        do período intercrise, 432
    mecanismo imunológico, 427
    moderada, 432
Aspectos éticos, 15
Assimetria, 722
Assistente social, 357
Assistolia, 625
Astigmatismo, 348
Astrocitoma(s)
    infratentoriais, 678
    subependimário de células gigantes, 677
    supratentoriais, 677
Atenção, 52
Atenolol, 650
Atividade(s)
    de educação nutricional, 27-30
    de fvW, 664
    do cofator de ristocetina (RICOF), 664
    elétrica sem pulso, 625
    física, 63, 85
Atraso puberal, 512
Atresia
    biliar, 580
    de esôfago, 195
        sequência VACTERL, 195
    intestinais, 194
Atrofia, 220
Atrovent®, 433
Auxílios ópticos para a criança com baixa visão, 356
Avaliação(ões)
    antropométrica, 20
    da maturação, 44
    da velocidade de crescimento, 44
    das queixas musculoesqueléticas, 390
    de broncoprovocação, 428

de dor, 102
do metabolismo da glicose, 257
do potencial genético de crescimento, 43
nutricional, 22, 24
avaliação socioeconômica, 26
bioquímica, 26
pôndero-estatural, 253
qualitativa da história alimentar, 26
socioeconômica, 26
Azitromicina, 161
Azul de metileno, 467, 468

B

Bacilo de Calmette e Guérin (BCG), vacinas, 36
Baciloscopia direta no escarro e cultura para
micobactéria, 607
Bacteriúria significativa, 692
Baixa estatura, 43
causas de, 44
classificação das variantes normais de, 44
constitucional, 45
com componente familiar, 45
exame(s)
físico, 43
laboratoriais, 44
familiar, 44
história clínica, 43
idiopática, 47
psicossocial, 47
Baixo HDL, 504
Banda gástrica, 87
Basófilos, 120
Beclometasona, 458
Benzodiazepínicos, 109, 295
Berotec®, 433
Beta-2-agonistas de ação rápida, 433
Beta-agonistas, 467
Betabloqueadores, 592
Betahidroximetilbutirato, 94
Bilastina, 457
Bioimpedância elétrica, 22
composição corporal pela interpretação da, 24
Biópsia
hepática, 579
intestinal, 528
retal, 570
Blefaroconjuntivite anafilactoide, 371
Blefarofimose, 361
Blefaroptose, 360

Bloqueador(es)
de canal de cálcio, 650
do receptor de angiotensina, 649
Bloqueio atrioventricular, 622
de primeiro grau, 622
de segundo grau, 622
de terceiro grau, 623
total, 623
Boldenona, 89
Bolha, 220
Bomba de insulina, 500
Bradiarritmias, 622
Bradicardia sinusal, 622
Brometo de ipratrópio, 433
Bronquectasias, 592
Bronquiolite, 187
obliterante, 591, 596
viral aguda, 595
apresentação clínica, 596
diagnóstico, 596
etiologia, 595
fisiopatologia, 595
tratamento, 596
Bronquite bacteriana protraída, 591
Bubble hair, 241
Budesonida, 458
Bullying, 75, 76
como enfrentar e prevenir o, 77
definição e características de, 75
efeitos para a saúde, 76
Bypass gástrico em Y de Roux, 87

C

Cabelos, 240
Cafeína, 94
Câimbras, 300
Calázio, 360
Calendário vacinal, 33, 34
Campo visual, 347
Canal familiar, 43
cálculo, 44
Cancro mole, 175, 177
Cancroide, 175
Candidíase, 274
Capsaicina, 94
Captopril, 649
Carcinoma de adrenal, 681
Cardiopatias congênitas, 627
acianosantes, 627

de hiperfluxo pulmonar, 627

obstrutivas, 630

cianogênicas

de hiperfluxo pulmonar, 632-633

de hipofluxo pulmonar, 634, 636

congênitas cianosantes, 631

Carências nutricionais, 419

Carga

da doença, 5

viral, 122-123

Carnitina, 93

Cartilagem epifisária, 64

Catarata congênita e infantil, 376

Cateter peridural, 107

Cefaleia(s), 136, 285

do tipo tensional, 288-290

exame cefaliátrico, 286

manifestações clínicas, 285

pediátricas características de alarme em, 286

por abuso de analgésicos, 290

por uso excessivo de analgésico, 289

prognóstico, 291

secundárias, 289

tratamento, 289

Cefalosporina

de segunda geração, 330

de terceira geração, 330

Cefuroxima, 330

Cegueira

infantil, causas de, 356

por catarata na infância, prevenção da, 378

prevenção da, 355

Celulite(s), 188, 363

pré-septal, 187, 363

orbitárias, 187, 339, 362

diagnóstico, 363

diagnóstico diferencial, 366

difusa, 364

manifestação clínica, 363

tratamento, 364

Ceratite

epitelial dendrítica, 374

estromal, 374

herpética, 375

Ceratoconjuntivite(s), 373

herpética, 374

microbianas, 373

por *Molluscum contagiosum*, 375

vernal, 372

Ceratose, 220

Cesariana e obesidade em crianças e adultos jovens, 14

Cetirizina, 457

Cetoprofeno®, 112

Cetotifeno, 457

Chá verde, 94

CHCM (concentração de hemoglobina corpuscular média), 117

Chikungunya, 153

Chlamidia pneumoniae, 598

Chlamydia trachomatis, 175, 181-182, 598

Cianose, 220

Cicatriz, 220

Ciclesonida, 458

Ciclo *threshold* (Ct), 122

Ciclofosfamida, 702, 704

Ciclosporina, 446, 703-704

Cintilografia

hepatobiliar, 578

renal estática, 696

Cipionato, 90

Circuncisão, 206

Circunferência da cintura, 20-22

Cirurgia

bariátrica, 87

de Fontan, 633

Cisto(s)

biliares, 581

de cordão, 203

folicular ovariano, 491

Citomegalovírus, 124, 168

Citometria de fluxo, 663

Citrato de ciproterona, 259

Clamídia, 172

Claritromicina, 161

Claudicação, 729

a partir dos 3 anos até o estirão de crescimento, 731

no estirão de crescimento e na adolescência, 731

no início da marcha, 731

Clemastina, 457

Click, 615

Clindamicina, 330

Clonazepam, 295

Clonidina®, 110, 295, 651

Clorambucil, 703, 704

Clortalidona, 650

Coagulação

fisiopatologia da, 661

Coagulopatias, 661
Coarctação da aorta, 630
Codeína®, 111
Coiloníquia, 239
Colangiografia
    endoscópica retrógrada, 578
    intraoperatória, 579
Colangite esclerosante primária, 582
Colecistoquinina, 82
Colelitíase, 581
Colestase
    com hepatite, 582
    com lesão de duto biliar, 582
    induzida por medicamentos e drogas ilícitas, 582
    intra-hepática
        familiar progressiva, 580
        recorrente benigna, 581
    na criança mais velha e no adolescente, 581
    neonatal, 576
        anamnese, 577
        diagnóstico diferencial de, 577
        exame(s)
            físico, 577
            laboratoriais, 577
    sem hepatite, 582
Colesteatoma, 331
Cólica abdominal, 526
Coluna, 741
COMFORT-R, 102
Comportamento sexual, 69
Composição corporal, 22
    em gordura, 17
    pela interpretação
        da bioimpedância, 24
        das dobras cutâneas, 22
Compressão extrínseca, 591
Comunicação
    interatrial, 628
    interventricular, 629
Condicionamento físico, 63
Conjuntiva, 369
Conjuntivites, 369
    alérgicas, 371
    bacterianas, 369
    virais, 370
Constipação intestinal, 567
    classificação, 568
    conceito, 568
    etiologia, 568

fisiopatologia, 568
investigação diagnóstica, 569
quadro clínico, 568
tratamento, 570
    biofeedback, 572
    cirúrgico, 572
    psicológico, 572
Contagem
    de carboidratos, 500
    de eritrócitos, 115
Contracepção de emergência, 270
Contraceptivos
    adesivo, 266
    anel vaginal, 266
    benefícios não contraceptivos dos, 269
    contraindicações, 269
    efeitos adversos, 268
    eficácia, 267
    injetável
        mensal, 266
        trimestral, 266
    métodos
        cirúrgicos, 267
        com base na observação da fertilidade, 266
        de barreira, 267
    orais combinados (COC), 266
    tipos de, 266
Copy number variants (CNV), 84
Coqueluche, 160, 187
    quadro clínico da, 161
    tratamento da, 161
Corrimento
    uretral, 177, 178
    vaginal, 177
Corticosteroides, 321, 337, 433, 438, 458, 467, 468, 701
Cotovelo, 741
Creatina, 93
Criança politraumatizada, métodos de imagem, 136
Criptorquidia, 202, 204
Crise(s)
    adrenal de perda de sal, 485
    álgica, 399
    epiléptica, 281
    febril, 279
        abordagem nas, 280
        e epilepsia, 280
        fatores de risco, 280
        prognóstico, 281

Índice remissivo

risco
de recorrência, 280
para primeira, 280
tratamento medicamentoso, 280
hipoxêmica, 635
Cromoglicato dissódico, 456
Crosta, 220
Crupe, 158
espasmódico, 159
viral, 157
Curetagem metódica de Brocq, 221
Cyberbullying, 75

D

Dacriócitos, 118
Dactilite bolhosa distal, 239
DALY (*Disability Adjusted Life of Years*), 5
Dano corporal, 97
Defeito(s)
congênitos de fechamento da parede abdominal, 213
do septo atrioventricular, 629
Deficiência(s)
de alfa-1 antitripsina, 584
motoras e sensoriais, 52
visual, 347, 355
causas de, 356
Déficit isolado de hormônio de crescimento (DGH), 46
Deleção do gene
11p 13 que codifica a BDNF, 84
16p 11-2, 84
Dengue
arbovírus, 152
vacinas, 39
Densitometria óssea, 514
Deprivação visual, 346
Dermatite, 232
anserina, 225
atópica, 435
diagnóstico, 437
manifestações clínicas, 435
relação com alergia alimentar, 436
tratamento, 438
liquenoide friccional, 225
seborreica, 231
Dermatofitose superficial inflamatória, 236
Dermatoses eritemato-descamativas, 229
Dermólise bolhosa adquirida, 234

Descamação, 220
Descompensação diabética, 497
Desconforto posicional, 300
Descongestionantes, 456
Desenvolvimento
de lesões por *overuse*, 64
puberal normal, 248
visual, 345
bilateral e simultâneo, 346
Desimpactação, 571
Desloratadina, 457
Desnutrição, 4, 53, 513
energético-proteica, 543
intrauterina sobre os tecidos fetais, 13
proteico-calórica, 46
Despertar confusional, 296, 297
Determinação de sódio e cloro no suor, 528
Dexmedetomidina®, 110, 457
Dextrometorfano, 593
Diabetes mellitus, 298, 497
diagnóstico, 498
epidemiologia, 498
suporte psicoterápico, 500
tratamento, 499
Diagnóstico de agentes causadores de infecções virais na era molecular, 121
Diarreia
aguda, 519
aquosa, 187
crônica, 523
funcional, 524
intratável, 522
invasiva, 187
persistente, 522
prolongada, 522
Diascopia, 221
Diazepam®, 109
Dieta, 85
Difenidramina, 295
Difteria, 314
tétano e pertussis acelular, vacinas, 36
e tétano adulto (dT), vacinas, 36
Dificuldade para enxergar, 345
Dipirona®, 113
Disforia/incongruência de gênero, 70
Disfunção(ões)
da bexiga e do intestino, 690
do nó sinusal, 622
hipotálamo-hipofisária, 260

Disgenesias de córnea, 376, 379
Dislipidemia, 503, 504
    classificação laboratorial e etiológica, 504
    diagnóstico, 504
    quadro clínico, 504
    tratamento
        farmacológico, 505
        não medicamentoso, 505
Dismenorreia, 249, 250
Displasia(s)
    do desenvolvimento do quadril, 732
    ectodérmica hipo-hidrótica, 241
    fibrosa, 512
Dispositivo intrauterino de cobre (DIU-Cu), 267
Distensão abdominal, 526
Distopias testiculares, 204-206
Distribuição de gordura, 257
Distrofia(s)
    endotelial congênita hereditária, 376
    muscular, 733
    simpático reflexa (DSR), 399
Distúrbio(s)
    da audição e da fala, 305-306
    de aprendizagem, 51, 52
    de hemostasia primária, 661
    do ritmo cardíaco, 621
    eletrolíticos, 548
    menstruais, 255, 262
DIU em adolescentes, 270
Diuréticos, 704
    de alça, 650
    tiazídicos, 650
Divertículo de Meckel, 199
Dobras cutâneas
    composição corporal pela interpretação das, 22
    tricipital e subescapular, 22, 24
Doença(s)
    celíaca, 533, 545
        autoimunidade para, 534
        biópsia intestinal, 536
        clássica, 534
        diagnóstico, 535
        epidemiologia, 534
        ileomeconial, 545
        manejo, 537
        manifestações clínicas, 535
        mecanismo patogênico, 534
        monitoração, 538
        não clássica, 534

        patogênese, 534
        potencial, 534
        prevenção, 538
        refratária, 534
        risco genético de, 534
        tratamento não dietético, 538
    com shunt direita-esquerda, 631
    congênitas desencadeadas por agentes
        ambientais, 46
    crônicas não transmissíveis (DCNT), 11
    da arranhadura do gato, 167
    de depósito, 46, 170
    de Freiberg, 746
    de Hirschsprung, 194
    de Kawasaki, 168, 410, 412
    de Legg-Calvé-Perthes, 733, 743
    de Leiner, 231
    de Osgood-Schlatter, 67, 744
    de Panner, 741
    de pele, 5
    de pequenas vias aéreas, 591
    de Scheuermann, 741
    de Sever, 745
    de Sinding-Larsen-Johansson, 67, 744
    de Willis-Ekbom, 297, 299-301
    de Wilson, 584
    diarreicas, 421
    disabsortivas, 513
    do refluxo gastresofágico, 543, 590
    endócrinas, 46
    exantemáticas, 149, 151
        quadro clínico, 149
        que ocorrem predominantemente no verão, 152
    granulomatosa, 183
        crônica da infância, 170
    hepática relacionada à fibrose cística, 545, 583
    inflamatórias, 512
        pélvica, 179
        oculares, 362
    isquêmicas do coração, 4
    neurológicas, 733
    óssea
        da prematuridade, 513
        de Köhler, 745
    péptica, 560
        classificação, 560
        diagnóstico, 560
        fisiopatologia, 560
        quadro clínico, 560
        tratamento, 561

Índice remissivo

por IgA linear, 234
prevenção das, 11
relacionadas ao glúten, 534
residual mínima, 671
Donovanose, 175, 177
Dopamina, 468
Doping, 89
Dor, 105
abdominal, 135
avaliação de, 102
contextos, 101
de crescimento, 288, 300, 398, 399
definição, 101
dimensões de, 101
em membros, 136
atuação do psicólogo, 405
intervenção medicamentosa, 405
especificidades em crianças, 101
intensa, 105
intervenções farmacológicas, 105
leve, 105
mecânica, 65
moderada, 105
muscular, 300
musculoesquelética, 397
idiopática localizada, 399
inespecíficas, 403
no segmento cefálico, 285
oncológica, 107
pediátrica aguda, 107
pós-operatória, 105
recorrente em membros, 288
tipos, 101
tratamento farmacológico escalonado da, 106
Dosagem
de anticorpos antitireoidianos, 477
de IgE sérica específica para alimentos, 555
de imunoglobulinas, 528
de protrombina (fator II), fatores V, XII, VIII, IX, 664
de tireoglobulina, 477
Drenagem anômala total de veias pulmonares, 634
Drogas que limitam a absorção de nutrientes, 86
DRW (*red cell distribuition width*), 118
Ducções, 355
Ducto ou canal de Nuck, 201

E

E. coli enteropatogênicas, 520
Ebastina, 457

Economia de corrida, 57
Ectima, 188, 235
Ectoscopia, 219
Eczema, 232, 526
seborreico, 231
subagudo, 233
Edema, 220, 526
Efedrina, 94
Efeitos tardios às exposições precoces ao longo da vida, 11
Eflúvio telógeno, 243
Eixo elétrico do coração (SÂQRS), 620
Eletrofisiologia normal, 619
Eliptócitos, 118
Emergência hipertensiva, 648
Emetropia, 346
Empiema subdural, 332
Enalapril, 649
Enantato, 90
Encefalopatia(s), 5
do desenvolvimento, 281
epiléptica, 53, 281, 283
Endocardite
aguda valva nativa, 188
subaguda valva nativa, 188
valva protética, 188
Endotelite herpética, 374-375
Enema opaco, 194, 569
Energy drinks, 93
Enterobios vermiculares, 274
Enterocolite(s)
induzidas por proteínas alimentares, 554
necrosante, 105
Enteropatias induzidas por proteínas alimentares, 554
Enterostatina, 82
Enteroviroses, 152, 534
Enterovírus não pólio, 152
Enurese do sono, 298
Envergadura, 253, 257
Enxaqueca, 287
Eosinófilos, 120
Ependimomas
infratentoriais, 678
supratentoriais, 677
Epífises, 64
Epífora, 367
diagnóstico, 367
diferencial, 368
manifestações clínicas, 367
tratamento, 368

Epiglotite bacteriana, 159
Epilepsia(s), 281, 298
   ausência da infância, 282
   benigna da infância com pontas
      centrotemporais, 281
   benigna occipital de início precoce na
      infância, 281
   com pontas centrotemporais, 282
   de causa estrutural, 284
   idade dependentes, 53
   mioclônica juvenil, 283
   noturna do lobo frontal, 297
   occipitais autolimitadas da infância, 282
   rolândica, 281, 282
   tipo Gastaut, 281
Epinastina, 457
Equações antropométricas, 22
Erisipela, 188
Eritema, 219
   infecioso, 151
Eritroblastos, 118
Eritrodermia, 221
   esfoliativa relacionada à psoríase, 229, 231
Eritromicina, 161
Eritropoietina, 92
Erosão, 220
Erros de refração, 347, 348
Escabiose, 228
   crostosa, 228
   nodular, 228
   transmitida por animais, 228
Escara, 220
Escarlatina, 151
Esclerose, 220
Escolioses, 64
Escore semiquantitativo de Ferriman e Gallwey
   modificado, 257
Escorregamento epifisário proximal do fémur, 734
Esferócitos, 118
Esmolol, 648
Esofagite eosinofílica, 554
Esotropia, 350
Espasmos infantis, 283
Espasticidade, 730
Espermicidas, 267
Espirometria, 428
Espironolactona, 259
Espondilolisteses, 64
Espondiloses, 64

Esporotricose, 236
Esporte, 63
Esquizócitos, 118
Estado nutricional por idade, 18
Estalido de abertura, 616
Estanozolol, 90
Estenose
   aórtica, 630
   hipertrófica do piloro (EHP), 197
   mitral, 630
   pulmonar, 630
Esteroides androgênicos, 90
Estimulantes, 86
Estomatócitos, 118
Estrabismo, 346, 349, 350
   anamnese, 350
   exames, 350
   inspeção, 350
Estratégias de intervenção, 27
Estresse orgânico, 483
Estrias de Wickham, 226
Estrófulo, 226
Estruturas oculares transparentes, 345
Evacuações, 526
Exacerbações, 547
Exame(s)
   de mamas, 251
   dermatológico, 219
   físico, 18
      do sistema musculoesquelético, 391
      geral complementar, 252
      ginecológico, 250, 252
         anamnese da adolescente, 249
         anamnese da criança, 248
   laboratoriais, 18
   parasitológico de fezes, 528
Exantema(s), 150, 153-154
   eritrodermia, 150
   escarlatiniforme, 150
   maculopapular, 150
   micropapular, 150
   morbiliforme, 150
   nodular/ulcerativo, 150
   papulovesicular, 150
   petequial/purpúrico, 150
   rubeoliforme, 150
   súbito, 151
   urticariforme, 150, 155
Exercício físico, 57, 63

Índice remissivo

Exposição(ões)
à radiação ionizante, 129
com implicações para padrões de doenças posteriores, 13
Exulceração, 220

F

F. necrophorum, 314
Falência ovariana prematura, 262
Falha terapêutica não relacionadas a resistência bacteriana, 189
Faringoamigdalite aguda, 186
Faringotonsilites, 311
agudas
bacterianas, 313
infecciosas, 312
virais, 312
causadas por outros agentes bacterianos, 314
crônicas, 317
de repetição, 316
por *N. gonorrhoeae*, 314
por *S. pyogenes*, 313-314
quadro clínico, 312
Farmacodermias, 149
Fator(es)
antinuclerar, 396
de necrose tumoral alfa, 82
do complemento B, C3 e adipsina (fator D), 82
reumatoide, 396
Febre, 141
amarela, vacinas, 38
de origem indeterminada, 145
avaliação
clínica da criança com, 147
laboratorial da criança com, 147
causas de, 146
fisiopatologia da, 141
maculosa, 153
prolongada, 526
sem sinais localizatórios, 142
avaliação
da criança, 142
laboratorial, 143
Fecaloma, 571
Fenômeno
de Koebner, 226
de Wenckebach, 623
Fenoterol, 433
Fenótipo econômico, 12-13

Fentanil®, 111
Fexofenadina, 457
Fezes, 526
Fibras alimentares, 571
Fibratos, 506
Fibrilação
atrial, 624
ventricular, 625
Fibromialgia juvenil, 400
Fibrose cística, 541, 583
critérios diagnósticos, 542
manifestações
clínicas e manejo, 542
gastrintestinais, 542
Fimose, 206
Finasteride, 259
Fisioterapia respiratória, 548
Fissura, 221
Fístula, 221
traqueoesofágica, 105
Fitoterápicos, 295
Flumazenil®, 109
Flutter atrial, 624
Foliculite, 188
Fraturas, 64
Frequência cardíaca, 620
Função(ões)
executivas, 52
hepática, 664
Furoato
de fluticasona, 458
de mometasona, 458
Furosemida, 650
Furunculose, 188, 327

G

Gamaglobulina, 596
Gangliomas supratentoriais, 677
Gastrenteropatia eosinofílica, 554
Gastric Inhibitory Polipeptide 1 (GP1), 82
Gastrosquise, 214, 215
Gene(s)
ABCC8, 508
CFTR, 541
da prohormonioconvertase 1 (PCSK1), 85
do fator neurotrófico derivado do cérebro (BDNF), 85
do retinoaldeido, 85
do transportador do triptofano (SLC6A14), 85

ectonucleotídeo pirofosfatase-fosfodiesterase 1 (ENPP1), 85

fat mass and obesity associated protein (FTO), 84

filagrina humana (FLG), 435

GCK, 509

GLUD1, 509

glutamato descarboxilase 2 (GAD2), 85

insulin induced 2 (INSIG2), 85

KCNJ11, 508

peroxisome-proliferator-activated receptor (PPAR gama 2), 85

Geno valgo, 723

Ginecomastia puberal, 95

Glândulas
de Meibomius, 359
de Zeiss, 359

Glaucoma
congênito e infantil, 379
congênito primário, 379
secundário, 379

Glicemia de jejum alterada, 499

Glicocorticoides, 92

Glicoquinase, 508

Gliomas
de baixo grau em vias ópticas e hipotálamo, 679
de vias ópticas e hipotálamo, 677

Glomerulonefrite aguda pós-estreptocócica, 707
biópsia renal, 710
epidemiologia, 707
exames laboratoriais, 709
manejo, 710
manifestações clínicas, 708
patogênese, 708
prognóstico, 711
tratamento, 710

Glucagon, 467, 468
Like Peptide 1 (GLP 1), 82

Glúten, 530, 534

Gnosia, 52

Goma, 220

Goniotomia, 380

Gonorreia, 172

Grelina, 82

Gripe, 162

H

Haemophilus
ducreyi, 175, 183
influenzae, 598
tipo B (Hib), vacinas, 37

HCM (hemoglobina corpuscular média), 117

HDW (*hemoglobin concentration distribution width*), 118

Helicobacter pylori, 560

Hemácias policromatófilas, 117

Hematócrito, 117

Hematoma, 220

Hematopoese, 116

Hemoglobina, 115

Hemograma, 396, 607
com VHS, 528

Hemostasia secundária, 662

Hepatite(s), 172
A vacinas, 39
autoimune, 584
B, 183
(HepB) vacinas, 36
C, 183
diagnóstico, 173
manifestações clínicas, 173
tratamento, 173
virais, 583

Hepatoblastoma, 681

Hepatocarcinoma, 681

Hérnia(s)
de Nuck, 201
encarcerada, 202
inguinal, 201
no prematuro, 202
no sexo feminino, 202
genital, 175
tratamento do, 176-177
simplex, 183, 374
tipo II, 172

Heteroforia, 352

Heterotropia, 352

Hidralazina, 648, 650

Hidrato de cloral, 295

Hidrocele, 203-204
comunicante, 204

Hidroclorotiazida, 650

Hidroxizina, 457

Higiene do sono, 295, 300

Hiperandrogenismo, 258
avaliação do, 257
diagnóstico diferencial, 257

Hiperatividade, 54

Hiperbicarbonatemia, 548

Hipercolesterolemia, 505
isolada, 504

Índice remissivo

Hipercortisolismo, 47
Hiperglicemia, 105
Hiperinsulinismo congênito, 507
Hiperlipidemia mista, 504
Hipermetropia, 348
Hiperplasia adrenal congênita, 479, 492
    apresentação clínica, 481
    diagnóstico, 482
    epidemiologia, 479
    fisiopatologia, 480
    genética, 480
    por deficiência da enzima
        21-hidroxilase, 481, 482, 484
    tratamento, 482
    triagem neonatal, 484
Hiperplasia linfoide, 200
Hiperprolactinemia, 261
Hipertensão arterial, 639
    anamnese, 646
    exame físico, 646
    investigação diagnóstica, 646
    passos para o diagnóstico, 647
    terapia medicamentosa no manejo crônico, 649
    urgência e emergência hipertensiva, 647
Hipertermia, 141
Hipertrigliceridemia isolada, 504
Hipertrofia congênita da prega do hálux, 239
Hipocalemia, 548
Hipocloremia, 548
Hipofosfatasia, 512
Hipoglicemia, 105, 508
    tratamento da, 509
Hipogonadismo, 512
Hiponatremia, 548
Hipotireoidismo, 46
    congênito, 473, 474
        aconselhamento genético, 478
        apresentação clínica, 475
        central, 474
        diagnóstico, 476
        epidemiologia, 474
        etiologia, 474
        fisiologia, 475
        fisiopatologia, 475
        primário, 474, 492
        reavaliação do diagnóstico aos 3 anos, 478
        seguimento clínico e laboratorial, 478
        transitório, 474
        tratamento, 477

Histamina, 456
Histoplasma capsulatum, 237
Histoplasmose, 237
História alimentar, 24
HIV, 168, 172, 183
    no abuso sexual, profilaxia antirretroviral para
        prevenção do, 183
Homólogo da *Drosophila melanogaster single-minded*
    (SIM-1), 82
Hordéolo, 359
Hormônio(s)
    concentrador de melanina (MCH), 81
    de crescimento
        ações, 91
        efeitos adversos, 92
        epidemiologia, 91
        insensibilidade ao, 47
    estimulador do melanócito alfa (alfa MSH), 81
    liberador
        da tireotrofina (TRH), 82
        de corticotrofina (CRH), 82
HPV, 183

I

Ibuprofeno®, 112
Icterícia colestática, 576
Identidade de gênero, 70
Imaturidade imunológica, 419
Imobilização, 513
Impedância bioelétrica, 24
Impetigo
    bolhoso, 188, 234
    crostoso, 188
Implantação coclear bilateral precoce, 310
Implante
    coclear, 309
    de drenagem, 380
    liberador de etonogestrel (ENG), 266
Impulsividade, 54
Imunizações, 33
Imunodeficiências primárias, 419, 422
    diagnóstico, 424
    manifestações clínicas infecciosas, 423
    tratamento, 424
Imunossupressores, 438
Imunoterapia, 458, 557
Inatividade física, 85
Índice(s)
    antropométricos, 20
    de Ferriman-Gallwey, 253-254

de massa corporal (IMC), 17-18, 257, 543

eritrocitários de Wintrobe, 117

Infecção(ões)

crônicas e arrastadas, 591

do trato

respiratório inferior, 4-5, 11

urinário, 135, 298, 689

alta complicada, 187

alta não complicada, 187

antibioticoterapia profilática, 696

baixa complicada, 187

baixa não complicada, 187

de bacteriúria assintomática, 689

diagnóstico clínico-laboratorial, 692

etiopatogenia, 690

investigação através de imagens, 695

quadro clínico, 691

tratamento, 693

intraoculares congênitas e da infância, 381

oculares congênitas, 385

osteoarticulares, 735

por *C. trachomatis* e *N. gonorrhoeae*, 181

por *Mycoplasma pneumoniae*, 154

primária do olho, 374

recorrente, 419

respiratória na fibrose cística, 546

sexualmente transmissíveis, 171, 265

abuso sexual e, 182

avaliação de risco para aquisição, 173

manejo integral das, 174

prevenção das, 181

urinária assintomática ou bacteriúria assintomática, 696

virais e asma, 428

Infiltração, 220

Influenza, 162

vacinas, 38

Ingestão alimentar, 26

Inibidor(es)

da enzima de conversão da angiotensina (IECA), 649

de ativação do plasminogênio (PAI 1), 82

de calcineurina, 703

Iniciação sexual

na adolescência, 70

precoce, 71

Insensibilidade ao GH, 47

Insônia, 293

comportamental da infância, 294

Inspeção, 219

Instrumentos de avaliação de dor, 102, 103

Insuficiência

hipotálamo-hipofisária, 261

ovariana prematura, 262

pancreática e desnutrição, 542

Insulina e IGF-I, 92

Intensidade do desvio, 722

Interleucina 1-6 (IL1-6), 82

Interpretação do hemograma, 115

Intervalo PR, 619

Intervenções não farmacológicas (INF), 103

em crianças, 104

em neonatos e lactentes, 103

Intubação endotraqueal, 105

Intussuscepção intestinal, 198

Invaginação intestinal, 198

Iodúria, 477

Irisina, 82

Irregularidade menstrual, 258

Irrigação nasal, 337

Isomaltose, 530

J

Joelho, 744

Jumper's knee, 67

K

Kérion, 242

Kerion celsi, 236

Ketamina®, 110

Klebsiella granulomatis, 175

L

L5-hidroxitriptofano, 295

Labetalol, 648

Labirintite, 332

Lactentes e pré-escolares com tumores cerebrais, 679

Lactose, 529

Laqueadura tubária, 270

Laringite, 157

estridulosa, 159

Laringotraqueíte viral, 157

Lavado

broncoalveolar, 607

gástrico, 607

Laxativos, 571

Leishmania (Viannia) braziliensis e *L. (L.) amazonenses*, 235

Índice remissivo

Leishmaniose tegumentar, 235
Leptina, 82
Leptospirose, 153
Lesão(ões)
  autoinfligidas, 5
  cutâneas, 235
  de conteúdo líquido, 220, 232
  elementares, 219
  frequentes em membros inferiores, 66
  glomerular mínima, 700
  hipocrômicas, 224
    descamantes, 224
  maculares vasculares, 223
  mucosas, 235
  na coluna vertebral, 67
  não intencional, 97
  papulosas, 225
  perianais, 526
  por *overuse*, 64-65
    diagnóstico, 65
    fatores
      de risco, 64
      extrínsecos, 64
      intrínsecos, 64
    frequentes em membros superiores, 65
    mais frequentes, 64
  sólidas, 220
  ulceradas, 235
Leucemia, 681
  linfoide aguda, 667
    diagnóstico diferencial, 670
    epidemiologia, 667
    etiopatogenia, 667
    fatores prognósticos, 670
    incidência, 667
    investigação diagnóstica, 668
    quadro clínico, 668
    tratamento, 671
  mieloide aguda, 671
    epidemiologia, 671
    etiopatogenia, 671
    fatores prognósticos, 673
    incidência, 671
    investigação diagnóstica, 672
    quadro clínico, 672
    tratamento, 673
Leucocidina de Panton-Valentine, 598
Leucócitos, 118
Leucocoria, 377

Levamisol, 703
Levamisole, 704
Levocetirizina, 457
Lidocaína®, 113
Life course approach, 12
Linfadenites bacterianas agudas, 167
Linfadenomegalias, 170
Linfadenopatia(s), 165, 166
  bactérias, 169
  fungos, 169
  generalizadas, 166, 168
  localizadas, 166-167
  não infecciosas, 170
  reumáticas, 170
  virais, 168
Linfócitos, 119
Linfocitose, 120
Linfogranuloma venéreo, 175, 177
Linfoma, 681
  tratamento, 682
Linfopenia, 120
Linguagem, 52
Linhas
  de Beau, 239
  de Blaschko, 226
Lipidograma, 258
Lipoproteínas, 503-504
Lipossarcoma, 685
Líquen
  estriado, 226
  nítido, 225
  plano, 226, 239-240
Liquenificação, 220
Lividez, 220
Loratadina, 457
Lorazepam®, 109
Losartana, 649
Lupas manuais do tipo pedra, 356
Luz, 345

M

Má-absorção, 524
Maculopapular, 154
Malária, 4
Malformações
  do rim e do trato urinário, 690
  oculares, 376
Mancha(s), 219
  acrômicas, 220, 224

discrômicas, 220

hipercrômicas, 220

hipocrômicas, 220, 224

vasculares ou sanguíneas, 219

Manometria anorretal, 194, 570

Marcha

antálgica, 729

atópica, 435

com assimetria dos membros inferiores ou pelve, 729

com insuficiência do glúteo médio, 729

com outras insuficiências musculares, 730

em equino idiopático, 733

espástica, 730

Margin reflex distance (MRD), 360

Massa

cervical, 136

corporal magra, 17

Mastoidite aguda, 186, 332

Maturação, 44

Mecanismo(s)

de adesão, 520

de defesa prejudicados, 592

Medicina

do sono, 293

nuclear, 130, 134

preventiva da criança, 15

Medida(s)

da cintura, 257

de incentivos, 27

de proteção, 27

de suporte, 27

Meduloblastoma, 678-679

Meios de contraste, 133

Melanoníquia, 239

Melanorcortinas de 1 a 5 (MC1-5), 81

Melatonina, 295

Membrana de Duncan, 221

Membros, métodos de imagem, 135

Memória, 52

Menarca, 248-250

Meningiomas, 677

Meningite bacteriana, 332

Meningocemia, 154

Meningocócica

A, C, W e Y, vacinas, 38

B, vacinas, 38

C, vacinas, 38

Menopausa precoce, 262

Menstruação, 256

Meperidina®, 111

Metadona, 105, 111

Metformina, 259

Metilprednisolona, 468

Método(s)

de imagem, 129-130

aplicações práticas dos, 134

IMMUNOCAP, 555

Micobactérias atípicas, 168

Microangiopatia trombótica, 713

Midazolam®, 109

Mielopoiese anormal transitória, 672

Migrânea, 287, 290-291

abdominal, 288

Miliária, 232

cristalina, 232

rubra, 232

Minoxidil, 650

Miopia, 348

Miringite aguda, 328

Molluscum contagiosum, 227

Molusco, 227

Moniletrix, 241

Monócitos, 120

Mononucleose infecciosa aguda, 153, 169

Monossacarídios, 530

Montelucaste, 446

Morbidade entre crianças e adolescentes, 5

Morfina, 111

Mortalidade

entre crianças e adolescentes, 4

infantil, 3

Motilidade ocular, 351

Movimentos periódicos dos membros durante o sono, 300

Muco, 526

Mucosas, 221

Mycoplasma pneumoniae, 154, 598

N

Naloxona®, 112

Nandrolona, 90

Natalidade, 3

Necrólise epidérmica tóxica, 155, 234

Nefrose glomerular mínima, 700

Neisseria gonorrhoeae, 181-182, 369

Neoformações vasculares, 220

Neuroblastoma, 681

Neuropeptídeo Y, 81
Neuroplasticidade, 52
Neutrofilia, 119
Neutrófilos, 119
Neutropenia, 119
NFCS (Neonatal Facial Coding System), 102
Niacina, 505
Nicardipina, 648
Nifedipina retard ou de liberação prolongada, 650
NIPS (Neonatal Infant Pain Scale), 102
Nitroprussiato de sódio, 648
Nodosidade, 220
Nódulo, 220

O

Obesidade, 4, 81
  aspectos biológicos, 81
  classificação da, 83
  comorbidades associadas à, 83
  diagnóstico da, 82
  formas
    monogênicas não sindrômicas da, 84
    sindrômicas associadas à, 84
  infantil, 323
  primária, 83
  secundária, 83
  tratamento da, 85
    e prevenção da, 27
    medicamentoso, 86
  variantes
    estruturais, 84
    genômicas estruturais associadas à, 84
Obstrução(ões)
  da(s) via(s) aérea(s), 157
    superiores de etiologia infecciosa, 159-160
  duodenal, 193
Octreotide, 86
Óculos com adição para perto, 356
Oftalmia neonatal, 369
Oftalmologista, 357
Oligodendrogliomas, 677
Oligoelementos, 93
Omalizumabe, 446, 459
Ondas "P", 621
Onfalocele, 213-214
Onicomadese, 239
Onicomicose, 239
Opacidade de córnea congênita e infantil, 376
Opiáceos, 593

Opioides, 111-112
Orexígenos originários do SNC, 81
Orexinas A e B (hipocretinas), 81
Orientação sexual, 69
Origem
  desenvolvimentista da saúde e da doença
    (DOHaD), 12-15
      para prevenção dos agravos tardios, 14
  fetal das doenças do adulto, 12
Orlistat, 86
Ortoforia, 352, 354
Ortoptista, 357
Ortotropia, 350
Oseltamivir, 163, 596
Osteocondrodisplasias, 46
Osteocondroses, 64, 741
  apofisárias, 65
Osteodistrofia hereditária de Albright, 84
Osteogênese imperfeita, 511
Osteomielite, 735
  aguda, 188, 733
Osteopenia, 511
  acompanhamento, 514
  avaliação da saúde óssea, 513
  definição, 511
  diagnóstico, 511
    etiológico, 511
  prevenção, 514
  testes genéticos, 514
  tratamento, 514
Osteoporose, 511
  idiopática juvenil, 512
  induzida por glicocorticoides, 512
  primária, 511
  pseudoglioma, 512
  secundária, 512
Otite, 325
  aguda difusa, 327
  aguda localizada, 327
  crônica, 327
  eczematosa, 327
  externas, 327
  média, 328
    aguda, 186
      e subagudas, 328
      recorrente, 328
    com efusão, 331
    crônicas, 330
      colesteatomatosa, 331
      simples, 331

serosa e secretora, 331
necrotizante, 327
otomicose, 327
Otoscopia, 329
Ouvido de nadador, 327
Overtraining, 63
Overuse, 63
Oxigênio, 467

P

Padrões de alinhamento
anormais, 722
normal de acordo com a idade, 721
Palpação, 219
Pancitopenia, 121
Panuveíte, 382
Papiloma vírus humano (HPV), 172
vacinas, 39
Pápulas, 220
Paracetamol, 113
Paracoccidiodomicose, 169, 237
Paralisia
cerebral, 733
facial periférica, 332
Parassonias do sono NREM, 296
Patch teste, 555
Patologias encontradas nos diferentes índices
hematimétricos, 117
PCR
qualitativa, 123
quantitativa, 124
PDW (índice de dispersão das plaquetas), 120
Pé, 745
calcâneo valgo, 723
cavo adquirido, 726
metatarso varo, 726
plano valgo, 723
variações patológicas do, 725
tálus vertical, 726
torto congênito, 726
Peak flow, 429
Pedagogo, 357
Pediatra e o desafio do aconselhamento nutricional,
17
Pediculose, 360
Pele, 252
Pentavalente (DPTHibHepB), vacinas, 36
Peptídeo
natriuréticos (ANP), 82
YY (PYY), 82

Percentual de gordura corporal obtido pelo
somatório de dobras, 23
Perdas
auditivas
condutivas, 306
mistas, 307
mistas quanto à intensidade, 307
mistas quanto ao início, 308
pós-lingual, 308
pré-lingual, 308
quanto à localização, 306
sensorioneurais, 307
teciduais, 220
Performance enhancing drugs (PED), 89
Periamigdaliano, 314
Período
aquisitivo da visão, 346
crítico, 12
de aquisição de fala, 308
de incubação, 149
exantemático, 149
intrauterino, 13
prodrômico, 149
sensível, 12
Persistência do canal arterial, 629
Pesadelo, 297
Pescoço, métodos de imagem, 134
Pesquisa
da síndrome da metabólica, 258
de multímeros de von Willebrand, 664
Pico de fluxo expiratório (PFE), 429
Pili
annulati, 240
torti, 241
Pílulas de progestagênio isolado (PP), 266
PIPP-R (Premature Infant Pain Profile), 102
Pitiríase
rósea, 231
rubra pilar, 231
Pittings, 239
Placa, 220
papulosa, 220
Planejamento familiar, 265
Plaquetas, 663
Pneumocócica
10-valente, vacinas, 37
23-valente, vacinas, 37
Pneumonia, 135, 186
bacteriana, 597
avaliação da gravidade, 599

Índice remissivo

quadro clínico, 599
tratamento, 599
Polineuropatia, 300
Poliomielite (vacina inativada da pólio [VIP] e
vacina oral poliomielite [VOP]), vacinas, 37
Porcentagem de gordura corporal, 22
Posição do reflexo corneano, 351
Postectomia, 206
Potência aeróbia máxima, 57
Praxias, 52
Prednisona, 468
Prematuridade, 4
Prick test, 555
Primeira bulha, 615
Primeiros mil dias de vida, 13
Princípio
"As Low As Reasonable Achievable" (ALARA)
7, 129
da justificação, 130
da limitação da dose individual, 130
da otimização, 130
Pró-hormônio convertase 1 (PC-1), 81
Pró-ópio-melanocortina (PoMC), 81
Pró-tussígenos, 593
Processo de aprendizagem, 52
Proctite ou proctocolite induzida por proteínas
alimentares, 554
Professor de orientação e mobilidade, 357
Programa(s)
de exercícios físicos ao longo da infância e da
adolescência, 58
de triagem neonatal, 473
Nacional de Imunização (PNI), 33
Programação, 11, 15
Prolactina, 261
Prolactinomas, 261
Prolapso retal, 545
Prometazina, 457
Propionato de fluticasona, 458
+ azelastina, 458
Propranolol, 650
Proteína(s), 93
heterólogas, 530
quimioatrativa de monócitos e macrófagos
(MCP1), 82
relacionada ao gene agouti (AGRP), 81
Próteses auditivas implantáveis, 309
Protozoários, 169
Prova tuberculínica, 605

Prurido, 436
Pseudo-hipoparatireoidismo tipo, 84
Pseudociese, 261
Psicólogo, 357
Psoríase, 230, 239
artropática, 230
eritrodérmica, 230
pustulosa, 230
vulgar, 230
Ptose
aponeurótica, 361
congênita, 361
miogênica, 361
neurogênica, 361
palpebral, 360-361
Pubarca precoce isolada, 494
Puberdade, 488
precoce, 488
central, 487-488
periférica, 487, 491
Púrpura, 219
de Henoch-Schonlein, 223, 408-409
Pústula, 220

Q

Quadril, 743
Quantificação
do ácido nucleico viral, 126
do antígeno de von Willebrand, 664
Quarta bulha, 615
Questionário(s)
de frequência alimentar (FFQ), 25-26
"qualitativos", 26
Internacional de Atividade Física (IPAQ), 63

R

Rabdomiossarcoma, 681, 682
Radiação ionizante, 129
efeitos
biológicos da, 129
nocivos da, 129
Radiografia
abdominal simples, 569
contrastada, 131
simples, 131, 514
Radiologia diagnóstica, 130
Radioproteção, 130
Radioterapia, 679
Raios X, 130-131

Raiva
profilaxia contra, 40
vacinas, 39
Ranitidina, 468
Reabilitação visual, 355, 379
Reação(ões)
adversas aos alimentos, 552
bifásica, 465
de hipersensibilidade a medicamentos, 149
protraída, 465
Reacumulação de fezes, prevenção da, 571
Receptores da angiotensina 2 (AG2), 82
Redução da mortalidade entre crianças e
adolescentes, 4
Reflexo(s)
fotomotor, 350
consensual, 350
direto, 350
pupilar, 350
gastresofágico, 543, 561
diagnóstico, 562
epidemiologia, 561
fisiopatologia, 562
manifestações clínicas, 562
tratamento, 563
Religiosidade, 71
Rendimento anaeróbio, 58
Repetidos
recordatórios de 24 horas (R24-h), 25
registros alimentares (RRA), 25
Reposição
de enzimas, 530
de zinco, 530
Resfriado comum, 336
Resistência bacteriana, 185
falha terapêutica não relacionadas a, 189
Resistina, 82
Ressonância magnética, 130, 133, 514
Reticulócitos, 117
Retinopatia da prematuridade, 356
Ribavirina, 596
Rinites
alérgicas e não alérgicas, 451, 453, 590
causa sistêmica ou estrutural, 453
classificação, 453
controle ambiental, 455
definição, 452
diagnóstico, 454
epidemiologia, 452
farmacoterapia, 456

fenótipos, 453
fisiopatologia, 452
quadro clínico, 453
tratamento, 455
associada a alimentos, 460
atrófica, 453, 460
do idoso, 453
eosinofílica não alérgica, 460
gestacional, 453
gustatória, 453
hormonal, 460
idiopática, 453, 461
induzida por drogas, 453, 460
infecciosa, 460
local, 453, 461
medicamentosa, 453
não alérgica, 453, 460
eosinofílica, 453
ocupacional, 453
por irritantes, 460
secundária a alterações estruturais, 461
Rinoconjuntivite alérgica, 371
Rinossinusite(s), 135
aguda(s), 335, 337
bacteriana, 336
classificação, 336
complicações orbitárias, 338
definição, 336
exames complementares, 336
pós-viral, 336
quadro clínico, 336
tratamento, 337
antimicrobiano empírico, 338
viral, 336
alérgica, 590
crônica, 453
infecciosa aguda, 453
Ritmo, 620
de colapso, 625
Rituximabe, 703-704
Rotavírus, 520
humano atenuada, vacinas, 37
Rubéola, 150-151
Rupatadina, 457

S

Sacarose, 104, 530
administração para manejo da dor aguda em
bebês até 18 meses, 104

Salbutamol, 433
Salmonella, 521
Sarampo, 150-151
  complicações do, 152
Sarcoma
  alveolar, 685
  de partes moles, 682
  não rabdomiossarcomas, 684
  sinovial, 685
Sarcoptes scabiei, 228
Sarna norueguesa, 228
Sedação, 105
Sedentarismo, 85
Segunda bulha, 615
Sensibilizadores de insulina, 86
Septicemia, 5
Sequência VACTERL, 195
Sequestradores de ácidos biliares, 506
Série
  branca, 118-119
  plaquetária, 120
  vermelha, 115
Sexualidade, 69
  do adolescente, abordagem médica da, 71
  e expressão sexual na adolescência, 69
Sibilância, 547
Sífilis, 172, 174, 182
  adquirida, 175
    tratamento da, 176
  congênita, 385
    precoce, 175
    tardia, 175
Sinal
  de Blumberg, 200
  de Chutro, 200
  de Darier, 221
  de Gowers, 731
  de Lennander, 200
  de Nikolsky, 154, 221, 234
  do sulco, 66
Síncope ictal, 282
Síndrome(s)
  aspirativas, 591
  da imunodeficiência adquirida (AIDS), 5
  da obstrução intestinal distal, 544
  da pele escaldada estafilocócica, 154
  das pernas inquietas, 297, 299-301
  de Alagille, 582
  de Alstron, 84

de Axenfeld-Reiger 376, 379
de Bardet Biedl, 84
de Cohen, 84
de Doose, 283, 284
de Down, 328, 331, 367
de Dravet, 283
de Gastaut, 282
de Gerstman, 53
de Gianotti-Crosti, 227
de hipermobilidade
  articular benigna, 401
  benigna, 402
de Horner, 361
de Janz, 283
de Lemierre, 314
de Lennox-Gastaut, 283
de McCune-Albright, 492
de Noonan, 46
de Ohtahara, 283
de Panayiotopoulos, 281-282
de Prader-Willi, 84
de Rohhadnet, 84
de Sheehan, 261
de Silver Russell, 46
de Stevens-Johnson, 155
de Sturge-Weber, 379
de Turner, 45
de Waterhouse-Friderichen, 154
de West, 283
diarreicas, 519
do choque tóxico, 154
dos cabelos impenteáveis, 240
dos ovários policísticos (SOP), 255, 259
dos vômitos cíclicos, 288
DRESS, 155
epiléptica, 281
episódicas que podem estar associadas
  à migrânea, 288
genéticas, 45
gripal, 162
hemolítico-urêmica, 713
  atípica, 716
  classificação, 714
  típica, 714
momo, 84
nefrótica, 699
  biópsia renal, 701
  classificação, 700
  complicações, 705

corticossensível, 700

epidemiologia, 700

seguimento e prognóstico, 706

tratamento, 701

vacinas, 705

patelofemoral, 67

pós-enterite, 522

relacionadas ao hiperuso articular, 403

respiratórias agudas infecciosas, 157

Sinefrina, 94

Sinovite transitória, 732

Sinusite aguda, 186

Sistema

intrauterino liberador de levonorgestrel (SIULNG), 266

musculoesquelético, 389

nervoso central (SNC), métodos de imagem, 134

Sobrecarga

atrial, 620

direita, 620

esquerda, 621

ventricular, 620

direita, 621

esquerda, 621

Sobrepeso, 4

Solução(ões)

de expansão, 467

salina, 458

Somatopleura, 213

Sonambulismo, 296-297

Sopro cardíaco, 613

conduta, 616

diagnóstico diferencial, 616

dorsal/axilar, 615

identificação do ruído, 614

inocente, 614

patológico, 615

perspectivas, 616

sistólico

de Still, 614

no foco pulmonar, 614

supraclavicular, 615

tipos, 614

Sorologia para doença celíaca, 528

Sporothrix schenckii, 236

Staphylococcus aureus, 234-235, 598

Streptococcus

pneumoniae, 597

pyogenes, 235

Substâncias adocicadas, 104

Sulfametoxazol + trimetoprim, 161

Suplementos, 93

Surdez

genética não sindrômica, 305

sensorioneural, 309

T

Tacrolimo, 703, 704

Taquiarritmias, 623

ventriculares, 623

Taquicardia(s)

atrial, 623

juncional ectópica, 624

sinusal, 623

supraventricular, 623

ventricular, 625

Taxa de crescimento, 17

Tecidos moles, métodos de imagem, 135

Técnicas semióticas, 221

Telarca precoce isolada, 494

Telelupas, 356

Temperatura corporal central, 141

Tempo

de atividade de protrombina, 663

de sangramento, 663

de trombina, 664

de tromboplastina parcial ativada, 663

Tendão de Aquiles, 67

Tendinite, 64

da banda iliotibial, 66

Tendinopatia patelar, 67

Teoria

da origem desenvolvimentista da saúde e da doença, 15

do *continuum*, 330

Terapeuta ocupacional, 357

Terapia

cognitivo-comportamental, 295

com múltiplas injeções diárias (MDI), 500

Teratoma maligno, 681

Terceira bulha, 615

Termogênicos, 93-94

Terror

do sono, 296

noturno, 296-297

Teste(s)

alérgicos, 429

da D-xilose, 528

de absorção de gorduras, 528
de acuidade visual, 351
de agregação plaquetária, 663
de cobertura (*cover test*), 352
    alternada com prismas, 353, 354
    simples, 353
de desaparecimento do corante, 367
de hipersensibilidade imediata, 555
de Hirschberg, 351-352
de provocação oral, 555
de sensibilidade térmica, táctil e dolorosa nas
    lesões suspeitas de hanseníase, 221
de tolerância aos açúcares, 528
de Zappia Milder, 367
do coraçãozinho, 632
do olhinho, 377-378
do reflexo vermelho, 350, 377-378
dos optotipos (verbal), 351
genéticos, 536
IGRA, 608
pré-verbal, 351
rápido molecular para tuberculose
    (TRM-TB), 607
Testículo
    ectópico, 204
    retrátil, 204
Testosterona, 89-90
Testotoxicose esporádica ou familiar, 492
Tetraviral (SCRV), vacinas, 39
Thrifty Phenotype, 12
Tinea capitis, 242
Tinha do couro cabeludo, 242
Tireoglobulina, 477
Tireoide fetal, 475
Tolerância diminuída à glicose, 499
Tomografia
    computadorizada, 130, 132
        quantitativa periférica de alta resolução, 514
    por emissão de pósitrons (PET), 130
Tórax, métodos de imagem, 134
Torcicolo paroxístico benigno, 288
Tosse, 547
    crônica, 589
        causas, 590
        diagnóstico, 593
        fisiopatologia, 589
        funções, 589
        psicogênica, 592
        tratamento, 593

Toxoplasma gondii, 169
Toxoplasmose, 169, 385
    congênita, 356
    ocular, 386
Trabeculectomia, 380
Trabeculotomia, 380
Tração repetitiva do tendão do calcâneo, 67
Tramadol®, 112
Transição
    demográfica, 3
        e epidemiológica no Brasil, 5
    epidemiológica, 3, 24
        entre crianças e adolescentes brasileiros, 6
        na saúde da criança e do adolescente, 4
            no Brasil, 7
    nutricional, 4
        brasileira, 6
Transmissão transgeracional da obesidade, 14
Transposição de grandes artérias, 633
Transtorno(s)
    comportamental do sono REM, 297
    de aprendizagem, 53
        diagnóstico, 54
        intervenção, 54
    de desenvolvimento da coordenação, 54
    do déficit de atenção e hiperatividade, 54
    do sono, 293, 300
    específico de aprendizagem, 53
Traqueíte bacteriana, 159
Traquioníquia, 239
Treinamento, 63
    especializado, 60
    geral, 59
Trembolona, 89
Treponema pallidum, 174
Triagem
    neonatal, 476
    ocular, 378
Triancinolona, 458
Trichomonas vaginalis, 182
Tricorrexe
    invaginata, 241
    nodosa
        adquirida, 241
        congênita, 241
Tricotilomania, 242, 243
Tricotiodistrofia, 241
Triglicérides de ácidos graxos de cadeia longa, 530
Tríplice viral (SCR), vacinas, 38

Triptanas, 290
Trombocitopenia, 120
Trombocitose, 120
Tromboembolismo, 705
Tromboflebite do seio lateral ou sigmoide, 332
Trombose séptica do seio lateral/sigmoide, 332
Truncus arteriosus, 634
Tuberculose, 169, 601, 602
    achados radiológicos, 604
    critérios para diagnóstico, 603
    diagnóstico bacteriológico, 607
    epidemiologia, 606
    escore para diagnóstico, 606
    estado nutricional, 606
    extrapulmonar, 604
    fisiopatologia, 603
    história de contato, 606
    latente, 608
    manifestações clínicas, 603
    tratamento, 609
    e vacinas, 36
Tumor(es)
    abdominal(is) maligno(s), 680
        diagnostico diferencial, 681
        manifestações clínicas, 680
    adrenocortical, 492
    da hipófise, 677
    da região da pineal, 677
    de células
        da granulosa, 491
        de Leydig, 492
    de ovário, 681
    de Wilms, 681
    disembrioplásico neuroepitelial (DNET), 677
    do plexo coroide, 677
    do sistema nervoso central (SNC), 675
        diagnóstico, 676
        manifestações clínicas, 675
    do tronco cerebral, 678
    infratentorias, 678
    neuroectodérmico primitivo supratentorial (sPNET), 677
    produtor de gonadotrofina coriônica humana, 492
    supratentoriais, 677
    teratoide-rabdoide atípico (ATRT), 678

U

Úlcera(s), 220
    anogenital, 174

    bacterianas, 373
    cutâneas inflamatórias associadas a doenças autoimunes, 238
    fúngicas, 374
    genitais, 174
    por *Acanthamoeba*, 374
Ultrassonografia, 130, 132
    abdominal, 578
    de rins e vias urinárias, 695
Unhas, 238
Uretrite
    gonocócica, 177-178
    não gonocócica, 177
    por clamídia, 178
        não complicada, 178
    por *Mycoplasma genitalium,* 178
Uretrocistografia pós-miccional, 696
Urgência hipertensiva, 648
Urtica, 220
Urticária, 442
    aguda, 155, 442
        espontânea, 444
    ao calor, 444, 445
    ao frio, 444
    apresentação clínica, 442
    aquagência, 444-445
    colinérgica, 444-445
    crônica, 155, 443, 447
        autoimune, 443
        espontânea, 443-444
        induzível, 445
    de contato, 444, 446
    de pressão, 444
        tardia, 445
    dermográfica, 444-445
    diagnóstico, 442
    espontânea, 444
    induzida por frio, 445
    induzível, 444
    seguimento, 446
    solar, 444-445
    tratamento, 446
    vibratória, 444-445
Uso de proteína extensamente aquecida (*baked*), 557
Uso racional de antimicrobianos, 185-186
Uveíte, 381, 383
    anterior, 382
    intermediária, 382

Índice remissivo

por artrite idiopática juvenil, 383
posterior, 382

V

Vacinas
Bacilo de Calmette e Guérin (BCG), 36
Dengue, 39
Difteria, tétano
adulto (dT), 36
e pertussis acelular, 36
Febre amarela, 38
Haemophilus influenzae tipo B (Hib), 37
Hepatite
A, 39
B (HepB), 36
Influenza, 38
Meningite meningocócica, 38
Meningocócica
A, C, W e Y, 38
B, 38
C, 38
Papiloma vírus humano (HPV), 39
Pentavalente (DPTHibHepB), 36
Pneumocócica
10-valente, 37
23-valente, 37
Poliomielite (vacina inativada poliomielite [VIP]
e vacina oral poliomielite [VOP]), 37
Raiva, 39
Rotavírus humano atenuada, 37
Tetraviral (SCRV), 39
Tríplice viral (SCR), 38
Tuberculose, 36
Varicela, 39
Vaginose bacteriana, 182
Valgismo, 722
Vanishing testis, 204
Variantes decorrentes de SNP, 84
Varicela, 151
vacinas, 39
Varismo, 722
Vasculite, 408
por IgA, 223, 408-409
Vasectomia, 270
Vasodilatadores diretos, 650
Vasopressores, 467, 468
VCM (volume corpuscular médio), 117

Vegetação, 220
Ventrículo único funcional, 634
Verrucosidade, 220
Verrugas genitais, 180
Vertigem paroxística benigna, 288
Vesícula, 220
Via(s)
aérea(s)
glótica e subglótica, 157
intratorácica, 157
supraglótica, 157
ópticas, 345
Vícios refracionais, 348
não corrigidos, 346
Vírus Epstein-Barr, 153, 169, 313
Visão, 347, 349
Visfatina, 82
Vitaminas, 93
Vitropressão, 221
Vômitos, 526
VPM (volume plaquetário médio), 120
Vulvovaginites, 273
abordagem terapêutica, 276
definição, 273
diagnóstico, 275
específicas, 274
etiologia, 274
inespecíficas, 274, 276
manifestação clínica, 279
por corpo estranho, 274
quadro clínico, 274
química ou irritativa, 274
tratamento, 275

W

Woolly hair, 240

X

Xantoastrocitoma pleomórfico, 677
Xerose, 436

Y

Yersinia, 521
YLD (*Years Lived with Disability*), 5

Z

Zika, 153, 386